Kasper

Ernährungsmedizin und Diätetik

Ernährungsmedizin und Diätetik

Heinrich Kasper

Unter Mitarbeit von Frau Monika Wild, Ernährungsmedizinische Beraterin, leitende Lehrassistentin an der Staatlichen Berufsfachschule für Diätassistenten, Medizinische Klinik der Universität Würzburg

9., neubearbeitete Auflage
Mit 175 Abbildungen und 106 Tabellen

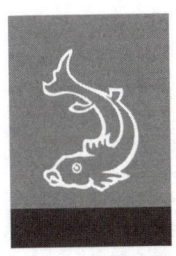

URBAN & FISCHER
München · Jena

Zuschriften und Kritik an:
Urban & Fischer, Lektorat für Medizinstudenten Frau Hennhöfer, Karlstraße 45, 80333 München

Anschrift des Verfassers:
Prof. Dr. med. Heinrich Kasper
Am Altenberg 34
97078 Würzburg

Wichtiger Hinweis für den Benutzer
Die Erkenntnisse in der Medizin unterliegen laufendem Wandel durch Forschung und klinische Erfahrungen. Herausgeber und Autoren dieses Werkes haben große Sorgfalt darauf verwendet, daß die in diesem Werk gemachten therapeutischen Angaben (insbesondere hinsichtlich Indikation, Dosierung und unerwünschten Wirkungen) dem derzeitigen Wissensstand entsprechen. Das entbindet den Nutzer dieses Werkes aber nicht von der Verpflichtung, anhand der Beipackzettel zu verschreibender Präparate zu überprüfen, ob die dort gemachten Angaben von denen in diesem Buch abweichen und seine Verordnung in eigener Verantwortung zu treffen.

Die Deutsche Bibliothek - CIP-Einheitsaufnahme
Der Titelsatz für diese Publikation ist bei Der Deutschen Bibliothek erhältlich
ISBN 3-437-42010-0

Alle Rechte vorbehalten
1. Auflage 1973
9. Auflage Mai 2000
© 2000 Urban & Fischer Verlag München • Jena

00 01 02 03   5 4 3 2 1

Das Werk einschließlich aller seiner Teile ist urheberrechtlich geschützt. Jede Verwertung außerhalb der engen Grenzen des Urheberrechtsgesetzes ist ohne Zustimmung des Verlages unzulässig und strafbar. Das gilt insbesondere für Vervielfältigungen, Übersetzungen, Mikroverfilmungen und die Einspeicherung und Verarbeitung in elektronischen Systemen. Um den Textfluß nicht zu stören, wurde bei Patienten und Berufsbezeichnungen die grammatikalisch maskuline Form gewählt. Selbstverständlich sind in diesen Fällen immer Frauen und Männer gemeint.

Planung: Dr. med. Dorothea Hennessen
Lektorat: Dipl.-Biol. Sabine Hennhöfer
Herstellung: Cornelia Reiter
Fotos/Zeichnungen: Esther Schenk-Paniç
Umschlaggestaltung: prepress ulm GmbH, Ulm
Satz, Druck und Bindung: Kösel, Kempten

Aktuelle Informationen finden Sie im Internet unter den Adressen:
Urban & Fischer: http://www.urbanfischer.de

Vorwort zur 9. Auflage

Bis vor wenigen Jahrzehnten interessierte Ernährung überwiegend in Verbindung mit der diätetischen Behandlung internistischer und pädiatrischer Erkrankungen, während heute zunehmend Fragen der Prophylaxe im Vordergrund stehen. Neue wissenschaftliche Erkenntnisse verdeutlichen zunehmend die Bedeutung von Ernährungsfaktoren für die Entstehung heute häufiger Erkrankungen und bieten damit die Basis für exakte Ernährungsempfehlungen zur Prophylaxe. Trotz des in den hochindustrialisierten Ländern großen Angebotes an Lebensmitteln besteht derzeit eine erhebliche Gefahr der Fehlernährung. Der Mensch empfindet lediglich Hunger und Durst, er hat jedoch keine speziellen Bedürfnisse, bestimmte, für die Erhaltung der Gesundheit erforderlichen Nährstoffe aufzunehmen, bzw. Nährstoffrelationen einzuhalten. Fehlen ihm entsprechende Sachkenntnisse, so läßt er sich bei der Auswahl von Lebensmitteln von Traditionen, Genusswert und in zunehmendem Maße von Werbeaussagen leiten. Mitbestimmend sind zudem unkritische Berichte über Gefahren durch Kontaminationen, Zusatzstoffe, Lebensmittelbestrahlung, gentechnologisch veränderte Nutzpflanzen, etc., die verunsichern und dazu veranlassen, ernährungsphysiologisch sinnvolle Produkte zu meiden.

Heute verfügen wir über weitgehend gesicherte Erkenntnisse zur Bedeutung der Ernährung für die Entstehung und Behandlung von Arteriosklerose, verschiedenen Stoffwechselerkrankungen, Osteoporose, malignen Tumoren, Hypertonie, Erkrankungen der Gastrointestinalorgane, Zahnerkrankungen u.a. Neuere Erkenntnisse über die Bedeutung antioxidativer Nährstoffe und sekundärer Pflanzenstoffe haben dieses Wissen binnen weniger Jahre erheblich erweitert. Gleiches gilt für Art und Menge der mit der Nahrung aufgenommenen Fettsäuren und deren Einfluß auf die Eicosanoidsynthese oder die Bedeutung von Ernährungsfaktoren für die Zusammensetzung der Darmflora.

Von der Vielzahl neuer, seit Bearbeitung der 8. Auflage bekannt gewordenen Befunde, wurden unter Beibehaltung der alten Gliederung, insbesondere die für die ernährungsmedizinische Praxis relevanten, in den Text integriert. Bei bewusster Auswahl einiger Schwerpunkte wurde lediglich das Kapitel über die Ernährung des Gesunden erweitert.

Allen Berufsgruppen, deren Aufgabe es ist, gesichertes Ernährungswissen zu verbreiten und den nicht selten von finanziell potenten Wirtschaftsgruppen gesteuerten Fehlinformationen entgegenzuwirken, soll dieses Buch eine Anleitung und Hilfe sein.

Würzburg, Februar 2000
Prof. Dr. med. Heinrich Kasper

Inhalt

Grundlagen

1 Energiebedarf, Nährstoffe, Nahrungsbestandteile, Verdauung, Resorption und Stoffwechsel 3

- 1.1 Energiezufuhr, Energiebedarf 3
- 1.2 Kohlenhydrate 5
- 1.3 Fette 9
  - 1.3.1 Trans-Fettsäuren und konjugierte Linolsäureisomeren 9
  - 1.3.2 Verdauung und Resorption 10
  - 1.3.3 Essentielle Fettsäuren 16
  - 1.3.4 Strukturierte Triglyzeride 17
  - 1.3.5 Fettersatzstoffe 18
  - 1.3.6 Eicosanoide (Prostaglandine, Prostazykline, Thromboxane, Leukotriene) 19
  - 1.3.7 Carnitin (β-OH-γ-Trimethylaminobuttersäure) 21
- 1.4 Cholesterin 22
- 1.5 Eiweiß (Proteine) 25
- 1.6 Nukleinsäuren 28
- 1.7 Vitamine 29
  - 1.7.1 Fettlösliche Vitamine 30
  - 1.7.2 Wasserlösliche Vitamine 37
  - 1.7.3 Risiken und Nutzen einer hochdosierten oralen Vitaminzufuhr, Megavitamindosen 41
  - 1.7.4 Prophylaktische und therapeutische Effekte hochdosierter Vitaminzufuhr 43
  - 1.7.5 Fälschlich als Vitamine bezeichnete Substanzen 45
- 1.8 Wasser, Mineralstoffe und Spurenelemente 49
  - 1.8.1 Wasser 49
  - 1.8.2 Mineralstoffe 52
  - 1.8.3 Spurenelemente 56
- 1.9 Alkohol 66
  - 1.9.1 Herstellung, Resorption, Elimination, toxische Wirkungen 66
  - 1.9.2 Alkoholmißbrauch und Alkoholabhängigkeit 68
  - 1.9.3 Einfluss des Alkoholkonsums auf die Energie- und Nährstoffbedarfsdeckung, die Entstehung von Organerkrankungen und die Lebenserwartung 70
- 1.10 Mikroflora des Magen-Darm-Traktes 75
  - 1.10.1 Oberer Verdauungstrakt 75
  - 1.10.2 Dünndarm 76
  - 1.10.3 Dickdarm 76
- 1.11 Ballaststoffe 78
  - 1.11.1 Definition, Zusammensetzung, Eigenschaften 78
  - 1.11.2 Höhe der Zufuhr, Zufuhrempfehlungen 80
  - 1.11.3 Einfluss auf die intestinale Transitzeit, Stuhlgewicht und Kolonmotilität 82
  - 1.11.4 Bakterieller Abbau von Ballaststoffen (Fermentation), kurzkettige Fettsäuren, intestinale Flora 84
  - 1.11.5 Einfluss auf Stoffwechselfunktionen 86

2 Die Ernährung des Gesunden – ein Beitrag zur Verringerung des Erkrankungsrisikos ... 99

2.1 Bedeutung einzelner Nährstoffe und Lebensmittel ... 103
- 2.1.1 Nahrungsfett ... 103
- 2.1.2 Zucker ... 104
- 2.1.3 Fleisch ... 106

2.2 Neue Möglichkeiten der Prophylaxe mit Nährstoffen und Lebensmitteln ... 107
- 2.2.1 Anreicherung ... 108
- 2.2.2 Nahrungsergänzungsmittel (Supplemente) ... 108
- 2.2.3 Funktionelle Lebensmittel (Functional Food) ... 109

2.3 Ernährung und Alter ... 114
- 2.3.1 Ernährung und Altern ... 114
- 2.3.2 Ernährung im Alter ... 118

3 Erkrankungen der Gastrointestinalorgane ... 123

3.1 Unspezifische Nahrungsmittelintoleranz ... 123

3.2 Ösophagus ... 128
- 3.2.1 Funktionelle Störungen am Ösophagus ... 130
- 3.2.2 Ösophaguskarzinom ... 133
- 3.2.3 Ösophagusdivertikel ... 133

3.3 Magen ... 133
- 3.3.1 Gastritis ... 135
- 3.3.2 Ulcus ventriculi und Ulcus duodeni ... 136
- 3.3.3 Magenkarzinom ... 141
- 3.3.4 Zustand nach Magenoperation ... 142
- 3.3.5 Anisakiasis ... 145

3.4 Dünndarm ... 145
- 3.4.1 Akute und chronische Enteritis ... 151
- 3.4.2 Erworbenes Immundefektsyndrom (AIDS) ... 154
- 3.4.3 Enteritis regionalis (Morbus Crohn) ... 156
- 3.4.4 Einheimische Sprue (nichttropische Sprue, Zöliakie, Erwachsenen-Zöliakie, glutenduzierte Enteropathie, idiopathische Steatorrhö) ... 165
- 3.4.5 Tropische Sprue ... 168
- 3.4.6 Lactasemangelsyndrom (Lactosemalabsorption, Milchzuckerunverträglichkeit) ... 168
- 3.4.7 Enterales Eiweißverlustsyndrom (exsudative Enteropathie, eiweißverlierende Enteropathie, Eiweißdiarrhö, idiopathische Hypoproteinämie) ... 171
- 3.4.8 Chologene Diarrhö (vgl. Kap. 3.4.15 Kurzdarmsyndrom) ... 171
- 3.4.9 Fructose- und Sorbitmalabsorption, Glucose-Galaktose-Malabsorption ... 172
- 3.4.10 Intestinale Allergie, Lebensmittelallergie (Enteritis allergica, Gastrointesinopathia allergica) ... 173
- 3.4.11 A-, β-Lipoproteinämie (Akanthozytosis) ... 178
- 3.4.12 Blind-loop-Syndrom ... 178
- 3.4.13 Cronkhite-Canada-Syndrom ... 178
- 3.4.14 Zustand nach Dünndarmresektion (Syndrom des kurzen Darmes) ... 178

3.5 Dickdarm ... 182
- 3.5.1 Funktionsstörungen ... 185
- 3.5.2 Fehlbesiedelung des Kolons ... 192
- 3.5.3 Divertikulose ... 194
- 3.5.4 Analfissur und solitäres Rektumulkus ... 195
- 3.5.5 Colitis ulcerosa ... 195

	3.5.6 Totale Kolektomie, Ileostoma, pouch-anale Anastomose, Pouchitis	197
	3.5.7 Akute Appendizitis	198
	3.5.8 Kolorektale Adenome und Karzinome	198
	3.5.9 Barrierefunktion und Translokation	199
3.6	Exokrines Pankreas	199
	3.6.1 Akute Pankreatitis	201
	3.6.2 Chronische Pankreatitis und exokrine Pankreasinsuffizienz	203
	3.6.3 Ernährungsfaktoren und Entstehung von Pankreaserkrankungen	208
	3.6.4 Mukoviszidose	209
	3.6.5 Die Bedeutung von Triglyceriden mittelkettiger Fettsäuren (MCT) für die diätetische Behandlung gastroenterologischer Erkrankungen	211
3.7	Leber und Gallenwege	211
	3.7.1 Virushepatitis (Hepatitis infectiosa, akute Hepatitis)	215
	3.7.2 Chronische Hepatitis	216
	3.7.3 Leberzirrhose	216
	3.7.4 Fettleber	224
	3.7.5 Akute alkoholische Hepatitis	227
	3.7.6 Hämochromatose (Siderophilie)	227
	3.7.7 Morbus Wilson	228
	3.7.8 Gallenwegserkrankungen	228

4 Erkrankungen des Stoffwechsels ... 241

4.1	Adipositas	241
	4.1.1 Häufigkeit	242
	4.1.2 Ursachen	243
	4.1.3 Relatives Körpergewicht und Lebenserwartung	246
	4.1.4 Relatives Körpergewicht und Begleitkrankheiten	246
	4.1.5 Risikofaktor Adipositas	247
4.2	Metabolisches Syndrom	263
4.3	Magersucht, psychogene Essstörungen	265
	4.3.1 Anorexia nervosa	266
	4.3.2 Bulimia nervosa	267
	4.3.3 Anorexia athletica	268
	4.3.4 Pica-Syndrom (Pikazismus)	268
4.4	Diabetes mellitus	268
	4.4.1 Diabetes Typ 1	269
	4.4.2 Diabetes Typ 2	270
	4.4.3 Klassifikation	272
	4.4.4 Komplikationen des Diabetes mellitus	273
4.5	Hyperlipoproteinämie, Arteriosklerose	291
	4.5.1 Polygene Hypercholesterinämie	296
	4.5.2 Monogene Hypercholesterinämie	296
	4.5.3 Arteriosklerose und Herzinfarkt	296
4.6	Gicht (Arthritis urica)	321
4.7	Seltene, einer diätetischen Behandlung zugängige Stoffwechselkrankheiten	324
	4.7.1 Phenylketonurie	324
	4.7.2 Ahornsirupkrankheit	325
	4.7.3 Angeborene Störungen des Kohlenhydratstoffwechsels	325
	4.7.4 Akute intermittierende hepatische Porphyrie	325
	4.7.5 Angeborene Störungen des Lipidstoffwechsels	326

4.7.6	Angeborene Störungen des Eisen- und Kupferstoffwechsels	326
4.7.7	Favismus	326
4.7.8	Homocystinurie	326

5 Erkrankungen der Niere ... 335

5.1	Akute diffuse Glomerulonephritis	336
5.2	Chronische Glomerulonephritis	337
5.3	Nephrotisches Syndrom	337
5.4	Nephropathia gravidarum	338
5.5	Diabetische Nephropathie	338
5.6	Hyperlipoproteinämie	339
5.7	Akutes Nierenversagen	339
5.8	Chronische Niereninsuffizienz	340
5.9	Nierensteine (Nephrolithiasis)	348

6 Bluthochdruck (Hypertonie) ... 353

7 Erkrankungen des Myokards ... 363

7.1	Ödem	363
7.2	Myokardinsuffizienz	364
7.3	Kardiale Kachexie	365
7.4	Rhythmusstörungen	365

8 Erkrankungen des Skeletts und der Gelenke ... 367

8.1	Osteoporose	367
8.2	Rheumatische Gelenkerkrankungen	373
8.3	Arthrosen	376

9 Schilddrüse ... 379

10 Lunge ... 383

10.1	Chronisch obstruktive Lungenerkrankungen	384
10.2	Asthma bronchiale	385
10.3	Mukoviszidose	386

11 Neurologische Erkrankungen, Verhaltensstörungen, zerebrale Leistungsfähigkeit ... 389

- 11.1 Migräne, vasomotorischer Kopfschmerz ... 389
- 11.2 Multiple Sklerose ... 391
- 11.3 Morbus Parkinson ... 393
- 11.4 Morbus Alzheimer ... 393
- 11.5 Apoplektischer Insult ... 394
- 11.6 Vaskuläre Demenz, Multiinfarkt-Demenz ... 395
- 11.7 Epilepsie ... 396
- 11.8 Hyperkinetisches Syndrom (Minimale zerebrale Dysfunktion) ... 397
- 11.9 Chronisches Müdigkeitssyndrom (Chronic fatigue syndrome) ... 398
- 11.10 Zerebrale Leistungsfähigkeit ... 399
- 11.11 Stimmung, Schlafstörungen, Appetit und Sättigung, Depressionen ... 400

12 Erkrankungen der Haut ... 403

- 12.1 Maligne Hauttumoren ... 403
- 12.2 Neurodermitis (atopische Dermatitis, atopisches Ekzem, endogenes Ekzem) ... 403
- 12.3 Psoriasis ... 405
- 12.4 Dermatitis herpetiformis Duhring ... 407
- 12.5 Acne vulgaris ... 408
- 12.6 Urtikaria (Nesselsucht) ... 408
- 12.7 Sklerodermie ... 409
- 12.8 Mangelernährung ... 409

13 Erkrankungen des Auges ... 411

- 13.1 Katarakt (grauer Star) ... 411
- 13.2 Makuladegeneration ... 412

14 Zahngesundheit und Ernährung ... 415

- 14.1 Karies ... 415
- 14.2 Paradontalerkrankungen ... 418
- 14.3 Halitose ... 418

15 Schwangerschaft und gynäkologische Erkrankungen ... 419

- 15.1 Prävention von Neuralrohrdefekten ... 419
- 15.2 Funktionen der Gastrointestinalorgane und des Stoffwechsels ... 420

15.3	EPH-Gestose	422
15.4	Prämenstruelles Syndrom	422

16 Ernährung und Tumorentstehung ... 425

16.1	Substanzen und Substanzgruppen mit fördernden und hemmenden Einflüssen auf die Karzinogenese	427
16.2	Organtumoren	435
16.2.1	Ösophagus, Oropharynx und Larynx	435
16.2.2	Magenkarzinom	436
16.2.3	Kolonkarzinom	438
16.2.4	Rektumkarzinom	443
16.2.5	Pankreaskarzinom	443
16.2.6	Leberzellkarzinom	444
16.2.7	Mammakarzinom	444
16.2.8	Endometriumkarzinom	446
16.2.9	Ovarialkarzinom	446
16.2.10	Zervixkarzinom	446
16.2.11	Prostatakarzinom	446
16.2.12	Harnblasenkarzinom	447
16.2.13	Bronchialkarzinom	447

17 Ernährung Tumorkranker ... 453

18 Künstliche Ernährung ... 457

18.1	Ermittlung des Ernährungszustandes	457
18.1.1	Anthropometrische Messungen	458
18.1.2	Bioelektrische Impedanzanalyse	458
18.1.3	Methoden zur Beurteilung der Proteinbedarfsdeckung	458
18.1.4	Indices zur Beurteilung des Ernährungszustandes	459
18.2	Künstliche enterale Ernährung	460
18.2.1	Sondentechnik und Indikationen zur Sondenernährung	461
18.2.2	Nährstoff-definierte Formeldiäten	462
18.2.3	Krankheitsadaptierte bzw. stoffwechseladaptierte Varianten	462
18.2.4	Chemisch-definierte Formeldiäten	464
18.2.5	Komplikationen der künstlichen enteralen Ernährung	464
18.2.6	Enterale versus parenterale künstliche Ernährung	466
18.3	Parenterale Ernährung	466
18.3.1	Energiebedarf	467
18.3.2	Kohlenhydrate	467
18.3.3	Fette	468
18.3.4	Aminosäuren	470
18.3.5	Durchführung	470
18.3.6	Mangelzustände bei parenteraler Ernährung	471
18.3.7	Komplikationen der parenteralen Ernährung	471
18.3.8	Parenterale Ernährung und Darmfunktion	472
18.3.9	Postaggressionsstoffwechsel	473

19 Perioperative Ernährung, Ernährung und Transplantation ... 477
- 19.1 Perioperative Ernährung ... 477
- 19.2 Ernährung und Organtransplantation ... 478

20 Vegetarische Kostformen ... 483
- 20.1 Nährstoffversorgung ... 483
  - 20.1.1 Eisen ... 483
  - 20.1.2 Vitamin B_{12} ... 483
- 20.2 Vegetarische Ernährung in der Kindheit ... 484
- 20.3 Allergien ... 485
- 20.4 Ernährungsempfehlungen ... 485
- 20.5 Vegetarische Kostformen ... 486
  - 20.5.1 Vollwert-Ernährung ... 486
  - 20.5.2 Naturbelassene Nahrung ... 487
  - 20.5.3 Vegetabile Rohkost ... 488
- 20.6 Ernährungsmedizinische Bewertung der vegetarischen Ernährung ... 488
  - 20.6.1 Beeinflussung des Stoffwechsels ... 489
  - 20.6.2 Einflüsse auf den Gastrointestinaltrakt ... 490
- 20.7 Umweltverträglichkeit ... 491

21 Alternative Kostformen und Außenseiterdiäten ... 495
- 21.1 Makrobiotik ... 499
- 21.2 Schnitzer-Kost ... 501
- 21.3 Hay'sche Trennkost ... 501
- 21.4 Eiweißarme Ernährung nach Wendt ... 502
- 21.5 Kohlenhydratarme Kostformen ... 502
- 21.6 Diäten zur Therapie maligner Tumoren („Krebsdiäten", „Tumordiäten") ... 503
  - 21.6.1 Unbegründete Empfehlungen ... 503
  - 21.6.2 Wissenschaftliche Betrachtung einiger Aspekte von „Krebsdiäten" ... 504
- 21.7 Heilfasten ... 508
- 21.8 Weitere Außenseiterdiäten ... 509
  - 21.8.1 Vitalstoffreiche Vollwertkost nach Bruker ... 509
  - 21.8.2 Fit for Life ... 510
  - 21.8.3 Extreme Varianten der Rohkost ... 510

22 Schadstoffe in Lebensmitteln ... 513
- 22.1 Biogene Inhaltsstoffe ... 515
- 22.2 Mykotoxine ... 516
- 22.3 Pestizide ... 518
- 22.4 Polychlorierte Biphenyle (PCB) ... 519

22.5	Dioxine und Furane	519
22.6	Schwermetalle	520
22.7	Nitrat	521
22.8	Östrogenaktive Substanzen	522
22.9	Radioaktive Substanzen	523
22.10	Lebensmittelbestrahlung	524
22.11	Multiple Chemikaliensibilität (multiple chemical sensitivity-syndrome, Snydrom der chemischen Vielfachunverträglichkeit)	524

Praxis der Ernährungstherapie und -prophylaxe

23 Leichte Vollkost ... 533

23.1	Energie	534
23.2	Nährstoffzufuhr	535
23.3	Mineralstoffe	535
23.4	Vitamine	535
23.5	Indikation	536

24 Erkrankungen der Gastrointestinalorgane ... 537

24.1	Refluxösophagitis	537
24.2	Magen- und Zwölffingerdarmgeschwüre, Zustand nach Magenoperation	537
24.3	Erkrankungen von Dünn- und Dickdarm	541
	24.3.1 Akute Enteritis (Gastroenteritis)	541
	24.3.2 Gluteninduzierte Enteropathie (einheimische Sprue, Zöliakie)	542
	24.3.3 Kurzdarmsyndrom, chologene Diarrhö	547
	24.3.4 Enterales Eiweißverlustsyndrom (exsudative Enteropathie)	549
	24.3.5 Milchzuckerunverträglichkeit (Lactose-Intoleranz)	549
	24.3.6 Enteritis regionalis (Morbus Crohn)	552
	24.3.7 Colitis ulcerosa	553
	24.3.8 Obstipation, Reizdarm (Colon irritabile), Kolondivertikulose	553
24.4	Erkrankungen der Bauchspeicheldrüse	554
	24.4.1 Akute Pankreatitis	554
	24.4.2 Exkretorische Pankreasinsuffizienz	557
	24.4.3 Chronische Pankreatitis	558
24.5	Erkrankungen der Leber (Hepatitis, Fettleber, Leberzirrhose)	559

25 Erkrankungen des Stoffwechsels ... 563

25.1	Adipositas	563
25.2	Diabetes mellitus	565
	25.2.1 Allgemeine Richtlinien	565
	25.2.2 Diabeteseinstellung	568

- 25.2.3 Industriell hergestellte Lebensmittel ... 572
- 25.2.4 Zuckeraustauschstoffe ... 573
- 25.2.5 Süßstoffe ... 574
- 25.2.6 Alkoholische Getränke ... 576

25.3 Hyperlipoproteinämie, Arteriosklerosephylaxe ... 577
- 25.3.1 Hypercholesterinämie ... 577
- 25.3.2 Sekundäre Hypertriglyzeridämie ... 579
- 25.3.3 Primäre Hypertriglyzeridämie ... 579

25.4 Hyperurikämie und Gicht ... 582

25.5 Seltene, einer diätetischen Behandlung zugängige Stoffwechselerkrankungen ... 584

26 Erkrankungen der Niere (Niereninsuffizienz) ... 585

27 Bluthochdruck (Hypertonie) ... 589

28 Erkrankungen der Haut ... 593

Herstellerverzeichnis der im Text bzw. den Tabellen genannten Produkte ... 594

Sachverzeichnis ... 597

Grundlagen

1 Energiebedarf, Nährstoffe, Nahrungsbestandteile, Verdauung, Resorption und Stoffwechsel

1.1 Energiezufuhr, Energiebedarf

Energiequellen sind Kohlenhydrate, Fette, Proteine und Alkohol.

Die Maßeinheit für die Energie sind Joule oder Kalorien. Eine Kilokalorie (kcal) entspricht 4,184 Kilojoule (kJ). Beide **Maßeinheiten** können wie folgt ineinander umgerechnet werden:

1 kJ = 0,239 kcal
1000 kJ = 239 kcal
1 MJ = 239 kcal
1 kcal = 4,184 kJ
1000 kcal = 4184 kJ
1000 kcal = 4,184 MJ (Megajoule)

Berücksichtigt man die geringen Energieverluste mit dem Stuhl und den Energieverlust in Form von Harnstoff und anderen stickstoffhaltigen Endprodukten des Eiweißstoffwechsels mit dem Harn, so gelten für die dem Organismus zur Verfügung stehenden Energieträger annäherungsweise folgende **Brennwerte:**

17 kJ oder 4 kcal/g Kohlenhydrate,
38 kJ oder 9 kcal/g Fett,
17 kJ oder 4 kcal/g Protein,
30 kJ oder 7 kcal/g Alkohol.

Die Frage, ob **Alkohol** hinsichtlich Proteinspareffekt und Bereitstellung von Energie für den Muskelstoffwechsel und die Aufrechterhaltung der Körpertemperatur den Kohlenhydraten gleichzusetzen ist, wird unterschiedlich beurteilt.

Eine zusammenfassende Beurteilung der WHO zu dieser Frage lautet: „Es konnte festgestellt werden, dass bei **mäßiger Alkoholzufuhr** der überwiegende Teil der Energie für Muskelarbeit und zur Aufrechterhaltung der Körpertemperatur genutzt wird. Durch den teilweisen Ersatz von Kohlenhydraten oder Fett in einer Diät durch isoenergetische Mengen an Alkohol konnte gezeigt werden, dass Alkohol auch gewichtserhaltend wirkt.

Der Organismus kann Alkohol in begrenzter Menge verbrennen. Werden einem gesunden, normal ernährten Erwachsenen weniger als 2 g Alkohol pro kg Körpergewicht in 24 Stunden zugeführt, so werden etwa 100 mg/kg/Std. oxidiert. Ein 65 kg schwerer Mann bzw. eine 55 kg schwere Frau kann somit etwa 2,9 MJ (700 kcal) bzw. 2,2 MJ (525 kcal) täglich aus Alkohol decken."

Nach Befunden von Pirola und Lieber [185] werden etwa 25 % des aufgenommenen Alkohols mit Hilfe des mikrosomalen **Äthanoloxidasesystems** abgebaut. Dieser Abbauweg erfordert, wie Tierexperimente zeigten, zusätzlich Energie. Eine Bestätigung fanden diese Befunde in Untersuchungen am Menschen. Ein Ersatz von 50 % der Gesamtnahrungsenergie durch Alkohol hatte eine Gewichtsabnahme zur Folge. Nahmen Versuchspersonen mit Körpergewichtskonstanz isoenergetische Mengen an Alkohol bzw. Schokolade zusätzlich zur Nahrung auf, so kam es in der Gruppe, die zusätzlich Schokolade verzehrte, zu einer Körpergewichtszunahme, nicht hingegen nach entsprechend hoher Energiezufuhr in Form von Alkohol (vgl. Kap. 1.9).

Energiebilanzuntersuchungen am Menschen sind schwierig. Während sich bei Versuchstieren (Ratte, Kaninchen etc.) zu jedem Zeitpunkt eine positive Korrelation zwischen der Energiezufuhr und der Energieabgabe findet, lässt sich eine entsprechende Korrelation beim Menschen nicht nachweisen. Wie die in Abbildung 1-1 dargestellten, an zwölf gesunden Probanden ermittelten Werte zeigen, korreliert nicht, wie dies beim Versuchstier der Fall ist, die tägliche Energiezufuhr mit dem täglichen Energieverbrauch. Selbst während einer Beobachtungszeit von zwei Wochen korrelieren beide Größen nicht miteinander. Die gemessene **Energieimbalance** erreichte während der Beobachtungszeit Werte bis 3,4 MJ (800 kcal)/Tag. Nach anderen Untersuchungen muss angenommen werden, dass bei den meisten Menschen in 7-Tage-Perioden eine ausgeglichene Bilanz von Energieausgabe und -aufnahme erfolgt (Tabelle 1-1; [88]).

> Der Energiebedarf des Organismus wird bestimmt durch den Grundumsatz (engl. basal metabolic rate, MBR) und den Leistungszuwachs.

Unter **Grundumsatz (GU)** versteht man den Energieverbrauch eines entspannt liegenden Menschen 12 Stunden nach der letzten Nahrungsaufnahme bei konstanter Raumtemperatur von 20 °C. Diese Energiemenge ist erforderlich für die Herztätigkeit, Atemtätigkeit, Gehirnfunktion etc.

1 Energiebedarf, Nährstoffe, Nahrungsbestandteile, Verdauung, Resorption und Stoffwechsel

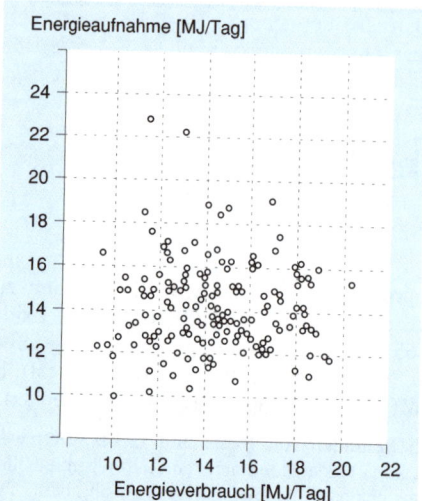

Abb. 1-1 Relation zwischen Energiezufuhr und Energieabgabe bei gesunden Versuchspersonen (nach [54]).

Die Höhe des **GU** ist u.a. abhängig von Geschlecht und Lebensalter. Er beträgt z.B. im Mittel bei 18-jährigen Männern 7500 kJ (1800 kcal), bei gleichaltrigen Frauen 6700 kJ (1600 kcal), bei 75-jährigen Männern 5900 kJ (1400 kcal) und 5400 kJ (1300 kcal) bei gleichaltrigen Frauen.

Weniger aufwendig sind die Voraussetzungen zur Bestimmung des **Ruhe-Nüchtern-Umsatzes**. Er liegt etwa 6–10 % über dem GU. Bestimmt wird er ca. 12 Std. nach der letzten Mahlzeit, bekleidet, bei Raumtemperatur und bequemem Sitzen.

Der **Leistungszuwachs** ist sehr variabel und beträgt im Mittel bei einem 70 kg schweren Mann etwa 420 kJ/Std. (100 kcal/Std.) im Sitzen, 840 kJ/Std. (200 kcal/Std.) beim Spazierengehen und 4600 kJ/Std. (1100 kcal/Std.) beim Treppensteigen. Erhöht ist der GU insbesondere bei einer Schilddrüsenüberfunktion.

Nach dem von Rubner im Jahre 1902 veröffentlichten **Isodynamiegesetz** können sich Nährstoffe gegenseitig nach ihrem Energiegehalt vertreten. („Die Quelle der Energie, ob Eiweiß, Fett oder Kohlenhydrate, ist gleichgültig, nur auf die Befriedigung des Energiebedarfes kommt es an." M. Rubner 1902.)

Tabelle 1-1 Richtwerte für die Energiezufuhr (Deutsche Gesellschaft für Ernährung 1991).

Alter	kcal/Tag		MJ/Tag	
	m	w	m	w
Säuglinge				
0 bis unter 4 Monate		550		2,3
4 bis unter 12 Monate		800		3,3
Kinder				
1 bis unter 4 Jahre		1300		5,4
4 bis unter 7 Jahre		1800		7,5
7 bis unter 10 Jahre		2000		8,4
10 bis unter 13 Jahre	2250	2150	9,4	9,0
13 bis unter 15 Jahre	2500	2300	10,5	9,6
Jugendliche und Erwachsene				
15 bis unter 19 Jahre	3000	2400	12,5	10,0
19 bis unter 25 Jahre	2600	2200	11,0	9,0
25 bis unter 51 Jahre	2400	2000	10,0	8,5
51 bis unter 65 Jahre	2200	1800	9,0	7,5
65 Jahre und älter	1900	1700	8,0	7,0
Schwangere				
ab 4. Monat		+300		+1,2
Stillende		bis +650		bis +2,7

Die Werte gelten für Personen mit vorwiegend sitzender Tätigkeit (Leichtarbeit). Für andere Berufsschweregruppen sind folgende Zuschläge erforderlich:

Mittelschwerarbeiter: 2,5 MJ (600 kcal)
Schwerarbeiter: 5,0 MJ (1200 kcal)
Schwerstarbeiter: 6,7 MJ (1600 kcal)

Das Isodynamiegesetz hat durch neuere Erkenntnisse gewisse Einschränkungen erfahren.

Es ist seit vielen Jahren bekannt, dass die zur Gruppe der Ballaststoffe zählenden **unverdaulichen Kohlenhydrate** mit Hilfe der Pansenflora der Wiederkäuer in resorbierbare, kleinmolekulare Substanzen, insbesondere kurzkettige Fettsäuren, abgebaut werden können. Hierdurch wird die Energie dieser Stoffgruppe in hohem Maße genutzt.

Neuere Befunde haben gezeigt, dass auch die **Intestinalflora des Menschen** Ballaststoffe in nicht unerheblichem Ausmaß in kurzkettige Fettsäuren, insbesondere Buttersäure, Essigsäure und Propionsäure, abbaut und diese Spaltprodukte von der Kolonschleimhaut resorbiert werden und damit für die Energieproduktion zur Verfügung stehen.

Es wird angenommen, dass bei einer üblichen Kost in den westeuropäischen Ländern durch **bakterielle Fettsäuresynthese im Kolon** 155 kJ/Tag (37 kcal/Tag) aus Ballaststoffen zur Verfügung gestellt werden (Lit. bei [97, 199]). Die genannte Energie errechnet sich nach der in Tabelle 1-2 angegebenen Fermentationsgleichung. Sie basiert auf dem molaren Verhältnis der kurzkettigen Fettsäuren im Stuhl. Unter Anwendung dieser Gleichung kann man die Energiezufuhr durch Ballaststoffe abschätzen. Zugrunde gelegt wird die Annahme, dass 70 % der oral aufgenommenen Ballaststoffe im Kolon fermentiert werden. Der Verlust von kurzkettigen Fettsäuren über den Stuhl bleibt unberücksichtigt.

Bei Zufuhr von 20 g Ballaststoffen/Tag („**ballaststoffarme Kost**") errechnet sich somit eine Energieaufnahme von 155 kJ/Tag (37 kcal/Tag) oder etwa 1,5–2 % der täglichen Energieaufnahme. Dieser Energiebetrag ist sicher zu vernachlässigen. Geht man dagegen von einer **Ballaststoffzufuhr von 150 g/Tag** (z. B. Afrika) aus, so beträgt die Energiezufuhr 1167 kJ/Tag (278 kcal/Tag) oder 15 % der täglichen Gesamtzufuhr; in den Ländern der Dritten Welt ist also die Energieaufnahme über Ballaststoffe beträchtlich.

1.2 Kohlenhydrate

In den westlichen Industrieländern werden etwa 50 % der Gesamtenergie in Form von Kohlenhydraten, hiervon im Mittel etwa 20 % in Form von **Zucker** aufgenommen.

In früheren Entwicklungsphasen des Menschen wurden Kohlenhydrate fast ausschließlich in Form von **Stärke** verzehrt. Der Anteil an der Gesamtenergiezufuhr lag bei maximal 70–75 % (Abb. 2-2).

Die **Glucosemoleküle der Stärke** können linear in Form langer Ketten oder verzweigt angeordnet sein. Die linearen langkettigen Makromoleküle werden als **Amylose**, die verzweigt aufgebauten als **Amylopektine** bezeichnet.

Stärken unterschiedlicher botanischer Herkunft unterscheiden sich in ihrem Amylose-Amylopektin-Verhältnis. Weitere **Unterschiede** betreffen die Packungsdichte der Makromoleküle in den Stärkekörnern und das Vorhandensein natürlicher Phosphatgruppen.

Zusammen mit Wasser erhitzt, bildet Stärke eine mehr oder weniger zähe Paste, den sog. **Kleister**. Unverkleisterte Stärke ist nahezu unverdaulich (s. Kap. 1.11).

Tabelle 1-2 Fermentationsgleichung [199].

34,5 mmol Hexose* →			
	48 mmol	Acetat**	} kurzkettige Fettsäuren
	11 mmol	Propionat**	
	5 mmol	n-Butyrat**	
	23,75 mmol	Methan	} andere Fermentationsprodukte
	34,25 mmol	Kohlendioxid	
	10,50 mmol	Wasser	

* 180 mg Ballaststoffe (hier vereinfacht als „Hexose")
= 1 mmol
** Energiegehalte von kurzkettigen Fettsäuren:
Acetat: 3,40 kcal/g = 0,204 kcal/mmol
Propionat: 4,96 kcal/g = 0,370 kcal/mmol
n-Butyrat: 5,95 kcal/g = 0,519 kcal/mmol

> Kohlenhydrate können nur in Form der **Monosaccharide** resorbiert werden. Es müssen folglich die mit der Nahrung aufgenommenen Poly-, Oligo- und Disaccharide in diese kleinsten Bausteine der Kohlenhydrate aufgespalten werden.

Die **Kohlenhydratverdauung** erfolgt unter dem Einfluss der vorwiegend vom Pankreas und in geringer Menge von den Speicheldrüsen der Mundhöhle sezernierten α-Amylase (alte Bezeichnungen: Ptyalin und Diastase) und im Dünndarm unter dem Einfluss der im Bereich der Mikrovilli lokalisierten Disaccharidasen.

Das Enzym α-**Amylase** spaltet die aus kettenförmig aneinandergereihten Glucosemolekülen bestehenden Stärkemoleküle – ähnlich den Endopeptidasen – im Inneren der Polysaccharidketten, sodass größere Bruchstücke (Oligosaccharide) entstehen. Eine Hydrolyse erfolgt jedoch nur an den 1,4-glykosidischen Bindungen, während die 1,6-glykosidischen Bindungen an den Verzweigungen der Molekülketten nicht gespalten werden.

Entstehende Oligosaccharide werden von der α-Amylase weiter hydrolysiert bis zu der aus 2 Glucosemolekülen bestehenden **Maltose** (1,4-α-glykosidische Bindung) und **Isomaltose** (1,6-glykosidische Bindung).

Die Aufspaltung des Malzzuckers erfolgt ebenfalls wie die **Hydrolyse** der übrigen **Disaccharide** – in der Nahrung enthalten sind insbesondere Saccharose (Rohr- oder Rübenzucker) und Lactose (Milchzucker) – im Dünndarm unter dem Einfluss der **Disaccharidasen**. Erst die unter der Einwirkung von Disaccharidasen entstehenden Monosaccharide können von der Dünndarmschleimhautzelle resorbiert werden.

Wenn die Ingesta Duodenum und Jejunum passiert, ist die Resorption der Zucker abgeschlossen. Bei Versuchen mit Testmahlzeiten aus Glucose, Fett und Proteinen zeigte sich, dass bereits nach 100 cm des proximalen Jejunums sämtliche Glucose resorbiert war.

Nach der Aufnahme in die Blutbahn wird die Glucose in den Intermediärstoffwechsel eingeschleust.

Die im Stoffwechsel zentrale Stellung des **Glucoseabbaus**, insbesondere des anaeroben Abbaus bis zur Brenztraubensäure (Pyruvat), die sog. **Glykolyse**, ist in Abbildung 1-2 dargestellt. Wie sich aus dem vereinfachten Schema ergibt, kann Glucose in Fett und Glykogen umgewandelt und in dieser Form als Energiereserve gespeichert werden.

Weiterhin kann sie zur Energieproduktion über die Glykolyse und anschließend den Zitronensäurezyklus bis zu Wasser und Kohlendioxid abgebaut werden.

Die **De-novo-Synthese von Fettsäuren** (Lipacidogenese) aus Glucose (über Acetyl-CoA und Malonyl-CoA) läuft beim Menschen wesentlich langsamer als bei vielen anderen Säugetieren ab.

Beim Verzehr einer gemischten Kost wird nach Überschreiten des Energiebedarfs das Nahrungsfett in den Fettdepots eingelagert, während der Energiebedarf aus Kohlenhydraten gedeckt wird. Da die zur Fettsäuresynthese benötigten Enzyme im Fettgewebe nur mit sehr geringer Aktivität vorhanden sind, werden unter den genannten Ernährungsbedingungen lediglich **1–2 %** der täglich **zugeführten Kohlenhydrate** der Fettsäuresynthese zugeführt.

Erst dann, wenn die Gesamtkohlenhydratzufuhr pro Tag den Energiebedarf übersteigt, nimmt die Lipacidogenese und damit die Triglyceridsynthese aus Kohlenhydraten zu, sodass in Form von Kohlenhydraten aufgenommene Energie als Fett deponiert wird.

Betrachtet man die Energiebilanz, so ist bei hyperkalorischer Ernährung die Umwandlung von Kohlenhydraten in Fett in hohem Maße ungünstig, da es hierbei zu einem Energieverlust von etwa 23 % der primär eingesetzten Energie kommt (Lit. bei [177, 228]).

Glucose ist Ausgangssubstanz für die Synthese einer Reihe wichtiger Stoffe, so z. B. Ribose aus dem Pentosephosphatzyklus für die Nukleinsäuresynthese, Glycerinphosphat für die Triglyceridsynthese und Glucuronsäure für eine Reihe von Entgiftungsmechanismen in der Leber.

Es entsteht aus Glucose weiterhin **Acetyl-CoA**, eine Schlüsselsubstanz, aus der verschiedene Stoffe, z. B. Cholesterin, gebildet werden können, das wiederum die Ausgangssubstanz für Synthesen von Nebennieren- und Sexualhormonen, Gallensäuren etc. ist.

Die **Glykolyse ist reversibel**, d. h., von Brenztraubensäure und Milchsäure ausgehend, sind die Reaktionen (z. T. über Umgehungswege) umkehrbar.

Diese Möglichkeit (**Gluconeogenese**) erlaubt auch bei kohlenhydratfreier Ernährung die Aufrechterhaltung einer ausreichenden Glucosekonzentration im Serum, die erforderlich ist, weil die Zellen des Gehirns und die Erythrozyten im

1.2 Kohlenhydrate

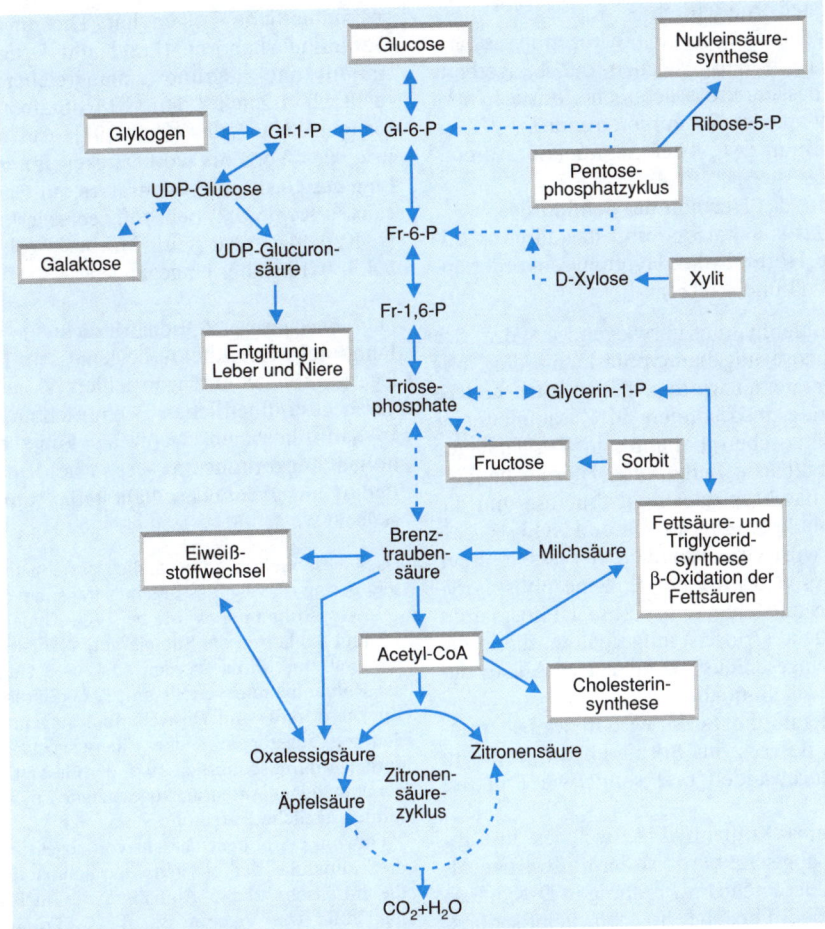

Abb. 1-2 Schematische, vereinfachte Darstellung der Glykolyse und ihrer Beziehungen zu weiteren Stoffwechselvorgängen. Umrahmt sind ernährungsphysiologisch wichtige Substanzen und Stoffwechselvorgänge.

Gegensatz zu allen übrigen Zellen des Organismus ihren Energiebedarf vorwiegend durch Glucose decken müssen.

Bei Gabe des Nebennierenrindenhormons **Cortison** steigt die Aktivität einiger für die Gluconeogenese wichtiger Enzyme im Gewebe an, eine der Ursachen dafür, dass der Blutzucker bei Kranken unter Cortisonbehandlung ansteigt.

Ausgangsstoffe für die Gluconeogenese sind Kohlenhydratbruchstücke aus der Glykolyse (Milchsäure, Brenztraubensäure und Glycerin) und die sog. glucoplastischen Aminosäuren (Alanin, Serin, Glycin, Threonin, Cystein, Asparaginsäure, Glutaminsäure, Arginin, Histidin, Prolin, Valin).

Eine Glucoseneubildung aus Fettsäuren ist nicht möglich, hingegen aus dem bei der Lipolyse anfallenden Glycerin.

Von den den Glucosestoffwechsel beeinflussenden Hormonen ist das **blutzuckersenkende Insulin** (vgl. Kap. 4.3) das wichtigste. Unter seinem Einfluss arbeitet das Glucosetransportsystem der Zellmembranen und transportiert Glucose ins Zellinnere.

Insulinunabhängig ist lediglich der Glucosetransport durch die Membranen der Nervenzellen. Weiterhin aktiviert Insulin Enzyme (Glucokinase und Glykogensynthetase) der Glykolyse und der Glykogensynthese und wirkt hierdurch ebenfalls blutzuckersenkend.

Blutzuckersteigernd wirken
- vorwiegend über eine Glykogenolysesteigerung das in den A-Zellen der Langerhans Inseln des Pankreas gebildete **Glucagon** und Cortisol aus der Nebennierenrinde,
- das Hormon des Nebennierenmarks Adrenalin,
- Thyroxin, das Hormon der Schilddrüse,
- sowie das somatotrope und das adrenokortikotrope Hormon des Hypophysenvorderlappens (STH und ACTH).

Obwohl Kohlenhydrate vorwiegend in Form der aus der Glucose aufgebauten Stärke mit der Nahrung aufgenommen werden, haben auch **andere Kohlenhydrate,** insbesondere in Zusammenhang mit der diätetischen Behandlung des Diabetes mellitus, praktische Bedeutung. Hierbei handelt es sich um das Monosaccharid Fructose und die Zuckeralkohole Mannit, Sorbit und Xylit.

Fructose wird vorwiegend in der Leber unter dem Einfluss verschiedener Enzyme phosphoryliert und das entstehende Fructose-1-Phosphat in C_3-Bruchstücke (Triosen) aufgespalten, die in die Glykolyse eingeschleust werden. Der Abbau der Fructose ist insulinunabhängig.

Der Zuckeralkohol **Sorbit** wird in der Leber unter Einfluss des Enzyms Sorbitdehydrogenase in Fructose umgewandelt und somit wie Fructose abgebaut.

Ein weiteres Kohlenhydrat, welches insulinunabhängig abgebaut wird, ist der fünfwertige Alkohol **Xylit,** der nach Umwandlung in D-Xylose und Xylulose-5-Phosphat in den Pentosephosphatzyklus einmündet (Abb. 1-2).

Die im Stoffwechsel entstehenden Umwandlungsprodukte der drei genannten Kohlenhydrate Fructose, Sorbit und Xylit, im Rahmen der diätetischen Diabetesbehandlung auch als **Zuckeraustauschstoffe** (vgl. Kap. 4.3) bezeichnet, münden sämtlich in die Glykolyse. Die Zuckeraustauschstoffe können somit über Glucose-6-Phosphat in Glucose und Glykogen bzw. durch weiteren Abbau in Brenztraubensäure (Pyruvat) und Milchsäure umgesetzt werden.

> Aus ernährungsphysiologischer Sicht ist der Verzehr **raffinierter Kohlenhydrate,** die praktisch frei von Ballaststoffen und essentiellen Nährstoffen sind und mit denen in kleinen Volumina viel Energie zugeführt wird **(hohe Energiedichte)**, negativ einzustufen. Daher sollte der Verzehr raffinierter Kohlenhydrate so gering wie möglich sein.

Hiermit ist jedoch nicht belegt, dass Zucker, abgesehen von der Zahnkaries (vgl. Kap. 14), negative gesundheitliche Folgen hat. Die amerikanische Gesundheitsbehörde (Food and Drug Administration) hat aufgrund umfangreicher Literaturrecherchen Zucker den GRAS-Status (Generally recognized as safe) erteilt [91]. Auf die Bedeutung des Verzehrs von Zucker **für die Besiedlung des Gastrointestinaltraktes mit Candida albicans** (s. Kap. 3.5.2) bei Stoffwechselerkrankungen (s. Kap. 4.4) und beim Morbus Crohn (s. Kap. 3.4.3) wird später eingegangen.

Der **Saccharose ("Industriezucker")** wird eine Reihe negativer Effekte beigemessen. Exakte Belege für solche Aussagen fehlen. Zu einer denkbaren gesundheitlichen Beeinträchtigung könnte es dann kommen, wenn als Folge eines sehr hohen Zuckerkonsums – etwa bei Kindern – der **Bedarf an essentiellen Nährstoffen unzureichend gedeckt wird.**

Dass diese Gefahr grundsätzlich besteht, letztlich aber sehr gering ist, zeigt das Ergebnis folgender Studie:
In Großbritannien wurde bei 1700 Kindern zwischen 1,5 und 4,5 Jahren die Energie- und Nährstoffaufnahme ermittelt. Im Mittel wurden 51 % der Gesamtenergie als Kohlenhydrate verteilt auf 22 % Stärke und 29 % Zucker (Mono- und Disaccharide) aufgenommen. Auf den sog. zugefügten Zucker, überwiegend Saccharose, entfielen durchschnittlich 19 % der Gesamtenergie. Mit zunehmendem Anteil an zugesetztem Zucker sank die mittlere tägliche Fettzufuhr.

Obwohl bei hohem Verzehr von zugesetztem Zucker die Aufnahme der meisten **Mikronährstoffe** sank, lag die durchschnittliche Aufnahme der meisten Mikronährstoffe wie Vitamin B_1, B_2, C, Folsäure, Niacin und Kalzium auch bei hohem Anteil an zugeführtem Zucker noch eindeutig oberhalb des jeweiligen Referenzwertes.

Für **Eisen** und **Zink** wurden die empfohlenen Mindestzufuhrmengen dann nicht erreicht, wenn mehr als 24 % der Energie in Form von zugefügtem Zucker aufgenommen wurde.

Hoher Zuckerkonsum ging mit einem geringen Verzehr von Milch, Fleisch, Brot und Gemüse einher, während der Konsum von Fruchtsäften höher lag.

Aufgrund der Daten dieser Studie ist erst dann mit einer Beeinträchtigung der Bedarfsdeckung, insbesondere für Eisen, Zink und Vitamin D, zu rechnen, wenn **mehr als 24 % der Gesamtenergie in Form von zugefügtem Zucker** aufgenommen werden [92].

Auch in einer Reihe weiterer Studien an Kindern und Jugendlichen im Alter zwischen 5 und 18 Jahren konnten keine eindeutig negativen Effekte des Zuckerkonsums auf die Bedarfsdeckung an essentiellen Nährstoffen und Ballaststoffen gefunden werden [156, 175].

Während sich bei Kindern keine positive Beziehung zwischen Zucker und Fettkonsum fand [92], ergaben Erhebungen bei Erwachsenen, sowohl in England als auch in Japan, eine **Zunahme des Fettverzehrs mit steigendem Zuckerkonsum.** Erklärt wird dieser Zusammenhang mit einer **Vehikelfunktion des Zuckers,** da der überwiegende Teil der Saccharose in Form süßer Produkte wie Schokolade, Pralinen, Gebäck etc. mit hohem Anteil an Fett überwiegend gesättigter Fettsäuren aufgenommen wird [66].

1.3 Fette

Fette (Triglyceride) sind mit 38 kJ/g (9 kcal/g) die **wichtigste Energiereserve** des menschlichen Organismus. Sie haben darüber hinaus wichtige Funktionen als **Bestandteile der Zellmembranen** und als **Ausgangssubstanzen** für die Synthese von Eicosanoiden und anderen biologisch wirksamen Substanzen.

Alle biologischen Eigenschaften der Triglyceride, einschließlich Verdauung und Resorption, sind von der Art der Fettsäuren abhängig.

Ein wichtiges Merkmal ist die immer **geradzahlige Kettenlänge.** Man unterscheidet kurzkettige Fettsäuren mit weniger als 6 C-Atomen, mittelkettige Fettsäuren mit 6–10 und langkettige mit mehr als 12 C-Atomen.

Weiterhin können Fettsäuren aufgrund der **Zahl an Doppelbindungen** in gesättigte ohne Doppelbindung, einfach ungesättigte (monoene) Fettsäuren mit einer und mehrfach ungesättigte (polyene) Fettsäuren mit mehreren Doppelbindungen unterteilt werden.

Ein weiteres Unterscheidungsmerkmal mehrfach ungesättigter Fettsäuren ist die **Lokalisation** der ersten (vom Methylende des Moleküls) Doppelbindung und die **Gesamtzahl der Doppelbindungen.**

> Die mehrfach ungesättigten Fettsäuren mit der größten biologischen Bedeutung haben die erste Doppelbindung am dritten bzw. sechsten C-Atom. Sie werden als ω-3(oder n-3)- und ω-6-(oder n-6)-Fettsäuren bezeichnet.

Die in unserer Nahrung häufigste mehrfach ungesättigte Fettsäure ist **Linolsäure** (18:2 ω-6). Diese Fettsäure hat eine Kettenlänge mit 18 C-Atomen, 2 Doppelbindungen, von denen sich die erste am sechsten C-Atom vom Methylende gezählt findet.

1.3.1 Trans-Fettsäuren und konjugierte Linolsäureisomeren

In unseren Lebensmitteln liegen mehrfach ungesättigte Fettsäuren überwiegend in cis-Konfiguration vor.

Die **Trans-Fettsäuren** entstehen in geringen Mengen unter bakteriellem Einfluss im Pansen von Wiederkäuern und bei der chemischen Härtung von Fetten. Sie finden sich folglich im Milchfett, **im Fett von Wiederkäuern** und in gehärteten Speisefetten, wie etwa Margarine.

Die physikalischen (z. B. Schmelzpunkt) und biologischen Eigenschaften (z. B. Wirkung auf die Serumcholesterinkonzentration) werden aufgrund der Anordnung der Kohlenstoffseitenketten um die Doppelbindung in ungesättigten Fettsäuren wesentlich verändert.

Abbildung 1-3 zeigt als Beispiel die C18-cis- und C18-trans-Fettsäure.

Ergebnisse neuerer Untersuchungen in der Bundesrepublik zum **Gehalt von Trans-Fettsäuren in Lebensmitteln** finden sich in Tabelle 1-3. Die groben Unterschiede zwischen minimalem und maximalem prozentualem Anteil ergeben sich aus jahreszeitlich unterschiedlicher **Fütterung** bzw. Änderungen der Prozessbedingungen bei der **Fetthärtung.**

Bei Zugrundelegen der durchschnittlichen Verzehrgewohnheiten in der Bundesrepublik auf Basis der nationalen Verkehrstudie liegt die **mittlere Aufnahme von Trans-Fettsäuren** bei 1,9 g/Tag für Frauen und 2,3 g/Tag bei Männern. Bedingt durch einen niedrigeren Fleischkonsum und eine Änderung der Prozessbedingungen bei der Mar-

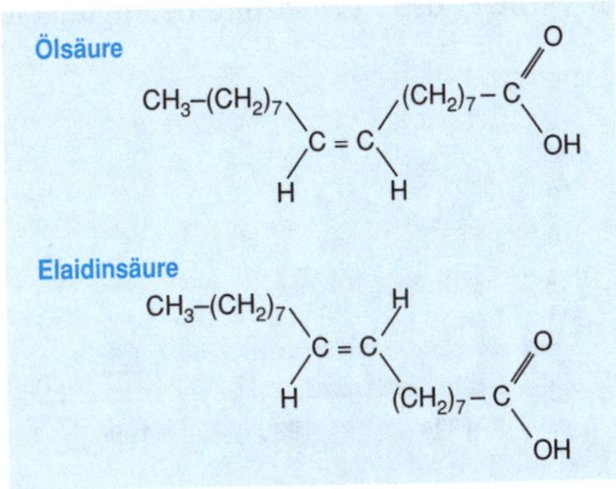

Abb. 1-3 Ölsäure und Elaidinsäure als Beispiele für eine C18-cis- und eine C18-trans-Fettsäure.

Tabelle 1-3 Gehalt an Trans-Fettsäuren und konjugierten Linolsäureisomeren in Lebensmitteln (nach [81]).

Lebensmittelgruppe	TFA (% FSME)	CLA (% FSME)
Milch, Milchprodukte	2,0–6,1	0,4–1,70
Fleisch, Fleischprodukte	0,2–8,6	0,1–1,2
Fisch	0,4–1,0	0,01–0,09
Pflanzliche Öle	< 0,01	< 0,01
Margarinen	0,4–4,1	< 0,01
Frittierte Lebensmittel	1,9–34,1	< 0,01

garineherstellung, hat sich die Zufuhr an Trans-Fettsäuren im Laufe der letzten Jahre reduziert (Abb. 1-4) [81, 82].

Der Trans-Fettsäuregehalt in den von Kindern als Brotaufstrich bevorzugten Nuss-Nougat-Cremes liegt im Mittel bei 5,5 % bei einer Schwankungsbreite von 0,7–11,1 % [50].

Von zunehmendem Interesse sind die **konjugierten Linolsäuren**. Bei der Linolsäure finden sich die Doppelbindungen in Position 9 und 12 (beide in **cis-Konfiguration**).

Konjugierte Linolsäuren (conjugated linoleic acids, CLA) sind ein Sammelbegriff für verschiedene Isomere der Linolsäure mit zwei Doppelbindungen in den Positionen 8 und 10, 9 und 11, 10 und 12 bzw. 11 und 13. Jede der Doppelbindungen kann sich in cis- und trans-Konfiguration befinden.

Konjugierte Linolsäuren werden insbesondere von der Pansenflora synthetisiert und finden sich folglich überwiegend in Milchfett und im Fett von Wiederkäuern (vgl. Tabelle 1-3).

Den **höchsten Gehalt** hat das Fett der Schafsmilch. Unter den Ernährungsbedingungen in Deutschland nehmen Frauen im Mittel 350 mg und Männer 430 mg an konjugierten Linolsäuren pro Tag auf.

Tierexperimentelle Befunde sprechen für eine **antikarzinogene und antisklerotische Wirkung**. Ob eine vermehrte Zufuhr auch beim Menschen protektiv wirkt, ist nicht bekannt [121, 215].

1.3.2 Verdauung und Resorption

Verdauung und Resorption der Fette werden in hohem Maße von der Kettenlänge der Fettsäuren mitbestimmt. Man unterscheidet zwei große Gruppen:
- Fette langkettiger Fettsäuren, entsprechend der englischen Bezeichnung (**long chain triglycerides**) auch als **LCT** bezeichnet, und
- Fette mittelkettiger Fettsäuren (**middle chain triglycerides**), kurz **MCT** genannt.

MCT werden im Vergleich zu LCT wesentlich schneller hydrolysiert und resorbiert. Sie bieten somit für die diätetische Behandlung Vorzüge (Tab. 1-4).

Im **Darmlumen** werden die mit der Nahrung aufgenommenen Triglyceride unter dem Einfluss von Gallenflüssigkeit und Pankreassaft hydrolysiert und die Spaltprodukte von der Darmschleimhaut resorbiert. Da die Pankreaslipase von der wässrigen Phase her das wasserunlösliche Fett hydrolysiert, muss die Oberfläche des im Darmlumen zu verdauenden Fettes möglichst groß sein.

Diese **Oberflächenvergrößerung** geschieht durch Emulgierung. **Emulgatoren** sind sowohl die Gallensalze als auch Produkte der Fettspaltung, die Mono- und Diglyceride und freien Fettsäuren. Bei

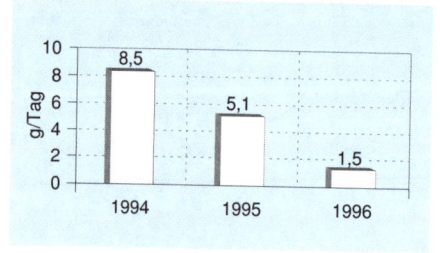

Abb. 1-4 Mittlere Gehalte an Trans-Fettsäuren in Margarinen von 1994 bis 1996 (nach [82]).

1.3 Fette

Tabelle 1-4 Unterschiedliches Verhalten von Triglyceriden langkettiger (LCT) und mittelkettiger (MCT) Fettsäuren bei der Verdauung und Resorption und sich hieraus ergebende Indikationen für den therapeutischen Einsatz von MCT.

	MCT	LCT	Indikationen für MCT
Hydrolyse im Darmlumen	schnell	langsam	Zustand nach Dünndarmresektion
Hydrolyse bei Lipasemangel	gut	schlecht	Exokrine Pankreasinsuffizienz
Hydrolyse bei mangelnder Galleproduktion	gut	schlecht	Verminderte Gallesekretion, Cholestyraminbehandlung, chologene Diarrhö
Resorption im Dünndarm	schnell	langsam	Zustand nach Dünndarmresektion
Resorption bei verminderter Triglyceridsynthese in der Dünndarmmukosa	gut	schlecht	Gluteninduzierte Enteropathie, Strahlenschädigung des Dünndarms etc.
Resorption bei fehlender oder verminderter Proteinsynthese in der Dünndarmmukosa	gut	schlecht	A-β-Lipoproteinämie
Resorption bei gestörtem Lymphabfluß	gut	schlecht	Enterales Eiweißverlustsyndrom, gestörter Lymphabfluß durch Obstruktion von Lymphbahnen

der Spaltung der Triglyceride entstehen β-Monoglyceride, freie Fettsäuren, Glycerin und in geringem Umfang Diglyceride (Bedeutung der Magenlipase s. Kap. 3.3).

Der Vorgang des Einschleusens der Fettspaltprodukte in die Mukosazellen ist nicht in allen Einzelheiten bekannt. Voraussetzung für die **Resorption der Spaltprodukte von Fetten** langkettiger Fettsäuren – Fettsäuren sind ab einer Kettenlänge von mehr als 12 C-Atomen kaum wasserlöslich – ist die Bildung sog. **Mizellen,** während mittelkettige Fettsäuren als solche in die Mukosazelle aufgenommen werden.

Unter Mizellenbildung versteht man eine Anordnung der Lipidmoleküle in der Weise, dass die hydrophilen Molekülanteile nach außen und die hydrophoben Molekülanteile nach innen gekehrt sind (Abb. 1-5). Hierdurch entsteht ein kugelförmiges Gebilde, dessen äußerer Mantel von wasserlöslichen Molekülgruppen gebildet wird, während die nicht wasserlöslichen Anteile

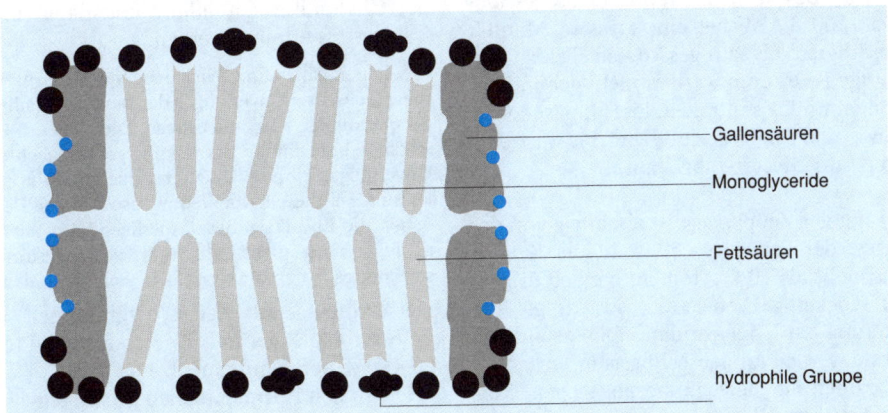

Abb. 1-5 Schema einer gemischten Lipid-Mizelle. Hydrophile Gruppen in den einzelnen Molekülen sind durch • symbolisiert (nach [85]).

des Moleküls zur Mitte der Kugel hin angeordnet sind.

Die Mizellen bilden sich vorwiegend aus **Gallensalzen** und **Monoglyceriden**. Überschreiten Gallensalze in Gegenwart von Monoglyceriden eine kritische Konzentration, aggregieren sie spontan und bilden Mizellen. Diese sog. „**kritische mizellare Konzentration**" einer Gallensäure, jene Konzentration also, bei der die Mizellenbildung einsetzt, variiert in Abhängigkeit von pH-Wert, Temperatur, Gegenwart anderer Lipide im System etc. zwischen etwa 2 und 5 mmol.

Die **Gallensäuremizellen** sind gut wasserlöslich und inkorporieren andere fettlösliche Nahrungsbestandteile wie fettlösliche Vitamine, Cholesterin etc. Man spricht dann von **gemischten Mizellen**. Abbildung 1-5 zeigt eine schematische Darstellung der möglichen räumlichen Anordnung von Molekülen in einer gemischten Mizelle. Die Größe wird auf 30–60 Å geschätzt. Bei einem Abstand der Mikrovilli von 500–1000 Å haben die Mizellen die Möglichkeit, direkt mit der Zelloberfläche Kontakt aufzunehmen.

Die **Tendenz zur Mizellenbildung** ist umso geringer, je weiter sich der pH-Wert im Darmlumen zum sauren Bereich hin verschiebt. Das hat zur Folge, dass bei Erkrankungen mit einer exzessiven Säureproduktion, z. B. dem Zollinger-Ellison-Syndrom, die Fettresorption in einem Ausmaß gestört ist, dass es zur Steatorrhö kommt.

Die Bestandteile der Mizellen werden, abgesehen von den Gallensalzen, die im Darmlumen zurückbleiben, in die Darmschleimhautzelle eingeschleust. Hier erfolgt der **Transport der wasserunlöslichen Lipide durch Koppelung an ein wasserlösliches Trägerprotein** (fatty acid binding protein = FABP) mit einem Molekulargewicht von etwa 1200. FABP hat eine größere Affinität zu ungesättigten als zu gesättigten Fettsäuren. Mittelkettige Fettsäuren werden nicht gebunden.

Unter dem Einfluss intrazellulärer Lipasen werden Mono- und Diglyceride weiter bis zu freien Fettsäuren und Glycerin abgebaut.

Der Vorgang der **Zellpassage** ist abhängig von der Kettenlänge der Fettsäuren. Besteht die Kettenlänge aus mehr als 10 C-Atomen, handelt es sich also um **langkettige Fettsäuren**, so erfolgt eine Reveresterung zu Triglyceriden. Die gebildeten Triglyceride werden an der Zellbasis in Form von Chylomikronen an die Lymphe abgegeben. **Mittelkettige Fettsäuren** hingegen durchwandern die Zellen unverändert und treten an der Zellbasis ins Pfortaderblut über (Abb. 1-2).

Die **Reveresterung** der langkettigen Fettsäuren erfolgt nach Bildung des CoA-Derivates mit α-Glycerophosphat stufenweise über Mono- und Diglyceride bis zu den Triglyceriden. Ein Teil der resorbierten Monoglyceride kann offenbar ohne vorherige Hydrolyse in den Ablauf der Reveresterung eingeschleust werden.

Da die Dünndarmwand Glycerin nicht phosphorylieren kann, muss das α-Glycerophosphat (Glycerin-1-P) dem Kohlenhydratstoffwechsel entnommen werden (Abb. 1-2). Es gibt jedoch auch Hinweise darauf, dass bei der Triglyceridhydrolyse anfallendes Glycerin zur Reveresterung der Fettsäuren in der Mukosazelle verwandt werden kann.

Dieser Vorgang der Reveresterung – die hierzu erforderlichen Enzyme werden von den Mikrosomen der Enterozyten gebildet – kann **bei bestimmten Erkrankungen gestört** sein und folglich zu einer verminderten Ausnutzung des Nahrungsfettes und zur Steatorrhö führen.

So ist z. B. bei adrenalektomierten Tieren und bei Kranken mit einer Nebennierenrindeninsuffizienz (**Morbus Addison**) der Vorgang der Reveresterung gestört. Das Gleiche gilt für die **gluteninduzierte Enteropathie** (vgl. Kap. 3.4.4).

Durch Einhüllen der in den Mukosazellen resynthetisierten Triglyceride mit β-Lipoproteinen, Cholesterinestern und Phospholipiden entstehen die **Chylomikronen**, die an der Basis der Mukosazelle in die Lymphe abgegeben werden (Abb. 1-6). Die für die Chylomikronenbildung erforderlichen Lipoproteine werden in der Dünndarmschleimhautzelle synthetisiert.

Mit bestimmten Substanzen, z. B. dem Antibiotikum **Puromycin**, kann die Eiweißsynthese in der Darmwand blockiert und somit ein Stopp der Chylomikronenbildung und damit des Fetttransportes erreicht werden.

In seltenen Fällen findet sich beim Menschen als angeborener Defekt ein Unvermögen der Darmschleimhautzelle, β-Lipoproteide zu synthetisieren. Diese als **A-β-Lipoproteidämie** bezeichnete Erkrankung geht folglich mit dem Unvermögen einher, Fett zu resorbieren. Mikroskopisch können bei diesen Kranken ebenso wie bei Tieren, bei denen die Eiweißsynthese experimentell blockiert wurde, feine Fetttröpfchen als Ausdruck des gestörten Fetttransportes in den Mukosazellen nachgewiesen werden.

Der Proteingehalt der Chylomikronen ist mit 2–6 % sehr gering. Triglyceride bilden mit 80–90 % den Hauptanteil.

Die in den Darmepithelien gebildeten Chylomikronen gelangen über den Ductus thoracicus im Angulus venosus der linken Vena subclavia in die Blutbahn. Aus dem Blut werden die Chylomikro-

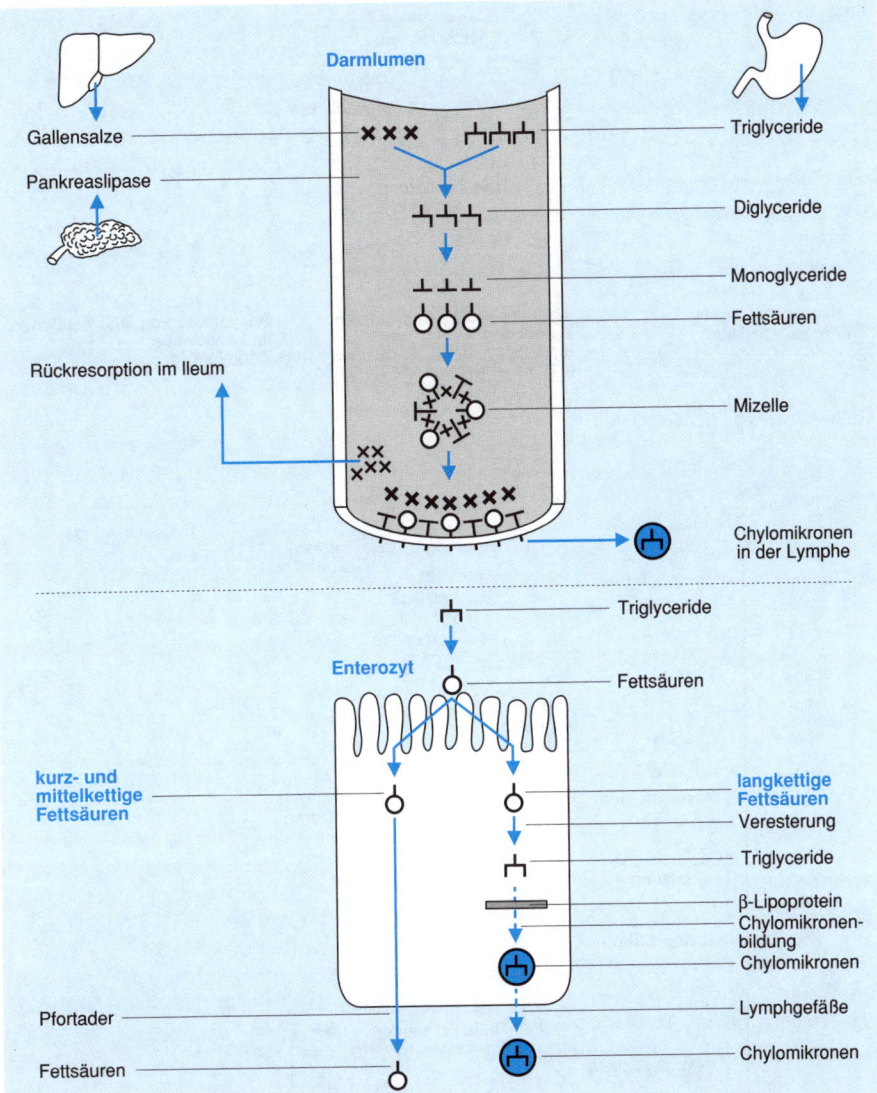

Abb. 1-6 Schematische Darstellung der Fettverdauung, Mizellenbildung, Fettresorption und Passage der Fettsäuren durch die Mukosazelle.

nen, deren Halbwertszeit etwa 30 min beträgt, schnell eliminiert. Dieser Vorgang der **Chylomikronenelimination** erfolgt unter dem Einfluss der Lipoproteidlipase, eines Enzyms, welches die an Lipoproteide gebundenen Triglyceride in freie Fettsäuren und Glycerin spaltet.

Da die Chylomikronen mit einem Durchmesser von 1000–2000 Å das Serum trüben, bezeichnet man den Vorgang, bei dem die Chylomikronen unter dem Einfluss von Lipoproteidlipase aufgelöst werden, als **Klärreaktion**. Die hierbei entstehenden freien Fettsäuren werden im Fettgewebe und in der Leber wieder zu Triglyceriden resynthetisiert bzw. in der Muskulatur metabolisiert (Abb. 1-7 und 1-8).

> Von großer praktischer Bedeutung für die diätetische Behandlung einer Reihe gastroenterologischer Erkrankungen und der A-β-Lipoproteidämie ist das bei Verdauung und Resorption unterschiedliche Verhalten von Triglyceriden lang- und mittelkettiger Fettsäuren.

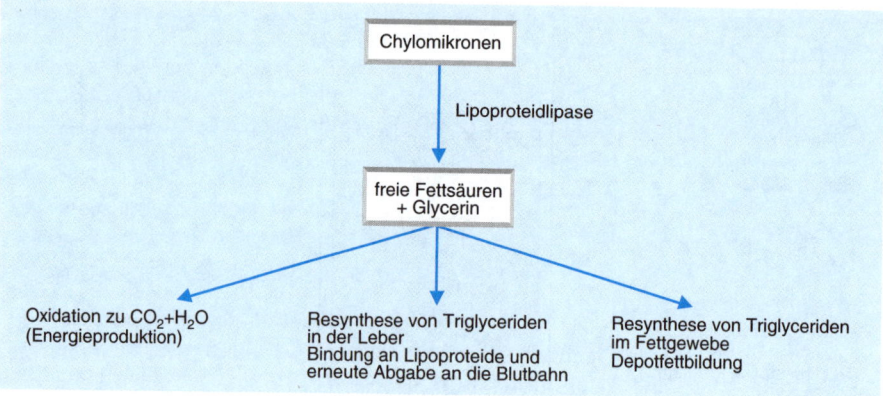

Abb. 1-7 Stoffwechselwege der Fettsäuren.

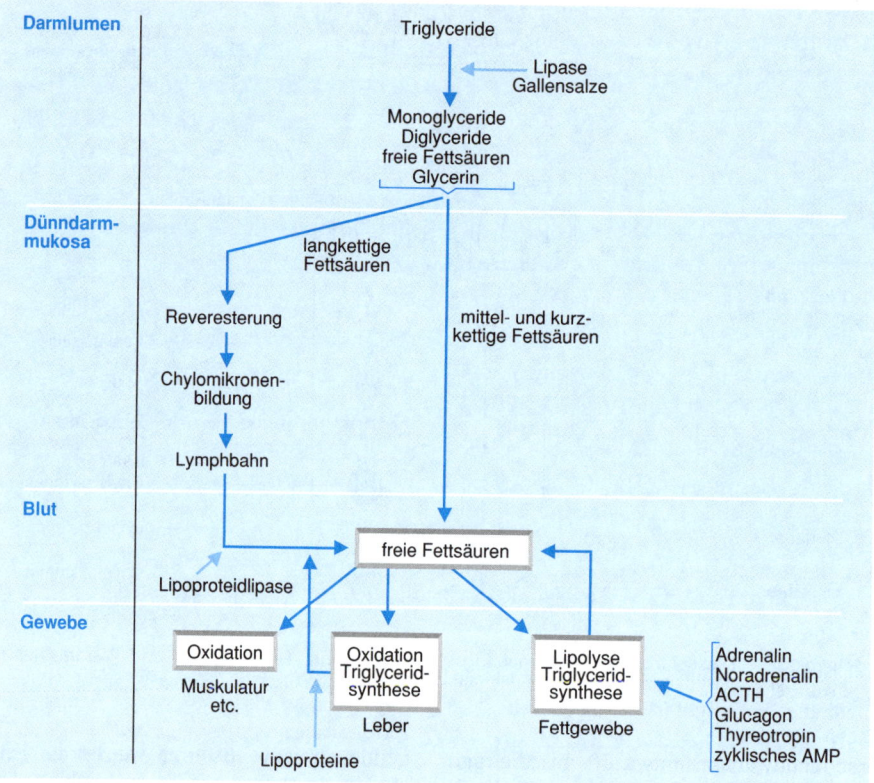

Abb. 1-8 Schematische Darstellung der Fettverdauung, Fettresorption, der Lipolyse und Lipogenese (Triglyceridsynthese) im Fettgewebe, der Triglyceridsynthese in der Leber mit Abgabe der an Lipoproteine gebundenen Triglyceride an die Blutbahn und der Fettsäureoxidation.

Die in der Diätbehandlung eingesetzten **MCT (Triglyceride mittelkettiger Fettsäuren)** enthalten im Wesentlichen Triglyceride der Fettsäuren Kapryl- (C 8) und Kaprinsäure (C 10). Die genaue Zusammensetzung von MCT ist wie folgt: 1–2 % C 6:0, 65–75 % C 8:0, 25–35 % C 10:0 und 1–2 % C 12:0.

Die Fettsäuren der MCT werden durch Hydrolyse von Kokosnussöl und Fraktionierung der Fettsäuren gewonnen. Anschließend erfolgt wieder eine Veresterung mit Glycerin.

Der **Schmelzpunkt** von MCT liegt wesentlich niedriger als bei Fetten langkettiger Fettsäuren. Bei Zimmertemperatur haben sie eine flüssige Konsistenz.

Das unterschiedliche Verhalten von MCT und LCT bei Verdauung und Resorption ist in Tabelle 1-4 zusammengefasst (Lit. bei [105, 116, 120]).

MCT werden im Darmlumen noch bei stark verminderter Lipaseproduktion des Pankreas und ebenso bei herabgesetzter Gallesekretion **hydrolysiert** und **resorbiert**. Da MCT jedoch auch noch bei völligem Fehlen von Lipase und Gallensalzen resorbiert werden, muss angenommen werden, dass Triglyceride mittelkettiger Fettsäuren ohne vorherige Hydrolyse in die Mukosazellen aufgenommen werden können und erst hier gespalten werden.

Die **Passage** der mittelkettigen Fettsäuren durch die Schleimhaut des Darmes erfolgt ohne Reveresterung und folglich auch ohne Chylomikronenbildung (Abb. 1-6). Dies ist die Voraussetzung für eine gute Resorption von MCT bei Erkrankungen, die mit einer gestörten Reveresterung bzw. Proteinsynthese in der Dünndarmmukosazelle einhergehen.

Ein weiterer entscheidender Unterschied zwischen langkettigen und mittelkettigen Fettsäuren ist der **Abtransport** mittelkettiger Fettsäuren auf dem **Pfortaderweg**.

Die Tatsache, dass die Fettsäuren unterschiedlicher Kettenlänge einmal in freier Form und einmal in Form von Triglyceriden (Chylomikronen) in die Blutbahn gelangen, wobei die mittelkettigen (und kurzkettigen) Fettsäuren direkt zur Leber transportiert und die langkettigen in Form von Chylomikronen via Lymphe in den großen Kreislauf gelangen, ist die Voraussetzung für ihr **unterschiedliches Verhalten im Stoffwechsel**.

Der menschliche Organismus kann bei energie- und kohlenhydratreicher Ernährung maximal 600–800 g Glucose in Form von Glykogen (= 10–13,4 MJ bzw. 2400–3200 kcal) speichern. Dem **Depotfett** kommt deshalb die entscheidende Bedeutung als **Energiereserve** zu.

In der Leber synthetisierte Triglyceride werden an Lipoproteine gebunden und in die Blutbahn abgegeben, während die im Fettgewebe gebildeten Fette in den **Fettgewebszellen (Adipozyten)** als Depotfett gelagert werden.

Mit Hilfe einer Fettgewebslipase kann deponiertes Fett hydrolysiert und somit für die Energiegewinnung wieder bereitgestellt werden. Die im Fettgewebe unter dem Einfluss einer Lipase ablaufende **Lipolyse** wird durch eine Reihe von Hormonen angeregt, sodass man von einer „**hormonsensitiven Lipase**" spricht. Fördernd wirken Adrenalin, Noradrenalin, Glucagon und das somatotrope Hormon des Hypophysenvorderlappens. Die bei der Lipolyse freigesetzten Fettsäuren treten in die Blutbahn über, wo sie an Albumin gebunden transportiert werden (Abb. 1-8).

Die in den Fettgewebszellen ablaufende **Triglyceridsynthese** erfolgt sowohl aus präformierten als auch aus den in der Zelle aus Glucose synthetisierten Fettsäuren.

Die Adipozyten bilden aus Glucose Glycerin, das für die Fettveresterung benötigt wird (Abb. 1-2). Daher ist eine **wichtige Voraussetzung** für die Fettneubildung im Fettgewebe, dass Glucose unter Insulineinfluss durch die Zellmembran eintritt.

Das eingelagerte Fett unterliegt einem ständigen **Auf- und Abbauprozess**. Beim Gesunden besteht bei konstanter Energiezufuhr und konstantem Energieverbrauch ein Gleichgewicht zwischen Lipolyse und Lipogenese.

Sinkt die Insulinaktivität im Serum und verringert sich somit der Glucoseeinstrom und damit die Bereitstellung von Glycerin, so wird das Gleichgewicht zuungunsten der Lipogenese gestört und zugunsten der Lipolyse verändert, was eine **Depotfettmobilisierung** zur Folge hat (gesteigerte Fettmobilisation mit Einstrom von Fettsäuren in die Blutbahn bei unzureichend mit Insulin behandelten Diabetikern und im Hunger).

Bei der **Oxidation der Fettsäuren,** die in Abbildung 1-9 vereinfacht dargestellt ist, entstehen Essigsäure in Form von **Acetyl-CoA** und eine um 2 C-Atome kürzere Fettsäure. Während die bei der β-Oxidation anfallenden kürzerkettigen Fettsäuren erneut diesem Abbaumodus unterzogen werden, wird das entstehende Acetyl-CoA in den **Zitronensäurezyklus** eingeschleust (Abb. 1-2).

Da der Akzeptor für das Acetyl-CoA, die Oxalessigsäure, überwiegend aus der bei der Glykolyse anfallenden Brenztraubensäure gebildet wird, kann das Endprodukt der Fettsäureoxidation nur dann in den Zitronensäurezyklus einmünden und damit zu CO_2 und H_2O abgebaut werden, wenn eine ausreichende **Glykolyse** stattfindet.

Diese Tatsache ist wichtig zum Verständnis von **Fettstoffwechselstörungen,** die im Hungerzustand und beim Diabetes mellitus auftreten, also Zu-

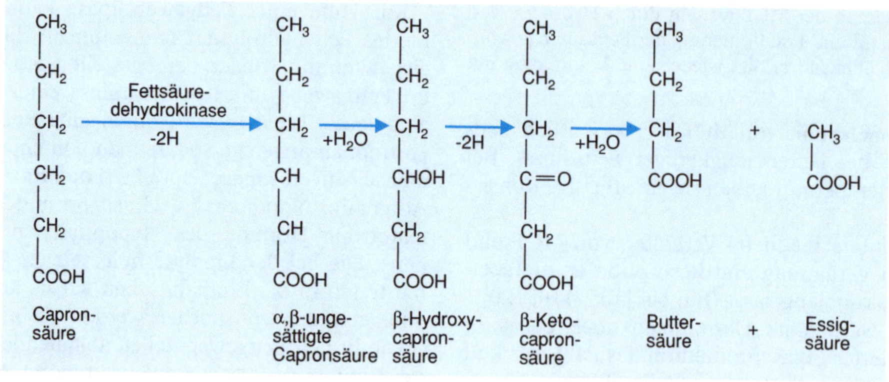

Abb. 1-9 Prinzip der β-Oxidation von Fettsäuren.

ständen, bei denen ein Glucoseabbau nicht oder nur unzureichend abläuft und der Energiebedarf weitgehend aus den durch Depotfettmobilisierung freigesetzten Fettsäuren gedeckt wird.

Bei herabgesetzter Glykolyse kommt es folglich zu einer erheblichen Zunahme aktivierter Essigsäure. Diese Konzentrationszunahme hat eine Kondensation von Acetyl-CoA zur Folge, was zur **Bildung der Ketonkörper** Acetessigsäure, β-Hydroxybuttersäure und Aceton führt.

1.3.3 Essentielle Fettsäuren

Es handelt sich um mehrfach ungesättigte Fettsäuren mit bestimmten Positionen der Doppelbindungen, die im menschlichen Organismus nicht aufgebaut werden können.

Essentiell ist die **Linolsäure** (C18:2ω-6) aus der Gruppe der ω-6-Fettsäuren, die durch Reduktion und Kettenverlängerung in γ-Linolensäure (C18:3ω-6), Di-homo-β-Linolensäure (C20:3ω-6) und Arachidonsäure (C20:4ω-6) umgewandelt werden kann (vgl. Abb. 1-10).

Nach den Empfehlungen für die Nährstoffzufuhr der Deutschen Gesellschaft für Ernährung liegt bei gesunden jungen Erwachsenen der **Bedarf** an Linolsäure im Durchschnitt bei 7 g/Tag. Empfohlen wird eine Zufuhr von 10 g Linolsäure pro Tag, das entspricht etwa 3 % der Gesamtenergiezufuhr.

Essentiell ist weiterhin die **Eicosapentaensäure** (C20:5ω-3) aus der Gruppe der ω-3-Fettsäuren. Diese Fettsäure findet sich in höheren Konzentrationen zusammen mit der Docosapentaensäure (C22:5ω-3) und Docosahexaensäure (C22:6ω-3) lediglich im Fett von Fischen, die in kalten Gewässern leben (vgl. Tab. 1-5) [219].

Der relativ hohe Gehalt an den beiden ω-3-Fettsäuren Eicosapentaen- und Docosahexaensäure im Fett vieler Fischarten stammt direkt aus der Nahrungskette bzw. aus der Vorstufe α-Linolensäure.

Da in **Fischfarmen** gezüchteten Fischen die natürlichen Quellen der ω-3-Fettsäuren fehlen, muss mit einem im Vergleich zu den unter natürlichen Bedingungen lebenden Tieren geänderten Fettsäuremuster gerechnet werden.

Eine vergleichende Untersuchung an Aalen, Forellen und Lachsen ergab signifikant niedrigere ω-3-Fettsäurekonzentrationen bei den in Fischfarmen gezüchteten

Tabelle 1-5 Gesamtmenge an Fett (Mittelwerte ± Standardabweichung, n = 2–3) und ungefähre Menge an Eicosapentaensäure in verschiedenen Fischarten (nach [187]).

	Gesamtlipide [mg/g Naßgewebe]	Eicosapentaensäure [g/kg]
Flussbarsch	3,5 ± 0,4	0,3
Kabeljau	5,3 ± 1,3	0,8
Hecht	6,1 ± 0,1	0,7
Plötze	7,9 ± 1,0	0,7
Zander	8,3 ± 0,5	2,3
Kleine Maräne	16,7 ± 2,0	1,8
Steinbutt	17,3 ± 3,8	2,8
Brachsen	18,0 ± 0,3	2,1
Forelle	40,4 ± 11,7	2,4
Ostsee-Hering	40,8 ± 4,4	3,1
Lachs	85,5 ± 15,6	6,2
Hering	216,4 ± 9,6	20,7

Tieren. Diese Tatsache muss bei der Berechnung des ω-3-Fettsäuregehalts von Diäten berücksichtigt werden [235].

> So wie beim Fisch die Anreicherung von ω-3-Fettsäuren im Körperfett mit der Menge in der aufgenommenen Nahrung korreliert, hängt auch das Fettsäuremuster im **Eidotter** des Hühnereies von der Fettsäurezusammensetzung im Futter ab.

Haben Hühner die Möglichkeit des freien Auslaufes, sodass das Futter eine relativ große Menge an frischem Gras und den verschiedensten Samen etc. enthält, so beträgt der ω-3-Fettsäuregehalt in 100 g Eidotter mehr als 1700 mg, während die Konzentration nur 175 mg/100 g beträgt, wenn die Tiere in modernen Hühnerfarmen gehalten werden [216]. Auch durch Verfüttern von Fischöl kann der ω-3-Fettsäuregehalt von Hühnereiern so gesteigert werden, dass den Eiern eine besondere diätetische Bedeutung zukommt [225].

Die ebenfalls zur Gruppe der ω-3-Fettsäuren gehörende α-**Linolensäure** (C18:3ω-3), die sich in größeren Mengen in manchen Pflanzenölen (Raps-, Leinsamen-, Sojaöl) findet, ist eine Vorstufe der Eicosapentaensäure. Sie kann jedoch aufgrund der Enzymausstattung des Menschen nicht bzw. nur in geringer Menge in die essentielle Eicosapentaensäure umgewandelt werden.

Angaben über die optimale Höhe der **Zufuhr** an ω-3-Fettsäuren sind nicht einheitlich. Grundsätzlich wird davon ausgegangen, dass derzeit die Menge an ω-3-Fettsäuren im Vergleich zu ω-6-Fettsäuren in westlichen Industrieländern zu gering ist. **Das Verhältnis von** ω-3- **zu** ω-6-**Fettsäuren** sollte **1 : 4 – 1 : 6** betragen.

Die WHO empfiehlt maximal ein Verhältnis von 1 : 10. Das „Food and Nutrition Board" der USA empfiehlt 0,2–0,5 % der Gesamtenergie oder 10–25 % der Menge an ω-6-Fettsäuren in Form von ω-3-Fettsäuren aufzunehmen.

In der Schwangerschaft und Stillzeit liegt der Bedarf an ω-3-Fettsäuren höher. Es sollten zusätzlich 0,05 g im ersten, 0,16 g im zweiten und dritten Trimester und 0,25 g während der Stillzeit aufgenommen werden.

1.3.4 Strukturierte Triglyceride

Die **physikalischen, physiologischen** und **biochemischen Eigenschaften** eines Triglycerids werden bestimmt durch
- die Kettenlänge der in ihnen enthaltenen Fettsäuren,
- Anzahl und Lokalisation der Doppelbindungen,
- die sterische Konfiguration, sowie
- die Position der Fettsäurereste im Triglyceridmolekül.

So finden sich in vielen **pflanzlichen Triglyceriden** die gesättigten Fettsäuren (Palmitin- und Stearinsäure) überwiegend in der primären Hydroxylgruppe des Glycerins verestert vor (sn-1- und sn-3-Stellungen), während mehrfach ungesättigte Fettsäuren bevorzugt an der sekundären Hydroxylgruppe (sn-2-Stellung) verestert sind.

Mit Hilfe verschiedener chemischer Verfahren sind gezielte **Umesterungen,** d.h. Umverteilungen von Fettsäureresten am Glyceringerüst und damit Änderungen der physiologischen und diätisch-therapeutischen Eigenschaften („**Designerlipide**") möglich.

So werden beispielsweise Triglyceride mit einem hohen Anteil gesättigter Fettsäuren in den sn-1,3-Stellungen schlechter resorbiert als solche mit gesättigten Fettsäuren in sn-2-Stellungen [24].

Ein weiteres Beispiel für die Bedeutung der Fettsäurelokalisation im Triglyceridmolekül ist die **Kakaobutter.** Bei diesem Fett finden sich die gesättigten Fettsäuren Stearin- und Palmitinsäure ausschließlich in sn-1,3-Stellungen und die Ölsäure nur in sn-2-Stellung. Hierdurch wird das **neutrale Verhalten** dieses Fettes **auf die Plasmacholesterinkonzentration** erklärt [51].

Strukturierte Triglyceride mit bestimmten Anteilen an mittelkettigen, kurzkettigen und ω-3-Fettsäuren haben als Bestandteile von Fettemulsionen zur parenteralen Ernährung – im Vergleich zu den derzeit verwandten Fetten

- eine verbesserte Funktion des RES,
- eine Stimulation der Zellproliferation,
- positive Einflüsse auf die Eicosanoidsynthese etc. [186].

Darüber hinaus wird die Möglichkeit diskutiert, im Rahmen der **Adipositasprophylaxe-** und **-therapie** herkömmliche Nahrungsfette durch strukturierte Fette mit geringerem Energiegehalt zu ersetzen; so z. B. mit **Salatrim** (**s**hort- and **l**ong-chain **a**cyl **tri**glyceride **m**olecules), einer Mischung aus Triglyceriden mit einer langkettigen (C16–C22) und zwei kurzkettigen (C2–C4) Fettsäuren.

Bedingt durch den niedrigen Brennwert der kurzkettigen und die geringere Resorption der überwiegend enthaltenen langkettigen Stearinsäure (C18:0) resultiert ein **Energiegehalt** von 21 kJ/g (5 kcal/g) [9].

Ein weiteres auf dem gleichen Prinzip beruhendes strukturiertes Triglycerid (**Caprenin**) enthält als langkettige Fettsäure Behensäure (C22:0) mit relativ schlechter Resorption und die mittelkettigen Fettsäuren Capryl- (C8:0) und Caprinsäure

(C10:0). Auch hier wird der **Energiegehalt** mit 21 kJ/g (5 kcal/g) im Vergleich zu 38 kJ/g (9 kcal) beim üblichen Nahrungsfett angegeben.

1.3.5 Fettersatzstoffe

Die wünschenswerte Reduktion der Fettzufuhr ist bei dem hohen Anteil **versteckter Fette**, z. B. in Käse, Wurst, manchen Fertigprodukten etc., wegen des Festhaltens an **traditionellen Eßgewohnheiten** und der Bedeutung des Fettanteils für eine optimale Geschmacksqualität schwierig. Ein Beitrag zur Lösung dieses Problems sind die Fettersatzstoffe. Sie sollten folgende Anforderungen so weit als möglich erfüllen (nach [168]):

Ernährungsphysiologisch: Der Energiegehalt soll deutlich unter dem des üblichen Nahrungsfetts liegen. Die Resorption fettlöslicher Vitamine soll nicht beeinflusst werden.

Toxikologisch: Ein Fettersatzstoff muss den Forderungen der GRAS-Liste (**G**enerally **R**ecognized **A**s **S**ave) genügen, d.h. keine pathologischen Reaktionen auslösen bzw. begünstigen.

Sensorisch: Werden Fettersatzstoffe Lebensmitteln bzw. Speisen zugesetzt, sollen sie den Geschmack nicht verfälschen und als „Fett" empfunden werden.

Technologisch: Ein Fettersatzstoff soll möglichst viele Fetteigenschaften besitzen, insbesondere hinsichtlich der Textur, mit anderen Lebensmitteln mischbar sein und sich bei Verarbeitung, Lagerung und Zubereitung stabil verhalten.

Ökologisch: Der Fettersatzstoff soll biologisch abbaubar sein und die Umwelt nicht zusätzlich belasten.

Von den mittlerweile bekannten Fettersatzstoffen haben „mikropartikuläre" Proteine und Saccharosepolyester eine praktische Bedeutung.

„Mikropartikuläre" Proteine

Diese Produkte werden mit Hilfe spezieller technologischer Verfahren aus Ei- und/oder Milcheiweiß hergestellt. Die proteinhaltige Mischung wird erhitzt und hohen Scherkräften ausgesetzt, wobei Proteinpartikel von mikroskopischer Ordnung erzeugt werden. Mit Hilfe spezieller Verdickungsmittel werden diese stabilisiert. Der gewünschte Geschmack des Produktes und die Textur hängen von der **Wahl der Eiweißkomponenten** sowie der Menge an **zugesetztem Zucker, Genusssäuren** etc. ab.

Im Handel befindet sich derzeit ein von der amerikanischen NutraSweet Company hergestelltes Produkt mit dem Namen **Simplesse®**. Dieses Produkt aus Hühnereiweiß, Magermilch- oder Molkeprotein, Wasser, Pektin, Zucker und Zitronensäure dient als Nahrungsmittelgrundstoff zur **industriellen Herstellung fettreduzierter Lebensmittel**. Es verleiht ihnen den vollen Geschmack und die cremige Textur von Vollfettprodukten.

Je nach gewünschtem Geschmack und gewünschter Textur kann die Rezeptur variiert werden. Nach Angaben des Herstellers haben die Mikropartikel einen Durchmesser von 0,1 bis 3,0 Mikron. Wegen ihrer Form und Größenverteilung sind diese Teilchen leicht gegeneinander beweglich. Deshalb vermittelt ein Zusatz zu fettreduzierten Produkten den Geschmack und die cremige Textur von Vollfettprodukten.

Wegen des hohen Eiweißanteils sind diese Produkte nur **begrenzt hitzebeständig** und folglich nicht zum Backen und Braten geeignet. Sie werden vor allem zur Herstellung von gefrorenen Desserts, Salatdressings, Brotaufstrichen, Joghurts, Käsezubereitungen etc. verwendet.

Je nachdem, wie viel Fett man in einem Lebensmittel durch „mikropartikuläres" Protein ersetzt, wird der Kaloriengehalt um 20 bis 80 % reduziert. So kann beispielsweise 1 g Simplesse® (17 kJ) in einer Eiscreme 3 g Fett (113 kJ) bei gleichbleibendem Geschmack ersetzen.

> Da Fett durch Protein, also einen Nährstoff ersetzt wird, sind keinerlei toxikologische oder ernährungsphysiologisch negative Folgen zu erwarten.

Saccharosepolyester (Olestra)

Saccharosepolyester haben eine den Triglyceriden analoge Struktur. Während beim Triglycerid die Fettsäuren an Glycerin angelagert sind, handelt es sich hier um **ein mit 6–8 Fettsäuremolekülen verestertes Saccharosemolekül**.

Die Ausgangssubstanzen zur Herstellung sind Saccharose und Triglyceride. Da jedes beliebige Fett zur Herstellung benutzt werden kann, lässt sich das **Fettsäuremuster** und damit die **physikalische Eigenschaft** des Esters variieren. Werden vorwiegend mehrfach ungesättigte Fettsäuren eingesetzt, so hat der Saccharoseester eine ölige Konsistenz, bei Verwendung gesättigter langkettiger Fettsäuren resultiert ein Produkt mit hohem Schmelzpunkt.

Es besteht somit die Möglichkeit, je nach Verwendungszweck, das Produkt zu **modifizieren**. Die Hitzestabilität entspricht der von konventionellen Fetten und Ölen.

Dieser Fettsatzstoff wurde vom amerikanischen Hersteller (Procter u. Gamble) auf Verwendungsmöglichkeiten bei der Herstellung von Lebensmitteln und in sehr aufwendigen Untersuchungen hinsichtlich eventueller toxikologischer oder ernährungsmedizinischer Risiken überprüft.

Dieser Saccharosepolyester (Olestra®) ist bisher **in keinem europäischen Land zugelassen**. In den USA wurde er von den Gesundheitsbehörden vorerst zur Herstellung von Chips und Salzgebäck genehmigt.

Olestra® wird im Gastrointestinaltrakt weder hydrolysiert noch resorbiert. Die Substanz ist weder toxisch, noch wirkt sie karzinogen, mutagen oder teratogen. Selbst dann, wenn das Futter von Versuchstieren 10 % Olestra® enthielt, wurden **keine negativen Effekte auf Gewichtsverhalten, hämatologische Parameter, Nierenfunktion etc.** beobachtet.

Das einzige Organ, das mit Olestra® in Kontakt kommt, ist der **Gastrointestinaltrakt**. Auch hier konnte kein negativer Einfluss nachgewiesen werden. Die Darmflora baut Olestra® unter anaeroben Bedingungen nicht ab. Nach der Ausscheidung mit den Fäzes wird die Substanz unter aeroben Bedingungen bakteriell degradiert. Weder bei Tieren noch bei gesunden Versuchspersonen oder Patienten mit chronisch entzündlichen Darmerkrankungen wurden negative Effekte auf den Darm registriert. Einige Versuchspersonen gaben lediglich nach dem Verzehr großer Mengen **geringgradige gastrointestinale Symptome** wie Flatulenz und weichen Stuhl an – Beschwerden, die nach drei bis fünf Tagen wieder verschwanden, obwohl weiterhin viel Olestra® verzehrt wurde.

Unter den gesetzlichen Bedingungen, unter denen Olestra® derzeit in den USA eingesetzt wird, liegt die **maximale tägliche Zufuhr** bei 7–10 g, eine Menge, die, in der Form der genannten Snacks verzehrt, nicht häufiger gastrointestinale Beschwerden auslöst als mit konventionellem Nahrungsfett hergestellte Produkte.

> Der einzige **unerwünschte Effekt** ist die Beeinträchtigung der intestinalen Ausnutzung fettlöslicher Vitamine und von Carotinoiden.

Unter täglicher Aufnahme von 18 g Olestra® kam es im Vergleich zu einer Kontrollgruppe während 16 Monaten bei gesunden Versuchspersonen zu einer Verringerung der α-Tocopherol-Konzentration im Plasma um 6 % und der Konzentration an β-Carotin und weiteren Carotinoiden um 27 % [149]. Auch bei steigender Zufuhr von 8 bis maximal 32 g Olestra® pro Tag kam es dosisabhängig bereits nach 8 Tagen zu signifikanten Senkungen der Konzentration an fettlöslichen Vitaminen und Carotinoiden im Serum [202].

1.3.6 Eicosanoide (Prostaglandine, Prostazykline, Thromboxane, Leukotriene)

Diese **hormonähnlichen Substanzen** werden aus mehrfach ungesättigten Fettsäuren mit einer Kettenlänge von 20 C-Atomen gebildet. Man bezeichnet sie deshalb auch als Eicosanoide (20 = griech. eikos).

Als erste Wirkstoffgruppe wurden die Prostaglandine entdeckt und nach dem Organ, in dem sie primär gefunden wurden, benannt. Deshalb wird die Bezeichnung Prostaglandine oft auch für die gesamte Gruppe der Oxidationsprodukte mehrfach ungesättigter Fettsäuren benutzt.

Eicosanoide sind oxygenierte Derivate folgender Fettsäuren: Di-homo-γ-Linolensäure (C20:3ω-6), Arachidonsäure (C20:4ω-6) und Eicosapentaensäure (C20:5ω-3). Diese mehrfach ungesättigten Fettsäuren gehören zu zwei Fettsäurefamilien, die im Säugetierorganismus nicht synthetisiert werden können und folglich essentiell sind: die ω-6- und ω-3-Fettsäuren.

Die ω-6-**Fettsäuren** werden mit der Nahrung überwiegend als Linolsäure (C18:2ω-6) aufgenommen. Linolsäure wird unter dem Einfluss des Enzyms δ-6-Desaturase in γ-Linolensäure – eine mehrfach ungesättigte Fettsäure, die z. B. im Nachtkerzenöl enthalten ist – umgewandelt. Durch Kettenverlängerung – hierzu ist der Säugetierorganismus befähigt – entstehen die beiden ω-6-Fettsäuren Di-homo-γ-Linolen- und Arachidonsäure (Abb. 1-10).

Die ω-3-**Fettsäuren,** die häufigste ist die Eicosapentaensäure, werden überwiegend in Form von Fisch verzehrt (Tab. 1-5).

Die in Pflanzenölen – z. B. Lein-, Soja- und Rapsöl – vorkommende α-**Linolensäure** wird beim Menschen nur in geringem Ausmaß in Eicosapentaensäure umgewandelt (vgl. Kap. 8.2).

Diese **drei Eicosanoidvorstufen** finden sich je nach Anteil im Nahrungsfett auch in unterschiedlicher Konzentration in den Lipiden der Zellmembranen, aus denen sie unter dem Einfluss spezieller Stimuli freigesetzt werden und für die Biosynthese von Eicosanoiden zur Verfügung stehen (Abb. 1-10 und 1-11).

Aus den drei Vorstufen entstehen unter dem Einfluss des Enzyms **Cyclooxygenase** die Prostaglandine und Thromboxane und unter

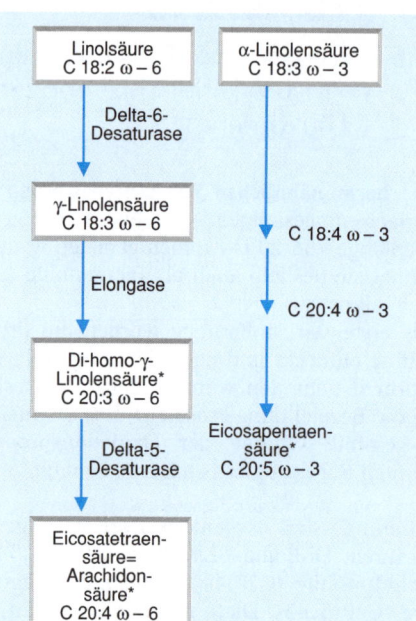

dem Einfluss der **Lipoxygenase** die Leukotriene (Abb. 1-11).

Die insgesamt etwa 20 Eicosanoide werden nahezu ubiquitär im Organismus gebildet, wobei das Spektrum der synthetisierten Substanzen von der unterschiedlichen **Enzymausstattung** der Gewebe und in hohem Maße auch vom **Substratangebot** abhängig ist. Da Prostaglandine, Thromboxane und Leukotriene unter dem Einfluss von Cyclooxygenase und Lipoxygenase sowohl aus ω-6- als auch ω-3-Fettsäuren gebildet werden, wird die Menge an synthetisierten Eicosanoiden vom jeweiligen Fettsäureangebot bestimmt.

Während früher eine Cyclooxygenase (COX 1) bekannt war, fand man später die Cyclooxygenase 2 (COX 2).

COX 1 ist im gesunden Gewebe in relativ konstanter Konzentration nachweisbar, während sich **COX 2** im gesunden Gewebe nicht, hingegen im geschädigten, insbesondere in **entzündetem Gewebe** in hoher Konzentration findet. Es wird unter dem Einfluss von bakteriellen Lipopolysacchariden, Cytokinen und Wachstumsfaktoren exprimiert und findet sich folglich in hoher Konzentration in entzündetem Gewebe, wo es für die **hohe Eicosanoidkonzentration** verantwortlich ist [234].

Abb. 1-10 Mehrfach ungesättigte Fettsäuren der ω-6- und ω-3-Reihe und ihre Umwandlung in die Ausgangssubstanzen für die Eicosanoidsynthese. * = Ausgangssubstanzen.

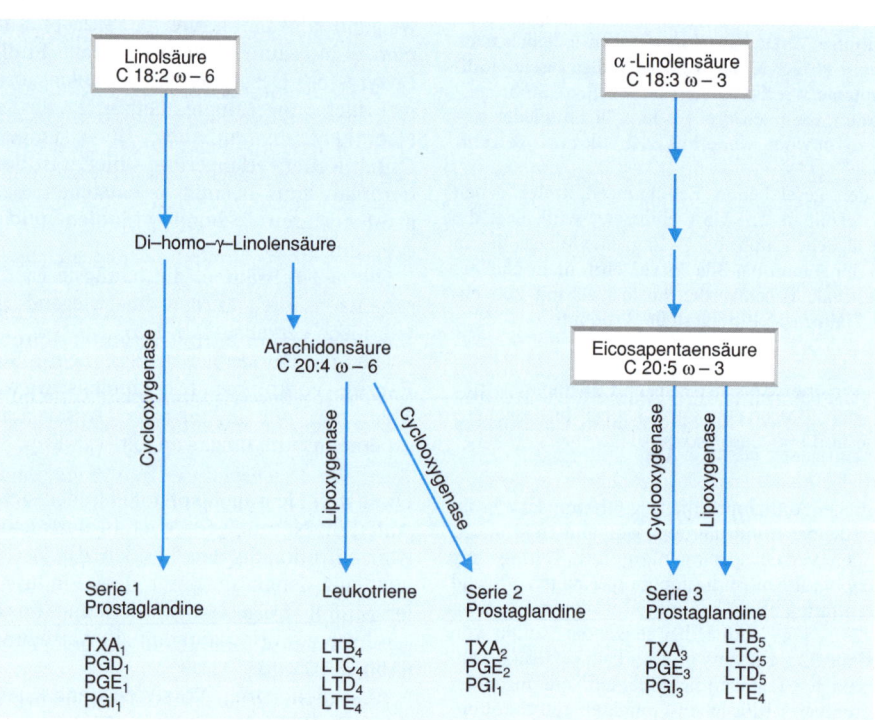

Abb. 1-11 Vorstufen der Eicosanoide und Eicosanoidbiosynthese.

> Die Wirkungen der aus ω-3- bzw. ω-6-Fettsäuren synthetisierten Eicosanoide auf **Organ- und Stoffwechselfunktionen** wie Vaso- und Bronchokonstriktion, Entzündungsreaktion, die Höhe der Blutfettkonzentration etc. sind oft unterschiedlich oder entgegengesetzt, sodass über eine **Änderung des Fettsäureangebots** in der Nahrung **Effekte** erzielt werden können.

Die **Halbwertszeit** der Prostaglandine, Prostazykline, Thromboxane und Leukotriene ist sehr kurz. Die meisten verschwinden binnen weniger Minuten nach der Bildung.

Die **physiologischen Funktionen** aller dieser Substanzen sind, wie bereits angedeutet, äußerst vielfältig. Sie wirken z. T. vasodilatatorisch, andere hingegen vasokonstriktorisch und sind somit an der Regulation des Blutdrucks beteiligt (vgl. Kap. 6):

- **Thromboxane** und **Prostazykline** beeinflussen die Funktion der Thrombozyten und somit die Blutgerinnung.
- **Prostaglandine** haben Einfluss auf die Funktion der glatten Muskulatur und die Muskulatur des Uterus. Am Darm kommt es unter Prostaglandin E zu einer Relaxation, während Prostaglandin F die Kontraktion der Darmwandmuskulatur stimuliert.

Prostaglandine greifen auch regulierend in die Sekretionsabläufe, insbesondere am Magen und Darm, ein und sind mitbeteiligt beim Zustandekommen der verschiedensten entzündlichen Gewebsreaktionen.

Wie bereits angedeutet, kann sowohl die Menge der synthetisierten Eicosanoide als auch die **Relation von Eicosanoiden mit entgegengesetzter Wirkung** durch das Angebot der jeweiligen Vorstufen mit der Nahrung variiert werden.

Diese Möglichkeit der Beeinflussung beruht, abgesehen vom erhöhten Substratangebot, auf der Tatsache, dass die Vorstufen der Serie-2- und Serie-3-Prostaglandine, die Arachidonsäure und Eicosapentaensäure, um das Enzym **Cyclooxygenase** konkurrieren (Abb. 1-11).

Hierdurch besteht die Möglichkeit, eine Vielzahl von Funktionsabläufen, die durch Eicosanoide gesteuert werden, diätetisch zu beeinflussen.

Es eröffnen sich so **Therapieansätze** bei
- Fettstoffwechselstörungen,
- arteriosklerotischen Gefäßerkrankungen,
- Störungen der Thrombozytenfunktion,
- Bluthochdruck,
- chronisch entzündlichen Erkrankungen,
- allergischen Erkrankungen etc. [1, 71].

Um messbare antiinflammatorische, antithrombotische und lipidsenkende Effekte erzielen zu können, müssen aufgrund der jetzt vorliegenden Therapiestudien 1–10 g **langkettiger** ω-3-Fettsäuren täglich aufgenommen werden. Diese Dosen werden auch mit sehr hohem Fischverzehr nicht erreicht, sodass hier nur der Einsatz von **Fischölpräparaten** praktikabel erscheint.

1.3.7 Carnitin (β-OH-γ-Trimethylaminobuttersäure)

Obwohl die Substanz bereits 1905 entdeckt wurde, sind ihre **physiologischen Funktionen**, die verschiedene Bereiche des Fettstoffwechsels betreffen, nur unvollständig bekannt.

Langkettige Fettsäuren werden an Carnitin gebunden, durch die innere Mitochondrienmembran transportiert und so der β-Oxidation zugeführt.

Darüber hinaus ist Carnitin Bestandteil einiger in der Mitochondrienmembran lokalisierter Enzyme.

Es gibt jedoch Hinweise darauf, dass Carnitin auch eine Bedeutung für den Stoffwechsel, und zwar die Oxidation und nicht den Transport, in Mitochondrien von mittelkettigen Fettsäuren hat [178].

Der **Bedarf** wird sowohl durch Synthese aus Lysin in der Leber als auch durch Aufnahme mit der Nahrung gedeckt.

Mit der **Nahrung** werden im Mittel täglich von Vegetariern 2 und von Gemischtköstlern etwa 32 mg Carnitin aufgenommen. **Fleisch** ist besonders reich an Carnitin. Schaffleisch enthält pro 100 g 210 mg, Rindfleisch 70 mg und Schweinefleisch 30 mg Carnitin.

Die Konzentrationen in **pflanzlichen Lebensmitteln** sind vergleichsweise gering. So finden sich in Tomaten 2,9, Birnen 2,7, Erbsen 1,2 mg/100 g, während etwa in Kartoffeln und in Karotten kein Carnitin nachgewiesen werden kann.

Beim Kochen wird das wasserlösliche Carnitin z. T. aus den Lebensmitteln gelöst (Lit. bei [198]).

Trotz der Eigensynthese fällt unter **parenteraler Ernährung,** bei der kein Carnitin zugeführt wird, etwa ab dem 15. Tag die Serumcarnitinkonzentration. Insbesondere bei Neugeborenen wurde ein ausgeprägter Abfall unter totaler parenteraler Ernährung beobachtet. Eine verminderte Utilisation von Fett wird hiermit in Zusammenhang gebracht.

Eine Carnitinsubstitution mit 10 mg/Tag normalisierte die Serumkonzentration und die β-Oxidation langkettiger Fettsäuren.

Zu einem Abfall der Carnitinkonzentration im Serum um etwa 50 % kommt es auch unter der **Hämodialyse**. Eine Substitution des eliminierten Carnitins verhindert den sonst zu beobachtenden Anstieg freier Fettsäuren im Serum, wodurch die Bedeutung der Substanz für die Fettsäureoxidation bestätigt wird.

Die niedrigen Carnitinkonzentrationen bei Leberzirrhotikern werden sowohl auf gestörte Synthese als auch auf mangelnde Zufuhr mit der Nahrung zurückgeführt.

Dass auch **enge Beziehungen zwischen Carnitin- und Lipoproteinstoffwechsel** bestehen, zeigen Untersuchungen an Patienten mit Störungen des Lipidstoffwechsels, bei denen es unter Gabe von 1 g Carnitin pro Tag zu einer Verminderung der Serumtriglyceride und zu einem Anstieg des HDL-Cholesterins kam. Bei Typ-II- und Typ-IV-Hyperlipoproteinämien verminderte sich die Triglycerid- und Cholesterinkonzentration unter täglich 3 g Carnitin [21, 25].

Ein **ernährungsbedingter Carnitinmangel** ist am ehesten bei carnitinfrei ernährten Frühgeborenen zu erwarten, die eine verminderte Carnitineigensynthese haben [206]. Die Carnitinkonzentration in Frauenmilch beträgt 50–100 nmol/ml.

Säuglinge, die mit Sojamilch oder ausschließlich parenteral ernährt werden, haben wegen der in dieser Lebensphase noch unzureichenden Eigensynthese niedrige Plasmakonzentrationen.

Bei **angeborenen Störungen der Carnitinsynthese** in der Leber finden sich hohe Konzentrationen von freien Fettsäuren im Plasma und eine nur geringe Ketoseentwicklung bei Fasten (Lit. bei [55]).

Carnitin zählt zu den **Nichtdrogen-Dopingmitteln**. Es steht nicht auf der „Roten Liste". Seit vielen Jahren wird eine Supplementation immer wieder zur Leistungssteigerung bei Sportlern empfohlen. Keine seriöse Untersuchung hat bisher den leistungssteigernden Effekt belegen können [198].

1.4 Cholesterin

Wegen seiner Beziehungen zur Entstehung der **Arteriosklerose** (vgl. Kap. 4.5) kommt dem Cholesterinstoffwechsel eine große Bedeutung zu. Cholesterin findet sich nur in Lebensmitteln tierischer Herkunft. Dem Cholesterin chemisch ähnliche Substanzen im Pflanzenreich sind die Phytosterine.

Der **Cholesteringehalt tierischer Lebensmittel** ist unterschiedlich hoch, wie der mittlere Gehalt an Gesamtcholesterin pro 100 folgender Nahrungsmittel zeigt: Hühnerei 550 mg, Rinderleber 265 mg, Butter 240 mg, Rindfleisch 120 mg, Schnittkäse (45 % F.i.Tr.) 110 mg, Schweineschmalz 85 mg, Geflügel 80 mg, Schweinefleisch 70 mg, Kabeljau 50 mg, Vollmilch 10 mg.

Die **mittlere tägliche Cholesterinaufnahme** in den westlichen Industrieländern liegt zwischen 500 und 750 mg pro Kopf.

Mit der Nahrung aufgenommenes Cholesterin, das sowohl in freier als auch in veresterter Form vorliegt, kann von der Darmschleimhaut, ähnlich wie das Vitamin A, nur in freier Form resorbiert werden. Nach Hydrolyse der Ester unter dem Einfluss der Pankreas-Cholesterinesterase wird freies Cholesterin mit Hilfe der sich bei der Fettverdauung im Darmlumen bildenden Mizellen (vgl. Kap. 1.3.1) in die Darmmukosa eingeschleust. Eine ausreichende Galle- und Pankreasfermentproduktion ist somit Voraussetzung der **Cholesterinresorption**.

Die **Resorptionskapazität** des Dünndarms für Cholesterin ist jedoch begrenzt. Das Maximum liegt bei 2–3 g/Tag. Eine weitere Steigerung der oralen Zufuhr erhöht die resorbierte Gesamtmenge nicht. Im Gegensatz zum Neutralfett wird Cholesterin mit weniger als 10 % der zugeführten Menge sehr schlecht resorbiert.

Nach Eintritt des freien Cholesterins in die Enterozyten erfolgt eine Reveresterung mit Fettsäuren und der **Abtransport in Chylomikronen** auf dem Lymphwege. Im Plasma ist Cholesterin an Lipoproteine gebunden (vgl. Kap. 4.4).

Der **Cholesterinpool** setzt sich zusammen aus dem mit der Nahrung aufgenommenen **(exogenen)** Cholesterin und aus dem im Körper synthetisierten **(endogenen)** Cholesterin.

Orte der **Cholesterinsynthese** sind die Leber und die Darmwand, wobei der Leber – hier werden 90 % des endogenen Cholesterins synthetisiert – die größte Bedeutung zukommt. Von der Leber synthetisiertes Cholesterin wird entweder mit der Galle in den Darm ausgeschieden, an die Blutbahn abgegeben oder dient als Ausgangssubstanz für die Synthese von Gallensäuren.

Mit der Galle sezerniertes Cholesterin wird zum Teil im Darm wieder rückresorbiert **(enterohepatischer Kreislauf des Cholesterins)**.

> Umstritten sind die Beziehungen zwischen exo- und endogenem Cholesterin, die Bedeutung des exogenen Cholesterins für die Höhe des **Serumcholesterinspiegels** und die Mechanismen zur Regulation der Cholesterinkonzentration im Serum.

Die Eigensynthese in der Leber wird bei Steigerung der Cholesterinzufuhr mit der Nahrung gedrosselt.

Zum Verständnis dieser Wechselwirkung ist in Abbildung 1-12 die **Biosynthese** von Cholesterin schematisch dargestellt.

Drei Moleküle Acetyl-Coenzym A vereinigen sich zu einem Molekül β-Hydroxy-β-Methyl-Glutaryl-Coenzym A. Diese Substanz wird durch HMG-CoA-Reduktase (Hydroxy-Methyl-Glutaryl-Coenzym-A-Reduktase) in **Mevalonat** umgewandelt. Dieser **nichtreversible** Syntheseschritt ist durch Cholesterin hemmbar.

Je höher die Cholesterinkonzentration – auch als Folge resorbierten Nahrungscholesterins –, umso geringer ist die Syntheserate.

Ob die Menge des mit der Nahrung aufgenommenen Cholesterins einen wesentlichen Einfluss auf die Höhe des Serumcholesterins hat, wird unterschiedlich beurteilt. Sicher ist, dass die **Konzentration des Serumcholesterins durch exogenes Cholesterin erhöht** werden kann.

Das Ausmaß wird wegen der relativ **schlechten Resorption** und der bereits genannten **Drosselung der Eigensynthese** in der Leber durch exogenes Cholesterin unterschiedlich beurteilt.

Die in der Literatur mitgeteilten Ergebnisse von Untersuchungen über den Einfluss von **Nahrungscholesterin** auf die Serumcholesterinkonzentration sind z. T. widersprüchlich. So wurde beispielsweise wiederholt gezeigt, dass ein zusätzlicher Verzehr der an Cholesterin reichen Eier, entgegen der üblichen Vorstellung, die Serumcholesterinkonzentration nicht erhöht.

Buzzard u. Mitarbeiter [34] gaben gesunden Versuchspersonen zusätzlich zur Normalkost während 6 Wochen täglich 3 Eier zu essen. Der mittlere tägliche Cholesterinverzehr erhöhte sich hierdurch von 412 auf 975. Zu einer Änderung der Serumcholesterinkonzentration kam es trotz dieser enormen Steigerung der Cholesterinaufnahme nicht. Andere Autoren [208] fanden hingegen Anstiege der Serumcholesterinkonzentration, wobei diese besonders ausgeprägt waren, wenn die Kost reich an gesättigten Fettsäuren war. Bei vergleichsweise hohem Linolsäureanteil war der Einfluss des Nahrungscholesterins auf die Serumcholesterinkonzentration nur gering.

Es wird versucht, die Widersprüche in den Ergebnissen exakt durchgeführter Studien über die Beziehung zwischen **Cholesterinverzehr** und **Serumcholesterinkonzentration** wie folgt zu erklären:

1. Die Höhe der basalen Cholesterinzufuhr, die durch eine Testdosis während des Versuches erhöht wird, bestimmt das Versuchsergebnis. Je niedriger die initiale Cholesterinverzehr, umso ausgeprägter ist der Anstieg der Serumcholesterinkonzentration nach Steigerung der Cholesterinzufuhr.
2. Eine gemischte Kost enthält möglicherweise nicht eindeutig erfassbare Faktoren, die einem Anstieg der Serumcholesterinkonzentration durch Beeinflussung der Resorption entgegenwirken [181].

Bei der Beurteilung von Versuchsergebnissen muss auch berücksichtigt werden, dass es ein **individuell** sehr **unterschiedliches Ansprechen** auf die orale Cholesterinzufuhr gibt [139].

Die Höhe des Cholesterinspiegels im Serum ist, abgesehen von der Zufuhr mit der Nahrung, von einer Reihe von Faktoren, insbesondere der **Fettzufuhr** mit der Nahrung (Abb. 1-13), dem Lebens-

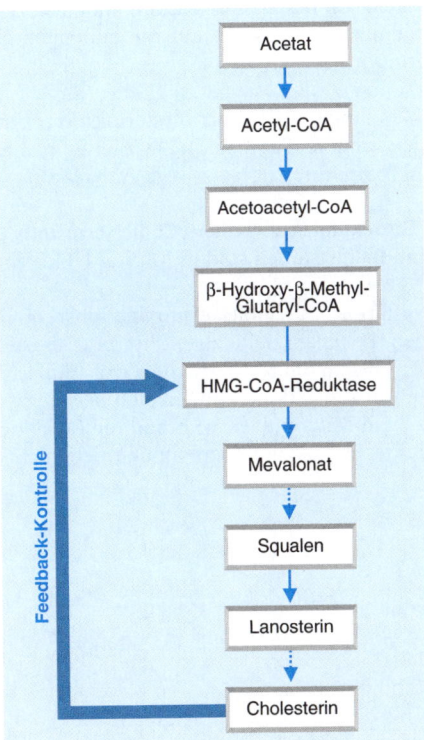

Abb. 1-12 Schematische Darstellung wesentlicher Schritte in der Biosynthese von Cholesterin.

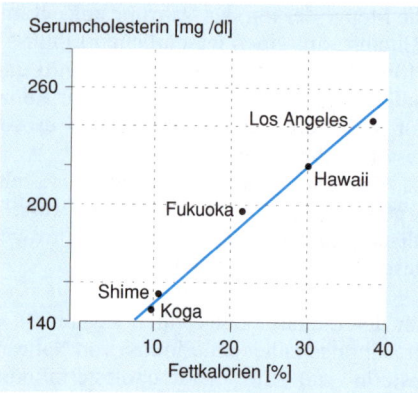

Abb. 1-13 Der Serumcholesteringehalt und der durchschnittliche prozentuale Anteil der durch Fett zugeführten Kalorien in der Nahrung von 284 gesunden Japanern (Männer) im Alter von 40–49 Jahren (nach [143]).

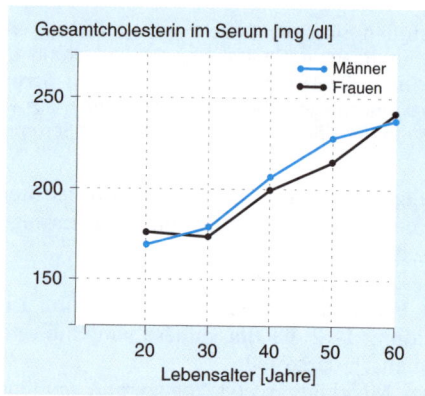

Abb. 1-14 Mittlere Gesamtcholesterinkonzentration im Serum gesunder Amerikaner (nach [77]).

alter und dem Geschlecht (Abb. 1-14) abhängig. Die Korrelation, wie sie in Abbildung 1-13 dargestellt ist, beweist jedoch keinen Kausalzusammenhang.

> Immer dann, wenn die Fettzufuhr steigt, ändert sich auch zwangsläufig der Verzehr von anderen, ebenfalls die Serumcholesterinkonzentration beeinflussenden Nahrungsbestandteilen.

So geht der vermehrte Fettkonsum in der Regel mit einem höheren Verzehr von **Zucker** und einem geringeren Verzehr von **Ballaststoffen** einher.

Phytosterine

Diese in Pflanzen vorkommenden Sterine unterscheiden sich durch **zusätzliche C17-Seitenketten** (Abb. 1-15). In Pflanzenölen beträgt der Steringehalt etwa 0,5–1 %.

Das Phytosterin β-**Sitosterin,** das beispielsweise in Baumwollsamenöl reichlich vorkommt, wird vom Menschen nur zu etwa 5 % resorbiert. Es senkt den Serumcholesterinspiegel, wenn es Hypercholesterinämikern in einer Dosis von 5–6 g/Tag verabreicht wird, um etwa 20 %.

Dieser Effekt wird durch eine **Hemmung der intestinalen Cholesterinresorption,** möglicherweise auch einen Hemmeffekt auf die endogene Cholesterinsynthese, erklärt.

Zur Senkung der Serumcholesterinkonzentration werden weitere Phytosterine wie etwa das **Sitostanol** Margarine zugesetzt (vgl. Abb. 1–16).

Die **Beziehungen zwischen Cholesterinstoffwechsel und Ballaststoffen** sind in Kapitel 1.11.5 dargestellt.

Oxysterole (Cholesterinoxidationsprodukte) werden Lebensmitteln zugeführt und entstehen im Organismus durch **Oxidation von Cholesterin.** Hohe Konzentrationen finden sich beispielsweise in Ei- und Milchpulver, während die Oxidationsprodukte in frischen Eiern und Milch nicht ge-

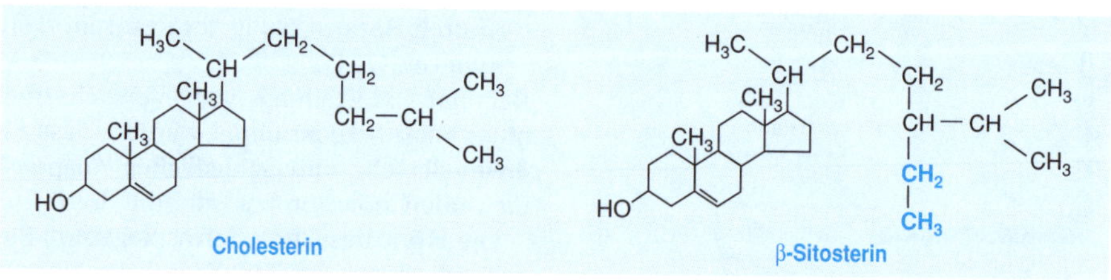

Abb. 1-15 Cholesterin und β-Sitosterin unterscheiden sich strukturchemisch nur an der C17-Seitenkette durch eine zusätzliche Äthylgruppe des β-Sitosterins.

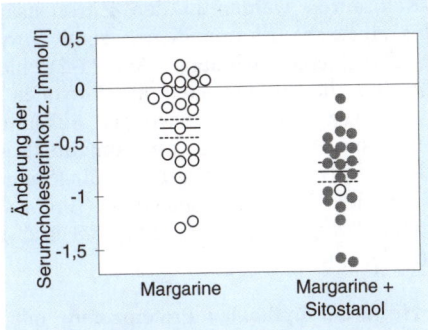

Abb. 1-16 Änderungen der Serumcholesterinkonzentration bei Frauen nach Herzinfarkt unter täglichem Verzehr von 21 g Margarine, reich an einfach und mehrfach ungesättigten Fettsäuren ohne und mit Zusatz von 3 g Sitostanol [99].

funden werden. Die Oxidationsprodukte von Cholesterin entstehen auch beim Erhitzen von tierischen Lebensmitteln. Nach Resorption und Transport in Lipoproteinen erfolgt die Ausscheidung mit der Galle bzw. den Fäzes.

Oxysterole **fördern die Entstehung arteriosklerotischer Gefäßveränderungen.** Die Bedeutung für die Karzinogenese ist umstritten. Eine optimale Versorgung mit Antioxidantien hemmt die Cholesterinoxidation (Lit. bei Lineisen u. Wolfram, 1998).

1.5 Eiweiß (Proteine)

Bausteine der Proteine sind die α-Aminosäuren (Abb. 1-17), die über ihre Carboxyl-(COOH) bzw. α-Aminogruppe (NH$_2$) miteinander verbunden sind. Die verschiedenen Proteine sind durch eine unterschiedliche Reihenfolge **(Sequenz)** der Aminosäuren charakterisiert.

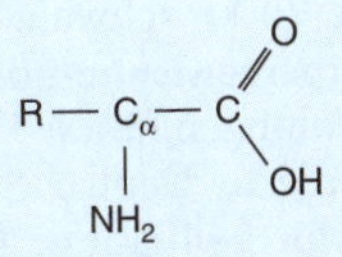

Abb. 1-17 Allgemeine Strukturformel einer α-Aminosäure.

Durch die **Aufnahme** von Proteinen mit der Nahrung deckt der Organismus seinen Bedarf an Aminosäuren zur Synthese von körpereigenen Proteinen, Peptidhormonen etc.

Von den etwa 20 Aminosäuren, aus denen körpereigene Proteine und Nahrungsproteine zusammengesetzt sind, können neun nicht im menschlichen Organismus synthetisiert werden.

> Diese **essentiellen Aminosäuren** sind: Histidin, Isoleucin, Leucin, Lysin, Methionin, Phenylalanin, Threonin, Tryptophan und Valin.

Histidin wurde lange Zeit nur als essentiell für Kinder angesehen.

Einige **nicht essentielle Aminosäuren,** die vom Organismus aus Vorstufen synthetisiert werden, sind nur unter speziellen Bedingungen wie Infektionen, Fieber, postoperative Phase etc. – dann, wenn die Eigensynthese nicht gewährleistet ist – essentiell **(conditionally essential aminoacids).** So z. B. Cystein, Thyrosin, Arginin, Glutaminsäure.

Von besonderer klinischer Bedeutung ist **Glutaminsäure** bzw. Glutamin (vgl. Kap. 3.4.2).

Unter physiologischen Bedingungen sind praktisch alle Gewebe in der Lage, Glutamin zu synthetisieren und abzubauen. Bei **metabolischem Stress,** z. B. postoperativ, bei akuter Pankreatitis, Infekten etc. übersteigt der Glutaminverbrauch die Synthese und Mobilisation aus der Muskulatur, sodass niedrige Plasma- und Gewebekonzentrationen resultieren.

Glutamin ist das **Hauptsubstrat für die renale Ammoniakgenese** und somit entscheidend an der Regulation des Säure-Basen-Haushaltes beteiligt. Für die Zellen der Dünn- und Dickdarmschleimhaut ist Glutamin das wichtigste **Energiesubstrat.** Das Gleiche gilt für die sich schnell vermehrenden Zellen des Immunsystems.

Der Bedarf an exogenem Glutamin ist daher bei den mit einer Katabolie einhergehenden Erkrankungen erheblich gesteigert (vgl. Kap. 17 und 18).

Glutamin hat neben seiner Bedeutung als Proteinbaustein weitere, z.T. noch unvollständig bekannte Funktionen. Es ist die Aminosäure, die in freier Form sowohl im Plasma als auch in den Geweben – hier besonders der Muskulatur – in der höchsten Konzentration vorliegt. Mehr als 50% des Pools freier Aminosäuren entfallen auf Glutaminsäure.

Folgende **Funktionen** von Glutamin sind bekannt: Glutamin ist eine wichtige Transportsubstanz für Stickstoff im Gewebe, sie dient in der Niere als Ausgangssubstanz für die Ammoniaksynthese, Glutamin ist ein wichtiges Substrat für den Stoffwechsel der Darmmukosa (vgl. Kap. 17 und 18) und anderer, sich schnell teilender Gewebe, eine ausreichende Versorgung mit Glutamin ist Voraussetzung für eine optimale Funktion des Immunsystems, besonders im Bereich des Darmes (GALT) etc. [220, 241]. Eine ausreichende Deckung des in Stressphasen erhöhten Glutaminbedarfs – dies ist nur durch Supplementierung möglich – verbessert die Möglichkeiten, stressbedingte Organschäden und Funktionsstörungen zu verhindern.

Die **Eiweißverdauung** erfolgt unter dem Einfluss der von Magen und Pankreas sezernierten Peptidasen, wobei die Proteinmoleküle von Endopeptidasen in größere Bruchstücke (Polypeptide) und von Exopeptidasen in Aminosäuren aufgespalten werden. Die Aminosäuren werden vorwiegend im Jejunum resorbiert.

Für die physiologischen L-Aminosäuren können **drei aktive Resorptionsmechanismen** unterschieden werden. Eines dieser Transportsysteme befördert nur neutrale Aminosäuren und ein weiteres nur basische Aminosäuren in die Mukosazelle. Da im Dünndarmlumen immer Aminosäuregemische zur Resorption anstehen, können sich Aminosäuren gegenseitig an dem für sie zuständigen Transportsystem kompetitiv verdrängen. Hierdurch an der Resorption gehinderte Aminosäuren können mit Hilfe eines dritten Systems, das unter anderem Prolin und Hydroxyprolin transportiert, in die Mukosa aufgenommen werden.

Entgegen der früheren Ansicht werden jedoch nicht nur Aminosäuren, sondern auch Oligopeptide, insbesondere Di- und Tripeptide, resorbiert und in der Mukosazelle von Peptidasen gespalten. Die **Peptidresorption** ist die Grundlage für die sog. **Peptiddiäten** (vgl. Kap. 17).

Überempfindlichkeitsreaktionen gegen Nahrungsbestandteile **(Nahrungsmittelallergien)**, insbesondere Eiweiß (vgl. Kap. 3.4.10), sprechen dafür, dass auch größere, immunologisch noch aktive Bruchstücke bzw. ganze Proteinmoleküle die Darmwand passieren können.

Resorbierte Aminosäuren werden, soweit sie nicht der Eigensynthese von Proteinen dienen, abgebaut. Der **Aminosäureabbau** kann durch Decarboxylierung, Transaminierung und oxidative Desaminierung erfolgen, wobei vorwiegend α-Ketosäuren, biogene Amine, Ammoniak etc. entstehen.

α-Ketosäuren werden in den Zitronensäurezyklus eingeschleust und dienen somit vorwiegend der **Energiegewinnung** (Abb. 1-2), biogene Amine dienen zum Teil als **Vorstufen** für die Synthese biologisch wichtiger Substanzen wie Enzyme, Hormone etc., und Ammoniak wird im Harnstoffzyklus in Harnstoff umgewandelt und mit dem Urin ausgeschieden. (Biologische Wertigkeit der Proteine, vgl. Kap. 5.8 und Tab. 5-2.)

Die Höhe der **optimalen Proteinzufuhr** mit der Nahrung ist seit langem in der Diskussion. Sie darf nicht mit dem Proteinbedarf oder dem Minimalbedarf verwechselt werden. Der **Minimalbedarf** an Protein ist die Menge, bei deren Verzehr die Stickstoffbilanz ausgeglichen ist, d. h., es wird die untere Grenze der Proteinzufuhr bestimmt, bei der Stickstoffzufuhr und Stickstoffausscheidung des Organismus im Gleichgewicht sind. Dieser minimale Bedarf an Stickstoff beträgt 54 mg/kg, das entspricht etwa 0,34 g Protein/kg Körpergewicht oder etwa 24 g/Tag für einen 70 kg schweren Erwachsenen.

> Da jegliche Art von Stress jedoch mit einer Steigerung des Proteinumsatzes und damit auch des Proteinbedarfs einhergeht, muss zur Gewährleistung einer optimalen Ernährung die Proteinzufuhr über dem Minimalbedarf liegen.

Der hierzu erforderliche Sicherheitszuschlag wird nach der Empfehlung einer FAO/WHO-Expertenkommission mit 30 % angesetzt. Hieraus ergibt sich ein Proteinbedarf von 0,44 g/kg Körpergewicht oder von etwa 31 g/Tag für einen 70 kg schweren männlichen Erwachsenen.

Da die intestinale Ausnutzung des mit der Nahrung aufgenommenen Proteins in gewissem Umfange variiert, wird dieser Proteinmenge ein weiterer Pauschalzuschlag von 30 % zugegeben. Damit erhöht sich die Bedarfszahl für einen 70 kg schweren **Erwachsenen** auf etwa 40 g Protein/Tag. Dieser Wert wird, um die unterschiedlich hohe Wertigkeit der mit einer gemischten Kost verzehrten Proteine auszugleichen, nach den Recommended Dietary Allowances der USA von 1989 auf 56 g für eine 70 kg schwere Standardperson oder **0,8 g/kg Körpergewicht** erhöht.

In den „Empfehlungen für die Nährstoffzufuhr" von 1991 empfiehlt die Deutsche Gesellschaft für Ernährung 1,2 g für 1–4-jährige **Kinder,** 1,1 g für 4–7-Jährige und 1,0 g/kg für 7–15-Jährige. Die Empfehlung für männliche **Jugendliche** zwischen 15 und 19 Jahren beträgt 0,9, für weibliche der gleichen Altersgruppe 0,8 g/kg/Tag. Ab dem

19. Lebensjahr werden für Erwachsene 0,8 g/kg Protein/Tag empfohlen.

Umstritten ist, ob eine **über der** zur **Bedarfsdeckung** erforderlichen Proteinmenge liegende Zufuhr negative Auswirkungen auf die Gesunderhaltung des Organismus hat oder ob hierdurch die Leistungsfähigkeit gesteigert werden kann. Nach den Recommended Dietary Allowances der USA von 1989 gibt es keine wissenschaftlich gesicherten Daten, die einen negativen Effekt belegen.

Diskutiert wird eine Beschleunigung der mit zunehmendem Lebensalter auftretenden **Glomerulosklerose** (vgl. Kap. 5) und eine **Begünstigung der Osteoporose** bei gleichzeitig vermehrter renaler Kalziumausscheidung (vgl. Kap. 8.1).

Von großer praktischer Bedeutung, etwa bei der diätetischen Behandlung von Erkrankungen mit verminderter Eiweißtoleranz, wie chronische Niereninsuffizienz (vgl. Kap. 5.2.7) oder fortgeschrittene Leberzirrhose (vgl. Kap. 3.7.3), ist der Begriff der „**biologischen Wertigkeit**" von Nahrungseiweiß.

> Die biologische Wertigkeit gibt an, wie viel Gramm Körperstickstoff durch 100 g resorbierten Nahrungsstickstoff ersetzt oder gebildet werden können. Die Höhe der biologischen Wertigkeit eines Nahrungseiweißes ist im wesentlichen abhängig von der **Menge** und **Relation essentieller Aminosäuren**.

Als **limitierende Aminosäure** eines Proteins bezeichnet man diejenige, von der, bezogen auf ihren Bedarf, am wenigsten im Protein enthalten ist. Limitierende Aminosäuren beschränken den Wert (die biologische Wertigkeit) eines Proteins.

Da die verschiedenen Nahrungsproteine unterschiedliche limitierende Aminosäuren aufweisen, ist es möglich, verschiedene Lebensmittel so zu mischen bzw. gleichzeitig zu verzehren, dass letztlich eine **günstige Aminosäurekombination** resultiert. Dieser Effekt wird beispielsweise bei der Kartoffel-Ei-Diät (Kap. 5.8) genutzt.

Der **Bedarf an essentiellen Aminosäuren** wurde von dem Amerikaner Rose und seinen Mitarbeitern in den fünfziger Jahren ermittelt, indem die Autoren schrittweise die Zufuhr einer Aminosäure steigerten, bis eine ausgeglichene Stickstoffbilanz erreicht war. Das heißt, die Zufuhr wurde von einer deutlich unter dem Bedarf liegenden Menge aus langsam gesteigert.

Heute weiß man, dass die so ermittelten Bedarfszahlen nur für die genannten Versuchsbedingungen gültig sind, während sie unter den üblichen Ernährungsbedingungen oder bei bestimmten Erkrankungen abweichen.

Die **Verlustrate** der essentiellen Aminosäuren, die im Stoffwechsel oxidiert werden, schwankt stark. Sie wird mitbestimmt von der Energiezufuhr, aber auch von der Höhe der Proteinzufuhr und insbesondere von der Aufnahme der jeweiligen Aminosäure mit der Nahrung. Je mehr von einer essentiellen Aminosäure mit der Nahrung aufgenommen wird, umso höher ist ihre Abbaurate.

Hieraus ist bereits ersichtlich, dass der durch langsame Steigerung ermittelte Bedarf nicht für alle Bedingungen Gültigkeit haben kann.

Das ausschließliche Orientieren der Proteinzufuhr an der biologischen Wertigkeit berücksichtigt weiterhin nicht die Tatsache, dass Nahrungsprotein neben der Deckung des Aminosäurebedarfs noch **weitere ernährungsphysiologische Effekte** hat.

> So wird beispielsweise das Ausmaß der Resorption von Eisen, Zink und Kupfer in erheblichem Maße von der Art des jeweiligen Nahrungseiweißes mitbestimmt.

Bisher nur unzureichend bekannt sind **Einflüsse** der Aminosäurezusammensetzung von Nahrungseiweiß auf **Funktionen des zentralen Nervensystems** und von Nahrungsproteinen bzw. Peptidsequenzen, die resistent sind gegen intestinale Proteine (z. B. β-Casomorphine) und von denen Wirkungen auf Organfunktionen ausgehen (zusammenfassende Darstellung bei [10]).

Besonders gut untersucht sind die bei der Kaseinverdauung im Gastrointestinaltrakt entstehenden **β-Casomorphine.** Es handelt sich um Heptapeptide, für die Tyrosin als N-terminale Aminosäure charakteristisch ist. Diese Peptide werden von Opiatrezeptoren, die sich in großer Anzahl im Intestinaltrakt finden, gebunden. In experimentellen Untersuchungen konnte gezeigt werden, dass es hierdurch zu Hemmungen der intestinalen Motilität und der toxininduzierten Wassersekretion des Darms kommt. Ein wesentlicher Übertritt von β-Casomorphinen in die systemische Zirkulation erfolgt offenbar nicht. Aufgrund der genannten Effekts am Darm kann ein möglicher Einsatz von β-Casomorphinen bei der **Behandlung von Diarrhöen** diskutiert werden (Lit. bei [48]).

1.6 Nukleinsäuren

Unter dem Einfluss der **Peptidasen** im Gastrointestinaltrakt wird die Eiweißkomponente von den mit der Nahrung aufgenommenen Nukleoproteiden abgespalten. Die verbleibenden **Polynukleotide** bestehen aus **Nukleinsäuren** (Mononukleotide), die sich wiederum aus folgenden drei Komponenten zusammensetzen:
- einer Pentose, und zwar der D-Ribose oder D-2-Desoxyribose,
- einer stickstoffhaltigen, sich vom Pyrimidin oder Purin ableitenden Base und
- Orthophosphorsäure.

Ribonukleinsäuren (**RNS**) enthalten D-Ribose und Desoxyribonukleinsäuren (**DNS**) D-2-Desoxyribose. Unter dem Einfluss der vom Pankreas sezernierten Desoxyribonuklease und Ribonuklease werden die Nukleotide in Nukleinsäuren aufgespalten, die ihrerseits von Enzymen der Darmschleimhaut (Phosphodiesterasen, Nukleotidasen etc.) vor der Resorption in die Einzelbausteine bzw. in Nukleoside gespalten werden.

Die **Purinbasen** werden im Stoffwechsel in Xanthin überführt, welches unter dem Einfluss der Xanthinoxidase zu Harnsäure oxidiert wird (Abb. 1-18).

Harnsäure, deren Ausscheidung zu 80–85 % mit dem Harn erfolgt, wird im Glomerulum der Niere mit Primärharn sezerniert und zum Teil vom Tubulussystem **rückresorbiert**. Daneben haben die Tubulusepithelien auch die Fähigkeit zur **Harnsäuresekretion**. Beim Gesunden steigt die renale Harnsäureausscheidung bei Steigerung der Harnsäuresynthese.

In experimentellen Studien am Menschen (vgl. Abb. 4-33) konnte gezeigt werden, dass sich die **Harnsäurebildung** bei Zufuhr gleicher Mengen an Purinen in Form von DNS und RNS unterscheidet.

> Eine „purinreiche Kost", die vorwiegend DNS enthält, hat eine geringere Harnsäureausscheidung und einen weniger starken Effekt auf die Harnsäurekonzentration im Serum zur Folge als eine identische Kost mit einem hohen RNS-Anteil [248].

Diese Unterschiede sind auf **verschiedene Resorptionsraten von RNS und DNS** zurückzuführen.

So finden sich beispielsweise in 100 g Schweineleber 285 mg DNS und 519 mg RNS, in Schweinefleisch 36 mg DNS und 125 mg RNS und in Erbsen 42 mg DNS und 122 mg RNS.

> Für die Beurteilung des Puringehalts in Lebensmitteln als Ausgangssubstrat für die Harnsäuresynthese ist es weiterhin wichtig zu wissen, dass Lagerung, Temperatur, Art der Zubereitung etc. die **Zusammensetzung der Purine** verändert [243].

Etwa 20 % der Harnsäure werden ins Darmlumen sezerniert und mit den Fäzes ausgeschieden.

Nur beim Menschen, den übrigen Primaten und einer Hunderasse (Dalmatiner) ist die Harnsäure das Endprodukt des Purinstoffwechsels. Bei allen übrigen Tierspezies wird die Harnsäure in das Ausscheidungsprodukt **Allantoin** umgewandelt.

Die ebenfalls bei Nukleinsäureabbau anfallenden **Pyrimidinbasen** werden in β-Aminoisobuttersäure umgewandelt.

Nukleinsäuren sind keine essentiellen Nahrungsbestandteile und können folglich im Organismus synthetisiert werden. Die Gegenwart von **Folsäure** ist für die **Synthese der Purine** erforderlich.

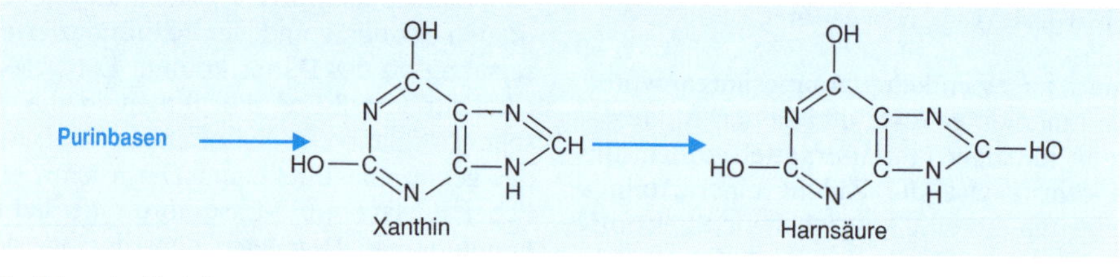

Abb. 1-18 Abbau der Purinbasen.

1.7 Vitamine

> Vitamine sind **essentielle organische Substanzen**. Sie können dem Organismus auch in Form von Vorstufen, sog. Provitaminen, zugeführt werden. Die benötigten Vitaminmengen sind klein – Vitamine werden zusammen mit den Spurenelementen im Englischen auch als **micronutrients** bezeichnet.

Sie werden eingeteilt in wasserlösliche (Thiamin, Riboflavin, Nikotinsäure, Folsäure, Pantothensäure, Biotin, Pyridoxin, Vitamin B_{12}, Ascorbinsäure) und fettlösliche (A, D, E, K) Vitamine.

Die **wasserlöslichen Vitamine** sind – bis auf Ascorbinsäure – **Coenzyme** bzw. Coenzymvorstufen. Sie führen bei hoher Dosierung nicht zu Hypervitaminosen.

Fettlösliche Vitamine sind hingegen keine Coenzyme, und die meisten von ihnen verursachen bei einer **Überdosierung** Vergiftungserscheinungen.

Eine Unterversorgung mit diesen essentiellen Nährstoffen führt zu **Mangelerscheinungen,** die je nach Ausmaß und Dauer des Mangels sehr unterschiedlich sind. Beim Durchlaufen der verschiedenen Stadien – marginale Bedarfsdeckung, subklinischer Mangel und klinischer Mangel – kommt es erst im letzten Stadium zu den für das jeweilige Vitamin charakteristischen Mangelsymptomen, während die Phase des subklinischen Mangels in aller Regel mit uncharakteristischen Beschwerden, die nicht gedeutet und eingeordnet werden können, einhergeht.

So finden sich beispielsweise bei **subklinischem Thiaminmangel** (Abb. 1-19) leichte Depressionen, erhöhte Reizbarkeit und eine verminderte Leistungsfähigkeit, d. h. **uncharakteristische Symptome** wie bei einer Vielzahl anderer Erkrankungen.

Der fließende Übergang zwischen den einzelnen Stadien, die bei einer Abnahme der Vitaminzufuhr durchlaufen werden, ist schematisch in Abbildung 1-20 dargestellt:

- **Stadium des prälatenten Mangels:** die Depots der in größerer Menge im Körper gespeicherten Vitamine, wie etwa Vitamin A oder B_{12}, verringern und entleeren sich letztlich.
- **Latenter Mangel** (marginale Bedarfsdeckung): verringerte Synthese von Metaboliten, ein Stadium, das durch Bestimmung der Metaboliten unter bestimmten Belastungen erkannt werden kann.
- **Subklinischer Mangel:** ein Stadium, das nur erkannt wird, wenn man gezielt nach Indika-

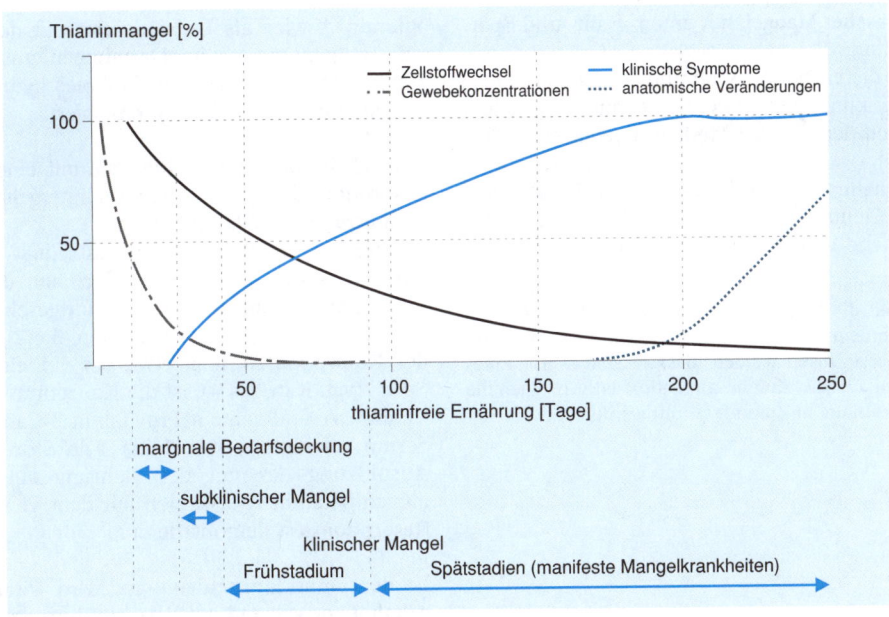

Abb. 1-19 Stadien des Thiaminmangels beim Menschen.

1 Energiebedarf, Nährstoffe, Nahrungsbestandteile, Verdauung, Resorption und Stoffwechsel

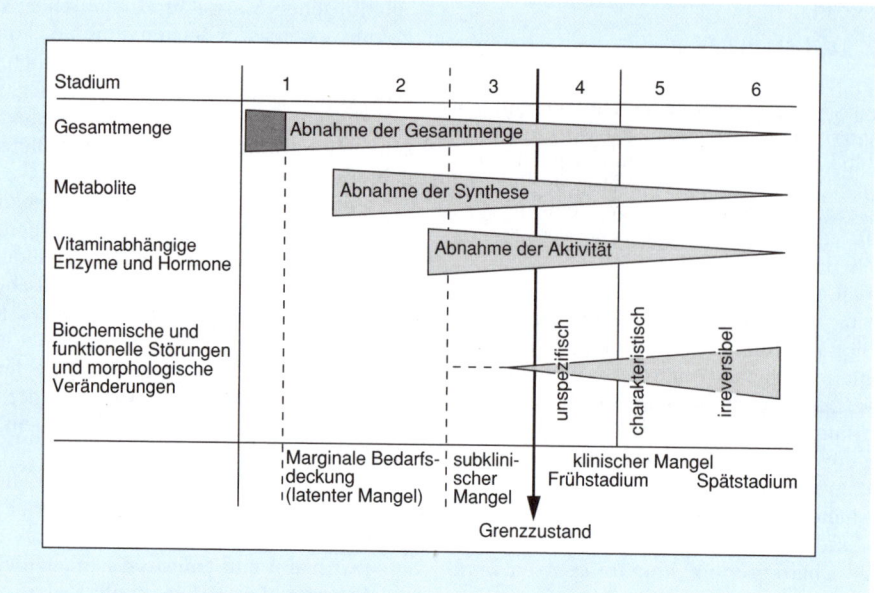

Abb. 1-20 Stadien der Vitaminverarmung (nach [29]).

toren fahndet. Klinische Symptome sind im subklinischen Mangel uncharakteristisch und können auch andere Ursachen als ein Vitamindefizit haben. Laborchemische Kriterien sind Plasmakonzentration, Enzymaktivitäten etc.
- **Klinischer Mangel:** mit einem Früh- und Spätstadium.

Die für die einzelnen Vitaminmangelzustände typischen klinischen Zeichen können in jedem Lehrbuch der Inneren Medizin nachgelesen werden [29].

In Tabelle 1-6 sind die derzeitigen Empfehlungen der Deutschen Gesellschaft für Ernährung für die tägliche Vitaminzufuhr zusammengefasst.

Alle nationalen und internationalen Gesellschaften adaptieren die Empfehlungen im Abstand von einigen Jahren an dem jeweilig neuesten Wissensstand. Es kann davon ausgegangen werden, dass beispielsweise Empfehlungen für die Zufuhr an antioxidativen Vitamine und an Folsäure in Zukunft erhöht werden.

1.7.1 Fettlösliche Vitamine

Vitamin A (Retinol, Axerophthol)

Vitamin A wird als Fettsäureester mit der Nahrung aufgenommen, im Darmlumen unter dem Einfluss von Esterasen des Pankreas hydrolysiert und als Vitamin-A-Alkohol resorbiert.

Folglich ist bei Krankheiten, die mit einer Malabsorption und Maldigestion einhergehen, die **Ausnutzung des Vitamins** gestört.

Je nach Ausmaß der **Digestionsstörung** – hierbei handelt es sich fast ausschließlich um die exokrine Pankreasinsuffizienz bei fortgeschrittener chronischer Pankreatitis (vgl. Kap. 3.6.2) – oder der **Resorptionsstörung**, etwa bei einheimischer Sprue (vgl. Kap. 3.4.4), ist die Konzentration von Vitamin A und seinem Provitamin β-Carotin im Serum verringert (Abb. 1-21). Die Störung der Ausnutzung des mit der Nahrung aufgenommenen Vitamin A lässt sich mit dem **Vitamin-A-Resorptionstest** demonstrieren.

In der Dünndarmschleimhaut wird **Vitamin-A-Alkohol** vorwiegend mit Palmitinsäure reverestert und daran anschließend mit Chylomikronen an

Tabelle 1-6 Empfehlungen für die tägliche Vitaminzufuhr (nach [67]).

Vitamin	Maß-einheit	Kinder 1–9 Jahre m	Kinder 1–9 Jahre w	Kinder 10–14 Jahre m	Kinder 10–14 Jahre w	Jugendliche und Erwachsene m	Jugendliche und Erwachsene w	Schwangere (ab 4. Monat)
A	mgRÄ[1]	0,7–1,0		1,0–1,4	1,1–1,3	1,4–1,3	1,1–1,0	1,1
D	µg	5		5		5		10
E	mgTÄ[2]	6–9		10–12		12		14
K	µg	15–30		40–50	40–50	70–80	60–65	
B_1	mg	0,7–1,1		1,2–1,4	1,2	1,6–1,3	1,3–1,1	1,5
B_2	mg	0,8–1,2		1,4–1,5	1,3–1,4	1,8–1,7	1,7–1,5	1,8
B_6	mg	0,9–1,4		1,6–1,8	1,5–1,6	2,1–1,8	1,5–1,6	2,6
B_{12}	µg	1,0–1,8		3,0		3,0		3,5
Niacin	mgNÄ[3]	8–13		15–17	14–15	20–18	16–15	17
Folsäure	µg[4]	120–200		200–300		300		600
Pantothen-säure	mg	4–5		5–6		6		6
C	mg	55–65		70–75		75		100
Biotin	µg	20–30		30–100		30–100		

[1] 1 mg Retinoläquivalent = 3333 I.E. Vit. A = 6 mg all-trans-β-Carotin = 12 mg andere Provitamin-A-Carotinoide
[2] 1 mg RRR-α-Tocopherol (D-α-Tocopherol) – Äquivalent = 1,1 mg RRR-α-Tocopherylacetat (D-α-Tocopherylacetat) = 2 mg RRR-β-Tocopherol (D-β-Tocopherol) = 4 mg RRR-γ-Tocopherol (D-δ-Tocopherol) = 100 mg RRR-δ-Tocopherol (D-δ-Tocopherol) = 3,3 mg RRR-α-Tocotrienol (D-α-Tocotrienol) = 1,49 mg allrac-α-Tocopherylacetat (D,L-α-Tocopherylacetat)
[3] 1 mg Niacinäquivalent = 60 mg Tryptophan
[4] Gesamtfolat

die Lymphe abgegeben. Die auf dem Blutweg in die Leber gelangenden **Vitamin-A-Ester** werden dort **gespeichert**. Bestimmungen des Vitamin-A-Gehalts von Lebergewebe gesunder, normal ernährter Erwachsener ergaben im Mittel 126 µg Vitamin A/g Lebergewebe. Bei einer Umrechnung auf die Gesamtleber würde dies einer **Reserve** entsprechen, mit der der Vitamin-A-Bedarf des Erwachsenen während etwa 50–70 Tagen gedeckt werden könnte [233].

Von der Leber wird Vitamin-A-Alkohol (Retinol) – die biologisch aktive Form des Vitamins – an die Blutbahn abgegeben. Als **Transportprotein** dienen das spezifische, von der Leber synthetisierte retinolbindende Protein (RBP) und das ebenfalls von der Leber synthetisierte Eiweiß Präalbumin. Retinol, RBP und Präalbumin bilden einen Komplex im Verhältnis 1:1:1. Bei Erkrankungen der Leber ist die Synthese der Transportproteine und folglich die Vitamin-A-Konzentration im Serum erniedrigt.

Der **Vitamin-A-Bedarf** (die wünschenswerte Zufuhr wird für Erwachsene mit 0,8 bis 1,0 mg Retinol oder Retinoläquivalenten angegeben) wird zusätzlich durch β-**Carotin** und einige weitere Carotine aus der pflanzlichen Nahrung gedeckt. Die Umwandlung dieses **Provitamins** in Vitamin A erfolgt in der Darmwand und nicht, wie früher angenommen, in der Leber.

Carotin wird relativ schlecht resorbiert. Ein hoher Fettgehalt der Nahrung begünstigt die Carotinausnutzung.

Da die Gleichsetzung von Vitamin A (Retinol) und seinen Provitaminen wegen der unterschiedlichen Resorbierbarkeit der Provitamine nicht möglich ist, wurde der Begriff „**Retinoläquivalent**" eingeführt. Hiernach sind mit 1 mg Vitamin A (Retinol) wirkungsgleich 2 mg β-Carotin in Milch, 4 mg β-Carotin in gekochtem Grüngemüse, homogenisierten Möhren, sofern die Gemüse mit Fett zubereitet werden, und 12 mg β-Carotin in gekochten, passierten Möhren. Carotin aus rohen, grob zerkleinerten Möhren wird praktisch nicht resorbiert.

Eine früher übliche und heute noch häufig in der klinischen Praxis benutzte Mengenangabe ist die **internationale Einheit** (IE). 1 IE = 0,3 µg Retinol = 0,344 µg Retinylacetat.

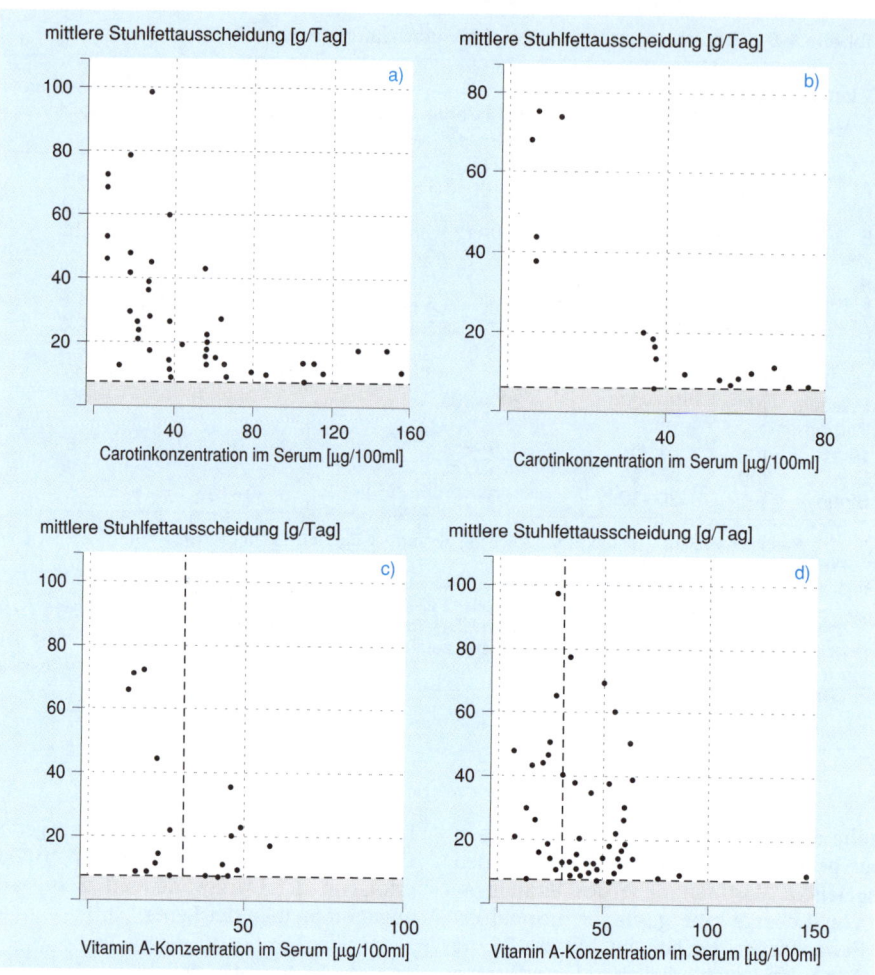

Abb. 1-21 Beziehung zwischen mittlerer täglicher Stuhlfettausscheidung und a) Carotinkonzentration im Serum bei 44 Kranken mit Maldigestion. b) Carotinkonzentration im Serum bei 18 Kranken mit Malabsorption. c) Vitamin-A-Konzentration im Serum bei 19 Kranken mit Malabsorption. d) Vitamin-A-Konzentration im Serum bei 53 Kranken mit Maldigestion (nach [134, 135]).

Seitdem die Bedeutung der Carotinoide als **Antioxidans** bei der Entstehung verschiedener Erkrankungen erkannt wurde (vgl. Kap. 4.5.1 und 16.1), besteht ein besonderes praktisches Interesse am **Problem der Bioverfügbarkeit** der mit der Nahrung aufgenommenen Carotinoide, insbesondere des β-Carotins. Abbildung 1-22 demonstriert die schlechte Resorption aus pflanzlichen Lebensmitteln.

Bei Einhalten einer carotinarmen Basisernährung kam es bei gesunden Versuchspersonen nach einmaliger Gabe von 29 mg β-Carotin in Form gekochter Karotten nur zu einem mäßigen Anstieg der β-Carotin-Konzentration im Serum im Vergleich zu dem Anstieg nach oraler Gabe von 12 mg bzw. 30 mg reinem β-Carotin als Kapsel. Eine einmalige Gabe von Brokkoli (6 mg β-Carotin) und Tomatensaft hatten fast keinen bzw. keinen Effekt auf die Carotinkonzentration im Serum [28].

Neben der **Bedeutung** des Vitamin A beim **Sehvorgang** – Vitamin-A-Aldehyd ist die prosthetische Gruppe des Sehpigments – ist seine Funktion im **Stoffwechsel** (Synthese von Mukopolysacchariden, Cortison, Beziehungen zur Schilddrüsenfunktion etc.) noch weitgehend unbekannt.

Die Vitamin-A-Konzentration wird im Plasma durch **weibliche Sexualhormone** beeinflusst. Während der Menstruation liegt die Konzentration

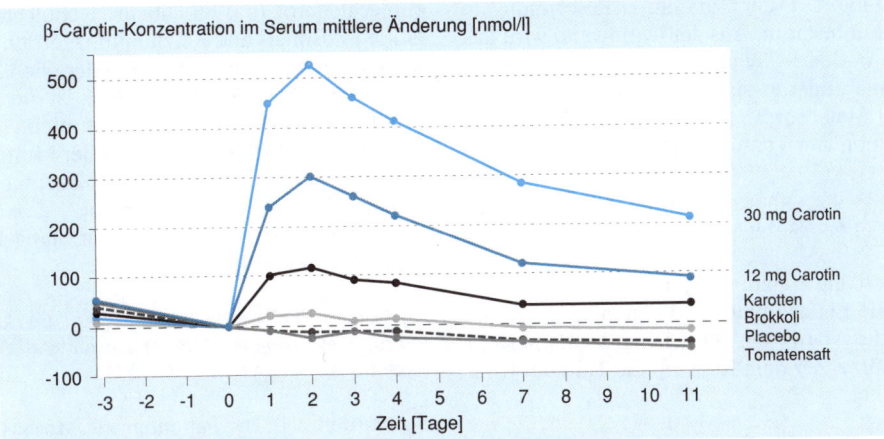

Abb. 1-22 Mittlere β-Carotinkonzentration im Serum von 30 gesunden Versuchspersonen nach einmaligem Verzehr carotinreicher Lebensmittel bzw. von reinem β-Carotin zusätzlich zu einer carotinarmen Basisernährung [28].

vergleichsweise niedrig und erreicht während des Zyklus eine maximale Konzentration am 15. Tag und etwa am 26. Tag. Von hier an fällt die Konzentration bis zur Menstruation hin ab. Frauen, die orale Kontrazeptiva nehmen, haben einen um etwa 50 % höheren mittleren Vitamin-A-Spiegel als Frauen ohne entsprechende Hormoneinnahme. Ob dieser Konzentrationsänderung eine Bedeutung zukommt, ist unbekannt.

Es gibt Hinweise darauf, dass Vitamin A den **Effekt von Karzinogenen** abschwächt.

Versorgt man Ratten suboptimal mit Vitamin A, sodass es zu einer Reduktion der Vitamin-A-Speicherung in der Leber um 50 % kommt, das Wachstum der Tiere bei der gewählten Vitamin-A-Zufuhr jedoch nicht beeinträchtigt wird, so produzieren die Tiere höhere Raten an Bronchialtumoren. Entsprechende tierexperimentelle Befunde konnten bei der Induktion von Kolontumoren durch Aflatoxin erhoben werden (vgl. Kap. 15). Hohe pharmakodynamische Dosen von Vitamin A reduzieren im Tierversuch die Entstehung von Karzinomen drastisch.

Ein **Vitamin-A-Mangel** kommt bei der in westlichen Industrieländern üblichen Ernährung praktisch nicht vor, ist jedoch in vielen Entwicklungsländern häufig.

Wegen der **Toxizität hoher Vitamin-A-Dosen** wurden verschiedene Derivate mit erhaltener Vitamin-A-Aktivität, aber geringerer Toxizität untersucht. Auch diese Substanzen zeigten den genannten protektiven Effekt **(Bedeutung der Carotinoide und von β-Carotin für die Karzinogenese vgl. Kap. 15).**

Eine optimale Versorgung des Organismus mit Vitamin A verbessert die **Infektabwehr.** Mit einer Reihe von randomisierten kontrollierten Studien konnte der protektive Effekt besonders bei Kindern in Entwicklungsländern mit einer oft unzureichenden Bedarfsdeckung bewiesen werden. [90].

Weitere **Folgen einer unzureichenden Bedarfsdeckung** sind

- Störungen der Dunkeladaption (Nachtblindheit),
- Schäden der Hornhaut am Auge mit Hornhauttrübung und letztlich Erblindung,
- eine hypochrome Anämie,
- Störungen der Zahnentwicklung und des Knochenwachstums.

Vitamin D

Bei normaler Galle- und Pankreasfermentproduktion und intakter Dünndarmfunktion wird das mit der Nahrung aufgenommene Vitamin D zu etwa 80 % resorbiert.

Vitamin D ist ein **Sammelbegriff** für **verschiedene Substanzen mit einer Vitamin-D-Aktivität.** Die wichtigsten sind Vitamin D_2 und Vitamin D_3.

Vitamin D_2 = Ergocalciferol entsteht unter UV-Bestrahlung in der Haut, aus dem mit pflanzlichen Lebensmitteln aufgenommenen Ergosterin.
Vitamin D_3 = Cholecalciferol findet sich ausschließlich in Lebensmitteln tierischen Ursprungs (Milch, Eigelb, Leber etc.).

Der genaue Ort der Vitamin-D-Resorption im Darm ist unbekannt. Aus der Darmwand wird das Vitamin mit den Chylomikronen abtransportiert. Im Plasma findet es sich an α_2-Globuline gebunden. Bei Malabsorption und Maldigestion ist die Ausnutzung von Vitamin D herabgesetzt.

> Vitamin D ist zusammen mit dem Parathormon das wichtigste Regulans für den **Kalziumstoffwechsel**.

Es steigert die Kalziumresorption im Darm und fördert die Einlagerung von Kalziumsalzen in die organische Matrix des Knochens. Vitamin D ist der Schlüssel der dem Kalzium die Tür zum Knochen öffnet.

Das intestinal resorbierte Vitamin D_3 gelangt in die Leber und wird dort zu 25-Hydroxycholecalciferol (25-OH-D_3) hydroxyliert. Das nicht umgewandelte D_3 wird in der Muskulatur und im Fettgewebe gespeichert. 25-OH-D_3 ist die **wichtigste Transportform** des Vitamin D und macht den größten Teil der im Blut nachweisbaren biologischen Vitamin-D-Aktivität aus. In der Niere wird diese Verbindung nochmals hydroxyliert zu 1,25-Dihydroxycholecalciferol (1,25-[OH]$_2$-D_3), auch als Calcitriol bezeichnet. Erst dieser Metabolit ist das am Endorgan angreifende aktive Produkt.

1,25-(OH)$_2$-D_3 hat alle **Eigenschaften eines Hormons**. Es wird in einem einzigen Organ, der Niere, gebildet, wobei bestimmte Regulationsmechanismen die Syntheserate dem Bedarf anpassen. Es wird in das Blut sezerniert und gelangt auf diese Weise zu den entfernten Erfolgsorganen, vor allem Darm und Knochen. Es gleicht damit anderen Hormonen.

In der Mukosazelle aktiviert es die Synthese des Vitamin-D-abhängigen Kalzium bindenden Proteins. Dieses Protein spielt eine wichtige Rolle für den intestinalen Kalziumtransport.

Die Bildung von 1,25-(OH)$_2$-D_3 in der Niere wird eingestellt, wenn die Serumkalziumkonzentration im Normbereich liegt.

1,25-(OH)$_2$-D_3 wirkt jedoch nicht nur regulierend auf die Kalziumhomöostase, sondern generell auf **zelluläre Transportschritte**. So hat es Einfluss auf zahlreiche endokrine Regelsysteme, auf Immunantworten und Makrophagenfunktionen, auf Muskel- und Myokardstoffwechsel sowie zahlreiche proliferierende Zellsysteme (Spermatogenese, Epidermis, Intestinalmukosa etc.).

Parathormon, das Hormon der Nebenschilddrüse, dessen Blutspiegel bei Hypokalzämie steigt, fördert die Umwandlung von 25-Hydroxycholecalciferol in 1,25-Dihydroxycholecalciferol. Hohe Phosphat- und Kalziumkonzentrationen im Serum hemmen die Synthese in der Niere.

Der **Vitamin D-Gehalt der Milch** ist niedrig und deckt den Bedarf des Säuglings nicht. Es tritt jedoch, bei optimaler Ernährung der Mutter, während der Schwangerschaft transplazentar so viel Vitamin D auf den Embryo über, dass ausreichend Vitamin-D-Depots vor einer Mangelversorgung schützen [78].

> Bei einer Reihe gastroenterologischer Erkrankungen kommt es zu einer **Mangelversorgung** des Organismus mit Vitamin D.

So wurden z. B. bei Patienten mit **Morbus Crohn** signifikant niedrige Serumspiegel an Vitamin D gemessen. Eine Erhöhung der alkalischen Serumphosphatase, röntgenologische Skelettveränderungen, Knochenschmerzen und gelegentliche Spontanfrakturen sind auf diese Mangelversorgung zurückzuführen (Lit. bei [77]).

Vitamin-D-Defizite sind **im Alter** häufig. Das bereits durch verminderte Aufnahme mit der Nahrung entstandene Defizit wird noch durch eine Abnahme der Vitamin-D-Synthese unter Einfluss von UV-Licht in der Haut verstärkt. Darüber hinaus entwickelt sich mit zunehmendem Lebensalter eine **Resistenz der Enterozyten gegen 1,25-[OH]$_2$-D_3**. Auch die Synthese des für die Bildung von 1,25[OH]$_2$-D_3 erforderlichen Enzyms 1-α-Hydroxylase in der Niere nimmt ab.

Bei den **in Europa**, insbesondere in England, in großer Zahl lebenden **Asiaten** findet sich überdurchschnittlich häufig ein Vitamin-D-Mangel. Grund hierfür ist die überwiegend vegetarische Ernährung in Kombination mit einer geringen Eigensynthese in der Haut bei geringer Sonnenlichtexposition und intensiv pigmentierter Haut.

Toxizität: Wegen zunehmender Hinweise auf Vitamin-D-Defizite bei Teilen der Bevölkerung werden in manchen Ländern Lebensmittel mit Vitamin D angereichert. Dies hat zur Folge, dass u. U. der Vitamin-D-Bedarf ausschließlich aus präformiertem Vitamin D gedeckt wird.

Da kein auf dem Land lebendes Wirbeltier seinen Vitamin-D-Bedarf ausschließlich auf diesem Wege deckt, ohne dass die Eigensynthese in der Haut mit in die Beddarfsdeckung einbezogen wird, besteht die Gefahr einer permanenten Überdosierung mit hieraus resultierenden negativen Folgen wie etwa der Begünstigung chronischer Gefäßerkrankungen [78].

Allerdings wird auch bei intensiver UV-Bestrahlung der Haut die Vitamin-D-Synthese dem Bedarf angepasst, sodass eine Überversorgung nicht möglich ist.

Vitamin E

Unter dem Begriff Vitamin E oder **Tocopherole** werden eine Reihe von Substanzen zusammengefasst, die sich in ihrem molekularen Aufbau gering unterscheiden. Die Aktivität der einzelnen Substanzen, die mit verschiedenen Tests bestimmt wird, variiert sehr. Die wichtigsten natürlichen Vitamin-E-Verbindungen sind α-, β-, γ-, δ-Tocopherol, die sich chemisch nach Anzahl und Stellung von Methylgruppen am Chromanring unterscheiden.

Sie werden ausschließlich in **Pflanzen** synthetisiert, wobei sich das Verhältnis der einzelnen Tocopherole zueinander im Laufe des Wachstums der Pflanze ändert.

Die größte biologische Wirkung besitzt das α-**Tocopherol**.

> Der höchste Vitamin-E-Gehalt findet sich in Pflanzenölen wie Weizenkeim-, Mais- und Sonnenblumenöl.

Es bestehen Unterschiede zwischen natürlichem und synthetischem Vitamin E.

Die **natürliche Form** ist RRR-α-Tocopherol (= alte Bezeichnung D-α-Tocopherol). Sie ist stereochemisch einheitlich.

Synthetisches Vitamin E ist ein racemisches Gemisch aus acht Stereoisomeren. Bezeichnet wird es als all-rac-α-Tocopherol (= alte Bezeichnung D,L-α-Tocopherol). Die höchste biologische Wirkung besitzt RRR-α-Tocopherol.

Da außer α-**Tocopherol** alle anderen Tocopherole biologisch wenig aktiv sind, ist der Wert eines Öls für die Vitamin-E-Bedarfsdeckung am α-Tocopherol und nicht am Gesamttocopherolgehalt zu messen.

Reich an α-Tocopherol sind beispielsweise Weizenkeim-, Maiskeim- und Sonnenblumenöl. Sojaöl mit einem Gehalt von 700–1200 mg Gesamttocopherol/kg ist eine schlechte Vitamin-E-Quelle, da nur etwa 3–11 % des Gesamttocopherols auf α-Tocopherol entfallen.

In manchen Regionen, etwa den USA, ist der Verzehr von Sojaöl sehr hoch. Dies hat zur Folge, dass trotz der irreführend hohen Zufuhr von Gesamttocopherol hierdurch die Vitamin-E-Versorgung der Bevölkerung ungünstig beeinflusst wird.

Relativ reich an Vitamin E sind weiterhin Eier, Vollgetreideprodukte, Nüsse und verschiedene Gemüsesorten [65].

> Vitamin E wirkt in Pflanzen als **Antioxidans**. Es schützt insbesondere mehrfach ungesättigte Fettsäuren vor der Peroxidation.

Der **Vitamin-E-Bedarf** des Menschen steht in engem Zusammenhang mit der Zufuhr von ungesättigten Fettsäuren. Da das Vitamin beim Schutz vor Peroxidation selbst verbraucht wird, steigt der Bedarf mit zunehmendem Verzehr von ungesättigten Fettsäuren. Darüber hinaus hemmen Polyensäuren die Resorption von Vitamin E (vgl. Kap. 4.5.1).

Obwohl die meisten Pflanzenöle mit hohem Anteil an mehrfach ungesättigten Fettsäuren auch reich an Vitamin E sind, entscheidet der **Nettogehalt an Vitamin E** (nach Abzug der für den Schutz der Polyensäure benötigten Menge) darüber, ob ein solches Öl ein Vitamin-E-Lieferant ist bzw. ein **Defizit** induziert [13].

Tocopherol wird wie die übrigen fettlöslichen Vitamine bei normaler Gallen-, Pankreas- und Dünndarmfunktion **resorbiert** und in der Leber und im Fettgewebe **gespeichert**.

Verestertes Tocopherol wird im Darmlumen hydrolysiert, in Form gemischter Mizellen resorbiert und dann in Chylomikronen über die Lymphe **abtransportiert**. Hieran schließt sich eine Umverlagerung des Tocopherols auf Lipoproteine an. Etwa 65 % werden mit der LDL-Fraktion, 24 % mit der HDL-Fraktion und 8 % mit der VLDL-Fraktion transportiert.

Es gibt im Plasma kein spezifisches Trägerprotein für Tocopherol, so wie es beispielsweise für Vitamin A bekannt ist.

> Bei Erkrankungen, die mit einer Maldigestion bzw. Malabsorption einhergehen, ist die Tocopherolresorption vermindert.

Niedrige Konzentrationen dieses Vitamins lassen sich je nach Schwere des Krankheitsbildes bei den Patienten nachweisen (Lit. bei [17]).

Die noch nicht völlig aufgeklärte **Funktion** des Vitamins im Stoffwechsel beruht im Wesentlichen auf seiner antioxidativen Eigenschaft, wodurch z. B. mehrfach ungesättigte Fettsäuren und Vitamin A vor der Oxidation geschützt werden. Wie bereits erwähnt, steigt der Vitamin-E-Bedarf mit zunehmendem Gehalt der Nahrung an mehrfach ungesättigten Fettsäuren. Pro Gramm aufgenommener Linolsäure steigt der Bedarf um 0,5–1,0 mg.

Megadosen von bis zu 2000 und mehr mg α-Tocopherol pro Tag werden gut toleriert. **Langfristige Einnahmen** von 600 mg RRR-α-Tocopherol gelten als sicher unbedenklich.

Da Vitamin E antithrombotische und Vitamin-K-antagonistische Wirkung besitzt, können hohe Dosen bei **Antikoagulantienbehandlung** stören.

Vitamin K

(Phyllochinon   = Vitamin K_1,
Menachinon   = Vitamin K_2,
Menadion   = Vitamin K_3)

Das von Pflanzen und Bakterien synthetisierte Vitamin K bedarf insbesondere einer normalen Gallesekretion, um **optimal resorbiert** zu werden.

Ob das von der **Darmflora** in großer Menge synthetisierte Vitamin vom Menschen genutzt werden kann, wird unterschiedlich beurteilt. Die Tatsache, dass sich ein Vitamin-K-Mangel häufiger bei Patienten nach antibiotischer Therapie findet, stützt die Annahme, dass im Kolon synthetisiertes Vitamin K zur Bedarfsdeckung beiträgt.

In einem Versuch konnten unter fünfwöchigem Fasten keine Vitamin-K-Mangelerscheinungen nachgewiesen werden, während sich ein Mangel bereits nach 3–4 Wochen einstellte, wenn die Versuchspersonen gleichzeitig **Antibiotika** erhielten.

Affen, die über neun Monate Vitamin-K-frei ernährt wurden, zeigten nur eine sehr geringe Abnahme der Prothrombinzeit, woraus zu schließen ist, dass der Bedarf weitgehend durch das im Kolon synthetisierte Vitamin K gedeckt werden kann. Hierfür spricht auch die Tatsache, dass eine Behandlung mit Tetrazyklin bzw. Neomycin sehr schnell Vitamin-K-Mangel-Zeichen bei den Tieren induzierte (Lit. bei [179]).

Menadionbestimmungen in Fäzes gesunder Versuchspersonen ergaben hohe Konzentrationen. Selbst dann, wenn wesentliche Anteile in Darmbakterien fixiert sind, muss angenommen werden, dass freies Menadion vorliegt und resorbiert wird [40].

Blutungsneigung als Folge eines **Vitamin-K-Mangels** wurde insbesondere in der postoperativen Phase und bei chronisch Niereninsuffizienten beobachtet, wenn gleichzeitig die Ernährung unzureichend war.

Mit Hilfe **radioimmunologischer Methoden** zum Nachweis von Vitamin K kann eine unzureichende Versorgung mit diesem Vitamin bereits nachgewiesen werden, bevor Parameter der Blutgerinnung von der Norm abweichen. Bei Anwendung dieser Methoden finden sich bei den verschiedensten Erkrankungen der Gastrointestinalorgane wie Morbus Crohn, Colitis ulcerosa, einheimische Sprue, Kurzdarmsyndrom etc. in etwa 30% der Fälle Hinweise auf eine suboptimale Versorgung mit Vitamin K (Lit. bei [60]).

Die **Gerinnungsfaktoren** Prothrombin und die Faktoren VII, IX und X können nur bei Gegenwart von Vitamin K in der Leber synthetisiert werden. Wird die Ausnutzung des mit der Nahrung aufgenommenen Vitamin K beeinträchtigt, z. B. durch einen Mangel an Gallenflüssigkeit bei Gallengangsverschluss, so stellt sich nach wenigen Tagen eine Blutungsneigung als Folge einer verminderten Synthese von Gerinnungsfaktoren ein (sog. cholämische Blutungen).

> Sowohl die Konzentration von Vitamin K als auch von Vitamin-K-abhängigen Gerinnungsfaktoren ist beim **Neugeborenen** sehr niedrig („physiologischer Vitamin-K-Mangel des Neugeborenen").

Zur Vermeidung von Vitamin-K-Mangelblutungen – häufig als Gehirnblutung – empfahl die Ernährungskommission der Deutschen Gesellschaft für Kinderheilkunde eine **orale Vitamin-K-Prophylaxe.**

Eine für die Praxis wichtige Frage ist die nach dem Einfluss von Vitamin-K-reichen Nahrungsmitteln auf die **Blutgerinnung** bei Patienten mit **Antikoagulantienbehandlung.**

Insbesondere Spinat, Blumenkohl und Weißkohl sind reich an Vitamin K.

In Untersuchungen an Personen, die unter Antikoagulantienbehandlung standen, konnte gezeigt werden, dass selbst große Mengen, etwa 500 g Spinat, den Quickwert nicht bzw. nur unwesentlich beeinflussen (Lit. bei [80,148]). Andere Autoren weisen darauf hin, dass nur dann, wenn der Verzehr von Blattgemüse, dem wesentlichen Vitamin-K-Lieferanten unserer Nahrung, weitgehend konstant bleibt, ein Einfluss auf den Bedarf an Antikoagulantien nicht zu erwarten ist.

So wird beispielsweise von amerikanischen Autoren darauf hingewiesen, dass eine regelmäßige Erhöhung der täglichen Vitamin-K-Zufuhr um 250 µg bei den meisten Patienten auch eine Steigerung der Antikoagulantiendosis erfordert. Die tägliche Variation in der Vitamin-K-Zufuhr sollte möglichst 200–500 µg nicht übersteigen [103a].

Deutliche Änderungen der Ernährungsweise, wie etwa der Übergang von einer „normalen" Ernährung auf eine sehr fettarme Kost oder die plötzliche Umstellung auf eine Kost sehr reich an Blattgemüse, sollten zu einer besonderen **Überwachung der Gerinnungsparameter** veranlassen.

1.7 Vitamine

> Berücksichtigt werden muss auch die Tatsache, dass die bakterielle Synthese von Vitamin K im Kolon sowohl durch Umstellungen der Ernährung als auch vor allem durch Gabe von Antibiotika geändert werden kann [73, 130, 150, 180].

Trotzdem gibt es entgegen der häufig geäußerten Meinung keine Begründung für eine spezielle Diät bei Behandlung mit Cumarinen (**„Markumardiät"**). Auf die Bedeutung hochdosierter Vitamin-E-Zufuhr wurde bereits hingewiesen (s. Vitamin E).

Vitamin K ist auch **essentiell für die Synthese** weiterer Proteine. Dies gilt besonders für **Osteocalcin**, ein Protein der extrazellulären Matrix des Knochens. Eine ausreichende Vitamin-K-Versorgung ist sowohl für die Skelettentwicklung während der Wachstumsphase als auch für den Erhalt der Knochenmasse im Erwachsenenalter erforderlich. Die Entwicklung einer Osteoporose (vgl. Kap. 8.1) wird wahrscheinlich durch eine unzureichende Bedarfsdeckung begünstigt.

Die **besten Quellen** für Vitamin K sind grüne Blattgemüse, einige Leguminosen und Raps- bzw. Sojaöl (Lit. bei [214]).

1.7.2 Wasserlösliche Vitamine

Alle wasserlöslichen Vitamine, abgesehen vom Vitamin B_{12}, werden **im oberen Dünndarm resorbiert**. Aktive Resorptionsmechanismen konnten bisher nicht mit Sicherheit nachgewiesen werden.

Voraussetzung für eine optimale Ausnutzung der mit der Nahrung aufgenommenen Vitamine ist eine **intakte Dünndarmmukosa**, während die Bedingungen einer optimalen Fettresorption, wie bei der Resorption der fettlöslichen Vitamine, nicht erforderlich sind.

Im Stoffwechsel kommt den wasserlöslichen Vitaminen eine Reihe wichtiger Funktionen zu.

Vitamin B_1

Pyrophosphat des Vitamin B_1 **(Thiamin)**, die Cocarboxylase, ist Coenzym verschiedener Enzyme des Kohlenhydratstoffwechsels und wichtig für den Ablauf einer normalen Erregungsfunktion in den Nervenzellen.

Der vom Energieverbrauch abhängige **Thiaminbedarf** wird mit 0,21–0,42 mg/1000 kcal angegeben. Eine Zufuhr von 1 mg/Tag sollte nicht unterschritten werden.

Die Versorgung mit Thiamin ist bei großen Teilen der Bevölkerung westlicher Industrieländer nicht optimal. **Mangelversorgung** wird insbesondere bei Alkoholikern häufig beobachtet. Diuretika steigern die renale **Thiaminausscheidung** [212, 132], sodass unter Langzeitbehandlung, etwa bei Patienten mit Herzinsuffizienz, die Thiaminversorgung beeinträchtigt werden kann.

> Thiamin ist eines der Vitamine mit dem höchsten thermischen Abbau. Je nach Garbedingung und Art des Nahrungsmittels kommt es zu Verlusten zwischen 9 und 70%.

In Entwicklungsländern werden immer wieder hochgradige Vitamin-B_1-Mangelzustände (**Beriberi**) beobachtet. Als Ursache wird das Zusammenwirken verschiedener Faktoren wie schwere körperliche Arbeit, hohe Verluste bei der Zubereitung der Nahrung und möglicherweise das Vorhandensein von Substanzen mit Antivitaminwirkung in der Nahrung diskutiert [227].

Vitamin B_2

Vitamin B_2 **(Riboflavin)** bildet die Wirkgruppe in den Flavoproteinen, Enzymen, die biologische Oxidationsvorgänge steuern.

Vitamin B_6

Vitamin B_6 **(Pyridoxin)** ist Coenzym einer Reihe wichtiger Enzyme des Aminosäurestoffwechsels, insbesondere der sog. Transaminasen in der Leber, und von Enzymen beim Abbau der Aminosäuren Tryptophan und Methionin. Darüber hinaus ist Vitamin B_6 beteiligt an der Synthese von Vorstufen des Hämoglobins.

Schwangere und Frauen, die orale Kontrazeptiva einnehmen, müssen höhere B_6-Mengen aufnehmen, damit die Serumkonzentration im Normbereich liegt [56]. Es gibt Hinweise darauf, dass während der Schwangerschaft B_6-Mangelerscheinungen auftreten können.

> Mangel- bzw. suboptimale Versorgung mit Vitamin B_6 hat negative Folgen für die Regulation immunologischer Funktionen.

Dies gilt insbesondere für das **höhere Lebensalter**. Es wird diskutiert, dass im Alter erst mit einer deutlich über den üblichen Empfehlungen liegen-

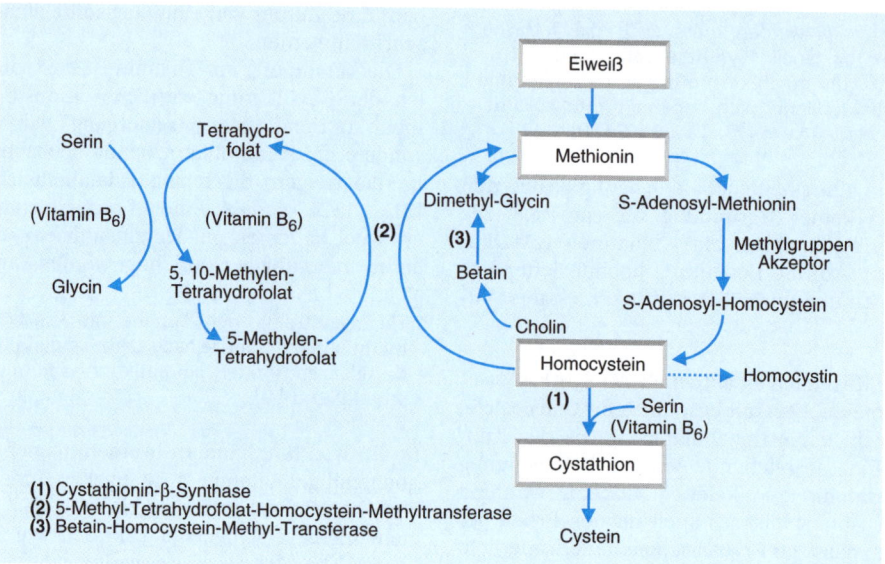

Abb. 1-23 Methionin-Homocystein-Stoffwechsel.

den Zufuhr von Vitamin B_6 normale immunologische Funktionen gewährleistet sind [182].

Nicht eindeutig geklärt ist der offenbar höhere Bedarf an Vitamin B_6 bei **HIV-Infizierten**. Auch hier lassen sich möglicherweise mit einer über der üblichen empfohlenen Zufuhr liegenden Vitamin-B_6-Dosis positive Effekte auf das Immunsystem erzielen [182].

Die Bedeutung von Vitamin B_6 für die Entstehung der **Hyperhomocysteinämie** siehe bei Folsäure und Abb. 1-23.

Niacin

Mit der Bezeichnung Niacin werden **Nikotinsäure** und **Nikotinsäureamid**, die beide als Vitamine wirken, zusammengefasst. Nikotinsäure ist Coenzym der Enzyme NAD und NADP.

Niacin wird bei der in Mitteleuropa üblichen Ernährung in ausreichender Menge mit der Nahrung aufgenommen. Zusätzlich kann aus der Aminosäure **Tryptophan** Nikotinsäure gebildet werden. Das Ausmaß der Umwandlung ist von einer Reihe von Faktoren abhängig. Aus 60 mg Tryptophan wird etwa 1 mg Nikotinsäureamid gebildet.

Im Getreide, insbesondere im Mais, liegt ein großer Teil der Nikotinsäure in einer Bindung vor, die im Verdauungstrakt nicht aufgeschlossen werden kann.

Niacinmangel mit Hautveränderungen wird gelegentlich **nach Einnahme von Medikamenten** wie Tuberkulostatika, Analgetika, Psychopharmaka etc., welche den Niacinstoffwechsel antagonisieren, beobachtet, ohne dass die Wirkmechanismen im Detail bekannt sind.

Pellagra ist die klassische Niacinmangelerkrankung. Sie fand sich schon früher häufig in Ländern, deren Bevölkerung sich überwiegend von **Mais** ernährte. An der Entstehung dieser Erkrankung ist wahrscheinlich neben einem Mangel an Niacin auch eine Unterversorgung mit anderen Vitaminen beteiligt.

Eine Rolle beim Zustandekommen dieser mit Hautpigmentierungen, Durchfällen, Erbrechen, Verwirrtheitszuständen etc. einhergehenden Erkrankung spielt wahrscheinlich auch zusätzlich eine **Imbalance zwischen** den Aminosäuren **Leucin** und **Tryptophan**.

Biotin

Biotin wirkt als **Coenzym bei Carboxylierungen.**

Avidin, ein im Eiklar enthaltenes Nukleoprotein, bindet Biotin und macht es biologisch unwirksam. Dieser **Antivitamineffekt** des Avidins geht beim Erhitzen verloren.

Bei Versuchstieren führte **Biotinmangel** zu Hautveränderungen und neuromuskulären Störungen.

Beim Menschen führt Biotinmangel – hierfür sprechen Beobachtungen **bei langfristiger parenteraler Ernährung** – zu Haarausfall, Dermatitis, niedrigem Blutdruck und zentralnervösen Störungen [171].

Bei Säuglingen und Kleinkindern lassen sich seborrhoische Hautveränderungen und die Leinersche Krankheit durch **hohe Dosen Biotin** positiv beeinflussen.

Das Vitamin findet sich in einer Vielzahl von Lebensmitteln, sodass keine Gefahr der Mangelversorgung besteht. Darüber hinaus scheint enteral synthetisiertes Biotin z. T. resorbiert zu werden.

> Wichtige **Biotinquellen** sind Innereien, Eigelb, Haferflocken, Möhren und Erdnüsse.

Niedrige Serumkonzentrationen wurden bei alkoholischen Leberschäden gemessen. Wahrscheinlich ist die Ausnutzung des mit der Nahrung aufgenommenen Vitamins bei Achlorhydrie und Zustand nach Magenoperation vermindert [22].

Pantothensäure

Pantothensäure ist Bestandteil des im Stoffwechsel eine zentrale Stellung einnehmenden Coenzyms A, welches die Übertragung von Acetylgruppen ermöglicht (Abb. 1-2).

Vitamin B_{12}

Vitamin B_{12} ist ein Sammelbegriff für mehrere unterschiedliche Corrinoide, die auch als Cobalamine bezeichnet werden.

Vitamin B_{12} ist an der **Nukleinsäuresynthese** und somit der Neubildung von Bausteinen der Zellkerne beteiligt.

Das bekannteste Vitamin dieser Gruppe ist das Cyanocobalamin.

Bei einem Mangel kommt es zu einer Verringerung der Zellteilung im Knochenmark und damit zu der als **perniziöse Anämie** bezeichneten Blutarmut.

Das mit der Nahrung aufgenommene Vitamin B_{12}, auch Extrinsic factor genannt, verbindet sich mit dem von der Magenschleimhaut (vgl. Kap. 3.3) gebildeten Intrinsic factor (Castlesches Ferment) zum sog. **Extrinsic-Intrinsic-factor-Komplex.**

Nur dieser Komplex kann im terminalen Ileum, dem einzigen Ort der **Vitamin-B_{12}-Resorption,** in die Blutbahn aufgenommen werden. Die operative Entfernung des Magens (bzw. des terminalen Ileums) führt folglich ebenso wie eine Atrophie der Magenschleimhaut mit dem Unvermögen, Intrinsic factor zu bilden, und ausgedehnten krankhaften Veränderungen der Ileumwand zu einem Mangel an Vitamin B_{12} infolge fehlender Ausnutzung des mit der Nahrung aufgenommenen Vitamins.

Vitamin B_{12} ist das einzige wasserlösliche Vitamin, das in nennenswerten Mengen, und zwar in der Leber, gespeichert wird. Dies ist der Grund dafür, dass sich nach einer Unterbrechung der Vitamin-B_{12}-Zufuhr, z. B. nach totaler Gastrektomie (vgl. Kap. 3.3.4) und damit dem völligen Wegfall der Intrinsic-factor-Produktion, oder nach operativer Entfernung des terminalen Ileums, Vitamin-B_{12}-Mangelerscheinungen, insbesondere eine makrozytäre Anämie, erst nach 1–2 Jahren entwickeln.

Die **Vitamin-B_{12}-Depots** der menschlichen Leber entsprechen etwa dem tausendfachen täglichen Bedarf.

Eine streng vegetarische Kost (vgl. Kap. 20) ohne Milch- und Eierprodukte müsste, wenn sie über Jahre eingehalten wird, einen Vitamin-B_{12}-Mangel zur Folge haben. Trotz dieses rein rechnerisch zu erwartenden Mangels konnte nachgewiesen werden, dass bei **Vegetariern** zwar die Vitamin-B_{12}-Spiegel im Plasma während der ersten 2–3 Jahre auf sehr niedrige Werte abfallen, sich dann aber nur wenig verändern. Hierbei liegt der Gehalt an Vitamin B_{12} in den Erythrozyten im gleichen Bereich wie bei sich normal ernährenden Kontrollpersonen.

> Ein echter **Mangel** an Vitamin B_{12} entwickelt sich nur sehr selten bei Vegetariern.

Deshalb wird angenommen, dass bei den wenigen, bei denen sich ein solcher Mangelzustand einstellt, zusätzliche Faktoren, möglicherweise eine **verminderte Produktion von Intrinsic factor** bei Magenschleimhautatrophie, mitwirken.

Es gibt Hinweise darauf, dass bei fehlender oraler Zufuhr des Vitamins eine Bedarfsdeckung durch die **Synthese** der Bakterienflora **im unteren Dünndarm** erfolgt. Intrinsic factor gelangt in aktiver Form in diesen Darmbereich und gewährleistet die Resorption.

Hamborg u. Mitarb. [102] untersuchten, ob die Gabe von **H$_2$-Rezeptor-Antagonisten** die **Resorption von Vitamin B$_{12}$** beeinträchtigt. Bei gesunden Versuchspersonen kam es unter oraler Gabe von Ranitidin in therapeutischer Dosis während einer Woche im Vergleich zu Plazebo zu keiner unterschiedlichen intestinalen Resorption von radioaktiv markiertem Vitamin B$_{12}$. Nach Gabe von 20 bzw. 40 mg Omeprazol fand sich hingegen eine signifikante Verringerung der Vitamin-B$_{12}$-Resorption. Die hierbei sehr intensive Hemmung der Salzsäure- und Pepsinsekretion verhindert im Magen eine ausreichende Freisetzung des Vitamins aus seiner Proteinbindung [164].

Die Bedeutung von Vitamin B$_{12}$ für die Entstehung der Hyperhomocysteinämie siehe Folsäure und Abb. 1-23.

Folsäure

In unseren Lebensmitteln liegt Folsäure sowohl in freier (Pteroyl-mono-glutamat) als auch gebundener Form (Pteroyl-poly-glutamat) vor.

Die Bioverfügbarkeit beträgt bei der freien über 90 % und bei der gebundenen Form nur etwa 20 %. Bei der Relation beider Formen in unserer Nahrung kann von einer **Gesamtbioverfügbarkeit** von etwa 40 % ausgegangen werden. Erhebliche Teile des Nahrungsfolates gehen bei der **Zubereitung** und **Lagerung** durch Hitzeeinwirkung, Oxidation und Lösen im Kochwasser verloren.

Eine **unzureichende Bedarfsdeckung** findet sich häufig – abgesehen von bestimmten Erkrankungen wie z. B. Morbus Crohn (s. Kap. 3.4.3) und bei Alkoholikern (s. Kap. 1.9) – **in der Schwangerschaft**. Ein signifikanter Anstieg der Folsäurestoffwechselprodukte im Harn im zweiten Trimester und ein Rückgang zu den Ausgangswerten nach der Geburt belegen einen erhöhten Katabolismus des Vitamins [166]. **Hyperchrome Anämien** in der Schwangerschaft können die Folge eines Folsäuredefizits sein.

> Das Risiko kongenitaler Missbildungen, insbesondere der **Neuralrohrdefekt**, steigt bei nicht ausreichender Deckung des Folsäurebedarfs während der Schwangerschaft (s. Kap. 15).

Dem erhöhten Bedarf (Tab. 1-6) muss, wie Untersuchungen der letzten Jahre gezeigt haben, mehr Aufmerksamkeit gewidmet werden (vgl. Kap. 19). In England und in den USA wird durch Anreicherung von Brot- und Backwaren mit Folsäure versucht, eine **optimale Versorgung** der Bevölkerung zu sichern.

Folsäure ist wie das Vitamin B$_{12}$ erforderlich für die **Nukleinsäuresynthese.**

Unter totaler **parenteraler Ernährung**, insbesondere dann, wenn Aminosäurelösungen infundiert werden, besteht die Gefahr einer Verminderung der Serumfolsäurekonzentration bis hin zur Entwicklung von megaloblastischen Anämien [180]. Der genaue Mechanismus des Abfalls der Folsäurekonzentration ist nicht bekannt.

Es muss darauf geachtet werden, dass unter totaler parenteraler Ernährung möglichst mehr als die dem täglichen Bedarf entsprechende Folsäuremenge infundiert wird.

Wesentliche **Folgeschäden** einer unzureichenden Deckung des Bedarfs an Folsäure, aber auch an Vitamin B$_{12}$ und B$_6$ beruhen auf einer vermehrten Bildung von **Homocystein,** einem Intermediärprodukt des Methioninstoffwechsels (vgl. Abb. 1-23).

Bei gesunden, optimal Ernährten wird das Intermediärprodukt Homocystein entweder zu Methionin remethyliert oder über Cystathionin zu Cystein umgewandelt. Die Homocysteinkonzentration in Gewebe und Plasma ist folglich sehr gering.

Die **Hauptspeicher-** und **Transportform** der Folsäure ist 5-CH$_3$-Tetrahydrofolsäure (5-CH$_3$-THF). Mit Hilfe des Enzyms 5-Methyltetrahydrofolat-Homocystein-Methyltransferase (= Methylentetrahydrofolat-Reduktase) mit dem **Co-Faktor Vitamin B$_{12}$,** wird eine Methylgruppe auf Homocystein übertragen.

Der zweite Stoffwechselweg, die Umwandlung in Cystathionin, wird durch das Enzym Cystathionin-β-Synthetase, welches als **Co-Faktor Vitamin B$_6$** benötigt, katalysiert.

Erhöhte **Plasma-Homocystein-Konzentrationen** können sowohl Folge angeborener Enzymdefekte als auch Folge eines Mangels der Co-Faktoren Vitamin B$_6$, B$_{12}$ oder Folsäure sein.

Bei dem angeborenen Enzymdefekt handelt es sich um die **Homocysteinurie,** eine autosomal-rezessiv vererbte Stoffwechselerkrankung. Zugrunde liegt ihr ein Enzymdefekt, der Cystathionin-Synthetase, die Homocystein in Cystathionin umsetzt. Es ist die nach der Phenylketonurie häufigste angeborene Stoffwechselkrankheit (vgl. Kap. 4.7.8).

Als obere Normgrenze der **Homocysteinkonzentration im Plasma** werden 10–17 µmol/l angegeben. Die Hyperhomocysteinämie wird in eine moderate, mit Plasmakonzentration zwischen 16 und 30 µmol/l, eine mittlere mit 31–100 µmol/l und eine hochgradige mit mehr als 100 µmol/l eingeteilt [131]. Die **Ursachen** einer Hyperhomocysteinämie, unabhängig von einer homozygoten angeborenen Stoffwechselerkrankung, können heterozygote Verlaufsformen dieser Erkrankung bzw. Folgen einer Mangelversorgung mit Folsäure, Vitamin B_{12} und Vitamin B_6 sein.

Begünstigt werden durch die hohen Plasmakonzentrationen insbesondere die **arteriosklerotische Gefäßerkrankung** (vgl. Kap. 4.5) und der **Neuralrohrdefekt** (vgl. Kap. 15).

Vitamin C

Die bei der Mehrzahl der Säugetiere vorhandene Fähigkeit zur Ascorbinsäuresynthese ging beim Menschen während der Evolution verloren, sodass er auf die regelmäßige Zufuhr mit der Nahrung angewiesen ist.

Vitamin C (**Ascorbinsäure**) bildet mit Dehydroascorbinsäure ein Redoxsystem.

Eine ausreichende Vitamin-C-Konzentration ist für eine Reihe **wichtiger Stoffwechselvorgänge** wie die Synthese des im Bindegewebe enthaltenen Kollagens, die Synthese von Nebennierenrinden- und Nebennierenmarkhormonen, die Resorption von Nicht-Häm-Eisen, Wundheilungsvorgänge, eine optimale Immunfunktion etc. erforderlich.

Vitamin C gehört mit Vitamin E und Carotinoiden zu den **antioxidativen Nährstoffen**, die vor Schäden durch freie Sauerstoffradikale („oxidativer Stress") schützen. Eine optimale Blut- und Gewebekonzentration schützt vor der Entstehung einer Reihe heute häufiger Erkrankungen, wie Karzinomen (s. Kap. 16), arteriosklerotischen Gefäßveränderungen (s. Kap. 4.4), grauem Star (s. Kap. 12) etc.

Ausgehend von der Vorstellung, dass die optimale Vitamin-C-Zufuhr bei 3–4 g/Tag liegt, empfahl der amerikanische Nobelpreisträger L. Pauling hohe Ascorbinsäuredosen zur **Therapie** und **Prophylaxe** von **Erkältungskrankheiten**. Die große Zahl der zu dieser Frage durchgeführten Studien kommen zu unterschiedlichen Ergebnissen.

Nach einer kritischen Auswertung von 21 placebokontrollierten Studien, die bis 1994 veröffentlicht wurden, kann davon ausgegangen werden, dass Vitamin C in einer Tagesdosis von 1 g und mehr die Inzidenz von Erkältungskrankheiten in der Durchschnittsbevölkerung nicht reduziert, dass die Dauer der Erkrankung und die Intensität der Symptomatik jedoch um etwa 23 % reduziert wird [110]. In mehreren Studien fand sich jedoch unter Gabe von 0,6–1,0 g Ascorbinsäure pro Tag dann eine Reduktion der Inzidenz von Erkältungskrankheiten um etwa 50 %, wenn die Versuchspersonen unter hoher physischer Belastung (Marathonlauf, Soldaten bei körperlichem Training etc.) untersucht wurden [111].

> Die Höhe der **optimalen Tagesdosis** zur Gewährleistung einer maximalen Gewebekonzentration wird immer wieder diskutiert. Sie liegt nach derzeitigem Wissensstand wahrscheinlich zwischen 100 und 200 mg, mit Sicherheit unter 500 mg/Tag.

Ascorbinsäure wird dosisabhängig im oberen Dünndarm resorbiert, d. h., mit steigender Einzeldosis sinkt die **Resorptionsquote**. Während nach oraler Gabe von etwa 180 mg/Tag zwischen 80 und 90 % resorbiert werden, beträgt der resorbierte Anteil bei Gabe von 3 g nur etwa 40 %.

Die **Bioverfügbarkeit** von Vitamin C aus unterschiedlichen Quellen wie Orangen, Orangensaft, gekochtem Brokkoli und Vitamintabletten unterscheidet sich nicht [160].

Isoascorbinsäure (Erythrobinsäure), ein Sterioisomer von Vitamin C, ist in den USA als Lebensmittelzusatz mit antioxidativer Eigenschaft erlaubt. Die Substanz ist biologisch nicht aktiv. Vergleichende Untersuchungen an gesunden Versuchspersonen ergaben keinen antagonistischen Effekt zum Vitamin C [196].

1.7.3 Risiken und Nutzen einer hochdosierten oralen Vitaminzufuhr, Megavitamindosen

Eine deutlich über den Empfehlungen (Tab. 1-6) liegende tägliche Zufuhr von Vitaminen kann dann erforderlich sein, wenn es gilt, **Defizite auszugleichen** oder einem durch Erkrankungen, Einnahme von Medikamenten etc. erzeugten **Mehrbedarf** Rechnung zu tragen.

Neben diesen klaren Indikationen werden Megadosen verschiedener Vitamine für Gesunde mit optimaler Deckung des Vitaminbedarfs mit der Werbeaussage einer Verbesserung der körperlichen Abwehrlage, der Leistungsfähigkeit, Beseitigung von Allergien, Ekzemen, Haarausfall, Krampfadern, Lernschwierigkeiten bei Kindern etc. empfohlen.

Ärzte, Ernährungswissenschaftler und Ernährungsberater werden immer wieder mit diesen meist auf **Spekulationen** beruhenden Aussagen konfrontiert. Ihre Aufgabe ist es, die Frage eventueller Schädigungen (**Hypervitaminosen**) und der wissenschaftlichen Seriosität gemachter Versprechen zu beurteilen.

Nebenwirkungen hochdosierter Vitaminzufuhr

Sieben von zehn US-Amerikanern nehmen zumindest gelegentlich Supplemente (Vitamine, Mineralstoffe, Spurenelemente). Diese Personengruppe war grundsätzlich gesundheitsbewußter. Sie verzehrte mehr Obst und Gemüse, rauchte seltener, trank weniger Alkohol etc.

Nach einem Statement der American Dietetic Association soll eine optimale Nährstoffzufuhr durch eine abwechslungsreiche Ernährung erfolgen. Supplemente sind nur dann angezeigt, wenn durch wissenschaftliche Untersuchungen ihre **Wirksamkeit** und **Unbedenklichkeit** bewiesen sind [118].

Es gibt in der Literatur keinerlei Hinweise darauf, dass eine Zufuhr bis zum Fünffachen der RDA-Werte bzw. der von der Deutschen Gesellschaft für Ernährung empfohlenen Tagesdosis negative Folgen hätte.

> Nur bei den Vitaminen A und D sollten aus Gründen absoluter Sicherheit Obergrenzen von 10 μg **Vitamin D** bzw. 3 Retinoläquivalent (**Vitamin A**) pro Tag nicht überschritten werden.

Akute und chronische Hypervitaminose A

Zur **akuten Intoxikation** kommt es dann, wenn mehr als 1 Mill. Einheiten etwa in Form von Seehund- oder Polarbärleber aufgenommen werden. Die **klinischen Symptome** sind Kopfschmerzen, Erbrechen, Schwindel und bei längerfristig hoher Zufuhr Hepatosplenomegalie, Allopezie, Hypokalzämie etc.

Zur **chronischen Intoxikation** kommt es dann, wenn über längere Zeit täglich etwa 100 000 Einheiten Vitamin A aufgenommen werden. Die klinischen Symptome sind trockene Haut, Haarausfall, Appetitlosigkeit, Hirndrucksymptomatik (Pseudotumor cerebri), Hepatomegalie, Knochenschmerzen und **bei Kindern** Wachstumsstörungen (Vitamin-A-Zufuhr während der Schwangerschaft siehe Kapitel 15).

1 g **Eisbärleber** enthält rund 20 000 I.E. Vitamin A, die vierfache optimale Tagesdosis eines Erwachsenen. Im Vergleich dazu enthält 1 g **Rinder**- bzw. **Schweineleber** nur 100 bis 150 I.E. Vitamin A (Gefahr der Vitamin-A-Hypervitaminose bei chronischer Niereninsuffizienz siehe Kap. 5).

Auch bei häufigem Verzehr von Rinder- und Schweineleber über lange Zeiträume kann es zu chronischer Vitamin-A-Intoxikation kommen.

> Da Vitamin A ein **teratogenes Potential** besitzt, weist das Bundesgesundheitsamt darauf hin, dass Schwangere und Frauen, die schwanger werden könnten, auf einen häufigen Verzehr von Leber verzichten sollen.

Die Symptome einer Vitamin-A-Intoxikation bilden sich nach Unterbrechung der Zufuhr in aller Regel schnell zurück.

Vitamin D

Symptome der Vitamin-D-Intoxikation sind Übelkeit, Durst, Erbrechen, Nausea, Appetitlosigkeit, tonisch-klonische Krämpfe, Blutdrucksteigerung etc.

Die unter extrem hoher Vitamin-D-Zufuhr **gesteigerte Kalziumresorption** führt zu einer Mehrausscheidung von Kalzium mit dem Harn. Zu einer Hyperkalzämie kommt es erst dann, wenn die Ausscheidungskapazität der Niere überfordert ist. Kalkeinlagerungen in die Nieren können zu Niereninsuffizienz und somit zur Urämie führen [75].

> Die Spanne zwischen der empfohlenen täglichen Vitamin-D-Aufnahme mit der Nahrung und der Menge, ab der mit Intoxikationen gerechnet werden muss, ist relativ gering. Sie wird mit etwa dem Zehnfachen der empfohlenen Tagesdosis angegeben [165].

Vitamin E

Ab einer gewissen Höhe der täglichen Aufnahme muss mit **gesundheitsschädigenden Wirkungen** gerechnet werden. Eine Zufuhr bis zu 1000 mg/Tag wird jedoch von Erwachsenen ohne Nebenwirkungen toleriert.

Hohe Dosen können nach einer Zusammenstellung der in der Literatur mitgeteilten Befunde von Elmadfa und Bosse [64] folgende **Nebenwirkungen** auslösen bzw. existierende Erkrankungen in ihrem Verlauf negativ beeinflussen:

- Übelkeit,
- Erbrechen,
- Kopfschmerzen,
- Muskelschwäche,
- Erschöpfungszustände,
- Schwindelgefühl,
- Stomatitis,
- Thrombophlebitis,
- Vaginalblutungen,
- Zunahme der Beschwerden bei Angina pectoris,
- Verschlechterung der Stoffwechsellage bei Diabetes mellitus,
- Steigerung des Blutdrucks etc.

Laborchemisch wurden Steigerungen der Cholesterinkonzentration im Serum, Erhöhungen der Kreatinkinaseaktivität im Blut, Neigungen zu Hypoglykämien, Abnahme der Thyroxinkonzentration im Blut etc. beobachtet.

Bei experimentellen Untersuchungen an gesunden Versuchspersonen wurden nach Verabreichung von 800 mg α-Tocopherol pro Tag Ermüdungs- und Schwächezeichen, Anämie und **Zeichen der Hypothyreose** beobachtet. Eine Doppelblindstudie an gesunden Männern musste wegen der auftretenden Zeichen von Muskelschwäche und Erschöpfung abgebrochen werden.

Grundsätzlich ist jedoch die Spanne zwischen der empfohlenen täglichen Tocopherolaufnahme und dem Bereich, ab dem mit Nebenwirkungen zu rechnen ist, wesentlich größer als bei den beiden fettlöslichen Vitaminen A und D [165].

Vitamin B$_6$

Erhöht ist der Bedarf bei Alkoholikern und der Langzeitanwendung östrogenhaltiger Kontrazeptiva.

Mit dem Vielfachen des täglichen Bedarfes (Megadosen) können **Wirkungen** bei folgenden Erkrankungen erzielt werden: Homocystinurie, Cystathioninurie, Pyridoxine-dependency und der primären Oxalose Typ I.

Nebenwirkungen in Form peripherer sensorischer Neuropathien mit ataktischen Gangstörungen, Reflexstörungen, Beeinträchtigungen von Tast- und Temperatursinn etc. wurden nach mehrmonatiger Einnahme von täglich 2–6 g Pyridoxin beobachtet [14]. Von anderen Autoren werden ähnliche Nebenwirkungen bereits bei Dosen zwischen 500 mg und mehreren Gramm pro Tag beschrieben (Lit. bei [12]).

1.7.4 Prophylaktische und therapeutische Effekte hochdosierter Vitaminzufuhr

Antioxidative Wirkung von Vitaminen

Die bisherigen Empfehlungen für die optimale Vitaminzufuhr orientierten sich an dem Ziel, Mangelerscheinungen mit Sicherheit zu verhüten.

> Darüber hinaus gibt es Hinweise darauf, dass die sog. „antioxidativen Vitamine" C und E und eine Reihe von Carotinoiden synergistisch als „**Radikalfänger**" wirken und aufgrund dieser Funktion im Stoffwechsel der Entstehung einer Reihe von Erkrankungen entgegenwirken.

Um diese Funktion optimal zu erfüllen, müssen höhere Dosen, als bisher zur Vermeidung von Mangelerscheinungen empfohlen, aufgenommen werden.

Unter dem Begriff „**freie Radikale**" werden hochgradig reaktionsfähige Substanzen (Atome, Moleküle oder Ionen mit einem oder mehreren ungepaarten Elektronen) zusammengefasst, die in der Lage sind, **Kettenreaktionen** auszulösen, wobei die Reaktion eines freien Radikals mit einer Substanz zur Bildung neuer freier Radikale führen kann.

Sie können
- mit zahlreichen Stoffklassen reagieren,
- biologische Membranen schädigen,
- die Struktur von Nukleinsäuren, die für eine geordnete Zellteilung und Weitergabe von Erbinformationen verantwortlich sind, verändern etc.

Freie Radikale können im Stoffwechsel etwa in Makrophagen, im Gewebe unter dem Einfluss bestimmter Enzyme, in der Atemkette aber auch unter dem Einfluss von exogenen Faktoren wie Nahrungsbestandteilen, Zigarettenrauch, bestimmten Medikamenten, der UV-Bestrahlung etc. **entstehen**.

Eine Vielzahl von Befunden spricht dafür, dass freie Radikale **pathophysiologische Abläufe** initiieren, die letztlich zu sehr unterschiedlichen Erkrankungen und Organschädigungen wie malignen Tumoren (vgl. Kap. 16), Arteriosklerose (vgl. Kap. 4.5), Katarakt (vgl. Kap. 13), seniler Demenz (vgl. Kap. 11) etc. führen.

Da der Organismus unter physiologischen Bedingungen ständig sowohl endogen als auch exogenen Radikalen ausgesetzt ist, verfügt er auch über **Abwehrmechanismen**.

Hierzu zählen neben Superoxiddismutase, Katalase, Glutathion, Glutathionperoxidase und Harnsäure auch die Vitamine C, E und β-Carotin. Das β-Carotin erfüllt diese Funktion unabhängig von seiner Bedeutung als Provitamin A. Zusätzlich wirken auch andere in der pflanzlichen Nahrung enthaltenen Carotinoide, die nicht in Vitamin A umgewandelt werden können, ebenso wie Flavonoide, Polyphenole und möglicherweise andere Nahrungskomponenten (sog. sekundäre Pflanzenstoffe) im menschlichen Organismus als **Antioxidantien**.

Es gibt eine Vielzahl von Hinweisen darauf, dass dann, wenn Carotinoide und die Vitamine C und E nicht in ausreichender Konzentration zur Verfügung stehen, sich die genannten Erkrankungen mit höherer Wahrscheinlichkeit entwickeln. Von großer praktischer Bedeutung ist hier vor allem die Bedeutung freier Radikale für die **Krebsentstehung**.

Die derzeit vorliegenden Befunde über einen prophylaktischen Effekt von Carotinoiden, Vitamin C und Vitamin E berechtigen bereits dazu, eine über den derzeitigen Empfehlungen liegende Zufuhr zu fordern. Dies geschieht in den von verschiedenen Gesellschaften veröffentlichten Empfehlungen zur **Krebsprophylaxe**, in denen ausdrücklich der Verzehr von Gemüsen und Früchten zur Gewährleistung einer optimalen Zufuhr von Vitaminen und Carotinoiden gefordert wird. Gleiches gilt für die Vorbeugung arteriosklerotischer Gefäßerkrankungen und der Kataraktbildung.

> Nach derzeitigem Wissensstand werden bei gesunden Erwachsenen, die keinem speziellen oxidativen Stress ausgesetzt sind, „präventive" Plasmaspiegel mit folgender täglicher Zufuhr erreicht: Vitamin C ca. 75–150 mg, Vitamin E ca. 15–30 mg und β-Carotin ca. 2–4 mg [19].

Zigarettenraucher haben einen Mehrbedarf an Vitamin C (ca. 50–100 mg) und β-Carotin, möglicherweise auch an anderen Antioxidantien wie Vitamin E.

Die **Zufuhr** von Vitaminen und an β-Carotin soll, wenn eben möglich, **in Form von Obst und Gemüse** erfolgen. Nur so ist eine ausreichende Aufnahme an sekundären Pflanzenstoffen, Carotinoiden und Ballaststoffen gewährleistet.

Supplemente sind dann indiziert, wenn sich diese Forderung nicht realisieren lässt.

Analgetische Wirkung hoher B-Vitamin-Dosen

Seit langer Zeit wird die Frage eines schmerzstillenden Effekts der sog. **„neurotropen Vitamine"** B_1, B_6, B_{12} kontrovers diskutiert.

Es war nicht bewiesen, dass oral aufgenommene Mengen an diesen B-Vitaminen, die den Bedarf um das Hundert- bis Tausendfache überschreiten, schmerzstillend wirken, bzw. den Effekt von Analgetika bzw. Antirheumatika verbessern.

Weiterhin wurde angenommen, dass die den „physiologischen Bedarf" weit überschreitenden Mengen an B-Vitaminen nur unzureichend resorbiert bzw. schnell wieder ausgeschieden würden, ohne die Gewebekonzentration wesentlich zu erhöhen. Neuere Untersuchungen konnten zeigen, dass mit Zunahme der Vitaminzufuhr ein größerer Anteil in den Körper gelangt, auch wenn mit steigender Dosierung die prozentuale Resorptionsquote sinkt. Es gilt jetzt als gesichert, dass durch orale Vitaminzufuhr die Plasmakonzentration gesteigert werden kann.

Neuere kontrollierte, randomisierte Doppelblindstudien haben nun belegt, dass z. B. Schmerzen, ausgelöst durch degenerative Wirbelsäulenerkrankungen, schneller und stärker reduziert werden können, wenn analgetisch bzw. antiphlogistisch wirkende Substanzen **in Kombination** mit den genannten B-Vitaminen verabreicht werden. Hierdurch lässt sich offenbar eine **Schmerzlinderung** sowohl schneller als auch mit einer geringeren Dosis von nichtsteroidalen Antiphlogistika erreichen.

Der Wirkort der Vitamine ist unbekannt. Es wird angenommen, dass der Wirkung Effekte am Zentralnervensystem zugrunde liegen [31, 151].

Effekte hoher Vitamin-B_6-Dosen bei neurologischen, psychiatrischen und anderen Erkrankungen

Mit Dosen von 100 mg bis einigen Gramm pro Tag wurden positive Effekte bei den verschiedensten Erkrankungen wie Carpaltunnelsyndrom, prämenstruelles Syndrom, Schizophrenie, Depressionen, Autismus, Lernschwierigkeiten, Schwindel unklarer Genese, Hyperemesis gravidarum etc. berichtet. In keinem Falle sind die positiven Therapieerfolge ausreichend wissenschaftlich belegt (Lit. bei [12]).

Effekt hoher Nikotinsäuredosen auf den Lipidstoffwechsel

Der den Cholesterinspiegel senkende Effekt von Nikotinsäure in einer Dosis zwischen 3 und 6 g/Tag gilt als gesichert [250].

1.7.5 Fälschlich als Vitamine bezeichnete Substanzen

Vitamine sind lebensnotwendige organische Substanzen, die im menschlichen Organismus nicht bzw. nicht ausreichend synthetisiert werden können und nicht, wie etwa essentielle Fettsäuren oder essentielle Aminosäuren, als Energielieferanten oder Körperbausteine dienen können.

Trotz eindeutiger Definition werden immer wieder z. T. aus kommerziellen Gründen Substanzen als Vitamine bezeichnet, deren Wirkung nicht der genannten Definition entspricht.

Coenzym Q_{10}, Ubichinon 10 („Vitamin Q_{10}")

Das Coenzym Q_{10} ist ein Ubichinon, das 10 Isopreneinheiten enthält. Es bestehen **strukturelle Ähnlichkeiten** zum Vitamin E und Vitamin K.

Die Substanz kommt in unseren Lebensmitteln **weitverbreitet** vor. Besonders reich an Coenzym Q_{10} sind Muskelfleisch, Leber, Fisch und Eier. Aber auch pflanzliche Lebensmittel enthalten dieses und andere Coenzyme Q mit weniger Isopreneinheiten, die im Organismus in Coenzym Q_{10} umgewandelt werden.

Das genannte Ubichinon wird weiterhin im menschlichen Organismus aus den Aminosäuren Tyrosin und Phenylalanin synthetisiert.

Coenzym Q_{10} hat wichtige **Funktionen** beim Energiestoffwechsel (essentielles Glied beim Elektronentransport in der Atmungskette) und hat antioxidative Eigenschaften.

Die **Konzentration** in den verschiedenen Geweben nimmt mit zunehmendem Lebensalter ab. Insbesondere im Herzmuskel liegt die Konzentration im höheren Alter um 50–60 % unter der im mittleren Lebensalter. Auch bei verschiedenen Herzmuskelerkrankungen wurden niedrige Konzentrationen gefunden.

Die heute häufig zur Therapie der Hypercholesterinämie eingesetzten HMG-CoA-Reduktaseinhibitoren können die Ubichinonsynthese im Körper deutlich hemmen [74].

Ausgehend von der Tatsache, dass im Alter und bei Herzmuskelerkrankungen vergleichsweise niedrige Konzentrationen der für den Energiestoffwechsel wichtigen Substanz gefunden werden, wurden Therapieversuche bei verschiedenen Herzerkrankungen durchgeführt. Die Ergebnisse dieser Studien sind uneinheitlich und können derzeit noch nicht als ausreichende Basis für die Supplementierung von Coenzym Q_{10} angesehen werden.

In der Laienpresse wird derzeit „Vitamin Q_{10}" als Herzwunder, Energievitamin etc. empfohlen. Ob eine **Ergänzung der Nahrung** mit Coenzym Q_{10} bei bestimmten Erkrankungen und im höheren Lebensalter Vorteile bietet, bedarf der weiteren kritischen und exakten Untersuchung [154, 173, 184].

Orotsäure („Vitamin B_{13}")

Im menschlichen Organismus ausreichend synthetisierte Substanz mit Wirkung auf den Pyrimidinstoffwechsel. Positive Wirkungen auf verschiedene Erkrankungen, z. B. chronische Lebererkrankungen, wurden diskutiert.

Pangamsäure („Vitamin B_{15}")

Ein in den USA bis zum Verbot durch die FDA zur Förderung der Sauerstoffversorgung des Organismus und zur Krebstherapie in den Handel gebrachtes Präparat, mit nicht konstanter Zusammensetzung verschiedener organischer Substanzen, hergestellt aus Hafer, Reis, Hefe, Leber etc. Nach Untersuchungen mit dem Ames-Test **mutagene Wirkung** [213].

Amygdalin („Vitamin B_{17}")

Dieses aus Kernen von Aprikosen und anderem Steinobst isolierte cyanogene Glykosid befindet sich in den USA unter der Bezeichnung Laetrile im Handel.

Durch die Salzsäure des Magens, aber auch durch enzymatische Spaltung, kann **Blausäure** aus Amygdalin freigesetzt werden. Befürworter des therapeutischen Einsatzes von Amygdalin glauben, dass freigesetzte Blausäure durch Bildung von Thiocyanat entgiftet wird. Tödliche Zwischenfälle sind jedoch der Beweis dafür, dass die Substanz ab einer gewissen Dosis **hochtoxisch** wirkt.

Das bereits im Altertum therapeutisch genutzte Amygdalin wird seit Anfang der Fünfzigerjahre in den USA zur Therapie verschiedener Erkrankungen, insbesondere von Malignomen empfohlen. Bei exakter klinischer Prüfung konnte **keinerlei positiver Effekt** auf den Krankheitsverlauf nachgewiesen werden [213].

Essentielle Fettsäuren („Vitamin F")

Obwohl essentiell, sind diese Fettsäuren aufgrund der eingangs genannten Definition keine Vitamine.

Bioflavonoide („Vitamin P")

Zur Substanzgruppe der in vielen Pflanzen enthaltenen Flavonoide gehörend, mit angeblich positivem Effekt auf die Gefäßpermeabilität (**Permeabilitäts-Vitamin**). Zu dieser Substanzgruppe gehört das Rutin, von dem normalisierende Effekte auf die Gefäßpermeabilität angenommen werden.

Nicht-nutritive Wirkstoffe (sekundäre Pflanzenstoffe, Plant-chemicals, Phytochemicals)

Bis vor wenigen Jahren hat sich die Ernährungswissenschaft und Ernährungsmedizin ausschließlich mit folgenden Fragen befasst:
- Nährstoffbedarfsdeckung (sicheres Vermeiden von Mangelzuständen),
- Prophylaxe von Erkrankungen durch Optimierung der Nährstoffrelation (z. B. Kohlenhydrat-Fett-Relation, Relation zwischen ω-3- und ω-6-Fettsäuren),
- prophylaktische Wirkung hochdosierter über dem Bedarf liegender Zufuhr an bestimmten Nährstoffen (z. B. hochdosierte Zufuhr an antioxidativen Vitaminen, bestimmten Spurenelementen etc.).

Aus der Gruppe der nicht-nutriven Wirkstoffe interessierten bisher lediglich die Ballaststoffe (vgl. Kap. 1.11). Erkenntnisse der letzten Jahre haben ergeben, dass unsere pflanzlichen Lebensmittel eine Vielzahl bisher unbeachteter **Substanzen mit hoher biologischer Aktivität** enthalten.

Die Lebensmittelindustrie wird in Zukunft vermehrt Produkte mit hohem Gehalt an solchen **präventiv wirkenden Inhaltsstoffen** zur Vorbeugung von Erkrankungen herstellen. Gentechnologische Verfahren bieten sich an, um den Gehalt an diesen Wirkstoffen in Pflanzen zu erhöhen. Diese mit gesundheitsfördernden Substanzen angereicherten Lebensmittel werden auch als **Designer food**, **Nutraceuticals** oder **Functional food** bezeichnet.

Wesentliche, zu den nicht-nutritiven Wirkstoffen zählende Substanzgruppen

Carotinoide

Carotinoide sind gelb-rote, fettlösliche Pigmente, von denen etwa 500–600 verschiedene Varianten in Pflanzen und Tieren vorkommen. Sie geben vielen Pflanzen und Früchten ihre charakteristische Farbe. Auch grüne Pflanzen sind oft reich an Carotinoiden. Ihre Farbe wird vom Grün des Chlorophylls überdeckt. Pflanzen dienen Carotinoide als **Schutz vor photooxidativen Schäden**. Auch nach der Resorption aus pflanzlichen Lebensmitteln schützen sie den tierischen Organismus vor reaktiven Sauerstoffspezies („**oxidativem Stress**").

Im Plasma des Menschen lassen sich unter den bei uns üblichen Ernährungsbedingungen etwa 40 verschiedene Carotinoide nachweisen. Die große Gruppe der unter dem Sammelbegriff Carotinoide zusammengefassten Substanzen wird in zwei Gruppen unterteilt:
- die nur aus Wasserstoff und Kohlenstoff zusammengesetzten **Carotene** und
- die sog. Oxycarotinoide (**Xanthophylle**), die auch Sauerstoff enthalten.

Die wichtigsten Vertreter der ersten Gruppe sind α-Carotin, β-Carotin und Lycopin, der zweiten Zeaxanthin, Lutein und β-Cryptoxanthin.

Abgesehen von der bereits genannten antioxidativen Wirkung, fördern die Carotinoide die Kommunikation über sog. **Gap junctions** zwischen Körperzellen. Gap junctions sind Proteinbrücken zwischen benachbarten Zellen, die aus spezifischen Proteinen (**Connexinen**) bestehen. Diesen Proteinbrücken kommt bei der Karzinogenese (vgl. Kap. 16) eine entscheidende Bedeutung zu.

Die vermehrte Bildung von Connexinen und die damit einhergehende Verbesserung der Kommunikation zwischen Zellen ist ein Grund für den **karzinoprotektiven Effekt** der Carotinoide.

Ein Teil der Carotinoide (etwa 10 %) hat **Provitamin-A-Eigenschaften.** Spezielle strukturelle Eigenschaften sind die Voraussetzungen für den Grad der Umwandlung in Vitamin A. β-**Carotin** besitzt die höchste Vitamin-A-Aktivität.

Vitamin A findet sich nicht in Pflanzen. Nur im tierischen Organismus kann es aus Carotinoiden gebildet werden.

1.7 Vitamine

> Auch bei hoher Aufnahme mit der Nahrung richtet sich das Ausmaß der **Vitamin-A-Synthese** immer **nach dem Bedarf**, sodass es auch bei sehr hoher Carotinoidzufuhr nicht zu Vitamin-A-Intoxikationen kommen kann (vgl. Abschn. 1.7.3).

Da bis vor wenigen Jahren fast ausschließlich das β-Carotin als entscheidendes Provitamin A interessierte, während die Bedeutung der antioxidativen Eigenschaften der übrigen Carotinoide für die Prophylaxe vieler Erkrankungen noch nicht erkannt war, finden sich in den meisten Nährwerttabellen nur Angaben über den Gehalt an β-Carotin.

Die verschiedenen Carotinoide finden sich in den einzelnen Gemüse- und Obstsorten in sehr unterschiedlicher Menge. In Tabelle 1-7 sind die **Konzentrationen der wichtigsten Carotinoide** in einigen Gemüse- und Obstsorten aufgelistet. Die Werte zeigen, dass β-Carotin das verbreitetste Carotinoid ist, dass aber der Gehalt an anderen Carotinoiden häufig wesentlich höher liegt. Dies gilt beispielsweise für **Lutein** in Spinat und verschiedenen Kohlsorten oder den Gehalt an **Lycopin** in Tomaten. Cryptoxanthin findet sich reichlich in Zitrusfrüchten und Zeaxanthin in Mais.

Die im Handel befindlichen **Polyvitaminpräparate** enthalten ausschließlich β-Carotin und sind folglich nicht in der Lage, die gesamte Palette der in Obst und Gemüse enthaltenen antioxidativen Wirkstoffe zu substituieren. Dies ist ein wesentliches Argument für den regelmäßigen Verzehr dieser Lebensmittel.

Es wird derzeit versucht, aus natürlichen Quellen, die reich an den verschiedenen Carotinoiden (z. B. die Alge Dunaliella salina) sind, diese zu extrahieren, um Präparate mit breitem Spektrum an Carotinoiden herstellen zu können.

Carotinoide werden schlecht, zwischen etwa 2 und 50 % schwankend, resorbiert. Das Ausmaß der **Resorption** ist wesentlich vom jeweiligen Lebensmittel, von der Art der Verarbeitung (mechanische Zerkleinerung, Hitzebehandlung), der Kombination mit anderen Lebensmitteln, insbesondere mit Fett etc., abhängig (vgl. Abb. 1-22). Die gastrointestinalen Voraussetzungen für die Resorption entsprechen im Wesentlichen denen von Fett und fettlöslichen Vitaminen.

Nach der Freisetzung aus dem Lebensmittel erfolgt die Einschleusung zusammen mit anderen fettlöslichen Nährstoffen in Form von **Mizellen** in die Dünndarmmukosa. Hier wird ein Teil der Carotinoide mit Hilfe spezieller Enzyme in Vitamin A umgewandelt.

Carotinoide werden eingelagert in **Chylomikronen** auf dem Lymphwege abtransportiert, gelangen in die Blutbahn und von hier zur Leber bzw. in die übrigen Gewebe, wo eine gewisse **Speicherung** im Fettgewebe stattfindet. In der Leber erfolgt eine Umverteilung der Carotinoide auf alle

Tabelle 1-7 Carotinoid-Gehalt von Früchten und Gemüsen. Medianwerte für sechs Carotinoide in Mikrogramm (µg) je 100 Gramm. Die mit (*) markierten Carotinoide haben Provitamin-A-Aktivität (nach [161]).

Frucht, Gemüse oder Zubereitung	β-Carotin (*) µg/100 g	α-Carotin (*) µg/100 g	Lutein und Zeaxanthin µg/100 g	Lycopin µg/100 g	β-Cryptoxanthin (*) µg/100 g
Brokkoli, gekocht	1 300		1 800		
Rosenkohl	480		1 300		
Karotten, roh	7 900	3 600	260		
Karotten, gekocht	9 800	3 700			
Bohnen, grün	630	44	740		
Erbsen, grün	350	16	1 700		
Grünkohl	4 700		21 900		
Salate	1 200		1 800		
Paprika, rot	2 200	60			
Spinat, gekocht	5 500		12 600		
Pampelmuse	1 310			3 362	
Tomatensaft	900			8 500	
Tomaten, roh	520		100	3 100	
Mandarinen	38	20	20		214

Fraktionen der Lipoproteine, wobei die LDL-Fraktion mehr als die Hälfte der Gesamt-Carotinoid-Konzentration aufweist.

Epidemiologische Studien haben gezeigt, dass die erhöhte Aufnahme von Carotinoiden mit einem verminderten Risiko für bestimmte Krankheiten einhergeht. Dazu gehören:
- altersbedingte Degeneration der Macula lutea (vgl. Kap. 13),
- kardiovaskuläre Erkrankungen (vgl. Kap. 4.1.3)
- sowie verschiedene Krebsarten (vgl. Kap. 16).

Polyphenole

Hierunter werden eine Vielzahl von Substanzen zusammengefasst, deren Struktur sich vom Phenol ableitet. Die größte und bedeutendste Gruppe, die in unterschiedlichen Konzentrationen in Gemüse, Obst, Gewürzpflanzen und grünem bzw. schwarzem Tee vorkommt, ist die der **Flavonoide**. Der Flavonoidgehalt ist besonders hoch in Äpfeln, Birnen, Pflaumen, Aprikosen, roten Weintrauben, Grünkohl, Brokkoli, Zwiebeln und Rotwein.

Die am häufigsten vorkommenden Flavonoide sind das **Quercetin** (s. Abb. 1-24) mit einer hohen antioxidativen Potenz, Kaempherol, Myricetin, Luteolin, Catechin etc.

Je nach Ernährungsgewohnheiten werden Flavonoide in den verschiedenen Ländern in sehr unterschiedlichen Mengen aufgenommen. Basierend auf der Analyse der fünf häufigsten in der Nahrung vorkommenden Flavonoide ist die Zufuhr sehr unterschiedlich (Tab. 1-8 [112]).

> Rotweine, insbesondere Chianti- und Bordeauxwein, sind reich an Quercetin und Myricetin. Hierauf beruht die Spekulation um das sog. **French paradox** (vgl. Kap. 4.5, Ernährungsprophylaxe und Ernährungstherapie, nicht-nutritive Wirkstoffe).

Weißweine enthalten nur geringe Konzentrationen an Polyphenolen. Eine hohe antioxidative Potenz besitzt nicht nur Rotwein, sondern auch roter Traubensaft [49].

Grüner und schwarzer **Tee** enthalten hohe Konzentrationen an Kaempherol und Myricetin. Am höchsten ist die Polyphenolkonzentration im grünen Tee, während bei der Herstellung von schwarzem Tee ein Teil dieser Substanzen zerstört wird.

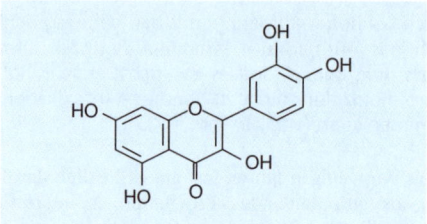

Abb. 1-24 Strukturformel des Quercetins.

Tabelle 1-8 Flavonoid-Aufnahmen in verschiedenen Ländern (nach [112]).

Land	Aufnahme (mg/d)	Hauptquellen
Japan	70	Tee, Zwiebel, Äpfel
Finnland	3	Äpfel, Zwiebel
Niederlande	23	Zwiebel
Italien	34	Rotwein
Kroatien	58	Zwiebel
Griechenland	17	Zwiebel, Äpfel, Wein
USA	12	Zwiebel, Äpfel

Phytoöstrogene

> Wegen der dem Östrogen ähnlichen molekularen Struktur binden diese chemisch zu den Polyphenolen zählenden Substanzen an Östrogenrezeptoren. Die **hormonelle Aktivität** ist jedoch deutlich geringer als von dem im Säugetierorganismus gebildeten Östrogen.

Unterschieden werden die Gruppen **Isoflavonoide** und Lignane. Die erstgenannte Gruppe findet sich fast ausschließlich in der **Sojabohne** und den hieraus hergestellten Produkten.

Lignane sind Bestandteile von Pflanzenzellen. Sie dienen der Pflanze als Ausgangssubstanz für die Synthese von Lignin. Von der Darmflora werden sie in sog. Säugetierlignane wie etwa das Enterolacton umgewandelt, von der Darmwand resorbiert und nach Konjugation mit Glucuronsäure in der Leber im Harn ausgeschieden. Die Lignankonzentration ist mit etwa 800 mg/kg in **Leinsamen** besonders hoch. Andere pflanzliche Lebensmittel enthalten wesentlich geringere Konzentrationen, so z. B. Weizenkleie 8, Roggenmehl etwa 6, Weizenmehl 0,4 und Sojamehl 2–3 mg/kg.

Phytoöstrogene **wirken** nach derzeitigem Wissensstand stimulierend auf das Immunsystem, sie verringern die Symptomatik während der Menopause und beugen kardiovaskulären und malignen Erkrankungen vor.

Phytosterine

Glucosinolate

Glucosinolate kommen in Kreuzblütlern (Kruziferen) wie Kohlgewächsen, Senf, Meerrettich, Kresse etc. vor und werden nach mechanischer Zerkleinerung durch ein in diesen Pflanzen vorkommendes Enzym in Isothiozyanate, Thiozyanate und Indole abgebaut. Dies sind Substanzen, denen ein **protektiver Effekt bei der Karzinogenese** zukommt (vgl. Kap. 16).

Da Isothiozyanate und Thiozyanate hemmend auf den Jodeinbau in der Schilddrüse wirken, fördern sie die Kropfbildung. Hoher Verzehr an Kohlgemüse kann bei gleichzeitig geringer Jodversorgung die Entstehung einer Struma (**„Kohlkropf"**) begünstigen.

Terpene

Bekannte Aromastoffe wie Menthol im Pfefferminzöl, das Limonen im Zitronenöl und das Carvon im Kümmelöl gehören zur Gruppe der Terpene. Auch diese Substanzgruppe besitzt antikarzinomatöse Eigenschaften (vgl. Kap. 16).

1.8 Wasser, Mineralstoffe und Spurenelemente

1.8.1 Wasser

> Beim Erwachsenen entfallen etwa 60 % des Körpergewichts auf das Körperwasser. Diese 60 % verteilen sich zu rund 33 % auf das Zellinnere und zu 27 % auf den Extrazellulärraum, den man wiederum in interstitiellen und intravaskulären Raum unterteilen kann.

Der fortwährende **Wasserverlust** wird durch Getränke, das in Lebensmitteln enthaltene Wasser und durch das bei der Oxidation Energie liefernder Nährstoffe frei werdende Wasser ersetzt.

Der tägliche Wasserverlust über die Lungen liegt bei geringer körperlicher Aktivität bei etwa 400 ml, über die Haut bei körperlicher Ruhe und Zimmertemperatur etwa bei 600 ml/Tag. Insbesondere der letztgenannte Wert kann in Abhängigkeit von Körper- und Umgebungstemperatur, Art der Bekleidung etc. in großen Bereichen variieren.

Der Wasserverlust mit den Fäzes ist mit 100–200 ml/Tag beim Gesunden vergleichsweise gering.

> Bei einem Wasserverlust von 10 % können bereits Verwirrtheitszustände und bei einem Verlust von mehr als 20 % der Tod eintreten.

Mit Hilfe verschiedener **Regulationsmechanismen** versucht der Organismus den für einen optimalen Ablauf vieler Körperfunktionen wichtigen Wasserbestand konstant zu halten.

Das entscheidende Organ zur Regulation des Wasserhaushaltes ist die **Niere**. Sie scheidet bei hohem Wasserangebot einen hypoosmolalen und bei Wassermangel einen hyperosmolalen Harn aus. Die Wasseraufnahme wird durch das Durstempfinden gesteuert.

Wasserausscheidung über die Niere und Durstempfinden werden über gleiche Regulationssysteme gesteuert. Dies sind im Wesentlichen das **antidiuretische Hormon Adiuretin (Vasopressin)** und das **Angiotensin II**. Das im Hypothalamus gebildete antidiuretische Hormon hemmt die Diurese. Es wird bei einem Anstieg der Plasmaosmolalität vermehrt freigesetzt. In der Niere hemmt es die Wasserrückresorption und vermindert so den Wasserverlust mit dem Harn.

Zwei weitere, an der Regulation des Wasser- und Natriumhaushaltes mitbeteiligte Hormonsysteme sind der für die Freisetzung von Aldosteron verantwortliche **Renin-Angiotensin-Mechanismus** und das **atriale natriuretische Peptid**.

Das in der Nebennierenrinde gebildete Aldosteron steigert die Natriumrückresorption in der Niere und wirkt so hemmend auf die Wasserausscheidung.

Das atriale natriuretische Peptid wird im Herzen dann freigesetzt, wenn es zu einer Zunahme des Blutvolumens und damit einer Dehnung der Herzvorhöfe kommt. Dieses Peptidhormon fördert in der Niere die Natrium- und damit auch die Wasserausscheidung und wirkt so senkend auf das Blutvolumen.

Eine erhöhte Kochsalzzufuhr (vgl. Kap. 6) und ein hoher Proteinverzehr (Zunahme der harnpflichtigen Substanzen, insbesondere von Harnstoff) steigern den **Wasserbedarf**. Folgende Men-

gen an **Oxidationswasser** entstehen im Stoffwechsel beim Abbau von je 100 g
- Fett: 107 ml,
- Eiweiß: 41 ml,
- Kohlenhydrate: 55 ml.

Gelöst sind im Körperwasser **nichtionisierende Substanzen** wie Glucose, Harnstoff, Harnsäure, Aminosäuren etc. und ionisierende wie Natrium, Kalium, Magnesium, Chlorid, Phosphat etc.

> Als **Osmolalität** bezeichnet man die Menge an gelösten Substanzen in einer Flüssigkeit, bezogen auf ein Kilogramm des Lösungsmittels, in diesem Fall Wasser.

Die Osmolalität wird angegeben in **mosmol/kg H_2O**.

> Der Begriff **Osmolarität** bezieht sich auf das Flüssigkeitsvolumen von einem Liter.

Angegeben wird die Osmolarität in **mosmol/l**.

Das **Blutplasma** hat eine Osmolalität von ca. 290 mosmol/kg, was einer Osmolarität von etwa 270 mosmol/l entspricht. Diese Differenz beruht auf der Tatsache, dass 1 Liter Blutplasma aufgrund des hohen Gehaltes an Protein nur 0,93 kg Wasser enthält.

> Ausgehend von der Osmolalität des Blutplasmas werden Lösungen als isoton, hyperton oder hypoton bezeichnet. Der osmotische Druck einer isotonen Lösung entspricht dem des Blutplasmas.

Psychiatrische Patienten nehmen gelegentlich extreme Mengen an Trinkwasser auf. Hierdurch können – trotz intakter Nierenfunktion – die normalen Regulationsmechanismen überfordert werden, sodass es zu dem Krankheitsbild der akuten **Wasserintoxikation** kommt.

Die Vermehrung des Körperwassers hat eine Verdünnung der gelösten Substanzen zur Folge, die sich in erster Linie in einer **Hyponatriämie** äußert. Damit das osmotische Gleichgewicht erhalten bleibt, kommt es zu einer Verschiebung von Wasser aus dem Extra- in den Intrazellulärraum und damit zu einer **Schwellung der Hirnzellen**. Da sich diese wegen der Starrheit der Schädelkalotte nicht ausdehnen können, hat das durch Wassereinstrom bedingte Hirnödem eine Erhöhung des intrakraniellen Drucks zur Folge.

Neurologische Symptome wie Kopfschmerzen, Erbrechen, Bewußtseinsstörungen bis hin zum Koma sind für die Wasserintoxikation typisch [20, 197].

Säure-Basen-Haushalt

Eng verbunden mit den Problemen des Wasser- und Elektrolytstoffwechsels ist die Regulation des Säure-Basen-Haushaltes. Die Wasserstoffionenkonzentrationen im Plasma und in der Extrazellularflüssigkeit werden mit Hilfe verschiedener Regulationssysteme in engen Grenzen (**pH 7,36 bis 7,44**) konstant gehalten.

Die im Stoffwechsel anfallenden Säuren stammen aus dem bei der Fett- und Kohlenhydratverbrennung anfallenden **Kohlendioxid** und aus nicht-flüchtigen Säuren des Aminosäurestoffwechsels.

Kohlendioxid steht mit seiner hydratierten Form, der Kohlensäure (H_2CO_3), im Gleichgewicht und beeinflusst daher den pH-Wert und die Bikarbonatkonzentration im Extrazellulärraum.

Für die Protonenbilanzen wichtiger sind die beim Abbau schwefelhaltiger Aminosäuren anfallenden **Sulfationen**. Die Schwefelatome der Aminosäuren Methionin und Cystein werden in der Leber zu Schwefelsäure oxidiert und liefern durch Dissoziation zu Sulfat Protonen.

> Im Wesentlichen wird der pH-Wert des Plasmas und der Extrazellulärflüssigkeit durch Puffersysteme im Extrazellulärraum (Bikarbonat-Phosphat- und Proteinpuffer) und die renale Säureexkretion reguliert.

In einer Reihe von Verordnungen sind Qualität, Menge und Art an gelösten Substanzen etc. des Wassers für den menschlichen Verzehr festgelegt; nachfolgend die wesentlichen Aussagen der z.T. sehr vielschichtigen und komplexen Regelungen, die dem Schutze des Verbrauchers dienen.

Trinkwasser

In der Trinkwasserverordnung* sind die mikrobiologische und chemische Beschaffenheit sowie die sensorischen Anforderungen an das Trinkwasser festgelegt.

> Trinkwasser muss regelmäßig auf das Vorkommen von toxischen Schwermetallen und anderen gesundheitsgefährdenden Substanzen untersucht werden, die z.T. über aufbereitetes Oberflächenwasser in das Trinkwasser gelangen.

---

* Verordnung über Trinkwasser und über Wasser für Lebensmittelbetriebe (Trinkwasserverordnung) vom 5. Dezember 1990, BGBl. I, S. 2612

Die vom Gesetzgeber festgelegten **Grenzwerte** beziehen sich auf Arsen, Blei, Cadmium, Chrom, Cyanide, Fluoride, Nickel, Nitrat, Nitrit, Quecksilber sowie die polyzyklischen Kohlenwasserstoffe. Die Höchstmenge für Nitrat, die früher bei 90 mg/l lag, wurde auf 50 mg/l gesenkt, einen Wert, der der WHO-Norm und dem europäischen Standard entspricht.

Welche Stoffe dem Wasser zugesetzt und welche Reste nach Aufbereitung noch enthalten sein dürfen, ist in Abschnitt 2 der Trinkwasseraufbereitungsverordnung festgelegt.

Natürliche Mineralwässer

Sie haben ihren Ursprung in **unterirdischen Wasservorkommen**, die **vor Verunreinigungen geschützt** sind. Ihre Gewinnung erfolgt aus natürlichen oder aus künstlich erschlossenen Quellen.

Zusammensetzung, Temperatur und sonstige Merkmale sind im Rahmen natürlicher Schwankungen konstant. Mineralwässer bedürfen einer **amtlichen Anerkennung***, die nur dann erteilt wird, wenn vorgeschriebene mikrobiologische, hygienische, physikalische und chemische Anforderungen gewährleistet sind.

Weitere Anforderungen beziehen sich auf die **Kennzeichnung**, z. B. darf Wasser mit einem Fluoridgehalt von mehr als 5 mg/l nur in den Verkehr gebracht werden, wenn auf der Fertigpackung deutlich sichtbar der Warnhinweis angebracht ist, dass dieses Wasser wegen des erhöhten Fluoridgehaltes nur in begrenzten Mengen verzehrt werden darf.

Grenzwerte sind für eine Reihe von Stoffen wie Arsen, Cadmium, Quecksilber, Nickel, Blei etc. vorgeschrieben.

> Aufgrund ihres Gehaltes an Mineralstoffen, Spurenelementen oder sonstigen Bestandteilen besitzen Mineralwässer bestimmte **ernährungsphysiologische Wirkungen**.

Mineralwässer enthalten mehr als 1000 mg gelöste Mineralstoffe und mehr als 250 mg freie Kohlensäure in einem Liter. Ein Wasser kann jedoch auch bei einem geringen Gehalt an Mineralstoffen als Mineralwasser anerkannt werden, wenn den gelösten Substanzen eine ernährungsphysiologische Wirkung zugesprochen und den Kennzeichnungsvorschriften entsprechend kenntlich gemacht wird.

Quellwässer

Sie haben ihren Ursprung in einem unterirdischen Wasservorkommen und werden über natürliche oder künstlich erschlossene Quellen gewonnen. Quellwässer werden bei der Herstellung – wenn erforderlich – **enteisent, entschwefelt** oder **von Kohlendioxid befreit**. Es gelten bei allen Inhaltsstoffen die gleichen Anforderungen wie bei Trinkwasser.

Bezeichnungen, die zu Verwechslungen mit natürlichem Mineralwasser führen können, sowie geographische Bezeichnungen und Hinweise auf die chemische Zusammensetzung sind unzulässig.

Tafelwässer

Es handelt sich um Wässer, denen eine oder mehrere **Zutaten** wie Sole, Meerwasser, Natriumchlorid, Kalziumchlorid etc. **zugesetzt** wurden.

Neue Getränketypen

Seit einigen Jahren werden neue Getränketypen **(functional drinks)** mit anregenden, leistungssteigernden und gesundheitsfördernden Eigenschaften von der Lebensmittelindustrie in den Handel gebracht. Folgende vier Kategorien mit unterschiedlichen Aussagen zur Wirkung, aber z. T. identischen Inhaltsstoffen werden unterschieden:

- **Sportgetränke:** Sie ersetzen Verluste an Wasser und Nährstoffen bei hoher körperlicher Belastung (Leistungs- und Hochleistungssport). Dies gilt insbesondere für den Mineralstoffverlust über den Schweiß (enthält pro Liter ca. 1200 mg Natrium, 1000 mg Chlorid, 300 mg Kalium, 160 mg Kalzium und 36 mg Magnesium).
  Ein Zusatz von Mono- und Oligosacchariden dient der schnellen Bereitstellung von Energie. Die Kohlenhydratkonzentration soll 5–8 % nicht übersteigen, da sich unter höheren Konzentrationen die Magenentleerung verzögert.

- **Energy Drinks:** Die Werbung für diese Produkte verspricht Wohlbefinden, Glücksgefühl, Gesunderhaltung, Leistungssteigerung etc. Inhaltsstoffe sind Kohlenhydrate, Coffein, Tau-

---

* Verordnung über natürliches Mineralwasser, Quellwasser und Tafelwasser – Mineral- und Tafelwasserverordnung v. 1. Aug. 1984, BGBl. I, S. 1036. Letzte Änderung durch die 5. ZuständigkeitsanpassungsVO 1993, BGBl. I, S. 278

rin, verschiedene wasserlösliche Vitamine, Glucuronolacton, Inosit und z. T. Pflanzenextrakte etwa aus Guaranà, einer coffeinhaltigen Frucht aus Südamerika.

Der **Coffeingehalt** liegt bei der Mehrzahl der Produkte bei 320 mg/l (Kaffee enthält je nach Art der Herstellung 350–1100 mg/l und Schwarzer Tee 150–350 mg/l).

Ein leistungssteigernder Effekt von **Taurin** ist nicht belegt. Die nichtessentielle Substanz wird sowohl im Organismus synthetisiert als auch mit tierischen Lebensmitteln aufgenommen.

- **Wellness Drinks:** Sie sollen das Wohlbefinden steigern. Inhaltsstoffe sind Coffein, Vitamine etc.

- **Nährstoffangereicherte Getränke:** In zunehmendem Maße werden Erfrischungsgetränke, Fruchtsäfte und Milchprodukte mit Nährstoffen, meist Vitaminen, β-Carotin und Mineralstoffen, angereichert.
In Einzelfällen kann eine solche Anreicherung sinnvoll genutzt werden. So können z. B. mit Kalzium angereicherte Fruchtsäfte das Defizit an Kalzium dann vermeiden, wenn Kinder Milch und Käse ablehnen (vgl. Kap. 8).
Abzulehnen ist jedoch der Zusatz von verschiedenen Vitaminen und β-Carotin. Bei dem z. T. hohen Konsum verschiedener angereicherter Produkte kommt es zu einer unkontrollierten Aufnahme von Vitaminen und β-Carotin.

Sog. **ACE-Getränke** enthalten Zusätze von β-Carotin, Vitamin C und E, z. T. auch von Eicosahexaensäure, einer ω-3-Fettsäure. Solche Getränke werden auch als **Performance-Drinks** bezeichnet.

1.8.2 Mineralstoffe

Die Mineralstoffe als anorganische Nahrungsbestandteile werden aufgrund ihrer Konzentration im Körper wie auch der Mengenverhältnisse im täglichen Bedarf in **Mengen-** und **Spurenelemente** unterteilt.

> Die willkürliche Unterteilung besagt, dass anorganische nichtenergieliefernde Nahrungsbestandteile ab einer Konzentration von mehr als 50 mg/kg Körpergewicht als Mengen- und unterhalb dieser Grenze als Spurenelemente bezeichnet werden.

Lediglich Eisen zählt, obwohl seine Konzentration bei etwa 60 mg/kg Körpergewicht liegt, zu den Spurenelementen.

Im **Zellinneren** findet sich eine relativ hohe Kalium- und Phosphatkonzentration, während in der **extrazellulären Flüssigkeit** die Natrium- und Chloridionen überwiegen.

Durch aktive Stoffwechselprozesse (**Natriumpumpe**) an der Zellmembran wird ein Einstrom von Natrium in die Zelle verhindert und damit die unterschiedliche Natrium- und Kaliumkonzentration zwischen intra- und extrazellulärem Raum aufrechterhalten.

Neben den genannten Ionen finden sich in geringer Konzentration sowohl in der intrazellulären als auch in der extrazellulären Flüssigkeit vorwiegend Kalzium-, Magnesium-, Bicarbonat- und Sulfationen neben Proteinen und organischen Säuren.

> Der gesunde Organismus hat die Fähigkeit, trotz Zufuhr von Wasser und Elektrolyten mit der Nahrung die Konzentration der Elektrolyte in engem Bereich konstant zu halten.

Die zur Gewährleistung einer optimalen Versorgung mit Mineralstoffen und Spurenelementen erforderliche **tägliche Zufuhr** findet sich in den Empfehlungen für die Nährstoffzufuhr der Deutschen Gesellschaft für Ernährung [67].

Eine Reihe industrieller und auch küchentechnischer Verfahren können den Gehalt der Nahrung an Mineralstoffen und Spurenelementen erheblich reduzieren. Hierdurch ist die **Bedarfsdeckung** insbesondere an einigen Spurenelementen in den westlichen Industrieländern **gefährdet**.

Kalium

Von besonderer Wichtigkeit und praktisch-klinischer Bedeutung ist das Kalium, von dem mit der Nahrung täglich etwa 100 mmol/l aufgenommen werden. Dieses Elektrolyt findet sich in der extrazellulären Flüssigkeit in einer mittleren Konzentration von 4,5 mmol/l, während der intrazelluläre Kaliumgehalt 120–150 mmol/l beträgt.

Kalium nimmt eine **zentrale Stellung im Zellstoffwechsel,** insbesondere beim Aufbau energiereicher Phosphatverbindungen und den für die Erregung der Muskel- und Nervenzellen erforderlichen biochemischen Vorgängen, ein.

> Diese zentrale Stellung im Stoffwechsel der Muskel- und Nervenzellen hat zur Folge, dass sich bei **Kaliummangel** in erster Linie eine neuromuskuläre Symptomatik mit Adynamie der Muskulatur bis hin zu Lähmungen einstellt.

Da nicht nur die **Funktion der Skelettmuskulatur**, sondern auch die **der inneren Organe** beeinträchtigt wird, stellen sich zusätzlich Störungen der Darmfunktion mit einer Verringerung der Peristaltik bis zum paralytischen Ileus und Funktionsstörungen am Herzen in Form von Rhythmusstörungen, Herzerweiterung und typischen EKG-Veränderungen ein.

80–90 % des mit der Nahrung aufgenommenen Kaliums werden über die Niere ausgeschieden. Die **Kaliumausscheidung** mit dem Stuhl liegt im Mittel bei etwa 10 mmol/Tag (3,3–19,3 mmol/Tag). Bei einer durch Laxantien induzierten Diarrhö steigt die Kaliumausscheidung mit dem Stuhl, sodass der Laxantienabusus eine häufige Ursache des Kaliummangels ist.

Weitere **Ursachen der Hypokaliämie** sind: wiederholtes Erbrechen, Fisteldrainagen (Galle, Darm, Pankreas), Diarrhöen jeder Genese, niedrige Zufuhr von Kalium in Kombination mit Erbrechen bei der Anorexia nervosa, kaliumarme Sondenkost und parenterale Ernährung.

Natrium

Wie bereits erwähnt, ist die Verteilung des Natriums im Körper umgekehrt wie die des Kaliums. Die Konzentration in der extrazellulären Flüssigkeit beträgt etwa 140 mmol/l und in der intrazellulären nur 10 mmol/l.

Mit der Nahrung werden je nach Ernährungsgewohnheit sehr unterschiedliche Natriummengen aufgenommen, die zwischen 75 und mehr als 300 mmol/Tag schwanken (vgl. Kap. 6).

> Die Aufgabe des Natriums besteht im Wesentlichen darin, den **osmotischen Druck** der extrazellulären Flüssigkeit zu gewährleisten.

Die Bedeutung der in westlichen Industrieländern weit über dem Bedarf liegenden Natriumzufuhr für die Genese der Hypertonie und möglicherweise auch des Magenkarzinoms wird in den entsprechenden Kapiteln behandelt.

Magnesium

Ähnlich wie das Kalium findet sich auch das Magnesium vorwiegend im intrazellulären Raum und nur etwa zu 1 % in der extrazellulären Flüssigkeit.

Mit der Nahrung werden etwa **250–300 mg/Tag** aufgenommen. Die **Resorptionsrate** ist von der Höhe der Zufuhr abhängig. Im Mittel werden 35–55 % der oral zugeführten Menge resorbiert.

> **Magnesiummangel** geht mit erniedrigten Plasmakonzentrationen einher, wobei berücksichtigt werden muss, dass niedrige, für die klinische Symptomatik der Mangelversorgung verantwortliche Gewebekonzentrationen nicht unbedingt mit niedrigen Plasmakonzentrationen korrelieren müssen.

Magnesiumionen aktivieren verschiedene Enzymsysteme. Bei einem Mangel stellen sich Rhythmusstörungen des Herzens, eine neuromuskuläre Übererregbarkeit mit Neigung zu Muskelkrämpfen etc. ein.

Bei chronischem Alkoholkonsum findet sich häufig ein **Magnesiumdefizit.** Der Grund hierfür ist eine Hemmung der tubulären Rückresorption von Magnesium durch Äthylalkohol, oft in Verbindung mit einer inadäquaten Ernährung. Bei routinemäßigen Untersuchungen stationärer Patienten fand sich in 6–11 % der Fälle eine Hypomagnesiämie, wobei Schwerstkranke häufig betroffen waren.

Als **Ursachen** für die Erniedrigung der Serummagnesiumkonzentration, die häufig in Kombination mit anderen Elektrolytstörungen vorkommt, sind einseitige Ernährung, parenterale Ernährung, chronische Durchfälle und erhöhte Ausscheidung mit dem Harn als Folge einer Behandlung mit Diuretika und verschiedenen anderen Medikamenten zu diskutieren.

Insbesondere die Kombination der Hypomagnesiämie mit anderen Elektrolytstörungen begünstigt die Entstehung von **Arrhythmien** (Lit. bei [163]).

Aufgrund tierexperimenteller Untersuchungen laufen **Stressreaktionen** bei bestehendem Magnesiummangel verstärkt ab bzw. können durch die Gabe von Magnesium reduziert werden. Es gibt Hinweise dafür, dass die Empfindlichkeit des Menschen gegenüber Lärmstress mit fallender Serummagnesiumkonzentration ansteigt [36].

Es konnte darüber hinaus gezeigt werden, dass **funktionelle Beschwerden im Kindesalter**, wie Schlafstörungen, unklare abdominelle Beschwerden, rasche Ermüdbarkeit, Muskelkrämpfe, Kopfschmerzen etc., Folge eines

Magnesiummangels sein können und in 50–60 % der Fälle unter Substitution schwinden [37].

Eine Mangelversorgung an Magnesium begünstigt möglicherweise die Entstehung der **Arteriosklerose**. Hierfür spricht eine Reihe tierexperimenteller Befunde. Auch die **Blutdruckregulation** ist bis zu einem gewissen Grade von der Magnesiumversorgung abhängig. Magnesium ist zusammen mit Kalium an der Regulation des Gefäßtonus und damit an der Druckregulierung im Gefäßsystem beteiligt (Lit. bei [189]).

Kalzium

Derzeit wird in der Bundesrepublik und anderen westlichen Ländern für Jugendliche zwischen 13 und 25 Jahren eine Zufuhr von 1000 bis 1200 mg und für Erwachsene von 800 bis 900 mg Kalzium pro Tag empfohlen.

Die an neueste Erkenntnisse angepassten 1997 veröffentlichten Empfehlungen der USA raten zu einer **täglichen Zufuhr** von 1300 mg für Jugendliche von 9–18 Jahren und 1000 mg für Männer und Frauen zwischen 31–50 Jahren. Ab dem 50. Lebensjahr soll wegen der im Alter geringeren Resorption die Zufuhr bei 1200 mg/Tag liegen [53].

> Diese Empfehlung basiert wesentlich auf der Bedeutung einer optimalen Kalziumzufuhr für die **Osteoporoseprophylaxe** (s. Kap. 8.1).

Da 100 g Milch bereits 120 mg Kalzium enthalten, lässt sich die Empfehlung der Kalziumzufuhr dann, wenn **Milch** und **Milchprodukte** verzehrt werden, leicht realisieren. Wird auf Milch und Milchprodukte völlig verzichtet, so werden im Mittel nur 300 bis 400 mg Kalzium pro Tag aufgenommen. **Kalzium-** und **phosphatreiche Mineralwässer** können erheblich zur Bedarfsdeckung beitragen.

In einer vergleichenden Studie fand sich kein signifikanter Unterschied in der Kalziumresorption und Harnausscheidung von Kalzium zwischen Kalzium in Form von Milch und einem Mineralwasser reich an Kalzium (467 mg/l) und Phosphat [43].

> Nach Ergebnissen der VERA-Studie liegt die tägliche Kalziumaufnahme bei etwa 65 % der Erwachsenen unter 800 mg/Tag.

Das Kalzium liegt zu 99,9 % **im Skelettsystem** fest. Nur 0,1 % sind mobil. Im Plasma findet es sich in ionisierter Form, komplexgebunden hauptsächlich als anionischer Citratkomplex und eiweißgebunden.

Die Gegenwart von Kalzium, insbesondere in der **ionisierten Form**, ist für den normalen Ablauf verschiedener lebenswichtiger Funktionen erforderlich:
- für eine normale Membranfunktion,
- für den physiologischen Ablauf der Muskelkontraktion,
- für eine Reihe enzymatischer Vorgänge und
- für die normale Gerinnung.

Die Konzentration des Kalziums im Serum, die etwa 2 mmol/l beträgt, ist von verschiedenen Faktoren und **Regulationsmechanismen** abhängig:
- die Kalziumaufnahme mit der Nahrung,
- die intestinale, unter dem Einfluss von Vitamin D (vgl. Kap. 1.7.1) stattfindende Resorption (in geringem Umfang steigert auch Parathormon die Kalziumresorption im Darm),
- die Mobilisation aus dem Skelett bzw. die Einlagerung in das Skelett unter dem Einfluss von Parathormon und Vitamin D und
- die Ausscheidung über die Niere.

Zwischen dem in den Knochen eingelagerten und dem gelösten Kalzium besteht ein ständiger Austausch.

Dieser Auf- und Abbauprozess wird in erster Linie vom Hormon der Nebenschilddrüse, dem **Parathormon**, reguliert. Eine Erhöhung des Parathormonspiegels hat eine Aktivierung von Osteoklasten mit der Fähigkeit, Kalzium im Knochen zu mobilisieren – und folglich eine Kalziumerhöhung im Serum – zur Folge. Durch einen **Rückkoppelungsmechanismus** des Serumkalziums mit der Parathormonsekretion wird ein relativ **konstanter Serumkalziumspiegel** gewährleistet. Sinkt das Kalzium im Serum, so steigt die Parathormonsekretion und umgekehrt.

Ein weiteres, die Kalziumkonzentration im Serum regulierendes Hormon ist das in den sog. C-Zellen der Schilddrüse gebildete **Kalzitonin** (Thyreokalzitonin). Kalzitonin senkt die Serumkalziumkonzentration durch Verminderung der Kalziummobilisation im Knochen und wirkt somit dem Parathormon entgegen.

Vitamin D fördert die intestinale Resorption und die Einlagerung von Kalziumsalzen in die organische Matrix des Knochens, das Osteoid.

> Der Anteil des resorbierten, mit der Nahrung aufgenommenen Kalziums steigt bei erhöhtem Bedarf, wie z. B. Wachstum, Gravidität und Laktation.

Während der **Schwangerschaft** erfolgt überwiegend im 3. Trimenon ein Transfer von etwa 25 bis 30 g Kalzium auf den Föten. Der hierdurch bedingte **erhöhte Bedarf** geht mit einer **Steigerung der intestinalen Kalziumresorption** einher.

Während des **Stillens** verliert die Mutter ca. 210 mg/d Kalzium mit der Milch. Diese Menge wird wesentlich durch **Mobilisation aus dem Skelett** bereitgestellt, ohne dass eine vermehrte orale Zufuhr diese Mobilisation wesentlich beeinflussen könnte (Lit. bei [53]).

Die **Ausnutzung des Nahrungskalziums** ist nicht abhängig von der Löslichkeit des Kalziumsalzes.

Eine Ausnahme macht das **Calciumoxalat**. Nach dem Genuss oxalsäurereicher Nahrungsmittel wie Spinat, Rhabarber, schwarzer Tee etc. ist die Kalziumausnutzung reduziert. Im Vergleich zu Milch wird aus Spinat nur ein Zehntel des Kalziums resorbiert.

Einen ähnlichen Effekt hat das im Getreide (nur in der Kleie) vorkommende **Phytin**, das ebenfalls einen schwer löslichen, nicht resorbierbaren Komplex mit Kalzium bildet. Getreidearten mit hohem Phytingehalt haben mit Ausnahme von Hafer und Mais eine Phytaseaktivität. Kleiehaltige Produkte dieser beiden Getreide können folglich Kalzium binden und der Resorption entziehen. Nur langfristiger Verzehr großer Phytinmengen beeinträchtigt die Kalziumversorgung. In gleicher Weise wie Kalzium wird auch Eisen von Phytin gebunden.

Auch **Ballaststoffe** mit hohem **Uronsäureanteil** (vgl. Abb. 1-30) vermindern die Ausnutzung des Nahrungskalziums. Eine während langer Zeit durchgeführte ballaststoffreiche Ernährung kann u. U. die Bedarfsdeckung von Kalzium beeinträchtigen (vgl. Kap. 1.11.5).

Nicht eindeutig geklärt sind die Beziehungen zwischen dem Lactoseverzehr und der Kalziumresorption (vgl. Kap. 3.4.6). Auch andere **Kohlenhydrate** modifizieren, je nach Menge und Art, die **Kalziumresorption**.

In einer Untersuchung von Kelly u. Mitarb. [141] an Patienten mit verschiedenen Erkrankungen des Gastrointestinaltrakts und an gesunden Versuchspersonen konnte mit $^{47}CaCl_2$ gezeigt werden, dass die Wahl des Kohlenhydrats die Kalziumresorption erheblich beeinflusst und dass die bei Kranken unzureichende Utilisation von Kalzium im Intestinaltrakt durch die Wahl eines bestimmten Kohlenhydrats verbessert werden kann.

So wurde in der genannten Untersuchung eine Steigerung der Kalziumresorption um das 1,5- bis 5fache bei gleichzeitiger Gabe eines Glucosepolymers im Vergleich zur Resorption bei Gabe mit einem Standardfrühstück beobachtet.

Untersuchungen über den Einfluss verschiedener **Zucker** auf die Kalziumresorption kommen zu dem Schluss, dass alle gut resorbierbaren Zucker die Kalziumresorption fördern, während nicht bzw. schlecht resorbierbare hemmend wirken.

Ein Ersatz von Zucker, etwa durch Sorbit oder schlecht resorbierbare synthetische Disaccharide, könnte die Ausnutzung des mit der Nahrung aufgenommenen Kalziums reduzieren. Während Milchzucker bei ausreichender Lactaseaktivität in der Dünndarmmukosa die Kalziumresorption steigert, wird sie durch dieses Disaccharid bei einem Lactasemangel reduziert [96].

Das Ausmaß der Kalziumresorption aus verschiedenen Lebensmitteln – untersucht wurden Vollmilch, Kakao, Joghurt, Käse – und Calciumcarbonat schwankt zwischen 21 und 26 % und unterscheidet sich somit kaum [190].

Während Kalzium wegen des hohen Oxalsäuregehalts aus Spinat schlecht resorbiert wird, ist die Resorption aus Grünkohl wider Erwarten hoch. Vergleichsuntersuchungen mit Milch – beide Lebensmittel waren mit ^{45}Ca markiert – ergaben für Milch eine Resorption von 31 % und für Grünkohl von 41 % [106].

Die **Kalziumausscheidung** mit dem Harn und folglich die **Kalziumbilanz** werden durch Natrium und sowohl tierisches als auch pflanzliches Protein gesteigert. 500 mg Natrium steigern bei Frauen in der Menopause die Kalziumausscheidung um 10 mg, und 1 g Protein steigert die Ausscheidung um 0,5–1,5 mg (Lit. bei [53]).

Als ein entscheidender Grund für **höhere Knochendichte** und geringere Rate an Frakturen bei Afrikanern im Vergleich zu Europäern gilt die bei gleicher Resorptionsrate geringere Kalziumausscheidung mit dem Harn.

> Die **Eisenresorption** wird durch Kalzium gehemmt. Werden Milch und Käse, die Lebensmittel mit dem höchsten Kalziumgehalt, zusammen mit Fleisch verzehrt, so verringert sich die Eisenresorption um 50–60 % [101].

Eine enge Beziehung besteht zwischen dem Kalzium- und dem **Phosphatstoffwechsel**. Das bereits genannte Parathormon der Nebenschilddrüse reguliert neben der Einlagerung und Mobilisierung von Kalzium im Skelett auch die Phosphatausscheidung über die Niere.

Parathormon fördert die Phosphatausscheidung, indem es seine Rückresorption im Tubulussystem hemmt. Da Phosphationen als Kation Kalzium mitführen, hat das Hormon der Nebenschilddrüse auch indirekt einen Einfluss auf die Kalziumausscheidung. Wird unter der Wirkung von Parathormon Kalzium im Knochen mobilisiert, so kommt es gleichzeitig zu einer Freisetzung von PO$_4$-Ionen, da Kalzium in Form von Phosphatsalzen eingelagert ist.

Es besteht eine feste Beziehung zwischen Kalzium- und Phosphatbedarf. Ein **Kalzium-Phosphat-Verhältnis** in der Nahrung von **1:1,0–1,2** wird als optimal angesehen.

Phosphat

Phosphat ist in unseren Lebensmitteln **weit verbreitet.** Wesentliche Mengen werden mit Fleisch und Fleischwaren (24 %), Brot (14 %) und Käse (9 %) aufgenommen.

Exakte Angaben über die wünschenswerte Höhe der Phosphataufnahme mit der Nahrung gibt es nicht. Eine ausgeglichene Phosphatbilanz findet sich in einem weiten Bereich, der zwischen 8 und 25 mg Phosphor/kg Körpergewicht täglich liegt.

Hieraus kann man schließen, dass eine **tägliche Phosphorzufuhr** von weniger als 8 mg/kg Körpergewicht – das entspricht einer Menge von etwa 600 mg/Tag bei einem Körpergewicht von 75 kg – auf die Dauer zu einer Unterversorgung mit Phosphor führt.

Berücksichtigt werden muss bei der Beurteilung der Phosphataufnahme mit der Nahrung aber weniger die absolute Menge als die **Relation zur Kalziumaufnahme.**

> Nach den Empfehlungen für die Nährstoffzufuhr der Deutschen Gesellschaft für Ernährung aus dem Jahre 1992 sollte das **Kalzium-Phosphor-Verhältnis** 1:1,0–1,2 betragen.

Bei der empfohlenen Kalziumzufuhr von 800 mg/Tag ergibt sich somit eine Phosphorzufuhr von mindestens 800 mg täglich.

Ein **längerfristiger Phosphatüberschuss** in der Nahrung kann die Nebenschilddrüse zu einer vermehrten Parathormonsekretion stimulieren, was wiederum eine vermehrte Kalziumfreisetzung aus dem Skelett zur Folge hat.

Ein **Missverhältnis** zwischen Phosphat- und Kalziumaufnahme mit der Nahrung könnte auf diesem Wege die Entstehung einer Osteoporose begünstigen. Auch der hohe Phosphatgehalt einiger Colagetränke könnte diese Wirkung haben [205].

Die **Resorption** von Phosphat erfolgt in erster Linie im oberen Dünndarm. Aufgrund von Bilanzuntersuchungen muss angenommen werden, dass die **biologische Verfügbarkeit** des mit der Nahrung aufgenommenen Phosphors je nach Quelle unterschiedlich ist. So wurden aus Roggen-Vollkornbrot im Mittel 29 %, aus Milch 64 %, aus Fleisch 69 %, aus Käse 62 % und aus Mischbrot 72 % des Phosphors resorbiert. Die schlechte Ausnutzung des Phosphors aus Roggen-Vollkornbrot wird mit der Tatsache erklärt, dass Phosphor in diesem Lebensmittel in erster Linie als Phytatphosphor vorliegt, eine Bindungsform, die schlecht utilisiert wird (Lit. bei [70, 224]).

Eine mögliche Beziehung zwischen dem hyperkinetischen Syndrom und der Höhe der Phosphatzufuhr mit der Nahrung wird im Kapitel 11.7 diskutiert.

Hypophosphatämien können sich bei chronischem Alkoholismus, Malabsorption, Mangelernährung, bei Tumorkranken und unter ausschließlicher parenteraler Ernährung entwickeln. Weiterhin finden sie sich bei der diabetischen Ketoazidose und bei der gramnegativen Sepsis.

Die **Folgen** einer hochgradigen Erniedrigung der Serumphosphatkonzentration sind Beeinträchtigung der Erythrozyten- und Leukozytenfunktion, metabolische Azidose, Osteomalazie, periphere Neuropathie, Störungen des zentralen Nervensystems usw. (Lit. bei [117]).

Zu einer ausgeprägten Hypophosphatämie mit einer Reihe schwerwiegender Funktionsstörungen kommt es darüber hinaus beim sog. **Refeeding-Syndrom.** Hierbei handelt es sich um Stoffwechselstörungen, die bei plötzlicher optimaler Nährstoffzufuhr im Anschluss an eine Phase der Mangelernährung auftreten können. Bei unzureichender Energieaufnahme wird der Energiebedarf überwiegend aus Fettsäuren gedeckt. Zusätzlich kommt es zum Abbau von Muskeleiweiß. Wird die Katabolie durch orale bzw. parenterale Energiezufuhr, insbesondere in Form von Glucose, beendet, so kommt es zu einem Einstrom von Phosphat, Glucose, Elektrolyten etc. in Körperzellen, sodass ein Abfall der Phosphatkonzentration im Extrazellulärraum resultieren kann (Lit. bei [221]).

1.8.3 Spurenelemente

Die Gesamtmenge aller Spurenelemente im menschlichen Körper ergibt nur etwa 10 g bzw. etwa 0,01–0,02 % des Gesamtorganismus. Daraus prägte sich der Sammelbegriff „Elemente, die nur in Spuren in Lebewesen vorkommen".

1.8 Wasser, Mineralstoffe und Spurenelemente

> Heute gehören definitionsgemäß alle die Mineralstoffe, deren Konzentration bei Mensch und Tier in der Regel 50 mg/kg Körpermasse nicht übersteigt, zu den Spurenelementen.

Anstelle dieser **Konzentrationsangabe** in mg/kg bzw. µg/g (µg = 10^{-6} g) wird analog dazu der relative Begriff ppm (parts per million) verwendet. Einige Spurenelemente (z. B. Vanadin, Chrom, Kobalt, Nickel, Molybdän, Jod) sind jedoch im Organismus in wesentlich geringerer Konzentration vorhanden, weshalb die Angaben zumeist in mg/kg bzw. in ng/g (ng = 10^{-9} g) erfolgen. Der relative Begriff hierzu ist ppb (parts per billion).

Spurenelemente sind entweder **Bestandteile von Enzymen** und **Hormonen,** oder ihre Gegenwart ist für den normalen Ablauf biochemischer Vorgänge notwendig. Es ist jedoch noch nicht von allen in geringen Mengen im tierischen und menschlichen Gewebe nachweisbaren Elementen bewiesen, dass sie essentiell sind. Wegen der extrem niedrigen Konzentration und der dadurch bedingten Nachweisschwierigkeiten ist die Kenntnis über die **physiologische Funktion** der meisten Spurenelemente noch gering.

Nach einer zusammenfassenden Darstellung von Jeejeebhoy [124] sind aufgrund von tierexperimentellen Untersuchungen folgende **15 Elemente essentiell:**

> Eisen, Zink, Kupfer, Jod, Kobalt, Selen, Chrom, Mangan, Nickel, Molybdän, Fluor, Zinn, Silicium, Vanadium und Arsen.

Als **Ultra-Spurenelemente** (ultratrace elements) werden solche bezeichnet, die sich in Konzentrationen von weniger als 1 µg/g, z. T. sogar weniger als 50 ng/g Trockengewicht finden. Zu dieser Gruppe zählen Arsen, Bor, Brom, Cadmium, Fluor, Blei, Lithium, Nickel, Silicium, Zinn und Vanadium. Für die Essentialität dieser Elemente gibt es tierexperimentelle Hinweise. Ein Bedarf ist nicht für all diese Elemente beim Menschen belegt [175].

Dass die **Zufuhr** von Mineralstoffen, bedingt durch die seit einigen Jahrzehnten anhaltende Umstellung auf den Verzehr industriell bearbeiteter Lebensmittel, **rückläufig** ist – hierauf wurde bereits einleitend hingewiesen –, steht außer Zweifel.

Die Energie in den westlichen Industrieländern wird zu etwa 40 % aus Fett und Öl, zu 20 % aus Saccharose und zu 10 % aus Alkohol gedeckt. Weitere 15 % entfallen auf Weißmehl. Es verbleiben also noch 15 % der Energie, die aus **Nahrungsmitteln** in weitgehend „unveränderter" Form gedeckt werden. Sie weisen somit noch ursprünglichen Mineralstoff- und Spurenelementgehalt auf. Dies sind Früchte, Gemüse, Milchprodukte und Fleisch.

Ob bei manchen ätiologisch noch nicht abgeklärten Krankheiten einem **Spurenelementmangel** eine kausale Bedeutung zukommt (z. B. Selenmangel – Tumorentstehung, Chrommangel – Altersdiabetes), lässt sich noch nicht absehen. Genauso wenig ist bekannt, ob zunehmende Änderungen der **Essgewohnheiten** und Fortschritte bei der **Nahrungsmittelherstellung** und -technologie in Zukunft auch beim Menschen zu vermehrten Spurenelementmangelzuständen führen.

Intensive landwirtschaftliche Nutzung des Bodens kann einen Mangel des Weidefutters an Spurenelementen und somit den Mangel an essentiellen Spurenelementen bei Nutztieren zur Folge haben. Mangelerkrankungen wurden beobachtet bei einer verminderten Zufuhr von Kupfer, Zink und Chrom.

Eisen

Eisenmangel ist einer der am weitesten verbreiteten Mangelzustände beim Menschen überhaupt. Besonders betroffen ist das weibliche Geschlecht, da es während jeder menstruellen Blutung zu einem **Eisenverlust** von etwa 20 mg, bei Hypermenorrhö allerdings zu Verlusten von 40–60 mg kommt. Die Zahl geschlechtsreifer, nichtgravider Frauen, die als Zeichen eines Eisendefizits zusätzliche Eisengaben hämatologisch beantworten, liegt in den westlichen Industrieländern bei etwa 20 %, in anderen Teilen der Welt jedoch 3- bis 5-mal höher (Lit. bei [23, 87]).

> Durch **Eisenmangel** kann die körperliche und geistige Leistungsfähigkeit zum Teil irreversibel beeinträchtigt werden.

Kinder, Jugendliche und junge Frauen gehören zu der Gruppe mit dem häufigsten Defizit. Dies wird gefördert durch den derzeit **rückläufigen Fleischverzehr.**

Methoden zur **biochemischen Erfassung der Eisenversorgung** werden unterschiedlich beurteilt. Dies gilt insbesondere für Hämoglobin, Serum-Eisen, Eisenbindungskapazität etc. Auch die Ferritinkonzentration im Serum als Maß zur Beurteilung der Höhe der Gesamtkörpereisenspeicher wird derzeit widersprüchlich beurteilt. Neue Möglichkeit bietet u. U. der sog. lösliche Transferrinrezeptor [42].

Ursachen einer negativen Eisenbilanz, und damit eines Eisenmangels, sind die verminderte Zufuhr mit der Nahrung, ein gesteigerter **Eisenverlust durch Blutungen** oder eine **gestörte Eisenresorption** bei Malabsorptionssyndrom.

Aufgrund neuerer Erkenntnisse über die Bedeutung **freier Radikale** für die Entstehung einer Reihe von Erkrankungen wie Arteriosklerose (vgl. Kap. 4.5), maligne Tumoren (vgl. Kap. 16), grauer Star (vgl. Kap. 13) etc. müssen unsere Bemühungen um eine Optimierung der Eisenversorgung des Organismus kritisch betrachtet werden.

> Die bei einer Eisenübersättigung vorhandenen freien Eisenionen fördern die Bildung freier Hydroxylradikale und erhöhen somit den „oxidativen Stress" [145].

Epidemiologische Studien, die eine positive Beziehung zwischen der Höhe des Verzehrs von rotem Fleisch und der Tumorhäufigkeit sowie der Rate an koronaren Herzerkrankungen zeigen, stützen die Annahme, dass eine hohe Eisenzufuhr **pathophysiologische Mechanismen** begünstigen kann.

Man unterscheidet je nach Schweregrad verschiedene **Stufen des Eisenmangels**:

1. **Prälatenter Eisenmangel (= Speichereisenmangel).** Hierbei ist die im Körper gespeicherte Menge an Eisen von normalerweise ca. 800 mg (bei Männern) auf weniger als 200 mg gesunken (Lit. bei [23, 72]). Die Eisenkonzentration im Serum und die Hämoglobinkonzentration liegen noch im Normbereich.
2. **Latenter Eisenmangel (= Transporteisenmangel).** Zur Verminderung der Eisendepots kommt ein Abfall der Serumeisenkonzentration auf Werte unter 60 µg/100 ml hinzu.
3. **Manifester Eisenmangel** liegt vor, wenn neben einer Verminderung des Depoteisens und der Serumeisenkonzentration die Hämoglobinkonzentration auf Werte unter 12 g% erniedrigt ist.

Frühsymptome vor Ausbildung einer Eisenmangelanämie sind Rhagaden der Mundwinkel, Störungen von Haar- und Nagelwachstum, Hautatrophie und atrophische Veränderungen von Mund- und Ösophagusschleimhaut.

Nach neueren, groß angelegten Studien wird jedoch bezweifelt, dass der latente und geringgradig manifeste Eisenmangel bereits zu klinischen Erscheinungen, insbesondere zu den oft mit diesem Mangelzustand in Zusammenhang gebrachten Beschwerden wie Kopfschmerzen, Atemnot, Schwindel, Ermüdbarkeit etc. führt.

Achlorhydrien sind bei Patienten mit Eisenmangel doppelt so häufig wie bei Vergleichspersonen, bei Kranken mit Eisenmangel über 50 Jahren 4-mal so häufig.

Gesunde Männer resorbieren etwa 19 ± 8 %, Frauen mit latentem Eisenmangel 83 ± 14 % und manifestem Eisenmangel 82 ± 13 % der täglich aufgenommenen Eisenmenge. Das bedeutet unter Eisenmangelbedingungen eine **Steigerung der Eisenresorption** auf das Fünffache.

> Das Ausmaß der Eisenresorption kann dem Bedarf angepasst werden.

Verantwortlich hierfür ist ein **Transfersystem der Dünndarmmukosa.**

Details sind über dieses an ein bestimmtes Protein (Transferrin) gebundene Transportsystem, das sich insbesondere im Duodenum und oberen Jejunum findet, nicht bekannt.

Während mit seiner Hilfe bei Eisenmangel das Ausmaß der Resorption gesteigert werden kann, gewährt es **keinen Schutz vor einer Eisenüberladung** dann, wenn exzessiv hohe Eisenmengen mit der Nahrung aufgenommen werden. Der früher postulierte sog. Mukosablock als Schutz vor einer Eisenintoxikation existiert nach neueren Untersuchungen nicht [86, 87].

> Damit die Eisenbilanz nicht negativ wird, müssen täglich etwa 10–15 mg Eisen mit der Nahrung aufgenommen werden.
> Hierbei ist die Form, in der Eisen zugeführt wird, wichtig. Eisen aus pflanzlicher Nahrung wird grundsätzlich schlechter als solches aus tierischer Nahrung resorbiert.

In der Nahrung liegt Eisen vorwiegend in Form von **Ferrihydroxidkomplexen** (dreiwertiges Eisen) vor, gebunden an Protein und organische Säuren, oder in Form von **Eisen-Protoporphyrin** (Häm).

Voraussetzung für die Resorption ist die **Freisetzung in eine lösliche Form,** die überwiegend im Magen erfolgt.

Nach In-vitro-Versuchen werden bei optimaler Säure- und Pepsinkonzentration im Magen 30–50 % des angebotenen Eisens gelöst, während sich in Wasser allein weniger als 10 % lösen. Patienten mit Eisenmangelanämie resorbieren Ferrieisen signifikant besser, wenn Salzsäure produziert wird.

Bei der Eisenmangelanämie korrelieren maximale Säureproduktion und Ferrieisenresorption. Eisen in zweiwertiger Form (Ferroeisen) wird besser resorbiert als das dreiwertige Ferrieisen.

Ist Eisen in Lösung, so werden offenbar beide Formen unabhängig von der Wertigkeit gleich gut resorbiert. Limitierend wirkt die unterschiedliche Löslichkeit von Ferri- und Ferroeisen. Ferroeisen präzipitiert bei pH 8 vollständig, Ferrieisen bereits bei pH 5.

Die **Resorptionsquote** aus Weizen, Mais, Salat, Spinat beträgt etwa 7–9 % und aus Fisch, Kalbfleisch und Hämoglobin 16–20 %. Phytin bindet Eisen in gleicher Weise wie Kalzium zu einem nicht resorbierbaren Komplex (vgl. Kap. 1.11.5).

Der alimentäre Eisenmangel ist folglich in vielen unterentwickelten tropischen Gebieten mit überwiegend **pflanzlicher Ernährung** häufig (vgl. Abb. 20-1). Gefährdet sind darüber hinaus Vegetarier und Ovolaktovegetarier [108]. Bei letzteren konnten, wenn aufgefüllte Eisendepots angestrebt werden, täglich Eisendefizite von ca. 0,5 mg für Männer und 1,2 mg für menstruierende Frauen ermittelt werden.

Bei der Diskussion um die **Bioverfügbarkeit** von Eisen aus pflanzlichen Lebensmitteln muss auch berücksichtigt werden, dass die in diesen Lebensmitteln oft in relativ hohen Konzentrationen vorhandene Ascorbinsäure die Eisenresorption fördert.

Vitamin C bildet mit Eisen gut lösliche Komplexe und reduziert dreiwertiges zu dem besser resorbierbaren zweiwertigen Eisen. Aus diesem Grunde können Obst und Gemüse mit ihrem Gehalt an Vitamin C einen sehr wertvollen Beitrag zur Verbesserung der Eisenbioverfügbarkeit leisten.

Auch **andere organische Säuren** wie Zitronensäure und möglicherweise auch Milchsäure verbessern die Eisenresorption (Lit. bei [240]; Einfluss von Phytat und Vitamin C auf die Eisenresorption – siehe Kap. 1.11.5).

Auch durch die Ernährung in hochindustrialisierten Ländern mit hohem Verzehr von **Fett, Zucker und Weißmehlprodukten** wird der Eisenbedarf je nach Ernährungsgewohnheit nicht optimal gedeckt. Neben dem zunehmenden Verzehr eisenarmer Nahrungsmittel ist auch die dem zunehmend geringer werdenden Energiebedarf angepasste geringere Nahrungszufuhr (Mit-)Ursache des häufig zu findenden Eisendefizits. Die Nahrungseisenzufuhr korreliert grob mit der Höhe der Energiezufuhr. In westlichen Ländern werden etwa 6 mg Eisen/4200 kJ bzw. 1000 kcal verzehrt.

In den USA wird deshalb auf Empfehlung der Food and Drug Administration (FDA) Mehl und Mehlprodukten Eisen in einer Menge von 40 mg/Pfund (1 lb = 453,6 g) zugesetzt. Hierdurch wird in den USA die mittlere tägliche Eisenzufuhr bei Frauen von ca. 10 auf 17 mg und bei Männern von ca. 17 auf 35 mg erhöht [58].

In gleicher Weise wird in Schweden verfahren, wo im Mittel 42 % des täglich aufgenommenen Eisens der Nahrung zugesetzt werden.

Gegner dieser **Fortifikation** befürchten insbesondere, dass hierdurch latent an Hämochromatose Erkrankte (vgl. Kap. 3.7.6) – sie wurde bei systematischen Untersuchungen in den USA bei 2 % der männlichen Bevölkerung gefunden – geschädigt werden.

Fluor

Bei der **Kariesprophylaxe** kommt neben einer ausreichenden Mundhygiene und dem Meiden von Kohlenhydraten, insbesondere Zucker in klebriger, leicht am Zahn haftender Form, der Aufnahme von Fluor eine entscheidende Bedeutung zu.

Von der Deutschen Gesellschaft für Ernährung wird für Kinder eine **tägliche Fluorzufuhr** von 0,25–1,0 mg empfohlen.

Feste Lebensmittel sind relativ arm an Fluor. Der Gehalt in Fleisch, Fisch und Geflügel wird mit etwa 0,05–0,07 mg, der von Getreide mit 0,30–0,40, von Kartoffeln mit 0,08–0,14, von Blattgemüse mit 0,10–0,15 und von Früchten mit 0,06–0,13 mg/kg angegeben.

Der Fluorgehalt des **Trinkwassers** unterliegt großen regionalen Schwankungen. Als optimal wird eine Fluoridkonzentration im Trinkwasser von etwa 1/l (= 1 ppm) angesehen.

Besonders hoch liegt der Fluorgehalt in **Schwarzem Tee**, sodass Teetrinker ausschließlich mit diesem Getränk, je nach Trinkmenge und Zubereitung, etwa 1 mg und mehr an Fluor pro Tag aufnehmen.

Wasserlösliche Fluorsalze werden gut (zu über 90 %) resorbiert, während die Bioverfügbarkeit aus Knochen nur 4 % und aus Fischgräten nur mit 15 % angegeben wird.

Aufgrund vergleichender Untersuchungen ist es möglich, die Karieshäufigkeit um etwa 50–60 %

zu reduzieren, wenn durch Zusatz von Fluorsalzen zum Trinkwasser die genannte Konzentration erreicht wird.

Die Gegner der **Trinkwasserfluoridierung** führen u. a. an: Die Spanne zwischen der täglichen Fluoriddosis, die einen ausreichenden kariesprophylaktischen Effekt habe (1–2 mg), und der zu einer chronischen Fluoridintoxikation führenden (etwa 4–5 mg täglich) sei so gering, dass im Einzelfall Überdosierungen bei einer allgemeinen Fluoridierung des Trinkwassers nicht verhindert werden können.

Weiterhin wird angeführt, dass Fluorid nur während der Zahnbildung, die etwa bis zum 15. Lebensjahr abgeschlossen ist, wirke und bei einer Fluoridierung des Trinkwassers große Teile der Bevölkerung, ohne einen Nutzen davon zu haben, Fluorid in nicht immer unbedenklicher Dosis aufnehmen würden.

Als Alternative wird eine Fluoridverabreichung in Form von Tabletten während der Zeit der Zahnentwicklung vorgeschlagen. Nationale und internationale Gesellschaften haben in Abhängigkeit von der Fluoridkonzentration des Trinkwassers Dosierungen für die **Fluoridprophylaxe** in den einzelnen Entwicklungsphasen zwischen dem 1. und 16. Lebensjahr festgelegt [89].

Fluoridintoxikationen führen u. a. zu einer vermehrten Kalziumretention, einer Erhöhung der alkalischen Serumphosphatase und Störungen der Skelettbildung. Eine chronische Fluoridintoxikation (Fluorose) findet sich in manchen Gegenden mit hohem Fluoridgehalt des Trinkwassers endemisch.

Jod

Die Bundesrepublik Deutschland ist ein **Jodmangelgebiet.**

Besonders ausgeprägt ist die Mangelversorgung bei gestillten Säuglingen, Jugendlichen, Schwangeren, Stillenden und bestimmten Personengruppen wie Vegetariern oder Personen, die Milch, Milchprodukte oder Fisch meiden. Bei Erwachsenen liegt das **Joddefizit** bei etwa 120 bis 150 µg/Tag.

Die Empfehlungen für eine **optimale Jodzufuhr** betragen 100 µg/Tag für einjährige Kinder. Sie steigen bis zum 13. Lebensjahr auf 200 µg/Tag. Die gleiche Empfehlung gilt für Jugendliche und Erwachsene bis zum 50. Lebensjahr. Im höheren Lebensalter werden 180 µg/Tag und für Schwangere und Stillende 230 bzw. 260 µg/Tag empfohlen [162].

Aufgrund einer sonovolumetrischen Erhebung an 6000 Personen in 32 Regionen der Bundesrepublik Deutschland fand sich bei 50 % der 18- bis 70-Jährigen eine **Schilddrüsenvergrößerung.** Bei Kindern bis zu 10 Jahren lag der Anteil bei 21 %. Kinder, die ständig mit jodiertem Kochsalz versorgt wurden, hatten kleinere Schilddrüsen, während sich dieser positive Effekt der **Kochsalzjodierung** bei Erwachsenen nicht belegen ließ.

Erklärt wird der nicht zu sichernde Effekt bei Erwachsenen mit der geringen (20–40 µg/Tag) zusätzlichen Jodzufuhr in Form von jodiertem Speisesalz. Die Studie widerlegt alte Daten über ein Süd-Nord-Gefälle der Strumahäufigkeit. Es fanden sich im Süden lediglich in der Tendenz häufiger Schilddrüsenvergrößerungen [103].

Da die Jodausscheidung im Harn positiv mit der Jodzufuhr korreliert, wurde zur Ermittlung der Versorgungslage von Altersgruppen die Jodausscheidung bestimmt. Hierbei ergab sich für die Bundesrepublik Deutschland im Mittel folgendes **tägliche Joddefizit:** Kinder 50–100 µg, Erwachsene 100–150 µg. Schwangere und Stillende mehr als 150 µg. Auch nach Daten der Nationalen Verzehrsstudie decken nur etwa 47 % der Männer und 39 % der Frauen optimal den täglichen Jodbedarf (Lit. bei [115]).

Die hohe Strumaprävalenz wäre durch eine optimale Versorgung der Bevölkerung mit Jod (Jodierung des Speisesalzes, Verwendung jodierten Salzes zur Lebensmittelherstellung, Jodierung des Tierfutters) auf etwa 3 % zu reduzieren. Dass dieses Optimum zu erreichen ist, zeigen Ergebnisse in Ländern mit langjährig effizienter Jodversorgung der Bevölkerung.

Die der **Schilddrüsenvergrößerung** als Folge eines Jodmangels zugrunde liegenden **pathophysiologischen Mechanismen** sind weitgehend bekannt. Unter Jodmangel bilden Thyreozyten vermehrt verschiedene Wachstumsfaktoren, die sowohl das Wachstum der Schilddrüsenzellen als auch von Bindegewebszellen anregen.

Aufgrund der derzeit gültigen **gesetzlichen Bestimmungen** wird der Jodgehalt des jodierten Speisesalzes auf 15–25 mg/kg, das sind im Mittel 20 mg/kg Kochsalz, festgesetzt.

Nach den derzeit gültigen Bestimmungen in der Bundesrepublik reicht es aus, wenn in der **Zutatenliste** der mit jodiertem Speisesalz hergestellten verpackten Lebensmittel Jodsalz genannt wird. Lebensmittel, die lose verkauft werden, wie Brot, Brötchen oder Wurst, müssen nicht mehr extra gekennzeichnet werden, wenn sie mit Jodsalz hergestellt sind. Auch bei der Herstellung von

Käse ist nun der Einsatz von jodiertem Speisesalz erlaubt.

Es bleibt in der Bundesrepublik auch aufgrund gesetzlicher Regelungen bei dem **Freiwilligkeitsprinzip,** d. h., Jodsalze (Natrium- oder Kaliumjodat) werden nicht generell dem Speisesalz zugesetzt.

> Es sollte im Interesse einer Kropfprophylaxe – insbesondere vor dem 40. Lebensjahr – grundsätzlich jodiertes Speisesalz verzehrt werden.

Abbildung 1-25 demonstriert, dass bei Verwendung von jodiertem Speisesalz das derzeitige Defizit ausgeglichen und die von der Deutschen Gesellschaft für Ernährung **empfohlene Zufuhr** von 200 μg Jod pro Tag realisiert werden könnte.

Mit unbearbeiteten Lebensmitteln werden etwa 60 μg Jod pro Tag aufgenommen. Würde zum Salzen sowohl zu Hause als auch in der Gemeinschaftsverpflegung jodiertes Speisesalz verwendet, würden zusätzlich 20 μg pro Tag und bei Verwendung von Jodsalz bei der Herstellung von Brot und Backwaren zusätzlich etwa 50 μg Jod pro Tag aufgenommen. Etwa 30 μg würden im Mittel zusätzlich aufgenommen, wenn Wurst und Käse mit jodiertem Kochsalz hergestellt würden. Die restlichen 40 μg Jod würden auf alle anderen verarbeiteten, ebenfalls mit Jodsalz zubereiteten Lebensmittel entfallen.

Die Befürchtung, dass es durch diese Maßnahme zu vermehrtem Auftreten eines sog. Jod-Basedows, einer Jodallergie oder Jodakne, komme, ist unbegründet. Durch generelle Verwendung von jodiertem Speisesalz wird lediglich versucht, die Zufuhr der physiologischen Bedarfsmenge zu realisieren. Eine **Überdosierung** ist hiermit nicht möglich.

Meersalz ist aufgrund des nur geringen Jodgehalts nicht zur Kropfprophylaxe geeignet. Geeignet sind hingegen aufgrund ihres Jodgehalts Bad Reichenhaller Jodsalz, Bayerisches Vollsalz und Düra Vollsalz.

Das mit der Nahrung aufgenommene Jodid und Jodat wird nahezu vollständig **resorbiert.** Bei einer täglichen Jodzufuhr von 50–200 μg werden 40–70 % binnen 24 Stunden in die Schilddrüse aufgenommen.

Der Jodgehalt pflanzlicher und tierischer Lebensmittel ist weitgehend vom **Jodgehalt des Bodens** im Erzeugergebiet abhängig. Hierdurch bedingt unterliegt der Jodgehalt unserer Lebensmittel großen Schwankungen.

Jodreich sind in der Regel Seefische und andere maritime Produkte. Milch und Eier werden bei entsprechender Fütterung der Tiere ebenfalls relativ jodreich.

Zink

> Nach Angaben der WHO beträgt der **tägliche Zinkbedarf** 2,2 mg. Erwachsene sollten pro Tag nach Empfehlungen der Deutschen Gesellschaft für Ernährung 12–15 mg Zink mit der Nahrung aufnehmen. Da die Resorption im Intestinaltrakt nur etwa 7 % beträgt, resultiert hieraus eine Aufnahme von mehr als 1 mg täglich.

Bei parenteral ernährten Patienten wurde, um eine ausgeglichene Zinkbilanz zu erreichen, eine

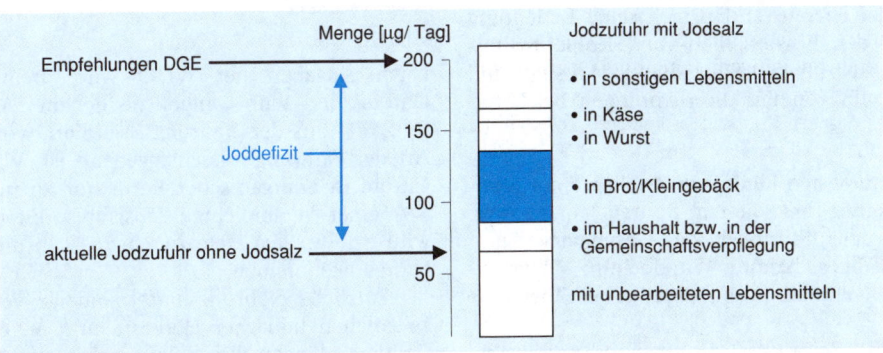

Abb. 1-25 Möglicher Ausgleich des derzeitigen Joddefizits in der Bundesrepublik durch Verwendung von jodiertem Speisesalz bei der Herstellung von Lebensmitteln [163].

Zufuhr von 2,5 mg/Tag ermittelt. Der Zinkbedarf stieg jedoch bei gesteigertem Katabolismus und bei intestinalen Erkrankungen mit einem vermehrten Zinkverlust mit dem Stuhl.

Ein hoher **Zinkgehalt** findet sich in tierischer Nahrung: Rindfleisch enthält beispielsweise 20–60 µg/g, Milch 3–5 µg/g und Fisch etwa 15 µg/g.

Kleiereiches Brot mit hohem Phytingehalt hemmt die **Zinkresorption** (vgl. Kap. 1.11.5). Dies hat zur Folge, dass in Ländern (z. B. Ägypten, Türkei) mit geringem Verzehr von tierischen Nahrungsmitteln und hohem Verzehr von kleiereichem, nicht mit Sauerteig hergestelltem Brot (Tanok) – durch die Gärung mit Sauerteig wird das Metallionen bindende Phytin (vgl. Kap. 1.11.5) weitgehend abgebaut – der Zinkmangel häufig ist.

In Untersuchungen an gesunden Versuchspersonen, denen eine Zinksulfatlösung entweder zusammen mit Weizenkleie bzw. Reiscrisps, die besonders wenig Ballaststoffe enthalten, oder ohne Testmahlzeit oral gegeben wurde, konnte eindeutig gezeigt werden, dass **Weizenkleie** die Zinkresorption vermindert [69]. Die Mechanismen der Zinkresorption sind nicht genau bekannt. Bei der Ratte konnten zwei Zink bindende Proteine in der Darmschleimhaut nachgewiesen werden, die sehr wahrscheinlich am Transport von Zink durch die Darmwand beteiligt sind.

Zink und Kupfer hemmen sich offenbar gegenseitig bei der Resorption.

Die Zinkkonzentration im Serum beträgt 95 ± 12 µg/100 ml. Wegen der Freisetzung von Zink aus Thrombozyten liegt die Konzentration um 5–15 µg/100 ml höher als im Plasma.

Zink ist **Bestandteil** einer Vielzahl von **Metalloenzymen** (DNS- und RNS-Polymerase, Carboanhydrase, alkalische Phosphatase, Phospholipasen etc.) und für die Aktivierung vieler Enzyme erforderlich. Hieraus erklärt sich seine Bedeutung z. B. für den Eiweiß-, Fett- und Kohlenhydratstoffwechsel, für den Säure-Basen-Haushalt und die Vielzahl von Funktionsstörungen bei Zinkmangel.

Die bekanntesten **klinischen Zeichen** einer **Mangelversorgung** mit diesem Spurenelement sind Minderwuchs, Störungen des Geschmacks- und Geruchssinnes, gestörte Wundheilung, Haarausfall, Hautveränderungen, psychische Störungen etc.

Zink ist Bestandteil des Insulins und wahrscheinlich auch für dessen Wirkung an der Zelle erforderlich [251].

Zu einem **Zinkmangel** kann es bei den mit einer Steatorrhö einhergehenden Erkrankungen wie beispielsweise Pankreasinsuffizienz, einheimischer Sprue, aber auch bei Morbus Crohn, Colitis ulcerosa, Leberzirrhose, chronischer Niereninsuffizienz etc. kommen.

Infektabwehr: Aufgrund experimenteller Befunde hemmen Zinksalze die Replikation von Rhinoviren, schützen Zellbestandteile vor Schädigungen durch bakterielle Toxine und wirken immunmodulatorisch (Lit. bei [122]). Von solchen Befunden ausgehend wurde die Bedeutung von Zinksalzen zu **Prophylaxe** und Therapie von viralen Erkältungskrankheiten wiederholt untersucht. Bei unterschiedlichem Studiendesign sind die Ergebnisse widersprüchlich [122]. Dass eine weit über der mit Lebensmitteln erreichbaren Zufuhr an Zink liegende Dosierung vor Erkältungserkrankungen schützt, konnte nicht belegt werden. Gut kontrollierte Studien sprechen jedoch dafür, dass Zinksalze, in einer Dosis von 13,3 mg in Form einer Lutschtablette alle 2 Stunden verabreicht, die **Intensität** der **Symptomatik** und die Dauer der Erkrankung signifikant **reduzieren** [173].

Toxische Wirkungen: Zink ist relativ untoxisch. Zu akuten Intoxikationen mit einer gastrointestinalen Symptomatik (Übelkeit, Erbrechen, Durchfall etc.) kommt es bei einer Aufnahme von etwa 2 g Zink. Das Aufbewahren von Lebensmitteln mit saurem pH in verzinkten Gefäßen kann Ursache einer solch hohen Zufuhr sein.

Eine chronisch erhöhte, weit über dem Bedarf liegende Zufuhr von mehr als 70–100 mg pro Tag beeinträchtigt den **Eisen-** und **Kupferstoffwechsel.** Bei einer Supplementierung mit Zink muss diese Gefahr berücksichtigt werden.

Chrom

Nach Angaben der WHO wird dreiwertiges Chrom in sehr unterschiedlichem Ausmaß (1–25 %) aus der Nahrung **resorbiert,** wobei die Art der Nahrung ausschlaggebend ist. Während Chrom in anorganischer Form nur zu maximal 3 % einer verabreichten Dosis resorbiert wird, wird es etwa aus Hefe zu 10–15 % in die Blutbahn aufgenommen.

Pflanzliche Nahrungsmittel sind im Vergleich zu solchen tierischer Herkunft arm an Chrom. Größere Mengen dieses Spurenelements können im Trinkwasser enthalten sein. Der exakte **Bedarf** ist nicht bekannt.

Chrom und möglicherweise eine chromhaltige, in der Nahrung vorkommende, als Glucosetoleranzfaktor bezeichnete Substanz haben eine Beziehung zum **Glucosestoffwechsel.**

Im Tierversuch finden sich eine verminderte Glucosetoleranz und ein um 50 % reduzierter Einbau von Glucose in Muskel- und Leberglykogen bei **Chrommangel.**

Es gibt Hinweise darauf, dass bei Diabetikern der Bedarf an Chrom mit zunehmendem Ausmaß der Glucosestoffwechselstörung steigt [5].

Chrom muss offenbar zugegen sein, damit **Insulin** seine Wirkung an der Zelle entfalten kann. Bei erwachsenen Diabetikern konnte die Diabeteseinstellung durch tägliche Gabe von 180–1000 µg Chrom verbessert werden [5]. Das Gleiche gilt für die bei Kleinkindern mit Proteinmangelernährung nachweisbare Störung des Glucosestoffwechsels.

Es gibt weiterhin Hinweise auf den bereits genannten chromhaltigen **Glucosetoleranzfaktor,** der sich in zuckerreichen Pflanzen (Zuckerrohr, Zuckerrüben etc.) findet und bei der Herstellung von raffiniertem Zucker verloren geht.

Welche Bedeutung diesem Faktor bei der Verwertung von Zucker im Stoffwechsel zukommt und ob sein Fehlen in dem raffinierten Zucker negative Effekte hat, bedarf einer Abklärung.

Viele Befunde sprechen dafür, dass Chrom Beziehungen zum Kohlenhydrat- und Fettstoffwechsel hat, ohne dass die Wirkmechanismen bekannt sind [6]. Nicht ausreichend geklärt ist auch die Bedeutung des Chroms für die körperliche Leistungsfähigkeit [7].

Molybdän

Ein **Bedarf** von 50–100 µg/Tag wird diskutiert. Molybdän ist Bestandteil verschiedener Enzyme, so beispielsweise der **Xanthinoxidase** (vgl. Kap. 4.5).

Bei einem **Mangel** an Molybdän fällt die Harnsäurekonzentration im Serum ab. Beim Morbus Crohn kann es, bedingt durch eine vermehrte Ausscheidung mit dem Stuhl, zu einer Mangelversorgung mit diesem Spurenelement kommen. Auch bei lang andauernder parenteraler Ernährung fanden sich Hinweise auf einen Molybdänmangel.

Exzessiv **hohe Molybdänzufuhr** von 10–15 mg pro Tag führt zu toxischen Erscheinungen mit Harnsäureanstieg im Serum, vermehrtem Kupferverlust mit dem Harn etc.

Kupfer

Nach neueren Angaben werden mit einer in westlichen Industrieländern üblichen Mischkost entgegen früheren Angaben von 2–4 mg nur 0,9–1,2 mg Kupfer **aufgenommen.**

Besonders reich an Kupfer sind Leber, Fleisch, Fisch, Kakao und Nüsse.

Exakte Angaben über den **Kupferbedarf** des Menschen können nicht gemacht werden. Bei ausschließlich parenteraler Ernährung wurden 0,3 mg Kupfer/Tag als ausreichend angesehen. Der Bedarf stieg auf 0,5 mg täglich bei Kranken mit Diarrhö an. Für Kinder wurden in Bilanzstudien 10–15 µg/kg/Tag Kupfer als ausreichend für die Bedarfsdeckung ermittelt.

Silicium

Silicium hat eine essentielle Funktion im Stoffwechsel von Bindegewebe, Knorpel und Knochen.

Silicium wird überwiegend als monomere Kieselsäure (Orthokieselsäure) resorbiert. Die resorbierte Menge korreliert mit der Höhe der Zufuhr. In Bilanzuntersuchungen fand sich eine schnelle renale Elimination.

Der von verschiedenen Autoren ermittelte **Bedarf** wird mit etwa 30–45 mg/Tag angegeben. Die Zufuhr mit der Nahrung liegt bei vegetarisch orientierter Kost eindeutig höher als bei Bevorzugung tierischer Lebensmittel.

Unter britischen Ernährungsgewohnheiten werden 20–50 mg Siliciumdioxid pro Tag aufgenommen. Hiervon entfallen 20 % auf Trinkwasser und andere Getränke und 60 % auf Getreideprodukte. Bier ist reich an Silicium mit einer guten **Bioverfügbarkeit** [16].

Das in der Nahrung und im Trinkwasser gelöste Silicium hemmt die Resorption von Aluminium.

Therapeutische und prophylaktische Indikationen für verschiedene Hauterkrankungen bis hin zur Tumorprophylaxe und Verbesserung immunologischer Abwehrmechanismen wurden für die hochdosierte orale Siliciumzufuhr diskutiert. Beweise für diese Indikationen fehlen (Lit. bei [35, 51, 204]).

Selen

Selen ist **Bestandteil** der Wirkgruppe der **Glutathionperoxidase,** eines an der Entgiftung von Wasserstoffperoxid beteiligten Enzyms (reduziert H_2O_2 zu H_2O unter Oxidation von Glutathion). Wenn im Gewebe Wasserstoffperoxid und organische Hydroperoxide nicht abgebaut werden, setzen sich die hoch reaktionsfähigen OH-Radikale frei und führen zu einer Zell- und Gewebeschädigung. **Antioxidantien** wie Glutathionperoxidase, Vitamin E, Katalase etc. schützen Zellen und Zellbestandteile vor dieser Gefahr.

Ob Selen unabhängig von seiner Bedeutung für die Bildung von Glutathionperoxidase an antioxidativen Schutzmechanismen beteiligt ist, ist unklar.

Selen hat weiterhin **eine Funktion beim Schilddrüsenhormonstoffwechsel.** Dejodasen, Hormone, die die Aktivierung des Prohormons Thyroxin (T_4) zum aktiven Schilddrüsenhormon Trijodthyronin (T_3) katalysieren und für die enzymatische Inaktivierung von Schilddrüsenhormonen verantwortlich sind, enthalten im aktiven Zentrum einen Selencysteylrest.

Der **Selenbedarf** ist nicht exakt bekannt. In den USA werden für Erwachsene 40–70 µg/Tag, in der Bundesrepublik 20–100 µg/Tag empfohlen. Auf der Grundlage des Selengehaltes der in der Bundesrepublik verzehrten Lebensmittel wurde für Männer eine mittlere tägliche Selenaufnahme von 46 und für Frauen von 39 µg/Tag errechnet.

Etwa 28 % der **Selenaufnahme** entfallen auf Fleisch, insbesondere Schweinefleisch, und etwa 16 % auf Eier. Der Anteil pflanzlicher Lebensmittel an der Gesamtselenaufnahme ist vergleichsweise gering.

Der **Selengehalt** von Lebensmitteln ist erheblich vom Selengehalt des Bodens bzw. des Tierfutters abhängig. Da aufgrund gesetzlicher Bestimmungen dem Tierfutter bis zu 500 mg Selen/kg zugesetzt werden dürfen, liegt der Gehalt dieses Spurenelements bei Schweinefleisch, Hühnerfleisch und Eiern besonders hoch, bei Rindfleisch hingegen relativ niedrig, da der Selengehalt des Weidegrases niedrig liegt [177].

Prozesstechnische Eingriffe können den Selengehalt von Lebensmitteln erheblich reduzieren. So enthält z. B. brauner Reis 15× mehr Selen als polierter Reis und weißes Mehl durchschnittlich 50 % weniger Selen als Vollkornmehl.

> Obwohl der Selengehalt in Lebensmitteln tierischen Ursprungs besonders hoch ist, scheint sich die Selenversorgung bei Vegetariern und Nichtvegetariern nicht zu unterscheiden.

Möglicherweise sind hierfür unterschiedliche **Resorptionsraten** verantwortlich (Lit. bei [98]).

Im Tierexperiment kommt es unter **Selenmangel** zu schweren Schäden an Leber, Herzmuskel, Keimdrüsen etc. Selenmangel ist beim Menschen selten.

Beobachtet wurden Selenmangelzustände bei langer ausschließlich parenteraler Ernährung, weiterhin in bestimmten Regionen Chinas mit sehr selenarmem Boden und Trinkwasser. Hier kommt es zu zwei durch Selenmangel bedingten bzw. mitbedingten **Erkrankungen:**
- einer Kardiomyopathie (Keshan-Disease)
- und einer Osteoarthropathie mit Zwergwuchs (Cashing-Beck-Krankheit).

Experimentelle Befunde an selendefizienten Mäusen unterstützen die Annahme, dass die genannte Kardiomyopathie durch ein Zusammenwirken von Selenmangel und einem viralen Infekt entsteht.

Es konnte darüber hinaus gezeigt werden, dass sich das virale Genom in Selenmangel-Tieren derart ändert, dass sich avirulente Coxsackieviren in virulente Viren verwandeln. Diesem bisher nur wenig untersuchten Phänomen kommt möglicherweise eine entscheidende Bedeutung bei der Entstehung virulenter Viren zu [15].

Sehr **selenarm** sind aufgrund der geologischen Gegebenheiten die Böden und das Trinkwasser in Finnland. Die hierdurch bedingte geringe Selenaufnahme veranlasste dazu, dem **Kunstdünger** Natriumselenat zuzusetzen. Diese Maßnahme hatte in den folgenden Jahren einen signifikanten Anstieg der Serumselenkonzentration bei der finnischen Durchschnittsbevölkerung zur Folge (Lit. bei [177]).

> Als besonders **selenreich** gilt die traditionelle japanische Ernährung mit einem hohen Anteil an Reis und Fisch.

Die Serumselenkonzentrationen gesunder Japaner liegen doppelt so hoch wie die der meisten Amerikaner und Westeuropäer. Die Umstellung auf eine westliche Ernährung geht in Japan mit einer Verringerung der Serumselenkonzentration einher.

In den USA beträgt die tägliche Selenaufnahme mit der Nahrung zwischen 60 und 200 µg, während in Regionen mit niedrigem Selengehalt des Bodens die tägliche Aufnahme unter 30 µg liegt (Lit. bei [57]).

Auskunft über die Versorgung des Organismus mit diesem Spurenelement gibt der Selengehalt des Serums bzw. des Vollblutes. **Blutselenwerte** von Erwachsenen aus der Region Mainz-Rheinhessen ergaben für Männer und Frauen eine mittlere Konzentration von 73,2 ± 12,7 µg/l. Diese Meßwerte stimmen mit denen aus anderen Regionen der Bundesrepublik weitgehend überein.

Aufgrund der derzeit vorliegenden Daten ist anzunehmen, dass die Selenaufnahme in der Bundesrepublik bei der Mehrzahl der Bevölkerung die Minimalanforderungen erfüllt. Teile der Bevölkerung sind jedoch wahrscheinlich nicht optimal mit Selen versorgt. Hierfür sprechen auch niedrige Aktivitäten der Glutathionperoxidase im Serum bei gleichzeitig niedriger Selenkonzentration [177].

Gruppen mit hohem Risiko einer Selenmangelversorgung sind nach Ergebnissen einer Konsensuskonferenz [18] in Tabelle 1-9 zusammengefasst.

In höheren Konzentrationen wirkt Selen **toxisch**. Teratogene, mutagene und karzinogene Effekte werden diskutiert.

> Selensupplemente, die 1 µg/kg KG und Tag übersteigen, sind unter ernährungsmedizinischen Aspekten nicht zu empfehlen.

Wegen der Möglichkeiten der **Überdosierung** sollten darüber hinausgehende Dosierungen der ärztlichen Kontrolle unterliegen.

Ab 8 µg/kg KG ist bei länger dauernder Anwendung mit **Nebenwirkungen** zu rechnen [18].

Aluminium

Aluminium findet sich in geringen Mengen in praktisch allen Lebensmitteln, insbesondere jedoch in Getreide und in Gemüse. Besonders hoch ist die Konzentration in manchen Gewürzen und in Tee. Auch mit dem Trinkwasser und mit Mineralwässern werden wechselnde Mengen dieses Metalls aufgenommen.

Nach Berechnungen nehmen in der Bundesrepublik Männer etwa 11 mg und Frauen 8 mg Aluminium pro Tag auf.

Nach einer Untersuchung von Treier und Kluthe [229] werden mit einer gemischten Vollkost im Mittel 2,6 ± 0,7 mg Aluminium pro Tag aufgenommen. Die Verfasser glauben, dass die durchschnittliche tägliche Aluminiumaufnahme mit der Nahrung in der Regel unter 5 mg liegt.

Tabelle 1-9 Gruppen mit Selenmangelrisiko.

- reine Vegetarier (Veganer)
- bei extrem einseitiger Ernährung, z. B. Alkoholiker
- mit Sondennahrung ernährte Patienten
- parenteral ernährte Patienten
- Dialysepatienten
- Hungernde
- Anorexia nervosa-Patienten
- Bulimie-Patienten

Gruppen mit dem Risiko eines Selenmangels aufgrund von erhöhten Verlusten:
1. Verluste über den Stuhl
    - bei schweren langanhaltenden Diarrhöen
    - bei Maldigestion
    - bei Malabsorption (Malabsorptionssyndromen)
    - bei Laxantienabusus
2. Verluste über den Urin
    - bei glomerulärem und tubulärem Nierenschaden mit Proteinurie
    - bei nephrotischem Syndrom
    - bei negativer Stickstoffbilanz
    - bei Diabetes insipidus
    - bei Diuretikatherapie
3. durch Blutverluste
    - bei starken hämorrhoidalen Blutungen
    - Hypermenorrhöen
4. Verluste während der Stillzeit
    - bei lange währender Stillzeit
5. Verluste durch Wunden und Drainagen
    - Schwerverbrennungen
    - Traumapatienten

Der Aluminiumgehalt von Lebensmitteln kann durch Zubereiten und Lagern in **Aluminiumbehältern** gesteigert werden.

Das **Ausmaß des Übertritts** von Aluminium ist vom pH-Wert des Lebensmittels, von der Koch- bzw. Lagerdauer und von der Art der Aluminiumbeschichtung des jeweiligen Behälters abhängig. Während neutrale Lebensmittel relativ wenig Aluminium lösen, ist die Menge bei sauren Lebensmitteln vergleichsweise hoch.

Von **Tomatenprodukten** ist bekannt, dass sie beim Kochen in Aluminiumtöpfen besonders viel Aluminium lösen. Die Menge kann zwischen 3 und mehr als 5 mg pro 100 g Lebensmittel betragen [203, 230].

Aus Bilanzstudien am Menschen wurde geschlossen, dass bis zu einer täglichen Aufnahme von 225 mg Aluminium keine messbare Resorption stattfindet. Die **Resorption** von Aluminium im Dünndarm wird auf 1 % der mit der Nahrung aufgenommenen Menge geschätzt.

Ein wesentlicher Anteil des Aluminiums wird in unlösliches Aluminiumphosphat umgewandelt.

Auf die **Hemmung** der Aluminiumresorption durch Silicium wurde bereits hingewiesen.

Früher wurde durch hohe Aluminiumkonzentrationen in der Dialyseflüssigkeit und zusätzlich hohe orale Gabe von Aluminiumpräparaten (zur Fixierung von Phosphat im Gastrointestinaltrakt) eine aluminiuminduzierte Enzephalopathie ausgelöst. Daher wird diskutiert, ob Aluminium für die Entstehung der **Alzheimer-Krankheit** (präsenile Demenz) mitverantwortlich ist (vgl. Kap. 11).

In diesem Zusammenhang ergibt sich die Frage, ob dem Aluminiumgehalt der Nahrung und möglicherweise dem bei der Herstellung und Lagerung in bestimmte Lebensmittel übertretenden Aluminium eine Bedeutung zukommt.

Die übrigen Spurenelemente haben beim derzeitigen Stand der Kenntnis nur eine geringe praktische Bedeutung. Einzelheiten sind den im Literaturverzeichnis aufgeführten zusammenfassenden Darstellungen zu entnehmen.

1.9 Alkohol

1.9.1 Herstellung, Resorption, Elimination, toxische Wirkungen

Äthylalkohol (Äthanol, Weingeist) entsteht bei der Vergärung von Mono-, Di- und Polysacchariden durch Hefepilze. Da Alkohol ab einer bestimmten Konzentration das Hefewachstum und damit die Gärung hemmt und die Menge an vergärbaren Kohlenhydraten im Ausgangssubstrat unterschiedlich hoch ist, resultieren wechselnde Alkoholkonzentrationen in den verschiedenen Getränken. Durch Destillation können die Konzentrationen an Alkohol in den Getränken wesentlich gesteigert werden (Tab. 1-10).

Die **Resorption** von Alkohol erfolgt schnell und beginnt im Magen, wo bereits etwa 20 % in die Blutbahn übertreten. Die maximale Blutkonzentration ist deshalb schon 1–2 Stunden nach dem Verzehr erreicht (Abb. 1-26).

Kohlensäure z. B. in Sekt beschleunigt durch eine Steigerung der Mukosadurchblutung den Resorptionsvorgang.

Die **Alkoholelimination** erfolgt, abgesehen von einer geringen Ausscheidung über den Urin bzw. mit der Ausatmungsluft (ca. 2–10 %), durch Ab-

Tabelle 1-10 Alkoholgehalt (Vol.-%).

Biere	
Leichtbier	2 %
Weißbier	3 %
Export	4 %
Märzen, Bock	4,5–5,5 %
Weine	
Apfelwein	5–6 %
Deutsche Tafelweine	
(Mosel, Rhein, Pfalz, Franken)	7–10 %
Spätlesen	9–12 %
Burgunder, Bordeaux	8–10 %
Schaumweine	7–10 %
Liköre und Branntweine	
Liköre	24–42 %
Kognak	38 %
Steinhäger, Obstwasser	35–45 %
Whisky	40–45 %
Wodka	40–50 %
Rum	40–70 %

bau im Stoffwechsel. Der Abbau ist im mittleren Konzentrationsbereich konstant und beträgt bei Männern 0,1 g/kg Körpergewicht/Std. und bei Frauen 0,085 g/kg/Std.

Zwei enzymatische Systeme, die **Alkoholdehydrogenase** und das **mikrosomale, Alkohol oxidierende System** (MEOS = microsomal ethanol oxidizing system) stehen für den Alkoholabbau zur Verfügung. Unter normalen Bedingungen kommt dem erstgenannten System die größte Bedeutung zu, während über MEOS insbesondere bei höheren Alkoholkonzentrationen und bei chronischem Abusus abgebaut wird.

Beide Enzyme oxidieren Äthanol zu Acetaldehyd, der dann unter der Wirkung von Acetaldehyddehydrogenase zu Acetat oxidiert wird (Abb. 1-27). Acetat wird in der üblichen Weise (Abb. 1-2) im Zitronensäurezyklus weiter abgebaut.

Während die im Plasma der Leberzelle lokalisierte Alkoholdehydrogenase nicht durch Äthanol induzierbar ist, gilt die Induzierbarkeit von MEOS als gesichert. Der bei **chronischem Alkoholkonsum** gesteigerte Alkoholabbau dürfte Folge dieser Induktion von MEOS sein. Die gesteigerte Abbaurate hat eine höhere Konzentration des hepatotoxisch, insbesondere auf die Lebermitochondrien wirkenden **Acetaldehyds** zur Folge. Da die Acetaldehyddehydrogenase wiederum in den Mitochondrien der Hepatozyten gebildet wird, kommt es bei chronischem Alkoholmissbrauch, bedingt durch eine Mehrproduktion von Acetaldehyd und gleichzeitige Verminderung der Acetaldehyddehydrogenase, zu einer Anhäufung dieses **lebertoxischen Alkoholabbauprodukts**.

Beim Menschen finden sich sowohl verschiedene Isoenzyme der Alkoholdehydrogenase als auch eine **atypische Alkoholdehydrogenase**. Das atypische Enzym besitzt eine 3- bis 5fach höhere spezifische Aktivität. Dies hat zur Folge, dass beim Vorhandensein dieser Enzymvariante nach Alkoholaufnahme sehr schnell große Mengen Acetaldehyd anfallen, die eine Rötung des Gesichtes (Flush), Herzrasen, Kopfschmerzen, Schwindel, Müdigkeit etc. auslösen können.

Eine sehr **schnell einsetzende überschießende Bildung von Acetaldehyd** als Folge einer atypi-

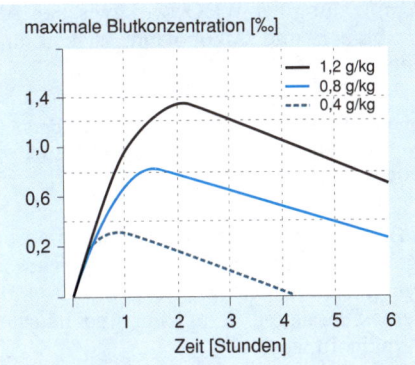

Abb. 1-26 Resorptionsgeschwindigkeit, maximale Blutkonzentration und Elimination von Äthylalkohol nach einmaliger Einnahme verschiedener Dosen.

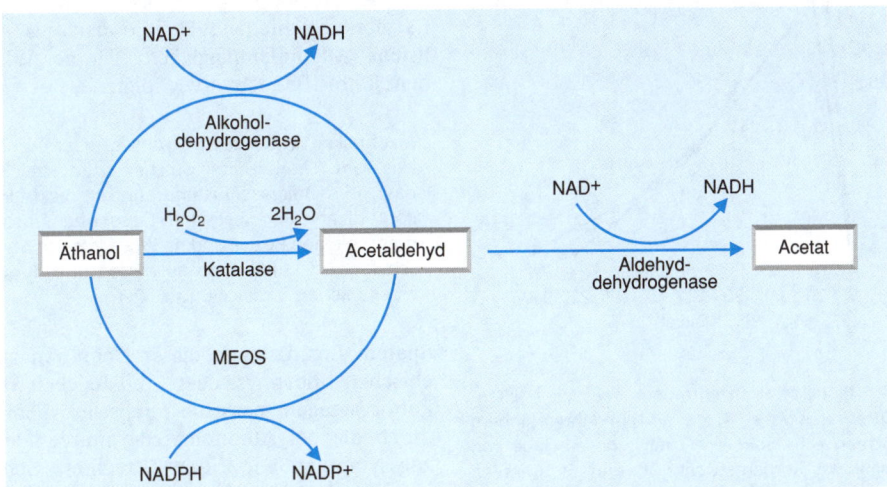

Abb. 1-27 Schematische Darstellung der enzymatischen Abbauwege von Äthylalkohol (Äthanol) in der Leber.

schen Alkoholdehydrogenase und auch von bestimmten Isoenzymen findet sich besonders häufig bei Angehörigen der mongolischen Rasse und bei Japanern. Intoleranzerscheinungen stellen sich deshalb nach Alkoholgenuss sehr schnell ein.

Auch die nach Alkoholaufnahme in der Schwangerschaft und bei Einnahme von Ovulationshemmern nicht selten zu beobachtenden **Unverträglichkeitserscheinungen** sind Folge einer schnell einsetzenden, gesteigerten Acetaldehydbildung.

In der Magenmukosa findet sich eine relativ hohe Aktivität der Alkoholdehydrogenase. Dies hat zur Folge, dass der von der Magenschleimhaut resorbierte Alkohol einem **First-pass-Stoffwechsel** unterliegt. Da der Alkoholabbau in der Magenschleimhaut von einer ganzen Reihe von Faktoren abhängig ist, wird hierdurch die Höhe der Blutalkoholkonzentration nach Verzehr alkoholischer Getränke erheblich mitbeeinflusst.

Signifikant vermindert ist der First-pass-Stoffwechsel bei Frauen, im höheren Lebensalter, bei chronischer Alkoholzufuhr, während des Fastens und unter dem Einfluss bestimmter Medikamente, so z. B. des H_2-Blockers Cimetidin (Lit. bei [62]).

Abbildung 1-28 demonstriert die unterschiedliche **Blutalkoholkonzentration** in Abhängigkeit vom Lebensalter nach oraler Alkoholaufnahme. Die Differenzen sind abgesehen von Unterschieden in der Magenentleerung, dem Leberstoffwechsel, dem Wasserverteilungsraum etc. in erster Linie von der mit zunehmendem Lebensalter geringer werdenden ADH-Aktivität in der Magenmukosa abhängig [84].

1.9.2 Alkoholmissbrauch und Alkoholabhängigkeit

Auf Empfehlung der WHO wird zwischen Alkoholmissbrauch und Alkoholabhängigkeit unterschieden.

> **Alkoholmissbrauch** wird als Konsummuster definiert, das mit körperlichen und psychischen Gesundheitsschäden einhergeht.

Nach Angaben der American Psychiatric Association geht Missbrauch mit folgenden **psychosozialen Symptomen** einher:
- Vernachlässigung beruflicher und häuslicher Verpflichtungen,
- Alkoholkonsum in Situationen, die zu einer psychischen Gefahr führen können, und
- Fortsetzen des Alkoholkonsums trotz Auftretens von sozialen und interpersonellen Problemen.

Es gibt verschiedene Definitionen des **Alkoholismus (Alkoholabhängigkeit)**. Die der WHO aus dem Jahre 1952 lautet wie folgt:

> Alkoholiker sind exzessive Trinker, deren Abhängigkeit vom Alkohol einen solchen Grad erreicht hat, dass sie deutliche Störungen und Konflikte in ihrer körperlichen und seelischen Gesundheit, ihren mitmenschlichen Beziehungen, ihren sozialen und wirtschaftlichen Funktionen aufweisen oder Prodrome einer solchen Entwicklung zeigen.

Spätere Ergänzungen dieser Definition zur psychischen und physischen Abhängigkeit vom Alkohol besagen, dass die **physische Abhängigkeit** durch die bei Alkoholentzug auftretenden Entzugssymptome wie Zittern, Brechreiz, Schwitzen etc. charakterisiert ist, während sich die **psychische Abhängigkeit** in einem psychischen Druck

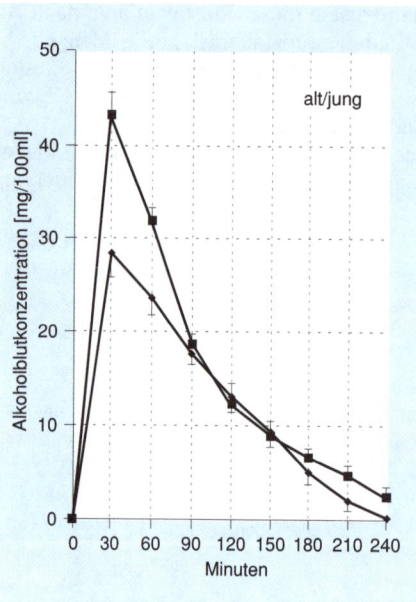

Abb. 1-28 Blutalkoholkonzentration bei zwölf Eltern (sechs Mütter/sechs Väter; ■; x ± SEM) und ihren Kindern (sechs Töchter/sechs Söhne; ◆) nach oraler Gabe von 0,3 g Äthanol/kg Körpergewicht. 30 und 60 Minuten nach Alkoholtrunk bestehen signifikante Konzentrationsunterschiede (p < 0,01) (nach [84]).

bis hin zum zwanghaften Impuls, wegen psychischer Spannungen und Konflikte sowie wegen psychosomatischer Stresszustände Alkohol zu trinken, äußert.

Nach einer Definition von Jellinek [125] versteht man unter Alkoholismus jeglichen Gebrauch von alkoholischen Getränken, der einem Individuum einer Gesellschaft oder beiden Schaden zufügt, gleichgültig ob eine Alkoholabhängigkeit bzw. bestimmte Suchtformen des Alkoholkonsums vorliegen oder nicht.

Nach der 10. Revision der WHO-Klassifikation der Krankheiten (ICD-10) wird das komplexe Phänomen der Abhängigkeit als Syndrom (unabhängig von der konsumierten Substanz) und damit als **typisches Verhaltensmuster** wie folgt definiert:
- Starker Wunsch oder eine Art Zwang zum Substanzkonsum.
- Verminderte Kontrollfähigkeit des Konsums.
- Ein körperliches Entzugssyndrom oder die Aufnahme der gleichen oder einer nahe verwandten Substanz, um Entzugssymptome zu mindern oder zu vermeiden.
- Nachweis einer Toleranz mit zunehmend höherer Dosierung der Substanz.
- Fortschreitende Vernachlässigung anderer Vergnügen oder Interessen zugunsten des Substanzkonsums. Erhöhter Zeitaufwand, um die Substanz zu beschaffen, zu konsumieren oder sich von den Folgen zu erholen.
- Anhaltender Substanzkonsum trotz Nachweises eindeutig schädlicher Folgen.

Je nach Häufigkeit der Alkoholaufnahme und Beweggrund für den Alkoholverzehr teilt man die Alkoholkonsumenten in folgende Typen ein:
- **Alpha-Typ** = „Erleichterungstrinker", Alkohol hilft bei der Konfliktbewältigung.
- **Beta-Typ** = „Gelegenheits- oder Wochenendtrinker".
- **Gamma-Typ** = „Süchtiges Trinken" mit psychischer und physischer Abhängigkeit. Es besteht ein Kontrollverlust. Der Konsum kleiner Alkoholmengen löst in der Regel ein unkontrolliertes Trinken aus.
- **Delta-Typ** = „Gewohnheitstrinker" mit kontinuierlichem Alkoholkonsum und Unfähigkeit zur Abstinenz (rauscharme Dauerimprägnierung mit Alkohol).
- **Epsilon-Typ** = Periodische Trinkexzesse („Quartalssäufer").

Dass es sich bei dem heute so häufigen und in Zunahme begriffenen Alkoholmißbrauch um kein neues Problem handelt, zeigt folgendes Zitat aus dem Buch von Johann Wilhelm Petersen aus dem Jahre 1782 mit dem Titel „Geschichte der Deutschen Nationalneigung zum Trunke": „Man kann an allen rohen Völkern die Bemerkung machen, dass sie dem starken Getränk äußerst ergeben sind. Indem es das Blut erwärme, die Nerven kitzelt und die Einbildungskraft befeuert, entflammt es die Seele und hält sie einigermaßen vor dem Mangel anderer Tätigkeiten schadlos ..."

Alkoholabhängigkeit (Alkoholismus) erfüllt alle Kriterien einer Erkrankung. Das Bundessozialgericht hat den Alkoholismus 1968 als Krankheit anerkannt.

In die **multifaktorielle Genese** sind genetische, psychosoziale, neuro- und molekularbiologische Faktoren involviert. Es gibt mittlerweile Belege für die Existenz bestimmter auf verschiedenen Chromosomen lokalisierte Gene **(alcoholism-vulnerability genes)**, die für die individuell unterschiedliche Gefahr alkoholabhängig zu werden, verantwortlich sind (Lit. bei [184]).

Die täglich aufgenommene Menge an reinem Alkohol, die eine Alkoholabhängigkeit induziert, ist von einer Vielzahl individuell unterschiedlich vorhandener Faktoren abhängig. Lang dauernde, regelmäßige Alkoholaufnahme führt zu einer **Anpassung neurophysiologischer Regulationsmechanismen** und letztlich zur Entwicklung von Toleranz und Abhängigkeit.

Nach Absetzen der Alkoholzufuhr entwickelt sich ein **akutes Entzugssyndrom.**

Nach Überwinden der Entzugssymptome bleibt auch bei langfristiger totaler Abstinenz über Jahre ein Verlangen nach Alkohol **(craving)** bestehen, wodurch die erreichte Abstinenz gefährdet wird.

Eine Reihe von Testverfahren helfen bei der **Früherkennung** der Alkoholabhängigkeit. So z. B. der CAGE-Test:
- **Cut down:** Hatten Sie jemals das Gefühl, dass Sie weniger trinken sollten?
- **Annoyed:** Hat es Sie belästigt oder gekränkt, wenn jemand Ihr Trinken kritisiert hat?
- **Guilty:** Hatten Sie jemals Schuldgefühle wegen Ihres Trinkens?
- **Eye Opener:** Mussten Sie jemals morgens trinken, um sich zu beruhigen oder in Gang zu kommen?

Zweimal ja: Verdacht auf Alkoholismus
Dreimal ja: Alkoholismus wahrscheinlich
Viermal ja: Alkoholismus sehr wahrscheinlich

Da Patienten häufig falsche Angaben zur Höhe des Alkoholismus machen, besteht ein großes Interesse an eindeutigen **laborchemisch fassbaren Markern**.

Relativ **unspezifisch** sind das Enzym γ-Glutamyl-Transferase (γGT) und das mittlere korpuskuläre Erythrozytenvolumen (MCV).

Als relativ **spezifisch** gilt nach Ansicht mancher Autoren das kohlenhydratdefiziente Transferrin (CDT). Von dem in Hepatozyten synthetisierten Glykoprotein Transferrin sind eine Reihe von Isoformen bekannt, die sich weder immunologisch, noch in ihrer Funktion unterscheiden. CDT wird unter Alkoholeinwirkung vermehrt synthetisiert.

Trotzdem korreliert, wie vergleichende Studien gezeigt haben, die Konzentration dieser Isoform nicht so eindeutig mit der aufgenommenen Menge an Alkohol, dass aus seiner Plasmakonzentration einige Schlüsse gezogen werden können.

1.9.3 Einfluss des Alkoholkonsums auf die Energie- und Nährstoffbedarfsdeckung, die Entstehung von Organerkrankungen und die Lebenserwartung

Während vieler Jahre zeigte der Alkoholkonsum steigende Tendenz. Seit der zweiten Hälfte der 80er-Jahre blieb der Verbrauch auf etwa gleichem Niveau (Abb. 1-29). Aufgrund statistischer Erhebungen kann man davon ausgehen, dass etwa 50 % des von einer Bevölkerungsgruppe konsumierten Alkohols von 10 % dieser Gruppe verzehrt werden.

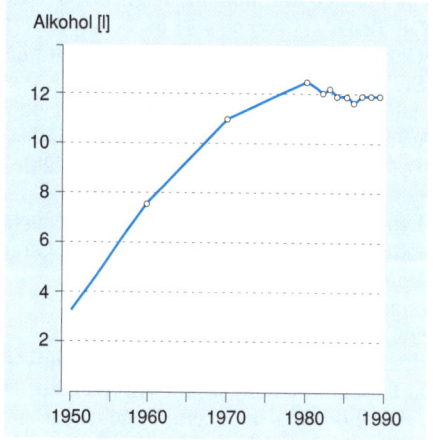

Abb. 1-29 Jährlicher Pro-Kopf-Verbrauch an Alkohol in der Bundesrepublik Deutschland [246].

Alkoholmissbrauch und Alkoholabhängigkeit sind bei uns ähnlich wie in anderen Industrieländern, etwa den USA, zu einem der größten sozialen Probleme geworden.

Im internationalen Vergleich lag im Jahr 1987 lediglich Frankreich mit 13,2 l Alkohol jährlich pro Kopf der Bevölkerung vor der Bundesrepublik mit 11,5 l. Gleich hoch lagen Spanien, gefolgt von Ungarn mit 11,4, Portugal 11,2, der Schweiz mit 11 und Belgien mit 10,3 l reiner Alkohol pro Kopf jährlich (Lit. bei [129]).

Während der Alkoholkonsum in Frankreich, Portugal und Spanien seit 1980 rückläufig ist, hat Deutschland seit 1991 im internationalen Vergleich den höchsten Pro-Kopf-Konsum. Nach Schätzungen der Deutschen Hauptgeschäftsstelle gegen Suchtgefahr starben jährlich in der alten Bundesrepublik 17 000 – 20 000 Menschen an den Folgen eines übermäßigen Alkoholkonsums.

Bei hoher, regelmäßiger Alkoholaufnahme wird der **Energiebedarf** zu einem hohen Anteil durch alkoholische Getränke gedeckt. So können beispielsweise mit 2 l Wein (160 g Alkohol) ca. 70 % des basalen Energiebedarfes gedeckt werden.

Wenn alkoholische Getränke, die in der Regel frei bzw. arm an essentiellen Nährstoffen sind (**leere Energieträger**), wesentlich zur Deckung des Energiebedarfes dienen, werden nur 20–30 % des Bedarfs an Protein, Eisen, Kalzium und Kalium gedeckt. Hierbei muss berücksichtigt werden, dass der hohe finanzielle Aufwand für alkoholische Getränke oft dazu führt, dass die meist teuren Lebensmittel mit hohem Anteil an essentiellen Nährstoffen nicht mehr verzehrt werden.

So konnte gezeigt werden, dass 30–50 % aller Alkoholiker ohne und 80–100 % der Alkoholiker mit nachweisbarer Leberschädigung Zeichen des **Vitamin-B$_6$-Mangels** aufweisen. Darüber hinaus findet sich häufig eine Unterversorgung mit den Vitaminen B$_1$ und B$_2$ (Lit. bei [109]).

> Abgesehen von der unzureichenden Aufnahme mit der Nahrung kann auch eine **durch Alkohol induzierte Stoffwechselstörung** Ursache einer Mangelsymptomatik an essentiellen Nährstoffen sein.

Dies trifft zu für die Vitamine B$_1$, B$_2$, B$_6$, Folsäure, A, D und E, deren Umwandlung in stoffwechselaktive Substanzen gestört ist.

Am Beispiel der **Folsäure** lässt sich besonders deutlich demonstrieren, in welch erheblichem Maße Alkohol auch bei ausreichender Zufuhr des Vitamins mit der Nahrung die **Entstehung von Mangelsymptomen** begünstigt.

Chronische Alkoholzufuhr vermindert die intestinale Resorption und die tubuläre Reabsorption von Folat. Weiterhin gibt es Hinweise darauf, dass der Transport von Folat an der Leberzellmembran unter Alkoholeinfluss gestört ist, sodass es zu Beeinträchtigungen des folatabhängigen Intermedialstoffwechsels von C1-Körpern kommt (Lit. bei [210]).

Nicht selten findet sich bei Alkoholikern ein **Magnesium-** und/oder **Zinkmangel,** wobei nicht eindeutig geklärt ist, ob es sich hierbei um eine Folge des hohen Alkoholkonsums oder der meist gleichzeitig bestehenden chronischen Lebererkrankung handelt [157].

Es wird angenommen, dass die verschiedenen **Organschäden** bei Alkoholmissbrauch in erster Linie eine Folge der toxischen Wirkung von Acetaldehyd sind. Acetaldehyd schädigt die Struktur und Funktion von Mitochondrien, so etwa die Oxidation von Fettsäuren zu Kohlendioxid oder, wie bereits beschrieben, seinen eigenen Abbau durch Acetaldehyddehydrogenase, wodurch die Konzentration dieser toxischen Substanz weiter ansteigt und die Gefahr einer Schädigung etwa von Leber, Herzmuskel etc. noch verstärkt wird.

Bei der alkoholischen Gärung entstehen in geringen Mengen **weitere Alkohole.** So finden sich z. B. in Apfel- oder Birnenmost bis zu 64 ppm Methanol, 232 ppm Propanol, 0,2 ppm n-Butanol, 25 ppm iso-Butanol und 169 ppm 2,3-Methyl-Butanol.

Toxische Organschäden sind bei diesen geringen Konzentrationen nicht zu erwarten. Eine toxische Wirkung bei bereits durch Äthanol geschädigter Leber ist jedoch nicht auszuschließen [209]. Nachfolgend werden die Organe beschrieben, die bei Alkoholmissbrauch am häufigsten geschädigt werden.

Leber

Da Alkohol und Acetaldehyd nur in der Leber in nennenswerten Mengen metabolisiert werden, finden sich bei **chronischem Missbrauch** Schäden in aller Regel zuerst an diesem Organ.

> Bei regelmäßigem Verzehr von mehr als 60 g Alkohol pro Tag muss bei Männern und von mehr als 20 g pro Tag bei Frauen mit Schädigungen in Form der Fettleber, der alkoholischen Hepatitis bzw. einer Leberzirrhose (vgl. Kap. 3.7.3) gerechnet werden. Dabei ist die Zeitspanne bis zur Entwicklung von Schäden umso kürzer, je höher die täglich verzehrte Alkoholmenge liegt.

Nach neueren epidemiologischen Untersuchungen muss davon ausgegangen werden, dass bereits bei einer täglichen Zufuhr von 40 g Alkohol beim Mann mit einem erhöhten Zirrhoserisiko zu rechnen ist. Rein rechnerisch ist davon auszugehen, dass dann, wenn 20 Jahre regelmäßig 60–80 g Alkohol von Männern und von Frauen konsumiert werden, die Zirrhosemorbidität für Männer 15 × und für Frauen sogar 550 × höher als im Vergleichskollektiv mit nur gelegentlichem Alkoholkonsum liegt [211].

Die **Empfindlichkeit der Leber** gegenüber Alkohol ist individuell sehr unterschiedlich, eine Tatsache, die bei der Risikobeurteilung berücksichtigt werden muss. Verantwortlich hierfür sind wahrscheinlich die bereits besprochenen Unterschiede im Alkoholmetabolismus (atypische Alkoholdehydrogenase etc.) und eine bestimmte genetische Determinante, die an die Histokompatibilitätsantigene HLA-B 8, DR 3, B 13, B 4 gekoppelt ist [194, 197, 211].

Pankreas

In den westlichen Industrieländern ist der Alkohol mit 60–80 % die häufigste Ursache der chronischen Pankreatitis (vgl. Kap. 3.6.2). Die Dauer des Alkoholmissbrauchs bis zum Auftreten klinischer Zeichen einer Pankreatitis wird mit 3–10 Jahren angegeben.

In gleicher Weise wie bei den Alkoholhepatopathien findet sich auch hier eine höhere Organempfindlichkeit bei Frauen als bei Männern.

> Etwa 80 g Äthanol pro Tag regelmäßig über Jahre aufgenommen gelten bei Männern und 50 g bei Frauen als ausreichend, um eine chronische Pankreatitis auszulösen.

Ernährungsgewohnheiten und **genetische Prädispositionen** sind dafür verantwortlich, dass Dauer des Abusus und Alkoholmenge bei den Kranken mit Alkoholpankreatitis variieren. Eine Reihe epidemiologischer Studien spricht dafür, dass Alkohol insbesondere in Verbindung mit einer fett- und proteinreichen Kost das Pankreas schädigt.

Ausgelöst bzw. in Gang gesetzt wird der Prozess offenbar durch eine unter Alkoholeinwirkung gesteigerte Proteinsekretion mit einer **Bildung von Eiweißpräzipitaten** in den kleinen und mittleren Gängen des Pankreas. Hierdurch bedingt kommt es zu einem **Sekretstau** mit Atrophie der Azinuszellen, entzündlichen Reaktionen und nachfolgend bindegewebigem Umbau [93, 194].

Ösophagus, Magen

Alkohol begünstigt den **Reflux von Magensaft** in den Ösophagus. Ursache hierfür ist eine Herabsetzung des Tonus in der unteren Speiseröhre (Ösophagussphinkter) und eine Verminderung der propulsiven Ösophaguskontraktionen. Der hierdurch bedingte Rückfluss von Mageninhalt und die verminderte Selbstreinigung des Organs begünstigen die Entstehung einer **Ösophagitis** (vgl. Kap. 3).

Das Risiko, an einem **Ösophaguskarzinom** zu erkranken, ist bei Alkoholikern um das 2- bis 10fache erhöht.

Die einzige gesicherte, durch Alkohol ausgelöste Schädigung am Magen ist die akute **(hämorrhagisch-erosive) Gastritis** (vgl. Kap. 3.3.1). Ob die Entstehung von Magen- und Zwölffingerdarmgeschwüren durch Alkohol begünstigt wird, ist strittig (Lit. bei [194, 238]).

Karzinomrisiko

(vgl. Kap. 16).

Epidemiologische Studien zeigen, dass sich Krebserkrankungen der verschiedensten Organe bei chronischem Alkoholmissbrauch gehäuft finden.

Bei der Interpretation statistisch nachweisbarer Korrelationen muss jedoch berücksichtigt werden, dass Alkoholmissbrauch oft **mit Tabakrauchen kombiniert** ist, wodurch sich ebenfalls das Karzinomrisiko erhöht.

> Es gilt als gesichert, dass Alkohol die Krebsentstehung im Mund, Larynx und Ösophagus steigert.

Auch das seit Jahren an Häufigkeit zunehmende Pankreaskarzinom wird durch regelmäßigen Alkoholkonsum begünstigt. Eine Bedeutung des Alkohols für die Karzinomentstehung wird aufgrund einiger epidemiologischer Untersuchungen weiterhin beim Rektum-, Nieren-, Harnblasen-, Prostata- und Mammakarzinom diskutiert (Lit. bei [133, 194]).

Stoffwechsel

Da die Stoffwechselerkrankungen Diabetes mellitus, Hyperlipoproteinämie und Gicht durch Übergewicht begünstigt werden, kann sich die Energiezufuhr mit Alkohol negativ auswirken. Darüber hinaus hat Alkohol spezifische Wirkungen bei den verschiedenen Erkrankungen.

> Beim **Diabetes mellitus** können bereits geringe Dosen, die eine Blutalkoholkonzentration von weniger als 1‰ zur Folge haben, auf dem Wege über eine Hemmung der Gluconeogenese eine Hypoglykämie auslösen.

Die Erniedrigung der Blutzuckerkonzentration unter den Normbereich entwickelt sich in typischer Weise 6–36 Stunden nach Alkoholaufnahme.

Da Alkohol die renale Harnsäureausscheidung reduziert, kann durch den Verzehr einer größeren Alkoholmenge ein plötzlicher Anstieg der Harnsäurekonzentration im Serum und hierdurch bedingt der akute Schub einer **Gicht** ausgelöst werden.

Bei den **Hyperlipoproteinämien** steht dem positiven Effekt eines mäßigen Alkoholkonsums auf die LDL-HDL-Relation (vgl. Kap. 4.5) ein negativer, d.h. steigernder Einfluss auf die Triglyceridkonzentration im Serum (vgl. Kap. 4.5) gegenüber (Lit. bei [192]).

Koronare Herzkrankheit

> Epidemiologische Studien zeigen eindeutig eine geringe Häufigkeit koronarer Herzerkrankungen bei moderatem Alkoholkonsum.

Als **moderater Alkoholkonsum** werden 1–3 Drinks pro Tag (1 Drink entspricht ca. 10 g Alkohol) bezeichnet. Die Alkoholmenge von 10–30 g entspricht 0,1–0,3 l Wein oder 0,3–0,8 l Bier.

Voraussetzung für den **protektiven Effekt** des Alkohols ist die tägliche regelmäßige Aufnahme. Der Schutzeffekt lässt sich dann nicht nachweisen, wenn zwar im Mittel pro Tag bis zu 30 g Alkohol aufgenommen werden, die Zufuhr aber in Form eines Exzesses (binge drinking) an einem Tag, etwa am Wochenende, erfolgt.

Erklärt wird der protektive Effekt mit einer Reihe positiver Wirkungen von Alkohol auf Risikofaktoren, wie

- das Verhältnis zwischen LDL- und HDL-Cholesterin,
- die Fibrinogenkonzentration im Plasma und
- die Thrombozytenaggregation.

Kontrovers wird die Bedeutung weiterer Inhaltsstoffe in alkoholischen Getränken diskutiert. Dies gilt insbesondere für die im Rotwein enthaltenen **Polyphenole**. Zusammenfassende Auswertungen von ökologischen, Fall-Kontroll- und prospektiven Studien bestätigen fast übereinstimmend den

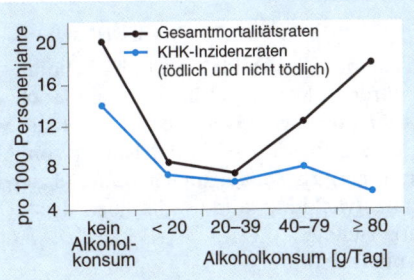

Abb. 1-30 Alkoholkonsum in g/Tag – Inzidenzraten der koronaren Herzkrankheiten (KHK) und Gesamtmortalitätsraten (pro 1000 Personenjahre), adjustiert für Alter und Rauchen, in Abhängigkeit vom Alkoholkonsum (nach [147]).

koronarprotektiven Effekt eines moderaten Alkoholkonsums, überwiegend unabhängig von der Art des Getränkes.

Der nach manchen Studien ausgeprägtere **Schutzeffekt von Wein** könnte abgesehen von den genannten Inhaltsstoffen auch Folge eines bei Weintrinkern **insgesamt gesünderen Lebensstils** sein.

Auch in einer während acht Jahren in Deutschland durchgeführten prospektiven Studie an insgesamt über 2000 Männern und Frauen wurde der koronarprotektive Effekt bestätigt (vgl. Abb. 1-30). Die Zahl tödlicher und nicht tödlicher Herzinfarkte war bei Alkoholkonsum im Vergleich zur Gruppe der Abstinenzler um bis zu 50 % niedriger.

Eine protektive Wirkung findet sich bereits bei einem Alkoholkonsum von weniger als 20 g pro Tag und ändert sich nur wenig bei höherer Zufuhr.

> Bei dieser anerkannt protektiven Wirkung moderater Alkoholmengen stellt sich die Frage, ob bei der bekannten Suchtgefahr moderater Alkoholkonsum zur Minderung des Infarktrisikos empfohlen werden kann.

In einer Consensuskonferenz der Deutschen Akademie für Ernährungsmedizin (1997) wird die Frage nach der Menge unterhalb der keine Alkoholabhängigkeit induziert werden kann, wie folgt beantwortet:

> Das Risiko einer Alkoholsucht korreliert nach derzeitigem Kenntnisstand mit der konsumierten Menge.

Es gibt Subgruppen, die bereits bei kleinen Alkoholmengen ein bis zu dreifach höheres Suchtrisiko tragen (z. B. bei genetischer Disposition).

Es gibt **keinen definierten no-effect-level**. Andererseits gelten „nur" 2–5 % der regelmäßig alkoholtrinkenden Erwachsenenbevölkerung als suchtgefährdet. Es stehen jedoch keine Methoden zur Identifizierung dieser speziell suchtgefährdeten Subgruppe zur Verfügung.

Der in einer Vielzahl von Untersuchungen immer wieder belegte Effekt auf das Infarktrisiko beeinflusst wesentlich die Gesamtmortalitätsrate.

Gesamtmortalität

Alkohol senkt das Infarktrisiko, begünstigt aber dosisabhängig die Entstehung einer Reihe z. T. schwerwiegender Erkrankungen. Die Gesamtmortalität in Abhängigkeit von der Höhe des täglichen Alkoholkonsums ist der beste Parameter zur Beurteilung der Frage nach Vor- und Nachteil des Alkoholkonsums.

Eine Vielzahl von Studien kommen, wie die in Abb. 1-30 dargestellten Befunde, zu dem Ergebnis einer eindeutig höheren Mortalität bei Alkoholabstinenz im Vergleich zu Personen mit moderatem Alkoholkonsum, während die Mortalität bei einem den moderaten Bereich übersteigenden Konsum eindeutig höher liegt.

Trotz der übereinstimmend positiven Beurteilung finden sich bei fast allen Autoren Bedenken und Hinweise auf das **Risiko**, Alkohol in Empfehlungen zur Ernährungsprophylaxe einzubeziehen.

Neben der **Suchtgefahr** wird auf folgende, noch offene Fragen hingewiesen:
- Epidemiologische Daten basieren auf der mit erheblicher Unsicherheit behafteten persönlichen Angabe zur Höhe des täglichen Alkoholkonsums.
- Das Risiko für Organerkrankungen liegt bei Frauen im Vergleich zu Männern deutlich höher.
- In vielen Studien finden sich keine Angaben über die zeitliche Verteilung des pro Woche konsumierten Alkohols.
- Nicht erfasst wurde die Menge alkoholischer Getränke, die zu Mahlzeiten getrunken wurde (der zur Mahlzeit konsumierte Alkohol geht mit geringeren Konzentrationen im Blut einher) etc.... (Lit. bei [147]).

Herzmuskel

Chronischer Alkoholmissbrauch kann bei disponierten Personen eine kongestive Kardiomyopathie (**Alkoholkardiomyopathie**) auslösen.

> An diese mit den klinischen Zeichen einer Herzinsuffizienz einhergehende toxische Myokardschädigung muss dann gedacht werden, wenn sich bei Kenntnis des Alkoholabusus eine idiopathische Herzhypertrophie, -dilatation und kardiale Insuffizienz finden, die sich nicht durch einen Hochdruck, eine Koronarinsuffizienz etc. erklären lassen [194].

Dass neben Alkohol weitere Faktoren am Zustandekommen der Erkrankung beteiligt sind, erklärt die Tatsache, dass nur etwa 1 % derer, die regelmäßig 80–100 g Äthanol pro Tag aufnehmen, an einer Alkoholkardiomyopathie erkrankt.

Die vermehrte **Katecholaminausschüttung** nach Alkoholgenuss wird für die Auslösung von Vorhofflimmern, Extrasystolen und Kammertachykardien verantwortlich gemacht. Sie ist wahrscheinlich auch für das sog. „**Holiday-heart-Syndrom**" verantwortlich.

> Der Symptomenkomplex bezeichnet das Auftreten von Herzrhythmusstörungen ohne erkennbare Kardiomyopathie nach akuter Alkoholeinwirkung.

Die häufigste Rhythmusstörung ist hierbei das Vorhofflimmern (Lit. bei [194]).

Bluthochdruck

(vgl. Kap. 6).

Nervensystem

Die vielfältigen schädigenden Wirkungen des Alkohols auf das Nervensystem lassen sich einteilen in

- die **direkten toxischen Wirkungen des Alkohols** auf das Gehirn, die von der Höhe der akut applizierten Dosis abhängen, und
- die pathologischen Erscheinungen, die auftreten, wenn ein längerer regelmäßiger Alkoholkonsum für mehr als 24 bis 48 Stunden unterbrochen wird – das sog. **Entzugssyndrom**.

Die tiefgreifende Ernährungsumstellung des Alkoholikers kann weiterhin zu schwerwiegenden **nutritiven Erkrankungen des Zentralnervensystems** führen. Von diesen ist besonders das Wernicke-Korsakow-Syndrom hervorzuheben (Lit. bei [194, 207]).

Embryofetales Alkoholsyndrom

Damit keine missgebildeten Kinder geboren werden, wurde in Karthago Eheleuten am Hochzeitstag das Trinken von Wein verboten. Heute weiß man, dass es bei 30–45 % der Kinder von Alkoholikerinnen zu **Schädigungen während der Embryonalentwicklung** kommt, die nach der Geburt weiterbestehen.

Es handelt sich um

- Verminderung der Körperlänge und des Kopfumfangs,
- Veränderungen des knöchernen Schädels mit Mikrozephalie,
- Mikrognathie und Mikrophthalmie,
- Gliedmaßendefekte,
- Gelenkanomalien,
- Missbildungen im Bereich der Nieren, der ableitenden Harnwege, herznaher Blutgefäße etc.

Das Risiko für ein Kind, mit einem **Geburtsgewicht** auf oder unterhalb der 10. Perzentile geboren zu werden, ist bei einem Alkoholkonsum der Mutter von mindestens 100 g/Woche mehr als doppelt so hoch wie bei einer Alkoholmenge unter 50 g/Woche. Ob diese Schäden durch Alkohol, Acetaldehyd oder die bei Alkoholmissbrauch häufigen Defizite an essentiellen Nährstoffen ausgelöst werden, ist unbekannt [152, 245].

Nicht nur der regelmäßige Konsum relativ großer Alkoholmengen, sondern auch **geringe Dosen**, wie sie beim Gelegenheitstrinken oder sozialen Trinken aufgenommen werden (bereits Mengen unter 50 g), können das Zentralnervensystem schädigen.

Die **Folgen** sind nicht bereits bei der Geburt und in den ersten Lebensjahren erkennbar, sondern manifestieren sich erst im Vorschul- und Schulalter in Form von Lern- und Verhaltensstörungen, motorischen Bewegungs- und sozialen Reifungsstörungen etc.

> Auch kleine Alkoholmengen sollten deshalb während der Schwangerschaft möglichst gemieden werden [158].

Alkohol tritt auch in die **Muttermilch** über und verändert sowohl Geschmack und Geruch der Muttermilch als auch das Verhalten der Säuglinge [169].

1.10 Mikroflora des Magen-Darm-Traktes

Von der Mundhöhle bis zum Anus ist der Gastrointestinaltrakt sowohl im Lumen als auch im Bereich der Schleimhautoberfläche mikrobiell besiedelt. Quantitativ und qualitativ unterscheidet sich die Flora in den verschiedenen Abschnitten erheblich. Kenntnisse über die gastrointestinale Mikroflora und ihre Beeinflussbarkeit durch Ernährung sind zum Verständnis vieler ernährungsabhängiger Erkrankungen der Verdauungsorgane von Wichtigkeit.

Die bereits seit der Jahrhundertwende z. T. sehr kontrovers diskutierte Bedeutung der Intestinalflora für den Gesamtorganismus und für die Entstehung bzw. Therapie bestimmter Erkrankungen, wird seit Jahren mit moderner Methodik erforscht. Hierbei wurden sowohl lang gehegte Vermutungen weitgehend bestätigt als auch wichtige neue Erkenntnisse gewonnen.

Die Relation der Keimzahl einzelner Spezies zueinander, dies gilt insbesondere für das Kolon, ist wesentlich von der **Zusammensetzung der Nahrung** abhängig. Dies gilt beispielsweise für die wasserlöslichen Ballaststoffe, deren Degradationsprodukte eine Reihe prophylaktischer Eigenschaften besitzen (vgl. Kap. 1.11.4). Einfluss auf die Zusammensetzung der Darmflora haben auch lebende, mit der Nahrung aufgenommene Mikroorganismen, etwa Lactobazillen (vgl. Kap. 2, Probiotika/Prebiotika). Insgesamt hat die Ernährung einen großen Einfluss auf die Mikrobiologie des Verdauungstraktes.

1.10.1 Oberer Verdauungstrakt

In der **Nüchternphase** ist die Keimzahl mit 10^2 bis 10^3/ml im Magen- und Duodenalsaft gering. Die überwiegende Spezies sind Streptokokken, Lactobazillen, Veillonella und Clostridium perfringens. Sie zeigt große Übereinstimmung mit dem Keimspektrum der Mundhöhle und des Ösophagus.

Nach der Nahrungsaufnahme steigt die Keimzahl (Bakterien und Hefen) während 1–2 Stunden auf das Hundert- bis Tausendfache an.

Sub- und Anazidität gehen mit einer erheblichen Zunahme der Keimzahl bis auf 10^6–10^7/ml einher. Das Keimspektrum ändert sich mit steigendem **pH-Wert** und wird letztlich dem im Kolon ähnlich. Unter diesen pathologischen Bedingungen werden vermehrt **N-Nitrosoverbindungen** (vgl. Abb. 16-10) gebildet, denen wahrscheinlich eine ähnliche Bedeutung bei der Entstehung des Magenkarzinoms zukommt.

Sub- und **Anazidität** sind überwiegend Folge einer chronischen Schleimhautschädigung durch den Keim Helicobacter pylori (Lit. bei [153]).

Helicobacter pylori

Die Bedeutung der H.-pylori-Infektion der Magenschleimhaut für die Ernährungsmedizin ist vielfältig und reicht von der Übertragung des Keimes durch Trinkwasser und Lebensmittel bis hin zur Entstehung des Magenkarzinoms (vgl. Kap. 16.2).

Helicobacter pylori ist ein grampositives, leicht spiralförmiges Bakterium mit 2–6 unipolaren Geißeln zur Fortbewegung. Durch die hohe Konzentration an dem Enzym **Urease** kann H. pylori den in der Magenschleimhaut immer vorhandenen Harnstoff in Ammoniak und Kohlendioxid spalten. So wird trotz des sauren pH-Wertes im Magenlumen ein **neutrales Milieu** in der unmittelbaren Umgebung geschaffen. Mit Hilfe sog. Adhäsine lagert es sich an der Oberfläche von Magenschleimhautzellen an.

Sowohl das von dem Bakterium gebildete **Ammoniak** als auch spezifische **Cytotoxine** schädigen die Mukosazellen. Diese Schädigung kann letztlich zur **chronischen B-Gastritis** mit einer Sub- bzw. Anazidität des Magensaftes, Magen- und Zwölffingerdarmgeschwüren, dem MALT-Lymphom und dem Magenkarzinom vom intestinalen Typ führen.

Unterschieden werden der Typ I- und Typ II-Stamm. Nur Typ I, der vacuolating cytotoxin A (Vac A) und cytotoxin-associated antigen A (Cag A) experimentiert, induziert die genannten Erkrankungen.

H. pylori kommt nur beim Menschen vor. Er ist der einzige Wirt und natürliches Reservoir. H. pylori konnte in den Fäzes, im Speichel und im Zahnbelag nachgewiesen werden. Die Mehrzahl der Befunde sprechen für eine **fäkal-orale** und eine **oral-orale Übertragung**. Außer in Wasser kann H. pylori in der Umwelt nicht überleben. Da der Mensch, abgesehen von Trinkwasser, die einzige Infektionsquelle darstellt, kommt der allgemeinen Hygiene und **Trinkwasserhygiene** eine entscheidende Bedeutung zu [167].

Für die genannten Möglichkeiten einer Übertragung sprechen z. B. Untersuchungen in Peru, wo Kinder mit niedrigem sozialem Status und bei schlechten sanitären Verhältnissen signifikant häufiger erkranken. Erfolgte die Trinkwasserversorgung durch einen Dorfbrunnen, so war die Infektionsrate bei Kleinkindern höher als bei einer Versorgung über ein öffentliches Wassernetz.

In manchen afrikanischen Ländern, wo die Nahrung für Kleinkinder von den Müttern vorgekaut wird, ist eine Kontamination mit H. pylori besonders groß und die Infektionsrate der Kinder entsprechend hoch.

Auch die höhere Inzidenz von Helicobacter-Infektionen bei Gastroenterologen und Krankenschwestern, die häufig mit Speichel und Magensaft in Kontakt kommen, spricht für eine direkte Übertragung von Mensch zu Mensch [119].

Nur wenig untersucht ist die Frage, ob der **Konsum bestimmter Lebensmittel und Getränke** das Risiko einer H.-pylori-Infektion beeinflusst. Eine Abhängigkeit vom Alkohol- und Kaffeekonsum konnte nachgewiesen werden. Es fand sich ein signifikanter Unterschied zwischen Personen, die regelmäßig bzw. nie Alkohol oder Kaffee tranken.

Alkohol wirkte protektiv. Die Häufigkeit einer Infektion war bei einem Konsum von mehr als 75 g Alkohol pro Woche signifikant erniedrigt. Unterschiede zwischen den einzelnen alkoholischen Getränken fanden sich nicht.

Kaffeetrinker zeigten eine höhere Infektionsprävalenz. Personen, die mehr als drei Tassen **Kaffee** pro Tag tranken, hatten eine um den Faktor 2,5 höhere H.-pylori-Prävalenz [26].

Die unterschiedliche Häufigkeit der H.-pylori-Infektionen in Industrie- und Entwicklungsländern (vgl. Abb. 1-31) ist Folge der differenten Lebensmittel-, Trinkwasser- und Wohnhygiene.

In **Entwicklungsländern** wird die Infektion in frühester Kindheit erworben und ist bei bis zu 90 % der Erwachsenen nachweisbar.

In **Industrieländern** beträgt bei deutlichen Unterschieden in der Prävalenz die durchschnittliche Infektionsrate Erwachsener 40–50 %.

Die Unterschiede zwischen jungen und älteren Menschen in den Industrieländern werden auf ein **Kohortenphänomen** zurückgeführt, welches besagt, dass Personen, die heute im fortgeschrittenen Alter sind, die Infektion meist bereits in der Kindheit und nicht erst mit zunehmendem Lebensalter erworben haben.

Insgesamt gibt es deutliche Hinweise darauf, dass die Häufigkeit der H.-pylori-Infektion mit zunehmender **Verbesserung der Hygienebedingungen** in den Industrieländern rückläufig ist [16, 100].

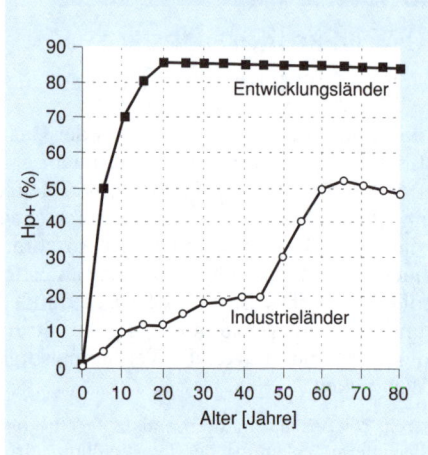

Abb. 1-31 Altersabhängigkeit der Helicobacter-pylori-Infektion in Industrie- und Entwicklungsländern (nach [16]).

1.10.2 Dünndarm

Duodenum und **Jejunum** sind mit 10^4 oder weniger Keimen pro ml (überwiegend Streptokokken, Lactobazillen und Veillonella) vergleichsweise gering besiedelt. Im **Ileum** steigt die Keimzahl auf 10^6/ml, wobei E. coli und andere Anaerobier zunehmen [170]. Die Mikroflora des Dünn- als auch Dickdarmes ist relativ stabil. Gewisse Einflüsse haben die Ernährung, Stress, Lebensalter (vgl. Abb. 1-32), Medikamente etc.

Mit der Nahrung aufgenommene Keime, wie beispielsweise Lactobazillen und Bifidobakterien mit fermentierten Lebensmitteln, können sich nur kurzzeitig im Intestinum ansiedeln und das Spektrum verändern (**transiente Mikroflora**).

1.10.3 Dickdarm

Unmittelbar nach der Geburt beginnt die Besiedelung des beim Neugeborenen keimfreien Darmes. Nach primärer Besiedelung überwiegend mit E. coli stellt sich unter ausschließlicher Ernährung mit Muttermilch eine Besiedelung überwiegend mit **Bifidobakterien** ein.

Nur etwa 1 % entfallen auf Enterobacteriaceae (E. coli, Enterokokken, Lactobazillen). Auch bei nicht gestillten Säuglingen finden sich überwiegend Bifidobakterien in den Fäzes. Die Zahl der **Enterobacteriaceae** liegt jedoch signifikant höher.

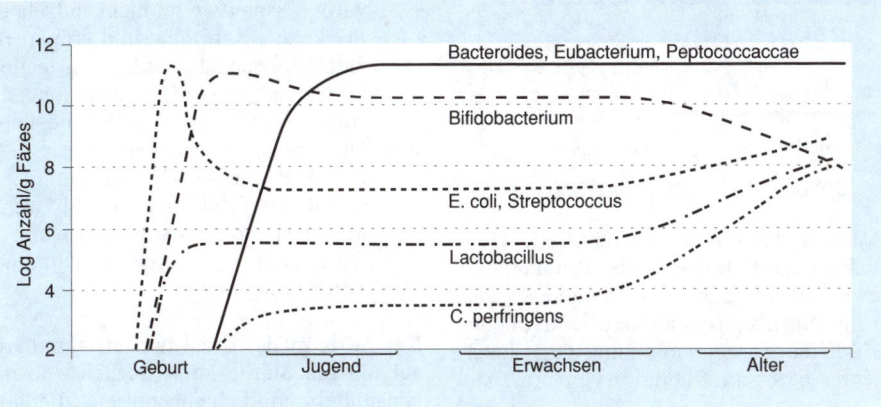

Abb. 1-32 Die Fäkalflora des Menschen in den verschiedenen Altersgruppen (nach [226]).

Bei 400 bis 500 verschiedenen Spezies liegt die Keimzahl im Stuhl Erwachsener mit ca. 10^{10}–10^{11} Keimen/g Stuhl wesentlich höher als in den proximalen Bereichen des Verdauungstraktes. 96–99 % sind **Anaerobier**. Die Relation der Keime zueinander ändert sich in den einzelnen Lebensphasen (vgl. Abb. 1-32).

> Von besonderer ernährungsmedizinischer Bedeutung sind Lactobazillen und Bifidobakterien. Sie werden als **probiotische Keime** zur Prophylaxe und Therapie, insbesondere in Form fermentierter Milchprodukte, oral aufgenommen (vgl. Kap. 2) bzw. deren Vermehrung durch Verzehr von Prebiotica (vgl. Kap. 2) begünstigt.

Das bakterielle Ökosystem des Verdauungstraktes wird durch das **Zusammenwirken verschiedener Faktoren** weitgehend stabil gehalten.

Die Grundlage für diese Stabilität bildet die bakterielle Besiedelung der die Mukosa bedeckenden Schleimschicht (**Oberflächenflora**), von der ausgehend der Darminhalt besiedelt wird. Mit der Nahrung aufgenommene Keime haben wenig Möglichkeit, in dem stabilen Gefüge der Oberflächenflora eine Nische zu finden.

Ein weiterer Schutz sind die **kurzkettigen Fettsäuren**, die beim bakteriellen Abbau von Kohlenhydraten anfallen (vgl. Kap. 1.11.4). Die hierdurch bedingte Senkung des pH-Wertes verhindert insbesondere die Ansiedlung pathogener Keime. Darüber hinaus sind für die Stabilisierung der bakteriellen Besiedelung sowohl die von den Mikroorganismen synthetisierten **bakteriziden** bzw. **bakteriostatischen Substanzen** als auch deren Stimulation immunologischer Abwehrmechanismen in der Darmwand verantwortlich.

Die potentiell pathogenen Keime durchwandern die Darmwand bei herabgesetzter Mukosabarriere und gelangen über die Blut- bzw. Lymphbahn in die periphere Zirkulation. Zu einer solchen **Translokation** (vgl. Kap. 3.5.9) mit nachfolgender **Infektion** kann es nach langfristiger ausschließlicher parenteraler Ernährung, nach Antibiotikatherapie, Behandlung mit Immunsuppressiva etc. kommen.

Die Darmflora wirkt auf die **Karzinogenese** im Kolon:
- durch Aktivierung von Prokarzinogenen zu aktiven Karzinogenen und der Umwandlung primärer in sekundäre Gallensäure
- hemmend durch Inaktivierung von Karzinogenen, wie etwa N-Nitrosoverbindungen von sog. Pyrolyseprodukten, die beim Erhitzen proteinreicher Lebensmittel entstehen, etc. (vgl. Kap. 2 und 16.2)

Von Bedeutung für die **Colitis ulcerosa** sind möglicherweise **Sulfat reduzierende Mikroorganismen,** die Sulfationen als Sauerstoffquelle nutzen. Ihr Stoffwechselendprodukt ist Schwefelwasserstoff (H_2S), eine für die Darmschleimhaut hochtoxische Substanz (vgl. Kap. 24.3.7).

Als **Eubiose** (Eubakterie) wird eine ausgewogene Besiedlung des Darmtraktes mit einem günstigen Verhältnis zwischen den unbelebten Anteilen und den Mikroorganismen und mit Dysbiose (Dysbakterie) das Gegenteil der Eubiose bezeichnet.

1.11 Ballaststoffe

1.11.1 Definition, Zusammensetzung, Eigenschaften

In der Literatur finden sich verschiedene Definitionen des Begriffs Ballaststoffe. Kliniker und Ernährungswissenschaftler wählen eine an den Effekten im Organismus orientierte und Chemiker eine auf die Zusammensetzung der Einzelkomponenten bezogene Definition.

Eine „biologische" Definition lautet:

> Es handelt sich um Kohlenhydrate, die im Dünndarm nicht enzymatisch abgebaut werden und folglich den Dickdarm erreichen.

Bei dieser Definition ist auch die im Dünndarm nicht enzymatisch abgebaute Stärke (resistant starch) miteinbezogen.

Eine „chemische" Definition lautet:

> Ballaststoffe sind Nicht-Stärke-Polysaccharide (non-starch-polysaccharides) + Lignin.

Die letztgenannte Definition bezieht die **resistente Stärke** nicht mit ein.

Früher ging man davon aus, dass Stärke unter dem Einfluss von α-Amylase quantitativ im Dünndarm hydrolysiert und letztlich als Glucose genutzt wird. Später wurde erkannt, dass es eine sog. **„physiologische Stärkemalabsorption"** gibt, d.h., etwa 10 % der mit einer Mischkost aufgenommenen Stärke sind resistent gegenüber α-Amylase und gelangen ins Kolon, wo sie wie Ballaststoffe bakteriell abgebaut (fermentiert) werden.

Die Resistenz der Stärke gegenüber α-Amylase beruht auf bestimmten Konformationen der Stärke. Von Englyst werden drei Formen der resistenten Stärke (RS_1, RS_2, RS_3) unterschieden.

RS_1: Der Kontakt mit α-Amylase ist bei großer Partikelgröße erschwert. Dieser Anteil wird wesentlich von der Art der Lebensmittelverarbeitung, insbesondere der mechanischen Zerkleinerung, auch von der Intensität des Kauens, bestimmt.

RS_2: Die kristalline Struktur von Stärkegranula erschwert den enzymatischen Abbau. So wird beispielsweise nicht hitzebehandelte Stärke aus Kartoffeln und grünen Bananen kaum abgebaut. Unter Hitzeeinwirkung kommt es zu einer Gelatinisierung, die einen Abbruch durch die Amylase möglich macht.

RS_3: Die beiden Stärkekomponenten Amylose und Amylopektin können, wenn sie im Anschluß an Erhitzen abgekühlt werden, rekristallisieren (retrogradieren) und so wieder in eine von α-Amylase nicht angreifbare Form übergehen.

Der prozentuale Anteil der im Dünndarm nicht abbaubaren Stärke kann folglich – je nach Lebensmittel und küchentechnischer Behandlung – sehr unterschiedlich sein (vgl. Abb. 1-33).

So konnte gezeigt werden, dass die Stärke von frisch gekochten Kartoffeln sehr gut verdaut wird, sodass lediglich 3 % unverändert den Dünndarm passieren und ins Kolon übertreten. Werden gekochte Kartoffeln jedoch abgekühlt, so verändern sich die physikalischen Eigenschaften der Stärke, was eine Beeinträchtigung der enzymatischen Abbaufähigkeit zur Folge hat, sodass etwa 12 % der Stärke (RS_1) den Dünndarm unverändert passieren. Diese Resistenz gegenüber α-Amylase kann durch wiederholtes Erwärmen und anschließende Abkühlung der Kartoffeln noch gesteigert werden [67].

Ballaststoffe bestehen aus vielen Substanzen, die sich in ihrer chemischen und morphologischen Struktur und in ihren physiologischen Effekten unterscheiden. Die unter dem Sammelbegriff Ballaststoffe zusammengefassten Substanzen finden

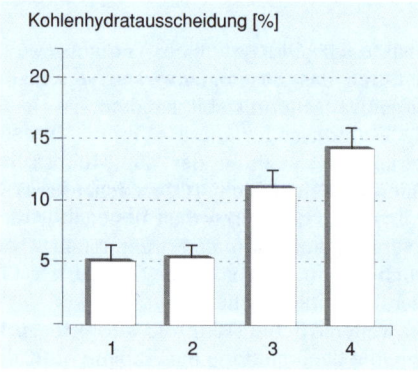

Abb. 1-33 Mittlerer prozentualer Anteil der im Dünndarm nicht utilisierten Kohlenhydrate, gemessen bei einem Total-Colektomierten mit Ileostoma nach mehrmaligem Verzehr stärkereicher Lebensmittel. 1 = Weißbrot, 2 = Brot aus Vollgetreidemehl, Pumpernickel, Spaghetti, Reis etc., 3 = Hafer- und Gerstenkleie, 4 = Hülsenfrüchte (Bohnen, Erbsen, Linsen) [127].

sich in einer Vielzahl verschiedener anatomischer und funktioneller Einheiten von Pflanzen.

Ballaststoffe setzen sich aus einer großen Zahl unterschiedlicher Kohlenhydrate und aus Lignin zusammen. Die quantitativ wichtigsten sind **Zellulose, Hemizellulose** und **Pektin**.

Von Bedeutung sind auch die bereits besprochene **resistente Stärke** und **Oligosaccharide,** zu denen die in Hülsenfrüchten reichlich vorkommende Reaffinose und Stachyose und die in Zwiebeln, Knoblauch, Artischocken etc. vorkommende Oligofructose zählen.

Oligofructose fördert die Bifidumflora im Kolon (s. Prebiotica, Kap. 2).

Je nach Herkunft des Ballaststoffes ist die **Relation der Einzelbestandteile** zueinander unterschiedlich. So bestehen z. B. Ballaststoffe aus Weizenkleie zu über 60 % aus Hemizellulose und solche aus Blattgemüse oft zu über 70 % aus Zellulose. Diese Variation in der Zusammensetzung ist der Grund für die **unterschiedlichen Effekte** von Ballaststoffen auf Funktionen des Stoffwechsels (vgl. Kap. 4.4 und 4.5) und der Intestinalorgane (vgl. Kap. 3.5.1 und 3.5.3).

Unter westlicher Ernährungsweise erreichen etwa 12–20 g Nicht-Stärke-Polysaccharide, 5–40 g resistente Stärke und 4–5 g Oligosaccharide das Kolon [44].

Während eine **Gruppeneinteilung** nach chemischen Gesichtspunkten kaum möglich ist, kann man die Ballaststoffe nach biologischen Kriterien und ihrer Funktion in Pflanzen in drei Gruppen einteilen:
1. Fasern zur Aufrechterhaltung der Pflanzenstruktur
2. Pflanzengummis und -schleimstoffe
3. Speicherpolysaccharide.

Die Tatsache, dass Ballaststoffe zum Teil faserige Struktur haben, hat zu den ebenfalls für diese Stoffgruppe benutzten Bezeichnungen Pflanzenfasern, Faserstoffe und Nahrungsfasern sowie der englischen Bezeichnung **dietary fiber** geführt.

Da aber, wie aus der genannten Gruppeneinteilung hervorgeht, Ballaststoffe nicht nur faserige Struktur besitzen, sollten die letztgenannten Bezeichnungen, um falschen Vorstellungen vorzubeugen, möglichst nicht benutzt werden.

Im englischsprachigen Schrifttum wird zunehmend die Bezeichnung dietary fiber benutzt. Andere Benennungen der gleichen Stoffgruppe sind: unavailable carbohydrates, non-digestible carbohydrates, unavailable polysaccharides, plantix (gebildet aus den Worten planta und matrix) und complantix (plantix + Wachse, Cutin und zellwandgebundene Mineralien).

Zur Gruppe der Ballaststoffe zählt auch eine Reihe pflanzlicher **Hydrokolloide,** die z. B. Lebensmitteln zur Verbesserung und Stabilisierung der Konsistenz zugesetzt werden. Sie besitzen die Fähigkeit, freies Wasser zu binden, wodurch es zu einer **Quellung mit Viskositätserhöhung** kommt. So können beispielsweise Gele aus Carragen bis zu 99 % Wasser enthalten.

Die bekanntesten pflanzlichen Hydrokolloide auf Polysaccharidbasis sind Gummi arabicum, Traganth, Johannisbrotkernmehl (Carubin), Guarkernmehl (Guaran), Pektinstoffe, Alginsäuren (Alginate), Agar und Carrageenan [223].

Je nach Wasserbindungsvermögen, Ausmaß des bakteriellen Abbaus etc. im Kolon kann man Ballaststoffe in folgende zwei Gruppen unterteilen:
1. **Wasserunlösliche Ballaststoffe,** die überwiegend aus Zellulose und Hemizellulose bestehen und vergleichsweise viel Lignin enthalten, wie etwa die Weizenkleie. Sie werden bakteriell nur relativ wenig abgebaut und folglich zum größten Teil mit dem Stuhl ausgeschieden. Aufgrund eines **hohen Wasserbindungsvermögens** erhöhen sie das Stuhlvolumen, wodurch die Peristaltik angeregt und die Transitzeit im Dickdarm verkürzt wird.
2. Die **wasserlöslichen Ballaststoffe** sind reich an Arabinoxylanen (z. B. Ispaghula) oder an Uronsäure (z. B. Pektine). Diese Ballaststoffe werden schnell und weitgehend komplett von der anaeroben Darmflora abgebaut.

Zellulose

Verbreitetster Bestandteil von **Pflanzenzellwänden.** Es ist ein in Wasser unlösliches, unverzweigtes Glucosepolymer mit etwa 3000 Glucoseeinheiten. Das Wasserbindungsvermögen – 1 g Zellulose bindet 0,4 g Wasser – ist groß.

Hemizellulose

Ein aus Pentosen und Hexosen bestehendes Polysaccharid. Es sind über 250 verschiedene Polymere bekannt. Sie findet sich, zusammen mit Zellulose, in Pflanzenzellwänden. Die Zahl der Zuckermoleküle pro Hemizellulosemolekül liegt meist zwischen 150 und 200.

Folgende Zucker finden sich am häufigsten: Xylose, Arabinose, Mannose, Galaktose und Glucose, weiterhin Uronsäure.

Hemizellulose bindet Wasser und Kationen. Für die Eigenschaft, Kationen zu binden, ist der **Uronsäureanteil** verantwortlich.

Pektin

Die Grundstruktur ist ein in unterschiedlichem Ausmaße mit Methyl- und Acetylgruppen verestertes Polymer aus Galakturonsäure. In den meisten Pflanzen finden sich Pektine mit Seitenketten aus Galaktose, Arabinose, Xylose, Rhamnose und Fructose. Das Molekulargewicht liegt zwischen 60000 und 90000.

So hat z. B. Apfelpektin ein höheres Molekulargewicht als Citruspektin. Pektine **bilden Gele** und haben die Fähigkeit, Wasser, Kationen und organische Substanzen, z. B. Gallensäuren, zu binden.

Lignin

Es handelt sich um ein Polymer von Phenylpropan, folglich ist es kein Polysaccharid. Das Molekulargewicht schwankt zwischen 1000 und 4500. Lignin hat die Fähigkeit, organische Substanzen, so z. B. **Gallensäuren, zu binden.**

Gummis, Schleimstoffe und Speicherpolysaccharide

Diese Substanzen sind keine Bestandteile von Zellwänden.

Gummis sind komplexe, mehrfach verzweigte Polysaccharide, die Glucuron- und Galakturonsäure, Xylose, Arabinose und Mannose enthalten. **Gummi arabicum,** die bekannteste Substanz dieser Gruppe, ist ein Galakturonsäurepolymer mit Arabinose und Rhamnose als Seitenketten.

Schleimstoffe und **Speicherpolysaccharide** finden sich vermischt mit den verdaulichen Polysacchariden, wie z. B. Stärke, im **Endosperm von Samen.** Die bekannteste Substanz dieser Gruppe ist Guarmehl (Guaran), ein Polygalaktomannan aus dem Samen der in Indien heimischen Cyamopsis tetragonoloba.

Andere Zellwandbestandteile

Neben den genannten Ballaststoffkomponenten finden sich insbesondere in der Zellwand weitere Substanzen, z. T. in geringen Mengen, die unverdaulich sind und folglich zu den Ballaststoffen zählen. Über Einflüsse dieser Substanzen auf die Intestinal- und Stoffwechselfunktion ist wenig bekannt.

Es handelt sich insbesondere um Wachse, Stearine, Saponine, Tannine etc.

Unverdauliche Anteile tierischer Nahrung entfalten möglicherweise die gleichen physiologischen Effekte wie Ballaststoffe. Diese Stoffgruppe ist jedoch bisher kaum untersucht.

Dem Begriff **Rohfaser** (englisch: crude fiber) kommt im Bereich der Humanmedizin nur noch historische Bedeutung zu. Der Rohfaseranteil eines Nahrungsmittels liegt immer, zum Teil erheblich, unter dem Ballaststoffanteil. Einen festen Umrechnungsfaktor beider Stoffgruppen gibt es nicht. Nur veraltete Lebensmitteltabellen enthalten noch Angaben über den Rohfasergehalt.

1.11.2 Höhe der Zufuhr, Zufuhrempfehlungen

Die **Ballaststoffzufuhr** hat in den westlichen Industrieländern seit der Jahrhundertwende **kontinuierlich abgenommen.**

Ursachen sind die technischen Möglichkeiten der **Lebensmittelverarbeitung,** wie neue mühlentechnische Verfahren zur Herstellung von Weißmehl, die Produktion von Rohr- und Rübenzucker, weiterhin die Fortschritte in der Tierhaltung als Grundlage für einen steigenden Fett-, Fleisch-, Milch- und Eierverzehr.

Der Verzehr von ballaststoffreichen Nahrungsmitteln wie Vollkornerzeugnissen, grobem Gemüse, Hülsenfrüchten und Kartoffeln ist seit dieser Zeit rückläufig, während der Konsum an ballaststofffreien bzw. -armen Nahrungsmitteln wie Zucker, Fett und Weißmehl zunahm.

In den meisten sog. **Entwicklungsländern** mit einer noch „ursprünglichen" Ernährung liegt die Ballaststoffzufuhr im Vergleich zu den westlichen Industrieländern hoch. Nach Angaben der FAO aus dem Jahre 1973 werden in Entwicklungsländern im Durchschnitt 70 % der Energie in Form von Stärke, nur 15 % in Form von Fett und 5 % als Zucker verzehrt, während in den westlichen **Industrieländern** rund 18 % der Energie in Form von Zucker, 40 % in Form von Fett und 30 % in Form von Stärke aufgenommen werden (vgl. Abb. 2-2).

Der Rückgang im Verzehr von Stärke hat zur **Folge,** dass der Anteil an Ballaststoffen in der sog. westlichen Kost vergleichsweise niedrig liegt. Hierbei muss berücksichtigt werden, dass die wichtigste Stärkequelle, das Getreide, in den westlichen Ländern – überwiegend nach Entfernung der ballaststoffreichen Kleie – in Form von **Weißmehlprodukten** verzehrt wird.

Nach Angaben von Trowell werden in den sog. Entwicklungsländern im Mittel nur 8 % der Energie durch ballaststofffreie Nahrungsmittel gedeckt, während es in den Industrieländern rund 58 % sind.

Nach Angaben der VERA-Studie [113] beträgt die mittlere tägliche Zufuhr von Ballaststoffen in der Bundesrepublik für beide Geschlechter 26,3 ± 0,22 g. Im Raume Würzburg/Schweinfurt wurde bei verschiedenen Berufsgruppen anhand von Ernährungsprotokollen eine etwas niedrigere mittlere tägliche Zufuhr bei großen individuellen Schwankungen (Abb. 1-34) ermittelt [136].

Die mittlere tägliche Ballaststoffzufuhr korreliert, wie zu erwarten, positiv mit der Höhe der Energiezufuhr (Abb. 1-35). Die **individuellen Unterschiede** sind, wie bereits erwähnt, sehr groß. Bei 17 % aller Untersuchten war die mittlere tägliche Ballaststoffzufuhr < 15 g.

Eine Erhebung in England ergab bei **Vegetariern** mit im Durchschnitt 41,5 g/Tag einen signifikant höheren Ballaststoffverzehr als bei einem Vergleichskollektiv von Nichtvegetariern mit 21,4 g/Tag.

Die Deutsche Gesellschaft für Ernährung **empfiehlt** für **Erwachsene** eine tägliche Ballaststoffzufuhr von mindestens 30 g. Vom manchen Autoren wird eine Zufuhr von 35–45 g/Tag, davon 50–70 % in wasserunlöslicher Form als optimal angesehen [222].

Zur Vorbeugung von Obstipation, aber auch aller weiteren, durch geringe Ballaststoffzufuhr begünstigten Funktionsstörungen und Erkrankungen, muss auch bei **Kindern** auf eine optimale Ballaststoffzufuhr geachtet werden. Die American Health Foundation empfiehlt für Kinder ab 3 Jahren und für Heranwachsende bis 20 Jahre als

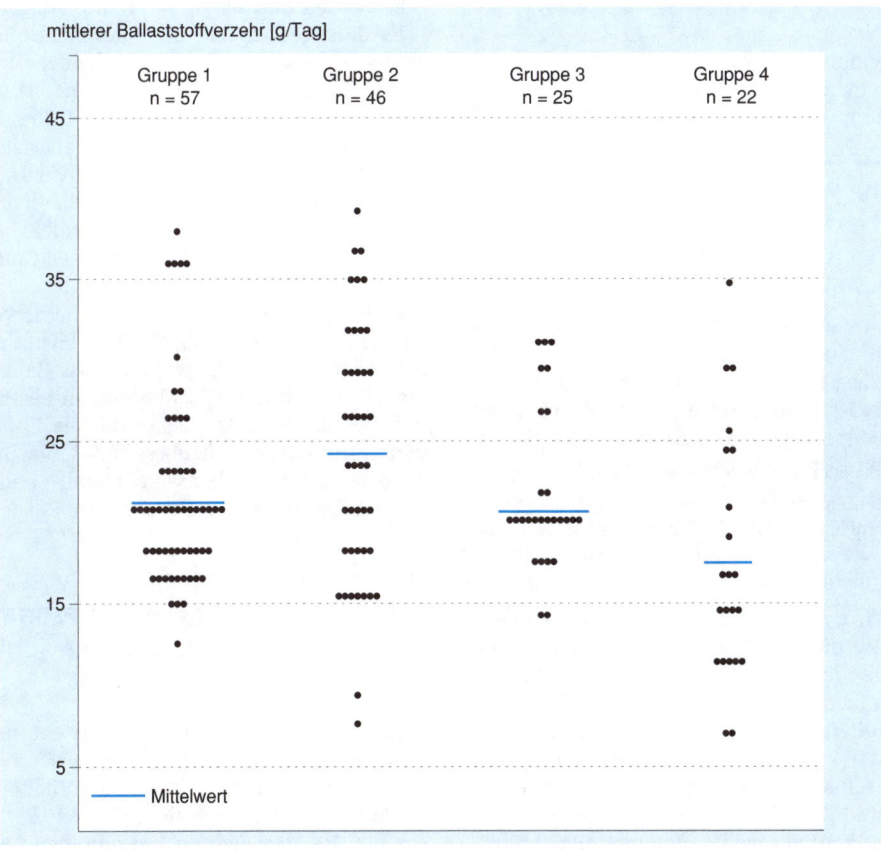

Abb. 1-34 Mittlere tägliche Ballaststoffzufuhr bei Gruppen mit unterschiedlichem sozioökonomischem Status und Lebensalter. Gruppe 1: Arbeiter und Handwerker; Gruppe 2: Schüler eines Gymnasiums; Gruppe 3: Lehrer eines Gymnasiums; Gruppe 4: Verwaltungsangestellte [136].

1 Energiebedarf, Nährstoffe, Nahrungsbestandteile, Verdauung, Resorption und Stoffwechsel

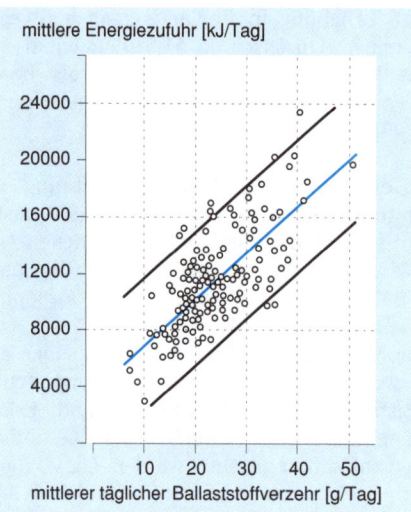

Abb. 1-35 Beziehungen zwischen mittlerer täglicher Energiezufuhr und mittlerem Ballaststoffverzehr [136].

Mindestzufuhr eine Menge in Gramm, die sich aus dem Lebensalter + 5 errechnet (z. B. Zufuhr bei Kindern von 5 Jahren = 10 g) [239].

Mögliche Beziehungen zwischen der Höhe des Ballaststoffverzehrs und der Entstehung von Funktionsstörungen und Erkrankungen

Bereits Anfang der Sechzigerjahre machten in Afrika und Indien tätige englische Ärzte darauf aufmerksam, dass viele der in den westlichen Industrieländern häufigen, zum Teil noch in ständiger Zunahme begriffenen Erkrankungen in den genannten Ländern extrem selten sind.

In neuerer Zeit wurde auf diese Tatsache insbesondere von den Engländern Burkitt, Painter und Trowell, Ärzten, die viele Jahre in Ostafrika tätig waren, hingewiesen.

Als Erklärung für diesen Häufigkeitsunterschied stellten sie die sog. **Fiber-Hypothese** auf, die besagt, dass der in wirtschaftlich und industriell wenig entwickelten Ländern hohe Verzehr von Ballaststoffen vor der Entstehung einer großen Zahl von in westlichen Ländern häufigen Erkrankungen **schützt**. Nach einer Zusammenstellung von Trowell [231] handelt es sich um:
- **Erkrankungen des Verdauungstrakts:** Obstipation, Appendizitis, Divertikulose, irritables Kolon, Hämorrhoiden, Colitis ulcerosa, Morbus Crohn, Dickdarmpolypen und -karzinom,

Hiatushernie, Cholesteringallensteine und Zahnkaries.
- **Erkrankungen des Stoffwechsels und des Gefäßsystems:** Fettsucht, essentielle Hypertonie, Diabetes mellitus, Herzinfarkt, periphere und zerebrale Durchblutungsstörungen, Varikosis, Venenthrombose, Eklampsie, Nierensteine, senile Osteoporose etc.
- **Erkrankungen endokriner Drüsen:** Thyreotoxikose, Myxödem.
- **Autoimmunerkrankungen:** rheumatische Erkrankungen, multiple Sklerose, perniziöse Anämie etc.

Die Tatsache, dass nach Umstellung auf eine sog. westliche Ernährung auch bei Afrikanern, Indern etc. die Inzidenz der genannten Erkrankungen derjenigen der Industrieländer gleichkommt bzw. sie zum Teil noch übertrifft, beweist, dass die Häufigkeitsunterschiede nicht rassisch bedingt sind, und stützt weiterhin den diskutierten **Kausalzusammenhang zwischen Ballaststoffverzehr und der Entstehung von Erkrankungen.**

Es muss jedoch bei der Interpretation der in epidemiologischen Studien gefundenen Beziehungen zwischen der Höhe des Ballaststoffverzehrs und der Häufigkeit von Erkrankungen berücksichtigt werden, dass eine ballaststoffarme Ernährung, wie sie in den westlichen Industrieländern üblich ist, in aller Regel auch reich an raffinierten Lebensmitteln, insbesondere Zucker und Weißmehl, weiterhin reich an Fett und tierischem Eiweiß ist.

Es konnte inzwischen in einer Reihe von Untersuchungen, die durch die Fiber-Hypothese angeregt wurden, gezeigt werden, dass Ballaststoffe Organ- und Stoffwechselfunktionen beeinflussen und hierdurch in der Lage sind, die Entstehung von Erkrankungen mitzubestimmen. Nachfolgend werden hierbei bedeutsame Organ- und Stoffwechselfunktionen beschrieben.

1.11.3 Einfluss auf die intestinale Transitzeit, Stuhlgewicht und Kolonmotilität

Unter intestinaler Transitzeit versteht man die Zeit, die zwischen der Aufnahme der Nahrung und der Ausscheidung der in ihr enthaltenen unverdaulichen Bestandteile mit den Fäzes verstreicht. Bei den meisten Erwachsenen schwankt diese Zeit unter der in westlichen Ländern üblichen Ernährung zwischen 1 und 4 Tagen, wie Abbildung 1-36 demonstriert.

1.11 Ballaststoffe

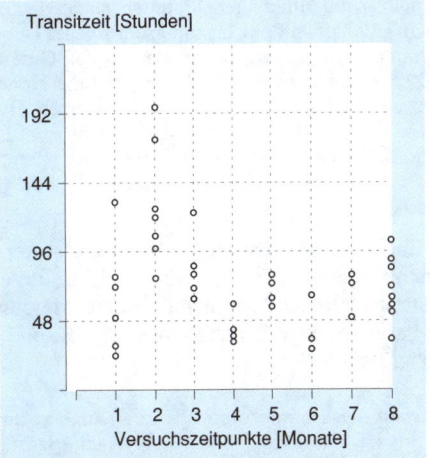

Abb. 1-36 Bei 8 gesunden Versuchspersonen während mehrerer Monate wiederholt gemessene intestinale Transitzeiten unter normaler Ernährung.

Schwankungen in der Transitzeit sind fast ausschließlich durch Änderung der Passagezeit im Kolon bedingt. Es besteht eine direkte Beziehung zwischen der durch Ballaststoffe erzielten Zunahme des Stuhlgewichtes bzw. des Stuhlvolumens und der Transitzeit.

> Je höher das Stuhlgewicht, umso kürzer ist die Transitzeit.

Abbildung 1-37 demonstriert diesen Zusammenhang.

Der Vergleich von Ballaststoffen aus unterschiedlichen Lebensmitteln wie Weizenkleie, Karotten, Kohlgemüse etc. hat ergeben, dass **Weizenkleie** das Stuhlgewicht am intensivsten erhöht und die intestinale Transitzeit mehr als andere Ballaststoffe beschleunigt [46].

Beeinflusst wird die Wirkung der Kleie durch **Partikelgröße** und vorausgegangene **Hitzebehandlung**. Der Effekt grober Kleie mit einer Teilchengröße von mehr als 1 mm Durchmesser ist ausgeprägt [27]. Das Wasserbindungsvermögen von grober ist deutlich höher als das von fein gemahlener Kleie. Gekochte Kleie hat einen geringeren Effekt auf die Kolonfunktion als unbehandelte [247].

Auch die in Abbildung 1-38 dargestellten Befunde veranschaulichen den **je nach Herkunft unterschiedlichen Effekt** von Ballaststoffen auf das Stuhlgewicht.

An insgesamt 20 gesunden Versuchspersonen wurde der Einfluss von verschiedenen Brottypen, Obst oder Gemüse als Ballaststoffquelle auf die Höhe des täglichen Stuhlgewichts untersucht. Die im Ballaststoffgehalt sich quantitativ und qualitativ unterscheidenden Lebensmittel wurden einer konstanten Grundkost zugesetzt. Rechnerisch wurde das resultierende Stuhlgewicht auf 14 g Ballaststoffe in Form von Getreide-, Obst- oder Gemüseballaststoffen ermittelt. Die Ergebnisse zeigen, dass trotz der durchschnittlichen zusätzlichen Zufuhr von 14 g Ballaststoffen pro Tag die Zunahme des Stuhlgewichts erheblich variiert.

Insgesamt haben **Vollkorngetreideprodukte** den ausgeprägtesten Effekt, während der Einfluss von

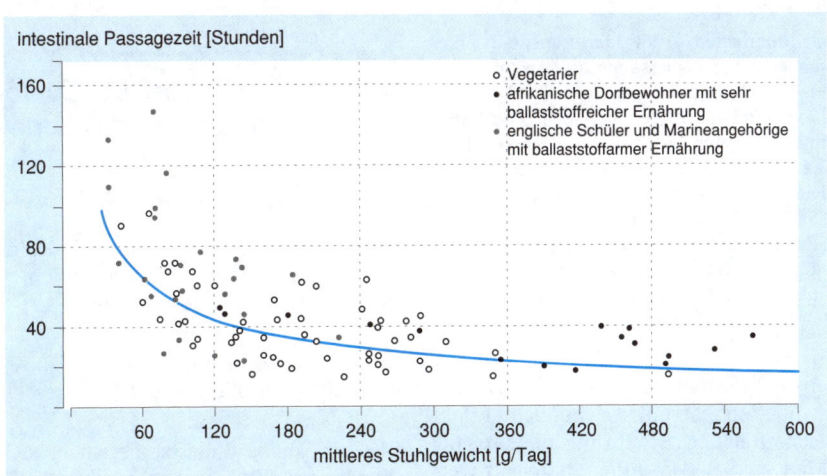

Abb. 1-37 Die Beziehung zwischen mittlerem täglichem Stuhlgewicht und der Passagezeit im Intestinaltrakt bei Gruppen mit unterschiedlich hohem Ballaststoffverzehr (nach [33]).

1 Energiebedarf, Nährstoffe, Nahrungsbestandteile, Verdauung, Resorption und Stoffwechsel

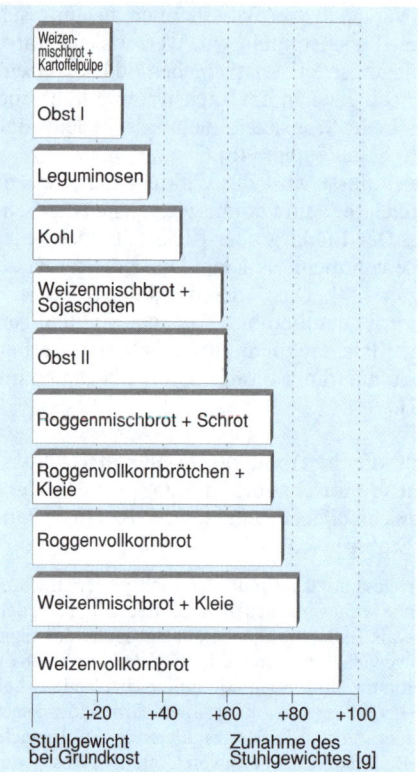

Abb. 1-38 Vergleich berechneter Stuhlgewichte, bezogen auf eine durchschnittliche Zufuhr von 14 g Ballaststoffen pro Tag mit der Versuchskost (nach [242]).

Ballaststoffen aus Obst und Gemüse vergleichsweise gering ist.

Jenkins und Mitarbeiter [126] steigerten bei einer Gruppe gesunder Versuchspersonen im Abstand von 14 Tagen den Verzehr von Ballaststoffen in Form von Weizenkleie. Verabreicht wurden bei sonst konstanter Ernährung mit dem ersten Frühstück 0,3, 5,6, 9,5 11,2, 19,0 bzw. 28,4 g Ballaststoffe in Form von zwei handelsüblichen Kleiepräparaten mit einer mittleren Partikelgröße von 0,59 bzw. 0,73 mm Durchmesser. Es fand sich eine lineare Beziehung zwischen der Menge an verzehrtem Ballaststoff und dem täglichen Stuhlgewicht. Die Steigerung um 1 g Weizenballaststoffe führte zu einer mittleren Steigerung des Stuhlgewichtes von 2,7 g. Der Effekt war bei Männern und Frauen gleich ausgeprägt.

Die Autoren schließen aus diesem Ergebnis, dass bei der Obstipation bei unzureichendem Effekt einer ballaststoffreichen Ernährung die pro Tag verzehrte Menge an Ballaststoffen gesteigert werden muss [104].

Cummings und Mitarbeiter [45] untersuchten den Effekt von 20 g Ballaststoff pro Tag unterschiedlicher Herkunft (Karotten, Kohlgemüse, Weizenkleie, Äpfel, Guarmehl) als Zulage zur normalen Ernährung auf die Höhe des Stuhlgewichtes bei gesunden Versuchspersonen. Hierbei kam es zu einer Erhöhung des Stuhlgewichtes um 127 % nach Kleie-, 69 % nach Kohl-, 59 % nach Karotten-, 40 % nach Apfel- und nur 20 % nach Gabe von Guarballaststoffen.

Der **intraluminäre Druck des Kolons** ist unter ballaststoffarmer Ernährung höher als unter einer ballaststoffreichen, wie insbesondere Messungen bei Patienten mit Divertikulose (vgl. Kap. 3.5.3) gezeigt haben.

> Der auf den Darminhalt ausgeübte Druck ist umso geringer, je größer der von dem Füllungszustand abhängige Durchmesser des Darms ist.

Der unter ballaststoffreicher Ernährung insbesondere als Folge des hohen Wasserbindungsvermögens voluminöse Stuhl bewirkt also einen geringen intraluminären Druck. Diese günstige Wirkung der Volumenvermehrung kommt nach dem LaPlace-Gesetz

$$P = \frac{2 \times T}{r}$$

(P = Druck, T = Wandspannung, r = Radius) zustande.

Dieses Gesetz besagt, dass eine Vermehrung des Inhalts über eine Zunahme des Durchmessers der Darmlichtung bei gleicher Muskelspannung zu einer Verminderung des auf die Wand wirkenden Drucks führt.

1.11.4 Bakterieller Abbau von Ballaststoffen (Fermentation), kurzkettige Fettsäuren, intestinale Flora

Wie bereits angeführt, verfügt die Kolonflora über Enzyme, um die im Dünndarm nicht abbaubaren Kohlenhydrate zu degradieren.

> Dieser als **Fermentation** bezeichnete Abbau dient den Mikroorganismen zur Energiegewinnung.

Wasserlösliche Ballaststoffe wie etwa Pektin werden bis zu 100 %, die nicht wasserlöslichen in wesentlich geringerem Ausmaß abgebaut. Es kann davon ausgegangen werden, dass

1.11 Ballaststoffe

- Pektin, Gummis und Schleimstoffe zu 90–100 %,
- Hemizellulose zu 50–80 % und Zellulose zu 30–50 %

bakteriell im Kolon abgebaut werden. Bakteriell nicht abbaubar ist Lignin [244].

Die wesentlichen **Produkte** der Kohlenhydratfermentation sind kurzkettige Fettsäuren. Acetat, Propionat und n-Butyrat bilden zusammen 90 % aller Fettsäuren, während i-Butyrat, n-Valerat und i-Valerat nur in geringen Konzentrationen vorkommen. Essig-, Propion- und Buttersäure werden etwa im Verhältnis 60:25:10 gebildet und von der Kolonschleimhaut zu 95–99 % resorbiert [195].

Wegen des hohen Substratangebotes laufen die Fermentationsvorgänge überwiegend im **proximalen Kolon** ab. Die hier besonders hohe Konzentration kurzkettiger Fettsäuren erzeugt ein leicht saures Milieu (pH-Wert 5,5–6,5).

Die **Relation der Fettsäuren** zueinander ist von der Art der ins Kolon übertretenden unverdaulichen Kohlenhydrate abhängig. Bei der Fermentation resistenter Stärke entsteht in besonders großem Umfang Buttersäure. Weitere Endprodukte der Fermentation sind die Gase Kohlendioxid, Wasserstoff und Methan (vergl. Kap. 3.5).

Untersuchungen zur Frage einer Beeinflussung der Darmflora durch Ballaststoffe **sind uneinheitlich**. Die Zunahme der Bifidumbakterien bei vermehrtem Übertritt von Oligofructose ins Kolon wird an anderer Stelle besprochen.

Nach Hill [114] geben Untersuchungen zur Zusammensetzung der Stuhlflora keine Auskunft über den Einfluss von Ernährungsfaktoren, insbesondere von Ballaststoffen, auf die Kolonflora.

Der bakterielle Abbau mit Bildung kurzkettiger Fettsäuren und der hierdurch bedingten Änderung des intraluminaren pH-Wertes erfolgt im Zäkum und Colon ascendens, Darmabschnitten, die dem Untersucher nicht zugängig sind. In diesen Bereichen des Kolons muss mit erheblichen Verschiebungen im Keimspektrum gerechnet werden.

Nach Resorption der bakteriellen Spaltprodukte stellt sich im Endabschnitt des Kolons und damit auch im Stuhl wieder eine Flora ein wie vor Gabe der Ballaststoffe.

Ein Beweis dafür, dass sich nach dem Verzehr ballaststoffreicher Lebensmittel wie Weizenkleie, Haferkleie, Gemüse etc. die Intestinalflora in höher gelegenen Kolonabschnitten erheblich verändert, ohne dass sich dies im letztlich abgesetzten Stuhl noch nachweisen lässt, ist die **Aktivität bakterieller Enzyme** im Stuhl, die je nach Art und Menge der verzehrten Ballaststoffe erheblich variiert [191].

Funktionsabläufe im Kolon und der Stoffwechsel der Kolonmukosa werden wesentlich durch Art und Menge der im Kolonlumen synthetisierten kurzkettigen Fettsäuren bestimmt. Die Resorption kurzkettiger Fettsäuren ist mit der Natrium- und somit der Wasserresorption im Kolon gekoppelt.

> Bakteriell fermentierbare Kohlenhydrate besitzen folglich einen antidiarrhöischen Effekt.

Während **Acetat** und **Propionat** nach der Resorption mit dem Pfortaderblut abtransportiert werden, dient **Butyrat** der Kolonschleimhaut als Energie lieferndes Substrat. Etwa 70 % des Energiebedarfs der Kolonschleimhaut wird aus dieser kurzkettigen Fettsäure gedeckt.

Ein unzureichendes Angebot von Butyrat von der Lumenseite reduziert die Natrium- und Wasserresorption und hat negative Effekte auf die Zellproliferation der Dickdarmschleimhaut. Hierdurch wird die **Barrierefunktion** verringert und die Translokation (vgl. Kap. 3.5.9) gefördert.

Eine geringe Butyratsynthese als Folge eines unzureichenden Verzehrs von Ballaststoffen und Stärke begünstigt mit großer Wahrscheinlichkeit eine gestörte Zellproliferation der Kolonschleimhaut und damit die Karzinogenese (vgl. Kap. 3.5.8) [200, 201].

Geht man davon aus, dass im Mittel 70 % der mit einer gemischten Kost aufgenommenen Ballaststoffe im Kolon bakteriell zu kurzkettigen Fettsäuren abgebaut werden, so kann man mit Hilfe der sog. **Fermentationsgleichung** die hieraus resultierende **Energiezufuhr** errechnen. Sie beträgt bei der in westlichen Ländern üblichen Ballaststoffzufuhr von im Mittel 20 g täglich nur etwa 155 kJ/Tag (37 kcal/Tag), während sie in manchen Entwicklungsländern mit einer Ballaststoffzufuhr von bis zu 150 g/Tag mit 747 kJ/Tag (178 kcal/Tag) erheblich in die Energiebilanz eingeht (Literatur bei [199]).

Von praktisch klinischer Bedeutung ist die energetische Nutzung fermentierter, ins Kolon übertretender Kohlenhydrate bei ausgedehnter Dünndarmresektion (vgl. Kap. 3.4.14).

> Für die praktische Diätetik ist die Tatsache von Bedeutung, dass die Zunahme der Bakterienmasse im Kolon unter ballaststoffreicher Ernährung mit einer vermehrten Stickstoffausscheidung mit den Fäzes einhergeht.

Ballaststoffe und resistente Stärke dienen der Intestinalflora als Energielieferanten, während als

Stickstoffquelle für die bakterielle Proteinsynthese das beim Harnstoffabbau im Kolonlumen anfallende **Ammoniak** genutzt wird.

Zusätzlich werden als Folge der Säureproduktion Ammoniumionen an der Rückdiffusion in die Blutbahn gehindert, verbleiben im Lumen und werden letztlich mit den Fäzes ausgeschieden (Lit. bei [47]).

Von Nutzen ist diese vermehrte Stickstoffausscheidung sowohl bei der Leberzirrhose (vgl. Kap. 3.7.3) als auch bei der chronischen Niereninsuffizienz (vgl. Kap. 5.2.7).

1.11.5 Einfluss auf Stoffwechselfunktionen

Cholesterin- und Gallensäurestoffwechsel

Niedrige Serumcholesterinkonzentrationen bei Bevölkerungsgruppen mit hohem Ballaststoffverzehr veranlassten zu der Annahme, Ballaststoffe hätten einen den Serumcholesterinspiegel senkenden Effekt.

Hierbei muss jedoch berücksichtigt werden – und dies gilt in gleicher Weise für alle übrigen möglichen Effekte von Ballaststoffen auf Organ- und Stoffwechselfunktionen –, dass ein hoher Ballaststoffanteil der Nahrung zwangsläufig mit einer **geringeren Energiedichte,** einem meist geringeren Verzehr von Zucker, Fett und auch an tierischem Eiweiß und einem höheren Verzehr von Stärke einhergeht.

Tabelle 1-11 veranschaulicht die Tatsache, dass die Änderung von zwei Parametern in einer Diät automatisch eine Änderung weiterer Parameter zur Folge hat. Will man, wie an diesem Beispiel demonstriert, bei Patienten mit Hyperlipoproteinämie die unter A angegebene Gesamtenergiezufuhr bei einer Anhebung des p/s-Quotienten auf 1,0 und Senkung der Cholesterinzufuhr unter 300 mg/Tag beibehalten, so kommt es zu weiteren wesentlichen **Verschiebungen in der Nährstoffrelation** wie Senkung des Zuckeranteils und Erhöhung des Gehalts an Ballaststoffen. Der Ballaststoffgehalt in beiden Kostformen ist im Mittel 18 bzw. 47 g/Tag nicht nur quantitativ, sondern, wie die nähere Betrachtung zeigt, auch qualitativ sehr unterschiedlich.

Während unter Kost A die Ballaststoffe zu 60 % aus Getreideprodukten, 26 % aus Gemüse und Kartoffeln und 14 % aus Obst stammen, werden sie mit der Kost B zu 50 % mit Getreideprodukten, 31 % mit Gemüse und Kartoffeln und 19 % mit Obst aufgenommen. Es ist folglich schwierig, den Ballaststoffeffekt allein, unabhängig von allen übrigen Ernährungsfaktoren, zu beurteilen.

> Gezielte Untersuchungen zur Frage der Beziehung zwischen Ballaststoffverzehr und Serumcholesterinkonzentration haben jedoch ergeben, dass einige Ballaststoffe einen Cholesterinspiegel senkenden Effekt haben.

Bereits 1954 wurde von Keys u. Mitarb. [142] in der Arbeit „Studies on serum cholesterol and other characteristics of clinically healthy men in Naples" darauf hingewiesen, dass Populationen, die einen hohen Verzehr von Äpfeln und anderen Früchten haben, relativ selten arteriosklerotische Gefäßprozesse entwickeln. Die Autoren diskutierten in dieser Studie einen möglichen Einfluss von Pektin auf die Serumcholesterinkonzentration. Von der gleichen Arbeitsgruppe [144] wurde wenige Jahre später in einer experimentellen Studie an freiwilligen Versuchspersonen der den Cholesterinspiegel senkende Effekt von Pektin bewiesen, während mit Zellulose keine Beeinflussung der Serumcholesterinkonzentration zu erzielen war.

Da zu jener Zeit das Hauptaugenmerk auf die Beziehung zwischen Menge und Art des Nahrungsfettes und der Serumcholesterinkonzentration gerichtet war, fanden diese Untersuchungen wenig Beachtung. Erst nach Bekanntwerden der **Fiber-Hypothese** konzentrierte sich weltweit das Interesse auf die mögliche Beziehung zwischen Ballaststoffzufuhr und Serumcholesterinkonzentration.

Nach einer Literaturzusammenstellung von Kay [140] berichteten bis zu diesem Zeitpunkt 10 Autoren über den Einfluss von **Pektin** auf die Serumcholesterinkonzentration. Die gewählte Dosierung schwankte zwischen 6 und maximal 36 g Pektin pro Tag. Die Beobachtungsdauer war in der Regel kurz und betrug 2 Wochen bis maximal 9 Wochen. Bis auf 3 Autoren berichteten alle

Tabelle 1-11 Verschiebung der Nährstoffrelation bei verschiedenen Kostformen.

	Energie [kJ]	Gesamteiweiß [g]	Fett [g]	Stärke [g]	Zucker [g]	p/s-Quotient	Cholesterin [mg]	Ballaststoffe [g]
A	12293 ± 4544	82 ± 30	128 ± 50	187 ± 84	90 ± 49	0,4 ± 0,2	473 ± 269	18 ± 8
B	11327 ± 3020	101 ± 26	103 ± 25	252 ± 77	60 ± 18	1,0 ± 0,1	190 ± 30	47 ± 14

Untersucher über eine signifikante Senkung der Serumcholesterinkonzentration um 5 bis maximal 18 % des Ausgangswerts.

Es konnte gezeigt werden, dass der Effekt von Pektin mit der **Höhe des Veresterungsgrads** zunahm.

Ein den Cholesterinspiegel senkender Effekt wurde weiterhin bei regelmäßigem Verzehr von **Guar** beobachtet (vgl. Kap. 4.4.2).

Weizenkleie hat nach den meisten Untersuchungen keinen Einfluss auf die Cholesterinkonzentration im Serum. Das Gleiche gilt für Bargasse (Ballaststoffe aus Zuckerrohr) und reine Zellulose.

Von praktischer Bedeutung ist auch der hohe Anteil an wasserlöslichen Ballaststoffen in **Hafer** und **Bohnen**. In einer Reihe von tierexperimentellen und klinischen Studien konnte ihr cholesterinsenkender Effekt belegt werden.

Haferflocken in einer Dosis von 120–140 g/Tag von Gesunden – im Rahmen einer üblichen Ernährung – verzehrt, senkten in etwa drei Wochen die Serumcholesterinkonzentration um 8 bzw. 12 % des Ausgangswertes, wobei es ausschließlich zu einer **Abnahme des LDL-Cholesterins** kam, während die HDL-Konzentration anstieg [52, 128]. Bei Patienten mit Hypercholesterinämie kam es unter dem Verzehr von 100 g Haferkleie täglich nach drei Wochen zu einer Senkung des Gesamtcholesterins um 19 %, bei einer Senkung des LDL-Anteils um 23 % [2, 3].

Entsprechend positive Ergebnisse konnten auch mit Bohnen erzielt werden. 115 g Bohnen (Trockengewicht) in gekochter Form verzehrt – das entspricht 47 g Gesamtballaststoffen – senkten die **Gesamtcholesterinkonzentration** im Serum nach drei Wochen um 19 % [4].

Die naheliegendste Erklärung für einen den Cholesterinspiegel senkenden Effekt mancher Ballaststoffe ist die **gesteigerte Gallensäuresynthese** als Folge einer vermehrten Gallensalzausscheidung mit dem Stuhl, wie sie in Abbildung 1-39 dargestellt ist.

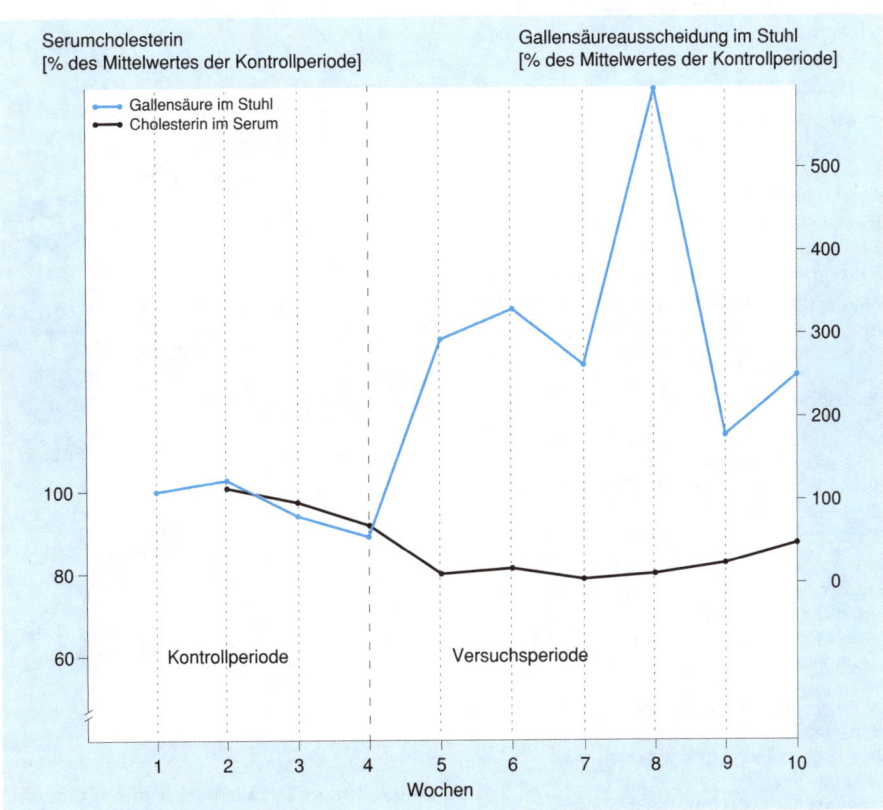

Abb. 1-39 Der Einfluss eines Ballaststoffes (10 g/Tag) auf Serumcholesterinkonzentration und Gallensäureausscheidung mit dem Stuhl bei gesunden Versuchspersonen (nach [76]).

Vergleichende Studien mit Cholestyramin, einem Gallensäure bindenden Austauscherharz, machen es jedoch wahrscheinlich, dass die durch die Ballaststoffe induzierte Gallensäureausscheidung mit dem Stuhl den Effekt nur teilweise erklärt.

Vergleicht man Mengen von Guar, Pektin und Cholestyramin mit gleichem cholesterinspiegelsenkendem Effekt hinsichtlich ihrer Wirkung auf die Gallensäureausscheidung mit dem Stuhl, so sieht man, dass Guar im Vergleich zu Cholestyramin die Gallensäureausscheidung mit den Fäzes um nur 20 % steigert. Die Mehrausscheidung an Gallensäuren liegt nach Gabe von Pektin noch niedriger, etwa in dem Bereich, wie er nach dem Verzehr von Weizenkleie gemessen wird, obwohl diese, wie bereits erwähnt, keinen Cholesterinspiegel senkenden Effekt hat.

Es müssen demnach neben der Mehrausscheidung von Gallensalzen noch weitere Mechanismen diskutiert werden.

Von Bedeutung sind offenbar die beim bakteriellen Abbau wasserlöslicher Ballaststoffe in großer Menge anfallenden **kurzkettigen Fettsäuren** Acetat, Propionat und Butyrat, die im Kolon resorbiert und mit dem Pfortaderblut zur Leber transportiert werden. Hier hemmen sie offenbar die Cholesterinsynthese [138].

Ausnutzung von Nährstoffen und Nebenwirkungen

Mögliche Ursachen einer durch Ballaststoffe induzierten Ausnutzungsstörung sind in Tabelle 1-12 zusammengefasst.

Die größte praktische Bedeutung kommt der Beeinflussung der **Glucoseresorption** zu, wie Untersuchungen zum gezielten Einsatz von Ballaststoffen bei der diätetischen Behandlung des Diabetes mellitus gezeigt haben (vgl. Kap. 4.4).

> Ballaststoffe, insbesondere Guarmehl und Pektin, verringern die postprandiale Glucose- und Galaktosekonzentration bei gesunden Versuchspersonen (vgl. Abb. 1-40).

Während es sich bei den Zuckern nur um eine **Resorptionsverzögerung** ohne Verminderung der Gesamtresorption handelt, wird die Ausnutzung von Fett durch Ballaststoffe in geringem Umfang reduziert. Entsprechende Ergebnisse von Bilanzuntersuchungen zeigen Steigerungen der mittleren täglichen **Fettausscheidung** unter Weizenkleie von 4,2 auf 6,9 g unter Bargasse von 4,3 auf 6,7 g und unter Citruspektin von 3,8 auf 8,6 g. Unter extremer Steigerung der Ballaststoffzufuhr kann es jedoch offenbar zu einer erheblichen **Steatorrhö** kommen.

Tabelle 1-12 Mögliche Ursachen einer Beeinflussung von Verdauungs- und Resorptionsvorgängen durch Ballaststoffe im Gastrointestinaltrakt.

- Änderungen der Magenentleerungszeit
- Änderungen der Dünndarm-Transitzeit
- Verminderung der Kontaktmöglichkeit mit der resorbierenden Darmoberfläche
  - Beeinflussung der „unstirred water layer"
- physikochemische Interaktionen mit Nährstoffen
- physikochemische Interaktionen mit Gallensalzen
- Beeinflussung von Enzymaktivitäten
- Beeinflussung der Freisetzung intestinaler Hormone

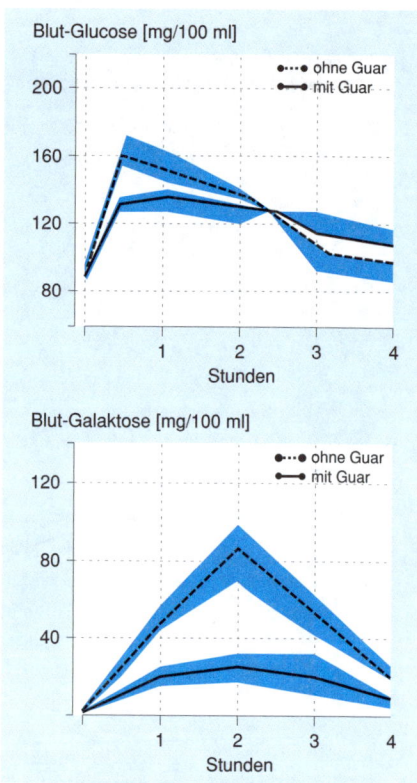

Abb. 1-40 Das Verhalten der mittleren Glucose- und Galaktosekonzentration im Serum von Versuchspersonen nach oraler Gabe von Glucose bzw. Galaktose mit und ohne Zusatz von 12 g Guar (nach [232]).

Levine und Silvis [155] konnten bei gesunden Versuchspersonen durch tägliche Gabe von 100 g Ballaststoffen aus Gemüse, Früchten, Getreide, Nüssen etc. die mittlere tägliche Fettausscheidung von 2–6 auf 20–28 g steigern. Die **Resorption des fettlöslichen Vitamins A** wird offenbar nicht messbar beeinflusst [137].

Als Maß für eine Beeinträchtigung der **Eiweißausnutzung** durch Ballaststoffe kann die meist angeführte Stickstoffausscheidung mit den Fäzes unzureichend sein. Sie kann aus folgenden Gründen zu einer Fehlinterpretation führen:
- unzureichende Proteinverdauung bzw. -resorption,
- gesteigerte Eiweißsekretion ins Darmlumen,
- vermehrte Desquamation von Darmepithelien,
- vermehrte Inkorporation von Stickstoff in Darmbakterien bei gleichzeitiger Verringerung des Stickstoffverlustes mit dem Harn.

Beim Menschen konnten unter Gabe von Kleie, Gemüse, Vollkornprodukten, hohen Dosen von Hemizellulose etc. Mehrausscheidungen von Stickstoff mit dem Stuhl als Hinweis auf eine mögliche Beeinträchtigung der Eiweißausnutzung gemessen werden. Wie diese Wirkung zustande kommt, ist unbekannt.

Kleie besitzt hitzestabile **Proteinase-Inhibitoren**, und hydrophile Polysaccharide, wie z. B. Carrageen, hemmen die Proteinhydrolyse durch **Proteasen**.

Bei Nutztieren konnte eine geringere Eiweißausnutzung unter Gabe großer Ballaststoffmengen gemessen werden.

> Eine praktische Bedeutung kommt der Ausnutzung von **Mineralstoffen** und **Spurenelementen** zu, da es bei langfristiger Gabe ballaststoffreicher Lebensmittel, wie etwa Weizenkleie bei der Divertikulose, möglicherweise zu einer Mangelversorgung mit diesen Nährstoffen kommen kann.

Da, wie bereits seit langem bekannt ist, die Mineralstoffausnutzung – insbesondere von Kalzium, Eisen und Zink – durch den hohen **Phytingehalt des Getreides** herabgesetzt wird (vgl. Kap. 1.8), ist die Interpretation von Ergebnissen zur Frage der Beziehung zwischen der Höhe des Ballaststoffverzehrs und der Resorption von Mineralstoffen dann erschwert, wenn entsprechende Untersuchungen mit Kleie bzw. hoch ausgemahlenem Mehl durchgeführt wurden.

Es lässt sich in solchen Fällen nicht differenzieren, ob eine verminderte Resorption Folge des Phytin- oder Ballaststoffanteils ist. Das Gleiche gilt für die Bewertung epidemiologischer Untersuchungen dann, wenn hoch ausgemahlene Mehle in großer Menge verzehrt werden.

Unterschiedlich beurteilt wird weiterhin die Frage, ob der negative Effekt des Phytins auf die Mineralstoffausnutzung nur während kurzer Zeit wirksam ist und sich nach längerfristiger Aufnahme eine „**Phytintoleranz**" entwickelt. Für die Entwicklung einer solchen Toleranz sprechen Ergebnisse von Untersuchungen, bei denen sich trotz konstanter Phytinzufuhr bei primär negativer Bilanz, insbesondere von Kalzium, nach einigen Wochen unter konstanten Versuchsbedingungen wieder eine positive Bilanz einstellte.

Es konnte eine direkte Beziehung zwischen dem Ausmaß der **Eisenresorption** und der pro Tag aufgenommenen Menge an Weizenkleie belegt werden. Der Verzehr von 36 g Weizenkleie täglich während 3 Wochen hatte bei gesunden Versuchspersonen eine Senkung der Serumeisenkonzentration um 21 µg% zur Folge.

In Bevölkerungsgruppen mit einem hohen Verzehr von hoch ausgemahlenem Mehl entwickeln sich häufig **Eisenmangelanämien**, trotz ausreichend hoher Eisenzufuhr mit der Nahrung. All diese Befunde sind nach Ansicht der Untersucher Folge des hohen Phytinanteils.

Ob Ballaststoffe auch direkt die Eisenresorption beeinflussen, ist nicht sicher belegt.

Für die Bedeutung von **Phytin** sprechen auch Untersuchungen von Simpson und Mitarbeitern [218], in denen demonstriert wurde, dass Weizenkleie dann, wenn der Phytinanteil entfernt ist, keinen bzw. einen nur sehr geringen Hemmeffekt auf die Eisenresorption hat.

Nach Befunden von Cook und Mitarbeitern [41] wird Eisen aus einer gemischten Kost weitgehend unabhängig vom Ballaststoffanteil resorbiert, soweit der Kleieanteil der Kost gering ist.

Bei der Beurteilung von z. T. widersprüchlichen Ergebnissen zur Frage der Beeinflussung der Eisenresorption durch Ballaststoffe, Phytat etc. muss immer bedacht werden, dass **viele Faktoren hemmend bzw. fördernd** auf die Eisenresorption einwirken.

Autoren, die alle drei Faktoren berücksichtigten, fanden, dass der Austausch von 25 g Mehl gegen eine entsprechende Menge an Weizenkleie, sowohl bei Vegetariern als auch einer Kontrollgruppe, die Eisenresorption signifikant, und zwar um 93 bzw. 92 %, senkte [32].

Dieser Befund spricht dafür, dass die gewohnheitsmäßig hohe Phytataufnahme bei Vegetariern keinerlei Einfluss auf die resorptionshemmende Wirkung des Phytats hat. Der Befund spricht gegen eine Adaption an einen hohen Phytatanteil in der Nahrung. Von diesem Befund ausgehend sollte angenommen werden, dass es unter vegetarischer Ernährung zu einer mangelhaften Eisenversorgung kommt. Da Vegetarier jedoch eine zufriedenstellende Eisenversorgung aufweisen, müssen andere Faktoren den resorptionshemmenden Effekt von **Phytat** kompensieren. Aufgrund der genannten Untersuchung wird dies durch die durchschnittlich mehr als doppelte Aufnahme an Ascorbinsäure mit der Nahrung erreicht.

> Vitamin C kann den hemmenden Effekt von Phytat auf die Eisenresorption weitgehend aufheben.

Die für das Eisen noch offene Frage einer direkten Resorptionsbeeinflussung durch Ballaststoffe konnte für Kalzium geklärt werden. James und Mitarbeiter [123] fanden, dass unabhängig vom Phytingehalt Ballaststoffe in der Lage sind, Kalzium zu binden. Die Fähigkeit der **Kalziumbindung** ist vom Uronsäuregehalt der Ballaststoffe abhängig (vgl. Abb. 1-41).

Phytinreiches Brot aus hoch ausgemahlenem Mehl vermindert die **Resorption von Zink** und hat niedrige Zinkkonzentrationen im Serum zur Folge. Entsprechende Befunde wurden in der Türkei und in Ägypten erhoben, wo große Mengen phytinreichen Brots verzehrt werden. Es kann folglich bei langfristigem Verzehr von Kleie und Vollkornprodukten auch bei uns eine unzureichende Deckung des Bedarfs an Zink und möglicherweise auch anderen Spurenelementen nicht ausgeschlossen werden.

Hierbei muss jedoch berücksichtigt werden, dass die Bevölkerungsgruppen mit gesichertem Mangel an Mineralstoffen als Folge eines hohen Verzehrs von Vollkornprodukten bis zu 80 % ihres Energiebedarfs durch Getreideprodukte decken, während der Verzehr von tierischen Proteinen sehr gering ist. Da beispielsweise die Zinkresorption durch tierische Proteine gesteigert wird, könnte die ungenügende Versorgung mit Zink, wie sie in der Türkei häufig beobachtet wird, auch durch einen **Mangel an tierischem Protein** in der Nahrung mitbedingt sein.

Dass Weizenkleie grundsätzlich die Zinkresorption beim Menschen signifikant senkt, konnte durch Untersuchungen mit radioaktivem Zink an gesunden Versuchspersonen eindeutig belegt werden [69]. Es spricht vieles dafür, dass ein hoher Ballaststoffanteil der Nahrung auch dann, wenn phytinreiche Vollkornprodukte verzehrt werden, zu keiner Beeinträchtigung der Bedarfsdeckung mit Mineralstoffen führt, wenn dies im Rahmen eine optimal zusammengesetzten Mischkost geschieht [83].

Dass nicht die Höhe der mittleren täglichen Ballaststoffaufnahme, sondern die **Gesamtzusammensetzung der Kost** für eine eventuelle Mangelversorgung mit essentiellen Nährstoffen verantwortlich ist, zeigen auch die Ergebnisse einer in Israel durchgeführten Studie.

68 Personen unter Normalkost, die täglich zusätzlich Weizenkleie verzehrten, 43 Personen unter Normalkost ohne Verzehr von Weizenkleie und 92 Vegetarier, die seit Jahren eine sehr ballaststoffreiche Kost verzehrten, zeigten hinsichtlich folgender Serumparameter keinerlei Unterschiede: Eisen, Eisenbindungskapazität, Kalzium, Phosphor, alkalische Phosphatase, Zink, Magnesium und Vitamin A [188].

Nach einer Untersuchung von Heaton und Mitarbeitern [107] enthält eine Kost **frei von raffinierten Kohlenhydraten** im Vergleich zu einer in England üblichen Kost sowohl mehr Mineralstoffe und Spurenelemente als auch Vitamine. Eine möglicherweise stattfindende Resorptionsbeeinflussung würde wahrscheinlich hierdurch wieder kompensiert.

So beträgt die **mittlere tägliche Zufuhr** mit einer Kost ohne Verwendung raffinierter Kohlenhydrate bei einem Gesamtballaststoffanteil von 27 g/Tag 15,8 mg Zink, 15,4 mg Eisen, 2,8 mg Kupfer, 425 mg Magnesium und 3722 mg Kalium. Eine Kost unter Verwendung raffinierter Kohlenhydrate mit nur 13 g Ballaststoffen/Tag enthält hingegen nur 14,0 mg Zink, 12,4 mg Eisen, 1,5 mg Kupfer, 263 mg Magnesium und 3047 mg Kalium.

> Da sich **Schadstoffe** – insbesondere Schwermetalle – auf Getreidekörnern ablagern, muss die Gefahr einer Gesundheitsschädigung bei regelmäßigem Verzehr von Kleie diskutiert werden.

Bei einer Untersuchung von 32 Speisekleieartikeln des deutschen Markts wurden folgen-

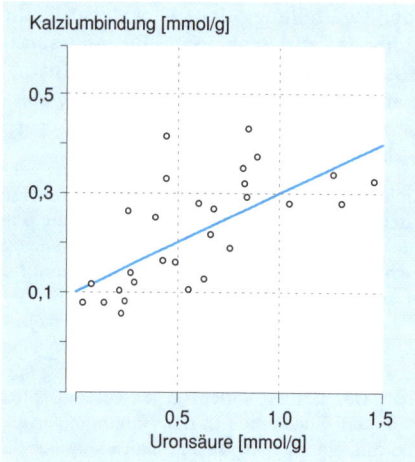

Abb. 1-41 Beziehung zwischen Kalziumbindung und Uronsäuregehalt verschiedener Ballaststoffe (nach [123]).

de **Durchschnittsgehalte** bestimmt: Quecksilber 3,5 µg, Blei 63 µg und Cadmium 80 µg/kg Speisekleie. Legt man einen täglichen Verzehr von 20 g Kleie zugrunde, so ergibt sich hieraus kein unmittelbares gesundheitliches Risiko. Es wird jedoch von den Untersuchern gefordert, zur Herstellung von Speisekleie Weizen mit möglichst niedrigem Schwermetallanteil, insbesondere einem geringen Kadmiumgehalt, zu verwenden [159].

Literatur

1. Adam, O.: Fischölsäuren als Therapeutika. Med. Klin. 85 (1990) 92–96.
2. Anderson, J.W., L. Story, B. Sieling, W.J.L. Chen: Hypercholesterolemic effect of high-fiber diets rich in water-soluble plant fibers: long-term studies with oat-bran supplemented diets for hypercholesterolemic men. J. Canad. Diet. Assoc. 45 (1984) 140.
3. Anderson, J.W., N.J. Gustafson: Hypercholesterolemic effects of oat and bean products. Amer. J. clin. Nutr. 48 (1988) 749.
4. Anderson, J.W., L. Story, B. Sieling, W.-J.L. Chen, M.S. Petro, G. Story: Hypocholesterolemic effects of oat-bran or bean intake for hypercholesterolemic men. Amer. J. clin. Nutr. 40 (1994) 1146.
5. Anderson R.A., N. Cheng, N.A. Bryden, M.M. Polansky, N. Cheng, J. Chi und J. Feng: Elevated Intakes of Supplemental Chromium Improve Glucose and Insulin Variables in Individuals with Type 2 Diabetes. Diabetes 46 (1997) 1786–1791.
6. Anderson, R.A.: Essentiality of chromium in humans. Sc. Tot. Environment 86 (1989) 75–81a.
7. Anderson, R.A.: Chrom und körperliche Leistungsfähigkeit. Vita. Min. Spur. 4 (1989) 14–18b.
8. Arab-Kohlmeier, L., W. Sichert-Overmann, G. Schettler: Eisenzufuhr und Eisenstatus der Bevölkerung in der BRD. Springer, Berlin-Heidelberg-New York 1989.
9. Auerbach, Michael H., P.W. Chang, S.L. Coleman, J. O'Neill, und J.C. Philips: Salatrim reduced-calorie triacylglycerols. Lipid Technology (1997) 16–19.
10. Barth, C.A.: Bedeutung von Eiweiß und Aminosäuren für die Ernährung des Menschen. In: Wenger, R., B.M. Brandstetter (Hrsg.): Eiweiß in Nahrung und Ernährung des Menschen. Wiss. Verlagsgesellschaft, Stuttgart 1989.
11. Bartram, H.-P.: Bedeutung der Helicobacter-pylori-Infektion für die Entstehung von Magentumoren. Med Welt 48 (1997) 428–432.
12. Bässler, K.H.: Nutzen und Gefahren einer Megavitamintherapie mit Vitamin B_6. Dtsch. Ärztebl. 86 (1989) B-2404.
13. Bässler, K.H.: On the problematic nature of vitamin E requirements: Net vitamin E. Z. Ernährungswiss. 30 (1991) 174–180.
14. Bässler, K.H.: Use and abuse of high dosages of vitamin B_6. In: Walter, P., G. Brubacher, H. Stähelin, H. Huber: Elevated dosages of vitamins. Huber, Toronto–Bern–Stuttgart 1989.
15. Beck, M.Q. Siu, V.C. Morris, O.A. Kevabder: Rapid genomic evolution of an non-virulent Coxsackie virus B3 in selenium deficient mice results in selection of identical virulent isolates. Nature Med. 2 (1995) 433–438.
16. Bellia, J.P., J.D. Birchall, N.B. Roberts: Beer: a dietary source of silicon. Lancet 343 (1994) 235.
17. Bieri, J.G., L. Corash, S. Hubbard: Medical use of vitamin E. New Engl. J. Med. 308 (1983) 1063.
18. Biesalski H.K., M.M. Berger, P. Brätter, R. Brigelius-Flohé, P. Fürst, J. Köhrle, O. Oster, A. Shenkin, B. Viell, A. Wendel: Kenntnisstand Selen – Ergebnisse des Hohenheimer Konsensusmeetings. Akt. Ernähr.-Med. 22 (1997) 224–231.
18a. Biesalski, H.K., P. Fürst, H. Böhles, H. Esterbauer, K.F. Gey, H. Kasper, H. Sies, H. Weisburger, G. Hundsdörfer: Antioxidative Vitamine in der Prävention, Dtsch. Ärztebl. 92 (1995) 979–983.
19. Brenner, H., D. Rothebacher, G. Bodem, G. Adler: Relation of smoking and alcohol and coffee consumption to active Helicobacter pylori infection: cross sectional study. Brit. Med. J. 315 (1997) 1489–1490.
20. Bode, H.: Die akute Wasserintoxikation. Dtsch. med. Wschr. 144 (1989) 834.
21. Böhles, H.: Carnitin – Biochemie und Klinik. Infusionstherapie 12 (1985) 60.
22. Bonjour, J.P.: Biotin in man's nutrition and therapy. Intern. J. Vit. Nutr. Res. 47 (1977) 1907.
23. Bothwell, T.H., R.W. Charlton: Iron deficiency in women. Report of the international nutritional anemia consultative group. Library of congress catalog card Nr. 81-83358 (1981).
24. Bracco, U.: Effect of triglyceride structure on fat absorption. Am. J. Clin. Nutr. 60 (1994) 102S–1009S.
25. Bremer, J.: Carnitine-metabolism and functions. Physiol. Ref. 63 (1983) 1420.
26. Brenner, H., D. Rothebacher, G. Bodem, G. Adler: Relation of smoking and alcohol and coffee consumption to active Helicobacter pylori infection: cross sectional study. Brit. Med. J. 315 (1997) 1489–1490.
27. Brodribb, A.J.M., C. Groves: Effect of bran particel size on stool weight. Gut 19 (1978) 60.
28. Brown, E.D., M.S. Micozzi, N.E. Craft, J.G. Bieri, G. Beecher, B.K. Edwards, A. Rose, P.R. Taylor, J.C. Smith: Plasma carotenoids in normal men after a single ingestion of vegetables or purified β-carotene. Amer. J. clin. Nutr. 49 (1989) 1258–1265.
29. Brubacher, G.: Assessment of vitamin status in pregnant women. In: Berger, H.: Vitamins and minerals in pregnancy and lactation. Nestlé Nutrition Workshop Series. Raven Press, New York (1998) 51–57.
30. Brubacher, G.: Was versteht man unter subklinischem Vitaminmangel? In: Schlierf, G., G. Wolfram (Hrsg.): Mangelernährung in Mitteleuropa? Wiss. Verlagsgesellschaft, Stuttgart 1982.
31. Brüggemann, G., C.O. Köhler, E.M.W. Koch: Ergebnisse einer Doppelblindprüfung: Diclophenac + Vitamin B_1, B_6, B_{12} versus Diclophenac bei Patienten mit akuten Beschwerden im Lendenwirbelsäulenbereich. Klin. Wschr. 68 (1990) 116.
32. Brune, M., L. Rosander, L. Hallberg: Iron absorption: no intestinal adaption to a high phytate diet. Amer. J. clin. Nutr. 49 (1989) 542.
33. Burkitt, D.P., A.R.P. Walker, N.S. Painter: Effect of dietary fiber on stools and transit-terms and its role in the causation of disease. Lancet II (1972) 1408.

34 Buzzard, I. M., M. R. McRoberts, D. L. Driscoll, J. Bowering: Effect of dietary eggs and ascorbic acid on plasma lipid and lipoprotein cholesterol levels in healthy young men. Amer. J. clin. Nutr. 36 (1982) 94.
35 Carlisle, E. M.: The nutritional essentiality of silicon. Nutr. Rev. 41 (1982) 193.
36 Classen, H. G.: Magnesiummangel. In: Schlierf, G., G. Wolfram (Hrsg.): Mangelernährung in Mitteleuropa? Wiss. Verlagsgesellschaft, Stuttgart 1982.
37 Classen, H. G.: Magnesiumsalze in der Humantherapie: Grundlagen zum Verständnis von Wirkungsweise und Indikation. Vita. Min. Spur. 1 (1986) 5–20.
38 Cleave, T. L., G. D. Campbell, N. S. Painter: Diabetes, koronary thrombosis and the saccharine disease, 2nd edition. J. Wright, Bristol 1969.
39 Cleave, T. L.: The saccharine disease. J. Wright, Bristol 1974.
40 Conly, J. M., K. Stein: Quantitative and qualitative measurements of K vitamins in human intestinal contents. Amer. J. Gastroent. 87 (1992).
41 Cook, J. D., N. L. Noble, T. A. Morck, S. R. Lynch, S. J. Petersburg: Effect of fiber on nonheme iron absorption. Gastroenterology 85 (1983) 1354.
42 Cooper, M. J., S. H. Zlotkin: Day-to-day variation of transferrin receptor ans ferritin in healthy men and women. Am. J. Clin. Nutr. 64 (1996) 738–42.
43 Couzy, F., P. Kastenmayer, M. Vigo, J. Clough, R. Munoz-Box und D. V. Barclay: Calcium bioavailability from a calcium- and sulfate-rich mineral water, compared with milk, in young adult women. Am. J. Clin. Nutr. 62 (1995) 1239–1244.
44 Cummings, H. H. T. Englyst, H. N. Measurement of starch fermentation in the human large intestine. Canadian Journal of Physiological Pharmacology 69 (1989) 121–9.
45 Cummings, J. H., W. Branch, D. J. A. Jenkins, D. A. T. Southgate, H. Houston, W. P. T. James: Colonic response to dietary fibre from carrot, cabbage, apple bran, and guar gum. Lancet I (1978) 5.
46 Cummings, J. H.: Diet and transit through the gut. In: Heaton, K. W.: Dietary fibre. Current developments of importance to health. Hewman, London 1978.
47 Cummings, J. H.: Short-chain fatty acids in the human colon. Gut 22 (1983) 763.
48 Daniel, J., A. Hahn: β-Casomorphine-opioidaktive Peptide aus der Milch. Ernährungs-Umschau 37 (1990) 95.
49 Day, A. P., H. J. Kemp, C. Bolton, M. Hartog, D. Stansbie: Effect of concentrated red grape juice consumption on serum antioxidant capacity and low-density lipoprotein oxidation. Annals of Nutrition & Metabolism 41 (1997) 353–357.
50 Demmelmair H., B. Festl, G. Wolfram, B. Koletzko: Trans fatty acid contents in spreads and cold cuts usually consumed by children. Z. Ernährungswiss., 35 (1996) 235–240.
51 Denke, M. A., S. M. Grundy: Effect of fats high in stearic acid on lipid and lipoprotein concentrations in men. Am. J. Clin. Nutr. 54 (1991) 1036–1040.
52 DeGroot, A. P., R. Luyken, N. A. Pikaar: Cholesterol-lowering effect of rolled oats. Lancet II (1963) 303.
53 Dietary Reference Intakes for Calcium, Phosphorus, Magnesium, Vitamin D and Fluoride, Food and Nutrition Board. National Academy Press, Washington, D. C. (1997).
54 Edholm, O. G., J. G. Fletcher, E. M. Widdowson, R. A. McCance: The energy expenditure and food intake of individual men. Brit. J. Nutr. 9 (1955) 286.
55 Editorial: Carnitine therapy in disorders of propionate metabolism. Nutr. Rev. 44 (1986) 232.
56 Editorial: Requirement of vitamin B_6 during pregnancy. Nutr. Rev. 34 (1976) 15.
57 Editorial: Selenium deficiency in a woman given total parenteral nutrition. Nutr. Rev. 43 (1985) 339.
58 Editorial: The safety of ironfortified food. J. Amer. med. Ass. 239 (1978) 2026.
59 Editorial: Vitamin C toxicity. Nutr. Rev. 34 (1976) 236.
60 Editorial: Vitamin K deficiency in chronic gastrointestinal disorders. Nutr. Rev. 44 (1986) 10.
61 Edwardson, J. A., P. B. Moore, I. N. Ferrier, J. S. Lilley, G. W. A. Newton, J. Barker, J. Templar, J. P. Day: Effect of silicon on gastrointestinal absorption of aluminium. Lancet 342 (1993) 211–212.
62 Egerer, G., u. a. Simanowski, B. Osswald, H. K. Seitz: Alkoholmißbrauch als Ursache gastroenterologischer Erkrankungen. Akt. Ernährungsmed. 15 (1990) 103.
63 Ekelund, H., O. Finnström, J. Gunnarskog, B. Källen, Y. Larsson: Administration of vitamin K to newborn infants and childhood cancer. Brit. med. J. 307 (1993) 89.
64 Elmadfa, I., W. Bosse: Vitamin E. Wiss. Verlagsgesellschaft, Stuttgart 1985.
65 Elmadfa, I., C. Leitzmann: Ernährung des Menschen. Ulmer, Stuttgart 1990.
66 Emmet, P. M., K. W. Heaton: Is extrinsic sugar a vehicle for dietary fat? Lancet 345 (1995) 1537–1540.
67 Empfehlungen für die Nährstoffzufuhr, 5. Aufl. Umschau-Verlag, Frankfurt 1991.
68 Englyst, H. N., J. H. Cummings: Digestion of polysaccharides of potato in the small intestine of man. Am. J. clin. Nutr. 54 (1987) 423.
69 Farah, D. A., M. J. Hall, P. R. Mills, R. E. Russell: Effect of wheat bran on zinc absorption. Human Nutr.: Clin. Nutr. 38C (1984) 433.
70 Feldheim, W., E. Wisker: Zur Frage der Phosphatresorption. Akt. Ernährungsmed. 11 (1986) 92.
71 Fernandes G., J. T. Venkatraman: Role of omega-3 fatty acids in health and disease. Nutrition research, 13, Suppl. 1 (1993) 19–45.
72 Finch, C. A., H. Huebers: Perspectives in iron metabolism. New Engl. J. Med. 306 (1982) 1520.
73 Fletcher, D. C.: Do clotting factors in vitamin K-rich vegetables hinder anticoagulant therapy? J. Amer. med. Ass. 237 (1977) 17.
74 Folkers, K., P. Langsjoen, R. Willis, Ph. Richardson, L. J. Xia, Ch.-Q. Ye, H. Tamagwa: Lovastatin decreases coenzyme Q levels in humans. Proc. Nat. Acad. Sci. 87 (1990) 8931–8934.
75 Food and Nutrition Board (Statement): Hazards of overuse of vitamin D. Nutr. Rev. 33 (1975) 61.
76 Forman, D. T., J. E. Garvin, J. E. Forestner, C. B. Taylor: Increased excretion of fecal bile acids by an oral hydrophilic colloid. Proc. Soc. exper. Biol. Med. 127 (1968) 1060.
77 Fraser, D. R.: The physiological economy of vitamin D. Lancet I (1983) 969.
78 Fraser, D. R.: Vitamin D. Lancet 345 (1995) 104–107.
79 Frederickson, D. S. R., R. J. Levy, R. S. Lees: New Engl. J. Med. 276 (1967) 32. Zit. nach Schettler, G., H. Gre-

ten, G. Schlierf, D. Seidel: Fettstoffwechsel, Springer, Berlin 1976.
80 Frick, P. E., G. Riedler, H. Brogli: Dose response and minimal daily requirement of vitamin K in man. J. Appl. Physiol. 23 (1967) 387.
81 Fritsche J., H. Steinhart: Contents of trans fatty acids (TFA) in German foods and estimation of daily intake. Fett/Lipid 99 (1997) 314–318.
82 Fritsche J., H. Steinhart: Trans fatty acids content in German margarines (TFA). Fett/Lipid 99 (1997) 214–217.
83 Frolich, W.: Mineral bioavailability from high fiber cereal products. In: Wallace, G., L. Bell: Fiber in human and animal nutrition. The Royal Society of New Zealand, Wellington, NZ 1983.
84 Gärtner, U., M. Schmier, M. Bogusz, und H. K. Seitz: Blutalkoholkonzentrationen nach oraler Alkoholgabe – Einfluß von Alter und Geschlecht. Z. Gastroenterol 34 (1996) 675–679.
85 Gangl, A.: Der Fettstoffwechsel des Dünndarmes und seine Beziehung zum Lipid- und Lipoproteinstoffwechsel des Gesamtorganismus. Acta med. Austria, Suppl. 2 (1975).
86 Ganzoni, A. M.: Nutritive und intraluminale Faktoren bei der Eisenresorption. Dtsch. med. Wschr. 97 (1972) 1429.
87 Ganzoni, A. M.: Eisenmangel: Altes und Neues kritisch beleuchtet. Dtsch. med. Wschr. 101 (1976) 713.
88 Garrow, J. S.: Energy balance and obesity in man. North-Holland Publishing Company, Amsterdam-London 1974.
89 Gladtke, E.: Fluoridprophylaxe. Dtsch. Med. Wschr. 118 (1993) 121.
90 Glasziou, P. P., D. E. M. Mackerras: Vitamin A supplementation in infectious diseases: a meta-analysis. Brit. med. J. 306 (1993) 366–370.
91 Glinsmann, W. H., H. Irausquin, Y. K. Park: Evaluation of health aspects of sugars contained in carbohydrate sweeteners. Report of sugars task force, 1986. Division of Nutrition and Toxicology, Center of Food Safety and Applied Nutrition, Food and Drug Administration, Washington D.C./USA.
92 Gibson, S.: Non-milk extrinsic sugars in the diets of pre-school children: association with intakes of micronutrients, energy, fat and NSP. British Journal of Nutrition 78 (1997) 367–378.
93 Goebell, H., M. Singer: Wirkungen von Alkohol am menschlichen und tierischen Pankreas. Leber, Magen, Darm. 8 (1978) 304.
94 Göbel, U., R. von Kries: Vitamin-K-Prophylaxe: Schutz vor Blutungen ohne Krebsrisiko möglich. Dtsch. Ärztebl. 94 (1997) B-2527–2531.
95 Golding, J., K. Birmingham, R. Greenwood, M. Mott: Childhood cancer, intramuscular vitamin K, and pethidine given during labour. Brit. med. J. 305 (1992) 341–346.
96 Griessen, M., P. V. Speich, P. Infante, P. Bartholdi, B. Cochet, A. Donath, B. Courvoisier, J.-Ph. Bonjour: Effect of absorbable and nonabsorbable sugars on intestinal calcium absorption in humans. Gastroenterology 96 (1989) 769.
97 Grossklau, R.: Energy gap? Nutr. Res. 3 (1983) 595.
98 Günster, K. H., H. Flöreke: Die physiologisch-toxikologische Bedeutung des Selens. Ernährungs-Umschau 33 (1986) 116.
99 Gylling, H., R. Radhakrishnan, T. A. Miettinen: Reduction of Serum Cholesterol in Postmenopausal Women with Previous Myocardial Infarction and Cholesterol Malabsorption Induced by Dietary Sitostanol Ester Margarine. Circulation (1997) 4226–4231.
100 Hackelsberger, A., P. Malfertheiner: Epidemiologie und Pathogenese der Helicobacter-pylori-Infektion. Schweizerische Rundschau für Medizin (PRAXIS) 85 (1996) 1439–1443.
101 Hallberg, L., L. Rossander-Hultén, M. Brune, A. Gleerup: Calcium and iron absorption: mechanism of action and nutritional importance. Europ. J. clin. Nutr. 46 (1991) 317–327.
102 Hamborg, B., E. Kittnang, H. Schjonsby: The effect of ranitidine on the absorption of food cobalamins. Scand. J. Gastroent. 20 (1985) 756.
103 Hampel, R., T. Kühlberg, K. Klein, J.-U. Herucgiw, E. G. Pichmann, V. Clausen, I. Schmidt: Strumaprävalenz in Deutschland größer als bisher angenommen. Medizinische Klinik 90 (1996) 324–329.
103a Harris, J. E.: Interaction of dietary factors with oral anticoagulants: Review and applications. J. Am. Diet. Ass. 95 (1995) 580–584.
104 Harvey, R. F., E. E. Pomare, K. W. Heaton: Effects of increased dietary fibers on intestinal transit. Lancet I (1973) 1278.
105 Hashim, S. A.: Medium-chain-triglycerides – clinical and metabolic aspects. J. Amer. diet. Ass. 51 (1967) 221.
106 Heaney, P. C., M. Weaver: Calcium absorption from kale. Amer. J. clin. Nutr. 51 (1990) 656–657.
107 Heaton, K. W., P. M. Emmett, C. L. Henry: Not just fiber – the nutritional concequences of refined carbohydrate foods. Human Nutr.: Clin. Nutr. 37C (1983) 31.
108 Heinrich, H. C., E. F. Gabbe, F. Icagic: Nutritional iron deficiency anemia in lacto-ovo-vegetarians. Klin. Wschr. 57 (1979) 187.
109 Hell, D., P. Six: Thiamin-Riboflavin- und Pyridoxin-Versorgung bei chronischem Alkoholismus. Dtsch. med. Wschr. 102 (1977) 962.
110 Hemilä H.: Does Vitamin C Alleviate the Symptoms of the Common Cold? – A Review of Current Evidence. Scand. J. Infect. Dis. 26 (1994) 1–6.
111 Hemilä, H.: Vitamin C and Colds in People under Physical Stress. Int. J. Sports. Med. 17 (1996) 379–383.
112 Hertog, M. G. L. et al.: Flavonoid intake and Longterm Risk of Coronary Heart Disease and Cancer in dthe Seven-Countries Study. Arch. Intern. Med. 155 (1995) 381–386.
113 Heseker, H., T. Adolf, W. Eberhardt: VERA-Schriftenreihe Band III, Wissenschaftlicher Fachverlag Dr. Fleck, Niederkleen 1992.
114 Hill, M. J.: Influence of nutrition on the intestinal flora. In: Kasper, H, H. Goebell: Colon and nutrition. MTP Press Ltd., Lancaster 1987.
115 Hötzel, D., P. Scriba: Fakten zur Jodversorgung in Deutschland. Eine Information des Arbeitskreises Jodmangel (1997).
116 Holt, P.: Medium chain triglycerides. Gastroenterology 53 (1961) 961.

117 Hörl, W. H., M. Haag: Klinische Bedeutung der Hypophosphatämie. Akt. Ernährungsmed. 11 (1986) 184.
118 Hulten, K., S.W. Han, H. Enroth: Helicobacter pylori in the Drinking Water in Peru. Gastroenterology 110 (1996) 1031–1035.
119 Hunt, H. R.: Position of the American Dietetic Association: Vitamin and mineral supplementation. J. Amer. Diet. Ass. 96 (1996) 73–77.
120 Itallie, T. B. van: Treatment of malabsorption syndrome and exsudative enteropathy with synthetic medium chain triglycerides. Amer. J. Gastroent. 43 (1965) 549.
121 Ip, C., D. J. Lisk, und J. A. Scimeca: Potential of Food Modification in Cancer Prevention. Cancer Research, Suppl. (1994) 1957a–1959s.
122 Jackson, H. L., C. Peterson, E. Lesho: A Meta-analysis of Zinc Salts Lozenges and the Common Cold. Arch. Intern. Med. 157 (1997) 2373–2376.
122a Jahreis, G.: Krebshemmende Fettsäuren in Milch und Rindfleisch. Ernährungs-Umschau 44 (1997) 168–172.
123 James, W. P. T., W. J. Branch, D. A. T. Southgate: Calcium binding by dietary fiber. Lancet I (1978) 638.
124 Jeejeebhoy, K. N.: Micronutrients. In: Kleinberger, G. E. Deutsch: New aspects of clinical nutrition. Karger, Basel 1983.
125 Jellinek, E. M.: Alcoholism, a genus and some of its species. Canad. med. Ass. J. 83 (1960) 1341.
126 Jenkins, D. J. A., R. D. Peterson, M. J. Thorne, P. W. Ferguson: Wheat fiber and laxation: Dose response and equilibration time. Amer. J. Gastroent. 82 (1987) 1259.
127 Jenkins, D. J. A., D. Cuff, T. M. S. Wolever, D. Knowland, L. Thompson, Z. Cohen, E. Prokipchuk: Digestibility of carbohydrate foods in an ileostamate: relationship to dietary fiber, in vitro digestibitlity and glycemic response. Amer. J. Gastroent. 82 (1987) 709–717.
128 Judd, P. A., S. Truswell: The effect of rolled oats on blood lipids and fecal steroid excretion in man. Amer. J. clin. Nutr. 34 (1981) 2061.
129 Junger, B., M. Tiefelsdorf, U. von Maltzan: Alkoholkonsum in der Bundesrepublik Deutschland. Bundesgesundhbl. 12 (1990) 552–555.
130 Kalra, P. A., M. Cooklin, G. Wood, G. M. O'Shea, A. M. Holmes: Dietary modification as cause of anticoagulation instability. Lancet I (1988) 803.
131 Kang, S.-S., P. W. K. Wong, und M. R. Malinow: Hyperhomocyst(e)inemia as a risk factor for occlusive vascular disease. Ann. Rev. Nutr. 12 (1992) 279–298.
132 Kasper, H.: Der Einfluss der Etacrynsäure auf die Thiaminausscheidung im Harn. Klin. Wschr. 49 (1971) 111–113.
133 Kasper, H., P. Bartram, W. Scheppach: Tumorentstehung – hemmende und fördernde Effekte von Ernährungsfaktoren, in: Ernährungsbericht der Deutschen Gesellschaft für Ernährung 1992. Verlag Henrich, Frankfurt 1992.
134 Kasper, H., R. Hospach: Der diagnostische Wert der Vitamin-A- und Karotin-Bestimmung im Serum bei Maldigestion und Malabsorption. Dtsch. med. Wschr. 99 (1974) 198.
135 Kasper, H., R. Hospach: Der diagnostische Wert des Vitamin-A-Toleranztests bei Maldigestion und Malabsorption. Dtsch. med. Wschr. 99 (1974) 354.
136 Kasper, H., U. Rabast, M. Ehl: Studies on the extent of dietary fiber intake in West Germany. Nutr. Metabol. 24 (1980) 102–109.
137 Kasper, H., U. Rabast, H. Fassl, F. Fehle: The effect of dietary fiber on the postprandial serum vitamin A concentration in man. Amer. J. clin. Nutr. 32 (1979) 1847.
138 Kasper, H.: Einfluß von Ballaststoffen auf die Serum-Lipid-Konzentration. Akt. Ernähr. 13 (1988) 75.
139 Katan, M. B., A. C. Beynen: Hyperresponse to dietary cholesterol in man. Lancet I (1983) 1213.
140 Kay, R. M.: The effect of pectin on serum cholesterol. Amer. J. clin. Nutr. 31 (1978) 502.
141 Kelly, S. E., K. Schawla-Singh, J. H. Sellin, N. J. Yassilo, I. H. Rosenberg: Effect of meal composition on calcium absorption: enhancing effect of carbohydrate polymers. Gastroenterology 47 (1984) 596.
142 Keys, A., F. Fidanza, V. Scardi, G. Bergami, M. H. Keys, F. di Lorenzo: Studies on serum cholesterol and other characteristics of clinically healthy men in Naples. Arch. intern. Med. 93 (1954) 328.
143 Keys, A.: The diet and the development of koronary heart disease. J. chron. Dis. 4 (1956) 364.
144 Keys, A., F. Grande, J. T. Anderson: Fiber and pectin in the diet and serum cholesterol concentration in man. Proc. Soc. exper. Biol. Med. 106 (1961) 555.
145 Kiefer, F.: Wie Eisen und andere Spurenelemente die menschliche Gesundheit beeinflussen: Eine neue Beurteilung alter Erfahrungen. Mitt. Gebiete Lebensm. Hyg. 84 (1993) 48–87.
146 Klebanoff, M. A., J. S. Read, J. L. Mills, P. H. Shiono: The risk of childhood cancer after neonatal exposure to vitamin K. New Engl. J. Med. 329 (1993) 905–908.
147 Kluthe, R., H. Kasper: Alkoholische Getränke und Ernährungsmedizin. Georg Thieme Verlag Stuttgart, New York (1998).
148 Koller, F.: Spinat bei Antikoagulantienbehandlungen. Dtsch. med. Wschr. 100 (1975) 570.
149 Koonsvitsky B. P., D. A. Berry, M. B. Jones, Lyn P. Y. T., D. A. Cooper, D. Y. Jones, Jackson, J. E.: Olestra affects serum concentrations of alpha-tocopherol and carotenoids but not vitamin D oder vitamin K status in free-living subjects. J. Nutr. 127, Suppl. 8 (1997) S1636–S1645.
150 Krzywanek, H. J.: Praktische Probleme Antikoagulantien-Therapie. Dtsch. Ärztebl. 70 (1973) 2200.
151 Kuhlwein, A., H.-J. Meier, C. O. Köhler: Einsparung von Diclophenac durch B-Vitamine. Klin. Wschr. 68 (1990) 107.
152 Kunz, J., W. E. Schreiner: Pharmakotherapie während Schwangerschaft und Stillperiode. Thieme, Stuttgart 1982.
153 Lambert, J., R. Hull: Upper gastrointestinal tract disease and probitiotics. Asia. Pacific J. Clin. Nutr. 5 (1996) 31–35.
154 Langsjoen, P. H., K. Folkers: A six-year clinical study of therapy of cardiomyopathy with coenzyme Q_{10}. Int. J. Tiss. 12 (1990) 169–171.
155 Levine, A. S., S. E. Silvis: Steatorrhoea due to high dietary fiber. Gastroenterology 76 (1979) 17.
156 Lewis, C. J., Y. K. Park, P. B. Dexter und E. A. Yetley:

Nutrient intakes and body weights of persons consuming high and moderate levels of added suggars. J. Am. Diet Assoc. 92, (1992) 708–713.
157 Lieber, C. S.: The influence of alcohol on nutritional status. Nutr. Rev. 46 (1988) 241–251.
158 Löser, H.: Alkoholeffekte und Schwachformen der Alkoholembryopathie. Dtsch. Ärztebl. 88 (1991) B2278–2285.
159 LUFA-Nachrichten A 1/1982 zit. nach Ernährungs-Umschau 29 (1982) 90 (Schwermetallgehalt von Speisekleie).
160 Mangels, A. M.: The bioavailability to humans of ascorbic acid from oranges, orange juice and cooked broccoli is similar to that of synthetic ascorbic acid. J. Nutr. 123 (1993) 1054–1061.
161 Mangels, A. R., J. M. Holden, G. R. Beecher, M. R. Forman, E. Lanza: Carotenoid content of fruits and vegetables: an evaluation of analytic data. J. Am. Diet. Assoc. 93 (1993) 284–96.
162 Manz, F., D. Hötzel: Jodversorgung und Jodmangelprophylaxe in der Bundesrepublik Deutschland. Ernährungsbericht der Deutschen Gesellschaft für Ernährung 1992. Verlag Henrich, Frankfurt.
163 Manz, M., R. Mietzko, W. Jung, B. Lüderitz: Behandlung von Herzrhythmusstörungen mit Magnesium. Dtsch. med. Wschr. 115 (1990) 386.
164 Marcuard, S. P., P. G. Khazanie: Omeprazole therapy causes cobalamine (Vit. B_{12}) malabsorption. Gastroenterology 102 (1992) Suppl. A 565.
165 Marks, J.: The safety of the vitamins. In: Walter, P., H. Stähelin, G. Brubacher (eds.): Elevated dosages of vitamins. Huber, Toronto-Bern-Stuttgart 1989.
166 McPartlin, J.: Accelerated folate breakdown in pregnancy. Lancet 341 (1993) 148–149.
167 Mendall, M.A. und T.C. Northfield: Leading article: Transmission of Helicobacter pylori infection. Gut 37 (1995) 1–3.
168 Menden, E.: Fettersatzstoffe – Zusammensetzung und praktische Bedeutung. Ernährungs-Umschau 38 (1991) 311–315.
169 Menella, J. A., G. K. Beauchamp: The transfer of alcohol to human milk. Effects on flavor and the infants behavior. New Engl. J. Med. 325 (1991) 981–985.
170 Mitsuoka, T.: Recent Trends in Research on Intestinal Flora. Bifidobactera Microflora 1 (1982) 3–24.
171 Mock, D. N., D. L. Baswell, H. Baker: Biotin deficiency complicating parenteral alimentation. J. Pediat. 106 (1985) 762.
172 Mortensen, S. A., S. Vadhanavikit, K. Muratsu, K. Folkers: Coenzyme Q10: clinical benefits with biochemical correlates suggesting a scientific breakthrough in the management of chronic heart failure. Int. J. Tiss. 12 (1990) 155–162.
173 Mossad, S. B., M. L. Macknin, S. V. Medendorp, P. Mason: Zinc Gluconate Lozenges for Treating the Common Cold. Ann. Intern. Med. 125 (1996) 81–88.
174 Naismith, D. J., M. Nelson, V. Burley, S. Gatenby: Does a high-sugar diet promote overweight in children and lead to nutrition definiencies? J. Human Nutrition and Dietetics 8, (1992) 247–254.
175 Nielsen, F. H.: Ultratrace Elements in Nutrition. Ann. Rev. Nutr. (1984) 4, 21–41.
176 Noack, R., C. A. Barth: Kohlenhydrate unbegrenzt? Ernährungs-Umschau 40 (1993) 440–444.
177 Oster, O: Zum Selenstatus in der Bundesrepublik Deutschland. Universitätsverlag Jena 1992.
178 o.V.: A role for carnitine in medium-chain fatty acid metabolism? Nutr. Rev. 49 (1991) 243–245.
179 o.V.: Dietary factors and vitamin K. Nutr. Rev. 22 (1964) 225.
180 o.V.: Further studies of acute folate deficiency developing during total parenteral nutrition. Nutr. Rev. 41 (1983) 51.
181 o.V.: The influence of eggs upon plasma cholesterol levels. Nutr. Rev. 41 (1983) 272.
182 o.V.: Vitamin B_6 and immune function in the elderly and HIV-seropositive subjects. Nutr. Rev. 50 (1992) 145–147.
183 Permanetter, B.: Coenzym Q_{10} und Herzkrankheit. Dtsch. Med. Wschr. 118 (1993) 1866.
184 Pirisi, A.: New insights gained into genetics of alcoholism. Lancet 351 (1998) 1636.
185 Pirola, R. C., C. S. Lieber: Hypothesis: Energy wastage in alcoholism and drug abuse: Possible role of hepatic microsomal enzymes. Amer. J. clin. Nutr. 29 (1976) 90.
186 Pomposelli, J., B. R. Bistrian: Is total parenteral nutrition immunosuppressive? New Horizons 2 (1994) 224–229.
187 Puustinen, T., K. Punnonen, P. Votila: The fatty acid composition of 12 North-European fish species. Acta Med. Scand. 218 (1985) 59.
188 Rattan, J., N. Levin, T. Gilat: A highfiber diet does not cause mineral and nutrient deficiencies. Intern. Congr. Gastroenterol., Lissabon 1984.
189 Rayssiguier, Y.: Role of magnesium and potassium in the pathogenesis of arteriosclerosis. Magnesium 3 (1984) 226.
190 Recker, R. R.: Calcium absorbability from milk products, an imitation milk, and calcium carbonate. Amer. J. clin. Nutr. 47 (1988) 93.
191 Reddy, B. S., A. Engle, B. Simi, M. Goldman: Effect of dietary fiber on colonic bacterial enzymes and bile acids in relation to colon cancer. Gastroenterology 102 (1992) 1475–1482.
192 Remmer, H.: Die Wirkungen des Alkohols. Dtsch. Ärztebl. 78 (1981) 2429.
193 Rendell, M., D. McGrane, M. Cuesta: Fatal compulsive waterdrinking. J. Amer. med. Ass. 240 (1978) 2557.
194 Riecker, G.: Organschäden durch Alkohol. Internist 29 (1988) 329.
195 Ruppin, H., S. Bar-Meir, K. H. Soergel, C. M. Wood, M. G. Schmitt: Absorption of shortchain fatty acids by the colon. Gastroenterology 78 (1980) 1500.
196 Sauberlich, H., T. T. Tamura, C. B. Craig, L. E. Freeberg, T. Liu: Effects of Erythorbic Acid on Vitamin C Metabolism in Young Women. Am. J. Clin. Nutr. 64 (3) 336–346.
197 Saunders, J.B.: Accelerated development of alcoholic cirrhosis in patients with HLA-B 8. Lancet I (1982) 1381.
198 Schek, A.: L-Carnitin: Sinn und Unsinn der Substitution einer körpereigenen Substanz. Ernährungs-Umschau 41 (1994) 9–15.
199 Scheppach, W., H. Kasper: Energieausbeute von Ballaststoffen. Akt. Ernährungsmed. 12 (1987) 221–223.

200 Scheppach, W., P. Bartram, A. Richter, F. Richter, H. Liepold, G. Dusel, G. Hofstetter, J. Rüthlein, H. Kasper: Effect of short-chain fatty acids on the human colonic mucosa in vitro. J. Parent. Ent. Nutr. 16 (1992) 43–48.
201 Scheppach, W.: Effects of short chain fatty acids on gut morphology and function. Gut, Suppl. 1 (1994) 35–38.
202 Schlagheck, T. G., K. A. Riccardi, N. L. Zorich, S. A. Torry, L. D. Dugan, J. C. Peters: Olestra dose response on fat-soluble and water-soluble nutrients in humans. J. Nutr. 127, Suppl. 8 (1997) S1646–S1665.
203 Schmidt, E. H. F., W. Grunow: Toxikologische Beurteilung von Bedarfsgegenständen aus Aluminium. Bundesgesundhbl. 12 (1991) 557–564.
204 Schmidt K.: Silicium als essentielles Spurenelement. Vitaminspur 13 (1998) 20–27.
205 Schmidt-Gayk, H., M. Kohlmeier, W. Hitzler: Der Phosphatbedarf des Menschen. Akt. Ernährungsmed. 11 (1986) 142.
206 Schmidt-Sommerfeld, E., D. Penn: Karnitin-Mangel. Monatsschr. Kinderhk. 134 (1986) 224.
207 Schomerus, H.: Zentralnervöse Schäden durch Alkohol und ihre diätetische Bedeutung. Z. Gastroenterologie 19 (1981) 471.
208 Schonfeld, G., W. Patsch, L. L. Rudel, C. Nelson, M. Epstein, R. E. Olson: Effects of dietary cholesterol and fatty acids on plasma lipoproteins. J. clin. Invest. 69 (1982) 1072.
209 Seitz, H.: Nebenprodukte der alkoholischen Gärung beim Mosten. Dtsch. med. Wschr. 117 (1992) 1217.
210 Seitz, H. K., B. Kommerell: Alkoholismus als häufigste Ursache für Mangelerkrankungen. Dtsch. Ärztebl. 87 (1990) B497.
211 Seitz, H. K., W. Heipertz, B. Osswald, M. Hörner, u. a. Simanowski: Leberschäden durch Alkohol. Bundesgesundhbl. 3 (1991) 100–104.
212 Seligmann, H., H. Halkin, T. Hashomer, S. Rauchfleisch, N. Kaufmann, R. Tal, M. Motro, Z. Vered, D. Ezra: Thiamine deficiency in patients with congestive heart failure receiving long-term furosemide therapy: a pilot study. Amer. J. Med. 91 (1991) 151–155.
213 Shamberger, R. J.: Nutrition and cancer. Plenum Press, New York 1984.
214 Shearer, M. J.: Vitamin K. Lancet 345 (1995) 229–234.
215 Shultz, T. D., B. P. Chew, W. R. Seaman, L. O. Luedecke: Inhibitory effect of conjugated dienoic derivatives of linoleic acid and β-carotene on the in vitro growth of human cancer cells. Cancer Letters, 63 (1992) 125–133.
216 Simopoulos, A. P., N. Salem: ω-3-fatty acids in eggs from range-fed Greek chickens. New Engl. J. Med. 321 (1989) 1402.
217 Simopoulos, A. P.: Summary of the NATO advanced research workshop on dietary Omega-3 and Omega-6 fatty acids: Biological effects and nutritional essentiality. J. Nutr. 119 (1989) 521.
218 Simpson, K. M., E. R. Morris, J. D. Cook: The inhibitory effect of bran on iron absorption in man. Amer. J. clin. Nutr. 34 (1981) 1469.

219 Singer, P.: Die Rolle der Eicosapentaensäure im Rahmen polyensäurereicher Diäten. Ernährungs-Umschau 33 (1986) 218.
220 Smith, R. J.: Role of sceletal muscle in interorgan amino acid exchange. Fed. Proc. 45 (1986) 2172.
221 Solomon, S. M., D. F. Kirby: The refeeding syndrome: a review. J. Parent. Ent. Nutr. 14 (1990) 90.
222 Spiller, G. A.: CRC Handbook of Dietary Fiber in Human Nutrition, 2nd Edition. CRC Press Boca Raton Ann Arbour London Tokyo (1993).
223 Strahlmann, B.: Hydrokolloide auf Polysaccharidbasis. Ernährungs-Umschau 23 (1976) 331.
224 Strobel, C., R. Kluthe: Phosphor-Bilanzstudien an gesunden Probanden zur Frage der biologischen Verfügbarkeit. Akt. Ernährungsmed. 11 (1986) 96.
225 Suk, Y. O.: Eggs enriched in omega-3 fatty acids and alterations in lipid concentrations in plasma and lipoproteins and in blood pressure. Amer. J. clin. Nutr. 54 (1991) 689–695.
226 Symons, H. (Hrsg.): Bifidobacteria. DANONE World Newsletters: Nutritional and health benefits of yogurt and fermented milks 3 (1994) 1–8.
227 Tang, C. M., J. C. Wells, M. Rolfe, K. Cham: Outbrak of Beri-Beri in the Gambia. Lancet II (1989) 206.
228 Tolle, G., H. Daniel: Überlegungen zum metabolischen Schicksal der Nahrungskohlenhydrate. Ernährungs-Umschau 40 (1993) 445–448.
229 Treier, S., R. Kluthe: Zur Aluminiumaufnahme durch Lebensmittel. Ernährungs-Umschau 34 (1987) 84.
230 Treptow, H., A. Skar: Ernährungsbedingte Aufnahme von Aluminium durch die Bevölkerung der Bundesrepublik Deutschland. Ernährungs-Umschau 34 (1987) 384.
231 Trowell, H.: Dietary changes in modern times. In: Burkitt, D. P., H. C. Trowell: Refined carbohydrate foods and disease, some implications of dietary fibre. Academy Press, London 1975.
232 Tunali, G., H.-D. Cremer, K. Huth: Vergleichende Untersuchungen der Glukose- und Galaktoseassimilation bei Verabfolgung von Füll- und Quellstoffen. Akt. Ernährungsmed. 2 (1976) 76.
233 Underwood, B. A., H. Siegel, R. C. Weisell, M. Dolinski: Liver sores of vitamin A in a normal population dying suddenly or rapidly from unnatural causes in New York City. Amer. J. clin. Nutr. 23 (1979) 1037.
234 Vane J. R., R. M. Botting: New insights into the mode of action of anti-inflammatory drugs. Inflamm. Res. 44 (1995) 1–10.
235 Vliet, T. van, M. B. Katan: Lower ratio of Omega-3 to Omega-6 fatty acids in cultured than in wild fish. Amer. J. clin. Nutr. 51 (1990) 1.
236 Weber, P. C.: Epidemiologische und biochemische Studien über ω-3-Fettsäuren in der Prävention der Atherosklerose. Internist 30 (1989) 283.
237 Wehmeier, A., W. Schneider: Acetylsalicylsäure oder Fischöl zur Prophylaxe degenerativer Gefäßerkrankungen? Dtsch. med. Wschr. 115 (1990) 30.
238 Wienbeck, M., N. Stefenelli: Alkohol und Gastrointestinaltrakt. Leber, Magen, Darm 8 (1978) 299.
239 Williams, L., M. Bollella, E. L. Wynder: A new Recommendation for Dietary Fiber in Childhood. Pediatrics 96 (1995) 985–988.
240 Windisch, P., C. Leitzmann: Beeinflussung der Eisen-

Bioverfügbarkeit durch Inhaltsstoffe in Nahrungsmitteln. AID-Verbraucherdienst 29 (1984) 201.
241 Windmueller, H.G.: Glutamine ultilization by the small intestine. Adv. Enzymol. 53 (1985) 201.
242 Wisker, E., H.G. Becker, W. Steller, W. Seibel, F. Meuser, P. Suckow, W. Kulikowski, I. Feldheim: Ballaststoffe in unserer Kost – Ergebnisse einer Gemeinschaftsuntersuchung. AID-Verbraucherdienst 29 (1984) 9.
243 Wolfram, G.: Das moderne Konzept der Ernährung bei Gicht. Akt. Ernährungsmed. 17 (1992) 24–32.
244 Woods, M.N., S.L. Gorbach: Influences of fiber on the ecology of the intestinal flora. In: Spiller, G.A.: Handbook of Dietary Fiber in Human Nutrition, 2nd Edition. CRC Press, Boca Raton–Ann Arbor–London–Tokio 1993.
245 Wright, J.T., E.J. Waterson, I.G. Barrison, P.J. Toplis, I.G. Lewis, M.G. Gordon, K.D. MacRae, N.F. Morris, I.M. Murray-Lyon: Alcohol consumption, pregnancy, and low birthweight. Lancet I (1983) 663.
246 Wünschmann, B.: Alkohol. In: Deutsche Hauptstelle gegen die Suchtgefahr: Jahrbuch 1990 zur Frage der Suchtgefahren. Neuland-Verlag, Hamburg 1989.
247 Wyman, J.B., K.W. Heaton, A.P. Manning, C.B. Wicks: The effect on intestinal transit and the feces of raw and cooked bran in different doses. Amer. J. clin. Nutr. 29 (1976) 1474.
248 Zöllner, N., A. Griebsch, W. Gröbner: Einfluß verschiedener Purine auf den Harnsäurestoffwechsel. Ernährungs-Umschau 3 (1972) 79–83.
249 Zöllner, N., W. Forth: Editorial. Klin. Wschr. 68 (1990) 105–184.
250 Zöllner, N.: Effects of nicotinic acid. Nicotinamide, and pyridylcarbinol in pharmalogical dosages on lipid metabolism in humans. In: Walter, P., G. Brubacher, H. Stähelin, H. Huber: Elevated dosages of vitamins. Huber, Toronto–Bern–Stuttgart 1989.
251 Zumkley, H., W. Zidek, A.E. Lison, H.P. Bertram: Klinik des Zinkmangelsyndroms. Akt. Ernährungsmed. 8 (1983) 116.

2 Die Ernährung des Gesunden – ein Beitrag zur Verringerung des Erkrankungsrisikos

Dieses Kapitel erhebt keinen Anspruch auf Vollständigkeit. Wesentliche Aspekte der „gesunden Ernährung" sind Teil der Ernährungsempfehlungen zur Vorbeugung von Erkrankungen wie z. B. Bluthochdruck, Hyperlipoproteinämie, Diabetes mellitus etc. und finden sich in dem jeweiligen Kapitel.

Bis vor wenigen Generationen waren Infektionskrankheiten die häufigste Todesursache und wesentlich für frühen Tod und Invalidität verantwortlich. Die Fortschritte auf dem Gebiet der Infektionsprophylaxe und die Entdeckung hochpotenter Antibiotika haben – wenn man von einigen Viruserkrankungen absieht – dieses Risiko weitgehend ausgeschaltet.

An ihre Stelle sind heute arteriosklerotische **Gefäßerkrankungen,** Bluthochdruck mit seinen Folgekrankheiten, maligne **Tumoren** und **Stoffwechselerkrankungen,** insbesondere der Diabetes mellitus Typ II getreten.

Für die Entstehung all dieser Krankheiten ist neben einer genetischen Prädisposition ganz wesentlich die in den westlichen Industrieländern übliche Ernährung mitverantwortlich.

Die **ursächlichen Zusammenhänge** zwischen der extrem komplex zusammengesetzten Nahrung und der Entstehung o. g. Erkrankungen wissenschaftlich exakt zu belegen, ist besonders aus folgenden Gründen schwierig:
- Die Erkrankungen entstehen während langer Zeitspannen oft auf dem Boden asymptomatischer Vorstufen, z.B. der Hyperlipoproteinämie bei der Arteriosklerose oder den Polypen (Adenomen) beim kolorektalen Karzinom. Bedingt durch die Zunahme der mittleren Lebenserwartung erreichen mehr Menschen die Lebensphase, in der sich ernährungsabhängige Erkrankungen manifestieren.
- Erkenntnisse aus tierexperimentellen Untersuchungen lassen sich oft nicht auf den Menschen übertragen,
- Bestandteile unserer Nahrung können pathophysiologische Prozesse sowohl begünstigen als auch hemmen,
- die Zusammensetzung der Nahrung und damit die Relation zwischen protektiven und akzelerierenden Inhaltsstoffen unterliegt großen Schwankungen,
- Auswirkungen von Fehlernährung können in Abhängigkeit von genetischen Faktoren individuell sehr unterschiedlich sein etc.

Trotz der genannten Schwierigkeiten sind die Beziehungen zwischen Ernährung und Entstehung heute häufiger Erkrankungen wie sie in den folgenden Kapiteln dargestellt sind, so weit aufgeklärt, dass wissenschaftlich gesicherte Empfehlungen zu ihrer Vorbeugung gemacht werden können. Hiermit sind die Grundlagen für **Empfehlungen zur „gesunden Ernährung"** gegeben.

Unsere Kenntnisse über die **Bedeutung der Fehlernährung** als wesentliche Ursache heute häufiger Erkrankungen beruht im Wesentlichen auf epidemiologischen Daten. Sie zeigen, dass diese Erkrankungen dann an Häufigkeit zunehmen, wenn Bevölkerungsgruppen ihre **traditionelle Ernährungsweise** aufgeben und eine westliche Ernährung annehmen, wie dies beispielsweise seit Jahren in Japan der Fall ist (Abb. 2-1).

Die derzeitige **Ernährung in industrialisierten Ländern** unterscheidet sich in vielen Punkten von der traditionellen Ernährung wie sie etwa bis zur Jahrhundertwende in Mitteleuropa oder bis vor wenigen Jahrzehnten in Japan üblich war.

> Die **wesentlichen Unterschiede,** deren Bedeutung für die Entstehung von Erkrankungen und folglich auch für die Prophylaxe in den einzelnen Kapiteln besprochen wird, sind
> - die hohe, häufig den Bedarf überschreitende Energiezufuhr,
> - die hohe Energiedichte der meisten, heute häufig verzehrten Lebensmittel,
> - der hohe Gehalt an Fett, an raffinierten Kohlenhydraten und möglicherweise tierischem Protein und
> - der geringe Gehalt an Ballaststoffen.

Es muss davon ausgegangen werden, dass sich Stoffwechselfunktionen und Funktionen der Ga-

2 Die Ernährung des Gesunden – ein Beitrag zur Verringerung des Erkrankungsrisikos

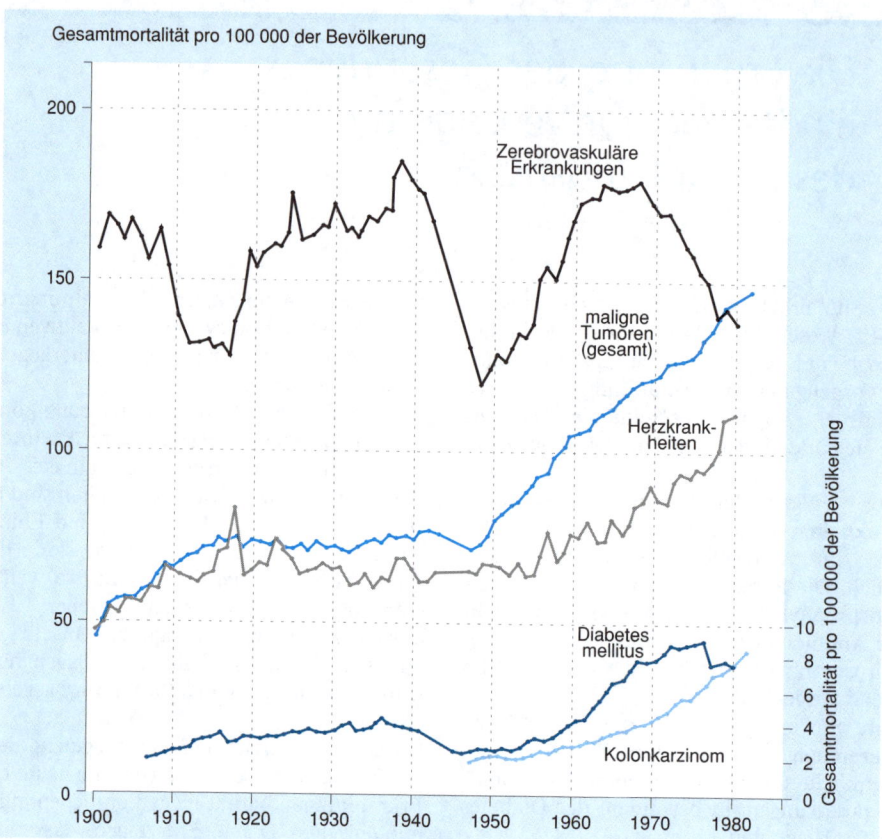

Abb. 2-1 Änderungen der Todesursachen in Japan (nach [50]).

strointestinalorgane während extrem **langer Entwicklungsphasen** entwickelt und an die zu dieser Zeit gegebene Ernährung adaptiert haben. In früheren Entwicklungsphasen war die Deckung des Energiebedarfs das entscheidende Ernährungsproblem. Das Verlangen, süßschmeckende Lebensmittel und solche mit hohem Fettgehalt zu bevorzugen, war eine entscheidende Voraussetzung für die richtige Selektion von Lebensmitteln und damit für die Deckung des Energiebedarfs und die Erhöhung der **Überlebenschancen**.

Dieser Mechanismus verlor in den heute hoch industrialisierten Ländern mit praktisch unbegrenzter und kaum noch überschaubarer Vielfalt an Lebensmitteln seine Bedeutung.

Die primär sinnvolle Bevorzugung von Lebensmitteln mit hohem Fett- und Zuckergehalt hat heute bei vergleichsweise geringem Energiebedarf ihre **biologische Bedeutung** verloren.

Sie ist zur wesentlichen Ursache für die in westlichen Industrieländern häufige **Adipositas** geworden, die wiederum entscheidender Schrittmacher für Stoffwechselerkrankungen, Arteriosklerose, Bluthochdruck, degenerative Gelenkerkrankungen etc. ist.

Früher waren die Menschen immer wieder **Phasen des Hungers** und der Mangelernährung ausgesetzt, während Überfluss an Nahrung während längerer Zeitspannen die Ausnahme war. Der Stoffwechsel hatte folglich die Möglichkeit, sich an begrenzte Phasen einer unzureichenden Zufuhr an Energie und essentiellen Nährstoffen, nicht hingegen an eine permanente, den Bedarf übersteigernde Zufuhr zu adaptieren. Missernten als Folge ungünstiger Witterungsbedingungen hatten bis zur Jahrhundertwende auch in Mitteleuropa Hungerskrankheiten zur Folge.

So wurde beispielsweise der in Würzburg und später in Berlin tätige Pathologe Rudolph Virchow im Winter 1851/52 von der Bayerischen Abgeordnetenkammer beauftragt, eine Reise in den Spessart zu unternehmen, um „die Nahrungsverhältnisse und -beschaffenheit der dort im Augenblick gebräuchlichen und vorhandenen Nahrungsmittel zu erkunden und geeignete Maßnahmen gegen die diätischen Mängel und gegen die Krankheitserscheinungen, welche in mangelhafter Nahrung ihre Ursache haben", zu untersuchen.

Das **Verlangen nach Nahrung mit hoher Energiedichte** hat, wie Abbildung 2-2 zeigt, dazu geführt, dass voluminöse, ballaststoffreiche Lebensmittel mit hohem Stärkeanteil zunehmend durch Fett, Fleisch und raffinierte Kohlenhydrate ersetzt wurden. Wie sich der Verbrauch von Fett, Zucker, Fleisch und einem Lebensmittel reich an komplexen Kohlenhydraten und Ballaststoffen etwa seit der Jahrhundertwende geändert hat, ist in Abbildung 2-3 dargestellt.

Der Engländer D. P. Burkitt, der aufgrund seiner Studien über die Bedeutung der Ballaststoffe für die Entstehung sog. Zivilisationskrankheiten in Ostafrika zu den Forschern gehörte, die wesentliche Impulse für die moderne Ernährungswissenschaft gaben, fand folgende einfache Beschreibung für das derzeitige Problem **Fehlernährung in westlichen Industrieländern:**

Wir haben unseren Lebensstil und ganz speziell unsere Ernährung während der letzten zwei Jahrzehnte in einem höheren Maße geändert, als unsere Vorfahren es jemals während der letzten zwanzigtausend Jahre getan haben. Wir haben alle „stein-alte Körper", die wir mit modernem „Fast food" füttern, so als würde man Superbenzin in einen Motor gießen, der üblicherweise mit Dieselöl fährt. Um voranzukommen bei der Verringerung von „western diseases" müssen wir zurückgreifen auf die Ernährung, für die wir von unserer Genetik geschaffen sind.

Neben den genannten, etwa Ende des vorigen Jahrhunderts einsetzenden negativen Entwicklungen, dürfen die **positiven Auswirkungen** nicht verkannt werden:

- die **optimale Deckung des Energie- und Proteinbedarfs,** die vor diesem Zeitpunkt nicht immer gewährleistet war, und
- die wesentliche Verbesserung der **Bedarfsdeckung an vielen Nährstoffen** wie etwa Vitamin C als Folge eines heute während des ganzen Jahres optimalen Angebotes an Obst, Obstsäften und Gemüse und die gute Versorgung der Bevölkerung mit Eisen als Folge des hohen Fleischverzehrs.

Dem jeweiligen Stand der wissenschaftlichen Erkenntnisse entsprechend werden **Empfehlungen für die Nährstoffzufuhr des Gesunden** von wissenschaftlichen Gesellschaften und Gremien, so z. B. der Deutschen Gesellschaft für Ernährung (1991) oder dem National Research Council der USA (1989) festgelegt und publiziert.

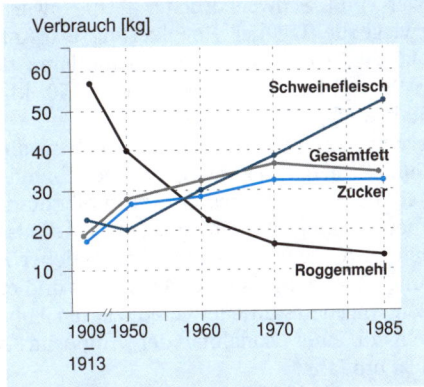

Abb. 2-3 Jährlicher mittlerer Verbrauch pro Kopf der Bevölkerung im Deutschen Reich bzw. der Bundesrepublik Deutschland nach Angaben des Ernährungsberichtes der DGE 1988.

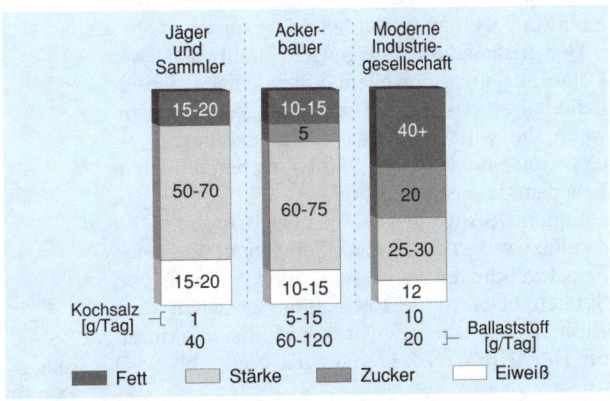

Abb. 2-2 Mittlerer prozentualer Anteil von Nährstoffen an der Energiezufuhr und mittlere Kochsalz- und Ballaststoffzufuhr in verschiedenen Entwicklungsphasen (nach [7]).

2 Die Ernährung des Gesunden – ein Beitrag zur Verringerung des Erkrankungsrisikos

Korrekturen sind meist bereits zum Zeitpunkt der Veröffentlichung solcher Empfehlungen in der Diskussion, wie derzeit beispielsweise höhere Empfehlungen für die Zufuhr von **Vitamin C, E und Carotin** (vgl. Kap. 1.7) zur Verringerung des „oxidativen Stresses" oder von **Folsäure** für Frauen im gebärfähigen Alter zur Vermeidung von Neuralrohrdefekten (vgl. Kap. 15). Auch diese Tatsache belegt die genannten Schwierigkeiten, exakte wissenschaftliche Empfehlungen für eine Ernährung zu fixieren, die ein Optimum an Gesundheit gewährleistet.

Bei aller Bedeutung von Ernährungsfaktoren für die Genese von Erkrankungen muss berücksichtigt werden, dass sich seit Jahrzehnten nicht nur die Ernährung, sondern die **gesamte Lebensweise** entscheidend geändert hat.

Dies trifft insbesondere für den als Folge der Industrialisierung und Automatisierung **geringeren Energiebedarf** zu, der im Mittel bei der heute überwiegend sitzenden Tätigkeit nur zwischen 8375 und 10050 kJ/Tag (2000–2400 kcal) beträgt. Schwer- und Schwerstarbeiter – dies war der überwiegende Teil der Bevölkerung bis Anfang des Jahrhunderts – hatten einen mittleren täglichen Energiebedarf von bis zu 16750 kJ/Tag (4000 kcal/Tag).

Permanente Verfügbarkeit von Lebensmitteln mit hoher Energiedichte und geringer Energiebedarf sind die Ursache des in Industrieländern zunehmend häufigeren Übergewichtes/Adipositas. In den USA kommt es trotz umfangreicher Aufklärung über die Risiken der Adipositas und eines großen Angebotes an energiereduzierten Lebensmitteln zu einer Zunahme der Adipositas von ca. 1 % pro Jahr.

Geringe körperliche Aktivität und sich ändernde Ernährungsgewohnheiten haben auch bei Kindern eine Zunahme der Adipositas zur Folge. Eine Erhebung in München ergab bei 7–10-Jährigen eine Häufigkeit ausgeprägten Übergewichtes in 10 % der Fälle [34].

Die sich in Form des **metabolischen Syndroms** manifestierenden Folgekrankheiten der Überernährung werden in Kapitel 4.2 besprochen.

Der **Risikofaktor Übergewicht** stellt sich, wie Daten aus sog. Schwellenländern zeigen, immer dann bei genetisch prädisponierten Personen ein, wenn die wirtschaftlichen Voraussetzungen für eine freie, unbegrenzte Wahl an energiereichen Lebensmitteln gegeben sind.

In den USA werden 3–7 % aller Kosten im Gesundheitswesen durch das Übergewicht und seine Folgekrankheiten verursacht. Eine Vielzahl von Studien belegen die **Korrelation** zwischen dem Ausmaß des Übergewichtes und Risikofaktoren für **Herz-Kreislauf-Erkrankungen** (vgl. Abb. 2-4) [8].

Die Bedeutung von hyperkalorischer Ernährung bei geringer körperlicher Aktivität für die zunehmend häufiger werdende Adipositas ist leicht ersichtlich. Daneben hat die Kombination ungünstiger Ernährungsfaktoren und Abnahme körperlicher Belastung auch Bedeutung für **weitere, heute häufige Erkrankungen,** wie
- die durch unzureichende Kalziumzufuhr begünstigte **Osteoporose** (vgl. Kap. 8.1),
- die von Art und Menge des Nahrungsfettes abhängige Relation zwischen LDL- und HDL-Cholesterin als Teilfaktor der **Arterioskleroseentstehung** (vgl Kap. 4.5),
- die durch zunehmend geringeren Verzehr ballaststoffreicher Lebensmittel begünstigte Obstipation (vgl. Kap. 3.5.1) etc.

Während die Bedeutung von Makronährstoffen und Ballaststoffen, das Gleiche gilt für die in Kapitel 1 besprochenen Vitamine, Mineralstoffe und Spurenelemente, für die Entstehung von Erkrankungen relativ gut bekannt ist, und in modernen Ernährungsempfehlungen berücksichtigt wird, gilt dies nicht für die Gruppe der **sekundären Pflanzenstoffe** und **Carotinoide**. Sie werden beim derzeit vergleichsweise geringen Verzehr an pflanzlichen Lebensmitteln nur in relativ geringen Mengen zugeführt. Den **chemopräventiven Eigenschaften** sekundärer Pflanzenstoffe, das Gleiche

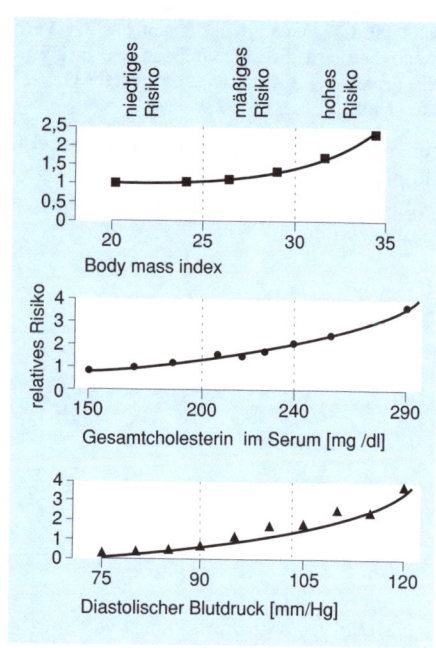

Abb. 2-4 Beziehung zwischen Körpergewicht und kardiovaskulärem Risiko [8].

gilt für die Carotinoide (vgl. Kap. 1.7), kommt nach derzeitigem Kenntnisstand eine entscheidende Bedeutung, insbesondere bei der Entstehung mancher Tumoren (vgl. Kap. 16) und von arteriosklerotischen Gefäßerkrankungen (vgl. Kap. 4.5) zu.

2.1 Bedeutung einzelner Nährstoffe und Lebensmittel

Die Bedeutung einiger Nährstoffe bzw. Lebensmittel wird derzeit besonders häufig kontrovers und nicht immer frei von z. T. weltanschaulich geprägten Vorurteilen und wirtschaftlichen Interessen diskutiert. Dies sind die bereits besprochenen Vitamine (vgl. Kap. 1.7), das Fett, der Zucker (Saccharose) und tierische Lebensmittel, speziell Fleisch.

2.1.1 Nahrungsfett

Wie bereits angedeutet, ist der hohe Fettanteil der ganz im Vordergrund stehende Risikofaktor der z. Z. in Industrieländern üblichen Ernährung („western diet").

> Eine Reduktion der Fettzufuhr auf weniger als 30% der Gesamtenergie hätte eine wesentliche Optimierung der Ernährung zur Folge.

Der resultierende **Mehrverzehr von pflanzlichen Lebensmitteln** würde die Energiedichte reduzieren und die Zufuhr von Ballaststoffen, einigen Vitaminen und von sekundären Pflanzenstoffen erhöhen.

Die Reduktion der Gesamtfettzufuhr soll überwiegend Fette gesättigter Fettsäuren betreffen, wobei eine **Optimierung der Relation** zwischen mehrfach ungesättigten ω-3- und ω-6-Fettsäuren (vgl. Kap. 1.3) anzustreben sind.

Betrachtet man die mit der Häufigkeit der koronaren Herzerkrankung (Abb. 2-5), aber auch der Kolonkarzinomhäufigkeit (vgl. Abb. 16-12) korrelierende Gesamtfettzufuhr, so sieht man, dass nicht nur der Anteil von Fett an der Energiezufuhr gestiegen ist, sondern sich auch die **Relation von Fetten** gesättigter und mehrfach ungesättigter Fettsäuren der ω-6- und ω-3-Reihe geändert hat [36].

Zu der seit Jahren z. T. sehr kontrovers diskutierten Frage der optimalen Fettzufuhr gehört nicht nur das Problem des Anteils von Fett an der Gesamtenergiezufuhr, sondern auch die Frage nach der optimalen Relation zwischen Fetten gesättigter, einfach ungesättigter und mehrfach ungesättigter ω-3- und ω-6-Fettsäuren.

Die Fettsäurerelation in der Nahrung unterschied sich in den vielen Jahrtausenden, in denen der Stoffwechsel des Menschen geprägt wurde, wesentlich von der heutigen. Es bestand etwa ein gleiches Verhältnis zwischen gesättigten, mehrfach ungesättigten ω-6- und mehrfach ungesättigten ω-3-Fettsäuren. Der regelmäßige Verzehr wild lebender Tiere garantierte früher eine relativ hohe Zufuhr von ω-3-Fettsäuren. Der Anteil des Fettes an der Gesamtenergiezufuhr betrug nur etwa 20%, während er heute im Mittel bei 40% liegt, wobei etwa 10–15% auf ω-6-Fettsäuren, 1–2% auf ω-3-Fettsäuren und der Rest auf gesättigte

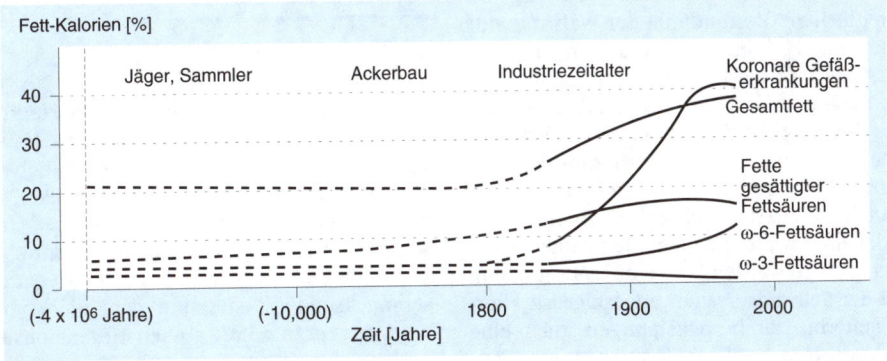

Abb. 2-5 Prozentualer Anteil von Fett an der Gesamtenergiezufuhr in Beziehung zur Häufigkeit koronarer Herzkrankheiten (nach [36]).

und einfach ungesättigte Fettsäuren entfallen [36].

Für die ernährungsphysiologische Bedeutung bestimmter Fettsäuren spricht beispielsweise die in **mediterranen Ländern** vergleichsweise niedrige Rate an koronaren Herzkrankheiten. Mitverantwortlich hierfür ist mit großer Wahrscheinlichkeit der hohe Anteil an Ölsäure (einfach ungesättigte Fettsäure in **Olivenöl**) an der insgesamt relativ hohen Gesamtfettzufuhr. Die Kombination mit hoher Zufuhr von Carotinoiden, sekundären Pflanzenstoffen und wasserlöslichen Ballaststoffen bei reichem Verzehr von Obst und Gemüse ist bei der mediterranen Ernährung zusätzlich von Bedeutung.

Ein hoher Verzehr von **mehrfach ungesättigten Fettsäuren** der ω-6-Reihe senkt die **Serumcholesterinkonzentration** und wirkt folglich der Entstehung arteriosklerotischer Gefäßerkrankungen entgegen. Ein hoher Anteil an ω-3-Fettsäuren an der Gesamtfettzufuhr vermindert die Thrombozytenaggregation (vgl. Kap. 4) und schützt wahrscheinlich vor dem **kolorektalen Karzinom** (vgl. Kap. 16). Im Gegensatz dazu begünstigen Fette der übrigen Fettsäuren die Entstehung dieses heute häufigen Karzinoms.

Bei allen Argumenten für eine Fettreduktion, insbesondere von Fetten gesättigter Fettsäuren, wird auch auf hiermit verbundene **Risiken** hingewiesen [37]. Es besteht die Gefahr, dass bei der Verfolgung dieses Zieles andere Forderungen an eine gesunde Ernährung nicht ausreichend berücksichtigt werden. Eine fettarme Ernährung ist nicht zwangsläufig auch energiereduziert, wie die Zunahme der Adipositas bei deutlichem Rückgang des Fettkonsums in den USA zeigt.

Zu bedenken ist, dass **fettlösliche Vitamine** und andere fettlösliche Bestandteile der Nahrung nur zusammen mit Fett in Chylomikronen inkorporiert intestinal resorbiert werden.

Da es zunehmend Belege dafür gibt, dass ein niedriges Geburtsgewicht das Risiko im Erwachsenenalter an Hypertonie, Hyperlipoproteinämie etc. zu erkranken, steigert, und ein niedriges Geburtsgewicht wiederum häufig die Folge eines Energiedefizites während der Schwangerschaft ist, muss gefragt werden, ob eine **Fettreduktion während der Schwangerschaft** angezeigt ist. Hierbei ist weiterhin zu berücksichtigen, dass eine Fettreduktion u. U. auch die Zufuhr an ω-3-Fettsäuren verringert, die für die Entwicklung des Föten von essentieller Bedeutung sind.

Nach allen derzeit vorliegenden Befunden kann für Kinder und Jugendliche ab dem 2. Lebensjahr bereits eine **Reduktion der Fettzufuhr auf 30 %** der Gesamtenergie **empfohlen** werden. Negative Auswirkungen auf die körperliche Entwicklung sind nicht zu erwarten.

Die allgemein anerkannten Empfehlungen zur Reduktion des Infarktrisikos, den **Verzehr von gesättigten und trans-Fettsäuren zu reduzieren** und den von einfach- und mehrfach ungesättigten Fettsäuren zu erhöhen, wurde durch die Ergebnisse der Nurses' Health Study erneut bestätigt. Die Höhe der Gesamtfettzufuhr hatte hingegen keinen Einfluss auf das Koronarrisiko.

> Das Infarktrisiko wird jedoch mit großer Wahrscheinlichkeit gesteigert, wenn die in Ernährungsempfehlungen geforderte Reduktion der Gesamtfettzufuhr eine wesentliche **Erhöhung** der Kohlenhydratzufuhr in Form von **raffinierten Kohlenhydraten** zur Folge hat.

Ein Ersatz von Fetten gesättigter Fettsäuren durch Fette ungesättigter Fettsäuren geht zwar mit einer Erniedrigung von LDL-Cholesterin und damit einer Verringerung des Infarktrisikos einher. Eine Reduktion des Fettanteils an der Gesamtenergiezufuhr bei gleichzeitiger Erhöhung der Kohlenhydratzufuhr hat hingegen neben einer Reduktion von LDL-Cholesterin auch eine **signifikante Abnahme der koronarprotektiven HDL-Cholesterinfraktion** zur Folge [28].

Diese kurzen Hinweise veranschaulichen die komplexen Zusammenhänge zwischen Ernährung und Prophylaxe und zeigen, wie schwierig es ist, kurze praktikable und leicht verständliche Regeln für eine „gesunde Ernährung" zu geben.

2.1.2 Zucker

Zucker (Saccharose), auch je nach Herkunft als Rohrzucker, Rübenzucker und je nach Verwendung als Haushaltszucker, Verbrauchszucker, aber auch als Weißzucker, Kristallzucker, Fabrikzucker und Industriezucker bezeichnet, steht erst seit etwa 100–150 Jahren als Massenprodukt zur Verfügung. Wegen der hohen Attraktivität der Geschmacksqualität süß und dem niedrigen Preis wird Zucker **in relativ großen Mengen** konsumiert.

Deutschland hat, wie Abb. 2-6 zeigt, im Vergleich zu anderen europäischen Ländern mit im Mittel 33,6 kg/Kopf/Jahr einen vergleichsweise

2.1 Bedeutung einzelner Nährstoffe und Lebensmittel

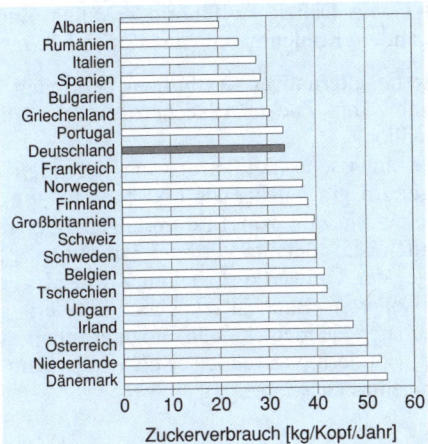

Abb. 2-6 Pro-Kopf-Zuckerverbrauch in Europa (FAO, 1995; zit. nach [24]).

niedrigen Zuckerverbrauch (Heseker, zit. nach [30]).

Zucker und hiermit hergestellte Lebensmittel gelten bei einer in allen Altersgruppen hohen Attraktivität als „nicht gesund". Hieraus resultieren **Konflikte im Umgang mit diesem Lebensmittel.**

Der Ernährungspsychologe V. Pudel weist darauf hin, dass es in 16 % aller deutschen Familien mit Kindern wegen der Süßigkeiten zu Konflikten zwischen Mutter und Kind kommt und dass Kultusminister verschiedener Bundesländer durch Verordnung versuchen, den süßen Geschmack z.T. vollständig aus Schulen zu verbannen. Nach einer repräsentativen Befragung der erwachsenen Bevölkerung (West) rangierte das Essproblem „**Süßhunger**" bei 33,7 % der Frauen und 22,1 % der Männer an erster Stelle aller Essprobleme (Pudel, zit. nach [30]). – Es stellt sich die Frage, ob diese Befürchtungen auf ernährungsmedizinischen Erkenntnissen oder ausschließlich auf Vorurteilen und Fehlinformation beruhen.

Zucker ist ein **reiner Energielieferant,** frei von essentiellen Nährstoffen, ein Lieferant „**leerer Kalorien**". Auf Zucker kann völlig verzichtet werden.

Er wird jedoch ähnlich wie Weißmehl und Fett immer dann, wenn er zur Verfügung steht, in mehr oder weniger großer Menge verzehrt (vgl. Abb. 2-6).

Bereits die im 19. Jahrhundert einsetzende Massenproduktion von Fleisch, Weißmehl und Zucker in den USA und die hiermit einhergehende Änderung der Ernährungsgewohnheiten, veranlasste den Presbyterianerprediger **Sylvester Graham** (um 1830) und in der letzten Hälfte des Jahrhunderts den Arzt **D. J. H. Kellog** zu der Annahme, dass viele der damals häufigen Erkrankungen, insbesondere Beschwerden im Bereich der Abdominalorgane, Folge der durch den aufkommenden Wohlstand bedingten Änderung der Ernährungsgewohnheiten sei.

Empfohlen wurde eine **Rückbesinnung auf die traditionelle Ernährung** mit einem hohen Anteil an Vollgetreideprodukten. Von solchen die Ballaststoffe in den Vordergrund stellenden Überlegungen ausgehend, wurde später von **T. L. Cleave** in England (The Saccharine Disease) der seit Jahrzehnten steigende Zuckerkonsum als Ursache vieler Erkrankungen angeschuldigt.

Da der in westlichen Industrieländern seit Ende des 19. Jahrhunderts kontinuierlich steigende Zuckerverbrauch positiv mit der Zunahme vieler sog. Zivilisationskrankheiten korrelierte, wurde – **ohne** dass **entsprechende Beweise** vorlagen – eine **kausale Beziehung** angenommen.

Aufgrund der z. Z. vorliegenden wissenschaftlichen Befunde ist jedoch nicht der vergleichsweise hohe Zuckerkonsum (…), sondern der während der gleichen Zeitspanne **rückläufige Konsum von ballaststoffreichen Lebensmitteln** und der **steigende Fettverzehr** der entscheidende Risikofaktor unserer derzeitigen Ernährung. Bereits 1988 wurde von der amerikanischen Gesundheitsbehörde Zucker der **GRAS-Status** zuerkannt (vgl. Kap. 21).

Da auch derzeit, von völlig unwissenschaftlich argumentierenden Außenseitern wie etwa Bruker, immer noch der sog. „**Industriezucker**" als wesentlicher **pathogenetischer Faktor** herausgestellt wird, diskutierten Ernährungswissenschaftler und Kritiker das Problem „Zucker in der Ernährungsmedizin" nach derzeitigem Wissensstand und kamen zu folgender zusammenfassender Beurteilung:

> Aufgrund von Verzehrstudien hat der derzeitige Zuckerkonsum keine Lücken in der Bedarfsdeckung bzw. bei der wünschenswerten Zufuhr einzelner Nährstoffe zur Folge.

Die Studien zeigen, dass Süßigkeiten und mit Haushaltszucker hergestellte Speisen andere nährstoffreiche Lebensmittel nicht nennenswert verdrängen. Dies gilt für eine tägliche Gesamtenergiezufuhr von über 10050 kJ (2400 kcal).

Bei Reduktionskostformen ist die geringe Nährstoffdichte des Haushaltszuckers weitaus relevanter.

Eine bedeutsame Umwandlung von Kohlenhydraten in Fettsäuren findet im menschlichen Organismus nicht statt (vgl. Kap. 4.1). Zu einer **Lipacidogenese** kommt es erst oberhalb einer maximalen Glucoseoxidationsrate von ca. 500 g pro Tag.

Eine hohe Kohlenhydrat- bzw. Zuckerzufuhr wirkt jedoch **hemmend auf die Lipolyse** und induziert hierdurch einen sog. **Fettspareffekt**. Außerdem findet unter einer hyperkalorischen Ernährung eine verstärkte Einlagerung der Nahrungsfette ins Fettgewebe statt.

Bei der Umwandlung von Kohlenhydraten in Fettsäuren geht etwa ein Drittel der Energie verloren. Aus 100 g Glucose werden etwa 30 g Fettsäuren gebildet.

Die Frage, in welchem Maße ein hoher Zuckerverzehr die Fettzufuhr begünstigt (viele Süßwaren und süßes Gebäck sind reich an Fett), konnte nicht eindeutig beantwortet werden. Viele Daten sprechen eher dafür, dass **Fett ein Vehikel für Zucker** ist. Adipöse verzehren vermehrt mit Zucker gesüßte fettreiche Lebensmittel. Schlanke bevorzugen fettarme Süßwaren. Beachtet werden muss die Tatsache, dass ein Großteil der fettreichen Süß- und Backwaren ein **ungünstiges Fettsäuremuster** aufweisen.

Entgegen der früher vertretenen und auch heute noch häufig praktizierten Ansicht, können Typ-1- und Typ-2-**Diabetiker** Haushaltszucker zum Süßen verwenden, wenn er entsprechend den Empfehlungen für die Allgemeinbevölkerung (< 10 % der Energieaufnahme) eingesetzt wird. Zuckeraustauschstoffe werden folglich nicht mehr für notwendig angesehen.

Beachtet werden muss jedoch insbesondere bei Typ-2-Diabetikern die Tatsache, dass
- sowohl Zuckeraustauschstoffe als auch Saccharose leere Energieträger sind und
- Saccharose, Fructose und Sorbit ungünstige Wirkungen auf den Fettstoffwechsel ausüben.

> Langfristig führt der Verzehr von Zuckeraustauschstoffen zu einer Erhöhung der Nüchtern-VLDL- und Insulinspiegel.

Ihre Zugabe zu Fett bewirkt deutlich höhere postprandiale Triglyzeridanstiege, so wie sie für das metabolische Syndrom charakteristisch sind.

Trotz eines Zuckerkonsums von 40–60 kg pro Kopf der Bevölkerung in westlichen Industrieländern ist der **Kariesbefall** in den letzten Jahrzehnten im Durchschnitt um über 50 % gesunken.

Entgegen früherer Meinung, stellt bei Kindern der Verzehr von Zucker keine Gefahr für die Zähne dar, wenn durch ausreichende **Mundhygiene** die Plaquebildung unter Kontrolle gehalten wird und die **Versorgung mit Fluoriden** optimal ist. Nur bei unzureichender Mundhygiene und einem Defizit an Fluorid erhöhen Zucker und andere Kohlenhydrate das Kariesrisiko.

Vertreter **alternativer Kostformen** beurteilen den Verzehr von Zucker (Saccharose) sehr unterschiedlich.

Bei unwissenschaftlich argumentierenden Außenseitern gilt Zucker als toxischer Faktor, der für eine Vielzahl von Erkrankungen mitverantwortlich ist. Moderate Vertreter, wie etwa die Anhänger der Vollwertkost, halten Zucker in Form des isolierten Haushaltszuckers für überflüssig, postulieren jedoch keinen dogmatischen Verzicht, sondern verwenden Zucker sparsam im Sinne eines Gewürzes [30].

2.1.3 Fleisch

> Fleisch und Fleischwaren sind aus ernährungsmedizinischer Sicht dann problematisch, wenn sie **reich an Fett** und **Kochsalz** sind.

Insbesondere **Schweinefleisch** wird oft noch generell als Fett angesehen, obwohl heute ausschließlich Schweinerassen mit vergleichsweise geringem Fettanteil gezüchtet werden. Magere Teilstücke enthalten unter 5 % Fett und liegen somit im gleichen Bereich wie mageres Geflügel.

Der Fett- und auch Kochsalzgehalt von **Wurst** liegt z. T. sehr hoch und kann bis zu 40 g bzw. 2,5 g/100 g erreichen.

Fleisch ist aufgrund seines Gehaltes an biologisch hochwertigem Eiweiß als auch an Eisen mit guter Bioverfügbarkeit (vgl. Kap. 1.8.3), Zink, Vitamin B_1, B_6 und B_{12} von hoher ernährungsphysiologischer Qualität.

Schweinefleisch enthält von dem essentiellen Spurenelement **Selen** im Mittel etwa doppelt soviel wie Rindfleisch (Schweinefleisch 118 µg/kg, Rindfleisch 58 µg/kg). Rindfleisch enthält signifikant mehr **Eisen** (Rindfleisch 29 mg/kg, Schweinefleisch 29 mg/kg). Das Eisen, **Zink** und Selen aus Fleisch und Wurstwaren trägt etwa zwischen 30 und 35 % zur Gesamtaufnahme dieser Spurenelemente in der Bundesrepublik bei.

Es ist kein anderes Hauptnahrungsmittel bekannt, das einen entsprechend hohen Anteil an der Spurenelementaufnahme leistet (Lit. bei [29]).

> Trotz der genannten Vorteile kann der Bedarf an essentiellen Nährstoffen auch ohne Fleisch mit einer ovo-lacto-vegetabilen Kost ausreichend gedeckt werden.

Dies gilt auch für die Eisenversorgung.

Neuere Befunde machen es zudem wahrscheinlich, dass ein hoher Verzehr von rotem Muskelfleisch reich an Eisen mit hoher Bioverfügbarkeit die **Bildung freier Radikale** und damit den „**oxidativen Stress**" fördert (vgl. Kap. 4.5.1).

Seit Jahren sind Teile der Bevölkerung gegenüber dem Lebensmittel Fleisch kritisch eingestellt. Dies beruht z.T. auf Berichten über verwerfliche Praktiken bei der **Tierhaltung**, auf der illegalen Verwendung von **Hormonen** und **Antibiotika**, dem unsachgemäßen Tiertransport etc., aber auch auf **Angst vor BSE** (bovine spongioforme Encephalopathie) oder unerwünschten chemischen Substanzen (Rückständen und Verunreinigungen).

Rückstände sind Reste von Futterzusatzstoffen oder Tierarzneimitteln. Sie sind vermeidbar, wenn die Anwendungsvorschriften beachtet werden. In rund 1 % des untersuchten Fleisches wurden Rückstände an antimikrobiell wirksamen Substanzen beanstandet.

Verunreinigungen erfolgen durch **Umweltchemikalien**. Sie befinden sich in der Luft, im Wasser und im Boden und gelangen mit dem Futter bzw. Trinkwasser in den tierischen Organismus. Von Bedeutung sind die **Schwermetalle** Blei und Kadmium, die sich in Leber und Niere, weniger in der Muskulatur, anreichern können, und **Organochlorverbindungen** und polychlorierte Biphenyle, die sich in Fett anreichern.

Diese Stoffe kumulieren wegen ihrer Persistenz in der Nahrungskette und erreichen so auch die Schlachttiere.

Die Gefahr durch Fremdstoffe wird vom Laien, gestützt durch wenig sachliche Berichte in den Medien, überschätzt (siehe hierzu H.J. Hapke in [16]).

Auf die Bedeutung der bei **Hitzebehandlung** entstehenden **karzinogenen Pyrolyseprodukte** wird an anderer Stelle eingegangen (vgl. Kap. 16).

Nach Angaben des Ernährungsberichtes der Deutschen Gesellschaft für Ernährung 1992 bezeichneten sich 5–7 % der deutschstämmigen Bevölkerung der alten Bundesländer als Anhänger der Vollwerternährung, dem Ernährungskonzept, das überwiegend auf dem Verzehr von Lebensmitteln pflanzlicher Herkunft beruht.

Bei einer Befragung von 195 Medizinstudenten/innen, Krankenschwestern und Schüler/innen von Schulen medizinischer Assistenzberufe bezeichneten sich 9 % als Vegetarier, und 22 % derer, die regelmäßig Fleisch und Fleischwaren verzehrten, glaubten, ein Verzicht auf diese Lebensmittel wäre für ihre Gesundheit günstiger.

Diese Zahlen zeigen, dass Fleisch und hieraus hergestellte Lebensmittel von einem relativ großen Teil der Bevölkerung negativ beurteilt werden. Unter Hinweis auf den Gehalt an Mikronährstoffen, insbesondere an Vitamin B_1 im Schweinefleisch, wird von Ernährungsphysiologen empfohlen, „**gelegentlich mageres Fleisch** zu verzehren, 2–4-mal pro Woche ca. 150 g" [15].

Die überwiegend **lacto-vegetabile Gießener Vollwerternährung**, die eine hohe Lebensqualität – besonders Gesundheit –, Schonung der Umwelt und soziale Gerechtigkeit weltweit zum Ziele hat, verwendet hauptsächlich die Lebensmittel Milch und Milchprodukte, Gemüse, Obst, Kartoffeln und Hülsenfrüchte. Fleisch, Fisch und Eier können jedoch in geringer Menge in dieser Kostform enthalten sein [31].

2.2 Neue Möglichkeiten der Prophylaxe mit Nährstoffen und Lebensmitteln

Seit Jahren finden sich in zunehmendem Maße **für eine „Verbesserung der Gesundheit" angebotene Produkte** z.T. mit Hilfe neuer Methoden, etwa gentechnologischen Verfahren, probiotischen Mikroorganismen etc. hergestellt, im Handel. Die hierfür verwendeten Bezeichnungen sind nicht klar und einheitlich definiert. Darüber hinaus gibt es zwischen den einzelnen Produktgruppen fließende Übergänge.

Sowohl Verbraucher als auch Ärzte, Ernährungswissenschaftler und Ernährungsfachkräfte werden zunehmend mit folgenden Begriffen konfrontiert:
- Designer Food,
- Functional Food,
- Nutraceuticals,
- Agromedical Food,
- Novel Food etc.

Wegen des hohen Stellenwertes von Fitness, Wohlbefinden und Leistungssteigerung in der Bevölkerung finden die genannten Lebensmittel eine **hohe Akzeptanz**.

Das Gleiche gilt auch für Nahrungsergänzungsmittel (Supplemente) und für mit Nährstoffen angereicherte Lebensmittel.

Aufgrund neuer ernährungsmedizinischer Erkenntnisse kann eine Optimierung der Zufuhr bestimmter Nährstoffe der Mehrzahl heute häufiger Erkrankungen z. T. in erheblichem Maße **vorbeugen.** Die von der Bevölkerung derzeit praktizierte Ernährung – im Mittel werden 60 % der Gesamtenergie aus Fett und Zucker gedeckt (vgl. Abb. 2-2) – ist relativ arm an wesentlichen, für die Prophylaxe wichtigen Nährstoffen und Nahrungsbestandteilen, wie etwa Kalzium, Ballaststoffen, antioxidativen Wirkstoffen, Jod etc.

> Selbst mit der nach den derzeitigen Regeln für eine gesunde Ernährung zusammengesetzten Kost, lassen sich manche Forderungen nicht mehr bzw. nur noch mit erheblichen Schwierigkeiten realisieren. Dies gilt beispielsweise für die Zufuhr von Kalzium, Vitamin E, Jod etc.

In diesem Zusammenhang muss darauf hingewiesen werden, dass sich die Basis für die Nährstoffempfehlungen aufgrund neuer Erkenntnisse insofern geändert hat, als **frühere Empfehlungen** auf eine sichere **Verhütung von Mangelerkrankungen,** wie etwa Rachitis, Eisenmangelanämie etc. ausgerichtet waren, während sie **heute zusätzlich** der **Vorbeugung chronischer Erkrankungen,** die mit zunehmender Verlängerung der mittleren Lebenserwartung an Bedeutung gewinnen, dienen sollen. Hierdurch wurden bzw. werden in Zukunft die Empfehlungen z. T. erheblich erhöht und damit eine Umsetzung in der Praxis erschwert.

Da große Teile der gesundheitsbewussten Bevölkerung diese Möglichkeiten der Ernährungsprophylaxe nutzen will, andererseits aber nicht in der Lage bzw. nicht bereit ist, ihre Ernährungsgewohnheiten entsprechend zu ändern, wird in zunehmendem Maße versucht, das Ziel durch Einnahme von Supplementen, angereicherten Lebensmitteln oder sog. funktionellen Lebensmitteln (Functional Food) zu erreichen.

2.2.1 Anreicherung

> Gemäß Codex Alimentarium versteht man unter Anreicherung von Lebensmitteln den Zusatz essentieller Nährstoffe, der zur Behebung eines nachgewiesenen Mangels in der Bevölkerung oder in Bevölkerungsgruppen dient.

Hierbei ist es unerheblich, ob dieser Nährstoff in einem Lebensmittel ursprünglich enthalten ist oder nicht.

Ein Beispiel ist die in der Bundesrepublik praktizierte Anreicherung von Speisesalz mit **Jod** (vgl. Kap. 1.8.3) zur Optimierung der Jodversorgung.

Die Anreicherung von regelmäßig verzehrten Lebensmitteln hat im Vergleich zu Supplementen den Vorteil, dass hiermit die **Versorgung der Gesamtbevölkerung** verbessert wird, während Supplemente überwiegend von besonders gesundheitsbewussten Personen mit einem bereits günstigen Ernährungsverhalten verwendet werden.

2.2.2 Nahrungsergänzungsmittel (Supplemente)

Nahrungsergänzungsmittel sind Lebensmittel des allgemeinen Verzehrs. Sie unterliegen dem Lebensmittel- und Bedarfsgegenständegesetz. Ihre Einzelkomponenten sind **Bestandteile der Nahrung** und sollen diese ergänzen, wenn sie aus bestimmten Gründen (z. B. einseitige Ernährung oder zeitweise erhöhter Bedarf) nicht ausreichend vorhanden sind.

Nach der derzeitigen Rechtslage bedürfen sie, im Gegensatz zu Arzneimitteln und diätischen Lebensmitteln, **keiner Zulassung** oder **Registrierung.** Da Arzneimittel dazu bestimmt sind Krankheiten, Leiden, Körperschäden oder krankhafte Beschwerden zu heilen, zu lindern oder zu verhüten, ergeben sich Übergangsbereiche zwischen Nahrungsergänzungsmitteln und Medikamenten [52].

Der **Verbrauch** von Nahrungsergänzungsmitteln – sie enthalten überwiegend Vitamine, Mineralstoffe, Spurenelemente, z. T. auch Ballaststoffe, bestimmte Fettsäuren etc. – ist seit Jahren steigend.

Nutzen und eventuelle **Risiken** werden kontrovers eingeschätzt. Nach einer Erhebung aus den USA nahmen 33 % aller Erwachsenen ein Supplement. Diese waren besonders gesundheitsbewusst, ernährten sich weitgehend optimal und hatten ein über dem Durchschnitt liegendes Bildungsniveau. Nichtraucher und Personen mit geringem Alkoholkonsum waren in dieser Gruppe überpräsentiert [25].

Als anerkannte **Indikation** für eine Supplementation gelten

- das Vitamin-B_{12}-Defizit bei strengen Vegetariern (Veganern),
- Folsäure bei Frauen im gebärfähigen Alter mit geringem Verzehr von Früchten, Blattgemüse und Hülsenfrüchten und

- Kalzium für Personen mit geringem Milchkonsum, bei Lactoseintoleranz bzw. Milcheiweißallergie.

Spezielle Indikationen für eine Vitamin-, Mineralstoff- oder Spurenelementsupplementation können sich in der Schwangerschaft und bei bestimmten Erkrankungen ergeben [25].

Es besteht bei der Vielzahl angebotener Präparate mit sehr unterschiedlicher Zusammensetzung und den z. T. unseriösen Werbemethoden der Hersteller die **Gefahr einer unkontrollierten Zufuhr.** Nach Angaben aus den USA, wo der Konsum bereits seit Jahren sehr hoch ist, entstehen hierdurch jedoch **keine Gesundheitsrisiken** (Lit. bei [47]). In den USA, wo derzeit neue Empfehlungen für die Nährstoffzufuhr in Vorbereitung sind (Dietary Reference Intakes), wird man auch **Tolerable Upper Intake Levels (UL)**, das sind höchste Zufuhrmengen, die nach derzeitigem Kenntnisstand nicht mit dem Risiko einer Gesundheitsschädigung verbunden sind, angeben.

> Die Deutsche Gesellschaft für Ernährung empfiehlt, auf Supplemente zu verzichten und eine optimale Ernährung zu praktizieren.

Supplemente beinhalten, abgesehen von der möglichen Überdosierung eines Nährstoffes auch die Gefahr, ein **Gefühl der Sicherheit** zu schaffen und folglich auf eine optimale Ernährung zu verzichten. Darüber hinaus ist es unter Einbeziehung der neuen Erkenntnisse über sekundäre Pflanzenstoffe (vgl. Kap. 1.8) nicht annähernd möglich, alle zur Prophylaxe wichtigen Inhaltsstoffe der Nahrung in einem Präparat zu konzentrieren.

Befürwortet wird von vielen Autoren die **Supplementation von antoxidativen Vitaminen,** insbesondere von Vitamin E. Argumentiert wird mit den Worten: Je besser der Antioxidantienstatus, umso geringer die Mortalität. Verwiesen wird auf eine Reihe von Studien, wie etwa die Nurses' Health Study, nach der das Dreifache der in den USA empfohlenen Vitamin-E-Zufuhr mit einer um 34 % geringeren Rate an koronaren Herzerkrankungen einherging (Lit. bei [47]).

2.2.3 Funktionelle Lebensmittel (Functional Food)

> Der nicht einheitlich definierte Begriff (Groeneveld 1998) wird für Lebensmittel verwendet, deren natürliche, mit speziellen Herstellungsverfahren erzeugte oder zugesetzte Inhaltsstoffe die Gesundheit fördern.

In Japan befinden sich solche Produkte bereits länger als in europäischen Ländern im Handel. Sie werden als „Foods for Specified Health Use" (FOSHU) bezeichnet und unterliegen einem speziellen Zulassungsverfahren.

> Unter **Novel Food** versteht man Lebensmittel, die durch den Einsatz neuer Technologien oder unter Verwendung neuer Rohstoffe hergestellt werden.

Hierzu zählen auch Lebensmittel, die aus **gentechnisch veränderten Organismen** hergestellt werden oder diese enthalten.

Nach der Verordnung über neuartige Lebensmittel und neuartige Lebensmittelzutaten (**Novel-Food-Verordnung**) dürfen nur Produkte in den Verkehr gebracht werden, die keine Gefahr für den Verbraucher darstellen, keine Irreführung bewirken und sich von konventionellen Produkten nicht so unterscheiden, dass sie bei normalem Verzehr Ernährungsmängel verursachen.

Aus toxikologischer und ernährungsmedizinischer Sicht bestehen dann keine Bedenken gegen ein solches Produkt, wenn seine Inhaltsstoffe den von konventionell erzeugten Produkten gleichwertig sind, d. h. eine vollständige **substantielle Äquivalenz** vorliegt.

Besteht diese Äquivalenz zu einem konventionell erzeugten Lebensmittel nicht, so muss eine toxikologische und ernährungsmedizinische **Bewertung** vorgenommen werden.

Dies ist z. B. dann der Fall, wenn von einem neu eingebrachten Gen ein Eiweiß synthetisiert wird, das im herkömmlichen Lebensmittel nicht enthalten war. Die **allergene Potenz** eines Lebensmittels könnte hierdurch sowohl im positiven als auch negativen Sinne verändert werden.

Ein positives **Beispiel** ist der in Japan im Handel erhältliche gentechnologisch veränderte Reis für Patienten mit Reisallergie. Weitere Produkte, wie etwa Milch mit niedrigem Phosphatgehalt für Kranke mit Niereninsuffizienz, Pflanzen mit hohem Anteil an Oligosacchariden zur positiven Beeinflussung der Darmflora etc., stehen bereit bzw. sind in Vorbereitung.

Die Bedeutung solcher Lebensmittel liegt bereits im Grenzbereich zwischen Prophylaxe und Therapie. Bezeichnet werden sie auch als „**physiologically functional food**" [49].

In den USA wird der Begriff „**Medical Food**", d. h. Lebensmittel, mit denen spezielle therapeutische Effekte erzielt werden können, wie folgt definiert: Lebensmittel, die verzehrt oder enteral zugeführt werden, und so zusammengesetzt sind, dass hiermit spezielle Erkrankungen behandelt werden können oder dass sie aufgrund wissenschaftlicher Erkenntnisse für einen speziellen Bedarf geeignet sind [6].

Aus der Gruppe funktioneller Lebensmittel kommt z. Z. den Probiotika und Prebiotika sowohl aus praktischer als auch wissenschaftlicher Sicht die größte Bedeutung zu. Nach derzeitigem Kenntnisstand haben sie eine Reihe vorbeugender Effekte. Therapeutische Indikationen sind in der Diskussion.

Probiotika

> Unter Probiotika versteht man lebende definierte Mikroorganismen, die nach oraler Zufuhr gesundheitsfördernd im menschlichen (oder tierischen) Organismus wirken.

Eine zunehmende Zahl wissenschaftlicher Befunde bestätigt die seit Jahrzehnten diskutierten positiven prophylaktischen und therapeutischen Wirkungen selektionierter, zur Herstellung fermentierter Milchprodukte verwendeten **Lactobazillen** und **Bifidobakterien**.

Aufgrund der allgemeinen Erfahrung war bereits Anfang des Jahrhunderts bekannt, dass fermentierte Milchprodukte den Verlauf von Durchfallerkrankungen, insbesondere im Kindesalter, positiv beeinflussen.

Der in Paris arbeitende **Bakteriologe Metschnikoff** erkannte, dass Milchsäurebakterien für diesen und andere positive Effekte fermentierter Milchprodukte verantwortlich sind und untersuchte mit den Methoden der damaligen Zeit die Wirkung dieser Mikroorganismen auf den menschlichen Organismus. Er diskutierte eine Vielzahl positiver Effekte bis hin zur Beeinflussung des Alterungsprozesses. 1908 wurden seine Untersuchungen über Milchsäurebakterien durch Verleihung des **Nobelpreises** gewürdigt. Die Ergebnisse seiner Untersuchungen fasste er in dem in den USA erschienenen Buch „Prolongation of life" und dem in Deutschland erschienenen Buch „Beiträge zu einer optimistischen Weltauffassung" (Metschnikoff 1908) zusammen.

Er konnte zeigen, dass mit fermentierter Milch aufgenommene Milchsäurebakterien lebend den Verdauungstrakt passieren und im Stuhl ausgeschieden werden. Er nahm an, dass ein hoher Anteil an Milchsäurebakterien in der Darmflora eine der Voraussetzungen für ein gesundes und langes Leben sei.

Aus der großen Gruppe der Lactobazillen und Bifidobakterien sind einige Stämme zur Herstellung fermentierter Milchprodukte bzw. probiotischer Produkte geeignet.

Das bei uns am häufigsten verzehrte fermentierte Milchprodukt **Joghurt** wird aufgrund gesetzlicher Bestimmungen durch Fermentation mit **Lactobacillus bulgaricus** und **Sreptococcus thermophilus** hergestellt. Beide Keime begünstigen ihr Wachstum gegenseitig.

Probiotische fermentierte Milchprodukte werden meist mit selektionierten Stämmen aus der Gruppe Lactobacillus acidophilus, Lactobacillus casei oder Bifidobacterium hergestellt.

Passage des Gastrointestinaltraktes

Grundvoraussetzung für einen prophylaktischen bzw. therapeutischen Effekt von oral aufgenommenen Mikroorganismen ist die **Passage der Keime** durch

- den Magen (sauer pH-Wert und Pepsin als proteolytisches Enzym) und
- den oberen Dünndarm (hohe Gallensalzkonzentration und hohe Konzentration an Pankreasenzymen).

Die als Probiotika anerkannten Stämme erfüllen diese Forderung. Eine weitere Voraussetzung für die probiotische Wirkung ist eine **befristete Besiedelung des Darms** durch passageres Verdrängen vorhandener Keimgruppen, wie an einem Beispiel in Abb. 2-7 dargestellt.

Dies geschieht durch **Bildung organischer Säuren**, insbesondere Milchsäure und von **Bakteriozinen** (Proteine und niedermolekulare Peptide, die Mikroorganismen befähigen, sich für ihr Wachstum erforderliche ökologische Nischen zu schaffen).

Eine weitere Voraussetzung ist das Exprimieren spezieller Proteine, mit deren Hilfe Bakterien auf der Oberfläche von Mukosazellen anhaften. Diese **Adhäsivfaktoren** werden von Keimen mit langer Verweildauer im Darm in besonderem Maße gebildet.

Probiotischen Lactobazillen und Bifidobakterien fehlt die Fähigkeit, den Darm dauernd zu besiedeln. Wird die orale Zufuhr unterbrochen, so werden die eingebrachten Keime nach kurzer Zeit wieder verdrängt.

2.2 Neue Möglichkeiten der Prophylaxe mit Nährstoffen und Lebensmitteln

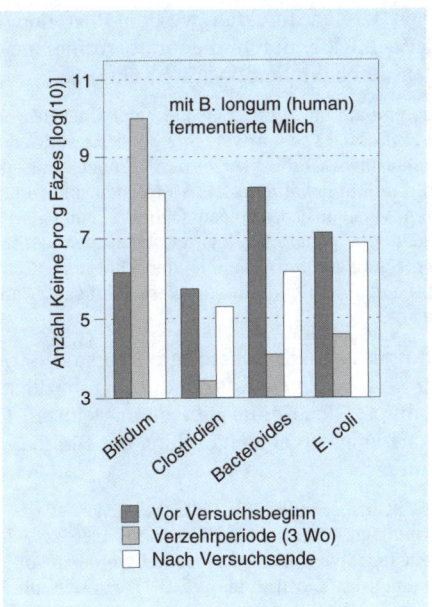

Abb. 2-7 Die Anzahl an Keimen vor, während und nach oraler Zufuhr an Bifidobakterien [4].

Abbildung 2-7 zeigt das Ergebnis eines Versuches mit Bifidobacterium longum. Drei Wochen nach regelmäßiger oraler Zufuhr finden sich signifikante Änderungen der Keimzahlen in den Fäzes mit einem Anstieg der Bifidobakterien und einer Abnahme typischer Keime der Kolonflora.

> Bifidobakterien besitzen, da sie neben Milchsäure auch Essigsäure synthetisieren, wahrscheinlich eine besondere Fähigkeit, das Wachstum anderer Bakterien zu hemmen.

Die derzeit vorliegenden experimentellen und klinischen Studien beweisen, bzw. machen es sehr wahrscheinlich, dass Probiotika
- immunologische Abwehrmechanismen verbessern,
- intestinalen und vaginalen Infekten vorbeugen,
- die Karzinogenese im Kolon hemmen und
- möglicherweise der Obstipation und Hypercholesterinämie entgegenwirken.

Darüber hinaus werden fermentierte Milchprodukte von Patienten mit einem Lactasemangelsyndrom (s. u.) besser toleriert, so dass ihnen Milch als wertvolle Kalzium- und Proteinquelle zur Verfügung steht (Lit. bei [27]).

Im Folgenden werden gesicherte und diskutierte prophylaktische und therapeutische Effekte von Probiotika dargestellt.

Lactasemangelsyndrom
(vgl. Kap. 3.4)

> Fermentierte Milchprodukte werden bei einem Defizit oder Fehlen der Lactase vergleichsweise gut toleriert, so dass Milch in dieser Form verzehrt werden kann.

Die bessere Toleranz beruht nicht auf der nur unbedeutend geringeren Konzentration an Milchzucker, sondern auf dem **Lactase-Gehalt der Milchsäurebakterien**.

Es konnte gezeigt werden, dass die bakterielle β-**Galaktosidase** in intakter Form in den Dünndarm gelangt. Eingeschlossen in die Mikroorganismen und unterstützt durch die hohe Pufferkapazität der Milch passiert das Enzym – es wird bei einem pH-Wert von < 3 schnell inaktiviert – unbeschadet den Magen. Die hohe Gallensalzkonzentration im oberen Dünndarm erhöht wahrscheinlich die Permeabilität der Bakterienmembranen und fördert den **Austritt der Lactase**.

Die Wirkung der Milchsäurebakterien bei einem Lactasedefizit lässt sich mit Hilfe des **Wasserstoffexhalationstests** belegen (vgl. Abb. 2-8).

Die verschiedenen Milchsäurebakterienstämme, die sich in fermentierten Milchprodukten finden, setzen β-Galaktosidase im Darmlumen in unterschiedlichem Maße frei. Da die Produzenten **unterschiedliche Starterkulturen** verwenden, variiert die Lactosetoleranz in Abhängigkeit vom verzehrten Produkt. Diese Tatsache ist wichtig für die praktische Diätberatung.

In Untersuchungen an Patienten mit Lactasemangel fanden sich beim Vergleich verschiedener im Handel erhältlicher Produkte erhebliche Unterschiede. Als **Bewertungskriterien** dienten sowohl die Wasserstoffexhalation

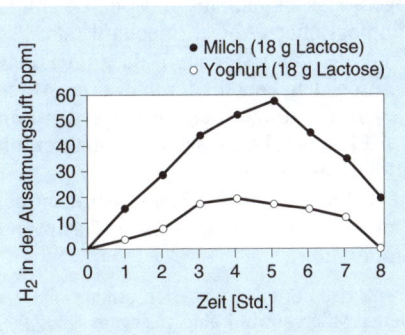

Abb. 2-8 Verhalten der H_2-Konzentration in der Ausatmungsluft bei Personen mit einem Lactasemangel nach Verzehr von Lactose mit Milch bzw. Yoghurt [33].

als auch die klinischen Symptome des Lactasemangelsyndromes [51].

Entscheidend für die Freisetzung von Lactase aus den Bakterienzellen ist die **Zellwandstruktur**. Beim Vergleich eines Stammes von Lactobacillus acidophilus und Lactobacillus bulgaricus mit gleicher Lactaseaktivität im Zellinneren, hatte Lactobacillus bulgaricus einen wesentlich günstigeren Effekt bei Personen mit Milchzuckerunverträglichkeit. Als Ursache fanden sich Unterschiede in der Wandstruktur.

Die Untersuchung bestätigt, dass mit **Lactobacillus bulgaricus** hergestellte Produkte besser als solche mit Lactobacillus acidophilus toleriert werden [38].

Hitzebehandelte fermentierte Milchprodukte haben einen weniger ausgeprägten Effekt. Empfohlen werden sollten daher nur Produkte mit **Lebendkeimen**.

Immunmodulatorische Wirkung, Infektprophylaxe und -therapie

> Aufgrund experimenteller Befunde verbessern Probiotika sowohl die humorale als auch zellvermittelte immunologische Abwehr.

Im Tier- wie im Humanversuch fanden sich nach oraler Zufuhr von Kulturen verschiedener Milchsäurebakterien bzw. nach regelmäßigem Verzehr von Joghurt, signifikante **Steigerungen der Makrophagenaktivität** und der **γ-Interferon-Synthese** in Lymphozyten.

Bei gesunden Versuchspersonen konnte nach oraler Gabe eines abgeschwächten Stammes von **Salmonella typhi** ein signifikant, um mehr als das Vielfache höherer Titer an spezifischem Serum IgA gegen diesen Keim dann gemessen werden, wenn gleichzeitig fermentierte Milch mit Bifidobakterien und Lactobacillus acidophilus verabreicht worden war.

In engem Zusammenhang mit der Beeinflussung immunologischer Abwehrmechanismen stehen Befunde, die dafür sprechen, dass **intestinale Infekte** durch den Verzehr fermentierter Milchprodukte verhindert bzw. therapiert werden können. Dies trifft sowohl zu für virale, bakterielle als auch Pilzinfektionen.

Am größten ist die Erfahrung bei der überwiegend durch **Rotaviren** ausgelösten Gastroenteritis im Kindesalter.

In prospektiven Studien fand sich unter Gabe von fermentierter Milch sowohl eine geringere Häufigkeit der durch Rotaviren ausgelösten Enteritis als auch bei erfolgter Infektion eine geringere Häufigkeit an Stuhlentleerungen und im Stuhl eine geringere Virusausscheidung [26].

Neben viralen Infekten werden **Pilz- und bakterielle Infekte** durch die orale Aufnahme von Milchsäurebakterien positiv beeinflusst.

Basierend auf anekdotischen Berichten über den positiven Einfluss des Joghurtverzehrs bei der **rezidivierenden Candidavulvovaginitis** verzehrten Frauen mit dieser Pilzerkrankung während sechs Monaten unter kontrollierten Versuchsbedingungen täglich einen Lactobacillus-acidophilus-haltigen Joghurt. Hierunter kam es zu einer signifikanten Abnahme der klinischen Symptomatik und einer Reduktion der Besiedelung mit Candida albicans.

Von praktisch-klinischem Interesse sind Berichte über den positiven Effekt von Lactobazillen bei der durch Clostridium difficile ausgelösten Diarrhö als Folge einer Behandlung mit Breitbandantibiotika.

Dies gilt insbesondere für Fälle, bei denen es trotz Behandlung mit Metronidazol, Vancomycin etc. zu wiederholten Rezidivien kam. Beobachtet wurde sowohl eine Abnahme des Clostridium-difficile-Toxintiters im Stuhl als auch ein Sistieren der **Diarrhö**.

Erste Befunde sprechen auch dafür, dass probiotische Lactobazillen die Besiedelung der Magenschleimhaut mit **Helicobacter pylori reduzieren**. Widersprüchlich, aber überwiegend negativ, sind Ergebnisse von Studien zur Vorbeugung der Reisediarrhö.

Ob Probiotika den Verlauf der **chronisch-entzündlichen Darmerkrankungen** Morbus Crohn und Colitis ulcerosa, die beide mit Abweichungen immunologischer Parameter einhergehen, positiv beeinflussen, ist ungeklärt. Positive Effekte mit einem Lactobacillus-casei-Stamm auf die gestörte Sekretion von IgG und IgA geben Hinweise auf eine mögliche positive Beeinflussung.

Kolonkarzinom

In die sehr komplexe Genese des Kolonkarzinoms ist die Intestinalflora in vielfältiger Weise involviert (vgl. Kap. 16). Obwohl exakte direkte Beweise fehlen, sprechen viele experimentelle Daten dafür, dass die orale Zufuhr von Milchsäurebakterien **protektiv** wirkt.

Manche Stämme von Lactobazillen **binden mutagene heterozyklische Amine,** die beim Erhitzen proteinreicher Lebensmittel entstehen, andere sind in der Lage, karzinogene N-Nitrosoverbindungen aufzubauen.

Die orale Aufnahme bestimmter Stämme von Lactobacillus acidophilus und casei führt zu einer Änderung des Keimspektrums im Darm. Damit nimmt die Aktivität folgender bakteriell syntheti-

2.2 Neue Möglichkeiten der Prophylaxe mit Nährstoffen und Lebensmitteln

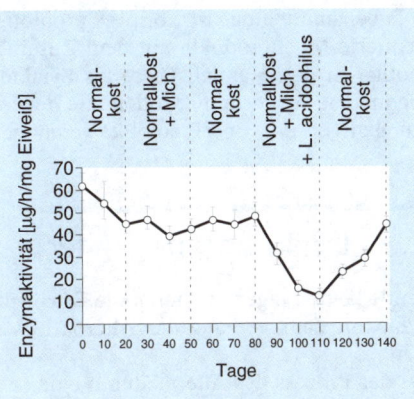

Abb. 2-9 Der Einfluss oral aufgenommener Milchsäurebakterien (L. acidophilus) auf die β-Glucuronidaseaktivität im Stuhl gesunder Versuchspersonen [22].

sierter Enzyme ab, denen eine Bedeutung bei der Karzinogenese zukommt:
- β-Glucoronidase,
- Nitroreduktase und
- Azoreduktase.

Diese Enzyme aktivieren Vorstufen bzw. inaktivierte Formen von Karzinogenen.

Abb. 2-9 zeigt das Verhalten der β-Glucoronidaseaktivität im Stuhl vor und während der oralen Aufnahme von Lactobacillus acidophilus [22].

Reduziert wird auch das bakteriell synthetisierte Enzym 7-α-Dehydroxilase, das primäre in die kokarzinogenen sekundären Gallensäuren umwandelt.

Gestützt wird die Annahme einer karzinoprotektiven Wirkung weiterhin durch Ergebnisse tierexperimenteller Untersuchungen. So senkt beispielsweise die Verfütterung von Bifidobacterium longum in hohem Maße bei Ratten die Tumorrate nach Gabe des bei der Hitzebehandlung von Fleisch und Fisch entstehenden **karzinogenen Pyrolyseproduktes** 2-Amino-3-Methylimidazol [4,5-f]quinolin [45].

Obstipation

Die Mehrzahl der Studien wurden unter unzureichenden Bedingungen durchgeführt. In wenigen gut kontrollierten Untersuchungen konnte bei geriatrischen Patienten ein positiver Effekt bei regelmäßigem Verzehr fermentierter Milchprodukte belegt werden.

Serum-Cholesterinspiegelsenkender Effekt

Ausgehend von der Tatsache, dass Männer vom Stamme der Massai in Afrika pro Tag 4–5 l fermentierte Milch trinken und ihre Serumcholesterinspiegel trotzdem in sehr niedrigem Bereich liegen, wurde ein cholesterinspiegelsenkender Effekt von Milchsäurebakterien diskutiert.

Eine Reihe gezielter Untersuchungen mit Joghurt, überwiegend unter Verwendung von Lactobacillus acidophilus hergestellt, kamen zu uneinheitlichen Ergebnissen [2, 40].

Als **möglicher Wirkmechanismus** wird ein hemmender Effekt auf das Enzym HMG-CoA-Reductase, das für die Cholesterinsynthese limitierend ist, diskutiert [40].

Wenig untersucht ist der Einfluss **fermentierter Fleischprodukte**, z. B. Rohwurst und Gemüse (Sauerkraut und Kimchi) auf den menschlichen Organismus.

Die bei der Fermentation gebildeten Säuren und weitere mikrobielle Hemmstoffe wirken wachstumshemmend auf unerwünschte Keime und garantieren so die **Haltbarkeit**.

Nach längerem regelmäßigen Verzehr von Sauerkraut und Kimchi (in Korea regelmäßig verzehrte milchsauervergorene Gemüse, überwiegend Chinakohl) fanden sich wie nach dem Verzehr fermentierter Milch Reduktionen der Aktivität von β-Glucuronidase, Azoreductase, Nitroreductase und 7α-Dehydroxilase; **bakteriell synthetisierte Enzyme** im Stuhl, unter deren Einfluss Prokarzinogene in Karzinogene umgewandelt werden [43].

Prebiotika

Ein Prebiotikum ist ein nichtverdaulicher Nahrungsbestandteil, der durch Stimulation des Wachstums bzw. der Stoffwechselaktivität bestimmter intestinaler Mikroorganismen positiv auf die Gesundheit wirkt.

Das heißt, ein **von den Verdauungsenzymen nicht hydrolisierbares Substrat** muss einer bestimmten Spezies bzw. einer definierten Gruppe von Mikroorganismen mit probiotischen Eigenschaften als Substrat dienen und deren Wachstum bzw. Stoffwechselaktivität gezielt steigern.

Sämtliche resistente Stärke und Nicht-Stärke-Polysaccharide (**Ballaststoffe**, vgl. Kap. 1.11) dienen der Flora des distalen Gastrointestinaltraktes als Substrat. Sie **begünstigen** aber auch das **Wachs-**

tum vieler Keimgruppen, sowohl solcher mit als auch ohne positive Wirkung auf den Gesamtorganismus.

Wünschenswert ist nach derzeitigem Kenntnisstand lediglich die **Vermehrung von Lactobazillen und Bifidobakterien.** Dieses Kriterium erfüllen nur **Fructooligosaccharide.** Diskutiert werden auch Galaktooligosaccharide und Sojaoligosaccharide.

Entsprechend der Kettenlänge werden Fructooligosaccharide unterteilt in **Oligofructose** und das längerkettige **Inulin** (ein Fructan). Oligofructose entsteht durch partielle Hydrolyse aus Inulin.

Der Bifidumflora gestillter Säuglinge dient der „**Bifidumfaktor**", ein Glykoprotein bestehend aus Glucose, Galaktose, Fructose und N-acetyl-Glucosamin als Substrat.

Fruktooligosaccharide finden sich in unterschiedlichen Konzentrationen in vielen **pflanzlichen Lebensmitteln** (vgl. Tab. 2-1). Besonders hoch ist die Konzentration in Topinambur (Jerusalem-Artischocke) mit 18–35 % und in Chicorèe mit etwa 16 %. Die mittlere tägliche Aufnahme von Fructooligosacchariden wird für Europa mit 2–12 und die USA mit 2–8 g/Tag angegeben.

(Als **Neosugar** wird ein als Zuckerersatz dienendes Gemisch aus verschiedenen Oligosacchariden bezeichnet.)

Fructooligosaccharide werden **selektiv** von Bifidobakterien **fermentiert.** Die hierbei entstehenden Säuren und Bacteriozine hemmen das Wachstum von Clostridien, Kolibakterien, Bakteroides und wahrscheinlich auch von verschiedenen pathogenen Bakterien wie Lysterien, Salmonellen etc.

Der Verzehr von 3×5 g Fructooligosaccharid pro Tag während 2 Wochen vermehrte die Zahl der Bifidumbakterien im Stuhl von 6 auf 22 % [21].

Die Lebensmittelindustrie bringt probiotische fermentierte Milchprodukte mit dem Zusatz von Prebiotika in den Handel. Diese als **Symbiotika** bezeichneten Lebensmittel sollen die positiven Wirkungen von Pro- und Prebiotika vereinigen.

2.3 Ernährung und Alter

Folgende beide Fragen verbindet die Ernährungsmedizin mit dem Vorgang des Alterns bzw. mit dem Alter:
1. Ist der Prozess des Alterns durch eine besondere Zusammensetzung der Nahrung beeinflussbar bzw. gibt es Inhaltsstoffe der Nahrung, die den Prozess des Alterns verzögern?
2. Welche Ernährungsprobleme sind spezifisch für das Alter und bedürfen einer besonderen Beachtung, um einen optimalen Ernährungszustand zu gewährleisten?

2.3.1 Ernährung und Altern

Dem Alter vorzubeugen und das Leben zu verlängern, ist seit dem Altertum ein Wunsch der Menschen.

Als Folge von Fortschritten auf dem Gebiet der Hygiene und der Medizin, unterstützt durch die Sicherstellung einer ausreichenden Ernährung, hat die **Lebenserwartung** in den Industrieländern in den letzten Jahrzehnten kontinuierlich zugenommen (Abb. 2-10).

So stieg beispielsweise in den USA in der Zeit von 1960 bis 1980 der Anteil der Bevölkerung zwischen 75 und 85 Lebensjahren um 100 % und der Anteil der über 85-Jährigen um 140 %. Aufgrund von Vorausberechnungen wird davon ausgegangen, dass im Jahre 2050 50 % derer, die das 65. Lebensjahr erreichen, eine Lebenserwartung von mehr als 85 Jahren haben werden.

Die bisher nie erreichte mittlere Lebenserwartung in den hoch industrialisierten Ländern ist Folge
- eines Rückganges der Kindersterblichkeit,
- der Möglichkeit bakterielle Infektionskrankheiten zu heilen,
- die Widerstandsfähigkeit der Menschen durch optimale Ernährung zu verbessern etc.

Viele Menschen entgehen folglich einer Vielzahl von Risiken und erreichen zunehmend häufiger ein Alter, das frühere Generationen nur extrem selten erreichten. Todesursache ist folglich zunehmend der „**biologische Tod an Altersschwäche**" (Lit. bei [20, 35]).

Tabelle 2-1 Gehalt an Inulin und Oligofructose.

	Inulin [%]	Oligofructose [%]
Banane	0,3–0,7	0,3–0,7
Roggen	0,5–1,0	0,5–1,0
Weizen	1,0–4,0	1,0–4,0
Knoblauch	6–10	6–16
Zwiebel	1,1–7,5	1,1–7,5
Spargel	2,0–3,0	2,0–3,0

2.3 Ernährung und Alter

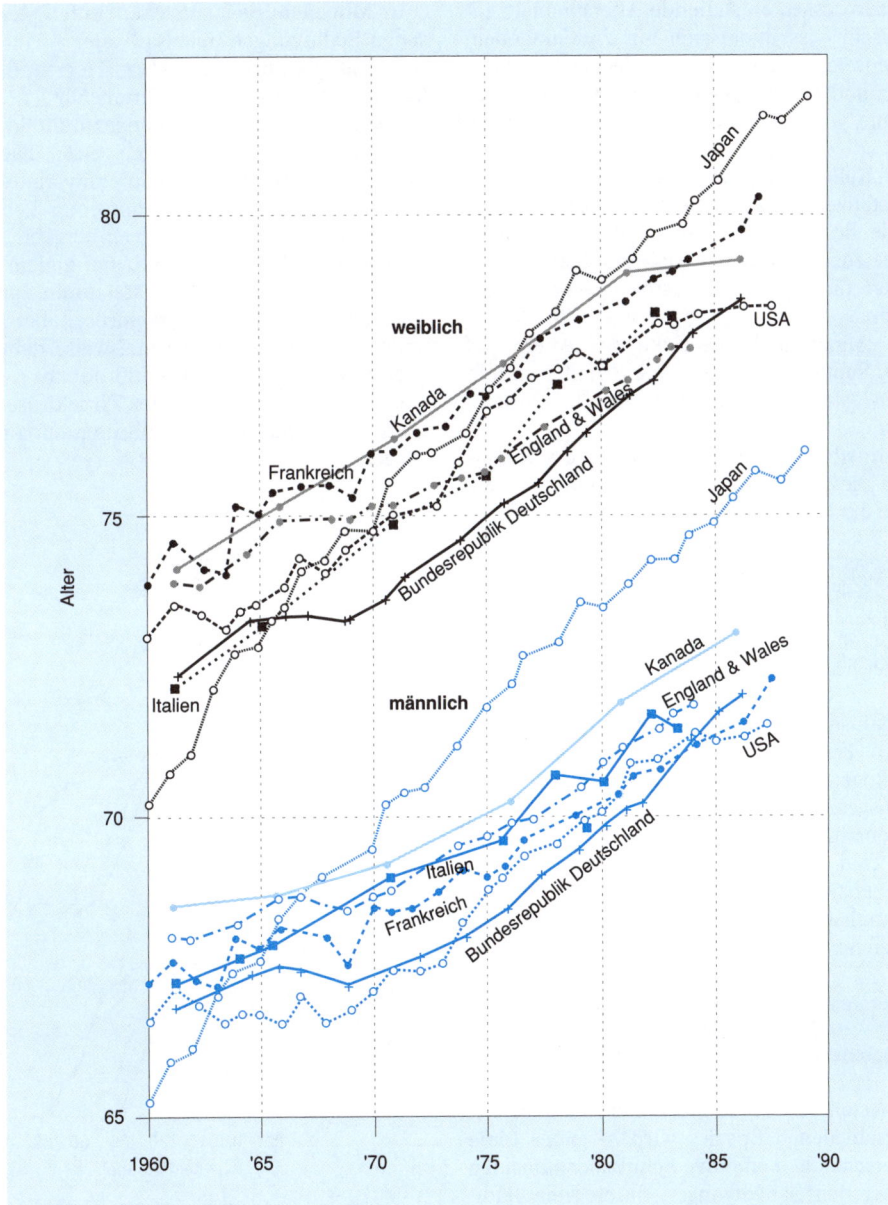

Abb. 2-10 Entwicklung der Lebenserwartung bei Geburt in sieben führenden industrialisierten Ländern (aus Ministry of Health and Welfare, Tokio 1990).

Es erhebt sich die Frage, ob mit speziellen Kostformen oder hochdosierter Zufuhr bestimmter Nährstoffe wie etwa Vitaminen, Spurenelementen etc. der eigentliche für den genetisch vorgegebenen „biologischen Tod an Altersschwäche" verantwortliche **Alterungsprozess verzögert** werden kann. Grundvoraussetzung zur Beantwortung dieser Frage ist es, die derzeit nur lückenhaft bekannten, dem Alterungsprozess **zugrunde liegenden Mechanismen** aufzuklären.

Derzeit existieren verschiedene **Theorien.**

- Die bereits 1934 beschriebene „**Abnützungstheorie**" geht davon aus, dass das bei Oxida-

tionsprozessen entstehende Alterspigment Lipofuscin – es findet sich mit zunehmendem Lebensalter vor allem in Zellen von Gehirn, Herz und Leber – für die fortschreitende Abnahme von Organfunktionen verantwortlich ist.
- Die „Kollagentheorie" besagt, dass bestimmte Substanzen (u. a. auch freie Radikale) im Laufe des Lebens eine zunehmende Quervernetzung bestimmter Makromoleküle induzieren, die Permeabilitätsstörungen zur Folge haben.
- Die „Mutationstheorie", die das Altern auf eine Summation von DNA-Schäden durch Viren, Strahlen, freie Radikale etc. zurückführt.

Die Alternstheorie, der nach derzeitigem Kenntnisstand die größte Bedeutung zukommt, ist die **„Theorie der freien Radikale"**.

> Freie Radikale oxidieren (vgl. Kap. 1.7.4) Lipide in biologischen Membranen und verändern die Struktur von Nukleinsäuren, die für eine geordnete Zellteilung und Weitergabe von Erbinformationen verantwortlich sind.

Der Organismus ist permanent den unter physiologischen Bedingungen entstehenden bzw. den durch exogene Faktoren induzierten freien Radikalen ausgesetzt.

Die genannte Theorie geht davon aus, dass die **Schutz-** und **Repair-Mechanismen** bei der üblichen Lebensweise nie ausreichend sind, um sämtliche, durch Oxydation gesetzte Schäden wieder auszugleichen.

> Eine Summation der verbleibenden Restschäden wird als wesentliche Ursache des Alterungsprozesses angesehen.

Die unterschiedliche mittlere Lebensdauer bei den verschiedenen Spezies wird in erster Linie auf unterschiedlich effektive Schutzmechanismen gegenüber den Schädigungen durch freie Radikale angesehen [11].

Eine Reihe tierexperimenteller Befunde stützt die „Theorie der freien Radikale". So wirkt beispielsweise eine **reduzierte Energiezufuhr** bei ausreichender Deckung des Bedarfs an essentiellen Nährstoffen im Vergleich zur ad-libidum-Fütterung bei kleinen Nagetieren signifikant lebensverlängernd (vgl. Abb. 2-11). Erklärt wird der Befund mit der Tatsache, dass die Bildung freier Radikale positiv mit der **Höhe des Sauerstoffverbrauchs** pro Gramm Körpergewicht korreliert.

In **Mitochondrien** entstehen unter physiologischen Bedingungen freie Radikale.

In Mitochondrien aus Hirn, Herz und Nieren lassen sich diese hochreaktionsfähigen Verbindungen bei reduzierter Energiezufuhr in signifikant geringerem Umfang nachweisen. Dieser Befund könnte wesentlich dafür mitverantwortlich sein, dass Energiestriktion mit einer Lebensverlängerung bei Versuchstieren einhergeht.

Reduzierte Nahrungszufuhr hat zudem höhere Plasmakonzentrationen an **Melatonin** zur Folge. Melatonin wird in der Zirbeldrüse, aber auch in anderen Organen wie beispielsweise dem Darm, synthetisiert. Die Melatoninproduktion in der Darmwand, aber auch in der Zirbeldrüse, ist besonders bei reduzierter Nahrungsaufnahme gesteigert.

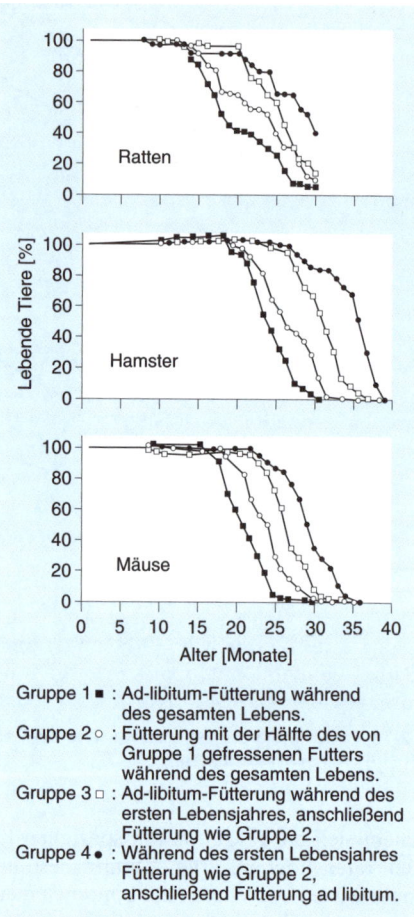

Gruppe 1 ■ : Ad-libitum-Fütterung während des gesamten Lebens.
Gruppe 2 ○ : Fütterung mit der Hälfte des von Gruppe 1 gefressenen Futters während des gesamten Lebens.
Gruppe 3 □ : Ad-libitum-Fütterung während des ersten Lebensjahres, anschließend Fütterung wie Gruppe 2.
Gruppe 4 ● : Während des ersten Lebensjahres Fütterung wie Gruppe 2, anschließend Fütterung ad libitum.

Abb. 2-11 Einfluss verschiedener Ernährungsregime auf die Lebensdauer von Ratten, Hamstern und Mäusen (zit. nach [43a]).

Die Substanz hat neben ihren Eigenschaften als Hormon mit Beziehungen zur Regulation endokriner Drüsen, der Steuerung zirkadianer Rhythmen etc. sehr potente **antioxidative Eigenschaften**. Wenn dem oxidativen Stress beim Zustandekommen von Alterungsvorgängen die Bedeutung zukommt, die derzeit vermutet wird, so wäre diese gesteigerte Melatoninsynthese eine Teilerklärung für den lebensverlängernden Effekt einer reduzierten Nahrungsaufnahme.

Die **altersbedingten Schäden am Zentralnervensystem** sind in besonderem Maße durch freie Radikale bedingt. Als Folge des hohen Sauerstoffumsatzes in Hirngewebe ist die Bildung freier Radikale im Vergleich zu anderen Organen hier am höchsten. Nur etwa 2 % des Körpergewichtes entfallen auf das Gehirn, während das Organ in Ruhe etwa 20 % des aufgenommenen Sauerstoffs umsetzt. Dem im Hirngewebe bei hoher Konzentration nachweisbaren Melatonin kommt offenbar zusammen mit den Vitaminen C, E und der Glutathionperoxidase eine entscheidende Bedeutung beim Schutz vor freien Radikalen zu [46].

Die Entstehung einiger degenerativer, mit zunehmendem Lebensalter auftretender Hirnerkrankungen – wie Morbus **Alzheimer**, Morbus **Parkinson** etc. – werden mit einer Schädigung durch freie Radikale erklärt, und versucht, mit antioxidativen Vitamen zu therapieren (vgl. Kap. 11).

Die **maximale Lebenserwartung** (maximum life span potential, MLSP) liegt **beim Menschen** im Vergleich zu anderen Säugetieren am höchsten. Eine Ursache hierfür dürfte die vergleichsweise hohe Konzentration an Antioxidantien wie Vitamin C, E, Carotinoiden und auch an antioxidativen Enzymen wie etwa der Superoxyddismutase in Plasma und Gewebe sein.

Dass hierdurch ein vergleichsweise guter Schutz vor oxidativer DNA-Schädigung gewährleistet ist, zeigt beim Menschen im Vergleich zu anderen Säugetieren die niedrige Konzentration an 8-Hydroxydesoxyguanosin, einem DNA-Oxidationsprodukt in Geweben [11].

Werden DNA-Schäden nicht durch sog. Repair-Mechanismen korrigiert, so kommt es zu **Mutationen**, die sich bei der Zellteilung auf Nachfolgezellen übertragen. Eine Akkumulation solcher DNA-Schäden gilt als eine Ursache des Alterungsprozesses [3].

Die **Aktivität von Repair-Mechanismen** ist in der Jugend sehr hoch und lässt mit zunehmendem Lebensalter nach. Die für den natürlichen Tod verantwortlichen DNA-Schäden werden folglich wegen nachlassender Effizienz der Reparaturprozesse zunehmend weniger korrigiert.

Während die „Theorie der freien Radikale" zunehmend durch neue Befunde gestützt wird, gibt es auch tierexperimentelle Befunde über den **Einfluss weiterer Ernährungsfaktoren** auf den Alterungsprozess.

So konnte im Tiermodell gezeigt werden, dass sich die mit zunehmendem Lebensalter **abnehmende T-Zell-vermittelte Immunfunktion** durch eine Verringerung der Energiezufuhr verzögern lässt. Dieser Effekt wird auf eine verminderte Freisetzung proinflammatorischer Cytokine und bestimmter Wachstumsfaktoren unter hypokalorischer Ernährung erklärt.

Darüber hinaus konnte unter einer energiereduzierten, im Vergleich zur ad-libitum-Fütterung bei älteren Tieren, eine **Änderung der Lipidzusammensetzung in der Zellmembran** verhindert werden. Die mit zunehmendem Lebensalter nachweisbare Zunahme an Arachidonsäure und Cholesterin in der Zellmembran geht mit einer Abnahme der **Membranfluidität** einher; eine Änderung, die wiederum die Funktion insbesondere von Zellen des Immunsystems beeinträchtigt. Zusätzlich dient **Arachidonsäure** als Substrat für die Synthese von Prostaglandin E_2, einem Eicosanoid mit einer immunsuppressiven Wirkung.

Die Tatsache, dass sich die Lebensdauer von Mäusen unter hypokalorischer Ernährung durch Ersatz von Maiskeimöl durch Fischöl signifikant verlängern lässt, stützt die Bedeutung der Lipidkomponente in Zellmembranen [18].

Aufgrund tierexperimenteller Untersuchungen gibt es Hinweise darauf, dass der Alterungsprozess auch durch Optimierung der **Zufuhr weiterer Nährstoffe**, wie beispielsweise von Zink, verzögert werden kann.

Während Einflüsse der Ernährung auf den sehr komplexen Vorgang des Alterns in erster Linie von wissenschaftlichem Interesse sind, kommt es in der Praxis darauf an, den im Alter häufigen, **ernährungsabhängigen Erkrankungen** Diabetes mellitus, arteriosklerotischen Gefäßerkrankungen, Hypertonie etc. **vorzubeugen** und durch Vermeidung von Ernährungsdefiziten die körperliche und geistige Leistungsfähigkeit zu erhalten.

The goal in life is to die young ... as late as possible
(Ashley Montagu)
(Das Ziel im Leben ist es, jung ... aber so spät wie möglich zu sterben)

2.3.2 Ernährung im Alter

Im Ernährungsbericht der Deutschen Gesellschaft für Ernährung 1996 wird das **Problem der Mangelernährung geriatrischer Patienten** anhand von Studien in einem Heidelberger Krankenhaus wie folgt dargestellt:

Unter- oder Mangelernährung ist ein häufiges und ernst zu nehmendes Problem bei geriatrischen Patienten. In einer Querschnittsuntersuchung von 300 über 75-jährigen Patienten bei Aufnahme ins Krankenhaus wurde aufgrund des Body Mass Index als Parameter des Ernährungszustandes festgestellt, dass 57 % der Frauen und 60 % der Männer untergewichtig waren.

Die **Serumkonzentration von Gesamtprotein**, Albumin, retinolbindendem Protein und Transferrin, waren jeweils bei über 20 % der Patienten erniedrigt.

Bei zwei Drittel lag mindestens einer von fünf untersuchten **Vitamin-Blutwerten** unterhalb des Bereiches für eine befriedigende Versorgung. Besonders häufig waren die Serumkonzentrationen von Vitamin A und C erniedrigt [48].

Die zusammenfassende Auswertung von 12 Studien an älteren Menschen in den USA, sowohl in Altenheimen als auch unter häuslichen Bedingungen lebend, ergab häufig eine unzureichende Versorgung mit Energie-Proteinen, verschiedenen Mineralstoffen, Spurenelementen als auch an Vitaminen (vgl. Tab. 2-2) [1].

Ursache der Mangelernährung ist in erster Linie die zu geringe Nahrungsaufnahme bei zusätzlich oft falscher und einseitiger Auswahl von Lebensmitteln.

Die Gründe für die **geringe Nahrungsaufnahme** sind vielfältig. Sie reichen von schlechtem Appetit, körperlichen und geistigen Einschränkungen, erschwerten Möglichkeiten beim Einkauf und bei der Zubereitung, von psychischen, sozialen und finanziellen Problemen, bis hin zu übermäßigem Alkohol- und Medikamentenkonsum [48].

Als **idiopathische, senile Anorexie** wird eine hochgradige Einschränkung der Nahrungsaufnahme ohne ersichtliche organische oder psychische Ursache bezeichnet. Bei solchen Patienten findet sich

- eine Verringerung der Cerebrospinalflüssigkeit,
- eine verminderte Konzentration des appetitsteigernden β-Endorphins im Plasma,
- bei gleichzeitig erhöhter Konzentration des appetithemmenden, intestinalen Hormons Cholecystokinin.

Neben Abweichungen in der Konzentration verschiedener Cytokine ist zusätzlich als Hinweis auf

Tabelle 2-2 Ernährungsstatus alter Menschen unter häuslichen Bedingungen (Gruppe 1) und in Altenheimen lebend (Gruppe 2) [1].

	Gruppe 1		Gruppe 2	
	geringe Zufuhr [%]	laborchemisch nachweisbares Defizit [%]	geringe Zufuhr [%]	laborchemisch nachweisbares Defizit [%]
Energie	29–33	3	5–18	30–66
Eiweiß	2–15	3	0–33	15–60
Kalzium	37	—	0–54	2
Eisen	—	4	5–35	10–31
Magnesium	—	—	—	—
Zink	76	—	21	—
Vitamin A	11	—	5–13	0–18
Vitamin D	72	15	63–77	48
Vitamin C	5	4–24	0–40	0–83
Vitamin B_1	8	2–5	7–30	4–23
Vitamin B_2	4	2–3	0–34	2
Vitamin B_6	85	18	57–100	28–49
Folsäure	77	8–9	37	7–57
Niacin	0	13	0	33
Vitamin B_{12}	31	3–31	—	0–20
Vitamin E	44	4	—	3–40
Biotin	—	1	—	0
Pantothensäure	—	4	—	3

eine erhöhte Produktion des appetithemmenden Serotonins die Ausscheidung von Serotoninmetaboliten erhöht.

Diese Befunde zeigen, dass es zumindest bei einem Teil der Menschen zu erheblichen Störungen der das **Hunger-** und **Sättigungsgefühl** steuernden Mechanismen kommen kann [39].

Folgen der Mangelernährung

Mangelernährung und körperliche Inaktivität begünstigen mit zunehmendem Lebensalter die **Abnahme der fettfreien Körpermasse**, v. a. der Skelettmuskulatur und des Knochengewebes.

Hieraus resultieren Schwäche, Gebrechlichkeit, Beeinträchtigung der Mobilität, Erhöhung des Sturzrisikos, Beschleunigung der Osteoporoseentwicklung mit Steigerung des Frakturrisikos etc. Folgen, die wiederum die Voraussetzung für eine optimale Ernährung mindern.

An Bewohnern eines Altenheimes konnte durch **regelmäßiges Krafttraining** in Verbindung mit Ernährungsintervention bereits während 10 Wochen eine Vergrößerung der Muskelmasse und -kraft, gefolgt von einer höheren Gangsicherheit, höherer Spontanaktivität etc. gezeigt werden [19].

Besonders häufig findet sich bei Senioren eine **Mangelversorgung mit Vitaminen** (vgl. Tab. 2-2). Die üblicherweise zur Beurteilung des Vitaminstatus bestimmten Plasmakonzentrationen erfassen Defizite nur unvollständig. Wurden 65- bis 96-jährigen, mit im Normbereich liegenden Vitamin-Plasmakonzentrationen, während drei Wochen die Vitamine B_6, B_{12} und Folsäure parenteral verabreicht, so kam es im Vergleich zu einer Kontrollgruppe zu signifikanten Verbesserungen metabolischer, für ein Vitamindefizit sprechender Parameter [42]. Die in dieser Studie unter Supplementierung gemessene **Abnahme der Homocysteinkonzentration** erscheint wegen deren Bedeutung für die Entstehung von Gefäßschäden von besonderem praktischen Interesse.

Als **Ursache einer Mangelernährung,** dies gilt insbesondere für Mikronährstoffe, wird weiterhin diskutiert:
- ein erhöhter Bedarf als Folge der im Alter nicht seltenen chronischen Infektionskrankheiten und
- eine verminderte Ausnutzung im Gastrointestinaltrakt.

Eindeutige Belege für eine Bedeutung chronischer Infekte als Ursache der im Alter häufigen Mangelernährung fehlen.

Gesichert ist lediglich ein Einfluss der **Helicobacter-pylori-Besiedlung** der Magenschleimhaut auf den Vitaminstatus.

Höheres Lebensalter bedeutet vermehrten Befall der Magenschleimhaut mit Helicobacter pylori – in Mitteleuropa mehr als 50 % ab dem 50. Lebensjahr – und hierdurch bedingt Entwicklung einer chronischen Gastritis (Gastritis B) mit Sub- und Anazidität, sowie verminderter Intrinsic-Faktor-Produktion (vgl. Kap. 1.7.2). Sub- und Anazidität des Magens gehen mit einer verminderten Ausnutzung des proteingebundenen Vitamin B_{12} einher [14].

Zu einer immer wieder diskutierten klinisch relevanten, altersbedingten Funktionseinbuße von Pankreas und Dünndarm, gefolgt von einer verminderten Nährstoffausnutzung, kommt es nicht. Sowohl die **Digestitions-** als auch die **Resorptionsorgane** verfügen, wie Untersuchungen an Patienten mit ausgedehnten Dünndarm- und Pankreasresektionen zeigen, über eine **sehr hohe Reservekapazität.**

Obwohl das Pankreas ab dem 60. Lebensjahr deutliche degenerative Veränderungen aufweist und sowohl die Bicarbonat- als auch Enzymsekretion nachlässt, ist die Ausnutzung von Fett, Eiweiß und Kohlenhydraten, bedingt durch die hohe Reservekapazität, nicht reduziert. Das Gleiche gilt für die fettlöslichen Vitamine und die Carotinoide. Niedrige Plasmakonzentrationen sind folglich nach Ausschluss einer organischen Erkrankung der Verdauungsorgane durch unzureichende Aufnahme mit der Nahrung bedingt.

Eine Ausnahme macht das **Vitamin D,** dessen Bedarf, wie auch Tab. 2-2 zeigt, häufig nicht optimal gedeckt ist. Zwar kommt auch hier der im Alter oft geringen Zufuhr mit der Nahrung die entscheidende Bedeutung zu. Das Defizit resultiert jedoch auch aus der mit zunehmendem Lebensalter **geringer werdenden Vitamin-D-Synthese** aus pflanzlichen Vorstufen in der Haut und einer **geringeren Resorption.**

Die **Ursache** der verminderten Resorption ist unbekannt [5]. Eine im Alter vergleichsweise geringe Vitamin-D-Synthese in der Haut und damit größere Abhängigkeit von der oralen Zufuhr von Vitamin D_3 wird noch durch die oft **geringe Sonnenlichtexposition** alter Menschen verstärkt.

Dass die zur optimalen **Osteoroseprophylaxe** erforderliche Versorgung mit Vitamin D und Kalzium bei großen Teilen der Bevölkerung nicht gegeben ist, zeigt das Ergebnis einer prospektiven placebokontrollierten Studie an 176 Männern und 213 Frauen, sämtlich über 65 Jahre alt. Unter Supplementation mit 500 mg Kalzium und

700 IU Vitamin D_3 kam es während einer Beobachtungszeit von drei Jahren, im Vergleich zur Placebogruppe, sowohl zu einer signifikanten Verbesserung der Knochendichte als auch einer Abnahme der nicht vertebralen Frakturen.

Bei der gewählten Versuchsanordnung lässt sich nicht entscheiden, ob der Ausgleich eines Defizits an Kalzium, an Vitamin D oder an beiden Nährstoffen für den positiven Effekt verantwortlich ist [12].

Die mit zunehmendem Lebensalter **steigende Infarktanfälligkeit** und abnehmende Intensität verschiedener Immunantworten lässt sich – wie in einer Studie an 96 älteren Personen gezeigt wurde – durch eine **Optimierung der Versorgung mit Mikronährstoffen** verbessern.

Während 12 Monaten erhielten die Testpersonen ein Supplement mit folgenden Nährstoffen: Vitamin A, C, D, E, B-Komplex, β-Carotin, Folsäure, Eisen, Zink, Kupfer, Selen, Jod, Kalzium und Magnesium. Die Dosierung entsprach der empfohlenen täglichen Zufuhr, lediglich Vitamin E und β-Carotin waren höher dosiert. Im Vergleich zur Placebogruppe kam es unter Supplementierung zu weniger infektbedingten Erkrankungen und zu einer signifikanten Verbesserung verschiedener Immunparameter [9].

Es gilt aufgrund einer Vielzahl klinischer Studien als gesichert, dass die im Alter häufige **Malnutrition zu wenig beachtet** wird.
- Sie vermindert die Lebensqualität,
- begünstigt eine Vielzahl von Erkrankungen und Befindensstörungen,
- erhöht das Risiko operativer Eingriffe,
- verlängert die stationäre Verweildauer etc.

Das **rechtzeitige Erkennen** von Energie- und Nährstoffdefiziten und das **gezielte Ausgleichen** von Mangelzuständen, auch unter Einsatz von Supplementen, muss mehr als bisher Bestandteil der praktischen Medizin werden.

Literatur

1 Abbasi, A., D. Rudman: Undernutrition in the Nursing Home: Prevelance, consequences, causes and prevention. Nutr. Rev. 52 (1994) 113–122.
2 Agerbaek M., L.U. Gerdes and B. Richelsen: Hypocholesterolaemic effect of a new fermented milk product in healthy middle-aged men. Eur. J. clin. Nutr. 49 (1995) 431–439.
3 Ames, B.N., M.K. Shigenaga, T.M. Hagen: Oxidants, antioxidants and the degenerative diseases of aging. Proceedings National Academy of Sciences USA 90 (17) (1993) 7915–7922.
4 Ballongue, J., J.P. Grill, P. Baratte-Euloge: Action sur la flore intestinale de laits fermentés au Bifidobacterium. Lait 73 (1993) 249–266.
5 Barragry, H.M., M.W. France, D. Corless, S.Pl Gupta, S. Switala, J. Boucher and R.D. Cohen: Intestinal cholecalciferol absorption in the elderly and in younger adults. Clinical Science and Molecular Medicine 55 (1978) 213–220.
6 Blank, R.C.: Medical Foods and Nutraceuticals: Roles and regulations, Clinical Congress American Society for Parenteral and Enteral Nutrition (1998).
7 Boyden, S.: Western civilization in biological perspective. Patterns in biohistory. Oxford University Press, Oxford 1988.
8 Bray, G.A.: Obesity: a time bomb to be defused. Lancet 352 (1998) 160–161.
9 Chandra, R.K.: Effect of vitamin and trace element supplementaiton on immune responses and infection in elderly subjects. Lancet 340 (1992) 1124–1127.
10 Chen, L.H. Nutritional aspects of aging, Volume 1, CRC Press 1986.
11 Cutler, R.G.: Antioxidants and aging. Amer. J. Clin. Nutr. 53 (1991) 373S–379S.
12 Dawson-Hughes, B., S.S. Harris, E.A. Krall and G.E. Dallal: Effect of calcium and vitamin D supplementation on bone density in men and women 65 years of age or older. New Engl. J. Med. 337 (1997) 670–676.
13 Deutsche Gesellschaft für Ernährung: Empfehlungen für die Nährstoffzufuhr. 5. Überarbeitung 1991. Umschau, Frankfurt 1991.
14 Doscherholmen, A. and Swaim, W.R.: Impaired assimilation of egg Co^{57} vitamin B_{12} in patients with hypochlorhydria and achlorhydria and after gastric resection. Gastroenterology 64 (1973) 913–919.
15 Erbersdobler, H.F. in Kluthe, R., H. Kasper: Fleisch in der Ernährung. Thieme, Stuttgart–New York (1994).
16 Ernährungsbericht der Deutschen Gesellschaft für Ernährung 1988. Henrich, Frankfurt 1988.
17 Fabris, N., E. Mocchegiani: Zinc, human diseases and aging. Aging Clin. Exp. Res. 7 (1995) 77–93.
18 Fernandes, G.: Effects of calorie restriction and omega-3 fatty acids on autoimmunity and aging. Nutr. Rev. 53 (1995) 72–79.
19 Fiatarone M.A., E.F. O'Neil, N.D. Ryan, K.M. Clements, G.R. Solares: Exercise training and nutritional supplemtation for physical frailty in very elderly people. New Engl. J. Med. 330 (1994) 1769–1775.
20 Franke, H.: Aktuelle Probleme der Gerontologie bzw. Geriatrie. Klin. Wschr. (1973) 151–155.
21 Gibson, R., B. Roberfroid: Dietary modulation of the human colonic microbiota: Introducing the Concept of Prebiotics. J. Nutr. 125 (1995) 1401–1412.
22 Goldin, B.R. and S.L. Gorbach: The effect of milk and lactobacillus feeding on human intestinal bacterial enzyme activity. Amer. J. clin. Nutr. 39 (1984) 756-761.
23 Hapke, H.J.: Toxikologische Aspekte der Ernährung im Ernährungsbericht 1996, Deutsche Gesellschaft für Ernährung. Druckerei Henrich GmbH Frankfurt (1996).
24 Heseker, H., in: Kluthe, R., H. Kasper: Kohlenhydrate in der Ernährungsmedizin unter besonderer Berücksichtigung des Zuckers. Thieme, Stuttgart–New York (1996).
25 Hunt, J.R.: Position of the American Dietetic Association: Vitamin and mineral supplementation. J. Amer. Dietic Assoc. 96 (1996) 73–77.
26 Isolauri, E., M. Kaila, H. Mykkänen, W. Ling, S. Salminen: Oral bacteriotherapy for viral gastroenteritis. Dig. Dis. Sc. 39 (1994) 2495–2600.

27 Kasper, H.: Lebendkeime in fermentierten Milchprodukten – ihre Bedeutung für die Prophylaxe und Therapie. Ernährungsumschau 43 (1996) 40–45.
28 Katan, M. B., M. Grundy, C. Willett: Beyond low fat diets. New Engl. J. Med. 337 (1997) 563–566.
29 Kluthe, R., H. Kasper: Fleisch in der Ernährung. Thieme, Stuttgart–New York (1994).
30 Kluthe, R., H. Kasper: Kohlenhydrate in der Ernährungsmedizin unter besonderer Berücksichtigung des Zuckers. Thieme, Stuttgart–New York (1996).
31 Koerber, K., T. Männle, C. Leitzmann, M. Eisinger, B. Watzl: Vollwerternährung – Konzeption einer zeitgemäßen Ernährungsweise, Haug Heidelberg, 8. Auflage (1994).
32 Kohlmeier, L., A. Kroke, J. Pötzsch, M. Kohlmeier, K. Martin: Ernährungsabhängige Krankheiten und ihre Kosten, Band 27. Schriftenreihe des Bundesministeriums für Gesundheit. Nomos, Baden-Baden 1993.
33 Kolars, J. C., M. D. Levitt, M. Aouji: Yogurt: An autodigesting source of lactose, New. Engl. J. Med. 310 (1984) 1–3.
34 Koletzko, B., K. Dokoupil, S. Reitmayr, B. Weimert-Harendza, E. Keller: Dietary fat intake in infants and primary school children in Germany. Amer. J. clin. Nutr. in press.
35 Kristal, B. S., B. P. Yu: Aging and its modulation by dietary restriction, in: B. P. Yu: Modulation of aging processes by dietary restriction. CRC Press, Boca Raton An Arbor, London, Tokyo (1994).
36 Leaf, A., P. C. Weber: A new era for science in nutrition. Amer. J. clin. Nutr. 45 (1987) 1048–1053.
37 Lichtenstein, A. H., E. Kennedy, P. Barrier, D. Danford, N. D. Ernst, S. M. Grundy: Dietary fat consumption and health. Nutr. Rev. 45 (1998) Part II 3–19.
38 Lin M.-L., C. Yen, S. Chen: Management of lactose maldigestion by consuming milk containing Lactobacilli. Dig. Dis. Sc., 43 (1998) 133–137).
39 Marcus E.-L., E. M. Berry: Refusal to eat in the elderly. Nutr. Rev. 56 (1998) 163–171.
40 Mital, B. K. and S. K. Garg: Anticarcinogenic, hypocholesterolemic, and antagonistic activities of Lactobacillus acidophilus.
41 National Research Council: Recommended Dietary Allowances, 10. Ed. National Academy Press, Washington D.C. 1989.
42 Naurath, H. J., E. Joosten, R. Riezler, S. P. Stabler, R. H. Allen, J. Lindenbaum: Effects of vitamin B_{12}, folate, and vitamin B_6 supplements in elderly people with normal serum vitamin concentraions. Lancet 346 (1995) 85–89.
43 Oh, Young-Ju: Metabolische Epidemiologie des Kolonkarzinoms: Einfluß regelmäßiger Aufnahme von Sauerkraut und Kimchi auf die bakterielle Enzymaktivität im Stuhl bei deutschen und koreanischen Probanden. Wissenschaftlicher Fachverlag Gießen (1992).
43a Pal Yu: Modulation of aging prosesses by dietary restriction. CRC Press, Boca Raton, London, Tokyo 1994.
44 Pudel, V., in: Kluthe, R., H. Kasper: Kohlenhydrate in der Ernährungsmedizin unter besonderer Berücksichtigung des Zuckers. Thieme, Stuttgart–New York (1996).
45 Reddy, S., A. Rivenson: Inhibitory effect of Bifidobacterium longum on colon, mammary, and liver carcinogenesis induced by 2-amino-3-methylimidazo [4,5-f]-uinoline, a food mutagen. Cancer Res. 53 (1993) 3914–3918.
46 Reiter, R. J.: Oxidative processes and antioxidative defense mechanism in the aging brain. FASEB J. 9 (1995) 526–533.
47 Reynolds, R.: Vitamin supplements: Current controversies. J. Amer. Coll. Nutr. 13 (1994) 118–126.
48 Schlierf, G., D. Volkert, P. Oster: Mangelernährung geriatrischer Patienten, in: Ernährungsbericht des DGE 1996. Druckerei Henrich GmbH, Frankfurt 1996.
49 Swinbanks, D., J. O'Brien: Japan explores the boundary between food and medicine. Nature 364 (1993) 180.
50 Wynder, E. L., B. S. Reddy: Dietary fat and fiber and colon cancer. Semin. Oncol. 10 (1983) 264–272.
51 Wytock, D. H., J. A. DiPalma: All yoghurts are not created equal. Amer. J. Clin. Nutr. 47 (1988) 454–457.
52 o. V.: Bei ausgewogener Ernährung sind Nahrungsergänzungsmittel überflüssig! Ernährungsumschau 43 (1996) B31.

3 Erkrankungen der Gastrointestinalorgane

3.1 Unspezifische Nahrungsmittelintoleranz

Der **gesunde Organismus** hat die Fähigkeit,
- Nahrung zu verdauen,
- Nährstoffe zu resorbieren,
- Nährstoffe auf dem Blut- und Lymphwege abzutransportieren,
- die Nährstoffe dem Bedarf entsprechend auf verschiedenen Stoffwechselwegen in körpereigene Substanzen umzuwandeln oder für die Energiegewinnung abzubauen und
- anfallende Stoffwechselendprodukte zu entgiften und auszuscheiden.

Hierbei werden mit Hilfe verschiedener Regulationsmechanismen Körpergewicht und Zusammensetzung der Blut- und Gewebsflüssigkeit weitgehend konstant gehalten.

All diese Vorgänge sind, solange der Bedarf an essentiellen Nährstoffen gedeckt ist, in einem relativ weiten Bereich durch unterschiedlich hohe Nährstoffaufnahme und wechselnde Nährstoffrelation **belastbar,** ohne dass schädigende Nebenwirkungen auftreten.

Beispiele hierfür sind extreme Ernährungsgewohnheiten bei verschiedenen Völkern,
- wie die sehr eiweiß- und fettreiche Kost der Eskimos,
- die kohlenhydratreiche und fettarme Ernährung der Ostasiaten,
- die ballaststoffreiche Ernährung vieler afrikanischer Bevölkerungsgruppen etc.

Sie führen weder zu Störungen des Stoffwechsels noch zu Erkrankungen.

Diese weite Spanne, die dem Gesunden zur Verfügung steht und die es ihm ermöglicht, die Menge und Relation der Nährstoffe in einem großen Bereich zu variieren, ohne Schaden zu nehmen, ist bei vielen **Erkrankungen** eingeengt. So z. B.
- die Proteinzufuhr bei Nieren- und Leberinsuffizienz,
- die Kohlenhydratzufuhr bei Diabetes mellitus oder
- die Fettzufuhr bei der exkretorischen Pankreasinsuffizienz.

Durch ein **Anpassen der Nährstoffzufuhr** an die Restfunktion der erkrankten Organe oder an das Ausmaß einer Stoffwechselstörung können zusätzliche Schädigungen, so etwa eine Urämie oder ein Leberkoma bei der Nieren- und Leberinsuffizienz, eine Entgleisung des Diabetes mellitus oder eine Diarrhö, abdominelle Beschwerden etc. bei der exkretorischen Pankreasinsuffizienz vermieden werden.

Während bei den genannten Erkrankungen durch gezielte Dosierung von Nährstoffen therapeutische Effekte erzielt werden, werden andere Erkrankungen nur durch **einen** einzigen **Nahrungsbestandteil** ausgelöst und entsprechend auch durch Elimination bzw. Reduktion der auslösenden Substanz aus der Nahrung therapeutisch beeinflusst. Beispiele sind
- die Milchzuckerunverträglichkeit (Lactasemangel) und
- die gluteninduzierte Enteropathie.

Bei diesen Erkrankungen des Darms verschwinden die Symptome durch **Meiden einer bestimmten Substanz** völlig.

Bei Erkrankungen, die durch einen bestimmten Nahrungsbestandteil ausgelöst werden, spricht man von einer **spezifischen Nahrungsmittelintoleranz.**

Dieser Form der Intoleranz muss die **unspezifische Nahrungsmittelintoleranz** gegenübergestellt werden. Hierunter versteht man unbestimmte, bei verschiedenen Krankheiten nach Art und Ausmaß wechselnde Beschwerden, deren Kausalzusammenhang mit bestimmten Nahrungsbestandteilen schlecht zu objektivieren ist.

Bei der **Beurteilung** solcher unspezifischer Intoleranzen, die sich meist als Völle- und Druckgefühl im Abdomen, Übelkeit, allgemeines Unbehagen, Durchfälle etc. äußern, ist es oft schwer zu entscheiden, inwieweit die angegebenen Beschwerden bedingt sind durch
- Vorurteile gegenüber bestimmten Lebensmitteln und Speisen,
- eine ängstliche Selbstbeobachtung oder schwer zu diagnostizierende Erkrankungen wie etwa die Nahrungsmittelallergie.

Daß **Vorurteile gegen manche Lebensmittel,** Emotionen und psychische Faktoren zumindest in vielen Fällen am Zustandekommen unspezifischer Nahrungsmittelintoleranzerscheinungen beteiligt sind, gilt als erwiesen.

Die sich oft widersprechenden Ansichten über die Verträglichkeit von Lebensmitteln und Speisen und die hieraus resultierende Unsicherheit bei diätetischen Empfehlungen veranlassten die American Dietetic Association und die American Medical Association, ein Komitee, bestehend aus sechs führenden Gastroenterologen zu berufen, um zu klären, welche Nahrungsmittel bei gastrointestinalen Erkrankungen Intoleranzerscheinungen hervorrufen und folglich in entsprechenden Diäten zu meiden sind.

Die genannten Mitglieder sichteten 18 Diätlehrbücher aus 18 verschiedenen Ländern und fanden, dass folgende Lebensmittel im Allgemeinen bei gastrointestinalen Erkrankungen wegen der **Gefahr von Unverträglichkeitserscheinungen** als ungeeignet deklariert sind:

> stark gewürzter Käse, Speck, Schinken, gewürztes Fleisch, Hülsenfrüchte, Rüben, Kohl, rohes Obst, warmes Brot, Kaffee, Tee, alkoholische Getränke, Gewürze und Soßen.

In einigen Ländern wurden hingegen eine Reihe der genannten Lebensmittel nicht als „schwer verträglich" angesehen oder gar für eine leichte Kost empfohlen.

Wie **subjektiv** das ist, was wir schlechthin unter einer **leicht oder schwer verdaulichen Nahrung** verstehen, und wie wenig die unklaren, meist im Abdomen lokalisierten Beschwerden nach dem Genuss sog. schwerer Kost mit wirklich nachweisbaren gastrointestinalen Erkrankungen korrelieren, zeigte eine Reihe kritisch angelegter Untersuchungen.

So konnte an über 500 Personen mit abdominellen Beschwerden nach dem Genuss von ballaststoff- und fettreichen Speisen nachgewiesen werden, dass häufiger als im Allgemeinen angenommen, **Unverträglichkeitserscheinungen unabhängig von gastrointestinalen Erkrankungen** vorkommen. Es fanden sich im vorliegenden Fall Unverträglichkeitserscheinungen bei Gesunden gleich häufig wie bei Personen mit einer nachweisbaren Erkrankung im Gastrointestinaltrakt.

> Aufgrund dieses und ähnlicher Befunde kann man nicht, wie es häufig geschieht, von Beschwerden nach dem Genuss bestimmter Speisen auf eine Erkrankung der Verdauungsorgane schließen.

Auch die große Bedeutung **psychischer Faktoren** beim Zustandekommen von Intoleranzerscheinungen konnte im exakten Versuch belegt werden.

Personen, die abdominelle Beschwerden nach dem Genuss von mit Fett zubereiteter Speisen angaben, erhielten eine Nahrungszubereitung mit einem Zusatz von hocherhitztem Rinderfett oder Butter, ohne dass Art und Menge des Fettes durch Aussehen oder Geschmack hätten festgestellt werden können. Von der Gesamtgruppe (100 %) wurden Unverträglichkeitserscheinungen nach dem Verzehr der fetthaltigen Speise nur in 8 % angegeben, wobei die Zahl der Unverträglichkeitserscheinungen nach Gabe des als besonders schlecht verträglich geltenden erhitzten Rinderfettes gleich groß war wie nach dem Verzehr von Butter, einem wegen seiner Bekömmlichkeit bei Diätzubereitung bevorzugten Fett.

Dass sich die **üblichen Vorstellungen** über die **Beziehung zwischen Organerkrankung und Nahrungsmittelunverträglichkeit** bei exakten Nachuntersuchungen nicht bestätigen lassen, gilt auch für die Intoleranzerscheinungen nach dem Genuss von Fett, gebratenen Speisen etc. bei Gallensteinträgern.

Es gilt allgemein als gesichert und steht in den meisten Lehrbüchern der inneren Medizin, dass die Fettunverträglichkeit ein sicherer Hinweis auf Gallenwegserkrankungen ist. Wiederholte Versuche, diese als gesichert geltende Beziehung zu beweisen, schlugen jedoch fehl.

Die Abbildungen 3-1 und 3-2 demonstrieren die Ergebnisse von Untersuchungen an 360 Patienten der Medizinischen Klinik Chemnitz. Die in Abbildung 3-1 dargestellten Werte zeigen bei Personen mit und ohne Cholelithiasis an erster Stelle der beschwerdeauslösenden Nahrungsmittel Weißkraut, weiße Bohnen, gebratene Zwiebeln, tierisches Fett, gebratene Speisen, Steinobst und Kaffee. Bei Gallensteinträgern werden Beschwerden nicht häufiger angegeben als bei den Kontrollpersonen. Gebratene Speisen werden aufgrund dieser Befragung von Gallensteinträgern sogar signifikant besser toleriert (Abb. 3-1).

Wurde ein Kollektiv von Gallensteinträgern mit einer Gruppe organisch Gesunder, bei denen die Diagnose funktionelle abdominelle Beschwerden gestellt worden war, verglichen, so ergab sich, wie Abbildung 3-2 zeigt, bei der letztgenannten Gruppe eine signifikant höhere Rate an Intoleranzerscheinungen nach gebratenen Speisen, Steinobst und Kaffee.

> Es konnte durch Eliminations-, Reexpositions- und Plazeboversuche gezeigt werden, dass psychische Ursachen beim Zustandekommen von Nahrungsintoleranzen wesentlich häufiger sind als echte objektivierbare Intoleranzen [87].

3.1 Unspezifische Nahrungsmittelintoleranz

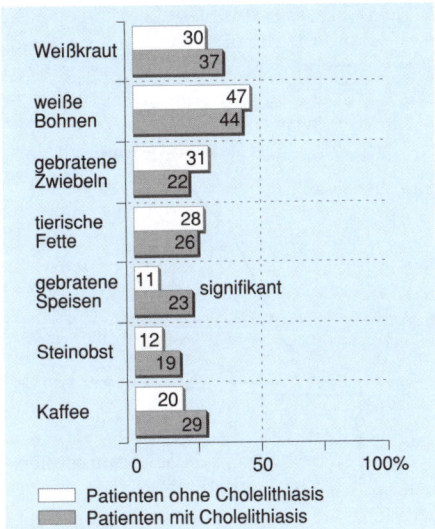

Abb. 3-1 Häufigkeit der Lebensmittelintoleranz bei Patienten mit und ohne Cholelithiasis in Prozent (nach [175]).

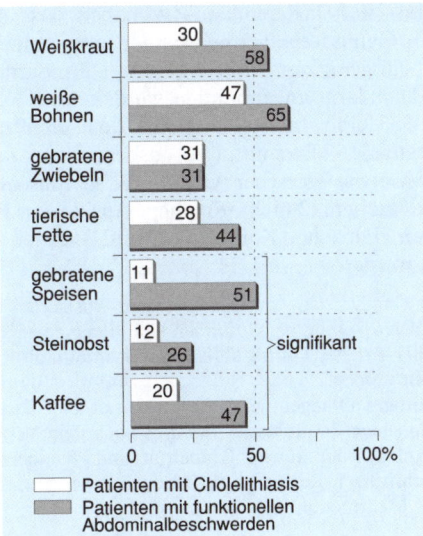

Abb. 3-2 Häufigkeit der Lebensmittelintoleranz bei Patienten mit Cholelithiasis und Patienten mit funktionellen Abdominalbeschwerden (nach [175]).

Welche Möglichkeiten gibt es, die **Entstehung unspezifischer Intoleranzerscheinungen** sowohl bei Gesunden als auch bei Kranken zu erklären?

Eine große Bedeutung kommt sicher der **Darmflora** und den unter ihrem Einfluss entstehenden **Spaltprodukten,** insbesondere den Darmgasen, zu. Hierbei muss berücksichtigt werden, dass nicht nur das Kolon, sondern, wenn auch weniger intensiv, der Dünndarm und bei Sub- und Anacidität der Magen bakteriell besiedelt sind.

Dies gilt besonders bei einer Reihe von **gastroenterologischen Erkrankungen** wie chronischer Hepatitis, Leberzirrhose, Magenulkus, Zustand nach Magenresektion, Colitis ulcerosa, Morbus Crohn etc. Welch schwerwiegende, die Nährstoffausnutzung beeinträchtigende Folgen eine **unphysiologische Keimbesiedelung** des Dünndarms haben kann, zeigt das Blind-loop-Syndrom (vgl. Kap. 3.4.12), wobei es infolge einer bakteriell verursachten Dekonjugation der Gallensäuren zu einer Steatorrhö kommt.

Am Zustandekommen gastrointestinaler Beschwerden sind besonders die beim bakteriellen Abbau anfallenden **Gase** und **organischen Säuren** beteiligt. Sie lösen offenbar Missempfinden dadurch aus, indem sie
- die Darmwand dehnen,
- die Schleimhaut infolge pH-Änderung im Darmlumen irritieren und

- den osmotischen Druck als Folge der Aufspaltung großmolekularer in kleinmolekulare Substanzen erhöhen.

Die **quantitative Bestimmung** der im Darm produzierten Gase ergab bei Gesunden unter nichtblähender Kost 17,6 ± 12,6 und bei blähender Kost 171,5 ± 92,0 Gas pro Stunde. Das Ausmaß der intestinalen Gasproduktion ist sowohl großen **individuellen** als auch großen **tageszeitlichen Schwankungen** unterworfen.

Da die intestinal gebildeten Gase zum Teil resorbiert und mit der Ausatmungsluft ausgeschieden werden, kann man durch **Analyse der Ausatmungsluft** das Ausmaß der Gasproduktion etwa mit Hilfe des Wasserstoffexhalationstestes quantifizieren.

Hierbei zeigte sich, dass z. B. nach dem Genuss von Bohnen die Höhe der **Wasserstoffkonzentration** in der Ausatmungsluft zeitlich mit dem Ausmaß der abdominellen Beschwerden – meist 3–4 Stunden nach dem Verzehr einsetzend – korreliert.

Entscheidend für das Ausmaß der intestinalen Gasproduktion ist weiterhin der Übertritt unzureichend genutzter Ingesta aus dem Dünn- in den Dickdarm und damit die Bereitstellung von Substrat für das Bakterienwachstum.

An Patienten mit einem Anus praeter naturalis konnte gezeigt werden, dass manche **Lebensmittel** einen so stark **laxierenden Effekt** haben, dass nach ihrem Genuss ein vermehrter Übertritt ungenügend ausgenutzter Nahrung vom Dünndarm in den Dickdarm angenommen werden muss. Dies konnte durch Analyse des aus dem Ileostoma austretenden Darminhalts, insbesondere nach dem Genuss mancher **Obst-** und **Gemüsearten** wie Pflaumen, Datteln, Rosinen, Aprikosen, Erdbeeren, Pfirsiche, Kohlgemüse und Bohnen gezeigt werden.

Nach dem Verzehr von verschiedenen Obstsorten und Obstsäften konnte bei Gesunden eine unterschiedliche, von der Art des Obstes abhängige Gasproduktion gemessen werden.

Während Orangen- und Aprikosensaft die Gasproduktion nicht beeinflussten, kam es nach dem Verzehr von Apfel-, Weintrauben-, Grapefruit- und Pflaumensaft, weiterhin nach Rosinen und Bananen zu einer erheblichen Mehrproduktion von Gas.

Das Ausmaß der Gasproduktion korrelierte mit dem Gehalt an **Zitronen-** und **Mevalonsäure.** Als Grund für die von der Art des Obstes stark abhängige Gasbildung wird weiterhin der unterschiedliche Gehalt an **Sorbit** (vgl. Tab. 3-7) diskutiert.

Mit der bereits erwähnten **gaschromatographischen Bestimmung** von Wasserstoff und Methan in der Ausatmungsluft ist es möglich, einen Einblick in das Ausmaß der intestinalen Gasproduktion zu bekommen. Aus experimentellen Untersuchungen ist bekannt, dass während 30 Minuten von dem im Kolon vorhandenen Wasserstoff bzw. Methan etwa 2 % in die Blutbahn diffundieren und mit der Ausatmungsluft über die Lunge ausgeschieden werden [29].

Abbildung 3-3 demonstriert den Anstieg der Wasserstoffausscheidung mit der Ausatmungsluft nach Nahrungsaufnahme bei gesunden Versuchspersonen.

Untersuchungen von Hyams 1983 mit der gaschromatographischen Wasserstoffbestimmung in der Ausatmungsluft bestätigen die bereits genannte Bedeutung von Sorbit für die intestinale Gasproduktion [137]. Ausgehend von der Beobachtung, dass Kaugummi mit einem Zusatz von **Sorbit** bei Kindern abdominelle Beschwerden auslösen kann, wurde bei gesunden freiwilligen Versuchspersonen die Wasserstoffexhalation nach oraler Gabe verschiedener Sorbitdosen bestimmt.

Bei 4 von 7 Personen kam es nach Zufuhr von 5 g dieses Zuckeralkohols zu einem deutlichen Anstieg der Wasserstoffausscheidung, nach Gabe von 20 g war die Wasserstoffausscheidung bei 6 von 7 Versuchspersonen signifikant erhöht. 10 g Sorbit lösten bei 5 von 7 Probanden milde intestinale Symptome mit Flatulenz aus, 20 g hatten bei 4 von 7 Versuchspersonen heftige abdominelle Krämpfe mit Diarrhöen zur Folge.

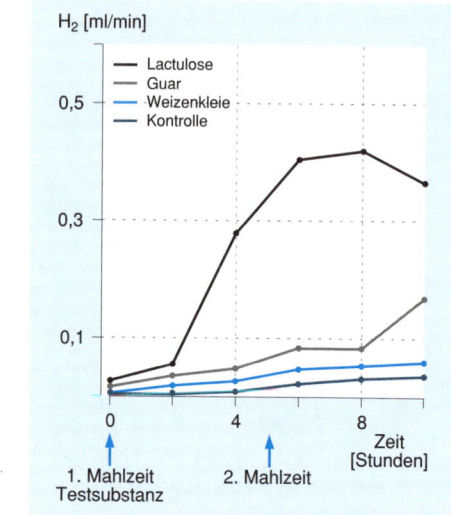

Abb. 3-3 Mittlere Wasserstoffausscheidung mit der Ausatmungsluft bei 11 gesunden Versuchspersonen.
1. Mahlzeit: Ballaststofffreie Formeldiät (55 g Kohlenhydrate, 14 g Fett, 15 g Eiweiß) mit Zusätzen von: 10 g Laktulose, 10 g Guar bzw. 10 g Weizenkleie.
2. Mahlzeit: 33 g Kohlenhydrate, 45 g Fett, 22 g Eiweiß, 1 g Ballaststoffe (eigene, nicht veröffentlichte Befunde; Fritz u. Kasper 1984).

Die Autoren empfehlen, bei der Abklärung unklarer intestinaler Beschwerden durch Sorbit ausgelöste Intoleranzerscheinungen mehr als bisher zu berücksichtigen (vgl. Kap. 3.4.9).

Jain u. Mitarb. [139] weisen auf eine Reihe in den USA erhältlicher Lebensmittel mit einem relativ hohen Sorbitgehalt hin (Orangenmarmelade 58 g/100 g Schokolade 33 g/100 g Erdbeermarmelade 60 g/100 g etc.)

Abdominelle Unverträglichkeitserscheinungen nach dem **Verzehr von Pilzen** können in seltenen Fällen auch durch einen **Mangel an Trehalase** – einer Disaccharidase der Darmschleimhaut – bedingt sein. Der Zweifachzucker Trehalose findet sich, abgesehen von Pilzen, in keinem sonstigen Lebensmittel (Bedeutung der intestinalen Gasbildung für abdominelle Beschwerden vgl. Kap. 3.5.1).

Bei der **Beurteilung** der häufig geklagten **Flatulenz** muss berücksichtigt werden:
- Bei verschiedenen Erkrankungen ist die intestinale Gasproduktion erhöht und es treten vermehrt fermentierbare Substanzen in das Kolon über.
- Lebensmittel mit hohem Gehalt an Sorbit und

> wasserlöslichen Ballaststoffen erhöhen die Gasbildung.
> Darüber hinaus gibt es auch eine Personengruppe, die kleine Gasvolumina bereits wahrnimmt und die sog. **intestinale Hyperalgesie** als unangenehm empfindet.

Treten bei einer Erkrankung Lebensmittelintoleranz-Erscheinungen auf, so werden daraus häufig zwei **Fehlschlüsse** gezogen:
- Intoleranzerscheinungen stehen mit Sicherheit in einem Kausalzusammenhang zur Grundkrankheit. Daß dies nicht der Fall sein muss, demonstrieren die in den Abbildungen 3-1 und 3-2 dargestellten Befunde.
- Lebensmittel und Speisen, die Intoleranzerscheinungen in Form von abdominellen Missempfindungen, Blähungen, Übelkeit, Diarrhö etc. auslösen, beeinflussen auch die Grundkrankheit negativ.

Die Folge sind pauschale Verbotslisten.

Obwohl unspezifische Intoleranzerscheinungen nach den verschiedenen Erhebungen bei Erkrankungen der Gastrointestinalorgane nicht häufiger vorkommen als bei Gesunden, sollten Lebensmittel und Speisen, die erfahrungsgemäß oft abdominelle Missempfindungen verursachen, bei Erkrankungen des Gastrointestinaltraktes, die keiner gezielten diätetischen Behandlung zugängig sind, gemieden werden. Diese Forderung erfüllt die sog. leichte Vollkost.

Fehlbeurteilungen von abdominellen Beschwerden nach der Nahrungsaufnahme waren zusammen mit mangelhafter Kenntnis über die gastroenterologischen Erkrankungen zugrunde liegenden pathophysiologischen und pathobiochemischen Mechanismen der Grund für viele Fehleinschätzungen beim diätisch-therapeutischen Vorgehen. Hieraus resultierten die bis Mitte der 70er-Jahre, aber z.T. auch heute noch praktizierten **Schonkostformen** für Magen-, Darm-, Gallenwegs- und Lebererkrankungen. Ähnliche Fehlentwicklungen und Fehleinschätzungen gab es bei Stoffwechsel-, Nieren- und Herz-Kreislauferkrankungen.

Neue wissenschaftliche Erkenntnisse veranlaßten die „Deutsche Arbeitsgemeinschaft für Klinische Ernährung und Diätetik" heute „Deutsche Gesellschaft für Ernährungsmedizin" dazu, auf der Basis anerkannter exakter Fakten Vorschläge zur Rationalisierung der Diätetik in Form eines „Rationalisierungsschemas" zu formulieren und für die Ernährungstherapie und -prophylaxe in Klinik und Praxis vorzuschlagen [167]. Das **Rationalisierungsschema** wurde in überarbeiteter Form 1994 erneut publiziert [152]. Es gliedert sich in folgende Gruppen:

1. Leichte Vollkost.
2. Energiedefinierte Kostformen: Indiziert bei der Adipositas, den Stoffwechselerkrankungen, deren Manifestation durch Übergewicht gefördert wird, wenn erforderlich in Kombination mit Fettmodifikation und in Kombination mit Natriumrestriktion bei der Hypertonie.
3. Eiweiß- und elektrolytdefinierte Kostformen, indiziert bei Hypertonie, Ödemen, Aszites, Niereninsuffizienz, fortgeschrittener Leberzirrhose etc.
4. Gastroenterologische Diäten und Sonderdiäten.

(Die unter 2. und 3. genannten Kostformen werden in den jeweiligen Kapiteln besprochen.)

Leichte Vollkost

In keinem Teilgebiet der inneren Medizin ist es sowohl für den Patienten als auch für den Arzt so nahe liegend, einen positiven Therapieerfolg mit speziellen Kostformen zu erwarten, wie in der Gastroenterologie.

Die Tatsache, dass die Gastrointestinalorgane direkt mit der aufgenommenen Nahrung in Kontakt kommen, ihre Funktion in der Verdauung und Resorption besteht, und abdominelle Beschwerden häufig nach dem Verzehr spezieller Lebensmittel und Speisen auftreten, hat früher zu der kritiklosen Annahme geführt, der Verlauf jeder gastroenterologischen Erkrankung könne **mit einer** Diät positiv beeinflusst werden.

Auf der Basis dieser Vorstellung wurde die **Vielzahl der bereits genannten Schonkostformen** zur Behandlung von Magen- und Duodenalulzera, Gallenwegserkrankungen, Lebererkrankungen etc. empfohlen.

Kritische Überprüfungen haben ergeben, dass folgende Erkrankungen durch diätetisch-therapeutische Maßnahmen in herkömmlicher Form nicht beeinflusst werden können:
- Ulcus ventriculi et duodeni,
- akute Hepatitis,
- chronische Hepatitis,
- Leberzirrhose,
- Fettleber,
- Morbus Crohn,
- Colitis ulcerosa,
- Erkrankungen der Gallenwege und chronische Pankreatitis.

Bei diesen Erkrankungen ist es lediglich angezeigt, durch Lebensmittel und Speisen auslösbare

3 Erkrankungen der Gastrointestinalorgane

unspezifische **Intoleranzerscheinungen** so weit wie möglich **zu vermeiden**. Dies geschieht mit der sog. leichten Vollkost (andere Bezeichnungen: allgemeine Schonkost, gastroenterologische Basisdiät).

In dem Rationalisierungsschema [152] wurde die **leichte Vollkost** wie folgt definiert:

> „Die leichte Vollkost unterscheidet sich von der Vollkost durch Nichtverwendung von Lebensmitteln oder Speisen, die erfahrungsgemäß häufig, z. B. bei mehr als 5 % der Patienten, Unverträglichkeiten auslösen."

Unverträglichkeitserscheinungen finden sich mit unterschiedlicher Häufigkeit (Tab. 3-1).

Eine **Vollkost** ist nach Angabe der Deutschen Gesellschaft für Ernährung wie folgt definiert:

> „Eine Vollkost ist eine Kost, die
> - den Bedarf an essentiellen Nährstoffen deckt,
> - in ihrem Energiegehalt den Energiebedarf berücksichtigt,
> - präventiv medizinische Erkenntnisse der Ernährungsforschung berücksichtigt,
> - in ihrer Zusammensetzung den üblichen Ernährungsgewohnheiten angepasst ist, soweit die ersten drei Punkte nicht tangiert werden."

In Tabelle 3-2 sind die bei vergleichsweise seltenen gastroenterologischen und Stoffwechselerkrankungen indizierten Kostformen tabellarisch dargestellt. Die Besprechung erfolgt zusammen mit den jeweiligen Krankheitsbildern z. T. auch im Kapitel „Praxis der Diättherapie".

3.2 Ösophagus

Physiologie und Pathophysiologie

Der Ösophagus ist ein reines **Transportorgan**.
Der unterste Abschnitt ist als Folge eines erhöhten Muskeltonus zum Magen hin verschlossen. Hierdurch wird ein Rückfluss von Mageninhalt verhindert. Der Tonus dieses unteren Ösophagus-

Tabelle 3-1 Häufigkeit von Lebensmittelintoleranzen bei unausgelesenen Krankenhauspatienten (n = 1918) in verschiedenen Regionen der Bundesrepublik Deutschland (nach einer Erhebung der Deutschen Arbeitsgemeinschaft für Ernährung und Diätetik [152]).

Intoleranzen	%	Intoleranzen	%
1. Hülsenfrüchte	30,1	27. rohes Stein- und Kernobst	7,3
2. Gurkensalat	28,6	28. Nüsse	7,1
3. frittierte Speisen	22,4	29. Sahne	6,8
4. Weißkohl	20,2	30. paniert Gebratenes	6,8
5. CO_2-haltige Getränke	20,1	31. Pilze	6,1
6. Grünkohl	18,1	32. Rotwein	6,1
7. fette Speisen	17,2	33. Lauch	5,9
8. Paprikagemüse	16,8	34. Spirituosen	5,8
9. Sauerkraut	15,8	35. Birnen	5,6
10. Rotkraut	15,8	36. Vollkornbrot	4,8
11. süße und fette Backwaren	15,8	37. Buttermilch	4,5
12. Zwiebeln	15,8	38. Orangensaft	4,5
13. Wirsing	15,6	39. Vollmilch	4,4
14. Pommes frites	15,3	40. Kartoffelklöße	4,4
15. hartgekochte Eier	14,7	41. Bier	4,4
16. frisches Brot	13,6	42. schwarzer Tee	3,5
17. Bohnenkaffee	12,5	43. Apfelsinen	3,4
18. Kohlsalat	12,1	44. Honig	3,1
19. Mayonnaise	11,8	45. Speiseeis	2,4
20. Kartoffelsalat	11,4	46. Schimmelkäse	2,2
21. Geräuchertes	10,7	47. Trockenfrüchte	2,2
22. Eisbein	9,0	48. Marmelade	2,2
23. zu stark gewürzte Speisen	7,7	49. Tomaten	1,9
24. zu heiße und zu kalte Speisen	7,6	50. Schnittkäse	1,6
25. Süßigkeiten	7,6	51. Camembert	1,3
26. Weißwein	7,6	52. Butter	1,2

Tabelle 3-2 Seltene Kostformen bei gastroenterologischen und Stoffwechselerkrankungen [153].

Definition	Indikation
Diät bei Malassimilation a) leicht aufschließbar, ballaststoffarm, Fettmenge der Ausnutzung angepaßt b) Zusatzmaßnahmen: – Austausch von LCT durch MCT – Erhöhung der Energiedichte, z. B. durch Zugabe von Oligosacchariden oder des Gehaltes an ess. Nährstoffen – glutenfrei – lactosefrei bzw. -reduziert – oxalsäurereduziert	Exokrine Pankreasinsuffizienz Kurzdarmsyndrom chologene Diarrhö gluteninduzierte Enteropathie (Initialstadium) Morbus Whipple, Kurzdarmsyndrom etc.
Kostaufbau bei gastroenterologischen Erkrankungen	akute Pankreatitis postoperative Zustände akute Gastroenteritis nach parenteraler Ernährung
glutenfrei	gluteninduzierte Enteropathie (Dauerbehandlung) Dermatitis herpetiformes Duhring
ballaststoffreich, unter Bevorzugung von Getreideballaststoffen	Obstipation irritables Kolon Kolondivertikulose
ballaststoffreduziert	Stenosen im Intestinaltrakt
zuckerreduziert, mehrere kleine Mahlzeiten	postalimentäres Syndrom (Dumping-Syndrom)
lactosefrei bzw. -reduziert	Milchzuckerunverträglichkeit
weitgehender Ersatz von LCT durch MCT	intestinales Eiweißverlustsyndrom A-β-Lipoproteinämie Hyperchylomikronämie chologene Diarrhö
chemisch-definierte und nährstoff-definierte Formeldiäten	chronisch entzündliche Darmerkrankungen
kohlenhydratreich, fettreduziert	Porphyrie
definierter Gehalt an Aminosäuren	angeborene Störungen des Aminosäurenstoffwechsels (Phenylketonurie, Ahornsirupkrankheit, Homocystinurie, Histidinämie u. a.)
galaktose-, fructosereduziert, stärkereich, viele kleine Mahlzeiten	Glykogenosen
galaktosefrei	Galaktosämie Galaktokinasemangel
fructosereduziert	Fructoseintoleranz
allergenfrei bzw. -reduziert	Lebensmittelallergie

sphinkters (**funktionelles Verschlusssegment**) löst sich nach einem Schluck, um die Passage freizugeben.

Unabhängig vom Schluckakt kommt es unter physiologischen Bedingungen zu kurzfristigen Relaxationen dieses Sphinkters, was einen **physiologischen Reflux** zur Folge hat. Häufigkeit und Intensität des Rückflusses von Mageninhalt in die Speiseröhre werden durch eine Reihe von Faktoren wie intragastraler Druck, Art der aufgenommenen Nahrung, Körperlage etc. mitbestimmt.

Die Dauer eines solchen Refluxereignisses ist von der sog. **ösophagealen Clearance** abhängig. Hierunter versteht man den Vorgang der Elimination des in den Ösophagus übergetretenen Mageninhalts. Die ösophageale Clearance beeinflussende Faktoren sind die Schwerkraft und das Verschlucken des neutralisierenden Speichels.

Dieser physiologische gastroösophageale Reflux tritt insbesondere in der Wachphase auf. Ein **pathologisch vermehrter Reflux** wirkt sich während der Nacht besonders ungünstig aus, da die ösophageale Clearance durch das Liegen, die verminderte nächtliche Speichelsekretion sowie eine reduzierte schluckaktbedingte Peristaltik verlängert ist. Der Reflux ist während des Tages eng an die Nahrungsaufnahme gebunden und findet sich zu etwa 70 % in den ersten beiden Stunden postprandial. Lediglich beim pathologischen Refluxverhalten ist der Reflux in der Nüchternphase vermehrt.

Sowohl **Menge** als auch **Zusammensetzung der verzehrten Nahrung** beeinflussen über Änderung der Ösophagusmotilität, insbesondere im Bereich des unteren Ösophagussphinkters, sowie über Änderungen der Magenentleerung das gastroösophageale Refluxverhalten bei Gesunden und bei Refluxkranken.

Darüber hinaus wird die Motilität des Organs durch **pH-Wert** und **Temperatur** der Nahrung mitbeeinflusst. Die pH-Erniedrigungen führen selbst nur bei geringer Dehnung des Ösophagus zu einer Verstärkung der Peristaltik, während kalte Speisen und Getränke die Ösophagusmotilität reduzieren und somit die ösophageale Clearance verlängern.

> Hoher **Fettgehalt** der Nahrung begünstigt den gastroösophagealen Reflux.

Nach dem Verzehr fettreicher Testmahlzeiten kommt es zu einem signifikanten Druckabfall des unteren Ösophagussphinkters um etwa 30 %. **Kohlenhydrate** ändern den Tonus des unteren Ösophagussphinkters nur unwesentlich, während **proteinreiche Mahlzeiten** den Tonus des unteren Ösophagus steigern. Bei Gesunden kann nach Gabe einer proteinreichen Mahlzeit eine Drucksteigerung um etwa 50 % beobachtet werden [12, 68, 196, 218, 243, 302].

Es ist bekannt, dass **Schokolade** refluxbedingte Beschwerden begünstigt. In entsprechenden Untersuchungen konnte nach Gabe von 120 ml Schokoladensirup während einer Dauer von 60 min eine Minderung des Druckes im unteren Ösophagus um etwa 45 % nachgewiesen werden. Dieser Effekt ist nicht ausschließlich Folge des hohen Fettgehaltes der Schokolade, sondern in erheblichem Maße durch den hohen Gehalt an **Methylxanthin** bedingt.

Die nicht selten bei Gesunden nach Verzehr hochprozentiger **alkoholischer Getränke** zu beobachtenden Refluxbeschwerden erklären sich durch eine in Abhängigkeit von der Alkoholkonzentration im Blut nachweisbare Störung der Ösophagusmotilität mit deutlichem Druckabfall im unteren Ösophagussphinkterbereich [133, 156, 202].

Obwohl **Kaffee** nach der allgemeinen Erfahrung die Refluxbeschwerden verstärken kann, sind die Ergebnisse experimenteller Untersuchungen zum Effekt von Kaffee auf den unteren Ösophagussphinkter widersprüchlich. Es ist jedoch nahe liegend, dass auch die im Kaffee enthaltene Substanz **Methylxanthin** einen Abfall des Sphinkterdruckes zur Folge hat [65, 257, 282].

3.2.1 Funktionelle Störungen am Ösophagus

Die häufigste Funktionsstörung des Ösophagus ist die **Achalasie**, ein sog. funktioneller Megaösophagus. Während sich bei jedem Schluckakt der Muskeltonus im untersten Ösophagusabschnitt löst und somit die Passage in den Magen freigegeben wird, bleibt der einen Rückfluss von Mageninhalt in den Ösophagus verhindernde Tonus der Muskulatur bei der Achalasie erhalten, so dass eine funktionelle Abflussbehinderung entsteht. Die Ursache der Achalasie ist unbekannt.

Die Therapie besteht in der Ballon-Dilatation. Bleibt eine Behandlung aus, so entwickelt sich in Folge zunehmender Passagestörung und Regurgitation von Speisebrei eine Mangelernährung.

Unbekannt ist ebenfalls der Entstehungsmechanismus des **akuten Ösophagusspasmus** (Nussknackerösophagus, Korkenzieherösophagus), der mit akuten Thoraxschmerzen und seltener Schluckstörung einhergeht. Neben typischen röntgenologischen Zeichen wird die Diagnose durch manometrische Untersuchungen gesichert. Hierbei zeigen sich pathologische Druckwerte im Ösophaguslumen wesentlich häufiger während des Verzehrs von Testmahlzeiten als nach dem Trinken von Wasser.

Diese Befunde zeigen, dass die Passage von Speisebrei bei den Patienten pathologische Kontraktionen provoziert [7].

Die Ursache des sog. **Steakhouse-** oder **Barbecue-Syndroms,** bei dem größere Bissen – meist Fleischstücke – das Ösophaguslumen verlegen, kann sowohl eine organische Engstelle als auch ein Spasmus des Ösophagus sein.

Refluxösophagitis

 ### Ätiologie und Klinik

Bei einer Insuffizienz des Verschlussmechanismus im terminalen Ösophagus, kann es, insbesondere in horizontaler Lage, zu einem Rückfluss von Magensaft in die Speiseröhre kommen. Die Folge ist eine entzündliche Reizung der Schleimhaut mit Brennen und Schmerzen hinter dem Brustbein (**Sodbrennen**), u. U. zum Halse hin ausstrahlend.

Alkohol verstärkt die Symptomatik der Refluxösophagitis. Es konnte gezeigt werden, dass der gastroösophageale Verschluss nach Alkoholaufnahme nicht optimal ist. Eine Ösophagitis mit Ulzerationen im unteren Ösophagusdrittel findet sich bei Alkoholikern gehäuft. Die kontinuierliche Messung des pH-Werts im unteren Ösophagus ergab bei gesunden Versuchspersonen signifikante Erniedrigungen des pH-Werts nach oraler Gabe von 180 ml Wodka zusammen mit einer Testmahlzeit.

Auch nach dem Verzehr von **Schokolade** soll es zu einer Reduzierung des Drucks im unteren Ösophagus und damit einer Begünstigung des Refluxes kommen.

Bei bestehender Ösophagitis wird die Symptomatik durch Trinken **hyperosmolarer Lösungen** verstärkt [192]. Es konnte gezeigt werden, dass entgegen der bisherigen Annahme brennende Schmerzen hinter dem Brustbein weniger nach dem Verzehr saurer Lösungen als nach Aufnahme hyperosmolarer Lösungen auftreten.

Vergleichende Untersuchungen an Patienten mit einer Ösophagitis und gesunden Versuchspersonen ergaben, dass der Druck im Bereich des gastroösophagealen Übergangs bei Ösophagitis nach Nahrungsaufnahme besonders niedrig liegt. Dieser **nahrungsinduzierte Druckabfall** war insbesondere im Liegen ausgeprägt – in dieser Position klagen Kranke mit einer Refluxösophagitis über besonders intensive Beschwerden [98].

 ### Diagnostik

Die Diagnose wird in der Praxis oft ausschließlich aufgrund der Symptomatik und dem Ansprechen auf eine Säuresekretion-hemmende Therapie ex juvantibus gestellt. Exakt gesichert wird eine Refluxösophagitis durch Endoskopie und histologische Untersuchung von Schleimhautbiopsien, u. U. ergänzt durch eine 24-Stunden-pH-Metrie. Es gibt jedoch auch Fälle mit normalem endoskopischen und histologischen Befund bei ebenfalls normaler Langzeit-pH-Metrie. Diese Patienten mit einem sog. „empfindlichen Ösophagus" sprechen auf säurehemmende Maßnahmen gleichermaßen an. Es wird angenommen, dass hier ähnlich wie bei einem Teil der Patienten mit irritablem Kolon, die Wahrnehmungsschwelle im Sinne einer viszeralen Hyperalgesie für Schmerz herabgesetzt ist [299].

 ### Ernährungstherapie

> Alle therapeutischen Bemühungen müssen zum Ziel haben, das **Druckgefälle** zwischen Magen und unterem Ösophagus **zu steigern.**

Die Ernährung kann in verschiedener Weise den Reflux von Mageninhalt in den unteren Ösophagus begünstigen. So fördern große Mahlzeiten, das starke Pressen Obstipierter bei der Defäkation und die Adipositas, bedingt durch den hohen intraabdominellen Druck, den Reflux. Nach manchen Untersuchungen findet sich bei 80 % aller Patienten mit einer Refluxösophagitis ein Übergewicht. Die allgemeine Erfahrung zeigt, dass oft die **Normalisierung des Körpergewichtes** ausreicht, um die Symptomatik zu beseitigen oder erheblich zu vermindern.

Darüber hinaus haben die **Zusammensetzung der Nahrung** und **verschiedene Genussmittel** einen Einfluss auf den Tonus des unteren Ösophagus.

Es ist bekannt, dass der Muskeltonus bereits durch relativ geringe, die Säuresekretion nicht oder nur unwesentlich steigernde Gastrinmengen erhöht wird.

Die Gastrinkonzentration im Serum steigt nach **eiweißreichen Mahlzeiten** um das Mehrfache des Ausgangswerts an, während sie nach dem Verzehr von fett- bzw. kohlenhydratreichen Speisen weitgehend unverändert bleibt. Hieraus ergibt sich – Therapieerfolge bestätigen dieses Vorgehen – die Behandlung der Refluxösophagitis mit kleinen, über den Tag verteilten eiweißreichen Mahlzeiten.

> Vier bis sechs kleine Mahlzeiten sind wenigen großen Mahlzeiten vorzuziehen.

Um besonders dem durch horizontale Körperlage nachts begünstigten Reflux vorzubeugen, sollte die **Abendmahlzeit wenig voluminös** sein. Bereits diese einfache Maßnahme in Kombination mit einem Hochstellen des Kopfendes des Bettes reduziert in aller Regel Häufigkeit und Intensität nächtlicher Refluxepisoden.

Nach einer Untersuchung von Funch-Jensen und Oster [98] kommt es bei Patienten mit einer Refluxösophagitis im Vergleich zu gesunden Kontrollpersonen nach der Aufnahme einer Mahlzeit zu einer signifikanten Senkung des Verschlussdrucks im unteren Ösophagus. Diese nach Nahrungsaufnahme unzureichende Drucksteigerung, die einen Rückfluss des Mageninhalts in den Ösophagus begünstigt, war insbesondere in horizontaler Lage ausgeprägt. Hierdurch wird die allgemeine Erfahrung bestätigt, dass der Reflux in aufrechter Körperposition am wenigsten ausgeprägt ist.

Wie schon erwähnt, kommt der **Kohlenhydrat-Eiweiß-Fett-Relation** der Kost bei der Regulierung des Tonus im unteren Ösophagus eine Bedeutung zu. Fett reduziert den Tonus wahrscheinlich über eine vermehrte Freisetzung von Cholezystokinin. Vergleicht man den Druck des unteren Ösophagussphinkters nach Gabe von Vollmilch und Magermilch, so ist der Druck unter Vollmilch am geringsten. Auch Kohlenhydrate vermindern den Tonus.

Die Tatsache, dass fett- und zuckerhaltige Speisen bei Patienten mit Refluxösophagitis oft vermehrt Beschwerden auslösen (z. B. der Verzehr von Schokolade), findet hier ihre Erklärung.

Möglicherweise begünstigt **Schokolade** jedoch unabhängig vom Gehalt an Fett, Zucker, der Osmolarität etc. einen Reflux. In gezielten vergleichenden Untersuchungen konnte trotz Ausschluss all dieser Faktoren unter Schokolade eine Verringerung des Drucks im unteren Ösophagus gemessen werden. Dieser Befund stützt die in der Praxis gemachte Erfahrung, wonach Refluxbeschwerden überdurchschnittlich häufig nach dem Verzehr von Schokolade angegeben werden [215].

Die in der Literatur mitgeteilten Untersuchungen über den Einfluss von **Kaffee** auf den Sphinktertonus sind z. T. widersprüchlich [64, 65]. Sicher scheint zu sein, dass Effekte des Kaffees nicht ausschließlich Folge des Koffeinanteils sind, da sowohl Drucksteigerungen als auch -senkungen nach Verzehr von koffeinfreiem Kaffee nachweisbar sind.

Aus den widersprüchlichen Versuchsergebnissen kann kein sicherer Schluss für die Praxis gezogen werden. Möglicherweise gibt es Patienten, bei denen Kaffee positiv, und solche, bei denen er negativ auf den Verschlussmechanismus im unteren Ösophagus wirkt. Hierbei muss berücksichtigt werden, dass Kaffee, je nachdem, ob nüchtern oder zusammen mit einer Mahlzeit getrunken, wahrscheinlich **unterschiedlich wirkt.**

Bei 17 Patienten mit einer gesicherten Refluxkrankheit ergaben Messungen des pH-Wertes im Ösophagus signifikant häufiger Refluxphasen nach Gabe von 300 ml regulärem Kaffee zusammen mit einer Testmahlzeit im Vergleich zu entkoffeiniertem Kaffee [225].

> Da **Alkohol** den Tonus des unteren Ösophagus verringert, sollten alkoholische Getränke gemieden werden.

Neurogene Schluckstörungen

Bei einer Vielzahl neurologischer Erkrankungen kann sich eine **Dysphagie** entwickeln. Nach einer Literaturübersicht sind dies in erster Linie Folgen von

- Schädel-Hirn-Traumen,
- zerebrovaskulären Erkrankungen und
- neurodegenerativen Erkrankungen wie etwa Multiple Sklerose, Morbus Parkinson, funikuläre Myelose, Myasthenia gravis etc.

Wegen des Unvermögens, sich ausreichend oral zu ernähren und der Gefahr der Aspiration, müssen viele Patienten über nasogastrale Sonde bzw. perkutante Gastrostomie (PEG) ernährt werden. Bei konsequenter funktioneller Schlucktherapie kann bei ⅔ der über Sonde ernährten Patienten wieder eine orale Ernährung erreicht werden [236].

3.2.2 Ösophaguskarzinom

Die schwerwiegendste Erkrankung des Ösophagus ist das Ösophaguskarzinom. **Lokalisiert** sind die Karzinome vorwiegend im mittleren Drittel des Organs. Alkoholismus und Rauchen **begünstigen** die Entwicklung.

Regelmäßiger Obst- und Gemüseverzehr **verringern das Risiko** aufgrund des Gehaltes an Vitamin C und Carotin (Einzelheiten siehe Kap. 16). **Frühsymptom** des Ösophaguskarzinoms ist die **Dysphagie.** Die Diagnose wird durch Endoskopie und Gewebeentnahme gesichert. Bei der meist spät gestellten Diagnose ist die Prognose schlecht.

Ist das Lumen weitgehend mit Tumorgewebe verlegt und kann auch durch Abtragung von Gewebe oder Einlegen eines **Stent** die Passage nicht mehr hergestellt werden, so bietet sich zur Gewährleistung einer enteralen Ernährung die Anlage einer **PEG** (vgl. Kap. 18) an.

3.2.3 Ösophagusdivertikel

Divertikel – sackförmige Wandausbuchtungen – können sich in allen Abschnitten des Ösophagus entwickeln. Ihre Symptome sind abhängig von der Lokalisation, der Größe und dem Füllungszustand. Kleine Divertikel machen keinerlei Beschwerden, größere gehen mit einer Dysphagie, Druckgefühl hinter dem Brustbein und Herauswürgen alter, im Divertikel gespeicherter Speisereste einher.

3.3 Magen

Physiologie und Pathophysiologie

Die **Aufgabe** des Magens im Ablauf des Verdauungsvorgangs besteht darin,
- die aufgenommene Nahrung zu speichern und in kleinen Portionen an das Duodenum abzugeben,
- unter dem Einfluss eines proteolytischen Enzyms und Salzsäure die Eiweißverdauung einzuleiten und
- als Voraussetzung für die Resorption von Vitamin B_{12} den Intrinsic factor (Castlesches Ferment) zu sezernieren.

Je nach Zusammensetzung der Nahrung werden in unterschiedlichem Zeitabstand kleine Portionen des Mageninhaltes an das Duodenum abgegeben, wodurch eine schnelle und ausreichende Durchmischung des Chymus mit Pankreassaft und Gallenflüssigkeit, somit eine schnelle Neutralisation der im Magen produzierten Säure und ein schnelles Einsetzen der Verdauungsvorgänge gewährleistet werden.

Neben der Schaffung dieser günstigen Voraussetzungen für die Verdauung wird durch den **dosierten Übertritt des Speisebreis** in den Darm auch einem zu intensiven Anfluten resorbierter Nährstoffe vorgebeugt.

Die Bedeutung der **Speicherfunktion** des Magens zeigt sich am besten bei Magenresezierten. Wird der untere Magenabschnitt und somit auch der Pylorus operativ entfernt, so kommt es nach der Nahrungsaufnahme zu einem unphysiologisch schnellen Übertritt des Speisebreis in den Dünndarm, was bei einer Reihe von Operierten zu Ausnutzungsstörungen der Nahrung und einer überschießend schnellen Resorption von Glucose mit nachfolgend reaktivem Blutzuckerabfall führt (vgl. Kap. 3.3.4).

Die **Verweildauer** des Chymus im Magen ist von verschiedenen Faktoren abhängig.

So verzögert ein hoher Fettanteil der Nahrung die Magenentleerung, da nach Verzehr von Fett relativ wenig Gastrin in der Antrumschleimhaut freigesetzt wird und die im Duodenum nach Kontakt von Fett mit der Darmwand an die Blutbahn abgegebenen Hormone (wahrscheinlich insbesondere GIP, früher Enterogastron) die Magenmotorik hemmen.

Darüber hinaus ist die Entleerungsgeschwindigkeit abhängig von der Teilchengröße, der Konsistenz und dem osmotischen Druck des Chymus, wobei dünnflüssiger Mageninhalt eine kürzere und hyperosmolarer Mageninhalt eine relativ lange Verweildauer hat.

Der Magen **sezerniert** eiweiß- und in geringem Umfang fettverdauende Enzyme.

Kohlenhydratabbauende Enzyme werden hingegen von der Magenwand nicht produziert. Die **α-Amylase des Speichels** wirkt jedoch im Magen so lange weiter, bis nach Einsetzen der Säuresekretion und Durchmischung des Speisebreis mit dem sauren Magensaft der pH-Wert in einen sauren Bereich abfällt und somit die α-Amylase inaktiviert. Bei An- und Subazidität des Magens hält folglich der Stärkeabbau unter dem Einfluss der Speichelamylase im Magen länger an als bei Normazidität.

Bei dem proteolytischen Enzym des Magens handelt es sich um **Pepsin**, eine Endopeptidase, welche ebenso wie das im Pankreas synthetisierte Trypsin die Peptidkette im Inneren aufspaltet, so dass Polypeptide als Endprodukt der Eiweißverdauung im Magen entstehen.

Neben proteolytischen Enzymen enthält der Magensaft auch eine **Lipase**. Ihre lipolytische Aktivität nimmt mit zunehmender Kettenlänge der Fettsäuren ab. Aufgrund neuerer Untersuchungen kommt der von den Hauptzellen im Fundus sezernierten Magenlipase eine größere Bedeutung bei der Fettverdauung zu als früher angenommen. Sie ermöglicht die nicht unerhebliche Fettresorption trotz völligen Fehlens von Pankreaslipase, etwa bei der fortgeschrittenen chronischen Pankreatitis und zystischen Pankreasfibrose [53].

Von den Nährstoffen ist **Eiweiß** der intensivste Säurelocker, während Fett die Säureproduktion hemmt. Die Tatsache, dass Eiweiß die **Säure- und Pepsinproduktion** stimuliert, hat zu der Vorstellung geführt, dass dieser Nahrungsbestandteil selbst die Voraussetzungen für seine Verdauung im Magen schafft.

Untersucht man jedoch das Verhalten des pH-Werts im Magen nach dem Verzehr einer eiweißhaltigen Mahlzeit, so ergibt sich, dass der für die Pepsinwirkung optimale pH-Bereich von 1,5–2,0 nicht bzw. erst sehr spät erreicht wird (Abb. 3-4). Während der Verweildauer einer üblichen, aus Fleisch, Kartoffeln und Gemüse bestehenden Mahlzeit im Magen werden pH-Werte zwischen 1,5 und 5,0 gemessen (Abb. 3-5).

Das Ausmaß der durch Protein stimulierten Säuresekretion ist aufgrund von Untersuchungen mit der intragastralen Titration in hohem Maße von der **Art des Eiweißes** abhängig. Die Säuresekretion lag nach Gabe von Sojaprotein um 30–40 % niedriger als nach Gabe der gleichen Menge von Protein aus Rindfleisch. Dieser Unterschied war abhängig davon, ob die Proteine isoliert oder in Kombination mit Kohlenhydraten und Fett verzehrt wurden.

Die in der Literatur mitgeteilten Befunde über den **Einfluss von Alkohol** und alkoholischen Getränken auf die Säuresekretion des Magens und die Freisetzung von Gastrin sind widersprüchlich. Aufgrund neuerer Untersuchungen und einer kritischen Sichtung der Literatur muss von folgendem ausgegangen werden:

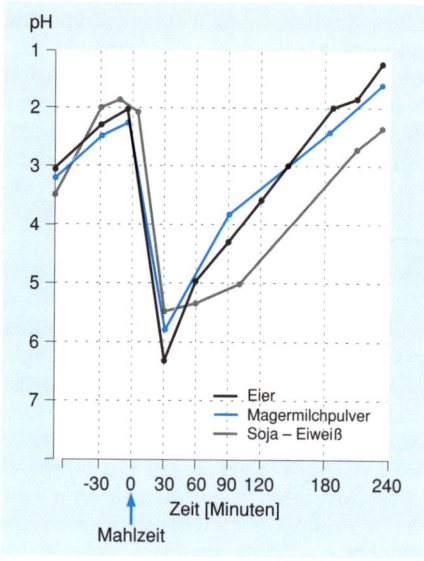

Abb. 3-4 Verhalten des pH-Wertes im Magen nach Verabreichung von 8 Eiern, 135 g Magermilchpulver oder 200 g Soja-Eiweiß (nach [222]).

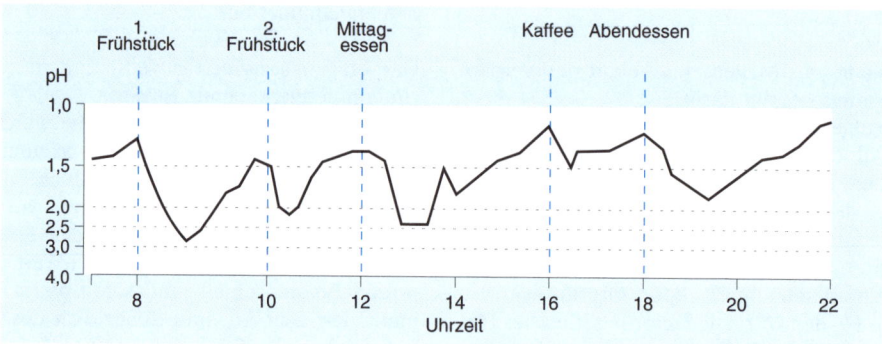

Abb. 3-5 Verhalten der Magenazidität bei gesunden Versuchspersonen und ihre Beeinflussung durch die Nahrungsaufnahme (nach [62]).

> Niedrige, nicht aber hohe Alkoholkonzentrationen stimulieren bei Aufnahme von reinem Alkohol über einen gastrinunabhängigen Mechanismus eine mäßige Magensäuresekretion. Bier und Weißwein sind hingegen starke Stimulatoren der Magensäuresekretion und der Gastrinfreisetzung.

Dieser Effekt beruht nicht bzw. nur zum Teil auf dem Alkoholgehalt dieser Getränke. Welche Bestandteile den starken stimulatorischen Effekt besitzen, ist derzeit noch nicht bekannt (Lit. bei [268]).

Der durch die Nahrungsaufnahme in Gang gesetzte und gesteuerte komplexe Vorgang der **Magensäuresekretion** besteht aus drei unterschiedlichen Phasen.

Bereits durch den Gedanken an Essen, den Anblick und Geruch von Speisen wird die **kephale Phase** eingeleitet. Durch Aktivierung zentralnervöser Mechanismen wird die Magensekretion und auch die Freisetzung von Gastrin aus der Magenschleimhaut über Vagusreiz in Gang gesetzt, bevor Speisebrei in den Magen gelangt.

Etwa 50–70 % der postprandialen Säuresekretion fallen auf die **gastrale Phase,** d. h. die durch unmittelbaren Kontakt des Speisebreis mit der Magenschleimhaut und durch die Dehnung der Magenwand in Gang gesetzte Freisetzung von Gastrin und Säure bzw. Pepsin.

Als **intestinale Phase** wird die vom Dünndarm ausgehende Hemmung der Magensekretion bezeichnet. Der Übertritt sauren Speisebreis in den Bulbus duodeni, der Kontakt der Darmwand mit Nährstoffen etc. initiieren die Freisetzung intestinaler Peptidhormone (Bulbogastron, Somatostatin, Enterogastron etc.), die sowohl hemmend auf die Sekretion als auch Motilität des Magens wirken. Hiermit wird sowohl die Menge als auch die Geschwindigkeit des Übertritts von Speisebrei aus dem Magen in den Darm mitreguliert.

Von besonderer Bedeutung im Rahmen der Nährstoffausnutzung ist die **Intrinsic-factor-Produktion** des Magens. Der Intrinsic factor, ein Glykoprotein, wird von den Belegzellen an den Magensaft abgegeben. Durch Stimulation mit Gastrin, Histamin etc. lässt sich seine Sekretion steigern.

> Der Intrinsic factor verbindet sich mit dem Vitamin B_{12} (**Extrinsic factor**) der Nahrung zum sog. Intrinsic-factor-Extrinsic-factor-Komplex, der von der Schleimhaut des terminalen Ileums resorbiert wird (vgl. Kap. 1.7.2).

Ohne die Komplexbildung kann dieser essentielle Nährstoff, abgesehen von einer geringen Passage per diffusionem bei hoher Konzentration im Darmlumen, nicht resorbiert werden. Der Magen wird somit zu einem lebenswichtigen Organ. Dies zeigt sich bei einem Wegfall der Intrinsic-factor-Produktion nach **operativer Entfernung des Magens** und bei einem Unvermögen der Magenschleimhaut, Intrinsic factor zu produzieren, wie dies bei der sog. **perniziösen Anämie** der Fall ist (vgl. Kap. 1.7 und 3.3.1).

Etwas umstritten ist die Existenz eines **Labfermentes** im menschlichen Magensaft, ein Enzym, das sich insbesondere im Magen des Kalbs nachweisen lässt. Lab, auch als **Chymosin** bezeichnet, führt zum Gerinnen der Milch, indem es Kaseinogen in Kasein umwandelt. Den gleichen Effekt wie das Labferment haben auch das Pepsin und vom Pankreas produzierte Proteasen.

3.3.1 Gastritis

Ätiologie und Klinik

Unterschieden werden die akute und die chronische Gastritis.

Die **akute Form** entsteht durch lokale Einwirkung einer Noxe, z. B. Medikamente, Alkohol oder bakterielle Toxine. Nach Elimination der auslösenden Ursache schwinden die Symptomatik (Oberbauchschmerz, Brechreiz, Inappetenz) und auch die morphologischen Veränderungen an der Schleimhaut schnell.

Von großer praktisch-klinischer Bedeutung ist die in der Durchschnittsbevölkerung häufige **chronische Gastritis.** Sie verläuft meist asymptomatisch, kann aber auch mit einer Symptomatik wie bei akuter Gastritis einhergehen (chronisch aktive Gastritis). Je nach auslösender Ursache, Lokalisation und histologischem Bild werden folgende Formen unterschieden:

- **Typ A (Autoimmungastritis):** Eine im Fundus und Corpus lokalisierte Autoimmunerkrankung mit Antikörpern gegen Magenschleimhaut.
  Es entwickelt sich eine Schleimhautatrophie mit Sub- bzw. Anazidität des Magensaftes. Die Intrinsic-factor-Produktion fehlt, und das mit der Nahrung aufgenommene Vitamin B_{12} (Extrinsic-factor) kann nicht mehr resorbiert werden (vgl. Kap. 1.7).
  Es handelt sich um die primäre pathophysiologische Veränderung der perniziösen Anämie.

- **Typ B:** In etwa 90 % der Fälle wird diese Form der chronischen Gastritis durch eine Besiedelung der Magenschleimhaut mit **Helicobacter pylori**, in selteneren Fällen durch andere Erreger ausgelöst. Die chronische Schädigung der Schleimhaut durch Helicobacter pylori führt letztlich zur Atrophie der Schleimhaut mit Sub- bzw. Anazidität. Die fehlende bzw. stark reduzierte Säureresektion stellt wiederum eine wichtige Voraussetzung für die Entstehung des Magenkarzinoms (vgl. Kap. 16) dar.

  Da sich in Regionen mit schlechten hygienischen Lebensbedingungen bereits bei Kindern in hohem Prozentsatz eine Helicobacterbesiedelung des Magens findet, wird angenommen, dass kontaminiertes Trinkwasser ein wesentlicher Überträger dieses Keimes ist (vgl. Kap. 1.10).

- **Typ C:** Nicht eindeutig definierte **chemisch-toxische Gastritis.** Gallereflux aus dem Duodenum kommt möglicherweise bei der Entstehung eine Bedeutung zu.

Ernährungstherapie

Die Therapie der akuten Gastritis besteht im **Ausschalten der auslösenden Noxe.** Einer der Altmeister der Diätetik, C. von Noorden, schrieb über die Behandlung dieser Form der Magenerkrankung, die er Irritationsgastritis nannte:

> „Von diätetischen Maßnahmen bewährt sich als bei weitem am schnellsten und sichersten wirksam die **Hungerkur.** In schweren Fällen dehne man sie ohne Bedenken über 2 oder 3 Tage aus. Gegenüber dieser alten hippokratischen Lehre ist Furcht vor Entkräftung ganz unbegründet …".

3.3.2 Ulcus ventriculi und Ulcus duodeni

Ätiologie und Klinik

Die Geschwüre am Magen und Duodenum werden auch als **peptische Ulzera** bezeichnet. Hiermit wird zum Ausdruck gebracht, dass die peptische Aktivität des Magensaftes Voraussetzung für die Entstehung der Geschwüre ist und dass es sich bei einem Geschwür um eine **lokale Andauung der Magenschleimhaut** handelt.

Zu Schleimhautdefekten kommt es dann, wenn die sehr komplexen, die Schleimhaut vor dem aggressiven Magensaft **schützenden Mechanismen** wie beispielsweise die Sekretion einer alkalischen Schleimschicht versagen.

Das Gleichgewicht zwischen protektiven und **aggressiven Faktoren** kann durch viele verschiedene Faktoren zu Ungunsten der protektiven Faktoren verschoben werden. Hierzu gehören

- die genetische Prädisposition,
- bestimmte Pharmaka,
- Helicobacter-Besiedelung der Magen- bzw. Duodenalschleimhaut,
- seelisch-psychische Belastungssituationen etc.

Möglicherweise sind auch Ernährungsfaktoren für die Ulkushäufigkeit mitverantwortlich.

Diskutiert wird eine Bedeutung der **mehrfach ungesättigten Fettsäuren.** Die Magen- und Duodenalmukosa synthetisiert die zytoprotektiv wirkenden Eicosanoide PGE_1 und PGE_2 aus Linolsäure bzw. Arachidonsäure (vgl. Kap. 1.3).

In tierexperimentellen Untersuchungen lässt sich nach Linolsäurefütterung eine Steigerung der Synthese beider Prostaglandine und eine geringe **Schädigung der Magenschleimhaut durch Alkohol, Gallensäuren, Aspirin etc.** nachweisen.

Da in den westlichen Industrieländern etwa seit der Jahrhundertwende der Verzehr von mehrfach ungesättigten Fettsäuren um etwa 200 % zugenommen hat, wird die seit Jahrzehnten geringer werdende Ulkushäufigkeit und auch der insgesamt benignere Verlauf der Ulkuskrankheit mit einer verbesserten Resistenz der Schleimhaut in Verbindung gebracht. Gestützt wird diese Annahme auch durch Untersuchungen, die eine signifikant niedrigere Konzentration an Linolsäure im Unterhaut-Fettgewebe bei Ulkuskranken fanden (Lit. bei [153]).

Die **Linolsäure-Hypothese** wird nicht gestützt durch Ergebnisse der amerikanischen prospektiven Health Professionals Follow-up Study, in der bei über 47 000 Männern während sechs Jahren die Häufigkeit von Neuerkrankungen mit verschiedenen Ernährungsfaktoren korreliert wurde [4].

Diskutiert wird weiterhin eine Beziehung zwischen der Höhe des Verzehrs von **Kochsalz** und der Entstehung von Duodenalulzera.

Für diese Hypothese sprechen gute Korrelationen zwischen der Höhe des Kochsalzverzehrs und der Ulkusmorbidität in verschiedenen Ländern, Ergebnisse von Fallkontrollstudien und die positive Korrelation zwischen Kochsalzverzehr und Ulkusinzidenz in Westeuropa im 19. und 20. Jahrhundert (Lit. bei [153]).

Für **regionale Unterschiede** in der Ulkushäufigkeit wurde auch die unterschiedliche Zufuhr von **Ballaststoffen bzw. raffinierten Kohlenhydraten** verantwortlich gemacht.

Insbesondere epidemiologische Daten aus Indien, wo regional sowohl die Ulkushäufigkeit als auch der Verzehr von ballaststoffreichen Getreideprodukten sehr unterschiedlich sind, stützen diese Annahme. In einer englischen Fallkontrollstudie fand sich bei Ulkuskranken keine geringere Ballaststoffzufuhr mit der Nahrung, jedoch war der Verzehr von Zucker eindeutig höher als bei den gesunden Kontrollen. Die mögliche Bedeutung der Ballaststoffe für die Ulkusentstehung und auch den Verlauf des Ulkusleidens wird durch skandinavische Studien gestützt, die unter ballaststoffreicher Ernährung eine geringere Rate an Ulcus-duodeni-Rezidiven fanden, als bei einer vergleichsweise ballaststoffarmen Ernährung (Lit. bei [153]).

Gestützt wird die Annahme einer protektiven Wirkung von Ballaststoffen durch die bereits genannte Health Professionals Follow-up Study. Ein hoher Verzehr von Früchten und Gemüse reich an **wasserlöslichen Ballaststoffen** war mit einer geringeren Häufigkeit von Duodenalulcera assoziiert, während sich eine solche Beziehung für **Getreideballaststoffe** nicht fand [4].

Immer wieder wird die Frage diskutiert, ob **pflanzliche Gewürze** durch ihre lokale Wirkung auf die Magenschleimhaut die Bereitschaft zur Ulkusentstehung und letztlich auch die Ulkusabheilung beeinflussen.

Ob hier ein Kausalzusammenhang besteht, ist nach wie vor nicht endgültig entschieden. Die große Zahl von Studien an gesunden Versuchspersonen sind sämtlich Kurzzeitversuche, die nicht unbedingt repräsentativ für eine Langzeiternährung mit einer Kost reich an pflanzlichen Gewürzen sind.

Der Vergleich verschiedener pflanzlicher Gewürze auf die Säuresekretion im Magen ergab nach Gabe von **Knoblauch, Paprika, Meerrettich** und **scharfem Senf** eine signifikante Steigerung, während **Curry** nur eine geringe und **schwarzer Pfeffer** keine Steigerung der Säuresekretion zur Folge hatte. Manche Untersucher fanden im Akutversuch im Anschluss an die orale Gabe von 1,5 g schwarzem oder rotem Pfeffer neben einer Steigerung der Säure- und Pepsinsekretion auch erosive Schleimhautläsionen und Einblutungen in die Magenschleimhaut (Lit. bei [153]).

Für **Capsaicin**, dem aktiven Wirkstoff aus Chili, konnte wiederum ein die Magenschleimhaut **schützender Effekt** nachgewiesen werden. Bei gesunden Versuchspersonen fanden sich endoskopisch nach Einnahme von 600 mg Aspirin signifikant weniger Erosionen, wenn vorher 20 g Chili verzehrt wurden.

Das Ergebnis dieses Akutversuches fand bei einer retrospektiven Studie an Ulkuskranken eine gewisse Bestätigung. Hoher Verzehr von Chili ging mit geringerer Ulkushäufigkeit einher [318].

Da sich die Art der Wirkstoffe in den pflanzlichen Gewürzen erheblich unterscheidet, lassen sie sich nicht einheitlich beurteilen.

Für die **Praxis** wird man aus den genannten Befunden und der Tatsache, dass man im Tierversuch Ulzera bei gleichzeitiger Fütterung verschiedener scharfer Gewürze deutlich leichter erzeugen kann, den Schluss ziehen, bei erosiven Schleimhautläsionen und frischen Ulzera auf scharfe Gewürze möglichst zu verzichten.

> Personen, die zu Ulkusrezidiven neigen, sollte man dazu raten, mit entsprechenden Gewürzen sparsam umzugehen.

Die Ulkusentstehung und der Verlauf von Ulkuskrankheiten wird offenbar durch **alkoholische Getränke** nicht negativ beeinflusst, obwohl Säure- und Pepsinsekretion durch niedrigprozentige Alkohollösungen stimuliert werden.

Bier und **Wein,** die bei uns am häufigsten verzehrten alkoholischen Getränke, stimulieren die Magensekretion jedoch in einem höheren Maße, als dem Alkoholgehalt dieser Getränke entspricht. Für die stimulatorischen Effekte sind im einzelnen noch nicht definierte, offenbar **bei der Fermentation anfallende Spaltprodukte** verantwortlich.

Trotz des die Sekretion stimulierenden Effekts geben epidemiologische Studien keinen Hinweis auf einen Kausalzusammenhang zwischen der Höhe und Häufigkeit des Alkoholkonsums und der Ulkushäufigkeit. Auch das Ergebnis der bereits zitierten Health Professionals Follow-up Study bestätigte diesen Befund [3].

Weder die Abheilung noch die Rezidivrate wurde bei Magen- und Zwölffingerdarmgeschwüren durch regelmäßigen Konsum alkoholischer Getränke negativ beeinflusst.

Für die Praxis ebenso wichtig ist die Frage, ob **koffeinhaltige Getränke** Ulkusentstehung und -verlauf beeinflussen. Ähnlich wie Bier und Wein nicht nur aufgrund des Alkoholgehaltes die Sekretion der Magenschleimhaut anregen, stimuliert auch unser häufigstes koffeinhaltiges Getränk der Kaffee – sowohl aufgrund des Gehaltes an Koffein als auch anderer, offenbar **beim Röstprozess entstehender Substanzen** – die Sekretion.

In welchem Umfang die durch den Verzehr von koffeinhaltigen Getränken gesteigerte Magensekretion die Abheilung von Ulzera beeinträchtigt, ist nicht bekannt. Sowohl bei Kranken mit Duodenalulzera als auch bei Oberbauchbeschwerden ohne Ulkusnachweis (non-ulcer dyspepsia) werden durch Kaffeeverzehr die Oberbauchbeschwerden verstärkt, so dass die Patienten spontan den Kaffeekonsum reduzieren.

> Ulkuskranken wird oft empfohlen, zur Vermeidung zusätzlicher Beschwerden und möglicherweise zur Förderung der Ulkusheilung, den Verzehr von Kaffee bzw. schwarzem Tee auf zwei Tassen pro Tag zu reduzieren.

Ein hoher Kaffeekonsum, nicht hingegen der regelmäßige Verzehr anderer koffeinhaltiger Getränke, geht nach der Mehrzahl der Erhebungen mit einer höheren Rate an peptischen Ulzera einher (Lit. bei [153]). Die wiederholt zitierte prospektive Health Professionals Follow-up-Study fand für das Duodenalulcus keine Beziehung zum Kaffeekonsum [3].

Kranke mit Duodenalgeschwüren haben meistens eine überschießende Säureproduktion (**Hyperazidität**) und eine **gesteigerte Basalsekretion,** d. h., auch in der interdigestiven Phase, insbesondere nachts, wird Magensaft produziert. Patienten mit Ulcus duodeni haben eine vergleichsweise hohe sekretorische Kapazität für Salzsäure und Pepsin.

Abbildung 3-6 demonstriert die Säuresekretion nach Verzehr einer Mahlzeit (140 g Beefsteak, 2 Scheiben Toastbrot und 360 ml Wasser) bei gesunden Versuchspersonen und Patienten mit Magen- bzw. Zwölffingerdarmgeschwüren. Ist die Magenschleimhaut unfähig, Salzsäure und Pepsin zu sezernieren (anazider Magen), so entwickelt sich praktisch nie ein Geschwür.

Besondere **Gefahren für den Ulkuskranken** sind
- die **Blutungen** aus eröffneten Gefäßen auf dem Ulkusgrund,
- der Durchbruch eines Geschwürs durch die Magenwand **(Perforation),** so dass eine Verbindung zwischen Magenlumen und freier Bauchhöhle entsteht und Mageninhalt in die Bauchhöhle übertritt,
- der Durchbruch eines Geschwürs in ein benachbartes Organ **(Penetration),** z. B. eines Duodenalulkus in das Pankreas,
- und bei über Jahre immer wiederkehrenden Geschwüren eine **narbige Veränderung,** insbesondere des Zwölffingerdarms, mit Passagestörungen.

Als **Stressulkus** werden akut einsetzende Schleimhautläsionen in Form von Geschwüren, aber auch von erosiven Läsionen der Mukosa (akute erosive hämorrhagische Gastritis) bezeichnet. Sie treten nach schweren Unfällen, Blutungen, Schock, Sepsis, nach ausgedehnten operativen Eingriffen, schweren Verbrennungen etc. auf. Der Entstehung von Stressulzera liegen sehr komplexe, vielschichtige Mechanismen zugrunde.

Es gibt sowohl aufgrund von Untersuchungen an Patienten als auch tierexperimenteller Untersuchungen Hinweise darauf, dass eine **orale Ernährung,** z. B. mit einer Formeldiät, anstelle einer parenteralen Ernährung unmittelbar **nach Stresseinwirkung** die Rate an Blutungen aus solchen Magenschleimhautläsionen signifikant senkt. Dieser **Schutzeffekt** wird über eine Anhebung des pH-Wertes im Magen, eine vermehrte Produktion von Prostaglandinen in der Magenschleimhaut und über die optimale Deckung des Energie- und Nährstoffbedarfs erklärt.

Hierbei wird auch diskutiert, dass Substrate zur Ernährung der Schleimhaut direkt von der geschädigten Magenschleimhaut resorbiert und in den Stoffwechsel der Mukosa eingeschleust werden.

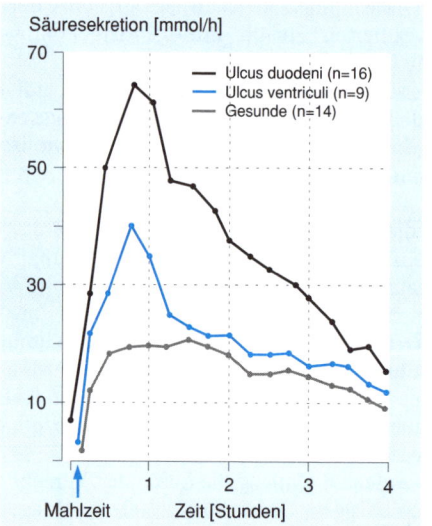

Abb. 3-6 Mittlere Säuresekretion des Magens innerhalb 4 Stunden nach Verzehr einer Mahlzeit (nach [31]).

Ernährungstherapie

Ernährungstherapie und Ernährungsprophylaxe spielen inzwischen eine geringere Rolle aufgrund:
- der neuen Erkenntnisse über die Bedeutung von Helicobacter pylori (vgl. Kap. 1.10) für die Entstehung von Magen- und Zwölffingerdarmgeschwüren,

- der sehr erfolgreichen Therapie der Ulzera mit H$_2$-Antagonisten und Protonenpumpenhemmern sowie
- der Möglichkeit der Rezidivprophylaxe durch Helicobacter-pylori-Eradikation.

Unter Berücksichtigung der geschilderten Untersuchungsergebnisse über die Bedeutung von alkoholischen Getränken, Gewürzen und koffeinhaltigen Getränken für die Symptomatik und Heilungstendenz werden die Patienten mit einer **leichten Vollkost** ernährt.

Die Vielzahl der bis etwa Anfang der sechziger Jahre angewandten „Ulkusdiäten" hatten das gemeinsame Ziel, den Magen sekretorisch und motorisch ruhig zu stellen, in der Annahme, dass hierdurch das Abheilen der Ulzera begünstigt wird. In vergleichenden Therapiestudien konnte gezeigt werden, dass diesen Kostformen keine therapeutische Bedeutung zukommt.

Autoren, die in früheren Jahrzehnten sog. Ulkusdiäten erdachten und empfahlen, prüften ihre Vorschläge nicht nach den Grundsätzen einer kontrollierten Therapiestudie. Sie verabreichten die von ihnen als gut empfundene Diät und sahen ihre Vorstellung dann bestätigt, wenn bei dem Patienten das Ulkus während eines drei- bis vierwöchigen Klinikaufenthaltes abheilte. Eine Kontrollgruppe, der unter gleichen Bedingungen eine Normalkost verabreicht wurde – nur hieran hätte der Wert der Diät gemessen werden können –, fehlte.

Einige der bekanntesten Diätempfehlungen, die in früheren Jahren in großem Umfang bei Magen- und Zwölffingerdarmgeschwüren angeordnet wurden und zum Teil auch heute noch Anhänger haben, obwohl gezeigt werden konnte, dass sie das **Abheilen von Geschwüren nicht beeinflussen**, sind:

- **Sippy-Diät (Milch-Sahne-Alkali-Diät)**
  Ausgehend von der Tatsache, dass Nahrungsfett die Säuresekretion und die Magenmotilität hemmt, und Eiweiß eine hohe Pufferkapazität besitzt, bestand diese von dem Amerikaner Sippy angegebene Diät im Wesentlichen in der stündlichen Gabe eines Milch-Sahne-Gemisches. Zusätzlich wurde Natriumbicarbonat zur Neutralisation der Magensäure gegeben. Neben Milch und Sahne enthielt die Diät sog. soft foods, insbesondere passierte Gemüse und Getreidebrei.
- **Diät nach Kalk und von Bergmann**
  Die Behandlung begann mit der Gabe von 5 %iger Zuckerlösung, die ab dem 4. Tag durch Milch, Mondamin- und Haferschleim ergänzt wurde. Der weitere Aufbau der Diät – die Gesamtdauer der Kur betrug 23–27 Tage – erfolgte mit Eiern, Grießbrei, leichten Milchspeisen, zartem gewiegtem Fleisch etc. Bis zum 10. Behandlungstag lag die tägliche Kalorienzufuhr unter 2000.
- **Diät nach Ewald und nach Lenhartz**
  Ähnliches Vorgehen wie bei der Diätkur nach Kalk. Das Hauptgewicht lag auf der Gabe von Milch und Eiern – nach Lenhartz bis zu 8 Stück pro Tag. Bei beiden Diäten betrug die tägliche Kalorienzufuhr bis zum 8. Behandlungstag weniger als 1000. Obst und Gemüse fehlten weitgehend.
- **Chlorfreie Diät**
  Von der Vorstellung ausgehend, man könne die Säurereproduktion im Magen durch eine Restriktion der Chlorzufuhr soweit verringern, dass es zum Abheilen eines Geschwürs kommt, wurden an Chlorionen arme Nahrungsmittel empfohlen.

Bei der Zusammenstellung all dieser Diäten wurde Wert darauf gelegt, **„zarte" Speisen,** insbesondere zartes Fleisch (Kalb, Huhn, Taube) und zartes Gemüse (nach Kalk keine Rüben, Rettiche, Salate, Karotten, Weiß- und Rotkraut, rote Rüben, Bohnen, Linsen) zu geben.

Andere Autoren empfahlen zur Ruhigstellung des erkrankten Magens bzw. Duodenums eine **Nahrungskarenz** bzw. eine reine Milchdiät bis zu 4 Wochen Dauer. Da die Patienten je nach Diätschema mehr oder weniger **mangelernährt** waren, wurden zusätzlich eintretende Ulkusblutungen schlecht toleriert.

Im Jahre 1934 schrieb der Kliniker Meulengracht, er habe bei peinlicher Durchführung der in einer absoluten bzw. teilweisen Inanition bestehenden üblichen Ulkuskur Patienten im Anschluss an eine Magenblutung an Erschöpfung zugrunde gehen sehen. Entgegen der damals üblichen Ansicht gab der Autor daher Magenblutern ab dem 1. Tag **reichlich Nahrung** (Brot, Hafergrütze, Butter etc.) und erzielte damit gute Heilerfolge.

Auch amerikanische Autoren empfahlen einige Jahre später, beim blutenden Ulkus sofort Nahrung und Flüssigkeit zuzuführen, um so neben der Deckung des Flüssigkeits- und Energiebedarfs die intensive, der Blutstillung entgegenwirkende **Hungerperistaltik** des Magens zu vermeiden.

Daß unter einer sog. blanden Ulkusdiät die **Säuresekretion** des Magens entgegen der allgemeinen Ansicht nicht geringer ist als unter einer Normalkost, konnte bei Patienten mit einem Duodenalulkus gezeigt werden, bei denen sowohl nach Gabe einer blanden **Ulkusdiät** als auch nach einer **frei gewählten Kost** der Mageninhalt in bestimmten Zeitabständen zur pH-Bestimmung abgesaugt wurde. Hierbei ergab sich, dass der pH-Wert bei frei gewählter Kost im Durchschnitt weniger sauer war als nach Gabe einer sog. Ulkusdiät.

> Im Laufe der letzten 40 Jahre wurde wiederholt bewiesen, dass sog. Ulkusdiäten keinen den Heilungsprozess fördernden Effekt haben. Bereits 1941 empfahl Eppinger eine relativ „grobe" Diät für Ulkuskranke, bestehend aus Schrotbrot, grobem Gemüse, Obst etc., die sog. **Schrotkost**.

Die praktisch wichtige Frage nach der Bedeutung von Genussmitteln und Gewürzen wurde bereits im Zusammenhang mit der Ätiologie und Pathophysiologie besprochen.

Trotz der Tatsache, dass **Alkohol** und insbesondere die am häufigsten verzehrten alkoholischen Getränke Wein und Bier, die Gastrinfreisetzung und die Säuresekretion stimulieren, besteht aufgrund epidemiologischer Studien kein Kausalzusammenhang zwischen Alkoholkonsum und der Häufigkeit von Magen- und Zwölffingerdarmgeschwüren.

Die immer wieder diskutierte Unbedenklichkeit alkoholischer Getränke bei floriden Magen- und Zwölffingerdarmgeschwüren wurde erneut von Battaglia u. Mitarb. [20] bestätigt. 125 Patienten mit endoskopisch gesichertem akuten Duodenalgeschwür wurden bis zum Abheilen und zusätzlich zwei weitere Jahre beobachtet. Hierbei ergab sich hinsichtlich der Abheilungs- und Rezidivrate zwischen den Gruppen ohne Alkohol und mit weniger als 60 g/Tag kein signifikanter Unterschied.

Gewürze, insbesondere Pfeffer, Paprika und Senf, werden in Ulkusdiäten meist gemieden, obwohl ein schädigender Einfluss nie bewiesen wurde. Auch zusätzliche Schmerzen oder eine Beeinträchtigung der Ulkusheilung fanden sich nach pflanzlichen Gewürzen nicht. Angaben über den Einfluss von Gewürzen auf die Magensekretion sind z.T., bedingt durch unterschiedliche Dosierung, widersprüchlich.

Kaffee hat, unabhängig vom Koffeingehalt, einen erheblichen, die Säuresekretion stimulierenden Effekt. Hierdurch erklärt sich möglicherweise auch die oft angegebene unterschiedliche Verträglichkeit von Kaffee und schwarzem Tee.

Die in Abbildung 3-7 dargestellten Befunde über den **Einfluss verschiedener Getränke** auf die Säuresekretion im Magen gesunder Versuchspersonen zeigen, wie unterschiedlich die Effekte sind und wie sehr diese von der üblichen Vorstellung abweichen, nach der oft sehr unkritisch starke

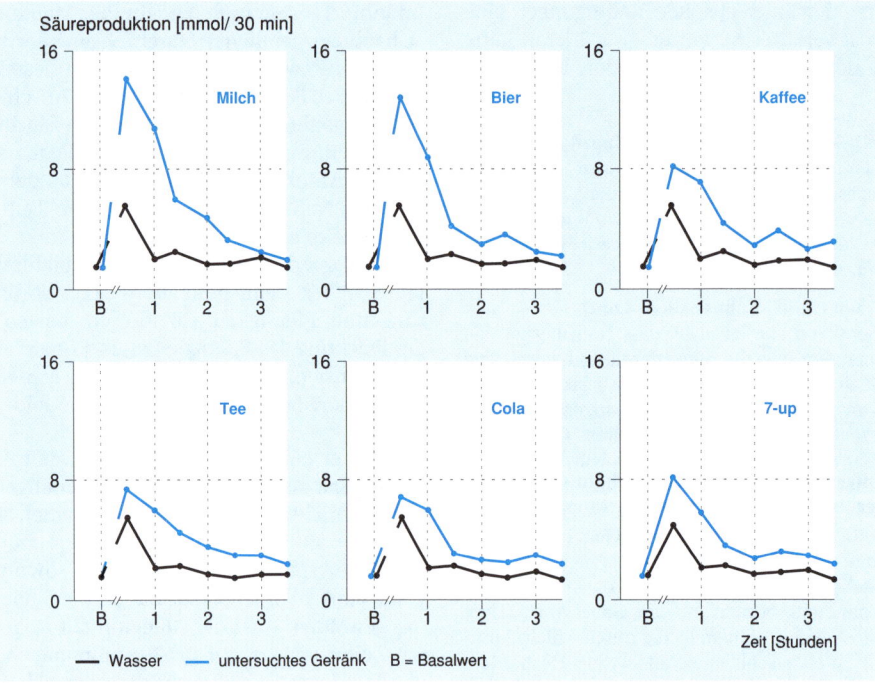

Abb. 3-7 Mittlere Magensäureproduktion bei gesunden Versuchspersonen nach Gabe verschiedener Getränke im Vergleich zu Wasser (nach [203]).

und schwache „Säurelocker" unterschieden werden.

Dass **Milch**, wahrscheinlich aufgrund ihres hohen Kalziumgehaltes, die Säuresekretion erheblich stimuliert, ist aus einer Reihe von Untersuchungen bekannt. Dieser Effekt dürfte auch dafür verantwortlich sein, dass Milch die Abheilung von Ulzera verzögert. In einer vergleichenden Studie an Patienten mit Zwölffingerdarmgeschwüren konnte gezeigt werden, dass die Ulzera bei Gabe eines H_2-Blockers dann signifikant langsamer abheilten, wenn zusätzlich größere Mengen Milch (500 ml morgens, 750 ml mittags und 750 ml abends) verzehrt wurden [176].

Von manchen Autoren wird derzeit die Frage diskutiert, ob dem **Ballaststoffgehalt** der Nahrung eine Bedeutung sowohl für die Ulkusentstehung als auch für Ulkustherapie und -prophylaxe zukommt (Lit. bei [255]). Eine Reihe epidemiologischer Untersuchungen spricht dafür, dass sich bei Bevölkerungsgruppen mit einem hohen Verzehr von Getreideballaststoffen signifikant seltener Ulzera, insbesondere am Duodenum entwickeln.

Auch bei Haustieren begünstigt ein ballaststoffarmes Futter die Ulkusentstehung. Füttert man Schweine mit einem Gemisch aus Kasein, Zucker, Kartoffelstärke und Fett, so entwickeln sich bei einem hohen Prozentsatz der Tiere Magengeschwüre. Zusätze von Sojaschrot mit einem hohen Anteil an Ballaststoffen vermindern die Ulkusrate signifikant.

Gestützt wird die Annahme, dass Ballaststoffen ein **protektiver Effekt** zukommt, auch durch In-vitro-Versuche, in denen gezeigt wurde, dass Weizen- und Reiskleie, aber auch Vollgetreidemehl, im Vergleich zu Weißmehl und poliertem Reis eine wesentlich höhere **Pufferkapazität** besitzen. Auch die Fähigkeit, Gallensäuren zu binden, hat möglicherweise einen positiven Effekt.

Klinische Untersuchungen bestätigen dies. Bei einer Langzeitstudie konnte die Rezidivrate an Duodenalulzera reduziert werden, wenn polierter Reis durch Vollweizenmehl ersetzt wurde. In einer Studie von Rydning u. Berstad [255] kam es dann, wenn der mittlere tägliche Ballaststoffverzehr von 16 auf 28 g erhöht wurde, während einer Beobachtungszeit von 6 Monaten in der Gruppe mit ballaststoffarmer Ernährung in 80 % und der Gruppe mit hohem Ballaststoffverzehr in nur 45 % der Fälle zu einem Ulkusrezidiv.

Die **zirkadianen pH-Schwankungen** des Magensaftes werden wesentlich vom Zeitpunkt der einzelnen Maßnahmen mitbestimmt. Da der **intragastrale pH-Wert** entscheidend für die Abheilung von Zwölffingerdarmgeschwüren ist, interessiert der Einfluss der Abendmahlzeit auf die pH-Werte im Magen sowohl ohne als auch mit Gabe eines H_2-Blockers.

Bei gesunden Männern lag der mittlere pH-Wert im Magen mit 1,67 dann signifikant höher, wenn die letzte Abendmahlzeit um 18 Uhr im Vergleich zu 21 Uhr (mittlerer pH-Wert 1,39) aufgenommen wurde [80].

> Von praktischer Bedeutung ist die Tatsache, dass der therapeutische Effekt von **H_2-Rezeptor-Antagonisten** durch die Nahrungsaufnahme verringert wird.

Wird die Abenddosis von 300 ml Ranitidin unmittelbar nach der letzten Mahlzeit etwa zwischen 18 und 19 Uhr gegeben, so ist die für das Abheilen von Ulzera entscheidende nächtliche Säure- und Pepsinsekretion signifikant geringer als dann, wenn zusätzlich vor Beginn der Nachtruhe, etwa um 22 Uhr, noch eine Spätmahlzeit aufgenommen wird [143].

3.3.3 Magenkarzinom

> Während sich Ulzera nur bei nachweisbarer Säureproduktion im Magen bilden, entwickeln sich Magenkarzinome vorwiegend **bei fehlender Säuresekretion**.

Die Ursache ist wie bei allen Karzinomen unbekannt.

Ernährungsfaktoren kommt sicher bei der Magenkarzinomentstehung eine entscheidende Bedeutung zu (Einzelheiten siehe Kap. 16), da
- Magenkarzinome in verschiedenen Teilen der Welt mit unterschiedlicher Häufigkeit auftreten,
- die Häufigkeit des Magenkarzinoms seit Jahrzehnten in den westlichen Industrieländern mit zunehmender Änderung der Ernährungsgewohnheiten abnimmt,
- die Häufigkeit in Ländern mit hoher Magenkarzinomprävalenz, wie beispielsweise Japan, dann abnimmt, wenn die traditionelle Ernährung zugunsten einer in westlichen Ländern üblichen Ernährung (western diet) aufgegeben wird.

Es muss weiterhin berücksichtigt werden, dass ein Verlassen traditioneller Lebensweise und Ernährungsgewohnheiten verbunden ist mit einer Verbesserung der **Wohn-, Lebensmittel-** und **Trinkwasserhygiene.**

Dies wiederum bedeutet einen Rückgang in der Durchseuchung der Bevölkerung mit **Helicobacter pylori** (vgl. Kap. 1.10), einem ebenfalls wesentlichen, das Magenkarzinomrisiko steigernden Faktor (vgl. Kap. 16).

Aufgrund pathologisch-anatomischer Kriterien kann man Magenkarzinome in solche vom diffusen und vom intestinalen Typ unterteilen. Während die Häufigkeit des **diffusen Typs** weltweit weitgehend konstant bleibt, ändert sich die Häufigkeit des **intestinalen Typs**. Dies spricht dafür, dass Umweltfaktoren und somit auch die Ernährung an der Entstehung der letztgenannten Form des Magenkarzinoms beteiligt sind.

Die **Beschwerden** ähneln denen des Magengeschwürs, sind aber zu Beginn meist gering und uncharakteristisch, so dass die Diagnose oft sehr spät gestellt wird.

Da das Magenkarzinom sehr früh metastiert, ist seine **Prognose** sehr schlecht.

Die einzige Erfolg versprechende **Therapie**, die partielle oder totale Magenresektion, bringt nur in maximal 25 % eine Fünf-Jahres-Heilung. Anzustreben ist das Erfassen des sog. Frühkarzinoms (early cancer), eines nur auf Mukosa und Submukosa beschränkten malignen Wandprozesses. Das leider nur sehr uncharakteristische und geringe Beschwerden machende Frühkarzinom – die **Diagnose** wird endoskopisch und histologisch gestellt – hat mit 70–90 % eine wesentlich bessere Rate an postoperativen Fünf-Jahres-Heilungen (Bedeutung der Ernährung für die Prophylaxe siehe Kap. 16).

3.3.4 Zustand nach Magenoperation

Ätiologie und Klinik

Bei rezidivierenden Magen- und Zwölffingerdarmgeschwüren und bei Ulkuskomplikationen ist eine operative Entfernung des distalen, gastrinproduzierenden Magenanteils **(partielle Resektion)** indiziert, wenn die konservative Therapie, v. a. die Helicobacter-pylori-Eradikation, versagt.

Dies hat trotz Verbleibens der säuresezernierenden Schleimhaut im Magenfundus eine stark reduzierte Säureproduktion bzw. eine **Anazidität des Restmagens** zur Folge, da nach Resektion der Antrumregion kein Gastrin mehr sezerniert wird.

Eine weitere Indikation für die partielle oder auch totale Gastrektomie sind Tumoren des Magens.

Die Standardmethoden der partiellen Resektion sind die als **Billroth I** und **Billroth II** beschriebenen Verfahren (Abb. 3-8).

Ein die Anatomie und Physiologie des Magens besonders schonendes Verfahren ist das der **selektiven proximalen Vagotomie,** bei dem die zum Magen ziehenden Äste des Nervus vagus z. T. durchtrennt werden, wodurch es ebenfalls zu einer erheblichen Verringerung der Säureproduktion und folglich einem Abheilen der Geschwüre kommt. Die Reservoirfunktion des Magens und die Möglichkeit der dosierten Abgabe des Speisebreis ins Duodenum bleiben hierbei weitgehend erhalten.

Die Änderung der Mageninnervation hat jedoch in etwa 6–8 % der Fälle unmittelbar nach der Operation durch Motilitätsstörungen bedingte Beschwerden zur Folge. Dieser als **Postvagotomiesyndrom** bezeichnete Symptomenkomplex äußert sich in Übelkeit, Erbrechen, Durchfall und abdominellen Schmerzen. Die Symptomatik schwindet meist wenige Wochen nach der Operation, spätestens nach etwa einem Jahr.

> Auch dieses früher häufig angewandte Operationsverfahren kommt seit Bekanntwerden potenter Medikamente zur Hemmung der Säuresekretion und der Möglichkeit der Helicobacter-pylori-Eradikation nur noch selten zur Anwendung.

Werden, wie es bei den Resektionsverfahren der Fall ist, zwei Drittel des distalen Magens und damit auch der Pylorus reseziert, so erlischt die **Reservoirfunktion** des Organs. Der Speisebrei tritt ohne wesentliche Verweildauer im Magen in den

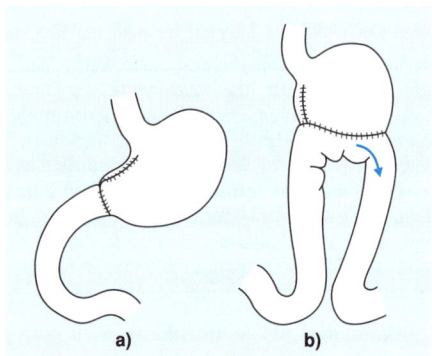

Abb. 3-8 Schmatische Darstellung der Magenresektion.
a) Billroth I
b) Billroth II.

Dünndarm über. Dieser schnelle Übertritt in den Darm kann einen als **„Dumpingsyndrom"** bezeichneten Beschwerdekomplex auslösen. (Die Bezeichnung kommt von dem englischen Wort to dump, stürzen.)

Dieses Dumpingsyndrom, das sich vorwiegend bei den **Billroth-II-Operierten** findet, kann als sog. Früh-Dumping (postalimentäres Frühsyndrom) kurze Zeit nach der Nahrungsaufnahme und als Spät-Dumping (postalimentäres Spätsyndrom) etwa 1–2 Stunden nach der Nahrungsaufnahme auftreten. Es äußert sich in Schwäche- und Schwindelgefühl, Schweißausbruch und Druckgefühl im Oberbauch.

Als **Ursache** wird für das **Früh-Dumping** eine Dehnung des oberen Dünndarms durch den in großer Menge plötzlich eintretenden Speisebrei angenommen. Weiterhin kommt es infolge des hohen osmotischen Drucks des Speisebreis zu einem Einstrom von Wasser aus der Blutbahn in den Darm, wodurch die **Dehnung** noch verstärkt wird. Dieser Wassereinstrom aus der Gefäßbahn in das Darmlumen führt zu einer **Hypovolämie**, die ihrerseits wiederum einen Blutdruckabfall zur Folge hat.

Daß der Dehnungsreiz am Darm entscheidend am Zustandekommen des Beschwerdekomplexes beteiligt ist, kann man beweisen, indem man einen an einer Sonde befestigten Ballon in den oberen Dünndarm einführt und hier aufbläst.

Beim Früh-Dumping scheint eine vermehrte Freisetzung des Hormons **Serotonin** aus der Darmwand die Symptomatik mitzubestimmen.

Die **Ursache** des wesentlich später auftretenden **Spät-Dumpings** ist ein Abfall der Blutzuckerkonzentration.

Nimmt der Billroth-II-Resezierte Kohlenhydrate in Form eines schnell resorbierbaren Zuckers auf, so kommt es, da nach der Nahrungsaufnahme bald aller Speisebrei in den Darm übertritt, zu einer **intensiven Resorption**. Die schnell über die Norm ansteigende Blutzuckerkonzentration hat reflektorisch eine starke **Insulinausschüttung** zur Folge. Da es bei der schnell ablaufenden Zuckerresorption nach kurzer Zeit jedoch zu einem Sistieren der Zuckerresorption kommt, ergibt sich ein Missverhältnis zwischen dem im Überschuss sezernierten Insulin und der nicht mehr durch weitere Zuckerresorption ergänzten Blutglucose, was einen **Abfall des Blutzuckerspiegels** unter die Norm zur Folge hat.

Die beim Spät-Dumping geklagten **Beschwerden** – Schweißneigung, Konzentrationsschwäche, Müdigkeit, Somnolenz etc. – sind somit durch eine **Hypoglykämie** bedingt.

Mit zunehmendem zeitlichem Abstand von der Magenresektion verringert sich die Intensität beider Syndrome, so dass nach etwa 10 Jahren zwei Drittel aller Magenresezierten, die primär Beschwerden im Sinne des Dumpingsyndroms hatten, beschwerdefrei sind.

Abgesehen vom Dumpingsyndrom kommt es nach Magenresektion und hier wiederum besonders nach Billroth-II-Resektion zu einer **verminderten Ausnutzung** der mit der Nahrung aufgenommenen Nährstoffe. Dies hat zur Folge, dass bei etwa 40 % aller Magenresezierten ein Untergewicht besteht **(agastrische Dystrophie)**.

> In manchen Fällen kann sich trotz ausreichender Nahrungsaufnahme eine hochgradige Unterernährung entwickeln.

Ursachen der ungenügenden Nährstoffausnutzung: Das Pankreas wird nicht ausreichend stimuliert, da beim Billroth-II-Resezierten das Duodenum nicht vom Speisebrei durchlaufen wird (Abb. 3-8) und folglich weniger Sekretin und Pankreozymin freigesetzt werden. Der plötzlich in großer Menge in den Darm übertretende Speisebrei wird nicht mehr genügend mit Pankreassaft und Gallenflüssigkeit durchmischt (pankreatikozibale Asynchronie). Die Dünndarmfunktion ist infolge der unphysiologischen Passageverhältnisse beeinträchtigt.

Ursache einer Mangelernährung kann weiterhin eine nach Magenresektion auftretende ausgeprägte **Appetitlosigkeit** sein, die sich besonders häufig nach totaler Gastrektomie findet.

Beeinträchtigt werden kann die Nahrungsaufnahme weiterhin durch eine **Refluxösophagitis** (vgl. Kap. 3.2.1), die sich insbesondere nach totaler Gastrektomie (in etwa 50 % der Fälle), weniger oft nach partieller Resektion findet.

Eine weitere **Komplikation** nach partieller Magenresektion, aber auch nach Vagotomie mit Pyloroplastik, ist die **postoperative alkalische Refluxgastritis**. Sie entwickelt sich als Folge des Rückflusses von alkalischem duodenalem Sekret und von Galle in den Magen [153].

Nach Magenresektion kann sich ein **Lactasemangel** entwickeln (vgl. Kap. 3.4.6). Es konnte gezeigt werden, dass sich in 50 % der Fälle nach der Magenresektion ein Lactasemangel einstellt bzw. ein präexistenter geringgradiger Mangel sich nach der Operation verstärkt – wahrscheinlich bedingt durch die unphysiologischen Passageverhältnisse.

Abdominelle Beschwerden nach totaler und partieller Gastrektomie und auch nach Vagotomie können folglich auch Ausdruck einer **Milchzuckerunverträglichkeit** sein.

> Insbesondere dann, wenn die diätetische Behandlung eines Dumpingsyndroms ohne Erfolg bleibt, sollte ein Versuch mit milchzuckerfreier Kost gemacht werden.

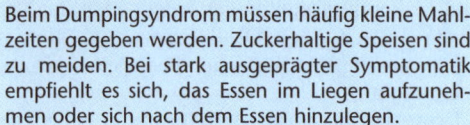 Ernährungstherapie

Während alle kritischen Untersuchungen dafür sprechen, dass der Magenkranke seine Kost frei wählen soll, muss ein Teil der Magenresezierten, insbesondere dann, wenn nach Billroth II reseziert wurde, zur **Vermeidung eines Dumpingsyndroms** eine Diät einhalten.

Da das Dumpingsyndrom in erster Linie durch den schnellen Übertritt des Speisebreis in den Dünndarm, durch Wassereinstrom ins Darmlumen bei hyperosmolarem Darminhalt und den schnellen Blutzuckeranstieg sowie den darauf folgenden Blutzuckerabfall nach dem Verzehr von Zucker bedingt ist, sind die diätetischen Maßnahmen vorgezeichnet.

> Beim Dumpingsyndrom müssen häufig kleine Mahlzeiten gegeben werden. Zuckerhaltige Speisen sind zu meiden. Bei stark ausgeprägter Symptomatik empfiehlt es sich, das Essen im Liegen aufzunehmen oder sich nach dem Essen hinzulegen.

Die hierdurch offenbar erreichte weniger schnelle Entleerung des Magenstumpfes verringert die Beschwerden. Einen gleichen Effekt erzielt man bei einem Teil der Kranken durch Anlegen einer festsitzenden Bauchbinde in Hüfthöhe. Beim sog. Früh-Dumping (postalimentäres Frühsyndrom) hat sich weiterhin der Verzehr eines Stückes Brot 15 Minuten vor der Mahlzeit bewährt.

Bei einem Teil der Patienten schwindet die Symptomatik, wenn **Pektin** oder **Guar** den Mahlzeiten zugesetzt wird. Warum diese die Viskosität steigernden Ballaststoffe positiv wirken, ist nicht sicher bekannt.

Nach einer Untersuchung von Schrezenmeir u. Mitarb. [264] kommt es nach Gabe von 5 Guar bzw. einem Plazebo zusammen mit 100 Glucose bei Patienten mit einem Dumping-Syndrom unter Guar zu einer signifikant geringer ausgeprägten Symptomatik, einem günstigeren Verhalten der Blutglucosekonzentration und der Hormonkonzentration im Plasma (Insulin, GIP und Enteroglucagon), die wahrscheinlich am Zustandekommen der Symptomatik beteiligt sind.

Beim Früh-Dumping betrug der Sigstad-Score unter Plazebo im Mittel 12,4 und unter Guar 5,0. Beim Spät-Dumping betrugen die beiden Werte 12,2 bzw. 5,8. (**Sigstad**- bzw. **Dumping-Score** ist eine Punktliste, mit deren Hilfe die Diagnose des Dumpingsyndroms gesichert wird. Folgende Symptome gehen mit unterschiedlicher Punktzahl in die Bewertung ein: Schock bzw. Präschock, Bewusstlosigkeit, Bedürfnis, sich hinzulegen, Atemnot, Schwächegefühl, Herzklopfen, Kopfschmerzen, Übelkeit. Bei einer Punktzahl von mehr als 7 gilt die Diagnose Dumping-Syndrom als gesichert.)

Ähnlich gute Behandlungsergebnisse lassen sich beim Spät-Dumping auch mit dem α-Glucosidase-Inhibitor **Akarbose** erzielen. Akarbose hemmt den Abbau von Saccharose, Stärke und Dextrin im Darm. Hierdurch kommt es zu einer Verzögerung des Glucoseeinstroms in die Blutbahn, wodurch der reaktiven Hypoglykämie entgegengewirkt wird.

Ist die **Nährstoffausnutzung** nach Magenresektion, insbesondere die Ausnutzung des Nahrungsfettes erheblich gestört, so dass hieraus eine ungenügende Deckung des Energiebedarfs resultiert, empfiehlt sich eine Reduktion des konventionellen Nahrungsfettes und ein Ersatz durch die besonders leicht verdaulichen und resorbierbaren **MCT,** Triglyceride mittelkettiger Fettsäuren.

Bei der **postoperativen, alkalischen Refluxgastritis** ist im Allgemeinen eine Berücksichtigung individueller Intoleranzen ausreichend. Bei ausgeprägten Beschwerden bringt eine mehrtägige Nulldiät bzw. parenterale Ernährung einen Rückgang der Symptomatik.

Wird der gesamte Magen operativ entfernt (**totale Gastrektomie),** so sind gleiche diätetische Maßnahmen wie bei der partiellen Resektion angezeigt. Es kommt relativ häufig zu Störungen der Nährstoffausnutzung mit Steatorrhö und unzureichender Deckung des **Vitamin-D-** und **Kalziumbedarfs.**

Darüber hinaus ist die **Energieaufnahme** oft **unzureichend.** Nach einer englischen Studie lag die Energiezufuhr mit der Nahrung sechs Monate nach der Operation bei 9 von 26 Patienten noch deutlich unter der Norm. Das bei totaler Gastrektomie nicht selten zu niedrige Körpergewicht kann sowohl Folge einer unzureichenden Energiezufuhr als auch einer verminderten Nährstoffausnutzung sein.

Die nicht optimale Deckung des Vitamin-D- und Kalziumbedarfs führt zur **Osteoporose.** In mehr als 60 % der Fälle fanden sich bei Gastrektomierten Störungen des Knochenstoffwechsels (Lit. bei [153]).

> Die Beratung total Gastrektomierter hat zu berücksichtigen, dass die **Appetit-** und **Sättigungsregulation** häufig gestört ist und hieraus eine unzureichende Deckung des Energiebedarfs resultiert.

Die **Frequenz der Nahrungsaufnahme** muss gesteigert werden. Bis zu 10 Mahlzeiten pro Tag sind besonders in der unmittelbaren postoperativen Phase erforderlich, wobei Lebensmittel mit einer hohen Energiedichte bevorzugt werden sollten. Je nach Verhalten des Körpergewichts kann später die Zahl der Mahlzeiten auf 6–8 reduziert werden.

Wie bereits bei der partiellen Magenresektion besprochen, sollte bei höhergradiger **Steatorrhö** das Nahrungsfett zum Teil durch MCT ersetzt werden.

Voluminöse Mahlzeiten und schnell resorbierbare Kohlenhydrate begünstigen ein Dumpingsyndrom. Auch bei der totalen Gastrektomie kann eine postprandiale Hyperglykämie und das hieraus resultierende Spät-Dumping-Syndrom durch Gabe von **Guar** zu den Mahlzeiten reduziert werden.

> **Substituiert** werden muss bei völlig, u.U. auch bei teilweise fehlendem Magen das **Vitamin B$_{12}$**, da dieses Vitamin bei Fehlen des von der Magenschleimhaut produzierten Intrinsic factor nicht resorbiert werden kann (Lit. bei [153]).

Beim **Postvagotomiesyndrom** sind diätetische Maßnahmen dann indiziert, wenn es zu einer Steatorrhö größeren Ausmaßes kommt. Da es zur vermehrten Fettausscheidung mit dem Stuhl wahrscheinlich als Folge einer Insuffizienz der Ileozökalklappe mit Aszension von Kolonflora ins Ileum und einem vermehrten Übertritt von Gallensalzen ins Kolon kommt, sind, da ähnliche pathophysiologische Verhältnisse wie bei der chologenen Diarrhö vorliegen, Fette mittelkettiger Fettsäuren (**MCT**) indiziert.

3.3.5 Anisakiasis

In Seefischen parasitierende **Nematoden** können, wenn sie lebend verzehrt werden, bei Menschen die sog. Anisakiasis, eine schmerzhafte Erkrankung am Magen bzw. oberen Dünndarm, auslösen. **Endwirte** dieser Parasiten sind Meeressäugetiere, insbesondere Robben. Verschiedene Fische dienen als **Zwischenwirt**.

Die Zahl der aus dem Verdauungstrakt der Tiere in die Muskulatur eindringenden Nematoden ist abhängig von der Fischart, Fischgröße und insbesondere von der Zeitdauer zwischen dem Tod des Fisches und dem Entfernen der Eingeweide.

Die Anisakiasis wird durch zwei verschiedene Arten von Nematoden ausgelöst. Es handelt sich um Pseudoterranova decipiens, der eine Länge von 3 bis maximal 5 cm erreicht, und um den sog. „Heringswurm" Anisakis simplex mit einer Körperlänge von 1,5 bis 2 cm. Die erstgenannte Art führt bei Menschen nur sehr selten zu Erkrankungen, während die überwiegende Zahl von Anisakiasisfällen durch Anisakis simplex ausgelöst wird.

Der offenbar zunehmend häufigere Befall von Fischen im Nordatlantik und damit auch der häufigere Nachweis in Fischfilet wird auf die Zunahme der Robbenkolonien zurückgeführt. Eine weitere Bedeutung kommt wahrscheinlich der relativ langen Zeit zwischen Fang und Entfernung der Gastrointestinalorgane bei Fischen zu.

Die Gefahr, lebende Nematoden aufzunehmen, besteht beim **Verzehr von rohem Fisch** und unzureichend behandelten Fischerzeugnissen. Ausreichendes Erhitzen, mehrtägige Gefrierlagerung bei mindestens minus 20 °C und mehrwöchige Lagerung in Salz-/Essigbädern bei der Marinadenherstellung töten die Parasiten ab. Nach der Verordnung über gesundheitliche Anforderungen an Fische und Schalentiere ist die Entfernung aller Teile des Fisches, die erkennbar Nematoden enthalten, vorgeschrieben.

Die **klinische Symptomatik** der Anisakiasis besteht in abdominellen Schmerzen, Übelkeit, Brechreiz und eventuell einer intestinalen Verschlusssymptomatik. In vielen Fällen gelingt es, die Parasiten während einer endoskopischen Untersuchung zu entfernen. Gelegentlich sind Resektionen der befallenden Darmabschnitte erforderlich [280, 281, 292].

3.4 Dünndarm

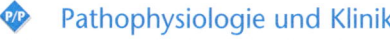
Pathophysiologie und Klinik

Die **Hauptaufgabe** des Dünndarmes ist die Nährstoffresorption. Kerckring-Falten und Zotten schaffen eine große resorbierende Oberfläche, die einen ausreichenden Kontakt zwischen Chymus und Dünndarmschleimhaut gewährleistet.

Im Vergleich zu einem Rohr mit glatter innerer Oberfläche wird die **Resorptionsfläche** durch Kerckring-Falten und Zotten etwa um den Faktor 600 **vergrößert** (Abb. 3-9). Die fingerförmig ins Darmlumen ragenden, etwa 1 mm langen Zotten finden sich im Duodenum und Jejunum in einer Dichte von etwa 22–40/mm² und im Ileum von 18–31/mm². Eine weitere Vergrößerung erfährt die resorbierende Oberfläche durch die sog. Mikrovilli (Bürstensaum), feine längliche Ausstülpungen der Mukosazellen an der dem Darmlumen zugekehrten Seite.

Die Darmwand verfügt über eine Reihe von Mechanismen, die eine Aufnahme immunogener Makromoleküle verhindern. An dieser als **Mukosablock** bezeichneten Funktion sind, neben dem von der Schleimhaut sezernierten sekretorischen IgA, die mechanische Integrität der Epithelschicht mit ihren Kittleisten, die der Schleimhaut aufliegende Schleimschicht, die intestinale Motilität etc. beteiligt (vgl. Barrierefunktion und Translokation, Kap. 3.5.9).

Das **sekretorische IgA** wird vom sog. darmassoziierten lymphatischen Gewebe (gut associated lymphoid tissue, **GALT**) gebildet und nach Bindung an ein von den Epithelzellen synthetisiertes Glykoprotein in das Darmlumen ausgeschieden, wo es weitgehend in der Schleimschicht verbleibt. Dieses gegen enzymatische Verdauung resistente sekretorische IgA agglutiniert großmolekulare Antigene, schützt vor einer Invasion von Keimen aus dem Darmlumen in die Schleimhaut etc. Eine ausreichende Sekretion dieses Immunglobins übernimmt somit eine erhebliche Schutzfunktion.

Die Entdeckung von **Wachstumsfaktoren** (growth factors) hat die Kenntnis über die Proliferation von Mukosazellen im Dünn- und Dickdarm und deren Differenzierung erheblich erweitert. Sie gewährleisten durch ihre Stimulation der Zellproliferation eine optimale Resorptionsfunktion.

Nach Dünndarmresektion (vgl. Kap. 3.4.14) sind sie wesentlich verantwortlich für die zur Verbesserung der Nährstoffresorption einsetzende **Zunahme der Mukosadicke** und ein gewisses **Längenwachstum des Restdarmes**. Dies gilt insbeson-

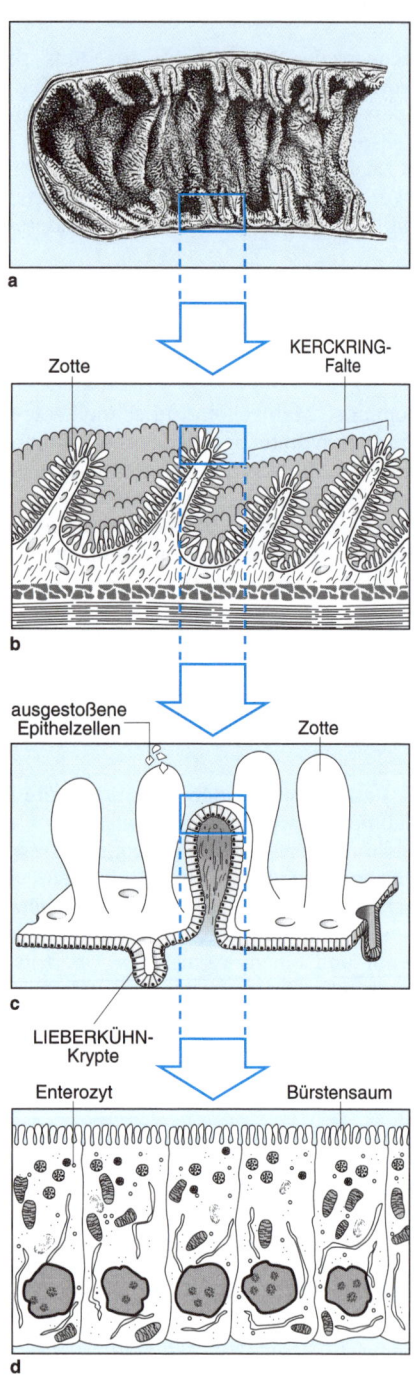

Abb. 3-9 Makroskopische und mikroskopische Darstellung der inneren Dünndarmoberfläche.
a) Makroskopisches Bild der inneren Oberfläche (Mukosaseite) des Dünndarmes mit Kerckring-Falten.
b) Mikroskopisches Bild des in Bild a) rechteckig umrahmten Bezirks mit Darstellung der Zotten auf einer Kerckring-Falte.
c) Dreidimensionale Darstellung von Dünndarmzotten und -krypten. Entspricht rechteckig eingerahmtem Bezirk aus Bild b).
d) Enterozyt, elektronenoptisches Bild.

dere für den Epidermal growth factor, das Neurotensin und den Insulin-like-growth factor (das Molekül besitzt Strukturähnlichkeiten mit Insulin) (Lit. bei [100]).

Von besonderer Bedeutung für die Diätetik ist die Tatsache, dass der Dünndarm nicht nur **Resorptions-**, sondern auch **Verdauungsorgan** ist. Dies lässt sich besonders am Beispiel der Disaccharide demonstrieren.

Disaccharidmoleküle können nicht bzw. nur in ganz unbedeutendem Umfang resorbiert werden. Eine Resorption dieser aus zwei Monosaccharidmolekülen zusammengesetzten Zweifachzucker ist erst dann möglich, wenn sie mit Hilfe spezifischer, im Bereich des Bürstensaumes lokalisierter Enzyme, der sog. **Disaccharidasen,** gespalten werden. Die wichtigsten Disaccharide unserer Nahrung sind Saccharose (Küchenzucker), Lactose (Milchzucker) und die bei der Stärkespaltung anfallenden Zweifachzucker Maltose (Malzzucker) und Isomaltose.

In Tabelle 3-3 sind die verschiedenen Disaccharidasen aufgeführt.

Unter den α-**Glucosidasen** gibt es mindestens vier verschiedene Enzymaktivitäten – „Maltasen" – deren Spezifitäten sich für die verschiedenen Stärkeabbauprodukte überschneiden. Mindestens zwei dieser „Maltasen" liegen als Saccharase-Isomaltase-Komplex vor. Saccharase und Isomaltase stellen je eine Untereinheit dieses Enzymkomplexes dar.

Die Maltase/Glucoamylase ist weniger gut charakterisiert. Wesentliche Bedeutung haben die β-Galaktosidasen. Lactase II ist weniger an der Milchzuckerspaltung beteiligt als Lactase I.

Bei Gesunden unterliegt die **Disaccharidaseaktivität** der Dünndarmschleimhaut großen individuellen Schwankungen. Fehlt eine der Disaccharidasen oder ist ihre Aktivität stark verringert, so ist die Ausnutzung des entsprechenden Disaccharids gestört.

> Von praktisch-klinischer Bedeutung ist lediglich der **Lactasemangel** (vgl. Kap. 3.4.6). Das Disaccharid Lactose findet sich in keinem anderen Lebensmittel als in Milch und hieraus hergestellten Produkten.

Bevor Milch durch die Zähmung von Säugetieren gewonnen werden konnte, und somit auch im Erwachsenenalter als Lebensmittel zur Verfügung stand, wurde Lactase nach Beendigung der Säuglingsphase nicht mehr benötigt. Auch heute noch findet sich bei der Mehrzahl der Weltbevölkerung im Erwachsenenalter keine bzw. eine nur sehr mäßige Lactaseaktivität in der Dünndarmmukosa.

Eine so genannte **Lactasepersistenz,** d. h. ein Beibehalten der hohen Lactaseaktivität der Säuglingsphase auch im Erwachsenenalter, findet sich überwiegend bei der Bevölkerung Nord- und Mitteleuropas (Tab. 3-4). Diese Bevölkerungsgruppen hatten offenbar in vorgeschichtlicher Zeit aufgrund dieser Persistenz des milchzuckerspaltenden Enzyms und der hierauf basierenden Nutzung von Milch als wertvollem Lebensmittel die Möglichkeit, klimatisch ungünstige kühlere Regionen zu besiedeln.

Fehlt Lactase im Dünndarm bzw. reicht ihre Aktivität nicht aus, um die mit der Nahrung aufgenommene Menge an Lactose zu spalten, so gelangt das Disaccharid in das Kolon und wird hier **bakteriell abgebaut** (Abb. 3-10). Die hierbei anfallenden Gase verursachen **Flatulenz,** während die kurzkettigen Fettsäuren über eine Steigerung der Kolonmotilität und der Osmolarität, die wie-

---

Tabelle 3-3 Disaccharidasen der menschlichen Dünndarmschleimhaut.

α-*Glucosidasen*
Maltase
Glucoamylase
Saccharase-Isomaltase-Komplex
Trehalase

β-*Glucosidasen*
Phlorizinhydrolase

β-*Galaktosidasen*
Lactase I
Lactase II

Tabelle 3-4 Häufigkeit des Lactasemangels bei Erwachsenen in unterschiedlichen Populationen (nach [72]).

Schweden	3 %
Finnland	16 %
Schweiz	17 %
England	20–30 %
Frankreich	42 %
USA, Anglo-Amerikaner	6 %
USA, Afro-Amerikaner	73 %
Afrikaner, Hamiten	10 %
Afrikaner, Neger	fast 100 %
Japan (wahrscheinlich auch alle übrigen Bevölkerungsgruppen des Fernen Ostens)	fast 100 %

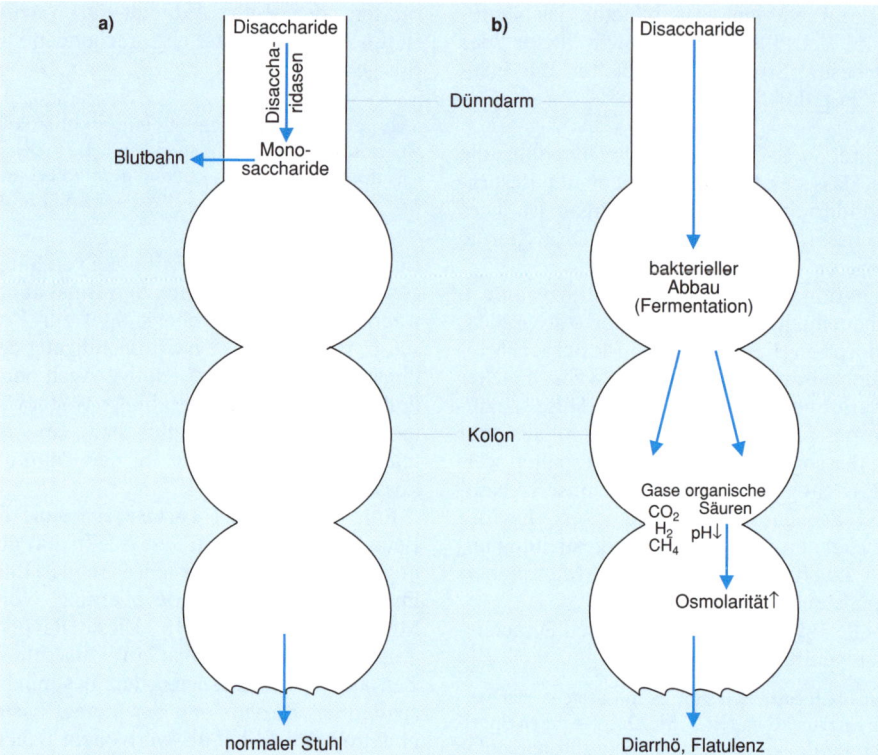

Abb. 3-10 a) Spaltung der Disaccharide durch Disaccharidasen im Dünndarm und Resorption der entstehenden Monosaccharide. b) Passage der Disaccharide durch den Dünndarm bei Disaccharidasemangel. Bakterieller Abbau der Disaccharide im Kolonlumen in organische Säuren und Gase. Diarrhö als Folge eines hohen Wassergehaltes der Fäzes und niedrigen pH-Wertes.

derum den Wassergehalt im Kolonlumen steigert, eine **Diarrhö** induzieren.

Da kurzkettige Fettsäuren über eine Steigerung der Natrium- und Wasserrückresorption im Kolon (vgl. Kap. 1.10) in gewissem Umfange antidiarrhöisch wirken, geht ein mäßiggradiger Lactasemangel zwar mit Flatulenz, nicht aber mit einer Diarrhö einher.

Neben den die Zweifachzucker spaltenden Enzymen finden sich in der Dünndarmmukosa **Peptidasen** und **Lipasen**, die bei der Endaufspaltung der entsprechenden Nährstoffe beteiligt sind.

Die **Resorption** der meisten Nährstoffe erfolgt bereits im **Duodenum** und **Jejunum**, wie sich aus Abbildung 3-11 ergibt. Das bedeutet nicht, dass die Resorption an diese oberen Darmabschnitte gebunden ist und tiefergelegene Darmabschnitte hierzu nicht fähig sind. Nach operativer Entfernung des proximalen Dünndarms übernimmt der distale Dünndarm die gesamte Resorption.

> Lediglich die Resorption von Vitamin B_{12} (vgl. Kap. 1.7) und die Rückresorption von Gallensalzen (vgl. Kap. 3.4.8) sind an das **terminale Ileum** gebunden und finden in höheren Darmabschnitten nicht statt.

Eine Resektion dieses Darmabschnittes hat folglich einen **Vitamin-B_{12}-Mangel** (vgl. Kap. 3.4.8) bzw. eine Unterbrechung des enterohepatischen Kreislaufs der Gallensäuren und somit eine **Verringerung des Gallensäurepools** zur Folge.

Dünndarmerkrankungen bzw. -resektionen gehen mit mehr oder weniger großer Beeinträchtigung der Nährstoffausnutzung **(Malassimilation)** einher, da im Dünndarmlumen unter dem Einfluss von Gallenflüssigkeit und Pankreassaft der **Abbau großmolekularer Nährstoffe** bis hin zu resorptionsfähigen Spaltprodukten abläuft. Dabei findet die letzte Stufe – Spaltung von Disachariden in Monosaccharide, Spaltung von Oligopeptiden in

3.4 Dünndarm

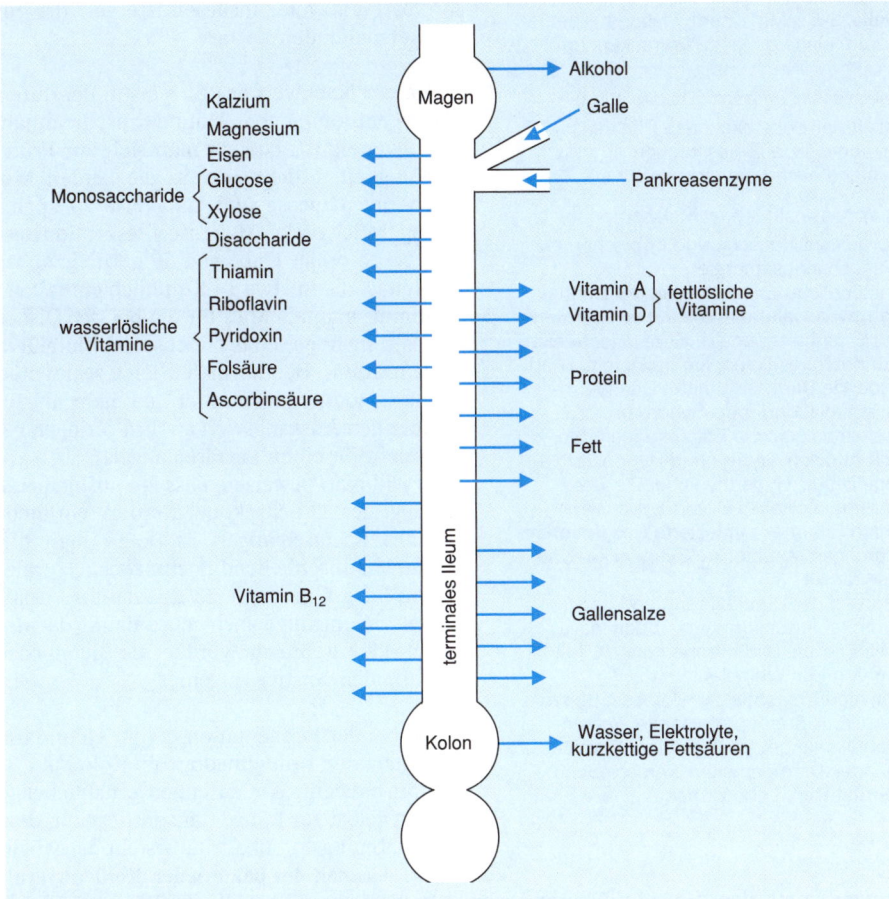

Abb. 3-11 Ort der Nährstoffresorption im Dünndarm (nach [34]).

Aminosäuren, Reveresterung langkettiger Fettsäuren und Chylomikronenbildung – im Bereich des Bürstensaumes bzw. in den Enterozyten statt.

Beruht die gestörte Nährstoffausnutzung auf einer unzureichenden Verdauung, etwa bei einem Mangel an Pankreasfermenten oder Gallensalzen, so spricht man von **Maldigestion,** während die gestörte Resorption, z.B. bei einer Zottenatrophie, als **Malabsorption** bezeichnet wird. Die wichtigsten Ursachen einer Malassimilation sind in Tabelle 3-5 zusammengestellt.

Die für die Praxis wichtigsten Untersuchungsverfahren zum Nachweis einer verminderten Nährstoffzufuhr sind nachfolgend beschrieben.

Fettbilanz

Bei intakter Verdauungs- und Resorptionsfunktion werden bei einer täglichen Fettzufuhr bis zu 200 g mit der Nahrung pro 24 Stunden maximal 7–8 g Fett mit dem Stuhl ausgeschieden.

Ist die Ausnutzung des Nahrungsfettes herabgesetzt, so steigt die Stuhlfettausscheidung an. Nur die **quantitative chemische Fettbestimmung** hat einen diagnostischen Wert. Der qualitative mikroskopische Fettnachweis im Stuhl besitzt keine Aussagekraft und sollte nicht mehr durchgeführt werden.

D-Xylose-Test

Die Pentose D-Xylose wird im Dünndarm aktiv resorbiert. Etwa 40% des resorbierten Zucker-

Tabelle 3-5 Mit einem Malassimilationssyndrom einhergehende Erkrankungen.

Verdauungsinsuffizienz (Maldigestion)
- Insuffizienz des exokrinen Pankreas
- herabgesetzte Gallesekretion
- Zustand nach Magenresektion

Resorptionsinsuffizienz (Malabsorption)
- Sprue (einheimische und tropische)
- Disaccharidasemangel
- entzündliche Erkrankungen der Dünndarmwand (akute und chronische Enteritis, Enteritis regionalis, Strahlenenteritis)
- Dünndarmresektion, innere Fisteln, blind endende Darmabschnitte, Dünndarmdivertikel (Blind-loop-Syndrom)
- endokrinologische Erkrankungen (Morbus Addison, Hyper- und Hypoparathyreoidismus, Hyperthyreose, Diabetes mellitus, Zollinger-Ellison-Syndrom)
- durch Pharmaka induzierte Resorptionsstörungen (Antibiotika, Zytostatika, Cholestyramin)
- Störung der Durchblutung und des Lymphabflusses (Angina abdominalis, mesenteriale und retroperitoneale Tumoren, Morbus Whipple)
- sonstige Ursachen: Amyloidose, Sklerodermie, A-β-Lipoproteinämie, Immunglobulinmangel, hochgradiger Eiweißmangel, Darmparasiten, verschiedene Dermatosen, Leberzirrhose

alkohols werden mit dem Harn in unveränderter Form ausgeschieden. Es besteht folglich eine direkte Beziehung zwischen der im Dünndarm resorbierten und der mit dem Harn ausgeschiedenen Menge an Xylose.

Mit einer Resorptionsstörung einhergehende Erkrankungen des Dünndarms haben eine **geringere Harnxyloseausscheidung** zur Folge. Bei normaler Dünndarmfunktion – Voraussetzung ist, dass die Ausscheidungsfunktion der Nieren nicht herabgesetzt ist – werden während 5 Stunden nach oraler Gabe von 25 g D-Xylose, in Wasser gelöst, mindestens 5 g mit dem Harn ausgeschieden.

Eine Ausscheidung von weniger als 4 g ist beweisend für eine Resorptionsstörung.

Milchzucker-Resorptionstest

Disaccharide werden von den im Bürstensaum der Enterozyten lokalisierten **Disaccharidasen** in Monosaccharide gespalten. Bei Schädigung der Dünndarmmukosa verringert sich die Aktivität dieser Enzyme, insbesondere die der milchzuckerspaltenden Lactase.

Da der Nachweis des Enzyms in der durch Biopsie entnommenen Dünndarmschleimhaut sehr aufwendig ist, bedient man sich zur Prüfung der Fähigkeit, **Milchzucker** in die beiden Monosaccharide **Glucose** und **Galaktose** zu spalten, des sog. Milchzucker-(Lactose-)Resorptionstests.

Nach oraler Gabe von 50 g Milchzucker, einer Menge, die in etwa 1 l Kuhmilch enthalten ist, bestimmt man als Maß für die bei der Disaccharidspaltung freigesetzte Glucose die Blutglucosekonzentration. Bei normaler Lactaseaktivität steigt die Glucosekonzentration um mehr als 20 mg/dl über den Ausgangswert an. Ein geringerer Anstieg spricht für einen Lactasemangel.

Will man beweisen, dass ein ausbleibender Anstieg der Glucosekonzentration wirklich Folge eines Lactasemangels ist, kann man die Blutglucose anschließend nochmals nach oraler Gabe von 25 g Glucose + 25 g Galaktose bestimmen. Beim Kontrollversuch muss dann, da Monosaccharide verabreicht wurden, die Blutglucose einen normalen Anstieg zeigen.

Da bei der Fermentation der im Dünndarm nicht abgebauten Kohlenhydrate im Kolon u. a. Wasserstoff entsteht, der zu einem erheblichen Teil im Blut gelöst zur Lunge transportiert und dort in die Ausatmungsluft übertritt, besteht die Möglichkeit, das **Ausmaß des bakteriellen Kohlenhydratabbaus im Dickdarm** mit Hilfe der Wasserstoffkonzentration in der Ausatmungsluft zu quantifizieren.

Hiervon ausgehend kann bei **Verdacht auf Lactasemangel** das Ausmaß des Milchzuckerübertritts ins Kolon bestimmt werden. Dazu trinkt der Patient nach Bestimmung der Wasserstoffausgangskonzentration in der Ausatmungsluft 50 g Lactose in 500 ml Wasser gelöst. Anschließend wird nach ein, zwei und drei Stunden eine Probe der Endexspirationsluft aufgefangen und hierin der Wasserstoffgehalt bestimmt. Ein Anstieg von mehr als 20 ppm zwei Stunden nach Untersuchungsbeginn gilt als pathologisch und als Beleg für einen Lactasemangel (**Wasserstoff-Exhalations-Test**).

Die genannten Verfahren sind die gängigsten in der klinischen Routinediagnostik. Grundsätzlich kann mit jedem Nährstoff oder einer sonstigen Substanz, die vom Darm resorbiert wird, ein Test zur Prüfung des Resorptionsvermögens ausgearbeitet werden.

So gibt es z. B. Tests, bei denen als Maß für die Resorptionsleistung Vitamin A, mit [131]Jod markiertes Fett, radioaktiv markierte Aminosäuren etc. oral verabreicht werden und anschließend die Konzentration der Testsubstanzen als Maß für die Resorption im Serum bestimmt wird.

Dünndarmbiopsie

Mit Dünndarmbiopsiesonden – die Instrumente können unter Röntgenkontrolle in jeden Dünndarmabschnitt dirigiert werden – oder langen Endoskopen können Schleimhautproben für die mikroskopische Untersuchung aus der Dünndarmwand entnommen werden. Bei einer Reihe von Darmerkrankungen, insbesondere solchen, die mit einem Malabsorptionssyndrom einhergehen, lassen sich **Reduktionen der Zottenhöhe** bis zum völligen Schwund **(totale Zottenatrophie)** nachweisen.

Im Nachfolgenden werden Dünndarmerkrankungen beschrieben, die mit einer gestörten Nährstoffausnutzung einhergehen bzw. diätetisch behandelt werden können.

3.4.1 Akute und chronische Enteritis

Eine akute Enteritis oder auch Gastroenteritis bzw. Enterokolitis, wenn Magen bzw. Kolon mitbeteiligt sind, entsteht nach **groben Diätfehlern** wie Genuss großer Mengen unreifen Obstes, fetter oder sehr kalter Speisen, nach Alkoholabusus, bestimmten Medikamenten wie Acetylsalicylsäure, schwermetallhaltigen Präparaten etc.

Lebensmittelvergiftung

Eine der häufigsten Ursachen ist jedoch die sog. Lebensmittelvergiftung. Hierzu kommt es, wenn Lebensmittel verzehrt werden, die **pathogene Keime**, insbesondere Salmonellen enthalten, oder wenn es in Lebensmitteln zu einer **starken Vermehrung apathogener Keime** gekommen ist.

Als Folge einer intensiven Vermehrung dieser normalerweise nicht krankmachenden Keime reichern sich **toxische Stoffwechselprodukte der Mikroorganismen** in großer Menge in den Lebensmitteln an und führen nach ihrem Genuss zu einer toxischen Schädigung der Magen- bzw. Darmschleimhaut. Solche bakteriellen Lebensmittelverunreinigungen führen gelegentlich zu Massenerkrankungen, wenn in Großküchen zubereitete Speisen nicht ausreichend gekühlt aufbewahrt wurden.

Lebensmittelvergiftungen nehmen in hoch industrialisierten Ländern zu, da
- vermehrt hochwertige, leicht verderbliche Nahrungsmittel verzehrt werden,
- die Zentralisierung der Nahrungsmittelherstellung zunimmt und
- die Zahl derer, die an Gemeinschaftsverpflegungen teilnehmen, ständig steigt.

> Eine besondere Therapie ist bei den Gastroenteritiden, die wieder abklingen, wenn die auslösende Noxe ausgeschieden ist (Erbrechen, Diarrhö), in der Mehrzahl der Fälle nicht erforderlich.

Nach Mitteilung des Bundesinstituts für gesundheitlichen Verbraucherschutz und Veterinärmedizin, BgVV, nehmen Lebensmittelinfektionen nicht nur in Ländern der Dritten Welt, sondern auch in Industrienationen kontinuierlich an Häufigkeit zu.

So hat sich beispielsweise zwischen 1989 und 1997 die Zahl der nach dem Bundes-Seuchengesetz als „Enteritis infectiosa" gemeldeten infektiösen Darmerkrankungen mehr als verdoppelt. Neben Salmonellen treten Erreger wie Campylobacter, Escherichia coli (besonders EHEC), Yersinien und Listerien zunehmend als Verursacher auf.

Als **Ursachen** werden diskutiert:
- Zunehmender Verzehr unzureichend erhitzter Lebensmittel,
- globaler Tourismus,
- zunehmende Resistenz von Erregern gegen antimikrobielle Substanzen als Folge eines unkritischen Einsatzes von Tierarzneimitteln,
- zunehmende Zahl älterer Menschen mit nachlassender immunologischer Abwehr etc.

Genannt werden müssen auch **technologische Veränderungen** bei Herstellungsprozessen von Lebens- und Futtermitteln. Hierdurch kam es zur Ausbreitung der **B**ovinen **S**pongiformen **E**nzephalopathie **(BSE)**.

Enterohämorrhagische Escherichia-coli-Infektion (EHEC)

Seit einigen Jahren treten überwiegend durch **rohe Milch** und **unzureichend erhitztes Rindfleisch** verursachte Infektionen mit diesem Colistamm auf.

Escherichia-coli-Bakterien sind Bestandteile der Darmflora von Mensch und Tier. Varianten mit pathogenen Eigenschaften werden als **Pathovare** bezeichnet. Sie entstehen durch Übertragung bestimmter Pathogenitätsfaktoren durch horizontalen Gentransfer. EHEC wurde 1987 als bis dahin unbekannter Pathovare erkannt.

Ältere Menschen und Kinder sind besonders gefährdet. Die **Inkubationszeit** beträgt in Abhängigkeit von der Infektionsdosis meist 1–3 Tage. Das **klinische Bild** der EHEC-Infektion ist gekennzeichnet durch Diarrhöen unterschiedlichen Ausmaßes bis hin zum Absetzen massiver hämorrhagischer Stühle.

Etwa 5–10 % der Kinder unter 10 Jahren entwickeln das lebensbedrohliche postinfektiöse **hämolytisch-urämische Syndrom,** charakterisiert durch akutes Nierenversagen, Thrombozytopenie und hämolytische Anämie.

Bei der **Prophylaxe** muss bedacht werden, dass landwirtschaftliche Nutztiere das natürliche Reservoir der EHEC-Bakterien bilden. Striktes Einhalten der Hygienevorschriften bei der Gewinnung, Verarbeitung, Lagerung und beim Transport von Lebensmitteln muss ebenso wie entsprechende Hygienemaßnahmen bei der Speisenzubereitung beachtet werden.

Insbesondere aus **Rohmilch** hergestellte Produkte stellen eine wichtige Quelle der EHEC-Infektion dar. Ausreichendes Erhitzen ist eine der wichtigsten Maßnahmen zur Verhütung dieser schwer wiegenden bakteriellen Lebensmittelinfektion.

Salmonelleninfektionen

Schwerwiegender als die Enteristis sind die Salmonelleninfektionen des Gastrointestinaltrakts. Salmonellen sind nichtsporenbildende, gramnegative Stäbchen.

Salmonella typhi und Salmonella paratyphi A, B und C sind die Erreger des **Typhus abdominalis** bzw. des **Paratyphus.** Hierbei handelt es sich, insbesondere bei der erstgenannten Erkrankung, um schwere Infektionserkrankungen, die einer gezielten antibiotischen Therapie bedürfen.

Vergleichsweise harmlos ist der Verlauf der sog. **Salmonellengastroenteritis** (Salmonellose), oft als Lebensmittelvergiftung bezeichnet. Nach einer Inkubationszeit von etwa 8–24 Stunden kommt es zu Erbrechen, Diarrhö, Fieber und abdominellen Schmerzen.

> Bei schweren Verlaufsformen muss der exzessive Wasserverlust durch dünnflüssige Stühle zur Vermeidung einer Exsikkose durch parenterale Flüssigkeitszufuhr ersetzt werden.

Die **Zahl der Salmonellenerkrankungen** hat in den letzten Jahrzehnten in den westlichen Industrieländern kontinuierlich zugenommen. Obwohl es sich um eine **meldepflichtige Erkrankung** handelt, ist die Dunkelziffer sehr hoch, so dass exakte Häufigkeitsangaben nicht gemacht werden können.

Salmonellen sind sowohl für Menschen als auch Tiere pathogen, so dass wechselseitige Übertragungen möglich sind. Aus der großen Zahl verschiedener Arten **(Serovaren)** sind Salmonella typhimurium, Salmonella enteritidis, Salmonella panama, Salmonella infantis, Salmonella agona und Salmonella virchow die häufigsten. Während früher Salmonella typhimurium am häufigsten nachgewiesen wurde, ist es seit einigen Jahren in ganz Europa Salmonella enteritidis.

Die derzeit häufigsten **Infektionsquellen** sind rohe Eier, unter Verwendung von Rohei hergestellte Süßspeisen, Mayonnaisen etc. und Geflügel. Die nur latent erkrankten Hühner legen während der Infektion Eier, so dass Erreger sowohl vor der Schalenbildung in das Ei übertreten können, als auch nach der Eiablage durch Poren der Eischale ins Innere eindringen können. Der Verbraucher ist folglich durch den Verzehr nicht ausreichend erhitzter Eier, aber auch durch geschlachtetes Geflügel gefährdet.

> Optimale Küchenhygiene, das Tieffrieren von Geflügel ohne Unterbrechen der Kühlkette und ausreichendes Erhitzen von Eiern und mit Eiern hergestellter Gerichte sind der optimale Schutz vor einer Salmonellenübertragung [47].

Lambliasis (Giardiasis)

Diese durch das Protozoon Giardia lamblia ausgelöste Dünndarmerkrankung wird wegen der **unspezifischen Symptomatik** wie abdominelle Beschwerden, Übelkeit, Brechreiz, Durchfall häufig nicht erkannt, zumal das akute Stadium meist **spontan abheilt.**

Die Infektion kann jedoch in ein subakutes oder **chronisches Stadium** mit chronisch rezidivierender Diarrhö und der Entwicklung eines Malabsorptionssyndroms übergehen.

Die **Diagnose** erfolgt durch Nachweis von Lamblienzysten im Stuhl oder mit größerer Treffsicherheit durch histologische Untersuchung von Dünndarmbiopsien.

Die Giardiasis kommt in Teilen der Welt **endemisch** vor. So z.B. in West- und Zentralafrika,

Mexiko, Korea und Südamerika. Reisende in diese Länder können sich infizieren. Die Krankheit findet sich jedoch auch mit geringerer Häufigkeit in westlichen Industrieländern.

Die **Übertragung** erfolgt am häufigsten durch verseuchtes Trinkwasser.

Reisediarrhö

Bei Reisen v.a. in südliche Länder kommt es häufig zu der als Reisediarrhö bezeichneten, kurz andauernden Durchfallerkrankung, die mit Bauchschmerzen, Übelkeit und u.U. Anstieg der Körpertemperatur, Gliederschmerzen, Kopfschmerzen und Erbrechen einhergeht.

Die Pathogenese dieser akuten, unspezifischen Diarrhö ist weitgehend unklar. Die üblichen Enteritiserreger lassen sich bei den Kranken nicht nachweisen. Umstellungen in der Ernährung konnten als Ursache der Diarrhö ausgeschlossen werden. Am wahrscheinlichsten wird die Reisediarrhö durch **fakultativ pathogene Keime** verursacht, die mit der Nahrung aufgenommen werden und bisher im Einzelnen noch nicht bekannt sind.

Die Behandlung besteht in erster Linie in der Gabe **antibakteriell wirkender Medikamente,** die meist schnell zu einem Abklingen der Symptomatik führen.

> Der Ernährung kommt eine gewisse prophylaktische Bedeutung zu, die v.a. darin besteht, kein Leitungswasser zu trinken und soweit wie möglich eine Nahrungsmittelhygiene zu betreiben.

Chronische Enteritis

Eine chronische Enteritis kann sich ebenso wie eine chronische Gastritis bei andauernder Einwirkung der bei der akuten Enteritis genannten Noxen entwickeln. Häufig verbirgt sich jedoch hinter einer sog. chronischen Enteritis eine der in den folgenden Kapiteln besprochenen Erkrankungen. Virale Enteritis, Antibiotika-assoziierte Diarrhö (s. Kap. 3.5.2), Candida-albicans-Besiedlung des Gastrointestinaltraktes (s. Kap. 3.5.2).

Strahlenenteritis, Strahlenkolitis

Als Folge erheblicher Verbesserungen der Bestrahlungstechnik ist die strahleninduzierte Enteropathie derzeit relativ selten.

Unmittelbar nach Strahlenexposition kommt es als Folge einer Schädigung der sich schnell teilenden Mukosazellen zu Beeinträchtigungen der Dünn- und Dickdarmfunktion.

Die hieraus resultierende **Symptomatik** mit Diarrhö, Malabsorption, insbesondere von Fett, von Vitamin B_{12} und Gallensalzen bei Bestrahlung des terminalen Ileums ist vom Ausmaß der Strahlenschädigung abhängig.

Während die Folgen der **akuten Schleimhautschädigung** nach etwa drei bis vier Wochen abklingen, stellen sich **Spätschäden** als Folge einer Fibrosierung und fortschreitenden Vaskulitis nach Monaten oder Jahren ein und gehen je nach Ausmaß und Lokalisation mit Stenosierungen, Fistelbildungen und einer Malabsorption einher [22, 82].

Ernährungstherapie

Bei der akuten Enteritis gelten die gleichen therapeutischen Grundsätze wie bei der akuten Gastritis. Nach **Elimination der auslösenden Noxe** heilt die Erkrankung schnell ab.

Da die akute Enteritis mit starken Durchfällen und folglich oft erheblichem Wasser- und Elektrolytverlust einhergeht, besteht die diätetische Behandlung im Wesentlichen in der oralen **Wasser- und Elektrolytzufuhr,** wobei Tee mit einem Zusatz von Kochsalz bei weniger ausgeprägten Fällen ausreichend ist. Bei länger dauernder Diarrhö erfolgt die Wasser- und Elektrolytzufuhr zweckmäßigerweise parenteral.

Der positive Effekt von **Colagetränken** bei Gastroenteritiden im Kindesalter soll auf einem motilitätshemmenden Effekt und dem hohen Kaliumgehalt beruhen. Nachuntersuchungen solcher Getränke aus der Schweiz, USA und Kanada konnten den hohen Kaliumgehalt jedoch nicht bestätigen [113].

Auch die Strahlenenteritis kann je nach Lokalisation der Darmwandschädigung mit einer mehr oder weniger ausgeprägten Malabsorption einhergehen. Das Aufrechterhalten eines optimalen Ernährungszustandes kann in solchen Fällen Schwierigkeiten bereiten. Eine dauernde parenterale Ernährung **(heimparenterale Ernährung)** ist oft die einzige Möglichkeit, den Nährstoffbedarf ausreichend zu decken [311]. Auch mit **Formeldiäten** konnten Verbesserungen des Ernährungszustandes erreicht werden, wobei die Nährstoff-, insbesondere die Proteinausnutzung bei verschiedenen Zusammensetzungen unterschiedlich war [22].

Glutamin ist ein bevorzugtes Substrat für den Energiestoffwechsel der Darmmukosa, speziell der Dünndarmschleimhaut. Während besonderer Belastungsphasen wie Trauma, Verbrennung, in der postoperativen Phase, hat das verminderte Angebot an Glutamin eine Beeinträchtigung der Mukosafunktion und damit eine Abnahme der Barrierefunktion der Darmschleimhaut mit Begünstigung der Translokation (vgl. Kap. 3.5.9) zur Folge.

Sowohl tierexperimentelle als auch klinische Studien haben gezeigt, dass mit Glutamin angereicherte Formeldiäten sowohl bei der Strahlenenteritis als auch der durch Zytostatika induzierten Schleimhautschädigung das Ausmaß der morphologischen und funktionellen Schleimhautveränderungen reduziert wird (Lit. bei [272]).

3.4.2 Erworbenes Immundefektsyndrom (AIDS)

Ätiologie und Klinik

AIDS (acquired immunodeficiency syndrome) ist eine durch menschliche Immundefektviren (HIV = human immunodeficiency virus) ausgelöste Erkrankung, deren klinisches Bild in hohem Maße vom Krankheitsstadium abhängig ist.

> Das eigentliche Immundefektsyndrom entwickelt sich am Ende einer oft Jahre bestehenden HIV-Infektion.

Von den weltweit Ende 1997 rund 30 Millionen HIV-Infizierten lebten **90 % in den Entwicklungsländern.** In Afrika, südlich der Sahara, sind etwa 65 % der Bevölkerung infiziert. Frauen in gebärfähigem Alter afrikanischer Städte zu mehr als 25 %. Das Risiko der **Intra-** und **Postpartuminfektion** der Kinder ist groß.

Zeichen der **Mangelernährung** finden sich im Frühstadium der Erkrankung in etwa 10–30 %, während das Endstadium in mehr als 90 % der Fälle mit einer hochgradigen Kachexie einhergeht. Nach Kotler [172, 173] verloren AIDS-Patienten 34 % ihres idealen Körpergewichts während 4–5 Monaten vor dem Tod. Hieraus wird geschlossen, dass der Verlust von **Körpergewicht,** unabhängig davon, wodurch beim einzelnen Patienten induziert, **entscheidend für die Überlebensdauer** mitverantwortlich ist.

Der Gewichtsverlust bei AIDS ist charakterisiert durch einen Verlust von **Körperzellmasse,** insbesondere von Muskelzellprotein. Es wurden zum Zeitpunkt des Todes nur noch 54 % der normalen Körperzellmasse im Durchschnitt gemessen [172].

Der Gewichtsverlust geht mit einer dramatischen **Verschlechterung der Lebensqualität,** insbesondere mit Schwäche und Müdigkeit einher.

> Wenn 23 % des Körpergewichts verlorengehen, kann es zu Schwierigkeiten bei den für den Alltag erforderlichen körperlichen Aktivitäten kommen.

Das Ausmaß der Gewichtsabnahme und der Hypalbuminämie korrelieren streng mit der Lebenserwartung.

An einem größeren Kollektiv fand sich eine **mediane Überlebenszeit** AIDS-Kranker von

- 520 Tagen bei einer **Gewichtsabnahme** von < 10 % und
- 48 Tagen bei Gewichtsabnahme von > als 20 %.
- > 960 Tage bei einer Serum-Albuminkonzentration von > 3,5 g/dl
- > 17 Tage bei einer Serum-Albuminkonzentration von > 2,5 g/dl

[57] [vgl. Abb. 3-12]).

Der kontinuierliche Gewichtsverlust **(wasting syndrome)** hat viele verschiedene, nicht in allen Details verstandene **Ursachen.**

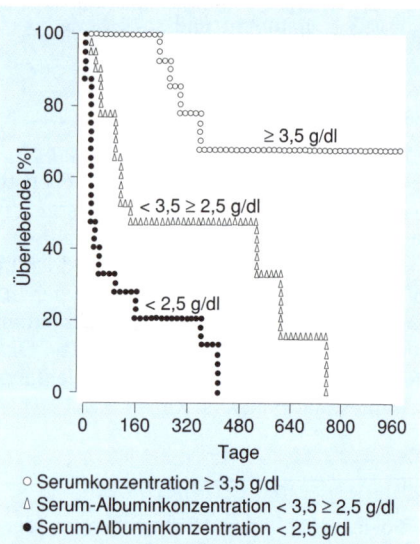

Abb. 3-12 Überleben AIDS-Kranker (n = 71) in Abhängigkeit von der Serum-Albuminkonzentration bei der Erstuntersuchung [57].

Eine wesentliche Ursache ist die **AIDS-Enteropathie,** die sich in chronischen Diarrhöen und Schädigungen der Dünn- und Dickdarmschleimhaut mit und ohne Malabsorption äußert. Diarrhö ist oft das **erste gastrointestinale Symptom** von AIDS. Es findet sich in 50–90 % der Fälle. Diarrhö ist aber auch, ohne dass die Ursache bekannt wäre, bereits bei HIV-Infizierten ohne AIDS häufig [174]. Die **Diarrhö** variiert von einigen Entleerungen täglich bis zu häufigen voluminösen, ständig wässrigen Stühlen, die dann meist mit Elektrolytimbalance und Mangelernährung einhergehen.

Bei AIDS-Enteropathie findet sich eine **Malabsorption** sowohl für Fett als auch Mikronährstoffe.

Das Stuhlvolumen zeigt eine deutliche Beziehung zur Nährstoffaufnahme, insbesondere zum **Fettanteil,** so dass ein Anteil von 20 % Fett als günstig erscheint. Die deutliche Beziehung zwischen Nahrungsaufnahme und Ausmaß der Diarrhö hat zur Folge, dass Patienten, um das Ausmaß der Diarrhö zu reduzieren, die Nahrungsaufnahme verringern und so die Gefahr einer Mangelernährung verstärken.

Von großer Bedeutung ist die unzureichende Bedarfsdeckung von **Mikronährstoffen.** Am häufigsten, nach manchen Untersuchungen bei einem Drittel der Patienten, ist sowohl bei HIV-Positiven als auch AIDS-Patienten ein **Vitamin-B_{12}-Mangel,** wahrscheinlich als Folge einer verminderten Resorption bei Mukosaläsionen im terminalen Ileum als auch einer Änderung der Transportproteine nachweisbar.

Gleich häufig findet sich eine **unzureichende Folsäureversorgung.** Nach Angaben mancher Untersucher finden sich Zeichen eines Folsäuremangels häufiger bei Drogenabhängigen als bei Homosexuellen. Da die erstere Gruppe folsäurereichere Lebensmittel weniger oft konsumiert, liegt der Grund für den Unterschied wahrscheinlich in der Wahl von Lebensmitteln.

Sehr häufig findet sich mit etwa 35 % weiterhin ein **Vitamin-B_6-Mangel** bereits bei asymptomatischen HIV-Positiven.

> Da niedrige Vitamin-B_6-Spiegel mit niedrigen **$CD4^+$-Zellzahlen** korrelieren und diese Erniedrigung durch eine Supplementierung ausgeglichen werden kann, kommt dem Befund eine besondere praktische Bedeutung zu.

Die Mangelernährung AIDS-Kranker geht weiterhin häufig mit niedrigen **Selen-** und **Zinkkonzentrationen** im Plasma einher.

Die bei HIV-Infizierten **vermehrte Bildung freier Sauerstoffradikale** ist wahrscheinlich Folge der gesteigerten Aktivität polymorphkerniger Leukozyten. Dies wird gefördert durch eine Vermehrung des Tumornekrosefaktor-α, gleichzeitig sind Plasma- und Gewebekonzentrationen von Vitamin E, A und C, von β-Carotin und verschiedenen Spurenelementen wie Selen, Kupfer, Zink und Mangan erniedrigt. Der oxidative Stress nimmt zu [6].

Die Folge ist eine hohe Lipidperoxidation.

Möglicherweise fördert oxidativer Stress die Replikation von HIV. In wieweit durch gezielte Supplementierung der Krankheitsverlauf HIV-Positiver beeinflusst werden kann, wurde noch nicht durch kontrollierte Studien belegt.

Einer Gewichtsabnahme als Folge der genannten Ursachen (Malnutrition) lässt sich durch Normalisierung der Resorptionsfunktion und Optimierung der Nahrungsaufnahme (etwa mit Hilfe der künstlichen Ernährung) entgegenwirken.

Während die Gewichtsabnahme in der Frühphase überwiegend Folge eines Verlustes von Körperfett und extrazellulärem Wasser ist, steht in späteren Krankheitsstadien die mit Verlust von fettfreier Körpermasse einhergehende Kachexie im Vordergrund.

Die Ursachen der **Kachexie** sind nur z. T. bekannt. Der Bildung von **Cytokinen** und deren Einfluss auf verschiedene Stoffwechselparameter scheint eine zentrale Bedeutung zuzukommen [104].

> Der Verlust von fettfreier Körpermasse bestimmt wesentlich die Überlebenszeit. Ein Verlust von mehr als 40 % ist mit dem Leben nicht vereinbar.

Die Zahl abgestoßener HIV-infizierter Zellen im Cervix- und Vaginalsekret steigt mit zunehmender **Vitamin-A-Mangelversorgung.** Hierdurch wird die Gefahr der Virusübertragung gesteigert. Die in Entwicklungsländern häufig unzureichende Versorgung mit Vitamin A unterstützt mit großer Wahrscheinlichkeit die **Ausbreitung der Erkrankung** [212].

ET Ernährungstherapie

Wegen der Häufigkeit von Mangelernährung und Kachexie bei HIV-Infizierten bzw. bei AIDS-Patienten und der Bedeutung des Ernährungszustandes für die Prognose und das Allgemeinbefinden kommt ernährungstherapeutischen Maßnahmen eine zentrale Bedeutung zu.

Die wesentlichen **Ursachen** des Gewichtsverlustes sind:
- Appetitlosigkeit,
- reduzierte Nahrungsaufnahme bei Infektionen der Mundhöhle,
- Angst vor einer durch Nahrungsaufnahme ausgelösten Diarrhö,
- neurologische und psychische Störungen bei Infektionen des ZNS,
- soziale Isolation,
- verminderte Nährstoffausnutzung bei Miterkrankung des Dünndarms und
- gesteigerter Nährstoffbedarf.

Diese Vielzahl an ursächlichen Faktoren zeigt bereits, dass es **keine einheitliche Ernährungsempfehlung** geben kann.

> Grundsätzlich müssen HIV-Infizierte so früh als möglich so beraten werden, dass es möglichst zu keiner Abnahme des Körpergewichts kommt.
> Beobachtungen sprechen dafür, dass mangelernährte HIV-Kranke die Symptome von AIDS früher entwickeln als Infizierte in gutem Ernährungszustand.

Ungewollter Gewichtsverlust kann das erste Zeichen von AIDS sein (AIDS ist definiert als HIV-Infektion und Beginn opportunistischer Infektionen und/oder Entwicklung von Malignomen als auch Abfall der CD4$^+$-T-Lymphozyten).

Bei Patienten mit einer Gewichtsabnahme von mehr als 10 % sind gezielte Maßnahmen zur **Stabilisierung des Körpergewichts** indiziert. Gelingt dies nicht durch Motivation und Verbesserung des sozialen Umfeldes, so ist eine **künstliche Ernährung** angezeigt.

Da Übelkeit und Erbrechen häufig eine optimale orale Nahrungszufuhr verhindern, müssen nährstoffdefinierte Formeldiäten mit **Nasogastralsonden** oder über eine **PEG** zugeführt werden. Besteht eine Malabsorption, wobei besonders häufig das Nahrungsfett betroffen ist, so sind chemisch definierte Formeldiäten bzw. Kostformen mit einem MCT-Anteil indiziert. Nur dann, wenn die Ernährung über Sonde kontraindiziert ist, sollte parenteral ernährt werden.

Bei Gewichtsverlust, dies gilt besonders bei einer Abnahme von mehr als 10 % des Körpergewichts, muss die **Proteinzufuhr** auf über 0,8 g/kg Körpergewicht angehoben werden.

Proteinmangel als Folge des bei chronischen Infektionen gesteigerten Katabolismus, oft begünstigt durch geringen Verzehr von biologisch hochwertigem Eiweiß, verringert die zellvermittelte Immunität und verschlechtert zusätzlich die Abwehrlage.

> Bei der Ernährung HIV-Infizierter bzw. AIDS-Kranker muss weiterhin auf eine optimale Deckung des Bedarfs an verschiedenen **Mikronährstoffen** geachtet werden. Dies betrifft insbesondere die Vitamine A, C, E, B$_{12}$, B$_6$ und Folsäure, Zink und Selen.

In manchen Studien fand sich bei einem Drittel der Patienten ein Mangel an **Vitamin B$_{12}$** und **Folsäure**, wahrscheinlich als Folge einer unzureichenden Resorption, möglicherweise auch mitverursacht durch einen Mangel an Transportproteinen.

Die Ursache des oft bereits im Frühstadium nachweisbaren **Vitamin-B$_6$-Mangels** ist unklar. Da ein Vitamin-B$_6$-Mangel sowohl die humorale als auch die zellvermittelte Immunabwehr verringert, wird von manchen Autoren eine gezielte Supplementierung empfohlen.

Nicht eindeutig geklärt ist ebenfalls die Ursache des relativ häufig zu beobachtenden Mangels an **Selen** und **Zink**. Selendefizit wird mit kardialen Komplikationen AIDS-Kranker in Verbindung gebracht [44, 269].

Es gibt Hinweise darauf, dass sich mit **besonders zusammengesetzten Formeldiäten** mit hohem Anteil an ω-3-Fettsäuren, einem speziellen sog. enterotrophen Eiweißhydrolysat als Proteinquelle und hoher β-Carotin-Konzentration im Vergleich zu einer konventionellen nährstoffdefinierten Formeldiät eine bessere Gewichtsstabilisierung, bessere körperliche Leistungsfähigkeit und kürzere stationäre Behandlungszeiten erreichen lassen [56].

3.4.3 Enteritis regionalis (Morbus Crohn)

Ätiologie und Klinik

Der Morbus Crohn ist eine Erkrankung unbekannter Ätiologie, die sich im gesamten Verdauungstrakt, von der Mundhöhle bis zum Anus, manifestieren kann, sich jedoch **vorwiegend im Ileum und Kolon** findet.

Histologisch ist sie charakterisiert durch epitheloidzellige, nicht verkäsende Granulome mit Riesenzellen. Die Erkrankung neigt zu **Stenose- und Fistelbildung** am Darm. Der Krankheitsbeginn ist meist schleichend, wobei abdominelle

Beschwerden, Diarrhöen, Gewichtsabnahme und Fieberschübe die ersten Symptome sind.

In seltenen Fällen kann die Erkrankung auch weite Teile des Dünndarms erfassen und dann ein Malabsorptionssyndrom zur Folge haben.

Obwohl der Morbus Crohn bereits 1932 beschrieben wurde, ist die Ätiologie nach wie vor unbekannt. Die Tatsache, dass die Erkrankung bis Ende der 50er-Jahre extrem selten war und seit dieser Zeit in allen westlichen Industrieländern erheblich an Häufigkeit zugenommen hat (vgl. Abb. 3-13), veranlasste dazu anzunehmen, dass die nach dem Ende des 2. Weltkrieges einsetzenden **Änderungen in der Ernährung** eine wesentliche oder gar die Ursache für die Häufigkeitszunahme sei. Dieser Hinweis darauf, dass Ernährungsfaktoren wahrscheinlich einen wesentlichen pathogenetischen Faktor darstellen, veranlasste zu der Annahme, dass bei einer **genetischen Prädisposition** ein nicht näher bekannter Ernährungsfaktor zur Manifestation des Morbus Crohn führt.

So wurden der nach Kriegsende einsetzende zunehmende Verzehr von **Zucker** und **Weißmehlprodukten** und der zunehmend **geringere Ballaststoffverzehr** als mögliche begünstigende Faktoren bei der Entstehung des Morbus Crohn diskutiert [149, 199].

Gestützt wurde die Hypothese um eine Bedeutung der raffinierten Kohlenhydrate durch die Tatsache, dass, abgesehen von dem insgesamt hohen Konsum, Crohn-Kranke signifikant mehr Zucker verzehren, als die Durchschnittsbevölkerung (vgl. Abb. 3-14).

In der Mehrzahl der Studien, die einen **hohen Zuckerverzehr** bei Morbus-Crohn-Kranken nachwiesen, konnte gezeigt werden, dass der Verzehr auch bereits vor Beginn der Symptomatik hoch war und nicht erst als Folge der Krankheit erhöht wurde [140]. Ob der hohe Zuckerkonsum die Entstehung der Krankheit letztlich begünstigt, ist sehr fraglich.

Von Heaton [122] werden folgende Effekte eines hohen Zuckerkonsums diskutiert, die u. U. von ätiologischer Bedeutung sein könnten:

Die durch hohe Zuckerkonzentrationen im Darmlumen gesteigerte Osmolarität erhöht die Permeabilität der Darmmukosa. Die Folge hiervon ist eine **Steigerung der Resorption von Antigenen aus dem Darmlumen.** Weiterhin könnte ein hoher Verzehr von Zucker die Intestinalflora bzw. den Stoffwechsel der Intestinalflora verändern. Hoher Zuckerverzehr führt beispielsweise zu einer vermehrten Ausscheidung sekundärer Gallensäuren.

Als Argument gegen die Bedeutung des Zuckerkonsums wird angeführt, dass der Morbus Crohn in den Ländern mit dem höchsten Pro-Kopf-Verbrauch an Zucker – Saudi-Arabien und Marokko – extrem selten ist.

Sehr spekulativ sind die Überlegungen über die Bedeutung sog. **chemisch aufbereiteter Speisefette,** insbesondere von Margarine, für die Pathogenese des Morbus Crohn. Diese Hypothese stützt sich auf die positive Korrelation zwischen Morbus-Crohn-Inzidenz und Margarineverzehr.

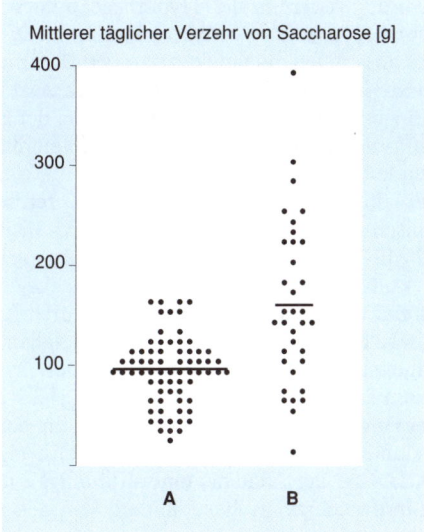

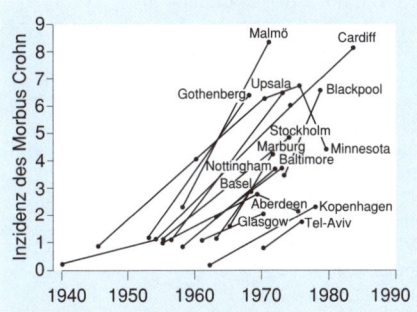

Abb. 3-13 Änderungen der Inzidenz des Morbus Crohn in unterschiedlichen Regionen [250].

Abb. 3-14 Mittlere tägliche Zufuhr von Saccharose bei Gruppe A = gesunde Kontrollen (n = 70) und bei Gruppe B = Patienten mit Morbus Crohn (n = 35) [149].

So hat beispielsweise Schweden mit dem höchsten Pro-Kopf-Verzehr von Margarine in Europa (18,2 kg/Jahr) die höchste Morbus-Crohn-Inzidenz, während in Frankreich bei einem geringen Margarineverbrauch (3,7 kg/pro Person im Jahre 1979) der Morbus Crohn selten ist.

Durch Bestimmung des Anteils an **transungesättigten Fettsäuren** im Unterhautfettgewebe bei Morbus-Crohn-Kranken und Gesunden konnte gezeigt werden, dass der Verzehr von chemisch aufbereiteten Fetten bei Morbus-Crohn-Kranken höher liegt. Hiermit ist für das untersuchte Kollektiv bewiesen, dass die zur Diskussion stehenden Fette offenbar von Crohn-Kranken häufiger als von Gesunden verzehrt werden.

Auch tierexperimentelle Befunde stützen die Annahme, dass chemisch aufbereitete, insbesondere gehärtete Nahrungsfette, die Darmschleimhaut pathomorphologisch so verändern, dass Parallelen zum Morbus Crohn denkbar erscheinen [217].

Diskutiert wurde weiterhin aufgrund von Ergebnissen tierexperimenteller Befunde, dass das sulfatierte Polysaccharid **Carrageen** die Krankheitsentstehung fördert. Dieser Lebensmittelzusatzstoff dient bei der Lebensmittelherstellung als Stabilisator und Geliermittel. Im Tierversuch lassen sich mit dieser aus Seealgen hergestellten Substanz Darmwandschäden induzieren, die morphologische Ähnlichkeiten mit denen bei chronisch-entzündlichen Darmerkrankungen des Menschen aufweisen. Der **hohe Sulfatanteil** könnte beim bakteriellen Abbau auf dem Wege über eine gesteigerte Sulfidbildung (vgl. Kap. 3.5.5) wirksam werden [198].

Es wurde weiterhin die Hypothese aufgestellt, dass **Mykoplasmen** bzw. Mykobakterien im Darmlumen zusammen mit langkettigen Fettsäuren und Cholesterin **Antigene** bilden, die in Mukosazellen eindringen und dort immunologische, mit der Entstehung des Morbus Crohn im Zusammenhang stehende Reaktionen auslösen.

Der positive therapeutische Effekt fettfreier chemisch-definierter Formeldiäten wird hiermit erklärt [248].

Während der Ersatz von **Muttermilch** durch Kuhmilch in der Säuglingsphase früher lediglich im Zusammenhang mit der Entstehung der Colitis ulcerosa diskutiert wurde (vgl. Kap. 3.5.5), fanden Bergstrand und Heller [26], dass sich in einem Kollektiv von Patienten mit einer Enteritis regionalis häufiger Personen mit einer Kuhmilchernährung in der Säuglingsphase fanden. Von den Autoren wird darauf hingewiesen, dass Muttermilch einen bedeutenden Schutz gegen intestinale Infektionen darstellt und die normale Entwicklung der Darmmukosa beeinflusst.

Auch unabhängig von der Ausdehnung des Krankheitsprozesses und dem Nachweis der typischen Kriterien einer Malabsorption finden sich bei Morbus-Crohn-Kranken oft Zeichen einer **Mangelversorgung mit Energie und essentiellen Nährstoffen.** Diese Mangelversorgung ist Folge

- ungenügender Zufuhr mit der Nahrung (Appetitmangel, Erbrechen oder Angst vor dem Essen dann, wenn nach den Mahlzeiten vermehrt abdominelle Beschwerden auftreten),
- einer gestörten Resorption (z. B. nach Resektion von Teilen des Dünndarmes bzw. bei ausgedehntem Befall des Dünndarms),
- eines erhöhten Bedarfes,
- eines vermehrten intestinalen Eiweißverlustes.

Nach einer zusammenfassenden Darstellung der in der Literatur mitgeteilten Befunde von Hodges und Thomson [131] kann sich bei Crohn-Kranken insbesondere ein Mangel an Folsäure, Vitamin A, D, B$_{12}$, Eisen, Zink und Protein einstellen nach Angaben anderer Untersucher auch an Kalzium [267].

Beeinträchtigungen der Dünndarmpassage durch Stenosen können eine vermehrte bakterielle Besiedlung mit der Entwicklung eines **Blind-loop-Syndroms** zur Folge haben. Der vermehrte enterale Eiweißverlust kann bei großflächiger, entzündlicher und ulzeröser Alteration der Dünndarm- und Dickdarmschleimhaut zur einer schwer wiegenden Mangelversorgung mit Protein führen.

In Tabelle 3-6 sind die in der Literatur mitgeteilten Angaben über die Häufigkeit von Mangelernährung bei Patienten mit chronisch-entzündlichen Darmerkrankungen dargestellt [75].

Tabelle 3-6 Häufigkeit [%] von Mangelernährung bei chronisch entzündlichen Darmerkrankungen (nach [75]).

	Morbus Crohn	Colitis ulcerosa
Gewichtsverlust	60–75	20–60
Hypalbuminämie	25–80	25–50
negative N-Bilanz	65–70	–
Anämie	60–80	60
Eisen	40	80
Vitamin B$_{12}$	50	5
Folsäure	40–50	30–40
Vitamin D	25–75	35
Zink	20–40	–
Kalzium	13	–
Magnesium	15–30	
Kalium	5–20	

Bei der Interpretation von Mangelernährungszuständen sind auch **Effekte von Pharmaka,** die bei der Morbus-Crohn-Behandlung häufig eingesetzt werden, zu diskutieren. So gibt es Hinweise darauf, dass **Prednisolon** die Entwicklung eines Mangels an Zink, Vitamin C, B$_6$ und E begünstigt. **Salazosulfapyridin,** eine Substanz, die sowohl beim Morbus Crohn als auch bei der Colitis ulcerosa über Monate und Jahre verabreicht wird, hemmt wahrscheinlich die Resorption von Folsäure und kann somit zur Entwicklung des Folsäuremangels beitragen (Lit. bei [131]).

Unter der Norm liegende Serumzinkkonzentrationen werden beim aktiven Morbus Crohn relativ häufig beobachtet. In seltenen Fällen kommt es zu ausgeprägten klinischen Zeichen, die sich auf parenterale Zinkgabe schnell zurückbilden. In seltenen Fällen entsteht als Folge des Zinkmangels eine Arcrodermatitis enteropathica. Die Ursache der **Mangelversorgung mit Zink** ist nicht eindeutig geklärt. Ein unzureichende Zufuhr mit der Nahrung, eine gestörte intestinale Resorption, vermehrter Bedarf und gesteigerter Verlust mit den Fäzes werden diskutiert (Lit. bei [124]). Auch die Serum- und Gewebekonzentration von **Selen** scheint bei Morbus-Crohn-Kranken relativ häufig unter der Norm zu liegen, auch dann, wenn die Konzentration von Zink und Kupfer normal ist [129].

Bei Patienten mit chronisch-entzündlicher Darmerkrankung findet sich häufig eine **erniedrigte Knochendichte.** Verantwortlich hierfür sind
- die Steroidtherapie,
- mangelnde körperliche Aktivität, eine unzureichende Zufuhr von Kalzium und Vitamin D mit der Nahrung und
- beim Morbus Crohn, je nach Ausdehnung, eine Malabsorption.

So fand sich bei 152 unselektionierten Patienten mit chronisch-entzündlichen Darmerkrankungen in 47 % im Vergleich zu 11 % bei einer Kontrollgruppe eine im Mittel unter 1000 mg pro Tag liegende Kalziumzufuhr [267].

Wegen einer häufig unterhalb der Empfehlungen liegenden Vitamin-D-Zufuhr mit der Nahrung, einer vergleichsweise geringen Sonnenlichtexposition und niedriger 25-Hydroxy-Vitamin-D-Spiegel im Plasma, wird insbesondere während der Wintermonate eine Vitamin-D-Supplementation mit 1000 IU pro Tag empfohlen [296, 297].

 Ernährungstherapie*

Bei der unklaren Ätiologie chronisch-entzündlicher Darmerkrankungen fehlen Ansätze für eine gezielte kausale Therapie. Der Ernährungszustand Morbus-Crohn-Kranker ist häufig unzureichend (Tab. 3-6). Hierdurch werden sowohl das Befinden der Patienten als auch der Krankheitsverlauf negativ beeinflusst. Bei Kindern verzögert der schlechte Ernährungszustand das Längenwachstum und bei den in 50–70 % der Fälle im Laufe der Erkrankung erforderlichen Darmresektionen den postoperativen Verlauf.

Die verschiedenen Ursachen der Mangelernährung wurden bereits eingangs besprochen.

Da sich die Mangelversorgung bzw. suboptimale Versorgung mit essentiellen Nährstoffen meist nicht durch eine klare, leicht fassbare klinische Symptomatik zu erkennen gibt, ist anzunehmen, dass viele der angegebenen Beschwerden und Missempfindungen Folgen der unterschiedlich ausgeprägten Mangelernährungszustände sind.

Die bis Anfang der 70er-Jahre bei Morbus Crohn und Colitis ulcerosa häufig verordnete „**Darmschonkost**" oder „**Colitis-Diät**" basierte, wie die bereits besprochene „Ulkus-Diät" auf dem Schonprinzip. Sie war ballaststoffarm, enthielt wenig Gewürze, Fett etc. Ihr therapeutischer Effekt wurde niemals bewiesen.

Obwohl es, wie später ausgeführt wird, Lebensmittelunverträglichkeiten bei beiden Erkrankungen gibt und das **Meiden spezieller Lebensmittel** Bestandteil der Therapie sein kann, gibt es keine Gründe dafür, pauschale Verbotslisten aufzustellen, durch die die Patienten unnötig bei der Kostzusammenstellung eingeengt werden.

> Wenn keine besonderen Komplikationen vorliegen, wird mit einer leichten Vollkost ernährt.

Kommt es, bedingt durch die beim Morbus Crohn nicht seltenen Stenosen, zu Passagebehinderungen, so ist eine **ballaststoffarme Kost** indiziert. Besteht bei ausgedehntem Morbus Crohn eine Steatorrhö, so kann durch **fettarme, eiweißreiche Kost** ein Rückgang der Steatorrhö und somit auch eine Rückbildung der durch die Steatorrhö ausgelösten Symptome erzielt werden. Will man, um eine ausreichende Energiezufuhr zu gewährleisten, das

---

* Deutsche Morbus Crohn/Colitis ulcerosa-Vereinigung (DCCV e.V.), Paracelsus-Straße 15, 51375 Leverkusen (Selbsthilfegruppe)

Nahrungsfett nicht einschränken, so ersetzt man es, dem Ausmaß der Steatorrhö entsprechend, durch MCT.

Häufig kommt es bei Kindern zu **Wachstumsstörungen,** deren Ursache in erster Linie in einer unzureichenden Deckung des Bedarfs an Energie und essentiellen Nährstoffen zu sehen ist. Während man früher für eine frühzeitige Resektion des erkrankten Darmabschnitts plädierte, um den Wachstums- und Reifungsprozess zu normalisieren, weiß man heute, dass es zu einer Normalisierung in der überwiegenden Mehrzahl der Fälle dann kommt, wenn man den Energie- und Nährstoffbedarf optimal deckt. Dies gelingt in vielen Fällen mit Hilfe einer chemisch definierten Formeldiät (**Elementardiät**) oder durch zusätzliche parenterale Ernährung.

Abbildung 3-15 demonstriert das Verhalten des Körpergewichts, der Serumalbuminkonzentration und der Hämoglobinkonzentration sowie die Abnahme der Blutsenkungsgeschwindigkeit bei 15 Crohn-Patienten im Alter von 6–20 Jahren unter ausschließlicher Ernährung mit Elementardiät bzw. in der 2. Behandlungsphase unter der Kombination Elementardiät + Normalkost. Diese deutliche Befundbesserung, die in der Mehrzahl der Fälle mit einem Wiedereinsetzen des Längenwachstums einhergeht, war ausschließlich auf die Verbesserung des Ernährungszustandes bzw. den therapeutischen Effekt der Elementardiät zurückzuführen.

Dieser positive Effekt einer optimalen Ernährung auf das Längenwachstum wurde auch von einer Reihe weiterer Untersucher beobachtet. Belli u. Mitarb. [23] teilten ein Kollektiv im Anschluss an eine einjährige ausschließlich medikamentöse Behandlung in zwei Gruppen, von denen eine ausschließlich medikamentös weiterbehandelt wurde, während die zweite Gruppe, ebenfalls medikamentös behandelt, zusätzlich zur Normalkost eine Ernährung mit Elementardiät erhielt. Den Kindern wurde intermittierend (1 Monat pro 4 Monate) während der Nacht mit einer Nasogastralsonde so viel Elementardiät appliziert, dass hiermit noch einmal 25 % der während des Tages spontan aufgenommenen Energie zugeführt wurde. Hierunter kam es – im Vergleich zur Kontrollgruppe – zu einer signifikanten Zunahme der Körperlänge und des Körpergewichts, der Aktivitätsindex sank und der Bedarf an Corticoiden nahm ab.

Künstliche Ernährung

Eine der Möglichkeiten, die Aktivität des Morbus Crohn und der Colitis ulcerosa zu reduzieren und eine Remission einzuleiten, ist die ausschließliche **parenterale Ernährung** bzw. die ausschließliche Ernährung mit einer **Formeldiät** (Lit. bei [75, 153]).

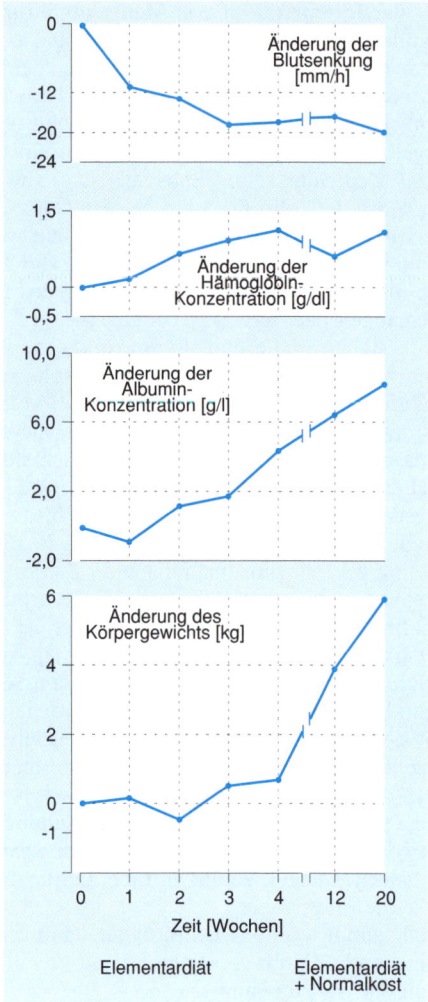

Abb. 3-15 Das Verhalten von Körpergewicht und Laborparametern bei Morbus Crohn (n = 15) (nach [161]).

Die Ergebnisse der in der Literatur mitgeteilten Therapiestudien sind zwar überwiegend positiv, unterscheiden sich jedoch in der Höhe der **Ansprechrate, Dauer** einer erzielten Remission und auch dem **therapeutischen Wert** im Vergleich zur medikamentösen Standardbehandlung mit Corticoiden und Salazosulfapyridin bzw. 5-ASA. Verantwortlich hierfür sind unterschiedliche Kriterien zur Bewertung des Therapieerfolges, z. T. sehr kleine Fallzahlen in Studien und unterschiedliche Aktivität der Erkrankung bei Behandlungsbeginn bzw. nicht einheitliche Lokalisationen und Ausdehnungen der Erkrankung, insbesondere beim Morbus Crohn.

Nach einer zusammenfassenden Bewertung von 22 Studien mit parenteraler Ernährung bei Morbus Crohn kann davon ausgegangen werden, dass es (bei unterschiedlichen Bewertungskriterien) bei etwa 60 % der Fälle zu einer **positiven Beeinflussung** der Erkrankung kommt. 40 % derer, die auf eine parenterale Ernährung positiv ansprachen, erlitten innerhalb eines Jahres ein Rezidiv, welches in einem hohen Prozentsatz eine Resektion zur Folge hatte. Bei 50 % der Patienten mit einer enterokutanen Fistel schlossen sich die Fisteln unter der Therapie, wobei über die Dauer des Fistelschlusses keine exakten Angaben gemacht werden. (Lit bei [75]).

Nach einer 1993 veröffentlichten Zusammenfassung zur gleichen Frage, kommt es unter totaler parenteraler Ernährung als einziger Therapie zwei bis drei Wochen nach Behandlungsbeginn bei 64 % der Kranken zu einer **Remission**. Bei ausschließlicher Lokalisation der Erkrankung im Dünndarm bzw. Dünn- und Dickdarm, spricht diese Therapie am besten an, während ihr bei ausschließlichem Befall des Kolons offenbar keine Bedeutung zukommt. Eine Remissionsdauer von etwa einem Jahr fand sich in manchen Studien nur bei 30, in anderen bei bis zu 85 % (Lit bei [107]).

Die Behandlungsergebnisse bei Morbus Crohn und Colitis ulcerosa mit ausschließlicher parenteraler Ernährung bzw. ausschließlicher Ernährung mit Formeldiäten sind identisch. Bei parenteraler Ernährung ist jedoch mit einer vergleichsweise hohen Rate an **Komplikationen** zu rechnen (bei 474 Fällen aus 16 Studien in 7,2 % Kathetersepsis und in 1,7 % Thrombosen der Vena subclavia). Daher sollte der Behandlung mit Formeldiäten der Vorzug gegeben werden (Lit. bei [75]).

Eine Vielzahl von Therapiestudien wurden bei beiden chronisch-entzündlichen Darmerkrankungen mit **chemisch definierten Formeldiäten** durchgeführt. Bei unterschiedlichen Versuchsanordnungen und Bewertungskriterien kam es in etwa 60 % der Fälle zu einem **positiven Therapieeffekt**. In zwei randomisierten kontrollierten Studien konnte gezeigt werden, dass sich in der akuten Phase eines Morbus Crohn durch ausschließliche Ernährung mit chemisch definierten Formeldiäten gleich gute Erfolge erzielen lassen, wie mit Corticosteroiden. Zu gleichen Ergebnissen kam eine Studie an Kindern.

Nicht alle Untersuchungsergebnisse sprechen jedoch dafür, dass der Effekt einer Therapie mit Formeldiät bzw. Medikamenten identisch ist. So konnte in der europäischen Crohnstudie [187] gezeigt werden, dass die Behandlung mit **Corticoiden** in Kombination mit **Salazosulfapyridin** der ausschließlichen Therapie mit Formeldiät überlegen ist. Remissionen wurden unter der medikamentösen Behandlung in 79 % und unter der Ernährungstherapie in 53 % beobachtet.

In einer weiteren Studie konnte gezeigt werden, dass eine Ernährungstherapie mit Formeldiät besonders effektiv bei einem Morbus Crohn des Dünndarmes ist. Manifestationen am Kolon, insbesondere dann, wenn als Zeichen der Aktivität die Körpertemperatur der Patienten erhöht war, sprachen vergleichsweise schlecht an. Auch Patienten mit extraintestinalen Manifestationen der Erkrankungen sprachen schlecht auf eine Formeldiät an [186].

Nach einer Auswertung der bis 1993 veröffentlichten Studien kann davon ausgegangen werden, dass es bei einer Nachbeobachtungszeit von drei Monaten unter Behandlung mit Formeldiät im Mittel in 68 % der Fälle zu einer Remission kommt. Eine Beurteilung des **Langzeiteffekts** ist schwierig. Nach einer retrospektiven Analyse von 113 Fällen, dauert die Remission in 22 % nur maximal drei Monate. Daran anschließend kam es bei einer Nachbeobachtungszeit von bis zu fünf Jahren jährlich in 8–10 % der Fälle zu einem Rückfall. Die Remissionsrate nach einem Jahr schwankte je nach Studie zwischen 11 und 73 % (Lit. bei [107]).

Nicht einheitlich sind die Ergebnisse vergleichender Studien mit chemisch definierten Formeldiäten und **nährstoffdefinierten Formeldiäten**. Da die letztgenannten Kostformen wesentlich preisgünstiger sind und aufgrund des vergleichsweise guten Geschmacks nicht wie die chemisch definierten Diäten unbedingt per Sonde verabreicht werden müssen, ist die Frage von erheblicher praktischer Bedeutung.

Nach Ergebnissen mancher Studien bessern sich der Aktivitätsindex, die Stuhlfrequenz und die Blutsenkungsreaktion bei Patienten mit Morbus Crohn unter den beiden Kostformen mit gleicher Häufigkeit. Andere fanden bei aktivem Morbus Crohn (CDAI im Mittel bei 391) nach vierwöchiger Behandlung mit nährstoffdefinierter bzw. chemisch definierter Diät unter der erstgenannten Kostform nur in 36 % eine Remission; und unter chemisch definierter Diät kam es in 75 % der Fälle zu einem Abfall des CDAI unter 150.

Die Autoren nehmen an, dass **intakte Proteine** in der nährstoffdefinierten Kostform, die als **Allergene** wirken, für den geringen therapeutischen Effekt verantwortlich sind (Lit. bei [153]).

Auf welchen Beeinflussungen pathophysiologischer Mechanismen der positive therapeutische Effekt der parenteralen bzw. enteralen künstlichen Ernährung beruht, ist unbekannt. Da ein reiner Plazeboeffekt mit dem in etwa 25 % der Fälle bei Morbus Crohn zu rechnen ist, wegen der hohen Remissionsrate ausscheidet, müssen **hemmende Effekte auf die chronische Entzündung** angenommen werden.

Es werden diskutiert
- ein positiver Effekt des verbesserten Ernährungszustandes auf den Krankheitsverlauf,

- Effekte quantitativer und qualitativer Änderungen der Intestinalflora,
- eine Verminderung der Antigenbelastung des Darms,
- eine Normalisierung der gestörten Mukosapermeabilität,
- positive Effekte einer „Ruhigstellung" des Darms,
- positive Effekte einer völligen bzw. weitgehend fehlenden oralen Fettzufuhr (nicht zutreffend für nährstoffdefinierte Formeldiäten) und
- spezifische Effekte bestimmter Inhaltsstoffe von Formuladiäten wie etwa Glutamin, Arginin etc. (Lit. bei [221]).

Für keine der genannten möglichen Erklärungen liegen Beweise vor.

Daß **Nahrungsantigene** für die Aktivität der Erkrankung verantwortlich sind, ist wenig wahrscheinlich. Die von manchen Autoren belegte Unverträglichkeit bestimmter Lebensmittel geht nicht mit entsprechender Antikörperbildung einher. Antikörper gegen Hefe lassen sich zwar bei Patienten mit Morbus Crohn relativ häufig nachweisen, finden sich aber mit gleicher Häufigkeit auch bei anderen Erkrankungen der Gastrointestinalorgane (Lit. bei [134]).

Ein weiterer Versuch, den therapeutischen Effekt von chemisch definierten Formeldiäten (elemental diets) zu erklären, basiert auf der Tatsache, dass sie maximal 1,5 %, die nährstoffdefinierten Diäten (nonelemental polymeric diets) hingegen 20–35 % der Energie als Fett enthalten. **Lipide** sollen, zusammen mit Mikroorganismen, stark antigene Substanzen im Darmlumen bilden. Die bereits seit langem im Zusammenhang mit der Entstehung des Morbus Crohn diskutierten **Mykoplasmen** und **Mykobakterien** benötigen langkettige Fettsäuren und Cholesterin zum Wachstum. Sie sollen an der Bildung der genannten **Antigene** beteiligt sein [248].

Da sowohl chemisch definierte Formeldiäten mit geringem Fettgehalt als auch Diäten mit **geringem Gehalt an Linolsäure,** aber hohem Anteil an einfach ungesättigten Fettsäuren, einen besseren therapeutischen Effekt haben als Kostformen mit einem hohen Linolsäureanteil, diskutieren manche Autoren auch eine **geringe Produktion** von **proinflammatorischen Eicosanoiden** (vgl. Kap. 1.5) als Wirkprinzip von Elementardiäten.

Arachidonsäure, die Ausgangssubstanz für Entzündungsmediatoren, insbesondere von Leukotrien B$_4$, wird im Organismus aus Linolsäure gebildet. Bei einer fettarmen Ernährung bzw. beim weitgehenden Fehlen dieser Fettsäure in der Nahrung würde die Synthese proinflammatorischer Eicosanoide reduziert [93].

Das Ziel, weniger proinflammatorische Eicosanoide zu synthetisieren, liegt auch den Therapieversuchen mit Fischöl (**ω-3-Fettsäuren**) zugrunde.

Daß die verschiedenen Varianten der künstlichen Ernährung, abgesehen von einer Verbesserung des Ernährungszustandes, den Krankheitsverlauf in der akuten Phase positiv beeinflussen und Remissionen herbeiführen können, gilt als sicher.

Die für die Praxis wichtige Frage, ob mit der medikamentösen Standardtherapie (Corticoide + Salazosulfapyridin bzw. 5-Aminosalicylsäure) oder durch künstliche Ernährung häufiger lang anhaltende Remissionen zu erzielen sind, war bei nicht einheitlichen Ergebnissen vergleichender Therapiestudien lange Zeit ungeklärt.

Die Metaanalyse der Ergebnisse von acht randomisierten kontrollierten Studien an insgesamt 413 Patienten mit akutem Schub eines Morbus Crohn ergab, dass **Corticosteroide** in der Behandlung des **akuten Schubes effektiver** sind, als die enterale Ernährung mit einer Formeldiät (vgl. Abb. 3-16).

Die vergleichende Untersuchung des therapeutischen Effektes von chemisch definierten und nährstoffdefinierten **Formeldiäten** in fünf Studien an insgesamt 134 Kranken ergab keinen Vorteil einer der beiden Formeldiät-Varianten. Die Auto-

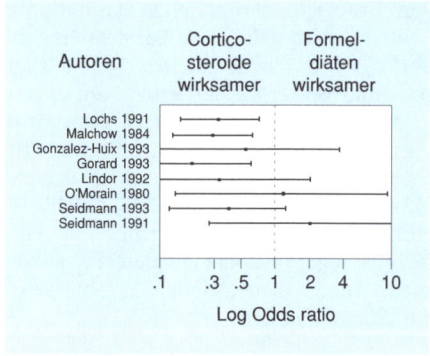

Abb. 3-16 Ergebnisse randomisierter kontrollierter vergleichender Studien zum therapeutischen Effekt einer ausschließlichen Ernährung mit Formeldiät bzw. Corticosteroiden bei Patienten mit aktivem Morbus Crohn. Dargestellt ist die jeweilige Odds Ratio und das 95%-Konfidenzintervall. Werte < 1 sprechen für eine Überlegenheit der Corticosteroidtherapie, Werte > 1 für eine Überlegenheit der Therapie mit Formeldiät [109].

ren weisen darauf hin, dass die enterale künstliche Ernährung wegen ihres **positiven Effektes auf das Wachstum** trotzdem bei Kindern und Jugendlichen eine günstige Alternative zur Therapie mit Corticosteroiden ist [109].

Auch zwei weitere Metaanalysen bei denen 16 bzw. 7 Studien ausgewertet wurden, kam zu dem Ergebnis, dass eine Remission unter Behandlung mit Steroiden mit größerer Wahrscheinlichkeit zu erzielen ist, als mit Formeldiäten, wobei der Effekt von Peptiddiäten ungünstiger war als der von Diäten hergestellt mit freien Aminosäuren (elemental diet) [92, 207]. Nährstoffdefinierte Formeldiäten mit hohem Gehalt an dem Cytokin TGF-β_2 beeinflussen den Krankheitsverlauf vermutlich positiv. TGF-β_2 findet sich in Milch und in Formeldiäten mit Milcheiweiß als Proteinkomponente. Es hat antiinflammatorische Effekte.

Fischöl, Nachtkerzenöl (ω-3-Fettsäuren, γ-Linolensäure)

Bei chronisch-entzündlichen Darmerkrankungen finden sich in der Mukosa und in der Rektumspülflüssigkeit erhöhte Konzentrationen der **Entzündungsmediatoren** Leukotrien B_4, Prostaglandin E_2 und Thromboxan A_2. Darüber hinaus ist die Konzentration von Arachidonsäure in der Mukosa erhöht. Mit nachlassender Entzündungsaktivität verringert sich die Konzentration der genannten Eicosanoide.

Die in Nachtkerzenöl reichlich enthaltene γ-**Linolensäure** wird im Organismus in Di-homo-γ-Linolensäure umgewandelt, die wiederum mit Arachidonsäure um das Enzym Cyclooxygenase konkurriert. Ein hohes Angebot an γ-Linolensäure bedeutet folglich eine verminderte Synthese von Prostaglandinen der Serie 2, während die der Serie 1 vermehrt synthetisiert werden (vgl. Abb. 1-11).

Das so vermehrt synthetisierte **Prostaglandin E_1** erhöht das intrazelluläre zyklische AMP, das wiederum die Phospholipase inhibiert und somit die Freisetzung von Arachidonsäure aus Zellmembranen hemmt.

Auch die im Fischöl enthaltene **Eicosapentaensäure** konkurriert zusammen mit Arachidonsäure sowohl um Cyclooxygenase als auch um Lipoxygenase. Dies führt zu einer vermehrten Bildung von **Prostaglandin I_3**, Thromboxan A_3 und Leukotrien B_5 bei gleichzeitig verminderter Synthese von Leukotrien B_4. Prostaglandin I_3 wirkt **antiinflammatorisch.** Der proinflammatorische Effekt von Thromboxan A_3 und Leukotrien B_5 ist deutlich geringer als der von Thromboxan A_2 und Leukotrien B_4 [108].

> Aufgrund dieser Beziehungen zwischen der Konzentration von mehrfach ungesättigten Fettsäuren in der Zellmembran und der Synthese von Eicosanoiden mit unterschiedlicher proinflammatorischer Aktivität wurde bei beiden chronisch-entzündlichen Darmerkrankungen versucht, über ein **Beeinflussung der Eicosanoidsynthese** einen therapeutischen Effekt zu erzielen.

Die in der Literatur mitgeteilten Ergebnisse von Therapiestudien sind nicht einheitlich. Eine vergleichende Untersuchung mit Fischöl, Nachtkerzenöl und Olivenöl (Plazebo) an 43 Patienten mit einer Colitis ulcerosa ergab während einer Beobachtungszeit von sechs Monaten **keine Unterschiede** in der Stuhlfrequenz, dem rektalen Blutabgang, dem endoskopischen Bild und den histologischen Veränderungen in der Rektumschleimhaut. Nachtkerzenöl hatte im Vergleich zu dem als Plazebo gegebenen Olivenöl lediglich einen signifikanten Effekt auf die Stuhlkonsistenz [108].

Andere Autoren fanden in Doppelblind-Plazebo-kontrollierten und offenen Studien **signifikante Verbesserungen** sowohl der Krankheitsaktivität als auch des histologischen Befundes [11, 258, 275].

In der deutschen Crohn-Studie IV konnte, nachdem bei 204 Patienten eine Remission (CDAI < 150) mit Corticosteroiden erzielt worden war, durch anschließende Gabe eines Fischölpräparates (3x2 Kapseln zu je 1 g ω-3-Fettsäuren) im Vergleich zu Placebo keine signifikant längere Remission erzielt werden [190]. Während in dieser Studie der remissionserhaltende Effekt bei vorausgegangener Therapie des akuten Schubes mit einem Corticosteroid untersucht wurde, behandelten italienische Autoren in einer doppelblind-placebokontrollierten Studie an 78 Patienten, die bei Studienbeginn während der letzten drei Monate ohne medikamentöse Therapie einen CDAI < 1 aufwiesen, mit einem ω-3-Fettsäurepräparat, das mikroverkapselte freie ω-3-Fettsäuren enthielt. Die Tagesdosis an ω-3-Fettsäuren betrug 2,7 g. Ein Rezidiv wurde definiert als Anstieg des CADI um mehr als 100 Punkte bzw. ein Wert um mehr als 150 Punkte während einer Dauer von zwei Wochen. In der mit ω-3-Fettsäuren behandelten Gruppe kam es bei 28 %, in der Placebogruppe bei 69 % zum Auftreten eines Rezidivs [24]. Diese sich widersprechenden Studienergebnisse könnten Folge der in der erstgenannten Untersuchung vorausgegangenen Therapie mit Corticosteroiden sein.

Überprüft wurde der Einfluss des Fettersatzstoffes **Olestra** (vgl. Kap. 1.3.5) in Form der in den USA im Handel befindlichen Produkte während vier Wochen bei über 80 Patienten mit Morbus Crohn bzw. Colitis ulcerosa. Im Vergleich zum Verzehr der mit Fett hergestellten Produkte fand sich weder eine Beeinflussung klinischer noch laborchemischer Parameter [320].

Kostformen, arm an raffinierten Kohlenhydraten, reich an Ballaststoffen

Ausgehend von der Hypothese, dass der in westlichen Industrieländern seit Jahrzehnten steigende Konsum an raffinierten Kohlenhydraten (Zucker, Weißmehl etc.) und der gleichzeitig rückläufige Verzehr von Ballaststoffen für die Häufigkeitszunahme an Morbus Crohn verantwortlich ist und die Beobachtung, dass Morbus-Crohn-Kranke vergleichsweise viel Zucker verzehren, war der Anlass zur Durchführung einer Reihe von Therapiestudien mit Kostformen, arm an raffinierten Kohlenhydraten und einem relativ hohen Ballaststoffanteil.

Erste Studien englischer und deutscher Autoren an kleinen Kollektiven verliefen positiv. Ballaststoffreiche Kost wird gut vertragen; außerdem waren Rezidivraten und die Schwere auftretender **Rezidive geringer** [120].
Gemessen am Aktivitätsindex (CDAI) kam es unter zuckerfreier Ernährung zu einer deutlich positiven **Beeinflussung des Krankheitsverlaufes** [38, 39].

Negativ verlief eine Studie, in der im Verlauf von 29 Monaten eine typisch **italienische Kost** (mit durchschnittlich 13 g Ballaststoffen) mit einer sehr ballaststoffarmen (mit durchschnittlich nur etwa 3 g Ballaststoffen pro Tag) verglichen wurde. Ein Unterschied im Krankheitsverlauf konnte nicht beobachtet werden [183]. Bei der Interpretation dieser Studie muss jedoch die spezielle Zusammensetzung einer für Italien typischen Kost berücksichtigt werden.

Negativ verlief auch eine in England durchgeführte Multicenter-Studie an 352 Patienten mit inaktivem bzw. nur gering aktivem Morbus Crohn. Unter einer ballaststoffreichen Ernährung – arm an raffinierten Kohlenhydraten – kam es während einer Beobachtungszeit von zwei Jahren zu **keiner signifikanten Änderung** des Krankheitsverlaufes im Vergleich zur Kontrollgruppe [246].

Obwohl dieses negative Ergebnis einer Studie mit sehr großer Fallzahl allgemein als ausreichender Beweis angesehen wird, dass zuckerarme, ballaststoffreiche Kostformen keinen positiven Effekt auf den Krankheitsverlauf bei Morbus Crohn haben, wird von den Kritikern auf Folgendes hingewiesen: Die in die Studie eingebrachten Patienten zeigten einen **sehr benignen Krankheitsverlauf**, so dass sie nicht repräsentativ für das Gesamtkollektiv der Morbus-Crohn-Kranken sind. Weiterhin fand sich in dieser Studie unter ballaststoffreicher, zuckerarmer Ernährung eine deutlich geringere Rate an erforderlichen operativen Eingriffen und an Krankenhauseinweisungen, die zwar statistisch nicht signifikant war, aber trotzdem nach Ansicht der Kritiker auf einen positiven therapeutischen Effekt hinweist [122].

Ausgehend von den Studien und Überlegungen des Österreichers Lutz [194] und des Engländers Cleave (Lit. bei [123]) über den möglichen positiven Effekt kohlenhydratarmer Kostformen auf den Verlauf chronisch-entzündlicher Darmerkrankungen, wurde im Rahmen der bereits genannten deutschen Crohn-Studie auch versucht, den **remissionserhaltenden Effekt** einer kohlenhydratarmen Ernährung im Vergleich zu einer Normalkost zu überprüfen.

Empfohlen wurde eine Reduktion der täglichen Kohlenhydratzufuhr auf 84 g. Abgesehen von einem Trend zur Remissionsverlängerung, konnte im Vergleich zur Kontrollgruppe kein Effekt der diätetischen Maßnahme festgestellt werden. Es muss bei der Interpretation der Ergebnisse jedoch berücksichtigt werden, dass nur ein geringer Prozentsatz der Patienten in der Lage war, die kohlenhydratarme Diät während 12 Monaten ausreichend konsequent zu realisieren [190].

Ausschlußdiät (exclusion diet)

Mitte der 80er-Jahre wurden erstmals Ergebnisse klinischer Studien über **Intoleranzen gegenüber bestimmten Lebensmitteln** bei Crohn-Kranken mitgeteilt [121, 246]. Nach Elimination der die Symptomatik verstärkenden Lebensmittel kam es bei sonst freier Kostwahl zu langen beschwerdefreien Intervallen und vergleichsweise geringen Rückfallraten [121].

> Lebensmittel, die am **häufigsten Beschwerden** verursachten, waren Weizen mit 69%, Milch und Milchprodukte mit 48%, Hefe mit 31%, Mais mit 24% und Bananen, Tomaten, Wein und Eier mit je 14%.

Während manche Autoren ähnlich positive klinische und auch laborchemische Besserungen bei Meiden von intoleranzauslösenden Lebensmitteln (vor allem Getreideprodukten, Milchprodukten und Hefe) fanden [245], konnten andere Nachuntersucher den therapeutischen Effekt einer „exclusion diet" nicht bestätigen [224].

Vom Wert der Ausschlussdiät überzeugte Kliniken haben feste Schemata entwickelt, nach denen die eine Intoleranz auslösende Lebensmittel **ermittelt** werden. Nach Erreichen einer Remission unter Ernährung mit einer chemischdefinierten Formeldiät (Elementardiät) werden nach bestimmten Regeln Lebensmittel ausgetestet und in den Kostplan aufgenommen [160].

> Grundsätzlich sind Lebensmittelunverträglichkeiten bei Patienten mit chronisch-entzündlichen Darmerkrankungen häufiger als bei Gesunden.

Bei einer Befragung von 132 Patienten mit chronisch-entzündlicher Darmerkrankung (41% Morbus Crohn, 69% Colitis ulcerosa, 6% nicht klassifizierbarer Colitis) gaben 65% an, ein oder mehrere Lebensmittel nicht zu vertragen. In einer Gruppe gesunder Kontrollpersonen lag der Anteil von Lebensmittelintoleranzen nur noch bei 14%. Intoleranzen waren bei Morbus Crohn und Colitis ulcerosa gleich häufig. Eine Beeinflussung durch vorausgegangene Operationen, Krankheitsaktivität oder Lokalisation der Erkrankung fanden sich [16].

Ob den von manchen Untersuchern bei Morbus-Crohn-Kranken gemessenen erhöhten IgG- und IgA-**Antikörpern gegen Bäckerhefe** (Saccharomyces cerevisiae) und dem beobachteten Rückgang der Krankheitsaktivität bei Meiden von Hefe, eine therapeutische Bedeutung zukommt, muss in weiteren Untersuchungen geklärt werden [18].

3.4.4 Einheimische Sprue (nichttropische Sprue, Zöliakie, Erwachsenen-Zöliakie, gluteninduzierte Enteropathie, idiopathische Steatorrhö)

Ätiologie und Klinik

Bei dieser Erkrankung, die im Erwachsenenalter meist als einheimische Sprue und im Säuglings- und Kindesalter als Zöliakie bezeichnet wird, handelt es sich, wie seit den Untersuchungen des holländischen Pädiaters Dicke aus dem Jahre 1950 bekannt ist, um eine durch **Getreideeiweiß** aus Weizen, Roggen, Tritikale, Dinkel, Hafer und Gerste ausgelöste Dünndarmerkrankung.

Die Getreideeiweiße verlieren ihre krankmachende Eigenschaft bei peptisch-tryptischer Verdauung im Magen-Darm-Trakt nicht.

Von den bei der Verdauung entstehenden Spaltprodukten besitzen jedoch lediglich folgende vorwiegend aus Prolin und Glutamin bestehenden Polypeptide eine die Dünndarmmukosa schädigende Eigenschaft:
- Gliadin aus Weizen- und Roggeneiweiß,
- Hordein aus Gersteneiweiß und
- Avenin aus Hafereiweiß.

Es wird derzeit diskutiert, dass die eine Sprue auslösenden Getreideeiweiße eine **lektinähnliche Wirkung** besitzen [166]. Lektine sind Proteine pflanzlichen oder tierischen Ursprungs, die Bindungen mit Mono- oder Oligosacchariden von Glykoproteinen oder Glykolipiden eingehen. Hierdurch werden **membrantoxische Eigenschaften** erklärt.

Zwei weitere Möglichkeiten einer **Dünndarmschädigung** durch die genannten Getreideeiweiße werden diskutiert:
- In der Dünndarmmukosa fehlt eine spezifische Peptidase, unter deren Einfluss bei der peptisch-tryptischen Verdauung der genannten Getreideeiweiße anfallende toxische Polypeptide abgebaut werden. Die sich in den Mukosazellen des Dünndarmes anhäufenden toxischen Peptide schädigen die Schleimhaut und lösen somit die Erkrankung aus.
- Bei der gluteninduzierten Enteropathie handelt es sich um eine immunologische Erkrankung mit Antikörperbildung gegen Polypeptide, die bei der peptisch-tryptischen Verdauung von Getreideeiweiß anfallen. Die Schädigung der Darmwand ist Folge einer **Antigen-Antikörper-Reaktion.**

Die letztgenannte Vorstellung ist in neuerer Zeit durch eine Reihe immunologischer und klinischer Befunde gestützt worden und dürfte der Erkrankung zugrunde liegen.

> Bei einem erheblichen Teil der Patienten kommt es offenbar krankheitsauslösend bereits in der **frühen Säuglingsphase** zu einer **Sensibilisierung gegen Gluten.** Die Deutsche Gesellschaft für Kinderheilkunde empfiehlt deshalb, glutenhaltige Lebensmittel erst ab dem 4. Lebensmonat an Säuglinge zu verfüttern.

Genetische Voraussetzungen begünstigen die Entstehung der Erkrankung. Angehörige der weißen Bevölkerungsgruppe erkranken bevorzugt. In Mitteleuropa kommt auf ca. 1000 Einwohner eine Erkrankung. Die Krankheit kommt nicht in Japan, Schwarzafrika und Indien vor.

In nordeuropäischen Ländern liegt die Prävalenz wesentlich höher als in südeuropäischen. Die **Erkrankungshäufigkeit** beträgt beispielsweise in Irland 1:300.

Im Kindesalter ist die Zöliakie bei Mädchen häufiger als bei Jungen. Im Erwachsenenalter beträgt das **Geschlechtsverhältnis** etwa 1:1, wenn man die oligosymptomatischen Verlaufsformen miteinbezieht. Unter nahen Verwandten Spruekranker liegt die Erkrankungshäufigkeit, insbesondere dann, wenn man Personen mit diskreter Symptomatik einbezieht, eindeutig höher als in der Durchschnittsbevölkerung. Personen mit dem Gewebsmuster HLA-B8 und HLAS-DR3 erkranken häufiger.

Die genetische Prädisposition ist auch dafür verantwortlich, dass bestimmte Erkrankungen wie **Diabetes mellitus** und **Down-Syndrom** häufig mit der Zöliakie assoziiert vorkommen.

Zur exakten **Sicherung der Diagnose** bedarf es des Nachweises der Zottenatrophie (flache Mukosa) beim unbehandelten Patienten. Zudem wird gefordert, dass sich die Zotten unter striktem Meiden von Gluten vollständig normalisieren.

Diese strengen Kriterien wurden aufgrund neuerer Erkenntnisse gelockert. Es finden sich auch Sprue/Zöliakie-Patienten ohne ausgeprägte histologische Veränderungen der Darmschleimhaut, deren Beschwerden, diskrete morphologische und serologische Abweichungen sich unter glutenfreier Kost normalisieren. Diese Fälle werden als **latente** oder **stille Sprue/Zöliakie** bezeichnet.

Zirkulierende Antikörper gegen Gluten, Gliadin, Retikulin und Membranen kleiner Muskelbündel von Primaten, sog. Endomysiumantikörper, sind wertvolle Laborparameter für **Screeninguntersuchungen**. Die Titerhöhe korreliert mit der Aktivität der Erkrankung und dem Ausmaß der Mukosaveränderungen [54].

Die durch die genannten Polypeptide ausgelöste Erkrankung geht mit einem hochgradigen **Malabsorptionssyndrom** als Folge einer Schädigung der Enterozyten einher. Die Symptome sind folglich
- Diarrhö – es werden u. U. bis zu 10 voluminöse breiige bis dünnflüssige Stühle pro Tag abgesetzt,
- Gewichtsabnahme,
- abdominelle Beschwerden und Blähsucht;

weiterhin eine Reihe von Mangelerscheinungen als Folge des Malabsorptionssyndroms wie
- pellagraähnliche Hautpigmentierungen,
- Rhagaden an den Mundwinkeln,
- eine trockene, spröde Haut,
- eine hochgradige Anämie als Folge eines Eisen-, Vitamin-B_{12}- und Folsäuremangels,
- tetanische Beschwerden als Folge eines Kalziummangels etc.

Dem nicht seltenen **Mangel an Selen** kommt möglicherweise wegen der höheren Malignomhäufigkeit bei Spruekranken eine Bedeutung zu, da eine Mangelversorgung an diesem Spurenelement die **Entstehung von Malignomen** begünstigen soll [130].

> Alle genannten Laboruntersuchungen zum Nachweis eines Malabsorptionssyndroms (vgl. Abschn. Pathophysiologie und Klinik), insbesondere die Fettbilanz und der D-Xylose-Test, fallen bei der voll ausgebildeten Erkrankung hochpathologisch aus.

Da die klinische Symptomatik nicht immer voll ausgeprägt ist und starke Gewichtsabnahme, massive Diarrhöen etc. nur bei etwa 40 % der Fälle im Vordergrund stehen, wird bei diskreter, durch eine Glutenunverträglichkeit ausgelösten intestinalen Symptomatik (**oligosymptomatische Verlaufsform**) nur selten bzw. relativ spät an das Vorliegen einer Sprue/Zöliakie gedacht. **Diagnostische Lücken** zwischen den ersten Symptomen und der exakten Diagnosestellung betragen nicht selten mehr als 10 Jahre [197, 295].

Ernährungstherapie*

Da es sich bei der einheimischen Sprue/Zöliakie um eine mit Zottenatrophie und folglich Störungen der Nährstoffresorption einhergehende, durch Proteine bestimmter Getreidesorten ausgelöste Dünndarmerkrankung handelt, muss die Therapie in der **Elimination dieser Proteine** bestehen.

> Erlaubt sind Mais, Hirse, Buchweizen und Reis, aber auch reine Stärkepräparate aus den verbotenen Getreidearten.

Der schädigende Effekt der Getreideeiweiße ist an die bei peptisch-tryptischer Verdauung entstehenden alkohollöslichen Polypeptide, die Gliadine, gebunden. Da man heute die für die Toxizität verantwortliche Aminosäuresequenz der bei der Verdauung von Getreideeiweißen entstehenden Polypeptide kennt, wäre es in Zukunft möglich, Getreidesorten, insbesondere Weizen, mit geänderter Aminosäuresequenz im Klebereiweiß zu züchten. Hierdurch würde die diätetische Behandlung der Sprue wesentlich erleichtert [278].

> Unter streng glutenfreier Kost schwindet bei der Mehrzahl der Kranken die Symptomatik prompt. Ein **Nichtansprechen** innerhalb von etwa acht Wochen ist häufig die Folge unbewusster oder bewusster Diätfehler.

Da die **Glutentoleranz** von Patient zu Patient variiert, muss immer bedacht werden, dass bei ausgeprägter Intoleranz auch Spuren von Gluten,

---

* Deutsche Zöliakie-Gesellschaft e.V., Filderhauptstraße 61, 70599 Stuttgart (Selbsthilfegruppe)

wie sie etwa in Weizenstärke enthalten sein können, die Darmschädigung unterhalten.

In Einzelfällen ist über **Verunreinigungen** von natürlicherweise glutenfreien Mehlen durch Weizen oder Roggen in Mengen bis zu 5 % oder sogar 10 % berichtet worden. Die Hauptursache für diese Kontaminationen liegt in den Mühlen, in denen neben glutenfreier Ware auch glutenhaltiges Getreide gemahlen wird. Vor allem bei Buchweizen konnten solche Glutenkontaminationen festgestellt werden [79].

Selten sind die Fälle mit typischer klinischer Symptomatik und Schleimhautmorphologie, die nicht auf glutenfreie Diät, jedoch in aller Regel auf **Glucocorticoide** ansprechen (**unclassified sprue**). Ebenfalls werden selten Fälle beobachtet, die auf eine glutenfreie Kost nur dann ansprechen, wenn weitere proteinreiche Lebensmittel wie etwa Ei, Geflügel, Milch etc. gemieden werden [15].

Eine weitere für die Praxis wichtige Frage betrifft das **konsequente Beibehalten** einer streng glutenfreien Kost dann, wenn sich die Glutentoleranz (etwa während der Pubertät) verbessert, und bei mäßigem Verzehr glutenhaltiger Lebensmittel keine abdominelle Symptomatik auftritt.

Nachdem bereits ältere Studien Hinweise darauf gaben, dass Spruekranke bei Nichteinhalten einer Diät in höherem Maße **Malignome** entwickeln, konnte in einer Studie von Holmes [135] eindeutig belegt werden, dass Mund-, Pharynx- und Ösophaguskarzinome sowie Non-Hodgkin-Lymphome dann bei Spruekranken signifikant häufiger auftreten, wenn glutenhaltige Lebensmittel nicht konsequent unabhängig von der klinischen Symptomatik gemieden werden.

Die **Dermatitis herpetiformis Duhring** (vgl. Kap. 12.4) geht wie die Sprue mit einer Zottenatrophie einher. Die Malabsorption ist meist geringer ausgeprägt. Eine Steatorrhö findet sich in 30–50 % der Fälle. Unter konsequenter glutenfreier Diät bilden sich sowohl die morphologischen Dünndarmschleimhaut- als auch Hautveränderungen zurück. Die medikamentöse Therapie der Hauterkrankung kann in etwa 50 % der Fälle abgesetzt, bei einer weiteren Gruppe erheblich reduziert werden (Lit. bei [8, 116, 182]).

Die einschneidendste Änderung der Essgewohnheit besteht im Verwenden von Backwaren, die entweder aus dem Mehl **nichtzöliakieauslösender Getreidearten** wie Mais, Reis und Hirse oder Sojabohnen und aus reinen Stärkeprodukten hergestellt sind. Zubereitungen aus reiner Stärke sind die gebräuchlichsten. Hierbei dient als Ersatz für das Klebereiweiß, durch das normalerweise die Stärkekörner im Gebäck zusammengehalten werden, ein Zusatz von Eiereiweiß oder Johannisbrotkernmehl.

Seitdem radioimmunologische Methoden zum **Nachweis kleiner Gliadinmengen** zur Verfügung stehen, weiß man, dass auch in Weizenstärke, die normalerweise empfohlen wird, noch so viel Getreideeiweiß enthalten ist, dass hierdurch u. U. klinische Symptome ausgelöst werden können. Während eine Scheibe Weißbrot (ca. 30 g) 1,25 g Gliadin enthält, finden sich in einer entsprechenden Menge von gliadinfreiem Brot, das unter Verwendung von Weizenstärke hergestellt wurde, noch 0,2–0,4 g Gliadin.

In einer Untersuchung an zehn Spruekranken, die unter strenger glutenfreier Diät mit aus **Weizenstärke** hergestelltem, sog. glutenfreiem Brot nicht völlig symptomfrei waren, kam es bei vier Kranken unter einer Diät frei von Weizenstärkeerzeugnissen zu einem völligen Schwinden der Beschwerden. Erneuter Verzehr des mit Weizenstärke hergestellten sog. glutenfreien Brotes löste die gleiche Symptomatik, insbesondere Diarrhöen wieder aus [61].

Von manchen Autoren wird dem **Hafer** nur eine geringe toxische Wirkung beigemessen. Bei Expositionsversuchen verzehrten Spruekranke, die unter glutenfreier Kost symptomfrei waren, Haferprodukte. Weder die klinische Symptomatik und die Laborbefunde noch die Struktur der Darmzotten änderten sich nach dem Verzehr. 50–60 g Haferflocken täglich wurden von Kindern mit Zöliakie ohne Beeinträchtigung der intestinalen Funktion toleriert [78].

Eine kritische Zusammenstellung von **Ernährungsempfehlungen** für Spruekranke findet sich bei Campbell [50]. Hier werden weitere Untersuchungen zur Frage der Toxizität von Haferproteinen diskutiert. Weiterhin finden sich Hinweise auf Buchweizen, Hybriden aus Weizen und Roggen und aus Getreide hergestellte alkoholische Getränke.

Positive Therapieeffekte werden mit glutenfreier Kost auch bei **Stomatitis aphtosa** erzielt, wenn sie mit einer Zottenveränderung einhergeht [91].

> Neben dem Meiden der krankheitsauslösenden Getreideeiweiße muss bei der Herstellung der Diät das jeweilige **Ausmaß der Resorptionsstörung** berücksichtigt werden.

Da bei der gluteninduzierten Enteropathie besonders die Fett- und Milchzuckerresorption beeinträchtigt sind, wird man, bis eine eindeutige

Besserung der Resorptionsfunktion unter glutenfreier Diät eingetreten ist, insbesondere das **Fett**, in manchen Fällen auch die **Milchzuckerzufuhr** reduzieren müssen.

Hierdurch wird der Heilungsprozess zwar nicht begünstigt, es kommt aber zu einer **Verminderung subjektiver Beschwerden** wie Diarrhö, Blähsucht etc. In dem Maß, in dem sich die Fett- und Milchzuckerresorption unter der Diättherapie normalisieren, kann die glutenfreie Kost hinsichtlich der Nährstoffrelation – und dies gilt insbesondere für den Fettgehalt – der Normalkost angeglichen werden.

Während der Phase, in der die Fettausnutzung noch erheblich verringert ist und damit der Energiebedarf unzureichend gedeckt wird, kann der teilweise Ersatz des Nahrungsfettes durch **MCT** (vgl. Kap. 3.6.5) sowohl die Steatorrhö und damit die subjektiven Beschwerden mildern als auch die Energiebilanz verbessern.

Da von den Disaccharidasen der Dünndarmmukosa die Aktivität der Lactase bei der Sprue in erster Linie herabgesetzt ist, entwickelt sich ein **sekundäres Lactasemangelsyndrom.** Milch und Milchprodukte müssen daher in der Mehrzahl der Fälle in der ersten Krankheitsphase gemieden werden.

Die Herstellung einer glutenfreien Kost, einschließlich des Aufwandes für spezielle Diätprodukte, geht mit einer erheblichen **finanziellen Mehrbelastung** einher [117].

3.4.5 Tropische Sprue

Ätiologie und Klinik

In tropischen Ländern, insbesondere in Indien und in der Karibischen See, nicht hingegen bei der Bevölkerung Afrikas, ist die tropische Sprue eine relativ häufige Erkrankung. Hierbei handelt es sich ebenfalls um eine mit einem **hochgradigen Malabsorptionssyndrom** einhergehende Dünndarmerkrankung mit gleicher Symptomatik, wie bei der einheimischen Sprue beschrieben.

Die **Ursache** dieser Erkrankung – sie wird nicht durch Getreideproteine ausgelöst – ist **unbekannt.** Diskutiert werden Nahrungsmittelallergene, der Mangel an verschiedenen Vitaminen, Infektionen mit Pilzen, Bakterien oder Viren.

Möglicherweise ist die durch bakterielle Kontamination von Nahrung und Trinkwasser ausgelöste **tropische Enteropathie** eine Vorstufe der tropischen Sprue. Diese Form der Enteropathie geht mit Diarrhö, Leistungsminderung, Gewichtsabnahme, durch Folsäuremangel bedingte Anämie etc. einher.

Bei den meist hohen Außentemperaturen sind die Kranken, insbesondere durch den hohen Wasser- und Elektrolytverlust mit den Fäzes gefährdet.

Ernährungstherapie

Eine spezielle diätetische Therapie gibt es nicht. Die medikamentöse Behandlung wird durch Wasser- und Elektrolytsubstitution unterstützt und die Ernährung dem Ausmaß der Malabsorption angepasst.

3.4.6 Lactasemangelsyndrom (Lactosemalabsorption, Milchzuckerunverträglichkeit)

Ätiologie und Klinik

Nur dem Mangel an der Disaccharidase Lactase, dem milchzuckerspaltenden Enzym der Dünndarmschleimhaut, kommt eine praktisch-klinische Bedeutung zu. Man unterscheidet
- den primären (angeborenen) Lactasemangel, der bereits beim Säugling zu Diarrhöen führt,
- den erworbenen Lactasemangel des Erwachsenen und
- den sekundären Lactasemangel.

Der **sekundäre Lactasemangel** ist Folge einer primären Erkrankung des Dünndarms. So kommt es regelmäßig bei der einheimischen Sprue zu einer Milchzuckerunverträglichkeit, die sich dann wieder zurückbildet, wenn die Grundkrankheit therapiert wird. Nicht selten entwickelt sich ein Lactasemangel auch nach Magenresektion, bedingt durch die unphysiologische Belastung des Dünndarms.

Der **erworbene Lactasemangel** des Erwachsenen kann sich bei bis dahin normaler Milchzuckerverträglichkeit aufgrund unbekannter Ursachen (Schädigung der Mukosa durch Virusinfekte werden diskutiert) einstellen.

Primärer Lactasemangel: Bei den Erwachsenen vieler Bevölkerungsgruppen liegt in einem hohen Prozentsatz die Lactaseaktivität in der Dünndarmmukosa so niedrig, dass Milch oder milchzuckerhaltige Milchprodukte, in geringer Menge verzehrt, eine abdominelle Symptomatik auslösen

So hatten in den USA untersuchte Afro-Amerikaner in ca. 75 % eine Lactaseaktivität, die weit unterhalb des für Amerikaner europäischer Herkunft als normal angesehenen Bereiches lag. Ähnliche Befunde wurden bei Asiaten und Angehörigen anderer ethnischer Gruppen erhoben. Bei Amerikanern nordeuropäischer Herkunft fand sich eine erniedrigte Lactaseaktivität nur in 5–15 %. Nach Dahlqvist [72] besteht bei etwa 90 % der erwachsenen Weltbevölkerung ein Lactasemangel (vgl. Tab. 3-4).

Es muss angenommen werden, dass vor langer Zeit das **Persistieren der Lactaseaktivität** im Darm des Erwachsenen durch **Mutation** entstanden ist und sich wegen der hierdurch bedingten besseren Ernährungschance bei bestimmten Bevölkerungsgruppen insbesondere in Nordeuropa durchgesetzt hat.

Ist die Aktivität vermindert, so gelangt der mit der Nahrung aufgenommene Milchzucker – eine Aufspaltung in die beiden Monosaccharide Glucose und Galaktose und eine anschließende Resorption der Monosaccharide bleibt aus – in tiefere, bakteriell besiedelte Darmabschnitte. Hier erfolgt ein **bakterieller Abbau** zu Milchsäure, Essigsäure, Kohlendioxid, Wasserstoff (Abb. 3-10) etc.

Diese bakterielle Aufspaltung der Lactosemoleküle in kleinere Moleküle hat eine Steigerung des osmotischen Drucks und damit einen **Wassereinstrom** ins Darmlumen zur Folge. Zusätzlich wirken die organischen Säuren irritierend auf die Darmschleimhaut und fördern die Peristaltik. **Peristaltiksteigerung** zusammen mit dem Wassereinstrom ins Darmlumen hat eine **Diarrhö** zur Folge.

Eine abdominelle Symptomatik lässt sich beim Lactasemangel oft mit geringen Lactosemengen auslösen. In **Expositionsversuchen,** bei denen den Patienten nicht bekannt war, dass sie Milchzucker aufnahmen, kam es bei einem Teil der Probanden bereits nach Aufnahme von 5 g Lactose, das entspricht etwa einem halben Glas Kuhmilch, zu einer abdominellen Symptomatik. Nach Gabe von 15 g Milchzucker kam es bei drei Viertel der Patienten zu einer Symptomatik [112].

Häufig soll ein Lactasemangel mit dem **irritablen Kolon** vergesellschaftet sein. Wahrscheinlicher ist jedoch, dass die Diagnose irritables Kolon gestellt wird, bevor als Ursache der abdominellen Beschwerden ein Lactasemangel ausgeschlossen wurde.

So fand sich bei 70 Patienten mit der Diagnose irritables Kolon durch Untersuchung mit dem H_2-Atemtest in über 24 % ein Lactasemangel als Ursache der Symptomatik, während sich bei 35 gesunden Kontrollpersonen nur in 5,7 % entsprechende laborchemische Hinweise ergaben [32].

> Wichtig ist es ebenfalls, bei **Totalkolektomierten** auf einen bestehenden Lactasemangel zu achten, da es bei der Kombination von Anus praeter mit Lactasemangel zu starken Mazerationen der Haut in der Umgebung des Stomas kommen kann.

Abbildung 3-17 zeigt das Verhalten der **Blutglucosekonzentration** nach oraler Gabe von 50 g Milchzucker bei einem Kranken mit Lactasemangel und bei einem Gesunden.

Bei Kranken mit Lactasemangel findet sich gehäuft eine **Osteoporose** (vgl. Kap. 8.1). Als Ursache werden eine verminderte Aufnahme von Kalzium mit der Nahrung bei Einhalten einer milchzuckerfreien Diät – Milch und Milchprodukte gehören zu den kalziumreichsten Nahrungsmitteln – und eine verminderte Resorption von Kalzium bei völligem Fehlen von Milchzucker in der Nahrung diskutiert.

Gesunde Amerikaner europäischer Herkunft nehmen pro Tag 650 ± 100 mg Kalzium mit der Nahrung auf, während eine lactosefreie Diät nur 200 ± 50 mg Kalzium pro Tag enthält. Für die Annahme einer besseren Ausnutzung von Nahrungskalzium bei gleichzeitigem Verzehr von Milchzucker sprechen insbesondere tierexperimentelle Befunde.

Untersuchungen von Cochet u. Mitarb. [63] mit der Doppelisotopentechnik an Gesunden und Patienten mit Lactasemangel ergaben Folgendes:

> Die **Kalziumresorption** ist dann gleich, wenn Kalzium zusammen mit einer milchzuckerfreien Testmahlzeit verabreicht wird. Enthält die Testmahlzeit

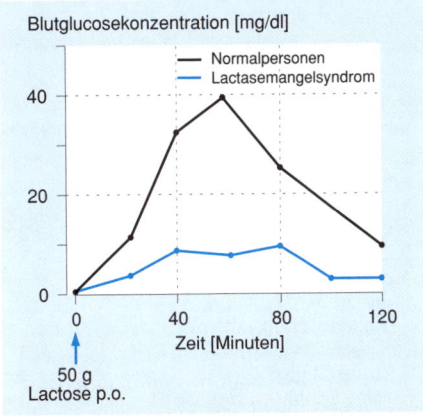

Abb. 3-17 Das Verhalten der Blutglucosekonzentration bei einer gesunden Versuchsperson und einem Patienten mit einem Lactasemangelsyndrom nach oraler Gabe von 50 g Milchzucker.

> hingegen Milchzucker, so wird bei Gesunden das Ausmaß der Kalziumresorption gesteigert, bei vorhandenem Lactasemangel hingegen vermindert.

Welche Mechanismen diesem Phänomen zugrunde liegen, ist noch unbekannt.

ET Ernährungstherapie

Dem Ausmaß des Lactasedefizits entsprechend muss der Verzehr von Milchzucker reduziert werden. In der überwiegenden Zahl von Fällen besteht nur ein relativer Mangel an Disaccharidase, so dass kleine Mengen lactosehaltiger Lebensmittel toleriert werden. Da Milchzucker nur in Milch und mit bzw. aus Milch hergestellten Produkten enthalten ist, lässt sich eine **milchzuckerfreie bzw. reduzierte Kost** grundsätzlich leicht realisieren.

> Die Tatsache, dass Milchpulver bei der Herstellung vieler Nahrungsmittel zugesetzt wird, kann jedoch, insbesondere bei ausgeprägter Intoleranz, das Einhalten einer lactosefreien Diät erschweren.

Obwohl in **fermentierten Milchprodukten** (Jogurt, Kefir, Sauermilch etc.) noch relativ viel Milchzucker enthalten ist (Tab. 3-7), werden sie von Patienten mit einem Lactasemangel meist gut toleriert [170].

Diese nach der Magenpassage stattfindende enzymatische Spaltung des Disaccharids gilt als Grund für die Beliebtheit fermentierter Milchprodukte in den Ländern des Mittleren Ostens und in Afrika, wo z. T. trotz eines Lactasemangels große Mengen Milch in fermentierter Form regelmäßig verzehrt werden.

> Kalzium wird aus Jogurt gleich gut resorbiert wie aus Milch. Es kann folglich die Milch in Form von Jogurt als optimale **Kalziumquelle** von Patienten mit Lactasemangel genutzt werden. Milch ist mit 1 g/l das kalziumreichste Lebensmittel.

Desweiteren hat Kalzium aus Milch und Milchprodukten eine **hohe Bioverfügbarkeit.** Werden Milch und Milchprodukte beim Lactasemangelsyndrom konsequent gemieden, so resultiert eine mittlere tägliche Kalziumaufnahme von etwa 300 mg bei einer wünschenswerten Zufuhr von etwa 1000 mg/Tag.

Die zur **Osteoporoseprophylaxe** dringend gebotene Normalisierung der Kalziumversorgung kann, wenn man den Weg der Substitution mit einem Kalziumpräparat nicht gehen will, durch vermehrten Verzehr von Sauermilchprodukten und bestimmten Käsesorten erreicht werden.

Ist die Lactoseintoleranz, wie mehrheitlich der Fall, nicht besonders ausgeprägt, so kann durch **langsame Steigerung** der täglichen Milchzuckerzufuhr das Kolon – hier kommt es als Folge des bakteriellen Abbaus zu den, die Beschwerden verursachenden pathophysiologischen Reaktionen (vgl. Abb. 3-10) – an eine höhere Milchzuckerzufuhr adaptiert werden. Als Grund für die Toleranzsteigerung gilt eine **Anpassung der Darmflora.**

In einer Untersuchung an 20 Patienten wurde während 10 Tagen die auf drei Einzeldosen aufgeteilte Gesamtmenge von 0,6 auf 1,0 g Lactose pro kg Körpergewicht pro Tag gesteigert. Es kam hierunter zu einer Verringerung sowohl der klinischen Symptomatik als auch der Wasserstoff-Exhalation um 50 % [126].

> Eine Induktion der Lactaseaktivität in der Dünndarmmukosa ist durch steigende Zufuhr von Milchzucker nicht möglich.

Zunehmend wird bei Personen mit Milchzuckerunverträglichkeit durch **Substitution** mit einer **aus Mikroorganismen** gewonnenen **β-Galaktosidase** (Lactase) die Toleranz verbessert, bzw. normalisiert. Die im Handel erhältlichen Präparate enthalten entweder Lactase aus Kluyveromyces lactis mit einem Wirkoptimum bei neutralem pH und 37 °C oder Lactase aus Aspergillus niger bzw. Aspergillus oryzae mit einem pH-Optimum im sauren Bereich und einem Temperaturoptimum von 55 °C.

Der **klinische Effekt** dieser aus Pilzen gewonnenen β-Galaktosidasen ist gut. Es gibt jedoch eine Subgruppe, die auf die übliche, von den Herstel-

Tabelle 3-7 Gehalt an Milchzucker [g/100 g] in Milch und Milchprodukten (nach [242]).

Milch	4,8
Quark (mager)	4,1
Jogurt (natur)	4,0
Jogurt (mit Zusatz von Magermilchpulver)	5,3
Schmelzkäse (schnittfähig)	8,9
Rahmfrischkäse	3,4
Weich-, Schnitt-, Hartkäse (z. B. Edamer, Camembert, Emmentaler)	0,0

lern angegebene Dosierung nicht ausreichend anspricht [238]. Lactasepräparate können entweder der Milch oder dem Milchprodukt vor dem Verzehr in flüssiger Form zugesetzt oder als Tablette zusammen mit dem lactosehaltigen Lebensmittel genommen werden [180].

Grundsätzlich wäre es auch möglich, durch Hydrolyse des Milchzuckers eine **lactosereduzierte Milch** herzustellen. Bei einer zur Gewährleistung eines guten Geschmacks erforderlichen Restmenge an Lactose könnte hiermit der Kalziumbedarf der Patienten mit mittelgradig ausgeprägtem Lactasemangel gedeckt werden [37].

3.4.7 Enterales Eiweißverlustsyndrom (exsudative Enteropathie, eiweißverlierende Enteropathie, Eiweißdiarrhö, idiopathische Hypoproteinämie)

Ätiologie und Klinik

Beim Gesunden treten Plasmaproteine durch die Darmschleimhaut ins Darmlumen aus. Dieser **physiologische enterale Eiweißverlust** liegt weit unterhalb der Menge täglich neu synthetisierter Plasmaproteine.

Wird der Übertritt von Plasmaeiweißen ins Darmlumen bei **pathologischen Wandveränderungen** so weit gesteigert, dass er die Syntheserate überschreitet, so kommt es zu einer Abnahme der zirkulierenden Plasmaproteine.

Ursachen eines krankhaften Eiweißverlustes ins Darmlumen können Lymphstauungen, Lymphfisteln, entzündliche, ulzeröse und tumoröse Schleimhautveränderungen im gesamten Gastrointestinaltrakt sein.

Der Abfall der Plasmaproteine hat eine Verringerung des onkotischen Druckes und damit, je nach Ausmaß der Hypoproteinämie, eine **Ödembildung** zur Folge.

Ernährungstherapie

Ist bei der exsudativen Enteropathie eine kausale Therapie nicht möglich, so muss versucht werden, durch eine **Verringerung des Lymphdrucks** die Menge der in das Darmlumen austretenden Lymphe zu reduzieren.

Da während der Resorption von Fetten langkettiger Fettsäuren der Lymphdruck und somit auch der Übertritt von Lymphe in das Darmlumen steigt, kann man rein symptomatisch durch **fettarme Diät** den Verlust von Plasmaproteinen ins Darmlumen reduzieren.

Das langfristige Einhalten einer extrem fettarmen Diät – und nur hiermit ist oft ein ausreichender therapeutischer Effekt zu erzielen – ist schlecht zu praktizieren. Daher empfiehlt es sich, je nach Ausmaß des enteralen Eiweißverlustes das übliche Nahrungsfett vollständig oder teilweise durch **MCT** zu ersetzen. Da mittelkettige Fettsäuren mit dem Pfortaderblut abtransportiert werden, steigt während ihrer Resorption der Lymphdruck nicht an.

> Ersetzt man bei Kranken mit exsudativer Enteropathie LCT durch MCT, so sistiert der Lymphaustritt ins Darmlumen, und es kommt zu einem Anstieg der Plasmaproteine.

Desweiteren bildet sich die bei der exsudativen Enteropathie meist gleichzeitig bestehende Steatorrhö unter der genannten diätetischen Maßnahme zurück.

3.4.8 Chologene Diarrhö (vgl. Kap. 3.4.14 Kurzdarmsyndrom)

Ätiologie und Klinik

Wird der enterohepatische Kreislauf der Gallensäuren dadurch unterbrochen, dass der Resorptionsort der Gallensalze, das terminale Ileum, durch Resektion oder pathologische Wandveränderungen ausfällt, so treten die **Gallensalze ins Kolon** über und werden mit dem Stuhl ausgeschieden.

Dies hat zur Folge, dass der Gesamtgehalt des Organismus an Gallensäuren (Gallensäurepool) abnimmt und sich die Gallensalzausscheidung mit der Gallenflüssigkeit verringert. Bei zunehmender Verringerung der Gallensalzkonzentration in der Gallenflüssigkeit kann die kritische Grenze für die Mizellbildung (**kritische mizellare Konzentration**) unterschritten werden.

Die Folge ist eine verminderte Ausnutzung des **Nahrungsfettes** und **fettlöslicher Vitamine.**

Die in das Kolon übertretenden Gallensalze wirken peristaltiksteigernd und verringern die Resorption von Wasser im Kolon, was eine **Diarrhö** zur Folge hat.

Beim Ausfall des terminalen Ileums ist die Oxalsäureausscheidung im Harn und damit die Gefahr der **Oxalsäuresteinbildung** erhöht. Als Ursache für den vermehrten Anfall von Oxalsäure werden diskutiert:
- Eine bakterielle Umwandlung von Glycin (tritt mit Gallensalzen vermehrt ins Kolon über) in Glyoxalat, das nach der Resorption in der Leber zu Oxalsäure umgewandelt wird.
- Als Folge der gestörten Fettresorption verbinden sich Kalziumionen mit Fettsäuren zu unlöslichen Kalkseifen.

Dadurch nimmt die Kalziumkonzentration im Dünndarm ab und bildet mit der Nahrung aufgenommene Oxalsäure wesentlich weniger unlösliches Calciumoxalat, als dies beim Gesunden der Fall ist. Die Folge ist eine **intensivere Resorption** freier Oxalsäure. Die praktische Konsequenz aus letztgenannter Erklärung wäre eine oxalsäurearme Ernährung zur Vorbeugung gegen Oxalatsteine.

Auch bei der **pouch-analen Anastomose** kommt es zu Funktionsstörungen im Sinne einer chologenen Diarrhö.

Bei diesem Vorgehen der operativen Reservoirbildung wird zur Einhaltung der Kontinenz bei totaler Kolektomie die krankheitstragende Mukosa des Rektumstumpfes entfernt. Aus einer dreifach gefalteten Schlinge des terminalen Ileums wird ein Beutel (pouch) gebildet und im Becken mit dem Analkanal anastomosiert.

Wahrscheinlich kommt es durch eine **bakterielle Besiedlung dieses Reservoirs** und sich entwickelnde morphologische Veränderungen der Schleimhaut zu Störungen der Gallensäurerückresorption und auch der Vitamin-B_{12}-Resorption durch die in das Reservoir einbezogene Schleimhaut des terminalen Ileums [103].

Ernährungstherapie

> Bei der chologenen Diarrhö sollte das Nahrungsfett dann, wenn es als Folge eines Mangels an Gallensalzen zu einer Steatorrhö kommt, durch MCT ersetzt werden.

Wegen der beim Ausfall des terminalen Ileums gesteigerten Oxalsäureresorption und der hierdurch bedingten Gefahr einer Oxalatsteinbildung müssen Nahrungsmittel mit hohem **Oxalsäuregehalt** gemieden werden.

3.4.9 Fructose- und Sorbitmalabsorption, Glucose-Galaktose-Malabsorption

Die Resorption von Fructose und Sorbit kann bei sonst intakter Dünndarmfunktion erheblich reduziert sein. Der zugrunde liegende pathophysiologische Mechanismus ist unbekannt. Bei den Patienten kommt es zu **unklaren abdominellen Beschwerden** und als Folge des bakteriellen Abbaus der ins Kolon übertretenden Kohlenhydrate zu **vermehrter intestinaler Gasproduktion.** Häufig wird die Fehldiagnose irritables Kolon gestellt.

Bei der Abklärung sog. funktioneller abdomineller Beschwerden findet sich in einem hohen Prozentsatz nach oraler Fructose- bzw. Sorbitgabe ein pathologisches Ergebnis des H_2-Atemtests als Hinweis auf eine **unzureichende Resorption** dieses Monosaccharides bzw. Zuckeralkohols.

Untersucher in den USA fanden bei gesunden Versuchspersonen nach oraler Gabe von 10 g Sorbit bei 4 % der weißen und 32 % der nichtweißen Probanden Intoleranzerscheinungen in Form von abdominellen Missempfindungen, Blähungen und Diarrhö.

Durch **Zugabe von Glucose** zu einer fructosereichen Mahlzeit lässt sich offenbar die Fructoseresorption weitgehend normalisieren. Da in vielen Obstsorten beide Monosaccharide enthalten sind, gleicht möglicherweise der Glucoseanteil die reduzierte Fähigkeit der Fructoseresorption aus.

> Gemieden werden sollten industriell hergestellte Produkte mit einem Zusatz von Fructose bzw. Sorbit und Obstsorten mit einen besonders hohen Fructose- bzw. Sorbitanteil (Tab. 3-8).

Verwechselt werden darf die Fructosemalabsorption nicht mit der **hereditären Fructoseintoleranz,**

Tabelle 3-8 Fructose- und Sorbitgehalt von Obst und Obstsäften.

	Fructose [g/100 g]	Sorbit [g/100 g]
Rosinen	31,6	ca. 0,8
Pflaumen (getrocknet)	9,4	6,6
Weintrauben	7,5	0,2
Birnen	6,7	2,2
Äpfel	6,0	0,5
Traubensaft	8,3	keine Angaben
Apfelsaft	6,4	0,6

die auf einem angeborenen Defekt des Enzyms 1-Phosphofructaldolase beruht (vgl. Kap. 4.6).

Schwere Diarrhöen in der **Neugeborenenperiode** können in seltenen Fällen durch eine angeborene Störung des aktiven Transportes von Glucose und Galaktose der Dünndarmschleimhaut bedingt sein. Die Resorption des Monosaccharids Fructose ist bei den Säuglingen intakt.

3.4.10 Intestinale Allergie, Lebensmittelallergie (Enteritis allergica, Gastrointesinopathia allergica)

Ätiologie und Klinik

Allergien sind krankmachende Überempfindlichkeiten gegen primär körperfremde Substanzen.

Lebensmittelallergien nehmen in den westlichen Industrieländern an Häufigkeit zu. Die Ursache hierfür ist wahrscheinlich die zunehmende, schon im frühesten Säuglingsalter einsetzende **Allergenexposition**, z. B. in Form von Medikamenten, Kosmetika, exotischen Früchten und Gewürzen etc.

> Bei der Lebensmittelallergie entwickelt der Patient spezifische Abwehrreaktionen gegen einen oder mehrere Inhaltsstoffe (Antigene) eines Lebensmittels.
> Die Abwehrreaktion besteht in der Entwicklung von Antikörpern oder zellulären Abwehrreaktionen, die bei Kontakt mit dem Allergen reagieren. Dabei werden Mediatorsubstanzen (Histamin, Bradikinin, Leukotriene und Prostaglandine) freigesetzt, die für die klinische Symptomatik verantwortlich sind.

Man unterscheidet **Allergien vom Sofort-Typ** und Allergien vom Spät-Typ. Bei ersteren tritt die Symptomatik innerhalb von 10–20 Minuten nach Kontakt mit dem Antigen auf. Bei Allergien vom **Spät-Typ** kommt es erst nach 6–24 Stunden oder noch später zur Ausbildung der klinischen Symptomatik.

Allergische Reaktionen können in vier Gruppen aufgeteilt werden (Tab. 3-9):
- Bei den Allergien vom Typ I–III beruht die allergische Reaktion auf der **Bildung von Antikörpern**, die im Blutserum nachweisbar sind.
- Beim Typ IV bestehen **zelluläre Abwehrreaktionen von Lymphozyten** gegen die entsprechenden Allergene.

Lebensmittelallergien sind überwiegend **IgE-vermittelt (Typ I)**. Es erkranken Atopiker, d. h. Personen mit einer genetischen Disposition. Zur Gruppe der Atopiker zählen etwa 20 % der europäischen Bevölkerung. **Atopiker** leiden entweder unter allergischem Schnupfen, allergischem Asthma, atopischem Ekzem oder verwandte Leiden einer dieser Erkrankungen.

Vorhandene Disposition bedeutet nicht, dass es auch zu einer Sensibilisierung kommen muss. Bei der Beurteilung von Laborwerten muss beachtet werden, dass nicht jede Antikörperbildung auch eine allergische Erkrankung zur Folge hat. Wie Abb. 3-18 zeigt, müssen **modulierende Faktoren** wie Infekte, Belastungssituationen etc. hinzukommen.

Darüber hinaus kann sich bei Allergenelimination nach 2–3 Jahren **wieder eine Toleranz** einstellen, obwohl sowohl die spezifischen IgE-Antikörper im Plasma häufig weiter nachweisbar sind und der Prick-Test an der Haut positiv ist. Die Häufigkeit mit der die klinische Überempfindlichkeit verloren geht, ist wesentlich vom auslösenden Allergen abhängig. Nuss-, Erdnuss- und Fischallergien bilden sich selten zurück, während sich etwa die Kuhmilchallergie in einem hohen Prozentsatz rückbildet.

Tabelle 3-9 Allergische Reaktionen nach Coombs und Gell.

Typ	Immunreaktion	Reaktionszeit
I	IgE	sofort
II	IgG, IgM	unterschiedlich
III	IgG, IgM	6–8 Stunden
IV	T-Lymphozyten	12–48 Stunden

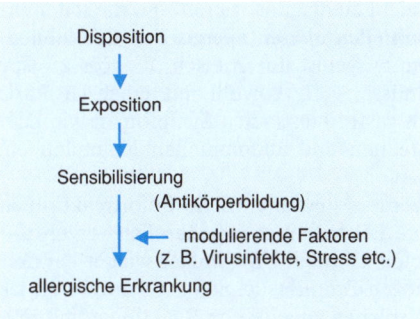

Abb. 3-18 Voraussetzungen und Phasen der Entwicklung einer Allergie.

Da es sich bei der Lebensmittelallergie überwiegend um eine **Reaktion vom Sofort-Typ** handelt, treten die klinischen Symptome wie Nesselfieber, Durchfall, abdominelle Schmerzen, Brennen in der Mundhöhle, Übelkeit, Asthma bronchiale etc. bis hin zum anaphylaktischen Schock in den ersten 10–30 Minuten nach Verzehr des Lebensmittels auf.

Bei manchen Patienten besteht sowohl eine IgE- als auch IgG-vermittelte Allergie, so dass sich an die Sofortreaktion mehr oder weniger ohne Übergang die Reaktion des verzögerten Typs anschließt. Somit kann die **Symptomatik über mehrere Stunden** bestehen. Weiterhin kann bei der intestinalen Allergie eine **zeitliche Verzögerung durch die Passagezeit** hinzukommen. Während es in der Mundhöhle, im Ösophagus und Magen unmittelbar nach dem Verzehr des eine Allergie auslösenden Lebensmittels zu Beschwerden kommt, entwickeln sich die Symptome am Darm wegen der erforderlichen Passagezeit erst später.

Die **Organmanifestationen** sind unterschiedlich. Nach einer Auswertung von 142 gesicherten Fällen verteilte sich die Manifestation zu
- 47 % auf die Haut (Urtikaria, Quincke-Ödem, Juckreiz),
- 24 % auf die oberen und unteren Atemwege (Larynxödem, Asthma, Rhinitis),
- 19 % auf den Gastrointestinaltrakt (Erbrechen, Bauchkrämpfe, Diarrhö) und
- 10 % auf Herz-Kreislauf-Organe (Schock, Präschock) [315].

Obwohl sich, wie diese Aufstellung demonstriert, Lebensmittelallergien nicht am häufigsten im Bereich der Gastrointestinalorgane manifestieren, werden sie im Kapitel „Verdauungsorgane" abgehandelt.

Die **Diagnose** einer Lebensmittelallergie exakt zu sichern, bereitet trotz methodischer Fortschritte oft große Schwierigkeiten.

Leicht zu diagnostizieren sind die seltenen **IgG-vermittelten akuten allergischen Reaktionen**, vor allem ausgelöst durch Fisch, Ei, Nüsse – speziell Erdnüsse – die sowohl mit einer Urtikaria als auch gastrointestinalen Symptomen wie Diarrhö, Erbrechen und abdominellen Krämpfen einhergehen.

Werden eine allergische Sofortreaktion auslösende Lebensmittel **versehentlich** verzehrt – dies geschieht in den USA immer wieder bei der dort häufigen Erdnussallergie –, so kann es zu **lebensgefährlichen** allergischen Reaktionen mit Schock, Glottisödem etc. kommen [30].

Als **Methoden** zur Diagnostik seien hier genannt die Doppelblindexposition, Hauttests und Antikörpernachweis mit dem Radio-allergo-sorbent-Test (RAST) (wegen diagnostischer Details wird auf Lehrbücher der Allergologie verwiesen).

Eine **latent vorhandene Lebensmittelallergie** kann sich u. U. nur bei Hauttests zeigen, ohne Reaktionen im Gastrointestinaltrakt auszulösen, wie dies Ergebnisse einer Untersuchung von May und Block [201] in Tabelle 3-10 zeigen. In allen veröffentlichten Listen von Lebensmittelallergien stehen **Kuhmilch** und **Eiklar** an der Spitze (Tab. 3-11).

Tabelle 3-10 Vergleich zwischen Ergebnissen von Hauttests und doppelblind verabreichten Testmahlzeiten bei Nahrungsmittelallergie (nach [201]).

Nahrungsmittel	positiver Hauttest	positive Reaktion auf Testmahlzeit
Erdnuss	26	12
Hühnerei	19	10
Kuhmilch	17	7
Sojabohnen	10	2
Weizen	5	0
Erbsen	5	0
Fisch	4	0
Tomaten	3	0
Schokolade	2	0
Muscheln	1	0
Orangen	1	0
Reis	1	0
Erdbeeren	1	0
Kartoffeln	0	0

Tabelle 3-11 Prozentuale Beteiligung der Nahrungsmittel bei 600 Nahrungsmittelallergosen (nach [304]).

Nahrungsmittel	%
Kuhmilch	42,0
Hühnerei	
klar	14,5
gelb	9,0
gelb und klar	9,7
Fisch	11,0
Zitrusfrüchte	4,5
Hülsenfrüchte	2,5
Pferdefleisch	1,5
Fleisch	1,3
Gemüse	1,0
Zwiebeln	1,0
Sonstiges (Nüsse, Schokolade)	2,0

Nicht selten finden sich bei einem Patienten **Allergien gegen verschiedene Lebensmittel**. Die Zahl der allergenpotenten Lebensmittelbestandteile, die mit einer gemischten Kost aufgenommen werden, wird unter Einbeziehung von Farbstoffen, Emulgatoren, Gewürzen etc. mit etwa 120 angegeben.

Biologisch verwandte Lebensmittel enthalten oft gleiche sog. Allergenkerne, so dass verschiedene Lebensmittel die Allergiesymptomatik bei einem Kranken auslösen können. Beispielsweise wird eine intestinale Allergie gegenüber Fischeiweiß oder Zitrusfrüchten nicht etwa nur nach dem Verzehr einer Fisch- bzw. Zitrussorte, sondern nach allen oder zumindest mehreren Sorten ausgelöst.

Nicht selten werden allergische Reaktionen besonders dann in ausgeprägter Form beobachtet, wenn das Allergen zusammen mit **Alkohol** verzehrt wird.

> In der Praxis muss häufiger daran gedacht werden, dass nicht nur Zitrusfrüchte, Fisch, Eier und Milch, sondern auch Gemüse, Gewürze, Nüsse etc. Allergien auslösen können.

So fand sich in dem bereits genannten Kollektiv von Lebensmittelallergikern von Wüthrich, im Gegensatz zu den Angaben in Tabelle 3-11 **Rohgemüse** (Sellerie, Karotten, Fenchel, Petersilie, Spargel) als allergieauslösendes Lebensmittel mit 50 % an erster Stelle, gefolgt von Hühnerei mit 19 % und Milch bzw. Käse mit 17 %.

Häufig sind ausschließlich **Kontaktallergien** der Mundschleimhaut, ausgelöst durch Haselnüsse oder verschiedene Obstsorten, insbesondere Äpfel **(Apfel-Kontakturtikaria-Syndrom)**, eine Form der Lebensmittelallergie, die sich insbesondere bei Personen mit einer Allergie gegen **Pollen von Frühjahrsblühern** findet. Sie äußert sich meist als Juckreiz an den Lippen und der Gaumenschleimhaut (Endourtikaria, orales Allergiesyndrom) nach dem Genuss der rohen Früchte, während die Überempfindlichkeit nach dem Verzehr hitzebehandelter Früchte nicht mehr besteht [316].

Schwer zu diagnostizieren sind Überempfindlichkeitsreaktionen nach dem Verzehr von **Gewürzen**.

Relativ häufig ist eine **Sellerieallergie**, die insbesondere bei **Beifußpollenallergikern** gefunden wird.

Wüthrich und Hofer [316] konnten in 87 % bei Sellerieallergie eine Beifußpollensensibilisierung nachweisen. In 42 % fand sich zusätzlich eine allergische Reaktion auf Karotten, in 26 % auf Kümmel, 16 % auf Petersilie, 13 % auf Fenchel, 10 % auf Paprika und 3 % auf Anis. Bei dieser als „**Sellerie-Beifuß-Gewürz-Syndrom**" bezeichneten Lebensmittelallergie fand sich eine klinische Symptomatik in 39 % an der Haut, 26 % im Bereich der Atemwege, 6 % im Bereich des Magen-Darm-Traktes und 29 % an den Herz-Kreislauf-Organen.

> In zunehmendem Maße müssen auch **importierte Lebensmittel** mit in die diagnostischen Bemühungen einbezogen werden.

So werden in zunehmendem Maße allergische Reaktionen nach dem Verzehr von Mangofrüchten, Pistazien, Sesam und Sojaprodukten beobachtet [110].

Als „**versteckte Allergene**" bezeichnet man nicht erkannte, allergieauslösende Nahrungsbestandteile in komplex zusammengesetzten Lebensmitteln aus dem Handel (bei **Fertigerzeugnissen** müssen Zutaten ab einem bestimmten Gewichtsanteil im Zutatenverzeichnis nicht aufgeführt werden) oder in fertig zubereiteten Speisen. So können bei bestehender Sensibilisierung geringe, beim Verzehr nicht erkennbare Zusätze von Erdnüssen, Haselnüssen, Soja, bestimmten Gewürzen, Milchprotein etc. schwerste anaphylaktische Reaktionen auslösen [293].

Bei einer **polyvalenten Sensibilisierung** – hierbei kommt es zur Antikörperbildung gegen verschiedene Allergene – entwickeln sich klinische Symptome der Nahrungsmittelallergie oft nur dann, wenn verschiedene Allergene zusammen verzehrt werden, und nicht nach dem Verzehr nur eines Lebensmittels, obwohl hiergegen Antikörper vorhanden sind. Dies bezeichnet man als **kumulativen Effekt** bei polyvalenter Sensibilisierung.

Von großer praktischer Bedeutung ist die **atopische Dermatitis** bei Kindern, die in etwa 60 % der Fälle mit einer Nahrungsmittelüberempfindlichkeit in Verbindung steht (vgl. Kap. 12.2). Gelingt es, das auslösende Lebensmittel zu erkennen und konsequent aus der Kost zu eliminieren, so lässt sich bei den Kindern eine weitgehende Symptomfreiheit erreichen. Die fünf **häufigsten**, eine atopische Dermatitis auslösenden bzw. agravierenden **Lebensmittel** sind: Ei, Milch, Soja, Weizen und Erdnüsse.

> Das konsequente Meiden fremder, potentiell allergener Proteine bei Hochrisiko-Kindern in den ersten sechs Lebensmonaten reduziert das Risiko einer Lebensmittelallergie in den ersten Lebensjahren. Wichtig ist es, Kinder über vier bis sechs Monate konsequent zu stillen (Breast is best!).

Ein **Zufüttern von Milchprodukten** vor dem Einschießen der Muttermilch auf Entbindungsstationen soll vermieden werden. Säuglinge aus Familien mit einem bekannten Allergierisiko sollten eine **Beikost** möglichst spät, auf keinen Fall vor dem 4. bis 6. Lebensmonat erhalten.

Steht Muttermilch nicht zur Verfügung, so sollte der Proteinbedarf durch Einsatz **stark hydrolysierter Proteinpräparate** erfolgen. Da die Allergenaktivität eines Proteins von bestimmten Aminosäuresequenzen abhängig ist, kann die allergene Potenz des Proteins durch Veränderungen der Molekülstruktur aufgehoben werden. Dies kann durch Hitzebehandlung oder enzymatische Spaltung erfolgen.

Die **Herstellung hypoallergener Säuglingshydrolysatnahrungen** erfolgt durch enzymatische Spaltung. Sie enthalten Di-, Tri- und Oligopeptide sowie in geringerem Umfang auch langkettige Proteinanteile. Je weitgehender die enzymatische Spaltung vorgenommen wurde, umso größer ist die Reduktion der Allergenaktivität des ursprünglichen Proteins.

Bei der Betreuung der Kinder muss berücksichtigt werden, dass Lebensmittelallergien im Kindes- und Jugendalter **spontan verschwinden** können. Mit fortschreitendem Lebensalter wird so u. U. die Toleranz gegenüber primär die Überempfindlichkeitsreaktion auslösenden Lebensmitteln wieder normalisiert. In einer Langzeituntersuchung konnte gezeigt werden, dass von insgesamt 121 als Allergen identifizierten Lebensmitteln 38 nach einem Jahr keine Reaktionen mehr auslösten.

> Da das Einhalten einer Eliminationsdiät meist sehr schwierig ist, wird empfohlen, in Abständen von 1–3 Jahren mit Hilfe von **Provokationstests** die Überempfindlichkeit bei den jeweiligen Patienten zu überprüfen [260].

Pseudoallergie

Pseudoallergische Reaktionen zeigen das gleiche **klinische Bild wie Typ I-Allergien.** Sie werden nicht durch spezifische Antikörper oder sensibilisierte Zellen, sondern dosisabhängig durch Substanzen ausgelöst, die in Lebensmitteln enthalten sein können. Der auf anamnestischen Angaben beruhende Verdacht auf eine pseudoallergische Reaktion wird durch Provokationstests überprüft.

Eine Reihe verschiedener **Substanzen** können Pseudoallergien auslösen. Bei Patienten mit Asthma, Urtikaria oder chronischer Rhinopathie können manche in Lebensmitteln und Genussmitteln enthaltene **Farbstoffe** und **Konservierungsmittel** wie Benzoesäure und Sulfit für einen Schub verantwortlich sein. Das gleiche gilt für Acetylsalicylsäure und auch andere nicht **steroidale Antiphlogistika**.

Auch die in Lebensmitteln vorhandenen **Salicylate** können pseudoallergische Reaktionen auslösen.

> Besonders hoch ist der natürliche Salicylatgehalt in Beerenfrüchten, Orangen, Aprikosen, Ananas, Gurken, Oliven, Weintrauben und Wein.

Eine weitere Substanzgruppe sind die **biogenen Amine.** Sie entstehen durch Decarboxylierung aus Aminosäuren. Decarboxylasen finden sich sowohl in tierischen als auch pflanzlichen Geweben sowie in Mikroorganismen. Der Gehalt an biogenen Aminen ist deshalb in mikrobiell hergestellten Lebensmitteln in oft hoher Konzentration enthalten:
- Hefeextrakt,
- bestimmte Käsesorten,
- Sauerkraut,
- Rotwein etc.,
- aber auch in bakteriell kontaminierten verdorbenen Lebensmitteln.

Pseudoallergische Reaktionen werden auch durch **Histamin** ausgelöst.

Durch bakterielle Decarboxylasen können hohe Histaminkonzentrationen im Fleisch bestimmter Fischarten, die reich an Histidin sind, entstehen. Der Genuss solchen Fischfleisches führt zu der als **Scombroid-Vergiftung** bezeichneten Erkrankung.

Histamin entsteht auch während des Reifungsprozesses in Rohwurst und findet sich zusammen mit anderen Aminen in Käse, Wein, Sauerkraut etc., d. h. Lebensmitteln, die unter **Verwendung von Mikroorganismen** hergestellt werden.

 Ernährungstherapie

Die diätetische Behandlung besteht in der **Elimination des Allergens.**

Häufig werden nach einer Phase der strengen Elimination **kleine Mengen** des Antigens **toleriert,** so dass die Diät gelockert werden kann [317].

Insbesondere bei Kindern verliert sich oft nach ein bis zwei Jahren der Allergenelimination die Allergie.

Werden Säuglinge mit einer Lebensmittelallergie gestillt, so muss die Mutter das entsprechende Allergen meiden [14].

Im Kindesalter ist die **Kuhmilchallergie** von großer praktischer Bedeutung. Sie findet sich in 1–2 % in den ersten beiden Lebensjahren. Die Symptomatik kann sofort nach dem Verzehr oder erst nach mehr als einer Stunde in Form von abdominellen Beschwerden und Urtikaria auftreten.

> Kinder mit Kuhmilchallergie sollen besonders konsequent diätetisch betreut werden, da sich bei fortgesetzten Allergenexpositionen **zusätzlich Allergien gegen andere Nahrungsmittel** entwickeln können.

So konnte in einem hohen Prozentsatz eine gleichzeitige Allergie gegen Soja- und Weizenprotein nachgewiesen werden [294].

Immer wieder wird die Frage diskutiert, ob Nahrungsmittelallergien die Ursache einer **Migräne** sein können (vgl. Kap. 11.1).

Bei Kindern, die an Migräne litten, konnte mit Hilfe einer allergenarmen Suchdiät (bestehend aus einer Sorte Fleisch, z. B. Lamm oder Huhn, einem Kohlenhydratträger, z. B. Reis oder Kartoffeln, einer Obst- und Gemüsesorte und einem Polyvitaminpräparat), der die üblichen Nahrungsmittel in bestimmten Zeitabständen zugesetzt wurden, in 93 % der Fälle ein **Nahrungsallergen** ermittelt werden.

Nach Elimination aus der Kost traten Kopfschmerzen nicht mehr auf. Häufig wurde eine Migräne ausgelöst durch Milch, Eier, Schokolade, Orangen, Weizen, Benzeosäure, Käse, Tomaten und den Lebensmittelfarbstoff Tartrazin [85].

> Die Elimination eines Allergens aus der Kost ist dann schwierig, wenn es nur **in Spuren** vorkommt und zudem weitverbreitet und schwer erkennbar ist.

Dies gilt beispielsweise für Nickel, das als Allergen bei der Nickeldermatitis aus der Nahrung weitgehend eliminiert werden muss (Tab. 3-12). Ein weiteres Beispiel ist die Salicylsäure.

Schwierigkeiten bereitet die Allergenkarenz auch dann, wenn das Allergen bei der Nahrungszubereitung – dies gilt besonders für Restaurants und für Fertigprodukte – **breit eingesetzt** wird (beispielsweise Soja oder Gewürze).

Tabelle 3-12 Nickelarme Diät (nach [146]).

erlaubt	verboten
alle Fleischsorten	Konserven und saure Speisen, die in rostfreiem Stahl gekocht wurden
Geflügel	
Fisch, außer Hering	Heringe
Eier	Austern
Milch	Spargel
Jogurt	Bohnen
Butter	Pilze
Margarine	Zwiebeln
Käse	Mais
1 mittelgroße Kartoffel/Tag	Spinat
	Tomaten
geringe Mengen von:	Erbsen
Blumenkohl	Vollkornmehl
Weißkohl	frische und gekochte Birnen
Karotten	Rhabarber
Gurken	Tee
Kopfsalat	Kakao
	Schokolade
polierter Reis	Backpulver
Weißmehl (keine Vollgetreideprodukte)	
frische Früchte (außer Birnen)	
Kaffee	
Wein	
Bier	

Nicht selten lässt sich die Allergenität eines Lebensmittels durch **Hitzedenaturierung** reduzieren oder völlig beseitigen.

3.4.11 A-, β-Lipoproteinämie (Akanthozytosis)

Bei dieser angeborenen Erkrankung fehlt die Fähigkeit, β-Lipoproteine zu synthetisieren, so dass in den Dünndarmschleimhautzellen **keine Chylomikronen** (vgl. Abb. 1-6) gebildet werden können. Es resultiert eine Steatorrhö als Folge des gestörten Fettabtransports aus dem Dünndarm.

3.4.12 Blind-loop-Syndrom

 Ätiologie und Klinik

Kommt es im Dünndarm zu einer Stagnation des Darminhaltes, z. B. in Divertikeln, vor Stenosen, wie sie sich z. B. beim Morbus Crohn häufig entwickeln, oder in blinden Schlingen nach operativen Eingriffen, so kann sich hier die Darmflora exzessiv vermehren. Diese **unphysiologische Dünndarmbesiedlung** hat zur Folge, dass Bakterien Gallensäuren dekonjugieren, d. h. es entstehen aus Gallensalzen freie Gallensäuren.

Während im gesunden Dünndarm die Keimzahl unter 10^3/ml liegt, ist ab einer Keimzahl von 10^5/ml mit der **Bildung freier Gallensäuren** in größerem Umfang zu rechnen. Diese freien Gallensäuren verhindern die Mizellenbildung und damit die Fettresorption im Darm.

Eine weitere Beeinträchtigung der Nährstoffnutzung betrifft das **Vitamin B_{12}**. Die Bakterien entnehmen für ihren eigenen Bedarf der Ingesta so viel Vitamin B_{12}, dass es zu Mangelerscheinungen in Form einer Anämie kommen kann.

Ernährungstherapie

Nur wenn die bakterielle Besiedelung nicht durch operative Beseitigung der blinden Schlingen oder durch antibiotische Behandlung vermieden werden kann, muss dem Ausmaß der Steatorrhö entsprechend **Nahrungsfett durch MCT** ersetzt werden. Weiterhin sind bei ausgeprägter Steatorrhö u. U. **fettlösliche Vitamine**, v. a. Vitamin D, zu substituieren. Bei ausgeprägter lange anhaltender Keimbesiedelung muss weiterhin Vitamin B_{12} parenteral substituiert werden.

3.4.13 Cronkhite-Canada-Syndrom

Sehr seltene Erkrankung, die mit profusen Durchfällen, Gewichtsverlust, intestinalem Eiweißverlust und hochgradiger Malabsorption einhergeht. Ursache ist eine erworbene Polyposis des gesamtes Verdauungstraktes, vorwiegend von Magen und Kolon. Die sehr schlechte Prognose kann durch intensive parenterale Ernährung und Gabe von Elementardiät verbessert werden [73].

3.4.14 Zustand nach Dünndarmresektion (Syndrom des kurzen Darmes)

Ätiologie und Klinik

Die häufigsten **Indikationen** für ausgedehnte Dünndarmresektionen sind
- im Erwachsenenalter Mesenterialinfarkte, Morbus Crohn und Unfälle;
- im frühen Kindesalter die nekrotisierende Enterokolitis, der Volvulus und die Dünndarmatresie.

Im Verhältnis zur Energiezufuhr mit der Nahrung und dem Energiebedarf ist die Länge des Dünndarmes bzw. die für die Resorption zur Verfügung stehende Darmoberfläche beim Kleinkind geringer als beim Erwachsenen. Ausgedehnte Dünndarmresektionen werden deshalb schlechter toleriert.

Beim Erwachsenen kommt es dann zu **Beeinträchtigungen der Nährstoffresorption,** wenn mehr als 50 % der Gesamtlänge reseziert werden. Mit hochgradiger Malabsorption und **Mangelernährung** muss ab einer Resektion von mehr als 75 % des Dünndarmes gerechnet werden.

Die klinische **Symptomatik,** insbesondere die Zahl der Stuhlentleerungen, aber auch das Ausmaß der Resorptionsstörungen und die daraus resultierenden Mangelerscheinungen werden wesentlich davon mitbestimmt, ob das **terminale Ileum** als Ort der Gallensalzrückresorption (enterohepatischer Kreislauf der Gallensäuren) und der Vitamin-B_{12}-Resorption, aber auch die **Ileozökalklappe erhalten** bleiben.

Auch der Erhalt der **Ileozökalklappe** und des Kolons dienen der Stabilisierung des Wasser- und Elektrolythaushaltes, der Reduktion von Diarrhöen und der Optimierung der Energiebedarfsdeckung. Bei Wegfall der Ileozökalklappe kommt es zu einer Beschleunigung der Dünndarmpassage.

Das Ausmaß der Malabsorption wird weiterhin mitbestimmt durch die individuell **unterschiedliche Adaptation des Restdarmes**. Hieraus ist bereits ersichtlich, dass sich die klinische Symptomatik und das therapeutische Vorgehen von Fall zu Fall erheblich unterscheiden.

Es werden postoperativ drei Phasen unterschieden:
- Unmittelbar nach Resektion kommt es zu einer etwa zwei Wochen, z.T. auch länger dauernden **Phase der Hypersekretion** mit erheblichem Flüssigkeits- und Elektrolytverlust. Durch parenterale Flüssigkeits-, Elektrolyt- und Nährstoffzufuhr muss diese Phase bei ständiger Kontrolle der Serumelektrolytkonzentration überbrückt werden.
- Es folgt die **Phase der Adaptation,** während deren sich der hohe Flüssigkeitsverlust deutlich reduziert. Sie dauert bis maximal 12 Monate.
- Phase drei: **Stabilisation** mit deutlichem Rückgang der Diarrhö und der Steatorrhö.

Durch Zottenhyperplasie und Steigerung der Enzymaktivität in der Dünndarmmukosa verbessert sich nach Resektion die Resorptionskapazität im Restdarm.

Dieser Vorgang der Adaptation wird durch parenterale Ernährung bzw. Ernährung mit chemisch definierten Formeldiäten verzögert, jedoch durch Gabe einer Kost mit **intakten Proteinen** und Fetten langkettiger Fettsäuren gefördert. Grund hierfür ist die Tatsache, dass der ins Darmlumen sezernierte **Epidermal growth factor** und der **Transforming growth factor** α unter parenteraler Ernährung von den im Darmlumen vorhandenen proteolytischen Pankreasenzymen zerstört wird. Gleichzeitig verzehrtes Protein blockiert die proteolytischen Enzyme und verhindert so den weitgehenden Abbau der Wachstumsfaktoren.

Da chemisch definierte Formeldiäten keine intakten Proteine enthalten, werden auch unter ihrer Gabe die für die Aufrechterhaltung und das Wachstum der intakten Dünndarmmukosa erforderlichen Faktoren zerstört [233].

Bei **ausgedehnten Dünndarmresektionen** mit Restlängen, die keine ausreichende Nährstoffbedarfsdeckung gewährleisten und folglich einer dauernden parenteralen Ernährung bedürfen, konnte die Adaption wesentlich durch eine Kombination einer kohlenhydratreichen, fettarmen Diät mit der Gabe von L-Glutamin (0,6 g/kg/Tag) und Wachstumshormon (0,14 mg/kg/Tag) verbessert werden [48a].

Bei weitgehendem **Ausfall des terminalen Ileums** treten unphysiologische Mengen an Gallensalzen ins Kolon über, hemmen hier die Wasserrückresorption und begünstigen so die Diarrhö (**chologene Diarrhö**). Da die Leber den Verlust von Gallensäuren nicht komplett durch Synthesesteigerung kompensieren kann, sinkt die Gallensalzkonzentration in der Gallenflüssigkeit. Die Folge ist eine **unzureichende Ausnutzung von Nahrungsfett** und **fettlöslichen Vitaminen.**

Der Gallensäureverlust hat weiterhin eine enterale Hyperoxalurie mit der Gefahr der Nierensteinbildung zur Folge. Ursache der **Oxalurie** ist einerseits die bei geringer Gallensalzkonzentration im Darmlumen verzögerte Resorption von Fettsäuren, die mit Kalzium unlösliche Kalkseifen bilden. Bei gesteigerter Bindung von Kalzium an Fettsäuren wird mehr freie, mit der Nahrung aufgenommene Oxalsäure resorbiert, da weniger Kalzium zur Bindung von Oxalsäure zu wasserunlöslichem Calciumoxalat zur Verfügung steht. Mit markierter Oxalsäure konnte gezeigt werden, dass die unter Normalbedingungen bei 10 % liegende Resorption oral aufgenommener Oxalsäure bei gleichzeitig bestehender Steatorrhö auf über 40 % gesteigert wird.

Mit den Gallensalzen gelangt darüber hinaus vermehrt **Glycin** ins Kolon, das nach bakterieller Umwandlung in Glyoxalat in der Leber in Oxalsäure umgewandelt wird. Möglicherweise steigert auch die hohe Gallensalzkonzentration im Kolonlumen noch die Permeabilität der Kolonmukosa für Oxalatanionen (Lit. bei [153]).

Je nach Ausmaß und Ort der Resektion wird auch die Sekretion **gastrointestinaler Peptidhormone,** die unter physiologischen Bedingungen nach Kontakt der Schleimhaut mit Speisebrei freigesetzt werden, reduziert. Eine verminderte Sekretion von GIP hat eine Hypersekretion des Magens und eine unzureichende Freisetzung von Sekretin und Cholecystokinin, eine herabgesetzte Kontraktion der Gallenblase und verminderte Sekretion von Pankreasenzymen zur Folge.

Bei sehr geringer Restlänge des Dünndarms (very short bowel syndrome) kommt den beim bakteriellen Abbau von Ballaststoffen und Stärke im Kolon anfallenden **kurzkettigen Fettsäuren,** die in erheblichem Umfang resorbiert werden, als energielieferndes Substrat eine Bedeutung zu (vgl. Kap. 1.11). Auch diese Befunde unterstreichen den Wert eines intakten Kolons beim Kurzdarmsyndrom [253].

In diesem Zusammenhang sei darauf hingewiesen, dass der vermehrte Übertritt fermentierbarer Kohlenhydrate ins Kolon auch eine **neurologische Symptomatik** (Verwirrtheit, Gedächtnisverlust, Gangunsicherheit, Sehstörungen etc.), wahrscheinlich bedingt durch bakterielle Synthese der vom Menschen nicht metabolisierbaren D(-)Milchsäure, zur Folge haben kann (Literatur bei [83]).

Bei Kindern mit Kurzdarmsyndrom fand sich bereits 2 bis 3 Wochen nach der Resektion in den Fäzes eine extreme Vermehrung von Milchsäurebakterien, insbesondere Lactobacillus acidophilus und Lactobacillus fermentum, Bakterien, die in der Lage sind, aus Glucose sowohl L- als auch D-Milchsäure zu synthetisieren.

> Es wird empfohlen, bei der eingeschränkten Resorptionskapazität des Dünndarmes für Kohlenhydrate die Zufuhr so zu wählen, dass ein größerer Übertritt dieses Ausgangssubstrats für die Milchsäuresynthese ins Kolon verhindert wird [33].

Ernährungstherapie

Das praktische Vorgehen ist sowohl vom **Ausmaß** als auch **Ort der Resektion** und vom zeitlichen Abstand nach der Operation abhängig.

Wie bereits ausgeführt, kann **bis zu einer Resektion von 50 %** des Dünndarms der Verlust an Resorptionskapazität durch Adaption des Restdarms ausgeglichen werden, so dass keine Malabsorption resultiert. Mit zunehmendem Ausmaß der Resektion verringert sich die Möglichkeit einer optimalen oralen Deckung des Nährstoff-, Energie- und Wasserbedarfs.

Werden **mehr als 75 % des Dünndarms reseziert,** so resultiert bei oraler Ernährung in aller Regel eine ausgeprägte Malabsorption und Malnutrition [106].

> Hierbei muss berücksichtigt werden, dass die Resorption nicht nur von der verbliebenen Restlänge bestimmt wird, sondern auch davon, ob Jejunum oder Ileum erhalten bleibt, ob die Ileozökalklappe verbleibt, gleichzeitig eine partielle oder totale Kolektomie erfolgt etc.

Bei der oralen Ernährung von Patienten mit Kurzdarmsyndrom muss eine Vielzahl von Fall zu Fall **variierender Voraussetzungen** berücksichtigt werden:

- unter physiologischen Bedingungen die Nährstoffresorption nach Passage von ca. 150 cm des proximalen Dünndarms abgeschlossen ist.
- Folglich gelangen Nährstoffe nur in geringer Menge in den distalen Darm.
- Die Wasser- und Elektrolytresorption unterscheidet sich in den verschiedenen Segmenten signifikant.
- Unzureichend langer Kontakt des Speisebreis mit der Duodenal- und Jejunalschleimhaut verringert die Pankreas- und Gallensekretion etc.

Bei **Resektion des Jejunums** wird die Nährstoffresorption vom Ileum übernommen. Besonders ungünstig bezüglich der Stabilisierung der Wasser- und Elektrolytbilanz ist eine Dünndarmresektion in Kombination mit **Kolektomie,** da die hohe Reservekapazität des Kolons für die Wasser- und Elektrolytresorption entfällt und therapeutisch schwer beeinflussbare Diarrhöen resultieren. **Kolektomie** und **Verlust der Ileozökalklappe** beschleunigen weiterhin die Dünndarmpassage.

Bei **intaktem Kolon** ist die Tendenz zur Diarrhö gering, vorausgesetzt die Gallensäurerückresorption ist bei intaktem terminalen Ileum erhalten. Die Ausscheidung der im Restdarm nicht genutzten Kohlenhydrate wird durch ein intaktes Kolon, die hier stattfindende bakterielle Fermentation zu kurzkettigen Fettsäuren und deren Resorption durch die Kolonschleimhaut weitgehend kompensiert.

Diese Nutzung von Energielieferanten hat zur Folge, dass Patienten mit Kurzdarmsyndrom bei intaktem Kolon unter kohlenhydratreicher Ernährung eine **weniger große parenterale Energiezufuhr** zum Ausgleich der Energiebilanz benötigen. Da die kurzkettigen Fettsäuren weiterhin die Natrium- und Wasserresorption im Kolon fördern, verringert sich die Neigung zu Diarrhöen [60].

Vermehrter **Gallensalzübertritt ins Kolon** – Gallensalze hemmen hier die Wasserresorption – ist die Ursache der chologenen Diarrhö. **Ab einer Resektion von etwa 100 cm des terminalen Ileums** kommt es als Folge des vermehrten Gallensäureverlustes und der Verringerung des Gallensäurepools zu einer Abnahme der Gallensalzkonzentration der Gallenflüssigkeit mit Unterschreiten der kritischen mizellären Konzentration und folglich zur Steatorrhö.

Diese kurze Darstellung der Pathophysiologie zeigt, welche komplexen Störungen bei der Ernährung von Patienten mit Kurzdarmsyndrom zu berücksichtigen sind.

Bei einer Restlänge des Dünndarms von etwa 30–50 cm muss auf Dauer parenteral ernährt werden **(heimparenterale Ernährung).**

Ab 60–80 cm (>15–20 % der Dünndarmlänge) wird mit der oralen Ernährung so früh wie möglich begonnen, um die maximale **Adaptation des Restdarms** schnell zu erreichen. Einige Details wurden bereits einleitend besprochen.

Es konnte gezeigt werden, dass Formeldiäten mit leicht resorbierbaren Komponenten (**semielemental diet**) im Vergleich zu einer normalen Kost offenbar keine Vorteile bieten.

Unterschiedlich wird die Frage der **Flüssigkeitsrestriktion** während der Mahlzeiten beurteilt. Manche Autoren empfehlen, zur Mahlzeit keine zusätzliche Flüssigkeit aufzunehmen und den Wasserbedarf durch Gabe einer isotonen Flüssigkeit eine Stunde nach der Mahlzeit zu decken. Durch diese Maßnahme wird offenbar die bei den Patienten beschleunigte Magenentleerung und Dünndarmpassage nicht noch zusätzlich beschleunigt.

> Der Ersatz von 50–75 % der Triglyceride langkettiger Fettsäuren durch Fette mittelkettiger Fettsäuren (**MCT**) führt zu einer Verringerung des Wasserverlustes mit dem Stuhl und zu einer allgemeinen Verbesserung des Ernährungszustandes.

Nur wenn sich dieses Vorgehen wegen massiver Diarrhöen und unzureichender Deckung des Wasser- und Nährstoffbedarfs nicht realisieren lässt, ist – bevor man sich zur parenteralen Ernährung entschließt – die Gabe einer **Formeldiät über Nasogastralsonde** indiziert. Beginnend mit einer verdünnten Formeldiät wird die Nahrung, je nach Toleranz, in steigender Dosis mit einer Pumpe kontinuierlich verabreicht.

> Unter oraler Ernährung ist die Adaptation des Restdarms nach 2–3 Monaten abgeschlossen.

Bilanzuntersuchungen an 10 Patienten nach diesem Zeitraum ergaben – bei mittlerer Restlänge des Dünndarms von 75 cm und des Kolons von 67 % der Gesamtlänge – eine intestinale Ausnutzung der oral aufgenommenen Gesamtenergie von 67 ± 12 %, der Kohlenhydrate von 79 ± 15 %, der Fette von 52 ± 16 % und des Proteins von 61 ± 19 % (Lit. bei [153]).

Wie bereits erwähnt, soll die parenterale Ernährung in der unmittelbaren postoperativen Phase zur **Stimulation der Adaptation des Restdarms** so schnell wie möglich durch orale Ernährung ergänzt werden. In dem Maße, in dem eine ausreichende orale Bedarfsdeckung möglich ist, wird die parenterale Ernährung reduziert. Es ist letztlich bei gleichzeitiger totaler Kolektomie eine ausschließlich orale Ernährung ab einer Restlänge von 110–115 cm (gemessen ab Treitzschem Band) und bei intaktem Kolon ab 50–70 cm möglich.

Ist die Adaptation nicht ausreichend bzw. die **Restlänge** zu gering, so muss, um eine ausreichende Bedarfsdeckung (Wasser, Mineralstoffe und Spurenelemente sind besonders zu beachten) zu gewährleisten, die **orale Ernährung mit parenteraler Ernährung kombiniert** werden.

Möglicherweise kann der Prozess der Adaptation durch ein vermehrtes Angebot von Glutamin verbessert und beschleunigt werden.

Vergleichende Untersuchungen zur Höhe der Nährstoffzufuhr bei Patienten mit Kurzdarmsyndrom ergaben im Vergleich zu gesunden Kontrollen, eine dem Ausmaß der Malabsorption angepasste Steigerung. Hieraus ist zu schließen, dass der Organismus versucht, die unzureichende intestinale Ausnutzung spontan durch Steigerung der Nahrungsaufnahme zu kompensieren (Lit. bei [153]). (Weitere Einzelheiten zum praktischen Vorgehen bei [237].)

Chirurgische Maßnahmen bei Kurzdarmsyndrom

Etwa zwei Patienten pro 1 Million Einwohner müssen jährlich wegen einer Malabsorption auf Dauer parenteral ernährt werden.

Neben einer erheblichen Beeinträchtigung der Lebensqualität besteht die **Gefahr der Kathetersepsis** und einer **cholestatischen Lebererkrankung.**

Es werden deshalb als Alternative chirurgische Methoden diskutiert und in gewissem Umfange angewandt. Eine Möglichkeit ist die **Dünndarmtransplantation.** Beim derzeitigen Stand ist sie jedoch wegen hoher Morbidität und Mortalität nur dann indiziert, wenn eine parenterale Ernährung auf Dauer nicht möglich ist [11a].

Darüber hinaus wurden **Operationstechniken zur Verlängerung der Passagezeit** und folglich auch Verlängerung der Kontaktzeit zwischen Ingesta und resorbierender Darmoberfläche entwickelt. So z. B. Techniken zur

- Wiederherstellung der Ileozökalklappenfunktion,
- Einschaltung antiperistaltischer Dünndarmsegmente mit einer oral gerichteten Peristaltik,
- Koloninterposition, mit der aufgrund der langsamen Kolonperistaltik die Ingesta zeitlich verzögert in den Restdarm transportiert wird, und

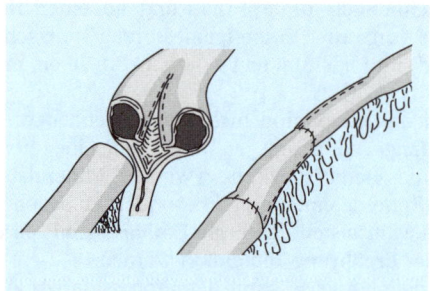

Abb. 3-19 Darmverlängerung nach Längsspaltung.

- Verfahren zur Vergrößerung der Resorptionsfläche.

Über positive Ergebnisse, d.h. orale Ernährung bei vorher erforderlicher parenteraler Ernährung, wurde von der Dünndarmverlängerung nach Längsspaltung (vgl. Abb. 3-19) berichtet [283].

3.5 Dickdarm

Physiologie und Pathophysiologie

Lange sah man die **Aufgabe des Kolons** lediglich darin,
- Wasser und Mineralstoffe zu resorbieren und
- die nicht verwertbaren Reste der Nahrung in bestimmten Zeitabständen auszuscheiden.

Die Untersuchungen der letzten zwei Jahrzehnte haben jedoch eindeutig gezeigt, dass das Organ über zusätzliche wesentliche **Funktionen** verfügt. Sie bestehen darin, Energie aus den im Dünndarm nicht verwertbaren Nahrungsbestandteilen wie Ballaststoffen, resistenter Stärke etc. zu gewinnen.

Diese Funktion wird mit Hilfe der anaeroben Darmflora (Fermentation) vorgenommen. Die Kenntnis der Darmflora (vgl. Kap. 1.10) ist der Schlüssel zum Verständnis sowohl der Physiologie des Organs als auch der Ätiologie vieler Dickdarmerkrankungen.

Vergleicht man Stuhlgewicht und Elektrolytgehalt der Fäzes bei Gesunden und Patienten mit einer Ileostomie, so ergibt sich das **Ausmaß der Wasser-** und **Elektrolytresorption**. Beim Gesunden beträgt das mittlere Stuhlgewicht 150–200 g/Tag, bei einem Natriumgehalt von 5 mmol, während der durch ein Ileostoma entleerte Stuhl im Mittel ein Gewicht von 400–1000 g und einen Natriumgehalt von 50–200 mmol hat.

Abgesehen von Wasser und Elektrolyten werden im Kolon **Nährstoffe** nicht oder nur in einem unbedeutenden Ausmaß resorbiert. Dies ist nicht nur dadurch bedingt, dass der ins Kolon übertretende Darminhalt praktisch frei von resorbierbaren Nährstoffen ist, sondern auch Folge einer **fehlenden aktiven Resorptionsfunktion** der Dickdarmmukosa. Will man, wie dies früher mit sog. Nährklysmen versucht wurde, Nährstoffe – insbesondere Traubenzucker – über die Dickdarmschleimhaut zur Resorption bringen, so ist dies nur dann möglich, wenn sie in hoher Konzentration in den Darm instilliert werden und dann zum Teil durch passive Diffusion in die Blutbahn gelangen.

Von großem praktischen Interesse ist die Frage, inwieweit von der Darmflora synthetisierte Vitamine (**enterale Vitaminsynthese**) resorbiert werden und an der Vitaminbedarfsdeckung beteiligt sind. Die Darmflora kann praktisch alle Vitamine der **B-Gruppe** und aus der Gruppe der fettlöslichen Vitamine das **Vitamin K** synthetisieren.

Wegen mangelnder Fähigkeit der Kolonschleimhaut zur Resorption und der Tatsache, dass die Vitamine intrabakteriell fixiert sind, ist die **Nutzung** der enteral synthetisierten Vitamine gering. Es gibt jedoch Hinweise darauf, dass z.B. enteral synthetisiertes Vitamin B_{12} bei rein vegetarischer Ernährung in bedarfsdeckender Menge resorbiert wird (vgl. Kap. 20).

Tiere, die regelmäßig Coprophagie betreiben, wie etwa kleine Nagetiere, decken einen wesentlichen Teil des Vitamin-B-Bedarfs durch orale Aufnahme von Kot.

Eine weitere Bedeutung der Dickdarmflora besteht darin, dass sie einen Teil der ins Kolon gelangenden, nichtresorbierbaren Nahrungsreste, insbesondere **Ballaststoffe** (vgl. Kap. 1.11) abbaut. Hierbei entstehen in erster Linie Kohlendioxid, Methan, Wasserstoff und niedermolekulare Fettsäuren. Ein Teil der Gase wird resorbiert, gelangt auf dem Blutweg zur Lunge und wird mit der Ausatmungsluft ausgeschieden.

Die Konzentration von **Methan** und **Wasserstoff** in der Ausatmungsluft steigt etwa 3–4 Stunden nach dem Genuss von stark zur Gasbildung neigenden Nahrungsmitteln, wie z.B. Bohnen, an, so dass man durch Analyse der Ausatmungsluft Rückschlüsse auf das Ausmaß der **intestinalen Gasproduktion** ziehen kann. Welchen großen Schwankungen die intestinale Gasproduktion des Gesunden bei verschiedenartig zusammengesetzter Nahrung unterliegt, ergaben Versuche, bei denen unter nichtblähender Kost eine Produktion von 18 ml und unter einer Diät, vorwiegend aus Bohnen bestehend, eine Gasproduktion von etwa 172 ml/Std. gemessen wurde.

Aus Untersuchungen, bei denen sowohl Wasserstoff als auch Methan in das Kolon freiwilliger Versuchspersonen instilliert wurden, kann man schließen, dass etwa 2 % des im Dickdarm produzierten Wasserstoffs und Methans resorbiert und mit der Ausatmungsluft ausgeschieden werden.

Methanproduzierende Keime sind offenbar beim Gesunden nicht regelmäßig im Darm vorhanden. Systematische Untersuchungen gesunder Erwachsener haben gezeigt, dass Methan nur bei 22 bis maximal 70 % in der Ausatmungsluft nachweisbar ist. Regionale und auch an die jeweilige Bevölkerungsgruppe gebundene Faktoren scheinen den Prozentsatz der Methanproduzenten zu bestimmen. Methanproduzierende Keime katabolisieren Stoffwechselprodukte der Intestinalflora wie Acetat und Wasserstoff (vgl. Abb. 3-20).

Hieraus erklärt sich die Tatsache, dass nach oraler Gabe des im Dünndarm nicht resorbierbaren Disaccharids Lactulose (vgl. Kap. 3.5.1, Obstipation), das im Kolon bakteriell abgebaut wird, in der Ausatmungsluft die Wasserstoffkonzentration in dem Maße abnimmt, wie die Methankonzentration ansteigt (Abb. 3-21).

Wie bereits bei der bakteriellen Methansynthese aus Wasserstoff und Kohlendioxid besprochen, kann der bei der Fermentation anfallende Wasserstoff wiederum einem bakteriellen Metabolismus unterliegen (vgl. Abb. 3-20). Dies ist neben der besprochenen Methanproduktion die **Sulfatreduktion zu Sulfid.** Wegen der erheblichen Zytotoxizität von Schwefelwasserstoff werden Beziehungen zur **Entstehung der Colitis ulcerosa** diskutiert (vgl. Kap. 3.5.5).

Bei dem bakteriellen Wasserstoffmetabolismus werden 4 Mol Wasserstoff zur Bildung von je 1 Mol Methan bzw. Schwefelwasserstoff benötigt. Es wird folglich das Ausgangsvolumen auf ein Fünftel reduziert. Es wäre folglich denkbar, dass bei Patienten mit erheblicher Flatulenz die Ursache nicht in einer übermäßigen Gasproduktion, sondern in einem verminderten Wasserstoffkatabolismus zu suchen ist (Lit. bei [59]).

Die **niedermolekularen Säuren,** die, wie bereits besprochen, z. T. resorbiert werden können, erhöhen den osmotischen Druck im Darmlumen, wodurch der Wassergehalt des Darminhalts erhöht wird, und senken weiterhin den pH-Wert im Darmlumen.

> Beides, Wasserretention und damit Volumenzunahme und Senkung des pH-Wertes, wirken peristaltiksteigernd.

In extremer Form manifestieren sich die Folgen des intestinalen Kohlenhydratabbaus beim **Lactasemangelsyndrom** (vgl. Kap. 3.4.6). Reicht die Lactaseaktivität der Dünndarmmukosa nicht aus, um den mit der Nahrung aufgenommenen Milchzucker zu hydrolysieren und somit in die beiden resorbierbaren Monosaccharide Galaktose und Glucose zu überführen, so kommt es bei Übertritt des Disaccharids in das Kolon zu einem stürmischen **bakteriellen Abbau** des Zuckers, der die Entleerung eines sauren, mit Gasblasen durchsetzten, dünnflüssigen Stuhls zur Folge hat.

Methanproduktion

$$4\,H_2 + CO_2 \longrightarrow CH_4 + 4\,H_2O$$

Sulfatreduktion

$$4\,H_2 + SO_4^{2-} \longrightarrow S^{2-} + 4\,H_2O$$

Homoacetogenesis

$$2\,CO_2 + 4\,H_2 \longrightarrow CH_3COOH + 2\,H_2O$$

Abb. 3-20 Reaktionsgleichungen der beiden wesentlichen Wasserstoffmetabolismen: Methanproduktion, Sulfatreduktion.

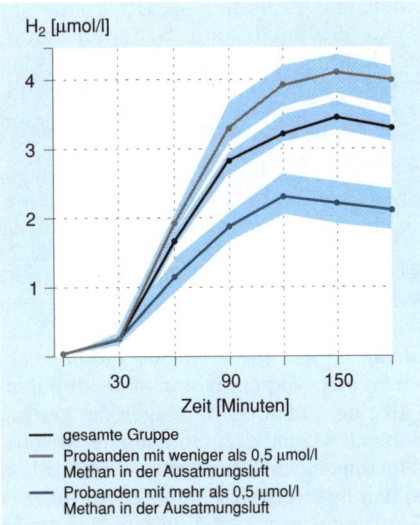

Abb. 3-21 Anstieg der Wasserstoffkonzentration in der Ausatmungsluft über den Nüchternwert bei Gesunden nach oraler Gabe von 33 g Laktulose (n = 100) (nach [29]).

Der bakterielle Abbau von Ballaststoffen im Kolon und die möglichen Änderungen in der Zusammensetzung der Intestinalflora in Abhängigkeit von Art und Menge der verzehrten Ballaststoffe werden in Kapitel 1.11 behandelt.

> Während man den genannten bakteriellen **Kohlenhydratabbau** als **Gärung** bezeichnet, nennt man den bakteriellen **Eiweißabbau Fäulnis.**

Dieser bakterielle Eiweißabbau ist von großer praktischer Bedeutung, da hierbei z. T. toxische Substanzen entstehen, die nach ihrer Resorption in der Leber entgiftet werden müssen.

So können durch Desaminierung und gleichzeitige Reduktion der Aminosäuren Ammoniak und die entsprechende Fettsäure entstehen. Aus aromatischen Aminosäuren entwickeln sich **toxische Verbindungen,** die nach der Resorption und dem Abtransport mit dem Pfortaderblut bei intakter Funktion der Leber entgiftet werden, bei hochgradig gestörter Leberfunktion jedoch in den Körperkreislauf gelangen und zu **Vergiftungserscheinungen** führen können. Toxische Abbauprodukte entstehen insbesondere aus den Aminosäuren Tryptophan und Tyrosin, worauf später eingegangen wird.

Aus dem im Darm bakteriell abgebauten Bilirubin entsteht Sterkobilin, das für die charakteristische **Farbe des Stuhls** verantwortlich ist. Wird der Galleabfluss ins Duodenum unterbrochen, z. B. bei einem Gallensteinverschluss, so nimmt der Stuhl eine weißgraue Farbe an (sog. acholischer Stuhl). Die Farbe des Stuhls kann weiterhin durch die Art der Nahrung verändert werden. Bei Säuglingen ist der Stuhl unter Muttermilchernährung goldgelb und unter Kuhmilchernährung braun.

> Während beim Säugling bis zu 5 Stühle pro Tag abgesetzt werden, variiert die Zahl der Stuhlentleerungen beim Erwachsenen erheblich. Sie liegt meist bei 1–2 Entleerungen pro Tag. Erst weniger als 2–3 spontane Stuhlentleerungen pro Woche gelten als Obstipation.

Auffallend ist der enge **zeitliche Zusammenhang** zwischen Nahrungsaufnahme und Stuhlentleerung. In einer Strafanstalt – wegen des geregelten Tagesablaufs eignet sich eine solche Anstalt für Untersuchungen zu dieser Frage besonders – wurde bei den Insassen der Zeitpunkt von über 8000 Stuhlentleerungen in Relation zur Nahrungsaufnahme registriert.

Hierbei ergab sich, dass die Mehrzahl der Stuhlentleerungen morgens, unmittelbar nach dem ersten Frühstück erfolgte, während sich weitere Häufigkeitsgipfel nach den übrigen Mahlzeiten fanden. Dieser seit langem bekannte sog. **gastrokolische Reflex** ist möglicherweise durch eine Peristaltiksteigerung im Enddarm unter dem Einfluss des nach Nahrungsaufnahme freigesetzten Gastrins bedingt.

Die **Menge** des pro 24 Stunden abgesetzten Stuhls schwankt beim Gesunden zwischen 150 und 200, maximal 300 g und ist weitgehend von der Art und Menge der aufgenommenen Nahrung abhängig.

> In erheblichem Maße werden die Verweildauer der Fäzes im Kolon, das Stuhlgewicht und die Konsistenz vom Ballaststoffanteil der Nahrung mitbestimmt.

Zu rund 70 % bestehen die Fäzes aus Wasser. Ein großer Teil der Trockensubstanz (10–15 %) sind Bakterien.

Die **Besiedlung des Darms** nimmt von sehr niedrigen Keimzahlen im Duodenum und Jejunum zum terminalen Ileum hin zu. Neben der steigenden **Keimzahl** steigt auch die **Vielfalt** der Mikroorganismen an. Im Dickdarm erreicht die Besiedlung die höchste Dichte mit 10^{11}–10^{12} Mikroorganismen pro Gramm Darminhalt. Beim konventionell ernährten Menschen beträgt die Bakterienmasse 30–40 % des Stuhlvolumens.

Bis zu 400 verschiedene Arten von **Bakterien** und **Pilzen** werden im Dickdarminhalt gefunden (vgl. Kap. 1.10). Im Vordergrund steht eine Reihe gut bekannter Mikroorganismen aus der Gruppe der Bacteroides-Bakterien (anaerobe, gramnegative Stäbchen), der Bifido-Bakterien und Eubakterien, der anaeroben Kokken, der Enterobakterien, Enterokokken, Lactobazillen, der anaeroben und aeroben Sporenbildner und einige mehr.

Der **anaerobe Anteil** der Darmflora überwiegt bei weitem (das Verhältnis anaerober Keime zu aeroben Keimen in den Fäzes beträgt etwa 1000:1); die bekannten anaeroben Bakterien wie Escherichia coli machen normalerweise weniger als 0,1 % der Gesamtflora aus. Unsere Kenntnis von der Darmflora betrifft vorwiegend die Endabschnitte des Verdauungstraktes; über die Flora der physiologisch aktiven Zonen des Dünndarmes ist verhältnismäßig wenig bekannt.

Die **Nährstoffe,** die sich, abgesehen von den bereits besprochenen Vitaminen, in der höchsten Konzentration im Stuhl finden, sind **Fettsäuren** bzw. **Neutralfette.** Der Gesunde scheidet bis maximal 7 g Fett pro Tag mit dem Stuhl aus. Dieses Fett ist jedoch nur zu einem geringen Prozentsatz nicht ausgenutztes Nahrungsfett. Im Wesentlichen stammt es aus abgeschilferten Darmepithelien und aus Bakterien oder wurde in tieferen Darmabschnitten von der Darmwand ins Darmlumen sezerniert. Eine Erhöhung der täglichen Stuhlfettausscheidung findet sich als Ausdruck einer gestörten Nährstoffausnutzung bei fortgeschrittenen Erkrankungen von Pankreas und Dünndarm.

Die **Stickstoffausscheidung** mit den Fäzes beträgt beim gesunden Erwachsenen maximal 2 g/24 Std.

Von den ins Darmlumen sezernierten **Enzymen** lassen sich insbesondere Trypsin und Chymotrypsin im Stuhl nachweisen. Die Aktivität dieser Enzyme in den Fäzes ist bei einer exokrinen Insuffizienz der Bauchspeicheldrüse verringert.

3.5.1 Funktionsstörungen

Funktionsstörungen des Kolons – sie betreffen im Wesentlichen die **Motilität** – finden sich bei der Bevölkerung westlicher Industrieländer äußerst häufig.

Ist ausschließlich die Dickdarmpassagezeit und damit die Stuhlfrequenz unterhalb der Norm liegend, handelt es sich um eine **Obstipation**.

Gehen Motilitätsstörungen mit abdominellen Missempfindungen, Schmerzen, einem Wechsel zwischen Obstipation und Diarrhö, Flatulenz, in seltenen Fällen mit einer vermehrten Schleimsekretion etc. einher, so wird die Funktionsstörung als **irritables Kolon** (Reizdarm) bezeichnet. Es konnte gezeigt werden, dass bei Patienten mit irritablem Kolon häufig zusätzlich die Funktion weiterer Gastrointestinalorgane, insbesondere des Ösophagus, des Magens und des Dünndarms gestört ist. Die englische Bezeichnung irritable bowel syndrome ist deshalb zutreffender.

Obwohl die Ätiologie der Kolonfunktionsstörungen nicht einheitlich ist, besteht kein Zweifel daran, dass **Ernährungsfaktoren** eine wesentliche Bedeutung zukommt.

Obstipation

Den Begriff Obstipation zu definieren, bereitet Schwierigkeiten. Viele subjektive Komponenten gehen mit in den Begriff ein.

> In aller Regel spricht man dann von Obstipation, wenn der Darm seltener als alle 2–3 Tage spontan entleert wird.

Es werden zwei Formen der Obstipation unterschieden:
- Die sog. **spastische Obstipation** geht mit einem erhöhten Dauertonus der Kolonwand einher, während die für die Fortbewegung des Darminhalts erforderlichen peristaltischen Bewegungen verringert sind. Der Stuhl zeigt bei dieser Form der Obstipation eine schafkotförmige Beschaffenheit.
- Bei der **rektalen Form** oder **Dyschezie** ist die Reizschwelle der den Defäkationsreiz auslösenden Rezeptoren in der Rektumwand erhöht. Diese Rezeptoren werden durch die Dehnung des ins Rektum übertretenden Darminhaltes gereizt.

Die **Ursachen** für beide Formen der Obstipation sind mannigfaltig. Auslösend wirken
- psychische Fehlhaltungen,
- ballaststoffarme Ernährung,
- das bewusste Unterdrücken des Defäkationsreizes,
- die voreilige Einnahme von Laxanzien etc.

Die **seltenen organischen Ursachen** einer Obstipation, wie stenosierend wachsende Malignome, Darmstenosen nach vorausgegangener Strahlentherapie etc., müssen, bevor die Diagnose einer Funktionsstörung gestellt wird, ausgeschlossen werden.

Nach Angaben des Ernährungsberichtes der Deutschen Gesellschaft für Ernährung (1980) sind etwa 30 % der Bevölkerung der Bundesrepublik obstipiert.

Exakte Angaben über die **Stuhlfrequenz** bei Gesunden fehlen weitgehend. Mitteilungen in der Literatur beziehen sich meist auf nicht für die Durchschnittsbevölkerung repräsentative Personengruppen.

Nach einer bei über 800 Männern und 1000 Frauen in Bristol/England durchgeführten Befragung, hatten 40 % der Männer und 31 % der Frauen regelmäßig täglich eine und 7 % der Männer bzw. 4 % der Frauen zwei oder drei Stuhlentleerungen. Ein Drittel der Frauen hatte seltener als einmal täglich und 1 % der Frauen nur einmal pro Woche oder seltener eine spontane Stuhlentleerung. Insgesamt neigten Frauen häufiger zu Obstipation als Männer [119].

Die bei Gesunden mit röntgendichten Markern gemessene **Kolontransitzeit** war bei Männer mit 30 ± 2 Stunden signifikant kürzer als bei Frauen mit 41 ± 3 Stunden. Das Rauchen hatte lediglich bei Männern einen Einfluss auf die Transitzeit. Sie lag bei den Rauchern im Mittel bei 40 ± 5 und den Nichtrauchern bei 26 ± 2 Stunden. Weder in dieser noch in anderen Studien fand sich eine eindeutige Abhängigkeit der Transitzeit vom Lebensalter [204].

Bei vielen Menschen besteht eine übertriebene Angst vor den möglichen Folgen einer Obstipation, woraus oft eine voreilige Einnahme von **Laxanzien** resultiert. Es wird angenommen, dass bei Obstipation toxische Substanzen in großer Menge aus dem Dickdarm resorbiert werden und schädigende Auswirkungen auf den Gesamtorganismus haben.

Hinweise auf diesen „**Horror autotoxicus**", die Furcht vor einer Selbstvergiftung durch fäkulentes Material, finden sich bereits in alten medizinischen Schriften, so in der von A. von Haller über die Obstipation aus dem Jahre 1765: Es wird fauliges Wasser von den Fäzes resorbiert, das das Blut mit ranziger Substanz füllt, welche Fieber, Blutung, Auszehrung und Krankheit erzeugt.

Die **Kolonpassagezeit** und **Auslösung des Defäkationsreizes** ist wesentlich vom Stuhlvolumen und damit von der Höhe des Ballaststoffverzehrs (vgl. Abb. 1-37) abhängig. Die in westlichen Industrieländern vergleichsweise **geringe Ballaststoffzufuhr** gilt als Hauptursache der in diesen Ländern häufigen Obstipation.

In einer Reihe von Studien konnte gezeigt werden, dass sich bei kontinuierlicher Steigerung des Stuhlgewichts die intestinale Passagezeit verkürzt. Diese inverse Beziehung gilt bis zu einem Stuhlgewicht von etwa 200 g/Tag. Eine weitere Steigerung geht mit keiner wesentlichen zusätzlichen Verkürzung der Darmpassagezeit einher [273].

> Die regelmäßige Einnahme von **Laxanzien** setzt einen Circulus vitiosus in Gang, der über eine Vermehrung des intestinalen Kalium-, Natrium- und Wasserverlustes und eine Gewöhnung die Obstipation noch verstärkt.

Darüber hinaus können eine Reihe von laxierend wirkenden Substanzen über Schädigungen intramuraler Nervenplexus Schäden am Darm mit sich bringen. Sie setzen die Ansprechbarkeit der Darmwand auf physiologische Entleerungsmechanismen in Gang setzende Reize herab.

ET Ernährungstherapie

Daß die Obstipation kein neuzeitliches Problem ist und dass man vor über 150 Jahren ihre Ursachen und auch die kausale Therapie kannte, zeigt ein Auszug aus dem Buch „Die Kunst, gut zu verdauen und von Unterleibsbeschwerden freyzubleiben" aus dem Jahre 1827:

Von der Hartleibigkeit und dem Durchfall: Mittel dagegen: Die Hartleibigkeit ist, besonders bey vornehmen und solchen Personen, welche viel sitzen, lange schlafen und dabey gut leben, viel rothen, herben Wein, oder starken Thee trinken, viel mehlichte, trockene Speisen genießen und wenig wäßrige Getränke trinken, ein sehr häufiges Übel. Viele dieser Menschen haben nur zwey, drey bis vier Tage eine Oeffnung, und dann gewöhnlich mit vieler Beschwerde. Sie suchen sich oft im Purganzen zu helfen und machen das Übel noch ärger, weil die Purganzen schwächen und den Darmcanal austrocknen. Das sicherste und gründlichste Mittel, diesem Übel abzuhelfen, ist eine Veränderung der Lebensart und Vermeidung der angeführten Ursachen. Vorzüglich ist solchen Personen anzurathen, früh aufzustehen, viel Wasser zu trinken und sich mehr an weiches, saftiges Gemüse, gekochtes Obst u. dgl. als an trockene, mehlichte Speisen und Fleisch zu halten. Statt des Thee's ist es besser, einige Tassen guten Kaffeh mit wenig Milch zu trinken ...

Da an der Bedeutung des geringen Ballaststoffverzehrs für die in westlichen Industrieländern häufige Obstipation kein Zweifel besteht, kann diese Funktionsstörung nur durch **Steigerung des Ballaststoffanteils** in der Kost therapiert werden (vgl. Abb. 1-37).

Ballaststoffreiche Nahrung, insbesondere Ballaststoffe mit hohem Pentoseanteil, erhöhen, bedingt durch das große Wasserbindungsvermögen, das **Stuhlvolumen** (vgl. Abb. 1-37 und 1-38). Je größer das Stuhlvolumen, um so geringer ist der intrakolische Druck. Daß eine ballaststoffreiche Ernährung insbesondere dann, wenn Ballaststoffe in Form von **Weizenkleie** (Ballaststoffanteil ca. 45 %) verzehrt werden, den intrakolischen Druck verringert, wurde wiederholt, insbesondere bei der Divertikulose, durch systematische Druckmessungen belegt (Abb. 3-22).

Zwischen der **Höhe des intrakolischen Drucks** und der **Passagezeit im Kolon** besteht eine inverse Beziehung, d.h. die Verweildauer der Fäzes im Kolon ist um so länger, je höhere Druckwerte im Kolonlumen herrschen. Dies wurde beispielsweise mit Hilfe von Kapseln mit radioaktivem Inhalt von Kirwan und Smith (Abb. 3-23) belegt.

Die **Verkürzung der intestinalen Transitzeit** unter ballaststoffreicher Ernährung ist zwar in erster Linie, aber nicht ausschließlich Folge des **hohen Stuhlvolumens**. Auch verschiedene beim bakteriellen Abbau von Ballaststoffen im Kolon entstehende Substanzen wirken beschleunigend auf die Intestinalpassage. Zu diskutieren sind insbesondere **pH-Änderungen** als Folge einer Pro-

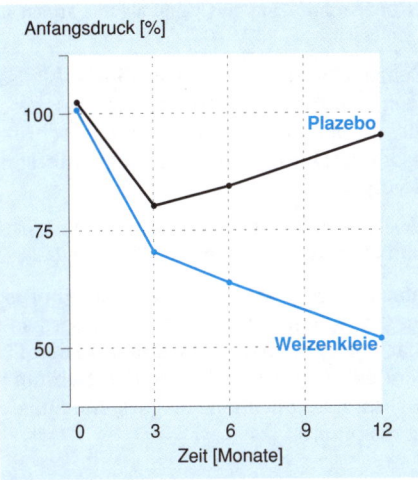

Abb. 3-22 Das Verhalten des Drucks im Kolonlumen bei 75 Patienten mit Divertikulose unter Langzeitbehandlung mit Weizenkleie bzw. Plazebo (nach [301]).

Die Menge an **Weizenkleie**, die zur Normalisierung der Darmentleerung erforderlich ist, muss vom Patienten selbst ermittelt werden. Sie liegt im Allgemeinen zwischen 15 und 40 g täglich.

Steigern gesunde Versuchspersonen den Verzehr von Ballaststoffen aus Weizenkleie mit dem ersten Frühstück von 0,3 g/Tag über 5,6, 9,5, 11,2, 19,0 auf maximal 28,4 g/Tag, so findet sich eine lineare Beziehung zwischen der Menge an verzehrtem Ballaststoff und der Höhe des Stuhlgewichtes bzw. Stuhlvolumens. Im Mittel führt die Steigerung der Ballaststoffaufnahme um 1 g zu einer Erhöhung des täglichen Stuhlgewichtes um 2,7 g.

Auch bei der spastischen und habituellen Obstipation im **Säuglings-** und **Kleinkindalter** lassen sich mit einem ballaststoffreichen Vollkorn-Milchbrei gute Effekte erzielen. Bei 86 % der Kinder kam es innerhalb von 8 Tagen zu einer deutlichen Besserung der Symptomatik. Bei der habituellen Obstipation nahm die Stuhlfrequenz von 1,4/Woche auf 7,4/Woche zu, während sich bei der spastischen Obstipation vorwiegend die Stuhlkonsistenz änderte. Die Verträglichkeit des ballaststoffreichen Breis war gut [21].

duktion niedermolekularer organischer Säuren und **Änderungen des osmotischen Drucks** im Darmlumen als Folge der bakteriellen Aufspaltung großmolekularer Substanzen in kleinmolekulare.

Diese die Transitzeit verkürzenden Mechanismen entsprechen im Wesentlichen denen beim Zustandekommen einer Diarrhö beim Lactasemangel oder bei exokriner Pankreasinsuffizienz.

Abdominelle Beschwerden in Form von Flatulenz und krampfartigen Schmerzen können unter Weizenkleie in der Initialphase auftreten, schwinden aber fast immer nach wenigen Tagen.

In seltenen Fällen berichten Obstipierte über eine Zunahme der Obstipation unter Kleie.

Dass Weizenkleie einen ausgezeichneten therapeutischen Effekt bei der Obstipation hat, ist seit langem be-

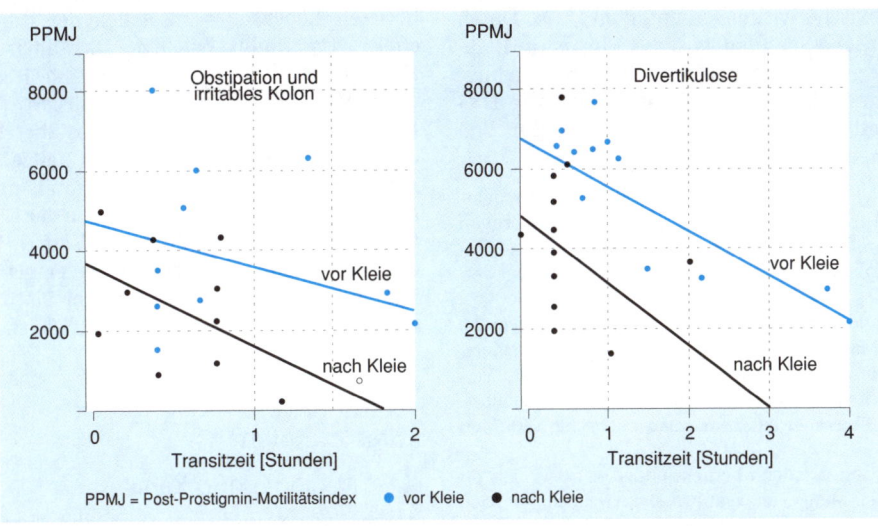

Abb. 3-23 Beziehung zwischen intrakolischem Druck und intestinaler Transitzeit vor und nach Behandlung mit Weizenkleie bei Obstipation, irritablem Kolon und Divertikulose (nach [162]).

kannt. Über erste exakte Untersuchungen und Bemühungen, den Wirkmechanismus zu erklären, berichten Cowgill und Andersen 1932 in einer Arbeit mit dem Titel: „Laxative effect of wheat bran and washed bran in healthy men". Die Weizenschrotdiät nach v. Noorden – täglich 200–300 g Weizenschrot, zusätzlich morgens nüchtern Pflaumensaft mit einem Zusatz von Milchzucker – dürfte im Wesentlichen aufgrund des Kleieanteils in vielen Fällen eine Normalisierung der Darmentleerung bewirken.

Justus v. Liebig, obwohl Chemiker, berichtet in „Chemische Briefe" 1859 Folgendes zum Problem Kleie und Funktion der Intestinalorgane: „Die Absonderung der Kleie vom Mehl ist eine Sache des Luxus und für den Ernährungszweck eher schädlich als nützlich. Im Altertum, bis zur Kaiserzeit, kannte man kein gebeuteltes Mehl. In Deutschland wird in vielen Gegenden, namentlich in Westphalen, die Kleie mit dem Mehl zu dem sog. Pumpernickel verbacken, und es gibt kein Land, in welchem die Verdauungswerkzeuge der Menschen sich in besserem Zustand befinden. Die Grenzen des Niederrheins und Westphalen lassen sich an der ganz besonderen Größe der Überreste genossener Mahlzeiten erkennen, welche Vorübergehende an Hecken und Zäunen hinterlassen, und es sind diese ausgezeichneten Dokumente des Verdauungswerthes, welche den Ärzten in England vielleicht die Idee eingeflößt haben, den englischen Großen Brod aus ungebeuteltem Mehl zu empfehlen, welches in vielen Häusern einen Bestandtheil des Frühstückes ausmacht." – Hiernach wurde den „Großen" in England offenbar bereits um die Mitte des vorigen Jahrhunderts kleiereiches Brot zur Regulierung der Darmentleerung empfohlen.

Bei dem häufig zur Therapie der Obstipation eingesetzten **Leinsamen** erhebt sich immer wieder die Frage, ob das hierin enthaltene **Glykosid Linamarin** toxische Wirkungen entfalten kann. Durch enzymatische Spaltung wird aus Linamarin Blausäure freigesetzt. In einer Reihe von Untersuchungen konnte die Unbedenklichkeit der zur Therapie und Prophylaxe eingesetzten Mengen von Leinsamen belegt werden.

Schulz u. Mitarb. [265] fanden bei gesunden Versuchspersonen sowohl im Anschluss an eine Einzeldosis von 100 g Leinsamen, als auch bei Verzehr von 3×15 g Leinsamen täglich während 6 Wochen keinen nennenswerten Anstieg der Blausäurekonzentration im Blut.

Im Vergleich hierzu wurde nach dem Verzehr von 50 bitteren Mandeln eine starke Erhöhung der Blausäurekonzentration im Blut gemessen. Aufgrund dieser Versuchsergebnisse kommen die Autoren zu dem Schluss, dass die **Blausäure aus Leinsamen nur wenig resorbiert** wird.

Hierbei muss jedoch berücksichtigt werden, dass offenbar die Menge an zyanogenem Glykosid je nach Sorte und Umweltbedingungen, unter denen die Pflanze wächst, erheblichen **Schwankungen** unterliegt. In nördlichen, temperierten Regionen wurden wesentlich geringere Konzentrationen von Cyanid als in warmen Regionen gemessen.

In Leinsamenbrot finden sich höhere Blausäurekonzentrationen bei Verwendung von geschrotetem als bei Verwendung von ungeschrotetem Leinsamen. Die Blausäure entsteht während des Backvorgangs.

Eine Neubildung von Cyanwasserstoff nach abgeschlossenem Backprozess wurde nicht beobachtet [42].

Pflaumen haben, wie seit langem bekannt ist, einen laxierenden Effekt. Als Ursache wird sowohl die nach Angabe mancher Autoren in den Früchten enthaltene laxierend wirkende Substanz Diphenylisatin als auch eine magnesiumhaltige Substanz diskutiert.

> Eine weitere Möglichkeit, die Obstipation zu behandeln, besteht in der Gabe des synthetischen Disaccharids **Lactulose**.

Dieses Disaccharid (β-Galaktosidofructose) wird im Dünndarm nicht abgebaut und gelangt somit in den Enddarm, wo es bakteriell abgebaut wird. In gleicher Weise wie beim Lactasemangel beschrieben, kommt es zu einem laxierenden Effekt. Insbesondere bei alten, chronisch obstipierten Patienten wurden mit dieser Substanz bei individueller Dosierung **gute Therapieerfolge** beobachtet.

Die laxierende Wirkung von **Inulin**, einem weiteren im Dünndarm nicht abbaubaren Kohlenhydrat (vgl. Kap. 2.2.3), beruht auf dem gleichen Mechanismus. Möglicherweise ist am Zustandekommen der laxierenden Wirkung zumindest im höheren Lebensalter zusätzlich der Bifidogeneffekt von Inulin beteiligt. Das alterstypische Keimspektrum im Kolon (vgl. Abb. 1.32) wird durch Verzehr von Inulin „normalisiert" [164].

Die eingangs zitierte, bereits vor über 150 Jahren gemachte Beobachtung, dass **Kaffee** der Obstipation entgegenwirkt, wurde mit moderner Methodik bestätigt. Die **Stimulation der Kolonmotilität** durch 450 ml schwarzen Kaffee (Koffeingehalt 150 mg) entspricht der einer gemischten Mahlzeit und ist um 60 % stärker als die einer gleichen Menge Wasser und um 23 % stärker als entkoffeinierter Kaffee [239].

Irritables Kolon

 ### Ätiologie und Klinik

Andere Bezeichnungen sind chronisch-spastisches Kolon, Kolonneurose, Colitis mucosa, neurogene muköse Kolitis etc. Bei dieser **Funktions-**

störung kommt es zu Kontraktionen von Darmsegmenten mit starker intrakolischer Drucksteigerung. Die Propulsion ist verzögert, so dass die überschießenden Kontraktionen, die mit Schmerzen einhergehen, oft eine Obstipation zur Folge haben. Andere Formen sind durch Propulsion bestimmt bei relativ geringem Tonus der Dickdarmmuskulatur. Hierbei steht das **Symptom der Diarrhö** im Vordergrund.

Ein weiteres Symptom des irritablen Kolons ist die vermehrte Schleimproduktion, die in manchen Fällen das Absetzen reiner **Schleimstühle** (Colitis mucosa, Colica mucosa) zur Folge hat.

In einer Reihe von Untersuchungen konnte gezeigt werden, dass die Störungen der Motilität nicht auf das Kolon beschränkt, sondern auch am Ösophagus und Dünndarm nachweisbar sind [51].

Obwohl die Symptomatik überwiegend vom Kolon ausgeht, ist wegen der die gesamte glatte Muskulatur betreffenden Funktionsstörungen (auch die Harnblase kann mitbetroffen sein) die Bezeichnung irritables Kolon nicht exakt. Zutreffender ist **Reizdarmsyndrom** (engl. irritable bowel syndrome). Von manchen Autoren werden sämtliche gastrointestinalen Funktionsstörungen vom Reizmagen (engl. non-ulcer dyspepsia) bis zur Proctalgia fugax subsumiert.

Die **Diagnose** kann nur nach Ausschluss organischer Abdominalerkrankungen gestellt werden. Es wurde immer wieder versucht, bei der sehr variablen und oft inkonstanten Symptomatik Diagnosekriterien aufzustellen. Bei allen Schwierigkeiten gelten derzeit die sog. „Rom-Kriterien" als die brauchbarsten (Lit. bei [200]).

Rom-Kriterien des Reizdarmsyndroms:
Mindestens drei Monate anhaltend oder wiederkehrend abdominelle Schmerzen, die
- gemildert werden durch eine Stuhlentleerung,
- verbunden sind mit Änderungen der Stuhlfrequenz,
- verbunden sind mit Änderungen der Stuhlkonsistenz.

Treffen zwei der folgenden Angaben zu?
- geänderte Stuhlfrequenz (> 3 × täglich oder < 3 × pro Woche)
- geänderte Form des Stuhles
- geänderte Stuhlentleerung (mit starkem Pressen, plötzlicher Stuhldrang, Gefühl der unvollständigen Entleerung)
- Schleimbeimengung
- geblähtes Abdomen.

Studien in verschiedenen westlichen Industrieländern als auch in China ergaben eine für das irritable Kolon typische Symptomatik bei 11 bis 14% der gesunden Durchschnittsbevölkerung [284].

Bis zu 50% aller Patienten, die einen Gastroenterologen aufsuchen, leiden an einem Reizdarmsyndrom. Bei 50% der Betroffenen beginnt die Symptomatik vor dem 35. Lebensjahr.

Die **Ätiologie** ist unbekannt. Wahrscheinlich können verschiedene Faktoren auslösend wirken. Nicht selten findet sich eine ängstliche Grundhaltung mit Neigung zu Depressionen und Phobien.

Häufig wird von den Patienten angegeben, dass manche Nahrungsmittel Beschwerden auslösen oder verstärken. Dies sind insbesondere Kaffee, alkoholische Getränke, Milch, rohes Obst und gebratene Speisen. Eine Untersuchung von 21 Patienten mit abdominellen Beschwerden bei irritablem Kolon ergab in 14 Fällen eine **Intoleranz** gegen ein oder mehrere Lebensmittel und Getränke. Die Symptome wurden am häufigsten ausgelöst durch Weizen, Milchprodukte, Kaffee, Tee und Zitrusfrüchte. Immunologische Ursachen für diese Intoleranz konnten nicht nachgewiesen werden (Lit. bei [285]).

Messungen der **Motilität** und **myoelektrischen Aktivität** des Kolons nach dem Verzehr einer Mahlzeit ergaben eine vom Energiegehalt der Mahlzeit abhängige Steigerung der Kolonaktivität bei Patienten mit irritablem Kolon.

Hieraus erklärt sich die immer wieder zu beobachtende **Überempfindlichkeit** gegenüber Speisen mit **hohem Fettanteil**. Bei einem Teil der Patienten werden die abdominellen Beschwerden, Durchfälle oder Flatulenz durch den Verzehr von Lebensmitteln reich an **Fructose** und **Sorbit** (vgl. Kap. 3.4.9), dies sind beispielsweise Apfel- und Birnensaft, oder Getränke, die mit Fruchtzucker gesüßt wurden, ausgelöst [168].

Mit Hilfe des H_2-Exhalationstests konnte gezeigt werden, dass die meisten Menschen eine Dosis von ca. 50 g Fructose quantitativ resorbieren, während bei Personen mit einer Fructose-Sorbit-Malabsorption nur etwa 5 g resorbiert werden. Durch **bakteriellen Abbau** der ins Kolon übertretenden Kohlenhydrate (vgl. Kap. 3.4.9) wird die abdominelle Symptomatik ausgelöst.

Auch bei der **unspezifischen Diarrhö im Kleinkindalter** (toddler's diarrhoea) muss an eine Fructose-Sorbit-Malabsorption gedacht werden.

Bei 6 bzw. 18 Monate alten gesunden Kindern wurde die intestinale Gasbildung mit Hilfe des Wasserstoffexhalationstestes sowohl nach Gabe von Apfelsaft als auch weißem Traubensaft untersucht. Zeichen einer Kohlenhydratmalabsorption fanden sich bei 54% der Kinder nach Gabe von Apfelsaft, während die Häufigkeit nach Traubensaft signifikant niedriger lag. Konform mit der vermehrten Gasbildung klagten die Versuchspersonen über Blähungen, abdominelle Beschwerden und Neigung zu Diarrhö.

Der unterschiedliche Effekt beider Fruchtsäfte wird auf den vergleichsweise hohen Gehalt an Fruchtzucker und Sorbit im Apfelsaft zurückgeführt, während Traubensaft überwiegend Glucose und kein Sorbit enthält [271].

Es gibt keine Hinweise dafür, dass das irritable Kolon durch einen geringen **Ballaststoffgehalt** der Kost ausgelöst wird. Bei einem Teil der Patienten scheint jedoch der relative Mangel an Ballaststoffen mit am Zustandekommen der abdominellen Symptomatik, insbesondere, wenn die Obstipation im Vordergrund steht, beteiligt zu sein (Lit. bei [285]).

Ernährungstherapie

Da bei insgesamt unklarer Ätiologie viele Befunde dafür sprechen, dass für Subgruppen unterschiedliche auslösende Faktoren verantwortlich sind, kann es **keine einheitliche Therapie** beim irritablen Kolon geben. Grundsätzlich wird die Beurteilung therapeutischer Maßnahmen durch eine hohe Ansprechrate von 40–70% auf Placebo erschwert (Lit. bei [200]).

Es gibt Belege dafür, dass die Symptomatik des irritablen Kolons bei einem Teil der Patienten durch bestimmte Lebensmittel bzw. Nährstoffe ausgelöst wird. Gelingt es, die auslösenden Faktoren zu erkennen, so besteht die Therapie in ihrer Elimination **(exclusion diet)**.

Durch gezielte Befragung und zeitweises Meiden mit anschließendem Wiedereinführen in den Kostplan wurden Lebensmittel als auslösende Ursache der abdominellen Symptomatik in einem hohen Prozentsatz erkannt. Durch anschließendes Meiden in der Kost besserte sich die Symptomatik in rund 50% bei insgesamt 200 untersuchten Patienten.

Intoleranzerscheinungen fanden sich nach dem Verzehr von Milch und Milchprodukten, Pilzen und Weizenerzeugnissen in etwa 30–35%, Eiern, Kaffee und Schokolade in etwa 20–30%, Nüssen, Zitrusfrüchten, Tee, Hafererzeugnissen in etwa 10–20% etc.

Der **Wirkmechanismus** ist unbekannt. Eine Nahrungsmittelallergie als Ursache der abdominellen Symptomatik wurde ausgeschlossen. Die H_2-Konzentration in der Ausatmungsluft und die Histaminkonzentration im Plasma lagen im Normbereich. Eindeutig erhöht war jedoch die mit einer speziellen Methode im Rektumlumen gemessene **PGE_2-Konzentration** (Lit. bei [153]).

Als beschwerdeauslösend werden weiterhin **Fructose** und **Sorbit** diskutiert. Das Monosaccharid und der Zuckeralkohol finden sich sowohl in Früchten und Fruchtsäften als auch in industriell hergestellten Produkten. Bei systematischen Untersuchungen von Patienten mit irritablem Kolon fanden sich Beweise dafür, dass Fructose und Sorbit bei einer Subgruppe für das Zustandekommen der Symptomatik verantwortlich ist. Negative Ergebnisse sind wahrscheinlich methodisch bedingt. Bei konsequentem Meiden der beiden Kohlenhydrate schwindet die Symptomatik (Lit. bei [153]).

Häufig wird eine **ballaststoffreiche Kost** oder der regelmäßige Verzehr von Weizenkleie empfohlen. Eine Reihe kontrollierter Studien konnte jedoch einen positiven Effekt nicht bestätigen [9, 52].

Hillman u. Mitarb. [127] beobachteten 14 Patienten mit irritablem Kolon während 2–3 Jahren unter einer ballaststoffreichen Diät. Bei 7 kam es zu einer wesentlichen Besserung der Symptomatik, bei 5 blieben die Beschwerden unbeeinflusst, und bei 2 Kranken nahm die Symptomatik an Intensität zu. Bei einem Teil der Patienten bessert sich die abdominelle Symptomatik unter einer fettarmen, proteinreichen Ernährung (Lit. bei [285]).

Flatulenz

Der **Menge an intestinalem Gas** kommt beim Zustandekommen von nicht organisch bedingten abdominellen Beschwerden, so auch beim irritablen Kolon, eine wesentliche Bedeutung zu. **Folgende Gase** finden sich im Verdauungstrakt: Stickstoff, Sauerstoff, Kohlendioxid, Wasserstoff, Methan (alle geruchlos) und Spuren weiterer oft geruchsaktiver Gase. Letztere werden zusammen mit Wasserstoff, Kohlendioxid und Methan von der Intestinalflora gebildet, während Sauerstoff und Stickstoff durch Luftschlucken in den Verdauungstrakt gelangen.

Da Flatulenz häufiger Gegenstand von Scherzen als von wissenschaftlichen Untersuchungen ist, ist die Kenntnis über die Bildung und Entleerung von Darmgasen beim Gesunden nur gering. Die Untersuchung gesunder Personen während einer Woche unter normaler Ernährung ergab im Mittel 10 Gasentleerungen pro Tag. Wurden während einer weiteren Woche pro Tag zusätzlich 10 g des unverdaulichen und folglich ins Kolon übertretenden Disaccharids Lactulose gegeben, so erhöhte sich die Häufigkeit im Mittel auf 19 Entleerungen pro Tag.

Gestützt wird diese Annahme durch das Ergebnis einer Untersuchung an Patienten mit irritablem Kolon und Kontrollpersonen, bei denen in einer Kammer zur Ganzkörperkalorimetrie unter einer üblichen Mischkost bzw. einer Ausschlussdiät (exclusion diet) die Wasserstoff- und Methanproduktion gemessen wurde.

Die Ausschlussdiät war wie folgt zusammengesetzt: Fisch und Fleisch außer Rindfleisch erlaubt, Milchprodukte durch Soja ersetzt, alle Getreidearten außer Reis verboten.

Während sich unter beiden Kostformen bei den Kontrollpersonen keine Unterschiede ergaben, war bei Patienten mit irritablem Kolon unter Normalkost im Vergleich zur Ausschlussdiät die intestinale Gasproduktion, insbesondere die von Wasserstoff, gesteigert. Unter der Ausschlussdiät kam es sowohl zu einer Senkung der Gasproduktion als auch zu einer Verminderung der abdominellen Symptomatik.

Die Autoren kommen zu dem Schluss, dass die Symptomatik des irritablen Kolons Folge einer speziell zusammengesetzten Intestinalflora und einer vermehrten intestinalen Gasproduktion ist [159a].

Während Alter und Geschlecht keinen Einfluss hatten, entleerten manche Personen eindeutig häufiger Darmgase, ein Befund, der die individuell **unterschiedliche Neigung** zur Flatulenz bestätigt. Als Ursache werden Unterschiede in der gasbildenden Darmflora angenommen [99].

Magengas besteht fast ausschließlich aus Stickstoff und Sauerstoff, da es durch Luftschlucken aufgenommen wird.

Wasserstoff und Methan werden nur von der **Kolonflora** gebildet, wobei während der Dünndarmpassage nicht verdaute und resorbierte Kohlenhydrate und nur in geringem Umfang auch Aminosäuren als Substrat dienen, d. h., je mehr **Kohlenhydrate** ins Kolon gelangen, desto intensiver ist die intestinale Gasproduktion.

So wurde beispielsweise von Levitt u. Mitarb. [184] bei Patienten mit einem **Lactasemangel**, bei denen oral aufgenommener Milchzucker den Dünndarm passiert, ins Kolon übertritt und dort von Bakterien zu organischen Säuren und Gasen abgebaut wird, unter lactosefreier Ernährung ein Flatusvolumen von 90 ml/4 Std. und nach Gabe von Milch ein Volumen von 940 ml gemessen, wobei der prozentuale Wasserstoffanteil von 7 auf 39 % anstieg. Ein ähnlicher Mechanismus liegt der vermehrten Bildung von Intestinalgas bei der toddler's diarrhoea zugrunde (s.o.).

Da bei Gesunden neben Ballaststoffen auch ein gewisser Anteil der mit der Nahrung aufgenommenen Stärke (resistente Stärke) nicht quantitativ im Dünndarm utilisiert wird **(physiologische Stärkemalabsorption)** und in den Dickdarm gelangt, steht der Kolonflora unter üblicher Ernährung ausreichend Substrat zur Gasbildung zur Verfügung.

Nach Angaben von Levitt [184] muss davon ausgegangen werden, dass nach dem Verzehr von 50 g Kohlenhydraten in Form folgender Nahrungsmittel unterschiedliche Mengen an Stärke den Dünndarm passieren und in das Kolon übertreten: Reis weniger als 5 %, glutenfreies Mehl weniger als 5 %, Mais 5 %, Kartoffeln 5–10 %, Weizen 10 % und Hafer 15 %.

> Die bei gleicher Ernährung individuell unterschiedlich hohe intestinale Gasproduktion wird mit Unterschieden in der Zusammensetzung der Darmflora erklärt.
> Da es keine Möglichkeit gibt, die Intestinalflora zu ändern, kann die diätetische Behandlung der Flatulenz nur darin bestehen, das **Substratangebot** für die Darmflora zu reduzieren.

Hierbei müssen entsprechend den zitierten Angaben von Levitt die Kohlenhydrate in der Ernährung reduziert werden, deren Stärkeanteil im Dünndarm weniger gut ausgenutzt wird.

Über **abdominelles Völlegefühl** und Blähungen ohne nachweisbare auslösende Ursachen, klagen aufgrund von Befragungen 10–25 % der gesunden Bevölkerung (Frauen häufiger als Männer).

Typisch für diese Funktionsstörung ist das Fehlen der Symptomatik morgens nach dem Erwachen. Während des Tages stellt sich die Symptomatik zunehmend ein.

Während kleine Mahlzeiten die Beschwerden kaum beeinflussen, findet sich **nach großen voluminösen Mahlzeiten** eine deutliche Beschwerdezunahme. In der prämenstruellen Phase ist die Symptomatik oft am ausgeprägtesten.

Das beim irritablen Kolon häufig geklagte Völlegefühl geht mit einer messbaren Zunahme des Bauchumfangs einher, ohne dass sich immer eine vermehrte Gasansammlung im Darm nachweisen lässt. Der zugrunde liegende Pathomechanismus ist letztlich unbekannt. Wirksame diätetische Maßnahmen sind nicht bekannt. Neben einer Lactoseintoleranz wurden Fälle von Weizen- und Roggenunverträglichkeit ohne nachweisbare Zeichen einer Sprue als auslösende Ursache gefunden, so dass mit einer entsprechenden Diät die Symptomatik positiv beeinflusst werden konnte (Lit. bei [279]).

Pneumatosis cystoides intestinalis

In sehr seltenen Fällen ist Flatulenz die Folge dieses, mit vermehrter intestinaler Gasbildung, Durchfällen und Tenesmen einhergehenden Krankheitsbildes. Es finden sich multiple Gasansammlungen in der Darmwand, die endoskopisch als zystische Vorwölbungen der Schleimhaut sichtbar werden.

Die Ätiologie ist weitgehend unbekannt. Die vermehrte Wasserstoffkonzentration in der Ausatmungsluft weist auf eine vermehrte intestinale Gasbildung hin. Eine kausale Therapie ist nicht bekannt.

Unter einer, die bakterielle Gasproduktion reduzierenden **ballaststoffarmen Ernährung**, kann die Symptomatik deutlich vermindert werden [58].

3.5.2 Fehlbesiedelung des Kolons

Bakterielle, virale und Pilzfehlbesiedelung des Darms

Insbesondere nach Gabe von **Breitbandantibiotika** und durch die hierdurch initiierte **Änderung der Intestinalflora** kommt es häufig zu länger anhaltenden abdominellen Beschwerden und Diarrhöen. Nicht selten ist hierfür eine massive Vermehrung von Clostridium difficile verantwortlich. Es kann besonders bei abwehrgeschwächten Patienten auch eine Candida albicans-Besiedlung des Enddarmes Ursache einer Diarrhö sein.

Ursache akuter Diarrhöen im Säuglings- und Kleinkindalter sind in erster Linie Infektionen mit **Rotaviren**.

ET   Ernährungstherapie

Die bereits seit Jahrzehnten diskutierte Prophylaxe und Therapie intestinaler Infekte und bakterieller Fehlbesiedelungen mit **probiotischen Lactobazillen**, wurde in neuerer Zeit zunehmend wissenschaftlich abgesichert. Die ernährungsmedizinisch relevanten Fakten sind in Kapitel 2.2.3 ausführlich dargestellt.

Candida-albicans-assoziierte Beschwerden (Candida hypersensitivity syndrome, Candidiasis-related complex)

Anfang der 80er-Jahre erschienen in den USA zwei populärwissenschaftliche Bücher [71, 288], in denen die Autoren postulierten, dass eine Besiedelung des Gastrointestinaltraktes mit Candida albicans häufig Ursache eines als Candida hypersensitivity syndrome bezeichneten Beschwerdekomplexes sei.

Die Autoren gehen davon aus, dass Antibiotika, weitere Medikamente, hoher Zucker- und Alkoholkonsum etc. eine solche Pilzbesiedelung begünstigen. Anhänger dieser Vorstellung glauben, dass **Candidatoxine** oder weitere Stoffwechselprodukte den Organismus auf nicht näher bekannte Weise, wie etwa Schwächung des Immunsystems, schädigen und für eine Vielzahl von Befindensstörungen, Beschwerden und Erkrankungen verantwortlich sind. Als weitere mögliche Schädigung durch Candida albicans wird eine Alkoholsynthese, insbesondere von Fuselölen aus Kohlenhydraten (Autobrewery syndrome) angeführt.

Die Liste der mit der Candida-albicans-Besiedlung in Verbindung gebrachten Erkrankungen ist umfangreich und betrifft überwiegend solche, die sich entweder **diagnostisch nur schwer sichern** lassen oder solche, die **therapeutisch schwer beeinflussbar** sind. Diese Tatsache erhöht bei unkritischen Ärzten und Patienten, die z. T. lange, aber vergebens nach Beschwerdelinderung suchen, verständlicherweise die Attraktivität.

Folgende **Beschwerden** und **Erkrankungen** werden mit der Candida-albicans-Besiedlung des Gastrointestinaltraktes in Verbindung gebracht:
- Müdigkeit und Lethargie,
- Kopfschmerzen,
- Angst,
- Stimmungsschwankungen,
- schlechtes Gedächtnis,
- Hautsymptome wie Juckreiz, Brennen,
- kalte Hände und Füße,
- Beschwerden im Bereich des Muskel- und Skelettsystems wie Muskelschmerzen, Schwächegefühl, Gelenkschmerzen,
- Beschwerden im Bereich der Augen, Ohren und Nase wie tränende Augen, Augenbrennen, Ohrenschmerzen, Jucken im Bereich der Nase,
- Beschwerden im Bereich des Gastrointestinaltraktes wie trockener Mund, Blähungen, Sodbrennen, abdominelle Schmerzen, Diarrhö, Obstipation,

- Beschwerden im Urogenitalbereich wie verschiedene Missempfindungen im Bereich der Vagina, Menstruationsunregelmäßigkeiten, Prostatitis, Impotenz, häufiger Harndrang etc. etc.

Obwohl die sehr komplexen Zusammenhänge zwischen der Intestinalflora und dem menschlichen Organismus nur lückenhaft bekannt sind, betrachtet die überwiegende Mehrzahl der Mikrobiologen und Gastroenterologen das Syndrom der Candida-albicans-assoziierten Beschwerden als **rein spekulativ** und **völlig unbewiesen**.

In umfangreichen Untersuchungen konnte gezeigt werden, dass mindestens 75 % der mitteleuropäischen Bevölkerung kommensal mit Hefen besiedelt ist [213].

> Der Nachweis von Candida albicans im Stuhl wird beim derzeitigen Kenntnisstand wie folgt beurteilt: Candida albicans gehört bei der mitteleuropäischen Bevölkerung praktisch zur **normalen Darmflora**. Der Nachweis in Fäzes ist nicht mit einer Candida-albicans-Infektion des Darmes oder gar mit einer Darmmykose gleichzusetzen und erfordert bei immunkompetenten Personen keine therapeutischen Maßnahmen [266].

Daß es **bei verminderter immunologischer Abwehr** zu einer pathologischen Vermehrung von Candida albicans und der Entwicklung einer Mykose des Darmes kommen kann, steht außer Zweifel. Candida albicans ist ein **opportunistischer Pilz**, der bei stark reduzierter immunologischer Abwehr die Schleimhaut durchdringen und sich über Blut- und Lymphgefäße im gesamten Organismus ausbreiten kann (Candidasepsis).

Unseriöse, auf Sensation zielende Berichte in den Medien und eine große Zahl an oberflächlichen unsachlichen Publikationen in der Laienpresse, haben zu einer erheblichen **Verunsicherung der Bevölkerung** geführt. In den USA wurde bereits früh der auch für andere Außenseitermethoden gültige Vorwurf erhoben, man stelle die Behauptung auf, der Verzehr von Zucker vermehre die Besiedelung mit Candida albicans im Gastrointestinaltrakt und diese Vermehrung schwäche das Immunsystem und schädige eine Reihe von Organsystemen ohne Ergebnisse vergleichender Therapiestudien vorzulegen [25].

Keine der wenigen kontrollierten Studien bestätigt die Spekulationen um die Candida-albicans-assoziierten Beschwerden. Dies gilt beispielsweise für das chronische Müdigkeitssyndrom, für dessen Entstehung eine Candida-albicans-Besiedelung des Darmes angenommen wurde [241].

Eine randomisierte doppelblinde Therapiestudie mit dem Antimykotikum **Nystatin** an Frrauen mit einer Candidavaginitis und zusätzlich unklaren gastrointestinalen Beschwerden, chronischer Müdigkeit, Depressionen, prämenstruellen Beschwerden etc. ergab lediglich eine signifikante Besserung der Vaginitis, nicht aber der für das Candidasyndrom typischen Beschwerden [77]. Kritiker akzeptieren das negative Ergebnis dieser Studie nicht. Sie weisen darauf hin, dass Nystatin nicht zusammen mit einer kohlenhydratarmen Diät eingesetzt wurde.

Negativ verlief auch eine Studie an Patienten mit irritablem Kolon [209]. (Mögliche Bedeutung einer Candida albicans-Besiedelung des Verdauungstraktes für den Verlauf von Hautkrankheiten siehe Kap. 12.3.)

Ernährungstherapie

Die Kombination eines Antimykotikums mit einer sog. „**Anti-Pilz-Diät**" soll die Pilzbesiedelung im Gastrointestinaltrakt beseitigen bzw. einer Neubesiedelung vorbeugen.

Grundprinzip der „Anti-Pilz-Diät" ist die Reduzierung von Zucker, süßen Früchten und zuckerhaltigen Getränken. Bevorzugt verzehrt werden sollen Salate, Gemüse, Vollgetreideprodukte und Kartoffeln [244].

Hierdurch soll über eine geringe Pilzbesiedelung des oberen Gastrointestinaltraktes, insbesondere der Mundhöhle, der Nachschub an Keimen für den Darm unterbrochen werden.

> Es liegen weder Beweise für die Existenz der Candida-assoziierten Beschwerden noch für die Beeinflussung der Candidabesiedelung des Orogastrointestinaltraktes mit der genannten Diät vor.

In einer Untersuchung an 28 gesunden Versuchspersonen wurde der tägliche Zuckerkonsum anhand von Ernährungsprotokollen ermittelt und die Candida-albicans-Besiedelung der Mund- und Rachenschleimhaut bzw. des Kolons durch Untersuchung der Rachenspülflüssigkeit und der Fäzes untersucht. Candida albicans konnte in 78,6 % in der Rachenspülflüssigkeit und 71,4 % in den Fäzes nachgewiesen werden.

Eine Beziehung zwischen der Höhe des ermittelten Zuckerverzehrs und dem Candida-albicans-Nachweis bzw. der Zahl der Keime pro ml Untersuchungsmaterial fand sich nicht.

Auch der zusätzliche Verzehr 110 g raffinierter Kohlenhydrate (10 % Glucose, 37 % Saccharose, 3 % Fructose, 50 % Dextrin) hatte keinen Einfluss auf den Candida-albicans-Nachweis in der Rachenspülflüssigkeit bzw. den Fäzes [300].

Da keinerlei Beweise für das Syndrom vorliegen hat das Statement der American Academy of Allergy and Immunology von 1985 weiter Gültigkeit: „Das Konzept ist spekulativ und unbewiesen. Teile der empfohlenen Therapie, insbesondere die orale Langzeitbehandlung mit Antimykotika, sind gefährlich."

3.5.3 Divertikulose

 Ätiologie und Klinik

Divertikel des Kolons finden sich mit zunehmendem Alter insbesondere bei Männern. Es handelt sich hierbei um kleine, sackförmige Ausstülpungen der Kolonwand, die sich meist mutipel entwickeln und vorwiegend im Bereich des Sigmas und des Kolon descendens lokalisiert sind.

Als **Ursache** der Divertikulose wird der geringe Ballaststoffgehalt der Kost in westlichen Industrienationen diskutiert. Dieser vermutete Kausalzusammenhang wird durch folgende Fakten gestützt: Die Divertikulose findet sich in Ländern mit noch „ursprünglicher" Ernährung und folglich einem hohen Ballaststoffanteil extrem selten. Wird die Ernährung auf die in den westlichen Ländern übliche ballaststoffarme Kost umgestellt, so entwickeln sich Divertikel mit gleicher Häufigkeit wie in den westlichen Industrieländern.

In den Ländern mit einer z.Z. sehr **hohen Divertikulosehäufigkeit**, so etwa der Bundesrepublik, waren, wie man alten Sektionsprotokollen entnehmen kann, noch um die Jahrhundertwende, einer Zeit mit vergleichsweise hohem Ballaststoffverzehr, Divertikel extrem selten.

Versuchstiere entwickeln bei ausschließlicher Fütterung eines halbsynthetischen ballaststofffreien Futters Divertikel, während dies bei Gabe eines üblichen Futters nicht der Fall ist.

> Bei Patienten mit Divertikulose finden sich relativ **hohe intraluminäre Druckwerte** im Kolon, die sich dann normalisieren, wenn regelmäßig die sehr ballaststoffreiche Kleie verzehrt wird (Abb. 3-22).

Es wird angenommen, dass der als Folge eines Ballaststoffmangels hohe intrakolische Druck die Schleimhaut im Bereich von **„Schwachstellen"** der Kolonwand ausstülpt. Diese schwachen Stellen im Gefüge der Kolonwand sind die Durchtrittsstellen der von der Serosa in Richtung Mukosa ziehenden Gefäße, wie es schematisch in Abbildung 3-24 dargestellt ist. Auf dem Divertikelgrund berühren sich demnach Mukosa und

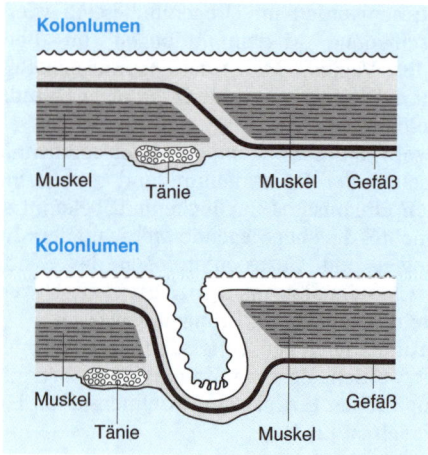

Abb. 3-24 Schema der Divertikelentstehung. Auf der oberen Bildskizze Querschnitt durch das normale Kolon. Auf dem unteren Bildabschnitt ist es durch eine Muskellücke zur Ausstülpung des Divertikels gekommen. Das Gefäß wurde mitausgestülpt und verläuft in der Divertikelkuppe.

Serosa. Der Divertikelhals, der im Bereich der Muskelschicht liegt, wird durch die Muskulatur eingeengt, wodurch ein Stagnieren des Divertikelinhalts begünstigt wird.

Die **Häufigkeit** von Divertikeln wird mit zunehmendem Lebensalter größer. In den westlichen Industrienationen finden sie sich ab dem 60. bis 70. Lebensjahr bei 40–50 % der Durchschnittsbevölkerung.

Die **Divertikulitis** ist eine Entzündung der Divertikelwand, die mit Schmerzen und Fieber einhergeht. Sie kann als Peridivertikulitis auf die Umgebung übergreifen.

Eine **Perforation** von Divertikeln als Folge entzündlicher Wandveränderungen führt zur Peritonitis oder zu lokalen Abszessbildungen. Die meist älteren Patienten sind durch diese Komplikationen in hohem Maße gefährdet.

 Ernährungstherapie

Ausgehend von der Tatsache, dass die intraluminale Drucksteigerung als Folge eines geringen Ballaststoffverzehrs Ursache der Kolondivertikulose ist, wurde versucht, die bei einem Teil der Patienten geklagten abdominellen Beschwerden durch den regelmäßigen Verzehr von Weizenkleie bzw. einer **ballaststoffreichen Kost** zu therapieren.

Entsprechende Studien ergaben, dass es bei der Mehrzahl der Patienten während des Verzehrs von Weizenkleie zu einem Schwinden der abdominellen Symptomatik und auch einem Rückgang der Komplikationsrate, insbesondere in Form der Divertikulitis, kommt. Berücksichtigt werden muss bei der Beurteilung des **Therapieerfolges,** dass sich der positive Effekt erst **nach etwa zwei bis vier Wochen** einstellt, eine Zeit, die auch verstreicht, bis unter täglichem Kleieverzehr der bei der Divertikulose gesteigerte intrakolische Druck sinkt.

Abbildung 3-22 veranschaulicht die im Kolon gemessenen Druckwerte bei zwei Kollektiven Divertikulosekranker, von denen eines mit und eines ohne Verzehr von Weizenkleie kontrolliert wurde. Der positive therapeutische Effekt wird auf die intrakolische Drucknormalisierung zurückgeführt [301].

Vergleichende Untersuchungen mit Kleie unterschiedlicher Partikelgröße haben gezeigt, dass der erwünschte therapeutische Effekt in erheblichem Maße von der **Partikelgröße der Kleie** abhängig ist.

> Grobe Kleiepartikel mit einem Durchmesser von mehr als 1 mm haben die beste Wirkung [271].

3.5.4 Analfissur und solitäres Rektumulkus

Analfissuren – schmerzhafte Einrisse im Analkanal mit schlechter Heilungstendenz – werden mit den verschiedensten Verfahren (lokale Salbenbehandlung, Bougierung, Spaltung, Exzision etc.) behandelt.

In einer Untersuchung von Jensen [141] wurde an 103 Patienten der Effekt einer lidocainhaltigen Salbe, einer Hydrocortisonsalbe und von warmen Sitzbädern in Kombination mit einer reichlichen Gabe von **Weizenkleie,** verglichen. Nach ein- bis zweiwöchiger Behandlung war der Effekt bei den Patienten unter Weizenkleie und Sitzbädern signifikant besser. Nach dreiwöchiger Therapie konnten keine wesentlichen Unterschiede mehr zwischen den drei Gruppen festgestellt werden.

Die Fissuren waren unter Lokalbehandlung mit einer Salbe in 60 bzw. 82 % und unter Gabe von Weizenkleie bei 87 % abgeheilt.

> Da die Behandlung mit Kleie und Sitzbädern nebenwirkungsfrei, preiswert und vergleichsweise schnell wirksam ist, empfehlen die Autoren dieses Vorgehen bei akuten Analfissuren.

Die Ätiologie des solitären **Rektumulkus** ist unbekannt. Es wird angenommen, dass chronische Verletzungen und ischämische Reaktionen der Schleimhaut, ausgelöst durch harte Stuhlballen, wesentlich an der Entstehung beteiligt sind.

Von dieser Vorstellung ausgehend waren bei der therapeutisch schwer beeinflussbaren Erkrankung Behandlungsversuche mit einer ballaststoffreichen Diät nahe liegend.

Nach einer Untersuchung von van den Brandt-Grädel u. Mitarb. [40] kam es bei 15 von 21 Patienten nach im Mittel 10,5 Monaten unter einer **ballaststoffreichen Kost** mit etwa 30–40 g Ballaststoffen pro Tag (bestehend aus 4–5 Scheiben Vollkornbrot, 6 Esslöffeln Weizenkleie und einem hohen Anteil an Obst und Gemüse) zur Abheilung der Ulzera.

3.5.5 Colitis ulcerosa

Ätiologie und Klinik

Die Colitis ulcerosa ist eine mit Geschwürbildungen einhergehende Entzündung der Kolonschleimhaut. Sie kann sowohl das gesamte Organ als auch nur bestimmte Abschnitte befallen, wobei das Rektum immer mitergriffen ist. Nur auf das Rektum begrenzt bezeichnet man sie als Proktitis.

Ähnlich wie bei der Enteritis regionalis (Morbus Crohn, vgl. Kap. 3.4.3) ist auch die Ursache der Colitis ulcerosa unbekannt. Die derzeit vorliegenden Befunde sprechen dafür, dass bei einer **genetischen Prädisposition** verschiedene Faktoren für die Manifestation verantwortlich sind wie
- Autoimmunmechanismen,
- psychische Fehlhaltungen und
- auch Ernährungsfaktoren.

Da die Colitis ulcerosa in den sog. Entwicklungsländern im Vergleich zu westlichen Industrieländern selten vorkommt, wird angenommen, dass ein geringer **Ballaststoffanteil** der Nahrung die Entstehung der Colitis ulcerosa begünstigt.

Ballaststoffe, insbesondere die wasserlöslichen, und auch die resistente Stärke wiederum werden von der Intestinalflora zu kurzkettigen Fettsäuren abgebaut, von denen dem **n-Butyrat** eine entscheidende Bedeutung im Stoffwechsel der Kolonzyten zukommt. Eine länger anhaltende geringe Produktion an kurzkettigen Fettsäuren schädigt die Kolonschleimhaut sowohl funktionell als letztlich auch morphologisch [263].

Epidemiologische Studien belegen für die Zeit vor dem Krankheitsbeginn einen signifikant geringeren Verzehr von Früchten, der entscheidenden Quelle wasserlöslicher Ballaststoffe [240a].

Während die kurzkettigen Fettsäuren protektiv wirken, schädigen die bei der **bakteriellen Degradation schwefelhaltiger Aminosäuren** anfallenden Sulfide (Abb. 3-20) die Schleimhaut. Es wird angenommen, dass bei vermehrter Bildung bzw. ungenügender Detoxifikation Schleimhautschäden entstehen, denen u.U. eine Bedeutung bei der Entstehung der Colitis ulcerosa bzw. ihrem Verlauf zukommt.

Gestützt wird diese Vorstellung durch Ergebnisse erster Therapiestudien. Colitis-Patienten wurde empfohlen, unter Beibehalten der medikamentösen Therapie Lebensmittel reich an **schwefelhaltigen Aminosäuren** wie Eier, Käse, Milch, Nüsse, Kohlgemüse etc. zu **meiden.** Unter dieser Ernährungsumstellung kam es zu einer eindeutigen Reduktion der Krankheitsaktivität und Abnahme der Zahl an akuten Schüben der Colitis ulcerosa [249].

Diskutiert wird ebenfalls die Bedeutung **nutritiver Allergene,** insbesondere von Milcheiweiß, für die Pathogenese der Colitis ulcerosa. Nach Befunden von Whorwell u. Mitarb. [307] erkrankten Personen, die als Säuglinge nicht gestillt wurden, häufiger an Colitis ulcerosa. Als mögliche Ursache hierfür wird eine **frühkindliche Sensibilisierung gegen Kuhmilchproteine** bzw. eine Alteration der Intestinalflora mit Sensibilisierung gegen Bakterienantigene diskutiert.

Ein von der Norm abweichendes Essverhalten, wie es beim Morbus Crohn häufig beobachtet wird, fand sich bei Kolitiskranken nicht [286].

Die Erkrankung tritt in jedem Lebensalter, auch bei Kindern auf. Am häufigsten liegt der **Beginn** zwischen dem 20. und 40. Lebensjahr.

In Japan beträgt die Zahl der **Neuerkrankungen** pro Jahr nur 5–10 % der in westlichen Industrieländern. Ernährungsfaktoren sind möglicherweise für diese Häufigkeitsunterschiede verantwortlich. Eine Studie an 100 Kolitiskranken ergab im Vergleich zu einer Kontrollgruppe ein signifikant höheres Erkrankungsrisiko unter einer westlich orientierten Ernährung im Vergleich zur traditionellen japanischen Kost [177].

Das **Hauptsymptom** sind unter krampfartigen Schmerzen abgesetzte, blutig-schleimige Stühle. Hierdurch bedingte Blut-, Mineralstoff- und Wasserverluste führen zu Anämie, Hypoproteinämie und Störungen des Elektrolythaushaltes (vgl. Tab. 3-6).

Eine besonders stürmische Verlaufsform ist die sog. **fulminante Kolitis,** bei der die Gefahr der Kolonperforation und einer Lähmung des Kolons (toxische Kolondilatation) besteht. Die Sterblichkeit ist bei dieser mit ausgedehnten tiefen Geschwürbildungen einhergehenden Verlaufsform, bei der als einzige Erfolg versprechende Maßnahme das Kolon oft operativ entfernt werden muss, sehr groß.

Wesentlich häufiger ist jedoch die **chronisch-rezidivierend verlaufende Form,** bei der die entzündlichen Wandveränderungen unter medikamentöser Behandlung weitgehend abheilen. Nach einem oft Monate dauernden beschwerdefreien Intervall kommt es wieder zu dem Vollbild der Kolitis mit blutigen Durchfällen.

> Ähnlich wie beim immer wiederkehrenden Magengeschwür besteht bei der über Jahre in Schüben verlaufenden Colitis ulcerosa eine erhöhte **Gefahr der Karzinomentstehung.**

ET Ernährungstherapie

Bis Mitte der sechziger Jahre glaubte man, den Verlauf der Erkrankung mit einer sog. **Kolitisdiät** positiv beeinflussen zu können. Diese Diät wurde weder exakt definiert noch wurde ihr Effekt durch Therapiestudien belegt. Unter „Kolitisdiät" verstand man nach den allgemein recht verschwommenen Vorstellungen über eine „**Schonkost**" mit geringem Anteil an Ballaststoffen, weitgehend frei von Gewürzen etc. hergestellte Kost. Die einzige in der Literatur mitgeteilte Diätstudie, bei der eine Gruppe von 35 Kolitiskranken während 3 Jahren je zur Hälfte eine schlackenarme sog. Kolitiskost bzw. eine Vollkost erhielt, ergab hinsichtlich des Krankheitsverlaufs keine Unterschiede [310].

> Die meisten kritischen Autoren plädieren daher nur noch für eine schlackenarme Kost während der akuten Phase der Colitis ulcerosa und empfehlen während der symptomfreien bzw. symptomarmen Zeit eine freie Kostwahl bzw. leichte Vollkost.

Ausgehend von der Tatsache, dass sich bei der Colitis ulcerosa häufig Antikörper gegen Milchproteine finden, wurden in den sechziger Jahren Therapiestudien mit **milcheiweißfreier Diät** durchgeführt. Obwohl bei einem Teil der Kranken sowohl morphologische als auch klinische Besserungen erzielt werden konnten [314] fand die milcheiweißfreie Diät nie breitere Anwendung. Bei Kenntnis der bereits genannten neuen Befunde über eine Bedeutung sulfatreduzierender Bakterien und schwefelhaltiger Aminosäuren [249], finden diese positiven Ergebnisse u.U. eine neue Erklärung.

Die Frage, ob Milch und Milchprodukte aufgrund eines bei Colitis ulcerosa häufigeren Lactasemangels schlechter toleriert werden, wird in der Literatur unterschiedlich beantwortet. Die Mehrzahl der Untersucher fand einen **Lactasemangel** nicht häufiger als in der Durchschnittsbevölkerung und warnt vor dem Meiden von Milch als optimalen Kalziumlieferanten [27].

Ob eine kohlenhydratarme Kost den Verlauf der Colitis ulcerosa günstig beeinflusst, wie von manchen Untersuchern angenommen wird, kann, da entsprechend groß angelegte Therapiestudien fehlen, nicht sicher beurteilt werden (Lit. bei [194]).

> In gleicher Weise wie beim Morbus Crohn lassen sich bei der Colitis ulcerosa mit ausschließlicher **parenteraler Ernährung** bzw. Ernährung mit einer **Formeldiät** Remissionen erzielen.

Nach einer Zusammenfassung der in der Literatur mitgeteilten 11 Studien über den therapeutischen Effekt der parenteralen Ernährung, kann davon ausgegangen werden, dass sich in etwa 60 % der Fälle eine Remission erzielen lässt. Wie beim Morbus Crohn, so kam es auch bei der Colitis ulcerosa in rund 40 % der Fälle innerhalb eines Jahres wieder zu einem Rezidiv.

Identisch sind auch die Therapieerfolge mit **Formeldiäten** bei Morbus Crohn und Colitis ulcerosa. Wegen der bekannten Komplikationen der parenteralen Ernährung, insbesondere Kathetersepsis und Thrombosen der Vena subclavia, ist auch bei der Colitis ulcerosa der enteralen künstlichen Ernährung in jedem Falle der Vorzug zu geben (Lit. bei [153]). Metaanalysen zur vergleichenden Bewertung von medikamentöser Therapie und künstlicher Ernährung denen beim Morbus Crohn entsprechend liegen nicht vor.

Die pathophysiologischen Grundlagen zur Therapie mit ω-3-Fettsäuren und γ-Linolensäure bei den beiden chronisch-entzündlichen Darmerkrankungen und die Ergebnisse bisher vorliegender Therapiestudien wurden beim Morbus Crohn dargestellt (vgl. Kap. 3.4.3).

Nachdem in einigen Kurzzeitstudien von etwa drei Monaten Dauer ein remissionserhaltender Effekt von **ω-3-Fettsäuren** gezeigt wurde, verlief eine doppelblind-placebokontrollierte Studie an 64 Patienten mit 5,1 g ω-3-**Fettsäuren** pro Tag während einer Beobachtungszeit von zwei Jahren negativ. Die kumulative Rückfallrate während der Gesamtdauer war unter **ω-3-Fettsäuren** und Placebo gleich hoch. Hingegen konnte auch in dieser Studie während der ersten drei Monate ein signifikanter Effekt von ω-**3-Fettsäuren** auf die Remissionsrate nachgewiesen werden [188].

Zur Abwehr von Mikroorganismen im Bereich der geschädigten Schleimhaut synthetisieren Leukozyten in großem Umfang freie Sauerstoffradikale. Hierdurch kommt es im Gewebe zu einem Missverhältnis zwischen pro- und antioxidativen Substanzen (**„oxidativer Stress"**), der mit einer Schädigung von Proteinen und Lipiden einhergeht. Welche Bedeutung dem oxidativen Stress bei der Unterhaltung von Entzündungsreaktionen bei chronisch entzündlichen Darmerkrankungen zukommt und ob ein positiver therapeutischer Effekt mit **Antioxidantien** erzielt werden kann, bedarf der Untersuchung [111].

Ausgehend von der Tatsache, dass die beim bakteriellen Abbau von Ballaststoffen anfallenden **kurzkettigen Fettsäuren** in erheblichem Umfang resorbiert werden und besonders n-Butyrat ein wesentliches **energielieferndes Substrat der Kolonmukosa** ist, wurde angenommen, dass eine Störung des Butyratstoffwechsel der Kolonozyten in die Genese der Colitis involviert sei und dass sich ein erhöhtes Angebot dieser Fettsäure in Lumen positiv auf den Krankheitsverlauf auswirkt.

Die Installation von n-Butyrat ins Darmlumen bei Patienten mit einer Colitis ulcerosa des Enddarmes (Proktosigmoiditis) bestätigte diese Annahme. Es kam sowohl klinisch als auch aufgrund der mikroskopischen Schleimhautbefunde im Vergleich zu einer Kontrollgruppe zu signifikanten Besserungen [263].

3.5.6 Totale Kolektomie, Ileostoma, pouch-anale Anastomose, Pouchitis*

Bei totaler Kolektomie mit Ileostoma können **verschiedene Lebensmittel** individuell unterschiedlich Beschwerden auslösen. Jeder Patient muss durch Selbstbeobachtung erkennen, welche Lebensmittel **Intoleranzen** zur Folge haben.

Befragungen bei Selbsthilfegruppen ergaben ernährungsabhängige Beschwerden in 8,5 % bei Männern und 15,9 % bei Frauen, wobei die abdominelle Symptomatik in 40–60 % der Fälle durch gebratenes Fleisch, Fisch, Bohnen, Erbsen, Kohlgemüse und Rhabarber ausgelöst wurde.

---

* Deutsche Ileostomie-Colostomie-Urostomie-Vereinigung (ILCO), e.V. Kepser Straße 50, 85356 Freising (Selbsthilfegruppe)

Der oft erhebliche **Wasserverlust** aus dem Ileostoma kann, ähnlich wie es bei der Cholera der Fall ist, durch orale **Gabe von Glucose** (die Wasserresorption wird gesteigert) verringert werden. Mit 150 g Glucose/Tag wurde eine Reduktion des Wasserverlustes um etwa 1 l beobachtet.

Besteht bei Patienten mit Ileostoma gleichzeitig ein **Lactasemangel** (vgl. Kap. 3.4.6), so kann es durch die vermehrte Entleerung dünnflüssigen Darminhaltes zu schweren Mazerationen der Haut in der Umgebung des Stomas kommen. Konsequentes Meiden von Milchzucker ist erforderlich.

Die Zahl der **Bakterien** im neoterminalen Ileum ist mit Werten bis zu 10^7 Keimen pro Gramm erheblich erhöht. Die Folge ist ein vermehrter **Verbrauch an Vitamin B_{12}** durch die Darmflora, was mit einem pathologischen Vitamin-B_{12}-Resorptionstest (Schilling-Test) in 10–30 % und den klinischen Zeichen des B_{12}-Mangels in 3–9 % der Patienten einhergeht (Lit. bei [60]).

Eine Möglichkeit, nach totaler Kolektomie die Kontinenz zu erhalten, ist die Anlage eines Beutels (pouch) aus Schlingen des terminalen Ileums als kontinente Ileostomie oder pouch-anale Anastomose. Zu den als **Pouchitis** bezeichneten entzündlichen Wandveränderungen kommt es in Abhängigkeit von den Diagnosekriterien je nach Studie in 7 bis über 30 % der Fälle. Führendes Symptom ist die Diarrhö, gelegentlich mit Blutbeimengungen. Die Pouchitis findet sich überwiegend nach Kolektomie wegen Colitis ulcerosa.

Mögliche **Ursachen** sind eine unzureichende bakterielle Synthese kurzkettiger Fettsäuren aus Kohlenhydraten bzw. eine bakterielle Fehlbesiedelung [195]. Da das terminale Ileum und damit der Ort der Vitamin-B_{12}-Resorption als Anlage des Reservoirs dient, kann bei langdauernder Pouchitis die Versorgung mit Vitamin B_{12} beeinträchtigt sein. Häufige Diarrhöen können weiterhin mit Störungen des Wasser- und Elektrolythaushaltes einhergehen [195].

3.5.7 Akute Appendizitis

Epidemiologische Untersuchungen von Burkitt und Trowell [45, 46] weisen auf eine mögliche inverse Beziehung zwischen der Höhe des **Ballaststoffverzehrs** und der Häufigkeit der akuten Appendizitis hin. In Teilen der Welt mit einer noch ursprünglichen ballaststoffreichen Ernährung ist diese akut-entzündliche Darmerkrankung extrem selten, in Industrieländern mit vergleichsweise geringem Ballaststoffverzehr hingegen wesentlich häufiger.

Die Bedeutung von Ernährungsfaktoren für diesen Unterschied wird immer wieder in Frage gestellt, und die in den verschiedenen Regionen der Welt sehr unterschiedliche ärztliche Versorgung der Bevölkerung als wahrscheinlichere Erklärung diskutiert.

Während manche Autoren [7] bei Patienten mit akuter Appendizitis einen mittleren täglichen Ballaststoffverzehr von 17,4 g im Vergleich zu 21,0 g bei Kontrollen fanden, wodurch die Annahme, ein geringer Verzehr von Ballaststoffen fördere die Entstehung dieser Erkrankung, gestützt wurde, konnten andere Untersucher diese Vorstellungen nicht bestätigen. Sie analysierten die Ernährungsgewohnheiten von über 7000 appendektomierten Kindern in Südafrika, wobei sie keine Beziehung zur Höhe des täglichen Ballaststoffverzehrs nachweisen konnten [298].

3.5.8 Kolorektale Adenome und Karzinome

In über 90 % der Fälle entwickeln sich kolorektale Karzinome aus benignen Schleimhauttumoren, den meist als Polypen bezeichneten Adenomen **(Adenom-Karzinom-Sequenz)**.

Von den sich histologisch durch einen villösen, tubulären oder tubulovillösen Aufbau unterscheidenden Adenomen besitzen die villösen die höchste maligne Potenz. Das Risiko der malignen Entartung nimmt mit dem Durchmesser der Adenome zu.

> Sowohl die **Entstehung** der Adenome als auch das **Wachstum** und letztlich die **maligne Entartung** werden in erheblichem Maße durch **Ernährungsfaktoren** mitbestimmt:
> - hoher Fett- und Fleischverzehr
> - geringer Verzehr von Obst, Gemüse und ballaststoffreichen Vollgetreideprodukten.

Kolorektale Adenome sind in Ländern mit geringer Kolon- und Rektumkarzinomhäufigkeit, wie etwa asiatischen und südamerikanischen Ländern, selten, während sie sich in westlichen Industrieländern mit zunehmendem Lebensalter häufiger finden.

In westlichen Industrieländern ist das kolorektale Karzinom die häufigste maligne Erkrankung der Gastrointestinalorgane. Es tritt bevorzugt im höheren Lebensalter auf. Der Beginn der Erkrankung ist sehr symptomarm, was die für eine radikale operative Entfernung – nur dieses Vorgehen besitzt Aussicht auf Heilung – erforderliche Frühdiagnose erschwert.

Häufige, auf ein kolorektales Karzinom hinweisende **Symptome** sind der Wechsel zwischen Obstipation und Diarrhö, Teerstühle oder Blutabgang mit dem Stuhl, Inappetenz, Schwächegefühl und Anämie.

Epidemiologische Studien haben gezeigt, dass sich die **Häufigkeit des Magen-** und **kolorektalen Karzinoms** entgegengesetzt verhält. In Regionen mit hoher Rate an Magenkarzinomen finden sich vergleichsweise selten kolorektale Karzinome und umgekehrt. Wahrscheinliche Ursachen für dieses inverse Verhalten sind **Ernährungsfaktoren** (vgl. Kap. 16).

3.5.9 Barrierefunktion und Translokation

> Eine optimale Funktion der Darmmukosa schützt vor einem Übertritt von Bakterien und von Endotoxinen aus dem Darmlumen in die Lymphe und in das Pfortaderblut.

Diese Barrierefunktion (Schrankenfunktion, Mukosablock) des Darms ist von einer Vielzahl von Faktoren, insbesondere einer normalen Zellproliferation und immunologischen Abwehrfunktion des Darms abhängig.

Wesentliche **Voraussetzung** für die Aufrechterhaltung dieser Funktion ist wiederum ein ausreichendes Angebot an Substrat für den Energiestoffwechsel der Mukosazellen. Hierbei kommt den beim Abbau von Ballaststoffen im Kolon entstehenden kurzkettigen Fettsäuren, insbesondere dem **Butyrat** (vgl. Kap. 1.10), eine wesentliche Bedeutung für den Stoffwechsel der Kolonschleimhaut, und dem mit der Nahrung aufgenommenen bzw. im Organismus synthetisierten **Glutamin** eine entsprechende Bedeutung für die Mukosa der Dünndarmschleimhaut aber auch der **Kolonschleimhaut** zu.

Im **Hungerzustand**, bei ausschließlich parenteraler Ernährung bzw. ausschließlicher Ernährung mit chemisch definierten Formeldiäten (**Elementardiät**) kann die Barrierefunktion herabgesetzt sein, da ein optimales Substratangebot von der Lumenseite her nicht gegeben ist.

In **Stressphasen** sinkt die **Glutaminkonzentration** im Gewebe und Plasma (vgl. Kap. 19) und kann nur durch gezielte Supplementierung im Normbereich gehalten werden.

Die herabgesetzte Barrierefunktion begünstigt den als **Translokation** bezeichneten Übertritt von Bakterien und von Endotoxinen aus dem Darmlumen in die Blut- bzw. Lymphbahn.

Insbesondere in tierexperimentellen Untersuchungen konnte eine gestörte Barrierefunktion mit Übertritt von Darmbakterien in mesenteriale Lymphknoten bzw. in die Zirkulation bewiesen werden.

Die Barrierefunktion wird auch durch Gabe von **Zytostatika** beeinträchtigt.

Bei Versuchstieren ist eine Translokation unter Gabe von Zytostatika in ausgeprägtem Maße dann nachweisbar, wenn das Futter frei von Glutamin und Ballaststoffen ist. Durch Zusatz der genannten Aminosäure und des wasserlöslichen Ballaststoffes Pektin, bei dessen bakteriellem Abbau kurzkettige Fettsäuren gebildet werden, lässt sich die Translokation mit Nachweis von Kolibakterien in den mesenterialen Lymphknoten weitgehend verhindern [77, 78, 79].

> Vermutlich schützt eine optimale Deckung des in Stressphasen erhöhten Bedarfs an **Glutamin** (vgl. Kap. 19) und eine enterale Ernährung mit ausreichendem Anteil an bakteriell abbaubaren **Ballaststoffen** die Darmmukosa vor Schädigungen.

An Patienten unter zystostatischer Therapie bei metastasierendem Karzinom konnte beispielsweise gezeigt werden, dass die Glutaminkonzentration in Duodenalbiopsien im Vergleich zum Ausgangswert bei parenteraler Zufuhr von Glycyl-L-glutamin signifikant ansteigt, während es in der nicht mit Glutamin versorgten Kontrollgruppe signifikant unter den Ausgangswert abfiel [74].

3.6 Exokrines Pankreas

Physiologie und Pathophysiologie

Der exokrine Drüsenanteil bildet die Hauptmasse der Bauchspeicheldrüse. In den Azinuszellen werden die Enzyme synthetisiert und zum Teil in Form sog. Zymogengranula gespeichert.

Bei Kontakt der Duodenalschleimhaut mit Speisebrei werden die beiden, das exokrine Pankreas stimulierenden Hormone, **Cholezystokinin-Pankreozymin** (CCK-PZ) und Sekretin an die Blutbahn gegeben. CCK-PZ stimuliert die ekbolische Pankreasfunktion, d.h. die Abgabe von Enzymen in den Bauchspeichel, während **Sekretin** die Sekretion von Wasser, Bicarbonat und Elektrolyten (hydrokinetische Funktion) stimuliert.

Folgenden **Zymogene** (Pro-Enzyme) werden sezerniert: Trypsinogen, Chymotrypsinogen A und B, Procarboxypeptidase A und B, Proelastase, Prokollagenase. Als **aktive Enzyme** werden sezerniert: α-Amylase, Lipase, Ribonuklease, Desoxyribonuklease und Phospholipase. Die Aktivierung des Trypsinogens erfolgt durch die von der Darmschleimhaut gebildete Enteropeptidase, Enterokinase bzw. durch bereits im Darmlumen vorhandenes aktives Trypsin. Das aktive Trypsin aktiviert weiterhin sämtliche übrigen ins Darmlumen sezernierten Zymogene.

Die Aufgabe des **Bicarbonats** besteht darin, den aus dem Magen übertretenden Chymus zu neutralisieren und einen pH-Wert von etwa 7,5–8,0 zu gewährleisten. In diesem pH-Bereich sind die Pankreasenzyme optimal wirksam.

Nach Stimulation der Drüse steigt die Aktivität der Enzyme im Pankreassaft parallel an (sog. **Parallelsekretion**), d.h. das Verhältnis der Enzymaktivitäten zueinander ist bei unterschiedlich stark stimulierter Sekretion immer gleich.

Kommt es im Rahmen einer Bauchspeicheldrüsenerkrankung, wie dies insbesondere bei der chronischen Pankreatitis der Fall ist, zu einem zunehmenden Untergang von exokrin aktivem Gewebe, so bleibt aufgrund einer **großen Reservekapazität** des Organs die Nährstoffverdauung noch lange Zeit ausreichend (Abb. 3-25).

Die häufig zuerst auftretenden **Insuffizienzerscheinungen** sind durch einen Mangel an Lipase bedingt und betreffen folglich die **Fettverdauung**.

> Aus Untersuchungen an teilpankreatektomierten Kranken weiß man, dass sich erst dann eine Verdauungsinsuffizienz als Folge eines Mangels an sezernierten Pankreasenzymen (exokrine Pankreasinsuffizienz) einstellt, wenn mehr als 80% des Organs ausgefallen sind.

Das mit der Nahrung aufgenommene **Fett** wird im Dünndarm unter dem Einfluss der Gallensalze und der bei der Fettspaltung anfallenden Spaltprodukte **emulgiert**. Die hierbei entstehende feintropfige Verteilung des Fettes in Wasser bietet eine **große Angriffsfläche für Lipase**, die nur von der Wasser-Öl-Zwischenphase her Triglyceride hydrolisieren kann.

Bei der **Hydrolyse der Triglyceride** entstehen, obwohl die Pankreaslipase vorwiegend in α-Position veresterte Fettsäuren hydrolisiert, folgende Spaltprodukte: α-, β-Diglyceride, β-Monoglyceride, freie Fettsäuren und Glycerin.

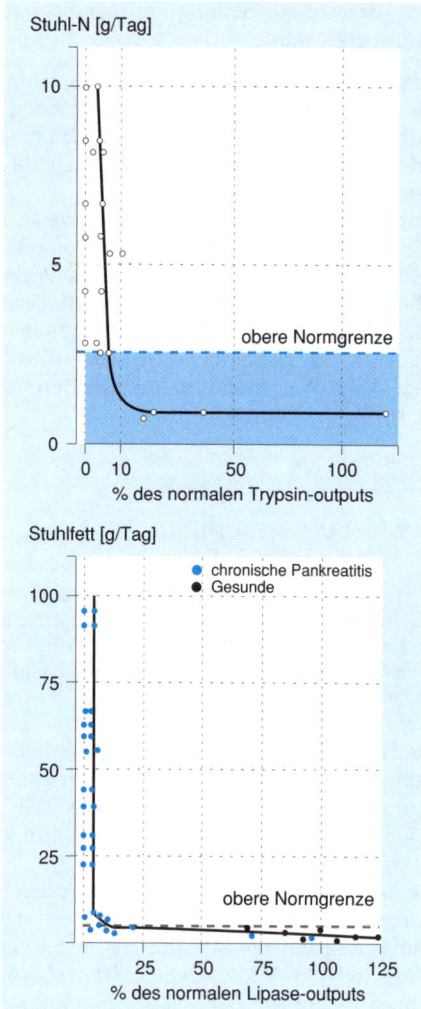

Abb. 3-25 Das Verhältnis zwischen Lipase- bzw. Trypsinoutput bei Gesunden und bei Kranken mit chronischer Pankreatitis. Erst ab einem Enzym-output von weniger als 10% der Norm kommt es zu einer vermehrten Fett- und Stickstoffausscheidung mit dem Stuhl (nach [76]).

Die Verdauung der mit der Nahrung aufgenommenen **Stärke** erfolgt unter dem Einfluss der α-Amylase. Wird in der Mundhöhle die Nahrung ausreichend eingespeichelt und der Chymus im Magen nur langsam angesäuert, so können als Folge der langen Einwirkung von α-Amylase des Speichels (Ptyalin) beim Übertritt der Nahrung in das Duodenum bis zu 50% der aufgenommenen Stärke hydrolisiert sein. Die **Pankreasamylase** mit einem pH-Optimum von 7,1 spaltet ebenso wie die Speichelamylase nur die **1,4-α-glykosidischen**, nicht hingegen die 1,6-α-glykosidischen **Bindungen**. Bei der Stärkehydrolyse unter dem Einfluss von α-Amylase entstehen Maltose, Isomaltose und Glucose.

Die Geschwindigkeit der Stärkehydrolyse ist abhängig von der bei verschiedenen Pflanzen unterschiedlichen Größe der Stärkekörner und weiterhin davon, ob die Stärke einer Hitzeeinwirkung unterzogen wurde oder nicht. Insgesamt, insbesondere im Vergleich mit der Hydrolyse der Neutralfette, läuft der Stärkeabbau sehr schnell ab.

Der **Abbau der Proteine** erfolgt bis zu Aminosäuren bzw. Peptiden. Die Proteasen werden eingeteilt in **Endopeptidasen** und Exopeptidasen. Erstgenannte spalten die Eiweißmoleküle in der Mitte der Molekülkette. Neben dem Pepsin des Magens gehören das Trypsin und das Chymotrypsin zu den Endopeptidasen. **Exopeptidasen** greifen vom Ende der Peptidkette her an. Erfolgt die Hydrolyse vom Carboxylende her, so spricht man von Carboxypeptidasen, und erfolgt sie vom Aminoende her, so bezeichnet man sie als Aminopeptidasen.

3.6.1 Akute Pankreatitis

 Ätiologie und Klinik

> Die akute Pankreatitis ist eine plötzlich einsetzende, intravitale Selbstverdauung (**Autodigestion**), ausgelöst durch eine Aktivierung von inaktiven, gespeicherten Verdauungsenzymen (Zymogenen).

Welche Faktoren eine solche Enzymaktivierung auslösen und welches der im Pankreas gespeicherten Zymogene primär aktiviert wird und den Selbstverdauungsprozess einleitet, ist nicht bekannt.

Unterschieden werden die **ödematöse** und die hämorrhagisch-nekrotisierende **Verlaufsform**, von denen die Erstgenannte meist unkompliziert verläuft, während die **hämorrhagisch-nekrotisierende Form** je nach Ausdehnung der Nekrosen als Folge von Schock, Niereninsuffizienz etc. mit einer hohen Mortalität einhergehen kann.

Die Pathogenese der akuten Pankreatitis ist nach wie vor weitgehend unbekannt. **Gallensteine** und **Alkoholmissbrauch** sind neben einigen seltenen Ursachen die wichtigsten auslösenden Faktoren.

Ob die sehr komplexen ätiopathogenetischen Abläufe primär zur ödematösen Verlaufsform und von hier aus zur hämorrhagisch-nekrotisierenden Form mit möglichem tödlichen Ausgang führen, oder beide Verlaufsformen von Beginn an getrennt und unterschiedlich verlaufen, ist unbekannt.

Am häufigsten scheint der Krankheitsprozess durch einen **Reflux von Gallenflüssigkeit** oder **Duodenalinhalt** über den Ductus pancreaticus ins Pankreas ausgelöst zu werden.

Es gibt Hinweise darauf, dass **freie Radikale (oxidativer Stress)** an der Entstehung der akuten Pankreatitis beteiligt sind und auch möglicherweise die Umwandlung der ödematösen in die hämorrhagisch-nekrotisierende Pankreatitis begünstigen.

Es sprechen weiterhin Befunde dafür, dass eine suboptimale Versorgung des Organismus mit den antioxidativ wirkenden Nährstoffen Vitamin A, C, E, Carotin und Selen („**Radikalfänger**") die pathophysiologischen, durch freie Radikale begünstigten Mechanismen bei der Entstehung der Pankreatitis fördert.

Möglicherweise kann der Verlauf der Erkrankung durch Gabe der genannten Mikronährstoffe positiv beeinflusst werden. Erste kontrollierte Therapieversuche verliefen positiv (Lit. bei [289]).

Alkohol als auslösende Ursache für eine akute Pankreatitis wird in Statistiken mit unterschiedlicher Häufigkeit angegeben. Verantwortlich hierfür sind möglicherweise die regional unterschiedlichen Trinkgewohnheiten. Wie Alkohol die Autodigestion initiiert, ist unklar. Bei einem Teil der Fälle entsteht die Pankreatitis auf dem Boden einer **alkoholinduzierten Hypertriglyzeridämie**, die wahrscheinlich über eine durch Mikrozirkulationsstörungen induzierte Hypoxie, die Autodigestion des Organs in Gang setzt [88].

Es gibt Befunde, die dafür sprechen, dass es sich bei der sog. akuten alkoholischen Pankreatitis in etwa 90 % der Fälle um den akuten Schub einer chronischen Pankreatitis handelt und die akute Pankreatitis ohne zugrunde liegende chronische Pankreatitis selten ist [270].

Das **klinische Bild** der akuten Pankreatitis ist abhängig vom Ausmaß der Pankreaszerstörung. Im Vordergrund stehen ein heftiger, plötzlich einsetzender Oberbauchschmerz und ein Blutdruckabfall (Schock). Zusätzlich kann sich eine Darmlähmung (Ileus) entwickeln, es kann – wie bereits angedeutet – zu einer Beeinträchtigung der Nierenfunktion mit Oligurie und Anurie etc. kommen.

Da auch der inkretorische Drüsenanteil miterfasst wird, kommt es, bedingt durch eine verminderte Insulinfreisetzung, zu Beginn der Erkrankung oft zu einer meist flüchtigen **Erhöhung der Blutglucose**. Ein Diabetes mellitus als Folge einer akuten Pankreatitis ist selten. Nach Abheilen der akuten Pankreatitis normalisiert sich die exokrine Funktion vollständig, so dass keine Verdauungsinsuffizienz zurückbleibt.

 Ernährungstherapie

Von der Vorstellung ausgehend, dass eine sekretorische Ruhigstellung des Organs ein Fortschreiten der Erkrankung hemmt und die Abheilung begünstigt, ist die **orale Flüssigkeits-** und **Nahrungskarenz** wesentlicher Bestandteil der Therapie.

Nach Abklingen der Schmerzen, weitgehender Normalisierung der Amylase- und Lipaseaktivität i.S. und Normalisierung der Darmperistaltik erfolgt ein **langsamer Kostaufbau**. Je nach Ausmaß der abdominellen Beschwerden wird im Abstand von wenigen Tagen, beginnend mit Tee, eine **überwiegend aus Kohlenhydraten** bestehende Kost (Weißbrot, Marmelade, mit Wasser zubereiteter Getreidebrei etc.) gegeben.

Bei guter Toleranz werden eiweißreiche, weitgehend fettfreie Lebensmittel (Magerquark, Geflügelfleisch etc.) und erst als letztes Fett in steigender Menge, der Kost zugesetzt.

Nach diesen sehr allgemein gehaltenen Empfehlungen wird üblicherweise in der Praxis vorgegangen. Treten **erneut abdominelle Beschwerden** auf oder kommt es zu einem Enzymanstieg, so wird meist wieder eine Phase oraler Nahrungskarenz eingelegt.

In einer prospektiven Multicenterstudie wurde versucht zu erfassen, wann und mit welcher Häufigkeit während des Kostaufbaues erneut Beschwerden auftreten.

Bei 116 Patienten (47 % biliäre Genese, 35 % alkoholinduziert) kam es bei 21 % während des Kostaufbaus erneut zu Schmerzen. In 50 % am 1. und 2. Tag. 39 % der Patienten mit erneutem Schmerz hatten zu Beginn des Kostaufbaues noch eine um mindestens das Dreifache erhöht Lipaseaktivität i.S. Nur 16 % derer mit normaler Lipase entwickelten Beschwerden. Bei ausgeprägtem CT-morphologischen Schweregrad waren Schmerzrezidive ebenfalls häufiger.

Diese Daten lassen eine **Identifizierung von Risikogruppen** zu, die zu einem Schmerzrückfall neigen und bei denen der Kostaufbau mit besonderer Vorsicht vorgenommen werden sollte [185].

> Nach Abheilen einer akuten Pankreatitis sind weitere diätetische Maßnahmen nicht erforderlich. Die exokrine Funktion des Organs normalisiert sich wieder völlig. Zu achten ist lediglich auf eine **Alkoholkarenz**.

Die häufig kontrovers diskutierte Frage, ab wann bei schweren Verlaufsformen **künstlich ernährt** werden soll und ob der enteralen oder parenteralen Ernährung der Vorzug zu geben ist, gilt aufgrund mehrerer Therapiestudien als geklärt. Folgende, von Pisters und Ranson [230] aufgestellten Richtlinien können allgemein empfohlen werden.

> Patienten mit milder Pankreatitis benötigen keine künstliche Ernährung.

Bei **schweren Verlaufsformen** sollte mit einer künstlichen Ernährung so früh wie möglich begonnen werden. Voraussetzung ist die hämodynamische Stabilität des Patienten. Zu Beginn kommt wegen des meist bestehenden Subileus nur eine **parenterale Ernährung** in Frage. Neben Glucose und Aminosäuren sollten bereits frühzeitig ausreichend Fettemulsionen verabreicht werden, um einem Mangel an essentiellen Fettsäuren vorzubeugen. Die Substitution von Vitaminen und Spurenelementen erfolgt nach den allgemeinen Richtlinien der totalen parenteralen Ernährung. Sollen Patienten operiert werden, so ist die Anlage einer Ernährungs-Jejunostomie angezeigt.

Mit der **enteralen Ernährung** wird erst begonnen, wenn der hämodynamische Zustand stabil und der häufig vorhandene Ileus behoben ist. Bei der beginnenden enteralen Ernährung sollte bedacht werden, dass auch kleine Mengen Fett einen erheblichen stimulatorischen Effekt auf das erkrankte Organ auslösen (Lit. bei [230]). Diese früh einsetzende künstliche Ernährung ist wegen des bei schweren Verlaufsformen hohen Energiebedarfes und dem erheblichen Proteinverlust in das retroperitoneale Gewebe dringend angezeigt.

Der günstigere Verlauf unter möglichst früher enteraler Ernährung wird im Wesentlichen mit einer besseren Integrität der Darmmukosa und folglich geringeren Translokation von Keimen aus dem bakteriell besiedelten Darm erklärt. Hierfür spricht die Tatsache, dass die häufigste Todesursache schwerer akuter Pankreatitiden die Infektion der Nekrosen ist, wobei das Erregerspektrum dem der Darmflora entspricht.

> Wenn die enterale Ernährung über Sonde ins Jejunum erfolgt, wird das Pankreas nicht stimuliert.

Vergleichende Studien belegen die Vorteile der frühen enteralen, im Vergleich zur parenteralen Ernährung.

So wurden 38 Patienten mit akuter schwerer Pankreatitis in zwei Gruppen unterteilt. Die erste (18 Patienten) erhielt eine enterale Ernährung über eine radiologisch platzierte nasojejunale Sonde mit Semielementardiät, während die zweite Gruppe (20 Patienten) total parenteral über einen zentralen Venenkatheter ernährt wurde.

Es zeigte sich, dass die enterale Ernährung gut vertragen wurde, ohne dass negative Effekte auf den Krankheitsverlauf festzustellen war. Patienten mit enteraler Ernährung wiesen insgesamt weniger Komplikationen auf und hatten ein geringeres Risiko spetische Komplikationen zu entwickeln, als Patienten mit total parenteraler Ernährung [148].

Früher geäußerte Bedenken gegen eine **parenterale Ernährung** haben sich nicht bestätigt. In einer Reihe von Therapiestudien konnte gezeigt werden, dass insbesondere bei protrahierten Verläufen mit längerer oraler Nahrungskarenz eine früh einsetzende totale parenterale Ernährung, einschließlich der Gabe von Fett, die **Prognose** signifikant verbessert [147, 247].

Da exzessive Hypertriglyzeridämien eine akute Pankreatitis auslösen können, sollte in solchen Fällen, abgesehen von der zur Deckung des Bedarfs an essentiellen Fettsäuren erforderlichen Menge auf die parenterale Gabe von Fett verzichtet werden.

3.6.2 Chronische Pankreatitis und exokrine Pankreasinsuffizienz

Ätiologie und Klinik

> Die chronische Pankreatitis geht mit einem fortschreitenden Gewebsuntergang einher, der letztlich zur exokrinen und endokrinen Pankreasinsuffizienz führt.

Die häufigste Ursache ist der **chronische Alkoholmissbrauch.** Er ist in 70–80 % der Fälle die Ursache der Erkrankung.

Aufgrund epidemiologischer Studien in Frankreich, den USA und Südafrika muss davon ausgegangen werden, dass **regelmäßig mindestens 50 g Alkohol pro Tag** aufgenommen werden müssen, damit es zu einer Organschädigung kommt. In der Mehrzahl der Fälle betrug der Alkoholkonsum jedoch mehr als 150 pro Tag (Tab. 3-13).

In seltenen Fällen fand sich eine **besondere Empfindlichkeit** des Organs gegenüber Alkohol, so dass bereits Dosen von ca. 20 g pro Tag ausreichen, um eine chronische Pankreatitis zu induzieren [17]. Diese großen individuellen Unterschiede in der Empfindlichkeit lassen daran denken, dass ein Teil der ätiologisch unklaren Fälle (idiopathische Pankreatitis) auch alkoholinduziert sind.

Möglicherweise sind **kongenitale Faktoren** für die individuell sehr unterschiedliche Empfindlichkeit gegenüber chronischer Alkoholzufuhr verantwortlich. So fand sich ein **erhöhtes Pankreatitisrisiko** bei Personen der Blutgruppe 0 und beim Vorhandensein bestimmter HLA-Antigene [207].

Auch **Ernährungsfaktoren** wurden als Grund dafür diskutiert, dass trotz hohen Alkoholkonsums nur etwa 5–10 % an einer chronischen Pankreatitis erkranken. Einige Untersucher fanden einen gleichzeitig hohen Fett- und Proteinverzehr, andere ein Defizit an den Spurenelementen Selen und Zink, ein Befund, der mit einer ungenügenden Abwehr freier Radikale (**oxidativer Stress**) in Verbindung gebracht wird (Lit. bei [206]).

Eine Sonderform ist die **tropische chronische Pankreatitis,** die in Afrika und Teilen Südostasiens häufig bei Kindern und Jugendlichen beobachtet wird. Bei ihr steht nicht der Oberbauchschmerz, sondern die exkretorische Pankreasinsuffizienz im Vordergrund der Symptomatik. Als Ursache werden neben einem **Proteinmangel**

Tabelle 3-13 Durchschnittlicher Alkoholgehalt und wahrscheinliche potentiell-kritische Tagesdosis (80 g Äthylalkohol) einiger alkoholischer Getränke.

Art des Getränkes	Alkoholgehalt [Volumen %]	Alkoholgehalt [g/l]	Menge mit 80 g Äthylalkohol
Bier	4– 7	32– 55	1,4–2,5 l
Wein	6–10	48– 80	1–1,7 l
Wermutwein	15–18	118–144	0,5–0,7 l
Spirituosen	25–45	200–355	0,2–0,4 l

bestimmte Inhaltsstoffe der häufig verzehrten Cassavafrucht diskutiert [206].

Die **Zeitdauer** des Alkoholmissbrauchs bis zum Auftreten der ersten, auf eine chronische Pankreatitis hinweisenden Symptome, schwankt in der Regel zwischen 5 und 10 Jahren.

Die für die Praxis wichtige Frage, in wieweit der **Krankheitsverlauf durch Alkoholabstinenz** noch beeinflussbar ist, lässt sich nicht einheitlich beantworten.

> Ein **Stillstand** des chronisch entzündlichen, mit einer kontinuierlichen Verminderung der exkretorischen und inkretorischen Funktion einhergehenden Prozesses, lässt sich im allgemeinen nur dann erreichen, wenn der Alkoholkonsum in einer sehr frühen Krankheitsphase eingestellt wird.

Tierexperimentelle Befunde, morphologische Veränderungen am erkrankten Pankreas und Kenntnisse über die Sekretion des Organs unter Alkoholeinwirkung geben uns Einblick in den **Ablauf der Krankheitsentstehung.**

Chronische Alkoholeinwirkung beeinflusst die Funktion des exokrinen Pankreas. Es resultiert eine Erhöhung der Proteinkonzentration im Pankreassaft. Die Folge hiervon sind Präzipitationen von Eiweiß im Gangsystem, die letztlich zu Gangverschlüssen führen, die wiederum entzündliche Gewebsreaktionen, gefolgt von Parenchymverlust und Fibrosierung zur Folge haben.

Auch **chronische Gallenwegsinfekte,** meist auf dem Boden einer Cholelithiasis, können die Ursache einer chronischen Pankreatitis sein.

Das häufigste **Symptom** ist der Oberbauchschmerz. Mit zunehmender Insuffizienz des Organs stellen sich zusätzlich durch eine Maldigestion bedingte Symptome wie Blähungen, Durchfall, Steatorrhö und Gewichtsabnahme ein.

Wird eine hochgradige Verdauungsinsuffizienz nicht behandelt, so kann sich infolge der ungenügenden Nährstoffausnutzung eine hochgradige Abmagerung, die sog. **pankreatogene Kachexie,** entwickeln. Von der Vielzahl der Pankreasenzyme ist die Lipaseaktivität am ehesten so weit verringert, dass sie nicht mehr ausreichend ist für eine normale Verdauung des mit der Nahrung aufgenommenen Fettes. Es kommt somit bei der chronischen Pankreatitis relativ früh zu einer **Steatorrhö.**

Bis sich eine exokrine Insuffizienz und damit eine vermehrte Ausscheidung nicht ausgenutzter Nährstoffe mit dem Stuhl einstellt, müssen, da das Organ über eine **große Reservekapazität** verfügt, etwa 80 % des Drüsengewebes durch den entzündlichen Prozess zerstört sein. Abbildung 3-25 demonstriert, dass es erst ab einem Lipase- bzw. Trypsin-Output von weniger als 10 % der Norm zu einer vermehrten Fett- bzw. Stickstoffausscheidung mit dem Stuhl kommt.

Auch die bei der exokrinen Pankreasinsuffizienz **reduzierte Bicarbonatsekretion** limitiert den Verdauungsprozess. Wie Abbildung 3-26 zeigt, werden die **Pankreasenzyme** dann, wenn der aus dem Magen ins Duodenum übertretende saure Speisebrei als Folge einer verminderten Bicarbonatsekretion der Bauchspeicheldrüse nicht mehr ausreichend neutralisiert werden kann, **ab einem pH-Wert von weniger als 4,0 inaktiviert.** Bei der chronischen Pankreatitis wird, wie aus der Darstellung ersichtlich ist, eine optimale Neutralisation nicht zu allen Zeiten nach der Nahrungsaufnahme erreicht.

Bei weit fortgeschrittener chronischer Pankreatitis entwickelt sich auch eine **Insuffizienz der Langerhans-Inseln,** d. h. eine Mindersekretion an Insulin und Glucagon. Den Diabetes mellitus als Folge eines Untergangs von Pankreasgewebe oder

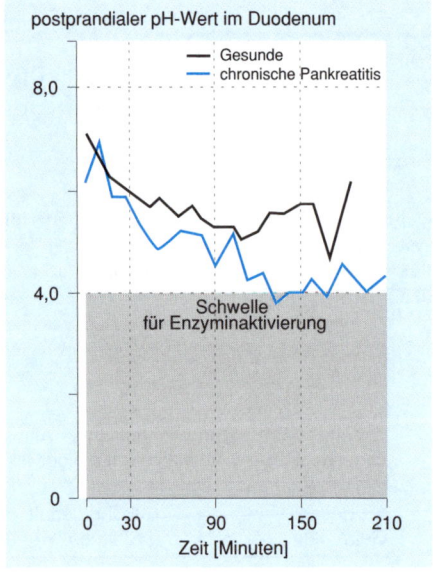

Abb. 3-26 Das Verhalten des pH-Wertes im Duodenum nach Nahrungsaufnahme bei Gesunden und bei Kranken mit chronischer Pankreatitis; der zur Enzymaktivierung führende pH-Bereich ist dargestellt (nach [76]).

nach einer teilweisen bzw. totalen operativen Entfernung des Organs bezeichnet man – im Gegensatz zu dem genetisch bedingten – als sekundären oder **pankreopriven Diabetes.**

Da hierbei sowohl die Insulin- als auch die Glucagonproduktion verringert ist, kommt es wegen der infolge Glucagonmangels verminderten Gluconeogenese nach Gabe von Fremdinsulin leicht zu **hypoglykämischen Reaktionen.**

Ernährungstherapie

Es gibt zwei Überlegungen und Begründungen für die allgemein übliche diätetische Behandlung mit **fettarmer, leicht aufschließbarer Kost.**

- Man nimmt an, eine solche, das exokrine Pankreas wenig stimulierende Diät könne das **Fortschreiten** des chronisch entzündlichen Prozesses **verlangsamen.** Aufgrund dieser Vorstellung wäre die Diät sofort nach Sicherung der Diagnose zu geben, bevor es zu einer messbaren Beeinträchtigung der Nährstoffausnutzung infolge exokriner Insuffizienz des Organs kommt. Hierbei handelt es sich um ein diätetisches Vorgehen, dessen Wert bisher nicht bewiesen wurde.
  Ob Hinweise, nach denen ein hoher Protein- und Fettverzehr die Entstehung der chronischen Pankreatitis begünstigt, dazu berechtigen, vor Einsetzen einer exokrinen Insuffizienz bei chronischer Pankreatitis eine Reduktion beider Nährstoffe zu empfehlen, muss vorerst offen bleiben.
- Wenn mit einer **Normalkost** aufgenommene Nährstoffe als Folge der exokrinen Insuffizienz des Pankreas nicht mehr ausreichend ausgenutzt werden, gewährleistet eine solche Diät noch eine relativ **gute Verwertung.**

Da zur ersten Frage Vergleichsuntersuchungen, wie sie etwa zur Beurteilung der Magen- und Leberdiät vorliegen, nicht bekannt sind, ist keine exakte Stellungnahme möglich.

Der therapeutische Wert bei der Pankreasinsuffizienz ist jedoch unbestritten.

> Da die Ausnutzung des **Nahrungsfettes** als erstes gestört ist, kommt der Reduktion und der Auswahl des Nahrungsfettes eine besondere Bedeutung zu.

Die exakteste Ermittlung der **optimalen Fettmenge** einer Diät ist unter den Bedingungen der Fettbilanz möglich (Abb. 3-27). Man ermittelt die tägliche Fettausscheidung mit dem Stuhl bei bekannter Fettaufnahme. Schwindet die Steatorrhö unter Gabe eines Pankreasfermentpräparates zu den Mahlzeiten nicht, so wird die Menge des Nahrungsfettes so weit reduziert, bis die Stuhlfettausscheidung im Bereich der Norm liegt oder der Norm nahe kommt.

> Bei der **Auswahl der Nahrungsfette** ist zu berücksichtigen, dass die Verdauung um so besser ist, je niedriger der Schmelzpunkt liegt.
> Neben der Ermittlung einer optimalen täglichen Fettmenge muss darauf geachtet werden, dass die Nahrung gleichmäßig **über den Tag verteilt** angeboten wird und dass schwer aufschließbare, **ballaststoffreiche pflanzliche Nahrungsmittel gemieden** werden.

Die verbliebene Restfunktion des Organs, die Enzymsubstitution und die Diät gewährleisten bei der Mehrzahl der Kranken mit Pankreasinsuffizienz einen **ausreichenden Ernährungszustand** ohne wesentliche Beeinträchtigung durch abdominelle Beschwerden, Blähungen und Diarrhöen.

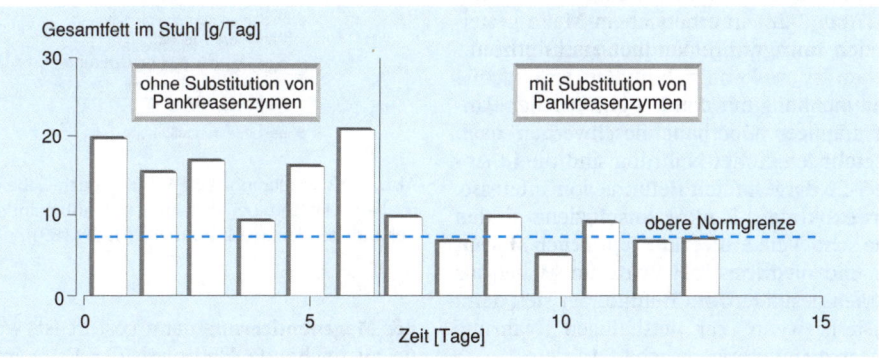

Abb. 3-27 Tägliche Fettausscheidung mit dem Stuhl bei einem Kranken mit exokriner Pankreasinsuffizienz als Folge einer chronischen Pankreatitis bei einer täglichen Fettzufuhr von 90–100 g.

> Alkohol ist bei chronischer Pankreatitis streng zu meiden.

Die gleichen diätetischen Maßnahmen wie bei der exokrinen Insuffizienz als Folge einer chronischen Pankreatitis sind auch bei der Insuffizienz als Folge einer **Teilsekretion** des Organs anzuwenden.

Lässt sich eine Steatorrhö in seltenen Fällen durch Reduktion des Fettanteils in Kombination mit einer Pankreasfermentsubstitution nicht ausreichend beseitigen, so gilt ein teilweiser Ersatz des Nahrungsfettes durch **MCT** (vgl. Kap. 3.6.5) als angezeigt.

Das Ergebnis einer kontrollierten Studie an Patienten mit einer ausgeprägten exkretorischen Pankreasinsuffizienz – mittlere Fettausscheidung im Stuhl über 20 g/Tag – stellt den Sinn des MCT-Einsatzes in Frage. Beim Vergleich von LCT und MCT ohne Panreasfermentsubstitution lag die Stuhlfettausscheidung wie zu erwarten unter Gabe von LCT eindeutig höher. Wurde jedoch mit einem potenten mikroverkapselten Enzympräparat ausreichend hoch substituiert, so bestand zwischen der Stuhlfettausscheidung nach Gabe der beiden Fette kein Unterschied [49].

Bei Kranken mit ausgeprägter exokriner Pankreasinsuffizienz, die sich mit den genannten diätetischen und medikamentösen Maßnahmen nicht in eine ausgeglichene Energie- und Nährstoffbilanz bringen lassen, ist die zusätzliche Gabe einer **chemisch definierten Formeldiät** angezeigt. Über entsprechende Beobachtungen wurde insbesondere bei Kindern mit einer Pankreasinsuffizienz auf dem Boden einer Mukoviszidose berichtet (vgl. Kap. 3.6.4).

Bei der diätetischen Behandlung der exokrinen Pankreasinsuffizienz muss berücksichtigt werden, dass die pro Tag ausgenutzte Menge an Fett und Eiweiß (Abb. 3-28) in erheblichem Maße gesteigert werden kann, wenn man die Zufuhr erhöht.

In Zusammenhang mit den bei chronischer Pankreatitis häufigen Oberbauchbeschwerden nach dem Verzehr fettreicher Nahrung sind die in Abbildung 3-29 dargestellten Befunde von Interesse. Bei der exokrinen Pankreasinsuffizienz finden sich eine schnellere **Entleerung fettreichen Mageninhaltes** und niedrigere pH-Werte im Magen als bei Pankreasgesunden, ein Befund, der sich dann normalisiert, wenn zur fetthaltigen Nahrung Pankreasenzympräparate gegeben werden.

Hieraus ist zu schließen, dass die von der Darmwand mitgesteuerte **hormonelle Regulation**

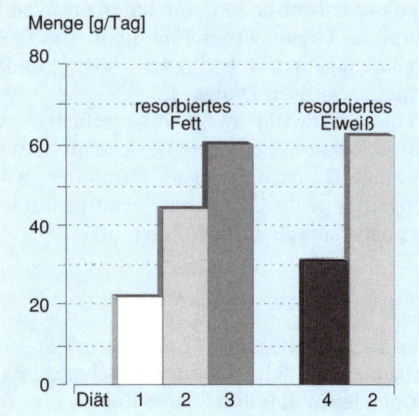

Abb. 3-28 Ausnutzung von Fett und Eiweiß bei Pankreasteilresektion in Abhängigkeit von der Zufuhr.
Diät 1: 44 g Fett, 123 g Protein.
Diät 2: 102 g Fett, 118 g Protein.
Diät 3: 208 g Fett, 98 g Protein.
Diät 4: 106 g Fett, 61 g Protein.

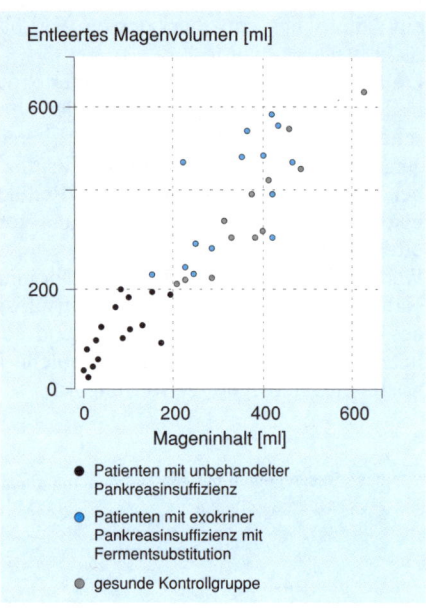

Abb. 3-29 Mageninhalt 60 Minuten nach Gabe einer fettreichen Mahlzeit bei Patienten mit unbehandelter bzw. behandelter Pankreasinsuffizienz (nach [189]).

der Magenentleerung dann gestört ist, wenn keine ausreichende Hydrolyse der Fette im Darmlumen stattfindet. Abdominelle Beschwerden nach dem Verzehr fettreicher Nahrung bei chronischer Pankreatitis sind somit möglicherweise durch eine beschleunigte Magenentleerung mitbedingt.

> Da eine normale exokrine Pankreasfunktion die Voraussetzung für die intestinale Ausnutzung **fettlöslicher Vitamine** ist, besteht die Gefahr einer Mangelversorgung mit diesen Vitaminen.

Bei einer Untersuchung von Dutta u. Mitarb. [81] an 15 Patienten mit exokriner Pankreasinsuffizienz auf dem Boden einer chronischen Alkoholpankreatitis wurde bei 6 Kranken eine **Mangelversorgung mit fettlöslichen Vitaminen** nachgewiesen.

Eine Unterversorgung fand sich insbesondere für die Vitamine A und E. Auch bei Kindern mit einer exkretorischen Pankreasinsuffizienz auf dem Boden einer Mukoviszidose kann es zu klinischen Zeichen eines Mangels an fettlöslichen Vitaminen kommen. So wurden Fälle mit neurologischen Funktionsstörungen durch einen **Vitamin-E-Mangel** und Störungen der Skelettmineralisation auf dem Boden einer **D-Hypovitaminose** beobachtet [48, 115].

Bei exkretorischer Pankreasinsuffizienz ist auch die **Vitamin-B_{12}-Resorption** (vgl. Kap. 1) reduziert. Verantwortlich hierfür ist wahrscheinlich die verminderte proteolytische Aktivität im oberen Dünndarm und der niedrigere pH-Wert als Folge einer verminderten Bicarbonatsekretion des Pankreas. Bei niedrigem pH-Wert hat Vitamin B_{12} eine höhere Affinität zum R-Protein (Cobalophilin). Durch Proteolyse wird das Vitamin aus seiner Bindung an R-Protein freigesetzt, um sich dann an den proteolyseresistenten Intrinsic factor anzulagern.

Eine optimale **Pankreasenzymsubstitution** normalisiert die bei der exkretorischen Pankreasinsuffizienz reduzierte Vitamin-B_{12}-Resorption (Lit. bei [153]).

Totale Pankreatektomie

Eine besonders exakte diätetische Betreuung und Pankreasenzymsubstitution ist nach der totalen operativen Entfernung des Pankreas, der totalen Pankreatektomie, erforderlich.

> Diät, **Pankreasenzym-** und **Insulinsubstitution**, gewährleisten, wie Abbildung 3-30 als Beispiel zeigt, auch bei völligem Fehlen des Organs nach einer gewissen Zeit der Adaptation ein normales Körpergewicht.

80–100 g Fett werden bei hochdosierter Pankreasenzymgabe meist ausreichend utilisiert. Eine völlige Normalisierung der Stuhlfettausscheidung lässt sich jedoch nicht erreichen. Bei dieser weitgehend normalen Ausnutzung des Nahrungsfettes ist auch die **Versorgung** des Organismus **mit fettlöslichen Vitaminen** gewährleistet, wie durch Vitamin-A-Bestimmungen im Serum und Kontrolle der Blutgerinnung als Maß für die Vitamin-K-Resorption gezeigt werden konnte.

Ein teilweiser Ersatz des Nahrungsfettes durch **MCT** verbesserte die Fettbilanz im vorliegenden Falle nicht wesentlich (Abb. 3-31).

Auch bei der totalen Pankreatektomie muss, wie bei der Therapie der chronischen Panreatitis bereits besprochen, davon ausgegangen werden, dass eine optimale Pankreasfermentsubstitution den Einsatz von MCT meist überflüssig macht.

Es ist bekannt und wird auch an dem in Abb. 3-27 dargestellten Befund demonstriert, dass es bei totaler Pankreatektomie ohne Fermentsubstitution nie zu einer hundertprozentigen Ausscheidung des mit der Nahrung aufgenommenen Fettes im Stuhl kommt.

Verantwortlich hierfür ist eine **nichtpankreati-**

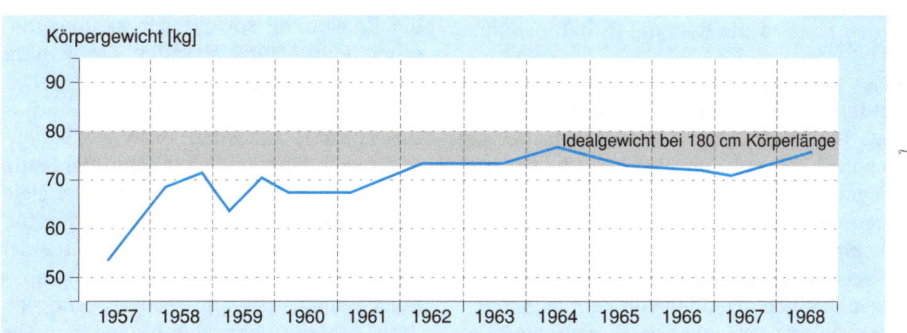

Abb. 3-30 Verhalten des Körpergewichts bei einem total pankreatektomierten Mann unter Pankreasferment- und Insulinsubstitution und einer Diät mit ca. 2700 Kalorien täglich bei einer täglichen Fettzufuhr von 80–100 g.

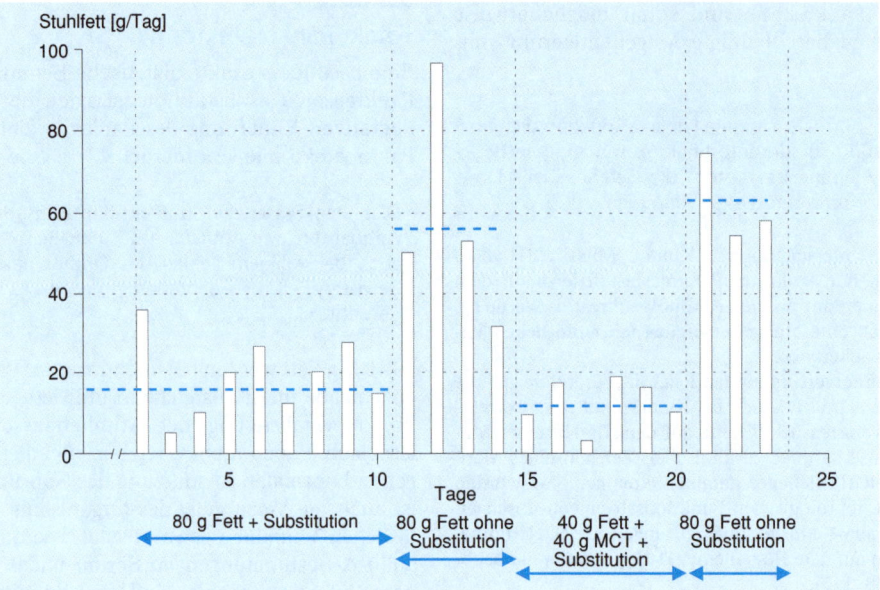

Abb. 3-31 Tägliche Fettausscheidung mit dem Stuhl bei totaler Pankreatektomie unter einer täglichen Fettzufuhr von 80 g mit und ohne Pankreasfermentsubstitution und bei teilweisem Ersatz des Nahrungsfettes durch MCT.

sche **lipolytische Aktivität,** die sich im Magen- und Duodenalsaft nachweisen lässt. Die Lipase wird im Magen, möglicherweise auch in der Mundhöhle, sezerniert. Ihre Bildung kann offenbar bei exkretorischer Pankreasinsuffizienz kompensatorisch gesteigert werden [43].

Die **Ausnutzung von Eiweiß** und **Stärke** ist dann, wenn es unter Substitution mit den handelsüblichen Pankreasenzympräparaten zu einer weitgehenden Normalisierung der Fettausnutzung kommt, nur wenig oder nicht herabgesetzt, so dass ihre Zufuhr mit der Nahrung frei gewählt werden kann.

Pankreasfisteln

Die meist nach operativen Eingriffen am Pankreas, seltener nach Pankreatitis oder Trauma auftretenden Pankreasfisteln können wegen des oft erheblichen Verlustes von Wasser, Elektrolyten und Enzymen den Ernährungszustand erheblich reduzieren.

Unter einer konsequenten **oralen Nahrungskarenz** bei **ausschließlicher parenteraler Ernährung,** einschließlich der Gabe von Fettemulsionen kommt es zu einer erheblichen Verringerung des Austritts von Pankreassekret als entscheidende Voraussetzung für das Abheilen der Fisteln.

Mit einem spontanen Fistelschluss nach 20 bis 30 Tagen kann in 80–90 % der Fälle gerechnet werden. Durch gleichzeitige Gabe des die Sekretion hemmenden Hormons **Somatostatin** wird die Abheilung beschleunigt.

3.6.3 Ernährungsfaktoren und Entstehung von Pankreaserkrankungen

Seit langer Zeit diskutiert, aber nur schwer zu belegen ist die Annahme, dass Ernährungsfaktoren die Entstehung sowohl der akuten und chronischen Pankreatitis als auch des Pankreaskarzinoms begünstigen.

Ein Hinweis auf einen solch möglichen Kausalzusammenhang bei der **akuten Pankreatitis** ist die Tatsache, dass sie in Notzeiten vergleichsweise selten beobachtet wird. Ursache hierfür könnte die Tatsache sein, dass durch die mit einer Hypertriglyzeridämie (Typ IV und V, vgl. Kap. 4.4) einhergehenden Fettstoffwechselstörungen, die in ihrer Manifestation durch eine **hyperkalorische Ernährung** begünstigt werden, eine akute Pankreatitis ausgelöst werden kann.

Im Tierversuch lassen sich insbesondere an Hunden schwere Verlaufsformen der Pankreatitis experimentell besonders dann auslösen, wenn die Tiere fettreich ernährt wurden.

Eine internationale, in 16 Ländern durchgeführte Studie ergab eine positive Korrelation zwischen der Fett-, Protein- und Gesamtenergiezufuhr und der Häufigkeit akuter Pankreatitiden.

Dieses Ergebnis stimmt mit der allgemeinen Erfahrung überein, dass die akute Pankreatitis bei **Adipösen** häufiger vorkommt.

Auch bei der häufig durch Alkohol induzierten chronischen Pankreatitis scheinen neben hereditären auch Ernährungsfaktoren begünstigend zu wirken. Untersuchungen in Frankreich und Brasilien ergaben bei Kranken mit chronischer **Alkoholpankreatitis** im Vergleich zu Kontrollpersonen einen signifikant höheren Eiweiß- und Fettverzehr, so dass angenommen wird, ein hoher Anteil dieser beiden Nährstoffe in der Kost begünstige die Entwicklung der Alkoholpankreatitis.

Die Häufigkeit des **Pankreaskarzinoms** hat im Laufe der letzten 60 Jahre in den westlichen Industrieländern kontinuierlich zugenommen. Es nimmt jetzt nach Bronchial-, Dickdarm- und Brustkrebs die 4. Stelle ein. In den USA betrug beispielsweise die Inzidenz im Jahre 1920 2,9, im Jahre 1979 9,0 und liegt derzeit bei 10/100 000 der Bevölkerung pro Jahr [114].

Es ist nahe liegend anzunehmen, dass **Umwelt-** und insbesondere **Ernährungsfaktoren** für die Häufigkeitszunahme verantwortlich sind (vgl. Kap. 16).

3.6.4 Mukoviszidose

 Ätiologie und Klinik

Die Mukoviszidose **(zystische Pankreasfibrose)**, eine Erbkrankheit, bei der Drüsen mit äußerer Sekretion (Bauchspeicheldrüse, Schweißdrüsen, Drüsen der Bronchialschleimhaut etc.) ein pathologisch zusammengesetztes, zähflüssiges Sekret produzieren, hat überwiegend Bedeutung für die Kinderheilkunde, da die Patienten selten das Erwachsenenalter erreichen.

Nach dem Abstillen der Kinder kommt es als Ausdruck einer exokrinen Pankreasinsuffizienz zu Durchfällen. Die Stühle enthalten reichlich Fett. Ursache der Insuffizienz des exokrinen Pankreas ist eine Verlegung der Pankreasgänge mit zähem Schleim und hierdurch bedingt eine **zystische Degeneration** des Organs.

Die unterschiedlich stark ausgeprägte **exkretorische Insuffizienz** des Pankreas geht, abgesehen von einer z. T. erheblichen Steatorrhö, auch mit einer **verminderten Ausnutzung fettlöslicher Vitamine** und von Carotinoiden einher. Die Resorption wasserlöslicher Vitamine ist bis auf die des ebenfalls von der exkretorischen Pankreasfunktion abhängigen Vitamin B_{12} (vgl. Kap. 1) normal.

In einer französischen Studie betrug die β-Carotin-Konzentration im Serum mukoviszidosekranker Kinder nur ein Fünftel der von gesunden Kontrollen [235].

Eine vermehrte Produktion zähflüssigen Bronchialsekretes führt zur Verlegung kleinster Bronchien und begünstigt bakterielle Infekte der Lunge.

> Als Folge der **chronischen Bronchialinfekte** fallen so viele freie Radikale an, dass sich das **Defizit an Antioxidantien** besonders ungünstig auswirkt.

Da mit großer Wahrscheinlichkeit dem Vitamin E als Schutz vor oxidativen Schäden des Lungengewebes bei zystischer Fibrose eine besondere Bedeutung zukommt, wurde die Konzentration an diesem fettlöslichen Vitamin in Erythrozyten untersucht. Sie lag bei fast allen Patienten unterhalb des Normbereiches.

Nach einer **Supplementierung** mit **100 mg Vitamin E** täglich, normalisierten sich die Konzentrationen [228]. Auch durch Supplementierung von **β-Carotin** (0,5 mg β-Carotin pro kg Körpergewicht täglich) konnte die β-Carotin-Konzentration im Plasma und in bestimmten Lipoproteinfraktionen signifikant gesteigert werden. Gleichzeitg kam es zu einem Abfall von Parametern, die als Indikator für oxidativen Stress dienen [308].

Der Schweiß zeigt höhere Natrium- und Chloridkonzentrationen.

Während es bei Neugeborenen durch Eindickung von Dünndarmsekret zu einem **Mekoniumileus** kommen kann, entwickelt sich bei älteren Kindern und Erwachsenen bei einem Teil der Patienten ein sog. **distales intestinales Obstruktionssyndrom**, das mit Obstipation, abdominellen Schmerzen und einer Subileussymptomatik einhergeht.

Die zur Zeit der Erstbeschreibung der Erkrankung im Jahre 1936 extrem schlechte Prognose hat sich im Laufe der Jahre im Wesentlichen durch den Einsatz von Antibiotika und Optimierung des Ernährungszustandes gebessert, so dass heute im Mittel ein Alter von etwa 30 Jahren erreicht wird (vgl. Abb. 3-32). **Schlechter Ernährungszustand** infolge ungenügender Nährstoffaus-

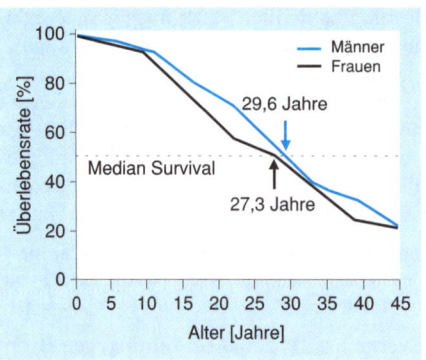

Abb. 3-32 Überlebenskurven für weibliche und männliche Patienten mit zystischer Pankreasfibrose. Daten des Patientenregisters der amerikanischen CF-Foundation, 1993 (zit. nach [171]).

nutzung, häufige **Bronchitiden** und **Pneumonien** sind die wesentlichen Ursachen der geringen Lebenserwartung.

> Der Energiebedarf der Kinder liegt deutlich über den Empfehlungen für entsprechende Altersgruppen.

Im Mittel müssen zur Bedarfsdeckung zusätzlich 15 % zur Kompensation der exkretorischen Pankreasinsuffizienz und 10–20 % zur Kompensation des Energiemehrbedarfs infolge der pulmonalen Komplikationen (erschwerte Atmung, Hustenattacken etc.) berechnet werden, so dass der **Energiebedarf** um etwa 35 % über dem altersentsprechenden Bedarf liegt und um etwa 50 % höher sein muss, wenn eine Gewichtszunahme erzielt werden soll [179].

Bei einer **Subgruppe** von 10–15 % wird das exokrine Pankreas nur **geringgradig geschädigt**, so dass es zu keiner relevanten Funktionseinbuße und somit keiner Steatorrhö kommt. Charakteristisch für diese Variante ist weiterhin eine geringe Beeinträchtigung der Lungenfunktion, eine niedrigere Elektrolytkonzentration im Schweiß und eine späte Manifestation der klinischen Symptomatik, was insgesamt eine bessere Prognose zur Folge hat [251].

 Ernährungstherapie*

Die unbehandelte Mukoviszidose geht mit einer erheblichen **Verzögerung der körperlichen Entwicklung** einher. Unter der Norm liegende Körperlänge und Körpergewicht wurden früher von vielen Autoren als Folge einer genetischen Abnormität bei dieser Erkrankung angesehen und meist nicht als Folge unzureichender Ernährung interpretiert [101].

Corey et al. [69, 70] in Toronto konnten jedoch eindeutig zeigen, dass gezielte diätetische Maßnahmen zu einer weitgehend normalen körperlichen Entwicklung führen. Die bis zum Bekanntwerden dieser Studien empfohlene fettarme Diät deckte nur etwa 80–90 % des Energiebedarfs der Kinder.

In den genannten Untersuchungen wurde versucht, durch einen **hohen Anteil an Fetten langkettiger Fettsäuren** in der Diät den Energieverlust in Form von Fett mit dem Stuhl zu kompensieren. Mit einem Fettanteil von 40 % an der Gesamtenergiezufuhr kann mit einer solchen Kost im Mittel eine Energieaufnahme von 113 % der empfohlenen Energiezufuhr erreicht werden (Lit. bei [101, 226]).

Eine weitgehend optimale Nutzung des oral aufgenommenen Fettes erfordert eine hochdosierte, sich an der Stuhlfettausscheidung orientierende **Subsitution mit Pankreasenzympräparaten** [193].

Trotz Verwendung mikroverkapselter säureresistenter Pankreasenzympräparate werden noch etwa 20 % und mehr des Nahrungsfettes und hiermit ein Teil der fettlöslichen Vitamine mit dem Stuhl ausgeschieden. So ist es immer noch schwierig, bei dem hohen Energiebedarf eine ausgeglichene Energiebilanz zu erreichen. Die Enzymsubstitution ist offenbar wegen **schlechter Bioverfügbarkeit der Präparate** schwierig. Es sind im Vergleich zur exkretorischen Pankreasinsuffizienz anderer Genese extrem hohe Dosen erforderlich, um eine einigermaßen zufriedenstellende Ausnutzung zu erreichen (Lit. bei [171]).

Wie bereits angedeutet, lassen sich die einen vermehrten oxidativen Stress anzeigenden Laborparameter durch **Substitution von Vitamin C, Vitamin E und β-Carotin** reduzieren (Lit. bei [309]).

---

* Deutsche Gesellschaft zur Bekämpfung der Mukoviszidose e.V., Bendenweg 101, 53121 Bonn (Selbsthilfegruppe)

3.6.5 Die Bedeutung von Triglyceriden mittelkettiger Fettsäuren (MCT) für die diätetische Behandlung gastroenterologischer Erkrankungen

Der teilweise Ersatz von Fetten langkettiger Fettsäuren (LCT) durch Fette mittelkettiger Fettsäuren (MCT) (vgl. Abb. 1-6) bei einer Reihe gastroenterologischer Erkrankungen beruht auf folgenden **Eigenschaften der MCT**:
- MCT werden unter dem Einfluss von Pankreaslipase schneller im Dünndarm hydrolysiert als LCT.
- Die Gegenwart von Gallensalzen ist für die Resorption von MCT nicht erforderlich.
- MCT können als intakte Moleküle resorbiert und anschließend in der Darmwand hydrolysiert werden.
- Der Dünndarm hat eine größere Resorptionskapazität für MCT als für LCT.
- Mittelkettige Fettsäuren werden über das Pfortaderblut und nicht über die intestinale Lymphe abtransportiert.
- Eine Chylomikronenbildung ist zum Abtransport von MCT aus der Darmwand nicht erforderlich.
- Mittelkettige Fettsäuren werden schneller im Gewebe oxidiert als langkettige Fettsäuren.

Bei den mit einem Malassimilationssyndrom einhergehenden gastroenterologischen Erkrankungen ist vorwiegend die **Ausnutzung des Nahrungsfettes** vermindert.

Hierdurch gelangen nichtresorbiertes Fett und Fettspaltprodukte in tiefere Darmabschnitte, wo sie über eine Stimulation der Peristaltik die Darmpassage beschleunigen und abdominelle Beschwerden auslösen.

Darüber hinaus kommt es je nach Ausmaß der Fettresorptionsstörung zu einer **negativen Energiebilanz** und damit zur Gewichtsabnahme.

Eine Möglichkeit, die genannten Nebenwirkungen durch diätetische Maßnahmen zu beeinflussen, ist die, das übliche, vorwiegend aus Triglyceriden langkettiger Fettsäuren (LCT) bestehende **Nahrungsfett durch Triglyceride mittelkettiger Fettsäuren (MCT) zu ersetzen**.

MCT eignen sich, da sie sowohl bei einem Mangel bzw. Fehlen von Lipase und Gallensalzen im Darmlumen als auch bei einer gestörten Funktion der Dünndarmschleimhaut noch ausgenutzt werden, für die diätetische Behandlung bei Maldigestion wie auch bei Malabsorption.

Die Folge des Abtransports mittelkettiger Fettsäuren mit dem Pfortaderblut ist ein geringerer Lymphaustritt ins Darmlumen und damit ein geringerer intestinaler Eiweißverlust bei der exsudativen Enteropathie. **Indiziert** sind MCT wegen des geringen Austritts von Lymphe aus den Lymphgefäßen auch beim Chylothorax und bei der Chylurie [13].

Vergleichende Untersuchungen zur Wirkung von Fetten mittel- und langkettiger Fettsäuren auf die **Gallenblasenkontraktion** und die hierdurch bedingte Abgabe von Gallenflüssigkeit an den Dünndarm haben gezeigt, dass MCT einen vergleichsweise geringen Effekt haben.

Die nach MCT geringere Gallensalzkonzentration im Darmlumen dürfte auch die bei Darmerkrankungen häufige **Diarrhö** positiv beeinflussen. Dies trifft insbesondere für die chologene Diarrhö zu [178].

Bei der praktischen Anwendung von MCT, die als Öl und Margarine im Handel ist, muss beachtet werden, dass der **Energiegehalt** im Unterschied zu 39,1 kJ/g (9,3 kcal/g) bei LCT nur 34,9 kJ/g (8,3 kcal/g) beträgt. MCT sollten, da sie bei stärkerem Erhitzen (über 200 °C) zerfallen, den Speisen nach dem Kochen oder Braten zugesetzt werden.

Der Ersatz von LCT durch MCT muss langsam erfolgen, da dann, wenn plötzlich große Mengen MCT verabreicht werden, Nebenwirkungen, vor allem abdominelle Schmerzen, Erbrechen und Kopfschmerzen auftreten können. Bei **langsamer Steigerung** der Tagesmenge werden 100–150 g MCT beschwerdefrei toleriert.

Der **Bedarf an essentiellen Fettsäuren** muss durch zusätzliche Gabe eines entsprechenden Fettes gedeckt werden. Die aus MCT hergestellte Margarine enthält bereits einen Zusatz von ca. 3 % Linolsäure.

Fettlösliche Vitamine werden bei Gabe von MCT ausreichend resorbiert [150]. (Praktische Hinweise zum Gebrauch von MCT vgl. Kap. 1.3.)

3.7 Leber und Gallenwege

Physiologie und Pathophysiologie

Die Leber ist das **zentrale Stoffwechselorgan**. Sie
- synthetisiert Aminosäuren, Gallensalze, Cholesterin, Phospholipide und Proteine,

- baut Aminosäuren ab, speichert Nährstoffe, insbesondere Glykogen und Vitamine, und
- entgiftet mit der Nahrung zugeführte und im Organismus entstehende Toxine.

Außerdem besitzt die Leber eine **exokrine Funktion,** die darin besteht, Gallenflüssigkeit zu produzieren und über das intra- und extrahepatische Gallengangsystem ins Duodenum auszuscheiden.

Neben diesen an die eigentlichen Leberzellen gebundenen Funktionen finden sich in der Leber ebenso wie in Lymphknoten und Milz retikuloendotheliale Zellen (Kupffersche Sternzellen), womit das Organ auch an der **allgemeinen Abwehrfunktion** beteiligt ist.

Im Folgenden sollen die für die Ernährungsphysiologie und das Verständnis diätetischer Maßnahmen bei Lebererkrankungen wichtigsten Partialfunktionen besprochen werden (Details müssen in Lehrbüchern der Physiologie und Pathophysiologie nachgelesen werden).

Das vom Dünn- und Dickdarm zurückströmende venöse Blut sammelt sich zusammen mit dem venösen Blut von Magen, Milz und Pankreas in der **Pfortader** (Vena portae), die zur Leber zieht und nach einer Aufteilung in ein Kapillarsystem die Leber wieder als **Lebervene** verlässt, ein Gefäß, das in die untere **Hohlvene** mündet (Abb. 3-33).

Mit dem Pfortaderblut werden sämtliche resorbierten **Nährstoffe,** abgesehen von den wenigen, die auf dem Lymphweg abtransportiert werden – insbesondere die Triglyceride langkettiger Fettsäuren in Form von Chylomikronen – und auch die im Darm produzierten und resorbierten **Toxine** zur Leber transportiert. Die mit dem Pfort-

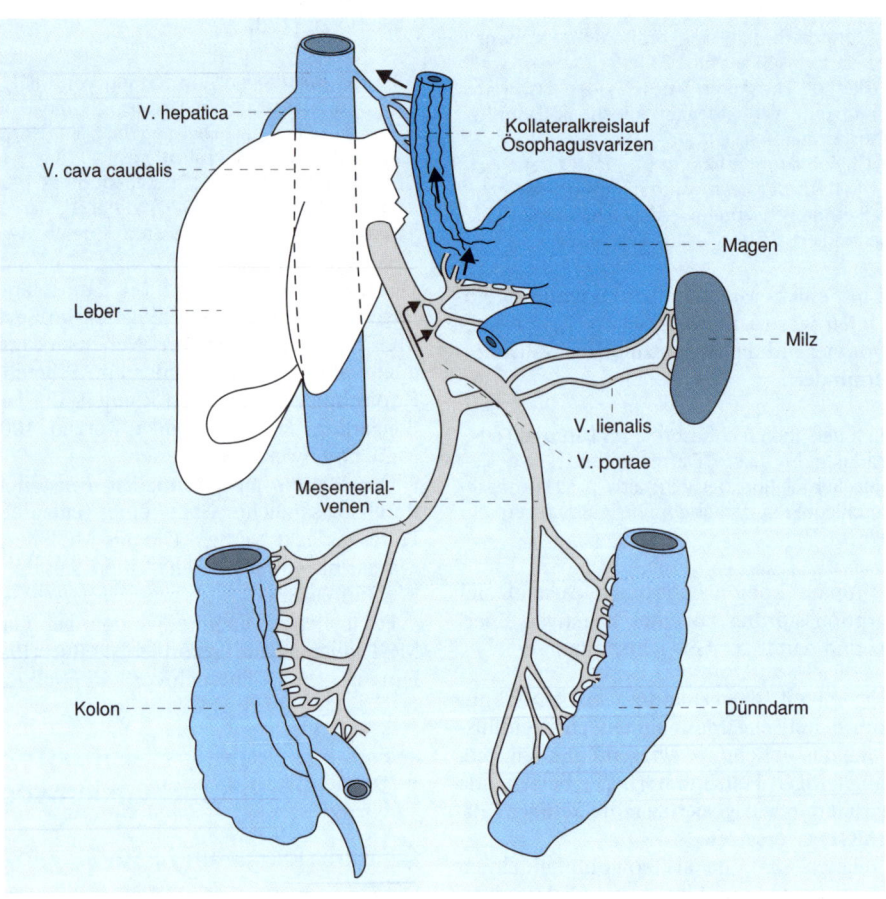

Abb. 3-33 Schematische Darstellung des Pfortaderkreislaufs und eines Kollateralkreislaufs zwischen Pfortader und unterer Hohlvene (Vena cava caudalis).

aderblut zur Leber gelangenden Nährstoffe werden zum Teil schon beim ersten Durchgang durch das Organ eliminiert und in den Stoffwechsel eingeschleust. Das Gleiche gilt für die insbesondere beim bakteriellen Eiweißabbau im Darm anfallenden Toxine, die somit nicht in den Körperkreislauf gelangen.

Die anflutenden Monosaccharide Glucose, Fructose und Galaktose werden zum Teil in **Glykogen** umgewandelt und gespeichert. Dieser Umwandlungsvorgang läuft bei Fructose etwa doppelt so schnell ab wie bei Glucose. Die Fähigkeit der Leber und der Muskulatur, das Polysaccharid Glykogen zu speichern, ist jedoch relativ gering.

Beim Erwachsenen beträgt die maximal **gespeicherte Menge** etwa 300–400 g. Entsprechend schnell sind bei Nahrungskarenz die Glykogendepots aufgebraucht. Glykogen als hydrophile Substanz kann nur zusammen **mit Wasser** in der Zelle gelagert werden. Speicherglykogen enthält daher nur etwa 4–8 kJ/g (1–2 kcal/g).

Fett eignet sich wesentlich besser zur **Energiespeicherung**, da es als hydrophobe Substanz ohne gleichzeitige Einlagerung von Wasser in der Zelle gespeichert werden kann.

> Nach Mobilisierung der Glykogendepots hat das Organ die Möglichkeit, durch **Gluconeogenese**, insbesondere aus Aminosäuren und Glycerin, Glucose zu bilden und für die Energiegewinnung zur Verfügung zu stellen.

Eine wichtige Funktion kommt der Leber im **Proteinstoffwechsel** zu. Eiweißspeicherung, vergleichbar der von Glykogen oder Vitamin A, erfolgt nicht.

> Lebt der Organismus jedoch unter Eiweißmangelbedingungen, so kommt es, bevor der Eiweißgehalt anderer Organe bzw. des Plasmas abnimmt, schnell zu einer **Mobilisation von Proteinen** in der Leber und folglich zu einer Verringerung des Proteingehaltes und des Lebergewichts.

Die mit dem Pfortaderblut zur Leber transportierten Aminosäuren werden, soweit sie nicht der Proteinsynthese dienen, durch **nichtdehydrierende Desaminierung** oder durch **Transaminierung** in α-Ketosäuren überführt. Durch oxidative Decarboxylierung entstehen aus ihnen Fettsäure-CoA-Thioester. Als solches können sie entweder zur Energiegewinnung zu Kohlendioxid und Wasser oxidiert werden oder in Ketonkörper, Fettsäuren oder Glucose umgewandelt werden.

Die Reaktion wird durch eine Dehydrase mit Pyridoxalphosphat als Coenzym katalysiert. – Die Transaminierung erfolgt mit Hilfe spezifischer Enzyme, der sog. Transaminasen – Coenzym dieser Enzyme ist Pyridoxalphosphat (vgl. Vitamin B_6, Kap. 1.7.2).

Das bei der **Desaminierung** von Aminosäuren und bei der Eiweißfäulnis im Darm anfallende **Ammoniak** wird im Blut gelöst. Beim Gesunden erreicht es eine Serumkonzentration von etwa 80 µg/100 ml. Steigt die Ammoniakkonzentration im Serum wesentlich über diesen Wert an, so wirkt es neurotoxisch. Entgegen einer früheren Ansicht kommt dem Ammoniak, dessen Konzentration im Blut bei der fortgeschrittenen Leberzirrhose ansteigt, bei der Entstehung des Leberkomas jedoch nur eine untergeordnete Rolle zu.

> Die **Elimination des Ammoniaks** aus dem Körper erfolgt in Form von Harnstoff, der in der Leber aus Ammoniak und Kohlendioxid synthetisiert wird.

Bei der Harnstoffsynthese, auch **Harnstoffzyklus** oder nach seinen Entdeckern Krebs-Henseleit-Zyklus genannt, wird Ornithin durch Anlagern von NH_3 und CO_2 in Citrullin und dieses durch Anlagern eines weiteren Moleküls NH_3 in Arginin umgewandelt. Durch Spaltung des Argininmoleküls unter dem Einfluss des Enzyms Arginase entsteht wieder die Ausgangssubstanz Ornithin, während die beiden in den Zyklus eingeschleusten Ammoniakmoleküle in Form von Harnstoff abgespalten werden. NH_2-Lieferant bei der Umwandlung von Ornithin in Citrullin ist Carbamylphosphat und bei der Umwandlung von Citrullin in Arginin Asparaginsäure.

Neben dieser katabolen Funktion im Eiweißstoffwechsel hat die Leber auch eine **anabole Funktion**.

Sämtliche **Plasmaproteine** mit Ausnahme der Immunglobuline und die Gerinnungsfaktoren werden ausschließlich hier synthetisiert. Ist die Leberfunktion gestört, so kommt es dem Ausmaß der Schädigung entsprechend zu einer Verringerung der Plasmaproteine, die sich insbesondere bei den Plasmaalbuminen deutlich bemerkbar macht.

Darüber hinaus führt eine Leberzellschädigung zu einer Verringerung der Lipoproteinkonzentration im Serum und zu einen Abfall der **Gerinnungsfaktoren**.

Die Aufgabe der Leber im **Fettstoffwechsel** (vgl. Abb. 1-2 und 1-7) besteht darin, Fettsäuren aus dem Plasma aufzunehmen, zu reverestern und in Form von Triglyceriden, an Lipoproteine gebunden, wieder ans Blut abzugeben, Fettsäuren zu metabolisieren und zu synthetisieren. Als Ausgangssubstanz dient das beim Abbau von Kohlenhydraten und Aminosäuren anfallende Acetyl-CoA. Der Organismus kann neben gesättigten auch einfach ungesättigte Fettsäuren (Monoensäuren) synthetisieren, nicht hingegen Fettsäuren mit zwei und mehr Doppelbindungen (Polyensäuren).

Aus der Gruppe der **Lipide** werden in der Leber weiterhin Phospholipide und Cholesterin synthetisiert.

Eine ernährungsphysiologisch bedeutsame Funktion der Leber ist auch die **Speicherung** bestimmter Nährstoffe, insbesondere der Vitamine A, D, E, K, B_{12} und des Glykogens. Vor allem die **fettlöslichen Vitamine** werden in erheblichem Ausmaß gespeichert. Die angelegten Depots können dann, wenn keine Zufuhr mit der Nahrung erfolgt, über lange Zeit eine normale Konzentration des Vitamins im Serum aufrechterhalten und den Bedarf decken.

> Von praktischer Bedeutung sind die Vitamin-B_{12}-Depots der Leber.

Wird die Resorption des mit der Nahrung aufgenommenen **Vitamin B_{12}** infolge einer Magenresektion (und damit durch Wegfall der Intrinsicfactor-Produktion) oder einer Resektion des terminalen Ileums (und somit durch den Verlust des Resorptionsortes) unmöglich bzw. stark eingeschränkt, so stellen sich erst nach mehreren Monaten Vitamin-B_{12}-Mangelerscheinungen ein. In der Zwischenzeit wird der Vitamin-B_{12}-Bedarf durch Mobilisieren der Vitamin-B_{12}-Depots in der Leber gedeckt.

Gallesekretion

Die Gallenflüssigkeit wird von den Leberzellen sezerniert und über das intra- und extrahepatische Gallengangsystem zum Duodenum transportiert. Ihre **Hauptbestandteile**, deren Konzentrationen großen Schwankungen unterliegen, sind neben Wasser und Elektrolyten **Gallensalze, Bilirubin, Cholesterin** und **Phospholipide**. Pro Tag werden vom Erwachsenen maximal 1000–1200 ml Gallenflüssigkeit produziert. Bei den Gallensalzen handelt es sich um die Natrium- und Kaliumsalze der an Glycin (Glykokoll) bzw. Taurin gekoppelten Gallensäuren.

Unterschieden werden die sog. **primären Gallensäuren,** die in der Leber aus Cholesterin synthetisiert werden, und die **sekundären Gallensäuren,** die durch bakteriellen Abbau im Darm aus den primären Gallensäuren entstehen. Primäre Gallensäuren sind Cholsäure und Chenodesoxycholsäure. Im Darm entsteht aus der erstgenannten Desoxy- und aus der letztgenannten Lithocholsäure.

Die mit der Gallenflüssigkeit ins Darmlumen gelangenden Gallensalze werden im Duodenum und Jejunum, dem Ort, an dem sie ihre Aufgabe bei der Fettresorption erfüllen, nicht resorbiert. Erst im unteren Ileum, dem Dünndarmabschnitt, der unter Normalbedingungen nicht mehr an der Ausnutzung des Nahrungsfettes beteiligt ist, werden die Gallensalze rückresorbiert und mit dem Pfortaderblut wieder zur Leber transportiert.

Dieser **enterohepatische Kreislauf** der Gallensäuren hat zur Folge, dass vom **Gallensäurenpool**, der beim Erwachsenen etwa 3–4 g beträgt, pro 24 Stunden nur etwa 15–20 % mit dem Stuhl ausgeschieden werden.

Messungen mit radioaktiv markierten Gallensäuren haben ergeben, dass der Gallensäurenpool etwa zweimal pro Mahlzeit und etwa achtmal pro 24 Stunden rezirkuliert. Mehr als 99 % der Gallensäuren befinden sich in diesem Ausscheidungs- und Rückresorptionskreislauf, woraus sich ergibt, dass die Gallensäurekonzentration im Serum des Gesunden nur sehr gering ist.

Bei einem Ausfall des terminalen Ileums, dem alleinigen Resorptionsort von Gallensäuren, z. B. nach operativer Entfernung oder bei einer hochgradigen Wanderkrankung dieses Darmabschnittes, kommt es zu einer kompletten oder teilweisen **Unterbrechung des enterohepatischen Kreislaufs**. Die nun einsetzende unphysiologisch hohe Gallensalzausscheidung mit dem Stuhl führt zu einer **Poolverringerung** und einer Beeinträchtigung der Fettverdauung und -resorption (vgl. chologene Diarrhö, Kap. 3.4.8).

Der zweite Hauptbestandteil der Gallenflüssigkeit ist das **Bilirubin**. Diese Substanz, die für die charakteristische Färbung der Gallenflüssigkeit verantwortlich ist, entsteht beim **Abbau des Hämoglobins**.

Nur ein geringer Anteil des Bilirubins, das sog. frühmarkierte Bilirubin, so genannt, weil bei Inkorporationsversuchen ^{14}C in dieser Fraktion sehr früh nachweisbar ist, stammt nicht aus dem Hämoglobin zirkulierender Erythrozyten, sondern aus dem **Knochenmark** und dem **Abbau von Zytochrom**.

Cholesterin wird in der Leber aus Acetyl-CoA synthetisiert und sowohl ins Blut als auch in die Gallenflüssigkeit abgegeben. Die pro Tag mit der Gallenflüssigkeit in den Darm ausgeschiedene Menge an Cholesterin liegt bei etwa 1 g. Es dient in der Leber als Ausgangssubstanz für die **Gallensäuresynthese** und in verschiedenen inkretorischen Drüsen als Grundstoff für die **Hormonsynthese**.

Der Vierte der genannten Hauptbestandteile der Gallenflüssigkeit, die **Phospholipide**, wird ebenfalls in der Leber synthetisiert. Das Verhältnis der einzelnen Gallenbestandteile zueinander ist von großer Wichtigkeit für die Stabilität der Lösung, wobei den Phospholipiden eine besondere Bedeutung zukommt.

Kristallisieren Gallensalze, Bilirubin oder Cholesterin aus, so bilden sich **Gallensteine**.

Die Ernährung hat einen deutlichen Einfluss auf die Konzentration der Einzelkomponenten und damit die Stabilität der Gallenflüssigkeit. Epidemiologische und klinisch-experimentelle Befunde belegen die Bedeutung der Ernährung für die Zusammensetzung der Gallenflüssigkeit und damit das Risiko der Gallensteinbildung (s. Kap. 3.7.8).

3.7.1 Virushepatitis (Hepatitis infectiosa, akute Hepatitis)

Ätiologie und Klinik

Virushepatitiden gehören weltweit zu den häufigsten Infektionskrankheiten. Mittlerweile konnten folgende Erreger der Hepatitis identifiziert werden: Hepatitis-A-Virus (HAV), Hepatitis-B-Virus (HBV), Hepatitis-C-Virus (HCV), Hepatitis-D-Virus (HDV) und das Hepatitis-E-Virus (HEV). Serologische Nachweis- und Differenzierungsverfahren stehen zur Verfügung.

Hepatitisviren können sowohl **oral aufgenommen** als auch **parenteral übertragen** werden. Mit Ausscheidungen (Speichel, Harn, Stuhl) Hepatitiskranker verunreinigtes Wasser und Nahrung infizieren auf oralem Wege, während virushaltige Blutkonserven und nicht ausreichend sterilisierte Instrumente und Spritzen meist für die parenterale Übertragung verantwortlich sind.

Die große **Widerstandsfähigkeit** der Hepatitisviren gegen Hitze und Trockenheit begünstigt das oft epidemieartige Auftreten der Krankheit.

Neben der mit ausgedehnter Nekrotisierung von Lebergewebe einhergehenden fulminanten Hepatitis besteht das **wesentliche Risiko** in der Entwicklung einer chronischen Hepatitis mit der **Leberzirrhose als Spätfolge**.
Daneben besteht insbesondere bei den chronischen Hepatitiden B und C ein erhöhtes Risiko, ein **primäres Leberkarzinom** zu entwickeln.

Übergänge in eine chronische Hepatitis wurden bei der akuten Hepatitis A und E nicht beobachtet. Mit einer **Chronifizierung** der akuten Hepatitis B muss bei perinataler Infektion in 90 %, bei Kleinkindern in 50 % und bei Erwachsenen in 5–10 % gerechnet werden. Bei der Posttransfusions-Hepatitis, ausgelöst durch das Hepatitisvirus C, beträgt das Risiko 60 % und bei der sporadischen Hepatitis C 10–50 %.

Das HDV benötigt zu seiner Replikation das HBV als Helfervirus. Insbesondere die **Superinfektion** einer bereits chronischen Hepatitis B mit HDV geht meist mit einem raschen Fortschreiten der chronischen Lebererkrankung einher und ist prognostisch ungünstig.

Abgesehen von der Übertragung von Hepatitisviren mit Trinkwasser und Lebensmitteln bestehen keine Beziehungen zur Ernährung.

Die akute Hepatitis beginnt meist mit einem **uncharakteristischem Vorstadium**, das sich durch „grippeähnliche" Symptome auszeichnet.

Anschließend kommt es zum eigentlichen **Ikterus**, bedingt durch einen Übertritt des Gallenfarbstoffes Bilirubin in die Blutbahn. Das **Allgemeinbefinden** ist in der Mehrzahl der Fälle nur bei Krankheitsbeginn durch Inappetenz, Druckgefühl im rechten Oberbauch, gelegentliches Erbrechen, selten auch Hautjucken und geringe Körpertemperaturerhöhung beeinträchtigt.

Es gibt Hinweise darauf, dass sich eine fulminante Hepatitis mit Leberzerfallskoma in Bevölkerungsguppen mit überwiegend schlechtem Ernährungszustand häufiger entwickelt [154].

Ernährungstherapie

Mit einer leichten Vollkost soll die optimale Deckung des Energie- und Nährstoffbedarfs gewährleistet werden. Insbesondere die in der Frühphase der Erkrankung **häufigen Intoleranzen** sind zu berücksichtigen. Früher propagierte spezielle Kostformen (Leberschonkost) sind ohne Wert.

3.7.2 Chronische Hepatitis

 Ätiologie und Klinik

> Als chronische Hepatitis bezeichnet man eine langsam fortschreitende, mit einem ständigen Untergang von Leberzellen einhergehende Entzündung der Leber. Sie entsteht auf dem Boden einer Hepatitis B, C oder D, von Autoimmunvorgängen etc.

Die **Symptome** – Leistungsminderung, Druckgefühl im rechten Oberbauch, Inappetenz etc. – sind uncharakteristisch. Ein Ikterus kann fehlen.
Es werden zwei Verlaufsformen, die **chronisch persistierende** und chronisch aggressive Hepatitis, unterschieden. Die erstgenannte Form heilt in der überwiegenden Zahl der Fälle ohne spezielle Therapie nach oft mehrere Jahre dauerndem Verlauf aus. Die **chronisch aggressive** geht hingegen meist in eine Leberzirrhose über. Die Möglichkeiten, den Verlauf therapeutisch zu beeinflussen, sind nur sehr gering.

 Ernährungstherapie

Es gelten die gleichen Regeln wie bei der akuten Hepatitis.

Ausgehend von der Tatsache, dass Vitamin E im Tierversuch vor Leberschäden durch oxidativen Stress schützt und sich bei Patienten mit schwerer Verlaufsform einer Virushepatitis niedrige Vitamin-E-Plasmakonzentrationen finden, wurden 23 Patienten mit einer chronischen Hepatitis C, die nicht auf eine α-Interferontherapie ansprachen, in einer doppelblind-placebokontrollierten Studie während 12 Wochen mit 2x täglich 400 I.U. α-Tocopherol behandelt. Bei 11 von 23 Patienten verbesserten sich die Aktivitätsparameter signifikant.

Das Ergebnis spricht dafür, **Vitamin E**, das in der genannten Dosierung untoxisch ist, als supportive Therapie mit in das Behandlungskonzept einzubeziehen [125].

3.7.3 Leberzirrhose

 Ätiologie und Klinik

> Bei einem langsam fortschreitenden Untergang von Leberzellen mit einem Einsprossen von Bindegewebe an deren Stelle entwickelt sich eine Leberzirrhose.

Die **Ursache** des Zelluntergangs können eine chronische Hepatitis, ein langdauerndes Einwirken von Noxen, z. B. Alkohol (Alkohol und Leberzirrhose siehe Kapitel „Fettleber"), eine Schädigung der Leber durch chronische Cholangitis und seltene Stoffwechselerkrankungen sein. Bei einem geringen Prozentsatz lässt sich eine Ursache nicht ermitteln (sog. kryptogenetische Zirrhose).

Proteinmangel hat wahrscheinlich eine konditionierende Rolle bei der Entstehung chronischer Lebererkrankungen, d. h. leberschädigende Einflüsse führen dann, wenn gleichzeitig Eiweißmangel besteht, besonders häufig zu Schädigungen des Organs. In einer retrospektiven Fallkontrollstudie wurde diese immer wieder betonte Bedeutung einer optimalen Eiweißzufuhr bestätigt [252].

Das relative Risiko, eine Zirrhose zu entwickeln, war nicht nur wie zu erwarten positiv mit der Höhe des **Alkoholkonsums,** sondern auch negativ mit der Proteinzufuhr korreliert. Die Autoren fanden darüber hinaus mit steigendem **Fettkonsum** ein zunehmendes Zirrhoserisiko. Auch tierexperimentelle Befunde stützen die Annahme, dass hoher Fettverzehr das Risiko einer alkoholinduzierten Leberschädigung steigert.

Die konditionierende Rolle des Eiweißmangels ist eine Erklärung dafür, warum in vielen Ländern mit einer unzureichenden Proteinversorgung die Zahl chronischer Lebererkrankungen, insbesondere der Leberzirrhose, überdurchschnittlich hoch ist.

Die häufigsten **leberschädigenden Noxen,** die zusammen mit einem Proteinmangel zur chronischen irreversiblen Lebererkrankung führen, sind
- Toxine von Schimmelpilzen, die in tropischen Ländern häufig auf Nahrungsmitteln wachsen – das bekannteste ist das Aflatoxin (Toxin des Aspergillus flavus), das besonders auf Erdnüssen gefunden wird,
- Toxine von Parasiten,
- Pflanzengifte,
- Hepatitisviren etc.

So konnte z. B. nachgewiesen werden, dass eine große Zahl der Kinder, die wegen eines Eiweißmangels (Kwashiorkor) ein aflatoxinhaltiges eiweißreiches Erdnusserzeugnis erhielten, an Leberzirrhose erkrankten [208].

Das **klinische Bild** wechselt je nach Erkrankungsstadium. Zu Beginn entspricht die Symptomatik meist der einer chronischen Hepatitis.
Die zunehmende Vermehrung von Bindegewebe hat eine Beeinträchtigung des Blutdurchflusses durch das Organ zur Folge (Abb. 3-33), was zu einem Druckanstieg im gesamten Pfort-

aderstromgebiet führt. Diese zunehmende **portale Hypertension** führt zu einer Beeinflussung der Resorptionsfunktion des Darms, was sich insbesondere in Form einer Blähsucht als Folge mangelhafter Gasresorption äußert.

Des Weiteren kommt es bei dem Druckanstieg zu einem Missverhältnis zwischen onkotischem und hydrostatischem Druck, was einen Flüssigkeitsaustritt aus der Pfortaderstrombahn in die Bauchhöhle **(Aszites)** zur Folge hat. Die auch als hydropische Dekompensation bezeichnete Aszitesbildung ist ein **prognostisch ungünstiges Zeichen**. Ein Jahr nach dem Nachweis dieser Flüssigkeitsansammlung in der Bauchhöhle leben nur noch etwa 50 % und nach fünf Jahren nur noch 18 % der Patienten.

Da bei der fortgeschrittenen Leberzirrhose die Albuminsynthese in der Leber und damit die Albuminkonzentration im Serum herabgesetzt sind, verringert sich der kolloidosmotische Druck im Gefäßlumen, was wiederum die Aszitesbildung begünstigt. Ein weiterer, die Aszites- und Ödembildung begünstigender Faktor ist die renale Natrium- und Wasserretention als Folge von sich einstellenden neurohumoralen Dysregulationen. Diese gehen einher mit einer vermehrten Wasserretention durch antidiuretisches Hormon (ADH), einer vermehrten Natriumretention durch Aldosteron etc.

> Diese sehr komplexen Ursachen von Aszites- und Ödembildung sind die Basis der Natrium- und Wasserrestriktion, zwei wesentlichen Säulen der Aszitestherapie.

Bedingt durch die partielle Blockierung des Blutabflusses aus dem Pfortadergebiet durch die Leber über die Lebervene in die untere Hohlvene, entwickeln sich Umwegkreisläufe **(Kollateralkreisläufe** – vgl. Abb. 3-33), d. h. kleinste Gefäßverbindungen mit einem beim Gesunden nur geringen Blutdurchfluss, die das Pfortaderstromgebiet unter Umgehung der Leber mit der unteren Hohlvene verbinden, erweitern sich.

Die wichtigste Gefäßverbindung dieser Art besteht im Kardiagebiet des Magens bzw. im unteren Ösophagus. Erweitern sich diese **Anastomosen**, so entwickeln sich relativ dünnwandige, prall mit Blut gefüllte Gefäße im Ösophagus und oberen Magenanteil – Ösophagus- bzw. Fundusvarizen – die leicht einreißen und zu einem großen Blutverlust bzw. einer tödlichen Blutung führen können. **Varizen** treten bei ca. 70 % aller Zirrhosekranken auf. Das mittlere **Blutungsrisiko** liegt, wenn kein Blutungsereignis vorausging, bei 30 % mit einer Mortalität von 50 % innerhalb der ersten sechs Wochen nach Blutung. Das Risiko, an einer Varizenblutung bei Leberzirrhose zu sterben, wird insgesamt mit 35 % angegeben.

Abgesehen von diesen vorwiegend mechanisch bedingten Komplikationen der Zirrhose, kommt es mit fortschreitendem Parenchymuntergang zu einer **Beeinträchtigung der verschiedenen Funktionen** der Leber; zu

- einer verminderten Synthese von Gerinnungsfaktoren, was zu einer Blutungsneigung führt,
- einer verminderten Albuminsynthese, was eine Ödementstehung und insbesondere eine Aszitesbildung begünstigt, und,
- was in Beziehung zur diätetischen Therapie von großer Wichtigkeit ist, einem Nachlassen der Entgiftungsfunktion.

Entwickelt sich eine **Insuffizienz der Entgiftungsmechanismen,** so resultiert ein Anstieg der Ammoniakkonzentration und verschiedener beim bakteriellen Eiweißabbau im Darm anfallender toxischer Substanzen (Ammoniak, Phenole, Indole, Amine) im Blut. Eine ungenügende Entgiftung dieser Stoffe und damit ihr **Konzentrationsanstieg** im Blut wird durch **portokavale Umwegkreisläufe,** wie sie sich bei der fortgeschrittenen Leberzirrhose meist in Form von Ösophagusvarizen entwickeln, begünstigt, da hierdurch das vom Darm kommende Blut die Leber z. T. umgeht.

Ammoniak und die übrigen **Abbauprodukte des Eiweißes** bewirken ab einer bestimmten Konzentration im Blut eine Funktionsstörung des Gehirns, die sog. **hepatoportale Enzephalopathie,** die letztlich zu einer tiefen Bewusstlosigkeit, dem **Coma hepaticum,** führt. Weiterhin sind am Zustandekommen der Enzephalopathie Änderungen im Muster der freien Plasmaaminosäuren beteiligt, ein Befund, der Ansätze für eine diätetische Behandlung bietet.

Bei chronisch Leberkranken findet sich eine **Erhöhung der aromatischen** Aminosäuren Tyrosin und Phenylalanin, weiterhin von Glutaminsäure, Methionin und gelegentlich Cystein, bei einem **Abfall der verzweigtkettigen Aminosäuren** Valin, Leucin und Isoleucin. Beim Lebergesunden beträgt die molare Relation der verzweigtkettigen Aminosäuren Valin, Leucin und Isoleucin zu den aromatischen Aminosäuren Phenylalanin und Tyrosin (Fischer-Index) etwa 3, während diese Relation beim schweren Leberkoma auf etwa 1 abfällt. Die Tiefe des Komas korreliert mit dem Ausmaß dieser **Relationsverschiebung.**

Aromatische Aminosäuren sind Vorstufen von Neurotransmittern. Die Zunahme der aromatischen Aminosäuren im Plasma beruht auf ihrer verminderten Aufnahme und Metabolisierung in der Leber. Der **Ursache** der geringen Konzentration an verzweigtkettigen Aminosäuren, die nicht in der Leber, sondern vorzugsweise in der Muskulatur umgesetzt werden, ist nicht sicher bekannt. Möglicherweise ist die Konzentrationsverminderung Folge einer verstärkten Aufnahme dieser Aminosäuren in die Muskulatur als Folge der bei der Leberzirrhose erhöhten Insulinspiegel.

Da sowohl die verzweigtkettigen als auch die aromatischen Aminosäuren über ein gemeinsames Transportsystem die Blut-Hirn-Schranke passieren, kommt es als Folge der Konzentrationsverschiebung im Plasma auch zu einer entsprechenden **Konzentrationsverschiebung im Hirngewebe.** Hieraus resultieren eine Reihe pathobiochemischer, z. T. noch nicht völlig geklärter Reaktionen, so z. B. eine vermehrte Produktion von Serotonin und die Bildung sog. falscher Neurotransmitter, wie beispielsweise Oktopamin.

Die derzeit diskutierten, der **hepatischen Enzephalopathie** zugrunde liegenden **pathophysiologischen Mechanismen**, können wie folgt zusammengefasst werden:

> Bei zunehmender Einschränkung der Leberfunktion sinkt im Plasma die Konzentration der in der Leber synthetisierten Substanzen, während die Konzentration der in der Leber metabolisierten steigt.

Hieraus resultiert:
1. Eine Schädigung der Blut-Hirn-Schranke durch zirkulierende Toxine. Die Folge ist der Übertritt toxischer Substanzen ins Gehirn, die unter physiologischen Bedingungen die Blut-Hirn-Schranke nicht passieren. Weiterhin kommt es zu einem vermehrten Transport neutraler Aminosäuren, während die Passage von Glucose, Ketonkörpern und basischen Aminosäuren abnimmt.
2. Durch das geänderte Substratangebot ändert sich im Gehirn sowohl die Synthese als auch der Katabolismus von Neurotransmittern.
3. Das verminderte Angebot an energielieferndem Substrat, insbesondere Glucose, stört den Energiestoffwechsel [90].

Das Vorstadium des Coma hepaticum ist das **Praecoma hepaticum** mit Bewusstseinstrübung, gesteigerter Muskelerregbarkeit und einem charakteristischem Zittern der ausgestreckten Hand (flapping tremor). Je nach Bewusstseinslage werden **vier Komastadien** unterschieden (Tab. 3-14).

Zur **Quantifizierung** der hepatischen Enzephalopathie wurden eine Reihe von Testverfahren entwickelt, die ohne technischen Aufwand durchgeführt werden können. Hiermit ist es möglich, sowohl das Ausmaß der zerebralen Funktionsbeeinträchtigung semiquantitativ zu messen, als auch den Therapieerfolg zu objektivieren. So beruht beispielsweise der sog. **trial making test** darauf, Zahlen bzw. Buchstaben in der exakten Reihenfolge durch Linien miteinander zu verbinden. Die für den Test erforderliche Zeit wird in Sekunden gemessen. Ein Beispiel für den von Conn [67] angegebenen Test findet sich in Abbildung 3-34.

Als sog. hepatische **Minimalenzephalopathie** – latente oder subklinische Enzephalopathie – wird

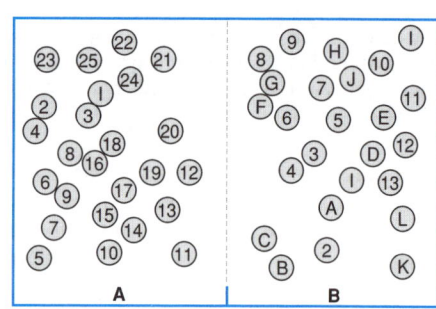

Abb. 3-34 Test zur semiquantitativen Bestimmung des Ausmaßes einer hepatitischen Enzephalopathie (trail making test) (nach [67]).

Tabelle 3-14 Stadien des Coma hepaticum.

Komastadium	Bewußtseinslage
I	Verlangsamung, verwaschene Sprache, müde
II	Patient schläft, noch orientiert
III	Somnolenz, Patient noch erweckbar, kann nicht mehr artikulieren
IV (tiefes Koma)	Patient reagiert nicht mehr sicher auf Schmerzreize

eine mit üblichen klinischen Untersuchungsmethoden noch nicht fassbare frühe Phase bezeichnet. Sie lässt sich bei 60–70 % der bei üblichen Routineuntersuchungen unauffälligen Zirrhosekranken mit Hilfe spezieller psychometrischer Untersuchungsverfahren nachweisen. Es finden sich Hinweise auf eine gestörte praktische Intelligenz. Konzentrationsstörungen und Beeinträchtigungen des räumlichen Sehens. Durch diese Störungen der Hirnfunktion kann es zu Beeinträchtigungen alltäglicher Verrichtungen, auch der Fahrtauglichkeit, kommen.

Um die **Gefahr einer Blutung aus Ösophagusvarizen** zu beseitigen bzw. zu verringern, kann man zur Druckentlastung im Pfortaderstromgebiet operativ Verbindungen zwischen der Pfortader oder ihren Zubringern und der unteren Hohlvene anlegen.

Das bekannteste und effektivste Verfahren ist die operative **portokavale Anastomose,** eine direkte Verbindung zwischen Pfortader und unterer Hohlvene.

Während die Verfahren zur Anlage einer operativen portokavalen Anastomose wegen hoher Komplikationsraten nur noch selten zur Anwendung kommen, bedient man sich zunehmend des **transjugulären intrahepatischen portosystemischen Stent-Shunts (TIPS).** Hierbei wird via Jugularvene eine Lebervene sondiert, von hier aus intrahepatisch ein Pfortaderast punktiert, der Verbindungsweg dilatiert und mit einem Metallstent dauerhaft offen gehalten. Eine TIPS-Anlage wird häufig bei therapiefraktärem Aszites und der Gefahr rezidivierender Ösophagusvarizenblutungen, zur Überbrückung der Zeitspanne zwischen dem Stellen der Indikation zur Lebertransplantation und dem von mehreren, nicht kalkulierbaren Faktoren abhängigen Zeitpunkt der Transplantation gewählt.

Durch beide Verfahren werden zwar die Blutungsgefahr und die Aszitesbildung verringert, jedoch die Gefahr zentralnervöser toxischer Schädigungen in Form der **hepatoportalen Enzephalopathie** erhöht, da das vom Darm kommende venöse Blut nicht mehr das Restvermögen des Organs zur Entgiftung voll ausnutzt.

Die bei der fortgeschrittenen Leberzirrhose und nach Anlegen einer portokavalen Anastomose ungenügende Entgiftung der im Pfortaderblut enthaltenen toxisch wirkenden Substanzen führt nach einer bestimmten Zeit zu einer oft erheblichen Beeinflussung der Gehirnfunktion, die sich in dem bereits genannten flapping tremor, Gangunsicherheit, Desorientiertheit, deliranten Zustandsbildern, Halluzinationen etc. äußert.

Ernährungstherapie*

Ziel ist es, bei fortgeschrittener Leberzirrhose
- einer Mangelernährung vorzubeugen bzw. bereits bestehende Defizite auszugleichen,
- die Leberfunktion, wenn möglich, durch optimale Ernährung und Elimination von Noxen (insbesondere Alkohol) zu verbessern,
- einer hepatoportalen Enzephalopathie vorzubeugen bzw. sie zu therapieren, und
- der Entwicklung von Komplikationen der Leberzirrhose, wie Aszites- und Ödembildung, Ösophagusvarizenblutungen etc., entgegenzuwirken.

Auch bei den chronischen Lebererkrankungen wird so lange mit einer leichten Vollkost ernährt, bis eine der genannten Indikationen ein spezielles, auf pathophysiologischen Erkenntnissen beruhendes diätetisches Vorgehen erforderlich macht.

Der Krankheitsverlauf ist neben vielen anderen Faktoren auch vom Ernährungszustand abhängig.

Wegen häufig bestehender **Anorexie** ist die spontane Energiezufuhr nur bei etwa 40 % der Patienten ausreichend.

> Durch unzureichende Energiezufuhr wird der Proteinkatabolismus gefördert und die Entgiftungsfunktion für Ammoniak und weitere neurotoxische Substanzen verringert.

Es fand sich eine enge Beziehung zwischen der mittleren täglichen Energieaufnahme und der Letalität (vgl. Abb. 3-35) [205].

---

* DVL-Vereinigung zur Förderung und Unterstützung chronisch Leberkranker e.V., Bertha-von-Stuttner-Straße 30, 40595 Düsseldorf (Selbsthilfegruppe)

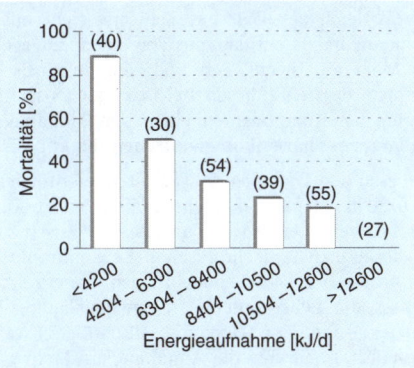

Abb. 3-35 Beziehung zwischen Letalität und täglicher Energieaufnahme bei Patienten mit Alkoholhepatitis und Zirrhose [205].

Die Vorstellungen über die diätetischen Behandlung von Lebererkrankungen haben sich im Laufe der letzten Jahrzehnte mehrmals geändert. Es ist ein Beispiel dafür, wie wenig wissenschaftlich abgesichert bis etwa Anfang der sechziger Jahre die Kostformen waren, die zur Behandlung von Erkrankungen empfohlen und auch weltweit praktiziert wurden.

Bis Anfang der 40er-Jahre gab man sowohl bei akuten als auch bei chronischen Lebererkrankungen eine fett- und eiweißarme, vorwiegend kohlenhydrathaltige Kost. Die Amerikaner Patek und Post [223] waren die Ersten, die von dieser allgemein anerkannten Ernährungsform abgingen und mit einem groß angelegten Versuch das Verhalten von Leberfunktionsproben und den klinischen Verlauf bei Leberzirrhotikern unter der bis dahin üblichen, die Kohlenhydrate bevorzugenden Diät und – im Vergleich dazu – einer neu zusammengestellten, eiweiß- und fettreichen Kostform kontrollierten.

Die erprobte Diät enthielt neben einem Vitamin-B-Präparat und einem Leberextrakt 140 g Eiweiß, 175 g Fett und 365 g Kohlenhydrate täglich. Unter dieser **hochkalorischen, eiweiß- und fettreichen Diät** kam es zu einer weniger ausgeprägten Aszitesbildung, einer Verlängerung der Überlebenszeit, einer Besserung von Laborparametern und einer Verbesserung des Allgemeinbefindens.

Bei der Beurteilung dieser Ergebnisse muss berücksichtigt werden, dass es sich bei den von Patek und Post behandelten Leberzirrhotikern vorwiegend um Alkoholiker in primär schlechtem Ernährungszustand handelte. Zwei Möglichkeiten bieten sich an, die positiven Ergebnisse dieser Diätstudie zu erklären:

- Die in der Zeit von Patek empfohlene Diät deckte den Bedarf an essentiellen Nährstoffen, insbesondere an Eiweiß, mit Sicherheit auch den an einigen Vitaminen nicht. Die Umstellung auf eine eiweißreiche, hochkalorische Diät bedeutet somit eine **optimale Deckung des Nährstoffbedarfs**. Diese Umstellung von unzureichender auf optimale Ernährung war die alleinige Ursache des positiven therapeutischen Effektes.
- Im Vergleich zur Diät mit Schwergewicht auf den Kohlenhydraten enthielt die von Patek angegebene ein Mehr an Eiweiß, Fett und Vitaminen. Es wäre denkbar, dass eine dieser drei in hoher Dosis aufgenommenen Komponenten einen den Therapieerfolg erklärenden **pharmakodynamischen Effekt** besäße.

Von diesen den Therapieerfolg erklärenden Möglichkeiten wurde in den folgenden Jahren immer nur diskutiert, die hohe, weit über dem Bedarf liegende Eiweißzufuhr habe bei akuten und chronischen Lebererkrankungen einen positiven Effekt. Beobachtungen, die gezeigt hatten, dass die Leber unter Proteinmangelbedingungen schädigende Einflüsse (Hepatitis, Alkohol etc.) weniger gut toleriert, bestärkten die Annahme, ein Mehr an Eiweiß, als dem Bedarf entspricht, habe einen therapeutischen und protektiven Effekt.

Aus dieser Vorstellung heraus, für deren Gültigkeit es keinerlei Beweise gibt, resultiert die oft vertretene Ansicht, eine **eiweißreiche Kost** habe bei Lebererkrankungen einen positiven therapeutischen Effekt. Daß die Diät, unter der Patek und Post die positiven Behandlungserfolge sahen, nicht nur eiweißreich, sondern auch fettreich war – der Fettanteil betrug 175 g/Tag, der Pro-Kopf-Verbrauch in Westdeutschland liegt während der letzten Jahre bei etwa 130 g/Tag –, wurde verschwiegen.

In den folgenden Jahren wurde der Fettanteil von Empfehlung zu Empfehlung ständig verringert. Die **extreme Beschränkung des Fettanteils** in der Diät erschwerte das Herstellen einer schmackhaften und abwechslungsreichen Kost. Es resultierte hieraus die Empfehlung, Magerquark in großen Mengen zu verzehren, da dies die einzige Möglichkeit war, größere Mengen an tierischem Eiweiß unter vertretbarem finanziellen Aufwand, und ohne die Fettzufuhr gleichzeitig erhöhen zu müssen, in die Diät einzubauen.

Gibt es nun gesicherte Hinweise gegen eine im Bereich der üblichen Norm (100–130 g/Tag) liegende Fettaufnahme bei akuten und chronischen Lebererkrankungen, wobei vorerst die Fettleber ausgeklammert werden soll? Die Antwort lautet, dass alle Therapievergleiche, die bisher bekannt wurden, dafür sprechen, dass Fett den Ablauf einer Lebererkrankung nicht ungünstig beeinflusst. Dies gilt sowohl für akute als auch für chronische Lebererkrankungen.

Bei einem solchen Therapievergleich, bei dem Kranken mit akuter Hepatitis entweder eine fettarme Diät mit 50 g Fett/Tag oder eine Diät mit 150 g Fett/Tag gegeben wurde, zeigte sich sogar in der Gruppe mit **hoher Fettzufuhr** eine bessere Heilungstendenz. Entsprechende Vergleichsuntersuchungen mit fettarmen und fettreichen Diäten wurden auch an chronisch Leberkranken vorgenommen, ohne dass sich unter den Kostformen mit normalem Fettanteil eine negative Beeinflussung hätte nachweisen lassen (die einleitend zitierten Befunde von Rotily et al. [252] beziehen sich auf die mögliche Bedeutung von Fett für die Entstehung der alkoholinduzierten Zirrhose).

Aufgrund dieser Untersuchungsbefunde, die keinen Vorteil, sondern nur Nachteile der fettarmen Diät erkennen lassen, äußerten sich die amerikanischen Hepatologen Chalmers u. Davidson [55] wie folgt zur üblichen Leberdiät: „It results in an unpalatable low caloric diet that discourages the patient from taking the one „medicine" really important for him – food." Empfiehlt man dem Leberkranken also eine Diät mit stark reduziertem Fettanteil – solche Diätempfehlungen haben auch heute noch vereinzelt Anhänger –, so resultiert daraus zwangsläufig eine wenig schmackhafte Kostform (Lit. bei [154]).

Energie- und Nährstoffbedarf: Eine Fehl- und Mangelernährung als Folge ungünstiger sozialer Bedingungen, insbesondere bei Alkoholikern, Anorexie und einer Reihe krankheitsspezifischer Stoffwechselstörungen sind wie bereits besprochen die Ursache für die bei fortgeschrittener Leberzirrhose häufige, den Krankheitsverlauf negativ beeinflussende **Mangelernährung.**

Etwa 20 % der Zirrhotiker haben eine hypermetabole und 30 % eine hypometabole Stoffwechsellage (Abb. 3-36). Der Energieverbrauch ist nicht abhängig von der Ursache, der Aktivität oder dem Stadium der Zirrhose. Es gibt keine für die klinische Praxis geeignete Methode, um die Abweichung des Energiebedarfs von der Norm exakt zu ermitteln. Zur Orientierung dienen das Verhalten des Körpergewichts und evtl. die Hautfaltenmessung.

Die **Ausnutzung des Nahrungsfettes** ist bei etwa 40 % der chronischen Leberkranken gestört. Das Ausmaß der Steatorrhö unterliegt großen Schwankungen (Abb. 3-37). Die Steatorrhö ist wahrscheinlich am Zustandekommen von abdominellen Beschwerden nach der Nahrungsaufnahme beteiligt.

Der **Proteinbedarf** ist bei Leberzirrhotikern gesteigert. Das Bilanzminimum liegt mit 0,75 g/kg Körpergewicht/Tag höher als beim Gesunden. Eine eindeutig positive Stickstoffbilanz wird erst ab einer Zufuhr von etwa 1,2 g Eiweiß/kg Körpergewicht/Tag erreicht (Lit. bei [214]).

Es bestehen sehr **komplexe Störungen des Kohlenhydrat- und Fettstoffwechsels** mit Insulinresistenz, Hyperinsulinämie, reduzierter hepatischer Glucoseaufnahme und verminderten Glykogendepots. Die Gluconeogenese findet vorwiegend aus dem Pool zirkulierender Aminosäuren und aus Substraten des Proteinstoffwechsels statt.

> Unmittelbare Konsequenzen für die Ernährung ergeben sich bei gleichmäßiger Verteilung der Nahrungsmenge über den Tag nicht.

Läßt sich unter Berücksichtigung der häufigen **Anorexie** der Energie- und Nährstoffbedarf mit einer leichten Vollkost nicht decken, so ist eine künstliche Ernährung bei Bevorzugung der enteralen Ernährung indiziert.

Indikationen für eine **parenterale Ernährung** ergeben sich bei akuten und auch chronischen Lebererkrankungen vergleichsweise selten. Ist bei der Leberzirrhose eine parenterale Ernährung indiziert, so erfolgt die Höhe und die Relation der Nährstoffzufuhr nach den allgemeinen Grundsätzen der parenteralen Ernährung und dem jeweiligen durch den Grad der Leberschädigung gegebenen Funktionszustand des Organs.

Ernährung bei Ösophagusvarizen und nach Varizensklerosierung

Es ist schwierig, das **individuelle Blutungsrisiko** bei Ösophagusvarizen abzuschätzen. Die Höhe des intravariösen Druckes, nicht aber des Pfort-

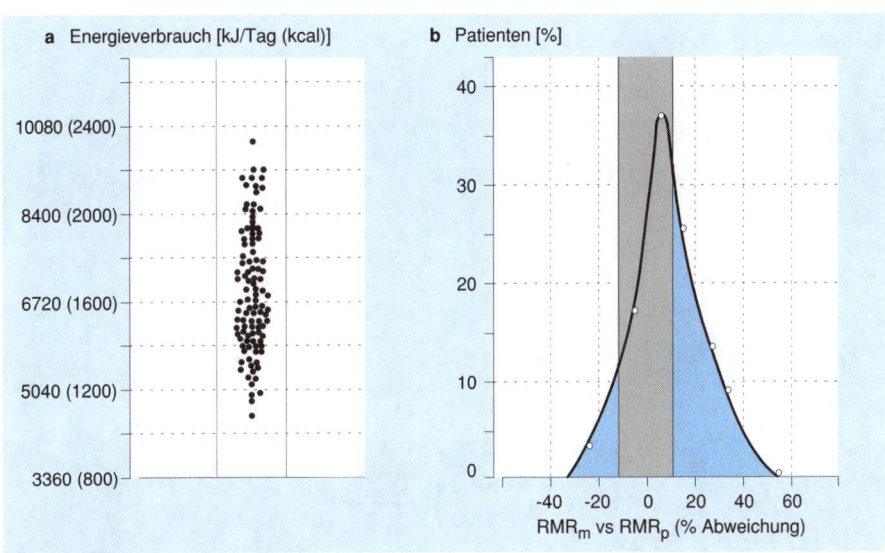

Abb. 3-36 Ruheenergieverbrauch (RMR) bei 123 klinisch „stabilen" Patienten mit Leberzirrhose (a) und prozentuale Verteilung der Abweichung der gemessenen Werte von den nach Harris Benedict vorhergesagten Werten (b).
RMR_p = nach Harris Benedict vorhergesagter Ruheenergieverbrauch
RMR_m = kalorimetrisch ermittelter Ruheenergieverbrauch (nach [214]).

aderdruckes, ist offenbar wesentlich für das Blutungsrisiko mitverantwortlich. Immer wieder wird empfohlen, eine mechanische Läsion der Varizen durch feste Nahrungsbestandteile zu vermeiden. Das Gleiche gilt für Blutungskomplikationen nach einer Ösophagusvarizensklerosierung. Exakte kontrollierte Studien zur Bedeutung der **Nahrungskonsistenz** für das Blutungsrisiko sind nicht bekannt.

> Der Verzehr voluminöser Mahlzeiten erhöht, unabhängig von der Nahrungszusammensetzung, den intravarikösen Druck [274]. Hieraus ist die Empfehlung **kleiner, wenig voluminöser Mahlzeiten** zu folgern.

Bei äthyltoxischer Leberzirrhose kommt es unter **Alkoholkarenz** nicht nur zu einer Verbesserung der Synthese- und Exkretionsfunktion des erkrankten Organs, sondern auch zu einer signifikanten Abnahme des Pfortaderdrucks und einer Verkleinerung der Ösophagusvarizen [165]. In einer vergleichenden Studie fand sich **nach Sklerosierungsbehandlung** unabhängig davon, ob eine Normalkost oder eine pürierte Kost verzehrt wurde, ein identisches Blutungsrisiko [157].

Prophylaxe und Therapie der Enzephalopathie

Wenn bei fortgeschrittener Leberzirrhose die Restfunktion des Organs nicht mehr ausreicht, um die Substanzen zu eliminieren, die an der Entstehung einer Enzephalopathie beteiligt sind (**Neurotoxine**), so besteht die Indikation für spezielle diätetische Maßnahmen. Sie bestehen darin, die **Proteinzufuhr** bei Wahl bestimmter eiweißreicher Lebensmittel so zu dosieren, dass die für die hepatische Enzephalopathie charakteristische neuropsychiatrische Symptomatik (Tab. 3-14) schwindet.

In der Praxis wird wie folgt vorgegangen: Ist eine orale Ernährung möglich (Patienten im Stadium IV werden parenteral ernährt), so erfolgt primär eine **Reduktion der Eiweißzufuhr** auf etwa 25 g/Tag (0,35–0,4 g/kg/Körpergewicht). Eine eiweißfreie Ernährung, die den endogenen Eiweiß-

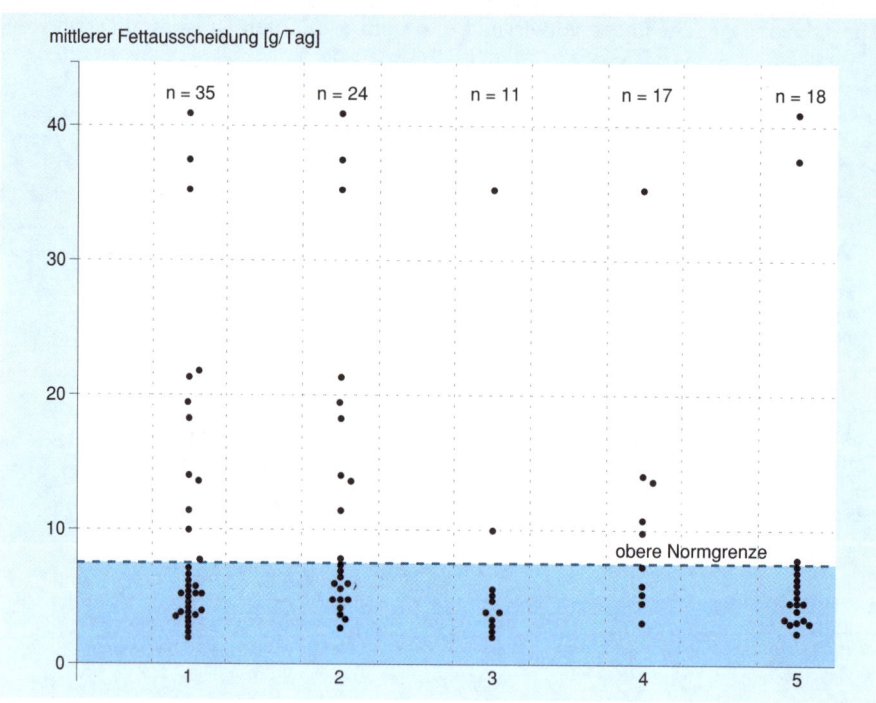

Abb. 3-37 Mittlere tägliche Stuhlfettausscheidung bei Leberzirrhotikern. 1. Gesamtkollektiv, 2. Zirrhosen mit akutem Schub, 3. Zirrhosen ohne akuten Schub, 4. Zirrhosen mit portaler Hypertension, 5. Zirrhosen ohne portale Hypertension (nach [155]).

abbau stimulieren würde, ist entgegen früheren Empfehlungen nicht angezeigt. Lediglich nach Blutungen mit erheblichem Übertritt von Eiweiß in den Gastrointestinaltrakt wird einige Tage eiweißfrei ernährt.

In dem Maße, in dem sich die für die Enzephalopathie typische Symptomatik zurückbildet, wird die Proteinzufuhr im Abstand von drei bis vier Tagen um etwa 10 g erhöht.

Der Trail-Test (Abb. 3-34), die Schriftprobe (Abb. 3-38) und die Serum-Ammoniakkonzentration sind **Hilfen zur Beurteilung des Therapieerfolges.** Stellen sich bei einer gewissen Proteinmenge erneut Intoxikationserscheinungen ein, so ist die **Toleranzgrenze** überschritten, d.h. diese tägliche Eiweißmenge darf bei dem derzeitigen Entgiftungsvermögen der Leber weder erreicht noch überschritten werden.

> Proteine werden je nach Herkunft unterschiedlich toleriert.

Bereits in den sechziger Jahren konnte gezeigt werden, dass sich bei Patienten mit hepatischer Enzephalopathie die Symptomatik dann schneller zurückbildet, wenn als **Proteinquelle** Milch und Käse anstatt Fleisch gewählt wird [89]. In vergleichenden Therapiestudien wurde weiterhin gezeigt, dass pflanzliche im Vergleich zu tierischen Proteinen besser toleriert werden [83]. Erklärt werden die Unterschiede mit dem unterschiedlichen Gehalt an verzweigtkettigen bzw. aromatischen Aminosäuren.

Da **pflanzliche Proteine** in Form einer ballaststoffreichen Kost verzehrt werden, kann der durch mehrere Studien belegte positive Effekt nicht nur auf der unterschiedlichen Aminosäurezusammensetzung von pflanzlichen und tierischen Proteinen beruhen. Es muss der Einfluss von Ballaststoffen auf die Bildung und Resorption toxischer Proteinabbauprodukte im Kolonlumen mit in die Überlegung einbezogen werden.

Verschiedene Effekte der **Ballaststoffe** auf Stoffwechselvorgänge im Kolon reduzieren den Einstrom von Neurotoxinen ins Pfortaderblut. Es wird durch Verkürzung der Kolonpassagezeit (vgl. Abb. 1-37) die Zeit zur Produktion und Resorption von Substanzen reduziert. Beim bakteriellen Abbau fermentierbarer Ballaststoffe werden **kurzkettige Fettsäuren** gebildet (vgl. Kap. 1.11). Die hierdurch bedingte **Erniedrigung des pH-Wertes** hat eine Verschiebung des Reaktionsgleichgewichtes vom diffusionsfähigen Ammoniak (NH_3) zu dem nicht freipermeablen Ammoniumion (NH_4^+) zur Folge. Es wird so durch eine „saure Darmdialyse" vermehrt Ammonium mit den Fäzes ausgeschieden.

Großes Angebot an fermentierbaren Ballaststoffen bedeutet **gesteigertes Bakterienwachstum.** Als Stickstoffquelle für die Proteinsynthese dienen den Bakterien Ammoniak und andere stickstoffhaltige Verbindungen, die so der Resorption und dem Übertritt ins Pfortaderblut entzogen werden.

Darüber hinaus geht der vermehrte Übertritt von Ballaststoffen ins Kolon mit **Verschiebungen im Spektrum der Darmflora** einher. Keimgruppen, die Proteine metabolisieren und stickstoffhaltige neurotoxische Substanzen synthetisieren, werden reduziert (Lit. bei [290]).

Der wiederholt bewiesene therapeutische Effekt des synthetischen Disaccharids **Lactulose** (4-β-Galaktosido-1,4-D-Fructose) beruht auf dem gleichen Wirkprinzip.

Datum	Schriftproben	Koma-Stadium	Blutammoniak (Norm 30-120 µg NH_3-N/100 ml)	freie Phenole (Norm 0,5-1 mg/100 ml)
18.3.	*(Handschrift)*	II	193	1,8
26.3.	*(Handschrift)*	I	144	1,5
31.3.	*(Handschrift)*	0	94	0,6
1.4.	*(Handschrift)*	0	78	0,6

Abb. 3-38 Schriftproben während verschiedener Stadien eines Leberkomas (nach [216]).

Da neben den genannten neurotoxischen Substanzen auch eine **Aminosäureimbalance** mit einer Verringerung der verzweigtkettigen und einer Konzentrationserhöhung der aromatischen Aminosäuren im Plasma an der Entstehung der hepatischen Enzephalopathie mitbeteiligt ist, wird versucht, durch orale und parenterale Zufuhr verzweigtkettiger Aminosäuren, der Enzephalopathie entgegenzuwirken.

Obwohl kontrollierte Untersuchungen mit unterschiedlichen Studienprotokollen keine einheitlich positiven Ergebnisse brachten, zeigten zusammenfassende Auswertungen der in der Literatur mitgeteilten Studien, dass die **parenterale Gabe verzweigtkettiger Aminosäuren** den Grad der hepatischen Enzephalopathie reduziert und gleichzeitig dazu beiträgt, die bei den häufig fehlernährten Patienten negative Stickstoffbilanz auszugleichen.

Auch die Überlebensrate der Patienten konnte in gut kontrollierten Studien signifikant gebessert werden [5]. Bei Patienten mit stabiler Leberzirrhose und einer latenten Enzephalopathie konnten unter oraler Langzeitbehandlung mit verzweigtkettigen Aminosäuren signifikante Besserungen der psychomotorischen Leistungsfähigkeit gezeigt werden [232].

Prophylaxe und Therapie von Aszites und Ödemen

Wie bereits ausgeführt, sind mehrere pathophysiologische Mechanismen an der Entstehung von Aszites und Ödemen bei Leberzirrhose beteiligt:
- portale Hypertonie,
- Erniedrigung des kolloidosmotischen Druckes als Folge einer Verringerung der Albuminkonzentration und
- vermehrte Natrium- und Wasserretention infolge eines sekundären Hyperaldosteronismus.

Auf dem letztgenannten Teilfaktor beruht die Therapie mit **natriumarmer Diät**, mit der es möglich ist, in 10–20 % der Fälle (in Kombination mit Bettruhe) den Aszites ausreichend zu therapieren. Die Aszitesbehandlung kann, bevor Diuretika zum Einsatz kommen, mit einer streng natriumarmen Kost, die nur 1 g Kochsalz/Tag (= 17 mmol Natrium) enthält, begonnen werden.

Diese sehr strenge Reduktion der Natriumzufuhr ist selbst unter stationären Bedingungen **schwierig zu realisieren**. Reduziert man die tägliche Kochsalzaufnahme auf 1 g so hat die erforderliche Auswahl der Lebensmittel zwangsläufig eine **Verringerung der Eiweißzufuhr** auf etwa 60 g/Tag zur Folge. Wegen der genannten Schwierigkeiten kommt meist die natriumarme Kost mit 3 g Kochsalz (= 50 mol Natrium) täglich zur Anwendung.

Unter **ambulanten Bedingungen** sind weitere Zugeständnisse an die üblichen Ernährungsgewohnheiten erforderlich. Empfohlen wird eine natriumreduzierte Kost mit 6 g Kochsalz (= 100 mol Natrium) täglich.

> Häufig gelingt es nicht oder nicht in ausreichendem Maße, den Aszites allein mit einer kochsalzarmen Diät auszuschwemmen, so dass die Kombination mit einem **Diuretikum** erforderlich wird.

Der **Verlust von Körpergewicht** sollte, wenn Aszites und Ödeme gleichzeitig vorliegen, 1 kg/Tag und dann, wenn ausschließlich Aszites vorliegt, 0,5–0,75 kg/Tag nicht übersteigen.

Die Bedeutung der **Flüssigkeitsrestriktion** während der Aszitesbehandlung wird nicht einheitlich beurteilt. Mehrheitlich wird sie beim Vorliegen einer Verdünnungshyponatriämie mit einer Serum-Natriumkonzentration von weniger als 130 mmol/l gefordert.

Etwa 5 % aller Patienten haben einen sog. „schwer beeinflussbaren Aszites". In solchen Fällen ist u.U. die Anlage eines TIPS oder **peritoneovenösen Shunts** zu diskutieren.

3.7.4 Fettleber

Ätiologie und Klinik

> Man spricht dann von einer Fettleber, wenn histologisch die Leberzellen in über 50 % verfettet sind.

Ab einem Fettanteil von 5–6 % des Leberfeuchtgewichts wird das Fett in den Leberzellen mikroskopisch sichtbar. Ab etwa 10 % Fettanteil am Feuchtgewicht spricht man von mäßiger und ab etwa 20 % von ausgeprägter Fettleber. In Extremfällen kann der Fettanteil 50 % des Feuchtgewichts erreichen.

Neben hyperkalorischer Ernährung und Alkoholabusus können Eiweißmangelernährung, Hyperlipoproteinämie, verschiedene Drogen und einige seltene Noxen die **Ursache** einer Fettleber sein.

Mastfettleber

Bei der als Folge **hyperkalorischer Ernährung** sich entwickelnden sog. Mastfettleber kommt es infolge einer gesteigerten **Neusynthese von Triglyce-**

riden – Ausgangssubstanz sind insbesondere Kohlenhydrate – zu einer dem Ausmaß der Fettsucht entsprechenden Fetteinlagerung in die Leber.

Da je nach Statistik und Definition des Begriffs Fettsucht 30–40 % der erwachsenen Durchschnittsbevölkerung in den westlichen Industrienationen fettsüchtig sind, ist die Mastfettleber die häufigste Form der Fettleber. Auch die sog. **diabetische Fettleber** ist hier einzuordnen.

Es gibt, entgegen der früher vertretenen Meinung, keine Fetteinlagerung in die Leberzelle als Folge des Diabetes mellitus, sondern Fetteinlagerung und Diabetes mellitus haben die **Adipositas** als gemeinsame Ursache. Das Ausmaß des in der Leber gespeicherten Fettes korreliert weder mit der Schwere noch mit der Zeitdauer des Diabetes, sondern lediglich mit dem Ausmaß der Adipositas. Dies gilt nicht für den juvenilen Diabetes (Typ 1), bei dem sich die Fettleber unter optimaler Einstellung mit Insulin zurückbildet.

Die Mastfettleber ist bei Normalisierung des Körpergewichts **voll reversibel** und geht nicht in die Zirrhose über.

Alkoholische Fettleber und Leberzirrhose

Die alkoholische Fettleber entwickelt sich bei chronischem Alkoholabusus, nicht hingegen bei intermittierender Alkoholzufuhr (Wochenendtrinker, Quartalssäufer). Werden täglich 160 g reiner Alkohol, das entspricht etwa 2 l Wein, aufgenommen, so findet sich bereits nach drei Wochen eine Fettleber. In 30–50 % aller Fälle ist der **chronische Alkoholabusus** die Ursache einer Fettleber.

Insbesondere die Erhebungen von Péquignot [227] in Frankreich und Lelbach [181] in Deutschland geben Auskunft über die Beziehung zwischen der Menge des zugeführten Alkohols bzw. der Zeitdauer der Alkoholeinwirkung und der Wahrscheinlichkeit, mit der sich eine alkoholische Zirrhose entwickelt.

Als kritische Dosis wird eine Zufuhr von 160 g reinem Äthylalkohol pro Tag angegeben. Während es bei dieser Tagesdosis bei einer Verzehrdauer von weniger als sechs Jahren zu keiner Zirrhose kommen soll, entwickelt sich dann, wenn mehr als 160 g über 12–13 Jahre aufgenommen werden, bei jedem Vierten und ab einem Alkoholabusus in der genannten Höhe während einer Zeitdauer von 22 Jahren bei jedem Zweiten eine Zirrhose.

Eine Steigerung der Alkoholdosis kann die Zeitspanne bis zur Entwicklung einer Zirrhose verkürzen.

> Bedenklich ist eine tägliche Alkoholzufuhr zwischen 80 und 160 g insbesondere, wenn zusätzlich **Noxen** auf die Leber einwirken.

Während nach diesen älteren Untersuchungen ein regelmäßiger Alkoholkonsum von weniger als 80 g/Tag bei Männern und 60 g/Tag bei Frauen als weitgehend unbedenklich galt, haben neuere von Péquignot in Frankreich durchgeführte Erhebungen gezeigt, dass bei regelmäßigem Verzehr die **Unbedenklichkeitsgrenze niedriger** liegt, und zwar für Männer bei 60 g und für Frauen bei etwa 20–30 g reinem Alkohol täglich.

Bei Männern erhöht sich die Zirrhosehäufigkeit ab einem regelmäßigen täglichen Verzehr von reinem Alkohol von 60 g wie folgt: bei 61–80 g/Tag Verdoppelung, bei 101–120 g/Tag Steigerung um das Zehnfache und ab 240 g/Tag Steigerung um das Hundertfache.

Die Leberschäden stellen sich ein, wenn die genannten Alkoholmengen **während mehrerer Jahre** – die Zeitspanne unterliegt erheblichen Schwankungen – aufgenommen werden.

Abbildung 3-39 demonstriert die Beziehung zwischen dem Ausmaß der Zirrhosehäufigkeit und der Höhe des Alkoholkonsums am Beispiel des Alkoholverbots in den USA. In Abbildung 3-40 ist sowohl die Zahl der Todesfälle durch Leberzirrhose als auch der mittlere Pro-Kopf-Verbrauch von Alkohol in der Bundesrepublik Deutschland während einer Zeitspanne von 30 Jahren dargestellt.

Unklar ist die oft diskutierte Frage der individuell unterschiedlich hohen **Resistenz** gegenüber Alkohol. Viele Menschen trinken während vieler Jahre große Alkoholmengen, ohne dass sich eine Zirrhose entwickelt. Als Ursache für die individuell unterschiedliche Empfindlichkeit gegenüber der Noxe Alkohol werden **unterschiedliche Aktivitäten von Isoenzymen der Alkoholdehydrogenase** in der Leber diskutiert.

Mangelfettleber

Die Mangelfettleber – hierbei ist die Fetteinlagerung Folge eines langanhaltenden Mangels an biologisch hochwertigem Eiweiß – hat in Europa nur geringe praktische Bedeutung. Sie ist in einem Großteil der Entwicklungsländer mit einer unzureichenden Eiweißbedarfsdeckung die häufigste Ursache der Fettleber. Sie entwickelt sich insbesondere bei Kindern, die wegen des in der Wachstumsphase erhöhten Eiweißbedarfes oft unter extremen **Proteinmangelbedingungen** leben.

Neben der Fettleber entwickeln sich unter solch ungünstigen Ernährungsbedingungen, bei denen die Kohlenhydratzufuhr meist ausreichend ist oder sogar zu hoch liegt, während tierisches Eiweiß in der Nahrung völlig oder weitgehend fehlt,

3 Erkrankungen der Gastrointestinalorgane

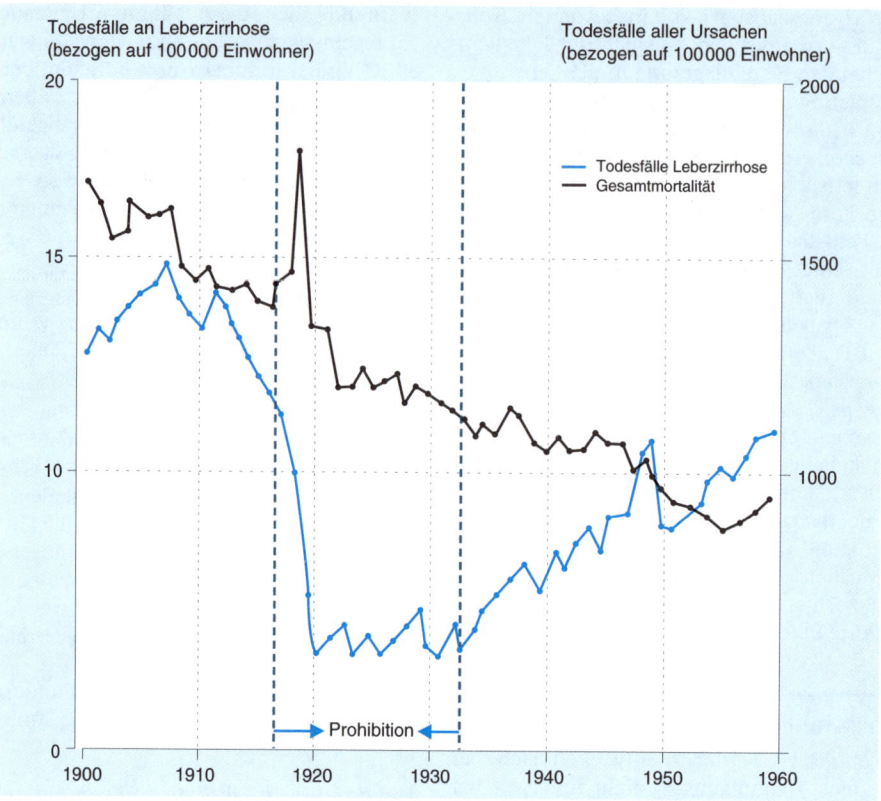

Abb. 3-39 Todesfälle aller Ursachen und an Leberzirrhose, bezogen auf 100 000 Einwohner in den Vereinigten Staaten (nach Klatskin, G., zit. nach [94]).

weitere Symptome des Proteinmangels wie verzögerte geistige und körperliche Entwicklung, erhöhte Infektanfälligkeit etc. Das Krankheitsbild ist unter der Bezeichnung **Kwashiorkor** bekannt (entsprechend dem Mehlnährschaden). Ernährt man solche durch Proteinmangel schwerstgeschädigte Kinder optimal, so bildet sich die Fettleber ohne Restschäden – es bleiben lediglich diskrete fibrotische Veränderungen – zurück.

Hauptsymptome der Fettleber sind: Druck- und Völlegefühl im rechten Oberbauch, gelegentlich Schmerzen, die sich selten bis zu Koliken steigern können, Leistungsminderung und Alkoholintoleranz.

Nach Beseitigung der auslösenden Ursachen schwindet die Fetteinlagerung.

Die Frage eines Übergangs der nichtalkoholischen Fettleber in eine **Zirrhose** wird kontrovers beurteilt. Viele Befunde sprechen jedoch dafür,

dass insbesondere die Mastfettleber bei langem Bestehen in eine Fetthepatitis, Fettfibrose und letztlich in eine Fettzirrhose übergehen kann [2]. Auch bei hochgradig übergewichtigen Kindern wurden Fetthepatitiden als Vorstufe einer Fettzirrhose beobachtet [211]. Dadurch würde auch die bei Adipösen höhere Mortalitätsrate an Leberzirrhosen erklärt werden [319].

Ernährungstherapie

Die Therapie der Fettleber besteht in der Ausschaltung der auslösenden Noxe, d. h. **Alkoholabstinenz** bei alkoholischer Fettleber und Normalisierung des Körpergewichtes durch **Reduktion der Energiezufuhr** bei der sog. Mastfettleber.

Die früher vertretene Vorstellung, man könne bei der Fettleber durch eine drastische Verringerung des Nahrungsfettes eine Mobilisierung des in der Leber eingelagerten Fettes erzielen – es wurden Diäten mit 30–50 Fett/Tag empfohlen –, muss als überholt angesehen werden.

3.7 Leber und Gallenwege

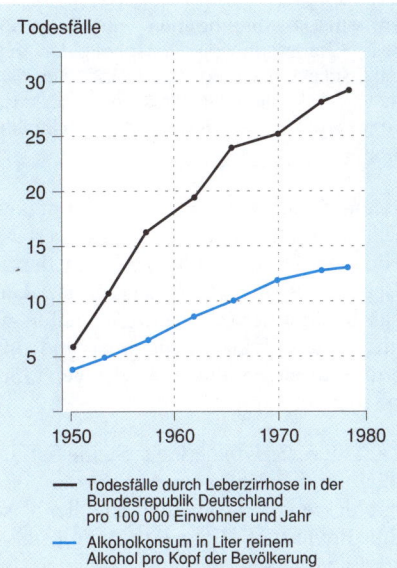

Abb. 3-40 Todesfälle durch Leberzirrhose und Alkoholkonsum pro Kopf der Bevölkerung in der Bundesrepublik Deutschland (nach [136]).

Eine kohlenhydratreiche, fettarme Ernährung begünstigt die Fetteinlagerung in die Leber, während eine Verschiebung der **Kohlenhydrat-Fett-Relation** zugunsten des Fettes der Fetteinlagerung entgegenwirkt und die Mobilisation von eingelagertem Fett bei der Fettleber fördert [229].

3.7.5 Akute alkoholische Hepatitis

Es handelt sich um eine mit vorwiegend zentrolobulär gelegenen Nekrosezonen und polymorphkernigen entzündlichen Reaktionen an der Leber einhergehende **Fettleberhepatitis,** ausgelöst durch den regelmäßigen Konsum von 80–160 g Äthanol (bei Frauen liegt die Dosis niedriger) während mehrerer Wochen oder Monaten.

Die mit Ikterus, Fieber, Lebervergrößerung, beidseitiger Parotisschwellung und typischen laborchemischen Veränderungen einhergehende Erkrankung hat bei hospitalisierten Kranken je nach Statistik eine zwischen 20 und 65 % liegende Mortalität.

Ein erheblicher Teil der Patienten ist in schlechtem Ernährungszustand, der noch verstärkt wird durch eine krankheitsbedingte Anorexie, Übelkeit und Erbrechen. Im Vordergrund der Malnutrition steht der **Proteinmangel,** der wiederum mit dem Ausmaß der morphologischen Veränderungen an der Leber und auch der Mortalität positiv korreliert.

Ernährungstherapie

Ergebnisse von Therapiestudien mit hochkalorischer kohlenhydrat- und aminosäurereicher künstlicher Ernährung (sowohl enteral als auch parenteral) sind nicht einheitlich. Wesentliche Gründe hierfür sind die unterschiedlichen Schweregrade der Erkrankung bei z. T. bereits vorliegendem zirrhotischem Umbau der Leber. Obwohl der Ernährungszustand durch künstliche Ernährung eindeutig gebessert wird, liegen Beweise für einen signifikanten Rückgang der Mortalität noch nicht vor (Lit. bei [1]).

3.7.6 Hämochromatose (Siderophilie)

Ätiologie und Klinik

Es handelt sich um eine mit einer gesteigerten Eisenresorption einhergehende **Störung des Eisenstoffwechsels.** Die Ursache der überschießenden Eisenresorption ist noch weitgehend unbekannt.

Es kommt zu einer hochgradigen **Einlagerung von Eisen** in Form von Hämosiderin und Ferritin in die Leber, weiterhin in das Pankreas, den Herzmuskel, Drüsen mit innerer Sekretion, die Haut etc. Als **Folge** der unphysiologisch hohen Eineinlagerung entwickeln sich entzündliche Gewebsreaktionen, die an der Leber und am Pankreas einen zirrhotischen Umbau zur Folge haben.

Die wahrscheinlich **autosomal dominant vererbte Erkrankung** findet sich bei Männern häufiger als bei Frauen.

Abzugrenzen ist die idiopathische Hämochromatose von der **nutritiven Hämochromatose,** der kein angeborener Stoffwechseldefekt zugrunde liegt. Sie entwickelt sich unter extremen Ernährungsbedingungen mit hoher Eisen- und niedriger Proteinzufuhr. Diese Form der Eisenspeicherkrankheit wird insbesondere bei Bantus in Südafrika, die eine sehr eisenreiche Nahrung aufnehmen, gefunden. Auch hierbei entwickelt sich als Folge der Eisenablagerung im Gewebe häufig eine Leberzirrhose.

Ernährungstherapie

Eine eisenarme Diät lässt sich, da Eisen in einer Vielzahl von Lebensmitteln enthalten ist, mit der zur Erzielung eines therapeutischen Effekts erforderlichen Konsequenz nicht praktizieren. Auf diätetische Maßnahmen wird deshalb bei der Hämochromatose verzichtet.

3.7.7 Morbus Wilson

 Ätiologie und Klinik

Es handelt sich um eine **rezessiv vererbbare Störung des Kupferstoffwechsels** mit erhöhter Kupfereinlagerung in Organe, insbesondere in die Leber, das Gehirn, die Nieren und die Kornea.

Folgen der unphysiologischen Kupfereinlagerung können die Entwicklung einer Leberzirrhose bzw. degenerative Hirnveränderungen sein. **Ursache** der Kupferstoffwechselstörung ist ein Mangel an dem Trägerprotein für Kupfer im Serum, dem Zöruloplasmin, einem α_2-Globulin.

 Ernährungstherapie*

Mit der Nahrung werden täglich 2–5 mg Kupfer aufgenommen. Hiervon werden ca. 30 % resorbiert. Besonders kupferreich sind Seefrüchte, Innereien, Nüsse, Rosinen, Pilze und Kakao. Der **Kupfergehalt** ist besonders niedrig in Milch und Milchprodukten, Zucker, Mehl, frischem Obst.

> Patienten mit einem Morbus Wilson sollten durch Meiden kupferreicher Lebensmittel eine relativ **kupferarme Diät** einhalten.

Die Zugabe von **Kaliumsulfid** zur Nahrung kann die intestinale Ausnutzung des mit der Nahrung aufgenommenen Kupfers weiter vermindern, da sich nach Zusatz dieses Salzes unlösliches Kupfersulfid bildet [276].

3.7.8 Gallenwegserkrankungen

 Ätiologie und Klinik

Die häufigste Erkrankung der extrahepatischen Gallenwege ist das **Gallensteinleiden**.

---

* Morbus Wilson e.V., Meraner Straße 17, 83024 Rosenheim (Selbsthilfegruppe)

Ändert sich die Konzentration von Gallensalzen, Bilirubin, Cholesterin oder Phospholipiden in der Gallenflüssigkeit, so kann es zu einer Auskristallisation von Bilirubin oder Cholesterin, oft zusammen mit Kalziumsalzen, und somit zur Steinbildung kommen.

Weitere auslösende Ursachen können Entzündungen der Gallenblasenwand und eine verlängerte Verweildauer der Gallenflüssigkeit in der Blase sein. Bei Frauen entwickeln sich häufiger Gallensteine als bei Männern. Schwangerschaften, wahrscheinlich auch Ovulationshemmer und im Klimakterium oft eingenommene Östrogene fördern die Gallensteinbildung.

Die Zahl der sich bildenden Steine ist unterschiedlich und reicht vom Solitärstein bis zur prall mit kleinen Steinen gefüllten Gallenblase. Es gibt eine Reihe von Hinweisen darauf, dass die Gallensteinhäufigkeit in den westlichen Industrieländern seit Beginn dieses Jahrhunderts, aber insbesondere seit dem Ende des Zweiten Weltkrieges erheblich zugenommen hat. Aufgrund von Autopsiebefunden entwickeln Frauen bis zum 70. Lebensjahr in 30–60 % der Fälle Gallensteine.

Abbildung 3-41 zeigt, dass die **Gallensteinhäufigkeit** in verschiedenen Ländern unterschiedlich hoch ist, wobei Länder mit hohem Lebensstandard eine hohe und sog. Entwicklungsländer mit einem niedrigen Standard eine niedrige Prävalenz haben. Die Tatsache, dass offenbar **steigender Lebensstandard** mit einer Zunahme der Gallensteinhäufigkeit einhergeht, berechtigt zu der Annahme, dass sich mit dem Lebensstandard **ändernde Ernährungsgewohnheiten** für die zunehmende Gallensteinhäufigkeit mitverantwortlich sind.

Die Frage, ob eine hyperkalorische Ernährung oder eine Kost reich an Fett oder an raffinierten Kohlenhydraten bzw. arm an Ballaststoffen die Entstehung von Cholesteringallensteinen begünstigt, lässt sich schwer beantworten. Erstens ändern sich bei einer **Umstellung der Ernährung**, etwa von einer fettarmen auf eine fettreiche, zwangsläufig auch andere Parameter wie die Höhe der Gesamtenergiezufuhr, Menge und Art der Kohlenhydrate etc. Des weiteren geht die Umstellung auf eine „westliche Ernährung" immer mit Änderungen anderer Lebensgewohnheiten, wie etwa Verringerung der körperlichen Aktivität etc. einher.

Trotz aller Schwierigkeiten kommt eine große Zahl von Untersuchungen zu dem Ergebnis, dass der Wechsel von einer Kost reich an Ballaststoffen, arm an Fett und raffi-

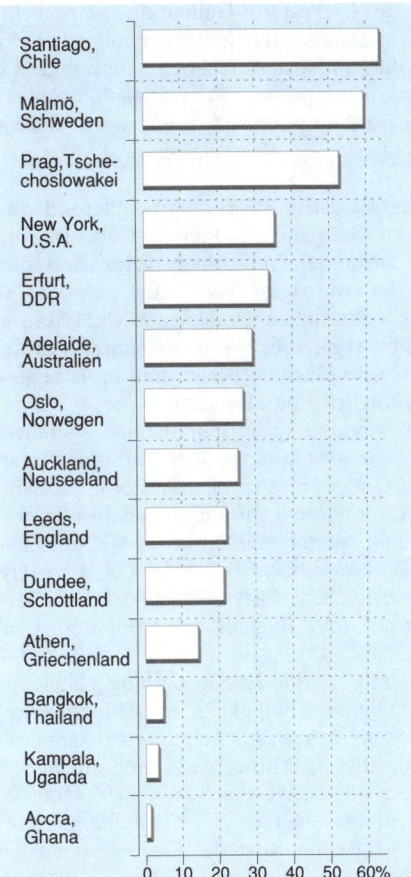

Abb. 3-41 Bei Autopsien festgestellte Gallensteinhäufigkeit 70- bis 79-jähriger Frauen in 14 Ländern nach Veröffentlichungen seit 1951 (nach [121]).

Reduktion des Körpergewichts hat einen Rückgang der Cholesterinkonzentration zur Folge.

Hierbei muss jedoch beachtet werden, dass während der Phase der **Körpergewichtsreduktion** das Risiko der Gallensteinbildung aufgrund von zwei Effekten gesteigert werden kann. So kommt es unter Diäten mit sehr niedrigem Energiegehalt (very low calorie diets, vgl. Kap. 4.1) aufgrund des extrem niedrigen Fettgehalts und der hierdurch bedingten geringen Stimulation der Gallenblasenkontraktion aufgrund der Stase zu einer **vermehrten Steinbildung** (Lit. bei [163]). Weiterhin steigt die Cholesterinkonzentration in der Gallenflüssigkeit während der Körpergewichtsreduktion durch Mobilisation von Cholesterin aus dem Fettgewebe.

> Insbesondere das häufige Auf und Ab des Körpergewichtes mit immer wieder praktizierten, mit schneller Gewichtsabnahme einhergehenden „Diätkuren" zur Gewichtsreduktion dürften das Risiko der Cholelithiasis erheblich steigern.

Auch die weltweit zur Senkung der Serumcholesterinkonzentration empfohlenen **Diäten mit hohem Anteil an mehrfach ungesättigten Fettsäuren** steigern aufgrund einer Reihe von Untersuchungen das Risiko der Steinbildung. Ob hierfür ausschließlich der höhere Anteil an mehrfach ungesättigten und der geringere Anteil an gesättigten Fettsäuren verantwortlich ist oder ob auch das Verhältnis von Pflanzensterinen zu Cholesterin eine Rolle spielt, ist ungeklärt.

In der Los-Angeles-Veterans-Administration-Studie wurden beispielsweise die Autopsiebefunde von Männern ausgewertet, die über Jahre eine cholesterinspiegelsenkende Diät einhielten bzw. eine übliche amerikanische Kost verzehrten. In der Gruppe mit cholesterinspiegelsenkender Diät fanden sich in 34 % und in der Kontrollgruppe lediglich in 14 % Gallensteine [277].

Mehrfach ungesättigte Fettsäuren der ω-3-Gruppe unterscheiden sich wahrscheinlich von denen der ω-6-Reihe. In Versuchen mit **Fischöl** (ca. 9 g ω-3-Fettsäuren pro Tag) fand sich eine Erniedrigung der Cholesterinkonzentration der Gallenflüssigkeit [28].

Eine hohe orale Cholesterinzufuhr (5 Eier täglich) hatte bei Frauen mit nachweisbaren Gallensteinen eine signifikante Steigerung der Cholesterin- und Abnahme der Gallensalzkonzentration in der Gallenflüssigkeit zur Folge, während sich die genannten Parameter bei Frauen mit steinfreier Gallenblase nicht veränderten. Der Befund spricht dafür, dass auch eine **cholesterinreiche Ernährung** das Gallensteinrisiko steigert [159].

nierten Kohlenhydraten zu einer sog. „westlichen Kost" die Entstehung von Cholesterinsteinen fördert. Gestützt wird diese Ansicht z. B. durch **epidemiologische Untersuchungen**, die in Japan durchgeführt wurden und die eindeutig eine Zunahme der Häufigkeit von Cholesterinsteinen seit Übernahme westlicher Ernährungsgewohnheiten nach dem Zweiten Weltkrieg zeigen.

Darüber hinaus konnte gezeigt werden, dass Gallensteine bei Personen mit **Übergewicht** häufiger vorkommen und Gallensteinträger im Vergleich zu Kontrollpersonen ohne Steine eine höhere Energiezufuhr haben. Die Cholesterinkonzentration in der Gallenflüssigkeit steigt mit zunehmendem Ausmaß des Übergewichts, so dass bei Adipösen die entscheidende Voraussetzung zur Steinentstehung, eine Übersättigung der Gallenflüssigkeit mit Cholesterin, begünstigt wird. Eine

Alkohol, von dem bekannt ist, dass er die HDL-Konzentration im Serum steigert, hat offenbar auch einen Effekt auf die Cholesterinkonzentration in der Galle. Nach einer Untersuchung von Thornton und Mitarbeiter [287] senkt Alkohol in einer Menge von 40 g/Tag signifikant die Cholesterinkonzentration in der Gallenflüssigkeit, wodurch die Wahrscheinlichkeit der Auskristallisation von Cholesterin verringert wird. Kurze Zeit nach der Unterbrechung des regelmäßigen Alkoholkonsums stellt sich die ursprüngliche Cholesterinkonzentration in der Gallenflüssigkeit wieder ein.

> Zu einer **Auskristallisation** von Cholesterin in der Gallenflüssigkeit kommt es bei einem Missverhältnis zwischen den für die Löslichkeit des Cholesterins verantwortlichen Gallensalzen und dem Cholesterin.

Die Gallenflüssigkeit wird lithogen, d. h., sie neigt zur Auskristallisation von Cholesterin sowohl bei einem Zuviel an Cholesterin als auch bei im Normbereich liegender Cholesterinkonzentration dann, wenn die Gallensalzkonzentration erniedrigt ist.

Im Tierversuch kommt es unter einer **ballaststofffreien Ernährung,** reich an Zucker und Stärke, zu einer Verminderung der Gallensalzsynthese in der Leber und folglich zu einer **lithogenen Gallenflüssigkeit.**

Untersuchungen zur Frage, ob eine **ballaststoffreiche Kost** beim Menschen einen positiven Effekt auf die Cholesterin-Gallensalz-Relation in der Gallenflüssigkeit hat, kamen zu folgendem Ergebnis: Bei Gallensteinträgern mit erhöhter Cholesterinkonzentration in der Gallenflüssigkeit fällt die Cholesterinkonzentration, wenn 6 Wochen lang täglich 20–40 g Weizenkleie verzehrt werden.

Dieser **positive Effekt** kommt aufgrund von Untersuchungen mit markierten Gallensäuren wie folgt zustande: Weizenkleie vermindert die Resorption von Desoxycholsäure, die im Kolon durch bakteriellen Umbau aus Cholsäure gebildet wird (vgl. Abb. 3-42). Die Konzentration von Desoxycholsäure im Serum und im Lebergewebe sinkt folglich. Da Desoxycholsäure die Synthese von Chenodesoxycholsäure hemmt, kommt es als Folge der verminderten Resorption dieser sekundären Gallensäure zu einer gesteigerten Synthese von Chenodesoxycholsäure. Letztgenannte Gallensäure hemmt wiederum das Schlüsselenzym der Cholesterinsynthese in der Leber, die Hydroxymethylglutaryl-CoA-Reduktase (HMG-CoA-Reduktase), und folglich die Cholesterinsynthese (vgl. Abb. 3-43).

Hiermit ist eine Erklärungsmöglichkeit für die zunehmende Häufigkeit an Cholesteringallensteinen in den westlichen Industrieländern und gleichzeitig ein Hinweis auf eine mögliche Prophylaxe aufgezeigt. Auch tierexperimentelle Untersuchungen stützen die Vorstellung, dass eine ballaststoffarme Kost die Gallensteinentstehung fördert.

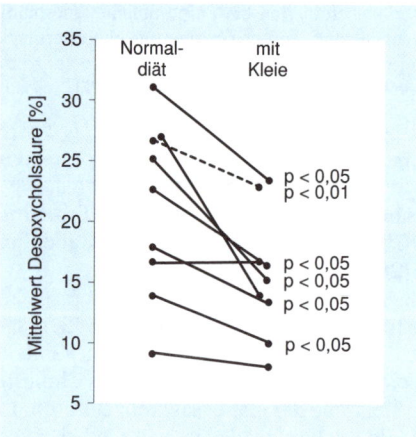

Abb. 3-42 Einfluss von Weizenkleie auf den Anteil von Desoxycholsäure am Gallensäurepool. Ergebnisse aus 9 Studien [118].

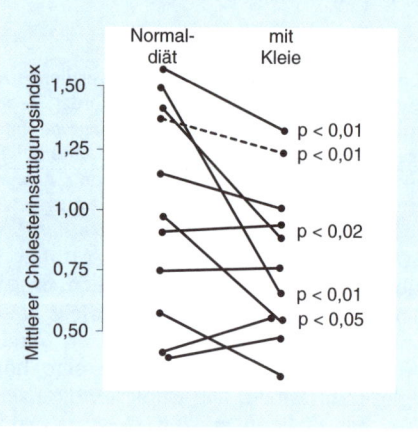

Abb. 3-43 Einfluss von Weizenkleie auf den Cholesterin-Sättigungsindex der Blasengalle. Ergebnisse von 10 Studien. Index > 1,0 bedeutet Cholesterinsättigung. Risiko der Auskristallisation [118].

Da sich die Zusammensetzung der Gallenflüssigkeit bei Versuchspersonen, die 6 Wochen lang 112 bzw. 16 g Saccharose verzehrten, nicht änderte, muss angenommen werden, dass in der modernen Ernährung nicht dem hohen Anteil an raffinierten Kohlenhydraten, sondern dem geringen **Ballaststoffgehalt** die entscheidende Bedeutung für die Steinentstehung zukommt [303].

Gestützt wird die Vorstellung, dass ballaststoffreiche, relativ fettarme Kostformen vor der Steinentstehung schützen, durch Untersuchungen an **Vegetarierinnen**. Von Pixley u. Mitarb. [231] wurden 632 Frauen im Alter zwischen 40 und 69 Jahren zum Ausschluss von Gallensteinen sonographiert. 130 der untersuchten Frauen waren Vegetarierinnen. Bei 25 % der Nichtvegetarierinnen und nur 12 % der Vegetarierinnen konnten Gallensteine nachgewiesen werden.

Leguminosen erhöhen die Cholesterinkonzentration der Gallenflüssigkeit und begünstigen mit großer Wahrscheinlichkeit die Entstehung von Cholesteringallensteinen.

20 gesunde Versuchspersonen verzehrten bei isokalorischer Ernährung mit konstanter Nährstoffaufnahme während je einem Monat in der Kontrollphase keine und in der Versuchsphase 120 g Leguminosen täglich. In der Versuchs- und Kontrollphase unterschied sich die Zusammensetzung der Gallenflüssigkeit signifikant. Die Cholesterinkonzentration stieg unter Leguminosen an und die Phospholipidkonzentration sank.

Zusätzlich nahm die Serumcholesterinkonzentration – überwiegend die LDL-Fraktion – unter Leguminosen im Mittel um 9 % ab. Die Ursache dieses Effekts ist unbekannt. Möglicherweise sind **Saponine**, die mit mehr als 6 % in Leguminosen enthalten sind, dafür verantwortlich.

In Tierversuchen konnte unter Gabe von Saponinen eine Steigerung der Cholesterinkonzentration in der Gallenflüssigkeit nachgewiesen werden (Lit. bei [220]).

Beschwerden verursachen Steine insbesondere dann, wenn sie durch eine heftige Kontraktion der Gallenblasenwand in den engen Hals der Blase oder den Choledochus getrieben werden und sich hier einklemmen. Ein Verschluss des Choledochus durch einen Stein führt zum **Verschlussikterus**, d.h. der Abfluss der Gallenflüssigkeit in den Darm wird verlegt, und die sich zurückstauende Gallenflüssigkeit tritt in die Blutbahn über. **Folge** ist eine gestörte Resorption von Fett und fettlöslichen Vitaminen. Letzteres führt schnell zu einen Vitamin-K-Mangel, was wiederum Gerinnungsstörungen zur Folge hat.

Als **Gallenblasen-Sludge** wird die sonographisch nachweisbare eingedickte und damit echogene Galle im Lumen der Gallenblase bezeichnet. Es handelt sich um ein frühes sonographisch fassbares Stadium der Gallensteinentstehung, das auf kleinsten Cholesterin- und Bilirubinkristallen beruht. Die häufigste Ursache der Sludge-Entstehung sind Motilitätsstörungen der Gallenblase, z. B. bei langfristigem Fasten und parenteraler Ernährung, bei denen der physiologische Stimulus für die Gallenblasenmotorik fehlt.

Die übrigen Erkrankungen der extrahepatischen Gallenwege sind, abgesehen von Karzinomen, vorwiegend bakteriell-entzündliche Erkrankungen der Gallenblase (**Cholezystitis**) und der Gallenwege (**Cholangitis**). Eine länger bestehende Cholangitis, die oft durch Gallensteine unterhalten wird, kann die Leber schädigen und zur sog. cholangitischen oder sekundären biliären Zirrhose bzw. zu einer Schädigung des Pankreas führen.

Ernährungstherapie

Nur große Fettmengen können durch plötzliche Kontraktion der Gallenblase und eine hierdurch bedingte Austreibung von Steinen, eine Kolik auslösen. Ein im Normbereich liegender Fettgehalt der Kost hat keine negativen Effekte.

> Nach Cholezystektomie sind besondere diätetische Maßnahmen nicht erforderlich.

Für eine fettarme, sog. Galleschonkost, wie sie früher empfohlen wurde, gibt es keine Indikation. Hierfür sprechen alle bisher durchgeführten Untersuchungen, mit denen der therapeutische Wert einer fettarmen Galleschonkost bewiesen werden sollte.

Der wiederholt gemachte Versuch, die Häufigkeit abdomineller Beschwerden nach dem Genuss von Fett und ballaststoffreichem Gemüse mit nachweisbaren Erkrankungen der extrahepatischen Gallenwege zu korrelieren, schlug immer fehl.

Price befragte 142 Frauen im Alter zwischen 50 und 70 Jahren zu Nahrungsmittelunverträglichkeiten und Beschwerden nach Fettverzehr und korrelierte die Angaben mit der Häufigkeit röntgenologisch nachweisbarer, pathologischer Befunde an den Gallenwegen. Hierbei ergab sich, dass dyspeptische Beschwerden von 53 % in der Gruppe mit normalem Cholezystogramm und von 50 % in der Gruppe mit pathologischem Röntgenbefund der Gallenblase angegeben wurden. Eine reine Fettintoleranz fand sich bei normalem Gallenblasenbefund in 28 % und bei pathologischem Befund nur in 4 % der Fälle (Lit. bei [151]).

Zu entsprechenden Ergebnissen an insgesamt 1000 Patienten kamen andere Autoren, die ebenfalls keine positive Korrelation zwischen pathologischen Röntgenbefunden an der Gallenblase und dyspeptischen Beschwerden bzw. Nahrungsmittelunverträglichkeiten fanden.

Mogadam u. Mitarb. [210] untersuchten mit Ultraschall den Einfluss von Testmahlzeiten mit mehr als 30 bzw. weniger als 15 g Fett auf die Gallenblasenkontraktion. Hierbei fanden sich keine Unterschiede, so dass die Autoren zu dem Schluß kommen, dass der fettarmen Diät zur Vermeidung von Beschwerden bei Cholelithiasis keine Bedeutung zukommt (vgl. auch Kap. 3.1).

Zusammenfassend lässt sich sagen, dass sämtliche Bemühungen, den Wert einer Gallenschonkost durch Vergleichsuntersuchungen zu beweisen, fehlschlugen. Hieraus ergibt sich, dass es eine spezielle Diät für die Erkrankungen der Gallenwege nicht gibt.

Dem Kranken sollte eine ausgewogene Ernährung in Form **leichter Vollkost** empfohlen werden.

Literatur

1 Achord, J. L.: Review of alcoholic hepatitis, and its treatment. Amer. J. Gastroent. 88 (1993) 1822–1831.
2 Adler, M., F. Schaffner: Fatty liver hepatitis and cirrhosis in obese patients. Amer. J. Med. 67 (1979) 811.
3 Aldoori, W. H., E. Giovannucci, M. J. Stampfer, E. B. Rimm, A. L. Wing and W. C. Willet: A Prospective Study of Alcohol, Smoking, Caffeine, and the Risk of Duodenal Ulcer in Men. Epidemiology 8 (1997) 420–424 (b).
4 Aldoori, W. H., E. I. Giovannucci, M. J. Stampfer, E. B. Rimm, A. L. Wing and W. C. Willet: Prospective Study of Diet and the Risk of Duodenal Ulcer in Men. Am. J. Epidemiol. 145 (1997) 42–50 (a).
5 Alexander, W. F., E. Spindel, R. F. Harty, J. J. Cerda: The usefulness of branched chain amino acids in patients with acute or chronic hepatic encephalopathy. Amer. J. Gastroent. 84 (1989) 91–96.
6 Allard, J. P., E. Aghdassi, J. Chau, I. Salit, S. Walmsley: Oxidative stress and plasma antioxidant micronutrients in humans with HIV infection 1–3. Amer. J. clin. Nutr. 67 (1998) 143–147
7 Allen, M. L., H. Mellow, M. Robinson: Manometry during food ingestion aids in the diagnosis of diffuse esophageal spasm. Amer. J. Gastroent. 87 (1992) 568–571.
8 Andersson, H., H. Mobacken: Dietary treatment of dermatitis herpetiformis. Europ. J. clin. Nutr. 46 (1992) 309–315.
9 Arffmann, S., J. R. Andersen, J. Hegnhøj, O. B. Schaffalitzky: The effect of coarse wheat bran in the irritable bowel syndrome. Scand. J. Gastroent. 20 (1985) 295.
10 Arnbjörnsson, E.: Acute appendicitis and dietary fiber. Arch. Surg. 118 (1983) 868.
11 Aslan, A., G. Triadafilopoulus: Fish oil fatty acid supplementation in active ulcerative colitis: A double-blind, placebo-controlled, crossover study. Amer. J. Gastroent. 87 (1992) 432–437.
11a Asfar, S., P. Atkinson, C. Ghent, J. Duff, W. Wall, S. Williams, E. Seidman, D. Grant: Small bowel transplantation. A life-saving option for selected patients with intestinal failure. Dig. Dis. Sc. 41 (1996) 875–883.
12 Babka, J. C., D. O. Castell: On the genesis of heartburn – The effects of specific foods on the lower esophageal sphincter. Dig. Dis. Sci. 18 (1973) 391.
13 Bach, A. C., V. K. Babayan: Medium chain triglycerides: an update. Amer. J. clin. Nutr. 36 (1982) 950.
14 Bahna, S. L.: Management of food allergies. Ann. Allergy 53 (1984) 678.
15 Baker, A. L., I. H. Rosenberg: Refractory sprue: Recovery after removal of non-gluten dietary proteins. Ann. intern. Med. 89 (1978) 505–508.
16 Ballegaard, M., A. Bjergstrøm, S. Brøndum, E. Hylander, L. Jensen, K. Ladefoged: Self-reported food intolerance in chronic inflammatory bowel disease. Scand. J. Gastroenterol. 32 (1997) 569–571.
17 Bank, S.: Chronic pancreatitis: Clinical features and medical management. Amer. J. Gastroent. 81 (1986) 153–167.
18 Barclay, G. R., H. McKenzie, J. Pennington, D. Parratt, C. R. Pennington: The effect of dietary yeast on the activity of stable chronic Crohn's disease. Scand. J. Gastroent. 27 (1992) 196–200.
19 Barker, P. G., R. E. Barry, A. E. Read: Defection of continuing gluten ingestion in treated coeliac patients. Brit. med. J. I (1975) 486.
20 Battaglia, G., F. di Mario, F. Vianello, L. Aggio, R. Cannizzaro: Alcohol consumption in the management of duodenal ulcer disease: A two year study. Ital. J. Gastroent. 17 (1985) 262.
21 Becker, M., R. Roßkamp: Therapie der Obstipation mit Weizenkleie im Säuglings- und Kleinkindesalter. Mschr. Kinderheilk. 135 (1987) 525.
22 Beer, W. H., A. Fan, C. H. Halsted: Clinical and nutritional implications of radiation enteritis. Amer. J. clin. Nutr. 41 (1985) 85.
23 Belli, D. G., E. Seidman, L. Bouthiller, A. M. Weber, C. C. Roy, M. Pletincx, M. Beaulieu, C. T. Moorin: Chronic intermittent elemental diet improves growth failure in children with Crohn's disease. Gastroent. 94 (1988) 603.
24 Belluzzi, A., C. Brignola, M. Campieri, A. Pera, S. Boschi, M. Miglioli: Effect of an enteric-coated fish-oil preparation on relapses in Crohn's disease. N. Engl. J. Med. 334 (1996) 1557–1560.
25 Bennett, J. E.: Searching for the yeast connection. New Engl. J. Med. 323 (1990) 1766–1767.
26 Bergstrand, O., G. Hellers: Breast-feeding during infancy in patients who later develop Crohn's disease. Scand. J. Gastroent. 18 (1983) 903.
27 Bernstein, C. N., M. Ament, L. Artinian, J. Ridgeway, F. Shanahan: Milk tolerance in adults with ulcerative colitis. Amer. J. Gastroent. 89 (1994) 872–877.
28 Berr, F., J. Holl, D. Jüngst: ω-3-mehrfach ungesättigte Fettsäuren in der Nahrung senken die Cholesterinsättigung der Galle bei Gallensteinleiden. Hepatology 16 (1992) 960–967.

29 Bjørneklett, A., E. Jenssen: Relationships between hydrogen and methane production in man. Scand. J. Gastroent. 17 (1982) 985.
30 Bock, S. A., F. M. Atkins: The natural history of peanut allergy. J. Allergy clin. Immunol. 83 (1989) 900–904.
31 Bodemar, G., A. Walau, G. Lundquist: Food stimulated acid secretion measured by intragastric titration with bicarbonate in patients with duodenal and gastric ulcer disease and in controls. Scand. J. Gastroent. 15 Suppl. 63 (1980) 108.
32 Böhmer C. J. M, H. A. R. E. Tuynman: Disaccaridintoleranz oder irritabler Darm? The clinical relevance of lactose malabsorption in irritable bowel syndrom. Eur. J. Gastroenterol. & Hepatol. 8 (1996) 1013–1016.
33 Bongaerts, G. P. A., J. J. M. Tolboom, A. H. J. Naber, W. J. K. Sperl, R. S. V. M. Severijnen, J. A. J. M. Bakkeren, J. L. Willems: Role of bacteria in the pathogenesis of short bowel syndrome-associated D-lactic acidemia. Microbial Pathogenesis 22 (1997) 285–293.
34 Booth, C. C.: Pathophysiologie der Dünndarmresorption. Internist 7 (1966) 197.
35 Born, P., W. Barina, T. Vierling: Fructose- und Sorbitmalabsorption. Dtsch. med. Wschr. 115 (1990) 598.
36 Born, P., W. Kamenisch, S. Müller, F. Paul: Fructosemalabsorption – Normalisierung durch Glucosezugabe. Verdauungskrankheiten 9 (1991) 239–241.
37 Brand, J. C., S. Holt: Relative effectiveness of milk with reduced amounts of lactose in alleviating milk intolerance. Amer. J. clin. Nutr. 54 (1991) 148–151.
38 Brandes, J. W., H. Lorenz-Meyer: Zucker-freie Diät. Eine neue Perspektive zur Behandlung des Morbus Crohn? Eine randomisierte, kontrollierte Studie. Z. Gastroent. 19 (1981) 1.
39 Brandes, J. W., H. A. Körst, K. P. Littmann: Zuckerfreie Diät als Langzeit- bzw. Intervallbehandlung in der Remissionsphase des Morbus Crohn – eine prospektive Studie. Leber, Magen, Darm 12 (1982) 225.
40 Brandt-Grädel, V. van den, K. Huibergtse, G. N. J. Tytagat: Treatment of solitary rectal ulcer syndrome with high-fiber diet and abstention of straining at defecation. Dig. Dis. Sci. 29 (1984) 1005.
41 Breumelhof, R., H. J. van Wijk, C. D. van Es, A. J. P. M. Smout: Food impaction in nutcracker esophagus. Dig. Dis. Sci. 35 (1990) 1167–1171.
42 Brümmer, J. M.: Leinsamen – seine Qualitätsmerkmale und sein möglicher Gehalt an Blausäure im Brot. Brot und Gebäck 23 (1969) 170.
43 Bruno, M. J., E. B. Haverkort, G. N. J. Tytgat, D. J. van Leeuwen: Maldigestion Associated with Exocrine Pancreatic Insufficiency: Implications of Gastrointestinal Physiology and Properties of Enzyme Preparations for a Cause-Related and Patient-Tailored Treatment. Amer. J. Gastroenterol. 90 (1995) 1383–1393.
44 Bürger, B., G. Ollenschläger, H. Güdelhöfer, M. Schrappe: Ernährungsberatung bei HIV-1-Infizierten. Ernährungs-Umschau 37 (1990) 434–441.
45 Burkitt, D. P., H. C. Trowell: Appendicitis. In: Refind carbohydrate food and disease. Academic Press, New York 1975.
46 Burkitt, D. P.: The aetiology of appendicitis. Brit. J. Surg. 59 (1971) 695.
47 Burow, H.: Die derzeitige Salmonella enteritidis-Epidemie – Hygienemaßnahmen im Großküchenbereich. Akt. Ernährungsmed. 19 (1994) 178–187.

48 Bye, A. M. E., D. P. R. Muller, J. Wilson, V. M. Wright, M. B. Mearns: Symptomatic vitamin E deficiency in cystic fibrosis. Arch. Dis. Childh. 60 (1985) 162.
48a Byrne, T. A., R. L. Persinger, L. S. Young, T. R. Ziegler, D. W. Wilmore: A new treatment for patients with short-bowel syndrome. Growth hormone, glutamine and a modified diet. Ann. Surg. 222 (1995) 243–254.
49 Calliari, S., L. Benini, C. Sembenini, B. Gregori, V. Carnielli, I. Vantini: Original: Medium-chain triglyceride absorption in patients with pancreatic induffiencies. Scand. J. Gastroenterol. 31 (1996) 90–94.
50 Campbell, J. A.: Foods for patients with celiac disease. Canad. med. Ass. J. 127 (1982) 963.
51 Cann, P. A., N. W. Read, C. Brown: Irritable bowel syndrome: Relationship of disorders in the transit of a single solid meal to symptom patterns. Gut 24 (1983) 405.
52 Cann, P. A., N. W. Read, C. D. Holdsworth: What is the benefit of coarse wheat bran in patients with irritable bowel syndrome? Gut 25 (1984) 168.
53 Carriere F., J. A. Barrowman, R. Verger and R. Laugier: Secretion and Contribution to Lipolysis of Gastric and Pancreatic Liases During a Test Meal in Humans. Gastroenterology 105 (1993) 876–888.
54 Challacombe, D.: When is a coeliac? Lancet 343 (1994) 188.
55 Chalmers, T. C., C. S. Davidson: Survey of recent therapeutic measures in cirrhosis of liver. New Engl. J. Med. 240 (1949) 449.
56 Chlebowski, R. T., G. Beall, M. Grosvenor, L. Lillington, N. Weintraub, C. Ambler, E. W. Richards, B. C. Abbruzzese, M. A. McCamish, F. O. Cope: Long-term effects of early nutritional support with new enterotropic peptide-based formula vs. standard enteral formula in HIV-infected patients: Randomized prospective trial. Nutrition 9 (1993) 507–512.
57 Chlebowski, R. T., D. M. B. Grosvenor, N. H. Bernhard, L. Morales, L. M. Bulcavage: Nutritional Status, Gastrointestinal Dysfunction, and Survival in Patients with AIDS. Amer. J. Gastroenterol. 84 (1989) 1288–1293.
58 Christl, S. U., W. Scheppach, H. Kasper: Pneumatosis cystoides intestinalis. Dtsch. med. Wschr. 121 (1996) 195–199.
59 Christl, S. U., W. Scheppach, H. Kasper: Wasserstoffmetabolismus im Dickdarm – Physiologie und klinische Bedeutung. Z. Gastroenterol. 33 (1995) 408–413.
60 Christl. S.U. W. Scheppach: Metabolic Consequences of Total Colectomy. Scand. J. Gastroenterol. 32 (1997) Suppl. 20–24.
61 Ciclitira, P. J., R. Cerio, H. J. Ellis, D. Maxton, J. M. Nelufer, J. M. Macartney: Evaluation of a gliadine-containing gluten-free product in coeliac patients. Human Nutr. 39C (1985) 303.
62 Classen, M.: Neubewertung der herkömmlichen Behandlung des unkomplizierten Ulkus-duodeni-Leidens. Med. u. Ernährung 12 (1971) 30.
63 Cochet, B., A. Jung, M. Griessen, P. Bartholdi, P. Schaller, A. Donath: Effects of lactose on intestinal calcium absorption in normal and lactosedeficient subjects. Gastroenterology 84 (1983) 935.
64 Cohen, S.: Pathogenesis of coffee-induced gastrointestinal symptoms. New Engl. J. Med. 303 (1980) 122.

65 Cohen, S., G. H. Booth: Gastric acid secretion and lower esophageal sphincter pressure in response to coffee and coffeine. New Engl. J. Med. 293 (1975) 897.
66 Colombel, J. F., A. Cortot, C. Neut, C. Romond: Yoghurt with bifidobacterium longum reduces erythromycin-induced gastrointestinal effects. Lancet 2 (1987) 43.
67 Conn, H.O.: Trailmaking and numberconnection tests in the assessment of mental state in portal systemic encephalopathy. Dig. Dis. Sci. 22 (1977) 541.
68 Corazziari, E., C. Prozessere, S. Dai, F. Anzini, A. Torsoli: Intraluminal pH and esophageal motility. Gastroenterology 75 (1978) 275.
69 Corey, M. L.: Longitudinal studies in cystic fibrosis. In: Sturgess, J. M. (ed.): Perspectives in cystic fibrosis. Imperial Press, Toronto 1980.
70 Corey, M. L., K. Gaskin, P. Durie, H. Levinson, G. Forstner: Improved prognosis in CF patients with normal fat absorption. J. Pediat. Gastroent. Nutr. 3, Suppl. 1 (1983) 99.
71 Crook, W.G.: The yeast connection: a medical breakthrough. Jackson, Tenn. Professional Books (1983).
72 Dahlqvist, A.: Digestion of lactose. In: Delmont, J.: Milk intolerances and rejection. Karger, Basel 1983.
73 Daniel, E. S., S. L. Ludwig, K. J. Lewin, R. M. Ruprecht, G. M. Rajacich, A. D. Schwabe: The Cronkhite-Canada-Syndrome. An analysis of clinical and pathologic features and therapy in 55 patients. Medicine 61 (1983) 293.
74 Decker-Baumann, Ch., S. Frohmüller, K. Buhl, A. v. Herbay, P. M. Schlag: Reduction of chemotherapy induced gastrointestinal side effects with parenteral glutamine supplementation in patients with metatstatic colecteral carcinoma.Clin. Nutr. 15 (1996) 8.
75 Depew, W.T.: The role of nutritional support on inflammatory bowel disease. Can. J. Gastroent. 4, Suppl. (1990) 30A.
76 DiMagno, E., V. L. W. Go, W. H. J. Summerskill: Relations between pancreatic enzyme outputs and malabsorption in severe pancreatic insufficiency. New Engl. J. Med. 288 (1973) 813.
77 Dismukes, E., J. Wade, Y. Lee, K. Dockery, D. Hain: A randomized, double-blind trial of Nystatin therapy for the candidiasis hypersensitivity syndrome. New Engl. J. Med. 323 (1990) 1717–1723.
78 Dissanayake, A. S., S. C. Truelove, R. Whittehead: Lack of harmful effect of oats on small-intestinal mucosa in coeliac disease. Brit. med. J. II (1974) 189.
79 Drewes, H.: Glutenfreie Ernährung und freier Warenverkehr in der Europäischen Union. Verdauungskrankheiten 14 (1996) 104–107.
80 Duroux, Ph., P. Bauerfeind, C. Emde, H. R. Koelz, A. L. Blum: Early dinner reduces nocturnal gastric acidity. Gut 30 (1989) 1063.
81 Dutta, K., P. Bustin, M. Russel, S. Costa: Deficiency of fatsoluble vitamins in treated patients with pancreatic insufficiency. Ann. intern. Med. 97 (1982) 549.
82 Earnest, D. L., J. S. Tier: Radiation enteritis and colitis. In: M. H. Sleisenger, J. S. Fordtran: Gastrointestinal Disease, III. ed. Saunders, Philadelphia 1983.
83 Editorial: The colon, the rumen, and D- lactic acidose. Lancet 336 (1990) 599–600.
84 Editorial: The mechanism of acid secretion. Nutr. Rev. 54 (1968) 701.

85 Egger, J., C. M. Carter, J. Wilson, M.W. Turner, J. E. Soothill: Is migraine food allergy? Lancet II (1983) 865.
86 Executive Committee of the American academy of allergy and immunology: Candidiasis hypersensitivity syndrome. J. Allergy clin. Immunol. 78 (1986) 271–273.
87 Farah, D. A., E. Calder, L. Benson, J. F. Mackenzie: Specific food intolerance: Its place as a cause of gastrointestinal symptoms. Gut 26 (1985) 164.
88 Farmer, R.: Hyperlipoproteinemia and pancreatitits. Amer. J. Med. 54 (1973) 161–165.
89 Fenton, J. C. B., P. L. Humpherson: Milk- and cheese diet in portalsystemic encephalopathy. Lancet I (1966) 164.
90 Ferenci, P., A. Püspök, P. Steindl: Current concepts in the pathophysiology of hepatic encephalopathy. Europ. J. clin. Invest. 22 (1992) 573–581.
91 Ferguson, R., M. K. Basu, P. Asquith, W. T. Cooke: Jejunal mucosal abnormalities in patients with recurrent aphthous ulceration. Brit. med. J. I (1976) 11.
92 Fernandez-Banares, F., E. Cabre, M. Esteve-Comas, M.A. Gassul: How effective ist enteral nutrition in inducing clinical remission in active Crohn's disease? A meta-analysis of the randomized clinical trials. J. Parenter. Enter. Nutr. 19 (1995) 356–364.
93 Fernandez-Banares, F., E. Cabre, F. Gonzales-Huix, M. A. Gassul: Enteral nutrition as primary therapy in Crohn's disease. Gut Suppl. 1 (1994) 55–59.
94 Filippini, L.: Leberschäden durch Alkohol. Goldmann, München 1971.
95 Fox, A. D., J. A. De Paula, S. A. Kripke: Glutamine-supplemented elemental diets reduce endotoxemia in a lethal model of enterocolitis. Surg. Forum 39 (1988) 46.
96 Fox, A. D., S. A. Kripke, J. De Paula: Effect of a glutamine-supplemented enteral diet on methotrexate-induced enterocolitis. J. Parent. Ent. Nutr. 12 (1988) 325.
97 Fox, A. D., S. A. Kripke, J. M. Berman: Reduction of the severity of enterocolitis by glutamine-supplemented enteral diets. Surg. Forum 38 (1987) 43.
98 Funch-Jensen, P., M. J. Oster: Influence of food intake and postural changes on gastroesophageal sphincter pressure in patients with reflux esophagitis and in controls. Scand. J. Gastroent. 17 (1982) 279.
99 Furne, J. K. and M. D. Levitt: Factors Influencing Frequency of Flatus Emission bay Healthy Subjects. Digestive Diseases & Sciences 41.
100 Fürst, P. and J.L. Rombeau: Growth Factors and the Intestine.
101 Gaskin, K. J.: The impact of nutrition in cystic fibrosis: a review. J. Pediat. Gastroent. Nutr. 7, Suppl 1 (1988) 12.
102 Gesellschaft zur Förderung der Lufthygiene und Silikoseforschung e.V.: Umwelthygiene, Jahresbericht 1991/92, Band 24. Albers, Düsseldorf 1992.
103 Giebel, G. D., A. Bockisch, H. D. Dahl, R. Horch: Stoffwechselveränderungen nach pouch-analer Anastomose. Verdauungskr. 7 (1989) 167.
104 Gorbach, S. L., T. Chang, B. Goldin: Successful treatment of relapsing clostridium difficile colitis with lactobacillus gg. Lancet 2 (1987) 1519.

105 Gorbach, S. L., T. A. Knox, R. Roubenoff: Interactions between nutrition and infection with human immunodeficiency virus. Nutr. Rev. 51 (1993) 226–234.
106 Green, J. H., R. V. Heatley: Nutritional management of patients with short-bowel syndrome. Nutrition 8 (1992) 186–190.
107 Greenberg, G. R.: Nutritional management of inflammatory bowel disease. Sem. Gastroint. Dis. 4 (1993) 69–86.
108 Greenfield, S. M., A. T. Green, J. P. Teare, A. P. Jenkins, N. A. Punchard, C. C. Ainley, R. P. H. Thompson: A randomized controlled study of evening primrose oil and fish oil in ulcerative colitis. Aliment. Pharmacol. Ther. 7 (1993) 159–166.
109 Griffiths, A. M., A. Ohlsson, P. M. Sherman. L. R. Sutherland: Meta-analysis of Enteral Nutrition as a Primary Treatment of Active Crohn's Diseas. Gastroenterology 108 (1995) 1056–1067.
110 Grimm, I.: Sesam und Soja – seltene Allergene? Allergologie 7 (1984) 133.
111 Grisham, B.: Oxidants and free radicals in inflammatory bowel disease. Lancet 344 (1994) 859–861.
112 Gudmand-Høyer, E.: Disaccharidase deficiencies. Chemical and nutritional significance and dietary consequences. In: Kasper, H.: Aktuelle Probleme der klinischen Diätetik. Thieme, Stuttgart 1978.
113 Guignard, J.-P.: Potassium in Coca Cola. Lancet I (1983) 474.
114 Haddock, G., D. C. Carter: Aetiology of pancreatic cancer. Brit. J. Surg. 77 (1990) 1159–1166.
115 Hanly, J. G., M. J. McKenna, C. Quigley, R. Freaney: Hypovitaminosis D and response to supplementation in older patients with cystic fibrosis. Quart. J. Med. (N.S.) 56 (1985) 377.
116 Harrington, C. I., N. W. Read: Dermatitis herpetiformis: Effect of gluten-free diet on IgA and jejunal structure and function. Brit. med. J. I (1977) 872.
117 Haugwitz, K., E. Claupein: Mehrkosten bei glutenfreier Ernährung: Ernährungs-Umschau 40 (1993) 449–451.
118 Heaton, K. W.: Gallstones, in: Dietary fiber in human nutrition, 2nd Edition ed. by G.A. Spiller, CRC Press Boca Raton, Ann Arbor, London – Tokyo 1993.
119 Heaton, K. W., J. Radvan, H. Cripps, R. A. Mountford, F. E. M. Braddon, A. O. Hughes: Defecation frequency and timing, and stool form in the general population: a prospective study. Gut 33 (1992) 818–824.
120 Heaton, K. W., J. R. Thornton, P. M. Emmett: Treatment of Crohn's disease with an unrefined carbohydrate, fibre-rich diet. Brit. med. J. II (1979) 764.
121 Heaton, K. W.: Dietary fibre in relation to cholesterol and bile acid metabolism and to the pathogenesis of gallstones. In: Kasper, H.: Aktuelle Probleme der klinischen Diätetik. Thieme, Stuttgart 1978.
122 Heaton, K. W.: Dietary sugar and Crohn's disease. Canad. J. Gastroent. 2 (1988) 41.
123 Heaton, K. W.: T. C. Cleave and the fiber story. J. Royal Nav. Med. Serv. 66 (1980) 5.
124 Hendricks, K. M., W. A. Walker: Zinc deficiency in inflammatory bowel disease. Nutr. Rev. 46 (1988) 401.
125 von Herbay A., W. Stahl, C. Niederau, H. Sies: Vitamin E improves the health status of patients suffering from viral hepatitis C: a randomized, doubleblind, placebo-controlled study. Free Rad. Res. 27 (1997) 599–605.
126 Hertzler, R., D. A. Savaiano: Colonic adaption to daily lactose feeding in lactose maldigesters reduces lactose intolerance. Amer. J. Clin. Nutr. 64 (1996) 232–236.
127 Hillman, L. C., N. H. Stace, E. W. Pomare: Irritable bowel patients and their long-term response to a high fiber diet. Amer. J. Gastroent. 79 (1984) 1.
128 Hilton, E., H. D. Isenberg, P. Alperstein, K. France, M. T. Borenstein: Ingestion of yoghurt containing lactobacillus acidophilus as prophylaxis for candidal vaginitis. Ann. Intern. Med. 116 (1992) 353–357.
129 Hinks, L. J., K. D. Inwards, B. Lloyd, B. Clayton: Reduced concentrations of selenium in mild Crohn's disease. J. clin. Pathol. 41 (1988) 198.
130 Hinks, L. J., K. D. Inwards, B. J. Lloyd, B. E. Clayton: Body content of selenium in coeliac disease. Brit. med. J. 288 (1984) 1862.
131 Hodges, P. E., A. B. R. Thomson: Nutritional status of patients with Crohn's disease. Part 1 and 2. J. Canad. Diet. Ass. 43 (1982) 194.
132 Hoekstra, J. H., A. A. M. W. van Kempen, C. M. F. Kneepkens: Apple juice malabsorption: fructose or sorbitol? J. Pediat. Gastroent. Nutr. 16 (1993) 39–42.
133 Hogan, W. J., V. de Andrade, d. h. Winship: Ethanol-induced acute esophageal motor dyspepsia. J. appl. Physiol. 32 (1972) 755.
134 Holdsworth, D., J. Mansfield: Nutrition – support or specific therapy? Europ. J. Gastroent. Hepatol. 6 (1994) 93–99.
135 Holmes G. K. T., P. Prior, M. R. Lane, D. Pope, R. N. Allan: Malignancy in coeliac disease – effect of a gluten free diet. Gut 30 (1989) 333–338.
136 Hoppe-Seyler, P.: Leberschädigung durch Alkohol. Z. Allgemeinmed. 60 (1984) 291.
137 Hyams, J. S.: Sorbitol intolerance: An unappreciated cause of functional gastrointestinal complaints. Gastroenterology 84 (1983) 30.
138 Isolauri, E., M. Juntunen, T. Rautanen, P. Sillanaukee, T. Koivula: A human lactobacillus strain (lactobacillus casei sp strain gg) promotes recovery from acute diarrhea in children. Pediatrics 88 (1991) 90–97.
139 Jain, N. K., D. B. Rosenberg, M. J. Ulahannan, M. J. Glasser, C. S. Pitchumoni: Sorbitol intolerance in adults. Amer. J. Gastroent. 80 (1985) 678–681.
140 Järnerot, G., I. Järnmark, K. Nilsson: Consumption of refined sugar by patients with Crohn's disease, ulcerative colitis or irritable bowel syndrome. Scand. J. Gastroent. 18 (1983) 999.
141 Jensen, S. L.: Treatment of first episodes of acute anal fissure: Prospective randomised study of lignocaine treatment versus hydrocortisone treatment or warm sitz baths plus bran. Brit. med. J. 292 (1986) 1167.
142 Johnson, L. R.: The trophic action of gastrointestinal hormones. Gastroenterology 70 (1976) 278.
143 Johnston, D. A., K. G. Wormsley: The effect of food on rantidine-induced inhibition of nocturnal gastric secretion. Aliment. Pharmacol. Ther. 2 (1988) 507.
144 Jones, V. A., P. McLanghlan, M. Shorthouse, E. Workman, J. O. Hunter: Food intolerance: A major factor in the pathogenesis of irritable bowel syndrome. Lancet II (1982) 1115.

145 Jones, V. A., R. J. Dickinson, E. Workman, A. J. Wilson, A. H. Freeman, J. O. Hunter: Crohn's disease: Maintenance of remission by diet. Lancet II (1985) 177.
146 Kaaber, K., N. K. Veien, J. C. Tjell: Low nickel diet in the treatment of patients with chronic nickel dermatitis. Brit. J. Derm. 98 (1978) 197.
147 Kalfarentzos, F. E., D. Karavias, M. Karatzas, A. Alevizatos, A. Androulakis: Total parenteral nutrition in severe acute pancreatitis. J. Amer. Coll. Nutr. 10 (1991) 156–162.
148 Kalfarentzos, F., J. Kehagias, N. Mead, K. Kokkons, C. A. Gogos: Enteral nutition is superior to parenteral nutrition in severe acute pancreatitis: results of an randomized prospective trial. Brit. J. Surg. 84 (1997) 1665–1669.
149 Kasper, H., H. Sommer: Dietary fiber and nutrient intake in Crohn's disease. Amer. J. clin. Nutr. 32 (1979) 1898.
150 Kasper, H., H. A. Kühn: Der Einfluß von Triglyceriden mittelkettiger Fettsäuren auf die Vitamin-A-Resorption beim Menschen. Klin. Wschr. 46 (1968) 1227.
151 Kasper, H., H. A. Kühn: Neue Aspekte der diätetischen Behandlung von Leber- und Gallenwegserkrankungen. Med. u. Ernährung 11 (1970) 52.
152 Kasper, H., M. Wild, I. Husemeyer, H. Rottka, R. Kluthe, H. Quirin, G. Schlierf, H. Schrezenmeir, G. Wolfram: Rationalisierungsschema 1994 der Deutschen Gesellschaft für Ernährungsmedizin (DGEM). Akt. Ernährungsmed. 19 (1994) 227–232.
153 Kasper, H.: Diäten bei Magen-Darm-Erkrankungen. Akt. Ernährungsmed. 18 (1993) 117–131.
154 Kasper, H.: Die diätetische Behandlung bei Leber- und Gallenkrankheiten. In: Kühn, H.A., H. Wernze. Klinische Hepatologie. Thieme, Stuttgart 1979.
155 Kasper, H.: Die Nährstoffbedarfsdeckung und -resorption bei Leberzirrhotikern. In: Aktuelle Berichte aus dem Gebiet der Verdauungs- und Stoffwechselkrankheiten. Thieme, Stuttgart 1971.
156 Kaufmann, S. E., M. D. Kaye: Induction of gastro-esophageal reflux by alcohol. Gut 19 (1978) 336.
157 Kaufmann, T., G. Strohmeyer: Einfluß der Nahrungsbeschaffenheit auf Blutungskomplikationsrate und Frühergebnis der endoskopischen Sklerosierungsbehandlung von Oesophagusvarizen. Z. Gastroent. 29 (1991) 116–120.
158 Keller, U.: Partielle Fructose-Intoleranz oder Fructose-Malabsorption? Dtsch. med. Wschr. 116 (1991) 677.
159 Kern, F.: Effects of dietary cholesterol on cholesterol and bile acid homeostasis in patients with cholesterol gallstones. J. clin. Invest. 93 (1994) 1186–1194.
159a King, T. S., M. Elia, J.O. Hunter: Abnormal colonic fermentation in irritable bowel syndrome. Lancet 352 (1998) 1187-89.
160 King, T. S., J.T. Woolner, J.O. Hunter: Review article: the dietary management of Crohn's disease. Aliment. Pharmacol. Ther. 11 (1997) 17–31.
161 Kirschner, B. S., O. Voinchet, I. H. Rosenberg: Growth retardation in inflammatory bowel disease. Gastroenterology 75 (1978) 504.
162 Kirwan, W. O., A. N. Smith: Kolonic propulsion in diverticular disease, idiopathic constipation, and the irritable colon syndrome. Scand. J. Gastroent. 12 (1977) 331.
163 Klawansky, S., T. C. Chalmers: Review of alcoholic hepatitis, and its treatment. Amer. J. Gastroent. 88 (1993) 1822–1831.
164 Kleese, B., B. Sykura, H. Zunft, M. Blaut: Effects of inulin and lactose on fecal microflora, microbial activity and bowel habit in elderly constipated persons. Am. J. Clin. Nutr. 65 (1997) 1397–1402.
165 Klein, C. P., J. F. Kalk, D. Müthing, C. G. Klein: Einfluß von Alkohol auf die Haemodynamik der Pfortader bei nutritiv-toxischer Leberzirrhose. Dtsch. Med. Wschr. 118 (1993) 89–93.
166 Kluge, F., H. K. Koch, E. Köttgen, W. Gerok: Glutensensitive Enteropathie im Lichte neuer klinischer und pathogenetischer Aspekte. Klin. Wschr. 61 (1983) 669.
167 Kluthe R., G. Schraeffer: Rationelle Diätetik. Arbeitstagung über „Fortschritte der Ernährungstherapie" in Freiburg, April 1975. Thieme-Verlag, Stuttgart, 1976.
168 Kneepkens, C. M. F., C. Jakobs, A. C. Douwes: Applejuice, fructose and chronic non-specific diarrhoea. Europ. J. Pediat. 148 (1989) 571–573.
169 Kneepkens, C. M. F.: What happens to fructose in the gut? Scand. J. Gastroent. 24, Suppl. 171 (1989) 1–8.
170 Kolars, C., M. D. Levitt, M. Aouji, D. A. Savaiano: Yoghurt – an autodigesting source of lactose. New Engl. J. Med. 310 (1984) 1.
171 Koletzko, S.: Pankreasbeteiligung bei Cystischer Fibrose. Z. Gastroenterol. (Suppl. 1) (1997) 143–159.
172 Kotler, D. P., A. R. Tierney, J. Wang, R. N. Pierson jr.: Magnitude of body-cell-mass depletion and the timing of death from wasting in AIDS. Amer. J. clin. Nutr. 50 (1989) 444–447.
173 Kotler, D. P., J. Wang, R. N. Pierson jr.: Body composition studies in patients with the acquired immunodeficiency syndrome. Amer. J. clin. Nutr. 42 (1985) 1255–1265.
174 Kotler, D. P.: Gastrointestinal manifestations of HIV infection and AIDS. In: DeVita V. T., S. Hellmann, S. A. Rosenberg (eds): AIDS: Etiology, Diagnosis, Treatment, and Prevention, 3. ed., pp. 259–283. Lippincott, Philadelphia 1992.
175 Kratzsch, K. H., W. Rosch, H. J. Günter: Nahrungsmittelunverträglichkeiten bei gastroenterologisch Kranken und Gesunden. Z. Ges. inn. Med. 27 (1972) 105.
176 Kumar, N., A. Kumar, S. L. Broor, J. C. Vij, B. S. Aanand: Effect of milk on patients with duodenal ulcers. Brit. med. J. 293 (1986) 666.
177 Kurata, J. H.: Dietary and Other Risc Factors of Ulverative Colitis. Scand. J. Gastroenterol. 19 (1994) 166–171.
178 Ladas, S. D., P. E.T. Isaacs, G. M. Murphy, G. E. Sladen: Comparison of the effects of medium and long chain triglyceride containing liquid meals on gall bladder and small intestinal function in normal man. Gut 25 (1984) 405.
179 Laing, S. C.: The nutritional management of children with cystic fibrosis. Human Nutr.: Appl. Nutr. 40A (1986) 24.
180 Lami, F., C. Callegari, M. Tatali, L. Graziano, G. Guidetti, D.M. Miglioli, L. Barbara: Efficacy of Addition of Exogenous Lactase to Milk in Adult Lactase Deficiency. Amer. J. Gastroentereol. 83 (1988) 1145–1149.
181 Lelbach, W. K.: Leberschäden bei chronischem Alkoholismus. Acta hepatosplenol. 13 (1966) 319.

182 Leonard, J., G. Haffenden, W. Tucker, J. Unsworth, F. Swain, R. McMinn, J. Holborow, L. Fry: Gluten challenge in dermatitis herpetiformis. New Engl. J. Med. 308 (1983) 816.
183 Levenstein, S., C. Prantera, C. Luzi, A. D'Ubaldi: Low residue or normal diet in Crohn's disease: A prospective controlled study in Italian patients. Gut 26 (1985) 989.
184 Levitt, M. D., J. C. Colars, D. A. Savaiano: Carbohydrate malabsorption and intestinal gas production. Neth. J. Med. 27 (1984) 258.
185 Lévy, P., D. Heresbach, E.A. Pariente, A. Boruchowicz, R. Delcenserie, B. Millat, J. Moreau, L. Le Bodic, L. de Calan, M. Barther, A. Sauvanet, P. Bernades: Frequency and risk factors of recurrent pain during refeeding in patients with acute pancreatitis: a multivariate multicentre prospective study of 116 pantients. Gut 40 (1997) 262–266.
186 Lochs, H., M. Egger-Schödl, R. Schuh, S. Meryn, G. Westphal, R. Pötzl: Is tube feeding with elemental diets a primary therapy of Crohn's disease? Klin. Wschr. 62 (1984) 821.
187 Lochs, H., H. J. Steinhardt, B. Klaus-Wenz, P. Bauer, H. Malchow: Enteral nutrition versus drug treatment for the acute phase of Crohn's disease: Results of the European cooperative Crohn's disease study IV. Gastroenterology 94 (1988) A267.
188 Loeschke, K., B. Ueberschaer, A. Pietsch, E. Gruber, K. Ewe, B. Wiebecke, W. Heldwein, R. Lorenz: n-3 Fatty Acids Only Delay Early Relapse of Ulcerative Colitis in Remission. Digest. Dis. Sc. 41 (1996) 2087–2094.
189 Long, W. B., J. B. Weiss: Rapid gastric emptying of fatty meals in pancreatic insufficiency. Gastroenterology 67 (1974) 920.
190 Lorenz-Meyer, H., P. Auber, C. Nicolay, B. Schulz, J. Purrmann, W. E. Fleig, C. Scheurlen, I. Koop, V. Pudel, L. Carr: Omega-3 fatty acids and low carbohydrate diet for maintenance of remission in Crohn's disease. A randomized controlled multicenter trial. Scand. J. Gastroenterol. 31 (1996) 778–785.
191 Lorenz-Meyer, H., J. Purrmann, C. Scheurlen, M. Scheurlen, W. E. Fleig, P. Bauer, C. Maschler, B. Schulz, L. Carr: Ergebnisse der Studie zur Erhaltung der Remission bei M. Crohn mit O-3-FS bzw. einer kohlenhydratarmen Kost. Z. Gastroent. 30 (1992) 654.
192 Loyd, D. A., I. T. Borda: Food induced heartburn: Effect of osmolality. Gastroenterology 80 (1981) 740.
193 Luder, E., M. Kattan, J. C. Thornton, K. M. Koehler, R. J. Bonforte: Efficacy of a nonrestricted fat diet in patients with cystic fibrosis. Amer. J. Dis. Child. 143 (1989) 458.
194 Lutz, W.: Zuckerfreie Diät: Eine neue Perspektive zur Behandlung des Morbus Crohn? Z. Gastroent. 19 (1981) 196.
195 Madden, M.V., M. J. G. Farthing, R. J. Nicholls: Inflammation in ileal reservoirs: „pouchitis". Gut 31 (1990) 247–249.
196 Madsen, T., L. Wallin, S. Boesby, H. Larson: Esophageal peristalsis in normal subjects. – Influence of pH and volume during imitated gastroesophageal reflux. Scand. J. Gastroent. 18 (1983) 513.
197 Maire, R., Ch. Meyenberger, J. Altorfer, R. Ammann, R. Flury, P. Greminger, W. Vetter: Wie manifestiert sich die oligo- und asymptomatische nichttropische Sprue? Schweiz. med. Wschr. 122 (1992) 1957–1960.
198 Marcus, R., J. Watt: Seaweeds and ulverative colitis in laboratory animals. Lancet 2 (1969) 489–90.
199 Martini, G. A., J. W. Brandes: Increased consumption of refined carbohydrates in patients with Crohn's disease. Klin. Wschr. 54 (1976) 367.
200 Maxwell, P. R., M. A. Mendall, D. Kumar: Irritable bowel syndrome. Lancet 350 (1997) 1961–1965.
201 May, C. D., S. A. Block: A modern clinical approach to food hypersensitivity. Allergy 33 (1978) 166.
202 Mayer, E. M., C. J. Grabowski, R. S. Fisher: Effects of greater doses of alcohol upon esophageal motor function. Gastroenterology 75 (1978) 1133.
203 McArther, K., D. Hogan, J. I. Isenberg: Relative stimulatory effects of commonly ingested beverages on gastric acid secretion in humans. Gastroenterology 83 (1982) 199.
204 Meier, R., C. Beglinger, J. P. Dederding, B. Meyer-Wyss, M. Fumagalli, A. Rowedder, J. Turberg, R. Brignoli: Alters- und geschlechtsspezifische Normwerte der Dickdarmtransitzeit bei Gesunden. Schweiz. med. Wschr. 122 (1992) 940–943.
205 Mendenhall, C. L., T. E. Moritz, G. A. Roselle, T. R. Morigan, B. A. Nemchausky, C. H. Tamburro, E. R. Schiff, C. J. McClain, L. S. Marsano, J. I. Allen, A. Samanta, R. E. Weesner, W. Henderson, P. Gartside, T. S. Chen, S. W. French, A. Chedid: A Study of Oral Nutritional Support with Oxandrolone in Malnourished Patients with Alcoholic Hepatits: Results of a Department of Veterans Affairs Cooperative Study. Hepatology 17 (1993) 564–576.
206 Mergener, K. J. Baillie: Chronic pancreatitis. Lancet 350 (1997) 1379–1385.
207 Messori, A., G. Trallori, G. D'Albasio, M. Milla, G. Vannozzi, F. Pacini: Defined-Formula Diets versus Steroids in the Treatment of Active Crohn's Disease. Scand. J. Gastroenterol. 31 (1996) 267–272.
208 Mezey, E.: Liver disease and nutrition. Gastroenterology 74 (1978) 770.
209 Middleton, S.J. A. Coley, J.O. Hunter: The role of faecal Candida albicans in the pathogenesis of food-intolerant irritable bowel syndrome. Postgrad. Med. J. 68 (1992) 453–454.
210 Mogadam, M., J. Albarelli, S.W. Ahmed, E. J. Grogan, V. J. Mascatello: Gallbladder dynamics in response to various meals: is dietary fat restriction necessary in the management of gallstones? Amer. J. Gastroent. 79 (1984) 745.
211 Moran, J. R., F. K. Ghisham, S. A. Halter, H. L. Greene: Steatohepatitis in obese children, a cause of chronic liver dysfunction. Gastroenterology 78 (1983) 374.
212 Mostad S. B., J. Overbaugh, D. M. DeVange, M. J. Welch, B. Chohan, K. Mandaliya, P. Nyange, H. L. Martin, J. Ndinya-Achola, J. J. Bwayao, J. K. Kreis: Hormonal contraception, vitamin A deficiency, and other risk factors for shedding of HIV-1 infected cells from the cervix and vagina. Lancet 350 (1997) 922–927.
213 Müller, J.: Besonderheiten von Pilz-Keimträgern als Dauerausscheider, Zbl. Hyg. 194 (1993) 162–172.
214 Müller, M. J., H. U. Lautz, O. Selberg, H. Canzler und F. W. Schmidt: Ernährung bei chronischen Le-

berkrankheiten. Dtsch. med. Wschr. 116 (1991) 909–916.
215 Murphy, D.W., D.O. Castell: Chocolate and heartburn: Evidence on increased esophageal acid exposure after chocolate ingestion. Amer. J. Gastroent. 83 (1988) 633.
216 Müting, D.: Pathogenese und Therapie der portalen Enzephalopathie. Dtsch. med. Wschr. 96 (1971) 1403.
217 Nagel, E., S. Schattenfroh, S. Bühner, M. Bartels, E. Guthy, R. Pichlmayr: Tierexperimentelle Untersuchungen zu ultrastrukturellen Veränderungen der Lamina propria des Ileums durch Nahrungsfette und deren Vergleich zur Zytopathologie beim Morbus Crohn. Z. Gastroent. 31 (1993) 727–734.
218 Nebel, O.T., D.O. Castell: Inhibition of the lower esophageal sphincter by fat – a mechanism for fatty food intolerance. Gut 14 (1973) 270.
219 o. V.: Fat content of very low calorie diets and gallstone formation. J. Amer. med. Ass. 268 (1992) 873.
220 o.V.: Dietary beans: A risk factor for cholesterol gallstones? Nutr. Rev. 47 (1989) 369.
221 O'Morain, C.: Nutrition and Crohn's disease: An overview. Canad. J. Gastroent. 4 (1990) 400–403.
222 Osmon, K.L., D.C. Balfour, G.K. Wharton: The effect of common dietary proteins on gastric secretion. Amer. J. Gastroent. 28 (1957) 432.
223 Patek, A.J., J. Post: Treatment of cirrhosis of liver by nutrious diet and vitamin-B-supplements. J. clin. Invest. 20 (1941) 481.
224 Pearson, M., K. Teahon, A. J. Levi, I. Bjarnason: Food intolerance and Crohn's disease. Gut 34 (1993) 1783–1787.
225 Pehl, C., A. Pfeiffer, B. Wendl, H. Kaess: The effect of decaffeination of coffee on gastrooesophageal reflux in patients with reflux disease. Aliment. Pharmacol. Ther. 11 (1997) 483–486.
226 Pencharz, P.B.: Energy intakes and lowfat diets in children with cystic fibrosis. J. Pediat. Gastroent. Nutr. 2 (1983) 400.
227 Péquignot, G.: zit. nach Thaler, H.: Alcohol consumption and diseases of the liver. Nutr. Metabol. 21 (1977) 186.
228 Peters, S.A., F.J. Kelly: Vitamin E Supplementation in Cystic Fibrosis. J. Ped. Gastroenterol. Nutr. 22 (1996) 341–345.
229 Philippen, R., K. Oette, H. Frotz, V.T. Gheorghiu: Kohlenhydratarme, fettangereicherte Diätbehandlung der idiopathischen Fettleber. Leber, Magen, Darm 1 (1971) 146.
230 Pisters, P.W., Ranson J.H.: Nutritional support for acute pancreatitis. Surg. Gynecol. Obstet. 175 (1992) 275–284.
231 Pixley, W.S., D. Wilson, K. McPherson, J. Mann: Effect of vegetarianism on development of gall-stones in women. Brit. med. J. 291 (1985) 11.
232 Plauth, M., E.-H. Egberts, W. Hamster, M. Török, P.H. Müller, O. Brand, P. Fürst, W. Dölle: Long-term treatment of latent portosystemic encephalopathy with branched-chain amino acids. A double-blind placebo-controlled crossover study. J. Hepatol. 17 (1993) 308–314.
233 Playford, R.J., A.C. Woodman, P. Clark, P. Watanapa, D. Vesey, P.H. Deprez, R.C.N. Williamson, J. Calam: Effect of luminal growth factor preservation on intestinal growth. Lancet 341 (1993) 843–848.
234 Pochart, P., P. Marteau, Y. Bouhnik, I. Goderel, P. Bourlioux, J.-C. Rambaud: Survival of bifidobacteria ingested via fermented milk during their passage through the human small intestine: an in vivo study using intestinal perfusion. Amer. J. clin. Nutr. 55 (1992) 78–80.
235 Portal. B.C., M.-J. Richard, H.S. Faure, A.J. Hadijian, A.E. Favier: Altered Antioxidant Status and Increased Lipid Peroxidation in Children with Cystic Fibrosis. Am. J. Clin. Nutr. 61 (4) (1995) 843–847.
236 Prosiegel, M., E. Wagner-Sonntag, M. Scheicher: Neurogene Schluckstörungen. Akt. Neurologie 24 (1997) 194–203.
237 Rabast, U.: Kurzdarmsyndrom – Ursachen, Pathophysiologie und Ernährungstherapie. Ernährungs-Umschau 42 (1995) Sonderheft 30–36.
238 Rao, D.R.: Oral supplements to improve lactose digestion and tolerance. Food Sc. Technol. Internat. 3 (1997) 87–92.
239 Rao, S.S.C., K. Welcher, B. Zimmerman, P. Stumbo: Is coffee a colonic stimulant? Eur. J. Gastroenterol. Hepatol. 10 (1998) 113–118.
240 Reid, G., A.W. Bruce, J.A. McGroarty, K.-J. Cheng, J.W. Costerton: Is there a role for lactobacilli in prevention of urogenital and intestinal infections? Microbiol. Rev. 3 (1990) 335–344.
240a Reif, S., I. Klein, F. Lubin, M. Farbstein, A. Hallak, T. Gilat: Pre-illness dietary factors in inflammatory bowel disease. Gut 40 (1997) 754–760.
241 Renfro, L., H.M. Feder, Th. Lane, P. Manu, D.A. Matthews: Yeast connection among 100 patients with chronic fatigue. Amer. J. of Medicine 86 (1989) 165–168.
242 Renner, E., A. Renz-Schauen: Nährwerttabellen für Milch und Milchprodukte. Renner, Gießen 1992.
243 Richter, J.E., D.O. Castell: Drugs, foods and other substances in the cause and treatment of reflux esophagitis. Med. Clin. N. Amer. 65 (1981) 1223.
244 Rieth, H.: Mykosen, Antiz-Pilz-Diät, Notamed Verlag Melsungen, 1994.
245 Riordan, A.M., J.O. Hunter, R.E. Cowan, J.R. Crampton, A.R. Davidson, R.J. Dickinson, M.W. Dronfield, I.W. Fellows, S. Hishon, G.N.W. Kerrigan, H.J. Kennedy, R.C.M. MacGouran, G. Neale, J.H.B. Saunders: Treatment of active Crohn's disease by exclusion diet: east anglian multicentre controlled trial. Lancet 342 (1993) 1131–1143.
246 Ritchie, J.K., J. Wadsworth, J.F. Lennard-Jones, E. Rogers: Controlled multicentre therapeutic trial of an unrefined carbohydrate, fibre rich diet in Crohn's disease. Brit. med. J. 295 (1987) 517.
247 Robin, A.P., R. Campbell, C.K. Palani, K. Liu, P.E. Donahue, L.M. Nyhus: Total parenteral nutrition during acute pancreatitis: clinical experience with 156 patients. Wld J. Surg. 14 (1990) 572–579.
248 Roediger, W.E.W., A. Giles, A. Kaczmar, S. Ali: Does exclusion of enteral lipid assist remission in Crohn's disease? J. clin. Gastroent. 17 (1993) 38–41.
249 Roediger, W.E.W. Decreased sulphur aminoacid intake in ulcerarive colitis. Lancet 351 (1998) 1555.
250 Rose, J.D.R., G.M. Roberts, G. Williams, J.F. Mayberry, J. Rhodes: Cardif Crohn's disease jubilee:

the incidence over 50 years. Gut 29 (1988) 346–351.
251 Rosenstein, B. J.: Genotype-phenotype correlations in cystic fibrosis. Lancet 343 (1994) 746–747.
252 Rotily, M., J. P. Durbec, P. Berthézène, H. Sarles: Diet and alcohol in liver cirrhosis: a case-control study. Europ. J. clin. Nutr. 44 (1990) 595–603.
253 Royall, D., T., Wolever, K. N. Jeejeebhoy: Evidence for colonic conservation of malabsorbed carbohydrate in short bowel syndrome. Amer. J. Gastroent. 87 (1992) 751–756.
254 Rumessen, J. J., E. Gudmand-Hoyer: Functional bowel disease: the role of fructose and sorbitol. Gastroenterology 101 (1991) 1452–1453.
255 Rydning, A., A. Berstad: Dietary aspects of peptic ulcer disease. Scand. J. Gastroent. 20, Suppl. (1985) 29.
256 Saavedra, J. M., N. A. Baumann, I. Qung, J. A. Perman, R. H. Yolken: Feeding of bifidobacterium bifidum and streptococcus thermophilus to infants in hospital for prevention of diarrhoea and shedding of rotavirus. Lancet 344 (1994) 1046–1049.
257 Salmon, P. R., S. S. Fredail, H. P. Wurzner, R. F. Harvey, A. E. Read: Effect of coffee on human lower esophageal function. Digestion 21 (1981) 69.
258 Salomon, P., A. A. Kornbluth, H. D. Janowitz: Treatment of ulcerative colitis with fish oil ω-3-fatty acid: an open trial. J. clin. Gastroent. 12 (1990) 157–161.
259 Sami, A., P. Atikison, C. Ghent, J. Duff, W. Wall, S. Williams, E. Seidman, D. Grant: Small Bowel Transplantation. A Life-Saving Option for Selected Patients with Intestinal Failure. Dig. Dis. Sc. 41 (1996) 875–883.
260 Sampson, H. A., S. M. Scanlon: Natural history of food hypersensitivity in children with atopic dermatitis. J. Pediat. 115 (1989) 23.
261 Sarles, H., J. Sahel: Die chronische Pankreatitis. In: Forell, M.M.: Handbuch der Inneren Medizin. Springer, Berlin–Heidelberg–New York 1976.
262 Sarles, H.: Etiopathogenesis and definition of chronic pancreatitis. Dig. Dis. Sci. 31 (1986) 91–107.
263 Scheppach, W., J.G. Müller, F. Boxberger, G. Dusel, F. Richter, H. Bartram, S.U. Christl, C. Dempfle, H. Kasper: Histological changes in the colonic mucosa following irritation with short-chain fatty acids. Europ. J. of Gastroenterol. & Hepatol. 9 (1997) 163–168.
264 Schrezenmeir, J., G. Uttinger, H. Kasper: Die Behandlung des Dumping-Syndroms mit Guar und Acarbose. Z. Gastroent. 21 (1983) 431.
265 Schulz, V., A. Löffler, T. Pasch, G. Loescheke, J. Busse: Blausäurespiegel im Blut nach Leinsamen, Bittermandeln, Kaliumzyanid und Natriumnitroprussid. Verh. dtsch. Ges. inn. Med. 87 (1981) 1189.
266 Seebacher, C.: Candida-Nachweis im Darm – ein Normalbefund oder ein Hinweis auf eine Krankheit? Ärztezeitschrift für Naturheilverfahren 37 (1996) 913–917.
267 Silveennoinen, J. C. Lamberg-Allardt, M. Kärkkainen, S. Niemelä, J. Lehtola: Dietary calcium intake and its relation to bone mineral density in patients with inflammatory bowel disease. J. Intern. Med. 240 (1996) 285–292.
268 Singer, M.V.: Bewirken reiner Alkohol und alkoholische Getränke beim Menschen eine Stimulation der Magensäuresekretion und eine Freisetzung von Gastrin? Dtsch. med. Wschr. 111 (1986) 749.
269 Singer, P., D. P. Katz, L. Dillon, O. Kirvelä, T. Lazarus, J. Askanazi: Nutritional aspects of the acquired immunodeficiency syndrome. Amer. J. Gastroent. 87 (1992) 265–273.
270 Skinazi, F., P. Lévy, P. Bernades: Les pancréatites aiguës alcoolique rélèvent-elles toujors une pancréatite chronique? Gastroenterol. Clin. Biol. 19 (1995) 266–269.
271 Smith, A. N., E. Drummond, M. A. Eastwood: The effect of coarse and fine wheat bran on colonic motility in patients with diverticular disease. Amer. J. clin. Nutr. 34 (1981) 2460.
272 Souba, W.W., D. Herskowitz, R. M. Salloum, M. K. Chen, T. R. Austgen: Gut glutamine metabolism. J. Parent. Ent. Nutr. 14, Suppl. 4 (1990) 45–50.
273 Spiller, G. A.: Suggestions for a basis on which to determine a desirable intake of dietary fiber. In: Spiller, G. A.: CRC handbook of dietary fiber in human nutrition, 2nd edition. CRC Press, Boca Raton – Ann Arbor – London 1993.
274 Staritz, M., A. Rambow: Messung des hydrostatischen Druckes in Oesophagusvarizen. Dtsch. Med. Wschr. 115 (1990) 382–384.
275 Stenson, W. F., D. Cort, J. Rodgers, R. Burakoff, K. DeSchryver-Kecskemetti, T. L. Gramlich, W. Beeken: Dietary supplementation with fish oil in ulcerative colitis. Ann. intern. Med. 116 (1992) 609–614.
276 Stremmer, W., G. Strohmeyer: Wilsonsche Krankheit. Dtsch. Ärztebl., 78 (1981) 2125.
277 Sturdevant, R. A. L., M. P. Pearce, S. Dayton: Increased prevalence of cholelithiasis in men ingesting a serum-cholesterol-lowering diet. New Engl. J. Med. 288 (1973) 24.
278 Sturgess, R. P., H. J. Ellis, P. J. Ciclitira: Cereal chemistry molecular biology, and toxicity in coeliac disease. Gut 32 (1991) 1055–1060.
279 Sullivan, S. N.: Functional abdominal bloating. J. clin. Gastroent. 19 (1994) 23–27.
280 Thiel, P. H. van, F. C. Kuipers, R.T. Roskam: A nematode parasitic to herring, causing acute abdominal syndromes in man. Trop. geogr. Med. 12 (1960) 97.
281 Thiel, P. H. van: The present state of anisakiasis and its causative worm. Trop. geogr. Med. 28 (1976) 75.
282 Thomas, F. B., J.T. Steinbaugh, J. J. Frankes, H. S. Mekhjian, J. H. Caldwell: Inhibitory effect of coffee on lower esophageal sphincter pressure. Gastroenterology 79 (1989) 1262.
283 Thompson, H.S.: Growth of neomucosa after intestinal resection. Arch. Surg. 122(1987) 316–319.
284 Thompson, W.: Irritable bowel syndrome: pathogenesis and management. Lancet 341 (1993) 1569–1572.
285 Thompson, W. G.: The irritable bowel. Gut 15 (1984) 305.
286 Thornton, J. R., P. M. Emmett, K.W. Heaton: Diet and ulcerative colitis. Brit. Med. J. II (1980) 293.
287 Thornton, J., C. Symes, K.W. Heaton: Moderate alcohol intake reduces bile cholesterol saturation and raises HDL-cholesterol. Lancet II (1983) 819.
288 Truss, C.O.: The missing diagnosis. Birmingham, Ala: Missing Diagnosis (1983).
289 Uden, S., D. D. Bilton, L. Nathan, L. P. Hunt, C. Mains,

J. M. Braganza: Antioxidant therapy for recurrent pancreatitis: placebo-controlled trial. Aliment. Pharmacol. Ther. 4 (1990) 357.
290 Uribe, M., H. Conn: Dietary management of portal-systemic encephalopathy. In: Conn, H.O., J. Bircher (eds.): Hepatic encephalopathy: Syndromes and thera-pies. Medi-Ed Press, Bloomington, Illinois 1994.
291 Vartivarian, S., C.B. Smith: Pathogenesis, host resistance, and predisposing factors. In: Bodey, G. P. (ed): Candidiasis: Pathogenesis, Diagnosis and Treatment, pp. 59–84. Raven Press. New York 1993.
292 Verhamme, M. A. M., C. H. R. Ramboer: Anisakiasis caused by herring in vinegar: a little known medical problem. Gut 29 (1988) 843.
293 Vieths, S., K. Fischer, L. I. Dehne, H. Aulepp, H. Wollenberg, K.W. Bögli: Versteckte Allergene in Lebensmitteln. Bundesgesundheitsblatt 6 (1994) 51–60.
294 Visakorpi, J.K.: Milk and soya bean protein allergy. J. Pediat. Gastroent. Nutr. 2, Suppl. 1 (1985) 293.
295 Visakorpi, J. K.: Silent coeliac disease: The risk groups to be screened. In: Auricchio, S., J. K. Visakorpi (eds): Common Food Intolerances 1: Epidemiology of coeliac disease. Dyn. Nutr. Res., vol. 2, pp. 84–92. Karger, Basel 1992.
296 Vogelsang, H., M. Klamert, H. Resch, P. Ferenci: Dietary vitamin D intake in patients with Crohn's disease. Wiener klinische Wochenschrift 107 (1995) 578–581.
297 Vogelsang, H., P. Ferency, H. Resch, A. Kiss, A. Gangl: Prevention of bone minderal loss in patients with Crohn's disease by long-term oral vitamin D supplementation. Europ. J. of Gastroenterol. & Hepatol. 7 (1995) 609–614.
298 Walker, A. R. P., B. F. Walker: Appendectomy in South African inter-ethnic school pupils. Amer. J. Gastroent. 82 (1987) 219.
299 Watson, R. G. P […], N. I. McDougall: Original. Double blind cross-over placebo controlled study of omeprazole in the treatment of patients with reflux symptoms and physiological levels of acid reflux – the „sensitive oesophagus". Gut 40 (1997) 587–590.
300 Weig, M., E. Werner, M. Frosch, H. Kasper: Limited effect of refined carbohydrate dietary supplementation on colonization of the gastrointestinal tract of healthy subjects by Candida albicans. Amer. J. clin. Nutr. 69 (1999) 1170–1173.
301 Weinreich, J.: Zur Therapie von Dickdarmerkrankungen mit pflanzenfaserballaststoffreicher Kost: Ergebnisse einer Studie. In: Rottka, J.: Pflanzenfaser-Ballaststoffe in der menschlichen Ernährung. Thieme, Stuttgart 1980.
302 Weiser, H. F., F. Pace, G. Lepsien, S. A. Müller-Lissner, A. L. Blum: Gastroösophagealer Reflux – was ist physiologisch? Dtsch. Med. Wschr. 107 (1982) 366.
303 Werner, D. P., M. Emmett, K.W. Heaton: Effects of dietary sucrose on factors influencing cholesterol gall stone formation. Gut 25 (1984) 269–274.
304 Werner, M.: Grundlagen der Behandlung nahrungsmittelallergischer Magen-Darm-Erkrankungen. Dtsch. med. Wschr. 99 (1974) 1775.
305 Wew, R., L. Waterhouse, J. Brealey: A new hypothesis for the aetiology of Crohn's disease – an adjuvant disease? Aust. N. Z. J. Med. 21 (1991) 566.
306 Wew, R.: A new hypothesis for the aetiology of Crohn's disease – evidence from lipid metabolism and intestinal tuberculosis. Postgrad. Med. J. 67 (1991) 666–671.
307 Whorwell, P. J., G. Holdstock, G. M. Whorwell, R. Wright: Bottle feeding, early gastroenteritis and inflammatory bowel disease. Brit. med. J. I (1979) 382.
308 Winklhofer-Roob, H. Pulh, G. Khoschsorur, M. A. van't Hof, H. Esterbauer, d. h. Shmerling: Enhanced Resistance to Oxidation of Low Density Lipoproteins and Decreased Lipid Peroxide Formation During β-Carotene Supplementation in Cystic Fibrosis. Free Rad. Biol. Med. 18 (5) (1995) 849–859.
309 Winklhofer-Roob, M.: Nutritional status in cystic fibrosis: where to go from here? Am. J. Clin. Nutr. 67 (1998) 817–818.
310 Wolf, S.: The dietary management of peptic ulcer and ulcerative colitis. J. clin. Nutr. 2 (1954) 1.
311 Wolfe, B., W. H. Beer, J. T. Hayashi, C. H. Halsted, R. A. Cannon, K. L. Cox: Experience with home parenteral nutrition. Amer. J. Surg. 146 (1983) 7.
312 Wollager, G. F., H.W. Comfort, O.T. Clagett, A. E. Osterberg: Efficiency of gastrointestinal tract after resection of head of pancreas. J. Amer. med. Ass. 137 (1948) 838.
313 Workman, E. M., V. A. Jones, A. J. Wilson, J. O. Hunter: Diet in the management of Crohn's disease. Human Nutr. 38A (1984) 469.
314 Wright, R., S. C. Truelove: A controlled therapeutic trial of various diets in ulcerative colitis. Brit. med. J. II (1965) 138.
315 Wüthrich, B.: Nahrungsmittelallergien, allergische und pseudo-allergische Erkrankungen durch Nahrungsmittel und Lebensmittelzusätze. In: Zweiter Schweizerischer Ernährungsbericht 1984. Huber, Bern–Stuttgart–Wien 1984.
316 Wüthrich, B., T. Hofer: Nahrungsmittelallergie: Das „Sellerie-Beifuß-Gewürz-Syndrom". Dtsch. med. Wschr. 109 (1984) 981.
317 Wüthrich, B., T. Hofer: Nahrungsmittelallergien-Therapie. Schweiz. med. Wschr. 116 (1986) 1401.
318 Yeoh, K. G., J. Y. Kang, R. Guan, C. C. Tan, A. Wee, C. H. Teng: Chili protects against aspirin-induced gastroduodenal mucosal injury in humans. Dig. Dis. Sci. 40 (1995) 580–583.
319 Zelman, S.: The liver in obesity. Arch. intern. Med. 90 (1958) 141.
320 Zorich, N. L., M. B. Jones, J. M. Kesler, S. B. Carter, M.A. Sutton, B. Chir, T. Bayless: A randomized, double-blind study of the effect of olestra on disease activity in patients with quiescnet inflammatory bowel disease. Am. J. of Med. 103 (1997) 389–399.

4 Erkrankungen des Stoffwechsels

4.1 Adipositas

Abweichungen vom Normgewicht bedingt durch die Verringerung bzw. Vermehrung der Körpermasse, vorwiegend des Fettanteils, werden als Magersucht oder Fettsucht (Adipositas) bezeichnet.

Bei Vermehrung des Fettgewebes und damit des Körpergewichts über einen gewissen Grenzwert nimmt die Zahl verschiedener Erkrankungen zu und die Lebenserwartung ab. Daher hat man sich lange darum bemüht, den Körpergewichtsbereich zu ermitteln, der bei einer gegebenen Körperlänge mit dem geringsten Krankheitsrisiko und der größten Lebenserwartung einhergeht.

Früher glaubte man, dieses **„Idealgewicht"** aus dem Zahlenmaterial amerikanischer Lebensversicherungsgesellschaften errechnet zu haben. Da die den Berechnungen zugrunde liegenden Daten in den USA, einem Land mit gemischtrassiger Bevölkerung, unter nicht einheitlichen Meßbedingungen ermittelt wurden, erwiesen sich die sogenannten „Idealgewichte" als unbrauchbar.

Aus der Vielzahl von Formeln zur Errechnung des relativen Körpergewichts – d.h. des auf Körpergröße und eventuell Körperbau bezogenen Gewichts – kommt nach dem derzeitigen Wissensstand der sog. **Broca-Formel** für die Praxis die größte Bedeutung zu. Sie lautet:

Broca-Gewicht = Körperlänge [cm] – 100

(Beispiel: Normalgewicht bei einer Körperlänge von 170 cm = 70 kg).

Ein Vorteil des Broca-Gewichts ist die Tatsache, dass es jederzeit ohne Rechenaufwand ermittelt werden kann. Der sog. **Broca-Index** oder das Relativgewicht nach Broca in Prozent wird wie folgt berechnet:

Broca-Index = KG/Broca-Gewicht

(Beispiel: Broca-Gewicht = 70 kg, wirkliches Körpergewicht = 90 kg. Folglich beträgt der Broca-Index 1,3. Entspricht das effektive Körpergewicht dem Relativgewicht nach Broca, so beträgt der Broca-Index 1,0).

Ein weiterer, besonders für wissenschaftliche Untersuchungen, aber auch zunehmend in der Praxis benutzter Index ist der Massen-Index oder **Body-Mass-Index (BMI)** (auch als Quetelet-Index bezeichnet). Berechnet wird er wie folgt:

BMI = KG [kg]/KL [m]².

Da der BMI am besten mit der durch direkte Messung ermittelten Fettgewebsmasse des Körpers korreliert, kommt ihm zur Beurteilung des Risikos von Übergewicht eine entscheidende Bedeutung zu.

Mit Hilfe eines **Nomogrammes** (Abb. 4-1) lässt sich der BMI bei bekanntem Körpergewicht und Körperlänge leicht ermitteln. Größe und Gewicht werden mit einer Geraden verbunden, in deren Fortsetzung sich der Body-Mass-Index ablesen lässt. Entsprechend den Angaben in Tabelle 4-1 werden Körpergewichtsklassen mit unterschied-

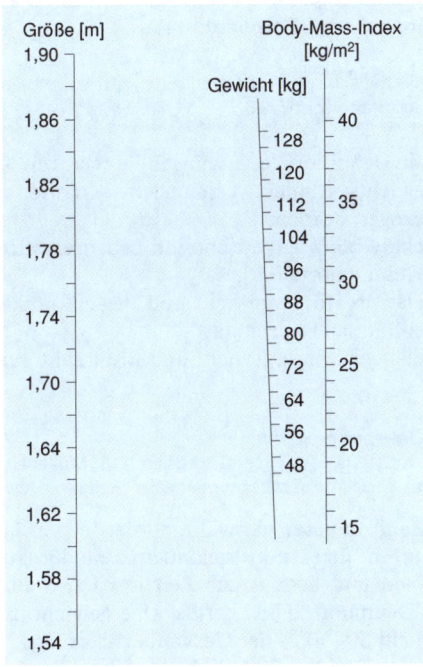

Abb. 4-1 Nomogramm zur Ermittlung des Body-Mass-Index (BMI).

4 Erkrankungen des Stoffwechsels

Tabelle 4-1 Klassifikation der Adipositas mittels Body-Mass-Index (BMI).

Gewichtsklasse	Grad der Adipositas	BMI (kg/m²)
Normalgewicht	0	20–24,9
Übergewicht	I	25–29,9
Adipositas	II	30–39,9
extreme (morbide) Adipositas	III	40+

Tabelle 4-2 Mit der höchsten Lebenserwartung korrelierende BMI-Bereiche in Abhängigkeit vom Lebensalter.

Altersgruppe	wünschenswerter BMI
19–24 Jahre	19–24
25–34 Jahre	20–25
35–44 Jahre	21–26
45–54 Jahre	22–27
55–64 Jahre	23–28
> 65 Jahre	24–29

lichen Gesundheitsrisiken unterschieden. So steigt beispielsweise die kardiovaskuläre Mortalität nach Ergebnissen der Framingham-Studie ab einem BMI von 24,4 deutlich an.

Aufgrund von Daten großer Lebensversicherungsgesellschaften ist zu berücksichtigen, dass der mit der niedrigsten Mortalität korrelierende BMI-Bereich mit dem Alter ansteigt. Höheres Lebensalter bedeutet höheren Normgewichtsbereich (vgl. Tab. 4-2).

Es wurden eine Reihe weiterer Formeln angegeben, um das „normale" Körpergewicht zu errechnen. Bei vielen wird versucht, den Körperbautyp mit in die Berechnung einzubeziehen, so etwa bei der **Formel nach Bornhard:**

Körpergewicht [kg] = Körperlänge [cm] × mittlerer Brustumfang [cm]/240.

Für die Definition des erwünschten relativen Körpergewichts können verschiedene Kriterien herangezogen werden:
- relatives Körpergewicht und Lebenserwartung (Gesamtmortalität),
- relatives Körpergewicht und Begleitkrankheiten (Gesamtmorbidität),
- relatives Körpergewicht und Risikofaktoren.

4.1.1 Häufigkeit

Die **Zahl Adipöser** hat während der letzten Jahrzehnte in den Industrieländern ständig zugenommen und beträgt zur Zeit je nach Statistik und Definition des Begriffs Übergewicht bzw. Fettsucht 30–50 % der Gesamtbevölkerung.

In der Bundesrepublik Deutschland ist jeder zweite Bürger übergewichtig und jeder sechste adipös [86].

Abb. 4-2 demonstriert die Verteilung übergewichtiger und adipöser Männer und Frauen in den verschiedenen Altersgruppen aufgrund von Daten der VERA-Studie (Verbundstudie Ernährung und Risikofaktorenanalyse).

Bei Kindern steigt als Folge von Fehlernährung und Bewegungsmangel der Anteil Übergewichtiger gleichermaßen.

Nach einer Studie in München hatten 12 % aller 7–10-jährigen ein massiv erhöhtes Körpergewicht (120 % des Längensollgewichtes) [118].

Langzeitstudien haben gezeigt, dass die Häufigkeit der Adipositas in der Familie und das Ausmaß des Übergewichtes während der Pubertät die bedeutendsten **Prädiktoren** für ein Übergewicht im Erwachsenenalter sind. **Kinder** mit Übergewicht haben im Erwachsenenalter ein zweifach höheres Adipositasrisiko als normalgewichtige Kinder. Die Adipositas im Kindesalter geht mit einer allgemeinen Exzeßmorbidität und -mortalität, insbesondere aber vermehrten Herz-Kreislauferkrankungen einher. In einigen Studien wurde belegt, dass häufiges Fernsehschauen bei Kindern wesentlich für die **positive Energiebilanz** mitverantwortlich ist. Es vermindert die körperliche Aktivität und steigert die Energiezufuhr in Form hochkalorischer Snacks (Lit. bei [194]).

In den USA wird trotz der seit Jahrzehnten laufenden Bemühungen um eine Aufklärung der Bevölkerung mit einer jährlichen Steigerung von 1 % Übergewichtiger bzw. Adipöser gerechnet (Lit. bei [173]).

Beobachtungen in Schwellenländern zeigen, dass die Adipositashäufigkeit zunimmt, sobald der Bevölkerung **Lebensmittel** unbegrenzt und **in verführerischer Vielfalt** zur Verfügung stehen.

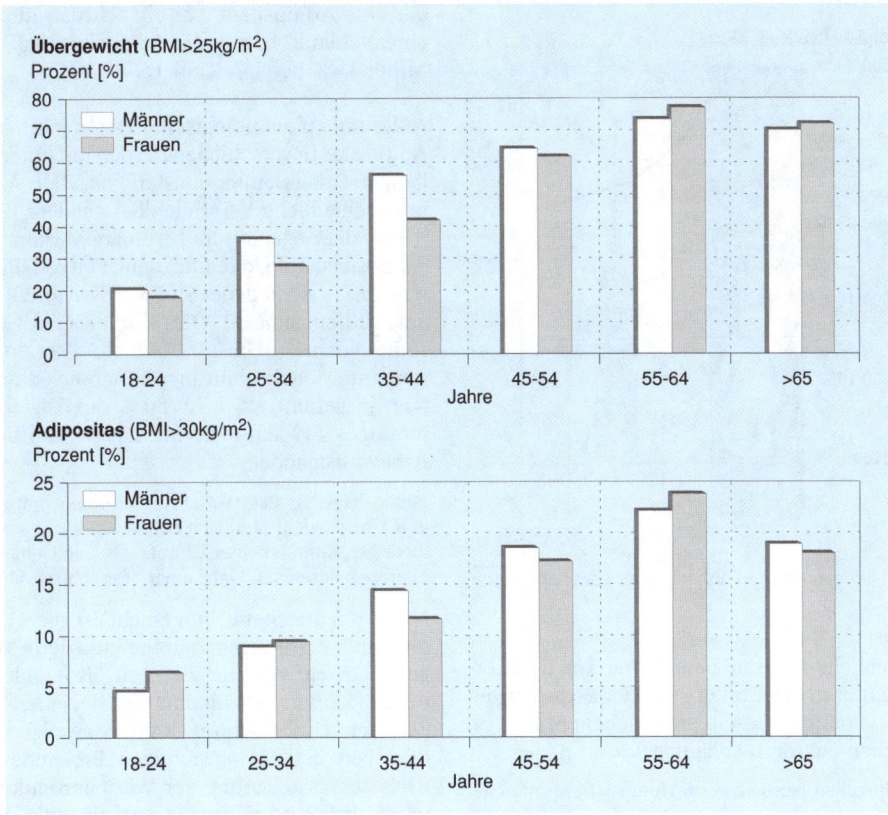

Abb. 4-2 Häufigkeit von Übergewicht und Adipositas in der VERA-Studie [86].

4.1.2 Ursachen

Genetische und **psychosoziale Faktoren** sind für die positive Energiebilanz und die hieraus resultierende vermehrte Energiespeicherung in Form von Fett verantwortlich.

Trotz einer enormen Zahl klinisch-experimenteller, molekularbiologischer, endokrinologischer und psychologischer Befunde sind die Ansichten über die **komplexen kausalen Mechanismen,** die methodisch z.T. nur schwer zugänglich sind, nach wie vor uneinheitlich.

Ein großer Unsicherheitsfaktor bei der Berechnung der Energiebilanz ist die **Ermittlung der Energiezufuhr** während eines längeren Zeitraumes. Ernährungsprotokolle, Ernährungsanamnesen, Wiegemethoden etc. sind mit einem großen methodischen Fehler behaftet. Folglich wurde die Frage, ob Adipöse im Vergleich zu Nicht-Adipösen mehr Energie aufnehmen oder ihre Energieverwertung als Folge bestimmter Stoffwechseleigenschaften effizienter ist, unterschiedlicher beurteilt.

Mit doppelt markiertem Wasser lässt sich die Energiebilanz ohne Angaben zur Nahrungsaufnahme ermitteln. Mit Hilfe dieser Methode konnte gezeigt werden, dass Adipöse ihre Energiezufuhr um 20–50 % und Nicht-Adipöse um 10–30 % zu niedrig einschätzen (**Underreporting**) (Lit. bei [27]). Diese Tatsache muss bei der Interpretation von Studien und bei der Beratung Adipöser, mehr als bisher geschehen, berücksichtigt werden.

Ein weiterer wichtiger, häufig nicht beachteter Faktor ist der bei **zunehmendem Lebensalter geringer werdende Energiebedarf** (vgl. Abb. 4-3).

> Wird bei zunehmendem Lebensalter die Energiezufuhr nicht reduziert, so kann das Beibehalten der Ernährungsgewohnheiten alleinige Ursache einer Gewichtszunahme sein.

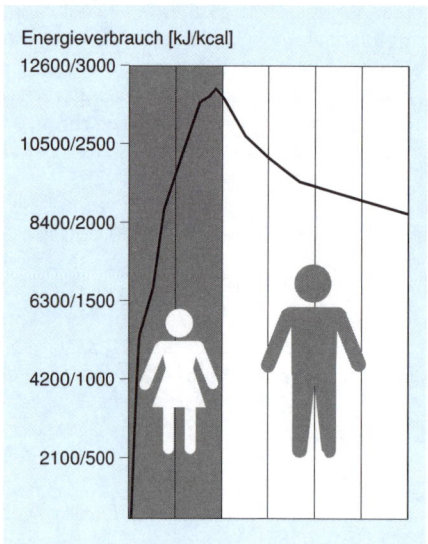

Abb. 4-3 Energiebedarf in Abhängigkeit vom Lebensalter.

Die erhebliche **interindividuelle Varianz** des Körpergewichtes in einer unter gleichen Bedingungen lebenden Population ist in erheblichem Maße von genetischen Faktoren abhängig.

Hierfür sprechen beispielsweise Untersuchungen an **getrennt aufwachsenden eineiigen Zwillingen,** deren BMI sich weitgehend identisch verhält. Der BMI korrelierte mit dem der leiblichen Mutter, nicht aber mit dem der Adoptivmutter und bei Überfütterungsversuchen fand sich bei eineiigen Zwillingen eine identische Gewichtszunahme und auch eine vergleichbare Körperfettverteilung.

Familienuntersuchungen ergaben, dass Kinder adipöser bzw. schlanker Eltern mit unterschiedlicher prozentualer Häufigkeit eine Adipositas entwickeln. Waren beide Eltern adipös bzw. schlank, so fand sich bei 73 % bzw. 9 % der Kinder eine Adipositas. War ein Partner adipös und einer schlank, betrug die Adipositashäufigkeit im Mittel 41 % bei den Kindern.

Aufgrund epidemiologischer Daten kann man die Adipositas in verschiedene Typen mit unterschiedlichem **Fettverteilungsmuster** (vgl. Tab. 4-3) und unterschiedliche Vererblichkeit gliedern [25].

Für diese genetisch bedingte Varianz in der Adipositashäufigkeit und dem Fettverteilungstyp werden verschiedene **Stoffwechselvarianten** verantwortlich gemacht. Dies sind beispielsweise der Ruhe-Nüchtern-Umsatz und die Thermogenesesteigerung nach Nahrungsaufnahme, die zusammen insgesamt etwa 70–80 % des Tagesenergieumsatzes Erwachsener bei leichter körperlicher Arbeit ausmachen.

Beim Vergleich der Werte von Personen mit Normal- und Übergewicht fand sich bei Übergewicht sowohl ein niedriger Ruhe-Nüchter-Umsatz als auch eine geringe Thermogenese nach Gabe einer Testmahlzeit [159].

Noch unzureichend untersucht ist die Frage, ob die durch Nahrungsaufnahme induzierte **Thermogenese nach Verzehr von Fett,** Kohlenhydraten bzw. Eiweiß unterschiedlich ist. Bei einer entsprechenden Untersuchung konnte gezeigt werden, dass Fett bei übergewichtigen Probanden praktisch keine Steigerung der Wärmeproduktion bewirkt, während Normalgewichtige die Wärmeabgabe nach einer Fettmahlzeit um durchschnittlich 14,4 % steigern.

Nach Verzehr von kohlenhydrat- und proteinreichen Mahlzeiten waren diese Unterschiede zwischen normalgewichtigen und übergewichtigen Probanden nur gering ausgeprägt [225].

Ein weiterer, an dem komplexen System der Gewichtsregulation beteiligter Faktor ist das **sympathische Nervensystem.** Adrenalin steigert die Lipolyse und den Energieumsatz. Die Thermogenese

Tabelle 4-3 Adipositas, Fettverteilung und Vererblichkeit (nach [25]).

Adipositastyp	genetischer Effekt	Charakterisierung
Typ I	25 %	Vermehrung der Gesamtkörperfettmasse (m > 15 %, w > 25 %)
Typ II	30–35 %	Vermehrung des abdominellen und Stammfettes (android-abdomineller Fettverteilungstyp)
Typ III	50 %	Vermehrung des viszeralen Fettdepots
Typ IV	30–35 %	Vermehrung des gluteal-femoralen Fettgewebes (gynoider Fettverteilungstyp)

wird durch eine erhöhte Aktivität des sympathischen Nervensystems gesteigert und durch selektive β-Blocker gehemmt.

Bei etwa 30 % der Adipösen fand sich, gemessen an der Plasma- und Urinnoradrenalinkonzentration, eine reduzierte Aktivität des sympathischen **Nervensystems** [251].

Von großer Bedeutung für die Verständigung der Regulation des Körperfettgehaltes ist das 1994 entdeckte **Leptin**.

Dieses Protein fehlt bei einer Mausmutation mit einem defekten ob-Gen-. Nach Zufuhr des im Blut normaler Mäuse nachweisbaren Leptins kommt es bei diesen genetisch adipösen Tieren zu einer Abnahme des Körperfettgehaltes. Die ausschließlich in Fettgewebe gebildete **Signalsubstanz** wird **bei zunehmendem Depotfett** vermehrt synthetisiert. Durch ihre Wirkung auf Zentren im Hypothalamus wirkt sie hemmend auf die Futteraufnahme und steigernd auf die Bewegungsaktivität und den Energieumsatz, somit **hemmend auf eine Vermehrung des Depotfettes.**

Bei adipösen Menschen fand sich kein Defekt des Adipositas-Gens. Hohe Leptinkonzentrationen haben aus bisher unbekannten Gründen beim Menschen nicht den bei kleinen Nagetieren nachgewiesenen regulatorischen Effekt.

Die Identifizierung des Hormons Leptin, dessen Bedeutung für komplexe hormonale Regulationen noch wenig untersucht ist, zeigt, dass die **Adipozyten** nicht, wie früher angenommen ausschließlich als Energiespeicher dienen. So wird beispielsweise in Fettzellen auch **Angiotensinogen gebildet** und lokal zu den vasokonstriktorischen Substanzen Angiotensin-1 und Angiotensin-2 hydrolysiert [105].

Das bekannte Phänomen der Appetitsteigerung und **Zunahme des Körpergewichtes nach Unterbrechen des Tabakmissbrauches** wurde in epidemiologischen Studien belegt. Bei der Untersuchung von 5000 Personen hatten Raucher das niedrigste und Ex-Raucher während 10 Jahren nach Beendigung des Abusus das höchste Körpergewicht. Abbruch des Abusus führte während der ersten 10 Jahre bei Männern im Mittel zu einer Gewichtszunahme von 4,4 und bei Frauen von 5,0 kg [56].

Adipösen ist eine gewisse **Bewegungsarmut** eigen, eine Eigenschaft, die offenbar nicht Folge, sondern eine der möglichen Teilfaktoren bei der Entstehung des Fettansatzes ist.

Zusammenfassend sprechen die derzeit vorliegenden Befunde dafür, dass für die positive Energiebilanz als Voraussetzung für eine Vermehrung des Depotfettes viele sehr unterschiedliche Faktoren verantwortlich sind. Neben der vermehrten Energieaufnahme durch falsches Ernährungsverhalten kommt dem **verminderten Energieverbrauch** bei einem Teil der Übergewichtigen sicher eine wesentliche Bedeutung zu (Lit. bei [161]).

Zu den an der Entstehung einer Adipositas beteiligten Faktoren zählen auch psychische Störungen und Abweichungen vom normalen Essverhalten. Es gibt Beweise dafür, dass die **Regulation der Nahrungsaufnahme** durch Hunger, Appetit und Sättigung beim Adipösen gestört ist. Nach Pudel [175] ist die Steuerung dieser drei Gefühle, die beim Normalgewichtigen eine ausgeglichene Energiebilanz gewährleistet, bei übergewichtigen Menschen derart verändert, dass die Energieaufnahme den Energiebedarf übersteigt.

Diese **Appetit-** und **Sättigungsstörung** beruht insbesondere auf einer **erhöhten Außenreizabhängigkeit.** Signale der Umwelt vermögen bei Adipösen Appetit auszulösen. So signalisiert beispielsweise die Uhrzeit bei Adipösen das Verlangen, Nahrung aufzunehmen.

Wird durch eine Trickuhr eine gewohnte Essenszeit vorgetäuscht, so stellt sich Appetit ein, und es erfolgt Nahrungsaufnahme.

Ein weiteres **Experiment**, das die erhöhte „Außenreizabhängigkeit" demonstriert, ist folgendes:

Über mehrere Tage saugen Probanden eine flüssige Nahrung aus einem vor ihnen auf dem Tisch stehenden Glaszylinder. Nach wenigen Tagen haben sie ihre Standardmenge gefunden, die zu ausreichender Sättigung führt. Die experimentelle Anordnung erzeugt während der folgenden Mahlzeit eine Diskrepanz zwischen der Menge, die tatsächlich in den Magen gelangt und der Menge, die der Proband glaubt, getrunken zu haben. Die sichtbare Flüssigkeitssäule im Zylinder wird manipuliert, indem in gleichem Rhythmus, wie der Proband saugt, Flüssigkeit zusätzlich abgepumpt bzw. zugepumpt wird.

Adipöse Probanden orientieren sich wesentlich stärker an der sichtbaren Menge im Zylinder und nicht so sehr am Volumen aufgenommener Nahrung. Sie trinken durchschnittlich 50 % mehr bzw. 25 % weniger, erleben aber in allen Situationen gleiches Sättigungsgefühl.

Normalgewichtige zeigen lediglich tendenzielle Veränderungen ihrer Nahrungsaufnahme auf den Außenreiz hin. Letztlich können sie aber das Volumen, welches tatsächlich in den Magen gelangt, relativ konstant halten [175].

Bekannt ist weiterhin die durch seelisch-psychische Belastung ausgelöste gesteigerte Nahrungsaufnahme **(hyperphage Reaktion),** die zum Kummerspeck führt. Man nimmt an, dass das Essen hierbei eine Ersatzhandlung darstellt, wobei der mit dem Essen verbundene Genuss als Kompensation gewählt wird.

Am Zustandekommen einer Überernährung sind mit großer Wahrscheinlichkeit auch **falsche erzieherische Maßnahmen** mitbeteiligt.

Zwingt man ein Kind dann, wenn es angibt, satt zu sein, unter Androhung von Strafe oder durch Versprechen einer Belohnung, seinen Teller leer zu essen, so schaltet man den natürlichen, die Nahrungsaufnahme steuernden Regelmechanismus aus. Es besteht die Gefahr, wie entsprechende Beobachtungen gezeigt haben, dass solche Kinder im späteren Leben die Menge der aufgenommenen Nahrung mehr am zufälligen Angebot als an dem durch Hunger- und Sättigungsgefühl angezeigten Bedürfnis orientieren. (Verhaltenstherapeutische Maßnahmen siehe bei [176].)

Als **latent Adipöse** (oder dünne Dicke!) bezeichnet man Normalgewichtige, die zum gleichen Essverhalten neigen wie Adipöse. Sie halten ihr Körpergewicht nur durch gezügelte, kontrollierte Nahrungsaufnahme im Normbereich.

In diesem Zusammenhang ist die Tatsache von Interesse, dass die Adipositas in den verschiedenen **sozialen Schichten** unterschiedlich häufig vorkommt. Bei entsprechenden statistischen Erhebungen ergab sich eine sechsfach höhere Zahl an adipösen Frauen in sozial niederen Schichten gegenüber den in sozial gehobenen Verhältnissen lebenden (Abb. 4-4).

Von praktisch-klinischer Bedeutung ist auch die Tatsache, dass die Mehrzahl der **Psychopharmaka** über eine **Appetitsteigerung** die Entstehung der Adipositas begünstigen. Dies gilt besonders für Serotonin-Antagonisten. Sie stimulieren das Verlangen nach kohlenhydratreichen, süßschmeckenden Lebensmitteln (Lit. bei [19]).

4.1.3 Relatives Körpergewicht und Lebenserwartung

Übergewicht begünstigt Morbidität und Mortalität.

Aufgrund epidemiologischer Daten prognostisch günstige Bereiche und solche mit beginnender Risikosteigerung abzugrenzen, ist schwierig, so dass nicht selten **voneinander abweichende Angaben** existieren. Die Gründe hierfür liegen überwiegend in sich unterscheidenden Methoden der Datenerhebung, Berücksichtigung ethnischer Unterschiede, von durchgemachten Erkrankungen, Rauch- und Trinkgewohnheiten etc. Dies trifft auch für die Beziehung zwischen Körpergewicht und Sterblichkeit zu.

So kommt im Gegensatz zu den Angaben in Abb. 4-5 eine Metaanalyse US-amerikanischer und skandinavischer Daten zu dem Ergebnis, dass die höchste Lebenserwartung bei nichtrauchenden Männern weißer Hautfarbe ab dem 50. Lebensjahr bei einem BMI zwischen 24 und 27 liegt. Dies ist ein Bereich, der nach den geltenden Empfehlungen bereits an der Schwelle zum Übergewicht liegt [229].

> Die **negativen Folgen** der Adipositas finden sich bei Männern ausgeprägter als bei Frauen und sind im höheren weniger als im mittleren Lebensalter ausgeprägt.

In den meisten Studien findet sich bei einem unter der Norm liegenden relativen Körpergewicht eine Zunahme der Mortalität (Abb. 4-4). Es ist nicht entschieden, ob ein wirklicher Kausalzusammenhang hierfür verantwortlich ist oder ob der Lebensstil, z. B. hoher Zigarettenkonsum oder unerkannte Erkrankungen hierfür verantwortlich sind [122].

4.1.4 Relatives Körpergewicht und Begleitkrankheiten

Die Adipositas fördert die Entstehung einer Vielzahl von Erkrankungen. Die wichtigsten sind in Tabelle 4-4 zusammengefaßt.

Von besonderer praktisch-klinischer Bedeutung ist das **metabolische Syndrom** (Diabetes mellitus Typ 2, Hyperlipoproteinämie und Hypertonie (vgl.

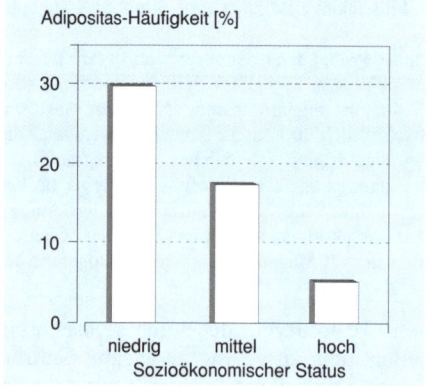

Abb. 4-4 Abnehmende Häufigkeit der Adipositas mit steigendem sozioökonomischen Status (nach [169]).

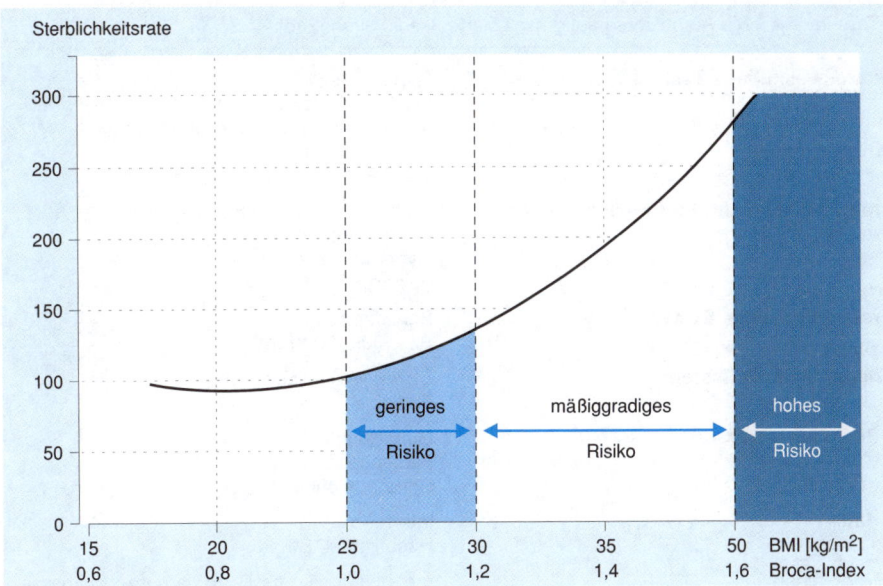

Abb. 4-5 Relative Mortalität (niedrigste Sterblichkeitsrate = 100) in Abhängigkeit vom Körpergewicht nach Daten des „Pooling Project" 1978. BMI = Body-Mass-Index.

Kap. 4.2), das sich auf dem Boden einer **Adipositas** überwiegend **vom androiden Typ** entwickelt. (Die Zusammenhänge zwischen Adipositas und den in Tabelle 4-4 genannten Erkrankungen werden überwiegend bei der Besprechung der einzelnen Erkrankungen behandelt.)

Nach weithin anerkannter klinischer Erfahrung stellt ein Übergewicht von mehr als 20 % nach Broca (entspricht einem BMI von 29) eine eindeutige **Indikation zur Gewichtsreduktion** dar. Unter Berücksichtigung des bereits ab einem BMI von 25 steigenden Risikos (vgl. Abb. 4-5) sollten die Bemühungen um ein Normalgewicht, wenn möglich, bereits früher einsetzen.

Hierbei müssen **psychosoziale Gegebenheiten** berücksichtigt werden. Ein aus medizinischer Sicht optimales Körpergewicht ist für viele extrem schwer zu erreichen und auf Dauer zu stabilisieren. Auch das persönliche Befinden muss bei Empfehlungen zur Gewichtsreduktion mitberücksichtigt werden (**„Wohlfühlgewicht"**).

Dass übermäßiger Fettansatz schädigend auf den Gesamtorganismus wirkt, ist seit langem bekannt. In vielen alten Schriften äußern sich Ärzte zu diesem Problem.

So schreibt beispielsweise der im 2. Jahrhundert n. Chr. in Rom praktizierende griechische Arzt Soranus von Ephesus: Zahlreiche Ärzte betrachten Fettsucht als einen guten Zustand des Körpers. Diese Ansicht ist jedoch zurückzuweisen. Wir behaupten, dass es nur einen guten Zustand des Körpers gibt, nämlich den, körperlicher Kraft bei geringer Menge an Fett. Fettsucht betrachten wir als krankhafte Erscheinung mit zahlreichen Symptomen, die darauf hinweisen, wie gefährlich diese Erkrankung ist (nach [75]).

Der deutsche Kliniker von Noorden (1900) definiert Anfang dieses Jahrhunderts die Fettsucht wie folgt: Fettsucht ist ein Zustand des Körpers, bei dem das Fettgewebe unmäßig entwickelt ist. Aus der übergroßen Fettretention ergeben sich Nachteile für den Gesamtorganismus oder für einzelne seiner Teile und deren Funktion. Fettsucht ist ein krankhafter Zustand, der auch dann gegeben ist, wenn man nur einem sehr fettreichen, aber sonst noch völlig gesunden Körper gegenübersteht, in welchem der Fettbestand und die Weiterentwicklung der Fettleibigkeit die Quelle späteren Unheils ist.

4.1.5 Risikofaktor Adipositas

Bei Erwachsenen mit einem Übergewicht über 30 % (im Mittel etwa 50 %) nach Broca liegen in 9 von 10 Fällen eine oder mehrere Störungen (Hypertonie, Fettstoffwechselstörung, Störung der Glucosetoleranz, Hyperurikämie) vor, die die

Tabelle 4-4 Mit Adipositas häufig assoziierte Krankheiten [246].

kardiovaskuläres System	Hypertonie koronare Herzkrankheit linksventrikuläre Hypertrophie Herzinsuffizienz venöse Insuffizienz
metabolische und hormonelle Funktion	Diabetes mellitus Typ II Dyslipidämien Hyperurikämie gestörte Fibrinolyse
respiratorisches System	Schlafapnoe Pickwick-Syndrom
hepatobiliäres System	Cholezystolithiasis Fettleber
Bewegungsapparat	Gonarthrose Fersensporn Sprunggelenksarthrose
Haut	Intertrigo Hirsutismus, Striae
Neoplasien	erhöhtes Risiko für Endometrium-, Mamma-, Zervix-, Prostata- und Gallenblasenkarzinom (weitere werden diskutiert)
Sexualfunktion	reduzierte Fertilität Komplikationen bei Geburt
psychosoziale Probleme	vermindertes Selbstbewußtsein soziale Isolation, Diskriminierung Partnerprobleme Berufsprobleme
Verschiedenes	erhöhtes Operationsrisiko erschwerte Untersuchungsbedingungen reduzierte Beweglichkeit und Ausdauer

Entstehung **kardiovaskulärer Erkrankungen** begünstigen.

Da diese Veränderungen durch Gewichtsreduktion gebessert oder „geheilt" werden können, stellt ein Übergewicht dieses Ausmaßes bereits ohne gezielten Nachweis der genannten Risikofaktoren eine begründete Indikation zur Gewichtsreduzierung dar.

Obwohl sich die mittlere Lebenserwartung in dem Maße reduziert und Risikofaktoren in dem Maße zunehmen, wie das relative Körpergewicht über den Normbereich ansteigt, sind weniger die Fettmasse als die **Fettverteilung** für die Folgeerkrankungen verantwortlich (vgl. Abb. 4-6).

Der metabolisch relevante Adipositas-Typ ist die **androide (viszerale) Form.** Diese auch als abdominelle Adipositas bezeichnete Form ist gekennzeichnet durch eine Fettansammlung im Bereich des Stammes, wobei das Fett nicht nur subkutan, sondern auch intraabdominell gespeichert ist („Apfeltyp").

Vergleichsweise gering ist das Gesundheitsrisiko bei der **gynoiden Form** (periphere Adipositas) mit einer Fetteinlagerung im Hüft- und Oberschenkelbereich („Birnentyp").

Der BMI ist ein schlechter Parameter zur Abschätzung des viszeralen Depotfettes.

> Trotz eines im Normbereich liegenden BMI kann der Anteil an viszeralem Fett so hoch sein, dass hieraus ein metabolisches Syndrom (vgl. Kap. 4.2) resultiert.

Zur Quantifizierung des intraabdominellen Fettes eignet sich die Computertomographie (CT). Ein in Nabelhöhe angefertigtes CT erlaubt die **Relation zwischen subkutanem und intraabdomenellem Fett** zu messen, ein Parameter, der zur Risiko-

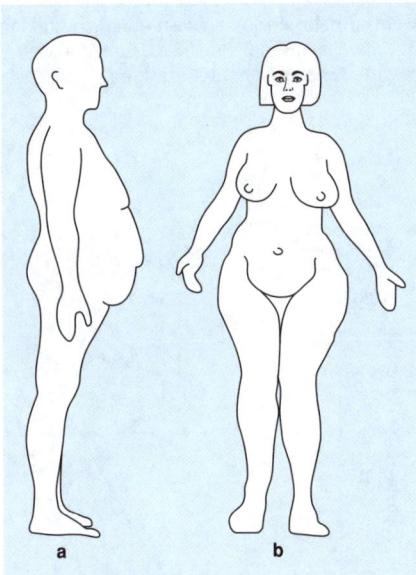

Abb. 4-6 Unterschiedliche Verteilung des Körperfettes.
a) androide (abdominelle oder viszerale) Adipositas.
b) gynoide (gluteo-femorale oder periphere) Adipositas.

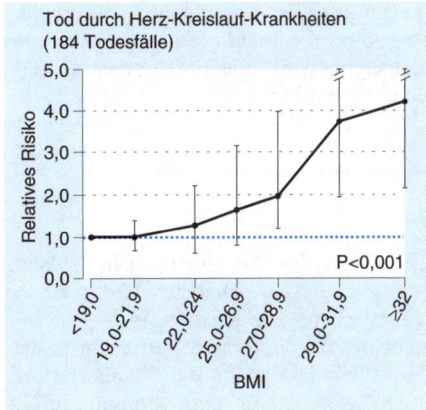

Abb. 4-7 Mortalität in der Nurses' Health Study. 16-jährige Beobachtung von 115 000 US-amerikanischen Krankenschwestern [139].

abschätzung Vorteile gegenüber dem BMI bietet (Lit. bei [105]).

Ein Maß für die Fettverteilung ist das **Verhältnis von Taillen- zu Hüftumfang** (waist-to-hip-ratio). Ein Umfangsverhältnis von über 1,0 bei Männern und über 0,85 bei Frauen spricht für eine androide (überwiegend intraabdominelle) Fettverteilung.

Herz-Kreislauferkrankungen, Hyperlipoproteinämie

In einer Reihe prospektiver Studien wie beispielsweise der Nurses' Health Study (vgl. Abb. 4-7) wurde gezeigt, dass eine positive Korrelation zwischen der Höhe des BMI und dem relativen Risiko von Herz-Kreislauferkrankungen besteht. Dabei ist, wie bereits besprochen, das **viszerale Fett der entscheidende Risikofaktor.** Diese Form der Adipositas begünstigt
- die Hypertriglyzeridämie,
- niedrige HDL-Werte und
- hohe Apo-Lipoprotein-B-Konzentration.

Im Gegensatz dazu ist eine Hypercholesterinämie vergleichsweise selten.

Als kardiovaskuläre Risikofaktoren finden sich weiterhin vermehrt eine Hyperinsulinämie, Hy- perfibrinogenämie, eine erhöhte Aktivität der Lipoproteinlipase und eine gesteigerte Lipidoxidation.

Die **Hyperinsulinämie,** eine Folge der Insulinresistenz bei vermehrtem abdominellen Fett, verstärkt die negativen Effekte pathologischer Lipidparameter.

Genetische Faktoren sind wesentlich für die Entwicklung einer abdominellen Adipositas und folglich auch für die Insulinresistenz.

Hypertonie

Auch die essentielle Hypertonie zählt zum metabolischen Syndrom, d. h. ihre Manifestation wird durch Übergewicht (vgl. Abb. 4-9) und hier wiederum eine Vermehrung des viszeralen Depotfettes begünstigt.

In einer Therapiestudie an adipösen Frauen mit Hochdruck konnte eindeutig gezeigt werden, dass unter Behandlung mit einer 1200-Kalorien-Diät die **Abnahme des Blutdruckes** nicht mit der Abnahme des BMI, sondern der Abnahme des mit Hilfe der Computertomographie gemessenen viszeralen Fettes korrelierte.

Wie zu erwarten, verringerte sich unter der Körpergewichtsreduktion ebenfalls sowohl die **Nüchtern-Plasmaglucose-Konzentration,** als auch die Fläche unter der Glucosekonzentrationskurve nach oraler Glucosebelastung. Auch das Ausmaß der Reduktion beider Parameter des Glucosestoffwechsels – Zeichen verbesserter Glucosetoleranz als Folge einer Abnahme der Insulinresistenz – korrelierte positiv mit dem Ausmaß der Blutdrucksenkung [105].

4 Erkrankungen des Stoffwechsels

Das Ergebnis dieser Untersuchung stützt die Vorstellung, dass die **Insulinresistenz bei Adipositas** auch ursächlich für die Entstehung der Hypertonie verantwortlich ist.

> Gewichtsabnahmen sollten **kontinuierlich** und **langsam** – etwa während einer Zeit, die der der Gewichtszunahme entspricht – erfolgen.

Diabetes

Die Bedeutung des Übergewichtes für Entstehung und Verlauf des Typ-2-Diabetes wird in Abschnitt 4.2 besprochen. Dafür, dass insbesondere die Vermehrung des viszeralen Fettes den entscheidenden Risikofaktor für die Manifestation des Typ-2-Diabetes und für eine verminderte Glucosetoleranz darstellt, sprechen eine Vielzahl epidemiologischer Studien. In den Abbildungen 4-8 und 4-9 sind zur Demonstration der Beziehung zwischen BMI und Diabeteshäufigkeit die Ergebnisse zweier Studien dargestellt.

ET Ernährungstherapie

Jede ausgeprägte Adipositas durchläuft die Phase des geringen Übergewichts. Bereits in dieser Frühphase sollte die Therapie einsetzen. Für die **frühe Kontrolle des Körpergewichts** spricht auch die Tatsache, dass sich bereits in diesem Stadium, wie in Abbildung 4-9 demonstriert wird, negative Auswirkungen auf kardiovaskuläre Risikofaktoren finden.

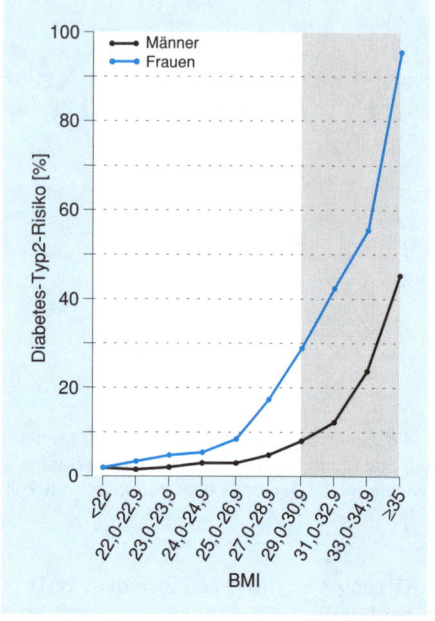

Abb. 4-8 Beziehung zwischen BMI und dem Diabetes-Typ2-Risiko [174].

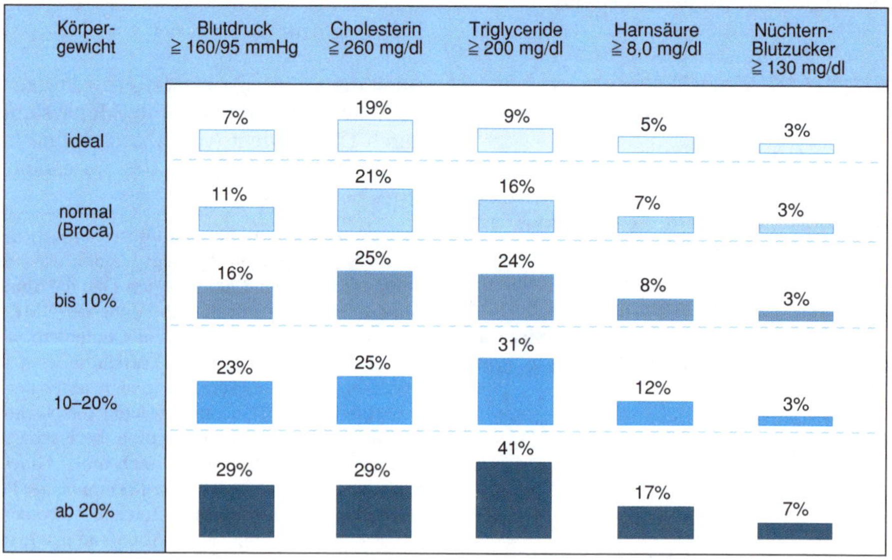

Körper-gewicht	Blutdruck ≥ 160/95 mmHg	Cholesterin ≥ 260 mg/dl	Triglyceride ≥ 200 mg/dl	Harnsäure ≥ 8,0 mg/dl	Nüchtern-Blutzucker ≥ 130 mg/dl
ideal	7%	19%	9%	5%	3%
normal (Broca)	11%	21%	16%	7%	3%
bis 10%	16%	25%	24%	8%	3%
10–20%	23%	25%	31%	12%	3%
ab 20%	29%	29%	41%	17%	7%

Abb. 4-9 Risikofaktoren in Abhängigkeit vom Körpergewicht bei 30–60-jährigen Männern (zit. nach [203]).

Ungünstig ist ein **ständiger Wechsel** zwischen hohem und relativ niedrigem Körpergewicht, wobei die Gewichtsabnahme meist durch drastische, kurzzeitige Maßnahmen **(Crash-Diäten)** erfolgt.

So steigt beispielsweise bei sehr schneller Gewichtsreduktion das **Risiko der Gallensteinbildung**. Fettsüchtige haben eine gesteigerte Syntheserate für Cholesterin und häufig eine erhöhte Cholesterinkonzentration in der Gallenflüssigkeit. Die Folge hiervon ist die in einer Vielzahl von Studien belegte höhere Gallensteinrate.

Während der Phase der Gewichtsreduktion kommt es zu einer zusätzlichen **Steigerung der Cholesterinkonzentration** in der Gallenflüssigkeit und damit einer besonderen Gefährdung hinsichtlich der Cholesterinsteinbildung. Eine energie- und fettarme Reduktionskost fördert die Steinbildung weiterhin wegen der **nur geringen Stimulation der Gallenblasenkontraktion**.

Wiederholte Gewichtsreduktionen mit nachfolgendem Wiederanstieg des Körpergewichtes sollten somit im Interesse einer Gallensteinprophylaxe vermieden werden.

In einer prospektiven Studie konnte auch gezeigt werden, dass häufige Reduktionskuren mit anschließend immer wiederkehrendem Anstieg des Körpergewichts, die **Gefahr einer koronaren Herzkrankheit** und damit die Gesamtsterblichkeit steigern [131].

Das Auf und Ab des Körpergewichts bei wiederholten, nur kurze Zeit dauernden Phasen einer Reduktionsdiät (englisch: **yo-yo-dieting**, weight cycling) macht offenbar langfristig eine Gewichtsabnahme immer schwieriger. Darüber hinaus kommt es zwischen den kurzen Diätphasen relativ schnell wieder zu einem Anstieg des Körpergewichts.

Nach Richtlinien der Deutschen Gesellschaft für Adipositasforschung ist eine **Indikation zur Behandlung von Übergewicht** und Adipositas grundsätzlich gegeben, wenn
- der BMI ≥ 30 kg/m² beträgt;
- bei einem BMI zwischen 25 und 29,9 kg/m² übergewichtsbedingte Gesundheitsstörungen und/oder ein abdominales Fettverteilungsmuster und/oder Erkrankungen vorliegen, die durch Übergewicht verschlimmert werden;
- bei einem BMI zwischen 25 und 29,9 kg/m² ein erheblicher psychosozialer Leidensdruck besteht.

> Da die vermehrte Depotfettbildung Folge einer positiven Energiebilanz ist, kann die Therapie der Adipositas nur in einer Verringerung der Energiezufuhr oder Steigerung des Energieverbrauchs bestehen.

Der **tägliche Energiebedarf** pro kg Körpergewicht beträgt
- bei Bettruhe etwa 80–100 kJ (20–25 kcal),
- bei leichter körperlicher Tätigkeit 130 kJ (32 kcal),
- bei mittelschwerer körperlicher Tätigkeit 150 kJ (37 kcal) und
- bei schwerer körperlicher Tätigkeit 160–200 kJ (40–50 kcal).

Da 1 kg Fettgewebe ca. 29,29–31,38 kJ (7000 bis 7500 kcal) entspricht, muss die tägliche Energiezufuhr dann, wenn das Körpergewicht um 1 kg verringert werden soll, während etwa sieben Tagen um 4180 kJ (1000 kcal) unter dem täglichen Bedarf liegen.

Die **klinische Erfahrung** zeigt, dass sich bei der Mehrzahl der Adipösen, diese vorausberechnete Gewichtsreduktion nicht erreichen lässt. Grund hierfür ist eine bei einem Teil der Patienten geringere **nahrungsinduzierte Thermogenese** (spezifisch-dynamische Wirkung), die bei Gesunden etwa zwischen 8 und 15 % des täglichen Energieverbrauchs schwankt.

> Der Grundumsatz reduziert sich unter hypokalorischer Ernährung individuell unterschiedlich. Diese **Adaptation**, die bei Adipösen besonders ausgeprägt sein kann, erklärt die immer wieder zu beobachtende Diskrepanz zwischen Energiezufuhr mit einer Reduktionsdiät und effektiver Gewichtsabnahme (Lit. bei [181]).

Bevor diese Erklärung angezeigt ist, müssen **Diätfehler** und **passagere Wasserretentionen** als Ursache für das Nichtansprechen der diätetischen Maßnahme ausgeschlossen sein.

Zum **Verständnis des Gewichtsverhaltens** unter Gabe einer Reduktionskost muss zusätzlich folgendes berücksichtigt werden: Liegt die Energiezufuhr mit der Nahrung unter dem täglichen Energiebedarf, so hat der Organismus die Möglichkeit, das **Energiedefizit aus Glykogen, Eiweiß und Fett** zu decken. Alle drei Substanzen binden in der Zelle Wasser in unterschiedlichem Ausmaß. Abzüglich des Wassers beträgt der **Energiegehalt**
- 17 kJ (4 kcal)/g Glykogen,
- 17 kJ (4 kcal)/g Eiweiß und
- 38 kJ (9 kcal)/g Fett.

Da jedoch Glykogen und Eiweiß die vierfache Menge Wasser binden, Fett aber nur die 0,5-fache Menge, so ergibt sich für die drei genannten Energielieferanten einschließlich des gebundenen Wassers ein Energiegehalt von 0,8/g Glykogen, 0,8/g Körpereiweiß und 6/g Körperfett.

Hieraus resultiert, je nachdem, ob vorwiegend Glykogen bzw. Eiweiß oder Fett zur Energiebedarfsdeckung mobilisiert werden, ein völlig unterschiedliches Gewichtsverhalten.

Bei einem **Energiedefizit** von 4180 kJ/Tag (1000 kcal) kommt es dann, wenn die fehlende Energie lediglich aus Eiweiß und Glykogen gedeckt wird, zu einer Reduktion des Körpergewichtes von 1250 g hingegen bei ausschließlicher Deckung des Energiedefizites aus Fett zu einer Abnahme von 167 g/Tag.

Unter Berücksichtigung des unterschiedlichen Energiegehalts und der unterschiedlichen Wasserbindung erklärt sich auch das in der **Initialphase** der Körpergewichtsreduktion relativ schnelle und das etwa ab dem 10. Behandlungstag relativ langsame Abnehmen des Körpergewichts.

Ist z. B. die Energiebilanz mit 2100 kJ/Tag (500 kcal) negativ, so ist vom 1. bis zum 8. Behandlungstag u. U. mit einer täglichen Gewichtsreduktion von etwa 600 g zu rechnen, da während dieser Zeit die Glykogendepots entleert werden. Würde ab dem 10. Behandlungstag etwa der Fehlbetrag von 2100 kJ (500 kcal) täglich durch Mobilisation von Depotfett gedeckt, so wäre nur noch eine tägliche Gewichtsreduktion von etwa 80 g zu erwarten.

Obwohl Diagnostik und kausale Therapie so einfach erscheinen, sind die **Langzeitergebnisse** in der Fettsuchtbehandlung in hohem Maße unbefriedigend.

Die **Ursache** dafür, dass das Stabilisieren des durch Verringerung der Energiezufuhr erreichten Körpergewichts so schwierig ist, wird durch die genannte **Adaption an einen geringeren Energiebedarf** miterklärt. Es kann folglich das am Ende einer Phase der Gewichtsabnahme erreichte Gewicht nur dann beibehalten werden, wenn die Energiezufuhr dem vergleichsweise geringen Bedarf entspricht.

Daß es schwierig ist, ohne Reduktion der Energiezufuhr, nur durch **vermehrte körperliche Aktivität**, ein über der Norm liegendes Körpergewicht zu normalisieren, demonstriert Tabelle 4-5.

Folgende **diätetisch-therapeutischen Maßnahmen** stehen zur Verfügung:
- energiereduzierte Mischkost
- totales Fasten (Nulldiät) und modifiziertes Fasten
- energiereduzierte Lebensmittel, Füll- und Quellstoffe, Süßstoffe
- Formeldiäten
- Diäten mit extremen Nährstoffrelationen.

Wichtig ist es, den Patienten vor Behandlungsbeginn in einem Informationsgespräch über die Risiken der Adipositas und die **Probleme einer langfristigen Stabilisierung** des normalen Körpergewichtes aufzuklären. Hierbei muss als erstes ein **realistisches Zielgewicht** angesteuert werden. Folgendes Vorgehen hat sich in der Praxis bewährt:
- **Motivationsgespräche** mit Erklärung der Adipositasrisiken, **Aufklärung** über unsinnige vielversprechende Wunderdiäten, die mit gewisser Regelmäßigkeit in der Laienpresse häufig mit unseriösem, kommerziellen Hintergrund propagiert werden etc.
- Führen eines **Ernährungsprotokolles,** um die bisherigen Ernährungsgewohnheiten und -fehler abschätzen zu können.
- Empfehlung einer Mischkost mit einer **Reduktion der Energiezufuhr** um ca. 500 kcal täglich

Tabelle 4-5 Energieverbrauch bei bestimmten Formen der körperlichen Betätigung in Relation zum Energiegehalt von Schokolade (100 g Vollmilchschokolade entsprechen etwa 2310 kJ = 550 kcal).

	Energieverbrauch/Stunde		entsprechende Menge an Schokolade
	kcal	kJ	g
Wandern	300	1255	55
Radfahren	400	1674	73
Tennisspielen	350	1464	64
Tanzen	240	1004	44
Reiten	240	1004	44

bei gleichzeitiger **Steigerung der körperlichen Aktivität.**
- Je nach Verhalten des Körpergewichtes und Akzeptanz der empfohlenen energiereduzierten Mischkost, weitere Reduktion der Energiezufuhr.
- Auf Wunsch des Patienten Besprechung der Möglichkeiten einer **zeitweisen medikamentösen Unterstützung** der diätischen Maßnahmen unter Hinweis darauf, dass langfristig nur eine dem Energiebedarf angepaßte Ernährung sinnvoll ist.

Energiereduzierte Mischkost

Die energiereduzierte Mischkost ist die sinnvollste, diätetische Maßnahme bei Adipositas. Bei entsprechender Beratung gewährleistet sie eine **ausreichende Deckung des Bedarfs an essentiellen Nährstoffen** und erlaubt es dem Patienten, mehr als dies bei anderen Diätformen der Fall ist, seine Essgewohnheiten hinsichtlich der Qualität trotz Einschränkung der Quantität weitgehend beizubehalten.

Die **Gesamtenergie** wird auf 3300, 4200 oder 6300 kJ (800, 1000 oder 1500 kcal) pro Tag reduziert, wobei die 4200-Kilojoule-Reduktionskost („1000-Kalorien-Reduktionskost") am häufigsten zur Anwendung kommt. Wenn man von einem mittleren täglichen Gesamtenergiebedarf von 9600 kJ (2300 kcal) ausgeht, so beträgt das **Energiedefizit** bei einer 4200-Kilojoule-Kost mindestens 4200 J (1000 kcal) täglich.

Beim strikten Einhalten einer solchen Kostform ist folglich rein rechnerisch ein **Gewichtsverlust** von 1 kg/Woche zu erwarten. Dies entspricht der klinischen Erfahrung, nach der es bei der Mehrzahl der Adipösen im Mittel zu einem Gewichtsverlust von 1–1,5 kg/Woche kommt.

Die „1000-Kalorien-Mischkost" wird meist wie folgt zusammengesetzt: ca. 70 g Protein, ca. 40 g Fett und ca. 100 g Kohlenhydrate. Hierbei sollten die Kohlenhydrate, um einen möglichst großen **Fülleffekt** zu erzielen, in Form von Gemüse und Vollkornprodukten gegeben werden. Zucker, Weißmehlprodukte etc. sind zu meiden.

Die **Erfolgsrate** unter energiereduzierter Mischkost ist, da die Mehrzahl der Patienten eine solche Diät nicht ausreichend lange beibehält, ungenügend. Die Erfahrung einer Vielzahl von Untersuchungen zeigt, dass Langzeiterfolge der kalorienreduzierten Mischkost in der Therapie der Adipositas Grad II–III maximal 10–20 % beträgt.

So fanden Janke u. Mitarb. [100], dass von 320 Adipösen 50 % nach 4–5 Wochen die Kur bereits abbrachen.

Als **Beschwerden,** die mitbestimmend für das Beenden der Kur waren, wurden angegeben: Hunger, Schwindelgefühl, Schwäche, Zustände von Ohnmacht, nervöse Reizbarkeit, Verstimmung, Magenbeschwerden, Erbrechen, Kopfschmerzen und Durchfälle.

Nach einer Zusammenstellung der in der Literatur angegebenen Erfolge mit energiereduzierter Mischkost, z. T. in Kombination mit Medikamenten, kam es nur bei 8–29 % zu einer Gewichtsreduktion von mehr als 7 kg, während eine Gewichtsreduktion von 15 kg und mehr bei 0–7 % erreicht wurde.

„**Very low caloric diets**" – Kostformen mit 1674–3348 kJ (400–800 kcal) werden von vielen Untersuchern als besonders effektiv beschrieben. Es gibt jedoch auch Kritiker, die anführen, dass die schnelle Gewichtsabnahme wesentlich durch Verlust von Wasser und möglicherweise auch fettfreier Körpermasse bedingt ist [64].

Unter den Diäten (in aller Regel **Formeldiäten**), die meistens nur etwa 1674 kJ (400 kcal) pro Tag enthalten, werden mittlere Abnahmen des Körpergewichtes von 30 kg bei Männern und 31 kg bei Frauen berichtet, wobei 60 % der Männer und 49 % der Frauen mehr als 18 kg abnehmen.

Totales Fasten

Totales Fasten, auch als **Nulldiät** bezeichnet, ist der weitestgehende therapeutische Schluß aus der Tatsache, dass die Adipositas ein **Bilanzproblem** ist. Bei völligem Nahrungsentzug werden nur Wasser, Vitamine und Mineralstoffe zugeführt.

> Die Forderung der optimalen Bedarfsdeckung an essentiellen Nährstoffen wird hinsichtlich des Bedarfs an Eiweiß und essentiellen Fettsäuren nicht erfüllt.

Da der Organismus einen **Minimalbedarf an Protein** hat, wird während des Fastens kontinuierlich Eiweiß, vorwiegend **aus der Muskulatur,** mobilisiert. Aufgrund der Stickstoffausscheidung mit dem Harn wurde die Menge an täglich abgebautem körpereigenem Protein mit 12–25 g berechnet. Da sich bei fehlender Eiweißzufuhr ein **Eiweißsparmechanismus** einstellt, liegt der Abbau körpereigenen Proteins zu Kurbeginn noch höher.

Bei dem hohen Wasseranteil von ca. 80 % der fettfreien Körpermasse kommt es während des totalen Fastens bereits aufgrund des **Eiweißabbaus** zu einem Gewichtsverlust von etwa 80–120 g täglich.

Dieser kontinuierliche Vorgang der Eiweißmobilisierung unter den Bedingungen der Nulldiät kann bei extrem langem Fasten von mehr als 100 Tagen zu **Komplikationen** führen. So wurden, möglicherweise durch den extremen Eiweißmangel bedingt, morphologische Veränderungen am Herzmuskel bei den seltenen Todesfällen, die unter totalem Fasten beschrieben wurden, beobachtet. Weiterhin konnten bei totalem Fasten EKG-Veränderungen als möglicher Ausdruck einer durch Eiweißmangel ausgelösten **Myokardschädigung** von einigen Untersuchern nachgewiesen werden.

In welchem Maße der Organismus in der Lage ist, unter den Bedingungen der Nulldiät den Eiweißbedarf und somit die Mobilisierung von körpereigenem Eiweiß einzuschränken, zeigt die in Abbildung 4-10 dargestellte, mit zunehmender Fastendauer zurückgehende Stickstoffausscheidung im Harn.

Der **Energiebedarf** wird unter den Bedingungen der Nulldiät, abgesehen von den in geringem Ausmaß anfallenden Aminosäuren, aus Neutralfett gedeckt. Es kommt folglich zu einem Anstieg der Konzentration von **freien Fettsäuren** und **Ketokörpern** im Serum. Das Gehirn, das seinen Energiebedarf bei normaler Ernährung weitgehend aus Glucose deckt, stellt sich unter diesen Extrembedingungen auf die Verbrennung von Ketokörpern, insbesondere von β-Oxybuttersäure um.

> Bei mehrwöchigem vollständigem Fasten werden etwa 95 % des Energiebedarfs durch Fett und nur etwa 5 % durch den Abbau von körpereigenem Eiweiß gedeckt.

Von praktischer Bedeutung ist das Verhalten der **Harnsäurekonzentration** im Serum. Da die Fähigkeit der Niere zur Harnsäureausscheidung, offenbar bedingt durch die **Ausscheidung von Ketokörpern,** gehemmt wird, kommt es zu einem Anstieg der Harnsäurekonzentration im Serum. Diese Erhöhung kann bei vorbestehender Gicht zum **Gichtanfall** führen. Eine Kontrolle der Harnsäurekonzentration im Serum und eventuelle Behandlung mit Allopurinol bzw. einem Urikosurikum sind erforderlich.

Um einer **Azidose** vorzubeugen, muss beim totalen Fasten auf eine ausreichende Urinproduktion geachtet werden. Die **Flüssigkeitszufuhr** in Form von kalorienfreien Getränken sollte 3 l/Tag nicht unterschreiten.

Darüber hinaus können sich als **Komplikationen** orthostatische Kreislaufregulationsstörungen, Nausea, Erbrechen und bei längerer Fastendauer Haarausfall, der jedoch reversibel ist, einstellen.

Die **Gewichtsreduktion** ist bei völligem Nahrungsentzug erwartungsgemäß sehr hoch und wird im Mittel für Frauen mit 380 g und für Männer mit 450 g pro Tag angegeben. Trotz des bei langdauerndem Fasten als nicht unbedenklich er-

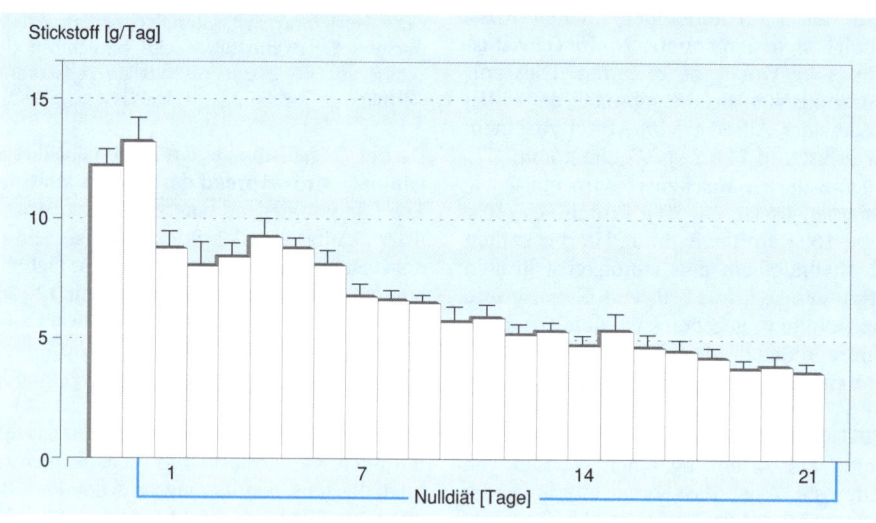

Abb. 4-10 Stickstoffausscheidung im 24-Stunden-Urin (x̄ ± SD) von 12 adipösen Frauen während zweitägiger isokalorischer Kost und anschließender 21-tägiger Nulldiät (nach [69]).

scheinenden Verlustes von Körperproteinen wird totale Nahrungskarenz auch für längere Zeiträume – es wurden Fastenkuren von mehr als 200 Tagen beschrieben – gut toleriert.

Grundsätzlich sollten Fastenkuren, insbesondere bei längerer Dauer, nur **unter stationären Bedingungen** erfolgen und eine Zeitdauer von maximal 100 Tagen nicht überschreiten.

Da jede Gewichtsreduktion nur dann sinnvoll ist, wenn das **erreichte Gewicht auch beibehalten** wird und nach Beendigung der Kur nicht wieder eine Gewichtszunahme erfolgt, muss eine eingehende Unterrichtung bezüglich der nach Beendigung der Fastenkur einzuhaltenden Diät im Sinne einer den Bedarf nicht überschreitenden Nährstoffzufuhr erfolgen.

Die in der Literatur mitgeteilten unterschiedlichen **Langzeiterfolge** – sie schwanken zwischen 0 und 85 % – sind offenbar auf die unterschiedliche Betreuung der Patienten während und nach der Kur zurückzuführen.

Wegen des genannten, relativ hohen Eiweißverlustes, der möglichen Komplikationen und des fehlenden Lernens im Umgang mit einer dem Bedarf angepaßten Mischkost, wurde das totale Fasten in der Adipositastherapie verlassen.

Proteinsparendes Fasten

Totales Fasten wurde durch das sog. „proteinsparende Fasten" ersetzt. Weitere Bezeichnungen sind modifiziertes Fasten und im englischsprachigen Schrifttum: protein-sparing modified fast (PSMF), modified fast, protein-sparing fast oder protein-supplemented fast.

Wie aus den Bezeichnungen zu entnehmen ist, soll mit dieser Form der Behandlung dem bei totalem Fasten nicht unerheblichen **Abbau von körpereigenen Proteinen** (Abb. 4-11) **entgegengewirkt** werden.

In **Bilanzuntersuchungen** konnte gezeigt werden, dass sich bei ausschließlicher Ernährung mit 30 g biologisch **hochwertigem Eiweiß** etwa in Form von Magerquark oder Eiklar nach etwa zweiwöchiger Behandlung eine ausgeglichene Stickstoffbilanz einstellt.

Zu **EKG-Veränderungen** und einer Reihe von Todesfällen kam es in den USA dann, wenn die genannte Proteinmenge über längere Zeit in Form von **Proteinhydrolysaten** verzehrt wurde, wobei Eiweiße geringer biologischer Wertigkeit als Ausgangssubstanzen dienten.

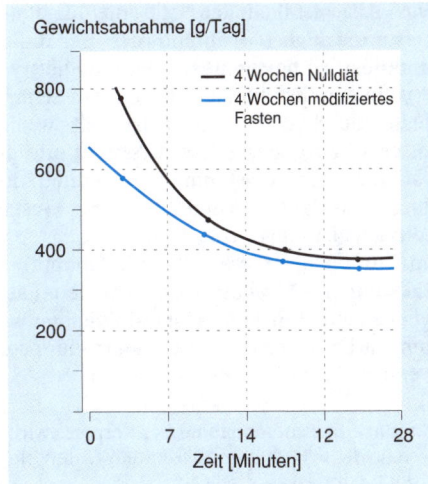

Abb. 4-11 Verlauf der mittleren täglichen Gewichtsabnahme bei 81 Probanden unter Nulldiät und bei 19 Probanden unter modifiziertem Fasten (nach [42]).

Das proteinsparende Fasten in der genannten Form kann aufgrund **gesetzlicher Bestimmungen** mit **industriell hergestellten Formeldiäten** in der Bundesrepublik nicht mehr durchgeführt werden. Nach § 14a der Diätverordnung müssen diätetische Lebensmittel, die zur Behandlung der Adipositas bestimmt sind, folgende Anforderungen erfüllen:

> In einer Tagesration darf der Anteil an biologisch hochwertigem Eiweiß 50 g, der Gehalt an essentiellen Fettsäuren 7 g und der Gehalt an Kohlenhydraten 90 g nicht unterschreiten. Bestimmte Zusätze von Vitaminen und Mineralstoffen sind vorgeschrieben.

Diese Vorschriften sind nicht verbindlich, wenn Mahlzeiten oder eine Tagesration für Übergewichtige nach ärztlicher Anweisung hergestellt und im Rahmen einer Verpflegung im Krankenhaus oder einer vergleichbaren Einrichtung verabreicht werden, sofern die abweichende Zusammensetzung medizinisch indiziert ist (§ 14a, Abs. 3).

Die **Vorteile** des modifizierten Fastens gegenüber dem totalen Fasten werden wie folgt angegeben:
- Die **Eiweißbilanz** ist ausgeglichen.
- Die Fastenbehandlung braucht bis zum Erreichen des Normal- bzw. Idealgewichts nicht unterbrochen zu werden.
- Der Patient hat das Gefühl einer gewissen Sättigung.

- Das **Allgemeinbefinden** und die allgemeine **Leistungsfähigkeit** während der Behandlung sind deutlich besser als bei der Nulldiät.
- Psychologisch fühlt sich der Patient sehr viel besser durch den „Arzt" behandelt, was ein festeres Vertrauensverhältnis schafft und dem Patienten die Angst nimmt, eventuell doch durch das lange Fasten bleibende Gesundheitsschäden davonzutragen.
- Im Blut bleiben Gesamteiweiß, Albumin und Kreatinin im Gegensatz zum totalen Fasten weitgehend konstant. Hyperlipidämien werden stärker gesenkt, und die Harnsäure steigt weniger stark an [42].

> Die mittlere tägliche **Abnahme des Körpergewichts** unterscheidet sich unter modifiziertem Fasten nicht von der bei totalem Fasten (Abb. 4-11).

Bei anderen **Varianten** des totalen Fastens werden zur Deckung des Vitamin- und Mineralstoffbedarfs Obstsäfte und Gemüsebrühe mit einem geringen Kohlenhydratanteil gegeben, wie z. B. beim Saftfasten nach Buchinger.

> Es muss beachtet werden, dass bei sehr niedriger Energiezufuhr Herzrhythmusstörungen mit plötzlichem Herztod auftreten können.

Selbst dann, wenn die tägliche Proteinzufuhr mit einer sog. very low caloric diet etwa 130 g beträgt, kann es bei manchen Übergewichtigen zu EKG-Veränderungen kommen. Hierbei handelt es sich um Verlängerungen der QT-Zeit, um ventrikuläre Tachykardien und Kammerflimmern. Diese Veränderungen werden auch als **„hypokalorische EKG-Veränderungen"** bezeichnet. Die Empfindlichkeit des Myokards gegenüber solchen Störungen ist offenbar individuell sehr unterschiedlich.

Es wird angenommen, dass es bei sehr schneller Gewichtsabnahme, auch dann, wenn eine gewisse Eiweißzufuhr erfolgt, bei manchen Personen zu recht erheblichen Mobilisierungen von Körpereiweiß einschließlich Eiweiß aus dem Myokard kommt, die das Organ elektrisch instabil machen (Lit. bei [156]).

Diäten mit extremen Nährstoffrelationen

Seit Ende des vorigen Jahrhunderts wird versucht, durch z. T. extreme Veränderung der üblichen **Kohlenhydrat-Fett-Relation** in Kostformen zur Reduktion des Körpergewichtes die Effektivität zu verbessern. Während bis vor etwa 20 Jahren häufig fettreiche, relativ kohlenhydratarme Diäten empfohlen wurden, sind es derzeit kohlenhydratreiche, fettarme Varianten.

Kohlenhydratarme, relativ fettreiche Reduktionskost

Bereits Mitte und Ende des vorigen Jahrhunderts wurde von Harvey in England und von Epstein [51] in Deutschland die Beobachtung gemacht, dass Fettsüchtige dann an Körpergewicht verlieren, wenn die **Kohlenhydrate weitgehend aus der Kost eliminiert** werden, d. h. wenn eine vorwiegend aus Fett und Eiweiß bestehende Kost aufgenommen wird.

Während bereits vor der Jahrhundertwende mit kohlenhydratarmen, fett- und eiweißreichen Diäten auch an deutschen Kliniken gute Erfolge bei der Fettsucht erzielt wurden, geriet diese Möglichkeit der diätetischen Behandlung Fettsüchtiger wieder in Vergessenheit. In neuerer Zeit wurden die Befunde bestätigt und die Kohlenhydratrestriktionen bei freier Wahl von Eiweiß und Fett zur Adipositastherapie wieder empfohlen.

Eine solche **eiweiß- und fettreiche Diät** hat einen relativ **hohen Sättigungseffekt.** Es ist somit die Gefahr eines Abbruchs der Diätbehandlung wegen eines unzureichenden Sättigungswerts der Kost gering. Hat sich der Patient an die zu Beginn ungewohnte Kostzusammenstellung gewöhnt, so kann die Diät bei voller Leistungsfähigkeit beliebig lange beibehalten werden.

Bei allen bisher mit einer relativ fettreichen Diät Behandelten kam es dann, wenn die Cholesterin- und Triglyceridkonzentration im Serum zu Versuchsbeginn über der Norm lag, während der Behandlung zu einer **Normalisierung der Lipidkonzentration.** Die Befürchtung, eine solche Diät wirke arteriosklerosefördernd, ist somit unbegründet [178].

> Bei **isoenergetischem Austausch** von Fett und Kohlenhydraten in einer Reduktionskost kommt es unter der kohlenhydratarmen, fettreichen Form der Diät zu einer intensiveren Gewichtsabnahme.

Dieser seit langem diskutierte **positive Effekt der Kohlenhydratrestriktion** fand wenig Anerkennung und wurde bei der vorherrschenden Ansicht, nur die Fettreduktion sei bei der Adipositastherapie sinnvoll, in klinischen Studien wenig untersucht. Die zu dieser Fragestellung vorliegenden Ergebnisse vergleichender Untersuchungen haben den Effekt jedoch eindeutig belegt [178].

Die **Ursache** dieser intensiveren Gewichtsreduktion bei Kohlenhydratrestriktion ist unbekannt.

Daß es sich lediglich um die Folge einer vermehrten Wasserausscheidung handelt, wie von manchen Autoren angenommen wird, ist nicht wahrscheinlich. Eine solche Mehrausscheidung, insbesondere bedingt durch die bei geringer Kohlenhydratzufuhr einsetzende Glykogenmobilisierung – 1 g Glykogen bindet 3–4 g Wasser – würde allenfalls Gewichtsdifferenzen während einer kurzen, nicht aber einer bis zu 30 Tagen dauernden Versuchszeit erklären.

Eine Reihe von Befunden spricht für eine **Stoffwechselsteigerung** als Ursache der intensiveren Gewichtsreduktion unter Gabe einer kohlenhydratarmen, relativ fettreichen Diät.

So konnten japanische Untersucher an Ratten eine gesteigerte Sauerstoffaufnahme und vermehrte Wärmeproduktion unter fettreicher Ernährung nachweisen (Lit. bei [250]). Bei gesunden, normalgewichtigen Versuchspersonen fand sich unter fettreicher Ernährung eine Steigerung des Energieumsatzes.

Kohlenhydratreduzierte, fettreiche Diäten werden in bestimmten Zeitabständen in der Laienpresse propagiert bzw. in reißerischer Aufmachung in Buchform veröffentlicht. Beispiele sind die sog. **Punkte-Diät** oder **Atkins-Diät**. Hierbei wird der Verzehr von Fett und Eiweiß unbeschränkt empfohlen, die Aufnahme von Kohlenhydraten hingegen stark reduziert. Die Autoren gehen davon aus, dass sich die Gesamtenergiezufuhr bei vorwiegend aus Fett und Eiweiß bestehender Ernährung, unterstützt durch die sich entwickelnde Ketose, in einem Maße reduziert, dass letztlich eine hypokalorische Ernährung und folglich eine Gewichtsreduktion resultiert. Wegen der **unkontrollierten Zufuhr** von Fetten **gesättigter Fettsäuren** und möglicherweise hieraus resultierender Erhöhung der Cholesterinkonzentration im Serum sind solche Diäten **nicht zu empfehlen**.

Kohlenhydratreiche fettarme Kostformen

Basis der heute häufig empfohlenen fettkontrollierten, kohlenhydratliberalen Diät sind sowohl epidemiologische Daten, die zeigen, dass das Körpergewicht positiv mit dem Fett- und negativ mit dem Kohlenhydratkonsum korreliert (Lit. bei [81, 160]) (vgl. Abb. 4-12), als auch Befunde über die De-novo-Synthese von Fettsäuren (**Lipacidogenese**) aus Kohlenhydraten (vgl. Kap. 1). Hierbei wird als Argument für den nicht limitierten Verzehr kohlenhydratreicher Lebensmittel angeführt, dass eine Umwandlung in Fettsäuren nur dann erfolgt, wenn die Energiebilanz positiv ist und dass die De-novo-Synthese von Fettsäuren mit einem **Energieverlust** von ca. 25 % einhergeht (Lit. bei [50, 81]).

In einer Studie an normal- und übergewichtigen Versuchspersonen wurde nach Ermittlung der für die Gewichtskonstanz erforderliche Energie bei Messung der Kohlenhydrat- und Fettoxidation gezielt mit 50 Ener-

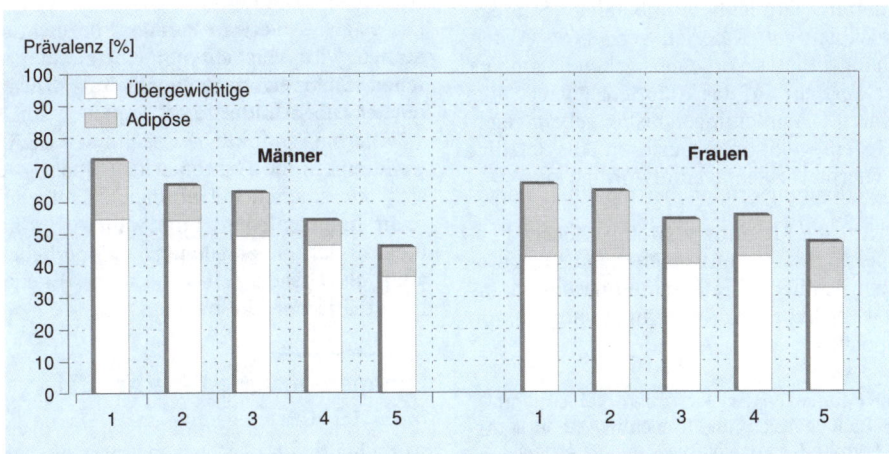

Abb. 4-12 Die Prävalenz von Übergewicht und Adipositas bei 11 626 schottischen Männern und Frauen, gruppiert in Quintilen entsprechend dem Verzehr von Kohlenhydraten (Getreideprodukte, Obst, Gemüse, Saccharose etc.). 1. Perzentile geringster, 5. Perzentile höchster Kohlenhydratverzehr (Chi^2-Test: $p < 0{,}001$ für jede Gruppe) (nach Bolton-Smith und Woodward 1994, zit. nach [160]).

gie% Kohlenhydraten bzw. 50 Energie% Fett überernährt. Während der **kohlenhydratreichen Überernährung** kam es zu einem fortlaufenden Anstieg der Kohlenhydratoxidation wie auch des Gesamtenergieverbrauches, wobei allerdings noch zwischen 75 und 85 % der überschüssigen Energie gespeichert wurde. Die **fettreiche Überernährung** hatte hingegen kaum einen Einfluss auf die Fettsäureoxidation und den Energieverbrauch. Hierunter wurden zwischen 90 und 95 % der zusätzlichen Nahrungsenergie gespeichert. Übergewichtige Versuchspersonen reagierten auf die Überernährungsphasen nur unwesentlich anders als Normalgewichtige.

Das Ergebnis dieser Studie zeigt, dass jede Form der Überernährung zu einer Erhöhung des Körpergewichtes führt. Bei hohem Kohlenhydratanteil kommt es zu einer **Thermogenesesteigerung** („**Luxuskonsumption**"), die wahrscheinlich durch den glucoseinduzierten Anstieg des Insulinspiegels vermittelt wird. Hohe Insulinspiegel stimulieren die Sympathikusaktivität und steigern so den Energieverbrauch ([93]).

Auf diesen Befunden basiert die fettreduzierte Mischkost mit 40–80 g Fett pro Tag bei **weitgehender Liberalisierung der Kohlenhydrate.** Die Befürworter weisen darauf hin, dass der bevorzugte Verzehr kohlenhydratreicher Lebensmittel mitbedingt durch das vergleichsweise große Volumen einen **hohen Sättigungseffekt** besitzt und folglich Therapieabbrüche wegen Hungers weitgehend vermieden werden (Lit. bei [49, 50]).

In einer Langzeitstudie von 18 Monaten wurden die Vorteile des genannten Therapieprinzips bestätigt [49].

Um **Langzeiterfolge** zu erreichen, soll bei der fettkontrollierten, kohlenhydratliberalen Strategie auf das Zählen von Kalorien verzichtet werden. Die Anhänger dieses Vorgehens gehen davon aus, dass der **Verzicht auf das Kalorienzählen** – hierdurch waren Diätanleitungen bisher gekennzeichnet – Gegenregulationen auslösen, die letztlich für das Therpieversagen verantwortlich sind.

Häufig wird die Meinung vertreten, **Zucker** habe im Vergleich zu einer entsprechenden Menge an komplexen Kohlenhydraten einen besonders ungünstigen Effekt bei der Entstehung und Therapie der Adipositas.

> Ob im Rahmen einer fettarmen kohlenhydratreichen Reduktionskost die Kohlenhydrate in komplexer Form oder zu einem wesentlichen Teil als Saccharose gegeben werden, beeinflusst das Gewichtsverhalten Adipöser nicht.

Dies wurde in vergleichenden Untersuchungen mit 43 % bzw. 4 % der Gesamtenergie als Saccharose belegt [223].

Neben diesen, für eine Fettrestriktion sprechenden Befunden, gibt es auch **Gegenargumente** und Untersuchungsergebnisse, die nicht für ein solches diätisches Vorgehen sprechen.

So erhielten beispielsweise zwei Gruppen von insgesamt 43 Adipösen unter stationären Bedingungen während sechs Wochen eine mit nur 15 Energie % kohlenhydratarme bzw. mit 45 Energie % kohlenhydratreiche Reduktionskost mit insgesamt 4200 kJ/Tag (1000 kcal/Tag). In beiden Gruppen kam es zur gleichen Gewichtsabnahme bei einer am Versuchsende identischen Körperfettmasse und gleichem Taillen-Hüft-Umfang [70].

Im Widerspruch stehen darüber hinaus epidemiologische Daten. Trotz eines seit Jahren rückläufigen Fettverzehrs in den USA nimmt die Häufigkeit der Adipositas zu.

Wenn die Reduktion des Fettkonsums bei Liberalisierung des Kohlenhydratverzehrs der Schlüssel zur Lösung des Adipositasproblems wäre, dann sollte es hier nicht zu einer kontinuierlichen Zunahme der Adipositas von etwa 1 % pro Jahr kommen (Lit. bei [193]), obwohl

- etwa 3 von 4 Erwachsenen regelmäßig fettreduzierte Lebensmittel verzehren,
- 93 % der Befragten angeben, den Fettverzehr zu verringern und fettfreie Produkte zur Gewichtsreduktion einzusetzen und
- aufgrund von NHANES IIII (Nutrition Examination Study) der mittlere Fettkonsum zwischen 1976 und 1980 sowie 1988 und 1991 um 11 % sank.

Dieses als „**American Paradox**" bezeichnete Phänomen wird versucht mit einem **kompensatorischen Mehrverzehr kohlenhydrat- bzw. eiweißreicher Lebensmittel** zu erklären.

Fettarme Produkte besitzen in den USA mittlerweile eine hohe Geschmacksqualität, so dass sie sich von solchen mit normalem Fettgehalt nicht mehr unterschieden. Eine weitere Erklärung ist die seit Jahren **zunehmende körperliche Inaktivität,** als Ursache einer positiven Energiebilanz trotz diätischer Maßnahmen.

Energiereduzierte Lebensmittel, Ballaststoffe

Ausgehend von der Tatsache, dass die Adipositas die Folge einer zu hohen Energiezufuhr ist, und dass die Empfehlung, die Energiezufuhr in Form einer kalorienreduzierten Mischkost so einzuschränken, dass ein normales Körpergewicht resultiert, nur unzureichend befolgt wird, bemüht man sich, Lebensmittel mit reduziertem Energiegehalt herzustellen, d.h. unter Beibehalten von Geschmack und Aussehen den Energiegehalt eines Lebensmittels durch Zusatz kalorienfreier Stoffe zu reduzieren.

Es wird die „**Energiedichte**" der Nahrung, die in den Industrienationen durch besondere Verarbeitung und Auswahl von Lebensmitteln, insbesondere den zunehmenden Mangel an Ballaststoffen, immer höher wird, durch einen Zusatz von Wasser oder unverdaulichen Füll- und Quellstoffen herabgesetzt.

So ist es z.B. möglich, den **Wassergehalt** von Margarine in einem Ausmaß zu erhöhen, dass ihr Fettanteil auf 40 % reduziert wird. Der Energiegehalt einer solchen mit Wasser angereicherten Margarine ist im Vergleich zu dem von Butter oder Margarine um 50 % herabgesetzt.

Eine weitere Möglichkeit bietet der Zusatz **unverdaulicher Füllstoffe** oder der **Ersatz von Zucker durch Süßstoff**. Nach dem Lebensmittelgesetz können Natriumalginat, Johannisbrotkernmehl und Guarmehl der Nahrung als unverdauliche Füllstoffe zugesetzt werden.

Unter Berücksichtigung des sehr komplexen Zustandekommens des Sättigungsgefühls ist es fraglich, ob „kalorienfreie" Füll- und Quellstoffe nur durch ihren **Fülleffekt im Gastrointestinaltrakt**, insbesondere im Magen, wirken. Es ist naheliegend, anzunehmen, dass auch der Vorgang des Kauens, der **Kontakt der Nahrung** mit Mund- und Pharynxschleimhaut und die **Geschmacks- und Geruchsempfindung** hierbei mitwirken. Dem „Einbau" dieser Stoffe in Lebensmittel – ohne dass Konsistenz, Geschmack und Aussehen verändert werden – kommt somit sicher eine gewisse Bedeutung zu.

Eine Möglichkeit, den Fettanteil der Kost zu reduzieren, sind die bereits diskutierten **Fettersatzstoffe** (vgl. Kap. 1.3.5).

> Wahrscheinlich haben die Ballaststoffe eine größere Bedeutung für die Entstehung der Adipositas als für ihre Therapie.

Nach Heaton [82] begünstigt der Verzehr von stärke- und zuckerhaltigen Lebensmitteln, denen durch industrielle Bearbeitung die Ballaststoffe ganz oder weitgehend entzogen wurden, die Entwicklung der Adipositas. Ein Meiden solcher Produkte, insbesondere von Zucker und kleiearmen Getreideprodukten, wäre folglich die sinnvollste Maßnahme zur Therapie, aber insbesondere zur **Prophylaxe des Übergewichts**. Die Energiezufuhr wird aus folgenden Gründen durch einen hohen **Anteil an Ballaststoffen** in der Nahrung reduziert:

- Aufgrund des von Ballaststoffen eingenommenen Volumens ist der Anteil an verwertbarer Energie geringer, zumal eine Reihe unverdaulicher Kohlenhydrate zusätzlich ein **hohes Wasserbindungsvermögen** haben.
- Nahrung, reich an Ballaststoffen, erfordert ein langes Kauen. Hierdurch kommt es schneller zu einem **Sättigungsgefühl**, da langes Kauen zu einer vermehrten Speichel- und Magensaftsekretion und folglich einer **intensiveren Magenfüllung** führt. Wahrscheinlich sind auch die Verweildauer der Speise in der Mundhöhle und die Länge der Kontaktzeit zwischen Nahrung und Mundschleimhaut mit am Zustandekommen des Sättigungsgefühls beteiligt.
  So kann man z.B. 330 ml Limonade bzw. Colagetränk (= 1 Flasche) – das entspricht etwa 670 kJ (160 kcal) – in 1–2 Minuten trinken, während man, um die gleiche Menge an Energie in Form von Obst aufzunehmen, 300 g Äpfel (etwa 2 Stück), 260 g Birnen, 160 g Bananen oder 300 g Pflaumen verzehren müßte.
- Ballaststoffe reduzieren in gewissem Umfang die **Ausnutzung von Nährstoffen** im Intestinaltrakt. So konnte gezeigt werden, dass die Energieausnutzung unter einer ballaststoffarmen Diät 97 %, unter einer ballaststoffreichen hingegen 92,5 % betrug. Pro Gramm aufgenommener, unverdaulicher Kohlenhydrate konnte eine Reduktion der Energieausnutzung um 0,16 % erreicht werden.
- Es konnte gezeigt werden, dass dann, wenn **Zucker zusammen mit Ballaststoffen** verzehrt wird, der postprandiale Anstieg der Glucosekonzentration im Serum geringer ist als bei Zuckerverzehr ohne zusätzliche Aufnahme von Ballaststoffen (vgl. Abb. 1-40).

Da die hohe Blutglucosekonzentration hohe Insulinaktivitäten zur Folge hat, Insulin wiederum die Lipolyse hemmt und die Lipogenese fördert, könnte der Mangel an Ballaststoffen auch aufgrund dieses Zusammenhangs die Adipositasentstehung begünstigen.

Die Bedeutung des **glykämischen Index** kohlenhydratreicher Lebensmittel für die Höhe der postprandialen Insulinkonzentration im Serum und das metabolische Syndrom werden im Kapitel 4.4 Diabetes mellitus besprochen.

Ergebnisse der in der Literatur mitgeteilten Therapiestudien mit Ballaststoffpräparaten bzw. Diäten mit unterschiedlich hohem Ballaststoffgehalt sind widersprüchlich. Die Mehrzahl der Untersucher berichten jedoch über eine **Verringerung des Hungergefühls** unter Gabe eines aus Getreide- und Zitrusballaststoffen bestehenden Präparates bei gesunden Versuchspersonen [190], bzw. über eine signifikant ausgeprägtere Reduktion des Körpergewichts [221]. Dieser positive Effekt konnte mit Präparaten, ausschließlich aus Weizenkleie bestehend, nicht erzielt werden. Insgesamt handelt es sich immer um Kurzzeitstudien mit einer maximalen Länge von drei Monaten.

Formeldiäten

Formeldiäten sind Nährstoffgemische mit konstantem Nährstoffgehalt. Diese industriell hergestellten Lebensmittel kommen in flüssiger Form, als Pulver oder Granulat in den Handel.

Der Vorteil von Formeldiäten liegt in ihrem **konstanten Gehalt von essentiellen Nährstoffen** und Energie, der gewährleistet, dass der Patient, ohne berechnen und wiegen zu müssen, eine gewünschte tägliche Energie- und Nährstoffmenge einhalten kann.

Da Formeldiäten nur wenig Möglichkeiten zur Variation des Geschmacks bieten, werden sie meist nach kurzer Zeit wegen der **Eintönigkeit des Geschmacks** abgelehnt. Ein weiterer Grund zur Ablehnung ist die flüssige oder breiige Konsistenz. Die Tatsache, nicht kauen zu müssen, wird nach einiger Zeit als sehr störend empfunden. Aus den genannten Gründen werden Formeldiäten in der Mehrzahl der Fälle nicht so lange eingehalten, bis es zu einer ausreichenden Gewichtsreduktion gekommen ist.

Die **Nährstoffrelation** und die pro Tag empfohlene Energie- und Nährstoffmenge der im Handel erhältlichen Formeldiäten ist unterschiedlich. Der Gesetzgeber schreibt in der Verordnung über diätetische Lebensmittel (**Diätverordnung**) die Anforderungen an solche Diäten wie folgt vor: Der **physiologische Brennwert** darf 418 kJ/100 g (100 kcal) des verzehrfertigen Lebensmittels oder 1700 kJ/Mahlzeit (400 kcal), bei Tagesrationen 5020 kJ (1200 kcal) nicht überschreiten. Der Gehalt an **Eiweiß** darf 25 g/Mahlzeit, bei Tagesrationen 50 g nicht unterschreiten. Der Eiweißanteil muss überwiegend aus hochwertigem tierischen Eiweiß oder diesem biologisch gleichwertigen Eiweiß bestehen. Der Gehalt an **essentiellen Fettsäuren** darf 3 g/Mahlzeit, bei Tagesrationen 7 g berechnet als Linolsäure, nicht unterschreiten. Der Gehalt an **verwertbaren Kohlenhydraten** darf 20 g/Mahlzeit, bei Tagesrationen 90 g davon jeweils höchstens die Hälfte Lactose, nicht unterschreiten. Zusätzlich werden bedarfsdeckende Mengen an **Vitaminen** und **Mineralstoffen** vorgeschrieben.

Gute Therapieerfolge wurden mit einem **ganzheitlichen interdisziplinären Langzeittherapieprogramm,** das gemeinsam von Ärzten, Diätassistenten, Psychologen und Physiotherapeuten betreut wird, erzielt. Es besteht aus einem sechsmonatigen Kernprogramm und einem ebenso langen Folgeprogramm.

In den ersten drei Monaten wird bei diesem kommerziellen Diätprogramm – die besten Erfahrungen existieren mit einem Optifast-Programm – ausschließlich mit 750–800 kcal/Tag in Form einer Formeldiät ernährt. Die voll arbeitsfähigen Teilnehmer treffen sich einmal in der Woche für etwa drei Stunden zu einer ärztlichen Besprechung, zu psychologischer Gruppentherapie und Physiotherapie. Im Anschluß an die ausschließliche Ernährung mit einer Formeldiät wird das Einhalten einer kalorienreduzierten Mischkost trainiert.

Die **Erfolge** dieses Programms sind sehr gut. Im Durchschnitt beträgt der Gewichtsverlust bei Frauen mit einem durchschnittlichen BMI von 38 etwa 22 kg, bei Männern mit einem durchschnittlichen BMI von 39 etwa 28 kg in sechs Monaten. Die Langzeiterfolge liegen nach drei bzw. fünf Monaten zwischen 60 und 70 % (Lit. bei [240, 241]).

Außenseiterdiäten

Immer dann, wenn Therapieerfolge schwer zu erzielen sind, ist die Zahl der Therapievorschläge groß und Außenseiter mit wissenschaftlich unbegründeten Konzepten, aber auch unseriöse Geschäftemacher, finden reichlich Anhänger. So gibt es auch unter Hunderten von Diäten zur Reduktion des Körpergewichts viele, die mit völlig unbegründeten Vorstellungen argumentieren.

> Da die meisten Kostformen nur während kurzer Zeit praktiziert werden, bestehen auch dann, wenn ihre Zusammensetzung aus ernährungsphysiologischer Sicht falsch ist, kaum gesundheitliche Gefahren (Lit. bei [188]).

Chirurgische Therapieverfahren

Befürworter einer operativen Therapie der Adipositas gehen davon aus, dass eine „krankhafte Fettsucht" (engl. morbid obesity) mit einem Körpergewicht von mehr als 45 kg über dem Normalgewicht mit diätetischen Maßnahmen nicht bzw. nicht ausreichend zu beeinflussen ist. Bei der erheblichen Gefahr hieraus resultierender Erkrankungen ist nach Abwägen der Risiken ein operatives Vorgehen gerechtfertigt.

> Prinzip aller Verfahren ist es, eine negative Energiebilanz ohne aktives Zutun des Patienten zu erreichen.

Hierzu wurden die **verschiedensten Verfahren** angewandt. Sie reichen von einer Verdrahtung der Kiefer mit dem Unvermögen, feste Nahrung aufzunehmen, über eine Verringerung der Nährstoffausnutzung durch operative Ausschaltung großer Dünndarmabschnitte (intestinale Bypassoperation), bis hin zur Verkleinerung des Magenvolumens, was gleichbedeutend ist mit dem Unvermögen, größere Nahrungsmengen aufzunehmen. Letzteres lässt sich durch Einlage eines das Fassungsvermögen des Organs reduzierenden Ballons bzw. durch operative Verkleinerung des Magens erreichen.

Während die erstgenannte Methode nie eine praktische Bedeutung erlangte, wurde die **intestinale Bypassoperation** lange Zeit favorisiert. Wegen erheblicher Nebenwirkungen (Beeinträchtigungen der Leberfunktion und des Mineralhaushaltes, Nierensteinbildung etc.) bis hin zu Todesfällen, wird dieses Verfahren nicht mehr angewandt.

Da die Magendehnung am sehr komplexen Zustandekommen des Sättigungsgefühls beteiligt ist, kann grundsätzlich die Nahrungsaufnahme durch **Einlage eines Magenballons** (Volumen ≥ 400 ml) reduziert werden.

Die **Technik** der Ballonplazierung, die exakte **Überwachung** der Patienten und das **Risiko** der Methode (Verletzungen im Pharynx- und Ösophagusbereich, Schädigungen der Magenwand bis hin zu Perforationen, transpylorische Passage des Ballons nach Deflation etc.) stehen einer breiteren Anwendung entgegen. Nach etwa drei Monaten kommt es zu einer **Adaptation** mit einer erneuten Steigerung der Nahrungsaufnahme. Insgesamt wird die Methode auch aufgrund von Vergleichsuntersuchungen wenig positiv beurteilt.

Gastroplastik und Magenband

Von allen Versuchen mit Eingriffen an den Gastrointestinalorganen die Nährstoffzufuhr bzw. -ausnutzung so zu reduzieren, dass sich eine negative Energiebilanz einstellt, haben sich lediglich **Verfahren zur Reduktion des Magenvolumens** bewährt. Zwei Techniken kommen zur Anwendung:

- die vertikale Gastroplastik und
- das anpassbare Magenband (zu beiden Verfahren gibt es technische Varianten).

Das **Grundprinzip** beider Methoden ist es, entweder mit einer Klammernaht oder einem Silikonband einen kleinen Pouch unterhalb der Kardia zu bilden, der über einen sehr engen Verbindungskanal (Durchmesser 10–12 mm) zur Weitergabe des Speisebreies an den Restmagen verfügt (vgl. Abb. 4-13). Während zur Anlage der Gastroplastik in der Regel eine Laparatomie erforderlich ist, kann das Silikonband laparaskopisch plaziert werden.

Das **anpassbare Silikonband**, mit dem ein Pouch von etwa 20 ml Inhalt gebildet wird, hat den Vorteil, dass mit Hilfe eines an der Innenseite angebrachten zirkulären aufblasbaren Ballons der Durchmesser des Pouchausganges variiert werden kann. Es besteht so die Möglichkeit, über eine **Steuerung der Entleerungsgeschwindigkeit** die Nahrungsaufnahme zusätzlich zu beeinflussen und zu regulieren.

Folgende **Ernährungsregeln** sind nach Anlage eines Magenpouches zu beachten:

- Nahrungsaufnahme einstellen, sobald ein Sättigungsgefühl eintritt.
- Sorgfältig und lange kauen, da keine Partikel verschluckt werden dürfen, die den engen Pouchausgang verlegen.

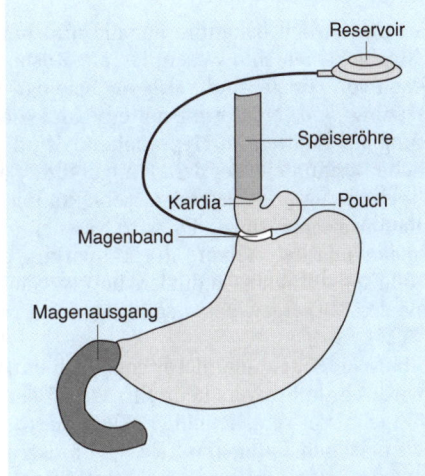

Abb. 4-13 Anpassbares Silikonmagenband. Das Magenband schnürt den Magen subkardial so ein, dass ein kleines Reservoir resultiert. Der Durchmesser des Verbindungskanals in den Restmagen wird über den Füllungszustand des im Band befindlichen aufblasbaren Ballons über den Port gesteuert (nach [96]).

- Auf ausgewogene Ernährung achten, damit trotz geringer Nahrungszufuhr der Bedarf an essentiellen Nährstoffen gedeckt wird.
- Den Flüssigkeitsbedarf ausschließlich mit kalorienfreien Getränken decken [96].

Nach größeren Statistiken kommt es im Mittel zu einer **Verringerung des Übergewichtes um 50 %**.

Langfristig können sich als Folge der unzureichenden Zufuhr mit der Nahrung bzw. von Resorptionsbeeinträchtigungen **Nährstoffdefizite** einstellen. Diese betreffen Vitamine, Mineralstoffe und Eiweiß. Berichtet wird über erniedrigte Serum-Vitamin-B_{12}-Konzentrationen in 25–70 % der Fälle. Die Ursachen sind vielschichtig und reichen von unzureichender Zufuhr bis hin zu Störungen der bei diesem Vitamin sehr komplexen Resorption (vgl. Kap. 1.7.2). – Bei bis zu einem Drittel der Fälle stellt sich ein Folsäuremangel ein, der überwiegend Folge einer unzureichenden Zufuhr mit der Nahrung ist. Berichtet wird darüber hinaus über eine unzureichende Eisenversorgung, insbesondere bei jungen Frauen, über Defizite an Kalium, Magnesium und Vitamin A.

Da es in der unmittelbaren postoperativen Phase bei bis zu einem Drittel der Patienten zu **häufigem Erbrechen** kommt, muss der Elektrolyt- und Wasserhaushalt besonders kontrolliert werden [28, 186].

Medikamentöse Therapie

Bisher nur partiell bekannte nervale und humorale Mechanismen sind wesentlich am Zustandekommen von **Hunger** und **Sättigung** beteiligt. Die Freisetzung von Neurotransmittern und deren Wirkung auf Zentren im Hypothalamus sind wesentliche Bestandteile der dem Hunger- und Sättigungsgefühl zugrundeliegenden, sehr komplexen **Regulationsmechanismen**. Es wird versucht, mit Pharmaka auf diese Abläufe so einzuwirken, dass die Nahrungsaufnahme reduziert und so die Abnahme des Körpergewichts begünstigt wird.

Die **klinische Bedeutung** dieser sog. „Appetitzügler" wird sehr kontrovers beurteilt. Viele Befunde und Ergebnisse vergleichender Therapiestudien sprechen jedoch dafür, dass sie – vorausgesetzt Nebenwirkungen sind eindeutig ausgeschlossen – den Erfolg einer diätetischen Behandlung verbessern können.

Bisher mussten wiederholt zur Adipositasbehandlung zugelassene Medikamente wegen **Nebenwirkungen** vom Markt genommen werden.

Die letzten waren Fenfluramin und Dexfenfluramin, Substanzen, die sowohl die Serotoninausschüttung aus den präsynaptischen Nervenenden steigern, als auch die Wiederaufnahme von Serotonin hemmen. Die resultierende Erhöhung von Serotonin im Zentralnervensystem hat eine Verstärkung des Sättigungsgefühls zur Folge.

Die Gründe für das **Verbot** der Substanzen waren die Entwicklung einer pulmonalen Hypertonie bzw. von Herzklappenveränderungen.

Es gibt drei Möglichkeiten, die Adipositastherapie medikamentös zu unterstützen. Dies sind
- die Beeinflussung der Appetit- und Sättigungsregulation,
- die Stoffwechselsteigerung und
- die Hemmung der intestinalen Nährstoffausnutzung.

Derzeit stehen je eine Substanz aus der erst- und letztgenannten Gruppe zur Verfügung, von denen gesundheitsschädigende Nebenwirkungen nicht bekannt sind.

Sibutramin: Es handelt sich um einen Serotonin- und Noradrenalin-Reuptake-Hemmer. Die Substanz und seine beiden aktiven Metaboliten entfalten ihre zentralnervöse Wirkung dadurch, dass sie selektiv die Wiederaufnahme von Serotonin und von Noradrenalin blockieren.

Die Folge ist eine **Verstärkung des Sättigungsgefühles** und damit eine Verringerung der Nahrungsaufnahme. Zusätzlich steigert Sibutramin den Energieverbrauch, in dem es die **Thermogenese** durch Steigerung der sympathoadrenergenen Aktivität im braunen Fettgewebe **stimuliert**. Sowohl beim Menschen als auch bei Versuchstieren konnte ein Anstieg des Grundumsatzes gemessen werden. Weiterhin war der bei Abnahme des Körpergewichtes einsetzende Rückgang des Energieverbrauches weniger stark ausgeprägt.

In kontrollierten Studien fand sich bei einer Dosierung bis zu 35 mg täglich eine dosisabhängige Gewichtsreduktion. Als **optimale Dosierung** werden 10–15 mg täglich empfohlen. Während einer Therapiedauer von 24 Wochen lag die Gewichtsabnahme unter Sibutramin um 3–5 kg über der von Placebo. Die durch Sibutramin induzierte Gewichtsreduktion ging mit einer signifikanten Verringerung des Taillen-Hüftumfanges und einer Abnahme der Plasmatriglyzeride, des Gesamtcholesterins und LDL-Cholesterins einher.

Bei **Typ-2-Diabetikern** kam es mit zunehmender Abnahme des Körpergewichtes zu den erwarteten Verbesserungen von Stoffwechselparametern.

84 % der mit Sibutramin und 71 % der mit Placebo behandelten Patienten gaben Nebenwirkungen an. Die in der Sibutramingruppe am häufigsten geklagten **Nebenwirkungen** betreffen Mundtrockenheit, Appetitlosigkeit, Obstipation und Schlafstörungen [128].

Lipaseinhibitoren: Mit diesen Substanzen wird durch partielle Blockade des fettspaltenden Enzyms Lipase eine Fettmaldigestion, vergleichbar der bei der exkretorischen Pankreasinsuffizienz, induziert.

Im Handel befindet sich Tetrahydrolipstatin (Orlistat) unter dessen Einfluss etwa 30 % des mit der Nahrung aufgenommenen Fettes nicht utilisiert, d. h. mit dem Stuhl ausgeschieden werden.

Je höher die Fettzufuhr, umso ausgeprägter ist die **Steatorrhö** und die hiermit **einhergehende Symptomatik** wie Diarrhö und abdominelle Beschwerden.

Will der Patient beschwerdefrei sein, bzw. die Symptomatik gering halten, so muss er die Fettzufuhr reduzieren. Die Abnahme des Körpergewichtes unter Einnahme des Lipaseinhibitors resultiert somit sowohl aus der Hemmung der Fettausnutzung, als auch aus der zur Vermeidung von Beschweren erforderlichen Reduktion der Fettzufuhr.

In einer Studie, bei der 3×120 mg Orlistat täglich während sechs Monaten gegeben wurden, kam es im Mittel zu einer Gewichtsabnahme von 8,6 kg im Vergleich zu 3,1 kg unter Placebo [99].

4.2 Metabolisches Syndrom

Das gemeinsame Vorkommen von **Adipositas** (insbesondere vom androiden Typ), **Diabetes mellitus Typ 2**, **Hyperlipoproteinämie** (Hypercholesterinämie bei erniedrigter HDL- und erhöhter LDL-Fraktion, Hypertriglyzeridämie) und **Hypertonie** (in seltenen Fällen auch Gicht) bezeichnet man als metabolisches Syndrom (andere Bezeichnungen sind Syndrom X, tödliches Quartett, Reaven syndrome).

Patienten mit metabolischem Syndrom sind die klassische Risikogruppe für die Entwicklung einer **vorzeitigen Arteriosklerose**.

Die **Voraussetzungen** für die Entwicklung des Syndroms sind bei gegebener genetischer Disposition und Überernährung die Entwicklung einer androiden (viszeralen) Fettsucht.

Die Zellen des **viszeralen Fettgewebes** zeichnen sich durch eine unter dem Einfluss lipolytischer Hormone, insbesondere von Katecholaminen, **gesteigerte Lipolyserate** aus. Die hieraus resultierende höhere Fettsäurekonzentration im Serum hat eine Reihe nicht in allen Details bekannter **pathophysiologischer Reaktionen** zur Folge:

- eine gesteigerte Fettsäureoxidation in der Skelettmuskulatur mit hieraus resultierender Verringerung der insulinstimulierten Glucoseaufnahme in die Muskelzellen,
- Begünstigung einer Hyperlipidämie als Folge einer gesteigerten hepatischen VLDL-Synthese
- Verringerung der hepatischen Insulinclearance (vgl. Abb. 4-14).

Von zentraler Bedeutung ist die **muskuläre Insulinresistenz** und der hieraus resultierende Hyperinsulinismus [132] (vgl. Abb. 4-15). Trotz dieser Insulinresistenz wird der Glucosestoffwechsel in der Frühphase durch eine gesteigerte Insulinsekretion kompensiert, so dass kein klinisch manifester Diabetes nachweisbar ist. Diese **Hyperinsulinämie** ist die Voraussetzung für die Entstehung des Typ-2-Diabetes, aber auch für alle anderen nicht immer obligat zu dem Syndrom zählenden Störungen.

Die pathophysiologischen Zusammenhänge zwischen Hyperinsulinämie und der Entstehung von Fettstoffwechselstörungen und **Hypertonie** sind nicht ausreichend bekannt. Wahrscheinlich begünstigt die Hyperinsulinämie die renale Natrium- und Wasserrückresorption und induziert so eine Volumenexpansion. Diskutiert werden auch Einflüsse auf die Gefäßwandmuskulatur und die intrazelluläre Kalziumkonzentration, die wiederum die Entstehung einer essentiellen Hypertonie begünstigen.

Die als Folge der kurz skizzierten pathophysiologischen Mechanismen häufigen Erkrankungen Diabetes mellitus Typ 2, Hyperlipidämie und Hypertonie wurden bereits im Kapitel Adipositas besprochen.

Neben der genetischen Prädisposition ist die Adipositas als Folge von Überernährung und Bewegungsmangel (Abb. 4-16) der auslösende Faktor. Hiermit ist die Therapie dieses für die **Primärprävention** wichtigen Syndroms vorgegeben.

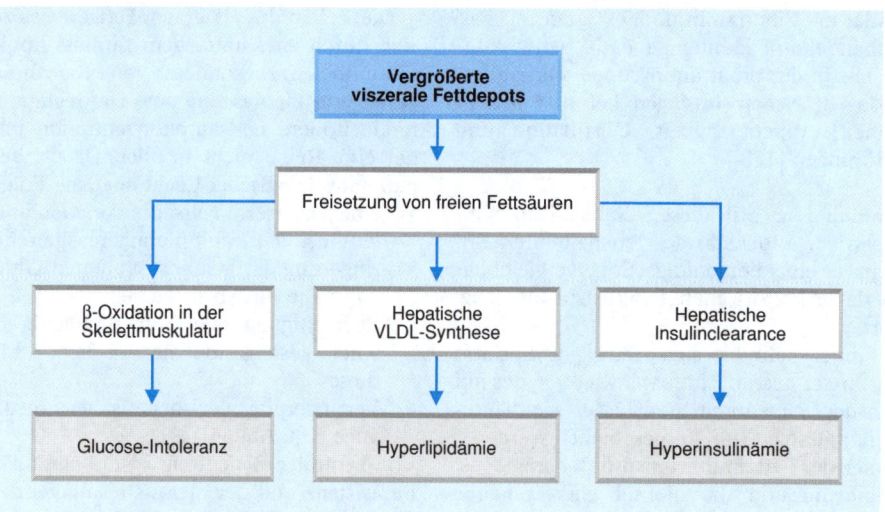

Abb. 4-14 Vermehrte Freisetzung freier Fettsäuren bei androider Fettsucht und ihre zentrale Bedeutung für die Entstehung des metabolischen Syndroms.

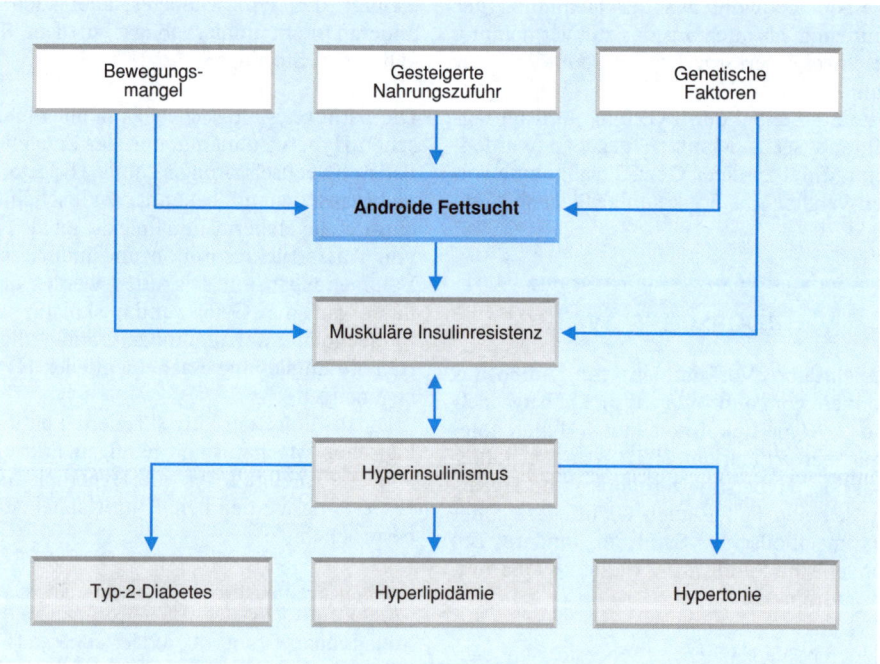

Abb. 4-15 Zusammenhänge zwischen androider Fettsucht, muskulärer Insulinresistenz, Hyperinsulinismus und Entstehung von Typ-2-Diabetes, Hyperlipidämie und Hypertonie.

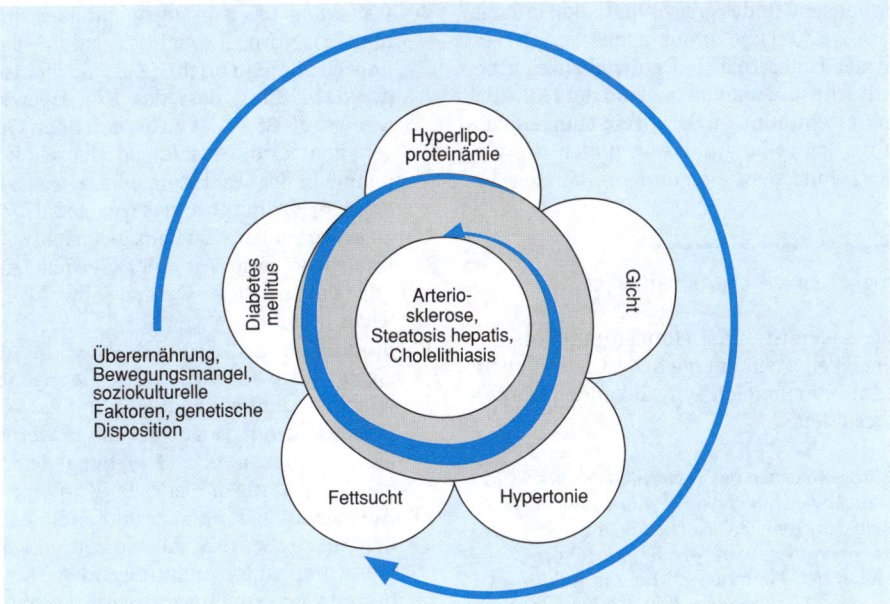

Abb. 4-16 Synopsis des metabolischen Syndroms (nach [78]).

4.3 Magersucht, psychogene Essstörungen*

Jede negative Energiebilanz führt zu einer Reduktion des Körpergewichts und damit mehr oder weniger schnell zur Magersucht. Die verminderte Nahrungszufuhr kann durch **Nahrungsmangel** oder durch ein **reduziertes Hungergefühl** bei ausreichendem Nahrungsangebot bedingt sein.

Zu letzterem kann es kommen, wenn das im Hypothalamus gelegene Hungerzentrum durch sklerotische, degenerative, entzündliche, traumatische oder tumoröse Veränderungen geschädigt ist. Man spricht in einem solchen Fall von einer **zerebralen Magersucht.** Möglicherweise handelt es sich bei der Anorexie im Verlauf von Infektions- und Tumorkrankheiten um die Folge einer toxischen Schädigung des genannten Zentrums.

Eine unzureichende Energie-, Protein- und Mineralstoffzufuhr kann bei **Kindern** zu einer erheblichen Verzögerung des Längenwachstums und der pubertären Entwicklung führen. Angst vor einem Übergewicht ist bei Kindern nicht selten die Ursache einer solchen Mangelernährung. Endokrine Störungen, eine Psychose oder Anorexia nervosa sind auszuschließen.

> Bei Einsetzen einer optimalen Ernährung kommt es nach kurzer Zeit zu einer Normalisierung des Körpergewichtes, und innerhalb von 1–3 Monaten setzen sowohl das normale Längenwachstum als auch die sexuelle Entwicklung ein [135, 177].

Zu Magersucht kommt es darüber hinaus beim **Malassimilationssyndrom** und bei **erhöhtem Energieverbrauch,** etwa bedingt durch eine Schilddrüsenüberfunktion.

Bei vielen Formen der Magersucht ist der Bedarf an essentiellen Nährstoffen, insbesondere an Eiweiß und verschiedenen Vitaminen, ungenügend gedeckt, so dass neben der Gewichtsreduktion **Mangelerscheinungen** beobachtet werden.

Lange anhaltende ungenügende Nahrungszufuhr kann zur sog. trockenen Abmagerung oder zu Hungerödemen führen. Die **trockene Abmagerung** entwickelt sich kontinuierlich bis zur ausgesprochenen Kachexie. Subjektive Beschwerden sind die Abnahme körperlicher und geistiger Leistungsfähigkeit, Müdigkeit, Kälteempfindlichkeit, Schwindel, Depressionen und Störungen der Genitalfunktion. Der Gesichtsausdruck wird infolge

---
* Adressen zur Beratung s. S. 333.

des Depotfettschwundes greisenhaft, die Haut faltig, fettarm, trocken und braun pigmentiert. Bei einem Teil der Unterernährten entwickelt sich bereits relativ früh und unabhängig von der Höhe der Albuminkonzentration im Serum ein **Hungerödem** (ödematöse Schwellung der Augenlider, des Gesichts, der Hände, der Beine und des Bauches).

Störungen des Essverhaltens

Das Essverhalten ist durch Hunger und Sättigung in Abhängigkeit vom Energiebedarf so reguliert, dass ein im Normbereich schwankendes Körpergewicht resultiert.

> Bei gestörter Kontrolle des Essverhaltens kommt es folglich zu Abweichungen vom normalen Körpergewicht in Form einer Gewichtsabnahme bei der **Anorexia nervosa**, einem Anstieg des Körpergewichtes über den Normbereich bei der **Adipositas**, während das Körpergewicht bei der **Bulimia nervosa** im Normbereich schwankt.

4.3.1 Anorexia nervosa

Eine sich aus einer **psychischen Fehlhaltung** ergebende Form der Magersucht ist die Anorexia nervosa (Anorexia mentalis), ein fast ausschließlich beim weiblichen Geschlecht, vorzugsweise während der Pubertät (Pubertätsmagersucht) und nur in seltenen Fällen nach dem 30. Lebensjahr vorkommendes Leiden.

Häufig werden abdominelle Beschwerden wechselnder Lokalisation sowie Intensität und Obstipation angegeben. Bei den Kranken besteht eine **hochgradige Abneigung gegen die Nahrung**, die so weit führen kann, dass nach der Nahrungsaufnahme ein Erbrechen provoziert wird.

> Die körperliche und geistige Leistungsfähigkeit bleibt trotz eines oft hochgradigen Gewichtsverlustes über lange Zeit erhalten. Die Patienten zeigen sogar meist eine **gesteigerte körperliche Aktivität**. Die Erkrankung gilt als eine der schwierigsten bei Mädchen im Teenageralter. Je nach Statistik wird eine Letalität von 7–15 % angegeben.

Als **Ursache** dieser psychogenen Inappetenz wird eine Trotz- und Protestreaktion angenommen.
Die American Psychiatric Association (1994) hat die Anorexia nervosa wie folgt **definiert**:

A **Weigerung**, das Körpergewicht über einem minimalen Normalgewicht zu halten, das Alter und Größe entspricht (z. B. Gewichtsverlust, der dazu führt, dass das Körpergewicht bei weniger als 85 % des zu erwartenden Gewichts gehalten wird; Ausbleiben der Gewichtszunahme in der Wachstumsphase, was zu einem Körpergewicht führt, das weniger als 85 % des zu erwartenden Gewichts ausmacht).

B Intensive **Furcht** vor einer Gewichtszunahme oder davor, fett zu werden, obwohl Untergewicht besteht.

C Störung in der Art und Weise, in der das eigene Körpergewicht oder die eigene Figur erlebt werden, übermäßiger Einfluss von Körpergewicht oder Figur auf die Bewertung der eigenen Person oder **Leugnung** des Ernstes des gegenwärtigen niedrigen Körpergewichts.

D **Amenorrhö** bei Frauen und Mädchen nach der Menarche, d. h. Ausbleiben von mindestens drei aufeinanderfolgenden Menstruationszyklen (Amenorrhö wird bei einer Frau angenommen, wenn ihre Periode nur nach Hormongabe, z. B. von Östrogenen, auftritt).

Subtypen:
Restriktiver Typ: In der gegenwärtigen Phase der Anorexia nervosa hat die/der Betroffene keine regelmäßigen Essanfälle und praktiziert nicht regelmäßig abführendes Verhalten (selbst-herbeigeführtes Erbrechen oder Missbrauch von Abführmitteln, Diuretika und Einläufen).
Bulimischer Typ (Essanfall/Abführ-Typ): In der gegenwärtigen Phase der Anorexia nervosa hat die/der Betroffene regelmäßige Essanfälle oder praktiziert regelmäßig abführendes Verhalten (selbst herbeigeführtes Erbrechen oder Missbrauch von Abführmitteln, Diuretika und Einläufen).

In den **Diagnosekriterien** der Weltgesundheitsorganisation 1993 (ICD-10) lauten die Angaben zum Körpergewicht wie folgt:

> tatsächliches Körpergewicht mindestens 15 % unter dem erwarteten, entweder durch Gewichtsverlust oder nie erreichtes Gewicht, oder Quetelets-Index (Identisch mit BMI) von 17,5 oder weniger.

Bei Patienten in der **Vorpubertät** kann die erwartete Gewichtszunahme während der Wachstumsperiode ausbleiben.

Die **somatischen Folgen** der Anorexia nervosa unterscheiden sich von denen, die sich unter langfristigem Hunger entwickeln.

In der **Frühphase** werden häufig bei unzureichender Energieaufnahme noch ausreichende Mengen an Protein, Vitaminen und Mineralstoffen zugeführt. Es kommt, mitbedingt durch die hohe körperliche Aktivität primär zu einer erheblichen Reduktion der Körperfettdepots und erst in einer **späteren Krankheitsphase** zur Eiweißkatabolie. Proteinmangel in Kombination mit Elektrolytstörungen wie Hypokaliämie, Hypomagnesiämie, Hyponatriämie etc. führen zu EKG-Veränderungen, einer Reihe endokrinologischer und immunologischer Regulationsstörungen etc.

Ernährungstherapie

Im Vordergrund steht die **Verhaltenstherapie** (ausführliche Darstellung bei [176]).

Aufgabe des Internisten und des Diätassistenten ist es, durch vorsichtiges Steigern der Nahrungszufuhr das Körpergewicht zu stabilisieren und anschließend eine Gewichtszunahme zu erreichen.

4.3.2 Bulimia nervosa

Der Bulimiekranke hat wie der Anorexiekranke Angst vor zu hohem Körpergewicht. Ein weiteres typisches Zeichen dieser Erkrankung sind Phasen mit **exzessiver Nahrungsaufnahme** (Bulimia = Ochsenhunger).

Es wird berichtet, dass manche Kranke innerhalb von 1–2 Stunden 62 500 bis 83 500 kJ (15 000–20 000 kcal), meist in Form **hochkalorischer** Süßigkeiten oder Eiscreme, aufnehmen und wieder erbrechen (Lit. bei [79]). Der Kranke versucht, die nach einer Fressphase drohende Gewichtszunahme durch selbst ausgelöstes **Erbrechen** bzw. durch Einnahme von **Laxanzien** zu verhindern und so sein Körpergewicht im Normbereich zu halten. Die Variante, bei der das Einnehmen von Laxanzien und auch von Diuretika sehr ausgeprägt ist, wird auch als **Bulimarexia** oder binge-purge-syndrome bezeichnet (Lit. bei [79]).

Nach der American Psychiatric Association (1994) wird diese psychische Erkrankung wie folgt definiert:
A Regelmäßige Essanfälle. Ein Essanfall ist durch folgende zwei Merkmale gekennzeichnet:
- In einem abgrenzbaren Zeitraum (z. B. innerhalb von 2 Stunden) wird eine Nahrungsmenge gegessen, die deutlich größer ist als die Menge, die die meisten anderen Leute im selben Zeitraum und unter den gleichen Umständen essen würden.
- Während des Essanfalls wird der Verlust der Kontrolle über das Essen empfunden (z. B. das Gefühl, nicht mit Essen aufhören zu können oder nicht im Griff zu haben, wieviel gegessen wird).

B Regelmäßiges **unangemessenes Kompensationsverhalten**, um einen Gewichtsanstieg zu vermeiden, wie selbst-herbeigeführtes Erbrechen, Missbrauch von Abführmitteln, Diuretika, Einläufen oder von anderen Medikamenten, Fasten oder exzessiver Sport.

C Die Essanfälle und das unangemessene Kompensationsverhalten treten beide im Durchschnitt **mindestens zweimal pro Woche** für 3 Monate auf.

D Die Bewertung der eigenen Person wird durch Figur und Gewicht übermäßig beeinflusst.

E Die Störung tritt nicht ausschließlich während einer Phase der Anorexia nervosa auf.

Subtypen:
Abführender Typ (purging subtyp): In der gegenwärtigen Phase der Bulimia nervosa praktiziert die Person selbst-herbeigeführtes Erbrechen oder den Missbrauch von Abführmitteln, Diretika oder Einläufen.
Nicht-abführender Typ (non-purging subtyp): In der gegenwärtigen Phase der Bulimia nervosa benutzt die Person ein anderes unangemessenes Kompensationsverhalten wie Fasten oder exzessiven Sport, praktiziert aber nicht regelmäßig selbst-herbeigeführtes Erbrechen oder den Missbrauch von Abführmitteln, Diuretika oder Einläufen.

Die **Ursache** des gestörten Essverhaltens ist unbekannt. Nach Ansicht mancher Autoren (Lit. bei [176]) kommt den intensiven und häufigen **Aufklärungskampagnen gegen das Übergewicht** möglicherweise eine Bedeutung zu.

Nach Schätzungen leiden derzeit 1–5 % der weiblichen Bevölkerung zwischen 15 und 35 Jahren an dieser Störung.

Sowohl bei der Anorexia nervosa als auch bei der Bulimia nervosa kann es zu einer Reihe von **Nebenwirkungen** im Bereich des Verdauungstrakts kommen.

Der häufige Kontakt von Magensäure mit dem Gebiss als Folge des Erbrechens und der oft exzessive Verzehr von kohlenhydratreichen Lebensmitteln begünstigen bei der Bulimie die Entstehung der **Karies**. Darüber hinaus kann es zu einer Überempfindlichkeit der Zähne gegenüber Temperaturschwankungen, sauren Speisen und Getränken kommen („bulimic dental disease").

Schädigungen des **Ösophagus** reichen von der geringgradigen Ösophagitis bis hin zur Ösophagusruptur.

Am Magen kann es sowohl bei der Anorexie als auch bei der Bulimie zu erheblichen **Dilatationen** kommen, die sich in seltenen Fällen auch gleichzeitig am Duodenum und dem übrigen Dünndarm nachweisen lassen. Die Ursache dieser Dilatationen ist unbekannt. Röntgenologisch konnte bei 50% der Patienten mit Anorexia nervosa eine Dilatation des proximalen Duodenums nachgewiesen werden. Die Magenentleerung ist verzögert. Die bei den Kranken nicht selten nachzuweisende Hypokaliämie scheint nicht die einzige Erklärung für dieses Phänomen zu sein.

Funktionsstörungen des Kolons bestehen in einer oft hartnäckigen Obstipation, wahrscheinlich als Folge des geringen Verzehrs von ballaststoffreichen Lebensmitteln, unterstützt durch einen Missbrauch von Laxanzien und Diuretika.

Amenorrhö mit niedrigen Östrogenspiegeln und **Osteoporose** als Folge der unzureichenden Kalzium- und Vitamin-D-Versorgung (in manchen Studien war die Frakturrate bis zum siebenfachen gesteigert) finden sich insbesondere bei der Anorexia nervosa häufig.

Zu wesentlichen Störungen der Leberfunktion kommt es bei beiden Formen eines gestörten Essverhaltens nicht. Geringgradige Erhöhungen der Transaminasen werden häufig beobachtet.

Auch die Bulimie wird mit **verhaltenstherapeutischen Methoden** behandelt.

Strittig ist, ob eine weitere als **„Binge eating disorder"** bezeichnete Form der Essstörung als neue diagnostische Einheit anerkannt werden soll [54]. Es handelt sich um Essanfälle, die bei Adipösen in bis zu 30% der Fälle auftreten sollen. Die für die Bulimia nervosa typischen „Gegenmaßnahme" (purging), insbesondere das provozierte Erbrechen, fehlen.

4.3.3 Anorexia athletica

Obwohl am Zustandekommen der Anorexia nervosa und Bulimia nervosa verschiedene Faktoren beteiligt sind, kommt offenbar dem sog. **gezügelten Essverhalten**, d. h. der permanenten Einschränkung der Nahrungsaufnahme mit dem Ziel, ein gewünschtes Körpergewicht bzw. eine als ideal angesehene Figur zu erreichen, eine zentrale Bedeutung zu.

Während es sich in beiden Fällen um Folgen psychosomatischer Störungen handelt, ist die Anorexia athletica primär Bestandteil der Bemühungen um **sportliche Höchstleistung**. Bestimmte, das Erzielen von Höchstleistungen begünstigende anthropometrische Gegebenheiten werden versucht durch Änderung des Essverhaltens zu erreichen. Da sich bei vielen Sportlerinnen die Leistung durch Reduktion des Körpergewichtes steigern lässt, wird die Nahrungsaufnahme eingeschränkt.

Die Erfahrung zeigt, dass sich das primär **sinnvolle diätetische Vorgehen** ab einem gewissen Punkt der Gewichtsreduktion **verselbständigen** kann, so dass die Sportlerinnen das Vollbild der Anorexia nervosa entwickeln.

Zur **sportmedizinischen Betreuung** gehört die Ernährungsberatung und die Kontrolle des Körpergewichtes, um das Abgleiten einer Anorexia athletica in eine Anorexia nervosa bzw. Bulimia nervosa zu vermeiden (Lit. bei [34]).

4.3.4 Pica-Syndrom (Pikazismus)

Dieses Syndrom beschreibt **abnorme Essgelüste** und deren Folgen, wie sie bei manchen psychiatrischen Erkrankungen, u.U. auch während der Schwangerschaft und gehäuft bei verschiedenen ethnischen und sozialen Gruppen beobachtet werden.

Hierzu gehören die regelmäßige orale Aufnahme von Erde (Geophagie), Wäschestärke (Amylophagie) und einer Vielzahl weiterer Substanzen, die nicht zu den Lebensmitteln zählen, wie bestimmte Industrieprodukte (Papier, Seife, Watte etc.) und natürlich vorkommende Substanzen wie Haare, Gras, Sand etc.

Je nach Art und Menge der verzehrten Substanzen kommt es zu **Komplikationen**. So z. B. zum Eisenmangel als Folge einer Hemmung der Eigenresorption bei Amylophagie, Elektrolytstörungen bei der Geophagie, Bezoarbildungen im Magen bei der Trichophagie etc. (Lit. bei [146]).

4.4 Diabetes mellitus*

Diabetes mellitus (Zuckerharnruhr) ist keine einheitliche Erkrankung, sondern eine Gruppe heterogener klinischer Syndrome, die mit einer Stö-

---

* Deutscher Diabetiker Bund e.V., Bundesgeschäftsstelle, Danziger Weg 1, 58511 Lüdenscheid

rung des Glucosestoffwechsels, aber auch anderer Stoffwechselstörungen einhergehen.

Zugrunde liegen entweder
- eine verminderte oder fehlende Insulinproduktion als Folge von Schädigungen der β-Zellen,
- die Synthese eines strukturell veränderten Insulins oder
- das synthetisierte und sezernierte Insulin kann am Erfolgsorgan nicht bzw. nicht ausreichend wirksam werden.

Die **Folgen** sind ein Anstieg der Blutglucosekonzentration, eine Glucosurie und später Folgen der erhöhten Blutglucosekonzentration an verschiedenen Organsystemen, Fettstoffwechselstörungen etc.

Nach einer **WHO-Klassifikation** werden Diabetes mellitus und Glucosetoleranzstörungen in verschiedene Klassen (Tab. 4-6) eingeteilt. Von praktisch-klinischer Bedeutung sind insbesondere der Typ-1- und Typ-2-Diabetes.

Tabelle 4-6 Die WHO-Klassifikation des Diabetes mellitus und mit ihm verbundene Kategorien der Glucoseintoleranz (WHO Study Group 1985).

Klinische Klassen

Diabetes mellitus
- Typ-1-Diabetes, insulinabhängiger Diabetes mellitus (insulin-dependent diabetes mellitus = IDDM)
- Typ-2-Diabetes, insulinunabhängiger Diabetes mellitus (non-insulin-dependent diabetes mellitus = NIDDM)
  Typ-2a-Diabetes, ohne Adipositas
  Typ-2b-Diabetes, mit Adipositas
- malnutritionsbedingter Diabetes mellitus
- andere Typen des Diabetes mellitus, die mit speziellen Krankheiten und Syndromen assoziiert sind (vgl. Tab. 4-3)
- Gestations-Diabetes-mellitus

Pathologische Glucosetoleranz (impaired glucose tolerance = IGT)
- ohne Adipositas
- mit Adipositas
- mit bestimmten Krankheiten und Syndromen assoziiert

Statistische Risikoklassen

vorausgegangene Störung der Glucosetoleranz
potentielle Anomalien der Glucosetoleranz

4.4.1 Diabetes Typ 1

Der Typ-1-Diabetes, früher als jugendlicher Diabetes bezeichnet, **entsteht** durch schädigende Einflüsse auf die β-Zellen des Pankreas, insbesondere durch adenotrope bzw. insulinotrope Viren bei genetischer Prädisposition. Er **beginnt** meist im Kindesalter, kann sich aber grundsätzlich in jedem Lebensalter manifestieren, und findet sich vorwiegend bei der HLA-Konstellation DR4 oder DR3/DR4. (HLA-Antigene – die Abkürzung von human lymphocytic antigen – sind Zelloberflächenantigene, die vererbt werden und ähnlich wie das Blutgruppensystem individuelle Zellmerkmale bedingen. Die HLA-Konstellation ist dafür verantwortlich, dass der Organismus keine Antikörper gegen körpereigene Zellen bildet).

Der Diabetes Typ 1 dieser Ätiologie beginnt akut. Eine weitere **Ursache** beruht offenbar auf einem humoralen und zellvermittelten Autoimmunphänomen. Betroffen sind jüngere Frauen (maximal 35 Jahre). Bei dieser Untergruppe findet sich überwiegend der HLA-Genotyp DR3.

Virusinfekte, verschiedene **toxische Substanzen** und auch **Ernährungsfaktoren** werden für die klinische Manifestation eines Typ-1-Diabetes bei gegebener **genetischer Prädisposition** verantwortlich gemacht.

Die **Inzidenz** ist in den einzelnen Populationen sehr unterschiedlich. Die beiden Extreme sind Finnland mit einer sehr hohen und Japan mit einer niedrigen Erkrankungshäufigkeit. Hierfür können sowohl genetische als auch Umweltfaktoren verantwortlich sein. Dafür, dass beiden Faktoren eine Bedeutung zukommt, spricht die Tatsache, dass bei eineiigen Zwillingen nur in etwa 30 % beide Zwillinge an einem Diabetis mellitus Typ 1 erkranken.

Es gibt eine Reihe von Hinweisen darauf, dass Ernährungsfaktoren für die Manifestation mitverantwortlich sein können.

So fand sich beispielsweise eine positive statistische Korrelation zwischen der Höhe des **Kaffeekonsums** und der Inzidenz an Typ-1-Diabetes. Finnland hat den weltweit höchsten Kaffeeverbrauch pro Kopf der Bevölkerung und gleichzeitig die höchste Rate an Typ-1-Neuerkrankungen jährlich, während Länder mit niedrigem Kaffeekonsum, wie Japan oder Australien, auch sehr niedrige Neuerkrankungsraten aufweisen. Da die Halbwertszeit von Koffein während der Schwangerschaft verlängert ist und Koffein über die Plazenta in den Föten übertritt, wird eine **intrauterine Schädigung der β-Zellen** als mögliche Ursache eines später auftretenden Typ-1-Diabetes diskutiert [232].

Daß **Kuhmilchproteine** bei fehlendem oder nur kurzem Stillen die Entstehung eines Diabetes mellitus im Kindesalter begünstigen, ist trotz z.T. widersprüchlicher Befunde wahrscheinlich. So konnte beispielsweise in einer Fall-Kontroll-Studie an 346 diabetischen Kindern und der gleichen Zahl gesunder Kontrollen gezeigt werden, dass die nichtdiabetischen Kinder länger gestillt wurden und folglich später Kuhmilch erhielten, als die Diabetiker.

Bei einer Ernährung mit Kuhmilchprodukten vor dem 8. Lebenstag fand sich eine um mehr als das Doppelte erhöhte Diabeteshäufigkeit [66].

4.4.2 Diabetes Typ 2

Beim **Typ-2-Diabetes** geht in mindestens 90 % der Fälle eine langjährige Adipositas voraus (Abb. 4-17).

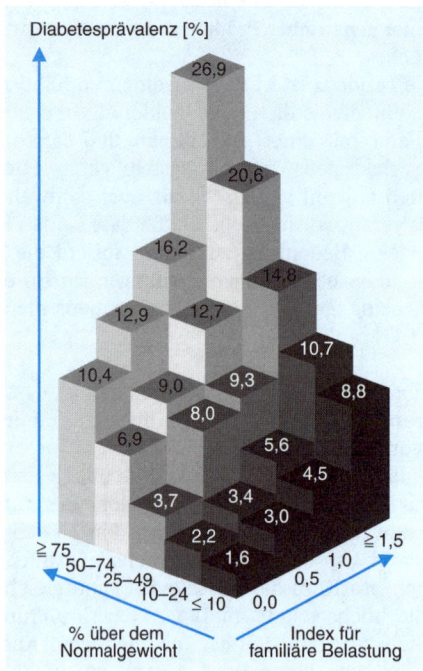

Abb. 4-17 Diabetesprävalenz bei über 30 000 weißen Frauen in den USA in Abhängigkeit vom Körpergewicht und von der familiären Belastung [154].

Wie bereits beim metabolischen Syndrom besprochen, sind die genetisch bedingte muskuläre und hepatische Insulinresistenz in Verbindung mit einer viszeralen Adipositas die **wesentlichen Ursachen** des Typ-2-Diabetes. Die verminderte Empfindlichkeit gegenüber körpereigenem Insulin führt zu einer **kompensatorischen Hyperinsulinämie**.

Um seine biochemischen Wirkungen entfalten zu können, muss Insulin an membranständige spezifische Rezeptoren, die sog. Insulinrezeptoren, gebunden werden. Die Zahl der Rezeptoren auf der Zelloberfläche wird durch verschiedene Faktoren variiert. Der Plasmainsulinspiegel ist negativ mit der Anzahl peripherer Insulinrezeptoren korreliert, d. h. hohe Insulinspiegel reduzieren die Zahl der Insulinrezeptoren. Dieses Phänomen wird auch als **Down-Regulation** bezeichnet.

Die häufigste Ursache für eine solche Down-Regulation ist eine hyperkalorische Ernährung mit der hierdurch bedingten chronisch vermehrten Insulinsekretion. Die Verminderung der Insulinrezeptoren treibt den Insulinbedarf weiter in die Höhe, die steigende Insulinkonzentration im Serum wiederum hat eine noch stärkere Rezeptor-Down-Regulation zur Folge.

Das entgegengesetzte Phänomen, eine Vermehrung der Insulinrezeptoren, wird als **Up-Regulation** bezeichnet. Hierzu kommt es im Hungerzustand und bei körperlicher Aktivität. Wichtige Ansätze für die Therapie des Typ-2-Diabetes, die Normalisierung des Körpergewichts durch verminderte Energiezufuhr und das körperliche Training, finden hier Erklärung.

In der **Phase der Hyperinsulinämie** sind die Normalisierung des Körpergewichtes, Steigerung der körperlichen Aktivität und u.U. die Gabe nichtinsulinotroper Substanzen wie Acarbose und Metformin angezeigt. Diesen folgt die **Phase der Normo- bzw. Hypoinsulinämie.** Erst dann sind insulinotrope Substanzen und später Insulin angezeigt.

Immunologische Erscheinungen und gesicherte Beziehungen zum HLA-System finden sich nicht. Trotzdem sprechen beispielsweise Ergebnisse von Zwillingsuntersuchungen dafür, dass **genetische Faktoren** die Entstehung begünstigen (Abb. 4-17).

Sogenannte Naturexperimente demonstrieren immer wieder die Tatsache, dass Überernährung und Adipositas **Manifestationsfaktoren** für diesen Diabetestyp sind. So sank beispielsweise, bedingt durch die unzureichende Versorgung mit Lebensmitteln, am Ende des Zweiten Weltkrieges und in den darauffolgenden Jahren die Zahl der Diabetiker in Deutschland auf extrem niedrige Werte. Bei Volksgruppen, etwa in Indien und Afrika, die

4.4 Diabetes mellitus

ihre traditionelle Lebens- und Ernährungsweise aufgeben und bei denen es als Folge zunehmend geringer werdender körperlichen Aktivität und Umstellung auf hochkalorische westliche Ernährung bei einem hohen Prozentsatz zu einem Übergewicht kommt, steigt die Zahl der Diabetiker bis zu der in westlichen Industrieländern bekannten Häufigkeit an.

Die **Adipositas** als Schrittmacher des Diabetes mellitus war den Ärzten bereits lange vor der Entdeckung des Insulins und vor dem Wissen um pathophysiologische Mechanismen des Glucosestoffwechsels bekannt. Der Franzose Bouchard beobachtete im Jahre 1870 während der Belagerung von Paris mit zunehmendem Mangel an Lebensmitteln und Rückgang des Körpergewichts eine Besserung bei Diabetikern. Die in Abbildung 4-18 dargestellte Diabetesmortalität in England und Wales demonstriert den positiven Effekt einer Lebensmittelrationierung auf die Sterblichkeit an dieser Erkrankung [90].

Eine Variante des Typ-2-Diabetes ist der autosomal dominant vererbliche **Maturity-onset diabetes of the young (MODY)**. Diese Form des Diabetes mellitus manifestiert sich vor dem 25. Lebensjahr. Immunologische Marker oder besondere HLA-Typen finden sich nicht. Diese Form des Diabetes mellitus lässt sich in aller Regel mindestens fünf Jahre ohne Gabe von Fremdinsulin behandeln.

Der **Schwangerschaftsdiabetes** (Gestations-Diabetes mellitus) (Tab. 4-6) tritt erstmals in der Schwangerschaft auf. Adipositas und familiäre Belastung sind begünstigende Faktoren.

Von den in Tabelle 4-7 genannten Typen des Diabetes mellitus hat der bei Verlust von Pankreasgewebe als Folge einer chronischen Pankreatitis bzw. einer Pankreasteilresektion (pankreopriver Diabetes) die größte praktische Bedeutung.

Tabelle 4-7 Andere Typen des Diabetes mellitus.

1. Diabetes aufgrund von Pankreaserkrankungen
   - chronische oder rezidivierende Pankreatitis
   - Hämochromatose
2. Diabetes aufgrund anderer endokriner Erkrankungen
3. Diabetes aufgrund von Medikamenten und Toxinen
   - Glucocorticoide und ACTH
   - Diuretika (z. B. Thiazide) u. a.
4. Diabetes aufgrund von Störungen des Insulins oder seines Rezeptors
5. Diabetes-assoziiert mit genetischen Syndromen
   - zystische Pankreasfibrose (Mukoviszidose) u. a.

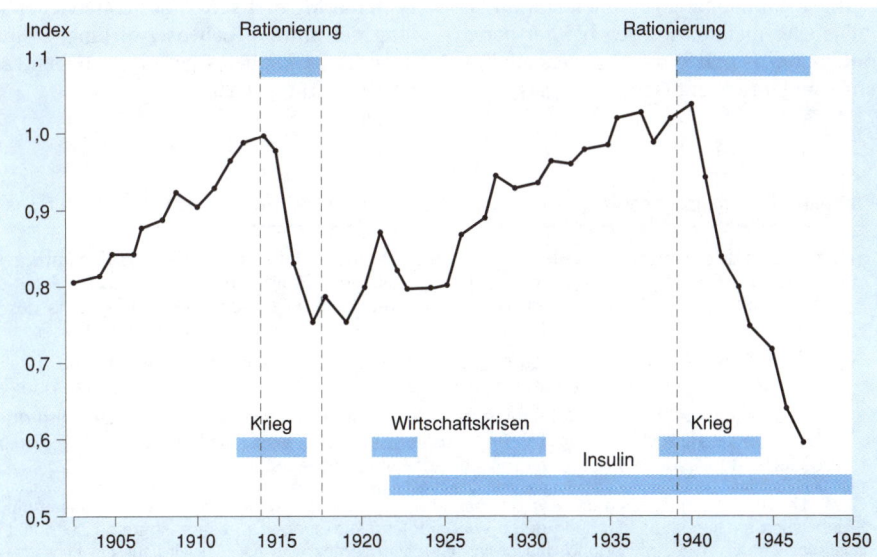

Abb. 4-18 Die Diabetesmortalität in England und Wales in der ersten Hälfte des 20. Jahrhunderts (nach [90]).

4.4.3 Klassifikation

Die Bewertung und Benennung der Vorphasen eines klinisch-manifesten Diabetes mellitus haben sich seit Jahren immer wieder geändert. Nach der **WHO-Klassifikation** aus dem Jahre 1985 sollten Begriffe wie Prädiabetes, subklinischer Diabetes, latenter Diabetes etc. nicht mehr benutzt werden. Ersetzt wurden diese Begriffe, soweit die Glucosetoleranz beeinträchtigt ist, durch den Begriff **„pathologische Glucosetoleranz"** (Tab. 4-6). Hierbei wurde bewußt auf die Bezeichnung „Diabetes" verzichtet, nachdem Resultate großer Studien gezeigt hatten, dass eine verminderte Glucosetoleranz (Abb. 4-19) zwar das Risiko, an einem manifesten Diabetes zu erkranken, erhöht, jedoch **nicht generell als Vorstufe** eines Diabetes zu bezeichnen ist.

Die derzeit angewandte WHO-Klassifikation des Diabetes mellitus aus dem Jahre 1985 (vgl. Tab. 4-6) mit Modifikationen 1994 wurde aufgrund neuer Erkenntnisse im Jahre 1997 von der amerikanischen Diabetesgesellschaft und der WHO erneut geändet. Während bisher eine **Nüchtern-Plasma-Glucose-Konzentration** von 140 mg/dl als Schadensgrenze (cut off point) für den spezifischen diabetischen Gefäßschaden galt, wurde die Schwelle jetzt auf **126 mg/dl** (7 mmol/l) festgesetzt. Aufgrund von Ergebnissen der DCCT-Studie (Lit. bei [84]) steigt die Prävalenz diabetischer Gefäßschäden bereits ab einem Nüchtern-Plasma-Glucose-Wert von 110 mg/dl (6,1 mmol/l) an.

Die Begriffe insulinabhängiger und insulinunabhängiger Diabetes mellitus werden bei der neuen Definition des Typ-1- und Typ-2-Diabetes mellitus nicht mehr benutzt (weitere Details bei [84]).

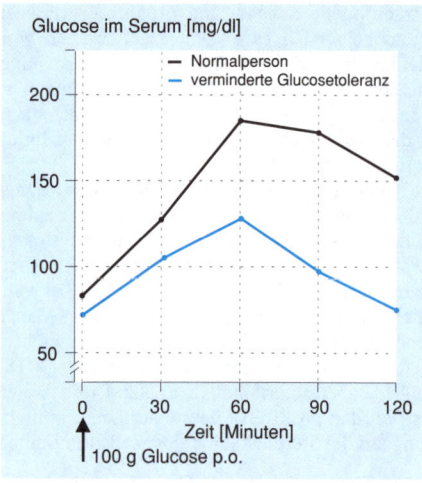

Abb. 4-19 Das Verhalten der Glucosekonzentration im Serum nach oraler Gabe von 100 g Glucose.

In Tabelle 4-8 sind die neuen Diagnosekriterien zusammengefaßt.

In den westlichen Industrieländern leiden etwa 4–5 % der Gesamtbevölkerung an einem Diabetes mellitus. Bei **steigender Tendenz** in den Ländern mit hohem Lebensstandard entfallen mehr als 80 % auf den Typ-2-Diabetes.

In welchem Umfang die Einführung des Insulins in die Therapie und die Verbesserung der Insulinpräparate in Kombination mit zunehmend besseren Möglichkeiten der diätetischen Behandlung die **mittlere Lebenserwartung**, insbesondere beim Typ-1-Diabetes gesteigert haben, demonstriert Abbildung 4-20.

Tabelle 4-8 Diagnostische Kriterien des Diabetes mellitus.

- Symptome des Diabetes und Plasmaglucose ≥ 200 mg/dl/11,1 mmol/l (Glucose im kapillären Vollblut ≥ 200 mg/dl/11,1 mmol/l) zu einem beliebigen Zeitpunkt des Tages (ohne Rücksicht auf den Zeitpunkt der letzten Mahlzeiteneinnahme). Die klassischen Symptome des Diabetes sind: Polyurie, Polydipsie und sonst nicht zu erklärender Gewichtsverlust oder
- Nüchtern-Plasmaglucose ≥ 126 mg/dl/7,0 mmol/l (Glucose im kapillären Vollblut ≥ 110 mg/dl/6,1 mmol/l). Nüchtern bedeutet: Keine Energiezufuhr für wenigstens acht Stunden oder
- 2h-Plasmaglucose ≥ 200 mg/dl/11,1 mmol/l (Glucose im kapillären Vollblut ≥ 200 mg/dl/11,1 mmol/l) während eines OGTT. Testdurchführung nach WHO-Richtlinien mit 75 g Glucose (oder äquivalenter Menge hydrolysierter Stärke) aufgelöst in Wasser.

Ohne die eindeutigen Zeichen der Hyperglykämie mit metabolischer Dekompensation müssen die Ergebnisse der Glucosebestimmung durch Wiederholungsmessungen zu einem späteren Zeitpunkt bestätigt werden. Die Anwendung des oralen Glucosetoleranztests (OGTT) wird für die klinische Routine nicht empfohlen.

4.4 Diabetes mellitus

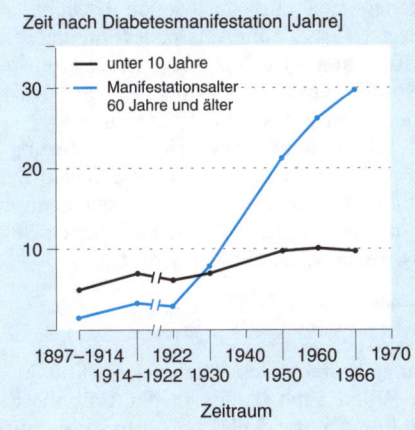

Abb. 4-20 Die mittlere Lebenserwartung ab dem Zeitpunkt der Diabetesmanifestation bei unterschiedlichem Manifestationsalter in Abhängigkeit von der sich im Laufe der Jahrzehnte bessernden Möglichkeit der Diabetesbehandlung (nach [140]).

Da der Diabetiker die Glucose nicht ausreichend in den Stoffwechsel einschleusen kann, kommt es zu einem **Anstieg der Blutglucosekonzentration** (normal 70–120 mg/dl). Dieser Anstieg der Zuckerkonzentration im Serum hat wiederum eine Erhöhung des osmotischen Drucks und ein Überschreiten der Nierenschwelle für Glucose, die bei etwa 160–180 mg/dl liegt, zur Folge. Ab einer gewissen Konzentration im Blut (**Nierenschwelle**) werden auch solche Stoffe, die unter physiologischen Bedingungen nicht im Harn nachweisbar sind, ausgeschieden, was im vorliegenden Fall zur Zuckerausscheidung, der **Glucosurie**, führt.

Da der Zucker im Harn eine gewisse Menge Wasser als Lösungsmittel benötigt, kommt es zur **Polyurie**. Steigerung des osmotischen Drucks und Wasserverlust über die Niere führen zu einem starken Durstgefühl und damit zu einer **Polydipsie**.

Anlass zur ärztlichen Untersuchung und damit zur Diagnosestellung sind folglich oft Polydipsie und Polyurie. Zusätzlich führen Gewichtsabnahme und die hohe Zuckerkonzentration im Harn und im Gewebe zu erhöhter Infektanfälligkeit, insbesondere zu Harnblasen- und Nierenbeckenentzündungen und entzündlichen Erscheinungen an der Haut wie Furunkel und Karbunkel.

4.4.4 Komplikationen des Diabetes mellitus

Die Gefahren für den Diabetiker bestehen im Coma diabeticum, im hypoglykämischen Schock (Coma hypoglycaemicum) und in den sog. diabetischen Spätschäden, die sich vorwiegend am Gefäßsystem abspielen.

Akutkomplikationen

Beim Coma diabeticum unterscheidet man folgende Formen:
- ketoazidotisches hyperosmolares,
- nichtazidotisches hyperosmolares,
- lactazidotisches Koma.

Das Coma diabeticum ist die Folge verschiedener, durch einen Insulinmangel ausgelöster, pathophysiologischer Vorgänge. Dies sind durch verringerten Glucoseverbrauch bedingte **Hyperglykämie** und **Hyperosmolarität** des Blutes.

Darüber hinaus kommt es unter Insulinmangelbedingungen zu einer **Steigerung der Lipolyse** im Fettgewebe, zum Anstieg der freien Fettsäuren im Serum und, bedingt durch den einsetzenden gesteigerten Fettsäureabbau, zu einem vermehrten Anfall von Acetyl-CoA.

Acetyl-CoA wiederum kondensiert zu Acetessigsäure, die z. T. in β-Hydroxybuttersäure und Aceton umgewandelt wird. Eine weitere Folge des Acetyl-CoA-Anstiegs ist eine **Steigerung der Gluconeogenese,** was wiederum Hyperglykämie und Hyperosmolarität begünstigt.

Die unmittelbaren **Folgen** von Hyperglykämie und Hyperosmolarität sind ein Wasserentzug des Gewebes (Dehydratation) und vermehrter Wasser- und Elektrolytverlust über die Niere. Dehydratation, Elektrolytverschiebungen und durch den Anstieg von β-Hydroxybuttersäure und Acetessigsäure bedingte Azidose sind die wesentlichen, das Zentralnervensystem schädigenden und damit komaauslösenden Faktoren.

Die **häufigste Form** des diabetischen Komas ist die ketoazidotische hyperosmolare Form. Bei älteren Patienten findet sich gelegentlich die nichtazidotische hyperosmolare Form, deren klinische Symptomatik sich kaum von der ketoazidotischen Form unterscheidet.

Die **Lactatazidose** wird meistens ausgelöst durch eine Kreislaufinsuffizienz als Folge eines Infektes. Der Blut-pH-Wert ist unter 7,25 erniedrigt und die Glucosekonzentration im Blut nicht erhöht.

Klinische Zeichen des ketoazidotischen Coma diabeticum sind Benommenheit bis tiefe Bewußtlosigkeit, obstartiger Geruch der Ausatmungsluft, bedingt durch den Acetongehalt, vertiefte Atmung (Kußmaul-Atmung) – die hierdurch erfolgte vermehrte Abgabe von Kohlendioxid dient dem Ausgleich der Azidose –, Produktion großer Harnmengen und Exsikkose.

> Ein Coma diabeticum muss umgehend, insbesondere mit Insulin, parenteraler Wasser- und Elektrolytzufuhr und zum Ausgleich der Azidose mit Bicarbonat behandelt werden.

Die **Komagefahr** ist bei Stresszuständen, die mit einem erhöhten Insulinbedarf einhergehen, so z. B. bei Infektionskrankheiten, starker körperlicher Beanspruchung, operativen Eingriffen etc., besonders groß.

Zu einer **Hypoglykämie** kann es beim Diabetiker dann kommen, wenn er die Insulindosis (oft aus Versehen) steigert, ohne gleichzeitig die Kohlenhydrataufnahme zu erhöhen, oder wenn er bei gleichbleibender Insulindosis die Kohlenhydratzufuhr reduziert. Sinkt die Glucosekonzentration im Serum unter etwa 60 mg/dl, so besteht die Gefahr des **hypoglykämischen Schocks** mit Bewußtlosigkeit, Schweißausbruch und Zittern als Hauptsymptomen.

> Die meisten Diabetiker erkennen den drohenden hypoglykämischen Schock. Hypoglykämie führt zu einer gesteigerten Reizbarkeit, Herzklopfen, gelegentlich Kopfschmerzen etc.
> Bei Wahrnehmung dieser Symptome können sie dem Schock durch die Aufnahme von Zucker vorbeugen (Jeder Diabetiker, insbesondere der zu Hypoglykämien neigende, muss stets Zucker mit sich führen!).

Von der genannten Hypoglykämie des Diabetikers, ausgelöst durch eine unzureichende Abstimmung von Kohlenhydratverzehr und Gabe von Insulin bzw. oralen Antidiabetika oder durch extreme körperliche Belastung, muss die **reaktive Hypoglykämie** (postprandiale Hypoglykämie) abgegrenzt werden. Hierunter versteht man Hypoglykämien, die eine gewisse Zeit nach kohlenhydratreichen Mahlzeiten auftreten.

Unterschieden werden reaktive Hypoglykämien nach Magenresektion, totaler Gastrektomie bzw. Vagotomie (vgl. Kap. 3.3.4), in der Frühphase des Diabetes mellitus (bevor ein Diabetes manifest wird, findet sich nicht selten eine Tendenz zu Hypoglykämien) und idiopathische Hypoglykämien, bei denen sich eine auslösende Ursache nicht nachweisen lässt. Zum Abfall der Blutglucosekonzentration kommt es bei Magenresezierten meist 2–3 Stunden und bei der diabetischen Form 4–5 Stunden nach der Nahrungsaufnahme.

Zur **differentialdiagnostischen Abgrenzung** der durch reaktive Hypoglykämie ausgelösten Symptomatik und Sicherung der Diagnose bedient man sich eines von Sigstad [213] angegebenen Bewertungsschemas (sog. Sigstad-Score).

Diabetische Spätschäden

Bei lange bestehendem Diabetes mellitus, in seltenen Fällen auch bereits in der Frühphase der Erkrankung, entwickeln sich arteriosklerotische Gefäßveränderungen, die sog. **diabetische Angiopathie**. Befallen sind sämtliche Abschnitte des arteriellen Gefäßsystems, sowohl die Endabschnitte der arteriellen Strombahn (sog. diabetische **Mikroangiopathie**) als auch die großen arteriellen Gefäße.

Die häufigste Komplikation des Typ-2-Diabetes ist die **koronare Herzkrankheit.** Etwa 65 % aller Todesursachen entfallen auf diese Gefäßerkrankung. Das Risiko einer Koronargefäßerkrankung liegt je nach Statistik um den Faktor 2–5 über dem der nichtdiabetischen Durschnittsbevölkerung. **Genetische Faktoren** sind wesentlich für die Häufigkeit und das Ausmaß der diabetischen **Makroangiopathie** mitbestimmend.

Die Mikroangiopathie manifestiert sich vorwiegend an der Netzhaut (Retina) des Auges als **Retinopathia diabetica** und als **Nephropathia diabetica** (Glomerulosklerose, Kimmelstiel-Wilsonsche Erkrankung) an der Niere. Während die erstgenannte Komplikation bei zunehmender Verschlechterung der Sehkraft zum Erblinden führen kann, geht die diabetische Glomerulosklerose, deren Hauptsymptome Bluthochdruck und Albuminurie sind, mit einer zunehmenden Einschränkung der Nierenfunktion einher und führt letztlich zur Urämie.

Eine Nephropathie kann sich sowohl bei Typ-1- als auch Typ-2-Diabetes entwickeln. Beim Typ-1-Diabetes stellt sich diese Komplikation nach 15–20 Jahren Diabetesdauer bei etwa 30–40 % der Patienten ein. **Genetische Faktoren** erhöhen auch hier das Erkrankungsrisiko.

Zur Mikroangiopathie kommt es darüber hinaus an den Enden der Extremitäten, insbesondere im Bereich der Zehen. Die Folge ist eine erhebliche Mangeldurchblutung, die letztlich zum Gewebsuntergang, der **Gangrän,** führt.

4.4 Diabetes mellitus

> Eine **exakte Einstellung** des Diabetes mellitus mit Diät und Insulin ist die sicherste Möglichkeit, der Angiopathie vorzubeugen.

Bei immer schlechter Stoffwechsellage fanden sich bei 20jähriger Diabetesdauer in 91 % diabetische Spätschäden, bei immer guter Stoffwechsellage nur in 7 % [38]. Neben der **Stoffwechselführung** ist die Häufigkeit und Ausprägung der diabetischen Mikroangiopathie von der **Erkrankungsdauer** abhängig.

Abbildung 4-21 demonstriert am Beispiel der diabetischen Retinopathie die Bedeutung von Erkrankungsdauer und Stoffwechselführung.

Welche **Mechanismen** der Entstehung einer diabetischen Makro- und Mikroangiopathie zugrunde liegen, ist noch nicht in allen Details bekannt.

Eine zentrale Bedeutung kommt **irreversiblen Schädigungen langlebiger Moleküle** in Zellen, insbesondere Zellkernen, durch hohe Glucosekonzentrationen zu. Die Bildung der diesen Schädigungen zugrundeliegenden Glykosylierungsprodukte erfolgt proportional zur Glucosekonzentration und zur Dauer erhöhter Glucosekonzentrationen. Aus primär reversiblen Glykosylierungsprodukten entstehen durch chemische Umlagerungsreaktionen über eine Dauer von Jahren irreversible stabile Substanzen, die als sog. **advanced glycosylation products** bezeichnet werden.

Die **Bildung** dieser im Gewebe akkumulierenden und für die Entstehung der diabetischen Mikroangiopathie wesentlichen Substanzen wird durch verschiedene Faktoren wie etwa Produkte der Lipidperoxidation begünstigt. Hierdurch erklären sich **Einflüsse anderer diabetesassoziierter Stoffwechselstörungen** mit dem Schweregrad diabetischer Komplikationen (Lit. bei [30]).

Von großer klinischer Bedeutung ist die **diabetische Nephropathie (Glomerulosklerose)**, an der etwa 6 % aller Diabetiker sterben. Beginnt die Erkrankung bereits vor dem 20. Lebensjahr, so ist die Nephropathie in 50 % die Todesursache. Etwa jeder vierte Dialysepatient ist heute Diabetiker.

Man unterscheidet fünf **Stadien** der diabetischen Nephropathie.

- In den beiden ersten Stadien fehlen noch klinische Zeichen, während eine Mikroalbuminurie bereits bestehen kann.
- Im Stadium III – der beginnenden Nephropathie – ist die Mikroalbuminurie obligatorisch, und in 40 % der Fälle findet sich bereits eine Erhöhung des diastolischen Blutdrucks.
- Die klinisch manifeste Nephropathie, das Stadium IV, ist gekennzeichnet durch eine Proteinurie, eine kontinuierliche Abnahme der glomerulären Filtration und in etwa 60 % der Fälle durch Hypertonie.
- Das Stadium V ist das der Niereninsuffizienz.

> Von praktischer Bedeutung im Zusammenhang mit der diätetischen Therapie des Diabetes mellitus sind **gastrointestinale Motilitätsstörungen**.

Sie entstehen wahrscheinlich überwiegend als Folge einer Dysfunktion des Nervus vagus im Rahmen einer generalisierten, autonomen Neuropathie. Betroffen sein können alle Abschnitte des Gastrointestinaltrakts.

Am **Magen** führen die Motilitätsstörungen zu **Entleerungsverzögerungen** (Gastroparesis diabeticorum), die wiederum Nausea, Erbrechen, frühzeitiges Sättigungsgefühl etc. auslösen können. Eine schwierige Diabeteseinstellung kann u.U. die Folge einer erheblichen Verzögerung der Magenentleerung sein.

Häufigstes Symptom einer **gestörten Dünndarmfunktion** bei Diabetikern ist eine sporadische, wäßrige Diarrhö mit voluminösen Stühlen, die in vielen Fällen nachts auftritt. Die Nährstoffresorption im Darm wird durch diese Passagebeschleunigung offenbar nur unwesentlich beeinflusst.

Am **Kolon** kann es zu ungenügenden Reaktionen der Motilität auf Nahrungsaufnahme kom-

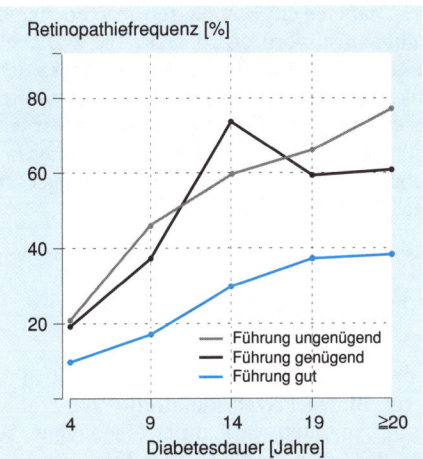

Abb. 4-21 Retinopathiefrequenz in Abhängigkeit von der Diabetesdauer sowie von der Stoffwechseleinstellung. Bei guter Stoffwechseleinstellung betrug die Retinopathiefrequenz 16%, bei genügender 39% und bei ungenügender 51% (nach [22]).

men, eine Störung, die eine Obstipation zur Folge haben kann. Letztlich ist die bei Diabetikern häufige Stuhlinkontinenz die Folge einer unzureichenden Innervation des Schließmuskels.

Die diabetischen Spätschäden am Auge – **diabetische Retinopathie** und **Makulopathie** – sind die häufigsten Ursachen für ein reduziertes Sehvermögen und Erblindung beim Diabetes. Die Häufigkeit der Retinopathie steigt mit der Dauer des Diabetes. Die Retinopathie findet sich beim Typ-1-Diabetes nach einer Krankheitsdauer von 15 Jahren in etwa 25 % und bei einer Krankheitsdauer von 20 Jahren bei über 50 % der Fälle.

> Sowohl beim Typ-1- als auch Typ-2-Diabetes sind eine optimale Stoffwechseleinstellung bei normalem Blutdruck die besten Möglichkeiten, der diabetischen Retinopathie vorzubeugen.

Das klinische Bild der **diabetischen Neuropathie** variiert je nach Lokalisation und Ausprägung der Nervenschädigung. Die Symptome reichen von Missempfindungen und Hyperästhesien in Extremitäten bis hin zu akut einsetzenden Nackenschmerzen und Sensibilitätsstörungen. Die diffuse motorische Polyneuropathie geht mit generalisierter Muskelatrophie und -schwäche, meist ohne Schmerzen und Sensibilitätsstörungen, einher.

Die **diabetische autonome Neuropathie** geht ebenfalls mit einer sehr variablen Symptomatik von Störungen der Thermoregulation und Schweißsekretion bis hin zu Impotenz, Blasenstörungen, orthostatischer Kreislaufregulationsstörung und gastrointestinalen Symptomen einher.

Der sog. **diabetische Fuß** entwickelt sich als Folge einer diabetischen Neuropathie und peripheren Durchblutungsstörung. An dem neuropathischen, gefühllosen Fuß kommt es durch mechanischen Druck, besonders im Bereich der Fußsohle, der nicht empfunden wird, zu lokalen Ulzerationen. Die meist gleichzeitig herabgesetzte periphere Durchblutung fördert die Ulkusbildung und hemmt das Abheilen.

Ernährungstherapie

Ernährungsempfehlungen für Diabetiker sollen helfen, durch eine **ausgeglichene Bilanz zwischen Nährstoffzufuhr und Insulin** (endogen produziert oder Fremdinsulin) bzw. serumglucosesenkenden Medikamenten und körperlicher Aktivität,

- eine möglichst normale Serum-Glucosekonzentration zu gewährleisten,
- die Serum-Lipidkonzentration soweit als möglich zu normalisieren,
- die Energiezufuhr so zu bemessen, dass bei Erwachsenen ein normales Körpergewicht und bei Kindern eine normale körperliche Entwicklung gewährleistet ist.

Bei Frauen muss der Energiebedarf während Schwangerschaft und Laktation optimal gedeckt werden.

Diese Bilanz muss so beschaffen sein, dass **akute Komplikationen** eines mit Insulin behandelten Diabetes mellitus, wie Hypoglykämien, (durch plötzliche Erkrankungen, z. B. Infekte und vermehrte körperliche Aktivität) und **Spätkomplikationen** (diabetische Mikroangiopathie, Hypertonie, Arteriosklerose etc.) möglichst **vermieden** und die präventiv-medizinischen Erkenntnisse der Ernährungsforschung berücksichtigt werden (in Anlehnung an [58]).

Eine optimale Therapie geht einher mit einer **Normalisierung folgender Meßwerte:**
- Blutglucosekonzentration,
- Serumlipidkonzentration,
- HbA_1-Konzentration im Blut.

Ferner sind ein normales Körpergewicht sowie Glucose- und Acetonfreiheit des Harns anzustreben.

Die Ernährungstherapie basiert beim Typ-1- bzw. Typ-2-Diabetes auf unterschiedlichen pathophysiologischen Gegebenheiten. Während beim Typ-1-Diabetes ein kompletter bzw. hochgradiger **Insulinmangel** vorliegt, ist beim Typ-2-Diabetes – dies gilt zumindest für die Anfangsphase der Erkrankung – der Insulinspiegel im Plasma normal oder erhöht. Die Wirkung des Insulins ist jedoch insbesondere als Folge einer Adipositas herabgesetzt. Es besteht eine mehr oder weniger ausgeprägte **Insulinresistenz.**

Insulinabhängiger Diabetes mellitus (Typ 1)

Die derzeit zur Verfügung stehenden Möglichkeiten zur **Blutzuckerselbstkontrolle,** zur Wahl von Insulinpräparaten mit unterschiedlicher Wirkdauer, der Insulinapplikation mit programmierten Pumpen und der sog. intensivierten Insulintherapie machen es möglich, **individuelle Ernährungsgewohnheiten** (sowohl die Wahl von Lebensmitteln als auch die Zahl und den Energiegehalt der Mahlzeiten) weitgehend selbst zu bestimmen.

4.4 Diabetes mellitus

> Zur Vermeidung von diabetischen Spätschäden muss durch exaktes Abstimmen von Insulindosis und Kohlenhydratzufuhr eine **weitgehende Normoglykämie** angestrebt werden.

Da der Diabetes mellitus als solches schon mit einem erhöhten Arterioskleroserisiko einhergeht, müssen zusätzlich alle Regeln zur **Vermeidung der Risikofaktoren** Bluthochdruck und **Hyperlipoproteinämie** berücksichtigt werden.

Insulinunabhängiger Diabetes mellitus (Typ 2)

Ziel der diätetischen Behandlung ist es,
- die periphere Insulinempfindlichkeit und damit die Glucoseverwertung zu verbessern,
- durch Verteilung der Kohlenhydrate auf ein erforderliches Maß an Einzelmahlzeiten und Wahl der kohlenhydratreichen Lebensmittel, die Blutglucosekonzentration soweit als möglich zu normalisieren und
- wie beim Typ-1-Diabetes, Risiken arteriosklerotischer Gefäßerkrankungen zu reduzieren.

Die Bedeutung des **Übergewichts** für die Manifestation des Typ-2-Diabetes wurde bereits dargestellt (vgl. Abb. 4-17). Mehr als 80 % aller Typ-2-Diabetiker sind übergewichtig. In einem hohen Prozentsatz wird die Einstellung durch eine Normalisierung oder zumindest Reduktion des Körpergewichts erreicht oder erheblich erleichtert (Abb. 4-22).

> Selbst geringe Senkungen des Körpergewichts können, wie Abbildung 4-23 demonstriert, die Glucosetoleranz erheblich verbessern.

Alle diätetischen Möglichkeiten zur **Reduktion des Körpergewichts** können bei adipösen Diabetikern angewandt werden.

Es ist sinnvoll, sehr energiearme Diäten bei Diabetikern nur unter strenger ärztlicher Kontrolle einzusetzen.

Nach Normalisierung des Körpergewichts ist eine dem Bedarf entsprechende, das Normalgewicht garantierende Energiezufuhr zu fordern.

Der **Nährstoff-** und **Energiebedarf** des Diabetikers unterscheidet sich nicht von dem des Stoffwechselgesunden.

Orale Antidiabetika sollten bei Typ-2-Diabetes erst dann eingesetzt werden, wenn sich trotz Reduktion des Körpergewichts keine im Normbereich liegende Blutglucosekonzentration einstellt.

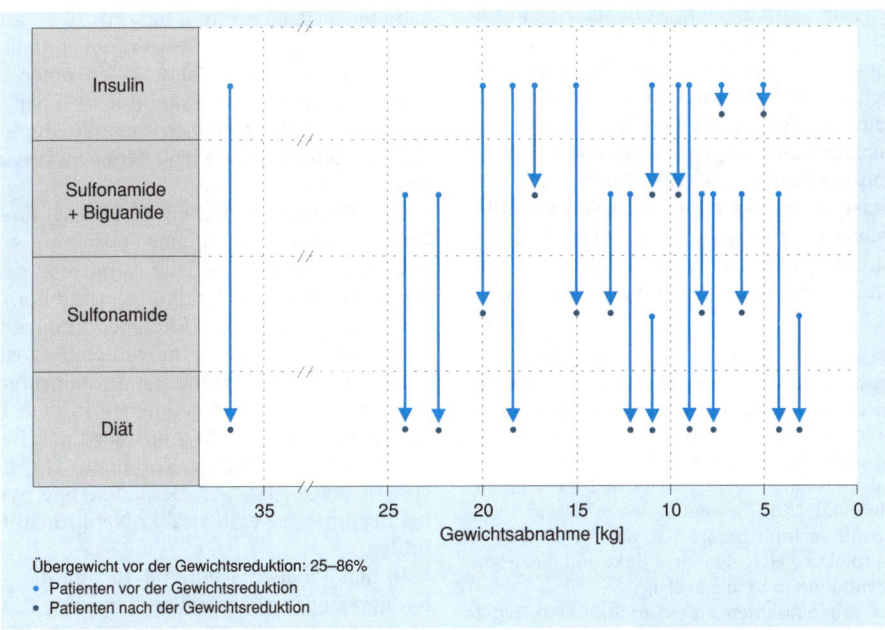

Abb. 4-22 Medikamentöse bzw. diätetische Behandlung von 20 übergewichtigen Diabetikern (14 Frauen und 6 Männer, 38 bis 69 Jahre) in Abhängigkeit von der innerhalb eines Jahres erreichten Gewichtsreduktion (nach [145]).

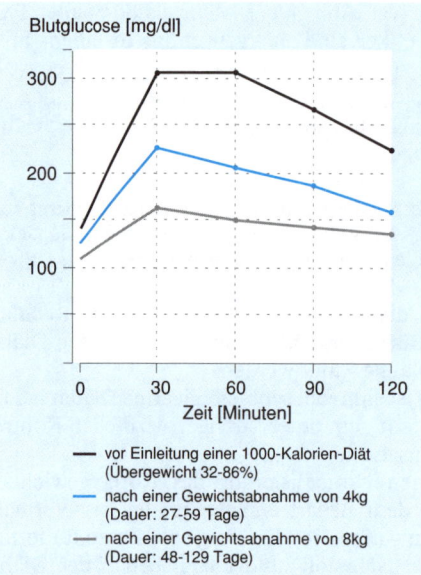

Abb. 4-23 Orale Glucosebelastung (100 g/400 ml Wasser) bei 8 übergewichtigen Diabetikerinnen im Alter von 43–62 Jahren (nach [144]).

Typ-2-Diabetiker, die mit Insulin behandelt werden, benötigen bei erheblichem **Übergewicht** meist **sehr hohe Insulindosen** und erreichen trotzdem oft keine befriedigende Stoffwechseleinstellung. Bei übergewichtigen Typ-1-Patienten kann durch Gewichtsreduktion häufig der Insulinbedarf gesenkt und insgesamt eine bessere Stoffwechseleinstellung erreicht werden.

Die **Insulinsensitivität** wird, abgesehen von der Reduktion des Körpergewichts, durch einen vergleichsweise hohen Anteil an **einfach ungesättigten Fettsäuren** verbessert. Diese Erkenntnis hat dazu geführt, einen relativ hohen Verzehr von Fetten, reich an Monoensäuren, zu empfehlen [58].

Bevor dieser Effekt bekannt war, galt eine energiereduzierte fettarme, relativ kohlenhydratreiche (60–70 % der Gesamtenergie) ballaststoffreiche Kost als **optimale Ernährung** für den Typ-2-Diabetes. Diese Empfehlungen basierten auf der Tatsache, dass unter einer solchen Ernährung die Insulinsensitivität steigt und die Gesamtcholesterin- und LDL-Konzentration im Serum sinkt. Hierbei wurde in Kauf genommen, dass in aller Regel auch die protektive HDL-Fraktion sinkt und die Triglyceridkonzentration in Serum ansteigt.

In einer randomisierten crossover-Studie an Typ-2-Diabetikern konnte eindeutig belegt werden, dass eine Kost mit 50 % der Energie in Form von Fett mit einem **hohen Anteil an Monoensäuren** (33 % der Gesamtenergie) und nur 35 % der Gesamtenergie als Kohlenhydrate im Vergleich zu einer kohlenhydratreichen Kost mit 25 % der Energie als Fett und 60 % als Kohlenhydrate (überwiegend in Form komplexer Kohlenhydrate) einen signifikant günstigeren Einfluss auf Parameter des Kohlenhydrat- und Lipidstoffwechsels hat [61].

In weiteren Studien konnte der positive Effekt eines Austausches von Kohlenhydraten gegen Fette einfach ungesättigter Fettsäuren, insbesondere auf das die Makroangiopathie bei Typ-2-Diabetikern begünstigende Lipoproteinprofil bestätigt werden (Lit. bei [349]).

> Somit verbessert ein teilweiser Ersatz komplexer Kohlenhydrate durch Fette einfach ungesättigter Fettsäuren, überwiegend Ölsäure, sowohl die Glucosetoleranz als auch die Triglycerid- und HDL-Konzentration im Serum, ohne die Konzentration von LDL-Cholesterin zu erhöhen.

Von diesen Ergebnissen ausgehend, hat die American Diabetes Association [5], das Gleiche gilt für die Diabetes and Nutrition Study Group der European Association of the Study of Diabetes [41] und der Ausschuß Ernährung der Deutschen Diabetesgesellschaft [13] die **Empfehlungen** für die diätetische Behandlung des Diabetes mellitus wie folgt neu formuliert:

Bei einem Proteinanteil von 10–20 % an der Gesamtenergie entfallen 80–90 % auf die Energie aus Kohlenhydraten und Fetten.

Hiervon sollten weniger als 10 % auf Fette gesättigter Fettsäuren und bis zu 10 % auf **Fette mehrfach ungesättigter Fettsäuren** entfallen. Die verbleibenden 60 bis 70 % sollen unter Berücksichtigung der neuen Erkenntnisse über die Bedeutung der Fette einfach ungesättigter Fettsäuren auf **Kohlenhydrate** bzw. **Monoensäuretriglyceride** entfallen.

Die Relation zwischen Kohlenhydraten und Fetten einfach ungesättigter Fettsäuren ist in Abhängigkeit vom Ausmaß der Adipositas, der Höhe der LDL- und Triglyceridkonzentration im Serum und dem Verhalten der Blutglucosekonzentration bzw. dem Insulinbedarf individuell festzusetzen.

Die empfohlene **Höhe der Proteinzufuhr** liegt mit 10–20 % der Gesamtenergie in dem Bereich der gesunden Durchschnittsbevölkerung. Eine Reduktion auf 0,8 g/kg/Körpergewicht, das entspricht etwa 10 % der Gesamtenergie, wird erst bei beginnender diabetischer Nephropathie empfohlen.

In den Tabellen 4-9 und 4-10 sind die genannten derzeitigen allgemeinen diätischen Prinzipien bei Diabetes mellitus zusammengefaßt [205].

Seitdem der **Einfluss von Ballaststoffen** auf die intestinale Resorption und die postprandiale Glu-

Tabelle 4-9 Allgemeine diätetische Prinzipien bei Diabetes mellitus [205].

Energieaufnahme:	Gewichtsreduktion (von 1–4 kg pro Monat) bei Übergewicht von > 10% des Normalgewichts nach Broca bzw. > 25 kg/m² Body Mass Index durch Einsparung von 250–1000 kcal täglich, Zielgewicht individuell vereinbaren
Fettverzehr:	gesättigte Fette < 10% kJ somit wenig tierische Produkte, außer Fisch, monoungesättigte Fettsäuren liberalisiert (Olivenöl) (s. Tab. 4-10)
Kohlenhydratverzehr:	bevorzugt komplexe Kohlenhydrate in Form ballaststoffreicher pflanzlicher Nahrungsmittel mit möglichst intakter Struktur
Proteinverzehr:	übermäßige Eiweißzufuhr meiden (0,8 g/kg KG reichen für die Bedarfsdeckung aus)
Alkoholkonsum:	≤ 30 g täglich immer zusammen mit kohlenhydrathaltigen Mahlzeiten wegen Hypoglykämiegefahr
Kochsalzzufuhr:	< 6 g/Tag (Hypertonie)

Tabelle 4-10 Empfehlungen für die Fettzufuhr bei Diabetikern [205].

gesättigte Fettsäuren	< 10% kJ
mehrfach ungesättigte Fettsäuren	≤ 10% kJ
(ω-3-Fettsäuren	unbegrenzt)
[einfach ungesättigte + KH]	≤ 60–70% kJ
Gesamt-Fett	≤ 30% bei Normalgewicht und Normolipidämie bei LDL ↑ < 40% bei Triglyceriden ↑ (≤ 20% als einfach ungesättigte) Reduktion bei Chylomikronen > 1000 mg/dl
Cholesterin	< 300 mg/Tag (auch bei LDL ↑, nach EASD) < 200 mg/Tag bei LDL ↑

cosekonzentration (vgl. Abb. 1-40) näher untersucht wurde, hat die diätetische Behandlung des Diabetes mellitus eine Reihe neuer Impulse erfahren. Untersuchungen an gesunden Versuchspersonen haben ergeben, dass die verschiedensten Ballaststoffe (Guar, Traganth, Methylzellulose etc.) die **postprandiale Glucosekonzentration und Insulinfreisetzung vermindern.**

Die besten Effekte wurden mit **Guar,** einem Polygalaktomannan aus dem Endosperm der in Indien und Pakistan ausgebauten Guarbohne erzielt.

Insbesondere die Arbeitsgruppe von Jenkins (Lit. bei [206]) konnte, wenn täglich 20–30 g Guar verzehrt wurden, bei Typ-2-Diabetikern eindeutige Besserungen der Diabeteseinstellung mit einem Rückgang im Verbrauch von Insulin bzw. oralen Antidiabetika nachweisen.

Trotz dieser positiven Effekte ließ sich dieser Ballaststoff wegen seiner **hohen Viskosität** und der dadurch bedingten schlechten Akzeptanz nicht in größerem Maße in die praktische Diättherapie einführen.

Ziel der diätetischen Therapie sollte es sein, den **Ballaststoffgehalt** der Kost durch Verwendung von ursprünglichen, nicht raffinierten Lebensmitteln zu erhöhen, um hiermit die Diabeteseinstellung zu verbessern.

In einer Reihe von Studien (Lit. bei [206]) konnte eindeutig belegt werden, dass ballaststoffreiche Diäten **alle Parameter des Kohlenhydratstoffwechsels** von Typ-1- und Typ-2-Diabetikern **verbessern.** Es kommt zu einer positiven Beeinflussung

- der Nüchtern- und postprandialen Blutzuckerwerte,
- der Glucoseausscheidung im Urin und
- des glykosylierten Hämoglobins (HbA_1).

Bei sulfonylharnstoffabhängigen Diabetikern können die oralen Antidiabetika häufig abgesetzt oder zumindest niedriger dosiert werden, bei insulinpflichtigen Diabetikern, die mehr als 30 E Insulin täglich benötigen, kann die **Insulindosis gesenkt,** bei denen, deren Bedarf unter 30 E täglich liegt, kann auf exogene Insulingaben meist verzichtet werden (Lit. bei [6, 103]).

Untersuchungen über den Einfluss von verschiedenen Lebensmitteln auf die **postprandiale Glucosekonzentration** haben gezeigt, dass sich Lebensmittel, unabhängig vom jeweiligen Ballaststoffanteil, sehr unterschiedlich verhalten.

Auf diesen Befund war, unabhängig von der derzeitigen Kenntnis über Ballaststoffe, von Otto u. Mitarb. [166] bereits 1971 hingewiesen worden.

In Abbildung 4-24 sind postprandiale Glucose- und Insulinkonzentrationen nach dem Verzehr von Glucose und verschiedenen kohlenhydratreichen Lebensmitteln dargestellt. Hierbei zeigt sich deutlich die **unterschiedliche Höhe** der Blutglucosekonzentration trotz des Verzehrs gleicher Kohlenhydratmengen.

Dies veranlaßte dazu, einen sog. **glykämischen Index** aus der Fläche unter der postprandialen Blutglucosekurve zu ermitteln, wobei der Prozentsatz angegeben wird, der im Vergleich zur Aufnahme der gleichen Kohlenhydratmenge in Form von Glucose resultiert (Tab. 4-11).

Der sich oft erheblich unterscheidende glykämische Index lässt sich nicht allein mit dem **unterschiedlichen Ballaststoffgehalt** erklären. Welche Faktoren im einzelnen hierfür verantwortlich sind, ist unbekannt. Diskutiert werden **Enzyminhibitoren,** so z. B. α-Amylase-Hemmer, die in Getreide vorkommen, Lectine, Phytate, Tannine, Stärke-Protein- bzw. Stärke-Fett-Verbindungen etc. Vieles spricht auch dafür, dass am Zustandekommen des therapeutischen Effekts Einflüsse von Ballaststoffen auf die **Freisetzung gastroenteropankreatischer Hormone** beteiligt sind.

Der in Abbildung 4-25 dargestellte positive Effekt von **Leguminosen** wurde von Simpson u. Mitarb. [216] auf die Brauchbarkeit im Rahmen der diätetischen Diabetesbehandlung überprüft.

In einer randomisierten Studie erhielten 18 nichtinsulinabhängige Diabetiker während 6 Wochen eine Diät mit 60 % der Energie in Form von Kohlenhydraten, 64 % der Kohlenhydrate stammten aus Hülsenfrüchten. Eine Kontrollgruppe erhielt eine traditionelle Diabetesdiät mit 40 % der Energie in Form von Kohlenhydraten, 40 % in Form von Fett und 20 % als Eiweiß. Trotz des hohen Kohlenhydratgehalts war die ballaststoffreiche Kost mit einem hohen Anteil an Leguminosen, gemes-

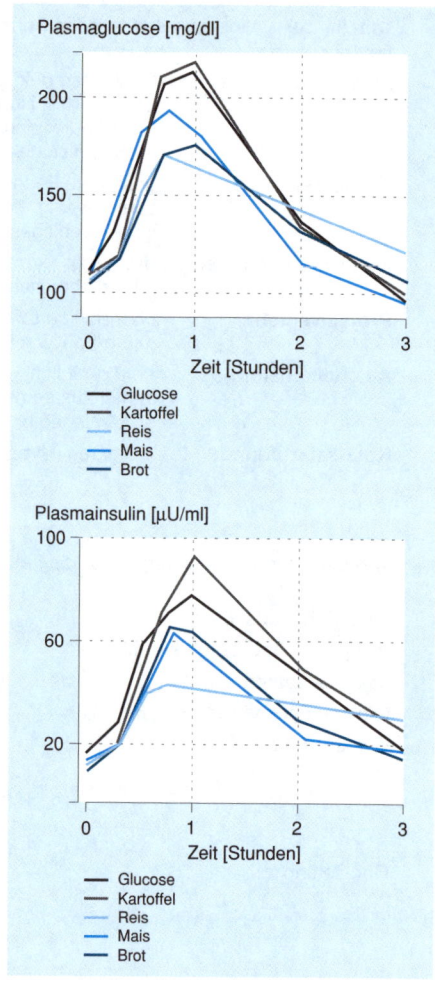

Abb. 4-24 Mittlere Plasmaglucose- und -insulinkonzentration nach dem Verzehr von 50 g Glucose bzw. 50 g Kohlenhydraten in Form verschiedener Lebensmittel bei Diabetikern (nach [166]).

Tabelle 4-11 Glykämischer Index nach [101]).

Lebensmittel	Index [%]
Glucose	100
Saccharose	59
Weißbrot	69
Reis, geschält	72
Spaghetti	50
Linsen	29
Bohnen	36
Äpfel (Golden Delicious)	39
Bananen	62

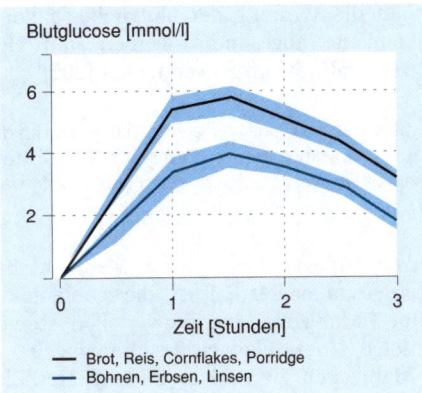

Abb. 4-25 Mittlere Blutglucosekonzentration bei Diabetikern (n = 12) nach dem Verzehr von 50 g Kohlenhydraten (nach [216]).

sen an verschiedenen Laborparametern, der traditionellen Diabetesdiät überlegen.

Wie bereits erwähnt, lässt sich der **unterschiedliche Effekt** der verschiedenen **kohlenhydratreichen Lebensmittel** auf die Blutglucosekonzentration nach dem derzeitigen Stand der Kenntnisse nur unzureichend erklären. Die langsamere Freisetzung und Resorption der Glucose aus den ballaststoffreichen, voluminösen, schwerer aufschließbaren Lebensmitteln im Vergleich zu ballaststoffarmen mit hoher Energiedichte erklärt diesen Effekt nur zum Teil.

Folgende **Beispiele** veranschaulichen die für die Praxis der Diabetestherapie so wichtigen unterschiedlichen Effekte kohlenhydratreicher Lebensmittel auf die Blutglucosekonzentration. Es wird gezeigt, dass ein **ausschließliches Orientieren an der Kohlenhydratmenge unzureichend** ist.

- Erhitztes führt im Vergleich zu rohem Weizenvollkornschrot bei gesunden Versuchspersonen zu signifikant höheren postprandialen Blutzucker- und Insulinkonzentrationen, und bei Typ-2-Diabetikern sind die postprandialen Serumglucosekonzentrationen nach dem Verzehr von rohem Vollkornschrot in Form von Müsli signifikant geringer als unter einem isokalorischen, im Kohlenhydratgehalt gleichen kliniküblichen Frühstück [212].
- Die Bedeutung des **zusammen mit einem kohlenhydratreichen Lebensmittel verzehrten Fettes** und den unterschiedlichen Effekt verschiedener Kohlenhydratträger auf das Verhalten der Blutglucosekonzentration zeigt eine Untersuchung von Wakhloo u. Mitarb. [235].

Bei Typ-1-Diabetikern war (mit einem glucosegesteuerten Insulininfusionsgerät gemessen) nach dem Verzehr der gleichen Kohlenhydratmenge in Form von Kartoffeln, Reis und Äpfeln die Blutglucosekonzentration nach Kartoffeln signifikant am höchsten. Wurde den Testmahlzeiten mit jeweils 36 g Kohlenhydraten Fett in einer Menge von 21 g zugesetzt, so änderte sich der Einfluss auf die postprandiale Blutglucosekonzentration nach der Reis- bzw. Apfelmahlzeit nicht, während die Zugabe von Fett zu der Kartoffelmahlzeit eine signifikante Senkung der Blutglucose und des Insulinbedarfs zur Folge hatte.

- In welchem Ausmaß die verschiedenen Komponenten einer Mahlzeit und nicht nur die Menge an Kohlenhydraten den Insulinbedarf von Diabetikern bestimmen, zeigt das Ergebnis folgender Untersuchung von Schrezenmeir u. Mitarb. [207].

Bei 10 Typ-1-Diabetikern wurde mit der sog. Clamp-Technik der Insulinbedarf nach dem Verzehr folgender Frühstücksvarianten mit gleichem Kohlenhydratanteil und gleichem Energiegehalt bestimmt:

- englisches Frühstück mit gebratenem Speck, Ei, Zwiebeln und Bohnen
- kontinentales Frühstück aus Brötchen mit Butter und Marmelade
- Milchfrühstück

Nach dem englischen Frühstück wurde signifikant weniger Insulin benötigt, um die Blutglucosekonzentration im Normbereich zu halten, als nach dem kontinentalen Frühstück. Der Insulinbedarf des Milchfrühstücks lag zwischen beiden.

Auch das **Ausmaß der mechanischen Zerkleinerung,** etwa beim Kauen [182] und verschiedene **lebensmitteltechnologische Verfahren** können den intestinalen Stärkeabbau und damit die Höhe der postprandialen Glucosekonzentration erheblich variieren [227].

So werden Mais-, Reis- und Kartoffelstärke dann wesentlich schneller abgebaut und resorbiert, wenn moderne industrielle Techniken, wie etwa das Extruderverfahren, angewandt werden [26]. Bei Typ-2-Diabetikern war die postprandiale Glucosekonzentration nach dem Verzehr von Brot mit grober Partikelgröße signifikant geringer als nach dem Verzehr von Brot aus fein gemahlenem Mehl [8].

Trotz der genannten unterschiedlichen Effekte kohlenhydratreicher **Lebensmittel** auf die Blutglucosekonzentration und der modifizierenden Einflüsse von Fettgehalt der Nahrung, Art der Zubereitung etc. müssen die Kohlenhydrate, um einen möglichst kontinuierlichen Einstrom der

4 Erkrankungen des Stoffwechsels

Glucose in die Blutbahn zu erreichen, **über den Tag verteilt** werden. Es können zwei verschiedene Regime, die Lastminderung und Lastabstimmung unterschieden werden. Bei Patienten mit vorhandener, aber eingeschränkter Insulinsekretion bzw. Insulinwirkung (Typ-2-Diabetiker), die weder Insulin noch orale Antidiabetika erhalten, kommt es im wesentlichen darauf an, die einzelnen Belastungen so gering wie möglich zu halten. Dies gelingt durch eine Verteilung der Nahrung auf möglichst viele (etwa sechs) kleine Mahlzeiten. Der Kohlenhydratgehalt der Mahlzeiten ist nicht von Bedeutung.

Eine **Lastabstimmung** ist dann erforderlich, wenn hypoglykämisierende Substanzen verabreicht werden. Bei dieser medikamentösen, blutzuckersenkenden Therapie müssen die Blutglucose erhöhenden Mahlzeiten zeitlich und quantitativ auf die Wirkung der blutzuckersenkenden Medikamente abgestimmt werden, um Hypo- bzw. Hyperglykämien zu vermeiden [205].

> Bewährt hat sich eine Verteilung der Kohlenhydrate auf 5–6 Mahlzeiten (1. Frühstück, 2. Frühstück, Mittagessen, Vesper, Abendessen, u.U. Spätmahlzeit).

Würde man, wie dies bei der Mehrzahl Stoffwechselgesunder der Fall ist, die Kohlenhydrate auf nur 3 Mahlzeiten pro Tag verteilen, so würde es infolge eines relativen Insulinmangels nach den Mahlzeiten zu starken Blutzuckererhöhungen kommen (Abb. 4-26).

Frei gewählt werden kann die Kohlenhydratmenge bei der später zu besprechenden sog. intensivierten Einstellung.

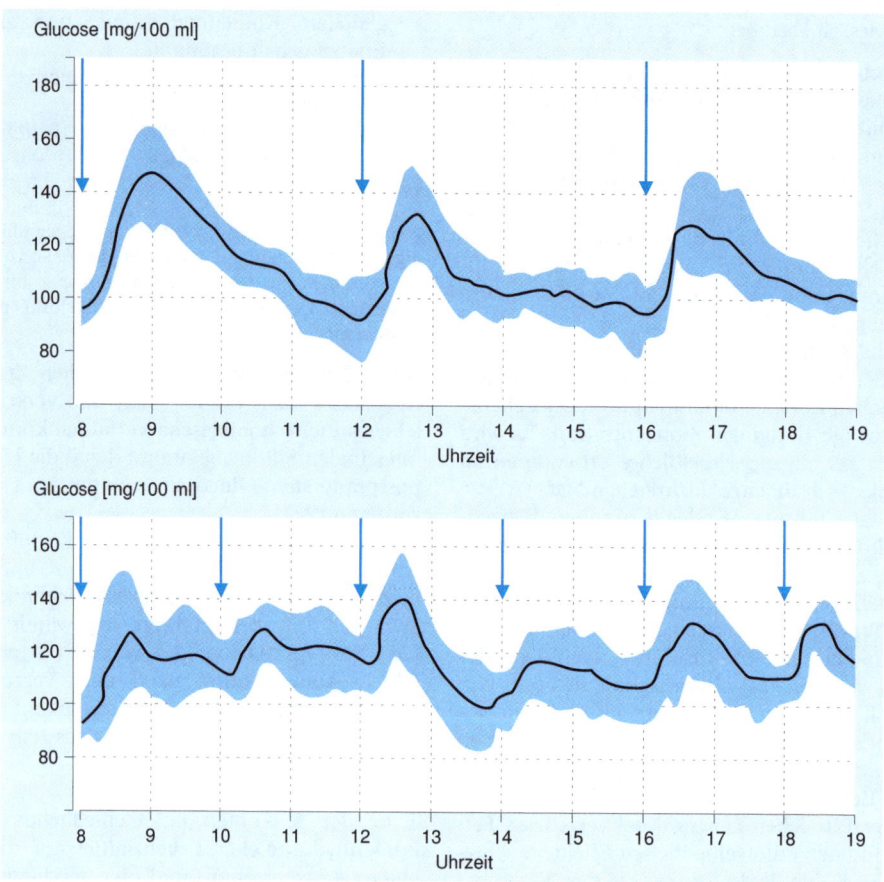

Abb. 4-26 Mediane und 95%-Vertrauensgrenzen der Blutglucose nach Zufuhr von 3 bzw. 6 isokalorischen Mahlzeiten (↓) bei 7 Patienten mit pathologischer Glucosebelastung. 8400 kJ/Tag (= 2000 kcal) verteilt auf 3 bzw. 6 Mahlzeiten (50% Kohlenhydrate, 30% Fett, 20% Eiweiß) (nach [198]).

4.4 Diabetes mellitus

Entgegen der früher vertretenen Ansicht haben geringe Mengen von **Saccharose,** zusammen mit einer Mahlzeit verzehrt, keinen negativen Effekt auf die Blutglucosekonzentration bei Diabetikern.

Sowohl bei Typ-1- als auch bei Typ-2-Diabetikern kam es unter isokalorischen Bedingungen dann, wenn 20 bzw. 25 g Saccharose zusammen mit einer Mahlzeit verzehrt wurden, zu keinen negativen Effekten auf die Blutglucosekonzentration. Auch während einer Beobachtungszeit von sechs Wochen fanden sich keine Veränderungen der HBA1-Konzentration im Vergleich zur Kontrolldiät [33, 170, 218].

Die Autoren kommen zu dem Schluß, daß geringe Mengen von Zucker, zusammen mit einer ballaststoffreichen Kost verzehrt, den Glucosestoffwechsel von Diabetikern nicht negativ beeinflussen.

> Trotz dieser Befunde warnt die Deutsche Diabetes-Gesellschaft vor dem Verzehr von Zuckern vom „Glucosetyp" (Traubenzucker, Haushaltszucker, Malzzucker).

Die wichtigsten Gründe hierfür sind: Die vorliegenden Befunde wurden an kleinen Gruppen unter exakten Ernährungsbedingungen erhoben. Würde der Zuckerverzehr nicht mehr verboten, so bestünde die **Gefahr,** dass er in **Form fettreicher Lebensmittel** (Torten, Kuchen, Speiseeis etc.) aufgenommen wird, wodurch das Adipositas- und Arterioskleroserisiko vergrößert würde. Die „Verpackung" des Zuckers in einer ballaststoffreichen Diät, wie sie von den Untersuchern meist gewählt wurde, ist nicht gewährleistet [40].

Die verschiedenen **Obstsorten** haben einen sehr unterschiedlichen Gehalt an Glucose und Saccharose bzw. dem insulinunabhängig verwertbaren Fruchtzucker (Tab. 4-12).

Zuckeraustauschstoffe

Diese Stoffe gehören in die Gruppe der **Süßungsmittel,** wobei sie sich im Gegensatz zu den intensiv schmeckenden Süßstoffen technologisch wie Saccharose verarbeiten lassen und einen **maßgeblichen Energiewert** besitzen. Man bezeichnet sie deshalb auch als **nutritive** Zuckeraustauschstoffe. Synonym werden die Bezeichnungen Zuckersubstitute, Ersatzzucker oder Zuckerzusatzstoffe verwendet [72].

Nach der 1994 vom Ministerrat verabschiedeten **EU-Süßungsmittel-Richtlinie** sind ohne Mengenbegrenzung folgende Zuckeraustauschstoffe zugelassen: Fructose, Sorbit, Mannit, Isomaltit, Maltit, Laktit und Xylit. Die EU-Mitgliedsstaaten müssen diese Richtlinie in nationales Recht umsetzen.

Die als Zuckeraustauschstoffe bezeichneten Kohlenhydrate, die im Vergleich zur Glucose **langsamer resorbiert** und im Stoffwechsel **insulinunabhängig abgebaut** werden, schmecken süß und eignen sich folglich dazu, den in der Diabetesdiät in geringen Mengen einsetzbaren Küchenzucker als Süßmittel weitgehend zu ersetzen. Die genannten Zuckeraustauschstoffe können grundsätzlich, wie sich aus dem Schema in Abbildung 1-2 ergibt, in Glucose umgewandelt werden.

Das **Ausmaß der Resorption** ist jedoch unterschiedlich und z. T. sehr gering. Nicht resorbierte Zuckeraustauschstoffe gelangen in tiefere bakteriell besiedelte Darmabschnitte, wo sie, wie etwa

Tabelle 4-12 Durchschnittliche Zuckergehalte verschiedener Früchte (nach [39], vgl. Tab. 3-8)

	g Zucker/100 g eßbarem Anteil		
	Glucose	Fructose	Saccharose
Äpfel	1,8	5,9	2,1
Birnen	1,3	5,6	1,1
Orangen	2,4	2,6	3,2
Mandarinen	1,1	1,3	5,1
Grapefruits	2,1	2,3	2,4
Pfirsiche	1,0	1,1	4,6
Aprikosen	1,1	0,5	5,8
Zwetschgen	2,2	1,2	5,2
Kirschen	6,1	5,4	0,2
Erdbeeren	2,0	2,1	1,1
Himbeeren	1,8	2,0	1,5
Heidelbeeren	2,3	3,3	0,2
Trauben	6,6	6,5	0,5

die Lactose beim Lactasemangelsyndrom (vgl. Abb. 3-10) oder Sorbit und Fructose bei Sorbit- und Fructoseintoleranz (vgl. Kap. 3.4.9), **fermentiert** werden und Diarrhöen und Flatulenz auslösen. Bei großen individuellen Unterschieden bewegen sich die Toleranzschwellen für Einzeldosen bei nicht adaptierten Personen zwischen 10–20 g für Mannit und 70 g für Fructose [72].

> Der Ausschuß Ernährung der Deutschen Diabetes-Gesellschaft äußert sich kritisch zum Einsatz von Zuckeraustauschstoffen und weist darauf hin, dass bei manchen Personen bereits in kleinen Einzeldosen, wie etwa 10–20 g Isomalt, die **Toleranzdosis** erreicht wird [228].

Nach Verzehr der am häufigsten eingesetzten Zuckeraustauschstoffe Sorbit und Xylit ist ab einer Dosis von etwa 40 g/Tag mit einem **Anstieg der Blutglucosekonzentration** zu rechnen. Ein Großteil der Patienten entwickelt bei dieser Tagesdosis bereits **intestinale Nebenwirkungen** (vgl. Fructose- und Sorbitintoleranz, Kap. 3.4.9).

Da die Zuckeraustauschstoffe innerhalb des nicht zu Intoleranzerscheinungen führenden Dosisbereichs resorbiert werden, sind sie den übrigen Kohlenhydraten energetisch gleichzusetzen.

Der **Sinn von Zuckeraustauschstoffen** wird zunehmend in Frage gestellt. Gegen ihren Einsatz sprechen
- die genannten, relativ häufigen intestinalen Intoleranzen,
- die Tatsache, dass Saccharose in begrenztem Maße eingesetzt werden kann,
- die Begünstigung der Hypertriglyzeridämie, Hyperurikämie und Lactaterhöhung im Serum,
- die Gefahr, dass unter Verwendung von Zuckeraustauschstoffen hergestellte Diabetikersüßwaren ohne Berücksichtigung des Energiehaushaltes verzehrt werden etc.

Broteinheit

Der insulinbedürftige Typ-1-Diabetiker und der auf Injektionen von Fremdinsulin angewiesene Typ-2-Diabetiker müssen die Zufuhr verwertbarer Kohlenhydrate und die Insulindosis so aufeinander abstimmen, dass möglichst permanent eine Normoglykämie besteht. Damit dies realisiert werden kann, muss der Patient den **Kohlenhydratgehalt der Lebensmittel** kennen und in der Lage sein, die **erforderliche Verteilung** auf die Mahlzeiten vorzunehmen.

Um bei dem in Lebensmitteln unterschiedlichen Gehalt an Kohlenhydraten dem Patienten den Umgang mit den verschiedenen Kohlenhydratträgern zu erleichtern und eine von Tag zu Tag weitgehend konstante Zufuhr an Kohlenhydraten zu ermöglichen, wurde bereits Ende des vorigen Jahrhunderts als Bezugseinheit die Weißbroteinheit (WBE) mit 12 g Kohlenhydraten, später in Broteinheiten umbenannt, vorgeschlagen. Andere Autoren bzw. Diabetesgesellschaften setzen eine Broteinheit (BE) bzw. Kohlenhydrateinheit (KE) gleich 10 g Kohlenhydrate.

> Eine Broteinheit entspricht der Kohlenhydratmenge einer dünnen Scheibe Brot.

Mit Hilfe von Austauschtabellen kann die einer Broteinheit entsprechende Menge anderer kohlenhydratreicher Lebensmittel entnommen werden, so dass der Patient die Möglichkeit hat, kohlenhydratreiche Lebensmittel wie Brot, Kartoffel, Reis, Obst etc. gegeneinander auszutauschen. Da der Kohlenhydratgehalt der Lebensmittel großen Schwankungen unterliegt, kann die Broteinheit nur der **groben Orientierung** dienen.

Darüber hinaus ist, wie bereits bei der Definition des glykämischen Index besprochen (vgl. Tab. 4-11), der Effekt eines kohlenhydratreichen Lebensmittels auf die Blutglucosekonzentration nicht nur von der Menge an Kohlenhydraten, sondern von vielen anderen, das jeweilige Lebensmittel charakterisierenden Faktoren, und von den übrigen **Komponenten einer Mahlzeit** (z. B. dem Fettanteil) abhängig.

> Eine Bewertung der Lebensmittel und Mahlzeiten ausschließlich nach dem Gehalt an Broteinheiten/Kohlenhydrateinheiten führt zu einer unzureichenden Berücksichtigung des besonders für die diätetische Behandlung der Typ-2-Diabetiker wichtigen Gesamtenergie- und Fettgehaltes.

Wegen der genannten erheblichen **Schwankungsbreite des Kohlenhydratgehaltes** von Lebensmitteln, der im Mittel 20–30 % beträgt, wird von dem Ausschuß Ernährung der Deutschen Diabetes-Gesellschaft vorgeschlagen, nicht mehr starr an einer Festlegung der Kohlenhydrataustauscheinheiten auf 10 bzw. 12 g Kohlenhydrate festzuhalten und die genannten Schwankungen in höherem Maße zu berücksichtigen.

Beim **praktischen Umgang** mit Kohlenhydrataustauscheinheiten soll folgendes in höherem Maße bedacht und berücksichtigt werden:

- Kohlenhydrataustauscheinheiten sind irrelevant für Typ-2-Diabetiker mit Übergewicht, d. h. für mehr als 80 % aller Diabetiker.
- Kohlenhydrataustauscheinheiten machen Sinn für die Minorität der insulinbehandelten Diabetiker.
- Die Austauscheinheiten BE und KHE sind nicht als Berechnungseinheiten, sondern als Schätzeinheiten zur praktischen Orientierung von insulinbehandelten Diabetikern anzusehen.
- **Lebensmittelportionen,** die 10–12 g verwertbare Kohlenhydrate enthalten, können **gegeneinander ausgetauscht** werden. Nach praktischer Erfahrung entsprechen solche Lebensmittelportionen praktiklaben Größen. Das Einschätzen der Portionen kann orientiert an Küchenmaßen erfolgen.
- Wesentlich zur **Erfolgskontrolle** der richtigen Ernährung bei Diabetes mellitus ist die Bestimmung des Körpergewichts, der Blutglucose-, HBA_1- und Blutfettkonzentration sowie des Blutdrucks [129].

Süßstoffe

Eine weitere Möglichkeit das „Süßbedürfnis" des Diabetikers zu befriedigen, bieten die chemischen Süßstoffe. Nach der EU-Süßungsmittel-Richtlinie aus dem Jahre 1994 sind folgende Süßstoffe zugelassen: Cyclamat, Saccharin, Aspartam, Acesulfam, Neohesperidin DC und Thaumatin.

Der Insulinbedarf wird durch Süßstoffe nicht beeinflusst. Die Substanzen Saccharin, Cyclamat und Azesulfam-K liefern keine Energie.

Der Süßstoff **Aspartam** ist ein Dipeptidester, bestehend aus den Aminosäuren Asparaginsäure und Phenylalanin, die mit Methanol verknüpft sind. Diese Bestandteile werden im Organismus verstoffwechselt und liefern 17 kJ/g (4 kcal). Aufgrund der hohen Süßkraft und der geringen Einsatzmenge ist der **Energiegehalt** jedoch praktisch **zu vernachlässigen.**

> Wegen des Phenylalaninanteils soll Aspartam bei Patienten mit einer Phenylketonurie (PKU) (vgl. Kap. 4.7.1) nicht eingesetzt werden.

Die **Süßkraft** der einzelnen Süßstoffe wird von einer Reihe von Faktoren wie Temperatur, pH-Wert etc. beeinflusst und ist somit keine konstante Größe.

Die chemische Struktur, die Süßkraft im Vergleich zu Saccharose, die physikalischen Eigenschaften und der mögliche Beigeschmack bzw. Geschmack bei Überdosierung, sind in Tabelle 4-13 zusammengefaßt.

Nach in der Bundesrepublik durchgeführten Befragungen nehmen etwa 70 % aller Diabetiker regelmäßig Süßstoffe. Die Ermittlung des mittleren täglichen Verbrauchs ergab, dass die Mehrzahl weit unterhalb der von der WHO angegebenen Höchstdosis lag.

Tierexperimentelle Befunde, die für eine mutagene und karzinogene Wirkung der Süßstoffe Cyklamat und Saccharin sprachen und zum Teil zum Verbot von Süßstoffen führten, wurden durch neuere Befunde widerlegt.

Vergleichsweise wenig bekannt sind **Thaumatin,** ein Protein aus der westafrikanischen Katemfefrucht und **Neohesperidin** (DC Dihydrochalcon), ein Süßstoff, der durch Hydrierung aus einem in Zitrusfrüchten vorkommenden Flavonoid hergestellt wird.

Die Süßkraft von Thaumatin ist etwa 2000 bis 3000fach höher als die der Saccharose, während Neohesperidin etwa 400 bis 600mal süßer schmeckt, wobei die **Intensität** sehr von der Zusammensetzung der Nahrung abhängig ist. Beide Süßstoffe haben einen **geschmacksverstärkenden Effekt,** insbesondere auf den bereits vorhandenen Süßgeschmack von Lebensmitteln.

Bei der Wahl uneinheitlicher Versuchsanordnungen wird die Frage nach einer **Beeinflussung des Hungergefühls, der Regulation des Körpergewichts, der kephalischen Insulinsekretion und der Blutzuckerregulation** durch die Süßstoffe Aspartam, Acesulfam, Cyclamat und Saccharin nicht einheitlich beantwortet (Lit. bei [77]). In einer Studie wurden 14 gesunden Versuchspersonen während 18 Tagen die genannten Süßstoffe bzw. Saccharose nach einem Crossover Design in wässriger Lösung bei etwa gleicher Süßintensität oder Wasser verabreicht. Die wässrigen Süßstofflösungen bewirkten wie Wasser zu keinem Zeitpunkt statistisch signifikante Veränderungen der Plasmainsulinkonzentrationen. Süßstoffe hatten im Vergleich zu Wasser auch keinen Einfluss auf die maximale Plasmainsulinkonzentration [77].

Fett

Die Bedeutung der **Kohlenhydrat-Fett-Relation** und des Fettsäuremusters (insbesondere des Anteils an einfach ungesättigten Fettsäuren) sowohl für die Prophylaxe von diabetischen Spätschäden als auch für die Insulinsensitivität wurde bereits eingangs dargestellt.

Aufgrund der speziellen Eigenschaften der **einfach ungesättigten Fettsäuren** wurden die seit Jahr-

Tabelle 4-13 Eigenschaften von Süßstoffen (Spektrum, 1998)

Süßstoffe / Eigenschaften	Saccharin	Cyclamat	Aspartam	Acesulfam	Thaumatin	Neohesperidin DC
Chemische Struktur/ Zusammensetzung	Benzoesäuresulfimid	Cyclohexylaminosulfonat (Natrium- und Calciumcyclamate)	Dipeptid aus L-α-Asparagin L-Phenylalanin als Methylester	Dihydrooxathiazindioxid-Kalium	Polypeptidgemisch aus süßschmeckenden Proteinen Thaumatin I und Thaumatin II	Neohesperidin-dihydrochalcon
Süßkraft im Vergleich zu Zucker	450–550	30–35	200	200	2000–3000	400–600
Geschmack	angenehmer Süßgeschmack, in hohen Konzentrationen leicht bitterer Nachgeschmack	angenehmer Süßgeschmack, mit steigenden Konzentrationen leichter Beigeschmack	guter, reiner Süßgeschmack, zuckerähnlich, ohne Beigeschmack	in hohen Konzentrationen leicht bittermetallischer Beigeschmack	lakritzartiger Beigeschmack	lakritz- bzw. mentholartiger Beigeschmack
Physikalische Eigenschaften	in heißem Wasser gut löslich, sehr stabil, gut lagerfähig	sehr gut wasserlöslich, stabil	gut wasserlöslich, bei Erhitzen und längerer Lagerung instabil	sehr gut wasserlöslich, hitzestabil	sehr gut wasserlöslich, bei Erhitzen instabil	begrenzt wasserlöslich, hitzestabil

Tabelle 4-14 Empfehlungen für die nach jeweiligem Wissensstand optimale Nährstoffrelation einer Diabetes-Diät (nach [164]).

Jahr	Kohlen-hydrate [%]	Eiweiß [%]	Fett [%]
vor 1921		Hungerkuren	
1921	20	10	70
1950	40	20	40
1971	45	20	35
1986	< 60	12–20	< 30
1994	*	10–20	*

* Weniger als 10% Fette gesättigter Fettsäuren, ca. 10% Fette mehrfach ungesättigter Fettsäuren, restliche Energie je nach Körpergewicht, Triglyceridkonzentration i. S., Verhalten der Blutglucosekonzentration etc. verteilt auf Kohlenhydrate und Fette einfach ungesättigter Fettsäuren.

zehnten immer wieder modifizierten Empfehlungen zur Höhe der Gesamtfettzufuhr erneut revidiert. Tabelle 4-14 demonstriert die wechselnden Angaben für die Zusammensetzung der Diabeteskost am Beispiel der amerikanischen Empfehlungen.

Seit der Einführung des Insulins in die Therapie (Bantig und Best entdeckten 1922 Insulin als wesentliches regulierendes Hormon des Glucosestoffwechsels) variierten die **Empfehlungen für die Kohlenhydrat-Fett-Relation** bei konstanter Empfehlung für die Proteinzufuhr je nach Kenntnisstand bis heute.

Vor Bekanntwerden der speziellen Eigenschaften der Monoensäuren wurde vom Ausschuß Ernährung der Deutschen Diabetes-Gesellschaft (1988/89) ein Anteil von 35 % Fett an der Gesamtenergie empfohlen, obwohl die Deutsche Gesellschaft für Ernährung für gesunde Erwachsene bei leichter bis mittelschwerer körperlicher Arbeit nur 25–30 % empfiehlt.

Ein **Fettanteil** von 35 % erschien jedoch für die Praxis realistischer, zumal Diabetiker bei ihrem Bemühen, den Kohlenhydratanteil exakt zu bemessen, oft dazu neigen, den Fett- und Eiweißanteil der Kost zu steigern. Die Gesamtfettzufuhr sollte den Empfehlungen zur Arterioskleroseprophylaxe entsprechen (vgl. Kap. 4.5) und zu gleichen Teilen auf Fette ungesättigter, einfach ungesättigter und mehrfach ungesättigter Fettsäuren verteilt werden.

Beim Einsatz von **Fischöl**, etwa zur Therapie der bei Typ-2-Diabetikern häufigen Hypertriglyzeridämie, ist Vorsicht geboten, da ω-3-Fettsäuren die Glucosetoleranz bei Diabetikern verschlechtern können [68].

Der Effekt von ω-3-Fettsäuren auf den Lipoproteinstoffwechsel unterscheidet sich offenbar bei Diabetikern und Stoffwechselgesunden.

Bei 10 Männern mit insulinpflichtigem Diabetes mellitus kam es unter Gabe von ω-3-Fettsäuren in Form von Fischöl nach drei Wochen zu einem signifikanten Abfall der Triglyceridkonzentration und zu einem signifikanten Anstieg des Gesamtcholesterins, des LDL- und HDL-Cholesterins, wobei insbesondere die HDL_2-Fraktion anstieg.

Bei Stoffwechselgesunden änderten sich die genannten Parameter nur gering. Keinen Einfluss hatte die Gabe von Fischöl auf die Nüchternblutzuckerkonzentration, die HbA_1-Konzentration und den Insulinbedarf bei Diabetikern [153].

In einer weiteren Studie an insulinbedürftigen Typ-1-Diabetikern kam es unter der Gabe von täglich 7,7 g ω-3-Fettsäuren ebenfalls zu einem signifikanten Abfall der Serumtriglyceridkonzentration bei geringem Anstieg des Gesamtcholesterins und des HDL-Cholesterins ohne signifikante Änderung der LDL-Cholesterinfraktion. Das Verhalten der Blutzuckerkonzentration und die Höhe des Insulinbedarfs wurden nicht signifikant verändert [124].

Eiweiß

Ein vergleichsweise niedriger Eiweißverzehr erleichtert in der Praxis die Realisierung einer fettarmen Diät, da eiweißreiche tierische Lebensmittel wie Käse, Wurst und Fleisch zwangsläufig den Fettverzehr steigern.

Obwohl die bereits genannten amerikanischen Empfehlungen einen Anteil von 10–20 % an der Gesamtenergie angeben, lässt sich eine relativ fettarme Kost bei mehr als 15 % der Energie in Form von Eiweiß schlecht realisieren.

Ein weiterer wesentlicher Grund für eine relativ niedrige Eiweißzufuhr ist die Tatsache, dass sich die **diabetische Nephropathie** unter einer hohen Eiweißzufuhr schneller entwickelt als unter einer niedrigen Zufuhr.

Auf welchem Wege dieser Effekt zustande kommt, ist nicht bekannt. Möglicherweise begünstigt die unter eiweißreicher Ernährung gesteigerte glomeruläre Filtrationsrate die Entwicklung der Glomerulosklerose.

In einer Reihe von Studien an insulinpflichtigen Diabetikern mit fortschreitender Niereninsuffizienz konnte unter langfristiger Gabe einer Diät mit einem nur geringen Anteil (40–50 g/Tag) an biologisch hochwertigem Eiweiß ein signifikanter Rückgang der Albuminurie, ein deutlich verzögertes Fortschreiten der Niereninsuffizienz und ein günstigeres Blutdruckprofil nachgewiesen werden [35, 53].

Alkohol

Der Diabetiker kann grundsätzlich Alkohol aufnehmen, wenn er als **Energieträger** berücksichtigt wird. Bei Untersuchungen über den Einfluss von Äthylalkohol auf das Blutzuckertagesprofil von Diabetikern, die mit Insulin bzw. oralen Antidiabetika eingestellt waren, zeigte sich eine **vermehrte Neigung zu Hypoglykämien,** so dass als Ausgleich für den Verzehr der „Alkoholkalorien" keinesfalls „Kohlenhydratkalorien" eingespart werden dürfen.

> Wird abends Alkohol in größeren Mengen aufgenommen, so kann sich nach einer nächtlichen, vom Patienten nicht bemerkten Hypoglykämie am Morgen eine **reaktive Hyperglykämie** einstellen.

Wird deren Ursache nicht erkannt, so kommt es zu einer nicht indizierten Erhöhung der Insulindosis. Der Patient muss, um solchen Fehlbeurteilungen vorzubeugen, dann, wenn er nicht auf Alkohol verzichten will, den behandelnden Arzt über seine **Trinkgewohnheiten** informieren [171].

Chrom

Die Bedeutung dieses Spurenelementes für den Glucosestoffwechsel und möglicherweise auch für den Verlauf des Daibetes mellitus wurde bereits besprochen (vgl. Kap. 1.8.2).

In einer prospektiven Studie an 180 Typ-2-Diabetikern kam es bei den Probanten im Vergleich zu Placebo unter Gabe von 100 µg bzw. 500 µg Chrom 2× täglich nach zwei Monaten zu signifikant positiven Effekten auf die Konzentration an HbA1c, Glucose, Insulin und Cholesterin im Serum [7].

Vitamin E

Sowohl beim Typ-1- als auch Typ-2-Diabetes finden sich **Defizite an Antioxidanzien.** Der erhöhte oxidative Stress begünstigt die **Entwicklung von Spätkomplikationen.** Darüber hinaus wird die Entstehung des Typ-2-Diabetes wahrscheinlich durch ein Defizit an Antioxidanzien gefördert.

Dafür, dass **oxidativer Stress an der Pathogenese beteiligt** ist, spricht das Ergebnis einer in Ostfinnland durchgeführten prospektiven Untersuchung an 944 Männern zwischen 42 und 60 Jahren ohne Hinweis auf einen gestörten Glucosestoffwechsel. Nach Bestimmung der Vitamin-E-Konzentration im Plasma fand sich nach vierjähriger Beobachtungszeit bei 45 Männern ein Typ-2-Diabetes bzw. eine eindeutig pathologische Glucosetoleranz. Unter Berücksichtigung aller übrigen Risikofaktoren ergab sich eine eindeutige Beziehung zwischen niedriger Vitamin-E-Plasma-Konzentration und dem Risiko für einen Typ-2-Diabetes. Bei niedrigen Plasmakonzentrationen war das Diabetesrisiko um den Faktor 3,9 erhöht.

Die Untersucher weisen darauf hin, dass Zellen der **Langerhans-Inseln** grundsätzlich eine vergleichsweise geringe Aktivität an antioxidativen Enzymen und geringe Konzentration an antioxidativen Vitaminen aufweisen und somit wahrscheinlich gegenüber freien Radikalen besonders empfindlich sind.

Gestützt wird diese Vermutung durch die Tatsache, dass sich bei Versuchstieren mit Substanzen, die die Bildung freier Radikale begünstigen (Alloxan, Streptozotocin), ein Diabetes mellitus erzeugen lässt.

Aus dem Ergebnis dieser prospektiven Studie wird der Schluß gezogen, dass eine **optimale Versorgung** des Organismus mit Vitamin E mit großer Wahrscheinlichkeit das **Risiko** an einem Typ-2-Diabetes zu erkranken **reduziert** [199].

Trotz lückenhafter Kenntnisse über die pathobiochemischen Voraussetzungen **diabetischer Spätschäden** kann davon ausgegangen werden, dass hierbei auch freien Radikalen eine Bedeutung zukommt und folglich eine optimale Versorgung mit Antioxidanzien Spätkomplikationen vorbeugt.

Obwohl Ergebnisse groß angelegter, kontrollierter, prospektiver Studien zu dieser Frage fehlen, sprechen Kurzzeitstudien an kleinen Kollektiven dafür, dass mit pharmakologischen Vitamin-E-Dosen (500–1000 mg/Tag) sowohl die für die Entstehung der Makroangiopathie mitverantwortliche und bei Diabetikern meist erhöhte oxidierte LDL-Fraktion, als auch die Menge an glykosylierten Proteinen reduziert ist [32].

> Weiterhin lässt sich mit pharmakologischen Vitamin-E-Dosen offenbar die **Insulinwirkung bei Diabetikern verbessern** [168].

Orale Antidiabetika, Fremdinsulin

Eine rein diätetische Einstellung des Diabetes mellitus ist möglich, solange der Organismus die zur Aufrechterhaltung einer im Normbereich liegenden Blutzuckerkonzentration erforderliche Insulinmenge bereitstellt.

Ist dies nicht der Fall, so muss mit oralen Antidiabetika die Insulinsekretion stimuliert bzw. die periphere Glucoseutilisation verbessert oder Insulin durch subkutane Injektion zugeführt werden. Folgende Substanzen mit unterschiedlichen Wirkmechanismen stehen als orale Antidiabetika zur Verfügung:

Sulfonylharnstofftyp

Sulfonylharnstoffe sensibilisieren die β-Zellen und verbessern die verzögerte bzw. verminderte Insulinsekretion. Bei primär gutem Ansprechen kommt es im Laufe der Zeit trotz Dosissteigerung unter Gabe von Sulfonylharnstoffen zu einer Verschlechterung der Stoffwechseleinstellung. Mit einem solchen **Sekundärversagen** ist in 5–10 % der Fälle pro Jahr zu rechnen.

Biguanide

Aus dieser Gruppe oraler Antidiabetika ist in Deutschland ausschließlich Metformin (Maximaldosis 3×80 mg täglich) zugelassen. Biguanide fördern die periphere Glucoseverwertung und hemmen bei erhöhten Blutzuckerwerten die Gluconeogenese.

Unter Behandlung mit den genannten oralen Antidiabetika muss der Patient, ähnlich wie bei Insulinbehandlung, eine hinsichtlich Kohlenhydratmenge und Kohlenhydratverteilung starre Diät einhalten.

Mehr **Flexibilität** für die Kohlehydrataufnahme bei Typ-2-Diabetes ist unter dem neuen oralen Antidiabetikum **Repaglinide** möglich. Bei dieser neuen Substanzklasse handelt es sich um sog. prandiale Glucoseregulatoren, deren Wirkmechanismus sich deutlich von dem der genannten Substanzen unterscheidet.

Während Sulfonylharnstoffe und Biguanide nicht spezifisch auf die prandiale Insulinsekretion bzw. Glucoseregulation ausgerichtet sind und folglich zur Gewährleistung normaler Serumglucosekonzentrationen ein relativ starres Diätschema erforderlich machen, **stimuliert** Repaglinide die **postprandial erforderliche Mehrsekretion von Insulin**. Bei Einnahme vor den Hauptmahlzeiten steigt die Insulinfreisetzung innerhalb von 10 Minuten nach der Einnahme an, so dass die postprandiale Blutzuckerkonzentration gesenkt wird. Zwischen den Mahlzeiten sinkt der Insulinspiegel ähnlich wie beim Stoffwechselgesunden in die Nähe der Basiswerte ab.

Das **Therapieprinzip** lautet:
- Eine Hauptmahlzeit – eine Tablette,
- keine Hauptmahlzeit – keine Tablette.

Der Patient ist somit in der Lage, den **Zeitpunkt von Hauptmahlzeiten** zu bestimmen bzw. Hauptmahlzeiten auszulassen. Er muss **keine Zwischenmahlzeiten** einhalten, um Hypoglykämien vorzubeugen.

Zu den oralen Antidiabetika im weiteren Sinne gehören auch Substanzen, die die **intestinale Glucoseresorption verzögern** und folglich die postprandialen Glucosekonzentrationen senken.

Hierzu gehören **viskositätssteigernde Ballaststoffe,** wie etwa **Guarmehl** (vgl. Kap. 1.11.5) und Substanzen, die kompetitiv Enzyme des intestinalen Kohlenhydratabbaus hemmen. Zur letzteren Gruppe gehört der α-**Glucosidasehemmer Acarbose.**

Acarbose hemmt den Stärkeabbau im oberen Dünndarm und verzögert somit die Glucoseresorption. Die Folge ist eine Abflachung der postprandialen Blutglucosekurve.

Nebenwirkungen sind Meteorismus und abdominelle Missempfindungen, da in Abhängigkeit von der Dosis des Enzymhemmers unverdaute Kohlenhydrate ins Kolon übertreten und dort bakteriell zu organischen Säuren und Intestinalgasen abgebaut werden (vgl. Kap. 1.11.4).

Beim Typ-1-Diabetes muss von Krankheitsbeginn an und beim Typ-2-Diabetes dann, wenn mit oralen Antidiabetika eine Normalisierung der Blutglucosekonzentration nicht mehr möglich ist, **Fremdinsulin** injiziert werden. Bei der konventionellen Insulintherapie wird $2 \times$ täglich ein Intermediär-Insulin oder eine Mischung aus Intermediär- und Normal-Insulin appliziert. Das Wirkprofil des Insulins bestimmt Menge und Verteilung der pro Tag zu verzehrenden Kohlenhydrate.

Die fehlende Möglichkeit, dem jeweiligen Verlangen entsprechend die Nahrungsaufnahme flexibel zu gestalten, bedeutet für den Diabetiker u.U. eine erhebliche Belastung und Minderung der Lebensqualität. Es hat sich deshalb die sog. intensivierte Einstellung (**Basis-Bolus-Konzept**) durchgesetzt.

Ausgehend von der Tatsache, dass die Insulinsekretion des Gesunden in eine basale und eine mahlzeitenabhängige Sekretion unterteilt werden kann, injiziert der Diabetiker morgens und abends je eine Dosis eines **Verzögerungsinsulins** mit langer Halbwertszeit. Mit diesen beiden Injektionen werden etwa 50 % der täglich benötigten Insulinmenge zur Aufrechterhaltung eines **Basisspiegels** appliziert.

Zusätzlich müssen mahlzeitenbezogene und blutzuckerabhängig wechselnde Mengen eines schnell wirksamen **Normalinsulins** etwa 15 Minuten vor der Mahlzeit injiziert werden (Bolus). Die erforderliche Insulinmenge errechnet sich aus dem aktuellen Blutzuckerspiegel, der vor jeder Mahlzeit vom Patienten selbst bestimmt wird, und aus der Menge an Kohlenhydraten in BE, die zur Mahlzeit verzehrt werden soll.

In aller Regel liegt der **Insulinbedarf** morgens am höchsten, so dass 2–3 IE/BE, mittags 1–1,5 IE/BE und abends 1,5–2 IE/BE injiziert werden müssen.

Erhöhte präprandiale Blutzuckerwerte müssen bei der Berechnung der Insulindosis berücksichtigt werden. Im Bereich 100–200 mg/dl kann man pro Einheit Insulin mit einem Blutzuckerabfall von ca. 30 mg/dl rechnen, bei Werten zwischen 200 und 300 mg/dl mit nur 15–20 mg/dl.

> Unbedingte Voraussetzung für diese Art der Diabeteseinstellung ist eine **optimale Schulung** des Patienten.

Schwangerschaft

Die Diät der schwangeren Diabetikerin unterscheidet sich nicht von der üblichen Diabetesdiät. In den ersten beiden Trimestern sollte die **Gewichtszunahme** nicht mehr als 1 kg pro Monat und im letzten nicht mehr als 1,5 kg pro Monat betragen.

Hormonelle Faktoren begünstigen Stoffwechselentgleisungen während der Schwangerschaft, wobei wahrscheinlich das von der Plazenta gebildete Chorionwachstumshormon mit einem insulinantagonistischen Effekt für den **Insulinmehrbedarf** im letzten Trimester verantwortlich ist.

> Zu Beginn der Schwangerschaft besteht erhöhte Gefahr der Hypoglykämie.

Die diätetische Disziplin und die Überwachung müssen, da sowohl die Frucht als auch die Schwangere erheblich durch die genannten Stoffwechselentgleisungen gefährdet werden können, besonders groß sein.

Ernährung bei diabetischer Nephropathie

Etwa 30 % aller Patienten mit terminaler Niereninsuffizienz sind Diabetiker. Die frühe Diagnostik (vgl. Kap. 5.6), gefolgt von gezielter Therapie, können das Fortschreiten verzögern. Die durch hohe Eiweißzufuhr induzierte Hyperperfusion und Hyperfiltration der Niere begünstigen die Entstehung und das Fortschreiten der diabetischen Nephropathie.

In prospektiven Studien konnte gezeigt werden, dass sich die Geschwindigkeit der Nierenfunktionsabnahme unter einer **eiweißarmen Kost** mit 0,6 Protein/kg Körpergewicht signifikant verringert [252] (vgl. Kap. 5).

Trotz dieser Tatsache empfiehlt die Diabetesgesellschaft der USA bei beginnender Nephropathie lediglich eine Reduktion der täglichen Eiweißzufuhr auf 0,8 g/kg Körpergewicht.

Laborchemische Kontrolle der Diabeteseinstellung

Die laborchemischen Möglichkeiten zur Kontrolle der Diabeteseinstellung bestehen in der Bestimmung der Glucosekonzentration im Serum und der Glucoseausscheidung mit dem Harn (12- oder 24-Stunden-Sammelharn).

Während die **Blutglucosebestimmung** nur Auskunft über die momentane Stoffwechselsituation gibt, spiegelt die **Harn-Zucker-Ausscheidung** das Verhalten der Blutglucose während der gesamten Sammelperiode wider.

Eine weitere Möglichkeit zur Kontrolle der Einstellung ist die Bestimmung der **Glykohämoglobinkonzentration** (HbA_1) einer nichtenzymatischen irreversiblen Bindung von Hexosen an Hämoglobin. HbA_1 besteht aus verschiedenen Untergruppen, deren mengenmäßig und diagnostisch wichtigste das HbA_1c ist. Die Konzentration an HbA_1c im Blut ist abhängig von Ausmaß und Dauer der Hyperglykämie und von der Erythrozytenüberlebenszeit. Sie korreliert positiv mit dem Grad der Hyperglykämie in den **vorausgegangenen drei Monaten** und erlaubt somit eine Aussage zur Einstellung während dieser Zeitspanne.

Je nach Variation der Meßmethodik liegen die HbA_1c-Werte bei Gesunden zwischen 5,5 und 8,5 %, im Mittel um 7,1 %. Bei Diabetikern liegt der prozentuale Anteil auch unter guter Einstellung meist über 7,1 %. Ein HbA₁c-Meßwert von 9 % spricht für durchschnittliche Blutzuckerspiegel um 160 mg/dl innerhalb der vorausgegangenen 4 Wochen.

Für die **Langzeiteinstellung** des Zuckerkranken sind HbA_1c-Werte unter 9 % wünschenswert. Meßwerte über 11 % sprechen für eine unzureichende Einstellung.

> Unter niedrigen, möglichst nahe am Normbereich liegenden HbA_1c-Konzentrationen ist die Gefahr der Entwicklung diabetischer Spätkomplikationen gering.

Auch **glykosylierte Plasmaproteine** dienen der Beurteilung der Diabeteseinstellung. Insbesondere Albumin geht eine über etwa 3 Wochen stabile Verbindung (Fructosamine) mit Glucose ein.

Fructosamine reagieren schneller und empfindlicher auf Veränderungen der Blutglucosekonzentration als das HbA_1. Ihre Bestimmung hat sich zur Beurteilung der Diabeteseinstellung bewährt.

Wesentlich erleichtert und verbessert wurde die Diabeteseinstellung durch die im Laufe der letzten Jahre entwickelten Möglichkeiten der **Blut- und Harnzuckerselbstkontrolle.** Hierdurch hat der Diabetiker die Möglichkeit, mit einfach zu handhabenden Methoden bei einem hohen Maß an Exaktheit die Glucosekonzentrationen zu Hause und am Arbeitsplatz, d. h. in der üblichen Alltagssituation, zu bestimmen.

4.5 Hyperlipoproteinämie, Arteriosklerose

Physiologie und Pathophysiologie

Das Problem eines „**Normalwertes**" für die Cholesterin- und Triglyceridkonzentration im Serum wurde über Jahre kontrovers diskutiert. Aufgrund der zur Zeit vorliegenden Ergebnisse einer Vielzahl epidemiologischer Studien lässt sich folgendes feststellen: Einen Schwellenwert für beide Lipidkonzentrationen gibt es nicht. Die Beziehungen zwischen der Höhe der Lipidkonzentration im Serum und dem koronaren Risiko sind fließend.

> Empfehlungen für wünschenswerte Lipidkonzentrationen müssen immer in Relation zur Höhe des Risikos einer arteriosklerotischen Gefäßerkrankung gemacht werden, wobei das Zusammenwirken aller Risikofaktoren berücksichtigt werden muss (Abb. 4-27).

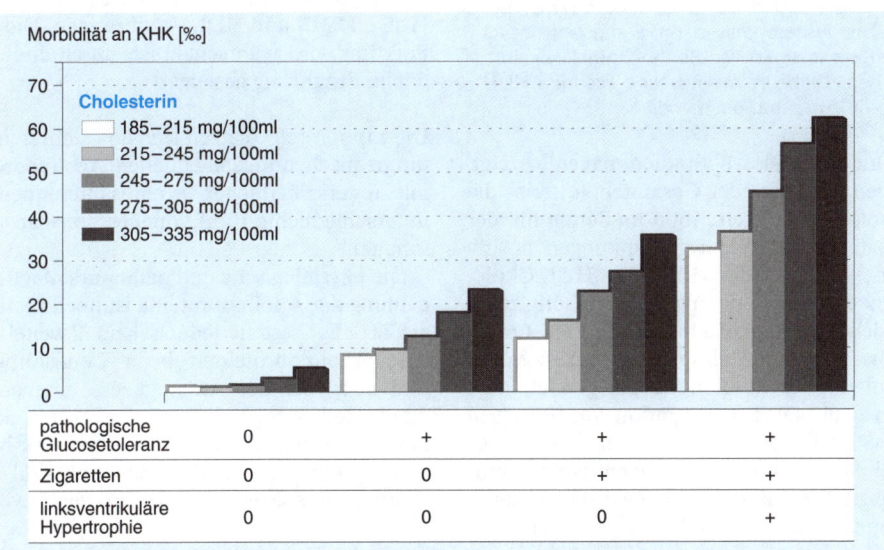

Abb. 4-27 Die Morbidität an koronaren Herzerkrankungen (KHK) in Abhängigkeit von der Höhe der Serumcholesterinkonzentration und weiterer Risikofaktoren nach Daten der Framingham-Studie [106].

Tabelle 4-15 Bewertung von Gesamtcholesterin- und LDL-Cholesterinkonzentrationen im Serum.

200 mg/dl (< 5,2 mmol/l)	wünschenswertes Cholesterin
200–240 mg/dl (5,2–6,2 mmol/l)	grenzwertig hohes Cholesterin
> 240 mg/dl (> 6,2 mmol/l)	erhöhtes Serumcholesterin
130 mg/dl (> 3,4 mmol/l)	wünschenswertes LDL-Cholesterin
130–160 mg/dl (3,4–4,1 mmol/l)	grenzwertig hohes LDL-Cholesterin
> 160 mg/dl (> 4,1 mmol/l)	erhöhtes LDL-Cholesterin
> 45 mg/dl (> 1,2 mmol/l)	wünschenswertes HDL-Cholesterin
150–200 mg/dl (1,7–2,3 mmol/l)	wünschenswerte Triglyceride

In Tabelle 4-15 sind die **Laborparameter** zusammengefaßt, die im Rahmen von Routineuntersuchungen die Diagnose einer therapiebedürftigen Fettstoffwechselstörung ermöglichen.

Aufgrund großer Statistiken steigt das **Risiko von koronaren Herzerkrankungen** ab einer Gesamtcholesterinkonzentration von 180 mg/dl linear an.

> Einer **Therapie** bedarf die grenzwertige Hypercholesterinämie insbesondere dann, wenn gleichzeitig weitere Risikofaktoren wie Bluthochdruck, Zigarettenrauchen, Diabetes mellitus und niedrige HDL-Cholesterinkonzentrationen vorliegen.

Retro- und prospektive Studien haben gezeigt, dass neben der Höhe der Gesamtcholesterin- die LDL-Cholesterinkonzentration im Serum mit der Häufigkeit koronarer Herzerkrankungen positiv korreliert, während die Höhe der HDL-Cholesterinkonzentration eine inverse Beziehung zeigt.

Der **wichtigste Risikofaktor** ist die **LDL-Cholesterinkonzentration** im Plasma. Ergebnisse großer epidemiologischer Studien haben gezeigt, dass oberhalb einer LDL-Konzentration von 100 mg/dl bei einer HDL-Konzentration von weniger als 50 mg/dl das Risiko einer koronaren Herzerkrankung steigt. Die Risikosteigerung liegt bei einer LDL-Konzentration von 160 mg/dl bereits um das Drei- bis Vierfache und bei einer LDL-Konzentration von 200 mg/dl und gleichzeitig niedrigem HDL-Cholesterin um den Faktor 20–25 höher.

Die wasserunlöslichen Plasmalipide Cholesterin, Triglyceride und Phosphatide werden als **makromolekulare Komplexe** mit spezifischen Proteinen als sog. **Lipoproteine** im Blut transportiert.

Die Dichte dieser Komplexe zwischen Lipiden und Trägereiweiß muss, da die Dichte der Lipide geringer ist als die der Proteine, immer unter der von reinem Protein liegen. Die **Dichte eines Lipoproteins** wird um so niedriger sein, je höher sein Lipidanteil ist.

Aufgrund der unterschiedlichen Dichte sedimentieren die verschiedenen Lipoproteine bei der Zentrifugation unterschiedlich (Abb. 4-28). Man hat somit die Möglichkeit, mit Hilfe einer Ultrazentrifuge Aussagen über die **quantitative Zusammensetzung** der Lipoproteine zu machen.

Unterschieden werden drei Dichtegrade:
- solche mit hoher Dichte und folglich einem relativ hohen Proteinanteil (high density lipoproteins = HDL),
- mit niedriger Dichte (low density lipoproteins = LDL)
- und mit sehr niederer Dichte (very low density lipoproteins = VLDL).

Während bei den HDL das **Lipid-Protein-Verhältnis** 5:50 beträgt, reicht es bei den VLDL bis zu einer Relation von 99:1.

Sämtliche Lipide können von den genannten vier Fraktionen transportiert werden. Es dominieren jedoch die Phosphatide in der HDL-, die Triglyceride in der VLDL- und das Cholesterin in der LDL-Fraktion. Durch Ultrazentrifugation lässt sich die HDL-Fraktion in drei Unterfraktionen – HLD_1, HDL_2 und HDL_3 – auftrennen. Die HDL_1-Fraktion wird wahrscheinlich durch cholesterinreiche Ernährung gesteigert.

Die Lipoproteine setzen sich aus mehreren strukturchemisch unterschiedlichen **Apolipoproteinen** mit unterschiedlicher Aminosäuresequenz und unterschiedlicher funktioneller Eigenschaft zusammen.

Die **physiologische** und **pathophysiologische Bedeutung** der Apolipoproteine ist noch nicht völlig geklärt. Es besteht jedoch kein Zweifel daran, dass Apolipoproteinen beim Lipidstoffwechsel und auch bei der Atherogenese eine entscheidende Bedeutung zukommt. Sie steuern den Metabolismus der Lipoproteine durch Aktivierung oder Hemmung von Enzymen und sind für die Bindung an spezielle Rezeptoren verantwortlich.

Nach der Resorption von Fettsäuren und deren Reveresterung in der Dünndarmmukosa (vgl. Kap. 1.3) werden aus Triglyceriden, Cholesterin,

4.5 Hyperlipoproteinämie, Arteriosklerose

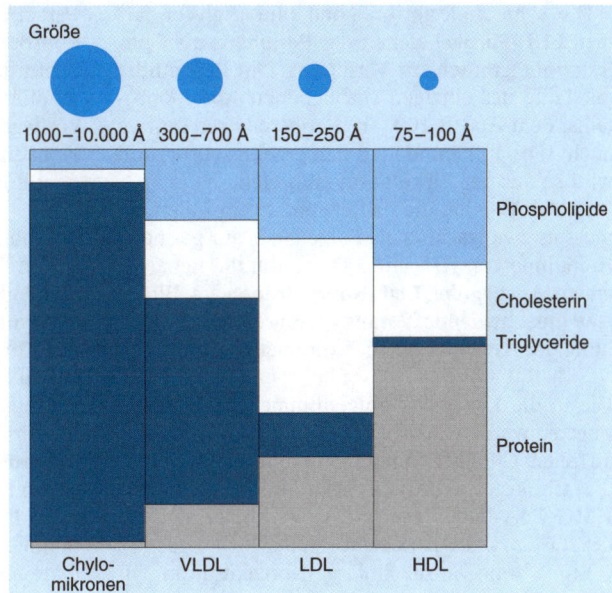

Abb. 4-28 Zusammensetzung der Lipoproteine.

weiteren Lipiden und speziellen Apolipoproteinen (Apo B-48, Apo A) **Chylomikronen** synthetisiert und an die Lymphe abgegeben. Chylomikronen sind die größten und an Triglyceriden reichsten Lipoproteine (Abb. 4-29).

Nach Übertritt in die Blutbahn werden von HDL im Austausch von Apo A Apolipoprotein C und E auf die Chylomikronen übernommen. Das hierdurch erhaltene Apo C II ist Voraussetzung für die Aktivierung der endothelständigen Lipoproteinlipase mit deren Hilfe Triglyceride hydrolisiert und freie Fettsäuren für den Zellstoffwechsel zur Verfügung gestellt werden.

Die verbleibenden triglyceridarmen kleinen Reste **(Remnants)** geben nicht mehr benötigtes Apo C und E an HDL ab. Letztlich werden die Chylomikronenremnants mit dem in ihnen transportierten, aus der Nahrung stammenden Cholesterin über Apo-E-Rezeptoren in die Leberzellen aufgenommen.

In der Leber synthetisierte Triglyceride werden zusammen mit Cholesterin als **VLDL** an die Zirkulation abgegeben. Sie enthalten verschiedene Lipoproteine (Apo-B-100, Apo E, Apo C). Endothelständige Lipoproteinlipasen spalten auch aus diesen triglyceridreichen Partikeln Fettsäuren ab. Mit zunehmender Verkleinerung der VLDL-Partikel wird ein Teil der Apolipoproteine auf HDL übertragen.

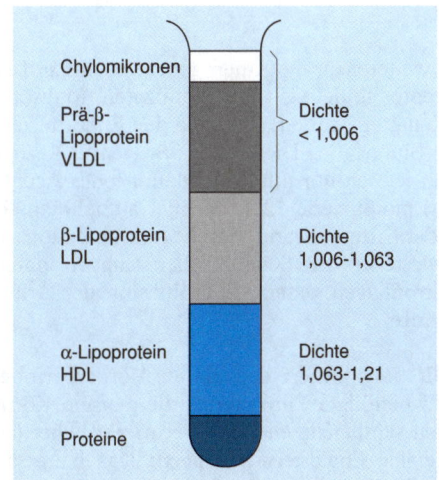

Abb. 4-29 Schematische Darstellung der Trennung von Chylomikronen, Plasmalipoproteinen und Proteinen mit der Ultrazentrifuge. VLDL = very low density lipoproteins; LDL = low density lipoproteins; HDL = high density lipoproteins.

Es entsteht ein **Lipoprotein intermediärer Dichte (IDL)**, das z. T. über einen speziellen Rezeptor von Leberzellen aufgenommen wird, während sich ein Teil durch fortschreitende Hydrolyse von Triglyceriden verkleinert, weitere Apolipoproteine abgibt und letztlich in LDL-Partikel übergeht.

Die sehr cholesterinreichen und triglyceridarmen **LDL-Partikel** stehen der Peripherie als Cholesterinlieferanten zur Verfügung. Der Rest bindet mit Hilfe des einzigen verbliebenen Apolipoproteins, dem Apo B-100, an den bereits genannten, auch IDL-aufnehmenden Leberzellrezeptor und wird so aus der Zirkulation eliminiert.

Ist die Aktivität dieses Rezeptors vermindert, so muss es zwangsläufig als Folge einer nur geringen Aufnahme von IDL und LDL durch die Leber zu einem **Anstieg der LDL-Konzentration** im Blut – eine entscheidende Voraussetzung für die Entstehung der Arteriosklerose – kommen.

Die in die Leberzelle aufgenommenen Cholesterinester werden hydrolysiert. Die Konzentration an freiem Cholesterin reguliert die Aktivität des für die Cholesterinsynthese erforderlichen Enzyms HMG-CoA-Reduktase und weiterhin die Dichte der IDL- bzw. LDL-Rezeptoren der Leberzellen.

Eine hohe intrazelluläre Konzentration an freiem Cholesterin, etwa durch **hohe Cholesterinzufuhr** mit der Nahrung, verringert die Expression von Rezeptoren an der Leberzelloberfläche und begünstigt somit hohe Serum-LDL-Konzentrationen.

Ein weiterer für die Atherogenese wichtiger LDL-Rezeptor findet sich auf Monozyten, Makrophagen, glatten Muskelzellen und den Endothelzellen der Blutgefäße. Dieser sog. **Scavenger-Rezeptor** kann jedoch nur durch Oxidation oder Acetylierung modifizierte LDL-Partikel aufnehmen. Die in der Arterienwand durch Akkumulation von Cholesterin zu Schaumzellen umgewandelten Makrophagen gelten als Frühläsion der Arteriosklerose.

HDL transportiert das in der Körperperipherie nicht benötigte Cholesterin (die meisten Körperzellen synthetisieren Cholesterin) zur Leber **(zentripetaler Cholesterintransport)**. Das hauptsächliche Strukturprotein ist das Apo A-I. Durch Auftrennung in der Ultrazentrifuge lässt sich HDL in die zwei Unterfraktionen HDL-2 und HDL-3 trennen. Diese Aufteilung ist von klinischer Bedeutung, da der antiatherogene Effekt wahrscheinlich ausschließlich auf die HDL-2-Fraktion beschränkt ist. Entsprechende Befunde sind jedoch nicht voll übereinstimmend.

Beim **Lipoprotein (a)** handelt es sich um eine Plasmafraktion, die neben Apo B noch ein spezifisches Apolipoprotein, das Apo (a), enthält. Das Lipoprotein (a) ist sehr cholesterinreich und findet sich in epidemiologischen Studien häufig bei Personen mit koronarer Herzerkrankung. Apolipoprotein (a) findet sich in besonders hoher Konzentration bei Patienten mit einer heterozygoten familiären Hypercholesterinämie. Alle derzeit vorliegenden Befunde sprechen dafür, dass hohe Konzentrationen an diesem Lipoprotein mit einem hohen **kardiovaskulären Risiko** einhergehen.

In Abbildung 4-30 sind die besprochenen wesentlichen Fakten des Cholesterinstoffwechsels in vereinfachter Form dargestellt. Dünndarm und Leber synthetisieren beim Gesunden mehr als 95 % des Körpercholesterins und sind auch die wesentlichen Syntheseorte für Lipoproteine.

Eine Vermehrung der Plasmalipide bzw. Lipoproteine wird als Hyperlipidämie bzw. **Hyperlipoproteinämie** bezeichnet. Symptomatische Hyperlipidämien sind Folgen von Erkrankungen, z. B. Diabetes mellitus, gestörtem Galleabfluss (Cholestase), Hypothyreose etc., während primäre oder familiäre Hyperlipidämien genetisch bedingt sind.

Die erstgenannte Gruppe kann kausal durch Heilung der Grundkrankheit behandelt werden, während bei den primären Hyperlipidämien nur eine symptomatische **Therapie** in Frage kommt.

Da eine Hyperlipidämie ohne Vermehrung der für die Löslichkeit der Lipide erforderlichen Trägerproteine nicht möglich ist, sollte man die exaktere Bezeichnung, Hyperlipoproteinämie (oder Hyperlipoproteidämie) vorziehen.

Je nach Relation der Lipide zueinander und der unterschiedlichen Konzentration der Lipoproteine im Plasma kann man diese Fettstoffwechselstörung in verschiedene, meist auch mit unterschiedlichen klinischen Symptomen einhergehende **Gruppen** einteilen. Nach dem Vorschlag von Frederickson und Levy unterscheidet man fünf Typen, die in Tabelle 4-16 zusammen mit den wichtigsten klinischen Symptomen und den häufigsten Komplikationen aufgeführt werden.

Besonders häufig ist die **Hyperlipoproteinämie des Typs IV**. Sie geht einher mit einer Vermehrung der endogenen, d. h. in der Leber synthetisierten Triglyceride, während das Serumcholesterin normal oder nur mäßig erhöht ist. Arteriosklerotische Gefäßerkrankungen und eine gleichzeitig nachweisbare diabetische Stoffwechsellage sind bei dieser Form häufig. Da die Vermehrung des endogenen Plasmatriglycerids durch eine hyperkalorische, insbesondere kohlenhydratreiche Kost begünstigt wird, werden dem Typ IV zuzuordnende Stoffwechselstörungen auch als „**kohlenhydratinduzierte Hyperlipidämie**" bezeichnet.

4.5 Hyperlipoproteinämie, Arteriosklerose

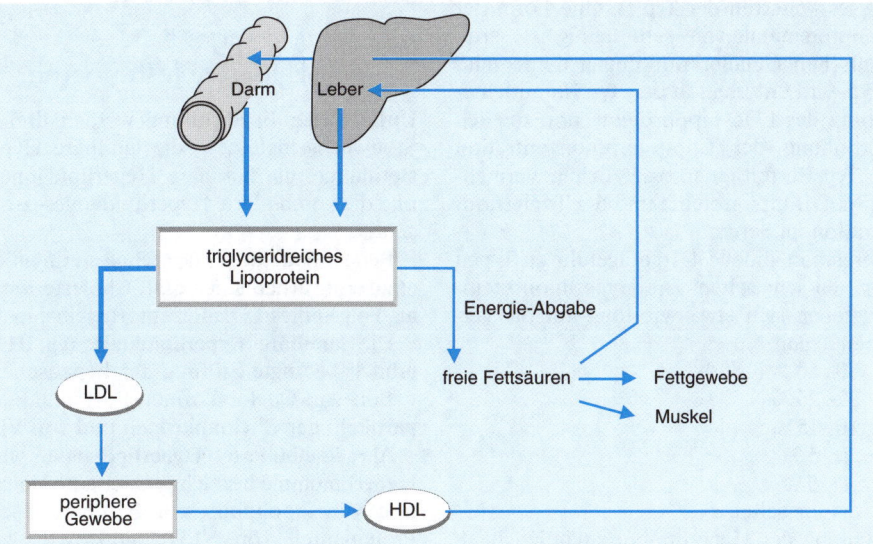

Abb. 4-30 Der hauptsächliche Stoffwechselweg des Cholesterins im Menschen.

Tabelle 4-16 Einteilung der Hyperlipoproteinämien nach Frederickson (n = normal, ↑ = gering erhöht, ↑↑ = stark erhöht).

Typ	Lipoprotein-muster	Plasma	Lipid-konzentration	Symptome	Arterio-sklerose-risiko
I	Hyperchylo-mikronämie	milchig trüb	Triglyceride ↑↑ Cholesterin n oder ↑	Hepatospleno-megalie, eruptive Xanthome, abdo-minelle Koliken	gering
IIa IIb	LDL vermehrt LDL + VLDL vermehrt	normal	Triglyceride n Cholesterin ↑↑ Triglyceride ↑ Cholesterin ↑↑	Xanthome, arteriosklerotische Gefäß-veränderungen	sehr groß
III	atypisches LDL + VLDL	klar oder trüb	Triglyceride ↑↑ Cholesterin ↑↑	Xanthome, arteriosklerotische Gefäß-veränderungen	sehr groß
IV	VLDL vermehrt	klar oder trüb	Triglyceride ↑ oder ↑↑	Xanthome, Hepatospleno-megalie, Diabetes mellitus, Pankreatitis	groß
V	Hyperchylo-mikronämie, VLDL vermehrt	trüb	Triglyceride ↑↑ Cholesterin ↑	Xanthome, abdominelle Koliken	gering

4 Erkrankungen des Stoffwechsels

Häufig ist weiterhin der **Typ II**, eine Form der Hyperlipoproteinämie, die sehr häufig mit arteriosklerotischen Gefäßerkrankungen einhergeht. Dieser Typ wird unterteilt in den Typ IIa mit einer Vermehrung der LDL-Lipoproteine und folglich einer Erhöhung der Cholesterinkonzentration und den Typ IIb mit einer zusätzlichen Vermehrung der VLDL-Lipoproteine und der Triglyceridkonzentration im Serum.

Die übrigen in Tabelle 4-16 aufgeführten Typen sind zum Teil sehr selten. Die Hyperlipoproteinämien verteilen sich etwa wie folgt auf die verschiedenen Typen:

Typ IV   50–60 % (–80 %)
Typ IIb   22–25 %
Typ IIa   10–15 %
Typ III   1– 5 %
Typ V   1– 5 %
Typ I   extrem selten

Die Einteilung der Hyperlipoproteinämien nach Frederickson wird nicht allen praktischen Bedürfnissen gerecht. Sie unterteilt nicht nach primären und sekundären Fettstoffwechselstörungen und die Abgrenzung der Typen ist nach heutigem Kenntnisstand relativ willkürlich. Die Einteilung in polygene und monogene Hypercholesterinämie wird derzeit bevorzugt.

4.5.1 Polygene Hypercholesterinämie

Hierunter versteht man die heute häufigste Form der Hypercholesterinämie, wie sie sich bei einer gewissen genetischen Prädisposition unter der in westlichen Industrieländern üblichen **hyperkalorischen, relativ fettreichen Ernährung** bei einem großen Teil der Bevölkerung nachweisen lässt.

Das **laborchemische** Charakteristikum ist eine Erhöhung der LDL-Cholesterinkonzentration auf etwa 70 % des Gesamtcholesterins. Somit entspricht dieser Typ im wesentlichen dem Typ IIa nach Frederickson. Immer dann, wenn eine familiäre Form der Hyperlipoproteinämie oder eine sekundäre LDL-Erhöhung ausgeschlossen wurde und die Gesamtcholesterinkonzentration 200 mg/dl bei einer Vermehrung des LDL-Cholesterins über 135 mg/dl überschreitet, muss von einer polygenen Hypercholesterinämie ausgegangen werden.

> Diese Form der Fettstoffwechselstörung geht mit einem hohen Arteriosklerose- und Infarktrisiko einher.

4.5.2 Monogene Hypercholesterinämie

Unter dieser Bezeichnung werden drei erbliche Stoffwechseldefekte – die familiäre Hypercholesterinämie, die familiäre Hyperlipidämie Typ III und die kombinierte Hyperlipidämie – zusammengefaßt.

Bei der **familiären Hypercholesterinämie** kommt es zu einer erheblichen LDL-Cholesterinerhöhung als Folge eines LDL-Rezeptordefekts.

Die **familiäre Hyperlipidämie Typ III** ist eine erblich bedingte Störung der hepatischen Elimination von Chylomikronen-Remnants, den Restpartikeln der Chylomikronen und von VLDL.

Als **kombinierte Hyperlipidämie** wird eine Hyperlipidämie bezeichnet, der eine Überproduktion von Apolipoprotein B, dem wesentlichen Proteinanteil von VLDL und LDL, zugrunde liegt.

Es handelt sich um eine genetische Störung.

> Herzinfarkte sind bei dieser Form der Hyperlipoproteinämie häufig.

Bei kombinierter Hyperlipoproteinämie ist die Diättherapie nicht ausreichend. **Medikamentöse Behandlung** muss ergänzt werden. Auch bei der familiären Hypercholesterinämie ist die diätetische Therapie nicht ausreichend und muss mit anderen Maßnahmen ergänzt werden.

4.5.3 Arteriosklerose und Herzinfarkt

Die Entstehung dieser progredienten, von der Intima ausgehenden degenerativen Veränderung der Arterienwand ist sehr komplex und trotz jahrzehntelanger Bemühungen nur unvollständig bekannt.

Nach derzeitiger Vorstellung werden nach einer Schädigung des Endothels Mediatoren freigesetzt, die eine Adhäsion von Thrombozyten, Monozyten, Lymphozyten etc. und ein Einsprossen von glatten Muskelzellen aus der Media in die Intima zur Folge haben.

Die **Resistenz der Intima** gegenüber Noxen wie Zigarettenrauch, Bluthochdruck, Stress, Diabetes mellitus, Dyslipoproteinämie etc. ist genetisch festgelegt. Hierdurch erklärt sich z. T. die familiär unterschiedliche Neigung zu arteriosklerotischen

Gefäßerkrankungen trotz identischer Risikofaktoren.

Durch chemotaktische Faktoren werden Blutmonozyten angelockt, die LDL-Cholesterin speichern und sich hierdurch in Schaumzellen umwandeln. Sie verlieren ihre Wanderfähigkeit und führen so zur **Lipidanhäufung**. Dieses durch sog. Fettstreifen (fatty streaks) gekennzeichnete erste Stadium wird als **arteriosklerotische Frühläsion** bezeichnet, aus der sich nachfolgend durch bindegewebige Umwandlung, Ulzerationen, Kalkeinlagerungen etc. Lumeneinengungen entwickeln können, die letztlich durch eine zusätzliche Anlagerung von Thromben Gefäße total verschließen. Diese Einlagerung von Cholesterin erfolgt vorwiegend in Form von **oxidativ modifiziertem LDL**.

Freie Sauerstoffradikale (vgl. Kap. 1.7.4), die im normalen Stoffwechsel entstehen, aber vermehrt unter bestimmten Belastungen wie UV-Bestrahlung, Inhalation von Zigarettenrauch, körperlicher Höchstbelastung etc. anfallen (vgl. Abb. 16-6, oxidieren die in LDL-Partikeln transportierten mehrfach ungesättigten Fettsäuren und verändern so ihre Eigenschaften.

Oxidiertes LDL wirkt zytotoxisch auf die Endothelzellen und wird nicht mehr an LDL-Rezeptoren gebunden. Es bewirkt eine **Immobilität von Monozyten** bzw. **Makrophagen,** die bevorzugt oxidiertes LDL phagozytieren und sich so in Schaumzellen umwandeln. Wird das in Schaumzellen eingelagerte Cholesterin nicht durch HDL wieder mobilisiert und abtransportiert, so sterben die Zellen ab und hinterlassen eine Cholesterinablagerung in der Arterienwand.

Anfang der sechziger Jahre veröffentlichte epidemiologische Studien ergaben eine direkte Beziehung zwischen der Höhe der Gesamtcholesterinkonzentration im Serum und der Häufigkeit arteriosklerotischer Gefäßerkrankungen, insbesondere des Herzinfarktes in den untersuchten Populationen.

> Später konnte gezeigt werden, dass nicht das Gesamtcholesterin, sondern lediglich der Anteil an LDL-Cholesterin das Arterioskleroserisiko steigert, während HDL-Cholesterin eine protektive Wirkung besitzt.

Erst Jahre später wurde erkannt, dass vorwiegend der Anteil an oxidiertem LDL für die Schädigung der Gefäßwand und die Lipideinlagerung verantwortlich ist.

Damit haben sich die **Möglichkeiten einer Ernährungsprophylaxe** noch vergrößert.

Während die Gesamtcholesterinkonzentration und die HDL-LDL-Relation vom Ausmaß der Überernährung, der Höhe des Fettverzehrs, dem Fettsäuremuster, der körperlichen Aktivität, dem Ballaststoffverzehr etc. abhängig sind, wird das **Ausmaß der LDL-Oxidation** wesentlich von der Zufuhr an Antioxidanzien, insbesondere den Vitaminen E, C und Carotinoiden bestimmt.

> Weitere wichtige Risikofaktoren sind der Bluthochdruck, das Zigarettenrauchen und der Diabetes mellitus.

Das Ausmaß der **arteriosklerotischen Wandveränderungen** und der Zeitpunkt, ab dem sie klinisch in Erscheinung treten, ist von der Zahl der Risikofaktoren, ihrer Intensität und der Zeitdauer der Einwirkung abhängig.

Eine Studie, in der die Beziehung zwischen der Höhe der Gesamtcholesterinkonzentration im Serum in Verbindung mit den Risikofaktoren Rauchen, gestörte Glucosetoleranz und Linksherzhypertrophie (als Folge einer Hypertonie) und der Häufigkeit koronarer Herzerkrankungen als erstes demonstriert wurde, war die Framingham-Studie [106], deren Ergebnisse in Abbildung 4-31 dargestellt sind.

Obwohl bei deutlich über die Norm erhöhtem Gesamtcholesterin auch immer die LDL-Konzen-

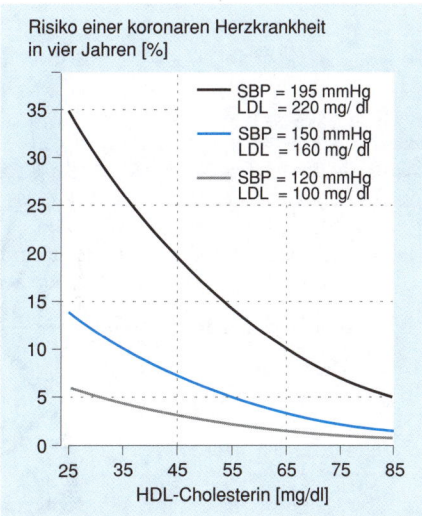

Abb. 4-31 Koronarrisiko in Beziehung zum HDL-Cholesterinspiegel. Untersuchtes Kollektiv: 55-jährige Männer der Framingham-Studie.
Nachbeobachtungszeit: 24 Jahre (SBP = systolischer Blutdruck, LDL = Low-density-Lipoprotein) (nach [106]).

tration erhöht ist, lässt sich bei einer weiteren Auswertung von Daten der genannten Framingham-Studie eindeutig zeigen, dass das **Koronarrisiko** mit zunehmendem Anteil an LDL-Cholesterin steigt, während es bei hoher HDL-Cholesterinkonzentration vergleichsweise niedrig ist (Abb. 4-31) [106].

Neben dem LDL-Cholesterin, insbesondere in oxidierter Form, gilt das **Lipoprotein (a)** als wesentlicher Risikofaktor für koronare Herzerkrankungen. Die Konzentration dieses, dem LDL ähnlichen cholesterinreichen Lipoproteins, ist in höherem Maße als die der übrigen Lipoproteine **genetisch festgelegt** und lässt sich weder durch diätetische noch medikamentöse Maßnahmen wesentlich beeinflussen.

Als **Grenzwerte** für seine Konzentration im Plasma gelten 25–30 mg/dl. In einer Vielzahl von Studien konnte eine ausgeprägte Korrelation zur koronaren Herzerkrankung gezeigt werden, die bei gleichzeitig hohen LDL-Spiegeln besonders hoch ist.

Auch **triglyceridreiche Lipoproteine** erhöhen das atherogene Risiko und müssen entgegen früherer Ansicht therapiert werden. Am häufigsten sind die sekundären Hypertriglyzeridämien als Folge
- eines Alkoholabusus,
- eines nicht optimal eingestellten Diabetes mellitus,
- einer Adipositas (metabolisches Syndrom), etc.

Hyperchylomikronämien als Folge angeborener Fettstoffwechselstörungen (Typ I und V nach Frederickson, vgl. Tab. 4-16) können mit Mikrozirkulationsstörungen und hierdurch bedingter akuter Pankreatitis, koronaren Mangeldurchblutungen, etc. einhergehen.

Die häufigste und schwerwiegendste Folge arteriosklerotischer Gefäßveränderungen ist der **Herzinfarkt.** Hierbei handelt es sich um einen umschriebenen Untergang von Herzmuskelgewebe als Folge einer lokalen Unterversorgung mit Sauerstoff (Hypoxie oder Anoxie). Die mangelnde bzw. völlig aufgehobene Sauerstoffversorgung ist meist bedingt durch den thrombotischen Verschluss eines den Herzmuskel versorgenden Gefäßes (Abb. 4-32), wobei sich das Gerinnsel in einem arteriosklerotisch veränderten Gefäßabschnitt entwickelt.

Die **Häufigkeit** des Herzinfarktes ist in den verschiedenen Ländern unterschiedlich. Morbiditäts- und Mortalitätsraten haben eine deutlich unterschiedliche Tendenz. Während die Inzidenz an koronaren Herzerkrankungen in Westeuropa, Nordamerika und Australien seit Jahren kontinuierlich sinkt, steigt sie in den osteuropäischen Ländern einschließlich der früheren Sowjetunion überwiegend bei Männern an (vgl. Abb. 4-33).

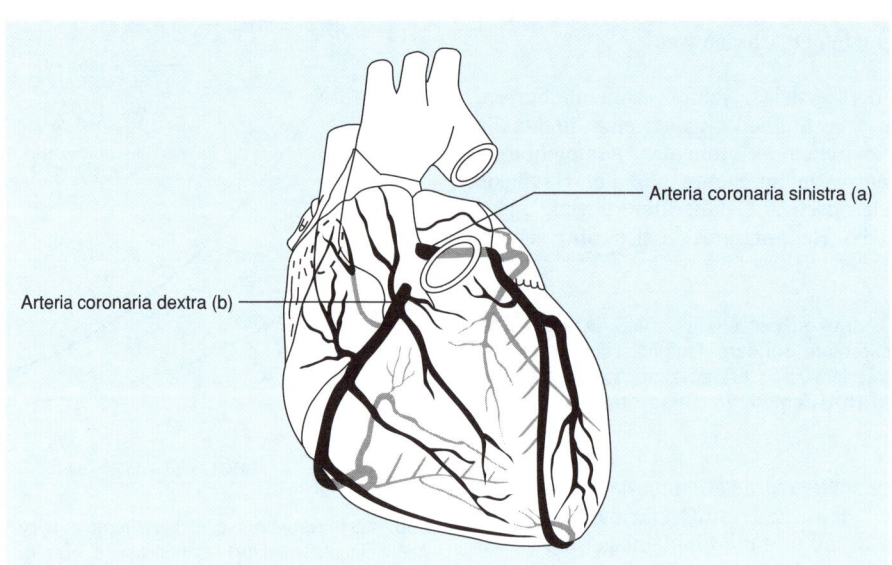

Abb. 4-32 Koronargefäßsystem.
a) linke Koronararterie, b) rechte Koronararterie.

Der **Rückgang** an koronaren Herzkrankungen wird auf einen zunehmend geringeren Zigarettenverbrauch, Verbesserung der Ernährung, vermehrte körperliche Aktivität und bessere medikamentöse Therapiemöglichkeiten der Hyperlipoproteinämie und des Bluthochdruckes zurückgeführt.

Genetischen Faktoren kommt offenbar nur eine untergeordnete Bedeutung zu. Hierfür sprechen Ergebnisse epidemiologischer Studien. So erkranken beispielsweise in den USA unter westlichen Lebensbedingungen lebende Japaner gleichermaßen häufig an koronaren Herzkrankungen wie Amerikaner europäischer Herkunft, während die Infarkthäufigkeit in Japan weit unter der von US-Amerikanern liegt.

Es steht außer Zweifel, dass den Umweltbedingungen, und hierbei wiederum der **Ernährungsweise,** eine entscheidende Bedeutung zukommt.

Ernährungsprophylaxe und Ernährungstherapie

Die Vorstellungen über einen Zusammenhang zwischen Ernährung und Herzinfarkt wurden insbesondere durch folgende Tatsachen und Untersuchungsergebnisse geprägt: Das unfreiwillige Großexperiment des Zweiten Weltkriegs hatte gezeigt, dass in den Ländern mit einer mehrere Jahre dauernden Mangelernährung ischämische Herzerkrankungen praktisch nicht vorkamen, während die Infarktrate in Ländern ohne wesentliche Beeinträchtigung der Lebensmittelversorgung, wie etwa in den USA, unbeeinflusst blieb.

> Typisch für die kalorisch knappe Ernährung in Notzeiten ist insbesondere der **geringe Fettverzehr** bei vergleichsweise **hohem Ballaststoff-** und **Stärkeanteil** der Nahrung.

Großangelegte, weltweit durchgeführte epidemiologische Untersuchungen, insbesondere von Keys [113], hatten ergeben, dass die Rate der ischämischen Herzerkrankungen positiv mit der Höhe des Verzehrs von Fetten ungesättigter Fettsäuren und mit der Höhe der Zufuhr von Nahrungscholesterin korreliert. Weiterhin fand sich eine positive Korrelation zwischen Zufuhr von gesättigten Fettsäuren bzw. Cholesterin mit der Nahrung und der Serumcholesterinkonzentration.

Länder mit hoher Sterblichkeit an koronaren Herzerkrankungen haben den höchsten Fett- und Cholesterinverzehr, während Länder mit geringer Sterblichkeitsrate einen vergleichsweise geringen Fettverzehr – in Japan z. B. nur 18–25 % der Gesamtenergie im Vergleich zu über 40 % in den meisten westlichen Industrieländern.

Eine weitere Stütze für die Annahme, dass **Ernährungsfaktoren** eine wesentliche Bedeutung bei der Entwicklung der Arteriosklerose und folglich auch des Herzinfarktes zukomme, waren tierexperimentelle Befunde, die gezeigt hatten, dass der Arteriosklerose ähnliche Wandveränderungen der Gefäße durch Cholesterinfütterung erzeugt werden können. Darüber hinaus ließen sich bei Untersuchungen an gesunden Probanden eine Erhöhung des Serumcholesterinspiegels durch einen hohen Anteil von Fetten gesättigter Fettsäuren in der Kost und eine Senkung durch Gabe mehrfach ungesättigter Fettsäuren erzielen.

Diese nur stichwortartig wiedergegebenen Befunde führten zusammen mit der Tatsache, dass sich Cholesterin in großer Menge in den arterio-

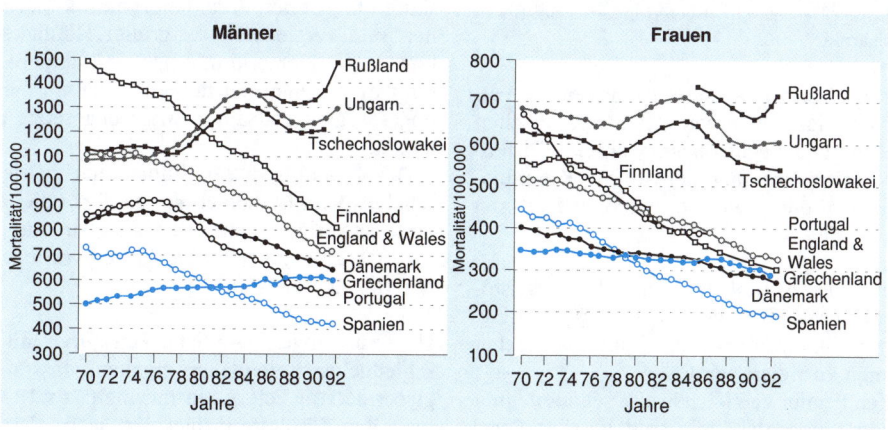

Abb. 4-33 Mortalität an kardiovaskulären Erkrankungen in west- und osteuropäischen Ländern bei Männern und Frauen im Alter von 45–74 Jahren [201].

sklerotischen Plaques findet zu der Vorstellung, dass die **Höhe der Serumcholesterinkonzentration** in erheblichem Maße die Entstehung der Arteriosklerose begünstigt. Die Höhe der Serumcholesterinkonzentration hängt, abgesehen von der Menge des mit der Nahrung aufgenommenen Cholesterins, besonders von der Menge des verzehrten Fettes gesättigter Fettsäuren ab.

Die ursprüngliche Vorstellung, dass nur mehrfach ungesättigte Fettsäuren die Serumcholesterinkonzentration senken und die einfach ungesättigten Fettsäuren, insbesondere die im Olivenöl reichlich vorkommende Ölsäure weder steigernd noch senkend wirken, wurde mittlerweile revidiert.

Die während vieler Jahre laufenden Diskussionen um die Bedeutung von **Menge** und **Fettsäuremuster** des mit der Nahrung aufgenommenen Fettes wurden nicht immer frei von Emotionen geführt. Interessengruppen, die entweder am Umsatz von Fetten gesättigter Fettsäuren – vorwiegend tierische Fette – oder mehrfach ungesättigter Fettsäuren – überwiegend Fette pflanzlichen Ursprungs – interessiert waren, erschwerten oft eine sachliche Diskussion.

Als gesichert gilt, wie einleitend bereits ausführlich dargestellt, dass die mit einer hohen Gesamtcholesterinkonzentration einhergehende hohe Konzentration von **LDL-Cholesterin** (in oxidierter Form) einen wesentlichen Risikofaktor für arteriosklerotische Gefäßerkrankungen, und insbesondere den Herzinfarkt, darstellt (Abb. 4-27 und 4-31) und dass die Normalisierung dieser Parameter das Risiko senkt.

> **Risikofaktoren erster Ordnung** sind Hypercholesterinämie, Hypertriglyzeridämie, Rauchen und Hypertonie. Risikofaktoren zweiter Ordnung sind Diabetes mellitus, Übergewicht, Bewegungsmangel und Hyperurikämie.

Risikofaktoren **erster Ordnung** können für sich allein die Entwicklung einer arteriosklerotischen Gefäßerkrankung begünstigen, während Risikofaktoren **zweiter Ordnung** meist nur in Kombination mit einem oder mehreren anderen Faktoren wirksam werden.

Die überwiegende Zahl von Fettstoffwechselstörungen (polygene Hypercholesterinämie und Hypertriglyzeridämie) können mit Hilfe **diätetischer Maßnahmen** korrigiert werden.

Lediglich bei der vergleichsweise seltenen familiären Hyperlipoproteinämie sind in aller Regel **Medikamente** erforderlich.

Beim Befolgen folgender allgemeiner Richtlinien für eine fettmodifizierte Kost (**step 1 diet**) normalisieren sich Parameter des gestörten Lipidstoffwechsels in der überwiegenden Mehrzahl der Fälle [183] (Tab 4-17).

Neben einer **Normalisierung des Fettstoffwechsels** wird mit einer solchen Kostform den Risikofaktoren Hypertonie (vgl. Kap. 6) und Diabetes mellitus (vgl. Kap. 4.4) vorgebeugt. Im folgenden werden Einflüsse von Nährstoffen, Genussmitteln und anderen Inhaltsstoffen der Nahrung auf Parameter des Fettstoffwechsels und das Arterioskleroserisiko im Detail besprochen.

Tabelle 4-17 An den Bedarf adaptierte Energiezufuhr (Normalisierung des Körpergewichtes).

Kohlenhydrate	50–60%*
Eiweiß	10–20%*
Fett	<30%*
gesättigte Fettsäuren	7–10%*
einfach ungesättigte Fettsäuren	10–15%*
mehrfach ungesättigte Fettsäuren	7–10%*
Ballaststoffe	ca. 35 g/Tag
Cholesterin	<300 mg/Tag
Kochsalz	<6 g/Tag

* der täglichen Energiezufuhr mit der Nahrung

Fette

In einer Vielzahl epidemiologischer Studien und Interventionsstudien konnte gezeigt werden, dass ein hoher Verzehr von Fetten gesättigter Fettsäuren mit hohen Serumcholesterinkonzentrationen und vergleichsweise großer Häufigkeit von koronaren Herzerkrankungen einhergeht, während Kostformen mit hohem Anteil an mehrfach ungesättigten Fettsäuren entgegengesetzte Effekte haben.

Das Ergebnis dieser Studien hat zu der **pauschalen Verallgemeinerung** geführt, die besagt, Fette gesättigter Fettsäuren steigern und solche mehrfach ungesättigter Fettsäuren verringern das Arterioskleroserisiko.

Untersuchungen **gesättigter Fettsäuren mit unterschiedlicher Kettenlänge** ergaben, dass nur Triglyceride von Fettsäuren mit mehr als 12 C-Atomen den Cholesterinspiegel steigern. Dies trifft jedoch nicht zu für die Stearinsäure (C 18:0), sondern nur für Laurinsäure (C 12:0), Myristinsäure (C 14:0) und Palmitinsäure (C 16:0). Auch diese drei gesättigten Fettsäuren besitzen einen unterschiedlichen Effekt. Manche Befunde sprechen dafür, dass **Myristinsäure** einen mehr als 4-fach höheren cholesterinspiegelsteigernden Effekt besitzt als **Palmitinsäure**.

Stearinsäure verhält sich neutral, d. h. sie hat weder einen cholesterinspiegelsteigernden noch -senkenden Effekt.

Diese Befunde zeigen, wie wenig exakt es ist, pauschal alle Fette mit einem hohen Anteil an gesättigten Fettsäuren gleich zu bewerten (Lit. bei [233]). So liegt beispielsweise der Gehalt an Myristinsäure mit 16 und 18 % in Palmkern- und Kokosfett sehr hoch, während er in Schweinefett nur ca. 2 % beträgt.

Bei den Bemühungen, die Serumcholesterinkonzentration durch eine optimale Relation zwischen gesättigten, einfach ungesättigten und mehrfach ungesättigten Fettsäuren niedrig zu halten, muss folgendes berücksichtigt werden:

> Der **positive Effekt ungesättigter Fettsäuren** kommt erst dann wesentlich zum Tragen, wenn die Gesamtfettzufuhr die wünschenswerte Menge von etwa 30 Energieprozent überschreitet.
> Gelingt es, die **Gesamtfettzufuhr** unter diesen Grenzwert zu senken, so verliert das Fettsäuremuster hinsichtlich der Cholesterinspiegelsenkung an Bedeutung.

Wie der cholesterinspiegelsenkende Effekt der ungesättigten Fettsäuren zustande kommt, ist noch nicht geklärt. Als **Wirkmechanismus** wird sowohl eine vermehrte Ausscheidung von Steroiden mit der Galle als auch eine Beeinflussung der Cholesterinsynthese im Organismus diskutiert.

Bis vor wenigen Jahren wurde angenommen, **einfach ungesättigte Fettsäuren,** insbesondere die Ölsäure, würden eine Mittelstellung einnehmen, d. h. die Serumcholesterinkonzentration weder steigern noch senken.

Epidemiologische Daten zur Beziehung zwischen der Höhe des Verzehrs von Olivenöl und der Häufigkeit von Herzinfarkten hatten bereits Hinweise darauf gegeben, dass diesem Öl mit seinem Ölsäureanteil von etwa 75 % ein positiver Effekt zukommt. Bei der Interpretation dieser epidemiologischen Studien muss berücksichtigt werden, dass in Mittelmeerländern, wo bis zu 30 % der Gesamtenergie in Form von Olivenöl aufgenommen wird, mit der sog. **Mediterranean diet** auch weitere protektive Nährstoffe, etwa Vitamin C, Carotin und wasserlösliche Ballaststoffe wie Pektin reichlich verzehrt werden.

Hiervon ausgehend konnte in experimentellen Studien belegt werden, dass ein Ersatz von Fetten gesättigter Fettsäuren durch Fette reich an Ölsäure (z. B. Olivenöl) in gleichem Maße die Serumcholesterinkonzentration senken wie Fette mehrfach ungesättigter Fettsäuren.

> Während die Abnahme des Gesamtcholesterins unter mehrfach ungesättigten Fettsäuren nicht nur die LDL-, sondern auch die HDL-Fraktion betrifft, kommt es unter Olivenöl **nur zu einer Abnahme von LDL-Cholesterin** [15, 61, 148].

In einer Studie an 21 normolipämischen Frauen, die alternativ eine Diät (Gesamtfettkalorien 36 %) reich an gesättigten, einfach ungesättigten bzw. mehrfach ungesättigten Fettsäuren verzehrten, war der Effekt von einfach und mehrfach ungesättigten Fettsäuren auf die Gesamtcholesterinkonzentration im Serum gleich, das HDL-Cholesterin jedoch unter Gabe der einfach ungesättigten Fettsäuren signifikant höher.

Die Autoren empfehlen aufgrund der Ergebnisse dann, wenn es nicht gelingt, die in westlichen Industrieländern insgesamt zu hohe Fettzufuhr zu senken, den **Anteil an gesättigten** soweit als möglich **gegen einfach ungesättigte Fettsäuren auszutauschen** [142].

Der p/s-Wert (p/s-factor, polyunsaturated fatty acids/saturated fatty acids), das Verhältnis der mehrfach ungesättigten zu gesättigten Fettsäuren in der Nahrung, hat aufgrund der neuen Erkenntnisse seine praktische Bedeutung weitgehend verloren. Während der Zeit, als man ausschließlich den mehrfach ungesättigten Fettsäuren einen senkenden Effekt auf die Serumcholesterinkonzentration beimaß, sollte der **p/s-Wert** etwa 1,0–1,5 betragen. Das bedeutet, dass pro Gramm gesättigter Fettsäuren 1,0–1,5 mehrfach ungesättigte Fettsäuren mit der Nahrung aufgenommen werden sollten.

Die Höhe der Cholesterin- und Triglyceridkonzentration im Serum, die HDL-LDL-Relation und das Risiko, an einem Herzinfarkt zu erkranken, wird nicht nur von der Höhe des Verzehrs von gesättigten, einfach ungesättigten und mehrfach ungesättigten Fettsäuren der ω-6-Reihe wie etwa der Linolsäure wesentlich mitbestimmt, sondern auch von der Zufuhr an mehrfach ungesättigten Fettsäuren der ω-3-Reihe, im wesentlichen der **Eicosapentaensäure** (vgl. Kap. 1.3).

In einer Reihe epidemiologischer Studien konnte gezeigt werden, dass die Rate an Herzinfarkten bei den in Grönland lebenden **Eskimos** gering ist, während in Dänemark lebende Eskimos die gleiche Infarktrate aufweisen wie Mitteleuropäer.

Dieser Befund spricht dafür, dass Umweltfaktoren, wahrscheinlich die **Ernährung**, für den Unterschied verantwortlich sind. Es konnte weiterhin gezeigt werden, dass die LDL-, VLDL-Cholesterin- und Triglyceridkonzentration im Plasma bei Eskimos niedriger liegt als bei Dänen bzw. in Dänemark lebenden Eskimos und dass alters- und geschlechtsbedingte Unterschiede in der Lipidkonzentration bei den unter ursprünglichen Umweltbedingungen in Grönland lebenden Eskimos weniger ausgeprägt sind, als dies bei der außerhalb Grönlands lebenden Bevölkerung der Fall ist (Lit. bei [47, 48]).

Darüber hinaus fand sich bei den Ureinwohnern arktischer Regionen eine **deutlich verlängerte Blutungszeit**. Von diesen epidemiologischen Studien ausgehend wurde nach den für die Unterschiede verantwortlichen Ernährungsfaktoren gefahndet.

Die **Kost der Eskimos** ist hochkalorisch, reich an Fett, Cholesterin und tierischem Protein, enthält wenig mehrfach ungesättigte Fettsäuren vom Linolsäuretyp und ist arm an Ballaststoffen. Damit wären alle Voraussetzungen für eine die Arteriosklerose begünstigende Ernährung gegeben. Eine wesentliche Besonderheit ist jedoch der hohe Gehalt an ω-3-Fettsäuren, der letztlich für die geringe Häufigkeit arteriosklerotischer Gefäßerkrankungen und die genannten blutchemischen Besonderheiten verantwortlich gemacht wird.

Der **protektive Effekt** dieser Fettsäuren, und hier insbesondere der **Eicosapentaensäure** (C20:5ω-3), die sich vorwiegend im **Fett von Kaltwasserfischen** finden, während sie in Pflanzenfetten und dem Depotfett unserer Haustiere nur in sehr geringer Konzentration vorkommen (Tab. 4-18), wird wie folgt erklärt: Der Mensch bildet aus hoch ungesättigten ω-3-Fettsäuren spezielle Prostazykline, Thromboxane und Leukotriene (Abb. 4-34), die eine Reihe von **antiarteriosklerotischen Wirkungen** besitzen. Sie senken die Serum-, Triglycerid-,

Tabelle 4-18 Prozentuale Verteilung von ω-6- und ω-3-mehrfach-ungesättigten-Fettsäuren in tierischen und pflanzlichen Fetten (nach [202]).

	Linolsäure (18:2ω-6)	Arachidonsäure (20:4ω-6)	α-Linolensäure (18:3ω-3)	Eicosapentaensäure (20:5ω-3)	Gesättigte Fettsäuren
Viel ω-6-Fettsäuren					
Pflanzenmargarine	40–65	–	0–7	–	18–30
Sonnenblumenöl	20–75	–	1	–	4–20
Maisöl	34–62	–	1	–	8–19
ω-6-Fettsäuren, viel gesättigte Fettsäuren					
Haustiere					
Schwein	5–8	1	1	–	40–60
Schweineleber	14	15	1–2	–	30–50
Rind*	1–5	1	1–7	0,5–1,5	20–70
Geflügel*	15–30	0–2	1–4	–	25–35
Milch*	2–30	–	1–3	0,5–1,5	40–65
Eigelb	10	1,5	–	–	25–35
Butter	1	0	–	–	60
ω-6- und ω-3-Fettsäuren, wenig Fett					
Grüne Blätter, Gemüse	2–5	–	30–60	–	5–12
Wildtiere	1–6	1	1–2	–	40–65
Viel ω-3-Fettsäuren					
Fische					
Makrele	1	1	1	10	35
Hering	2	1	1	5–15	30
Lachs	1–2	1	1	7–15	15
Forelle	5	2	6	5–7	10
Lebertran/Fischöle	2	–	–	10–18	17
Leinöl	–	–	40–65	–	15

* je nach Fütterung mit an Linol- bzw. α-Linolensäure reicher Nahrung.

LDL- und VLDL-Konzentration, erniedrigen den Blutdruck und vermindern die Thrombozytenaggregation.

Zu einer Senkung der Gesamtcholesterinkonzentration kommt es offenbar nur durch Reduktion der LDL-Fraktion bei hohen Ausgangswerten. Hierbei wird die HDL-Fraktion erhöht (Lit. bei [233]).

Der **Thrombozytenaggregation** kommt offenbar in der Frühphase der Arterioskleroseentstehung eine zentrale Bedeutung zu, da der Prozess der Gefäßwandschädigung wahrscheinlich mit **Verletzungen des Endothels** beginnt. Hier kommt es zu Anlagerungen von Thrombozyten, die ihrerseits durch Freisetzen bestimmter Substanzen subendotheliale Zellschichten zur Proliferation anregen. Erst daran anschließend kommt es nach der Hypothese des verletzten Endothels zur Einlagerung von Lipiden.

Ein hoher Verzehr von Eicosapentaensäure würde somit über eine **Verminderung der Thrombozytenhaftfähigkeit** der frühesten Phase der Arteriosklerose entgegenwirken.

Diese Erkenntnisse über die Wirkungen der aus Eicosapentaensäure gebildeten **Prostaglandine** und **Leukotriene** haben zusammen mit Ergebnissen bereits genannter epidemiologischer Untersuchungen zu der Vorstellung geführt, dass der in der Kost westlicher Industrieländer sehr niedrige Anteil an ω-3-Fettsäuren wesentlich für die Häufigkeit arteriosklerotischer Gefäßerkrankungen mitverantwortlich ist.

Es wird angenommen, dass der **Urmensch** eine relativ fettarme, aber an ω-3-Fettsäuren relativ reiche Kost verzehrte (vgl. Abb. 2-2), die erst nach dem Seßhaftwerden und dem zunehmenden Verzehr der an ω-3-Fettsäuren armen Fette von Haustieren geringer wurde. Unser nach dieser Vorstellung auf einen relativ hohen Verzehr von ω-3-Fettsäuren eingestellter Stoffwechsel hat sich während der vergleichsweise kurzen Zeit, seitdem sich bedingt durch Landwirtschaft und Viehzucht die Ernährung grundlegend änderte, noch nicht umgestellt, woraus sich die Neigung zur Arterioskleroseentwicklung erklärt (Lit. bei [239]).

In einer Studie von Singer und Mitarb. [217] verzehrten 8 Patienten mit einer Typ-1V- bzw. Typ-V-Hyperlipoproteinämie während je zwei Wochen im Cross-over-Versuch unter isokalorischen Bedingungen täglich entweder eine Dose handelsüblicher Heringe bzw. Makrelen. Die aufgenommene Menge an Eicosapentaensäure betrug 2,2 g täglich mit Makrelen und 1,0 g mit Heringen. Die Natrium- und Kaliumaufnahme war unter beiden Diäten etwa gleich. Es fand sich als Ergebnis unter **Makrelendiät** eine signifikante Senkung von Cholesterin- und Triglyceridkonzentration im Serum.

Unter **Heringsdiät** mit einem niedrigeren Eicosapentaensäureanteil waren die Effekte im Vergleich zur Makrelendiät weniger stark ausgeprägt.

Darüber hinaus fand sich unter der Makrelendiät sowohl in liegender als auch aufrechter Körperposition eine signifikante **Senkung des systolischen Blutdrucks** bei unverändertem diastolischem Druck. Unter der Heringsdiät blieb der Blutdruck unverändert.

In einer prospektiven kontrollierten Doppelblindstudie wurde der **Langzeiteffekt** von Fischöl im Vergleich zu Olivenöl auf die Konzentration von

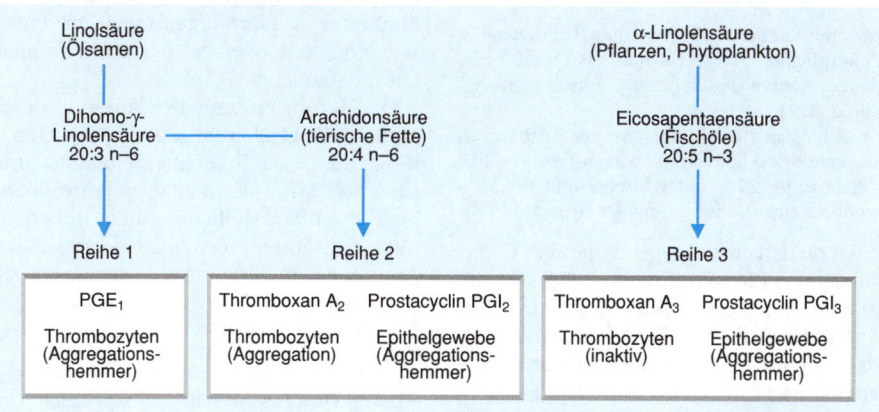

Abb. 4-34 Synthese von Eicosanoiden aus mehrfach ungesättigten Fettsäuren mit unterschiedlichen Effekten auf die Thrombozytenaggregation.

Serumlipiden und Lipopoteinen bei Patienten mit normalen bzw. gering erhöhten Blutfettwerten untersucht.

Während der einjährigen Behandlung wurden täglich 9 g Fischöl entsprechend 3,2 g ω-3-Fettsäuren bzw. 9 g Olivenöl in Form von Kapseln aufgenommen.

Unter Gabe von **Fischöl** kam es zu einer Senkung der mittleren Serumtriglyceridkonzentration um 26 % und einer Steigerung der HDL-Cholesterinkonzentration ebenfalls um 26 % im Vergleich zum Ausgangswert.

Demgegenüber führte die Behandlung mit **Olivenöl** zu keiner Beeinflussung der Serumtriglyceride, während die HDL-Cholesterinkonzentration um 18 % anstieg [59].

Entsprechend positive Wirkungen ließen sich auch mit 2,7 g Eicosapentaensäure täglich in Form des Äthylesters bei Patienten mit primärer Hypercholesterinämie erzielen. Während einer Behandlungsdauer von sechs Monaten kam es zu einer signifikanten Senkung des Gesamtcholesterins der Trigylceride und des LDL-Cholesterins [162].

Eine weitere mögliche Indikation für eine Langzeitbehandlung mit ω-3-Fettsäuren ist die **Prophylaxe von Restenosierungen** nach perkutaner transluminaler koronarer Angioplastie (PTCA). Die Verringerung der Thrombozytenaggregation, der antiinflammatorische Effekt (vgl. Kap. 1.3.1) und die im Tierversuch nachgewiesene Verminderung der Intimahyperplasie waren die Voraussetzungen für die Durchführung entsprechender Therapiestudien.

Die in der Literatur mitgeteilten Ergebnisse sind diskrepant. Eine Metaanalyse aus dem Jahre 1993 kommt zu einem positiven Ergebnis. In den Studien mit erneuter Koronarangiographie zur Erfolgskontrolle konnte durch Therapie mit Fischöl die Restenoserate im Vergleich zur Kontrollgruppe um etwa 14 % herabgesetzt werden. Als tägliche ω-3-Fettsäurendosis werden 3–6,5 angegeben [60].

In einer neueren Studie an 551 Patienten, bei denen 8 g ω-3-Fettsäuren täglich mit Maiskeimöl als Placebo verglichen wurde, konnte dieser positive Effekt nicht bestätigt werden [127].

Positiv war hingegen der Einfluss von ω-3-Fettsäuren bei **Patienten mit einem koronaren Venenbypass.** Von 610 Patienten kam es bei 27 % unter Fischöl und bei 33 % unter Placebo zu einer Stenosierung des Bypasses [52].

Ausgehend von den eingangs genannten, in Grönland erhobenen epidemiologischen Befunden, die es zusammen mit Ergebnissen experimenteller Studien wahrscheinlich machen, dass ω-3-Fettsäuren das Herzinfarktrisiko senken, wurden die nachfolgenden, auch hier z. T. zitierten Studien, sämtlich mit **sehr hohen Dosen an Fischöl in Gelatinekapseln** durchgeführt. Diese Dosen liegen weit über der Menge, die auch bei häufigem und regelmäßigem Fischverzehr aufgenommen werden kann.

Es erhebt sich deshalb die Frage, ob der protektive Effekt nur mit Supplementen oder auch entsprechendem Fischanteil einer realistischen Kostform zu erzielen ist. Nach einer Vielzahl weltweit zu dieser Frage durchgeführten Studie verringert ein **regelmäßiger Fischverzehr** von 1–2 Fischmahlzeiten pro Woche bereits das koronare Risiko.

Offen bleibt die Frage, ob dieser positive Effekt lediglich Folge der relativ geringen Aufnahme von ω-3-Fettsäuren oder anderer noch **nicht bekannter Inhaltsstoffe** aus Fisch ist [211].

Epidemiologische Daten aus Holland sprechen dafür, dass regelmäßiger Fischverzehr möglicherweise auch das **Apoplexierisiko** senkt [112].

Studien zur Verringerung von Reinfarkten (**Sekundärprophylaxe**) mit einer Diät, reich an mehrfach ungesättigten ω-6-Fettsäuren, bei geringem Anteil an gesättigten Fettsäuren, verliefen überwiegend negativ. Lediglich dann, wenn zusätzlich der Verzehr von fettem Fisch, reich an ω-3-Fettsäuren, empfohlen wurde, konnte zwei Jahre nach dem Infarkt die Mortalitätsrate um 29 % signifikant gesenkt werden (Lit. bei [133]).

Auch mit einer **mediterranen Kost** (reich an Obst, Gemüse etc.) mit besonders hohem Anteil an α-Linolensäure konnte die Rate an Reinfarkten signifikant gesenkt werden. Da die gewählte Kostform möglicherweise verschiedene protektive Bestandteile enthält, lässt sich nicht eindeutig entscheiden, welche Bedeutung dem hohen Gehalt an α-Linolensäure zukommt (Lit. bei [133]).

Eine gewisse Bedeutung kommt den **trans-Fettsäuren** bei der Entstehung arteriosklerotischer Gefäßerkrankungen zu. Sie entstehen bei der Hydrierung mehrfach ungesättigter Fettsäuren (vgl. Kap. 1.3). Die in Lebensmitteln vorkommenden trans-Fettsäuren sind entweder unter dem **Einfluss von Mikroorganismen** im Pansen von Wiederkäuern oder bei der **Härtung pflanzlicher Öle** entstanden.

Die Zufuhr an trans-Fettsäuren in der Bundesrepublik Deutschland ist gering (vgl. Tab. 1.3 und Kap. 1.3.1) Da in Schnellimbissrestaurants der USA seit Mitte der achtziger Jahre überwiegend **hydrierte Pflanzenöle** mit einem hohen Anteil an trans-Fettsäuren verwendet werden, kann die Aufnahme in bestimmten sozialen Schichten, die überwiegend diese Restaurants besuchen, 24–35 % der Gesamtenergiezufuhr betragen [89].

Verzehren gesunde Versuchspersonen während je drei Wochen eine Testdiät mit 10 % gesättigten, einfach ungesättigten bzw. trans-Fettsäuren, so kommt es zu folgenden Änderungen der Cholesterin- und Lipoproteinkonzentration im Serum: Die Gesamtcholesterinkonzentration liegt unter Gabe gesättigter Fettsäuren am höchsten und unter einfach ungesättigten Fettsäuren (Ölsäure) am niedrigsten, während die Cholesterinkonzentration unter trans-Fettsäuren eine Mittelstellung einnimmt.

Entsprechend verhält sich die Konzentration an LDL-Cholesterin. **HDL-Cholesterin** ist unter Gabe von trans-Fettsäure reicher Ernährung **reduziert** und unter den beiden anderen Fettsäuren identisch [147].

Auch im Rahmen einer Langzeitstudie an 750 Männern in den USA (Normative Aging Study) fand sich eine signifikante positive Korrelation zwischen der Höhe des Verzehrs von Margarine und anderen partiell gehärteten Fetten und der Konzentration von Gesamtcholesterin und LDL-Cholesterin im Serum, während sich eine inverse Beziehung zum HDL-Cholesterin fand [231].

Auch in weiteren Studien, so z. B. in der prospektiven Nurses' Health Study, fand sich eine positive Beziehung zwischen verzehrter Menge an partiell gehärteten Fetten und der Häufigkeit an Myokardinfarkten [10].

Welcher Mechanismus den genannten Effekten von trans-Fettsäure auf Parameter des Fettstoffwechsels zugrunde liegt, ist unzureichend bekannt. Diskutiert werden **negative Einflüsse auf** verschiedene Rezeptoren, insbesondere **den LDL-Rezeptor** (Lit. bei [136]).

Die Bedeutung der trans-Fettsäuren für das Arterioskleroserisiko wird bei einem Anteil von max. 4 % an der Gesamtenergiezufuhr als gering eingeschätzt. Eine höhere Zufuhr, wie sie etwa bei bestimmten sozialen Schichten der USA nachweisbar ist, dürfte das Arterioskleroserisiko wesentlich beeinflussen.

Andere Autoren [136] sehen in dem seit Jahrzehnten zunehmenden Verzehr von **partiell hydrierten Pflanzenfetten** eine wesentliche Ursache für die hohe Rate an koronaren Herzerkrankungen in den meisten westlichen Industrieländern.

In Kurzzeitversuchen von 3 Wochen kam es beim Einsatz von 10 % Triglyceriden gesättigter Fettsäuren (Laurin-, Myristin- und Palmitinsäure) durch das Triglycerid von trans-Fettsäuren zu einem signifikanten Anstieg der Lipoprotein (a)-Konzentration. Dies ist ein weiterer Hinweis auf mögliche negative Effekte von trans-Fettsäuren [149].

Trotz der seit Jahrzehnten durchgeführten unübersehbaren Zahl an Untersuchungen zur Frage der quantitativ und qualitativ optimalen Zufuhr an Nahrungsfett, gibt es weiterhin offene Fragen und kontroverse Diskussionen. Unstritten ist der Vorteil einer Verringerung gesättigter Fettsäuren bei niedrigem Anteil an trans-Fettsäuren.

> Dies bedeutet zur Verringerung des Arterioskleroserisikos entweder eine fettarme, kohlenhydratreiche oder eine Kost mit einem relativ hohen Anteil an einfach- und mehrfach ungesättigten Fettsäuren bei moderatem Kohlenhydratanteil zu praktizieren.

Da die erstgenannte Variante sowohl mit einer Erniedrigung der LDL- als auch HDL-Fraktion bei Erhöhung der VLDL-Lipoproteine einhergeht, ist kein wesentlich positiver Effekt zu erwarten. Im Gegensatz hierzu ist eine Kost mit etwa 30 % der Energie überwiegend in Form einfach- und mehrfach ungesättigter Fettsäuren praktikabler und geht mit einer Verbesserung der HDL-LDL-Relation einher.

In Anlehnung an die mediterrane Ernährung wird ein Anteil der Ölsäure von 15–16 % an der Gesamtenergiezufuhr empfohlen [73, 110].

Nahrungscholesterin

Die Bedeutung des Nahrungscholesterins für die Höhe der Serumcholesterinkonzentration wird widersprüchlich beurteilt. Der entscheidende Grund für die sich z. T. widersprechenden Versuchsergebnisse ist die Tatsache, dass das Ausmaß der Cholesterinresorption in erheblichem Maße von **Art und Menge** der **gleichzeitig aufgenommenen Nahrung** abhängig ist.

Einer Formeldiät zugesetztes kristallines Cholesterin wird offenbar anders resorbiert als das in Lebensmitteln, etwa Eidotter, Fleisch etc. enthaltene Cholesterin [120]. Darüber hinaus ist der Einfluss des Nahrungscholesterins auf die Höhe der Serumcholesterinkonzentration von der **Ausgangskonzentration des Cholesterins im Serum** abhängig. Die in vielen Studien gefundene direkte Korrelation zwischen Cholesterinzufuhr und Serumcholesterinkonzentration, wie sie Abbildung 4-35 dargestellt ist, konnte nicht von allen Untersuchern bestätigt werden.

Weitere Einzelheiten über die Beeinflussung der endogenen Cholesterinsynthese durch Nahrungscholesterin und den Einfluss verschiedener Ernährungsfaktoren auf die Resorption des mit der Nahrung aufgenommenen Cholesterins sind in Kap. 1.4 dargestellt.

> Bei **Hypercholesterinämikern** sollte trotz der genannten Widersprüche die tägliche Cholesterinaufnahme 300 mg nicht übersteigen.

Da Cholesterin nur in **Lebensmitteln tierischer Herkunft** enthalten ist, wird automatisch mit ei-

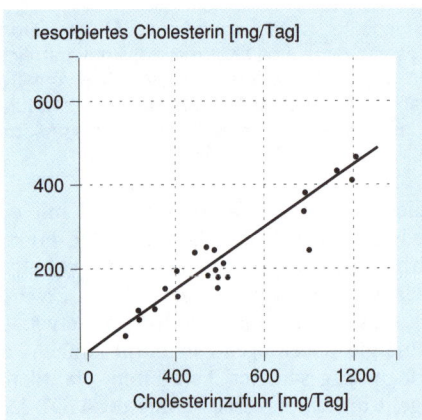

Abb. 4-35 Beziehung zwischen täglicher Cholesterinzufuhr mit der Nahrung und pro Tag resorbierter Menge an Cholesterin beim Menschen (nach [120]).

ner an Fetten gesättigter Fettsäuren armen Diät die Cholesterinzufuhr verringert.

Die kritische Bewertung der in der Literatur mitgeteilten Befunde über eine **Beziehung zwischen Nahrungscholesterin und Serumcholesterinkonzentration** durch Hegstedt [83] ergab, dass innerhalb des für die Praxis relevanten Bereiches von 0–400 mg Cholesterin/4180 kJ (1000 kcal) in aller Regel eine **lineare** Beziehung besteht. Es kann davon ausgegangen werden, dass 1 mg Cholesterin/4180 kJ (1000 kcal)/Tag die Serumcholesterinkonzentration etwa um 0,1 mg/dl erhöht. Das würde bedeuten, dass bei einer Gesamtenergieaufnahme von 10 MJ/Tag (2500 kcal) eine Erhöhung der Gesamtcholesterinaufnahme um 100 mg/Tag die Serumcholesterinkonzentration etwa um 4 mg/dl erhöhen würde.

Widersprüchliche Ergebnisse von Studien, insbesondere dann, wenn sie an kleinen Gruppen durchgeführt wurden, können auch Folge des individuell unterschiedlichen Ansprechens auf Nahrungscholesterin sein **(Hypo- und Hyperresponder)** [21]. Zusätzlich muss berücksichtigt werden, dass auch der die Serumcholesterinkonzentration steigernde Effekt von gesättigten Fettsäuren individuell sehr unterschiedlich ist [74].

Oxycholesterin

In tierischen Lebensmitteln, im Plasma und Gewebe von Mensch und Tier finden sich eine Reihe verschiedener Cholesterinoxidationsprodukte (COPS), deren Bedeutung für die Entstehung der Arteriosklerose nur unzureichend untersucht ist. Aufgrund tierexperimenteller Befunde besitzen einige dieser Substanzen eine **erhebliche gefäßschädigende Wirkung.**

Bei Patienten mit schnell fortschreitender Arteriosklerose der Carotis fanden sich besonders hohe Plasmakonzentrationen. Ein **Defizit an Antioxidantien** begünstigt offenbar die Entstehung von Cholesterinoxidationsprodukten im Organismus [130].

Proteine und proteinreiche Lebensmittel

Die Frage einer Beeinflussung der Serumlipidkonzentration und des Infarktrisikos durch proteinreiche Lebensmittel konzentriert sich auf folgende Punkte:

- Bestehen Unterschiede zwischen tierischem und pflanzlichem Protein?
- Welche Bedeutung kommt dem Muskelfleisch als Lebensmittel, reich an Eisen mit hoher Bioverfügbarkeit, zu?
- Bestehen Unterschiede zwischen rotem Fleisch, z. B. Rindfleisch, und weißem Fleisch (Geflügel)?

Sowohl tierexperimentelle als auch am Menschen erhobene Befunde sprechen für einen **cholesterinspiegelsenkenden Effekt pflanzlicher Proteine** [31].

Positive Berichte existieren insbesondere über das **Sojaprotein.** Der Wirkmechanismus ist unbekannt.

Die unterschiedliche **Lysin-Arginin-Relation** von tierischem Protein bzw. Sojaprotein wird als mögliche Ursache diskutiert [247].

In zwei Studien, in denen gleiche Mengen an tierischem und pflanzlichem Protein in Form von Milch- bzw. Sojaprotein verabreicht wurden, konnte gezeigt werden, dass sich die Serumcholesterinkonzentration bei Probanden mit primär erhöhter Serumcholesterinkonzentration unter Sojaprotein signifikant senkt, während sich dieser Effekt bei Versuchspersonen mit im Normbereich liegender Cholesterinkonzentration nicht nachweisen ließ [57, 150].

Bei einer kritischen Sichtung der zu dieser Problematik vorliegenden Befunde, kommen die meisten Autoren jedoch zu dem Schluss, dass pflanzliche Proteine den Serumcholesterinspiegel nur unwesentlich senken. Sie führen die in der Literatur immer wieder mitgeteilten positiven Effekte in erster Linie auf **Begleitsubstanzen pflanzlicher Lebensmittel** wie Pflanzensterine, Fette mit hohem Anteil an ungesättigten Fettsäuren, wasserlösliche Ballaststoffe und den geringen Gehalt an Cholesterin zurück [16, 243].

In einer sechs Monate dauernden Studie verzehrten 70 postmenopausale Frauen pro Tag 40 g Protein entweder

4.5 Hyperlipoproteinämie, Arteriosklerose

als Casein + fettfreies Milchpulver, Sojaprotein mit hohem oder niedrigem Gehalt an Isoflavonen (siehe sekundäre Pflanzenstoffe, Phytoöstrogene Kap. 1.7.5). Während sich die Gesamtcholesterinkonzentration im Serum in keiner der Gruppen veränderte, kam es in beiden Gruppen unter Sojaprotein unabhängig vom Gehalt an Isoflavonen zu einer signifikanten Zunahme von HDL- und Abnahme von LDL-Cholesterin bei signifikanter Steigerung der LDL-Rezeptoraktivität.

Dieser Befund stützt die Annahme, dass dem unterschiedlichen Aminosäuremuster der Proteine und weniger dem Gehalt an Begleitsubstanzen eine Bedeutung zukommt [18].

Die Herzinfarktrate liegt bei **Vegetariern** niedriger als bei nach Geschlecht, Alter und sozioökonomischem Status vergleichbaren Personen, die Fleisch verzehren.

In einer prospektiven 12 Jahre dauernden Studie, an der über 6000 Vegetarier teilnahmen, lag die standardisierte Mortalitätsrate (die Mortalität der Gesamtbevölkerung = 100) an ischämischen Herzerkrankungen mit 51 bei Fleischessern signifikant über der von 28 bei Vegetariern [226].

Da die vegetarische Ernährung jedoch nicht nur durch den Verzicht auf Fleisch gekennzeichnet ist, sondern Vegetarier vergleichsweise mehr Gemüse, Früchte, Getreideprodukte, Hülsenfrüchte und Nüsse verzehren und folglich die Zufuhr an gesättigten Fettsäuren niedrig und an ungesättigten Fettsäuren höher liegt, insgesamt mehr Kohlenhydrate und Ballaststoffe verzehrt werden etc., darf der positive Effekt der vegetarischen Ernährung **nicht ausschließlich auf den Verzicht von Fleisch** zurückgeführt werden.

So findet sich beispielsweise eine positive Beziehung zwischen der Höhe des Fleisch- und Wurstverzehrs und der Höhe der Gesamtcholesterinkonzentration im Serum (Abb. 4-36) [24]. Auch andere Autoren fanden günstigere Lipidparameter bei Vegetariern als bei Gemischtköstlern [188].

Es gibt jedoch auch Hinweise darauf, dass mit Fleisch aufgenommenes **Eisen** über eine **Steigerung des oxidativen Stresses** (vgl. Kap. 1.7.4 und 16) das Infarktrisiko steigert. Häm- und Myoglobineisen haben im Vergleich zu Eisen pflanzlicher Lebensmittel einen hohen Ausnutzungsgrad. Zusätzlich steigert Fleisch- und Fischverzehr die **Resorption von Nicht-Hämeisen** (vgl. Kap. 1.8). Ein regelmäßiger und hoher Fleischverzehr bedeutet folglich optimale Versorgung, u.U. sogar **Überladung des Organismus mit Eisen.**

Ausgehend von einer prospektiven finnischen Studie, bei der sich ein signifikant höheres Infarktrisiko bei Männern mit Serum-Ferritinkonzentrationen über 200 mg/dl als Ausdruck einer über dem Durchschnitt liegenden Eisenzufuhr fand, wird diskutiert, ob eine Eisenüberladung auf dem Wege über eine vermehrte Freisetzung freier Radikale die Arterioskleroseentstehung fördert [200]. Weitere epidemiologische Studien konnten diesen Verdacht nicht bestätigen [10, 155].

Aufgrund von In-vitro-Untersuchungen muss trotz widersprüchlicher Ergebnisse epidemiologischer Studien eine vermehrte LDL-Oxidation bei Eisenüberladung

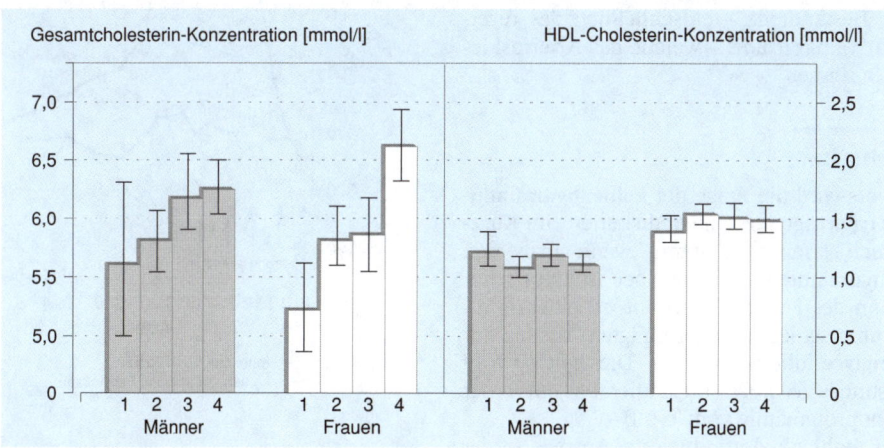

Abb. 4-36 Mittelwerte der Gesamt- und HDL-Cholesterinkonzentration in Abhängigkeit vom durchschnittlichen Fleisch- und Wurstwarenkonsum (1: höchstens einmal pro Woche, 2: zwei- bis dreimal pro Woche, 3: vier- bis sechsmal pro Woche, 4: täglich) (nach [24]).

dann diskutiert werden, wenn die Konzentration an Antioxidanzien im Gewebe nicht optimal ist [163].

Die insbesondere in den USA häufig vertretene Vorstellung, Rindfleisch habe, unabhängig vom Fettanteil, einen ungünstigeren Effekt auf Serumlipidparameter, wurde in verschiedenen vergleichenden Untersuchungen überprüft. Dann, wenn der Gehalt an Fett gesättigter Fettsäuren identisch war, hatten beide Fleischsorten keine unterschiedliche Wirkung auf die Gesamtcholesterin-, LDL- und HDL-Cholesterinkonzentration im Serum [208].

Das für die Herzinfarkthäufigkeit charakteristische, seit langer Zeit bekannte **Nord-Süd-Gefälle** gilt auch als Beweis dafür, dass der vegetarisch orientierten Ernährung ein protektiver Effekt zukommt. Als Beweis gilt das Ergebnis der Ende der 50er Jahre begonnenen **Seven-Country-Study** [185].

Rund 12 000 Männer aus Italien, Griechenland, Jugoslawien, den Niederlanden, Finnland, USA und Japan wurden während eines Zeitraumes von 15 Jahren beobachtet. Die **Infarktmortalität** lag in Griechenland mit 120 pro 10 000 am niedrigsten, während die Infarktsterblichkeit mit 972 pro 10 000 in Finnland am höchsten lag. Neben **genetischen Faktoren** werden diese erheblichen Unterschiede insbesondere auf die **Ernährung** zurückgeführt.

Die in Griechenland (Kreta) übliche Ernährung beinhaltet einen vergleichsweise hohen Anteil an Brot, Obst und Gemüse, einen hohen Anteil an einfach, ungesättigten Fettsäuren in Form von Olivenöl bei geringem Anteil an Fleisch und tierischen Fetten. Diese **mediterrane Kost** beinhaltet, wie bereits an anderer Stelle ausgeführt, neben der günstigen Fettsäurekomponente eine Reihe weiterer Bestandteile – einschließlich des regelmäßigen Weinkonsums – welche das Arterioskleroserisiko senken.

Kohlenhydrate

Kontrovers wird die Frage der **kohlenhydratinduzierten Hypertriglyzeridämien** diskutiert. Im Kurzzeitversuch kommt es dann, wenn man den Kohlenhydratanteil der Kost bei isokalorischer Reduktion des Fettanteils erhöht, zu einem individuell unterschiedlich ausgeprägten Anstieg der Serumtriglyceridkonzentration. Dies gilt sowohl für Gesunde als auch für Patienten mit einer Hyperlipoproteinämie vom Typ II–V.

Dieser kohlenhydratinduzierte Anstieg ist jedoch offenbar nur **vorübergehend**. Werden die Probanden über Wochen kontrolliert – entsprechende Untersuchungen wurden beispielsweise bei Gefängnisinsassen in Südafrika durchgeführt –, so schwindet die Hypertriglyzeridämie. Dieser Befund erklärt die Tatsache, dass Bevölkerungsgruppen mit geringem Fett- und hohem Kohlenhydratverzehr niedrigere mittlere Serumtriglyceridkonzentrationen aufweisen als Populationen mit einer umgekehrten Kohlenhydrat-Fett-Relation.

Trotzdem gibt es Hinweise darauf, dass die Gruppe der Hypertriglyzeridämiker nicht homogen ist und möglicherweise einzelne Patienten auch auf Dauer unter hohem Kohlenhydratverzehr hohe Serumtriglyceridkonzentrationen aufweisen.

So können beispielsweise Patienten mit einer **durch Hypertriglyzeridämie induzierten Pankreatitis** über viele Jahre mit einer kohlenhydratarmen Kost gut kontrolliert und frei von erneuten Pankreatitisschüben gehalten werden (Lit. bei [3]).

Bei Typ-IV-Hyperlipoproteinämie kommt es, wie die in Abbildung 4-37 dargestellten Befunde zeigen – unter kohlenhydratarmer, fettreicher Ernährung zwar zu niedrigen Triglyceridkonzentrationen in der Nüchternphase, nicht aber nach Nahrungsaufnahme.

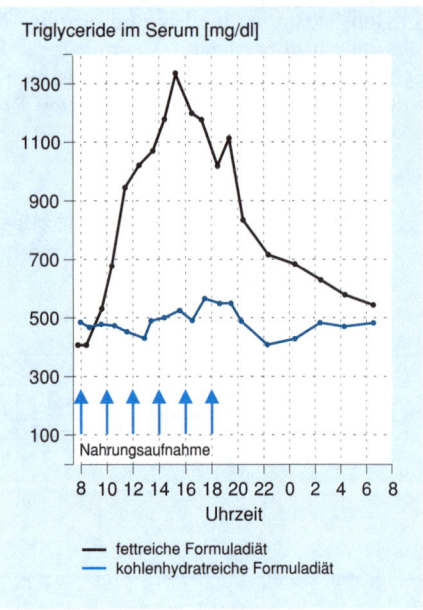

Abb. 4-37 Mittlere Triglyceridkonzentration im Serum (Tagesprofil) bei Hyperlipoproteinämie Typ IV unter isokalorischer kohlenhydratreicher und fettreicher Formeldiät (nach [204]).

Ob die Hypertriglyzeridämie die Entstehung der Arteriosklerose begünstigt, wurde lange Zeit kontrovers diskutiert. Ergebnisse epidemiologischer Untersuchungen sind widersprüchlich. Eine wesentliche Schwierigkeit bei der Interpretation der bei solchen Studien erhobenen Befunde ist die Tatsache, dass die **Hypertriglyzeridämie** nur selten isoliert vorkommt und **meist mit anderen Risikofaktoren vergesellschaftet** ist. Trotzdem gilt es heute als gesichert, dass triglyceridreiche Lipoproteine ebenfalls den arteriosklerotischen Gefäßprozess begünstigen.

Wesentlich für den Einfluss von Kohlenhydraten auf die Lipid- und Lipoproteinkonzentration im Serum ist der **glykämische Index** (vgl. Abschn. 4.4) der kohlenhydratreichen Lebensmittel.

Nachdem in prospektiven epidemiologischen Studien gezeigt werden konnte, dass sich unter kohlenhydratreicher Ernährung mit hohem Ballaststoffanteil sowohl das Risiko für koronare Herzerkrankungen als auch Diabetes mellitus Typ 2 verringert (Lit. bei [59a], konnte in einer Langzeitstudie an über 1400 Personen eine signifikant negative Korrelation zwischen der HDL-Cholesterinkonzentration im Serum und der Höhe des glykämischen Index der verzehrten Kohlenhydrate belegt werden.

Der glykämische Index war von größerem **Einfluss auf die HDL-Konzentration,** als Menge und Art des Nahrungsfettes [59a].

Dieser Befund ist deshalb von praktischer Bedeutung, weil die zur Arterioskleroseprophylaxe empfohlene **fettarme Ernährung** zwangsläufig **kohlenhydratreich** ist.

> Werden die Kohlenhydrate überwiegend in Form von Lebensmitteln mit hohem glykämischen Index verzehrt, so werden sowohl LDL- als auch HDL-Cholesterin erniedrigt.
> Werden Lebensmittel mit niedrigem glykämischen Index bevorzugt, so bleibt die unerwünschte HDL-Cholesterinabsenkung aus.

Ballaststoffe

Bereits im Kapitel 1.11 wurde der Einfluss von Ballaststoffen auf den Gallensäure- und Cholesterinstoffwechsel dargestellt und darauf hingewiesen, dass vor allem wasserlösliche, von der Kolonflora **leicht fermentierbare Ballaststoffe,** wie etwa Pektin oder Haferkleie, und weniger die wasserunlöslichen, z. B. in der Weizenkleie reichlich vorkommenden Ballaststoffe, die Serumcholesterinkonzentration senken.

Die Empfehlung einer **ballaststoffreichen Ernährung** ist Bestandteil aller Empfehlungen **zur Reduktion des Arterioskleroserisikos.** Sie basieren im Wesentlichen auf den Ergebnissen epidemiologischer Studien, in denen gezeigt wurde, dass Populationen mit einem hohen Verzehr von ballaststoffreichen Lebensmitteln wie Obst, Gemüse und Getreideprodukten, wie etwa die Bevölkerung der Mittelmeerländer **(mediterrane Diät),** Vegetarier oder bestimmte Religionsgruppen, sehr niedrige Serumlipidkonzentrationen und geringe Infarktraten aufweisen.

Da die Ernährung der genannten Bevölkerungsgruppen jedoch nicht nur reich an Ballaststoffen ist, sondern auch einen geringen Fett- und Cholesteringehalt mit meist hohem Anteil an mehrfach und einfach ungesättigten Fettsäuren aufweist, und zusätzlich reich an Antioxidanzien und pflanzlichem Protein ist, wird es schwer, die **Bedeutung einer Komponente,** wie etwa der Ballaststoffe, zu beweisen.

> Grundsätzlich ist die Empfehlung einer möglichst ballaststoffreichen Ernährung unabhängig von ihren möglichen spezifischen Effekten **immer sinnvoll,** da sich hiermit zwei wesentliche Forderungen zur Arterioskleroseprophylaxe – eine relativ geringe Energie- und Fettzufuhr – am leichtesten realisieren lassen.

Dass jedoch Ballaststoffe einen **direkten Einfluss auf die Lipid- und Lipoproteinkonzentration** im Serum nehmen, wurde in einer Vielzahl von Untersuchungen belegt.

So kam es nach zweiwöchiger Gabe von je 36 g **Pektin** bzw. **Guarmehl** zu einer mittleren Senkung der Serumcholesterinkonzentration um 36 bzw. 29 mg/dl. Kein Effekt fand sich nach der gleichen Menge **Weizenkleie** [102].

Cholesterinspiegelsenkend wirken sowohl **Hafer-** als auch **Gerstenkleie** und Ballaststoffe aus **Leguminosen.**

Bei Patienten mit einer Typ-IIa-Hyperlipoproteinämie kam es, unter Gabe von 60 g Haferkleie täglich, während drei Wochen zu einer signifikanten Abnahme der mittleren Gesamtcholesterinkonzentration im Serum um 9,7 % [17].

An Patienten mit einer Hyperlipoproteinämie konnte in je 4 Monate dauernden Behandlungsphasen gezeigt werden, dass sich die Senkung der Cholesterinkonzentration mit einer Kost, arm an Cholesterin und Fetten gesättigter Fettsäuren, wesentlich intensivieren lässt, wenn **große Mengen wasserlöslicher Ballaststoffe** aus Gerste, Hafer, Linsen, Erbsen und Bohnen zusätzlich verzehrt werden. Bei Kontrollen, die gleiche Mengen an wasserunlöslichen Ballaststoffen verzehrten, stellte sich der positive Effekt auf die Parameter des Fettstoffwechsels nicht ein [104].

Mineralstoffgehalt des Trinkwassers

In den verschiedenen Teilen der Welt wurde die Beziehung zwischen der Rate an arteriosklerotischen Gefäßerkrankungen und dem **Härtegrad** des Trinkwassers untersucht. Hierbei fanden sich niedrigere Raten an arteriosklerotischen Gefäßerkrankungen in Gegenden mit hartem Trinkwasser.

Da sich hartes und weiches Wasser insbesondere durch die **Kalziumkonzentration** unterscheiden, wird diesem Mineral die größte Bedeutung als protektivem Faktor beigemessen (Abb. 4-38).

Unterschiedlich hoch sind jedoch auch die Konzentrationen anderer Mineralstoffe. So wird z. B. vermutet, dass die in weichem Wasser höhere Konzentration von **Blei** – nach Befunden aus England enthält hartes Wasser im Durchschnitt 23,6 ppm und weiches Wasser 33,5 ppm Blei – **arterioskleroseförderd** wirkt.

Auch eine Untersuchung in verschiedenen Regionen Schwedens bestätigt die inverse Beziehung zwischen dem Härtegrad des Trinkwassers und der Infarkthäufigkeit. Aufgrund der hier erhobenen Daten wird ein möglicher protektiver Effekt der mit dem Härtegrad korrelierenden **Magnesiumkonzentration** im Trinkwasser diskutiert [76]. Auch das Ergebnis einer Fallkontrollstudie an über 850 Infarktpatienten bestätigte, dass hohe Magnesiumkonzentrationen im Trinkwasser mit einer signifikant geringeren Infarktmortalität einhergehen. Das Trinkwasser der Quartile mit dem geringsten Risiko hatte eine Magnesiumkonzentration von ≥ 9,8 mg/l [196].

Sollten sich die Beziehungen zwischen dem Härtegrad des Trinkwassers und der Arterioskleroseentwicklung bestätigen, so wäre eine **künstliche Enthärtung** des Trinkwassers **abzulehnen**. Es hat jedoch nicht an kritischen Stellungnahmen gegen einen solchen Kausalzusammenhang gefehlt [89].

Antioxidanzien

Entgegen früherer Ansicht ist nicht die Konzentration von Gesamtcholesterin oder HDL-Cholesterin, sondern das **oxidierte LDL-Cholesterin** wesentlicher Risikofaktor für die Arteriosklerose. Aufgrund zytotoxischer Eigenschaften schädigt es Endothelien, stimuliert die Freisetzung chemotaktischer Faktoren, die eine Anlagerung von Monozyten und deren Umwandlung in Makrophagen begünstigen.

Über LDL-Rezeptoren der Makrophagen in der Gefäßwand werden in erster Linie oxidierte LDL-Partikel aufgenommen. Sie wandeln Makrophagen in die für die frühe Arteriosklerose typischen **Schaumzellen** um. Substanzen, die LDL vor einer Oxidation durch freie Radikale schützen, den Antioxidanzien, kommt folglich eine zentrale Bedeutung zu. Oxidativ modifiziertes LDL besitzt noch weitere atherogene Effekte.

> Die für den Schutz der LDL-Partikel entscheidenden Antioxidanzien sind **Vitamin E** und **β-Carotin**.

Aufgrund ihrer Funktion als **Radikalfänger** schützen sie mehrfach ungesättigte Fettsäuren vor Oxidation und damit die Entstehung von oxidiertem LDL. Sie blockieren so auf einer entscheidenden, sehr frühen Stufe, den sehr komplexen Prozess der Arterioskleroseentwicklung.

> Das ebenfalls als Antioxidans wichtige **Vitamin C** hat die Aufgabe, das beim Abfangen freier Radikale oxidierte Vitamin E zu reduzieren und so wieder als aktives Vitamin E zur Verfügung zu stellen.

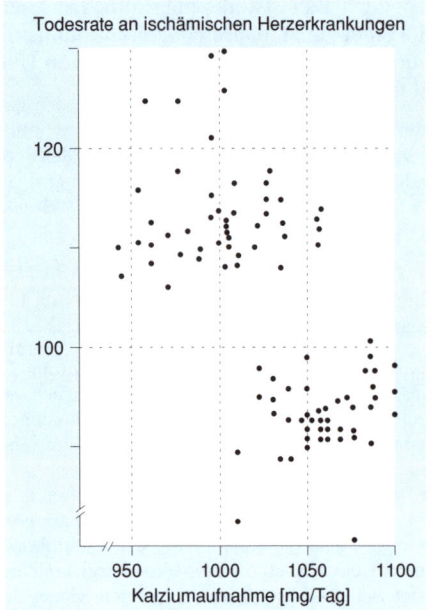

Abb. 4-38 Beziehung zwischen der täglichen Kalziumaufnahme und der Todesrate an ischämischen Herzerkrankungen (nach [115]).

Ergebnisse epidemiologischer Studien stimmen in diesem durch biochemische und tierexperimentelle Studien belegten Konzept über die Bedeutung von Antioxidan-

4.5 Hyperlipoproteinämie, Arteriosklerose

zien für die Arterioskleroseentstehung überein. So fand sich bei Männern im mittleren Lebensalter aus verschiedenen europäischen Ländern eine inverse Korrelation zwischen der Mortalität an ischämischen Herzerkrankungen und der Vitamin-E-Konzentration im Plasma [65].

In einer multizentrischen fallkontrollierten Studie wurde als Maß für die **Carotinaufnahme mit der Nahrung** die β-Carotin-Konzentration im Fettgewebe bestimmt. Auch hier ergab sich eine inverse Korrelation zwischen dem Infarktrisiko und der Konzentration von Carotin. In der Quintile mit der höchsten Carotinkonzentration lag die Infarkthäufigkeit um 44 % niedriger als in der Quintile mit der niedrigsten Carotinkonzentration.

Noch ausgeprägter war der **protektive Effekt bei Rauchern**. Die Risikominderung betrug hier zwischen der höchsten und der niedrigsten Quintile 60 % [107].

Möglicherweise ist jedoch die **β-Carotinkonzentration** im Plasma und Fettgewebe nur ein Indikator für einen hohen Verzehr von Gemüse und Obst, während der koronarprotektive Effekt auf dem hohen Anteil an anderen Substanzen, z. B. einem der bei vielen Untersuchungen **nicht erfassten Carotinoide** beruht. Hierfür spricht das Ergebnis einer Multicenterstudie in 10 europäischen Ländern, bei der sich ein Schutzeffekt des Carotinoids **Lycopin** sichern ließ [117].

Sowohl bei Männern als auch Frauen in höherem Lebensalter reduzierte die hohe Zufuhr an Vitamin E, z. T. in Kombination mit Vitamin C in Form von Supplementen, sowohl die Gesamtmortalität, aber insbesondere die Infarktmortalität signifikant [121, 134].

Die Cambridge Heart Antioxidant Study (CHAOS) untersuchte, ob die tägliche Gabe von 400 bzw. 800 IE Vitamin E die Häufigkeit von Herzinfarkten und kardiovaskulären Todesfällen im Vergleich zu Placebo reduziert. An der Studie nahmen 2002 Patienten mit angiographisch und meist auch klinisch manifester koronarer Herzerkrankung teil. Es kam zu einer signifikanten Verminderung nicht tödlicher Herzinfarkte, aber **entgegen der Erwartung zu einer Zunahme kardiovaskulärer Todesfälle** und der Gesamtsterblichkeit unter Vitamin-E-Substitution. Eine Erklärung für die derzeit noch bestehenden widersprüchlichen Studienergebnisse liegen nicht vor [220].

Nicht einheitlich sind die Ergebnisse von Studien zur **Sekundärprophylaxe** (Lit. bei [180]).

Unter Gabe von 20 mg β-Carotin täglich kam es entgegen der Erwartung sogar zu einer signifikanten Zunahme an Reinfarkten, während α-Tocopherol die Reinfarktraten nicht siginifkant beeinflusste [180].

Das Ergebnis anderer Studien war eindeutig positiv. So wurden beispielsweise bei 1800 Frauen während 10 Jahren nach einem Herzinfarkt bzw. einem Angina-pectoris-Anfall die mittlere Aufnahme von antioxidativen Vitaminen mit der Nahrung ermittelt und die Zahl an Herzinfarkten bzw. Schlaganfällen registriert. Unter Berücksichtigung von Alter und Rauchgewohnheiten lag das Herzinfarktrisiko bei der Gruppe mit der höchsten Zufuhr an antioxidativen Vitaminen um 33 % niedriger als in der Gruppe mit der niedrigsten Aufnahme. Beim Schlaganfall betrug die Differenz zwischen beiden Gruppen 71 % [138].

Auch Ergebnisse weiterer Studien sprechen dafür, dass insbesondere eine relativ hohe Zufuhr von Vitamin E das Risiko einer koronaren Herzerkrankung reduziert. Hierbei muss berücksichtigt werden, dass der endgültige Beweis, der nur durch groß angelegte Interventionsstudien erbracht werden kann, noch aussteht. Da jedoch bei gegebener theoretischer Grundlage die epidemiologischen Studien fast ausschließlich die Bedeutung der antioxidativen Vitamine bestätigen, wird an dem **protektiven Effekt** nicht mehr gezweifelt.

Die Gewährleistung einer **optimalen Versorgung mit Vitamin E** im Rahmen der Arterioskleroseprophylaxe wird durch folgende Tatsache erschwert und kompliziert:

Wegen der bekannten positiven Effekte mehrfach ungesättigter Fettsäuren auf die Serumcholesterinkonzentration wird eine relativ hohe Zufuhr an Triglyceriden dieser Fettsäuren gefordert. Zum Schutz vor Oxidation ist eine adäquate Menge an Vitamin E (nach Empfehlung der DGE pro Gramm zweifach ungesättigter Fettsäuren 0,5 mg Vitamin E pro Tag) erforderlich.

> Dies bedeutet, dass mit gesteigerter Zufuhr von mehrfach ungesättigten Fettsäuren auch die Aufnahme von Vitamin E gesteigert werden muss, wenn ein optimaler Schutz vor freien Radikalen gewährleistet sein soll.

Manche Fette, reich an mehrfach ungesättigten Fettsäuren, verfügen über einen hohen Vitamin-E-Anteil, enthalten sogar mehr von diesem antioxidativen Vitamin als zu ihrem Schutz vor Oxidation erforderlich ist. Sie tragen zu einer **positiven Vitamin-E-Bilanz** bei. Hierzu zählen Weizenkeimöl, **Sonnenblumenöl,** Haselnußöl etc.

Andere Fette wie etwa Saffloröl haben eine negative oder ausgeglichene Bilanz wie etwa Maiskeimöl oder Butter (Lit. bei [23]).

Das weltweit, insbesondere in den USA häufig verzehrte **Sojaöl**, enthält als Antioxidans überwiegend γ-Tocopherol mit einer nur sehr geringen Vitamin-E-Wirkung. Reichlicher Verzehr dieses Öles begünstigt folglich eine **negative Vitamin-E-Bilanz** (vgl. Kap. 1.7.1).

Somit ist der Vitamin-E-Bedarf von der Art und Menge des Nahrungsfetts abhängig. Zusätzlich ist es schwierig, den Mehrbedarf an Antioxidanzien bei Einwirkung verschiedener Noxen wie Zigarettenrauch, Infekte etc. abschätzen zu können. Deshalb wird die Frage nach der **Höhe der optimalen Zufuhr** sowohl zur Arterioskleroseprophylaxe als auch zur Vorbeugung anderer Erkrankungen wie Malignomen (vgl. Kap. 16), degenerativen Augenerkrankungen (vgl. Kap. 13) etc. erschwert.

Da von manchen Autoren **relativ hohe Tagesdosen** zur Gewährleistung eines optimalen Schutzes gefordert werden, erhebt sich die Frage, ob dieses Ziel mit einer sinnvoll konzipierten Kost erreicht werden kann oder ob mit Vitaminen angereicherte Lebensmittel bzw. **Supplemente** zur Erreichung dieses Zieles erforderlich sind.

Das zur Klärung dieser Frage einberufene Hohenheimer Konsensusgespräch zum Thema „Antioxidative Vitamine in der Prävention" [23] kommt zu folgenden Aussagen:

„Plasmakonzentrationen, die als Maß für eine primäre Prävention bei gesunden Erwachsenen angesehen werden, setzen im Wesentlichen eine ausreichende Aufnahme voraus, die durch Ernährung erreichbar sein sollte. Als optimal werden aufgrund von Werten aus Ernährungsstudien beim Erwachsenen folgende **Plasmakonzentrationen** antioxidativer Vitamine angenommen:
- α-Tocopherol > 30 µmol/L,
- Vitamin C > 50 µmol/L und
- β-Carotin > 0,4 µmol/L.

Aus der Beziehung zwischen hohen Plasmawerten und geringer Morbidität bzw. Mortalität an koronaren Herzerkrankungen (das gleiche gilt für neoplastische Erkrankungen) kann angenommen werden, dass die Plasmakonzentration den für die Prävention dieser Erkrankungen notwendigen individuellen Versorgungsstand hinreichend widerspiegelt: Plasmawerte, die etwa 15–20 % unter den präventiven Schwellenwerten liegen, sind mit einer statistischen Verdoppelung des Risikos assoziiert.

> Für gesunde Erwachsene, die keinem speziellen oxidativen Stress unterliegen, wird zur Aufrechterhaltung **präventiver Plasmaspiegel pro Tag** eine Zufuhr von
> - ca. 75–150 mg Vitamin C,
> - ca. 15–30 mg Vitamin E und
> - ca. 2–4 mg β-Carotin vorgeschlagen.
>
> Es können nur Bereiche angegeben werden, da die Reaktion der Plasmakonzentration auf eine gegebene Zufuhr individuell variiert.

Zigarettenraucher haben einen Mehrbedarf an Vitamin C (ca. 50–100 mg/Tag) und β-Carotin, möglicherweise auch an anderen Antioxidanzien wie Vitamin E.

Bei regelmäßigem Verzehr von rohem Obst, insbesondere Zitrusfrüchten, ist die Zufuhr von 75 bis maximal 150 mg **Vitamin C** gewährleistet. Nach der VERA-Studie [87] verzehren jedoch 10–15 % der Männer und 15 % der Frauen selten Obst und Gemüse; das gleiche gilt für Raucher und Personen mit chronischem Alkoholabusus.

Der tägliche Zufuhrbereich für β-**Carotin** wird nur bei einer Gemüsezufuhr (insbesondere tief grün- und orangefarbene Gemüsesorten) von 200–250 g/Tag bei einem derzeitigen Durchschnitt von 120 g/Tag sichergestellt.

15–30 mg **Vitamin E** können bei entsprechender Sachkenntnis realisiert werden. Dies erfordert jedoch die Zufuhr von Pflanzenölen, in welchen das Verhältnis von Vitamin E (α-Tocopherol) zu hoch ungesättigten Fettsäuren relativ hoch ist.

Angereicherte Lebensmittel und/oder **Supplemente** sind dann indiziert, wenn sich eine gezielte Ernährung nicht dauerhaft realisieren lässt. Im Falle von Supplementierungen sollte ein **ausgewogenes Verhältnis** der drei antioxidativen Vitamine angestrebt werden. Es wird das Verhältnis Vitamin E : Vitamin C : β-Carotin als 1 : 2 : 0,1 vorgeschlagen (z. B. **30 mg Vitamine E, 60 mg Vitamin C, 3 mg β-Carotin täglich**).

Nichtnutritive Wirkstoffe, sekundäre Pflanzeninhaltsstoffe (Phytochemicals, Plantchemicals, Non-nutrient compounds)

Neben den antioxidativen Vitaminen und Carotinoiden finden sich weitere, bisher wenig beachtete und untersuchte Inhaltsstoffe mit antioxidativer Wirkung, in pflanzlichen Lebensmitteln.

Es sind zu den Polyphenolen gehörende **Flavonoide**, wasserlösliche Substanzen, die sich in Obst, Gemüse, Gewürzen und Genussmitteln wie Wein und Tee finden (Tab. 4-19). Etwa 95 % aller in einer holländischen Durchschnittskost enthaltenen Flavonoide entfallen auf Quercetin, Kaempherol, Myricetin, Apigenin und Luteolin. **Quercetin** ist das häufigste Pflanzenphenol in den bei uns üblichen Lebensmitteln.

In der genannten Studie entfielen die im Mittel aufgenommenen Flavonoide zu 61 % auf schwarzen Tee,

4.5 Hyperlipoproteinämie, Arteriosklerose

Tabelle 4-19 Flavonoid-Aufnahmen in verschiedenen Ländern (nach HERTOG 1995)

Land	Aufnahme (mg/d)	Hauptquellen
Japan	70	Tee, Zwiebel, Äpfel
Finnland	3	Äpfel, Zwiebel
Niederlande	23	Zwiebel
Italien	34	Rotwein
Kroatien	58	Zwiebel
Griechenland	17	Zwiebel, Äpfel, Wein
USA	12	Zwiebel, Äpfel

13 % auf Zwiebeln und 19 % auf Äpfel. Die mittlere **Gesamtflavonoidzufuhr** pro Tag lag bei 26 mg.

In einer prospektiven epidemiologischen Studie (Zutphen Elderly Studie) an über 800 Männern im Alter von 65–84 Jahren fand sich, unter Berücksichtigung der verschiedenen Risikofaktoren, der Zufuhr von antioxidativen Vitaminen etc. während einer Beobachtungszeit von 5 Jahren eine signifikante inverse Beziehung zwischen der Zufuhr von Flavonoiden und der Mortalität an Herzinfarkt [85].

Auch nach einer Gesamtstudiendauer von 10 Jahren bestätigte sich die genannte inverse Beziehung.

Nicht bestätigt werden konnte der protektive Effekt von Flavonoiden in einer prospektiven amerikanischen Studie. Die Autoren kommen zu dem Schluß, dass die Menge an Flavonoiden – im Mittel etwa 20 mg pro Tag – die typischerweise in den USA aufgenommen werden, keine nachweisbaren Schutzfaktoren darstellen [191].

In manchen Bevölkerungsgruppen werden mit regelmäßig konsumiertem **Rotwein** relativ große Mengen von Flavonoiden aufgenommen (siehe „French paradox", Abb. 4-39).

Ergebnisse weiterer Studien zur Beziehung zwischen der Zufuhr an Phytochemicals und der Häufigkeit koronarer Herzerkrankungen aus Finnland, England, Japan etc. waren widersprüchlich. Der z. T. fehlende Nachweis einer protektiven Wirkung wird mit der Tatsache erklärt, dass Risikofaktoren wie Zigarettenrauchen, hoher Fettkonsum etc. bei der Beurteilung nicht ausreichend berücksichtigt wurde (Lit. bei [109]).

Die Bedeutung der Pytosterine für die Höhe der Serumcholesterinkonzentration wurde in Kapitel 1.4 bereits besprochen.

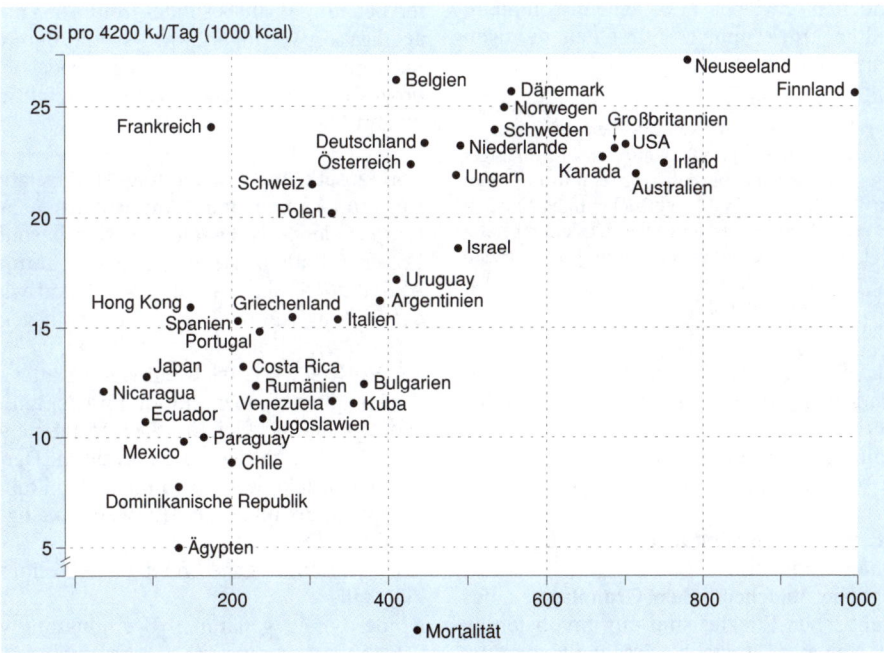

Abb. 4-39 Mortalität pro 100 000 Männer im Alter von 55–64 Jahren in 40 Ländern, in Abhängigkeit vom CSI = Index zur Erfassung des Arterioskleroserisikos [CSI = (1,01 × Gramm gesättigte Fette) + (0,05 × mg Cholesterin)] [37].

Knoblauch

In altägyptischen Schriften aus der Zeit von 1550 v. Chr. wird Knoblauch bereits als Heilmittel bei einer Vielzahl von Erkrankungen genannt. Bis heute gilt Knoblauch als Prophylaktikum und Heilmittel für viele Erkrankungen.

Seit langem wird ihm ein positiver Effekt auf das Gefäßsystem, insbesondere eine **antiarteriosklerotische Wirkung** nachgesagt. Nachdem die Wirkung, wie die vieler pflanzlicher Heilmittel, nie exakt belegt worden war und die Anwendung ausschließlich auf Erfahrung und Spekulation beruhte, wurden in neuerer Zeit zunehmend exakte Therapiestudien durchgeführt.

Während Metaanalysen aus den Jahren 1991 und 1994 trotz sehr heterogener Studienbedingungen bei den bis zu diesem Zeitpunkt veröffentlichten Untersuchungen zu dem Schluss kommen, dass Knoblauch sowohl roh verzehrt, als auch in Form unterschiedlicher Präparate die Triglycerid- und Gesamtcholesterinkonzentration im Mittel um 9–13 % senken [214, 237], kommt eine erneute Metaanalyse aus dem Jahr 1996 zu dem Ergebnis, dass die früheren Analysen nicht ausreichend exakt durchgeführt wurden und ein lipidsenkender Effekt wissenschaftlich nicht eindeutig belegt werden kann [158].

Knoblauchextrakte besitzen im Vergleich zu einer unbehandelten Zwiebel bzw. einem schonend hergestellten Trockenpulver nur einen geringen therapeutischen Effekt (Lit. bei [137]).

Dies dürfte ein wesentlicher Grund für unterschiedliche Studienergebnisse sein. So kam es beispielsweise in einer neueren Studie bei 50 Männern mit mäßiger Erhöhung der Serumcholesterinkonzentration unter Gabe von 2 × 300 mg Knoblauchtrockenpulver täglich zu einer signifikanten Senkung der Gesamtcholesterin- und LDL-Cholesterinkonzentration [1], während in einer weiteren Studie unter ähnlichen Versuchsbedingungen mit Knoblauchöl kein Effekt erzielt werden konnte [20].

Unter Gabe von Knoblauch wurden beschrieben:
- Erniedrigung von Gesamtcholesterin und Triglyceriden,
- Erhöhungen der fibrinolytischen Aktivität,
- eine Verringerung der Thrombozytenaggregation,
- gefäßerweiternde Wirkungen und Blutdrucknormalisierungen.

Die möglichen **biochemischen Grundlagen** eines prophylaktischen Effektes sind nur unvollständig bekannt. Neben einer nachgewiesenen Hemmung der Cholesterinsynthese in der Leber durch Knoblauchextrakte [210] verringern möglicherweise die in relativ hoher Konzentration enthaltenen Terpene und Phenolverbindungen die Bildung von oxidiertem LDL-Cholesterin.

Alkohol

In Kapitel 1.9 wurde die Bedeutung des **moderaten Alkoholkonsums** für die Prophylaxe koronarer Herzkrankheiten bereits ausführlich besprochen. Sowohl retrospektive als auch prospektive Studien (vgl. Abb. 1-30) bestätigen die **Schutzwirkung** [63, 97, 184, 222].

Die vergleichsweise geringe Infarkthäufigkeit in Ländern mit regelmäßigem Weinkonsum wird u. a. mit der protektiven Wirkung des Alkohols erklärt. Dies gilt besonders für Frankreich. Hier ist der Herzinfarkt, trotz eines hohen Verzehrs von gesättigten Fettsäuren und eines hohen Tabakkonsums, signifikant niedriger als in vergleichbaren Ländern (Abb. 4-39). Dieses Phänomen wird als „**French paradox**" bezeichnet.

Die Tatsache, dass der Wein in Frankreich überwiegend **zum Essen** getrunken wird, wodurch sich die Alkoholresorption verzögert, soll die positive Wirkung noch steigern.

Die Erhöhung der Blutalkoholkonzentration während einer relativ langen Zeitspanne deckt sich zeitlich mit der **Phase der postprandialen Hyperlipidämie**. Da Alkohol Gerinnungsparameter beeinflusst, insbesondere die Thrombozytenaggregation verringert, wird so die durch hohen Fettverzehr gesteigerte, arteriosklerotische Gefäßprozesse begünstigende, Gerinnungsaktivität reduziert [184].

Von zusätzlicher Bedeutung sind relativ hohe Konzentrationen von **Antioxidanzien** aus der Gruppe der **Polyphenole**, die sich besonders im Rotwein finden. Sie erhöhen die antioxidative Aktivität des Serums (Abb. 4-40) und wirken so der Bildung von oxidiertem LDL entgegen [143].

Nach dem Konsum von **Rotwein** im Vergleich zu Weißwein lässt sich ein signifikanter Anstieg der Polyphenolkonzentration und der antioxidativen Aktivität bei gleichzeitiger Abnahme von oxidiertem LDL im Plasma nachweisen. Der gleiche positive Effekt konnte mit einem alkoholfreien Polyphenolextrakt aus Rotwein nachgewiesen werden [158 a].

Der antiatherogene Effekt von Alkohol wird erklärt mit
- der bereits genannten Beeinflussung von Gerinnungsparametern (Hemmung der Thrombozytenaggregation, Steigerung der fibrinolytischen Aktivität) [189] als auch

4.5 Hyperlipoproteinämie, Arteriosklerose

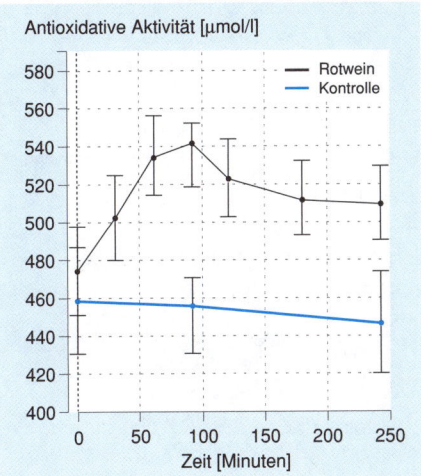

Abb. 4-40 Einfluss von Rotwein (5,7 ml Bordeaux/kg/KG während 30 Minuten) auf die antioxidative Aktivität im Serum bei gesunden Versuchspersonen [143].

- einer Steigerung der HDL-Konzentration im Serum [215].

Obwohl die protektive Wirkung eines mäßigen Alkoholkonsums, besonders in Form von Wein mit zusätzlichem Gehalt an Antioxidanzien unbestritten ist, muss bei den bekannten **Problemen des regelmäßigen Alkoholkonsums** und der Gefahr, eine Abhängigkeit zu provozieren (vgl. Kap. 1.9), sehr kritisch die Frage diskutiert werden, ob Alkoholkonsum im Rahmen der Arterioskleroseprophylaxe propagiert werden darf.

Im Rahmen der Physicians' Health Study konnte prospektiv während fünf Jahren an über 5000 Infarkt-Patienten auch eine signifikant geringere Gesamtmortalität bei moderatem Alkoholkonsum nachgewiesen werden. Die Autoren schlagen vor, unter Berücksichtigung der Alkoholrisiken den moderaten Konsum mit in die Empfehlungen zur Risikominderung einzubeziehen [157].

Koffein und koffeinhaltige Getränke

Das mit Kaffee, Tee und Colagetränken konsumierte Koffein gilt als die weltweit am häufigsten aufgenommene **pharmakologisch aktive Substanz**.

Trotz einer Vielzahl epidemiologischer und experimenteller Studien zur Frage, ob Koffein, und insbesondere das weltweit am häufigsten getrunkene koffeinhaltige Getränk, der Kaffee, die Serumlipidparameter negativ beeinflusst und letztlich das Infarktrisiko steigert, ist diese Frage nicht eindeutig entschieden.

Eine lipidlösliche Fraktion des Kaffees steigert die Konzentration von Gesamtcholesterin, LDL-Cholesterin, Triglyceriden und Apolipoprotein B. Diese Fraktion des Kaffees wird durch **Kaffeefilter** zu mehr als 80 % eliminiert [2]. Es handelt sich um **Diterpene,** von denen sich in nicht gefiltertem Kaffee etwa 1–2 g/l finden.

Instant-Kaffee ist weitgehend frei von diesen, die Serumcholesterinspiegel steigernden Substanzen. Dieser Effekt wurde von verschiedenen Autoren bestätigt.

Die Befunde zeigen, dass der **Art der Zubereitung** des Kaffeegetränkes eine große Bedeutung zukommt. In epidemiologischen Studien wurde diese Tatsache meist nicht ausreichend berücksichtigt, sondern lediglich die Zahl der pro Tag konsumierten Tassen an Kaffeegetränk erfasst.

Die Mehrzahl epidemiologischer Studien spricht aufgrund von zwei Metaanalysen nicht dafür, dass der regelmäßige Kaffeekonsum, bei Berücksichtigung der Tatsache, dass starker **Kaffee- und Zigarettenkonsum** häufig kombiniert sind, das Herzinfarktrisiko steigert [111, 151].

Es konnte auch an großen, in England untersuchten Kollektiven von mehr als 1000 Personen, die in über 70 % regelmäßig, meist Instant-Kaffee, tranken, lediglich ein Trend zu höheren Cholesterinkonzentrationen ohne Einfluss auf die HDL-Cholesterinkonzentration gefunden werden, während die Triglyceridkonzentration negativ mit der Höhe des Kaffeekonsums korrelierte [123].

In einer prospektiven, schwedischen Studie an 6765 Männern zwischen 51 und 59 Jahren fand sich keine Beziehung zwischen der Höhe des Kaffeekonsums (überwiegend gefilterter Kaffee) und der Häufigkeit von Herzinfarkten. Lediglich bei starken Kaffeetrinkern (9 Tassen/Tag und mehr) fand sich ein Trend zu einer höheren Infarktrate [195]. Wie bereits erwähnt, wurde die Tatsache, dass der Einfluss von Kaffee auf Parameter des Fettstoffwechsels erheblich von der Art der Zubereitung mitbestimmt wird, bei den in der Literatur mitgeteilten Studien zu wenig berücksichtigt und könnte durchaus für widersprüchliche Studienergebnisse mitverantwortlich sein.

Neben dem genannten Unterschied zwischen gefiltertem und nicht gefiltertem Kaffee muss weiterhin berücksichtigt werden, dass **koffeinfreier Kaffee** die LDL- und Apolipoprotein-B-Konzentration mehr steigert als koffeinhaltiger Kaffee und zusätzlich die Proteinlipaseaktivität im Serum erniedrigt [224].

> Die Empfehlung für die Praxis lautet beim derzeitigen Wissensstand: Personen mit einem erhöhten Infarktrisiko sollten – falls größere Mengen Kaffee getrunken werden – Filterkaffee bevorzugen, da er vergleichsweise geringe Mengen an Diterpenen enthält [234].

Der ebenfalls koffeinhaltige **schwarze Tee** hat keinen Effekt auf Parameter des Fettstoffwechsels. Diese Tatsache beweist, dass nicht das Koffein, sondern andere Inhaltsstoffe des Kaffees für die beschriebenen Wirkungen verantwortlich sind.

Hyperhomocystinämie

Die toxische Aminosäure Homocystin wird im Organismus aus Methionin gebildet. Ihre enzymatische Entgiftung ist von einer ausreichenden Versorgung mit Vitamin B_6, B_{12} und Folsäure abhängig.

Bei der **Homocystinurie,** einer angeborenen Störung des Homocystinstoffwechsels, der neben anderen Enzymdefekten in erster Linie ein Mangel an dem Enzym Cystathionin-β-Synthetase zugrunde liegt, kommt es neben einer Reihe weiterer Komplikationen sehr früh zu pathologischen Veränderungen der Arterienwände.

Homocystin schädigt die Gefäßendothelien und steigert die Thrombozytenadhäsion. Es wird auch postuliert, dass Homocystin die Oxidation von Lipiden und Lipoproteinen fördert.

An Personen mit arteriosklerotischen Gefäßerkrankungen erhobene Befunde sprechen dafür, dass eine unabhängig von der genannten Stoffwechselstörung auftretende **Erhöhung der Homocystinkonzentration** im Serum einen von Hyperlipidämie, Bluthochdruck und Zigarettenrauchen unabhängigen **Risikofaktor für den Herzinfarkt** darstellt [219].

Eine Vielzahl an Befunden stützt die Bedeutung von Homocystein als Risikofaktor. So fand sich, wie in Abb. 4-41 dargestellt, bei 30–69-jährigen gesunden Männern aus Ländern mit unterschiedlicher Häufigkeit kardiovaskulärer Erkrankungen eine streng positive Beziehung (r = 0,71) zwischen der mittleren Plasmahomocysteinkonzentration und der Sterblichkeit an koronaren Herzerkrankungen [4].

Eine Metaanalyse, bei der insgesamt Daten von 1114 Personen aus 12 Studien ausgewertet wurden, kam zu dem Ergebnis, dass in westlichen Populationen die Homocystinkonzentration durch Folsäuresuppelementierung (0,5–5,0 mg tgl.) im Mittel um 25 % und durch Vitamin-B_{12}-Supplementierung (0,5 mg tgl.) um weitere 7 % gesenkt werden könnte, während Vitamin B_6 keinen Effekt hatte [92].

Die **Ursache** der Hyperhomocystinämie wird in einer unzureichenden Versorgung mit den Vitaminen B_6, B_{12} und Folsäure gesehen (vgl. Kap. 1.7.2). Besonders in höherem Lebensalter findet sich eine inverse Korrelation zwischen der Konzentration der genannten Vitamine und von Homocystin im Serum. Unter Verbesserung der Vitaminversorgung normalisiert sich die Homocystinkonzentration [209].

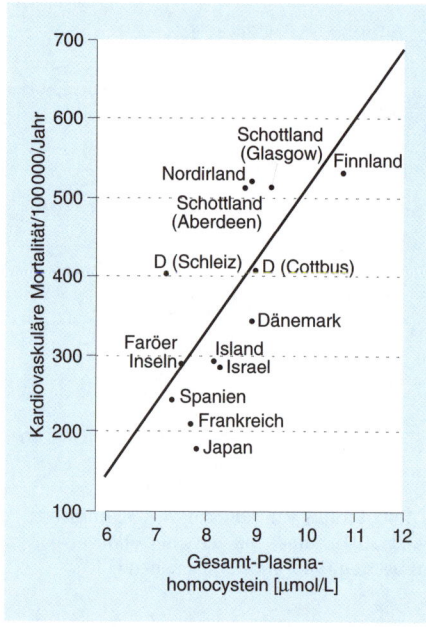

Abb. 4-41 Beziehung zwischen der Plasmahomocysteinkonzentration und der Sterblichkeit an kardiovaskulären Erkrankungen nach Angaben der WHO.

Ascorbinsäure, Milchfaktor, Lecithin

Der Effekt hochdosierter Gaben **Ascorbinsäure** auf die Serumlipidkonzentration wird widersprüchlich beurteilt. Eine Reihe von Autoren berichtet über **positive Effekte.**

Unter Gabe von 1 g Ascorbinsäure täglich kam es nach 10 Wochen im Vergleich zur Kontrollgruppe zu einer signifikanten Erhöhung der HDL-Cholesterinkonzentration, während die Gesamtcholesterin- und Triglyceridkonzentration keine Änderung zeigte.

Andere Autoren fanden unter Langzeitbehandlung mit z. T. hohen Ascorbinsäuredosen (1–3 g) sowohl Senkungen des Gesamtcholesterins als auch Anstiege der HDL-Konzentration [43, 55, 67, 197].

Untersucher, die trotz Gabe von 2 g Ascorbinsäure pro Tag keine Änderungen der genannten Lipidparameter nachweisen konnten, wählten möglicherweise mit einer Behandlungsdauer von sechs Wochen zu kurze Versuchsperioden [9].

Umstritten ist weiterhin der sog. „**Milchfaktor**".

Es gibt an Versuchstieren und am Menschen erhobene Befunde, die dafür sprechen, dass ein nicht näher bekannter Bestandteil der Milch einen den Serumcholesterinspiegel senkenden Effekt hat. Die bisher erhobenen Befunde sind jedoch so widersprüchlich, dass derzeit zu diesem hypothetischen Faktor nicht Stellung genommen werden kann [94, 192].

Nach einer kritischen Sichtung der in der Literatur mitgeteilten Befunde senkt **Lecithin** die Serumcholesterinkonzentration nur in dem Ausmaß, in dem mit diesem Phospholipid mehrfach ungesättigte Fettsäuren, insbesondere Linolsäure, aufgenommen werden. Keine Untersuchung spricht dafür, dass Lecithin einen spezifischen, die Serumcholesterinkonzentration senkenden Effekt, hat [116].

Kritik an diätetischen Maßnahmen zur Verringerung des Infarktrisikos

Sowohl die Bedeutung der Hyperlipoproteinämie für die Entstehung der Koronarsklerose als auch die Effektivität diätetischer Maßnahmen zur Verringerung des Infarktrisikos werden immer wieder angezweifelt.

Unter Hinweis auf mögliche **negative Folgen niedriger Serumcholesterinkonzentrationen** werden weiterhin sowohl medikamentöse als auch diätetische Maßnahmen zur Senkung der Serumcholesterinkonzentration kritisiert. Ein weiterer Kritikpunkt sind mögliche Risiken eines vermehrten Verzehrs von Fetten mehrfach ungesättigter Fettsäuren.

Nach derzeitigem Wissensstand war die in der Frühphase der Arterioskleroseforschung fast ausschließlich auf die Höhe der Gesamtcholesterinkonzentration im Serum und deren Abhängigkeit von der Höhe der Fettzufuhr und vom Fettsäuremuster ausgerichtete Beurteilung falsch. Die **Vielschichtigkeit der Atherogenese**, die, abgesehen von der genetischen Prädisposition, von vielen Risikofaktoren beeinflusst wird, ist auch heute nur partiell aufgeklärt. Dies gilt auch für die sehr komplexen Einflüsse der Ernährung.

Das Beispiel des bereits besprochenen „**French paradox**" (Abb. 4-39) zeigt, dass nicht nur die Höhe der Fettzufuhr und der Serumcholesterinkonzentration das Herzinfarktrisiko bestimmen.

Die **unterschiedlichen Einflüsse der verschiedenen Fettsäuren** (Kettenlänge, gesättigte, einfach ungesättigte und mehrfach ungesättigte Fettsäuren, Unterschiede zwischen ω-3- und ω-6-Fettsäuren, Transfettsäuren etc.) nicht nur auf die Konzentration von Cholesterin und die LDL-HDL-Relation, sondern auch auf Gerinnungsparameter, Fließeigenschaften des Blutes etc. waren lange Zeit unbekannt und wurden folglich nicht bzw. nur unzureichend bei der Interpretation berücksichtigt.

Die **Bedeutung der antioxidativen Vitamine** und verschiedener Carotinoide wird erst derzeit genauer untersucht, während Einflüsse vieler, als Phytochemicals bezeichneter Inhaltsstoffe der Nahrung, auf die Arterioskleroseentstehung noch weitgehend unbekannt sind.

Zusätzlich nehmen Einfluss die fermentierbaren Ballaststoffe, Phytosterine, die wasserlöslichen Vitamine B_6, B_{12} und Folsäure etc.

Betrachtet man die (bisher bekannte) ganze Breite der Substanzen, die direkt oder indirekt in den komplexen Vorgang der Arterioskleroseentstehung involviert sind, so erscheinen die seit Jahren kontrovers geführten Diskussionen um die Bedeutung der Höhe des Fettverzehrs und der Serumcholesterinkonzentration für das Herzinfarktrisiko in einem anderen Licht.

Sie befassen sich meist nur mit **Teilaspekten** der komplexen Beziehung zwischen Ernährung und Arterioskleroserisiko. Neben vielen anderen Risiken ist der **hohe Verzehr von Fetten gesättigter Fettsäuren** und die hierdurch begünstigte Hypercholesterinämie ein wesentlicher Risikofaktor.

Nicht ausreichend wurden bei der Interpretation epidemiologischer Studien die genetischen Faktoren, so z. B. der **Apolipoprotein-E-Polymorphismus** und seine Bedeutung für die Arterioskleroseentstehung berücksichtigt. Es existieren die Isoformen Apo E2, E3 und E4. Apolipoprotein E ist für die Bindung von Chylomikronen, Chylomikronenremnants und anderen Lipoproteinen an Rezeptoren mitverantwortlich.

Bei Untersuchungen von Populationen fanden sich höhere Serumcholesterinkonzentrationen in Kombination mit **Apo E4** und niedrigere mit **Apo E2**. So findet sich beispielsweise bei der Bevölkerung Finnlands, einer Population mit hohen Serumcholesterinkonzentrationen und einem hohen Infarktrisiko, Apo E4 signifikant häufiger als Apo E2, während sich bei der Bevölkerung Japans, mit einer vergleichsweise niedrigen Serumcholesterinkonzentration und niedriger Infarktrate, eine umgekehrte Relation findet. Es gibt Hinweise darauf, dass Personen mit Apo E4 auch bei niedriger Fettzufuhr mit der Nahrung mehr Nahrungscholesterin resorbieren.

Diese Befunde müssen bei der Interpretation epidemiologischer Befunde zur Frage der Beziehung zwischen Fettverzehr, Serumcholesterinkonzentration und Infarkthäufigkeit berücksichtigt werden. Unterschiede in der Infarktinzidenz müssen nicht immer bzw. ausschließlich durch das Ernährungsverhalten, sondern können auch durch genetische Faktoren mitbedingt sein.

Wie in den Abbildungen 4-27, 4-39 und 4-42 dargestellt, wurde in einer Vielzahl von Studien immer wieder belegt, dass ab einer Serumcholesterinkonzentration von etwa **200 mg/dl** das Risiko, an einem Herzinfarkt zu erkranken bzw. zu sterben, steigt. Dies ist eine rein **statistische**, auf Untersuchungsergebnissen großer Kollektive basierende **Aussage**. Sie besagt nicht, dass in jedem Falle eine Reduktion der Serumcholesterinkonzentration das Arterioskleroserisiko reduziert.

Immer wieder vorgebrachte **Argumente gegen eine Therapie** der mäßigen Hypercholesterinämie sind: eine höhere Sterblichkeit an nichtkardiovaskulären Erkrankungen, insbesondere Karzinomen und gewaltsamem Tod und bei medikamentöser Behandlung die zusätzlich hohen Kosten, einschließlich eventueller Nebenwirkungen der Medikamente bei Langzeitanwendung.

> Bei **mäßiger Erhöhung der Gesamtcholesterinkonzentration** (bis etwa 240 mg/dl) sind in erster Linie zusätzliche Risikofaktoren wie Rauchen und Hypertonie zu beseitigen und die allgemeinen Regeln einer gesunden Ernährung bei normalem Körpergewicht zu beachten.

Dies gilt besonders dann, wenn Verwandte ersten Grades an einer koronaren Herzkrankung leiden.

Ob und wenn ja, ab welchem Ausmaß eine **Senkung der Serumcholesterinkonzentration** (unter diätetischer oder medikamentöser Therapie) die Häufigkeit koronarer Herzerkrankungen, die Infarktmortalität und die Gesamtmortalität beeinflusst, wird aufgrund vorliegender Studien nicht einheitlich beurteilt.

Eine Metaanalyse von 19 Studien kommt zu dem Ergebnis, dass jede Senkung der Cholesterinkonzentration um 1 % mit einem Rückgang der Inzidenz koronarer Herzerkrankungen von 2,5 % einhergeht.

Wegen der auch bei dieser Analyse nachweisbaren Zunahme der Todesfälle nichtkoronarer Ursache, fand sich bis zu einer Senkung der Cholesterinkonzentration um etwa 8 % kein signifikanter Rückgang der Gesamtmortalität. Erst ab einer **Senkung** der Cholesterinkonzentration im Serum um mehr als 8 % kam es zu einer signifikanten Abnahme der Gesamtmortalität [91].

Für das praktische Vorgehen bei der Hyperlipoproteinämie wird als erste Maßnahme eine cholesterinspiegelsenkende Diät **(step 1 diet)** (vgl. Kap. „Praxis der Diätetik") gefordert.

Um zu klären, ob mit einer solchen Ernährungsumstellung ein ausreichender Langzeiteffekt zu erzielen ist, wurden 16 Studien (Primär- und Sekundärprävention) mit einer Laufzeit von sechs Monaten und länger ausgewertet.

Die Abnahme der Cholesterinkonzentration schwankte zwischen 0 und maximal 4 %. Nur unter wesentlich strengeren, von Hochrisikopatienten praktizierten diätetischen Maßnahmen (weitere Reduktion von Gesamtfett, gesättigten Fettsäuren und Cholesterin), kam es zu einer mittleren Abnahme der Serumcholesterinkonzentration von 6,5 bis 15,5 % des Ausgangswerts.

Die Autoren kommen zu dem Schluß, dass mit der sog. step 1 diet, die zur Verringerung des koronaren Risikos erforderliche Senkung der Serumcholesterinkonzentration nicht zu erreichen ist [179].

Andere Autoren [125] kamen aufgrund der Analyse von 41 prospektiven Kohorten- und Interventionsstudien zu einem positiven Ergebnis. Sie fanden während eines Zeitraumes von wenigen Jahren eine Cholesterinspiegelsenkung im Mittel um 23 mg/dl (0,6 mmol/l).

Zur Erreichung dieses Zieles waren umfassende **Aufklärungen der Öffentlichkeit** sowie **Deklarationen des Nährwerts** von Lebensmitteln im Einzelhandel, in Restaurants und Kantinen erforderlich.

Diese Senkung des Gesamtcholesterinspiegels um 23 mg/dl würde rechnerisch mit einer Reduktion des Risikos von koronaren Herzerkrankungen bei 40-jährigen um ca. 50 %, bei 50-jährigen um ca. 40 %, bei 60-jährigen um ca. 30 % und ab dem 70. Lebensjahr um ca. 20 % verbunden sein.

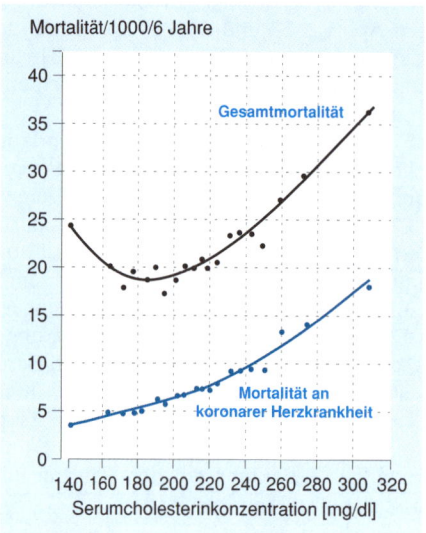

Abb. 4-42 Alterskorrelierte Mortalität bei Männern in Abhängigkeit von der Serumcholesterinkonzentration (Mittelwerte basieren auf Daten von 361 662 Männern des Multiple Risk Factor Intervention Trial) [141].

Die Reduktion des Risikos würde sich mit zunehmender Dauer der Cholesterinspiegelsenkung noch weiter steigern.

Nur vier Studien erlaubten detaillierte Aussagen über mögliche unterschiedliche Auswirkungen bei Männern und Frauen. Drei randomisierte Studien ergaben bei Frauen eine signifikante Reduktion koronarer Herzkrankheiten, deren Ausmaß der bei Männern entsprach. In einer Studie konnte kein Effekt bei Frauen nachgewiesen werden.

Ein Beweis für den positiven Effekt diätetischer und medikamentöser Maßnahmen sind angiographisch nachweisbare **Rückbildungen arteriosklerotischer Veränderungen** an den Koronargefäßen.

Bereits lange Zeit bevor die Methode der Angiographie zur Verfügung stand, gab es Hinweise auf eine Rückbildung arteriosklerotischer Wandveränderungen. So fanden sich beispielsweise bei Sektionen von Kriegsgefangenen des Zweiten Weltkrieges, die lange Zeit unter Hungerbedingungen leben mussten, wesentlich weniger arteriosklerotische Veränderungen an der Aorta und den Koronargefäßen, als aufgrund des Lebensalters zu erwarten war.

Auch bei Patienten, die aufgrund verschiedener Grundkrankheiten hochgradig abmagern, finden sich vergleichsweise gering ausgeprägte arteriosklerotische Gefäßveränderungen, so dass eine Rückbildung angenommen werden muss.

Auch die **Rückbildung von Xanthomen** der Haut unter gezielter diätetischer Therapie gibt einen Hinweis darauf, dass eine Mobilisation abgelagerter Lipide grundsätzlich möglich ist.

In der sog. **„Lifestyle Heart-Study"** kam es unter einer auch als **Ornish-Diät** bezeichneten Ernährung mit nur ca. 10 % der Gesamtenergie als Fett, einer täglichen Cholesterinzufuhr von 5–7 mg, einem hohen Anteil an Hülsenfrüchten und Vollgetreideprodukten und folglich einer täglichen Ballaststoffzufuhr von 50–70 g, Protein in Form von Magermilchprodukten und Tofu etc. in Kombination mit einer umfassenden Änderung der Lebensweise (Rauchverbot, Stressbewältigungstraining etc.) und körperlichem Training bei 28 Patienten im Vergleich zu 20 Kontrollen bei üblicher Therapie aufgrund von Daten der quantitativen Koronarangiographie zu signifikanten Rückbildungen von Stenosierungen. Insgesamt konnten bei den Teilnehmern der Versuchsgruppe in 82 % regressive Veränderungen belegt werden [165].

In einer weiteren Studie wurde während 39 Monaten eine Gruppe ausschließlich diätetisch behandelt, eine weitere erhielt zusätzlich zur fettmodifizierten Diät Cholestyramin und eine dritte Gruppe diente als Kontrolle. Koronarangiographien wurden zu Beginn und nach Versuchsende durchgeführt. Bei der Analyse der koronarangiographischen Befunde zeigte sich eine Progression der koronaren Herzkrankheit bei 46 % der Kontrollpatienten, bei 15 % der Probanden, die ausschließlich mit Diät und bei 12 % derer, die zusätzlich mit Cholestyramin behandelt wurden [238]. Eine Reihe weiterer Studien kamen zu ähnlich positiven Ergebnissen.

Risiko niedriger Serumcholesterinkonzentrationen

In praktisch allen Studien zur Frage der Beziehung zwischen Serumcholesterinkonzentration und Mortalität fand sich ein U-förmiger Verlauf der Mortalitätskurve, d. h.
- mit zunehmender Cholesterinkonzentration steigt die Mortalität an koronaren Herzerkrankungen und
- bei sehr niedrigen Cholesterinkonzentrationen von etwa 160 mg/dl und weniger steigt die Rate an nicht kardiovaskulären Todesursachen (Abb. 4-42).

Die **Gründe** für die vergleichsweise hohe Gesamtmortalität bei niedriger Cholesterinkonzentration sind weitgehend unbekannt. Bestimmte Interessengruppen, die weniger an exakten wissenschaftlichen Daten und einer das Arterioskleroserisiko der Bevölkerung verringernden Information als am Absatz von tierischen Fetten und Eiern interessiert sind, nutzen dieses Phänomen für ihre Werbung und warnen vor dem Risiko einer Senkung des Serumcholesterins.

Andere verharmlosen die erhöhte Mortalität und versuchen, sie ausschließlich mit schwerwiegenden, zur Zeit des Studienbeginns bereits existenten, aber nicht diagnostizierten Erkrankungen, zu erklären.

Anläßlich einer Konferenz des National Heart, Lung and Blood Institute der USA [98] wurden alle weltweit zu dieser Problematik erhobenen Befunde mit folgendem Ergebnis analysiert:

> Es kommt bei Männern und Frauen unterhalb einer Serumcholesterinkonzentration von 160 mg/dl zu einem **signifikanten Anstieg der nicht kardiovaskulären Mortalität** aufgrund verschiedener Erkrankungen.

Eventuell präexistente Erkrankungen und Alkohol- und Zigarettenkonsum wurden bei der Interpretation der Befunde berücksichtigt.

Die alterskorrelierte Mortalität lag im Vergleich zu der bei einer Gesamtcholesterinkonzentration von 160–199 mg/dl unterhalb von 160 mg/dl bei Männern als Folge maligner Tumoren um etwa 20 % und für eine andere Gruppe – weder kardiovaskulärer noch maligner Erkrankungen (insbesondere Erkrankungen des Respirations- und Gastrointestinaltraktes) – um etwa 40 % höher.

Abgesehen von einer geringeren Rate an malignen Tumoren waren die Daten für Frauen denen von Männern vergleichbar. Die Häufigkeit der meisten Erkrankungen nahm mit fallender Cholesterinkonzentration zu. Dass sehr niedrige Cholesterinkonzentrationen im Serum zur Mortalität von verschiedenen Erkrankungen in kausaler Beziehung stehen, wird nicht mehr bezweifelt. Eine Erklärung hierfür gibt es nicht.

Die Autoren weisen auf die Vielzahl von **Funktionen des Cholesterins,** wie Beeinflussung der Fluidität und Permeabilität von Zellmembranen, Beeinflussung von transzellulären Informationsübertragungen etc. hin, **ohne** dass sich bisher konkrete Anhaltspunkte für **Beziehungen zu pathophysiologischen Vorgängen** ergeben.

Serumcholesterin und depressives Syndrom

Kontrovers wird die Frage diskutiert, ob niedrige Serumcholesterinkonzentrationen eine depressive Stimmungslage und letztlich hierdurch bedingt, die Suizidgefahr begünstigen. Gestützt wird diese Annahme durch eine **höhere Suizidrate** und andere Formen eines gewaltsamen Todes nach **Senkung der Serumcholesterinkonzentration** in primären Interventionsstudien.

Darüber hinaus fanden sich Zeichen eines depressiven Syndroms bei älteren Männern um und über 70 Jahre signifikant häufiger bei niedrigen Serumcholesterinkonzentrationen. Diese inverse Beziehung konnte bei jungen Männern nicht nachgewiesen werden [152].

Solche Beobachtungen wurden von anderen Untersuchern nur z.T. bestätigt. In einer sechsjährigen prospektiven Studie an nahezu 4000 Männern und Frauen über 65 Jahre fand sich zwar eine Zunahme des depressiven Syndroms mit zunehmendem Lebensalter, jedoch keine inverse Korrelation mit der Serumcholesterinkonzentration [29].

In einer prospektiven placebokontrollierten Studie an 621 Personen mit einer mittleren Gesamtcholesterinkonzentration von 271 mg/dl kam es unter Behandlung mit **Simvastin** während einer Behandlungszeit von 152 Wochen bei einer hochsignifikanten Senkung der Serumcholesterinkonzentration zu keiner mit speziellen Fragebögen erfaßbaren Änderung der Gemütsverfassung [236].

Eine Metaanalyse von 40 Studien kam zu dem Schluß, dass die **Depression** als häufigste Ursache von Suiziden selbst **zu niedrigen Cholesterinwerten führt** und dass bei einer entsprechenden Behandlung der Depression, die Serumcholesterinkonzentration wieder ansteigt. Hinweise darauf, dass niedrige Cholesterinkonzentrationen im Serum die Ursache für Depressionen sind, ergaben sich nicht [125].

> Da hohe Serumcholesterinkonzentrationen auch im höheren Lebensalter das Herzinfarktrisiko noch steigern, besteht offenbar kein Grund dafür, wegen der Gefahr, eine depressive Stimmung auszulösen, auf cholesterinsenkende Maßnahmen zu verzichten.

Für einen möglichen Einfluss der Serumcholesterinkonzentration auf die **Stimmungslage** sprechen auch tierexperimentelle Befunde. Unter einer fett- und cholesterinarmen Ernährung nimmt die Aggressivität von Primaten zu, die zerebrale Serotoninkonzentration und die Zahl von Serotinrezeptoren sinkt.

Nebenwirkungen eines hohen Verzehrs von ω-6-Fettsäuren

Kontrovers wird seit Jahren die Frage diskutiert, ob eine **isolierte Erhöhung des Anteils an Linolsäure** im Rahmen der Arterioskleroseprophylaxe mit unerwünschten Nebenwirkungen, insbesondere eine Erhöhung der Rate an Kolon- bzw. Mammakarzinomen und Gallensteinen einhergeht.

In tierexperimentellen Studien konnte gezeigt werden, dass der Verzehr gleicher Mengen von Fetten mit unterschiedlichem Fettsäuremuster sowohl bei Versuchstieren als auch bei Menschen die Karzinogenese im Dickdarm sehr unterschiedlich beeinflusst.

ω-6-ungesättigte Fettsäuren – hierzu gehört die Linolsäure – hatten im Vergleich zu Fetten gesättigter Fettsäuren, dem an Ölsäure reichen Olivenöl bzw. dem an ω-3-Fettsäuren reichen Fischöl einen wesentlich größeren, die Tumorentstehung begünstigenden Effekt. Diese tierexperimentellen Befunde decken sich mit Ergebnissen einiger epidemiologischer Studien [242].

Nach neueren experimentellen Studien ist insbesondere das Verhältnis von ω-3- zu ω-6-Fettsäuren in der Nahrung für die der **Tumorentstehung** zugrundeliegenden Störungen von Zellteilungsmechanismen verantwortlich. Eindeutige Belege für eine Förderung der Entstehung von Kolonkarzinomen durch einen durchschnittlichen Linolsäureanteil von etwa 10 g pro Tag, wie er derzeit empfohlen wird, liegen nicht vor (WHO-Consensus-Konferenz 1996).

Ähnlich ist die Situation beim Mammakarzinom.

Auch hier sprechen tierexperimentelle Studien für einen begünstigenden Effekt einer hohen Fettzufuhr bei einer protektiven Wirkung von ω-3-Fettsäuren. Die Metaanalyse prospektiver epidemiologischer Studien bei der insgesamt 4980 Fälle von Mammakarzinom ausgewertet wurden, ergab jedoch keinen Beweis dafür, dass die

Höhe der Gesamtfettzufuhr, der Anteil an gesättigten, einfach ungesättigten oder mehrfach ungesättigten ω-6-Fettsäuren oder die Zufuhr von tierischem oder pflanzlichem Fett für eine Risikoveränderung der Mammakarzinominzidenz verantwortlich ist [95].

Als weiterer möglicher negativer Effekt der polyensäurereichen Ernährung wird eine **vermehrte Gallensteinbildung** diskutiert, nachdem bei Sektionen dann mehr (in 34 %) Gallensteine gefunden wurden – die Gallensteinhäufigkeit in der Kontrollgruppe betrug 14 % –, wenn über längere Zeit eine polyensäure- und phytosterinreiche, cholesterinarme Diät eingehalten wurde.

Erklärt wird die Zunahme von Gallensteinen mit einer die Gallensteinbildung begünstigenden Relationsverschiebung zwischen Cholesterin, Gallensalzen und Phospholipiden in der Gallenflüssigkeit. Nachuntersuchungen verliefen jedoch auch hier negativ, so dass die Frage des genannten Kausalzusammenhanges noch offen ist (vgl. Kap. 3.7.8).

4.6 Gicht (Arthritis urica)

Physiologie und Pathophysiologie

Die im Organismus anfallende Harnsäure wird zu etwa 20–30 % über den Darm, der Hauptanteil jedoch über die Niere ausgeschieden. Beim Gesunden liegt die **Harnsäurekonzentration im Serum** zwischen 2 und 7 mg/dl.

Der Harnsäurebestand des Körpers resultiert aus der **Zufuhr** und Ausscheidung. Die Zufuhr zum Harnsäurepool des Organismus erfolgt einerseits aus der endogenen Neusynthese, die bei etwa 350 mg/Tag liegt, und andererseits aus Nahrungspurinen (exogene Purinzufuhr) mit mehr als 300 mg/Tag.

Die Beziehung zwischen der oralen Nukleinsäurezufuhr in Form von RNS bzw. DNS und der **täglichen Harnsäureausscheidung** über die Niere bzw. der Plasmaharnsäurekonzentration ergibt sich aus Abbildung 4-43.

Bei der Gicht handelt es sich um eine **angeborene Harnsäurestoffwechselstörung,** der in etwa 99 % der Fälle eine Störung der renalen Harnsäureausscheidung zugrunde liegt.

Ab einer Harnsäurekonzentration im Serum von mehr als etwa 6,5 mg/dl ist die **Löslichkeitsgrenze** erreicht, d. h. es besteht die Gefahr einer Harnsäureausfällung.

Die erbliche Stoffwechselanomalie kann durch **exogene Faktoren,** wie hyperkalorische Ernährung, exzessiven Genuss von Fleisch, Alkoholabusus etc. klinisch manifestiert werden. Hierfür spricht die Tatsache, dass die Gicht in Notzeiten extrem selten ist.

Das **Krankheitsbild** der Gicht entsteht durch Ablagerungen der in Form von Natriumurat auskristallisierenden Harnsäure, vorwiegend in Gelenkkapseln und -knorpel, der Ohrmuschel und den Nierentubuli. Die sich in Knoten (Gichtknoten) ablagernden Harnsäurekristalle bezeichnet man als Tophi. Am häufigsten ist die sog. Podagra, eine akute Arthritis urica des Großzehengrundgelenkes.

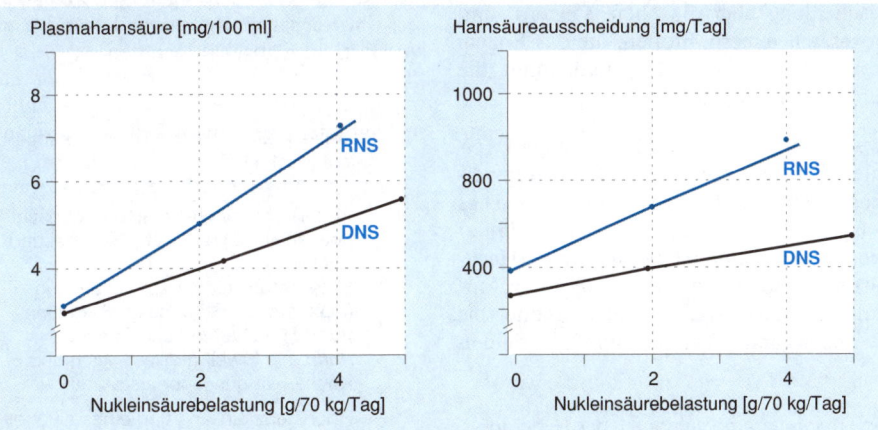

Abb. 4-43 Quantitative Beschreibung der Beziehung zwischen Serumharnsäure bzw. renaler Harnsäureausscheidung und Purinbelastung (als RNS bzw. DNS) bei gesunden jungen Männern (nach [253]).

Das Verhältnis der **Erkrankungshäufigkeit** bei Männern und Frauen beträgt etwa 20:2. Die Gicht, die früher als Krankheit der Reichen und Privilegierten galt, findet sich heute als Folge der allgemeinen kalorischen Überernährung und zunehmenden Verringerung der körperlichen Aktivität in etwa 1–2 % der Durchschnittsbevölkerung. Nach der Framingham-Studie erleiden 2,8 % aller Männer vor dem 65. Lebensjahr einen Gichtanfall.

Von einer **chronischen Gicht** spricht man dann, wenn es in mehreren Gelenken zu Harnsäureablagerungen, entzündlichen Reaktionen sowie Knorpel- und Knochenzerstörungen mit arthritischen Gelenkveränderungen kommt.

> Gefährdet ist der Gichtkranke durch die häufige Nierenbeteiligung (Gichtniere), die zur Niereninsuffizienz bzw. auf dem Weg über einen nephrogenen Hochdruck zur Herzinsuffizienz führen kann.

Abzugrenzen ist von dieser genetisch bedingten Hyperurikämie bzw. Gicht die **symptomatische oder sekundäre Hyperurikämie** als Folge eines vermehrten Zelluntergangs z. B. bei zytostatischer Behandlung maligner Erkrankungen. Auch die durch Abbau der anfallenden Nukleinsäuren hierbei entstehende Harnsäure kann auskristallisieren und einen Gichtanfall auslösen.

Ernährungsprophylaxe und Ernährungstherapie

Die Behandlung der Gicht besteht, abgesehen von der diätetischen Therapie, vorwiegend in der Gabe sog. **Urikosurika,** Substanzen, die die Harnsäureausscheidung über die Niere steigern, und **Xanthinoxidasehemmern,** Stoffen, die das Enzym Xanthinoxidase (vgl. Kap. 1.6) und somit die Harnsäuresynthese hemmen.

Die in westlichen Industrieländern häufige Über- und Fehlernährung begünstigt die Entstehung einer Hyperurikämie und letztlich der Gicht. Dies hat zur Folge, dass bei etwa 29 % der Männer in Süddeutschland eine Hyperurikämie (Harnsäurekonzentration im Serum > 7 mg/dl) gefunden wurde und dass etwa 3 % aller Männer bis zum 65. Lebensjahr, einen Gichtanfall erleiden [71].

> Ziel der Ernährungsempfehlungen bei Hyperurikämie und Gicht muss es deshalb sein, durch Normalisierung der Energiezufuhr, des Körpergewichtes und durch Verringerung der Purinzufuhr der Harnsäurebildung im Organismus, entgegenzuwirken (Tab. 4-20) (Lit. bei [108]).

Da etwa 80 % der im Stoffwechsel anfallenden Harnsäure über die Niere eliminiert werden und diese renale Ausscheidung als Folge eines genetischen Defektes reduziert ist, kann nur so ein Anstieg der Serumharnsäure vermieden werden.

Reduziert werden muss die **Gesamtzufuhr von Purinen,** die sich sowohl in tierischen als auch pflanzlichen Lebensmitteln als Bausteine der RNS, DNS, von Nukleotiden, Nukleosiden etc. finden.

Der **Puringehalt** von rohen Lebensmitteln kann sich durch Lagerung, Zubereitungsverfahren etc. ändern. Darüber hinaus werden Purine **unterschiedlich resorbiert** (Abb. 4-43), so dass sich das Ausmaß der Harnsäuresynthese nicht unmittelbar aus den in Nährwerttabellen angegebenen Mengen an Nahrungspurinen ableiten lässt.

Ergebnisse neuerer Analyseverfahren ergaben **höhere Purinkonzentrationen in pflanzlichen Lebensmitteln,** als vielen Angaben in Nährwerttabellen entspricht. Beim Kochen und Braten von Fleisch treten z. T. erhebliche Mengen an Purinen aus, so dass in den verzehrfertigen Lebensmitteln der Puringehalt deutlich erniedrigt ist.

Zusätzlich konnte gezeigt werden, dass durch thermische Behandlung aus purinhaltigen Substanzen leichter resorbierbare Spaltprodukte entstehen, so dass letztlich der Verlust wieder partiell ausgeglichen wird.

Zu berücksichtigen ist weiterhin die Tatsache, dass die mit der Nahrung aufgenommenen Purine z. T. **im Körper wiederverwendet** und somit nicht zu Harnsäure abgebaut werden.

Tabelle 4-20 Diät bei Hyperurikämie und Gicht (nach [108]).

- Purinreiche Innereien sind ungünstig, ebenso Haut von Fisch, Geflügel und Schwein.
  Fleischmahlzeit nur *einmal* am Tag (max. 125 g). Gemüse (z. B. Hülsenfrüchte) enthalten auch Purine.
  Purinfreie Eiweißquellen: Milch und Ei.
  Kochen ist günstiger als braten.
- Höchstens *eine* Portion eines alkoholischen Getränks zu einer Hauptmahlzeit.
- Übergewicht → Sollgewicht.

4.6 Gicht (Arthritis urica)

Neben der Höhe der Purinzufuhr und dem Ausmaß der Resorption der einzelnen Purine wird die Harnsäurekonzentration im Serum durch **weitere Ernährungsfaktoren** mitbestimmt.

Genannt wurde bereits die Überernährung und die hieraus resultierende **Adipositas**. Übergewicht begünstigt, aufgrund eines noch nicht bekannten Mechanismus, die Entstehung der Hyperurikämie. Neben einer geringen Purinzufuhr mit der Nahrung ist dies ein Grund für das extrem seltene Auftreten der Gicht in Notzeiten. Die **Normalisierung des Körpergewichtes** ist wichtiger Bestandteil der Therapie.

Entgegen früherer Ansicht **steigert Eiweiß die Harnsäureausscheidung** über die Niere und senkt folglich die Serumharnsäurekonzentration.

Nach dem Konsum größerer Mengen **Alkohol** kommt es als Folge einer Hyperlaktazidämie zu einer Verringerung der renalen Harnsäureausscheidung. Berücksichtigt werden muss beim Verzehr alkoholischer Getränke darüber hinaus der Puringehalt von Bier (auch alkoholfreiem Bier).

Gehemmt wird die Harnsäureelimination über die Niere weiterhin durch **Ketonkörper**, wie sie bei sehr **fettreicher Ernährung**, aber insbesondere während des Fastens (vgl. Kap. 4.1.4) vermehrt anfallen.

Von den in Tabelle 4-20 genannten diätetischen Maßnahmen ist die **Reduktion der Purinzufuhr** die wichtigste. Zum besseren Verständnis für den Patienten wird der Puringehalt der Lebensmittel am besten als „Harnsäure" angegeben (Tab. 4-21).

> Bei der Bewertung einzelner Lebensmittel muss berücksichtigt werden, dass auch relativ purinarme Lebensmittel wie manche Gemüse dann, wenn sie in größerer Menge verzehrt werden, eine wesentliche Purinquelle darstellen.

Die Empfehlungen der Tabelle 4-20 können in der Praxis als purinarme Diät mit max. 500 mg Harnsäure/Tag oder 3000 mg Harnsäure/Woche bzw. als streng purinarme Diät mit max. 300 mg Harnsäure/Tag oder 2000 mg Harnsäure/Woche umgesetzt werden [248].

Da insbesondere Fisch, Fleisch, Innereien und Fleischextrakt einen hohen Puringehalt aufweisen, erreicht man bereits durch **Umstellen der Eiweißzufuhr** auf Milch, Milchprodukte und Eier, also eine **ovolaktovegetabile Kost**, eine erhebliche Reduktion der Purinzufuhr. Tee, Kaffee und Kakao kann der Gichtkranke entgegen früherer Ansicht aufnehmen, da die hierin enthaltenen Xanthinbasen offenbar nicht zu einer Harnsäureerhöhung führen.

Wichtig ist weiterhin eine **ausreichende Wasserzufuhr** von etwa 2 l/Tag, damit durch Zunahme der Diurese die Harnsäureausscheidung über die Niere steigt.

Tabelle 4-21 Harnsäuregehalt [mg] in verschiedenen Lebensmitteln pro 100 g, pro 420 kJ (100 kcal) und pro Portion (nach [248]).

	Harnsäure [mg/100 g]	kcal [100 g]	Harnsäure [mg/100 kcal]	Portion [g]	Harnsäure [mg/Portion]
Schweinefleisch	150	289	52	150	225
Rindfleisch	140	154	91	150	210
Kalbfleisch	150	103	146	150	225
Hühnerkeule	160	109	147	150	240
Forelle	200	108	185	200	400
Karpfen	150	120	125	150	225
Bohnen (weiß)	180	279	65	50	90
Bohnen (grün)	42	31	135	150	63
Erbsen	150	67	224	150	225
Schwarzwurzel	70	14	500	150	105
Rosenkohl	60	29	207	150	90
Spinat	50	11	455	200	100
Blumenkohl	45	18	250	150	68
Chinakohl	25	11	227	50	12
Spargel	25	15	167	200	50
Feldsalat	24	10	240	30	7

4.7 Seltene, einer diätetischen Behandlung zugängige Stoffwechselkrankheiten*

Von der Vielzahl z. T. extrem seltener, angeborener Stoffwechselerkrankungen – es handelt sich um **erbliche Enzymdefekte** – ist nur ein kleiner Teil diätetisch behandelbar.

Die Krankheitszeichen entwickeln sich entweder unmittelbar nach der Geburt oder erst nach Monaten. Die **Symptome** sind bedingt durch:
- pathologische Anhäufung der nicht hinreichend abbaubaren Nährstoffe oder ihrer Stoffwechselprodukte
- Unfähigkeit, bestimmte Wirkstoffe im Körper – meist Hormone oder spezifische Proteine (z. B. Gerinnungsfaktoren) – zu synthetisieren
- Bildung atypischer Stoffwechselprodukte, deren Anhäufung im Organismus Schäden auslöst.

> Entscheidend ist bei angeborenen Stoffwechselkrankheiten die **Früherkennung**. Die Therapie muss einsetzen, bevor irreversible Schäden entstanden sind.

4.7.1 Phenylketonurie

Eine der häufigsten angeborenen Stoffwechselerkrankungen – in Deutschland ist etwa jedes zehntausendste Neugeborene erkrankt – ist die Phenylketonurie.

Die Aminosäure Phenylalanin wird unter dem Einfluss eines Enzymsystems der Leber in **Tyrosin** umgewandelt. Bei der Phenylketonurie ist als Folge eines angeborenen Enzymdefektes die **Umwandlungsrate herabgesetzt**.

Das sich ansammelnde Phenylalanin wird zum Teil in Phenylbrenztraubensäure umgewandelt. Die **Phenylbrenztraubensäure**, u. U. auch die erhöhte Konzentration von Phenylalanin, führt zu einer **Hirnschädigung**, die Schwachsinn zur Folge hat.

Die **Therapie** besteht in einer phenylalaninarmen Kost, in der alle essentiellen Aminosäuren ausreichend enthalten sind, während der Gehalt an Phenylalanin dem individuellen Bedarf des Kindes angepasst ist.

---

* Adressen zur Beratung s. S. 333.

Eine solche diätetische Behandlung wird ermöglicht durch den Einsatz von **Eiweißhydrolysaten**, aus denen Phenylalanin teilweise entfernt wurde.

Monatliche Kontrollen des Phenylalaninspiegels im Blut sind zur **Überprüfung der Diät** erforderlich. Bei Konzentrationen über 8–10 mg/100 ml muss die Zufuhr an Phenylalanin gesenkt, bei Werten unter 5 mg/100 ml erhöht werden. Bei Konzentrationen über 15 mg/100 ml ist mit bleibenden Hirnschäden zu rechnen.

> Der Süßstoff Aspartam besteht zu 56% aus Phenylalanin und darf folglich bei den Patienten nicht verwandt werden (vgl. Abschn. 4.4).

Da fast sämtliche tierischen und pflanzlichen Proteine etwa 5 % Phenylalanin enthalten, ist das **Realisieren** einer phenylalaninarmen Diät schwierig.

Die **Basis** bilden eiweißarme Produkte wie Stärke aus Weizen, Reis und Mais, Pflanzenöle, milchfreie Margarine, Zucker, Obstsäfte, Bienenhonig etc. Sämtliche eiweißhaltigen Lebensmittel wie Brot, Kartoffeln, Obst, Gemüse etc. müssen mit Hilfe spezieller Lebensmitteltabellen berechnet werden.

Mit Hilfe der **Gentechnologie** ist es möglich, in Zukunft phenylalaninfreie bzw. -arme Gemüse und Obstsorten herzustellen. Hierdurch könnte die Ernährung der Patienten wesentlich abwechslungsreicher gestaltet werden.

Bei konsequenter diätetischer Therapie entwickeln sich die Patienten normal und kommen ins geschlechtsreife Alter.

Kinder von Frauen mit Phenylketonurie (**Maternale Phenylketonurie**) werden oft mit einer durch die Phenylketonurie der Mutter induzierten Schädigung des zentralen Nervensystems und mit Fehlbildungen geboren. Eine konsequente phenylalaninarme Ernährung ab der Konzeption gibt nur einen gewissen Schutz vor einer Schädigung in der Embryonalphase. Der **Phenylalaninembryofetopathie** kann offenbar nur durch eine streng phenylalaninarme Diät bereits zum Zeitpunkt der Konzeption vorgebeugt werden.

In einer internationalen multizentrischen Studie hatten Säuglinge von Müttern, die zum Zeitpunkt der Konzeption unter streng phenylalaninarmer Kost Phenylalaninblutwerte von unter 600 mmol/l aufwiesen, ein normales Geburtsgewicht, einen normalen Kopfumfang und keine Missbildungen.

Säuglinge von Müttern mit lockerer Diät, die erst während der Schwangerschaft eine strenge Diät einhielten, hatten unter der Norm liegende Geburtsgewichte und Kopfumfänge. Darüber hinaus fanden sich in dieser Gruppe vermehrt Missbildungen.

> Aufgrund dieser Studien muss angenommen werden, dass nur eine strenge, vor der Konzeption begonnene Diät eine Phenylalaninembryofetopathie verhindert [46].

4.7.2 Ahornsirupkrankheit

Hierbei handelt es sich um einen angeborenen Enzymdefekt, als dessen Folge der **Abbau verzweigtkettiger Aminosäuren** (Valin, Leucin, Isoleucin) gestört ist. Die Ausscheidung der Aminosäuren bzw. ihrer Umwandlungsprodukte mit dem Harn führt zu einem charakteristischen Geruch, der zu der Krankheitsbezeichnung geführt hat.

Ohne Therapie tritt bereits in den ersten Lebenswochen infolge **Schädigung des zentralen Nervensystems** der Tod ein.

Die **Therapie** mit einer isoleucin-, leucin- und valinarmen Diät muss bereits einsetzen, bevor neurologische Schäden entstanden sind. Da alle biologisch hochwertigen Eiweiße einen hohen Anteil an den genannten Aminosäuren haben, wird versucht, den Eiweißbedarf mit Aminosäuregemischen aus reinen L-Aminosäuren zu decken.

4.7.3 Angeborene Störungen des Kohlenhydratstoffwechsels

Der primäre Lactasemangel (vgl. Kap. 3.4.6) und die Glucose-Galaktose-Malabsorption (vgl. Kap. 3.4.9) wurden bereits besprochen.

Selten beobachtet wird die **Saccharose-Isomaltose-Malabsorption** als Folge eines Mangels entsprechender Disaccharidasen. Da Isomaltose als Spaltprodukt der Stärke nur in geringer Menge anfällt, schwinden die durch den Disaccharidübertritt ins Kolon ausgelösten Diarrhöen unter einer Diät frei von Saccharose (Küchenzucker). Der Stärkegehalt der Diät hat nur bei exzessiv hoher Zufuhr gastrointestinale Symptome zur Folge.

Bei der **Galaktoseintoleranz** (Galaktosämie) fehlen Enzyme, die bei der Umwandlung von Galaktose in Glucose beteiligt sind (vgl. Abb. 1-2). **Galaktose-1-Phosphat,** das sich infolge des genannten Enzymdefektes im Organismus anhäuft, verursacht Leberschäden, Katarakte und eine geistige Retardierung.

Früh einsetzende **galaktosefreie Ernährung** kann die genannten Schädigungen verhindern. Dies bedeutet, da Milch der einzige Galaktoselieferant ist (1 Molekül Milchzucker besteht aus 1 Molekül Glucose und 1 Molekül Galaktose), eine **milchfreie Ernährung.** Industriell hergestellte Milchersatzpräparate ermöglichen eine optimale Ernährung der an dieser Stoffwechselerkrankung leidenden Säuglinge.

Bei der **hereditären Fructoseintoleranz** ist die Aktivität des Enzyms Aldolase B stark reduziert. Dieses Enzym katalysiert den zweiten Schritt der Fructoseassimilation. Die Folge ist eine **Anreicherung von Fructose-1-Phosphat** in der Darmwand, der Leber und den Nieren.

Die **klinische Symptomatologie** besteht je nach Höhe der Fructosezufuhr in Erbrechen, Dystrophie, Hepatomegalie mit späterem Übergang in Zirrhose, Proteinurie etc. (vgl. Kap. 18). Die Häufigkeit dieser Erkrankung mit einem autosomal rezessiven Erbgang wird in der Schweiz auf 1:20000 geschätzt. Hiervon ausgehend kann in der Bundesrepublik Deutschland mit 3000 Patienten gerechnet werden (Lit. bei [119]).

Bei den **Glykogenspeicherkrankheiten** (Glykogenosen) handelt es sich um Störungen des Glykogenaufbaus und des Glykogenabbaus. Die Möglichkeit der Blutzuckerregulation durch Mobilisation von Glucose aus Glykogenvorräten ist bei diesen Erkrankungen nicht möglich. Bei der häufigsten Form der Glykogenosen, dem **Typ I (v. Gierke),** ist sowohl die Bereitstellung von Glucose durch Glykogenabbau als auch die Gluconeogenese aus Aminosäuren, Fructose und Galaktose nicht möglich.

Bei diesem Defekt, sowohl des Glykogenabbaus als auch der Gluconeogenese, muss durch **möglichst kontinuierliche Glucoseapplikation,** eine Normoglykämie erreicht werden.

4.7.4 Akute intermittierende hepatische Porphyrie

Es handelt sich um eine geschlechtsgebunden dominant vererbte Erkrankung, die Frauen etwas häufiger als Männer befällt und im allgemeinen in den mittleren Lebensjahren (20. bis 40. Lebensjahr) in Erscheinung tritt.

Ursache ist eine Störung des Porphyrinstoffwechsels. Sie geht einher mit einer vermehrten Synthese von δ-Aminolävulinsäure, woraus wiederum eine gesteigerte Bildung nachfolgender Stoffwechselprodukte, insbesondere von Porphobilinogen resultiert.

Diese Substanzen sind für das Zustandekommen der **Krankheitserscheinungen** – insbesondere kolikartige abdominelle Schmerzen, Erbrechen, Übelkeit, Ileus, neurologische Symptome wie Lähmungen, epileptiforme Anfälle und depressive Zustände – verantwortlich.

Hunger- und Fastenperioden können eine akute metabolische Krise auslösen. Gleichzeitiger Alkoholkonsum potenziert die klinische Symptomatik.

Therapie

Zwischen dem Kohlenhydratanteil der Nahrung und der Ausscheidung der Porphyrinvorläufer und Porphyrine besteht eine reziproke Beziehung. Durch eine **hohe Kohlenhydratzufuhr** (Glucose und Fructose) kommt es bei den meisten Patienten zu einem Rückgang der klinischen Symptomatik, wenn die Kohlenhydratzufuhr zu Beginn der Krise erfolgt. Klinische Besserung tritt in der Regel nach 4–6 Tagen ein. Synchron mit der klinischen Besserung kommt es zu einem Abfall in der Exkretion von Porphyrinmetaboliten. Die Glucose- und Fructoseapplikation erfolgt während der Krise intravenös.

Prophylaktisch sollten Kranke mit einer akuten hepatischen Porphyrie kohlenhydratreich ernährt werden.

Akuttherapie

500–600 g Kohlenhydrate pro Tag über Sonde oder intravenös. Bei abnormaler Glucosetoleranz zusätzlich Gabe kleiner Insulindosen.

Prophylaxe

Etwa 400 g Kohlenhydrate, 120 g Protein und 50 g Fett pro Tag und Alkoholkarenz (Lit. bei [44, 45]).

4.7.5 Angeborene Störungen des Lipidstoffwechsels

Die sog. primären Hyperlipoproteinämien müssen bereits im Kindesalter diagnostiziert und konsequent behandelt werden, da nur so der früh entstehenden Arteriosklerose vorgebeugt werden kann (vgl. Kap. 4.5).

4.7.6 Angeborene Störungen des Eisen- und Kupferstoffwechsels

Hämochromatose und Morbus Wilson siehe Kapitel 3.7.6 und 3.7.7.

4.7.7 Favismus

Favismus ist eine vorwiegend **im Mittelmeerraum** vorkommende Erbkrankheit. Es findet sich ein Mangel an **Glucose-6-Phosphat-Dehydrogenase** in Erythrozyten. Hierdurch bedingt lösen in der **Saubohne (Vicia faba)** enthaltene Substanzen eine hämolytische Anämie aus.

Die **Symptome** sind Übelkeit, Erbrechen, Durchfall, Bauchschmerzen und Schwindelgefühl, in schweren Fällen hämolytische Anämie, Fieber, Oligurie und Anurie. Diese Symptome treten 5–24 Stunden nach der Nahrungsaufnahme auf und sind insbesondere bei Kindern so stark ausgeprägt, dass es nicht selten zu Todesfällen kommt.

Auch der **eingeatmete Blütenstaub der Saubohne** kann die gleiche Symptomatik auslösen.

In Mitteleuropa ist dieser angeborene Enzymdefekt extrem selten (Lit. bei [12]).

4.7.8 Homocystinurie (vgl. Kap. 4.5).

Literatur

1 Adler, A.J. B.J. Holub: Effect of garlic and fish-oil supplementation on serum lipid and lipoprotein concentrations in hypercholesterolemic men. Am. J. of clin. Nutr. 65 (1997) 445–450.
2 Ahola, I., M. Jauhiainen, A. Aro: The hypercholesterolaemic factor in boiled coffee is retained by a paper filter. J. Intern. Med. 230 (1991) 293–297.
3 Ahrens, E. H.: Carbohydrates, plasmatriglycerides and coronary heart disease. Nutr. Rev. 44 (1986) 60–64.
4 Alfthan, G., A. Aro, K. Gey: Plasma homocysteine and cardiovascular disease mortality. Lancet 349 (1997) 397.
5 American Diabetes Association: Nutrition recommendations and principles for people with diabetes mellitus. Diabetes Care 17 (1994) 519–522.

6 Anderson, J.W.: Dietary fiber and diabetes. In: Spiller, G.A., R. Kay: Medical aspects of dietary fiber. Plenum, New York 1980.
7 Anderson, R.A., N. Cheng, N.A. Bryden, M.M. Polansky, N. Cheng, J. Chi, J. Feng: Elevated Intakes of Supplemental Chromium Improve Glucose and Insulin Variables in Individuals With Type 2 Diabetes. Diabetes, Vol 46 (1997) 1786–1791.
8 Arends, J., K. Ahrens, D. Lübke, B. Willms: Physical factors influencing the blood glucose response to different breads in type II diabetic patients. Klin. Wschr. 65 (1987) 469–474.
9 Aro, A., M. Kylläștinen, E. Kostiainen, C.G. Gref, S. Elfving, U. Uusiitalo: No effect on serum lipids by moderate and high doses of vitamin C in elderly subjects with low plasma ascorbic acid levels. Ann. Nutr. Metabol. 32 (1988) 133.
10 Ascherio, A., C.H. Hennekens, J.E. Buring, C. Master, M.J. Stampfer, W.C. Willett, S.T. Weiss: Trans-fatty acid intake and risk of myocardial infarction. Circulation 88 (1994) 94–101.
11 Ascherio, A., W.C. Willett, E.B. Rimm. E.L. Giovannucci, M.J. Stampfer: Dietary iron intake and risk of coronary disease among men. Circulation 89 (1994) 969–974.
12 Askr, A., H. Treptow: Favismus. Akt. Ernährungsmed. 7 (1982) 22–27.
13 Ausschuß Ernährung der Deutschen Diabetes Gesellschaft: Ernährungsempfehlung für Diabetiker. Ernährungs-Umschau 42 (1995) 315–322.
14 Avinoah E., A. Ovnat, I. Charuzi: Nutritional status seven years after Roux-en-Y gastric bypass surgery. Surgery 111 (1992) 137–142.
15 Baggio, G., A. Pagnan, M. Muraca, S. Martini, A. Opportuno, A. Bonanome, G.B. Ambrosia, S. Ferrari, P. Guarini, D. Piccolo, E. Manzato, R. Corrocher, G. Crepaldi: Olive-oil-enriched diet: Effect on serum lipoprotein levels and biliary cholesterol saturation. Amer. J. clin. Nutr. 47 (1988) 960–964.
16 Barth, C.A., M. Pfeuffer: Dietary protein and atherogenesis. Klin. Wschr. 66 (1988) 135–143.
17 Bartram, P., S. Gerlach, W. Scheppach, F. Keller, H. Kasper: Effect of a single oat bran cereal breakfast on serum cholesterol, lipoproteins, and apolipoproteins in patients with hyperlipoproteinemia type IIa. J. Parent. Ent. Nutr. 16 (1992) 533–537.
18 Baum. J.A., J.W. Erdman, S.M. Potter: Long-term Intake of Soy Protein Improves Blood Lipid Levels and Increases Mononuclear Cell Low-Density-Lipoprotein Receptor Messenger RNA in Hypercholesterolemic, Postmenopausal Women, Amer. J. clin. Nutr. 68 (1998) 545–551.
19 Bernstein, J.G.: Psychotropic drug induced weight gain: mechanisms and management. clin. Neuropharmacol. 11 (1988) Suppl. 1, 194–206.
20 Berthold, H.K., T. Sudhop, K. von Bergmann: Effect of a garlic oil preparation on serum lipoproteins and cholesterol metabolism. J. Amer. Med. Ass. 279 (1998) 1900–1902.
21 Beynen, A.C., M.B. Katan, B.F.M. van Zutphen: Individuelle Unterschiede der Serumcholesterinreaktion auf Änderungen der Ernährungsform. Ernährungsumschau 32 (1985) 356–360.
22 Bibergeil, H.: 3. Int. Donau-Symposium über Diabetes mellitus 1973. Maudrich, Wien 1973.
23 Bisalski, H.K., P. Fürst, H. Böhles, H. Esterbauer, K.F. Gey, H. Kasper, H. Sies, H. Weisburger, G. Hundsdörfer: Antioxidative Vitamine in der Prävention. Dtsch. Ärztebl. 92 (1995) B 979–983.
24 Bodenmann, A., U. Ackermann-Liebrich, U. Keller: Fleischkonsum und Serumcholesterinkonzentration. Dtsch. med. Wschr. 116 (1991) 1089–1094.
25 Bouchard, C., J.P. Despres, P. Mauriege, M. Marcotte, M. Chagnon, F.T. Dionne, A. Belanger: The genes in the constellation of determinants of regional fat distribution. Int. J. Obesity 15 (1991) 8–18.
26 Brand, J.C., P.L. Nicholson, A.W. Thorburn, A.S. Truswell: Food processing and the glycemic index. Amer. J. clin. Nutr. 42 (1985) 1192–1196.
27 Bray, G.A., E.E. Ziegler, L.J. Filer: Obesity, in: Present Knowledge in Nutrition. Seventh Edition, JLSJ Press, Washington 1996.
28 Brolin, R.E. L.B. Robertson, H.A. Kenler: Weight loss and dietary intake after vertical banded gastroplasty and roux-en-Y gastric bypass. Am. Surg. 220 (1994) 782–790.
29 Brown, S.L., M.E. Salive, T.B. Harris, E.M. Simonsick, J.M. Guralnik, F.J. Kohout: Low cholesterol concentrations and severe depressive symptoms in elderly people. Brit. Med. J. 308 (1994) 1328–1332.
30 Brownlee, M., H.-P. Hammes: „Advanced Glycosylated Endproducts" in der Pathogenese diabetischer Spätkomplikationen. Diabetes u. Stoffw. 1 (1992) 331–335.
31 Carroll, K.K.: Dietary protein in relation to plasma cholesterol levels and arteriosclerosis. Nutr. Rev. 36 (1978) 1–5.
32 Ceriello, A. et al.: Vitamin E reduction of protein glycosylation in diabetes. New prospect for prevention of diabetic complications? Diabetes-Care 14 (1991) 68.
33 Chantelau, E.A., G. Gösseringer, E.E. Sonnenberg, M. Berger: Moderate intake of sucrose does not impair metabolic control in pump-treated diabetic outpatients. Diabetologia 28 (1985) 204.
34 Clasing, D., Herpertz-Dahlmann, B., Marx, K.: Die eßgestörte Athletin. Deutsch. Ärztebl. 94 (1997) B1615–B1619.
35 Cohen, D., R. Dodds, G. Viberti: Effect of protein restriction in insulin dependent diabetics at risk of nephropathy. Brit. med. J. 294 (1987) 795–799.
36 Coldlitz G.A., W.C. Willet, M.R. Stampfer: Weight as a risk factor for clinical diabetes in women. Am. J. Epidem. 132 (1990) 501–513.
37 Connor S.L., J.R. Gustafson, S.M. Artaud-Wild: The cholesterol/saturated fat index; an indication of the hypercholesterolemic and atherogenic potential of food. Lancet II (1986) 1229–1232.
38 Constam, G.R.: Zur Spätprognose des Diabetes mellitus. Helv. med. Acta 32 (1965) 287.
39 Dako, D.Y., K. Trautner, J.C. Somogyi: Der Glucose-, Fructose- und Saccharosegehalt verschiedener Früchte. Schweiz. med. Wschr. 100 (1970) 897.
40 Deutsche Diabetes-Gesellschaft, Ausschuß Ernährung: Zur Beurteilung von Kohlenhydraten, insbesondere von Zucker, in der Diabetes-Diät. Dtsch. med. Wschr. 109 (1984) 1043–1044.
41 Diabetes and Nutrition Study Group of the European

Association for the Study of Diabetes: Nutritional recommendations for individuals with diabetes mellitus. Diab. Nutr. Metab. 1 (1988) 145–9.
42 Ditschuneit, H., H. H. Ditschuneit, J. G. Wechsler: Adipositasbehandlung – Nulldiät oder kalorienreduzierte Diät? Internist 20 (1979) 151–158.
43 Dobson, H. M.: The effect of ascorbic acid on the seasonal variations in serum cholesterol levels. Scot. med. J. 29 (1984) 176.
44 Doss, M., F. Verspohl: Therapie akuter hepatischer Porphyrien. Med. Klin. 74 (1979) 1229.
45 Doss, M.: Therapie und Prophylaxe akuter Porphyrien. Dtsch. med. Wschr. 104 (1979) 1509–1511.
46 Drogari, E., I. Smith, M. Beasley, J. K. Lloyd: Timing of strict diet in relation to fetal damage in maternal phenylketonuria. Lancet II (1987) 927–930.
47 Dyerberg, J., H. O. Bang, E. Stoffersen, S. Moncada, J. R. Vane: Eicosapentaenoic acid and prevention of thrombosis and atherosclerosis. Lancet II (1978) 117–119.
48 Dyerberg, J., H. O. Bang: A hypothesis on the development of acute myocardial infarction in Greenlanders. Scand. J. clin. Lab. Invest 42 (Suppl.) (1982) 161.
49 Ellrott, T., P. Kreuter, F. Hutchinson: 18-Monate-Nachuntersuchung von Teilnehmerinnen einer Studie zum Austausch normaler Lebensmittel durch vergleichbare fettärmere Lebensmittel. Ernährungsumschau 45 (1998) 314–317.
50 Ellrott, T., V. Pudel: Adipositastherapie, Aktuelle Perspektiven. 2. Aufl. G. Thieme Verlag Stuttgart 1998.
51 Epstein, W.: Die Fettleibigkeit (Korpulenz) und ihre Behandlung nach physiologischen Grundsätzen. Bergmann, Wiesbaden 1883.
52 Eritsland, J., H. Arnesen, K. Grønseth: Effect of Dietary Supplementation with n-3 Fatty Acids on Coronary Artery Bypass Graft Patency. Am. J. Cardiol. 77 (1996) 31–36.
53 Evanoff, G. V., C. S. Thompson, J. Brown, E. J. Weinmann: The effect of dietary protein restriction on the progression of diabetic nephropathy. Arch. intern. Med. 147 (1987) 492.
54 Fairburn, C. G., S. L. Welch, P. H. Hay: The classification of recurrent overeating. The „binge eating disorder" proposal. International Journal of Eating Disorders 13 (1993) 155–159.
55 Fidanza, A.: Vitamin C and cholesterol. Int. J. Vitamin Nutr. Res. 23 (Suppl.) (1982) 153.
56 Flegal, K. M., R. P. Troiano, E. R. Pamuk, R. J. Kuczmarski and S. M. Campbell: The Influence of Smoking Cessation on the Prevalance of Overweight in the United States. New Engl. J. Med. 333 (1995) 1165–1170.
57 Forsythe, W. A., M. S. Green, J. J. B. Anderson: Dietary protein effects on cholesterol and lipoprotein concentrations. J. Amer. Coll. Nutr. 5 (1986) 533.
58 Franz, M. J., E. S. Horton, J. P. Bantle, C. A. Beebe, I. D. Brunzell: Nutrition principles for the mangement of diabetes and related complications. Diabetes Care 17 (1994) 490–517.
59 Franzen, D., J. Geisel, H. W. Höpp, K. Oette, H. H. Hilger: Langzeiteffekte von niedrigdosiertem Fischöl auf Serumlipide und Lipoproteine. Med. Klin. 88 (1993) 134–138.
59a Frost, G., A. A. Leeds, C. J. Doré, S. Madeiros, S. Brading, A. Dornhorst: Glycaemic index as a determinant of serum HDL-cholesterol concentration. Lancet 353 (1999) 1045–1048.
60 Gapinski J. P., J. V. VanRuiswyk, G. R. Heudebert, G. S. Schectman: Preventing restenosis with fish oils following coronary angioplasty. A metaanalysis. Arch. intern. Med. 153 (1993) 1595–1601.
61 Garg, A., A. Bonanome, S. M. Grundy, Z. Zu-Jung, R. H. Unger: Comparison of high-carbohydrate diet with an high-monounsaturated fat diet in patients with non-insulin-dependent diabetes mellitus. New Engl. J. Med. 319 (1988) 829–834.
62 Garg, A.: High-monounsaturated fat diet for diabetic patients. Is it time to change the current dietary recommendations? Diabetes Care 17 (1994) 242–246.
63 Garg, R., D. K. Wagener, J. H. Madans: Alcohol consumption and risk of ischemic heart disease in women. Arch. intern. Med. 153 (1993) 1211–1216.
64 Garrow, J. S.: Very low caloric diets should not be used. Int. J. Obes. 13, Suppl. 2 (1989) 145.
65 Gey, K. F., P. Puska, P. Jordan, U. K. Moser: Inverse correlation between plasma vitamin E and mortality from ischemic heart disease in cross-cultural epidemiology. Amer. J. clin. Nutr. 53 (1991) 326–334.
66 Gimeno S.G.A., J.M. Pacheco de Souza: IDDM and Milk Consumption, Diabetes Care 20 (8) (1997) 1256–1260.
67 Ginter, E.: Effect of ascorbic acid on plasma cholesterol in humans in a long-term experiment. Int. J. Vitamin Nutr. Res. 47 (1977) 123.
68 Glauber, H., P. Wallace, K. Griver, G. Brechtel: Adverse metabolic effects of omega-3 fatty acids in non-insulin-dependent diabetes mellitus. Ann. intern. Med. 108 (1988) 663–668.
69 Göschke, H.: Zur Behandlung der Adipositas mit prolongiertem Fasten. Schweiz. med. Wschr. 101 (1971) 940–945.
70 Golay, A., A.-F. Allaz, Y. Morel, N. de Tonnac, S. Tankova, G. Reaven: Similar Weight Loss with Low- oder High-Carbohydrate Diets. Amer. J. clin. Nutr. 63 (1996) 174–178.
71 Gresser, U., B. Gathof, N. Zöllner: Uric acid levels in Southern Germany in 1989. A comparison with studies from 1962, 1971 and 1984. Klin. Wschr. 68 (1990) 1222–1228.
72 Großklaus, R.: Gesundheitliche Bewertung der Risiken durch Lebensmittelzusatzstoffe am Beispiel der Zuckeraustauschstoffe. Bundesgesundhbl. 12 (1990) 578–581.
73 Grundy, S. M. What is the desirable ratio of saturated, polyunsaturated, and monounsaturated fatty acids in the diet? Amer. J. of clin. Nutr. 66 (Suppl. 4) (1997) 988–990.
74 Grundy, S. M., G. L. Vega: Plasma cholesterol responsiveness to saturated fatty acids. Amer. J. clin. Nutr. 47 (1988) 822.
75 Guggenheim, K.: Soranus of Ephesus on obesity. Int. J. Obes. 1 (1977) 245.
76 Gyllerup, S., J. Lanke, L. H. Lindholm, B. Scherstén: Water hardness does not contribute substantially to the high coronary mortality in cold regions of Sweden. J. Intern. Med. 230 (1991) 487–492.
77 Härtel, B., H. J. Graubaum, B. Schneider: Einfluss von Süßstoff-Lösungen auf die Insulinsekretion und den

Blutglucosespiegel. Ernährungs-Umschau 40 (1993) 152–155.
78 Hanefeld, M., W. Leonhardt: Das metabolische Syndrom. Dtsch. Gesund.-Wes. 36 (1980) 545–551.
79 Harris, R. T.: Bulimarexia and related serious eating disorders with medical complications. Ann. intern. Med. 99 (1983) 800–807.
80 Haskell, W. L., E. L. Alderman, J. M. Fair, D. J. Maron, S. F. Mackey, H. R. Superko, P. T. Williams, I. M. Johnstone, M. A. Champagne, R. M. Krauss, J. W. Farquhar: Effects of intensive multiple risk factor reduction on coronary atherosclerosis and clinical cardiac events in men and women with coronary artery disease. The Stanford Coronary Risk Intervention (SCRIP). Circulation 89 (1994) 975–990.
81 Hauner, H.: Zucker und Adipositas. In: Kohlenhydrate in der Ernährungsmedizin unter besonderer Berücksichtigung des Zuckers von R. Kluthe, H. Kasper, Thieme, Stuttgart 1996.
82 Heaton, K.W.: Food fibre as an obstacle to energy intake. Lancet II (1973) 1418.
83 Hegsted, D. M.: Serum-cholesterol response to dietary cholesterol: a re-evaluation. Amer. J. clin. Nutr. 44 (1986) 299–305.
84 Henrichs, H.R., M. Breidert, B. Willms: ADA und WHO revidieren Diabetes-Definitionen und Kriterien für die Diagnose. Diabetes und Stoffwechsel 6 (1997) 228–232.
85 Hertog, G. L, J. M. Feskens, C. H. Hollman, B. Katan, D. Kromhout: Dietary antioxidant flavonoids and risk of coronary heart disease: the Zutphen Elderly Study. Lancet 342 (1993) 1007–1011.
86 Heseker, H., M. Kohlmeier, R. Schneider: Verbreitung ernährungsabhängiger Gesundheitsrisiken und objektivierbarer Zeichen. Ernährungsbericht (1992) 30–37.
87 Heseker, H., R. Schneider, J. Mochka, M. Kohlmeier, W. Kübler: Vitaminversorgung Erwachsener in der Bundesrepublik Deutschland. Wissenschaftlicher Fachverlag Dr. Fleck, Niederkleen 1992.
88 Heyden, S.: Heutige Einschätzung der trans-Fettsäuren. Fortschr. Med. 112 (1994), 271–273.
89 Heyden, S.: The hard facts behind the hard-water theory and ischaemic heart disease. J. chron. Dis. 29 (1976) 149.
90 Himsworth, H. P.: Diet in the aetiology of human diabetes. Proc. roy. Soc. Med. 43 (1949) 323.
91 Holme, I.: An analysis of randomized trials evaluation the effect of cholesterol reduction on total mortality and coronary heard disease incidence. Circulation 82 (1990) 1916–1924.
92 Homocysteine Lowering Trialists' Collaboration: Lowering blood homocysteine with folic acid based supplements: meta-analysis of randomised trials. Brit. Med. J. 316 (1998) 894–898.
93 Horton, T.J., H. Drougas, A. Brachey, G.W. Rees, J.C. Peters und J. O. Hill: Fat and carbohydrate overfeeding in humans: different effects on energy storage. Amer. J. clin. Nutr. 62 (1995) 19–29.
94 Howard, E.G.: Ischaemic-heart-disease mortality and dietary intake of calcium. Lancet I (1973) 1465.
95 Hunter, D. J., D. Spiegelman, H.-O. Adami et al.: Kohort studies of fat intake and the risk of breast cancer – a pooled analysis. N. Engl. J. Med. 334 (1996) 356–361.

96 Husemann, B.: Extreme Adipositas. Chirurgische Verfahren, Indikation und Ergebnisse. Akt. Ernähr.-Med. 23 (1998) 182–186.
97 Jackson, R., R. Scragg, R. Beaglehole: Alcohol consumption and risk of coronary heart disease. Brit. Med. J. 303 (1991) 211–216.
98 Jacobs, D., H. Blackburn, M. Higgins, D. Reed, J. Iso, G. McMillan, J. Neaton, J. Nelson, J. Potter, B. Rifkind, J. Rossouw, R. Shekelle, S. Yusuf: Report of the conference on low blood cholesterol: mortality associations. Circulation 85 (1992) 1046–1060.
99 James, W. P.T., A. Avenell, J. Broom, KJ. Whitehead: A one-year trial to assess the value of orlistat in the management of obesity. Int. J. Obes. 21 (1997). Suppl. 3, 24–30.
100 Janke, K., A. Engelhardt, G. F. Jung, H. Pilger: Die Behandlung der Fettsucht mit Mischkost und Formuladiät. Dtsch. med. Wschr. 88 (1963) 2130.
101 Jenkins, D. J. A.: Glycemic index of foods: a physiological basis for carbohydrate exchange. Amer. J. clin. Nutr. 34 (1981) 362–366.
102 Jenkins, D. J. A., D. Reynolds, A. R. Leeds, A. L. Waller, J. H. Cummings: Hypocholesterolemic action of dietary fiber unrelated to fecal bulking effect. Amer. J. clin. Nutr. 32 (1979) 2430–2435.
103 Jenkins, D. J. A., R. H. Taylor, T. M. S. Wolever: The diabetic diet, dietary carbohydrate and differences in digestibility. Diabetologia 23 (1982) 477.
104 Jenkins, D. J. A., T. M. S. Wolever, A. Venketeshwer Rao, R. A. Hegele, S. J. Mitchell, T. P. P. Ransom: Effect on blood lipids of very high intakes of fiber in diets low insaturated fat and cholesterol. New Engl. J. Med. 329 (1993) 21–26.
105 Kanei, H., K. Tokunaga, S. Fujioka, S. Yamashita, K. Kemda-Takimura, Y. Mazuzawa: Decrease in intraabdominal visceral fat may reduce blood pressure in obese hypertensive wome. Hypertension 27 (1996) 125–129.
106 Kannel W. B., W. P. Castelli, T. Gorden, P. M. McNamara: Serum cholesterol, lipoproteins, and the risk of coronary heart disease. The Framingham Study. Ann. intern. Med. 74 (1971) 1–12.
107 Kardinaal, A. F. M., F. J. Kok, J. Ringstad, J. Gomez-Aracena, V. P. Mazaev, L. Kohlmeier, B. C. Martin, A. Aro, J. D. Kark, M. Delgado-Rodriguez, R. A. Riemersma, P. Van't Veer, J. K. Huttunen, J. M. Martin-Moreno: Antioxidants in adipose tissue and risk of myocardial infarction: the EURAMIC Study. Lancet 342 (1993) 379–384.
108 Kasper, H., M. Wild, I. Husemeyer, H. Rottka, R. Kluthe, H. Quirin, G. Schlierf, H. Schrezenmeir, G. Wolfram: Rationalisierungsschema 1994 der Deutschen Gesellschaft für Ernährungsmedizin (DGEM), Akt. Ernährungsmed. 19 (1994) 227–232.
109 Katan, M. B., P. C. H. Hollman: Dietary flavonoids and cardiovascular diseas. Nutr. Metab. Cardiovasc. Dis. 8 (1998) 1–4.
110 Katan, M. B.: High-oil compared with low-fat, high-carbohydrate diets in the prevention of ischemic heart disease. Amer. J. clin. Nutr. 66 (Suppl. 4) (1997) 974–979.
111 Kawachi, I., G. A. Colditz, C. B. Stone: Does coffee drinking increase the risk of coronary heart disease?

Results from a meta-analysis. Brit. Heart J. 72 (1994) 269–275.
112 Keli, S.O., E.J.M. Feskens, D. Kromhout: Fish consumption and risk of stroke: the Zutphen Study. Stroke 25 (1994) 328–332.
113 Keys, A.: The diet and the development of coronary heart disease. J. chron. Dis. 4 (1956) 364.
114 Klatsky, A.L. M.A. Armstrong, G.D. Friedman: Red wine, white wine, liquor, beer, and risk for coronary artery disease hospitalization. Amer. J. Cardiol. 80 (1997) 416–420.
115 Knox, E.G.: Ischaemic-heart-disease mortality and dietary intake of calcium. Lancet I (1973) 1465.
116 Knuiman, J.T., A.C. Beynen, M.B. Katan: Lecithin intake and serum cholesterol. Amer. J. clin. Nutr. 49 (1989) 266–268.
117 Kohlmeier, L., J.D. Kark, E. Gomez-Gracia, B.G. Martin: Lycopene and Myocardial Infarction Risk in the Euramic Study. Amer. J. of Epidemiol. 146 (1997) 618–626.
118 Koletzko, B., K. Dokoupil, S. Reitmayr, B. Weimert-Harendza, E. Keller: Dietary fat intake in infants and primary school children in Germany. Am. J. clin. Nutr. in press.
119 Kübler, W.: Kongenitale Stoffwechselstörungen. Akt. Ernährungsmed. 1 (1978) 27.
120 Kudchodkar, B.J., H.S. Sodtti, L. Horlick: Absorption of dietary cholesterol in man. Metabolism 22 (1973) 155.
121 Kushi, L.H., A.R. Folsom, R.J. Prineas, P.J. Mink, Y. Wu und R.M. Bostick: Dietary Antioxidant Vitamins and Death from Coronary Hart Disease in Postmenopausal Women. New Engl. J. Med. 334 (1996) 1156–1162.
122 Kushner, R.F.: Body weight and mortality. Nutr. Rev. 51 (1993) 127–136.
123 Lancaster, T., J. Muir, C. Silagy: The effects of coffee on serum lipids and blood pressure in a UK population. J. roy. Soc. Med. 87 (1994) 506–507.
124 Landgraf-Liurs, M.M.C.: Pilot study on omega-3 fatty acids in type I diabetes mellitus. Diabetes 39 (1990) 369.
125 Law, M.R., N.J. Wald, S.G. Thompson: By how much and quickly does reduction in serum cholesterol concentration lower risk of ischaemic heart disease? Brit. Med. J. 308 (1994) 367–373.
126 Law, M.R., S.G. Thompson, N.J. Wald: Assessing possible hazards of reducing serum cholesterol. Brit. med. J. 308 (1994) 373–379.
127 Leaf, A., M.B. Jorgensen, A.K. Jacobs, G. Cote: Do Fish Oils Prevent Restenosis after Coronary Angioplasty. Circulation 90 (1994) 2248–2257.
128 Lean, M.E.J. Sibutramine – a review of clinical efficacy. International Journal of Obesity 21 (1997) 30–36.
129 Liebermeister, H.: Die Broteinheit – erneut und breiter definiert. Akt. Ernährungsmed. 19 (1994) 188–190.
130 Linseisen, J., G. Wolfram: Origin, metabolism, and adverse health effects of cholesterol oxidation products. Fett/Lipid 100 6 (1998) 211–218.
131 Lissner, L., P.M. Odell, R.B. D'Agostino: Variability of body weight and health outcomes in the Framingham populaton. New Engl. J. Med. 324 (1991), 1839–1844.
132 Löffler, G.: Pathophysiologie des Fettgewebes. Deutsches Ärzteblatt 94 (1997) 1620–1623.
133 Lorgeril, M. de, S. Renaud, N. Mamelle, P. Salen, J.-L. Martin, I. Monjaud, J. Guidollet, P. Touboul, J. Delaye: Mediterranean α-linolenic acid-rich diet in secondary prevention of coronary heart disease. Lancet 343 (1994) 1454–1459.
134 Losonczy, K.G. T.B. Harris, R.J. Havlik: Vitamin E and vitamin C supplement use and risk of all-cause and coronary heart disease mortality in older persons: The Established Populations for Epidemiologic Studies of the Elderly. Am. J. clin. Nutr. 64 (1996) 190–196.
135 Lucas, A.R.: Undernutrition and growth. New Engl. J. Med. 309 (1983) 550–551.
136 Mann, G.V.: Metabolic consequences of dietary trans fatty acids. Lancet 343 (1994) 1268–1271.
137 Mansell, P., J.P.D. Reckless: Garlic: Effects on serum lipids, blood pressure, coagulation, platelet aggregation, and vasodilatation. Brit. med. J. 303 (1991) 379–380.
138 Manson, J.E., M.J. Stampfer, W.C. Willett, G.A. Colditz, F.E. Spelzer, C.H. Hennekens: Antioxidant vitamins and secondary prevention of cardiovascular disease in high risk women, 66th Scientific Session of the American Heart Association, abstract. Circulation 88, Suppl. 4 (1993) 1–70.
139 Manson, J.E., W.C. Willet, M.J. Stampfner: Body weight and mortality among women. N. Engl. J. Med. 333 (1995) 677–685.
140 Marble, A.: The natural history of diabetes. Hormone and metabolic research. Suppl. 4. Thieme, Stuttgart 1974.
141 Martin, M.J., W.S. Browner, S.B. Hulley, L.H. Kuller, D. Wentworth: Serum cholesterol blood pressure, and mortality: implications from a cohort of 361 662 men. Lancet II (1986) 933–936.
142 Mata, P.: Effect of dietary monounsaturated fatty acids on plasma lipoproteins and apolipoproteins in women. Amer. J. clin. Nutr. 56 (1992) 77–83.
143 Maxwell, S., A. Cruickshank, G. Thorpe: Red wine and antioxidant activity in serum. Lancet 344 (1994) 193–194.
144 Mehnert, H.: Diätbehandlung des Diabetes mellitus. Akt. Ernährungsmed. I (1976/77) 6–9.
145 Mehnert, H.: Diätetische und metabolische Probleme der Gewichtsreduktion bei Diabetikern. Dtsch. med. Wschr. 99 (1974) 1739–1742.
146 Menge, H., A. Lang, H. Cunthe: Pica in Deutschland – Amylophagie als Ursache einer Eisenmangelanämie. Z Gastroenterol. 36 (1998) 635–640.
147 Mensink R.P., M.B. Katan: Effect of dietary trans fatty acids on high-density and low-density lipoprotein cholesterol levels in healthy subjects. New Engl. J. Med. 323 (1990) 439–445.
148 Mensink, R.P., M.B. Katan: Effect of monounsaturated fatty acids versus complex carbohydrates on high-density lipoproteins in healthy men and women. Lancet I (1987) 122.
149 Mensink, R.P., P.L. Zock, M.B. Katan, G. Hornstra: Effect of dietary cis and trans fatty acids on serum lipoprotein[a] levels in humans. J. Lipid Res. 33 (1992) 1493–1501.
150 Mercer, N.J.H., K.K. Carrol, P.M. Giovannetti: Effects

on human plasma lipids of substituting soybean protein isolate for milk protein in the diet. Nutr. Rep. Internat. 35 (1987) 279.
151 Meyers, M.G., A. Basinski: Coffee and coronary heart disease. Arch. int. Med. 152 (1992) 1767–1772.
152 Morgan, E., L.A. Palinkas, L. Barrett-Connor, D.L. Wingard: Plasma cholesterol and depressive symptoms in oder men. Lancet 341 (1993) 75–79.
153 Mori, T.A.: Dietary fish oils increase serum lipids in insulindependent diabetics compared with healthy controls. Metabolism 38 (1989) 404.
154 Morris, R.D.: Obesity and heredity in the etiology of non-insulin-dependent diabetes mellitus in 32 662 adult white women. Amer. J. Epidem. 130 (1989) 112–121.
155 Morrison, A.H.I., R.M. Semenciw, Y. Mao, D.T. Wigle: Serum iron and risk of fatal acute myocardial infarctation. Epidemiology 5 (1994) 243–246.
156 Moss, A.J.: Caution very low caloric diets can be deadly. New Engl. J. Med. 102 (1985) 121.
157 Muntwyler, J., C.H. Hennekens, J.E. Buring, J.M. Gaziano: Mortality and light to moderate alcohol consumption after myocardial infarction. Lancet 352 (1998) 1882–1885.
158 Neil, H.A.W., C.A. Silagy, T. Lancester: Garlic powder in the treatment of moderate hyperlipidaemia: a controlled trial and meta-analysis. J. Royal Coll. Phys. 30 (1996) 329–336.
158a Nigdikar, S.V., N.R. Williams, B.A. Griffin, A.N. Howard: Consumption of red wine polyphenols reduces the susceptibility of low-density lipoproteins to oxidation in vivo. Amer. J. clin. Nutr. 68 (1998) 258–265.
159 Noack, R.: Adipositas und Energieverwertung. Ernährungs-Umschau 39 (1992) 195–199.
160 Noack, R.: Nahrungsfett und Adipositas. Ernährungsumschau 45 (1998) 8–13.
161 Noorden, C.v.: Die Fettsucht. In: Nothnagel: Handbuch der speziellen Pathologie und Therapie, Bd. 7/4. Hölder, Wien 1900.
162 Nozaki, S., Y. Matsuzawa, K. Hirano, N. Sakai, M. Kubo, S. Tarui: Effect of purified eicosapentaenoic acid ethyl ester on plasma lipoproteins in primary hypercholesterolemia. Internat. J. Vitamin Nutr. Med. 62 (1992) 256–260.
163 o.V.: Are we at risk for heart disease because of normal iron status? Nutr. Rev. 51 (1993) 112–115.
164 o.V.: New recommendations and principles for diabetes management. Nutr. Rev. 52 (1994) 238–241.
165 Ornish, D., S.E. Brown, L.W. Scherwitz, J.H. Billings, W.T. Armstrong, T.A. Ports, S.M. McLanahan, R.L. Kirkeeide, R.J. Brand, K.L. Gould: Can lifestyle changes reverse coronary heart disease? Lancet 336 (1990) 129–133.
166 Otto, U., C. Brinck, L. Niklas: Aktuelle Probleme der Diätbehandlung des Diabetes mellitus. Med. Welt 22 (1971) 819.
167 Palmer, A.J., R. Blacket: Regression of xanthomata of the eyelids with modified fat diet. Lancet I (1972) 66.
168 Paolisso, G. et al.: Pharmacologic doses of vitamin E improve insulin action in healthy subjects and non-insulin-dependent diabetic patiens. Am. J. clin. Nutr. 57 (1993) 650.
169 Penick, S.B., A.J. Stunkard: Newer concepts of obesity. Med. clin. N. Amer. 54 (1970) 745.

170 Peterson, D.B., J. Lambert, S. Gerring, T. Darling, R.D. Carter, R. Jelfs, J.I. Mann: Sucrose in the diet of diabetic patients – just another carbohydrate? Diabetologia 29 (1986) 216–220.
171 Petzoldt, R.: Alkohol und Diabetes. Dtsch. med. Wschr. 110 (1985) 1167–1169.
172 Pooling Project Research Group: Relationship of blood pressure, serum cholesterol, smoking habits, relative weight and ECG abnormalities to incidence of major coronary events. Final Report of the Pooling Project. J. chron. Dis. 31 (1978) 201–206.
173 Popkin, B.M., Doak, C.M.: The obesity epidemic is a worldwide phenomenon. Nutr. Rev. 56 (1998) 106–114.
174 Prentice, A.: Obesity – the inevitable penalty of civilisation? Obesity Matters 1 (1998) 17–20.
175 Pudel, V.: Adipositas – Bilanzproblem oder Verhaltensstörung. Akt. Ernährungsmed. 2 (1976) 47–51.
176 Pudel, V., J. Westenhöfer: Ernährungspsychologie, 2. Aufl. Hogrefe Verlag Göttingen 1998.
177 Pugliese, M.T., F. Lifshitz, G. Grad, P. Fort, M. Marks-Katz: A course of short stature and delayed puberty. New Engl. J. Med. 309 (1983) 513.
178 Rabast, U., H. Kasper: Die Wertigkeit kohlenhydratreduzierter, relativ fettreicher Diät in der Adipositastherapie. Akt. Ernährungsmed. 1 (1976) 68–71.
179 Ramsay, L.E., W.W. Yeo, P.R. Jackson: Dietary reduction of serum cholesterol concentration: time to think again. Brit. Med. J. 303 (1991) 953–957.
180 Rapola, J.M., J. Virtamo, S. Ripatti, J.K. Huttunen, D. Albanes, P.R. Taylor, O.P. Heinonen: Randomised trial of α-tocopherol and β-carotene supplements on incidence of major coronary events in men with previous myocardial infarction. Lancet 349 (1997) 1710–1711.
181 Ravussin, E., B.A. Swinburn: Pathophysiology of obesity. Lancet 340 (1992) 404–408.
182 Read, N.W., Mc L. Welch, C.J. Austen, C. Barnish: Swallowing food without chewing; a simple way to reduce postprandial glycemia. Brit. J. Nutr. 55 (1986) 43.
183 Recommendations of the European Atherosclerosis Society prepared by the International Task Force for Prevention of Coronary Heart Disease: Prevention of coronary heart disease: Scientific background and new clinical guidelines. Nutr. Metab. Cardiovasc. Dis. 2 (1992) 113–156.
184 Renaud, S., M. de Lorgeril: Wine, alcohol, platelets, and the French paradox for coronary heart disease. Lancet 339 (1992) 1523–1526.
185 Renaud, S., M. de Lorgeril, J. Delaye, J. Guidollet, F. Jacquard, N. Mamelle, J.-L. Martin, I. Monjaud, P. Salen, P. Toubol: Cretan Mediterranean diet for prevention of coronary heart disease. Am. J. clin. Nutr. 61 (suppl.) (1995) 1360–1367.
186 Rhode, B.M., P. Arseneau, B.A. Cooper: Vitamin B_{12} deficiency after gastric bypass surgery for obesity. Amer. J. clin. Nutr. 63 (1996) 103–109.
187 Richter, V., F. Rassoul, K. Purschwitz, B. Hentschel, W. Rotsch: Lipidscreening auf Bevölkerungsebene und bei Vegetariern. Akt. Ernährungsmed. 18 (1993) 286–290.
188 Richter, W.O.: Adipositas – wie gefährlich sind die Diäten? Fortschr. Med. 111 (1993) 297–480.

189 Ridker, P.M., D.E. Vaughan, M.J. Stampfer, R.J. Glynn, C.H. Hennekens: Association of Moderate Alcohol Consumption and Plasma Concentration of Endogenous Tissue-Type Plasminogen Activator. J. Amer. med. Assoc. 272 (1994) 929–933.

190 Rigaud, D., K.R. Ryttig, A.R. Leeds, D. Bard, M. Apfelbaum: Effects of a moderate dietary fibre supplement on hunger rating, energy input and faecal energy output in young, healthy volunteers. Int. J. Obes. 11 (Suppl. 1) (1987) 73.

191 Rimm, E.B., M.B. Katan, A. Ascherio, M.J. Stampfer, W.C. Willett: Relation between Intake of Flavonoids and Risk for Coronary Heart Disease in Male Health Professionals, Ann. Intern. Med. 125 (1996) 384–389.

192 Roberts, C.C.K., A.S. Truswell, D.R. Sullivan: Milk, plasma cholesterol and controls in nutritional experiments. Atherosclerosis 42 (1982) 323.

193 Rolls, B.J. and D.L. Miller: Is the low-fat message giving people a license to eat more? J. Amer. Coll. Nutr. 16 (1997) 535–543.

194 Rössner, S.: Childhood Obesity and Adulthood Consequences. Acta Pædiatrica 87 (1998) 1–5.

195 Rosengren, A., L. Wilhelmsen: Coffee, coronary heart disease and mortality in middle-aged Swedish med: findings from the Primary Prevention Study. J. Intern. Med. 230 (1991) 67–71.

196 Rubenowitz, E., G. Axelsson, R. Rylander: Magnesium in drinking water and death from acute myocardial infarction. Amer. J. Epidemiol. 143 (1996) 456–461.

197 Rühling, K., R. Heller, I. Schauer, U. Schauer, K. Thielmann: Beeinflussung des Plasmalipidstoffwechsels durch Vitamin C. Dtsch. Gesundheitswesen 39 (1984) 231.

198 Sailer, D.: Langzeitglukogramme und Mahlzeitenfrequenz. In: Becker, V.: Gastroenterologie und Stoffwechsel. Witzstrock, Baden-Baden – Brüssel 1974.

199 Salonen, J.T. et al: Increased risk of non-insulin dependent diabetes mellitus at low plasma vitamin E concentrations: a four year follow up study in men. Brit. Med. J. 311 (1995) 1124.

200 Salonen, J.T., K. Nyyssönen, H. Korpela, J. Tuomilehto, R. Seppänen, R. Salonen: High stored iron levels are associated with excess risk of myocardial infarctation in eastern Finnish men. Circulation 86 (1992) 803–811.

201 Sans, S., H. Kesteloot, D. Kromhout on behalf of the task Force: The burden of cardiovascular diseases mortality in Europe. European Heart Journal 18 (1997) 1231–1248.

202 Schacky, C. v.v., C.W. Siess, R. Lorenz, P.C. Weber: Ungesättigte Fettsäuren, Eicosanoide und Arteriosklerose. Internist 25 (1984) 268–274.

203 Schlierf, G., G. Einans, W. Reinheimer, W. Kahlke: Häufigkeit und Typenverteilung von Hyperlipoproteinämien bei stationären Patienten einer Medizinischen Klinik. Dtsch. med. Wschr. 97 (1972) 1371–1375.

204 Schlierf, G., W. Reinheimer, V. Stossberg: Diurnal patterns of plasma and free fatty acids in normal subjects and in patients with endogenous (type IV) hyperlipoproteinemia. Nutr. Metabol. 13 (1971) 80.

205 Schrezenmeir, J.: Ernährung bei Diabetes mellitus. Ein Update nach Revision der Empfehlungen durch die EASD und ADA. Ernährungs-Umschau 43 (1996) Sonderheft 7–14.

206 Schrezenmeir, J., H. Kasper: Ballaststoffe in der Behandlung des Diabetes. Münch. med. Wschr. 125 (1983) 403–410.

207 Schrezenmeir, J., M. v. Aerssen, F. Tato, S. Tato, T. Strack, H. Kasper, J. Beyer: Unterschiedlicher Insulinbedarf bei verschiedenartigem Frühstück: der Kohlenhydratgehalt ist nicht das alleinige Maß in der diätetischen Therapie des Diabetes. Akt. Endokrin. Stoffw. 6 (1985) 109.

208 Scott, L.W., J.K. Dunn, H.J. Pownall, D.J. Brauchi, M.C. McMann, J.A. Herd, K.B. Harris, J.W. Savell, H.R. Cross, A.M. Gotto: Effects of beef and chicken consumption on plasma lipid levels in hypercholesterolemic men. Arch. intern Med. 154 (1994) 1261–1267.

209 Selhub, J., P.F. Jacques, P.W.F. Wilson, D. Rush, I.H. Rosenberg: Vitamin status and intake as primary determinants of homocysteinemia in an elderly population. J. Amer. med. Ass. 270 (1993) 2693–2698.

210 Sendl, A., M. Schliack, R. Löser, F. Stanislaus, H. Wagner: Inhibition of cholesterol synthesis in vitro by extracts and isolated compounds prepared from garlic and wild garlic. Atherosclerosis 94 (1992) 79–85.

211 Shekelle, R.B., J. Stamler: Fish and coronary heart disease: the epidemiologic evidence. Nutr. Metab. Cardiovasc. Dis. 3 (1993) 46–51.

212 Sichert, W., K.W. von Koerber, C. Leitzmann, H. Lauber: Einfluß von Weizenvollkorn-Zubereitungen auf Blutglucose- und Insulin-Reaktion bei Gesunden und Diabetikern. Wiss. Kongreß Dtsch. Ges. Ernährung 1985.

213 Sigstad, H.: A clinical diagnostic index in the diagnosis of the dumping syndrome. Acta med. scand. 188 (1970) 479.

214 Silagy, C., A. Neil: Garlic as a lipid lowering agent – a meta-analysis. J. roy. Coll. Phys. 28 (1994) 39–45.

215 Sillanaukee, P., T. Koivula, J. Jokelat, H. Myllyharju, K. Seppä: Relationship of alcohol consumption to changes in HDL-subfractions. Europ. J. clin. Invest. 23 (1993) 486–491.

216 Simpson, H.C.R., R.W. Simpson, S. Lousley, R.D. Carter, M. Geekie, T.D.R. Hockaday, J.I. Mann: A high carbohydrate leguminous fibre diet improves all aspects of diabetic control. Lancet I (1981) 1–5.

217 Singer, P., M. Wirth, I. Berger, S. Voigt, U. Gerike: Influence on serum lipids, lipoproteins and blood pressure of mackerel and herring diet in patients with type IV and V hyperlipoproteinemia. Atherosclerosis 56 (1985) 111.

218 Slama, G., P. Jean-Joseph, M.J. Haardt, D. Costagliola: Sucrose taken during mixed meal has no additional hyperglycaemic action over isocaloric amounts of starch in well-controlled diabetics. Lancet II (1984) 122–124.

219 Stampfer, M.J., M.R. Malinow, W.C. Willett, L.M. Newcomer, B. Upson, D. Ullmann, P.V. Tishler, C.H. Hennekens: A prospective study of plasma homocyst(e)ine and risk of myocardial infarction in US physicians. J. Amer. med. Ass. 268 (1992) 877–881.

220 Stephens, N.G., A. Parsons, P.M. Schofield: Randomised controllied trial of vitamin E in patients with

coronary disease. Cambridge Heart Antioxidant Study (CHAOS). Lancet 347 (1996) 781–786.
221 Stevens, J.: Does dietary fiber affect food intake and body weight? J. Amer. diet. Ass. 88 (1988) 939.
222 Suh, I., B.J. Shaten, J.A. Cutler, L.H. Kuller: Alcohol use and mortality from coronary heart disease: the role of high-density lipoprotein cholesterol. Amer. intern. Med. 116 (1992) 881–887.
223 Surwit, R.S., M.N. Feinglos, C.C. McCaskill et al: Metabolic and Behavioral Effects of a High-Sucrose Diet during Weight Loss. Amer. J. clin. Nutr. 65 (1997) 908–915.
224 Superko, H.R., W. Bortz Jr., P.T. Williams, J.J. Albers, P.D Wood: Caffeinated and decaffeinated coffee effects on plasma lipoprotein cholesterol, apolipoproteins, and lipase activity: a controlled, randomized trial. Amer. J. clin. Nutr. 54 (1991) 599–605.
225 Swaminathan, R., R. King, J. Holmfield, R.A. Siwek, M. Baker, J.K. Wales: Thermic effect of feeding carbohydrate, fat, protein and mixed meal in lean and obese subjects. Amer. J. clin. Nutr. 42 (1985) 177–181.
226 Thorogood, M., J. Mann, P. Appleby, K. McPerson: Risk of death from cancer and ischaemic heart disease in meat and non-meat eaters. Brit. Med. J. 308 (1994) 1667–1670.
227 Toeller, M.: Kohlenhydrate in der Diabeteskost. Ernährungsumschau 36 (1989) 363–368.
228 Toeller, M: Einordnung von Isomaltit in der Ernährungstherapie von Diabetikern. Akt. Ernährungsmed. 19 (1994) 191.
229 Troiano, R.P., E.A. Frongillo Jr., J. Sobal, D.A. Levitsky: The Relationship between Body Weight and Mortality: A Quantitative Analysis of Combined Information from Existing Studies. Int J. Obesity 20 (1996) 63–75.
231 Troisi, R., W.C. Willett, S.T Weiss: Trans-fatty acid intake in relation to serum lipid concentrations in adult men. Amer. J. clin. Nutr. 56 (1992) 1019–1024.
232 Tuomilehto, E., E. Tuomilehto-Wolf, E. Virtala, R. LaPorte: Coffee consumption as trigger for insulin dependent diabetes mellitus in childhood. Brit. Med. J. 200 (1990) 642–643.
233 Ulbricht, T.L.V., D.A.T. Southgate: Coronary heart disease: seven dietary factors. Lancet 338 (1991) 985–992.
234 Urgert, R., M.B. Katan: The Cholesterol-raising Factor from Coffee Beans. J. Royal Societay of Medicine 89 (1996) 618–623.
235 Wakhloo, A.H., J. Beyer, C. Dietrich, G. Schulz: Einfluss von Nahrungsfett auf Blutzuckerspiegel und Insulin-Verbrauch nach Einnahme verschiedener Kohlenhydratträger bei Typ-1-Diabetikern am künstlichen Pankreas. Dtsch. med. Wschr. 109 (1984) 1589–1594.
236 Wardle, J., J. Armitage, R. Collins, K. Wallendszus, A. Keech, A. Lawson: Randomised placebo controlled trial of effect on mood of lowering cholesterol concentration. Brit. Med. J. 313 (1996) 75–78.
237 Warshafskiy, S., S. Kamer, S. Sivak: Effect of garlic on total serum cholesterol. A meta-analysis. Ann. intern. Med. 119 (1993) 599–605.
238 Watts, G.F., B. Lewis, J.N.H. Brunt: Effects on coronary artery disease of lipid-lowering diet, or diet plus cholestyramine, in the St. Thomas' Atherosclerosis Regression Study (STARS). Lancet 339 (1992) 563–569.
239 Weber, P.C., C. v. Schacky, R. Lorenz: Hoch ungesättigte Fettsäuren vom ω-3-Typ. Münch. med. Wschr. 127 (1985) 681.
240 Wechsler, J.G.: Aktuelle Therapie der Adipositas. Dtsch. med. Wschr. 122 (1997) 1287–1290.
241 Wechsler, J.G.: Diätetische Therapie der Adipositas. Adipositas 7 (1997) 23–32.
242 Weisburger, J.H.: Dietary prevention of colorectal cancer. In: Seitz, H.K., U.A. Simanowski, N.A. Wright (Hrsg.): Colorectal cancer. Springer, Berlin–Heidelberg–New York 1989.
243 West, C.E., A.C. Beynen: Are there artherogenic dietary proteins? In: Barth, C.A., P. Fürst: Wahl der Nahrungsproteine, dietary protein in clinical nutrition. Bergmann, München 1988.
244 WHO expert committee on diabetes mellitus: Second Report. WHO Techn. Rep. Ser. 646 (1980) 7.
245 WHO Study Group on Diabetes Mellitus. WHO Techn. Rep. Ser. 727 (1985).
246 Wirth, A.: Morbidität und Mortalität bei Adipositas. Klinikarzt 5 (1996) 156–162.
247 Wolfe, B.M., P.M. Giovanetti, D.C.H. Cheng, D.C.K. Roberts, K.K. Carroll: Hypolipidemic effect of substituting soybean protein isolate for all meat and dairy protein in the diets of hypercholesterolemic men. Nutr. Rep. Intern. 24 (1991) 1187–1198.
248 Wolfram, G.: Das moderne Konzept der Ernährung bei Gicht. Akt. Ernährungsmed. 17 (1992) 24–32.
249 Wright, J.: Effect of high-carbohydrate versus high-monounsaturated fatty acid diet on metabolic control in diabetes and hyperglycemic patients. Clinical Nutrition 17, Supplement 2 (1998) 35–45.
250 Yoshimura, M., S. Hori, H. Yoshimura, zit. nach: Schönborn, J., V. Eysselein, M. Rabast, H. Kasper: Vergleichende Untersuchung des Stoffwechsels unter kohlenhydrat- und fettreicher Formuladiät. Verh. dtsch. Ges. inn. Med. 80 (1974) 1224.
251 Young, J.B., I.A. Macdonald: Sympathoadrenal activity in human obesity: heterogeneity of findings since 1980. Int. J. Obesity 16 (1992) 959–967.
252 Zeller K., E. Whittaker, L. Sullivan, P. Raskin, H. Jacobson: Effect of restricting dietary protein on the progression of renal failure in patients with insulin-dependent diabetes mellitus. New Engl. J. Med. 324 (1991) 78–84.
253 Zöllner, N., A. Griebsch, W. Gröbner: Einfluß verschiedener Purine auf den Harnsäurestoffwechsel. Ernährungsumschau 3 (1972) 79–83.

Adressen zur Beratung bei Störungen des Essverhaltens:

ANAD Selbsthilfe
Anorexia-Bulimia Nervosa e.V.
Ungerer Straße 32
80802 München

Bundesverband Essstörungen
Kurt Schumacher Straße 2
34117 Kassel

Dick u. Dünn
Beratung bei Essstörungen e.V.
Innsbrucker Straße 25
10825 Berlin

Frankfurter Zentrum f. Essstörungen
Hansa Allee 18
60322 Frankfurt

Adressen zur Beratung bei seltenen Stoffwechselkrankheiten:

„Deutsche Interessengemeinschaft Phenylketonurie und verwandte angeborene Stoffwechselstörungen e.V."
Geschäftsstelle Adlerstraße 6
91077 Kleinsendelbach

Arbeitskreis „Pädiatrische Diätetik" im VDD e.V.
Frau Ursula Kefferpütz-Spiring
Universitätskinderklinik
Joseph-Stelzmann-Str. 9
50931 Köln

Elterninitiative Galaktosämie e.V.
R. Esser
Litauerstr. 5
80997 München

5 Erkrankungen der Niere

 ## Physiologie, Pathophysiologie und Klinik

Die **Aufgabe** der Niere besteht darin, die Zusammensetzung der extrazellulären Flüssigkeit, insbesondere des Blutplasmas, konstant zu halten. Trotz Resorption von Wasser, Elektrolyten etc. aus dem Darm und des Einstroms von Stoffwechselendprodukten wie Harnstoff, Harnsäure etc. in die Blutbahn wird bei normaler Funktion des Organs ein sehr enger Konzentrationsbereich der gelösten Substanzen gewährleistet.

Die **Harnbereitung** erfolgt durch Filtration, Exkretion und Rückresorption in den Nephronen, den kleinsten Funktionseinheiten der Niere. Aus dem durch die Kapillaren der Bowman-Kapsel fließenden Blut wird der sog. **Primärharn** abfiltriert. Hierbei handelt es sich um ein eiweiß- und zellfreies Filtrat des Blutes.

Damit es zu einer **Filtration** in der Bowman-Kapsel kommt, muss das Blut unter höherem Druck stehen, als es dem kolloidosmotischen Druck des Plasmas entspricht. Sinkt der periphere Blutdruck unter 60 mmHg, so sistiert meist aus dem genannten Grund die Filtration und somit die Harnproduktion.

Pro Tag werden vom Erwachsenen 150–180 l Primärharn in den Glomerula filtriert. Die tatsächliche, **täglich ausgeschiedene Urinmenge** liegt jedoch bei 1–3 l, d. h. in dem Tubulussystem, das sich an die Glomerula anschließt, kommt es zu einer intensiven **Rückresorption**.

Die Tubuluszelle verfügt ebenso wie die Mukosazelle des Darms über die Fähigkeit zur aktiven und passiven Resorption. Eine **passive Rückdiffusion** erfolgt, da der kolloidosmotische Druck in dem die Tubuli umgebenden Kapillarsystem höher ist als in dem eiweißfreien Ultrafiltrat.

Darüber hinaus können die Tubuluszellen aktiv, zum Teil mit Hilfe von **Carrier-Systemen**, unter erheblichem Energieaufwand Substanzen aus dem Filtrat ins Blut zurücktransportieren. Aufgrund dieses Resorptionsvermögens kann die Niere dann, wenn die Wasserzufuhr nur gering ist, den Harn so weit **konzentrieren**, dass er einen höheren osmotischen Druck hat als das Ausgangssubstrat Blut.

Neben der Fähigkeit zu resorbieren können Tubulusepithelien auch Stoffe aus der Blutbahn ins Tubuluslumen sezernieren. Letzteres trifft z. B. zu für Phosphat-, Kalium-, Wasserstoff- und Ammoniumionen.

Die Funktion der Niere unterliegt einer Reihe von **hormonellen Einflüssen.**

So reguliert ein Hormon des Hypophysenhinterlappens, das Adiuretin, die Wasserausscheidung. **Adiuretin** hemmt die Wasserausscheidung durch die Niere. Wird die Wasserzufuhr erhöht, so verringert sich die Hormonabgabe, und es kommt zu einer Steigerung der Wasserausscheidung.

> Verarmt der Körper an Wasser, z. B. infolge geringer Zufuhr, bei hoher Außentemperatur, Wasserverlust über den Darm bei Diarrhö etc., so wird vermehrt Adiuretin gebildet und somit das Harnvolumen reduziert.

Durch Produktion eines höher konzentrierten Harns wird auch bei nur geringer Wasserzufuhr die Ausscheidung harnpflichtiger Substanzen bis zu einer gewissen Grenze gewährleistet.

Bei stark verringerter Adiuretinproduktion, z. B. bei einer Schädigung des Hypophysenhinterlappens durch ein Trauma oder einen Tumor, verliert die Niere die Fähigkeit, den Harn zu konzentrieren. Es kommt zu einer Ausscheidung riesiger Wassermengen (10–20 l/Tag und mehr), dies hat wiederum ein unstillbares Durstgefühl zur Folge. Diese Erkrankung wird als **Diabetes insipidus** bezeichnet.

Einen Einfluss auf die Mineralstoffausscheidung haben Hormone der Nebennierenrinde, die Mineralocorticoide, insbesondere das **Aldosteron**. Diese Hormone verstärken die Natriumrückresorption im Tubulussystem.

Das Ausmaß der Aldosteronproduktion und damit der Natriumrückresorption wird durch Druckrezeptoren reguliert. Bei einer **Hypovolämie** steigt die Aldosteronausschüttung und damit die Wasser- und Natriumrückresorption in der Niere. Hierdurch kommt es zu einer Steigerung der Osmolarität des Plasmas, dies hat wiederum eine vermehrte Adiuretinfreisetzung und somit Wasserrückresorption und Blutvolumenzunahme zur Folge.

Bei einer **Hypervolämie** würde diese Regulation in umgekehrter Richtung ablaufen.

Bereits diese vereinfachte Darstellung lässt erkennen, in welcher Weise die verschiedenen Organfunktionen, in diesem Fall die der Niere, der Drüsen mit innerer Sekretion und des Kreislaufs, miteinander verflochten sind.

Zusammenfassend kann man die **Funktion der Niere** wie folgt beschreiben:

- **Ausscheidung** wasserlöslicher, nicht protcingebundener Substanzen, die entweder im Stoffwechsel entstehen, wie z. B. Harnstoff, Harnsäure etc., oder als körperfremde Substanzen zugeführt werden, wie etwa Pharmaka und deren Metaboliten.
- **Regulation** des Elektrolyt- und Wasserhaushalts und über eine Protonen- und Bicarbonatausscheidung Regulation des Säure-Basen-Haushalts.
  Der pH-Wert des Blutes und der extrazellulären Flüssigkeit liegt ziemlich exakt bei 7,4 und ist nur geringen Schwankungen unterworfen. Sinkt der Blut-pH-Wert unter 7,35, so spricht man von **Azidose** und bei einem Anstieg auf Werte über 7,45 von **Alkalose**. Die Aufnahme saurer und basischer Nahrung, die Bildung von sauren und alkalischen Substanzen im Stoffwechsel und die Salzsäurebildung im Magen sind die wesentlichen Faktoren für einen Abfall bzw. Anstieg des Blut-pH-Wertes (siehe Säuren-Basen-Haushalt, Kap. 1).
- **Endokrine Funktionen** der Niere, wie Bildung von Erythropoetin, einem Hormon, das den Reifungsprozess der Erythrozytenvorstufen im Knochenmark beschleunigt und dessen Sekretion von der Sauerstoffsättigung des Blutes abhängig ist; die Bildung von 1,25-Dihydroxycholecalciferol (vgl. Kap. 1), von Renin und Prostaglandinen.

Aus der großen Zahl von Nierenerkrankungen haben die Folgenden im Zusammenhang mit der diätetischen Behandlung besondere Bedeutung.

5.1 Akute diffuse Glomerulonephritis

Unter dem Begriff „akute Glomerulonephritis" werden pathogenetisch uneinheitliche, **entzündliche Erkrankungen der Glomerula** zusammengefasst.

Sie treten vorwiegend bei Kindern und Jugendlichen im Anschluss an einen Streptokokkeninfekt (Angina, Scharlach etc.) auf, wobei die **immunpathologischen Reaktionen,** die die entzündlichen Veränderungen an den Glomerula verursachen, durch **Streptokokkentoxine** ausgelöst werden.

Das **klinische Bild** ist charakterisiert durch Hämaturie, Proteinurie, Ödembildung, Blutdrucksteigerung und infolge Engstellung der Kapillarstrombahn eine Blässe der Haut.

In der Mehrzahl der Fälle heilt die Erkrankung **ohne Restschaden an der Niere** aus.

> Kommt es nicht zur Ausheilung, so entwickelt sich nach unterschiedlich langem Verlauf – bei der **subakuten** Glomerulonephritis in relativ kurzer Zeit, bei der **chronischen Glomerulonephritis** im Laufe von Monaten oder Jahren – eine **Niereninsuffizienz.**

Nach Literaturangaben heilen im Kindesalter 80 % der akuten Glomerulonephritiden folgenlos aus, im Erwachsenenalter hingegen nur etwa 65 %.

Ernährungstherapie

Nach den Empfehlungen von Volhard (1931) wurde die akute Glomerulonephritis in der Anfangsphase mit Nulldiät, d. h. einer Hunger- und Durstkur, behandelt. Dieses lange Zeit anerkannte, diätetisch-therapeutische Vorgehen ist mittlerweile überholt.

Ob sich die infektiös-toxischen Veränderungen an der Niere überhaupt durch diätetische Maßnahmen beeinflussen lassen, ist zweifelhaft, zumindest nie exakt bewiesen worden.

> Der Diät kommen bei der Behandlung der akuten Glomerulonephritis zwei Bedeutungen zu:
>
> Die Zufuhr von Wasser, Eiweiß und Elektrolyten muss bei oligoanurischen Verlaufsformen der Funktion angepaßt werden.
>
> Den Folgen einer verminderten Natriumexkretion, dies sind Hypervolämie und Bluthochdruck, kann weiterhin eine Ödemneigung, die sich häufig als periorbitales Ödem, seltener als generalisiertes Ödem mit Ergüssen in Pleura- und Bauchhöhle, Hirnödem etc. manifestiert, durch eine natriumarme Ernährung entgegengewirkt werden.

In der **akuten Krankheitsphase** ist die Diät „salzlos", maximal 1 g Kochsalz (= 17 mmol Natrium) pro Tag.

Mit zunehmender **Besserung der Nierenfunktion,** Normalisierung der Harnstoffkonzentration im Serum und Normalisierung der Blutdruckwerte werden Wasser, Eiweiß und Kochsalz zugelegt.

Aus Sicherheitsgründen wird auch dann, wenn weder Ödeme noch Hypertonie oder Harnstoffretention nachweisbar sind, eine **relativ salzarme** (3–4 g Kochsalz/Tag) und **eiweißarme** (etwa 40 g Eiweiß/Tag) **Diät** für eine gewisse Zeit eingehalten.

Die Kochsalzbeschränkung wird so lange beibehalten, bis sich keine Tendenz zur Ödembildung bzw. Hypertonie mehr nachweisen lässt.

5.2 Chronische Glomerulonephritis

Bei der chronischen Glomerulonephritis kommt es zu einer **Sklerosierung von Glomerulumgefäßen** und damit zum Ausfall von Glomerula bzw. Nephronen. Dieser sich langsam fortsetzende Untergang von Funktionseinheiten der Niere führt schließlich zur **Niereninsuffizienz**.

Nur ein Teil der Erkrankungen lässt sich von einer akuten Glomerulonephritis herleiten, während bei anderen die Ätiologie unklar ist.

Neben der langsam zunehmenden Niereninsuffizienz finden sich bei der chronischen Glomerulonephritis insbesondere eine **Hypertonie** und eine **Albuminurie**. Je nachdem, ob Hypertonie oder Albuminurie – letztere führt zur Hypalbuminämie und damit zur Ödembildung – im Vordergrund steht, spricht man von einer hypertonischen oder albuminurischen Verlaufsform der chronischen Glomerulonephritis.

Eine klinische Symptomatik fehlt oft oder ist nur sehr diskret. Häufig wird die Erkrankung zufällig im Rahmen einer Routineuntersuchung oder bei der Fahndung nach der Ursache einer Hypertonie entdeckt.

Je nach Stadium sind die Nieren als Folge des Gewebsuntergangs verkleinert (**Schrumpfnieren**).

Laborchemisch findet sich als Zeichen einer eingeschränkten Nierenfunktion eine Erhöhung der **Kreatinin-** bzw. **Harnstoffkonzentration** im Serum.

Eine kausale Therapie der Erkrankung ist nicht bekannt.

Ernährungstherapie

Eine spezifische Diät, die den Verlauf der chronischen Glomerulonephritis beeinflusst, ist nicht bekannt.

> Eine frühzeitige **Reduktion der Eiweißzufuhr** verzögert das Fortschreiten und somit die Entwicklung einer Niereninsuffizienz.

Auch bei anderen chronischen Nierenerkrankungen konnte das Fortschreiten einer Niereninsuffizienz durch frühzeitige Eiweißrestriktion verlangsamt werden [29].

Bei der **vaskulären Verlaufsform** kann die Hypertonie durch Natriumrestriktion positiv beeinflusst werden. Je nach Grad des Bluthochdrucks wird die tägliche Kochsalzzufuhr auf 1 g (= 17 mmol Natrium) bei schwersten, auf 3–4 g Kochsalz (= 51–68 mmol Natrium) bei mittelgradigen und leichten Formen reduziert.

Eine **Reduktion der Natriumzufuhr** ist auch je nach Ausmaß der Ödemneigung bei der nephrotischen Verlaufsform erforderlich.

5.3 Nephrotisches Syndrom

Als nephrotisches Syndrom bezeichnet man eine **Schädigung der Glomerulumschlingen,** die mit einer erhöhten Durchlässigkeit für Plasmaproteine, insbesondere der kleinmolekularen Albuminfraktion einhergeht. Es können jedoch auch α-, β- und γ-Globuline ausgeschieden werden.

Die **Folge des Eiweißverlustes** ist ein Absinken des kolloidosmotischen Drucks im Blut und folglich eine Ödembildung. Im weiteren Verlauf entwickelt sich eine Niereninsuffizienz.

Die **Ursache** eines nephrotischen Syndroms können Infekte, die Glomerulonephritis, Intoxikationen mit Quecksilber, Arsen, Gold und verschiedenen Medikamenten, eine diabetische Glomerulosklerose etc. sein.

Die pro Tag mit dem Harn ausgeschiedene Menge an Eiweiß kann 30 g übersteigen und in seltenen Fällen bis zu 100 g erreichen.

Es kommt zu einer Vermehrung der Lipoproteine im Serum (**sekundäre Hyperlipoproteinämie vom Typ II oder IV**) mit einer Erhöhung der Triglycerid- und Gesamtcholesterinkonzentration. Hierdurch wird das **Arterioskleroserisiko,** wahrscheinlich auch das Fortschreiten der Nierenerkrankung erheblich gefördert. Es besteht folglich eine dringende Indikation zur Behandlung der **Hyperlipoproteinämie** [9].

Ernährungstherapie

Bei dem meist hochgradigen renalen Eiweißverlust, der mehr als 30 g/Tag betragen kann, wurde, um den Aminosäurebedarf bei der gesteigerten Proteinsynthese zu decken, bisher eine **eiweißreiche Ernährung** mit 1,5–2,0 g Protein pro kg Körpergewicht täglich empfohlen.

Es wurde davon ausgegangen, dass bei einer Steigerung der renalen Eiweißausscheidung um 4 g/24 Std. eine Erhöhung der oralen Eiweißaufnahme um 10 g erforderlich wird. Da eine Proteinurie bis zu 5 g/24 Std. die Konzentration der Plasmaeiweiße meist nicht beeinträchtigt, wurde bei Proteinurien bis zu dieser Höhe auf eine Erhöhung des Eiweißanteils der Kost verzichtet.

Bei den Bemühungen, den durch Steigerung der Syntheserate bedingten **Mehrbedarf an Eiweiß** zu kompensieren, muss jedoch berücksichtigt werden, dass das Ausmaß der Proteinurie mit der Höhe der Eiweißkonzentration im Plasma steigt (**Clearance-Gesetz**). Infolge der Hypoproteinämie und des hierdurch bedingten Flüssigkeitsaustritts aus der Gefäßbahn entwickelt sich beim nephrotischen Syndrom ein **sekundärer Hyperaldosteronismus**. Die hierdurch gesteigerte Natriumretention macht somit eine Reduktion der Natriumzufuhr erforderlich.

Aufgrund neuerer Erkenntnisse über den Einfluss der Proteinzufuhr, insbesondere in Form von Fleisch, auf das Fortschreiten einer chronischen Niereninsuffizienz muss auch das Diätkonzept beim nephrotischen Syndrom revidiert werden.

In einer Reihe von Untersuchungen konnte gezeigt werden, dass unter einer relativ **proteinarmen Diät** mit täglich 0,8 g Eiweiß pro kg Körpergewicht im Vergleich zu 1,6 g das Ausmaß der Albuminurie bei einer nur unwesentlichen Reduktion der Albuminsynthese geringer war. Unter der vergleichsweise geringen Eiweißzufuhr war der **Albuminkatabolismus** jedoch **signifikant erniedrigt**. Das Fortschreiten der dem nephrotischen Syndrom zugrundeliegenden Nierenerkrankung wird mit großer Wahrscheinlichkeit durch die geringere Eiweißzufuhr verzögert.

Auch in weiteren Studien wurde der positive **Effekt der Proteinrestriktion** bestätigt.

Unter einer strengen Reduktion der Eiweißzufuhr auf nur 0,3 g/kg Körpergewicht bei Supplementierung mit 10–20 g essentiellen Aminosäuren pro Tag, kam es bei initial nur wenig eingeschränkter Glomerulumfiltration zu lang dauernden Remissionen, so dass anschließend eine weitgehend normale Ernährung praktiziert werden konnte [37].

> Die Proteinzufuhr beim nephrotischen Syndrom muss aufgrund der neuen Erkenntnisse in Abhängigkeit vom Ausmaß der Proteinurie relativ niedrig bemessen sein.

Das **Risiko einer Proteinmangelversorgung** ist hierbei zu berücksichtigen [21, 22].

Bei den Bemühungen um eine ausgeglichene Stickstoffbilanz muss immer auf eine **ausreichende Deckung des Energiebedarfs** geachtet werden.

Zur Behandlung der Hyperlipoproteinämie hat sich eine **streng vegetarische Diät** reich an Sojaprodukten mit niedrigem Fettanteil in Form von einfach- und mehrfach ungesättigten Fettsäuren bei insgesamt relativ niedriger Gesamteiweißzufuhr bewährt. Unter einer solchen Ernährung kam es zu deutlichen **Senkungen der LDL-Cholesterinkonzentration** im Serum und einem Rückgang der Proteinurie [9].

5.4 Nephropathia gravidarum

Es handelt sich um eine **Schwangerschaftskomplikation unbekannter Ursache**, die insbesondere im letzten Drittel der Gravidität auftritt. Andere Bezeichnungen sind Toxämie, Schwangerschaftstoxikose, Spätgestose oder EPH(edema, proteinuria, hypertension)-Gestose.

Die typische Symptomatik besteht in **Hypertonie, Ödemneigung** und **Proteinurie**. Zu dieser renalen Symptomatik können bei der Präklampsie eine zerebrale Symptomatik mit Kopfschmerzen, Ohrensausen, Sehstörungen etc. und schließlich bei der Eklampsie tonisch-klonische Krämpfe und Bewusstlosigkeit hinzukommen. Der Bluthochdruck ist häufig das erste Symptom.

Ernährungstherapie

Natriumarme, flüssigkeitsbilanzierte Ernährung.

5.5 Diabetische Nephropathie

Wie bereits besprochen (vgl. Kap. 4.4), sind etwa 30% aller dialysepflichtigen Patienten chronisch niereninsuffiziente Diabetiker. Rund 50% aller

Typ-1-Diabetiker entwickeln im Mittel 20 Jahre nach Diagnosestellung eine Niereninsuffizienz auf dem Boden einer diabetischen Nephropathie [11].

Die **Therapie** entspricht, unter Berücksichtigung der diabetischen Stoffwechselsituation, der bei chronischer Niereninsuffizienz.

5.6 Hyperlipoproteinämie

Hyperlipoproteinämien (vgl. Kap. 4.5) finden sich häufig bei akutem und chronischem Nierenversagen, nach Nierentransplantationen und beim nephrotischen Syndrom.

Eine wesentliche **Ursache** ist eine Beeinflussung des Lipoproteinabbaus durch Hemmung des Lipoproteinlipasesystems.

Die Lipoproteine sind pathologisch zusammengesetzt. Der Triglyceridgehalt der LDL und VLDL ist erhöht, der Cholesterinanteil der HDL vermindert.

Die Hemmung des Lipoproteinabbaus hat eine Zunahme der Triglyceridkonzentration im Plasma zur Folge. Es überwiegen deshalb Hyperlipoproteinämien vom Typ IV [19].

Von prognostischer und folglich praktischer Bedeutung sind Fettstoffwechselstörungen besonders bei Patienten mit dialysepflichtiger Niereninsuffizienz, bei denen sich in der Mehrzahl eine Hyperlipidämie findet.

> Neben den üblichen diätetischen Maßnahmen bei Hyperlipoproteinämien (vgl. Kap. 4.5) haben sich Fette, reich an ω-3-Fettsäuren (Fischöl) bewährt.

Neben dem Effekt auf die Hypertriglyzeridämie haben diese mehrfach ungesättigten Fettsäuren eine positive Wirkung auf den Blutdruck und die Fließeigenschaften des Blutes. Unter Gabe von Fischölkapseln kam es bei Patienten mit chronischer Hämodialyse sowohl zu signifikanten Senkungen des systolischen und diastolischen Blutdrucks als auch der Gesamtcholesterin- und Triglyceridkonzentration im Serum [15, 35]. Zu Hyperlipoproteinämie nach Nierentransplantation siehe Kap. 19.

5.7 Akutes Nierenversagen

Entwickelt sich innerhalb Stunden oder wenigen Tagen eine Anurie (24-Stunden-Harnmenge weniger als 100 ml) oder eine Oligurie (24-Stunden-Harnmenge weniger als 400 ml) mit nachfolgender Urämie, so spricht man von einem **akuten Nierenversagen.** Die morphologischen oder funktionellen Veränderungen, die zum Nierenversagen führen, sind voll **reversibel.**

Während der Zeit der Diureseeinschränkung von 2–3 Wochen ist eine **Dialysebehandlung** erforderlich. Auf die Phase der An- bzw. Oligurie folgt eine Phase der Polyurie mit täglichen Harnmengen von mehreren Litern. Nach etwa einem halben Jahr hat sich im Allgemeinen die Nierenfunktion normalisiert.

Mögliche **Ursachen** des akuten Nierenversagens:
- eine Hypovolämie als Folge eines plötzlichen Blutverlusts bzw. eines Blutdruckabfalls,
- eine Hämolyse (Crush-Syndrom),
- eine akute Schädigung durch endogene und exogene Toxine (bakterieller Infekt, Quecksilber, Pilztoxine etc.) und
- eine allergische Schädigung der Glomerulumkapillaren durch Medikamente.

Die **metabolischen Störungen** bei akutem Nierenversagen werden von der die Funktionsstörungen auslösenden Grundkrankheit erheblich mitbestimmt. Im Vordergrund steht ein **gesteigerter Proteinkatabolismus** mit vermehrter Aminosäurefreisetzung aus der Skelettmuskulatur und **gesteigerter Gluconeogenese.** Als Folge einer peripheren Insulinresistenz und gesteigerten Gluconeogenese kommt es zur Hyperglykämie.

Ernährungstherapie

Die Prognose des akuten Nierenversagens ist bei der sehr heterogenen Ätiologie unterschiedlich. Sie kann in erheblichem Maße durch eine optimale **Deckung des Bedarfs an Energie** und **essentiellen Aminosäuren** verbessert werden. Nach bisher in der Literatur mitgeteilten Studien sinkt die Letalität von 64 % unter ausschließlicher Gabe von Glucose auf im Mittel 42 % unter einer kompletten parenteralen Ernährung.

Patienten mit komplikationslosem Verlauf und normalem Ernährungsstatus, die voraussichtlich binnen 5 Tagen zu einer normalen Ernährung zurückkehren können, benötigen keine spezielle Ernährungstherapie. Bei Vorliegen einer **Mangel-**

ernährung muss jedoch frühzeitig mit einer Ernährungstherapie begonnen werden.

> Um die Funktion des Gastrointestinaltrakts zu erhalten, sollte immer dann, wenn es die klinische Situation erlaubt, enteral ernährt werden [10].

5.8 Chronische Niereninsuffizienz*

Ein **fortschreitender Untergang von Nierengewebe** führt zur chronischen Niereninsuffizienz.

Folge ist ein Anstieg harnpflichtiger Substanzen, insbesondere von Harnstoff, Harnsäure und Kreatinin im Serum. Zusätzlich entwickelt sich eine metabolische Azidose, da die Fähigkeit der Niere, Wasserstoffionen auszuscheiden, abnimmt.

Während des ersten Stadiums, der sog. **vollen Kompensation,** kommt es trotz erheblicher Einschränkungen der Organfunktion bei normaler Eiweißzufuhr zu keinem Anstieg harnpflichtiger Substanzen im Serum.

Steigen Harnstoff- und Kreatininkonzentration im Serum an, ohne dass es hierdurch zu Intoxikationserscheinungen kommt, spricht man von der **kompensierten Retention.**

Erst ab einer Harnstoffkonzentration von etwa 150 mg/dl, wobei sich Appetitlosigkeit und gastrointestinale Beschwerden einstellen, spricht man von der Präurämie, die bei einem weiteren Fortschreiten der Insuffizienz in die **Urämie** übergeht.

Das Ausmaß urämischer Symptome und der Zeitpunkt ihrer Manifestation korrelieren nur locker mit der Harnstoff- und Kreatininkonzentration im Serum. Die urämischen Symptome werden nicht durch diese beiden, sondern durch andere, **beim Eiweißabbau anfallende Substanzen** wie Guanidinessigsäure, Methylguanidin, Phenolderivate, mittelmolekulare, nicht näher identifizierte Peptide etc. ausgelöst.

Erhöhte Eiweißaufnahme und hierdurch bedingte vermehrte Produktion harnpflichtiger Substanzen oder unzureichende Wasserzufuhr, die einen Rückgang der Ausscheidung harnpflichtiger Substanzen zur Folge haben, können zu einem Anstieg dieser Stoffe im Serum und folglich zum Übergang vom Stadium der Kompensation in die **Dekompensation** führen.

---

* Dialysepatienten Deutschlands e.V., Bundesverband, Weberstraße 2, 55130 Mainz

Die **klinischen Symptome** des Endstadiums der Niereninsuffizienz, der Urämie, sind:
- entzündlich-toxische Schädigungen der Magen-Darm-Schleimhaut, sog. urämische Gastritis und Enteritis, die mit Erbrechen, Übelkeit und Diarrhö einhergehen
- Störungen des Zentralnervensystems mit Krampfneigung und psychischen Veränderungen
- Blutarmut infolge toxischer Schädigung des Knochenmarks
- entzündliche Veränderungen am Herzen (Perikarditis, Kardiomyopathie)
- entzündliche Veränderungen der Haut
- starker Juckreiz
- gestörte Wundheilung
- Störungen der Funktion endokriner Drüsen (sekundärer Hyperparathyreoidismus, sekundärer Hyperaldosteronismus etc.)
- Atrophie der Skelettmuskulatur
- Störungen des Arzneimittelstoffwechsels, die eine Änderung in der Dosierung verschiedener Medikamente erforderlich machen, und viele andere mehr.

Gelingt es nicht, die Konzentration harnpflichtiger Substanzen im Serum durch Diät, Diuresesteigerung oder künstliche Niere (Dialyse) zu senken, so kommt es zum Tod im **Coma uraemicum.**

Eine weitere Möglichkeit der Therapie ist die **Nierentransplantation,** die Übertragung einer gesunden menschlichen Niere (vgl. Kap. 19).

Nach Untersuchungen von Brenner u. Mitarb. [4] hat die **Höhe der Eiweißzufuhr** mit der Nahrung einen Einfluss auf das Fortschreiten von chronischen Nierenerkrankungen und ist mitverantwortlich für die sich mit zunehmendem Lebensalter entwickelnde Glomerulosklerose und die hierdurch bedingte Abnahme der glomerulären Filtration.

Nach proteinreicher Ernährung steigen die renale Durchblutung und die glomeruläre Filtration an. Diese Fähigkeit der Niere zur **kurzfristigen Funktionssteigerung** wird mit dem in entwicklungsgeschichtlich früher Zeit phasenweise hohen Proteinverzehr erklärt. Die Niere kann ihre Funktion unter hoher Proteinzufuhr steigern, um die vermehrt anfallenden harnpflichtigen Substanzen zu eliminieren.

Während früher, bevor der Mensch systematisch Ackerbau und Viehzucht betrieb, auf eine Phase hoher in aller Regel eine Phase mit nur geringer Eiweißzufuhr folgte, liegt die Proteinaufnahme derzeit in den westlichen Industrieländern konstant hoch, meist beträgt sie mehr als 100 g/Tag.

Die hierdurch bedingte **permanente Stimulation** der Niere zu einer Höchstleistung soll – hierfür sprechen auch Ergebnisse tierexperimenteller Untersuchungen – den Verlauf chronischer Nierenerkrankungen und die Entwicklung einer Glomerulosklerose negativ beeinflussen.

Wie die durch proteinreiche Ernährung induzierte Hyperfiltration der Niere zustande kommt, ist weitgehend unbekannt. Für eine die Hyperfiltration begünstigende Wirkung spezieller Aminosäuren spricht die Tatsache, dass die Progredienz der Niereninsuffizienz unter **vegetarischem Protein** weniger ausgeprägt ist als unter dem Verzehr von tierischem Protein.

Beide Proteine unterscheiden sich im Wesentlichen durch einen **geringeren Gehalt** pflanzlicher Eiweiße **an Glycin, Arginin, Phenylalanin** und **Methionin** (Lit. bei [12]).

Bei der Ernährung Niereninsuffizienter muss berücksichtigt werden, dass die Bedarfsdeckung mit **Histidin** unzureichend sein kann. Diese Aminosäure ist im frühen Kindesalter essentiell, während der gesunde Erwachsene sie in begrenztem Umfang synthetisieren kann, so dass sie für diese Lebensphase als **semiessentiell** anzusehen ist.

Bei niereninsuffizienten Patienten werden signifikant erniedrigte Plasmakonzentrationen von Histidin gemessen, die durch diätetische Maßnahmen und den Aminosäureverlust bei der Dialyse noch verstärkt werden können. Insbesondere bei chronisch niereninsuffizienten Kindern wurden erhebliche **Histidindefizite** gemessen.

Wird die Aminosäure Histidin Hämodialysepatienten zusätzlich zur Kost in Form von Tabletten verabreicht, so kommt es zu einem Anstieg der Histidinkonzentration im Serum und einem Anstieg der Konzentration an Hämoglobin, Transferrin, Ferritin, Präalbumin etc. [25].

ET Ernährungstherapie

Bevor die Kliniker definierte Kenntnisse über Histologie und Pathophysiologie der Niere hatten, war – ähnlich wie bei vielen anderen Erkrankungen – das Schonprinzip die Grundlage der Nierendiät. Da Harnstoff und Kochsalz neben Wasser die mengenmäßig an der Spitze stehenden Bestandteile des Harns sind, glaubte man, das kranke Organ durch eine Reduktion der Wasser-, Eiweiß- und Kochsalzzufuhr zu schonen und den Heilungsprozess so fördern zu können.

Heute ist bekannt, dass Wasser, Harnstoff und Natrium glomerulär filtriert werden und dass die Filtration lediglich vom hydrostatischen Druck in den Glomerulumkapillaren abhängig ist, ohne dass hierbei aktive energieverbrauchende Sekretionsvorgänge ablaufen.

Eine pauschale Kochsalz- und Eiweißrestriktion bei Nierenerkrankungen unter der Vorstellung, hierdurch das Organ zu schonen, entbehrte zur damaligen Zeit einer exakten Grundlage und basierte nicht auf entsprechenden Kenntnissen der Pathophysiologie. Neuere Untersuchungen haben jedoch gezeigt, dass durch **Eiweißrestriktion** das Fortschreiten chronischer Nierenerkrankungen verzögert wird.

> Ziel ernährungstherapeutischer Maßnahmen bei Nierenerkrankungen ist es, die Bildung von harnpflichtigen Substanzen und Urämietoxinen zu minimieren, eine Mangelernährung zu vermeiden und dem Fortschreiten der Nierenerkrankung und ihren Folgekrankheiten entgegenzuwirken.

Eiweißzufuhr

Bereits vor mehr als 60 Jahren wurde von Volhard darauf hingewiesen, dass der Verlauf einer chronischen Niereninsuffizienz durch eine **Reduktion der Eiweißzufuhr** auf 20–30 g/Tag bei ausreichender Deckung des Energiebedarfs positiv beeinflusst wird.

Ausgehend von den bereits genannten Befunden von Brenner u. Mitarb. [4] wurde in einer Reihe von Therapiestudien überprüft, ob mit Hilfe einer Eiweißrestriktion der **Verlauf einer chronischen Niereninsuffizienz** positiv beeinflusst werden kann.

Die Mehrzahl der älteren prospektiven Studien bestätigen den protektiven Einfluss einer Eiweißrestriktion, während neuere Studien den Effekt nicht bzw. nur partiell bestätigen konnten. Als Gründe für die Diskrepanz in den Studienergebnissen werden methodische Unzulänglichkeiten, insbesondere das nicht korrekte Einhalten der verordneten Proteinmenge angegeben.

So konnte durch Verringerung der Proteinzufuhr auf 0,6 g/kg Körpergewicht und bei bereits höhergradig eingeschränkter Funktion auf 0,4 g/kg Körpergewicht in Form einer **laktovegetabilen Kost** während zwei Jahren an einem Kollektiv von 228 Kranken überwiegend mit einer chronischen Glomerulonephritis im Vergleich zur Kontrollgruppe ein signifikant geringerer Funktionsverlust nachgewiesen werden. Entsprechende Befunde wurden auch an Kindern mit fortgeschrittener chronischer Niereninsuffizienz unterschiedlicher Ätiologie erhoben [5, 29].

In einer prospektiven Studie an Typ-I-Diabetikern mit diabetischer Nephropathie und einer Einschränkung des Glomerulumfiltrats auf ein Drittel bis ein Zehntel der Norm unter konventioneller Ernährung kam es nach Umstellung auf eine im Eiweißgehalt stark reduzierte und zur Deckung des Bedarfs an essentiellen Aminosäuren gezielt supplementierte Kost zu keinem weiteren Fortschreiten der Niereninsuffizienz [12]. Auch andere Autoren konnten den positiven Effekt einer Eiweißrestriktion bei diabetischer Nephropathie bestätigen.

Wie bereits besprochen, scheinen **pflanzliche Proteine** aufgrund ihres Aminosäuremusters tierischem Protein überlegen zu sein.

Von manchen Untersuchern wird darauf hingewiesen, dass es bei einer Empfehlung, die Proteinzufuhr auf 0,4–0,6 g/kg Körpergewicht zu reduzieren, zu einer **Proteinmangelversorgung** kommen kann und die Ernährungsumstellung oft eine unzureichende Deckung des Energiebedarfs mit Abnahme des Körpergewichts zur Folge hat (Lit. bei [27]).

Die Gefahr einer Mangelernährung kann wesentlich durch das bei chronischer Niereninsuffizienz **herabgesetzte Geruchsempfinden** begünstigt werden. Diese Beeinträchtigung, die sich bereits bei geringer Funktionseinschränkung der Niere, aber insbesondere ab einer Kreatinin-Clearance von weniger als 50 ml/min. nachweisen lässt, wird in der Praxis wenig bedacht [14].

Diese strenge Reduktion der Eiweißzufuhr bedarf einer **zusätzlichen Supplementierung mit Aminosäuren** bzw. Ketosäuren zur optimalen Deckung des Bedarfs an essentiellen Aminosäuren [12]. Auch die unter niedriger Eiweißzufuhr **geringe Phosphatbelastung** dürfte sich günstig auf den Verlauf der Nierenfunktion auswirken. Wie bereits erwähnt, konnte die aufgrund älterer Studien als sehr effektiv beurteilte Eiweißrestriktion in neueren Studien nicht in vollem Umfang bestätigt werden (Lit. bei [33]).

> Derzeit wird eine Eiweißzufuhr von 0,8 g/kg Körpergewicht täglich empfohlen. Nur bei höhergradiger Einschränkung der Nierenfunktion mit einer glomerulären Filtrationsrate von weniger als 25 ml/min sollte die Eiweißzufuhr auf etwa 0,6 g/kg Körpergewicht täglich reduziert werden (Lit. bei [34]).

Bei chronischer Niereninsuffizienz lassen sich erhebliche **Störungen des Aminosäurestoffwechsels** nachweisen, die wahrscheinlich für eine Reihe pathologischer Stoffwechselvorgänge und klinischer Symptome mitverantwortlich sind. Dies gilt z. B. für

- die Bildung toxischer Substanzen,
- die negative Stickstoffbilanz,
- den Verlust von Skelettmuskulatur,
- die Enzephalopathie,
- Störungen des Kohlenhydratstoffwechsels etc.

Da es bei der Niereninsuffizienz in erster Linie zur Retention der beim Eiweißabbau anfallenden harnpflichtigen Substanzen kommt, muss die Eiweißzufuhr mit der Nahrung dem Grad der verbliebenen **Restfunktion der Nieren** angepasst werden, wenn ein Ansteigen der Konzentration harnpflichtiger Substanzen auf wesentlich über der Norm liegende Werte verhindert werden soll.

Abbildung 5-1 demonstriert, dass bei jedem Grad der Nierenfunktionseinschränkung die Höhe der **Harnstoffstickstoff-Konzentration im Serum** als Maß für die Konzentration harnpflichtiger Substanzen abhängig ist von der Menge des zugeführten Nahrungseiweißes.

Die Abszisse zeigt als Maß für die Nierenfunktion die mit der Inulinclearance gemessene glomeruläre Filtrationsrate (oben) bzw. die glomeruläre Filtration in Prozent der Norm (unten), und die Ordinate die Harnstoffstickstoff-Konzentration im Serum.

Eine im Normbereich liegende Konzentration an Harnstoffstickstoff lässt sich mit einer proteinarmen Diät (50 g/Tag) trotz einer Einschränkung der glomerulären Filtration auf etwa 25 % noch erreichen, während eine eiweißreiche Kost (150 g/Tag) bereits bei einer glomerulären Filtration von weniger als 60 % einen Anstieg der Harnstoffstickstoff-Konzentration über die Norm zur Folge hat.

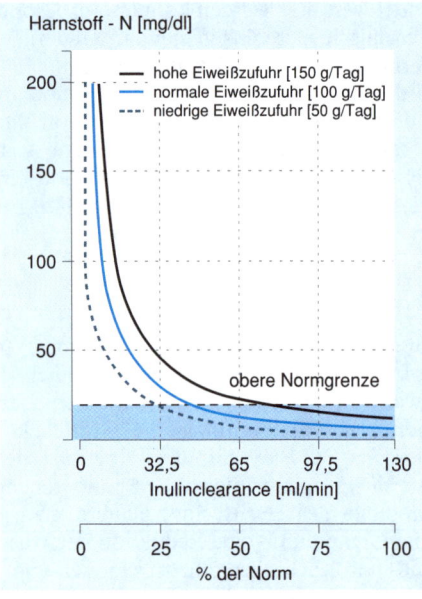

Abb. 5-1 Das Verhalten der Harnstoff-Stickstoff-Konzentration im Serum in Abhängigkeit von der Nierenfunktion bei unterschiedlich hoher Eiweißaufnahme.

5.8 Chronische Niereninsuffizienz

Ab einer Serumharnstoffkonzentration von etwa 150 mg/dl, d. h. ab dem Stadium der Präurämie, ist mit Beschwerden zu rechnen. Ab diesem Stadium muss die Eiweißzufuhr reduziert werden.

Die Erfahrung hat jedoch gezeigt, dass man bereits bei einer **Harnstoffkonzentration** von etwa **100 mg/dl** die Eiweißzufuhr reduzieren soll, um einen Anstieg in den Bereich zu vermeiden, in dem gastrointestinale Erscheinungen etc. auftreten können. Dies lässt sich mit einer **täglichen Eiweißzufuhr von 35–40 g**, das entspricht etwa 0,5–0,6 g/kg Körpergewicht, erreichen.

> Ab einer Harnstoffkonzentration im Serum von mehr als 150 mg/dl muss die Eiweißaufnahme auf jeden Fall beschränkt werden, da sonst der Übergang in die Urämie droht.

Läßt sich mit 35–40 g Eiweiß/Tag keine Harnstoffkonzentration unter 150 mg/dl erreichen und damit ein weitgehend beschwerdefreier Zustand erhalten, so muss das Nahrungsprotein weiter reduziert werden.

Die Substanzen, durch die der Vergiftungszustand der Urämie ausgelöst wird (**Urämietoxine**) sind im Einzelnen nicht genau bekannt (vgl. Kap. 5.1). Kreatinin, Harnstoff und Harnsäure, deren Konzentrationen im Serum dazu dienen, das Ausmaß der Niereninsuffizienz quantitativ zu erfassen, sind weitgehend untoxisch.

Die Bildung von Urämietoxinen wird durch **Reduktion der Eiweißzufuhr** verringert. Unterschreitet man die genannte Eiweißmenge jedoch über längere Zeit, so ist eine ausreichende Deckung des Proteinbedarfs nicht mehr gewährleistet, wenn man sich nicht besonderer diätetischer Maßnahmen und ausgesuchter, **biologisch hochwertiger Proteinträger** bedient.

> Nach der Definition von Thomas (1909) gibt die **biologische Wertigkeit des Eiweißes** an, wie viele Teile Körperstickstoff durch 100 Teile Nahrungsstickstoff vertreten werden können.

Gewöhnlich bezieht man sich auf **Vollei als Bezugsprotein** und definiert wie folgt: Die biologische Wertigkeit ist die reziproke Zahl des Minimalbedarfs bei ausgeglichener Bilanz, verglichen mit der Wertigkeit von Vollei, die gleich 100 gesetzt wird.

Tabelle 5-1 gibt eine Zusammenstellung der biologischen Wertigkeit von Proteinen und Proteingemischen, die in der menschlichen Ernährung häufig vorkommen.

Eine Erklärung zur zweiten Definition findet sich in Abbildung 5-2. Hieraus ist ersichtlich, dass die biologische Wertigkeit eines Proteins umso höher liegt, je geringer die Proteinmenge pro kg Körpergewicht ist, mit der noch eine ausgeglichene Stickstoffbilanz aufrechtzuerhalten ist.

Wird der Eiweißbedarf mit **Protein niedriger biologischer Wertigkeit** gedeckt, so müssen vergleichsweise große Mengen an Eiweiß verzehrt werden, was wiederum einem **hohen Anfall an toxischen Eiweißabbauprodukten** gleichkommt.

So ist bei ausgeglichener Stickstoffbilanz eine Reduktion der Eiweißzufuhr unter 35–40 g täglich möglich, wenn nach dem Vorschlag von Giovannetti und Maggiore einer weitgehend eiweißfreien, den Kalorienbedarf deckenden Grundkost eine geringe Menge eines Proteins mit sehr hoher biologischer Wertigkeit zur Deckung des Bedarfs an essentiellen Aminosäuren zugesetzt wird (**selektiv proteinarme Diät**) [13].

Hiermit werden dem Organismus die für die Proteinsynthese erforderlichen **Aminosäuren in einer optimalen Relation** angeboten, so dass nur ein sehr geringer Teil abgebaut wird.

> Eine wichtige Voraussetzung dafür, dass keine Aminosäuren zur Energiegewinnung abgebaut werden, ist eine ausreichende Deckung des Energiebedarfs durch Fett und Kohlenhydrate.

Bevor Blutreinigungsverfahren (Hämo- und Peritonealdialyse) als Ersatz für die exkretorische

Tabelle 5-1 Biologische Wertigkeit von Proteinen und Proteingemischen beim Menschen (Jekat, Kofrányi, zit. nach [23]).

Vollei und Kartoffel (35%/65%)	137
Vollei und Milch (71%/29%)	122
Vollei und Weizen (68%/32%)	118
Bohnen und Mais (52%/48%)	101
Vollei	100
Kartoffel	90–100
Kuhmilch	84–88
Rindfleisch	83–92
Edamer Käse	85
Schweizer Käse	84
Soja	84
Reis	83
Roggenmehl	76–83
Grünalgen	81
Mais	72–76
Bohnen	73
Weizenmehl	59

5 Erkrankungen der Niere

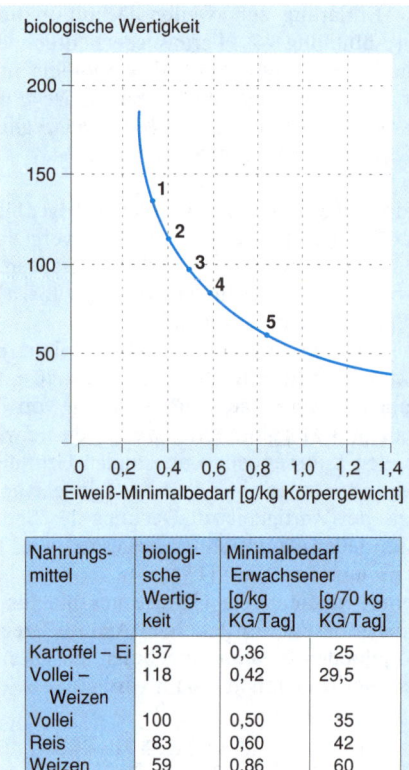

Nahrungs-mittel	biologische Wertigkeit	Minimalbedarf Erwachsener [g/kg KG/Tag]	[g/70 kg KG/Tag]
Kartoffel – Ei	137	0,36	25
Vollei – Weizen	118	0,42	29,5
Vollei	100	0,50	35
Reis	83	0,60	42
Weizen	59	0,86	60

Abb. 5-2 Biologische Wertigkeit und Eiweiß-Minimalbedarf (nach [23]). Nach der Graphik lässt sich der Minimalbedarf eines Erwachsenen von 70 kg berechnen (siehe tabellarische Aufstellung).

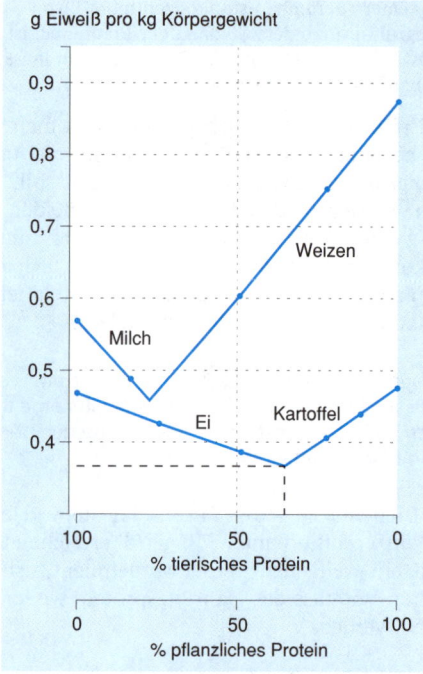

Abb. 5-3 Ermittlung des Minimalbedarfs an Protein beim Menschen. Alleinige Eiweißquelle sind Ei- und Kartoffel- bzw. Milch- und Weizeneiweiß (nach [23]). Aus den dargestellten Messwerten ergibt sich: Die geringste, zur Aufrechterhaltung einer ausgeglichenen Stickstoffbilanz erforderliche Menge an Ei- und Kartoffelprotein von 0,35 g/kg Körpergewicht wird bei einer Mischung von 35% Ei- und 65% Kartoffelprotein erreicht.

Funktion der Niere in ausreichender Zahl zur Verfügung standen, musste versucht werden, die urämische Intoxikation so lange als möglich mit Hilfe selektiv proteinarmer Kostformen zu verhindern. Nachdem heute die Dialysebehandlung flächendeckend möglich ist, haben diese Diätformen an praktischer Bedeutung verloren.

Während die genannten italienischen Autoren eine den Essgewohnheiten ihres Landes angepasste Diät, bestehend aus eiweißarmen Teigwaren, Fett, Gemüse und als Quelle biologisch hochwertigen Proteins zwei Hühnereiern (12–16 g Eiweiß) täglich, empfahlen, wurde für die deutschen Essgewohnheiten von Kluthe und Quirin eine als „**Kartoffel-Ei-Diät**" bezeichnete Kost angegeben. Diese Diät basiert auf der Tatsache, dass die Kombination von Kartoffel- und Eiprotein ein Eiweißgemisch mit besonders hoher biologischer Wertigkeit ergibt (Abb. 5-3) [22].

Inwieweit der Proteinbedarf des Körpers durch ein bestimmtes Eiweiß bzw. Eiweißgemisch gedeckt wird, lässt sich mit Hilfe der **Stickstoffbilanz** ermitteln. Aufgenommene Stickstoffmenge minus der mit dem Stuhl und Urin ausgeschiedenen Stickstoffmenge ergibt die Stickstoffbilanz.

Wird mehr Stickstoff ausgeschieden als aufgenommen, so ist die **Bilanz negativ,** d.h. es wird **körpereigenes Eiweiß abgebaut.**

Liegt die aufgenommene Stickstoffmenge über der ausgeschiedenen, so ist die **Bilanz positiv,** was gleichbedeutend ist mit einer **Eiweißneubildung im Organismus.** Befinden sich Stickstoffzufuhr und -ausscheidung in einem Gleichgewicht, so ist die Differenz gleich Null, d.h. die Bilanz ist ausgeglichen.

> Eine ausgeglichene Stickstoffbilanz ist bei niereninsuffizienten Patienten anzustreben.

Die Eiweißmenge, mit der eine ausgeglichene Stickstoffbilanz erreicht werden kann, hängt von der **Aminosäurezusammensetzung des Nahrungseiweißes** ab. Je mehr Qualität und Quantität der Aminosäuren im Nahrungseiweiß optimale Voraussetzungen für die Synthese körpereigenen Proteins bieten, umso geringer wird die Eiweißmenge sein, mit der sich eine ausgeglichene Stickstoffbilanz erzielen lässt.

> Das bedeutet, die Proteinmenge, mit der sich eine ausgeglichene Stickstoffbilanz erzielen lässt, liegt um so niedriger, je höher die biologische Wertigkeit des Nahrungseiweißes ist.

Manche Eiweißgemische haben eine besonders hohe biologische Wertigkeit, d. h. mit einer relativ geringen Menge der Proteinmischung lässt sich eine ausgeglichene Stickstoffbilanz erzielen. Solche **optimalen Kombinationen verschiedener Nahrungseiweiße** bieten sich als Eiweißquelle für die Diät Niereninsuffizienter an, bei denen eine möglichst geringe Gesamtproteinmenge pro Tag gefordert wird.

Abbildung 5-3 zeigt den **günstigen Ergänzungseffekt von tierischen und pflanzlichen Proteinen.** Während auf der Ordinate die Eiweißmenge in g/kg Körpergewicht angegeben ist, mit der sich eine ausgeglichene Bilanz erzielen lässt, kann auf der Abszisse das jeweilige Mischungsverhältnis der beiden Eiweiße abgelesen werden. Das am jeweiligen Schnittpunkt der beiden Geraden auf der Abszisse angegebene Mischungsverhältnis – es beträgt dann, wenn der Proteinbedarf aus Kartoffel- und Eiereiweiß gedeckt wird, 35 % Eiereiweiß und 65 % Kartoffeleiweiß – gibt den Minimalbedarf an Protein an.

> Aufgrund dieser Untersuchungen ist von allen bisher untersuchten Eiweißmischungen die Kombination von Kartoffel- und Eiereiweiß in einem Verhältnis von 3:2 das Proteinemisch mit der biologisch höchsten Wertigkeit.

Die bereits genannte **„Kartoffel-Ei-Diät"** basiert auf dieser Tatsache [22]. Sinkt das Glomerulumfiltrat unter 3–5 ml/min, so ist die **Grenze für den Einsatz** der „Kartoffel-Ei-Diät" erreicht. Eine Weiterbehandlung kann nun durch Dialyse erfolgen.

Eine weitere Möglichkeit der eiweißarmen Ernährung bei chronischer Niereninsuffizienz stellt die sog. **„Schwedendiät"** dar. Hierbei handelt es sich nicht, wie bei der beschriebenen „Kartoffel-Ei-Diät", um eine selektiv proteinarme Diät, sondern Eiweiß kann innerhalb des erlaubten Bereiches von 20–25 g/Tag frei gewählt werden. Der Patient hat somit die Möglichkeit, Fleisch, Fisch und Wurst in geringen Mengen zu verzehren und damit die Ernährung abwechslungsreicher zu gestalten. Um den Aminosäurebedarf optimal zu decken, müssen pro Tag zusätzlich 6,5 g essentielle Aminosäuren, etwa das 2- bis 3-fache des Minimalbedarfes, in Form von Tabletten eingenommen werden [3].

Welcher der beiden Diäten der Vorzug zu geben ist, muss aufgrund von Akzeptanz entschieden werden:

Wichtig ist, wie bereits erwähnt, dass der **Energiebedarf** (ca. 147 kJ/kg KG = 35 kcal/kg KG) vorwiegend durch Kohlenhydrate optimal gedeckt wird. Ist dies nicht der Fall, so werden die auf den Bedarf abgestellten Proteine bzw. Aminosäuren in mehr oder weniger großem Umfang katabolisiert.

Insbesondere das bei niereninsuffizienten **Kindern** oft stark verzögerte **Längenwachstum** ist in erheblichem Maße Folge einer unzureichenden Deckung des Energiebedarfs und der hieraus resultierenden Rückwirkungen auf die Proteinversorgung. Ausreichende Energiezufuhr hat bei einem hohen Prozentsatz der Kinder eine Normalisierung des Längenwachstums zur Folge.

Die Harnstoffkonzentration im Serum kann bei Kranken mit chronischer Niereninsuffizienz auch durch eine **Erhöhung des Ballaststoffanteils** der Kost gesenkt werden. Wahrscheinlich beruht dieser Effekt auf

- einer vermehrten Stickstoffausscheidung mit den Fäzes und
- einer Änderung der Intestinalflora mit geringerer Ammoniakproduktion im Darmlumen [28].

Flüssigkeits- und Elektrolytzufuhr

Die Fähigkeit der Niere, Wasser auszuscheiden, nimmt mit zunehmender Insuffizienz des Organs ab. Wird dieser Tatsache nicht Rechnung getragen, so können sich infolge eines **Wasseraustritts aus der Kapillarstrombahn** schwere Schädigungen in Form eines Hirn- und Lungenödems einstellen.

> Andererseits muss, um eine maximale Ausscheidung harnpflichtiger Substanzen über die Niere zu erreichen, die Wasserzufuhr so hoch wie möglich sein, da eine vermehrte Wasserausscheidung der tubulären Rückresorption harnpflichtiger Substanzen entgegenwirkt.

Die **tägliche Wasserzufuhr** orientiert sich am Verhalten des Körpergewichts und an der pro 24 Stunden produzierten Harnmenge. Es sollte die pro Tag zugeführte Wassermenge die Menge des 24-Stunden-Harns + 500 ml nicht überschreiten, wobei die Norm überschreitende, intestinale Wasserverluste und der vermehrte Wasserverlust über die Haut und mit der Ausatmungsluft bei Fieber (pro Zentigrad Temperatursteigerung eine Mehrzufuhr von 100 ml Wasser) berücksichtigt werden müssen.

Die **Natrium-** und Kaliumzufuhr kann bei der Niereninsuffizienz nicht pauschal gehandhabt werden. Eine natriumarme (3 g Kochsalz = 51 mmol Natrium/Tag) bzw. streng natriumarme Diät (1 g Kochsalz = 17 mmol Natrium/Tag) ist bei Ödembildung und Hypertonie angezeigt. Besteht ein Wasser- und Elektrolytgleichgewicht, so kann eine normal gesalzene Diät gegeben werden.

> Natriumarme Ernährung kann den chronisch Niereninsuffizienten dann, wenn sie unkontrolliert und ohne Indikation gegeben wird, gefährden.

Der Niereninsuffiziente scheidet auch bei natriumfreier Ernährung zwischen 30 und 80 mmol Natrium/Tag aus, während beim Gesunden die Natriumausscheidung sistiert. Die sich so entwickelnde **Natriumverarmung** hat bei der chronischen Niereninsuffizienz eine Hypovolämie, eine Minderdurchblutung der Nieren und folglich einen weiteren Funktionsrückgang des Organs zur Folge.

Der Urämiker ist infolge der stark verminderten Fähigkeit zur Kaliumausscheidung in hohem Maß durch eine **Hyperkaliämie** gefährdet. Besonders kaliumreiche Lebensmittel sind zu meiden. Durch das Weggießen des Kochwassers von Gemüse bzw. das mehrmalige Wässern von Kartoffeln können etwa zwei Drittel des Kaliumgehalts entfernt werden.

Bei zunehmender Verringerung der Nierenfunktion sinkt die Phosphatelimination und es entwickelt sich eine **Hyperphosphatämie**. Die hieraus resultierende Störung des Kalzium-Phosphat-Produkts führt zur Bildung von Kalziumhydrogenphosphat-Komplexen im Serum und deren Ablagerung in verschiedenen inneren Organen, Gefäßen und Weichteilen. Die hierdurch bedingte Hypokalzämie führt zu einer vermehrten Parathormonsekretion, was letztlich das Bild des **sekundären Hyperparathyreoidismus** mit renaler Osteodystrophie zur Folge hat [18].

Eine wesentliche Möglichkeit, die Serumphosphatkonzentration im Normbereich zu halten, besteht in einer **verminderten Phosphataufnahme** mit der Nahrung.

> Die tägliche Phosphatzufuhr sollte weniger als 800 mg betragen.

Phosphatreich sind insbesondere proteinreiche Lebensmittel wie Milch, Käse und Eier. Reich an Phosphat sind weiterhin manche ballaststoffreiche Lebensmittel wie Vollgetreideprodukte [36].

Ernährung bei Dialyse

Die 2–3 × pro Woche während mehrerer Stunden durchgeführte Dialyse kann die beim Gesunden kontinuierliche Funktion der Niere, d. h. Regulation der Plasmakonzentration an Elektrolyten und harnpflichtigen Substanzen, des Wasser- und Säure-Basen-Haushaltes etc. nicht in vollem Umfange normalisieren. Spezielle diätische Richtlinien müssen folglich beachtet werden.

> Während der Behandlung sowohl mit intermittierender Hämodialyse als auch Peritonealdialyse (CAPD = continuous ambulatory peritoneal dialysis) treten nicht nur harnpflichtige Substanzen in das Waschwasser über, sondern auch solche, deren **Entfernung aus dem Blut nicht erwünscht ist.**

Dies gilt insbesondere für Elektrolyte und Aminosäuren, in geringem Ausmaß auch für wasserlösliche Vitamine.

Da dem Körper während einer zehnstündigen Dialyse etwa 10 g Aminosäuren entzogen werden, muss, um Mangelerscheinungen vorzubeugen, die Zufuhr **biologisch hochwertigen Proteins** entsprechend hoch sein. Sie sollte 1,0–1,2 – nach Angaben mancher Autoren bis 1,4 – g/kg Körpergewicht/Tag betragen.

Bei Nierenkranken, die während langer Zeiträume dialysiert wurden, konnte trotz einer Eiweißzufuhr von 1 g/kg Körpergewicht täglich in 50–80 % eine unter der Norm liegende Transferrinkonzentration im Serum gemessen werden. Die weitgehende Normalisierung nach Applikation der essentiellen Aminosäuren zeigt, dass die Verringerung der genannten Spurenproteine Ausdruck eines Mangels an essentiellen Aminosäuren und somit eines Proteindefizites ist.

Unter der genannten **Aminosäuresubstitution** kommt es weiterhin – wahrscheinlich als Folge einer Verbesserung der Eisenresorption und des

Leucineinbaus bei der Hämoglobinsynthese – zu einer Steigerung der bei Urämie gestörten Hämoglobinsynthese. Auch urämische Polyneuropathien zeigen eine Rückbildung nach Ausgleich des Defizites an essentiellen Aminosäuren.

> Eine wesentliche Voraussetzung für die ausreichende Deckung des Proteinbedarfs ist eine **optimale Energiezufuhr mit Kohlenhydraten und Fetten.**

Der Energiebedarf wird mit 150 kJ/kg/Tag (etwa 35 kcal/kg/Tag) angegeben. Bei unzureichender Deckung des Energiebedarfs werden Proteine zur Energiegewinnung abgebaut.

Bei der **Peritonealdialyse** gestaltet sich die Energiezufuhr einfacher, da die Peritonealdialyselösung Glucose enthält, die z. T. in die Blutbahn aufgenommen wird.

Im Dialysestadium besteht darüber hinaus die Gefahr von Elektrolytstörungen. Die **Natriumzufuhr** sollte bei der Hämodialyse auf 60–100 mmol/Tag, das entspricht 1,4–2,4 g Natrium bzw. 3,5–6,0 g Kochsalz/Tag, beschränkt werden. Bei der Peritonealdialyse ist eine Natriumrestriktion nicht erforderlich.

Im Terminalstadium der chronischen Niereninsuffizienz besteht weiterhin bei kontinuierlichem Rückgang der Diurese die Gefahr der **Hyperkaliämie.** Bei Hämodialyse sollte die Kaliumzufuhr auf 40–60 mmol/Tag (1,6–2,4 g Kalium) reduziert werden. Bei der Peritonealdialyse kann auch die Kaliumzufuhr großzügiger gehandhabt werden.

Wie bereits besprochen, besteht bei eingeschränkter Nierenfunktion die Gefahr der **Hyperphosphatämie.** Da der im Dialysestadium erforderliche Verzehr von Lebensmitteln reich an Protein mit hoher biologischer Wertigkeit meist mit einer relativ hohen Phosphatzufuhr einhergeht, müssen häufig **phosphatbindende Substanzen** eingesetzt werden, um die Serumphosphatkonzentration nicht über 1,8 mmol/Tag ansteigen zu lassen.

> Nur eiweißreiche Lebensmittel mit hohem Protein- und vergleichsweise niedrigem Phosphatgehalt sollten verzehrt werden.

Ein Maß für die Relation der beiden Nährstoffe zueinander ist der **Phosphor-Eiweiß-Quotient** (mg Phosphor/g Protein). Einen Phosphor-Eiweiß-Quotienten von 8–9 besitzen Münster- und Harzerkäse, Rind-, Schweine- und Hammelfleisch. Über 20 liegt der Quotient von Milch mit 20, Emmentalerkäse mit 22 und Schmelzkäse mit 40.

Die **Phosphatzufuhr** mit der Nahrung sollte zwischen 25 und 39 mmol/Tag (0,8–1,2 g/Tag) liegen (Lit. bei [30]).

Eine große Belastung bedeutet in vielen Fällen die **Beschränkung der Flüssigkeitszufuhr** auf maximal 1,5 l/Tag in den Phasen zwischen den Dialysen. Wird mehr Flüssigkeit zugeführt, so verlängert sich die Dialysedauer und in Extremfällen kommt es zu lebensbedrohlichen Lungen- und Hirnödemen. Langfristig wird aufgrund der **Volumenbelastung** die Entwicklung einer Linksherzinsuffizienz begünstigt.

Beobachtet werden muss auch die Versorgung mit **wasserlöslichen Vitaminen.** Zu einer Mangelversorgung kann es kommen, da sie in gleicher Weise wie Aminosäuren in die Dialyseflüssigkeit übertreten. Weitere Gründe für eine Mangelversorgung sind eine unzureichende Zufuhr mit der Nahrung und möglicherweise eine bei der Urämie gestörte Resorption.

Das nicht seltene Defizit an **Folsäure** geht mit einer Erhöhung der Homocysteinkonzentration im Serum einher (vgl. Kap. 1.7.2).

> Zur Sicherung der Bedarfsdeckung empfiehlt sich die Gabe von Polyvitaminpräparaten ohne Zusätze fettlöslicher Vitamine, v. a. **ohne Vitamin A.**

Die an Trägerproteine gebundenen fettlöslichen Vitamine gehen bei der Dialyse nur in unbedeutendem Umfang verloren.

Bei chronischer Niereninsuffizienz finden sich **Störungen des Vitamin-A- und Vitamin-D-Stoffwechsels.**

So ist die Konzentration von retinolbindendem Protein erhöht, wodurch hohe, zu **toxischen** Nebenwirkungen führende **Vitamin-A-Konzentrationen** im Serum begünstigt werden.

Die Konzentration von biologisch aktivem Vitamin D ist hingegen im Serum chronisch Niereninsuffizienter häufig vermindert. Hieraus resultiert die nicht seltene **Osteomalazie.** Ursache ist neben einer möglicherweise nicht optimalen Deckung des Bedarfs mit der Nahrung eine verringerte Umwandlung des 25-Hydroxy-Vitamin D_3 in 1,25-Dihydroxy-Vitamin D_3 in den erkrankten Nieren (vgl. Kap. 1.7). Aber auch die Bildung von 25-Hydroxy-Vitamin D_3 in der Leber ist bei Niereninsuffizienz offenbar vermindert.

5.9 Nierensteine (Nephrolithiasis)

Ursache einer Auskristallisation und damit einer Steinbildung im Nierenbecken können sein:
- eine erhöhte Konzentration zur Steinbildung fähiger Substanzen im Harn,
- eine Änderung des Harn-pH-Wertes,
- Abflussbehinderung,
- Infekte etc.

Die Steine bestehen meist aus Kalziumphosphat, -urat oder -oxalat, wobei Mischformen wie auch vorwiegend aus einer Substanz bestehende Steine gefunden werden.

Folgen der Nierensteine sind (abgesehen von Koliken, die dann entstehen, wenn sich kleine Steine im Harnleiter festsetzen) Wandläsionen und Harnstauungen, die bakterielle Infektionen und damit die Pyelonephritis begünstigen.

Flüssigkeitszufuhr

Nierensteine entwickeln sich in **Notzeiten** seltener als zu Zeiten mit ausreichender Ernährung, wie die Beobachtungen während des letzten Krieges, der Nachkriegszeit und der anschließenden Phase mit ausreichender Ernährung erneut bewiesen haben. Diese Beziehung zwischen Ernährung und Steinbildung kommt möglicherweise dadurch zustande, dass in Notzeiten die Menge an aufgenommenem Wasser im Vergleich zu der Menge an auszuscheidenden gelösten Harnbestandteilen sehr groß ist.

Bei Nierensteinkranken muss die **Flüssigkeitszufuhr** so bemessen sein, dass mindestens 1,5–2 l, wenn möglich 2,5 l Harn täglich ausgeschieden werden. Hiermit wird eine Verdünnung der steinbildenden Substanzen im Harn erreicht.

Die **Löslichkeit lithogener Harnbestandteile** ist nicht nur vom Harnvolumen, sondern in hohem Maße auch vom pH-Wert und inhibitorischen Substanzen abhängig. Diese Faktoren werden von der **Art der Getränke** bestimmt, so dass im Rahmen der Rezidivprophylaxe auch auf die Art der Getränke zu achten ist.

Harnneutrale Getränke haben keinen messbaren Einfluss auf den Harn-pH-Wert:
- Leitungswasser,
- bikarbonat- und mineralstoffarme Mineralwässer,
- Früchtetees etc.

Getränke dieser Art kommen unabhängig von der Steinzusammensetzung zur Harndilution zur Anwendung.

Harnalkalische Getränke, hierzu zählen insbesondere bikarbonatreiche Mineralwässer und Zitrussäfte, sind bei rezidivierenden Calziumoxalat- und Harnsäuresteinen angezeigt (Lit. bei [32]).

Bereits Hippokrates war bekannt, dass eine große tägliche Harnmenge der Nierensteinbildung entgegenwirkt.

In der prospektiven Health Professional Follow-up Study – bei über 45 000 Männern entwickelten sich in sechs Jahren 753-mal Nierensteine – konnte diese logisch erscheinende allgemeine Empfehlung nicht bestätigt werden. Es fand sich eine inverse Beziehung zwischen der **Gesamtflüssigkeitszufuhr** und dem **Risiko der Nierensteinbildung.**

Die Art der Getränke hatte einen z. T. signifikanten Einfluss auf das Risiko Nierensteine zu entwickeln. Signifikant verringert wurde das Risiko bei hohem Konsum an koffeinhaltigem und entkoffeiniertem Kaffee, schwarzem Tee, Bier und Wein, wobei die protektive Wirkung bei Wein am ausgeprägtesten war. Apfel- und Grapefruitsaft erhöhten das **Nierensteinrisiko.**

Die übrigen Getränke wie Wasser, Milch, weitere Frucht- und Gemüsesäfte etc. hatten keinerlei Einfluss [7].

Kalziumzufuhr

Eine zentrale Bedeutung kommt der **Kalziumausscheidung** mit dem Harn zu, da Kalzium wesentlicher Bestandteil der Oxalat- und Phosphatsteine ist. Zu einer **erhöhten Urinkonzentration** an Kalzium kommt es bei
- Hyperparathyreoidismus,
- Vitamin-D-Überdosierung,
- körperlicher Inaktivität und dadurch bedingter Mobilisation von Kalzium im Knochen.

Patienten mit idiopathischer Urolithiasis haben bei normaler Kalziumzufuhr mit der Nahrung in 40–60 % eine über der Norm liegende Harn-Kalziumausscheidung (normal bis 300 mg/Tag).

Hierfür scheint eine **gesteigerte intestinale Kalziumresorption** – beim Gesunden werden unter normalen Ernährungsbedingungen etwa 10–25 % des mit der Nahrung aufgenommenen Kalziums resorbiert – verantwortlich zu sein.

Als **Ursache** für diese Resorptionssteigerung wird eine vermehrte Produktion von 1,25-Dihydroxy-Vitamin D_3 diskutiert. Es gibt Hinweise darauf, dass bei über 50 % der Fälle von Nephrolithiasis eine Hyperkalziurie als Folge einer gesteigerten intestinalen Kalziumresorption vorliegt (Lit. bei [1]).

Aufgrund der Tatsache, dass die rezidivierende Nierensteinbildung häufig mit einer Hyperkalziurie einhergeht, wurde der Schluss gezogen, dass eine **Reduktion der Kalziumzufuhr** mit der Nahrung die **Rezidivgefahr verringert**. In einer groß angelegten prospektiven Studie an über 45 000 Männern konnte jedoch diese Annahme **nicht bestätigt** werden. Eine hohe Kalziumzufuhr ging sogar mit einer vergleichsweise geringen Inzidenz an symptomatischen Nierensteinen einher [8].

Der in den verschiedenen Regionen unterschiedlich hohe **Kalziumgehalt des Trinkwassers** hat offenbar keinen Einfluss auf die Inzidenz kalziumhaltiger Harnsteine. Eine hohe Natriumausscheidung korreliert mit einer hohen Kalzium- und eine hohe Kaliumausscheidung mit einer niedrigen Kalziumausscheidung im Harn. Hoher **Kochsalzkonsum** gilt als ein die Nephrolithiasis begünstigender Faktor [6].

Möglicherweise hat die **Höhe des Zuckerverzehrs** einen Einfluss auf die Kalziumausscheidung über die Niere.

Untersuchungen an gesunden Versuchspersonen ergaben beim Vergleich der Kalziumausscheidung unter hohem und niedrigem Zuckerverzehr zwar keine Unterschiede in der 24-Stunden-Ausscheidung, in einzelnen Harnportionen wurden jedoch unter zuckerreicher Ernährung sehr hohe Kalziumkonzentrationen gemessen. Da diese Spitzen zeitlich mit der höchsten Oxalsäureausscheidung zusammenfielen, könnte dem hohem Zuckerkonsum eine Bedeutung bei der Nierensteinbildung zukommen.

Oxalsäurezufuhr

Die Oxalsäurezufuhr hat offenbar nur einen **geringen Einfluss** auf den Oxalsäuregehalt des Harns. Etwa 10 % der mit dem Harn ausgeschiedenen Oxalsäure entstammen der Nahrung. Der Oxalsäuregehalt einer Normalkost ist gering.

Die bekanntesten **oxalsäurereichen Nahrungsmittel** sind Kakaoprodukte, Spinat, Rhabarber und Rote Bete. Relativ hoch ist noch der Oxalsäuregehalt von schwarzem Tee und Pfefferminztee.

Tomaten, die immer wieder als oxalsäurereich deklariert werden, gehören zu den oxalsäurearmen Gemüsesorten. Die falsche Information beruht auf einer vor Jahren publizierten fehlerhaften Konzentrationsangabe.

Obwohl nur ein geringer prozentualer Anteil der oral aufgenommenen Oxalsäure resorbiert wird, kommt es nach dem Genuss oxalsäurereicher Lebensmittel zu einer deutlichen Mehrausscheidung von Oxalsäure im Harn. **Kalziumoxalatkristalle** können während dieser Phase vermehrt im Urin nachgewiesen werden.

So kann beispielsweise ein übermäßiger **Kakaokonsum** (100 g Kakao enthalten etwa 400–650 mg Oxalsäure) bei Kindern mit einer Neigung zu Nierensteinbildung die Gefahr der Steinentstehung erhöhen.

Nach einer Untersuchung von Lagemann u. Mitarb. [24] kam es bei Kindern mit Kalziumoxalatsteinen, die an zwei aufeinanderfolgenden Tagen einen Kakaotrunk mit 30 g Kakaopulver/m² Oberfläche verzehrten, zu einem Anstieg der Oxalatausscheidung von im Mittel 14,5 auf 22 mg im 24-Stunden-Harn.

Oxalsäure **entsteht im Stoffwechsel** als Endprodukt von Glyoxalat (vgl. Kap. 3.4.8). Der Gesunde scheidet pro Tag unter Normalkost weniger als 40 mg mit dem Harn aus.

Erkrankungen des Dünndarms können mit einer vermehrten Oxalsäureresorption bzw. einer Mehrproduktion von Oxalsäure einhergehen und folglich die Ursache einer Hyperoxalurie sein (vgl. Kap. 3.4).

Der **Kalziumgehalt** der Nahrung beeinflusst das Ausmaß der Oxalsäureresorption, da sich Kalzium mit Oxalsäure zu dem praktisch unlöslichen und damit nicht resorbierbaren **Kalziumoxalat** verbindet. Eine hohe Kalziumzufuhr vermindert folglich die intestinale Oxalsäureresorption [8].

Die Vorstellung, Oxalsäure entstehe beim Abbau von Ascorbinsäure und die Oxalsäureausscheidung im Harn werde folglich durch eine hohe Zufuhr an Vitamin C gesteigert, beruht auf methodischen Fehlern.

In Untersuchungen an gesunden Versuchspersonen konnte gezeigt werden, dass eine Supplementierung der Kost mit Vitamin C bis zu einer täglichen Zufuhr von 3×5 g über 5 Tage, die Oxalsäureausscheidung über die Niere nicht beeinflusst [15].

Es ist bekannt, dass im Kolon Oxalsäure in Abhängigkeit von der Konzentration resorbiert wird. Ein bisher wenig beachteter, die Oxalsäurekonzentration im Kolon und damit das Ausmaß der Resorption mitbestimmender Faktor, ist die Besiedelung mit dem anaeroben Bakterium **Oxalobacter formigenes**. Dieses, die Oxalsäure abbauende Bakterium, findet sich ab dem 9. Lebensmonat als Bestandteil der normalen Darmflora. Im Alter von sechs bis acht Jahren lässt sich Oxalobacter formigenes bei fast 100 % aller gesunden Kinder nachweisen.

> Die Oxalsäurekonzentration im Kolonlumen und folglich das Ausmaß der Oxalurie, wird wesentlich durch die Dichte der Besiedelung mit Oxalobacter formigenes mitbestimmt. Unter wiederholter und längerfristiger Behandlung mit **Breitbandantibiotika** kommt es zu einer erheblichen Reduktion bzw. einem Verschwinden dieses Bakteriums im Kolon und folglich einer vermehrten Oxalsäureresorption im Kolon.

Dies ist beispielsweise der Fall bei Patienten mit einer **zystischen Pankreasfibrose** (vgl. Kap. 3.6), die wegen rezidivierender Infekte häufig während längerer Zeit mit Antibiotika behandelt werden müssen. Die bei dieser angeborenen Erkrankung bekannte Neigung zur Hyperoxalurie und zu Oxalatsteinen wird als Folge der durch entsprechende Untersuchungen belegten Verminderung einer Besiedelung mit Oxalobacter formigenes erklärt [30a].

Phosphatzufuhr

Ein weiteres, in Nierensteinen häufiges Anion ist das Phosphat. Die Urin-Phosphatausscheidung ist von der Höhe der oralen Phosphorzufuhr abhängig. Folgende Lebensmittel haben einen besonders hohen Phosphorgehalt:
- Hart- und Schnittkäse 400–636 mg/100 g
- Leber 306–364 mg/100 g
- Fleisch und Fisch 90–266 mg/100 g
- getrocknete Hülsenfrüchte 378–424 mg/100 g
- Kakao 656 mg/100 g
- Nüsse 290–674 mg/100 g.

Purinzufuhr

Als Folge der geringen Purin- und Eiweißzufuhr sind in Notzeiten sowohl die Gicht (vgl. Kap. 4.6) als auch Harnsäuresteine selten.

Die Auskristallisation von Harnsäure ist vom **Harn-pH-Wert** abhängig. Eine Erhöhung des Harn-pH-Wertes von 5,0 auf 6,5 erhöht die Löslichkeit um das 10-fache.

> Von großer Wichtigkeit für die Bildung von Harnsäuresteinen ist die Tatsache, dass die meisten purinreichen Lebensmittel, die zu einer Mehrproduktion von Harnsäure führen (vgl. Kap. 4.6) gleichzeitig senkend auf den Harn-pH-Wert wirken.

Die Auskristallisation von Harnsäure wird weiterhin beim Harnsäuresteinbildner durch die bei diesen Patienten niedrigen Harn-pH-Werte („**Säurestarre" um pH 5,5**) begünstigt.

Da die Löslichkeit aller Kristallbildner wesentlich vom Harn-pH-Wert abhängig ist, versucht man insbesondere durch eine **Wahl der Getränke**, die Einstellung des Harns auf den jeweils erwünschten pH-Bereich zu unterstützen.

Literatur

1 Alpern, R.J., S. Khashayar: Does hyperphosphaturia underlie hypercalciuria? Lancet 349 (1997) 517–518.
2 Barth, C.A.: Bedeutung von Eiweiß und Aminosäuren für die Ernährung des Menschen. In: Wenger, R., B.M. Brandstetter (Hrsg.): Eiweiß in Nahrung und Ernährung des Menschen. Wiss. Verlagsgesellschaft, Stuttgart 1989.
3 Bergström, J., P. Fürst, B. Josephson, L.O. Norée: Factors affecting the nitrogen balance in chronic uremic patients receiving essential amino acids intravenously or by mouth. In: Kluthe, R., G. Berlyne, B. Burton (eds.): Uremia. Thieme, Stuttgart 1972.
4 Brenner, B.M., T.W. Meyer, T.H. Hofstetter: Dietary protein intake and the progressive nature of kidney disease. New Engl. J. Med. 307 (1982) 652.
5 Brouhard, B.H.: The role of dietary protein in progressive renal disease. Amer. J. Dis. Child. 140 (1986) 630.
6 Cirillo, M. Laurenzi M., Panarelli, W. Stamler J.: Urinary sodium-to-potassium ratio and urinary wstone disease. Kidney International 46 (1994) 1133–39.
7 Curhan, G.C., W.C. Willett, E.B. Rimm, D. Spiegelman, M.J. Stampfer: Prospective Study of Beverage Use and the Risk of Kidney Stones. American J Epidemiology 143 (1996) 240–247.
8 Curhan, G.C., W.C. Willett, E.B. Rimm, M.J. Stampfer: A prospective study of dietary calcium and other nutrients and the risk of symptomatic kidney stones. New Engl. J. Med. 328 (1993) 833–838.
9 D'Amico, G.: Lipid Changes in the Nephrotic Syndrome: New Insights into Pathomechanisms and Treatment. Klin. Wochenschr 69 (1991) 618–622.
10 Druml, W.: Stoffwechsel und Ernährung bei akutem Nierenversagen. Akt. Ernährungsmed. 19 (1994) 29–39.
11 Friedmann, E.A.: Diabetic nephropathy; strategies in prevention and management. Kidney int. 21 (1982) 780–791.
12 Giovannetti, S., M. Strauch, N. Gretz: Die diätetische Therapie bei chronischer Niereninsuffizienz. Klinikarzt 16 (1987) 405.
13 Giovannetti, S., Q. Maggiore: A low-nitrogen diet with proteins of high biological value for severe chronic uremia. Lancet I (1964) 1000.
14 Griep, M.I., P. Van der Niepen, J.J. Sennesael, T.F. Mets, D.L. Massart, D.L. Verbeelen: Odour perception in chronic renal desease. Nephrol. Dial. Transplant. 12 (1997) 2093–98.
15 Hamazaki, T., R. Nakazawa, S. Tateno: Effects of fish oil rich in eicosapentaenoic acid on serum lipid in hyperlipidemic hemodialysis patients. Kidney Int. 26 (1984) 81.

16 Heckers, H.: Zur diätetischen Therapie und Prävention von Kalziumoxalat-Nierensteinen. Ernährungs-Umschau 40 (1993) 416–420.
17 Heidland, A., N. Teschner, R.M. Schäfer: Diätetische Maßnahmen zur Progressionsverhütung der chronischen Niereninsuffizienz. Springer, Berlin–Heidelberg–New York 1989.
18 Hörl, W.H., M. Hörl, A. Heidland: Fettstoffwechselstörungen bei Nierenkrankheiten. Klin. Wschr. 60 (1982) 327.
19 Kaysen, G.A., G.J. Felts, F.N. Hutchison: Albumin synthesis, albuminuria and hyperlipemia in nephrotic patients. Kidney int. 31 (1987) 1368.
20 Kaysen, G.A., G.J. Jiminez, F.N. Hutchinson: Effect of dietary protein intake on albumin homeostasis in nephrotic patients. Kidney int. 29 (1986) 572.
21 Kluthe, R., H. Quirin: Diätbuch für Nierenkranke, 7. Auflage. TRIAS Thieme Hippokrates Enke, Stuttgart 1993.
22 Kofrányi, E.: Biologische Wertigkeit und Minimalbedarf an Eiweiß bei Gesunden. In: Kluthe, R.: Fortschritte in der Diätetik bei Nierenkrankheiten. Thieme, Stuttgart 1968.
23 Lagemann, M., D. Anders, V. Graef, R.H. Bödeker: Einfluß von Kakao auf die Ausscheidung von Oxalat, Zitrat, Magnesium und Kalzium im Urin bei Kindern. Monatsschr. Kinderheilk. 133 (1985) 754.
24 Lederle, R.M., D. Klaus, R. Kluthe, E. Calarasu, M. Förster, H. Haase: Der Einfluß von Histidin auf Anämie und Transfusionsbedürftigkeit bei Dauerdialysepatienten. Verh. dtsch. Ges. inn. Med. 90 (1984) 1363.
25 Mackenzie W., S. Hill, E.A. Tomalis: Treatment of Nephrotic Adults With a Supplemented, Very Low-Protein Diet. American Journal of Kidney Diseases 28 (1996) 354–364.
26 o.V.: Protein restriction and the progress of renal insufficiency. Nutr. Rev. 48 (1990) 320.
27 Rampton, D.S., S.L. Cohen, V.B. Crammond, J. Gibbons, M.F. Lipburn, J.Y. Rabet, A.J. Vince, J.D. Wager, O.M. Wrong: Treatment of chronic renal failure with dietary fibre. Clin. Nephrol. 21 (1984) 159.
28 Rosman, J.B., P.M. ter Wee, S. Meyer, T.P.M. Piers-Becht, W.J. Sluiter, J.M. Donker: Prospective randomized trial of early dietary protein restriction in chronic renal failure. Lancet II (1984) 1291.
29 Schmicker, R.: Diätprinzipien bei Dialysepatienten. Akt. Ernährungsmed. 16 (1991) 138–140.
30 Semler, P.: Zur diätetischen Therapie bei chronischer Niereninsuffizienz. Fortschr. Med. 97 (1979) 249.
30a Sidhu, H., S., B. Hoppe, A. Hesse, K. Tenbrock, S. Brömme, E. Rietschel, A.B. Peck: Absence of Oxalobacter formigenes in cystic fibrosis patients: a risk factor for hyperoxaluria. Lancet 352 (1998) 1026–1029.
31 Siener, R., Keßler, T., Hesse A.: Therapie des Kalziumoxalat- und Harnsäuresteinleidens. Deutsches Ärzteblatt 95 (1998) C1559–C1565.
32 Stein, G., H. Sperschneider, R. Fünfstück, C. Haufe: Ursachen und Möglichkeiten der Beeinflussung der Progredienz einer chronischen Niereninsuffizienz. Medizinische Klinik 91 (1996) 148–154.
33 Tepel, M., M. van der Giet, W. Zidek: Praktische Therapie der chronischen Niereninsuffizienz durch Progressionshemmung 94 (1997) B-2161–B-2165.
34 Teschert, W., T. Rossodivita, N. Rolf: Langzeitwirkung einer niedrigdosierten diätetischen Gabe von Omega-3-Fettsäuren auf die Dyslipoproteinämie und das Blutdruckverhalten bei chronischen Hämodialysepatienten. Schweiz. Rundschau Med. 77 (1988) 973.
35 Vennegoor, M.A.A.A., T.O. Nunan: The importance of phosphate control in renal failure. Proc. Europ. Dialys. Transplant. Nurs. Ass. 13 (1984) 162.
36 Walser, M., S. Hill, E.A. Tomalis: Treatment of nephrotic adults with a supplemented, very low-protein diet. Amer. J. Kidney Dis. 28 (1996) 354–364.

6 Bluthochdruck (Hypertonie)

Physiologie, Pathophysiologie und Klinik

Der Bluthochdruck ist eine der häufigsten Erkrankungen. In den westlichen und östlichen Industrienationen leiden 15 % der Bevölkerung an Hypertonie, bei weiteren 20 % sind die Blutdruckwerte leicht erhöht. Die **Häufigkeit** der Hypertonie bei der Bevölkerung der Bundesrepublik (alte Bundesländer) wird mit 12–15 % angegeben.

Der Blutdruck zeigt **individuelle** und **altersabhängige Schwankungen.** Hieraus resultiert ein Übergangsbereich zwischen normalen und krankhaft erhöhten Werten.

Nach einer WHO-Definition (1978) galt ein Druck ab 160 mmHg systolisch und 95 mmHg diastolisch als Hochdruck. Als **Grenzwerthypertonie** wurden Werte zwischen 140 und 159 mmHg systolisch und 90 bis 95 mmHg diastolisch festgelegt.

Eine **neue Klassifikation,** nach der die Hypertonie in verschiedenen Stadien eingeteilt wird (vgl. Tab. 6-1) bezieht die Grenzwerthypertonie in die Hypertonie mit ein [13].

Je nach Ursache unterscheidet man die primäre und sekundäre Hypertonie:
- Von **primärer Hypertonie** oder essentieller Hypertonie spricht man dann, wenn sich keine organische Ursache für die Druckerhöhung nachweisen lässt.
- **Sekundäre Hypertonien** sind bedingt durch Erkrankungen der Nieren, Funktionsstörungen endokriner Drüsen, Gefäßanomalien etc.

Etwa 80 % aller Hypertonien sind **essentiell.** Von den restlichen 20 % entfallen etwa 15 % auf **renale Hypertonien.**

Die häufigsten **Symptome** der Hypertonie sind
- Druckgefühl und Schmerzen im Kopf,
- Müdigkeit und Leistungsminderung,
- Schwindel und
- bei länger bestehender Druckerhöhung Schmerzen in der Herzgegend und Atemnot bei Belastung.

Ein über lange Zeit erhöhter Blutdruck führt zu einer Reihe schwerwiegender **Schäden,** von denen der häufigste eine Schädigung des linken Herzens infolge der Dauerbelastung ist. Darüber hinaus wird die Arteriosklerose mit allen ihren Folgen gefördert (vgl. Kap. 4.5).

Die Ursache der sog. essentiellen Hypertonie ist unbekannt. Eine Engstellung der Arteriolen scheint letztlich die Druckerhöhung auszulösen. Das vermehrte Vorkommen in manchen Familien spricht für eine **erbliche Komponente.** Bei einer vorhandenen Disposition führen verschiedene **Umweltfaktoren** wie hoher Kochsalzverzehr, hyperkalorische Ernährung, aber auch soziale und psychische Faktoren zur Manifestation.

Adipositas

Die Bedeutung der bei genetischer Disposition unter Überernährung entstehenden viszeralen Fettsucht für die Genese der Hypertonie, wurde bereits im Zusammenhang mit der Adipositas (vgl. Kap. 4.1.5) und dem metabolischen Syndrom (vgl. Abb. Kap. 4.2) besprochen.

Tabelle 6-1 Klassifizierung des Bluthochdrucks für Erwachsene ab 18 Jahren.

Kategorie	Systol. RR	Diastol. RR
Normal	< 130	< 85
Hochnormal	130–139	85–89
Hypertonie:		
milde H. (Stadium 1)	140–159	90–99
mäßige H. (Stadium 2)	160–179	100–109
schwere H. (Stadium 3)	180–209	110–119
sehr schwere H. (Stadium 4)	≥ 210	> 120

6 Bluthochdruck (Hypertonie)

Die bei hyperkalorischer Ernährung zwangsläufig höhere Kochsalzzufuhr begünstigt zusätzlich die Entstehung einer Hypertonie bei Übergewicht.

Kochsalz

Von allen Ernährungsfaktoren steht die Kochsalz- bzw. Natriumzufuhr seit Jahrzehnten im Mittelpunkt der Diskussion.

Der **Appetit auf Kochsalz** wird im Laufe des Lebens erworben. Die meisten Naturvölker haben eine sehr niedrige mittlere tägliche Kochsalzzufuhr, die selten 5 g überschreitet. Je niedriger der mittlere tägliche Kochsalzverzehr liegt, umso geringer ist in diesen Populationen die Rate an Hypertonikern.

Erfolgt eine Umstellung auf **westliche Ernährungsweise** und folglich eine Zunahme des Kochsalzverzehrs, so steigt die Hypertonierate (Abb. 6-1). Bei den Bevölkerungsgruppen, denen Kochsalz unbegrenzt zur Verfügung steht, liegt die mittlere tägliche Kochsalzzufuhr zwischen 10 und 20 g (in Extremfällen darüber).

In der Bundesrepublik Deutschland wurden nach Angaben des Ernährungsberichts der Deutschen Gesellschaft für Ernährung aus dem Jahre 1992 von Männern im Mittel 13,5 und von Frauen 10,1 g Kochsalz täglich mit der Nahrung aufgenommen. Mit zunehmendem Lebensalter sinkt insbesondere bei Männern, aufgrund der geringeren Gesamtenergiezufuhr, auch die Aufnahme an Kochsalz.

> Ein erheblicher Teil der Kochsalzzufuhr erfolgt „verborgen" in Form industriell hergestellter Produkte.

In der Bundesrepublik Deutschland werden mit Brot und Backwaren rund 30 %, mit Fleisch und Wurstwaren über 30 % der täglichen Natriumchloridaufnahme zugeführt.

Primär natriumarmen Lebensmitteln, wie z. B. Gemüse, wird bei der Konservierung Kochsalz oft in großer Menge zugesetzt, sodass aus einem primär natriumarmen durch die **industrielle Bearbeitung** ein natriumreiches Lebensmittel wird (Tab. 6-2).

Der **Natriumbedarf** des Erwachsenen ist mit 2–3 g Kochsalz pro Tag gedeckt. Die **Geschmacksschwelle** für Kochsalz liegt bei Hypertonikern höher als bei Normotonikern. Eine Erhebung in den USA ergab, dass Hypertoniker stark gesalzene Speisen bevorzugen und folglich mehr als 4-mal so viel Kochsalz verzehren wie eine normotone Kontrollgruppe [28]. Bedingt durch den hohen Kochsalzverzehr, stieg die Wasseraufnahme auf das Doppelte an.

Nicht alle epidemiologischen Studien konnten den Kausalzusammenhang zwischen der Höhe des mittleren Kochsalzverzehrs und der Hypertoniehäufigkeit in einer Population bestätigen.

Dies gilt insbesondere für einen Bereich von 125–250 mmol Natrium pro Tag (= 7,4–14,8 g Kochsalz), dann, wenn homogene Populationen untersucht wurden [24, 25]. Die Tatsache, dass neben dem Natrium noch eine Reihe **weiterer**, z. T. nur wenig untersuchter **Ernährungsfaktoren** die Entstehung einer Hypertonie mitbestimmen, muss bei der Interpretation berücksichtigt werden.

Experimentelle Befunde sprechen dafür, dass die **Natriumrückresorption** in der Niere durch eine hohe Chloridkonzentration gesteigert wird. **Chlorid** erhöht offenbar auch die Bereitschaft der glatten Gefäßmuskulatur zur Kontraktion. Diese Befunde zeigen, dass, mehr als bisher angenommen, auch den Anionen eine Bedeutung zukommt. Endgültige Aussagen über den pathophysiologischen Mechanismus können jedoch wegen der-

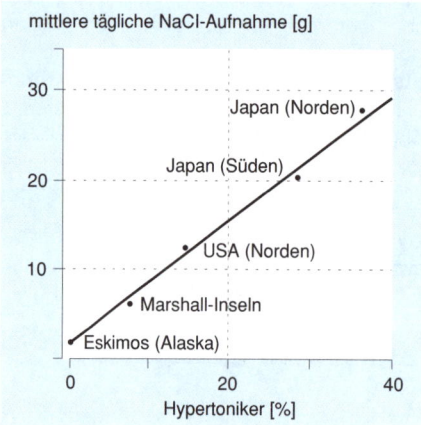

Abb. 6-1 Beziehung zwischen der mittleren täglichen Kochsalzzufuhr und der mittleren prozentualen Häufigkeit der Hypertonie in verschiedenen Bevölkerungsgruppen.

Tabelle 6-2 Veränderungen im Natrium- und Kaliumgehalt von Erbsen, berechnet auf je 100 g verzehrfertige Portion.

Zubereitungsform	Na [mg]	K [mg]
frisch	0,9	380
sterilisiert (in Dosen, ohne Gemüsewasser)	230	180
tischfertig serviert, mit Salz und gesalzener Butter	?	?

zeit nur unzureichender gezielter Untersuchungen zu dieser Problematik nicht gemacht werden [17, 20].

Zur **Entstehung der Hypertonie** unter hoher Natriumzufuhr bestehen folgende Vorstellungen: Bei essentieller Hypertonie ist die Fähigkeit der Niere, Natrium auszuscheiden, wahrscheinlich auf ein höheres Niveau eingestellt, sodass eine **höhere Natriumretention** und hieraus ein höherer intrazellulärer Natriumgehalt resultiert.

Aus methodischen Gründen lässt sich dieser höhere intrazelluläre Natriumgehalt insbesondere in Erythrozyten nachweisen.

Die Gefäßwandmuskulatur wird von pressorisch wirkenden Substanzen dann, wenn ihr Natriumgehalt hoch liegt, besonders intensiv zur Kontraktion angeregt.

Der **Niere** kommt beim Zustandekommen der essentiellen Hypertonie eine Bedeutung zu.

Dies wird durch Befunde an spontan hypertensiven Ratten gestützt. Überträgt man Nieren von hypertensiven auf normotensive Ratten bzw. umgekehrt, so entwickelt sich ein Hochdruck bzw. schwindet eine vorhandene Hypertonie.

Das **Ausmaß der Blutdrucksteigerung** unter vermehrter Kochsalzzufuhr ist individuell unterschiedlich. Diese **Variation in der Kochsalzsensitivität** (Abb. 6-2) darf jedoch nicht dahingehend interpretiert werden, dass eine Therapie mit kochsalzreduzierter (natriumreduzierter) Kost nur bei „Salzempfindlichen" angezeigt sei [32].

> Eine hohe Kochsalzzufuhr führt praktisch immer zum Bluthochdruck. Das Ausmaß der Drucksteigerung ist jedoch unterschiedlich [15].

Eine hohe Kochsalzsensitivität findet sich beispielsweise bei Afrikanern. So ist bei Afroamerikanern die Hypertonie wesentlich häufiger, wird früher manifest und neigt mehr zur Entwicklung des Stadiums 3, als bei der weißen US-Bevölkerung. Die Folge ist eine bei dieser Bevölkerungsgruppe um 80 % höhere Mortalität an Apoplexie und eine um 320 % höhere Rate an hypertoniebedingten fortgeschrittenen Stadien einer Nierenschädigung (Lit. bei [30]).

Nutzen und Risiken einer Kochsalzrestriktion

Eine Vielzahl epidemiologischer Studien belegt, dass die Prävalenz von Hypertonie und ihren Folgekrankheiten in Populationen mit hohem Kochsalzkonsum höher liegt. Zusätzlich senkt eine kochsalzarme Ernährung, insbesondere bei älteren Hypertonikern, den Blutdruck signifikant. Trotzdem wird immer wieder in Frage gestellt, ob die von nationalen und internationalen Institutionen empfohlene generelle Senkung der Kochsalzzufuhr auf etwa 6 g pro Tag gerechtfertigt ist.

Autoren, die sich aufgrund neuerer Auswertungen epidemiologischer Studien **kritisch** äußern, geben zu bedenken, dass
- wahrscheinlich die individuell optimale Kochsalzzufuhr erheblich variiert,
- die komplex zusammengesetzte Nahrung insgesamt und weniger Einzelkomponenten für die Entstehung bestimmter Erkrankungen und für die Lebenserwartung verantwortlich sind (so steigt beispielsweise die Gesamtenergiezufuhr mit steigender Kochsalzzufuhr) und
- es Hinweise auf **negative Effekte** einer Kochsalzrestriktion gibt.

So ergab beispielsweise eine Auswertung der Daten von 11 348 Personen während etwa 15–20 Jahren in der National Health and Nutrition Examination Study (NHANES I), dass die Gesamtsterblichkeit mit abnehmender Kochsalzzufuhr entgegen der Erwartung signifikant anstieg. Diese **negative Beziehung** ergab sich auch für die Mortalität an Herz-Kreislauferkrankungen [2].

Die Autoren kommen zu dem Schluss, dass das Ergebnis dieser Studie zusammen mit weiteren entspre-

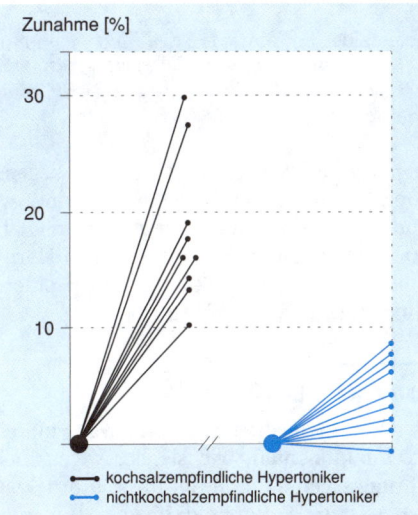

Abb. 6-2 Prozentuale Zunahme des mittleren Blutdrucks bei kochsalzempfindlichen und nichtkochsalzempfindlichen Hypertonikern nach diätetischer Umstellung auf kochsalzreiche Diät [15].

chenden, in der Literatur mitgeteilten Befunden, **nicht dazu berechtigt, eine generelle Empfehlung zur Reduktion der Kochsalzzufuhr auszusprechen.**

Auch die Metaanalyse von 56 Studien zum Einfluss der Kochsalzrestriktion auf das Blutdruckverhalten bei Hypertonikern und Normotonikern ergab **nur bei älteren Hypertonikern einen signifikant blutdrucksenkenden Effekt.** Auch hier kommen die Autoren zu dem Ergebnis, dass es für die Begrenzung der Kochsalzzufuhr der gesunden Bevölkerung keinerlei wissenschaftliche Basis gibt [22].

Kritiker erkennen die genannten Studienergebnisse, die Zweifel an den derzeitigen Empfehlungen zur Kochsalzzufuhr aufkommen lassen, wegen angeblicher methodischer Mängel und falscher Interpretation nicht an [19, 33].

Kalium, Kalzium, Magnesium

Es gibt eine Reihe klinischer und tierexperimenteller Untersuchungen, die darauf hinweisen, dass die Entstehung der Hypertonie nicht nur von der Höhe der Natriumzufuhr, sondern auch vom **Natrium-Kalium-Verhältnis** in der Nahrung abhängig ist.

> Ein in Relation zum Natriumkonsum hoher Kaliumkonsum schwächt offenbar die hypertensiogene Wirkung von Natrium ab.

In den Ländern mit hohem Kochsalzkonsum wird durchschnittlich drei- bis sechsmal soviel Natrium wie Kalium mit der Nahrung aufgenommen. Fleischfressende Tiere nehmen vier- bis fünfmal mehr Kalium als Natrium und Pflanzenfresser zwölf- bis zwanzigmal mehr Kalium als Natrium auf. Dass in Populationen mit hoher Kaliumzufuhr die essentielle Hypertonie vergleichsweise selten vorkommt, wurde in einer Reihe epidemiologischer Untersuchungen belegt (Lit. bei [9]).

In experimentellen Studien am Menschen konnte die **Bedeutung von Kalium** für die Entstehung der essentiellen Hypertonie ebenfalls belegt werden.

In einer Untersuchung an Normotonikern kam es unter kaliumarmer Ernährung während 9 Tagen bei konstanter Kochsalzzufuhr zu einem signifikanten Anstieg des Blutdrucks. Darüber hinaus reagierten die Versuchspersonen unter Kaliumdepletionen nach Infusion von 2 l einer isotonischen Kochsalzlösung während 4 Stunden mit einem signifikanten Anstieg des arteriellen Blutdrucks, während der Blutdruck in der Versuchsphase mit normaler Kaliumzufuhr unverändert blieb.

Diese Befunde zeigen, dass zumindest im Kurzzeitversuch das Blutdruckverhalten in hohem Maße von der Kaliumzufuhr mit der Nahrung bestimmt wird [18].

Eine Metaanalyse von 19 klinischen Studien zur Frage des Einflusses von Kalium auf die Blutdruckregulation kommt zu dem Ergebnis, dass eine **orale Kaliumsupplementation** den Blutdruck signifikant senkt. Hieraus wird geschlossen, dass eine Erhöhung der Kaliumzufuhr mit der Nahrung einen Beitrag zur Verringerung der Hypertoniehäufigkeit in der Durchschnittsbevölkerung leistet [5].

Auch anderen Elektrolyten, so beispielsweise dem Kalzium und **Magnesium,** kommt wahrscheinlich eine Bedeutung bei der Regulation des Blutdrucks zu.

So konnte z. B. in Therapieversuchen eine eindeutige Drucksenkung durch tägliche Einnahme von 365 mg Magnesium nachgewiesen werden, ein Befund, der auch von anderen Autoren bestätigt wurde [35].

Trotz z. T. widersprüchlicher Befunde über die Bedeutung von **Kalzium** für die Blutdruckregulation sprechen Ergebnisse großer epidemiologischer Studien dafür, dass eine optimale Kalziumversorgung das Hypertonierisiko verringert.

> Insbesondere eine vergleichsweise niedrige Kalziumaufnahme von 400–600 mg/Tag erhöht das Hypertonierisiko (Lit. bei [25]).

Insgesamt sind die positiven Befunde zum Effekt von Kalzium und Magnesium jedoch nicht ausreichend, um eine höhere Zufuhr im Rahmen der Therapie zu empfehlen (Lit. bei [30]).

Alkohol

> Regelmäßiger Konsum von etwa 30 g Alkohol pro Tag hat einen blutdrucksenkenden, ein deutlich höher liegender Konsum hingegen einen drucksteigernden Effekt.

Die der Blutdrucksteigerung zugrunde liegenden pathophysiologischen Mechanismen sind weitgehend unbekannt. Möglicherweise kommt dem **Kalium-** und **Magnesiumverlust** mit dem Harn bei regelmäßigem hohem Alkoholkonsum eine Bedeutung zu (Lit. bei [16, 30]).

Vegetarische Ernährung

Auch unter der **mediterranen Ernährung** mit einer Reihe Komponenten, wie sie der vegetarischen Ernährung eigen sind, liegen die Blutdruckwerte ebenso wie die Serumlipidkonzentrationen und die Rate an koronaren Herzerkrankungen niedriger, wie dies beispielsweise in der Seven Countries-Study, aber auch in anderen Studien gezeigt werden konnte (Lit. bei [8]).

Die immer wieder gemachte Beobachtung, dass der Blutdruck bei Populationen mit rein **vegetarischer Ernährung** unabhängig von der Kochsalzzufuhr niedriger liegt als bei solchen, die regelmäßig Lebensmittel tierischen Ursprungs verzehren und dass auch der altersabhängige Blutdruckanstieg ausbleibt, belegt, dass wesentliche Inhaltsstoffe, unabhängig vom Natriumchlorid, die Blutdruckregulation mitbeeinflussen.

Dieser positive Effekt auf das Blutdruckverhalten könnte neben dem höheren Gehalt an Kalium, Magnesium und dem bei Vegetariern meist niedrigeren Körpergewicht auch Folge des **unterschiedlichen Fettsäuremusters** sein.

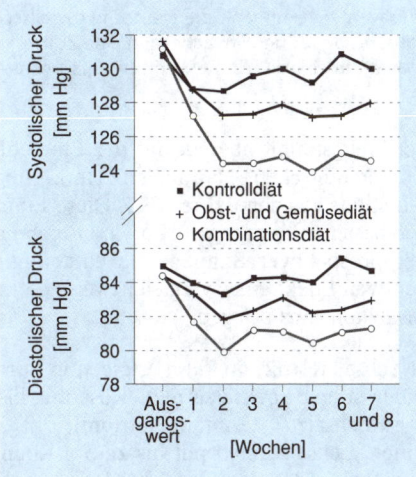

Abb. 6-3 Das Verhalten des mittleren systolischen und diastolischen Blutdrucks unter einer Ernährung reich an Obst und Gemüse bzw. Obst, Gemüse und fettarmen Milchprodukten im Vergleich zu einer Kontrolldiät bei konstanter Natriumzufuhr und konstantem Körpergewicht [3].

Die vegetarische enthält ebenso wie die mediterrane Kost im Vergleich zur Mischkost mehr **Ölsäure** und **Linolsäure,** keine bzw. weniger Arachidonsäure und weniger gesättigte Fettsäuren und trans-Fettsäuren.

Obwohl die Ergebnisse von Studien über den Einfluss von einfach ungesättigten Fettsäuren und von mehrfach ungesättigten ω-6-Fettsäuren auf den Blutdruck z.T. widersprüchlich sind, konnte in einer Reihe von Untersuchungen der **blutdrucksenkende Effekt von Ölsäure** gut belegt werden [8].

Auch die in **Fischöl** in hoher Konzentration vorkommenden ω-**3-Fettsäuren** zeigen dosisabhängig eine Senkung des Blutdrucks bei Hypertonikern. Zu therapeutisch relevanten Verringerungen kommt es jedoch erst bei einer Aufnahme von etwa 15 g ω-3-Fettsäuren täglich, einer Dosis, die lediglich in Form von Fischöl-Kapseln zugeführt werden kann (Lit. bei [23]).

Dass es unter einer vegetarisch betonten Ernährung bei unveränderter Natriumzufuhr und konstantem Körpergewicht bei Personen mit Blutdruckwerten im obersten Normbereich bzw. mäßiger Hypertonie zu **signifikanten Senkungen des Blutdruckes** kommt, wurde in der DASH-Studie (Dietary Approaches to Stop Hypertension) eindeutig belegt (vgl. Abb. 6-3) [3].

459 Versuchspersonen erhielten während einer dreiwöchigen Vorperiode eine, der US-amerikanischen Ernährung entsprechende Kontrolldiät mit wenig Obst, Gemüse und Milchprodukten. Anschließend wurde randomisiert aufgeteilt in folgende drei Gruppen: Fortsetzung der Kontrolldiät, Ernährung reich an Gemüse und Obst (8–10 x täglich) oder Ernährung mit gleich hohem Obst- und Gemüseanteil bei zusätzlich vermehrtem Verzehr fettarmer Milchprodukte (2–3 × täglich).

Das in Abbildung 6-3 dargestellte Blutdruckverhalten während der achtwöchigen Versuchsdauer zeigt hochsignifikante Senkungen sowohl des systolischen als auch diastolischen Blutdruckes, wobei die Kombination von Gemüse, Obst und mageren Milchprodukten den ausgeprägtesten Effekt ergab. Der drucksenkende Effekt der Kombinationdiät war bei mäßiggradiger Hypertonie ausgeprägter als bei den normotonen Versuchspersonen.

Die Autoren weisen darauf hin, dass die mit diätischen Maßnahmen erreichte Drucksenkung **dem Ausmaß der medikamentösen Drucksenkung entspricht.**

Ernährungsprophylaxe und -therapie

Nach Festlegung einer Konsensuskonferenz der Deutschen Akademie für Ernährungsmedizin über den Stellenwert der **Kochsalzrestriktion** in der Prävention und Behandlung der Hypertonie (Konsensuskonferenz der Deutschen Akademie für Ernährungsmedizin 1994) ist das **Ziel** der verminderten Kochsalzzufuhr

- die primäre Prävention der essentiellen Hypertonie und
- die nichtmedikamentöse Behandlung einschließlich der Einsparung blutdrucksenkender Medikamente bei Bluthochdruck.

Neben einer Gewichtsabnahme bei Übergewicht, Einschränkung der Alkoholaufnahme, sowie regelmäßiger körperlicher Aktivität ist aufgrund vieler kontrollierter Therapiestudien die Verringerung der Natriumzufuhr wichtigster Bestandteil der Hochdrucktherapie.

> Zur Prävention empfiehlt die Deutsche Gesellschaft für Ernährung für den Erwachsenen eine Zufuhr von 5 g Natriumchlorid (2 g Natrium entsprechend) pro Tag.

Dieser Wert stimmt überein mit der Empfehlung des amerikanischen Nationalen Herz-Lungen-Blut-Instituts aus dem Jahre 1993. Diese Empfehlungen basieren überwiegend auf den Ergebnissen großer prospektiver Studien, die eindeutig den präventiven Effekt eines vergleichsweise geringen Kochsalzkonsums belegen.

Die Kochsalzrestriktion kann erfolgen in Form
- einer streng kochsalzarmen Kost mit bis zu 1 g Kochsalz (= 17 mmol Natrium),
- einer kochsalzarmen mit bis zu 3 g Kochsalz (= 51 mmol Natrium) oder
- der mäßig kochsalzarmen Diät mit etwa 6 g Kochsalz (= 102 mmol Natrium) pro Tag.

Die **streng kochsalzarme Diät** ist relativ schwer zu realisieren. Sie kommt kaum noch zur Anwendung.

Die **mäßig kochsalzarme Kost** ist überwiegend für die ambulante Behandlung u.U. in Kombination mit blutdrucksenkenden Medikamenten geeignet [14]. Die Verwendung von diätetischen Lebensmitteln mit geringem Kochsalzgehalt können bei der Herstellung einer natriumarmen Diät hilfreich sein.

Nach der Verordnung für diätetische Lebensmittel [21] dürfen Lebensmittel unter der Bezeichnung „**natriumarm**" bzw. „**kochsalzarm**" nur dann in den Handel gebracht werden, wenn pro 100 g verzehrfertiger Ware weniger als 120 mg Natrium enthalten sind. Der **Grenzwert** für „streng kochsalzarm" liegt bei 40 mg Natrium/100 g Ware.

Nach der derzeit gültigen **Nährwert-Kennzeichnungsverordnung** ist es möglich, bei einigen Lebensmitteln des allgemeinen Verzehrs auf eine Natriumverminderung dann hinzuweisen, wenn festgelegte Höchstwerte des Natriumgehalts nicht überschritten werden (Höchstmenge an Natrium in 100 g verzehrfertigem Lebensmittel bei Brot und Backwaren, Fertiggerichten, Suppen, Soßen, Erzeugnissen aus Fisch etc. 250 mg, Kartoffelerzeugnissen 300 mg, Kochwürsten 400 mg, Käse 450 mg, Brühwürsten und Pökelwaren 500 mg).

> Verzichtet man auf besonders kochsalzreiche Lebensmittel und setzt den Speisen bei der Zubereitung kein Kochsalz zu, so entspricht die pro Tag aufgenommene Kochsalzmenge etwa 5–6 g (= 85–102 mmol Natrium).

Tabelle 6-3 Hauptquellen für die Zufuhr von Natrium mit Lebensmitteln (nach [4]).

	%	Mittelwert [g/Woche]
Gebäck	31,2	5,73
Fleischwaren	26,2	4,81
Brot	18,5	3,40
Käse	8,6	1,58
Fisch, Fischwaren	4,4	0,80
Fleisch	4,2	0,78
gesamt	93,1	17,10

Tabelle 6-3 zeigt die von Arab und Mitarb. [4] mit Hilfe von Ernährungsprotokollen bei 20- bis 40-jährigen Heidelberger Frauen und Männern ermittelten Hauptquellen der Kochsalz-(Natrium-)Zufuhr. Die Kenntnis dieser Daten ist eine wesentliche Voraussetzung für die Beratung von Patienten über die Möglichkeiten der Realisierung einer kochsalzarmen Diät.

Eine **streng kochsalzarme Diät** eignet sich, wie bereits erwähnt, wegen der Schwierigkeit, sie exakt herzustellen, und der erheblichen Beeinträchtigung der Geschmacksqualität nur für **kurzfristige Behandlungsperioden unter stationären Bedingungen.** Auch eine Diät mit 3 g Kochsalz stellt wegen des Geschmacksunterschiedes im Vergleich zur Normalkost, die etwa 12–15 g Kochsalz enthält, noch eine erhebliche Anforderung an den Willen und das Durchhaltevermögen des Patienten.

> Pflanzliche Gewürze, Zwiebeln, Pfeffer, Paprika etc. können zur Geschmacksverbesserung in beliebig hoher Menge der Nahrung zugesetzt werden.

Eine gewisse Hilfe sind auch **Kochsalzersatzmittel.** Sie haben einen hohen Kaliumanteil, wodurch die Natrium-Kalium-Relation der Diät zugunsten des Kaliums verschoben wird. Wie bereits ausgeführt, kommt offenbar nicht nur der absoluten Natriumzufuhr, sondern auch der Natrium-Kalium-Relation sowohl für die Entstehung als auch für die Therapie der essentiellen Hypertonie Bedeutung zu.

> Eine für wenige Tage geeignete weitgehend kochsalzfreie Ernährung lässt sich ohne großen küchentechnischen Aufwand erreichen mit den sog. Kartoffeltagen (1 kg Kartoffeln ohne Salz gekocht pro Tag), Obsttagen (1–1,5 kg Obst pro Tag), Saft- und Rohkosttagen.

Eine besondere Bedeutung kam vor Bekanntwerden potenter Antihypertonika der **Kempner-Reisdiät** zu, die sich nach Angaben des Autors wie folgt zusammensetzt:
250–350 g Reis (trocken, ungekocht) in Wasser oder Fruchtsaft **ohne Zusatz von Kochsalz** und Fett kochen. Enthält das Leitungswasser mehr Natrium als 20 mg/l, so wird der Reis mit destilliertem Wasser gekocht. Als **Zusätze** sind Obst und Obstsäfte erlaubt. Zucker kann nach Belieben zugesetzt werden.

Bei längerer Anwendung ist die Gabe eines **Polyvitaminpräparats** angezeigt. Die tägliche **Gesamtkalorienzufuhr** beträgt etwa 8400 kJ (2000 kcal), bei einer Eiweißzufuhr von etwa 20 g und einer Natriumzufuhr von 150 mg (= 2,6 mmol Natrium).

Kempner erzielte mit dieser Diät beste Behandlungserfolge. Während von einer Kontrollgruppe mit normaler Kochsalzzufuhr nach einem Jahr noch 50 % und nach 3 Jahren nur noch 15 % lebten, betrug die Überlebensrate der Hypertoniker unter Reisdiät nach 4 Jahren 83 %, während nach einem Jahr noch alle lebten.

Die Annahme, eine moderate Reduktion der Kochsalzzufuhr begünstige eine Reihe von Erkrankungen und hätte als Folge einer ungünstigen Auswahl von Lebensmitteln eine Mangelversorgung mit manchen essentiellen Nährstoffen zur Folge, ist unbegründet und entbehrt jeder wissenschaftlichen Grundlage [34].

Neben der Natriumrestriktion gibt es folgende, **nichtpharmakologische Möglichkeiten** der Hochdruckbehandlung:

Reduktion des Körpergewichts

Nach den Ergebnissen der Intersalt-Studie, bei der weltweit in 52 Zentren über 10 000 Männer und Frauen erfasst wurden, war die Korrelation zwischen der Häufigkeit von Adipositas und Hypertonie von allen untersuchten Parametern am ausgeprägtesten [12].

So wie bei den koronaren Herzerkrankungen begünstigt insbesondere der Fettansatz im Abdominalbereich (**androider Fettsuchttyp**) die Hypertonie. Dieser positiven Korrelation entsprechend, konnte in einer Reihe von Studien, unabhängig vom Natrium- und Kaliumgehalt der Nahrung, unter Reduktion des Körpergewichts eine signifikante Senkung des Blutdrucks erreicht werden (Lit. bei [1]). Die Erklärung hierfür ist in den pathophysiologischen Grundlagen des **metabolischen Syndroms** (vgl. Kap. 4.2) zu sehen.

Alkohol

Bei vorausgegangenem, regelmäßigen Alkoholkonsum kommt es unter Verringerung des Konsums, unabhängig vom Natrium- und Kaliumgehalt der Diät, zu einer Senkung erhöhter Blutdruckwerte. Dies gilt insbesondere für Personen mit hochgradigem Alkoholkonsum (Lit. bei [1]).

Nahrungsfett

Auf die widersprüchlichen Ergebnisse von Untersuchungen zum Einfluss verschiedener Fettsäuren auf den Blutdruck wurde bereits hingewiesen [23, 29]. Der positive Effekt von Monoensäuren und mehrfach ungesättigten ω-3-Fettsäuren gilt als weitgehend gesichert (Lit. bei [8, 23]).

Vegetarische Ernährung

In den gängigen Lehrbüchern und Empfehlungen wissenschaftlicher Gesellschaften wird in erster Linie immer die zwar wirksame, aber in der Praxis nur schwer realisierbare Kochsalzreduktion zur diätetischen Therapie der Hypertonie empfohlen.

Wesentlich **praktikabler** sind Kostformen mit hohem Obst- und Gemüseanteil, so wie in Abbildung 6-3 dargestellt.

Auch in epidemiologischen Studien findet sich die Hypertonie seltener bei Vegetariern als bei Nichtvegetariern. In einer entsprechenden Studie in Boston lagen bei Vegetariern die **Blutdruckwerte** im Durchschnitt um 10–15 mmHg **niedriger** als bei altersentsprechenden Nichtvegetariern.

Darüber hinaus hatten Vegetarier, die gelegentlich tierische Produkte, insbesondere Milchprodukte und Fisch verzehrten, höhere Blutdruckwerte als Vegetarier, die ausschließlich pflanzliche Kost verzehrten.

Zu entsprechenden Ergebnissen kamen Untersuchungen an überwiegend vegetarisch lebenden Religionsgruppen (Lit. bei [27]).

In einer kontrollierten Studie an normotonen Versuchspersonen, die von Normalkost auf eine ovolaktovegetabile Kost umgesetzt wurden, konnte der blutdrucksenkende Effekt unter streng kontrollierten Bedingungen belegt werden. Die Autoren fanden bei den Versuchspersonen unter Normalkost und ovolaktovegetabiler Kost gleiche Natrium- und Kaliumausscheidung mit dem Harn.

Als **mögliche Ursache** für die Drucksenkung wurden der höhere **Ballaststoffgehalt** und der höhere Anteil an **mehrfach ungesättigten Fettsäuren** der vegetarischen Kost diskutiert [26]. Obwohl den ω-6-Fettsäuren derzeit kein wesentlicher Einfluss mehr auf die Blutdruckregulation beigemessen wird [1], gab es Anfang der achtziger Jahre Hinweise auf einen solchen Effekt.

In Abbildung 6-4 sind die Ergebnisse einer prospektiven Studie zur **Überprüfung nichtpharmakologischer Therapieverfahren** an über 2000 Männern und Frauen (mittleres Lebensalter 43 Jahre) mit grenzwertig erhöhtem Blutdruck dargestellt. Der mittlere Blutdruck betrug zu Versuchsbeginn 125/84 mmHg, der mittlere BMI in Gruppe 1 29,5 kg/m². Die mittlere tägliche Natriumzufuhr lag vor Versuchsbeginn bei 3,6 g, das entspricht 9,3 g Kochsalz.

Im Vergleich zur Kontrollgruppe reduzierte sich das Körpergewicht in Gruppe 1 während einer Behandlungsdauer von 18 Monaten im Mittel um 3,9 kg. Die Kochsalzzufuhr reduzierte sich in Gruppe 2 (ermittelt anhand der Natriumausscheidung mit dem Harn) im Mittel um etwa 3,2 g/Tag.

Das Ergebnis der Studie zeigt, dass unter den gewählten Versuchsbedingungen lediglich der **Reduktion des Körpergewichts** und der **Natriumzufuhr** eine Bedeutung zukommt [31].

Koffeinhaltige Getränke

Der Genuss von Kaffee oder Tee – je nach Zubereitung werden mit einer Tasse 50–135 mg Koffein aufgenommen – hat nur einen geringen blutdrucksteigernden Effekt, der mit maximal 10 mmHg während 1–3 Stunden angegeben wird.

> Es besteht somit kein Grund, wenn man von extremen Druckwerten absieht, dem Hypertoniker den Genuss von Kaffee und Tee zu verbieten.

Eine Reihe von Studien spricht dafür, dass der geringgradige blutdrucksteigernde Effekt nur bei koffeinabstinenten Personen nachweisbar ist. Bei regelmäßigem Kaffee- bzw. Teegenuss besteht eine **Toleranz gegenüber Koffein,** sodass sich ein entsprechender blutdrucksteigernder Effekt nicht nachweisen lässt.

Auch die meisten epidemiologischen Studien sprechen dafür, dass Koffein das Risiko, eine Hypertonie zu entwickeln, nicht steigert (Lit. bei [9, 11]).

Nach den **amerikanischen Empfehlungen** zur Prävention und Therapie des Hochdruckes, stehen im Vordergrund:
- die Gewichtsnormalisierung,
- eine Limitierung der Alkoholzufuhr auf 30 ml/Tag bei Männern und 15 ml/Tag bei Frauen,
- eine Natriumzufuhr nicht über 2,4 g/Tag, das entspricht 6 g Kochsalz und eine Kaliumaufnahme von etwa 3,5 g/Tag.

Je nach Schweregrad der Hypertonie und dem Vorliegen weiterer Risikofaktoren wird ein differenziertes therapeutisches Vorgehen empfohlen.

> Anzustreben ist ein Wert unter 140/90 mmHg. Bereits bei einem hochnormalen Blutdruck von 130–139/5–89 mmHg (vgl. Tab. 6-1) wird, wenn weitere Risikofaktoren vorliegen, eine nichtmedikamentöse Behandlung empfohlen.

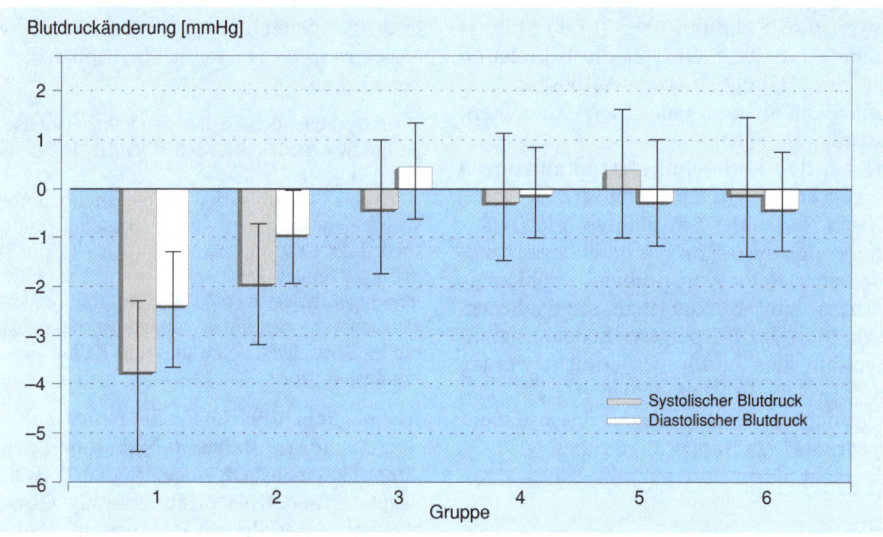

Abb. 6-4 Blutdruckänderung bei Personen mit mäßig erhöhtem Blutdruck unter 1. Reduktion des Körpergewichts, 2. Reduktion der Kochsalzzufuhr, 3. Supplementation mit 1 g Kalzium/Tag, 4. Supplementation mit 360 mg Magnesium/Tag, 5. Supplementation mit 4,5 g Kalium/Tag, 6. Supplementation mit 6,0 g Fischöl (3,0 g ω-3-Fettsäure)/Tag [31].

Im Hypertoniestadium 1 sollte, bevor Medikamente zum Einsatz kommen, bis zu 12 Monaten ausschließlich mit nichtmedikamentösen Maßnahmen behandelt werden. Bei den weiteren Hypertoniestadien werden nichtmedikamentöse Maßnahmen immer als begleitende Therapie empfohlen [30].

Literatur

1. Alderman, M.: Non-pharmacological treatment of hypertension. Lancet 344 (1994) 307–311.
2. Alderman, M.H., H. Cohen, S. Madhavan: Dietary sodium intake and mortality: the National Healtz and Nutrition Examination Survey (NHANES I). Lancet 351 (1998) 781–785.
3. Appel, L.J., Moore, T.J., Obarzanek, E., Vollmer, W.M., Svetkey, L.P., Sacks, F.M., Bray, G.A., Vogt, T.M., Cutler, J.A., Windhauser, M.M., P.-H. Lin, Karanja, N. A Clinical Trial of the Effects of Dietary Patterns on Blood Pressure. New Engl. J. Med. 336 (1997) 1117–1124.
4. Arab, E., B. Schellenberg, G. Schlierf: Nutrition and health survey of young men and women in Heidelberg. Ann. Nutr. Metab. 26, Suppl. 1 (1982) 1.
5. Cappuccio P., A. MacGregor: Does potassium supplementation lower blood pressure? A meta-analysis of published trials. J. Hypertension 9 (1991) 465–473.
6. Dycker, T., P.O. Wester: Effect of magnesium on blood pressure: Brit. Med. J. 286 (1983) 1847.
7. Erste Consensuskonferenz der Deutschen Akademie für Ernährungsmedizin: Stellenwert der Kochsalzrestriktion in der Prävention und Behandlung der Hypertonie. Akt. Ernährungsmed. 19 (1994).
8. Espino-Montoro, A., J. Lopez-Miranda, P. Castro, M. Rodriguez, F. Lopez-Segura, A. Blanco, J.A. Jiminez-Pereperez, J.M. Modovas, F. Perez-Jimenez: Monounsaturated fatty acid enriched diets lower plasma insulin levels and blood pressure in healthy young men. Nutr. Metab. Cardiovasc. Dis. 6 (1996) 147–154.
9. Estler, C.J.: Koffein und Blutdruck. Dtsch. med. Wschr. 110 (1985) 1671.
10. Heyden, S.: The hard facts behind the hard-water theory and ischaemic heart disease. J. chron. Dis. 29 (1976) 149.
11. Holzgreve, H.: Kaffee bei Hypertonie? Dtsch. med. Wschr. 99 (1974) 2373.
12. Intersalt Cooperative Research Group: Intersalt: an international study of electrolyte excretion and blood pressure. Results for 24 hour urinary sodium and potassium excretion. Brit. Med. J. 297 (1988) 319–328.
13. Joint National Committee (Hrsg.): The Fifth Report of the Joint National Committee on Detecting, Evaluation and Treatment of High Blood Pressure. Arch. Int. Med. 53 (1993) 154–183.
14. Kasper, H., M. Wild, I. Husemeyer, H. Rottka, R. Kluthe, H. Quirin, G. Schlierf, H. Schrezenmeir, G. Wolfram: Rationalisierungsschema 1994 der Deutschen Gesellschaft für Ernährungsmedizin (DGEM). Akt. Ernährungsmed. 19 (1994) 227–232.
15. Kawasaki, T., C.S. Delea, F.C. Bartter, H. Smith: The effect of high-sodium and low-sodium intakes on blood pressure and other related variables in human subjects with idopathic hypertension. Amer. J. Med. 64 (1978), 193–198.
16. Keul, J., D. König: Alkohol und Kreislauf in: Kluthe, R., H. Kasper: Alkoholische Getränke und Ernährungsmedizin. Thieme 1998, 32–39.
17. Kluthe, R., L. Kist, C. Ummenhofer, P. Brecht: Müssen natriumhaltige Getränke bei der natriumdefinierten Ernährung berücksichtigt werden? Akt. Ernährungsmed. 14 (1989) 81.
18. Krishna, G.G.: Increased blood pressure during potassium depletion in normotensive men. New Engl. J. Med. 320 (1988) 1177.
19. Kumanyika, S.K., Cutler J.A.: Dietary Sodium Reduction: Is There Cause for Concern? J. Amer. Coll. Nutr. 16 (1997) 192–203.
20. Kurtz, T.W., H.A. Al-Bander, R.C. Morris: „Salt-sensitive" essential hypertension in men. Is the sodium ion alone important? New Engl. J. Med. 317 (1987) 1043.
21. Lebensmittelrecht, Bundesgesetze und -verordnungen über Lebensmittel und Bedarfsgegenstände. C.H. Beck, München 1983.
22. Midgley, J.P, A.G. Matthew, C.M.T. Greenwood, A. Gordon Logan: Effect of Reduced Dietary Sodium on Blood Pressure. A Meta-analysis of Randomized Controlled Trials. JAMA 275 (1996) 1590–1597.
23. Morris, M.C.: Dietary fats and blood pressure. J. Cardiovasc. Risk 1 (1994) 21–30.
24. Oertl, R., W. Vetter: Hypertonie und Ernährung. Internist 29 (1988) 270.
25. Reusser, M.E., D.A. McCarron: Micronutrient effects on blood pressure regulation. Nutr. Rev. 52 (1994) 367–375.
26. Rouse, I.L., L.J. Beilin, B.K. Armstrong, B. Vandongen: Blood-pressure-lowering effect of a vegetarian diet: controlled trial in normotensive subjects. Lancet I (1983) 5.
27. Sacks, F.M.: Dietary fats and blood pressure: A critical review of the evidence. Nutr. Rev 47 (1989) 291.
28. Schechter, P.J., D. Horwitz, R.I. Henkin: Sodium chloride preference in essential hypertension. J. Amer. med. Ass. 225 (1973) 1311.
29. Singer, P.: Neue Gesichtspunkte bei der Behandlung von arterieller Hypertonie und Hyperlipoproteinämien mit mehrfach ungesättigten Fettsäuren. Akt. Ernährungsmed. 11 (1986) 29.
30. The Sixth Report of the Joint National Committee on Prevention, Detection, Evaluation, and Treatment of High Blood Pressure. Arch. Intern. Med. 157 (1997) 2413–2446.
31. The Trials of Hypertension Prevention Collaborative Research Group: The effects of nonpharmacologic interventions on blood pressure of persons with high normal levels. Results of the trials of hypertension prevention, phase I. J. Amer. Med. Ass. 267 (1992) 1413–1423.
32. Ummenhofer, C., R. Klute: Definition von „Salzsensitivität". Dtsch. med. Wschr. 119 (1994) 49–57.
33. Wardener, H.E. de, G.A. Mac Gregor: Sodium intake and mortality: Lancet 351 (1998) 1508.
34. Wardener, H.E. de, N.M. Kaplan: On the assertion that a moderate restriction of sodium intake may have adverse health effects. Amer. J. Hypertension 6 (1993) 810–814.

35 Witteman, C.M., D.E. Grobbee, F.H.M. Derkx, R. Bouillon, A.M. de Bruijn, A. Hofman: Reduction of blood pressure with oral magnesium supplementation in women with mild to moderate hypertension. Amer. J. clin. Nutr. 60 (1994) 129–135.

7 Erkrankungen des Myokards

 Physiologie, Pathophysiologie und Klinik

Die **Aufgabe des Herzens** besteht darin, die Zirkulation des Blutes aufrechtzuerhalten und damit die Voraussetzungen für einen optimalen Gasaustausch in Lunge und Gewebe, ein ausreichendes Angebot an Substraten für den Gewebsstoffwechsel und den Abtransport und die Ausscheidung von Schlackestoffen zu gewährleisten.

Kleinstlebewesen, z. B. Einzeller, nehmen aus dem umgebenden Medium Wasser, Elektrolyte etc. per diffusionem durch die Zellmembran auf und geben Stoffwechselendprodukte in gleicher Weise an die Umgebung ab. Bei den höher organisierten, vielzelligen Lebewesen erfolgt dieser Stoffaustausch zwischen der Zelle und **dem zirkulierenden Blut**.

Das in einem geschlossenen Gefäßsystem zirkulierende Blut hat im Bereich seiner Endaufzweigungen, dem **Kapillarsystem**, getrennt durch die dünne, aus Endothelzellen bestehende Kapillarwand, Kontakt mit jeder einzelnen Zelle.

Das zirkulierende Blut transportiert Nährstoffe und Sauerstoff vom Darm bzw. der Lunge zu den Zellen und nimmt hier Endprodukte des Zellstoffwechsels, aber auch synthetisierte Hormone, Proteine etc. auf.

Eine „Reinigung", d. h. **Entfernung der Stoffwechselendprodukte** aus dem Blut, erfolgt in der Lunge, in der Kohlendioxid abgegeben wird, in der Leber, in der toxische Substanzen wie Ammoniak, aus dem Darm stammende Produkte des Eiweißabbaus etc. entgiftet werden, und in der Niere, in der Stoffwechselendprodukte wie Harnstoff, Harnsäure und im Überschuss aufgenommenes Wasser, Elektrolyte etc. ausgeschieden werden.

Zwischen dem Blutplasma und dem Interzellulärraum findet ein ständiger **Flüssigkeitsaustausch** statt, d. h. Wasser und kleinmolekulare, gelöste Substanzen können sowohl aus den Kapillaren austreten, als auch wieder in das Kapillarlumen einströmen. Unter physiologischen Bedingungen halten sich Austritt und Rückstrom die Waage.

> Übersteigt der Flüssigkeitsaustritt den Rückstrom in das Gefäßlumen, so entwickelt sich ein **Ödem**. Übersteigt der Rückstrom den Flüssigkeitsaustritt, so kommt es zu einer Gewebsaustrocknung (**Exsikkose**).

Das **Gleichgewicht im Flüssigkeitstransport** ist von verschiedenen Größen abhängig. Die wichtigsten sind
- der Blutdruck in der Kapillare (hydrostatischer Druck),
- der Gewebsdruck und
- der kolloidosmotische Druck des Plasmas.

Der **hydrostatische Druck** verringert sich vom arteriellen zum venösen Teil der Kapillaren hin, während der von außen wirkende **Gewebsdruck** und der **kolloidosmotische Druck** weitgehend konstant bleiben bzw. der kolloidosmotische Druck gering zunimmt.

Misst man die im Bereich der Kapillaren auf das Plasma wirkenden Kräfte, so ergibt sich etwa die in Abbildung 7-1 angegebene Größenordnung.

Im arteriellen Schenkel der Kapillarstrombahn treten infolge Überwiegens des hydrostatischen Drucks Wasser und niedermolekulare Substanzen aus der Gefäßbahn aus, während mit zunehmendem Druckabfall in den Kapillaren des venösen Schenkels der kolloidosmotische Druck des Plasmas größer wird als der hydrostatische Druck. Folglich strömt Flüssigkeit wieder zurück in die Kapillaren.

Dieser Flüssigkeitsaustausch durch die Kapillarwand befindet sich **beim Gesunden** im Gleichgewicht, wobei noch ergänzt werden muss, dass ein Teil der aus der Blutbahn austretenden Flüssigkeit in Form der Lymphe abfließt, die sich in größeren Lymphgefäßen vereinigt und schließlich wieder in das Venensystem einmündet.

7.1 Ödem

Zu einem Ödem und somit einem Überwiegen der Kräfte, die einen Flüssigkeitsaustritt zur Folge haben, kann es kommen, wenn der intrakapillare Druck steigt.

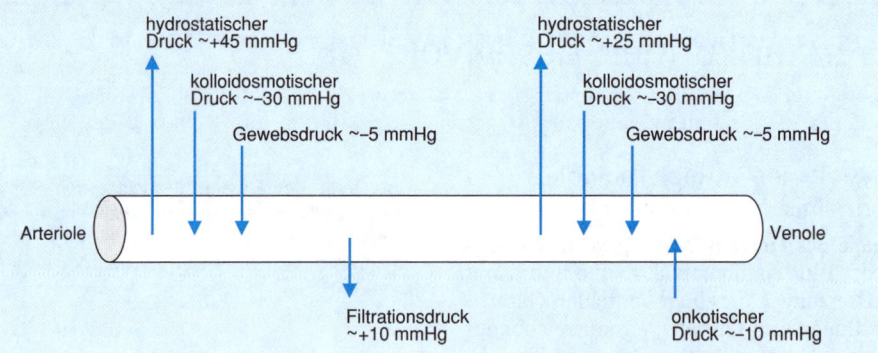

Abb. 7-1 Schematische Darstellung der den Flüssigkeitsaustritt und -rückstrom im Bereich der Kapillaren regulierenden Faktoren.

Dies geschieht beispielsweise bei der **Herzinsuffizienz,** bei der der Rückfluss venösen Blutes zum Herzen verringert ist, folglich der venöse Druck steigt und den Rückstrom von Flüssigkeit aus dem Gewebe in die Kapillarstrombahn herabsetzt.

Ein weiteres Beispiel ist die Drucksteigerung im Pfortaderkreislauf bei der **Leberzirrhose,** wobei es aufgrund des gleichen Mechanismus zu einem Flüssigkeitsaustritt, in diesem Falle in Form des Aszites in die freie Bauchhöhle kommt.

Eine weitere Ursache intravasaler Druckerhöhung kann eine vermehrte Natrium- und Wasserretention z. B. bei **gesteigerter Aldosteronproduktion** sein, die ebenfalls eine Steigerung des intravaskulären Drucks zur Folge hat.

Zur Ödembildung kommt es bei einer Verringerung des kolloidosmotischen Drucks, z. B. bedingt durch eine Hypalbuminämie bei Leberzirrhose, enteralem Eiweißverlust, nephrotischem Syndrom etc.

Auch direkt an der Kapillare angreifende Schädigungen können durch Permeabilitätssteigerung zur Ödembildung führen, wie dies z. B. bei Entzündungen und allergischen Reaktionen der Fall ist.

7.2 Myokardinsuffizienz

Die Myokardinsuffizienz führt zur inadäquaten Pumpleistung des Herzens. Ihre wesentlichen **Ursachen** sind
- die koronare Mangeldurchblutung als Folge arteriosklerotischer Gefäßveränderungen,
- eine langjährige myokardiale Druckbelastung durch Hypertonie,
- Myokarditiden,
- die dilatative Kardiomyopathie,
- Herzklappenfehler und
- pharmakologisch-toxikologische Schädigungen des Herzmuskels.

Zu den toxischen Myokardschädigungen gehört auch die im Rahmen der Ernährungsmedizin besonders interessierende **alkoholische Kardiomyopathie,** die sich aus bisher unbekannter Ursache bei etwa 1 % der chronischen Alkoholiker entwickelt. Alte Bezeichnungen für dieses Krankheitsbild sind „Münchener Bier-Herz" und „Tübinger Wein-Herz".

Wichtigste **Symptome der Herzinsuffizienz** sind:
- blaurote Verfärbung der Haut **(Zyanose),** insbesondere des Gesichts, der Lippen und der Fingerspitzen als Folge des geringen Sauerstoffgehalts im peripheren Blut
- **Atemnot (Dyspnoe),** bedingt durch einen Rückstau des Blutes vor dem linken Herzen und damit in der Lunge
- **Stauungsleber** – Vergrößerung der Leber infolge vermehrter Blutfüllung –, besonders bei einer Insuffizienz des rechten Herzens, wobei es zu einer ungenügenden Weiterbeförderung des venösen, zum Herzen zurückströmenden Blutes kommt
- eine **Stauung venösen Blutes** in der Magen- und Darmwand, was zu Völlegefühl, Blähungen, Inappetenz etc. führt
- ein **Austritt von Flüssigkeit** aus der Gefäßbahn in Form von Ödemen, Aszites und Pleuraergüssen als Folge einer Steigerung des hydrostatischen Drucks im venösen Teil der Kapillarstrombahn (vgl. Abb. 7-1).

Alle diese Insuffizienzerscheinungen **verstärken sich bei körperlicher Belastung.**

Die **molekularen Mechanismen,** die dem fortschreitenden Myokardumbau, der letztlich zur Dysfunktion führt zugrunde liegen, sind sehr vielschichtig und nur z. T. bekannt. Involviert sind
- eine Mehrproduktion des vasokonstriktiv wirkenden Endothelins,
- proinflammatorische Cytokine etc. und
- eine Verminderung der antioxidativen Kapazität mit hierdurch bedingten Zeichen von chronisch oxidativem Stress.

Erniedrigte Plasmakonzentrationen an antioxidativen Vitaminen und erste Hinweise auf eine positive Wirkung von Antioxidanzien wie Vitamin E und Coenzym Q10 sprechen für die Bedeutung freier Radikale bei der Entstehung der Herzmuskelinsuffizienz (Lit. bei [4]).

7.3 Kardiale Kachexie

Bei einem hohen Prozentsatz der Patienten mit chronischer kongestiver Herzinsuffizienz entwickelt sich eine Kachexie. Zwischen 50 und 60 % aller Patienten weisen eindeutige Zeichen der Mangelernährung und den für die Kachexie typischen **Verlust von fettfreier Körpermasse** auf. Der Verlust fettfreier Körpermasse betrifft nicht nur die Skelettmuskulatur, sondern alle Organe einschließlich des Herzmuskels.

Die **Diskrepanz zwischen Energiezufuhr und Energiebedarf** beruht im Wesentlichen auf Inappetenz, gestörter intestinaler Ausnutzung als Folge eines durch Stauung bedingten Darmwandödems und gesteigertem Energiebedarf bei vermehrter Atemarbeit und gesteigertem Sympathikotonus.

Von manchen Untersuchern wurden erhöhte Konzentrationen von **Tumornekrosefaktor** und **Interleukin-1** gemessen. Beide Zytokine begünstigen die Entwicklung einer Kachexie, insbesondere durch Hemmung der Nahrungsaufnahme und Begünstigung kataboler Stoffwechselvorgänge [3].

Kinder mit **kongenitalen Herzfehlern** werden zwar mit normalem Körpergewicht geboren, zeigen aber anschließend eine deutlich unter der Norm liegende Zunahme des Körpergewichts. Auch hier werden sowohl unzureichende Energiezufuhr als auch vermehrter Energiebedarf für die Mangelernährung verantwortlich gemacht [2].

Eine **Optimierung des Ernährungszustandes,** oft unter Anwendung einer Nasogastralsonde, ist häufig in der prä- und postoperativen Phase erforderlich. Wichtige Grundsätze hierbei sind **langsames Steigern einer hochkalorischen Diät,** Vermeiden einer zu hohen Wasserzufuhr, Kochsalzrestriktion und Kontrolle des Elektrolytstoffwechsel.

Der Energiebedarf kann nach großen operativen Eingriffen erheblich gesteigert sein.

7.4 Rhythmusstörungen

Im Tierversuch konnte gezeigt werden, dass sich experimentelle Arrhythmien weniger gut auslösen lassen, wenn die Tiere mit Fetten, reich an mehrfach ungesättigten Fettsäuren, anstelle von gesättigten Fettsäuren gefüttert werden.

Hierbei ist der protektive Effekt von ω-**3-Fettsäuren** signifikant ausgeprägter als der von ω-6-Fettsäuren. Es wird vermutet, dass die Einlagerung mehrfach ungesättigter Fettsäuren in Zellmembranen des Myokards für den Effekt verantwortlich ist.

Möglicherweise ist die in epidemiologischen Studien gezeigte geringe Mortalität an koronaren Herzkrankheiten bei Männern, die regelmäßig Fisch verzehren, auch z. T. Folge eines besseren Schutzes gegenüber akuten Arrhythmien (Lit. bei [5]).

Für einen **antiarrhythmischen Effekt** von ω-3-Fettsäuren spricht auch das Ergebnis einer Studie zur Sekundärprävention nach Herzinfarkt. Unter vermehrtem Verzehr von ω-3-Fettsäuren fand sich eine signifikante Senkung der Mortalität an plötzlichem Herztod als Folge eines Kammerflimmerns [1].

Ernährungstherapie und -prophylaxe

Eine **Wasserretention** in der Blutbahn bzw. in Form von Ödemen ist nur möglich, wenn Natriumionen retiniert werden. 8 g Kochsalz (= 136 mmol Natrium) „binden" etwa 1 l Wasser.

> Verringert man die Natriumzufuhr bzw. erhöht man mit Hilfe von Diuretika die Natriumausscheidung über die Niere, so erreicht man eine Ausschwemmung der Ödeme.

Es empfiehlt sich demnach, wie bei der Hypertonie besprochen, eine mehr oder weniger strenge **Beschränkung der Natriumzufuhr.**

Auch hier hat die Möglichkeit, die Kochsalzausscheidung medikamentös zu steigern, dazu geführt, dass die streng kochsalzarme Diät im Rahmen der Therapie an Bedeutung verloren hat. Wird die Natriumzufuhr reduziert, so kann die Wasserzufuhr normal belassen werden, da Wasser ohne Natrium auch bei Herzinsuffizienz ausgeschieden wird.

Diätformen mit niedrigem Natriumgehalt sind die sog. **Karell-Diät,** bei der der Patient lediglich 800 ml Milch/Tag erhält, dies entspricht einer Kochsalzaufnahme von etwa 1 g (= 17 mmol Natrium).

Eine noch niedrigere Natriumzufuhr erreicht man mit den bei der Hochdrucktherapie bereits besprochenen **Kempner-Reistagen.** Diese und ähnliche natriumarme Kostformen wie Obst- und Safttage etc. hatten vor Einführung der Diuretika in die Therapie eine große praktisch-klinische Bedeutung.

Da der Bedarf an Energie und essentiellen Nährstoffen hiermit nicht gedeckt wird, fördern sie die Entstehung einer **kardialen Kachexie.** Die Annahme, der mit der Reduktion der fettfreien Körpermasse bei der Kachexie einhergehende geringere Sauerstoffverbrauch würde sich bei kardialer Insuffizienz positiv und eine durch gezielte diätetische Maßnahmen erreichte Vermehrung der fettfreien Körpermasse entsprechend negativ auf die Gesamtsituation der Patienten auswirken, hat sich nicht bestätigt.

Es sollte deshalb versucht werden, falls erforderlich, auch mit künstlicher Ernährung, unter Verwendung von **natriumarmen Formeldiäten** bzw. Infusionslösungen der Kachexie entgegenzuwirken. Ob spezielle Aminosäuremischungen, insbesondere ein vermehrtes Angebot an verzweigtkettigen Aminosäuren Vorteile bietet, ist noch nicht endgültig entschieden (Lit. bei [3]).

Literatur

1 Burr, M.L., J.F. Gilbert, R.M. Holliday, P.C. Elwood: Effects of changes in fat, fish and fibre intakes on death and reinfarction: Diet and reinfarction trial (Dart). Lancet 2 (1989) 757–761.
2 Forchielli, M.L., R. McColl, W.A. Walker, C. Lo: Children with congenital heart disease: A nutrition challenge. Nutr. Rev. 52 (1994) 348–353.
3 Freeman L.M., R. Roubenoff: The nutrition implications of cardiac cachexia. Nutr. Rev. 52 (1994) 340–347.
4 Givertz, M.M. W.S. Colucci: New targets for heart-failure therapy: endothelin, inflammatory cytokines, and oxidative stress. Lancet 352 (1998) 34–38.
5 McLennan, P.L., M.Y. Abeywardena, J.S. Charnock: Reversal of the arrhythmogenic effects of long-term saturated fatty acid intake by dietary ω-3 and ω-6 polyunsaturated fatty acids. Amer. J. clin. Nutr. 51 (1990) 53.

8 Erkrankungen des Skeletts und der Gelenke

8.1 Osteoporose*

Pathophysiologie und Klinik

Die Weltgesundheitsorganisation definiert die Osteoporose wie folgt:

> Es handelt sich um eine systemische Skeletterkrankung, die durch eine niedrige Knochenmasse und Verschlechterung der Mikroarchitektur, d.h. Auflockerung der Knochenbälkchenstruktur und Herabsetzung der Stabilität des Knochengewebes gekennzeichnet ist. Die Folge ist eine Zunahme der Knochenbrüchigkeit und ein erhöhtes Frakturrisiko.

Man unterscheidet primäre und sekundäre Osteoporosen nach der Ursache, die der Kalziummobilisation zugrunde liegt.

Die **primäre Osteoporose** entwickelt sich schicksalsmäßig mit zunehmendem Lebensalter (senile Osteoporose). Sie wird bei Frauen wesentlich durch den Östrogenmangel in der Menopause gefördert.

Bei der **sekundären Osteoporose** sind die Ursachen eindeutig. Wesentliche auslösende Faktoren sind eine Behandlung mit Corticosteroiden, endokrine Erkrankungen wie Morbus Cushing und Hypogonadismus, körperliche Immobilisation, gestörte intestinale Ausnutzung des mit der Nahrung aufgenommenen Kalziums bei den mit einer Maldigestion oder Malabsorption einhergehenden Erkrankungen des Gastrointestinaltrakts etc.

Wie bereits ausführlich dargestellt (vgl. Kap. 1.8), verfügt der Organismus über **Regelmechanismen,** die auch dann eine im Normbereich liegende Serumkalziumkonzentration gewährleisten, wenn die Aufnahme mit der Nahrung unzureichend ist.

Eine vermehrte Sekretion von **Parathormon** steigert die Kalziumresorption in den Nierentubuli und verringert so den Kalziumverlust mit dem Harn. Das genannte Hormon steigert weiterhin die Bildung von 1,25-Dihydroxycholecalciferol in der Niere, wodurch die Kalziumresorption im Darm gesteigert wird.

Kann wegen eines zu geringen Kalziumgehalts der Nahrung mit Hilfe dieser Mechanismen keine im Normbereich liegende Serumkalziumkonzentration aufrechterhalten werden, so kommt es über eine Stimulation von Osteoklasten durch Parathormon zu einer **Mobilisation von Kalzium aus dem Knochen,** der sowohl die Aufgabe eines Stützorgans als auch eines Mineralstoffdepots hat.

> Eine optimale Kalziumzufuhr mit der Nahrung ist folglich eine der Voraussetzungen für einen optimalen Kalksalzgehalt der Knochen.

Unter dem Einfluss von Östrogen lagern **Frauen** während der Pubertät Kalzium in der Corticalis der **langen Röhrenknochen** ein. Dies dient als Depot und kann während der Schwangerschaft und Stillzeit mobilisiert werden. Hierdurch wird einer möglichen Unterversorgung mit Kalzium während dieser Phasen vorgebeugt. Unter Rückgang der Östrogenkonzentration während der Menopause werden diese **physiologischen Kalziumdepots** wieder mobilisiert.

Aus Abbildung 8-1 ist ersichtlich, dass die **Ernährung** nur einer der die Knochendichte bestimmenden Faktoren ist. So sind beispielsweise **genetische Faktoren** dafür verantwortlich, dass die Osteoporose bei manchen Bevölkerungsgruppen trotz vergleichsweise geringer Kalziumzufuhr mit der Nahrung selten ist.

So liegt der Mineralstoffgehalt der Knochen von afroamerikanischen Frauen um bis zu 10 % über dem von Frauen europäischer Herkunft. Zusätzlich retinieren Afrikaner prozentual mehr des mit der Nahrung aufgenommenen Kalziums. Dies ist ein wesentlicher Grund für die bei Afrikanern weniger ausgeprägte Osteoporose und geringere Frakturrate.

Körperliche Belastung schützt vor einer Kalziummobilisation und verzögert folglich die altersbedingte Abnahme der Knochendichte. Die **Häufigkeit der Osteoporose** in westlichen Industrieländern ist durch die heute geringe körperliche Aktivität mitbedingt [54].

Dem altersbedingten physiologischen Abbau von Knochensubstanz kommt eine entscheidende Bedeutung zu. Den höchsten Kalksalzgehalt und folglich die höchste mechanische Stabilität hat

---

* Bundesselbsthilfeverband für Osteoporose e.V., Kirchfeldstr. 149, 40215 Düsseldorf

8 Erkrankungen des Skeletts und der Gelenke

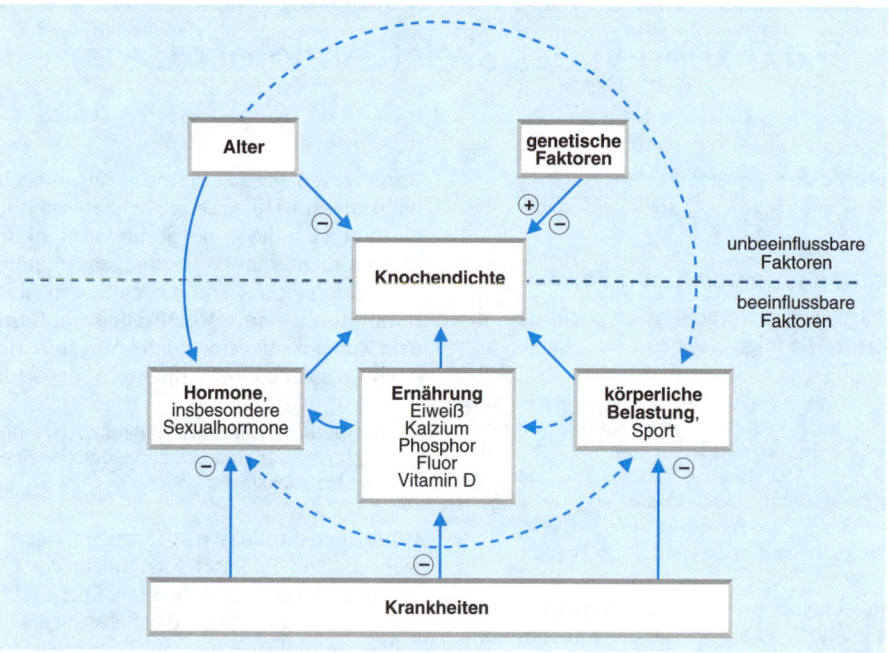

Abb. 8-1 Beeinflussbare und nicht beeinflussbare Faktoren für den Aufbau und den Erhalt des Knochens (nach [54]).

das Skelett zwischen dem 20. und 30. Lebensjahr (**„peak bone mass"**). Ab diesem Zeitpunkt ist die Aufbauphase beendet, d. h. es überwiegt der den Knochen abbauende Prozess der Osteoklasten gegenüber dem der aufbauenden Osteoblasten (Abb. 8-2).

Hieraus resultiert ein am trabekulären Knochen beginnender Abbau, der sich später auch an der Kompakta fortsetzt. Aufgrund dieses **physiologischen Abbaus** verliert das Skelett etwa 1 % seiner Masse pro Jahr. Dieser prozess der Verminderung der Knochendichte, der letztlich zu einer erheblichen **Steigerung der Frakturgefahr** führt, kann dann, wenn er begonnen hat, nur noch unwesentlich durch eine Steigerung der oralen Kalziumzufuhr beeinflusst werden.

Die **Prophylaxe** besteht darin, durch eine optimale Kalziumzufuhr mit der Nahrung in der Phase des Knochenaufbaus für einen maximalen Mineralstoffgehalt zu sorgen.

Bei hohen Ausgangswerten verstreicht vergleichsweise lange Zeit, bis die Stabilität relevant reduziert ist.

In Abbildung 8-2 ist das **Verhalten der Knochendichte** in den verschiedenen Lebensphasen dargestellt. Nur dann, wenn etwa bis zum 30. Lebensjahr eine optimale Kalksalzeinlagerung im Skelettsystem erfolgte, kann verhindert werden, dass die **Frakturgrenze** – dies gilt wegen des in der Menopause beschleunigten Abbaus von Knochenmasse insbesondere für Frauen – erreicht wird.

Die Osteoporose **manifestiert** sich dann, wenn keine Prophylaxe betrieben wird, etwa 10 Jahre nach Beginn der Wechseljahre. Sie betrifft überwiegend den trabekulären Knochen der Wirbel und führt letztlich zu **Wirbeldeformierungen,** vor allem Keilwirbelbildungen mit Verkrümmung und

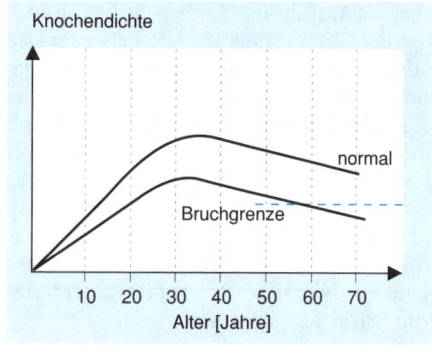

Abb. 8-2 Das Verhalten der Knochendichte mit normaler und unzureichender „peak bone mass" um das 30. Lebensjahr.

Verkürzung der Wirbelsäule. In Europa finden sich bei 10–20 % aller Frauen und Männer zwischen dem 50. und 80. Lebensjahr Wirbelfrakturen [37]. Hieraus ist die große **praktisch-klinische Bedeutung** der Osteoporose ersichtlich.

Da die Rückenmuskulatur zusammen mit der Wirbelsäule eine Funktionseinheit bildet, kommt es als Folge der Wirbeldeformierungen zu **Fehlbelastungen der Rückenmuskulatur,** woraus Schmerzen (die fälschlich oft als „Rheumatismus" bezeichnet werden) resultieren.

Die senile Osteoporose betrifft auch **Männer.** Sie ist zusätzlich charakterisiert durch einen Schwund von Knochensubstanz im Bereich der Röhrenknochen, wodurch die Frakturbereitschaft etwa am Schenkelhals oder Radius erhöht wird. In Abbildung 8-3 ist die altersabhängige Inzidenz an distalen Radius- und Schenkelhalsfrakturen der britischen Bevölkerung dargestellt.

 ### Ernährungsprophylaxe und Ernährungstherapie

Früher wurde die Osteoporose mit der für sie charakteristischen klinischen Symptomatik und der Entwicklung des typischen Rundrückens (**Witwenbuckel**) bei Frauen im höheren Lebensalter als unabwendbar angesehen.

Seitdem die der Osteoporose zugrunde liegenden pathophysiologischen Mechanismen weitgehend bekannt sind (Abb. 8-1), gibt es sowohl **Erfolg versprechende** Möglichkeiten der Prophylaxe als auch der Therapie. Hierbei kommt der Ernährung eine zentrale Bedeutung zu.

Kalzium

Es besteht eine negative Korrelation zwischen der Höhe der Kalziumzufuhr mit der Nahrung und der Häufigkeit von Oberschenkelhalsfrakturen als Folge einer Osteoporose im Alter. Der Knochenabbau in der Menopause kann unter **optimaler Kalziumzufuhr,** insbesondere dann, wenn gleichzeitig **Östrogene** substituiert werden, verhindert bzw. deutlich verlangsamt werden [33, 36, 41, 42].

Seitdem die Bedeutung der Kalziumzufuhr für das Erreichen einer optimalen „peak bone mass" und damit auch für die Stabilität des Knochens im höheren Lebensalter bekannt ist, wurden die **Empfehlungen** für die Kalziumzufuhr mit der Nahrung neu festgesetzt.

Nach Angaben der Deutschen Gesellschaft für Ernährung sollte die tägliche Kalziumaufnahme von 500 mg/Tag im Säuglingsalter stufenweise auf 1200 mg/Tag bei Jugendlichen zwischen dem 15. und 19. Lebensjahr ansteigen und zwischen dem 19. und 25. Lebensjahr

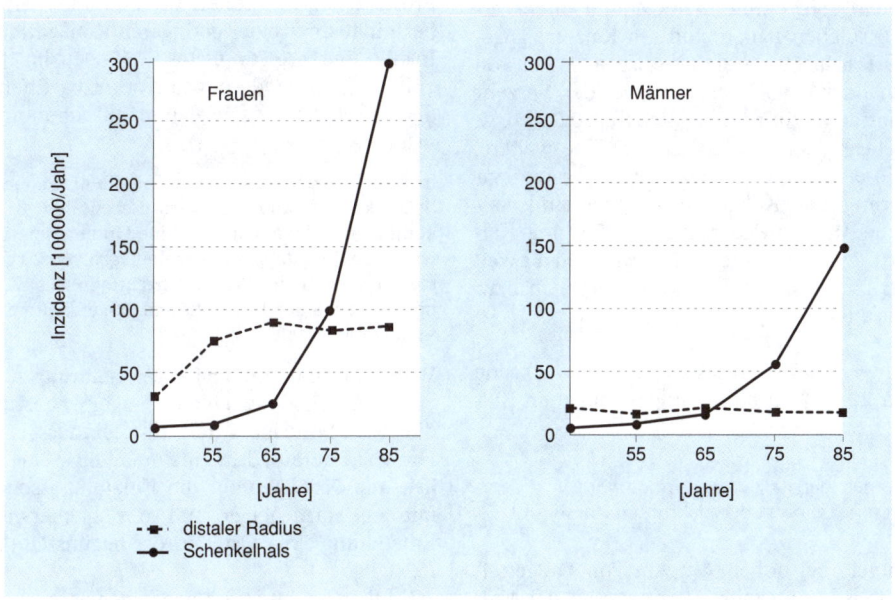

Abb. 8-3 Inzidenz an distalen Radius- und Schenkelhalsfrakturen in der britischen Bevölkerung (nach [12]).

1000 mg/Tag betragen. Ab dem 25. Lebensjahr wird eine tägliche Kalziumaufnahme zwischen 800 und 900 mg/Tag empfohlen [10].

Während sowohl die Empfehlungen für die Nährstoffzufuhr der Deutschen Gesellschaft für Ernährung als auch die Recommended Dietary Allowences der USA das Ziel hatten, vor einem Nährstoffmangel zu schützen, wollen die USA mit den 1997 veröffentlichten sog. Dietary Reference Intakes die Menge an einem Nährstoff angeben, der ein Optimum an Gesundheit garantiert bzw. das Risiko einer chronischen Erkrankung so weit als möglich minimiert. Hiernach wurden die Richtlinien für die Kalziumzufuhr erhöht.

> Als AI (Adequate Intakte) werden
> - für 9–18-jährige 1300 mg,
> - für 19–50-jährige 1000 mg und
> - über 50-jährige 1200 mg angegeben [51].

Diese Kalziumzufuhr lässt sich – wenn auf Supplemente verzichtet werden soll – nur bei einem hohen Verzehr von Milchprodukten realisieren. Die hohen Angaben werden damit begründet, dass durch die zunehmend steigende mittlere Lebenserwartung die Osteoporose und deren Folgekrankheiten zunehmen.

Mit 120 mg/100 g ist **Milch** das kalziumreichste Lebensmittel. Ohne Verzehr von Milch und Milchprodukten ist eine optimale Bedarfsdeckung nicht möglich.

Insbesondere beim **Lactasemangel** (vgl. Kap. 3.4.6) und bei der **Milcheiweißallergie** (vgl. Kap. 3.4.10) wird die empfohlene Zufuhr nicht erreicht. In solchen Fällen sind **mit Kalzium angereicherte Fruchtsäfte,** Kalziumsalze in Form von Tabletten oder beim Lactasemangel der Verzehr fermentierter Milchprodukte (vgl. Kap. 2.2.3) bzw. eine Lactasesubstitution angezeigt. Eine weitere, in der Praxis wenig beachtete Möglichkeit zur Optimierung der Kalziumversorgung sind **kalziumreiche Mineralwässer,** die 150–500 mg Kalzium pro Liter enthalten. Die **Bioverfügbarkeit** von Kalzium aus diesen Wässern ist gleich bzw. höher als aus Milch [21].

Kleinkinder resorbieren bis zu 75 %, Erwachsene nur etwa 20–40 % des oral aufgenommenen Kalziums.

> Das Ausmaß der **Kalziumresorption** wird von den übrigen Inhaltsstoffen der Nahrung mitbestimmt.

Insbesondere bei hohem Verzehr von **Vollgetreideprodukten** konnte eine Verringerung der Kalziumresorption nachgewiesen werden. Hierbei ist nicht sicher, ob dieser Effekt durch Getreideballaststoffe oder das in der Kleie reichlich enthaltene Phytin bedingt ist (vgl. Kap. 1.11).

Beim Verzehr **oxalsäurereicher Lebensmittel** bildet sich unlösliches, nicht resorbierbares Kalziumoxalat, sodass auch hierdurch die Ausnutzung des mit der Nahrung aufgenommenen Kalziums verringert wird.

> Obwohl im Rahmen der Osteoporoseprophylaxe der Kalziumzufuhr in den ersten drei Lebensjahrzehnten die entscheidende Bedeutung zukommt, kann auch im höheren Lebensalter der physiologische Abbau von Knochenmasse durch ausreichende orale Kalziumzufuhr verzögert werden.

So konnte durch vergleichende Bestimmung der Knochendichte bei Frauen in der Menopause, unter Supplementierung der Kost mit Kalziumsalzen, eine signifikante Verzögerung des Knochenabbaus nachgewiesen werden [14].

Proteine

Der im höheren Lebensalter nicht seltene Proteinmangel begünstigt Schenkelhalsfrakturen und verschlechtert deren Prognose. Gründe hierfür sind
- eine Reduktion der Muskelmasse mit Beeinträchtigung der Bewegungskoordination und
- eine ungenügende mechanische Abpolsterung des Gelenkbereiches.

Proteindefizit im höheren Lebensalter geht darüber hinaus mit einer **geringeren Konzentration an Insulin-like growth factor-I** (IGF-I) im Plasma einher. Dies wiederum hat negative Effekte auf den Muskelstoffwechsel und auf Immunmechanismen.

In einer placebokontrollierten Studie an Patienten mit Schenkelhalsfraktur (mittleres Lebensalter 81 Jahre) konnte gezeigt werden, dass eine Optimierung der Proteinversorgung durch zusätzliche Gabe von 20 g Eiweiß täglich sowohl die Plasmakonzentration an IGF-I erhöht, als auch den Heilungs- und Rehabilitationsprozess signifikant beschleunigt [45].

Während eine **Proteinmangelernährung** bei Kindern und Jugendlichen das Längenwachstum und die „peak bone mass" negativ beeinflussen, gibt es Hinweise darauf, dass eine hohe, **über dem Bedarf liegende Proteinzufuhr** die Kalziumausscheidung mit dem Harn steigert und so möglicherweise die Entstehung einer Osteoporose begünstigt (Lit. bei [52]).

Studien an gesunden Versuchspersonen bestätigen den **hyperkalziuretischen Effekt** einer proteinreichen Ernährung und zeigten, dass insbesondere die **schwefelhaltigen Aminosäuren** Methionin und Cystin die renale Kalziumausscheidung steigern [19].

Die Aminosäure L-Lysin steigert sowohl die intestinale **Kalziumresorption** als auch die **Kalziumrückresorption** in der Niere [11].

Phosphat

Die Verschiebung der Relation zwischen Kalzium und Phosphat in der Nahrung zugunsten des Phosphatgehalts hat möglicherweise einen **negativen Einfluss auf die Kalziumbilanz.**

Der im Tierversuch durch hohe Phosphatzufuhr ausgelöste **sekundäre Hyperparathyreoidismus** konnte auch in Untersuchungen am Menschen weitgehend bestätigt werden.

Der unter hoher Phophatzufuhr zu erwartende Knochenabbau wurde jedoch nicht bestätigt. Das früher empfohlene Verhältnis von Kalzium : Phosphor wie 1:1 wurde folglich revidiert (Lit. bei [55]).

> Die DGE empfiehlt derzeit eine Phosphorzufuhr von 1200–1600 mg/Tag bei einer Kalziumzufuhr von 800–1200 mg/Tag, während die neuen AI für USA und Kanada eine Phosphorzufuhr von 700–1250 mg/Tag bei einer Kalziumzufuhr von 1200–1300 mg/Tag empfehlen [51].

Alkohol

Die Aussagen über den Einfluss von Alkohol auf den Mineralsalzgehalt des Skeletts sind widersprüchlich. Die Tatsache, dass die in der Literatur mitgeteilten Befunde an Kollektiven mit sehr unterschiedlich hohem Alkoholkonsum erhoben wurden, sind wahrscheinlich für die uneinheitlichen Befunde verantwortlich.

So konnte mit Hilfe der Knochendichtemessung sowohl bei Männern als auch Frauen bei insgesamt **mäßigem Alkoholkonsum** in Abhängigkeit von der Dosis ein Anstieg des Knochenmineralstoffgehalts nachgewiesen werden [25].

Andere Autoren fanden bei **langjährigem chronischen Alkoholismus,** z. T. wurde bei den Kranken bereits histologisch eine Leberzirrhose belegt, einen erheblichen Verlust von Knochenmasse [49].

Wahrscheinlich kommt es beim langdauernden hochgradigen Alkoholmissbrauch zum Zusammenwirken verschiedener, den Knochenstoffwechsel negativ beeinflussender Faktoren:
- Alkohol hemmt bei höherer Dosierung die Aktivität von Osteoblasten.
- Die Deckung des Bedarfs an essentiellen Nährstoffen kann bei Alkoholikern unzureichend sein.
- Alkoholinduzierte Leberschäden gehen mit Störungen des Vitamin-D-Metabolismus einher.
- Bei Alkoholikern finden sich mäßiggradige Erhöhungen der Parathormonkonzentration im Serum, etc. (Lit. bei [52]).

Kaffee

Die Mitteilungen über die Bedeutung von Kaffee und Koffein als Risikofaktoren für die Osteoporose sind widersprüchlich. Es konnte jedoch gezeigt werden, dass Kaffee sowohl die Kalzium- als auch die Magnesiumausscheidung mit dem Harn steigert [30].

Darüber hinaus konnte bei Frauen nach der Menopause dann, wenn sie über Jahre regelmäßig mindestens 2–3 Tassen Kaffee tranken, eine **verminderte Knochendichte** nachgewiesen werden. Dies war insbesondere dann der Fall, wenn die Kalziumzufuhr mit der Nahrung niedrig oder grenzwertig war [5, 6, 23].

Vitamin K

Tierexperimentelle Befunde und die Tatsache, dass die Skelettbildung in utero unter Einnahme eines Vitamin-K-Antagonisten gestört sein kann, weisen darauf hin, dass Vitamin K für die Synthese von Proteinen im Knochen erforderlich ist, denen bei der **Einlagerung von Kalziumapatit** eine zentrale Bedeutung zukommt.

Eine optimale Bedarfsdeckung mit Vitamin K ist Voraussetzung für die ausreichende Synthese von **Osteocalcin,** einem nicht zum Kollagen gehörenden, von den Osteoblasten gebildeten Protein der extrazellulären Knochenmatrix, das bis zu 20 % des Proteins im Knochen ausmacht. Obwohl die Funktion dieses Proteins noch nicht im Detail bekannt ist, weiß man, dass seine Konzentration mit steigender Aktivität der Osteoblasten im Knochen ansteigt. Vermehrte Osteocalcinsynthese geht mit einer gesteigerten Einlagerung von Kalziumsalzen im Knochen einher.

Vitamin K wird für die Bildung der γ-**Carboxyl-Glutaminsäure** benötigt. Diese Aminosäure ist sowohl Bestandteil von Gerinnungsfaktoren als auch von Osteocalcin. Die γ-Carboxyl-Glutaminsäure ermöglicht die Kalziumanlagerung sowohl an Gerinnungsfaktoren als auch in Form von Kalziumapatit an Osteocalcin.

Wird bei **unzureichender Deckung** des Vitamin-

K-Bedarfs bzw. unter Therapie mit Antikoagulanzien vom Cumarintyp nicht ausreichend γ-Carboxyl-Glutaminsäure gebildet, so lässt sich im Plasma **nichtcarboxyliertes Osteocalcin** nachweisen. Seine Konzentration korreliert sowohl mit dem Ausmaß des Vitamin-K-Mangels als auch dem Grad der Osteoporose.

In klinischen Studien konnte gezeigt werden, dass hohe Konzentration an nicht carboxyliertem Osteocalcin und auch niedrige Vitamin-K-Konzentrationen im Plasma sowohl mit einer niedrigen Knochendichte, als auch einer höheren Rate an Frakturen einhergehen. Unter Supplementierung mit Vitamin K kam es zu einer Abnahme der Konzentration an nicht carboxyliertem Osteocalcin (Lit. bei [17]).

Ergebnisse von Studien zum **Einfluss einer Langzeitbehandlung mit Antikoagulanzien** sind nicht einheitlich. Während manche Autoren keinen Einfluss auf die Knochendichte fanden [43] konnte in anderen Studien eine Reduktion der Knochendichte um 10% im Wirbelsäulenbereich gemessen werden (Lit. bei [17]). Bei der Beurteilung solcher Studien muss jedoch berücksichtigt werden, dass eine Langzeitbehandlung mit Antikoagulanzien überwiegend bei Patienten mit koronarer Herzerkrankung erfolgt, deren körperliche Aktivität – ebenfalls ein Faktor, der die Osteoporose begünstigt – verringert ist.

Gestützt wird die **Bedeutung einer optimalen Vitamin-K-Zufuhr für die Osteoporoseprophylaxe** durch die Nurses Health Study. Bei Frauen zwischen 38 und 74 Jahren fand sich eine inverse Beziehung zwischen der Vitamin-K-Zufuhr mit der Nahrung und dem Risiko einer Hüftfraktur. Diese Beziehung ließ sich jedoch nur bei den Frauen **ohne Östrogensubstitution** nachweisen [17].

Bei Patienten mit Wirbel- bzw. Schenkelhalsfrakturen fanden sich deutlich unter der Norm liegende Vitamin-K-Konzentratonen im Serum (Lit. bei [47]).

> Vermutlich haben ältere Menschen zur Erhaltung einer optimalen Knochendichte einen höheren Vitamin-K-Bedarf als für die optimale Synthese von Gerinnungsfaktoren erforderlich ist.

Vitamin D

Die DGE empfiehlt für Erwachsene 5 µg/Tag Vitamin D. Nach den neuen Dietary Reference Intakes für die USA und Kanada werden jedoch für Personen zwischen 51 und 70 Jahren 10 µg/Tag und ab dem 70. Lebensjahr 15 µg/Tag Vitamin D empfohlen [51].

Hohes Lebensalter begünstigt eine **Vitamin-D-Unterversorgung** aus folgenden Gründen:
- Abnahme des für die 1,25-Dihydroxicholecalcerolsynthese erforderlichen Enzyme 1-Alpha-Hydroxilase in der Niere,
- Abnahme der Kalziumresorption im Darm wegen zunehmender Resistenz der Enterozyten gegen 1,25-Dihydroxicholecalciferol,
- geringere Vitamin-D-Synthese in der Haut wegen unzureichender UV-Exposition und
- altersbedingter Abnahme der Vitamin D-Syntheseleistung in der Haut.

Fluorid

Fluorid aktiviert die Osteoblasten und steigert so die Knochenmasse. Die Osteoporoseprävalenz von Senioren in Orten mit unterschliedlichem Fluoridgehalt des Trinkwassers unterscheidet sich jedoch nicht (Lit. bei [55]).

Kochsalz

Hoher Kochsalzverzehr geht mit einer **gesteigerten renalen Kalziumausscheidung** einher. Nach Angaben neuseeländischer Autoren würde sich bei einer Verringerung der Kochsalzzufuhr auf 4–5 g/Tag der renale Kalziumverlust bei Männern um 32% und bei Frauen um 27% verringern und somit zur Osteoporoseprophylaxe beitragen [7].

> Von allen Ernährungsfaktoren kommt der optimalen Versorgung mit Kalzium und Vitamin D die größte praktische Bedeutung zu.

Wie sehr die Optimierung der Zufuhr dieser beiden Nährstoffe das Frakturrisiko beeinflusst, zeigt Abbildung 8-4. 3270 bzw. 1634 gesunde Frauen (mittleres Lebensalter 84±6 Jahre) wurde prospektiv während 18 Monaten mit 1,2 g Kalzium + 20 µg Vitamin D_3 supplementiert bzw. erhielten ein Placebo. In der supplementierten Gruppe lag am Versuchsende die Häufigkeit an Schenkelhalsfrakturen um 43% und die Zahl an nicht die Wirbelsäule betreffende Frakturen um 32% niedriger als in der Placebogruppe [9].

Defizite an Vitamin D sind im höheren Lebensalter häufig (vgl. Tab. 2.2). Eine Verbesserung der Bedarfsdeckung steigert nicht nur die **Knochenmasse,** sondern verbessert auch die **Muskelfunktion.** Hierdurch wird die Sturzgefahr bei Gangunsicherheit und damit das Risiko von Schenkelhalsfrakturen reduziert. Es ist allgemein anerkannt, dass die hohe Rate an Schenkelhalsbrüchen bei Betagten durch eine Optimierung der Kalzium- und Vitamin D-Versorgung wesentlich reduziert wurde.

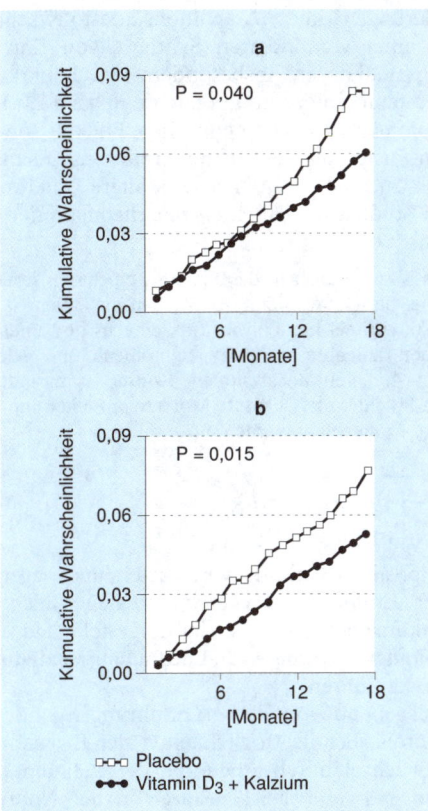

Abb. 8-4 Kumulative Wahrscheinlichkeit einer Schenkelhalsfraktur (a) bzw. Fraktur außerhalb der Wirbelsäule (b) bei postmenopausalen Frauen unter Kalzium- und Vitamin-D$_3$-Supplementation bzw. Placebo [9].

Schwangerschaft und Stillzeit

Die Empfehlungen zur Nährstoffzufuhr berücksichtigen den **erhöhten Kalziumbedarf** während der Schwangerschaft und der Stillzeit. Trotz erhöhter Zufuhr mit der Nahrung kommt es jedoch zu einer **Mobilisation aus dem Skelett.** An jungen stillenden Frauen konnte während sechs Monaten eine Abnahme der Knochendichte von 5–7 % im Bereich der Wirbelsäule und der Hüfte gemessen werden. Nach Beendigung der **Laktation** wird das Skelettdepot schnell wieder aufgebaut. Während der **Schwangerschaft** kommt es nur zu einer geringen Kalziummobilisation.

Der Mehrbedarf wird wesentlich durch eine **gesteigerte intestinale Resorption** ausgeglichen. Durch eine Kalziumsupplementation wird die Mobilisation aus dem Skelett sowohl während der Schwangerschaft als auch während der Laktation nur wenig beeinflusst. Das Gleiche gilt für den Kalziumgehalt der Muttermilch.

> Es gibt keinerlei Hinweise darauf, dass wiederholte Schwangerschaften und Stillphasen das Risiko einer Osteoporoseentstehung erhöhen (Lit. bei [16]).

Das Sprichwort: „**Ein Kind, ein Zahn**" wurde in einer dänischen Zwillingsstudie bestätigt. Es fand sich eine negative Korrelation zwischen der Zahl der Kinder und der Zahl an Zähnen. Das heißt, hohe Geburtenzahl geht mit einem vermehrten Verlust an Zähnen einher. Diese Beziehung war **abhängig vom Sozialstatus.** Frauen der niedrigen sozialen Gruppe verloren pro Kind einen und Frauen der oberen sozialen Schicht pro 2 Kinder einen zusätzlichen Zahn [10].

8.2 Rheumatische Gelenkerkrankungen

Ätiologie und Klinik

Die den rheumatischen Erkrankungen zugrunde liegenden **immunologischen Mechanismen** sind nur unzureichend bekannt.

Für die entzündlichen Reaktion an den Gelenken, die mit Schwellung, Rötung, Schmerzen und Überwärmung einhergehen, sind Eicosanoide und Cytokine als **Entzündungsmediatoren** wesentlich mitverantwortlich.

Aufgrund der Erfahrung, sowohl von Patienten als auch Ärzten, wird seit langer Zeit angenommen, dass die Ernährung sowohl die Entstehung als auch den Verlauf rheumatischer Erkrankungen mitbeeinflusst.

Ernährungstherapie

Unspezifische Lebensmittelintoleranz, Fasten, vegetarische Ernährung

Bereits seit Anfang des Jahrhunderts gibt es Hinweise auf **Lebensmittelintoleranzen als Ursache** der rheumatischen Arthritis (ohne Sicherung der Diagnose nach derzeitigen Anforderungen) mit Berichten über eine Heilung bzw. wesentliche Besserung nach konsequenter Elimination dieser Lebensmittel. Es handelte sich um Fleisch, Milchprodukte, Gewürze, Getreide etc.

Die Ursache der Intoleranzen blieb unbekannt. Hinweise auf allergische Reaktionen ergaben weder eine Suche nach spezifischen IgE-Antikörpern, noch Intrakutantests. Diskutiert wurden **unbekannte Triggermechanismen** als Auslöser für die entzündliche Reaktion [13].

Es beantworteten beispielsweise 140 „Rheumakranke" überwiegend chronische Polyarthiritis, aber auch Weichteilrheumatismus, Morbus Bechterew und Arthrosen die Frage nach den die Symptomatik verschlimmernden Lebensmittel mit:
- 61-mal durch Fleisch- und Wurstwaren
- 52-mal nach Verzehr hoch raffinierter Kohlenhydrate (Zucker und Weißmehlprodukte)
- 68-mal nach Genussmitteln (Alkohol, Kaffee, Tee, Nikotin)
- 27-mal durch tierische Fette und Milchprodukte.

Die Befragten glaubten eine Besserung des Leidens beobachtet zu haben:
- 40-mal nach betont pflanzlicher Kost
- 36-mal nach zeitweisem Nahrungsverzicht bzw. maßvoller Ernährung
- 57-mal nach hohem Rohkostanteil der Nahrung
- 25-mal nach dem Verzehr von Vollkornprodukten
- 17-mal nach dem Verzehr sog. naturbelassener Fette und Vollmilchprodukte [25].

In einer zusammenfassenden Darstellung von Lützner [31] werden eigene Erfahrungen und die anderer Autoren mit Fasten, Rohkost und sog. vegetabiler Vollwertkost zusammengefasst. Es wird darauf hingewiesen, dass Buchinger im Jahre 1919 nach zweimaligem Fasten von einer schweren invalidisierenden Polyarthritis genas und bis zu seinem 88. Lebensjahr nie mehr einen rheumatischen Schub hatte.

An Fallberichten wird der positive Effekt des Fastens und der vegetarischen Ernährung demonstriert. Der Autor weist darauf hin, dass immer nur einzelne das hohe Maß an Konsequenz und Geduld für eine bei rheumatischen Erkrankungen erforderliche Langzeitdiätetik aufbringen.

Von dem Autor wird ein **4-Stufen-Plan** empfohlen, der mit einem Fasten während 14–40 Tagen beginnt. Daran anschließend folgt eine Phase der ausschließlichen Ernährung mit Rohkost während etwa 6 Monaten, gefolgt von einer sog. vegetabilen Vollwertkost.

In einer Cross-over-Studie an 13 Kranken mit primär chronischer Polyarthritis wurde der **Effekt des totalen Fastens** untersucht. Hierbei konnte sowohl laborchemisch als auch klinisch ein signifikant positiver Effekt des Fastens belegt werden [53].

Auch in anderen Studien wurde der positive Effekt sowohl des Fastens [38] als auch der vegetarischen Ernährung [27] bestätigt.

> Der positive Effekt des Fastens und der vegetarischen Ernährung auf den entzündlichen Gelenkprozess ist Folge der **fehlenden Arachidonsäurezufuhr** mit der Nahrung und der hieraus resultierenden **Änderung im Eicosanoidstoffwechsel** [4].

Änderungen des Arachidonsäurestoffwechsels und einer verminderten Synthese von Entzündungsmediatoren, insbesondere von Leukotrien B_4, kommt eine zentrale Bedeutung beim Zustandekommen des therapeutischen Effekts, sowohl beim Fasten als auch einer Ernährung, reich an Fisch zu. Dies zeigten bereits ältere experimentelle Studien an Patienten mit rheumatoider Arthritis [20].

Negativ war hingegen das Ergebnis einer sehr exakten Studie, bei der während 10 Wochen an Patienten mit primär chronischer Polyarthritis eine in der amerikanischen Laienpresse häufig empfohlene und gelobte Diät – frei von Zusatzstoffen, Konservierungsmitteln, ohne Früchte, rotes Fleisch, Molkereiprodukte und Gewürze – untersucht wurde [39].

Therapie mit Fetten, reich an ω-3-Fettsäuren (Fischöl)

Die positive Wirkung von Fasten und vegetarischer Ernährung bei entzündlichen Gelenkerkrankungen ist, wie bereits dargestellt, auf eine **verminderte Synthese von Entzündungsmediatoren** zurückzuführen.

Ausgehend von diesen Erfahrungen und der Kenntnis über die Möglichkeiten, den Eicosanoidstoffwechsel durch **Änderung der Relation zwischen ω-3- und ω-6-Fettsäuren** in der Nahrung zu beeinflussen (vgl. Kap. 1.3), wurden Therapiestudien mit Fetten, reich an ω-3-Fettsäuren, durchgeführt.

In akut entzündeten Gelenken finden sich die Eicosanoide Thromboxan A_2, Prostaglandin E_2 und Leukotrien B_4 als wesentliche Entzündungsmediatoren. Sie werden unter dem Einfluss der Enzyme Lipoxygenase und Cyclooxygenase aus Arachidonsäure gebildet (vgl. Abb. 1-11). Je mehr **Arachidonsäure als Ausgangssubstrat** zur Verfügung steht, umso mehr der genannten Eicosanoide werden synthetisiert.

> Da sich Arachidonsäure ausschließlich in tierischen Lebensmitteln findet, werden mit der in westlichen Industrieländern üblichen Kost etwa 200–400 mg/Tag, mit einer vegetarisch orientierten Kost hingegen nur etwa 50 mg/Tag aufgenommen.

Besonders **reich an Arachidonsäure** sind Eigelb mit 300 mg, Schweineschmalz mit 1700 mg, Thunfisch mit 280 mg, Kuhmilch (3,5 % Fett) mit 4 mg und Kalbfleisch mit 53 mg/100 g Lebensmittel [3].

Da Arachidonsäure im Vergleich zu anderen Fettsäuren weniger schnell verstoffwechselt wird, reichert sie sich in Zellmembranen schneller an. Sowohl beim totalen Fasten, als auch unter vegetarischer Ernährung kommt es bereits nach wenigen Tagen zu einer Verringerung der Arachidonsäurekonzentration in den Blutlipiden.

Der bereits genannte positive Effekt von Fasten und vegetarischer Ernährung wird im Wesentlichen mit der hieraus resultierenden geringeren Synthese der den Entzündungsprozess fördernden Eicosanoide erklärt.

Die bei vegetarischer Ernährung meist **hohe Zufuhr an Linolsäure** wirkt sich zusätzlich positiv aus. Obwohl diese mehrfach ungesättigte Fettsäure grundsätzlich durch Kettenverlängerung und Desaturierung in Arachidonsäure umgewandelt werden kann (vgl. Abb. 1-11), läuft diese Umwandlung bei hoher Linolsäurezufuhr (mehr als 10 g/Tag) nur in geringem Umfange ab, da Linolsäure das für die Kettenverlängerung erforderliche Enzym δ-6-Desaturase hemmt [3].

Fischöl

Die Fette bestimmter Fischarten (vgl. Tab. 1-5) sind reich an ω-3-Fettsäuren, insbesondere an **Eicosapentaensäure.** Unter dem Einfluss von Lipoxygenase und Cyclooxygenase entstehen aus Eicosapentaensäure die Eicosanoide der Serie 3 (vgl. Abb. 1-11).

Eicosapentaensäure hemmt kompetitiv die Umwandlung von Arachidonsäure in Eicosanoide und vermindert so, wie dies unter nichtsteroidalen Antiphlogistika geschieht, die Synthese proinflammatorischer Substanzen.

> Je geringer der Verzehr von Arachidonsäure – etwa mit einer vegetarischen Kost – umso effektiver hemmt Fischöl die Synthese der Entzündungsmediatoren.

Grundsätzlich lässt sich der gleiche Hemmeffekt auch mit der in manchen Pflanzenölen (Leinöl, Rapsöl, Sojaöl) vorkommenden α-**Linolsäure** erreichen. Die Umwandlung in Eicosapentaensäure läuft jedoch beim Menschen ähnlich wie die von Linolsäure in Arachidonsäure nur sehr langsam ab.

Dihomo-γ-Linolensäuren

Wie Abbildung 1-11 zeigt, handelt es sich um ein **Zwischenprodukt** bei der Umwandlung von Linolsäure in Arachidonsäure. Präformiert wird Dihomo-γ-Linolensäure nur mit wenigen Fetten, so z. B. mit Nachtkerzenöl, Borretschöl und Öl aus Samen schwarzer Johannisbeeren aufgenommen.

Bei einer über 10 g/Tag liegenden Zufuhr an Linolsäure ist die Umwandlung in Arachidonsäure gering, sodass sich die Dihomo-γ-Linolensäure bei oraler Gabe der genannten Öle im Organismus anreichert und für die Synthese von Eicosanoiden der Serie 1 vermehrt zur Verfügung steht.

Insbesondere **PGE$_1$** hat, wie in experimentellen Studien gezeigt werden konnte, eine **antiinflammatorische Wirkung.**

Hierauf beruhen Therapieversuche bei rheumatischen Gelenkerkrankungen. Die Behandlungsergebnisse sind nicht einheitlich. Es wird sowohl über positive [22] als auch fehlende Wirkung [39] auf entzündliche Gelenkprozesse berichtet.

In einer Reihe von klinischen Studien konnte der **positive Effekt von Eicosapentaensäure** bei chronisch entzündlichen Gelenkerkrankungen belegt werden. Erste orientierende Therapiestudien mit 1,8 g Eicosapentaensäure bei niedrigem Anteil gesättigter Fettsäuren in der Diät verliefen positiv [28].

Hiervon ausgehend wurden vergleichende Therapiestudien mit **Fischöl und Olivenöl** durchgeführt, wobei täglich 2,7 g Eicosapentaensäure und 1,8 g Docosahexaensäure während einer Phase von 15 Tagen gegeben wurden.

Eine Reihe klinischer Parameter besserten sich signifikant unter Fischöl, nicht hingegen unter Gabe von Olivenöl. Insbesondere kam es zu einer besseren Beweglichkeit der befallenen Gelenke und einem Rückgang der morgendlichen Steife in den kleinen Fingergelenken. Gleichzeitig konnten Rückbildungen an Entzündungsparametern einschließlich einer Abnahme bestimmter, entzündliche Gewebsreaktionen begünstigender Leukotriene gemessen werden [29, 50].

Andere Untersucher konnten in Doppelblindstudien mit 10 g Fischöl pro Tag während sechs Monaten zwar einen signifikant geringeren Bedarf an nicht steroidalen Antiphlogistika und einen signifikanten Rückgang einiger klinischer Aktivitätszeichen der Arthritis feststellen, eine Beeinflussung der Morgensteife und der Funktion befallener Gelenke und eine Besserung biochemischer Parameter fand sich jedoch nicht [48].

Antioxidanzien

Die pathobiochemischen Prozesse, die der vermehrten Synthese von Entzündungsmediatoren zugrunde liegen, werden auch durch antioxidative Vitamine und antioxidativ wirkende Enzymsysteme, zu deren Synthese die **Spurenelemente Selen** und **Zink** erforderlich sind, beeinflusst.

So aktivieren beispielsweise die unter dem Einfluss von freien Radikalen gebildeten Lipidperoxide Phospholipase A$_2$, die wiederum Arachidonsäure aus der Lipidmembran der Zellen freisetzt.

> Eine optimale Versorgung mit den Vitaminen A, E, C und den Spurenelementen Selen und Zink verringert die Bildung von Entzündungsmediatoren.

Die pro Tag erforderliche Mengen von **Vitamin E** liegt offenbar weit über der von der Deutschen Gesellschaft für Ernährung empfohlenen Zufuhr von 12 mg/Tag. Hierfür spricht die bei 50–60 % der Patienten mit chronischer Polyarthritis nachweisbare Mangelversorgung mit Vitamin E [26]. **Megadosen** von bis zu 1,2 g α-Tocopherol/Tag wurden empfohlen (Lit. bei [3]).

Zur Gewährleistung eines optimalen antioxidativen Potentials ist eine **ausreichende Konzentration** sämtlicher genannter **Vitamine** und **Metalloproteine** erforderlich. Die Substitution einer der genannten Substanzen, etwa von Vitamin E oder Selen, kann die klinische Symptomatik nur dann beeinflussen, wenn alle übrigen Komponenten in ausreichender Konzentration vorhanden sind.

Als Folge des chronisch entzündlichen Prozesses ist der **Bedarf an Antioxidanzien** bei rheumatischen Erkrankungen gesteigert. Dies dürfte die Ursache dafür sein, dass 50–60 % der Patienten mit chronischer Polyarthritis nicht ausreichend mit Vitamin E versorgt sind [26].

Finnische Autoren fanden in einer 20 Jahre dauernden prospektiven Studie niedrige Vitamin-E-, β-Carotin- und Selenkonzentrationen im Serum bei den Personen, die eine rheumatoide Arthritis entwickelten.

Dieser Befund wird als Hinweis darauf interpretiert, dass eine unzureichende Versorgung mit antioxidativen Mikronährstoffen das Risiko, an einer rheumatoiden Arthritis zu erkranken, steigert [24].

Trotzdem wurde bisher nur vereinzelt über positive therapeutische Effekte einer Supplementation mit Vitamin E, C, Beta-Carotin und Selen berichtet. Die Dosierungen lagen weit über dem mit der Ernährung erreichbaren [2, 34].

Der aktivierten Arthrose liegen pathobiochemische Mechanismen, ähnlich wie bei der chronischen Polyarthritis, zugrunde, sodass gleiche therapeutische Prinzipien wie bei der rheumatischen Erkrankung indiziert sind.

> Zusammenfassend lässt sich beim derzeitigen Wissensstand sagen, dass der Bedarf an Antioxidanzien bei Patienten mit chronischer Polyarthritis höher liegt als bei Gesunden und durch die übliche Ernährung meist nicht ausreichend gedeckt wird.

8.3 Arthrosen

 ### Ätiologie und Klinik

Arthrosen sind degenerative Gelenkerkrankungen, die mit einer Zerstörung des hyalinen Knorpels und reaktiven Knochenwucherungen einhergehen.

Die **Ursache** der primären Arthrose ist unbekannt, sekundäre Arthrosen sind Folgen von mechanischen Fehlbelastungen (z. B. bei angeborenen oder erworbenen Stellungsanomalien), mechanischer Überbelastung (z. B. Adipositas), Traumen, hormonellen Einflüssen, so z. B. im Klimakterium, etc.

Am häufigsten betroffen sind die Knie-, Hüft- und Wirbelgelenke. Im Vordergrund der klinischen **Symptomatik** steht der Schmerz. Von einer aktivierten Arthrose spricht man dann, wenn es zu zusätzlichen entzündlichen Reaktionen an der Gelenkinnenhaut kommt.

 ### Ernährungstherapie

Körpergewicht

Arthrosen im Bereich der Knie- und Wirbelgelenke entwickeln sich häufig als Folge der permanenten mechanischen Mehrbelastung bei Adipositas. Die **Normalisierung des Körpergewichts** ist die wichtigste prophylaktische und therapeutische Maßnahme.

Gelatine

Seit langer Zeit gilt in der Volksmedizin der Verzehr von Knochen und Knorpel bzw. hieraus hergestellten Zubereitungen als Heilmittel bei Erkrankungen und Beschwerden der Gelenke. Bereits bei Hildegard von Bingen (um 1100) finden sich Anleitungen zur Herstellung von Suppen aus Knochen und Knorpel zur Behandlung von Schmerzen in Gelenken und Gliedern.

Gelatine wird aus kollagenreichem Ausgangsmaterial, im wesentlichen Knochen und Häuten von Schlachttieren, gewonnen. Es handelt sich um ein Protein von geringer biologischer Wertigkeit mit einem hohen Anteil an **Hydroxyprolin**, **Hydroxylysin** und **Arginin**.

Zusammen mit der schwefelhaltigen Aminosäure **L-Cystin** (die Gelatinepräparaten meist zugesetzt wird) bilden diese Aminosäuren die wesentlichen Ausgangssubstanzen für die **Synthese von Kollagen und Proteoglykanen** im Knorpelgewebe.

Es wird angenommen, dass ein optimales Angebot dieser Aminosäuren dem Knorpelabbau bei der Arthrose entgegenwirkt. Auch neuere Erfahrungsberichte und Ergebnisse von Therapiestudien bestätigen den bereits genannten positiven Effekt von Gelatine bei degenerativen Gelenkerkrankungen [1, 8, 46] (Lit. bei [40]).

Aus methodischen Gründen ist es schwierig, den Einfluss einer chondroprotektiven Therapie, in diesem Falle mit Gelatine, unmittelbar am Knorpel zu erfassen. Die Anwendung von Gelatinepräparaten beruht somit derzeit ausschließlich auf positiven Erfahrungsberichten und wenigen placebokontrollierten Untersuchungen zur Verbesserung der Nagelqualität bei spröden und brüchigen Fingernägeln [18] und zur Verbesserung der Festigkeit von Kopfhaaren [35]. Sie zeigen, dass der langfristige Verzehr von Gelatine grundsätzlich die Stabilität und mechanische Belastbarkeit proteinreicher Strukturen steigern kann.

Literatur

1 Adam, M.: Welche Wirkung haben Gelatinepräparate? Therapie der Osteoarthrose. Therapiewoche 41 (1991) 2456–2461.
2 Adam, O., K. Krämer: Antioxidantientherapie bei chronischer Polyarthritis. Med. Klin. 90, Suppl. I (1995) 27–31.
3 Adam, O.: Entzündungshemmende Ernährung bei rheumatischen Erkrankungen. Ernährungs-Umschau 41 (1994) 222–225.
4 Adam, O.: Ernährung als adjuvante Therapie bei chronischer Polyarthritis. Z. Rheumatol. 52 (1993) 275–280.
5 Barger-Lux, M.J., R.P. Heaney, M.R. Stegman: Effects of moderate caffeine intake on the calcium economy of premenopausal women. Amer. J. clin. Nutr. 52 (1990) 722–725.
6 Barrett-Connor, E., J.C. Chang, S.I. Edelstein: Coffee-associated osteoporosis offset by daily milk consumption: The Rancho Bernardo Study. J. Amer. Med. Assoc. 271 (1994) 280–283.
7 Beard, T.C.: Greenhouse effect, renal calculi, and salt. Lancet (1990) 412.
8 Beuker, F., J. Rosenfeld: Die Wirkung regelmäßiger Gelatine-Hydrolysat-Gaben auf chronisch-degenerative Schäden am Stütz- und Bewegungssystem. Int. J. Sportmed. (1996) 1–88, Suppl. 1.
9 Chapuy, M.C., M.E. Arlot, F. Duboeuf, J. Brun, B. Crouzet, S. Arnaud, P.D. Delmas, P.J. Meunier: Vitamin D$_3$ and calcium to prevent hip fractures in elderly women. New Engl. J. Med. 327 (1992) 1637–1642.
10 Christensen, K., Gaist, D., B. Jeune, Vaupel, J.W.: A tooth per child? Lancet 352 (1998) 204.
11 Civitelli, R., D.T. Villareal, D. Agnusdei, P. Nardi, L.V. Avioli, C. Gennari: Dietary L-Lysine and calcium metabolism in humans. Nutrition 8 (1992) 400–405.
12 Cooper, C.: Osteoporosis – an epidemiological perspective: a review. 82 (1989) 753–757.
13 Darlington, L.G.: Does food intolerance have any role in the aetiology and management of rheumatoid disease? Ann. Rheum. Dis. 44 (1985) 801–804.
14 Dawson-Hughes, B., G.E. Dallal, E.A. Krall, L. Sadowski, N. Sahyoun, S. Tannenbaum: A controlled trial of the effect of calcium supplementation on bone density in postmenopausal women. New Engl. J. Med. 323 (1990) 878–883.
15 Deutsche Gesellschaft für Ernährung: Empfehlungen für die Nährstoffzufuhr, 5. Überarbeitung. Umschau, Frankfurt 1991.
16 Eisman, J.: Relevance of pregnancy and lactation to osteoporosis? Lancet 352 (1998) 504.
17 Feskanich, D., P. Weber, W.C. Willett, H. Rockett, S.L. Booth, G.A. Colditz: Vitamin K intake and hip fractures in women: a prospective study. Amer. J. clin. Nutr. 69 (1999) 74–9.
18 Gehring, W., M. Gloor: Verbesserung der Nagelqualität durch Gelatine. Akt. Dermatol. 18 (1992) 364–366.
19 Groneuer, K.J., H. Glane, G. Rösner, E. Zierden: Untersuchungen zum Einfluß eines alimentären Proteinüberschusses auf den Calciumversorgungszustand. Akt. Ernährungsmed. 10 (1985) 126–132.
20 Hafström, I., B. Ringertz, H. Gyllenhammar, J. Palmblad, M. Harms-Ringdahl: Effects of fasting on disease activity, neutrophil function, fatty acid composition, and leukotriene biosynthesis in patients with rheumatoid arthritis. Arth. and Rheum. 31 (1988) 584–592.
21 Halpern, G.M., J. Van de Water, A.-M. Delabroise: Comparative uptake of calcium from milk and a calcium-rich mineral water in lactose intolerant adults: Implications for treatment of osteoporosis. Amer. J. Prev. Med. 7 (1991) 379–383.
22 Hansen, T.M., A. Lerche, V. Kassis, I. Lorenzen, J. Sondergaardt: Treatment of rheumatoid arthritis with prostaglandin E$_1$ precursors cis-linoleic acid and γ-linolenic acid. Scand. J. Rheumatol. 12 (1993) 85–88.
23 Harris, S.S., B. Dawson-Hughes: Caffeine and bone loss in healthy postmenopausal women. Amer. J. clin. Nutr. 60 (1994) 573–578.
24 Heliovaara, M., P. Knekt, K. Aho, R.K. Aaran, G. Alfthan, A. Aromaa: Serum antioxidants and risk of rheumatoid arthritis. Ann. Rheum. Dis. 53 (1994) 51–53.
25 Holbrook, T.L., E. Barrett-Connor: A prospective study of alcohol consumption and bone mineral density. Brit. Med. J. 306 (1993) 1506–1509.
26 Honkanen, V., Y.T. Konttinen, H. Mussalo-Rauhamaa: Vitamin A, E, zinc and retinol binding protein in rheumatoid arthritis. Clin. Exp. Rheumatol. 7 (1989) 465–469.
27 Kjeldsen-Kragh, J., M. Haugen, C.F. Borchgrevink, E. Laeruöm, M. Eek, P. Mowinkel, K. Hovi, O. Forre: Controlled trial of fasting and one year on a vegetarian diet in rheumatoid arthritis. Lancet I (1991).
28 Kremer, J.M., A.V. Michalek, I. Lininger: Effects of ma-

nipulations of dietary fatty acids on clinical manifestations of rheumatoid arthritis. Lancet I (1985) 184.
29 Kremer, J.M., W. Jubiz, A. Michalek: Fish oil fatty acid supplementation in active rheumatoid arthritis, a double-blind controlled crossover study. Ann. intern. Med. 106 (1987) 497.
30 Kynast-Gales, S.A., L.K. Massey: Effect of caffeine on circadian excretion of urinary calcium and magnesium. J. Amer. Coll. Nutr. 13 (1994) 467–472.
31 Lützner, H., D. Schwiedergoll: Problem Rheuma und Ernährung. Ergebnisse einer Umfrageaktion. mobil 6 (1983).
32 Lützner, H.: Aktive Diätetik des rheumatischen Formenkreises. Phys. Med. Reha. 20 (1979) 115.
33 Matkovic, V., K. Kostial, I. Simonovic, R. Buzina, R. Brodarec, B.E.C. Nordin: Bone status and fracture rates in two regions of Yugoslavia. Amer. J. clin. Nutr. 32 (1979) 540.
34 McAlindon, T.E., P. Jacques, Y. Zhang, M.T. Harinan, P. Aliabadi, B. Weissman, D. Rush, D. Levy, D.T. Felson: Do antioxidant micronutrients protect against the development and progression of kee osteoarthritis? Arth. Rheum. 39 (1996) 648–656.
35 Morganti, P., S.D. Randazzo: Nutrition and hair. J. Appl. Cosmeteol. 2 (1984) 41–49.
36 Nilas, L., C. Christiansen, P. Rdbro: Calcium supplementation and postmenopausal bone loss. Brit. Med. J. 189 (1984) 1103.
37 O'Neill, T.W., D. Felsenberg, J. Varlow, C. Cooper, J.A. Kanis, A.J. Silman, Group, a.t.E.V.O.S.: The prevalence of vertebral deformity in European men and women: the European Vertebral Osteoporosis Study. J. Bone Miner. Res. 11 (1996) 1010–1018.
38 Palmblad, J., B. Hafstrom, B. Ringertz: Antirheumatic effects of fasting. Rheum. Dis. Clin. North Am. 17 (1991) 351–354.
39 Panush, R.S., R.L. Carter, P. Katz, B. Kowsari, S. Longley, S. Finnie: Diet therapy for rheumatoid arthritis. Arth. and Rheum. 26 (1983) 462,
40 Quadflieg, K.H.: Gelantine – chondro-protektive Wirkung eines Nahrungsergänzungsmittels? aus: Saller, R., H. Feiereis: Erweiterte Schulmedizin. Hans Marseille Verlag GmbH München, 1997.
41 Riis, B.J., C. Christiansen: Does calcium potentiate the bone-preserving effect of oestrogen treatment in early post-menopausal women by a change in vitamin D metabolism? Maturitas 6 (1984) 65.
42 Riis, B.J., K. Thomsen, C. Christiansen: Does calcium supplementation prevent postmenopausal bone loss? A double-blind, controlled clinical study. New Engl. J. Med. 316 (1987) 173.
43 Rosen, H.N., L.A. Maitland, W. Suttie, W.J. Manning, R. Glynn, S.L. Greenspan: Vitamin K and maintenance of skeletal integrity in adults. Amer. J. Med. 94 (1993) 62–68.
44 Schürch, M.-A., R. Rizzoli, D. Slosman, L. Vadas, P. Vergnaud, J.-P. Bonjour: Protein supplements increase serum insulin-like growth factor-I levels and attenaute proximal femur bone loss in patients with recent hip fracture. Amer. Coll. Phys. 128 (1998) 801–809.
45 Scott, P.J.: Evening primose oil – Can therapeutic claims be justified? Current Therapeutics 26 (1985) 13–19.
46 Seeligmüller, K, K.H. Happel: Kann eine Gelatine/L-Cystin-Mischung die Kollagen- und Proteoglykansynthese stimulieren? Therapiewoche 39 (1989) 3153–3157.
47 Shearer, M.J.: Vitamin K. Lancet 345 (1995) 229–234.
48 Skölstam, L., O. Börjesson, A. Kjällman, B. Seiving, B. Akesson: Effect of six months of fish oil supplementation in stable rheumatoid arthritis. A double-blind, controlled study. Scand. J. Rheumatol. 21 (1992) 178–185.
49 Spencer, H., N. Rubio, E. Rubio, M. Indreika, A. Seitam: Chronic alcoholism. Frequently overlooked cause of osteoporosis in men. Amer. J. Med. 80 (1986) 393–397.
50 Sperling, R.I., M. Weinblatt, J.L. Robin: Effects of dietary supplementation with marine fish oil on leukocyte lipid mediator generation and function in rheumatoid arthritis. Arth. and Rheum. 30 (1987) 988.
51 Standing Committee on the Scientific Evaluation of Dietary Rerference Intakes, Food and Nutrition Board, Institute of Medicine, Dietary Reference Intakes: Calcium, phosphorus, magnesium, vitamin D, and fluoride. National Academy Press,Washington DC 1997.
52 Toss, G.: Effect of calcium intake vs. other life-style factors on bone mass. J. intern. Med. 231 (1992) 181–186.
53 Uden, A.M., L. Trang, N. Venizelos, J. Palmblad: Neutrophil functions and clinical performance after total fasting in patients with rheumtoid arthritis. Ann. Rheumat. Dis. 42 (1983) 45.
54 Ziegler, R: Osteoporosis and ageing. Hospimedica (1991) 40–45.
55 Zittermann, A.: Pathogenese und Prävention der postmenopausalen Osteoporose. Ernährungs-Umschau 44 (1997) 51–57.

9 Schilddrüse

Physiologie, Pathophysiologie und Klinik

In der Schilddrüse werden aus der Aminosäure Tyrosin und Jod über Zwischenstufen die **Schilddrüsenhormone Thyroxin** (Tetrajodthyronin = T_4) und **Trijodthyronin** (T_3) gebildet. T_4 kann durch Dejodierung in das stärker stoffwechselwirksame T_3 umgewandelt werden.

Über 99 % der Schilddrüsenhormone liegen im Blut an thyroxinbindende Proteine gebunden vor. Ihre Freisetzung erfolgt durch eine proteolytische Abspaltung. **Biologisch wirksam** ist nur das freie Hormon.

Eine entscheidende Voraussetzung für die sehr vielschichtig regulierte Synthese und Abgabe von Schilddrüsenhormon in die Blutbahn, ist die **ausreichende Deckung des Jodbedarfes**.

Der Jodmangel ist weltweit der häufigste Nährstoffmangel. Ein Defizit an diesem Spurenelement geht mit einer Vielzahl von Folgekrankheiten einher. Das Spektrum reicht von fetalen Entwicklungsstörungen mit Beeinträchtigungen der zerebralen Funktion Neugeborener, bis hin zur Kropfbildung im Erwachsenenalter mit Einengung der Luftröhre.

Bei einem **Jodmangel** kommt es durch Aktivierung eines intrathyreoidalen Wachstumsfaktors zur Hypertrophie und Hyperplasie der Thyreozyten.

Während hierdurch primär eine normale Produktion der Schilddrüsenhormone erreicht wird, kommt es bei anhaltendem Jodmangel zu regressiv-zystischen Veränderungen und **Adenombildung**, dem funktionslosen „kalten" Knoten.

Darüber hinaus können sich bei lange bestehendem Jodmangel aus autonomen Schilddrüsenzellen „heiße" Knoten entwickeln, die unabhängig von übergeordneten Regulationszentren Thyroxin sezernieren und die häufigste **Ursache der Hyperthyreose** darstellen.

Strumen entwickeln sich überwiegend in der Wachstums- und Pubertätsphase, während der Schwangerschaft und der Stillzeit.

Frauen erkranken häufiger als Männer. Deutschland ist ein **Jodmangelgebiet** (vgl. Kap. 1.8) mit einer regional unterschiedlich hohen Strumahäufigkeit.

Ernährungsprophylaxe

Jodsalze wurden am Ende der letzten Eiszeit in erheblichem Maße durch Schmelzwasser aus unseren Böden ausgeschwemmt. Pflanzliche Lebensmittel und Trinkwasser sind folglich relativ arm an Jod. Bei der hieraus resultierenden geringen Jodaufnahme unserer Nutztiere sind auch tierische Lebensmittel relativ jodarm.

Jodreich sind Seefische und andere aus dem Meer stammende Lebensmittel. Milch und Eier können, so wie es auch beim Spurenelement Selen der Fall ist, reich an Jod sein, wenn mit Jodsalzen angereicherte Futtermittel verfüttert werden.

> Einem Jodmangel und damit einer Strumaentwicklung kann durch regelmäßigen Verzehr von Seefisch (2x/Woche) und durch Verwendung von jodiertem Speisesalz vorgebeugt werden (vgl. Abb. 1-25) (Lit. bei [5]).

Aufgrund einer Verordnung aus dem Jahr 1989 kann in der Bundesrepublik Deutschland **jodiertes Speisesalz** sowohl im Haushalt als auch in Einrichtungen der Gemeinschaftsverpflegung und bei der Lebensmittelherstellung verwendet werden.

Trotz dieser positiven Entwicklung in den Bemühungen um eine Optimierung der Jodversorgung der deutschen Bevölkerung besteht, wie in Kapitel 1 beschrieben, **noch** bei einem hohen Prozentsatz der Bevölkerung ein **Zufuhrdefizit**.

In der Bundesrepublik Deutschland gehören Schilddrüsenerkrankungen nach wie vor zu den häufigsten chronischen Leiden im Kindes- und Jugendalter. Bei sonographischen Schilddrüsenuntersuchungen konnten in München bei 30 % der Schulkinder und in Göttingen bei 16 % der 6–16jährigen Kinder eine Struma nachgewiesen werden, für die überwiegend ein alimentärer Jodmangel als Ursache anzusehen war.

Diesen Angaben liegt eine **WHO-Definition** zugrunde, die besagt, dass eine Schilddrüsenvergrößerung dann als „Struma" anzusehen ist, wenn die Seitenlappen der Schilddrüse größer sind als die Endglieder der Daumen der untersuchten Person.

9 Schilddrüse

Wie sehr sich das **Schilddrüsenvolumen als Indikator** für die Jodversorgung von Kindern und Jugendlichen in der Bundesrepublik Deutschland von dem in Ländern mit einer günstigeren Jodversorgung unterscheidet, demonstriert Abbildung 9-1 [2].

Der „Arbeitskreis Jodmangel" formuliert die **Risiken eines Jodmangels im Kindesalter** wie folgt:

- Es ist bereits ein Risikofaktor für die Einnistung des befruchteten Eies, Fortpflanzungsstörungen sind in Jodmangelgebieten häufiger als in ausreichend mit Jod versorgten Gebieten.
- Schwangere sollten nach Feststellung der Schwangerschaft täglich 200 µg Jodid in Tablettenform einnehmen, ebenso stillende Mütter für den Zeitraum des Stillens.
- Entscheidend für die Jodversorgung des Säuglings sind der Jodgehalt der Muttermilch bzw. die Flaschennahrung. Die industriell hergestellten Säuglingsmilchen enthalten etwa 50–150 µg Jod/1000 ml trinkfertiger Nahrung. Damit wird der Bedarf gedeckt.
- Kleinkinder, Kinder und Jungendliche sollten regelmäßig Milch und Seefisch verzehren, dazu Brot und Backwaren sowie Fleisch und Fleischprodukte bevorzugen, die mit Jodsalz hergestellt wurde.

Die Risiken eines Jodmangels in den verschiedenen Altersstufen sind in Tabelle 9-1 zusammengefaßt [1].

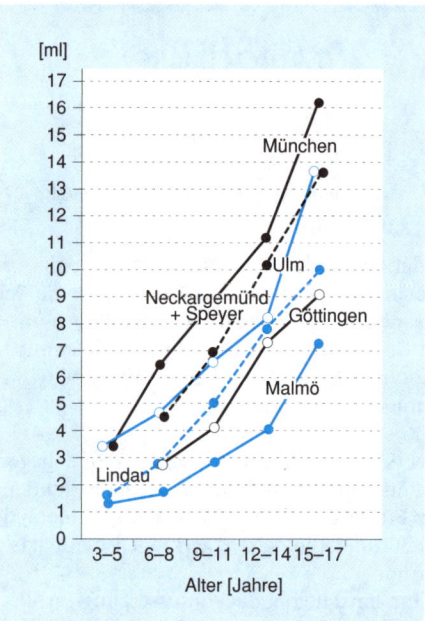

Abb. 9-1 Sonografisch gemessene mittlere Schilddrüsenvolumina (rechter plus linker Lappen) bei Kindern und Jugendlichen im Alter von 3-17 Jahren in der Bundesrepublik Deutschland im Vergleich zu gleichaltrigen Kindern aus Schweden [2].

Tabelle 9-1 Risiken eines Jodmangels von der Eieinnistung (Implantation) bis zur Pubertät.

Lebensalter	Risiko
Befruchtetes Ei	Fertilitätsstörung infolge gestörter Eieinnistung
Fötus	Anstieg der Rate von Aborten, Totgeburten, Fehlbildungen
Frühgeborene	Entwicklungsverzögerung (auch ohne Struma!)
Neugeborene	Endemischer Kretinismus Struma connata Syndrom der hyalinen Membranen (Atemnotsyndrom) Störung der Gehirnreifung („unreifes EEG") Verzögerung der Skelettreifung (50 %) Hördefekte
Säugling, Kind	Entwicklungsverzögerung Zurückbleiben des Wachstums Hörstörungen
Jugendliche(r)	Pubertätsstruma Störung der neurologischen und psychischen Entwicklung (psychische und koordinative Störungen) Lern- und Merkschwierigkeiten Potentielles Arteriosklerose-Risiko (Anstieg des LDL- und Gesamt-Cholesterins)

Der Rückgang der Kropfhäufigkeit in der Schweiz ist ein **Beweis für die Wirksamkeit der Kochsalzjodierung.** Einige Kantone akzeptierten diese Empfehlung sofort, andere folgten in unterschiedlichen Zeitabständen bis zum Jahre 1952.

Die Effektivität der Supplementierung des Speisesalzes lässt sich an der Häufigkeit der Wehrdienstbefreiung wegen eines Kropfes bei 19-jährigen Männern belegen. Eine Abnahme der Kropfhäufigkeit erfolgte in den Kantonen zeitlich der Einführung der Jodierung entsprechend versetzt [4].

Nebenwirkungen sind durch Verzehr von jodiertem Speisesalz nicht zu erwarten. Insbesondere werden keine Schilddrüsenerkrankungen induziert.

Es können jedoch noch kompensierte, aber nicht mehr reversible Erkrankungen wie der Morbus Basedow, das autonome Adenom frühzeitiger manifest und so einer gezielten Behandlung zugeführt werden (Lit. bei [3]).

Literatur

1 Hesse, V., F. Manz: Empfehlungen zur Vermeidung eines Jodmangels im Säuglings-, Kindes- und Jugendalter. Eine Information des Arbeitskreises Jodmangel. Groß-Gerau 1997.
2 Homoki und W.M. Teller: Konservative Strategien in der Therapie von Schilddrüsenerkrankungen im Kindesalter. Monatsschr. Kinderheilkd 138 (1990) 115–120.
3 Seif, F.: Hyperthyreosen nach jodhaltigem Speisesalz? Dtsch. med. Wschr. 116 (1991) 794–795.
4 Supersaxo, Z., B. Selz, P. Hasler, H.J. Wespi, T. Abelin, H. Bürgi: Ist die Kochsalzjodierung noch nötig? Neuere Untersuchungen über die Jodversorgung in der Schweiz. Schweiz. med. Wschr. 121 (1991) 317–323.
5 Zietz, B., N. Brückner: Die Strumaprophylaxe mit Jodid. Akt. Ernährungsmed. 19 (1994) 12–17.

Weitere Literatur siehe Kapitel 1.8

10 Lunge

 Physiologie, Pathophysiologie und Klinik

In der Lunge erfolgt die Oxygenierung des Blutes und die Abgabe von Kohlendioxid aus dem venösen Blut. Die in Ruhe von der Atemmuskulatur für In- und Expiration benötigte Energie entspricht etwa 2 % des Gesamtenergieverbrauchs.

Sowohl Mangelernährung als auch Adipositas können die Lungenfunktion beeinträchtigen und die Entstehung von Erkrankungen der Respirationsorgane begünstigen.

Mangelernährung

Auch die Funktion primär gesunder Respirationsorgane wird bei Malnutrition geschädigt. Dies betrifft sowohl die Atemmuskulatur als auch die Abwehrmechanismen gegenüber verschiedenen Noxen. Die Folge ist eine **erhöhte Infektanfälligkeit** und ein meist protrahierter Verlauf von Pneumonien.

Da die große, für den Gasaustausch zur Verfügung stehende Oberfläche in hohem Maße den **schädigenden Einflüssen inhalierter Noxen,** insbesondere freier Radikale, z. B. beim Zigarettenrauchen, ausgesetzt ist, findet sich in der Flüssigkeitsschicht auf der Oberfläche des Respirationstrakts eine hohe Konzentration an **Antioxidanzien.**

> Eine besondere Bedeutung kommt hierbei der **Ascorbinsäure** zu. Eine optimale Konzentration dieses Vitamins verbessert die Abwehrlage der Respirationsorgane und damit die pulmonale Funktion [8].

Auch von anderen Untersuchern wurde bestätigt, dass eine hohe Vitamin-C-Zufuhr mit der Nahrung und hohe Plasmakonzentrationen mit signifikant **besseren Lungenfunktionsparametern** einhergehen [18] als auch vor der Entwicklung einer chronischen respiratorischen Insuffizienz schützen.

Dieser Schutzeffekt betrifft nicht nur Raucher [21]. Da **Zigarettenrauch** reich an freien Radikalen ist, die die Zellpermeabilität steigern und Entzündungsreaktionen induzieren, ist der Bedarf an Antioxidanzien besonders hoch. Bei Zigarettenrauchern, die vier Tage nicht rauchten, kam es als Beweis für den hohen Bedarf an Antioxidanzien bereits zu einem signifikanten Anstieg der Plasmakonzentrationen an Vitamin C, α-Carotin, β-Carotin und γ-Tocopherol, nicht hingegen an α-Tocopherol [6].

Eine protektive Wirkung hat darüber hinaus **Magnesium:**
- es hat eine entscheidende Bedeutung bei der Aufrechterhaltung elektrischer Potentialdifferenzen an Zellmembranen,
- es wirkt relaxierend auf die glatte Muskulatur der Bronchien und damit bronchodilatatorisch,
- es stabilisiert Mastzellen, etc.

Personen mit einer nur geringen Magnesiumzufuhr mit der Nahrung entwickeln mit höherer Wahrscheinlichkeit ein **Asthma** und **andere obstruktive Lungenerkrankungen** [5].

Malnutrition und die hierdurch verringerte immunologische Abwehr steigern die Häufigkeit pulmonaler Infekte bei Kindern im Vorschulalter. Die häufigen, mit hoher Mortalität einhergehenden **entzündlichen Erkrankungen der Atemwege** in Entwicklungsländern sind wesentlich hierdurch mitbedingt. Der bei Malnutrition zwangsläufig auch unzureichenden Versorgung mit Zink, kommt bei der bekannteren Bedeutung des Spurenelementes für die Infektabwehr (vgl. Kap. 1.8.2) hierbei eine wesentliche Bedeutung zu.

Durch Supplementierung mit 10 mg Zink konnte bei 6 bis 25 Monate alten Kindern die Morbidität signifikant gesenkt werden [22].

Bei langanhaltenden Zuständen von Unterernährung entwickeln sich auch bei jungen Individuen **Lungenemphyseme** als Folge einer herabgesetzten mechanischen Belastbarkeit des Lungengewebes.

Der Verlust von Muskelmasse bei Schwerkranken mit langfristigem Proteindefizit führt auch zu einer **Reduktion der Atemmuskulatur,** die besonders das Zwerchfell betrifft, auf das etwa 50 % der Muskelarbeit bei In- und Expiration entfallen. Hierdurch wird die bei Hypoxie erforderliche vermehrte Atemarbeit erschwert.

Epidemiologische Studien ergaben eine wesentlich höhere Mortalität an Lungenerkrankungen bei Männern (in einem hohen Prozentsatz Zigarettenraucher) mit sehr niedrigem Körpergewicht [24].

Adipositas

Übergewicht beeinträchtigt rein **mechanisch** die Atemfunktion. Darüber hinaus kommt es bei hochgradiger Adipositas zu **Fettinfiltrationen der Atemmuskulatur** und durch intraabdominelle Fettmassen zu einer **eingeschränkten Zwerchfellbeweglichkeit**, wodurch die Atemexkursionen beeinträchtigt werden.

Zusätzlich führt die größere Gesamtkörpermasse zu einem **vermehrten Sauerstoffverbrauch** und einer **höheren Kohlendioxidproduktion,** sodass letztlich aufgrund mehrerer von der Adipositas abhängiger Faktoren eine Ateminsuffizienz resultiert [9].

Fortgeschrittene Stadien werden als **Hypoventilationssyndrom (Pickwick-Syndrom)** bezeichnet. Die Patienten neigen nachts zu intermittierenden Obstruktionen der oberen Luftwege. Es kommt zu Hypoxie und Hyperkapnie. Die Patienten erwachen und die normale Atemtätigkeit setzt wieder ein.

Da es jede Nacht zu mehreren solchen Attacken kommt, resultiert ein **chronischer Schlafmangel** mit Somnolenz am Tage. Gelegentlich sind solche Zustände lebensbedrohlich, da sie ernste Herzrhythmusstörungen auslösen können.

Erfolgt eine Gewichtsreduktion, so können bleibende Schädigungen am Herzen verhindert werden.

10.1 Chronisch obstruktive Lungenerkrankungen

Unter dieser Bezeichnung werden chronische Bronchitiden mit Asthma und oft zusätzlichem Emphysem zusammengefasst. **Klinisch** steht eine vermehrte Schleimproduktion mit oft ausgeprägter Atemnot im Vordergrund. Die Patienten halten mit meist extremer Atemanstrengung unter chronischer Atemnot eine normale arterielle CO_2- und O_2-Sättigung aufrecht. Wichtigster **auslösender Faktor** ist das Zigarettenrauchen.

Mit Fortschreiten der Erkrankung kommt es zu einem **Verlust von Körpergewicht** und Muskelmasse. Die Höhe der Mortalität bei chronisch obstruktiven Lungenerkrankungen korreliert mit dem Ausmaß des Gewichtsverlusts. Die Abnahme des Körpergewichts stellt offenbar, unabhängig von Parametern der Lungenfunktion, einen selbstständigen Risikofaktor dar [28].

Beim Vergleich der **Energie-** und **Nährstoffzufuhr** mit anthropometrischen Parametern zur Beurteilung des Ernährungszustandes ergab sich bei der Mehrzahl der Patienten eine über den Empfehlungen für Gesunde liegende Energiezufuhr mit der Nahrung. Die trotzdem existierende Mangelernährung war Folge eines **vermehrten Energiebedarfs,** der im Mittel mit 10 600 kJ/Tag (2535 kcal) bestimmt wurde.

Bestimmungen des Ruheumsatzes mit der indirekten Kalorimetrie ergaben sowohl bei mangelernährten Patienten mit chronisch obstruktiver Lungenerkrankung als auch bei solchen, die sich noch in einem normalen Ernährungszustand befanden, einen signifikant **erhöhten Ruheumsatz**. Die Gewichtsabnahme war aufgrund der Messwerte sowohl Folge eines Verlustes von subkutanem Fett als auch von fettfreier Körpermasse [12, 27].

Als **Ursache der Stoffwechselsteigerung** wird die auch in Ruhe erforderliche **gesteigerte Atemarbeit** angesehen.

Diese sehr plausible Vorstellung zur Genese erklärt den Gewichtsverlust, der sich fast ausschließlich bei den **Patienten mit einem Emphysem,** nicht hingegen denen mit chronischer Bronchitis findet, nur unvollständig. Weiterhin kommt es unter einer gezielten Steigerung der Energie- und Nährstoffzufuhr nicht zu der erwarteten Besserung des Ernährungszustandes, sodass **weitere ätiologische Faktoren** anzunehmen sind.

Eine wesentliche Bedeutung kommt offenbar der vermehrten **Freisetzung von Cytokinen,** insbesondere von TNF-α (Kachexin) zu. Die Konzentrationserhöhung dieses Cytokins findet sich nur bei den Patienten mit eindeutiger Malnutrition [21a].

Neben einer **genetischen Disposition** sind, wie bereits erwähnt, mit der Atemluft aufgenommene **Noxen** für die Entstehung verantwortlich.

Die Schleimhaut des Respirationstraktes verfügt über einen **Schutzmechanismus** gegenüber inhalierten Substanzen, die freie Radikale freisetzen. Insbesondere Zigarettenrauch belastet aufgrund des hohen Gehaltes an freien Radikalen das antioxidative Abwehrsystem in einem solchen Maße, dass der **Bedarf an Vitamin C** höher liegt als beim

Nichtraucher. Die Deutsche Gesellschaft für Ernährung empfiehlt deshalb für Raucher eine um 40 mg/Tag höhere Zufuhr. In den USA werden für Nichtraucher 60 mg, für Raucher 100 mg Vitamin C/Tag empfohlen. Wahrscheinlich reicht eine solche Erhöhung der Vitamin-C-Zufuhr nicht aus, um den durch Zigarettenrauchen ausgelösten Mehrbedarf zu kompensieren.

> Bei entsprechenden Untersuchungen wurden bei Zigarettenrauchern 150 mg/Tag benötigt, um die Serumkonzentration zu erzielen, die Nichtraucher mit 60 mg/Tag Vitamin C erreichen [20].

Weitere Noxen sind die Luftverschmutzung, insbesondere mit Schwefeldioxid und Staubpartikeln und chronische Infekte der oberen Luftwege.

ET Ernährungstherapie

Die respiratorische Insuffizienz begünstigt auf dem Boden einer chronisch obstruktiven Lungenerkrankung – aber auch anderer Erkrankungen wie beispielsweise interstitiellen Lungenerkrankungen – die Entwicklung einer Mangelernährung. Die Mangelernährung wiederum verschlechtert die respiratorische Funktion und begünstigt die Infektanfälligkeit der Lunge. Daher erhebt sich die Frage, ob mit einer **Verbesserung des Ernährungszustandes** die Gesamtsituation der Patienten zu verbessern ist.

In einer großen Zahl entsprechender Untersuchungen ließ sich bei einem gewissen Prozentsatz der Kranken die respiratorische Funktion durch **künstliche Ernährung** bessern.

So fand sich beispielsweise unter parenteraler Ernährung während 2–4 Wochen in 37 % der Fälle eine Verbesserung des maximalen Expirationsdrucks und in 12 % eine signifikante Zunahme der Körperzellmasse [13]. Andere Untersucher kamen zu entsprechenden Ergebnissen [25].

Bei den Bemühungen um eine Verbesserung des Ernährungsstatus durch künstliche Ernährung muss die **Nährstoffrelation** beachtet werden. Der respiratorische Quotient von Glucose beträgt 1,0 und bei der Lipacidogenese, d. h. bei der Umwandlung von Glucose in Fett 8,7. Da der respiratorische Quotient für Fett nur 0,7 beträgt, bedeutet dies eine vermehrte CO_2-Produktion und damit **vermehrte Atembelastung bei hoher Glucosezufuhr**.

Diese **unterschiedliche CO_2-Produktion** und das hieraus resultierende Problem einer vermehrten Atemarbeit wird noch durch den um bis zu 50–70 % über der Norm liegenden Energiebedarf bei chronisch obstruktiver Lungenerkrankung vergrößert.

Bei der im Vergleich zur Norm erforderlichen hyperkalorischen Ernährung beträgt das **Atemminutenvolumen** rein rechnerisch unter ausschließlicher Deckung des Energiebedarfs mit Kohlenhydraten bei einem um das 1,5-fach erhöhten Ruheumsatz 10,8 l.

> Werden 50 % des Gesamtenergiebedarfs durch Fett gedeckt, so würde sich das Atemminutenvolumen um 6 l, das entspricht 45 %, **reduzieren** [14].

Auch bei eingeschränkter Lungenfunktion in der Entwöhnungsphase vom Respirator hat es sich bewährt, die unterschiedlich hohe CO_2-Produktion zu berücksichtigen, wenn sich die Kohlenhydrat-Fett-Relation bei gleichem Energiegehalt ändert (Lit. bei [10]).

10.2 Asthma bronchiale

> Beim Asthma bronchiale handelt es sich um eine durch Entzündung bzw. spezifische Reize ausgelöste, anfallsweise mit Atemnot einhergehende, chronische Erkrankung der Atemwege.

Überwiegend das Ausatmen wird durch Verkrampfen der Bronchialmuskulatur behindert.

Je nach auslösender Ursache kann man **allergische** und **nicht-allergische Formen** unterscheiden. Wie bereits im Zusammenhang mit der Lebensmittelallergie (vgl. Kap. 3.4.10) besprochen, **manifestieren** sich diese allergischen Reaktionen auch in Form von Rhinitis, Larynxödem und Asthma bronchiale an den oberen und unteren Luftwegen. Auch **pseudoallergische Reaktionen** können ein Asthma auslösen. Die Schwierigkeiten, Lebensmittelallergene zu erkennen, wurden bereits dargestellt (vgl. Kap. 3.4.10).

In einer Reihe von Studien konnte unter Anwendung exakter Diagnostik gezeigt werden, dass die Zahl der durch Allergene in Lebensmitteln ausgelösten Erkrankungen an Asthma bronchiale relativ gering ist. Hierbei kommt dem **Doppelblind-Placebo-kontrollierten Suchtest** (Double-blind, placebo-controlled food challenges = DPCFCs) die entscheidende Bedeutung zu (Lit. bei [17]).

Aufgrund epidemiologischer Studien begünstigen folgende Faktoren die Entstehung der Erkrankung:

- eine westliche Lebensweise,
- das Leben in Großstädten,
- fehlendes oder nur kurzzeitiges Stillen und
- Zigarettenrauch [3].

Stillen ist, wie Langzeitstudien belegen, von erheblicher **vorbeugender Wirkung**, sowohl für allergische Erkrankungen der Respirationsorgane als auch der Haut. Je länger die Stillphase, umso geringer die Erkrankungswahrscheinlichkeit bei Kindern und Jugendlichen [19].

Die häufig geäußerte Vermutung, dass **Milch** und **Milchprodukte** Asthmaanfälle bei Erwachsenen auslösen, konnte in gezielten Untersuchungen nicht bestätigt werden. Diese Gruppe von Lebensmitteln sollte nur dann gemieden werden, wenn eindeutige Befunde vorliegen [29].

Vitamin C, Vitamin E und β-Carotin

Auf die Bedeutung von Vitamin C für den antioxidativen Schutz im Bereich der Bronchialschleimhaut wurde bereits hingewiesen. Es gibt Befunde, die dafür sprechen, dass Entstehung und Intensität des **exogen-allergischen Asthmas** auch von der Versorgung mit dem antioxidativen Vitamin abhängig ist.

> Unter Vitamin-C-armer Ernährung ist das Risiko, Asthma zu entwickeln, gesteigert [11].

Auch bei der Entstehung des **Anstrengungsasthmas** (exercise-induced-asthma) kommt der Vitamin-C-Versorgung offenbar eine Bedeutung zu.

In placebokontrollierten Versuchen, in denen vor einer siebenminütigen körperlichen Belastung 2 g Ascorbinsäure gegeben wurden, konnte bei etwa 50 % der Patienten ein **vorbeugender Effekt** belegt werden [7].

In Untersuchungen an 2500 9–11-jährigen Kindern waren Lungenfunktionsparameter bei hohem und regelmäßigem Verzehr von Obst am günstigsten, ohne dass hierfür ausschließlich die Vitamin-C-Zufuhr verantwortlich gemacht werden konnte (Lit. bei [4]).

Wahrscheinlich kommt auch den Carotinoiden eine Protektivbedeutung zu. Für β-Carotin konnte ein Schutzeffekt, gemessen an Lungenfunktionsparametern bei Rauchern belegt werden. Das Gleiche gilt für Vitamin E [1, 2].

Mehrfach ungesättigte Fettsäuren

ω-3-Fettsäuren haben über ihren Einfluss auf den Eicosanoidstoffwechseln einen hemmenden Effekt auf die Synthese von Entzündungsmediatoren, die Freisetzung verschiedener Cytokine etc. Positive Wirkungen auf allergische und chronisch-entzündliche Erkrankungen sind folglich denkbar.

Die Ergebnisse klinischer Studien beim allergischen Asthma sind jedoch uneinheitlich und widersprüchlich [15].

Unter einer Supplementation mit α-Linolen- und Linolsäure konnte in vergleichenden Studien an Kindern eine Abnahme der Infekte des Bronchialsystems belegt werden [23].

Sowohl Ergebnisse epidemiologischer Studien als auch von Interventions- und klinisch-experimentellen Studien sprechen dafür, dass **hoher Kochsalzkonsum** die Häufigkeit des Asthmas in Populationen steigert und auch bei einzelnen Patienten die Symptomatik verstärkt.

Insgesamt sind die Ergebnisse von Studien jedoch widersprüchlich. Im Tierversuch fand sich unter hoher Natriumzufuhr eine gesteigerte Kontraktion der Bronchialmuskulatur (Lit. bei [7, 17]).

10.3 Mukoviszidose

Diese Erbkrankheit, bei der von Drüsen äußerer Sekretion ein zähflüssiges Sekret produziert wird, wurde in Kapitel 3.6.5 abgehandelt.

Die ernährungsmedizinischen Fragen stehen im Zusammenhang mit der exkretorischen Pankreasinsuffizienz und der durch chronisch-entzündliche Veränderungen der Lunge bedingten **Freisetzung der Cytokinen,** die wiederum den Stoffwechsel des Gesamtorganismus beeinflussen.

Eine trotz hochdosierter Pankreasfermentsubstitution **nicht optimale Fettausnutzung** hat niedrige Vitamin-E- und Carotinoidkonzentrationen im Plasma und damit ein **Defizit an Antioxidanzien** zur Folge (vgl. Kap. 3.6.4). Da bei dem meist chronischen, endobronchialen bakteriellen Infekt vermehrt reaktive Sauerstoffverbindungen gebildet werden, muss bei den Patienten versucht werden, durch **Substitution** das Defizit an nutritiven Antioxidanzien auszugleichen.

Oxidativer Stress gilt als ein Teilfaktor der fortschreitenden Schädigung von Lungengewebe bei Mukoviszidosepatienten.

Das häufig deutlich unter dem Normbereich liegende **Körpergewicht** ist sowohl Folge der exkretorischen Pankreasinsuffizienz als auch einer vermehrten Freisetzung von TNF-α sowie verschiedener Interleukine. Hierdurch werden **Anorexie** und **Katabolie** begünstigt.

Gelingt es nicht, mit herkömmlichen diätischen Maßnahmen in Kombination mit einer Pankreasfermentsubstitution den Ernährungszustand zu verbessern, so ist eine Ernährung über Nasogastralsonde oder PEG bzw. eine **parenterale Ernährung** angezeigt. Da eine künstliche Ernährung während relativ langer Zeit indiziert ist, empfiehlt sich die PEG.

In einer Langzeitstudie von im Mittel 14,5 Monaten kam es bei guter Toleranz der Ernährung über eine PEG bei den insgesamt 53 Patienten zu einer signifikanten Gewichtszunahme und einer Stabilisierung der Lungenfunktionsparameter. Bei einem Großteil der Patienten ermöglichte diese Verbesserung des Ernährungszustandes und die Stabilisierung der Lungenfunktion die Aufnahme in ein Transplantationsprogramm [26].

Literatur

1 Antwerpen, V.L. van, A.J. Theron, G.A. Richards, C.A. van der Merwe, R. van der Walt, R. Anderson: Relationship between the plasma levels of Beta-Carotene and lung functions in cigarette smokers. Int. J. Vit. Nutr. Res. 65 (1995) 231–235.
2 Antwerpen, V.L. van, A.J. Theron, G.A. Richards, K.J. Steenkamp, C.A. van der Merwe, R. Anderson: Vitamin E, pulmonary functions and phagocyte-mediated oxidative stress in smokers and non-smokers. Free Rad. Biol. Med. 18 (1995) 935–941.
3 Becklake, M.R., P. Ernst: Environmental factors. Lancet 350 (suppl II) (1997) 10–13.
4 Bonn, D.: Fresh fruit improves lung function. Lancet 350 (1997) 120.
5 Britton, J., I. Pavord, K. Richards, A. Wisniewski, A. Knox, S. Lewis, A. Tattersfield, S. Weiss: Dietary magnesium, lung function, wheezing, and airway hyperreactivity in a random adult population sample. Lancet 344 (1994) 357–362.
6 Brown, A.J.: Acute effects of smoking cessation on antioxidant status. J. Nutr. Biochem. 7 (1996) 29–39.
7 Cohen, H.A., I. Neuman, H. Nahum: Blocking effect of vitamin C in exercise-induced asthma. Arch. Pediatr. Adolesc. Med. 151 (1997) 367–370.
8 Cross, C.E., A. van der Vliet, C.A. O'Neill, J.P. Eiserich: Reactive oxygen species and the lung. Lancet 344 (1994) 930–933.
9 Douglas, N.J, O. Polo: Pathogenesis of obstructive sleep apnoea/hypopnoea syndrome. Lancet 344 (1994) 653–655.
10 Hartig, W.: Moderne Infusionstherapie. Künstliche Ernährung, 7. Auflage. Zuckschwerdt, München 1994.
11 Hatch, G.E.: Asthma, inhaled oxidants and dietary antioxidants. Amer. J. clin. Nutr. 61 (3S) (1995) 625S–630S.
12 Hunter, A.B., M.A. Carey, W. Larsh: The nutritional status of patients with chronic obstructive pulmonary disease. Amer. Rev. Respir. Dis. 124 (1981) 376–381.
13 Kelly, S.M., A. Rosa, S. Field: Inspiratory muscle strength and body composition in patients receiving total parenteral nutrition therapy. Amer. Rev. Respir. Dis. 130 (1984) 33–37.
14 Kinney, J.M.: Nutrition and ventilation. Intake 2 (1989) 21.
15 Knapp, H.R.: Omega-3 fatty acids in respiratory diseases. J. Amer. Coll. Nutr. 14 (1995) 18–23.
16 Knox, D: Salt and asthma: a hight salt diet may make asthma worse in men. Brit. Med. J. 307 (1993) 1159–1160.
17 Monteleone, C.A., A.R. Sherman: Nutrition and asthma. Arch. Intern. Med. 157 (1997) 23–34.
18 Ness, A.R., K.T. Khaw, S. Bingham, N.E. Day: Vitamin C status and respiratory function. Eur. J. clin. Nutr. 50 (1996) 573–579.
19 Saarinen, U.M., M. Kajosaari: Breastfeeding as prophylaxis against atopic disease: prospective follow-up study until 17 years old. Lancet 346 (1995) 1065–69.
20 Schectman, G., J.C. Byrd, R. Hoffmann: Ascorbic acid requirements for smokers: analysis of a population survey. Amer. J. clin. Nutr. 53 (1991) 1466–1470.
21 Schwartz, J., T. Weiss: Relationship between dietary vitamin C intake and pulmonary function in the first national health and nutrition examination survey (NHANES I). Amer. J. clin. Nutr. 59 (1994) 110–114.
21a Sridhar, K.: Why do patients with emphysema lose weight? Lancet 345 (1995) 1190–1191.
22 Sunil, S., R.E. Black, S. Jalla, S. Mazumdar, A. Sinha, M.K. Bhan: Zinc supplementation reduces the incidence of acute lower respiratory infections in infants and preschool children: A double-blind, controlled trial. pediatrics 102 (1998) 1–5.
23 Venuta, A., C. Spanò, L. Laudizi, F. Bettelli, A. Beverelli and E. Turchetto: Essential fatty acids: The effects of dietary supplementation among children with recurrent respiratory infections. J. Int. Med. Res. 24 (1996) 325–330.
24 Wannamethee G., A.G. Shaper: Body weight and mortality in middle aged British men: Impact of smoking. Brit. Med. J. 299 (1989) 1497–1502.
25 Whittaker, J.S., C.F. Ryan, P.A. Buckley, J.D. Road: The effects of refeeding on peripheral and respiratory muscle function in malnourished chronic obstructive pulmonary disease patients. Amer. Rev. Respir. Dis. 142 (1990) 283–288.
26 Williams, S.G.J., F. Ashworth, A. McAlweenie, S. Poole, M.E. Hodson, D. Westaby: Percutaneous endoscopic gastrostomy feeding in patients with cystic fibrosis. Gut 44 (1999) 87–90.
27 Wilson, D.O., M. Donahoe, R.M. Rogers, B.E. Pennock: Metabolic rate and weight loss in chronic obstructive lung disease. J. parent. ent. Nutr. 14 (1990) 7–11.
28 Wilson, D.O., R.M. Rogers, E.C. Wright, N.R. Anthonisen: Body weight in chronic obstructive pulmonary disease. Amer. Rev. Respir. Dis. 139 (1989) 1435–1438.
29 Woods, R., J.M. Weiner, M. Abramson, F. Thien, E.H. Walters: Do dairy products induce bronchoconstriction in adults with asthma? J. Allergy clin. Immunol. 101 (1998) 45–50.

11 Neurologische Erkrankungen, Verhaltensstörungen, zerebrale Leistungsfähigkeit

11.1 Migräne, vasomotorischer Kopfschmerz*

 Ätiologie und Klinik

> Migräne ist ein periodisch auftretender, meist einseitiger Kopfschmerz, der häufig mit einer Reihe weiterer Symptome wie Erbrechen, Schwindel, Flimmerskotom etc. einhergeht.

Seine **Häufigkeit** in westlichen Industrieländern wird mit 8 % angegeben. Kinder ab dem 11. Lebensjahr erkranken bereits in etwa 5 %.

Die **Ätiologie** ist nicht sicher bekannt. Wahrscheinlich sind Störungen der zerebrovaskulären Regulation für die Erkrankung verantwortlich, bei der sich in 50 bis 60 % der Fälle eine genetische Prädisposition findet.

Die **Symptomatik** kommt wahrscheinlich aufgrund folgender **pathophysiologischer Mechanismen** zustande:
Über einen Triggermechanismus kommt es zu einer Stimulation des Sympathikus mit Vasokonstriktion intrakranieller Äste der Arteria carotis. Die hierdurch ausgelöste Verringerung der zerebralen Durchblutung induziert eine Gegenregulation. Es werden Substanzen (Neurokinine) freigesetzt, die sowohl die Schmerzschwelle herabsetzen, als auch über eine Vasodilatation die Durchblutung wieder normalisieren (Lit. bei [44]).

Als **Trigger** wirken neben den hier zu diskutierenden Ernährungsfaktoren
- psychischer Stress,
- Ovulationshemmer,
- Übermüdung,

- hormonelle Umstellungen bei der Menstruation etc.

Es steht außer Zweifel, dass die **Ernährung** bei einem Teil der Patienten der auslösende Faktor ist. Über die Bedeutung einzelner Inhaltsstoffe und über die Wirkmechanismen bestehen unterschiedliche Auffassungen.

Aufgrund von Anamnesen, Expositionsversuchen und der prophylaktischen Wirkung von Eliminationsdiäten ist von folgenden, der Ernährungsprophylaxe zugrunde liegenden Triggermechanismen auszugehen:

 Ernährungsprophylaxe und Ernährungstherapie

Tyramin und Phenylethylamin

Beide Substanzen setzen Katecholamine aus Vesikeln des sympathischen Terminalretikulums frei und wirken so indirekt als **Sympathikomimetika**.

Tyramin findet sich in sehr unterschiedlichen Konzentrationen in Käse (je nach Dauer und Art der Fermentation zwischen 70 und 1400 µg/g), Wein (Riesling 0,6, Sherry 3,6, Chianti 25,4 µg/ml) und in einigen Obst- und Gemüsearten (z. B. Tomaten 4, Bananen 7, Avocado 23 µg/g). Bei Personen mit Neigung zu Migräne konnte mit 25 mg Tyramin die typische Symptomatik ausgelöst werden.

Ein weiteres vasoaktives Amin, das **Phenylethylamin** findet sich ebenfalls in fermentierten Käsesorten (z. B. Cheddarkäse 13 µg/g). Eine wesentliche Quelle ist weiterhin Kakao (Bitterschokolade 12 µg/g, Milchschokolade 6 µg/g). Bereits mit 3 mg lassen sich bei entsprechender Prädisposition Migräneattacken auslösen.

Beiden Substanzen kommt eine erhebliche Bedeutung zu, dies zeigt die Tatsache, dass bei einer Befragung von 500 Patienten mit nahrungsinduzierter Migräne **Schokolade** mit 75 % und **Käse**

---
* Deutsche Migräne- und Kopfschmerzgesellschaft, Pfauenstraße 6, 79215 Elsach-Oberprechtal – Migräne-Liga e.V., Westerwaldstraße 1, 65462 Ginsheim-Gustavsburg

mit 48 % am häufigsten als auslösendes Lebensmittel genannt wurden.

Auch das biogene Amin **Histamin** kann unter bestimmten Voraussetzungen Kopfschmerzen und weitere Symptome auslösen. Es findet sich in unterschiedlicher Konzentration in einer Vielzahl von Lebensmitteln wie Wein, Bier, manchen Käse- und Wurstsorten etc.

Besonders reich an Histamin sind **Rotweine**. Die Konzentration liegt im Vergleich zu Weißwein um das Zwanzig- bis Zweihundertfache höher [30].

Es gibt Hinweise darauf, dass bei Personen, die auf vasoaktive Amine mit Migräne reagieren, die Aktivität des Enzyms **Monoaminooxidase** erniedrigt ist.

Migräneattacken nach eiweißreicher Ernährung (z. B. Milch und Käse) und nach Behandlung mit Antibiotika und nachfolgender Fehlbesiedlung des Kolons, sind möglicherweise durch vasoaktive Amine ausgelöst, die intestinal unter dem Einfluss **bakterieller Decarboxylasen** entstehen (Lit. bei [13, 25]).

Lebensmittelallergie

Ob Allergien möglicherweise durch die bei der Mastzelldegranulation freigesetzten vasoaktiven Amine Migräne auslösen, wird kontrovers beurteilt. Eine Reihe klinischer Studien und auch der Nachweis von Antikörpern im Serum bei Patienten, deren Symptomatik nach dem Verzehr bestimmter Lebensmittel auftritt, sprechen für einen Kausalzusammenhang (Lit. bei [44]).

Insbesondere bei Kindern konnte in kontrollierten Studien nach Elimination von Nahrungsantigenen bzw. unter einer sog. **oligoantigenen Kost** ein Ausbleiben von Migräneanfällen belegt werden. Manche Autoren fanden zusätzlich positive Effekte auf eine gleichzeitig bestehende Epilepsie, auch hyperkinetische Verhaltensstörungen, Asthma, Ekzeme etc. besserten sich [10, 17].

> Eine oligoantigene Diät besteht aus einer Sorte Fleisch, einem kohlenhydratreichen Lebensmittel, wenigen, möglichst zu einer Pflanzenfamilie zählenden Gemüsesorten und einer Sorte Obst. Bei Beschwerdefreiheit wird pro Woche ein Lebensmittel (aus einer Liste von 10 häufig Migräne auslösenden Lebensmitteln wie Hafer, Rindfleisch, Weizen, Käse, Kuhmilch, Ei, Fisch, Orange etc.), das täglich verzehrt werden muss, in den Kostplan integriert.

Da die Diäten einen erheblichen **Plazeboeffekt** besitzen können, muss ein so ermitteltes wahrscheinliches Antigen zum endgültigen Beweis in einem **Doppelblind-Provokationsversuch** getestet werden [10].

Hypoglykämien

Niedrige Blutzuckerwerte beeinflussen den Tonus der zerebralen Gefäße. Unregelmäßige Nahrungsaufnahme, reaktive Hypoglykämien nach dem Verzehr großer Mengen an Zucker etc. können folglich die Ursache einer Migräne sein (Lit. bei [14]).

Kältereiz

Lokaler Kältereiz der Rachen- bzw. Mundschleimhaut können vasomotorische Reaktionen an den zerebralen Gefäßen auslösen, die wiederum eine Migräneattacke induzieren („ice cream headache") (Lit. bei [6, 14]).

Koffein

Aus Anamnesen von Migränepatienten ist bekannt, dass der Konsum koffeinhaltiger Getränke, insbesondere von Kaffee, Beziehungen zu Migräneattacken haben kann. Wahrscheinlich wirkt Koffein über eine vermehrte Freisetzung von Adrenalin und Noradrenalin.

Migräneauslösend ist oft der **plötzliche Entzug** von Koffein, z. B. beim Umstellen von normalem auf koffeinfreien Kaffee.

Auch die sog. „Wochenendmigräne" kann Folge eines Koffeinentzugs sein. Wenn am Arbeitstag viel und regelmäßig Kaffee getrunken wird und die Zufuhr am Wochenende durch langes Schlafen (möglicherweise unterstützt durch eine geringgradige Hypoglykämie bei Wegfall oder spätem Frühstück) unterbrochen wird, kann eine Migräneattacke ausgelöst werden [11, 25].

Natriummonoglutamat

Diese Substanz, die als Trigger für die Migräne gilt, wird Speisen zur **Geschmacksverstärkung** zugesetzt.

Während sie ursprünglich fast ausschließlich in der chinesischen Küche eingesetzt wurde, findet sich Glutamat heute in einer Vielzahl von **Fertigprodukten** wie Trockensuppen, Fleisch-, Fisch- und Gemüsekonserven, Salatdressings, Gewürzmischungen etc. Es entfaltet seine geschmacksverstärkende Wirkung **vorwiegend in salzigen Speisen,** denen es in einer Menge von 0,2–0,8 % zugesetzt wird.

In etwa 30 % der Fälle soll es nach dem Verzehr von Glutamat zu dem als **China-Restaurant-Syndrom** bezeichneten, mit Schwächegefühl, Herzklopfen, Tränenfluss, Schweißausbruch, Muskelzuckungen, Übelkeit etc. einhergehenden Beschwerdebild kommen. Die Symptomatik tritt während des Essens oder etwa eine halbe Stunde danach auf.

Unabhängig von diesem Beschwerdenbild kann Natriummonoglutamat bei entsprechender Prädisposition Migräneattacken auslösen. Wegen des breiten Einsatzes bei Fertigprodukten wird ihm in den USA von manchen Autoren eine große Bedeutung für die Migräneprophylaxe beigemessen [53].

Die genannte, weit verbreitete Einschätzung von Glutamat als Auslöser einer neurologischen Symptomatik ist wissenschaftlich nicht ausreichend abgesichert.

Expertenkomitees der WHO und der amerikanischen Gesundheitsbehörden kommen zu dem Schluss, dass ein Zusammenhang zwischen dem Glutamatgehalt der Nahrung und dem Auftreten von Beschwerdebildern in wissenschaftlichen Untersuchungen **nicht bestätigt** werden konnte. Ein Expertenkomitee deutscher Ernährungswissenschaftler, Lebensmittelchemiker etc. kommt zu dem gleichen Schluss, dass Natriumglutamat auch in hohen Dosen Lebensmitteln zugesetzt, keine spezifischen Nebenwirkungen aufweist.

Es wird jedoch einschränkend darauf hingewiesen, dass es offensichtlich selten Menschen gibt, die auf Glutamat reagieren [5].

Weitere Substanzen

Es gibt Hinweise darauf, dass **hoher Kochsalzkonsum** und der Verzehr von Fleischwaren, die unter Verwendung von **Natriumnitrit** hergestellt wurden, eine Migräne auslösen, ohne dass der Wirkmechanismus bekannt ist (Lit. bei [44]).

Auch **Alkohol** wirkt vasodilatativ und kann Migräneanfälle auslösen. Bei der Bewertung alkoholischer Getränke muss jedoch auch der oft hohe Gehalt an Tyramin berücksichtigt werden. Das ebenfalls in alkoholischen Getränken vorkommende Histamin begünstigt in erster Linie die Entstehung des **Cluster-Kopfschmerzes**, eine Variante der Migräne [25].

Möglicherweise fördert auch der Süßstoff **Aspartam** bei besonders prädisponierten Personen die Entstehung von Kopfschmerz [47].

Durch Gabe von **ω-3-Fettsäuren** kann die Häufigkeit und Intensität von Migräneattacken wahrscheinlich reduziert werden [39].

Das Gleiche gilt für **Vitamin B$_2$**. In einer randomisierten Doppelblindstudie an 55 Migränepatienten zeigte sich unter Gabe von 400 mg Riboflavin täglich eine signifikante Verringerung der Migräneanfälle [51].

Die Beurteilung sowohl therapeutscher als auch prophylaktischer Maßnahmen wird durch den bei der Migräne sehr hohen, bei etwa 30 % (maximal bei 70 %) liegenden Placeboeffekt erschwert.

11.2 Multiple Sklerose*

 Ätiologie und Klinik

> Die multiple Sklerose ist eine degenerative Erkrankung des Zentralnervensystems, die sowohl chronisch progressiv als auch mit intermittierenden Schüben einhergeht.

Der sehr **variable Verlauf** mit Phasen des Stillstandes und der Remission erschweren die Beurteilung von Therapieverfahren.

Obwohl die Erkrankung in jedem Lebensalter beginnen kann, treten die ersten Symptome meist im frühen Erwachsenenalter auf.

Charakteristische **Frühsymptome** sind Parästhesien, vorübergehende Sehstörungen, Schwächegefühl etc. Der meist schubweise Krankheitsverlauf mit Phasen deutlicher Rückbildung der Symptomatik erschwert sowohl die Diagnostik als auch die Beurteilung von Therapieverfahren.

Die **Ätiologie** ist unbekannt. Die Bedeutung autoimmunologischer Vorgänge beim Zustandekommen der Erkrankung ist wahrscheinlich.

Epidemiologische Studien gaben sehr früh Hinweise darauf, dass die multiple Sklerose in Populationen mit **hohem Fettverzehr,** insbesondere hohem Verzehr von tierischen Fetten, reich an gesättigten Fettsäuren, häufig auftritt (Lit. bei [58]).

Diese epidemiologischen Daten und die Tatsache, dass die Phospholipidfraktion des zerebralen Myelins von Multiple-Sklerose-Kranken vergleichsweise geringe Konzentrationen von ω-6-

---

* Selbsthilfe: Deutsche Multiple Sklerose-Gesellschaft – Bundesverband e.V., Wahrenwalder Straße 205–207, 30165 Hannover

Fettsäuren enthält, waren wesentliche Gründe für Therapieversuche mit **fettmodifizierten Kostformen**.

 ## Ernährungstherapie

Evers-Diät

Über Jahrzehnte kam in Deutschland die von Evers inaugurierte Kostform zur Anwendung. Diese Diät, die auch heute noch Anhänger hat, **basiert** nicht auf pathophysiologischen und pathobiochemischen Kenntnissen, sondern auf der Vorstellung, die Erkrankung sei eine durch alimentäre Noxen erzeugte Stoffwechselerkrankung, die durch diätetische Maßnahmen, insbesondere bei geringem Schweregrad, positiv beeinflusst werden kann.

Nach Schwere und Krankheitsdauer unterteilt Evers die multiple Sklerose in 3 Gruppen, wobei die Schwere sich insbesondere nach der Störung der Gangfunktion orientiert.

Für die von ihm empfohlene **Rohkostdiät** – nach seiner Ansicht ist der Mensch aufgrund seiner Gebissbeschaffenheit von Natur aus ein Früchte- und Wurzelesser – hat Evers [56] folgende Leitsätze aufgestellt:

Lebensmittel sollen so frisch und natürlich wie möglich ohne vorherige Anwendung von Denaturierungsprozessen verzehrt werden. Genussmittel wie Kaffee, Tee, Kakao und Nikotin sind verboten. Erlaubt sind gelegentlich naturreine Weine und Branntwein. Gewürze wie Pfeffer und Salz sind ebenso wie Zucker zu vermeiden.

Die Diät soll sich zusammensetzen aus frisch gekeimtem Roggen und Weizen, groben Haferflocken, Vollkornbrot, Wurzelgemüse und Knollen (Rüben, Steckrüben, Zwiebeln etc.), Obst und Schalenfrüchten. Von tierischen Produkten werden empfohlen rohe Milch, Sahne, Butter, Quark, Honig, rohe Eier.

Grundsätzlich soll jedes Lebensmittel möglichst in seinem **Naturzustand** verzehrt werden. Nach Rückgang der Symptomatik sind an tierischen Produkten rohes Hackfleisch, roher Schinken und roher Speck zusätzlich erlaubt. Verboten sind sämtliche aus Zucker und Weißmehl hergestellten Produkte.

Diese Form der diätetischen Behandlung hat lange Zeit eine große Zahl von Anhängern gefunden. Obwohl beispielsweise der Neurologe Nonne schreibt: „Wir sahen bei den von uns untersuchten, mehrere Jahre regelmäßig kontrollierten Fällen mehr Remissionen, tiefergehende Remissionen und länger dauernde Remissionen, als man es sonst bei größerem und großem Material zu sehen pflegt, und auch anderen Klinikern, die über positive Eindrücke berichten, fehlen exakte Belege für den therapeutischen Effekt der von Evers angegebenen Diät."

Bei kritischer Überprüfung aller mitgeteilten Behandlungsergebnisse wird heute allgemein die Evers-Diät als **obsolet** angesehen. Selbst die von Evers mitgeteilten Zahlen über die **Behandlungserfolge liegen innerhalb der Quote von Spontanremissionen** (die Häufigkeit von Spontanremissionen wird bei der multiplen Sklerose mit 40–60 % angegeben (Lit. bei [8]).

Möglicherweise kann die multiple Sklerose durch hohe Zufuhr von **Linolsäure** (17–23 g/Tag) positiv beeinflusst werden. Als Wirkmechanismus wird eine vermehrte Synthese immunsuppressiv wirkender Prostaglandine diskutiert [16].

Im Zusammenhang mit diesen Befunden interessiert die exakte **Zusammensetzung der Evers-Diät**. Die insgesamt sehr energie- und **fettreiche Kost** enthält aufgrund des hohen Anteils an Vollgetreide, Nüssen und Pflanzenölen auch **große Mengen an mehrfach ungesättigten Fettsäuren**. Aufgrund einer eigenen Berechnung werden den Patienten mit dieser Kostform zwischen 14650 und 16750 kJ/Tag (3500–4000 kcal) mit einem Gesamtfettanteil von etwa 200 g und einem Anteil an mehrfach ungesättigten Fettsäuren (überwiegend Linolsäure) von 25–30 g angeboten.

> Es wird derzeit diskutiert, dass eine geringe Zufuhr von mehrfach ungesättigten Fettsäuren bei relativ hoher Zufuhr von gesättigten Fettsäuren für die Entstehung der Erkrankung mitverantwortlich sei und der Verlauf u. U. durch **Verschiebung der Fettsäurerelation** zugunsten der mehrfach ungesättigten Fettsäuren zu verbessern sei.

Polyensäurereiche Diät

Zwei kontrollierte Doppelblindstudien über die Wirksamkeit von ungesättigten Fettsäuren der ω-6-Gruppe (Sonnenblumen- und Nachtkerzenöl) ergaben eine statistisch signifikante Abnahme der Anfallsschwere bei Patienten, die ihrer Kost die genannten Öle zusetzten. In einer dritten Studie konnte der positive Effekt dieser diätetischen Maßnahme nicht beobachtet werden. Bei einer anschließenden gemeinsamen Auswertung der Daten aller drei Studien zeigte sich jedoch eine statistisch gesicherte Abnahme der Progredienz bei den behandelten Patienten [16].

Zu einem positiven Ergebnis kam auch eine in den USA während 34 Jahren an 144 Patienten durchgeführte Langzeitstudie. Das Nahrungsfett wurde von im Mittel 125 g/Tag zu Therapiebeginn durch Meiden von Vollmilch, Butter, Fett und Fleisch, etc. auf 20–30 g/Tag reduziert. Zusätzlich erhielten die Patienten pro Tag 5 g Lebertran und 10–40 g Pflanzenöl (kein Kokos- und Palmöl). Insgesamt 60–90 g Protein/Tag wurden in Form von Fisch, Meeresfrüchten, Magermilch, gekochtem Puten- und Hühnerfleisch, etc. zugeführt.

Als Vergleichsgruppe dienten die Patienten, denen es nicht gelang, die vorgeschriebene niedrige Fettzufuhr zu realisieren.

Sowohl bei geringem, mittlerem als auch schwerem Grad der neurologischen Behinderung war bei den Patienten, welche die verordnete Diät einhielten, das Fortschreiten der Erkrankung und auch die Sterberate an multipler Sklerose signifikant geringer. Den größten Nutzen hatten die Patienten mit nur geringer neurologischer Behinderung zum Zeitpunkt des Versuchsbeginns [58].

11.3 Morbus Parkinson

Ätiologie und Klinik

Als Folge degenerativer Veränderungen der melaninhaltigen Zellen in der Substantia nigra kommt es zum Untergang der Verbindungen zum Neostriatum. Der Untergang dieser Verbindungen hat einen **Dopaminmangel im Neostriatum** zur Folge.

Neben der **genetisch** bedingten Erkrankung mit dominantem Erbgang kann ein Parkinson-Syndrom durch vaskuläre, toxische oder entzündliche **Schädigungen** ausgelöst werden.

Wesentliche klinische **Symptome** sind kleinschrittiger Gang, Verarmung von Gestik und Mimik, Tonuserhöhung der Muskulatur, Tremor der Hände, Beine und evtl. des Kopfes, etc.

Zu den vegetativen Störungen gehören Spasmen der glatten Muskulatur von Magen, Darm und Harnblase mit Obstipation und Harnretention.

Ernährungstherapie

Patienten mit Parkinson-Erkrankung haben meist ein niedriges Körpergewicht als Folge eines durch den Tremor und den erhöhten Muskeltonus bedingten **vermehrten Energieverbrauchs** [36].

Eine Studie an 45 Patienten ergab bei 58 % der Kranken einen Verlust von Körpergewicht seit Krankheitsbeginn, wobei 22 % mehr als etwa 13 kg an Gewicht verloren hatten. Bei 29 % lag der BMI unter 20.

Ursachen der Gewichtsabnahme waren bei 67 % die motorischen Störungen und die hieraus resultierenden Schwierigkeiten bei der Nahrungsaufnahme und -zubereitung bzw. beim Schlucken. Ein weiterer Grund für eine verminderte Nahrungsaufnahme war bei 56 % die hochgradige für die Erkrankung typische Obstipation.

Im Plasma lagen die Konzentrationen an Eisen, Albumin, Vitamin A, Vitamin E und Zink signifikant unter der von entsprechenden Kontrollpersonen [1].

Auch die Empfehlung, proteinreiche Lebensmittel nicht während des Tages, sondern nur am späten Abend zu verzehren, begünstigt die Mangelernährung.

Grund für diese Ernährungsempfehlung ist die Tatsache, dass das Nahrungsprotein die **Bioverfügbarkeit von L-Dopa der medikamentösen Standardbehandlung** erheblich beeinflusst. Das Befolgen dieser Ernährungsempfehlung gewährleistet eine weitgehend konstante Wirkung des Medikamentes während des Tages und damit eine gute Beeinflussung der Symptomatik.

Beim **Meiden proteinreicher Lebensmittel während des Tages** kommt es bei vielen Kranken zwangsläufig zu einer erheblichen Verringerung der Zufuhr an essentiellen Nährstoffen [31].

Mit entsprechender Beratung muss versucht werden, die Gefahren einer unzureichenden Zufuhr von Energie und Nährstoffen als Folge dieser Ernährungsumstellung zu vermeiden.

Da **freien Radikalen** bei der Entstehung der Erkrankung möglicherweise eine Bedeutung zukommt, wurde mit Hilfe von Fragebögen bei jeweils etwa 50 Männern mit Morbus Parkinson bzw. befreundeten Gesunden Kontrollen versucht, retrospektiv während 20 Jahren die Zufuhr an **antioxidativen Vitaminen** mit der Nahrung zu erfassen. Hierbei ergab sich keinerlei Hinweis darauf, dass Unterschiede in der Aufnahme an entsprechenden Vitaminen und Carotinoiden bestehen [49].

Das Ergebnis von Langzeitstudien mit hohen pharmakologischen Vitamin-E-Dosierungen ergab nur wenig Hinweise darauf, dass sich der Verlauf der Erkrankung mit diesem Antioxidans positiv beeinflussen lässt [19, 20, 43, 54].

11.4 Morbus Alzheimer

Ätiologie und Klinik

Ein allgemeiner Verlust von Hirnsubstanz, besonders eine frontotemporal betonte Rinden- und Marklageratrophie ist die **Ursache** der Alzheimer-Demenz, die u. U. bereits im 5. Lebensjahrzehnt beginnt.

Sie ist **charakterisiert** durch Schwindelgefühl, Merkfähigkeitsstörungen, allgemeine Leistungsschwäche und später durch neurologische Herdsymptome, wie aphasische, apraktische Störungen, anfallsweise auftretende Gangstörungen mit Muskeltonuserhöhung und im späteren Stadium Veränderungen der Persönlichkeitsstruktur. Die Ätiologie ist unbekannt. Diskutiert werden genetische, immunologische und infektiöse Faktoren.

Ernährungsprophylaxe und Ernährungstherapie

Die mögliche Bedeutung des mit der Nahrung aufgenommenen **Aluminiums** wurde bereits in Kapitel 1.8 besprochen.

Diskutiert wird darüber hinaus eine Bedeutung **freier Radikale** und hierdurch ausgelöste oxidative Schäden an Zellmembranen für Entstehung und Fortschreiten der Erkrankung.

Es gibt experimentelle Hinweise darauf, dass eine für die Erkrankung typische **Amyloidbildung** unter dem Einfluss freier Radikale abläuft und dass dieser Prozess durch Antioxidanzien wie Vitamin C, E und β-Carotin unterbrochen werden kann.

Im Plasma, sowohl von Kranken mit einem Morbus Alzheimer als auch mit einer Multiinfarkt-Demenz, konnten im Vergleich zu Kontrollgruppen signifikant erniedrigte Konzentrationen von verschiedenen **Carotinoiden** und an **Vitamin E** nachgewiesen werden. Die Vitamin-A-Konzentration im Plasma war lediglich beim Morbus Alzheimer, nicht bei der Multiinfarkt-Demenz, erniedrigt.

Die Autoren diskutieren, dass diese geringen Konzentrationen von antioxidativ wirkenden Substanzen möglicherweise das Fortschreiten degenerativer Prozesse begünstigen [65].

Die Untersuchung der kognitiven Funktion bei über 5000 Personen im Alter von 55 bis 95 Jahren ergab, dass **niedrige β-Carotinzufuhr** mit der Nahrung häufiger mit einer **eingeschränkten kognitiven Funktion** assoziiert ist. Eine Beziehung zur Vitamin-E- und Vitamin-C-Zufuhr fand sich nicht [29]. Dafür, dass Schäden durch freie Radikale den Alterungsprozess am Gehirn und auch den Verlauf des Morbus Alzheimer mitbestimmen, spricht auch das Ergebnis einer prospektiven Studie an Alzheimer-Patienten mit **pharmakologischen Vitamin-E-Dosen**. Es konnte die **Progredienz** der Erkrankung, z.B. gemessen am Zeitpunkt der Einweisung in ein Pflegeheim, signifikant **verzögert** werden [48].

11.5 Apoplektischer Insult

 Klinik, Epidemiologie und Ätiologie

> Es handelt sich um ein klinisch definiertes Syndrom mit sich schnell entwickelnden Symptomen, ausgelöst durch den **Funktionsverlust eines umschriebenen Hirnbereiches.** Die Folgen der Hirnschädigung können zum Tode führen oder sich mehr oder weniger schnell komplett oder inkomplett zurückbilden.

Die **Ätiologie** ist unterschiedlich. Man unterscheidet im Wesentlichen ischämische und hämorrhagische Insulte, wobei etwa 80 % auf die ischämische Variante entfallen. Folgende Faktoren **begünstigen** die Entstehung eines Schlaganfalles:

- Bluthochdruck,
- Diabetes mellitus,
- Zigarettenrauchen,
- Vorhofflimmern,
- Hypercholesterinämie,
- Erhöhung der Homocytsteinkonzentration im Plasma etc.

Hieraus ist bereits ersichtlich, dass der Ernährung im Rahmen der Prophylaxe eine entscheidende Bedeutung zukommt. Auch die in den einzelnen Populationen unterschiedliche Häufigkeit der Erkrankung ist wesentlich Folge der unterschiedlichen Lebens- und Ernährungsbedingungen (vgl. Abb. 11-1).

Epidemiologische Studien zeigen in den westlichen Industrieländern und Japan seit etwa 50 Jahren einen **Rückgang** der Insulthäufigkeit, während die Zahl in osteuropäischen Ländern steigende Tendenz aufweist (Lit. bei [60]). Als wesentliche Ursache des positiven Trends wird eine **optimalere Hochdrucktherapie** angesehen.

Im Rahmen des Multiple Risk Factor Intervention Trial hatten 40 % aller Insulte einen systolischen Blutdruck von über 140 mmHg.

Aufgrund der umfangreichen Intersalt-Studie besteht eine streng **positive Korrelation,** sowohl zwischen der Höhe des systolischen als auch des diastolischen **Blutdrucks** und der **Mortalität** an apoplektischem Insult.

Rein rechnerisch kann davon ausgegangen werden, dass eine mittlere Senkung des systolischen Blutdrucks in der Gesamtbevölkerung um 2 mmHg die Mortalität um 6 %, eine Senkung um 3 mmHg um 8 % und eine Senkung um 5 mmHg um 14 % reduziert [57].

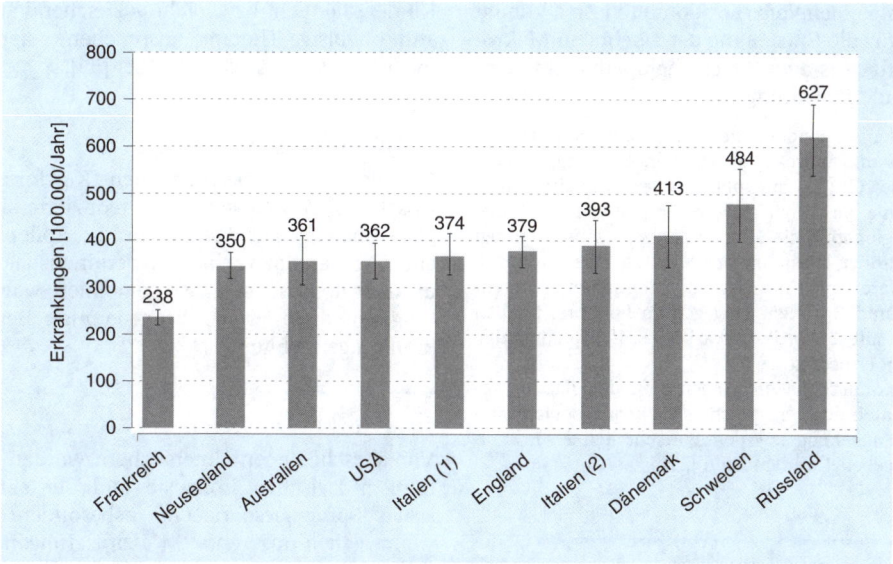

Abb. 11-1 Altersstandardisierte Zahl an Schlaganfällen unterschiedlicher Ätiologie pro Jahr und 100 000 Einwohner im Alter zwischen 45 und 84 Jahren in vergleichbaren Städten verschiedener Länder.

Die ursächlichen Zusammenhänge zwischen Risikofaktoren und apoplektischem Insult sind nicht so gut durch prospektive Studien abgesichert wie dies beim Herzinfarkt der Fall ist. Dennoch sprechen die Mehrzahl der Befunde dafür, dass folgende Maßnahmen dem Schlaganfall vorbeugen:
- eine Normalisierung des Blutdruckes,
- eine optimale Einstellung des Diabetes mellitus,
- eine Senkung des LDL-Cholesterins im Plasma und
- eine Normalisierung der Plasmahomocytsteinkonzentration (Lit. bei [61]).

Eine Reihe von Studien sprechen auch für den **protektiven Effekt**
- eines moderaten Alkoholkonsums und
- eines reichlichen Verzehrs von Obst und Gemüse.

Dabei werden sowohl der hohe Gehalt an Kalium als auch an antioxidativen Vitaminen und sekundären Pflanzenstoffen als wirksam angesehen [9, 41].

11.6 Vaskuläre Demenz, Multiinfarkt-Demenz

Es handelt sich um die Folgen einer durch Ischämie ausgelösten Anoxie umschriebener Hirnbereiche mit wechselnden neurologischen und psychischen Veränderungen.

Nach dem Morbus Alzheimer gilt die vaskuläre Demenz als häufigste Ursache der Demenz im höheren Alter.

Eine **Variante** der vaskulären Demenz ist die **subkortikale vaskuläre Enzephalopathie.** Sie ist charakterisiert durch einen fortschreitenden Gedächtnisverlust, Gangunsicherheit und Inkontinenz.

Diabetes mellitus und **Hypertonie** begünstigen die Entstehung zerebraler Gefäßveränderungen entscheidend.

Da die Ernährung sowohl die Entstehung als auch den Verlauf dieser beiden Erkrankungen wesentlich beeinflusst und diätetische Maßnahmen fester Bestandteil der Therapie sind, kann letztlich der vaskulären Demenz durch gezielten Einsatz ernährungsmedizinischer Maßnahmen vorgebeugt werden [56].

Der **Homocysteinkonzentration** im Plasma kommt sowohl für die Entstehung der zerebralen Makroangiopathie als auch Mikroangiopathie eine entscheidende Bedeutung zu.

In einer vergleichenden Studie an Patienten mit **zerebraler Makro-** und **Mikroangiopathie** konnte gezeigt werden, dass in der Gruppe mit subkortikaler vaskulärer Enzephalopathie im Vergleich zur Gruppe mit zerebraler Makroangiopathie die Homocytsteinkonzentration signifikant höher lagen. Im Vergleich zu einer Kontrollgruppe waren auch die Plasmakonzentrationen an Vitamin B_6 und B_{12}, nicht hingegen an Folsäure, bei den Patienten mit subkortikaler vaskulärer Enzephalopathie signifikant erniedrigt.

Die Autoren schließen aus den Befunden, dass bei Risikopatienten duch entsprechende **Vitaminsupplementation** der Entstehung bzw. dem Fortschreiten der Erkrankung vorgebeugt werden kann [21].

11.7 Epilepsie

Ätiologie und Klinik

Der epileptische Anfall ist ein Symptom, das bei einer Vielzahl morphologischer und metabolischer zerebraler Affektionen auftreten kann.

Häufige **Ursachen** sind frühkindliche Hirnschäden, Hirntraumata, chronische Intoxikationen etc. Bei einem Teil der Kranken lässt sich eine Ursache nicht ermitteln (genuine Epilepsie).

Bestimmte Faktoren wie Schlafentzug, Alkoholgenuss, fieberhafte Infekte etc. können einen epileptischen **Anfall auslösen.**

Ernährungstherapie

Ketogene Diät

Bereits seit den zwanziger Jahren ist bekannt, dass eine durch Fasten induzierte Ketoazidose die **Anfallsbereitschaft** bei der Epilepsie **reduziert.**

Den gleichen Effekt hat die sich unter einer sehr fettreichen (bis über 80 % der Energie), kohlenhydratarmen Ernährung entwickelnde Ketoazidose. Da solche fettreichen Kostformen nicht über längere Zeit praktikabel sind, wurde versucht, das übliche Nahrungsfett weitgehend durch das besonders **ketogene MCT** (vgl. Kap. 1.3) zu ersetzen.

Das Ausmaß der Ketoazidose unter 60 Energieprozent MCT entspricht etwa der unter 75 Energieprozent üblichem Nahrungsfett. Mit MCT-Emulsionen war es möglich, bei etwa 50 % der Kinder, die nicht bzw. nicht ausreichend auf eine antikonvulsive Therapie ansprachen, einen positiven Effekt zu erzielen (Lit. bei [55]).

Oligoantigene Diät

Mit der bereits besprochenen Kostform (vgl. Abschn. 11.1) schwand bzw. reduzierte sich die Anfallsbereitschaft dann, wenn die Epilepsie mit einer Migräne bzw. einem hyperkinetischen Syndrom (vgl. Abschn. 11.8) kombiniert war, nicht hingegen dann, wenn die genannten Begleiterkrankungen fehlten [17].

Glutenfreie Diät

Von verschiedenen Untersuchern wurden Beziehungen zwischen Epilepsie und der **einheimischen Sprue** beschrieben, insbesondere dann, wenn sich intrazerebrale Kalzifizierungen nachweisen ließen. In manchen Studien konnte bei einem Drittel der Patienten unter glutenfreier Ernährung die Zahl der Krampfanfälle auf etwa 50 % reduziert werden (Lit. bei [15]).

In der Literatur finden sich immer wieder Hinweise auf eine Beziehung zwischen Glutenüberempfindlichkeit und verschiedenen neurologischen Erkrankungen **ohne Nachweis** klinischer und morphologischer Zeichen einer Sprue.

So konnten bei einer Gruppe von Patienten mit einer diagnostisch ungeklärten neurologischen Symptomatik in 57 % **Gliadin-Antikörper** nachgewiesen werden, während sich entsprechende Antikörper in einer Kontrollgruppe nur in 12 % fanden. Möglicherweise ist die Hypersensitivität gegen Gluten **Ausdruck einer immunologischen Fehlregulation,** die zu unterschiedlichen klinischen Manifestationen führen kann:
- zur klassischen einheimischen Sprue (Zöliakie),
- zur Dermatitis herpetiformis und
- möglicherweise einer Reihe neurologischer Erkrankungen [23].

Vitamin E

Unter Therapie mit Antikonvulsiva ist die Vitamin-E-Konzentration im Plasma häufig reduziert. Es gibt Hinweise darauf, dass diese Verringerung der Vitamin-E-Konzentration die Anfallsbereitschaft steigert und eine Supplementierung mit Vitamin E die Zahl und Intensität epileptischer Anfälle verringert (Lit. bei [37]).

11.8 Hyperkinetisches Syndrom (Minimale zerebrale Dysfunktion)

Ätiologie und Klinik

> Das hyperkinetische Syndrom ist eine Verhaltensstörung bei Kindern, die mit motorischer Unruhe, Konzentrationsschwierigkeiten, Impulsivität im Denken und Handeln, Leistungs- und Kontaktstörungen, Stimmungs- und Affektlabilität einhergeht (Lit. bei [59]).

Über 60 % sind noch im Erwachsenenalter auffällig. Das Verhaltensmuster kann sich ändern, so dass die Hyperaktivität in eine **Hypoaktivität** umschlägt. Psychosomatische Störungen, Suizide, Drogen- und Alkoholmissbrauch etc. finden sich gehäuft.

Exakte Angaben über die **Häufigkeit** des hyperkinetischen Syndroms fehlen. Nach Schätzungen sind in Mitteleuropa etwa 4–6 % aller Schulkinder betroffen. Die Ätiologie ist unbekannt.

Eine der **möglichen Ursachen** sind Lebensmittelunverträglichkeiten. Drei Vorstellung werden diskutiert und sind die Basis entsprechender Empfehlungen zur Ernährungstherapie.
1. Nach Ansicht von Feingold in den USA ist das Syndrom Folge des Verzehrs von **Farb- und Konservierungsstoffen.** Eine besondere Bedeutung wird den Salizylaten beigemessen [22].
2. Die sog. „**Phosphat-Theorie**" wurde in Deutschland von der Apothekerin Hertha Hafer aufgrund von Beobachtungen und Erfahrungen an ihrem eigenen Kind aufgestellt. Unter Laien fand diese Vorstellung und die hieraus zu ziehenden therapeutischen Konsequenzen viele Anhänger. Die Selbsthilfegruppe „Arbeitskreis überaktives Kind" (früher „Phosphatliga") verbreitet die Vorstellung der Autorin [24, 32].
3. Die dritte Hypothese basierte auf der Annahme, das hyperkinetische Syndrom sei Folge einer **Lebensmittelallergie.** Als Allergene kommen nach dieser Hypothese sowohl Farb- und Konservierungsstoffe als auch natürliche Inhaltsstoffe der Lebensmittel in Frage [18].

Ernährungsprophylaxe und Ernährungstherapie

Kontrollierte, doppelblind durchgeführte Studien, basierend auf der Vorstellung von Feingold, bestätigen die Hypothese nicht. Lediglich einzelne Patienten zeigten nach **Elimination von Salizylaten** und von Lebensmittelzusatzstoffen einen Rückgang der Symptomatik.

Die Anhänger der Phosphathypothese empfehlen das **Weglassen aller künstlichen Phosphatzusätze**, wobei es sich überwiegend um anorganisches Phosphat in Form von Dinatrium-dihydrogendiphosphat handelt. Zu meiden sind zusätzlich Lebensmittel, die reich an natürlichem Phosphat sind.

Nach Empfehlung von Frau Hafer sind sämtliche Halbfertig- und **Fertiggerichte** und **Lebensmittelzusatzstoffe** zu meiden. Auf Milch, das Lebensmittel mit besonders hohem Phosphatgehalt, muss ebenfalls **verzichtet** werden. Sehr fetthaltiger Käse ist in geringen Mengen erlaubt. Zucker und Süßigkeiten (obwohl frei von Phosphat) sind im Idealfall zu meiden. **Erlaubt** sind Kartoffeln, Gemüse, Fleisch, Weizen- und Roggenmehl, Reis, Teigwaren, Fisch, Butter, Obst, in reduzierten Mengen Honig etc.

Zum **Erfolg** dieser phosphatreduzierten Kost macht die Autorin folgende Angaben: wenn unsere absolut gesunde Kost vom ersten Tag an korrekt eingehalten wird, merkt man bei kleinen Kindern ab dem 3. oder 4. Tag eine erstaunliche Veränderung. Bei älteren Kindern kann es länger dauern. Das Kind ist sehr viel ruhiger, kann zuhören, antwortet vernünftig auf Fragen, schläft gut ein.

Während auch die Anhänger fast ausschließlich über positive Ergebnisse berichten [32], konnte in einer unter klinischen Bedingungen an 35 Kindern mit standardisierter Verhaltensbeobachtung und mit gezielten Testverfahren kein Effekt der phosphatarmen Diät nachgewiesen werden [59]. Im Doppelblindversuch konnten die Autoren akute Verschlechterungen sowohl durch Gabe von Phosphat als auch durch Gabe von Plazebo auslösen.

Die einzige Diät, mit der bisher unter kontrollierten doppelblinden Bedingungen eine signifikante Besserung des Verhaltens bei hyperaktiven Kindern beobachtet werden konnte, ist die auf der Allergie-Hypothese basierende sog. **oligoantigene Diät** (vgl. Abschn. 11.1 und 11.7).

Die Autoren ernähren die Kinder zu Beginn, während 3–4 Wochen, mit einer Kost, die aufgrund ihrer Erfahrung mit großer Wahrscheinlichkeit frei von Allergenen ist. Daran anschließend werden Lebensmittel im Abstand von einigen Tagen der Basisdiät zugesetzt. Solche, die reproduzierbar ein hyperkinetisches Verhalten auslösen, werden später konsequent gemieden.

Nach der Erfahrung an 62 Patienten wurden folgende Lebensmittel und Lebensmittelzusatzstoffe **besonders häufig ermittelt:**
- Farb- und Konservierungsmittel in 79 %,
- Kuhmilch in 64 %,
- Schokolade in 59 %,
- Weintrauben in 50 %,
- Weizen in 49 %,
- Zitrusfrüchte in 45 %,
- Käse in 40 %,
- Ei in 39 %,
- Erdnüsse in 32 % etc. [18].

Aufgrund dieser Befunde kann angenommen werden, dass mit den wissenschaftlich nicht begründeten diätetischen Maßnahmen nach den Empfehlungen von Feingold und Hafer in Einzelfällen entscheidende Lebensmittel aus der Kost eliminiert wurden. Positive Einzelergebnisse (Fallbeschreibungen) und die negativen Ergebnisse an Gruppen von Patienten wären hierdurch zu erklären.

Die oligoantigene Diät ist offenbar auch **bei anderen Störungen des kindlichen Verhaltens wirksam.**

So konnte bei acht Kindern mit **Migräne** und 13 Kindern mit hyperkinetischem Syndrom, bei denen zusätzlich eine Enuresis bestand, in 12 Fällen ein völliges Schwinden der **Enuresis** unter oligoantigener Diät beobachtet werden. Bei einem Teil der Kinder konnte durch Wiedereinführen der als antigen ermittelten Lebensmittel die Enuresis wieder provoziert werden [2].

Auch die immer wieder geäußerte Vermutung, ein **hoher Verzehr von Zucker** und **Süßwaren** könne die Symptomatik eines hyperkinetischen Syndroms auslösen oder verstärken, konnte in gezielten Untersuchungen, bei denen große Mengen von Zucker (3 g/kg) verabreicht wurden, mit Hilfe von psychologischen Tests nicht bestätigt werden [38].

Das Gleiche gilt für die Behauptung, **Zucker** und auch der **Süßstoff Aspartam** würden die kognitive Leistungsfähigkeit und das Verhalten von Kindern, insbesondere solchen mit einem hyperkinetischen Syndrom negativ beeinflussen.

Alle Ergebnisse exakter vergleichender Untersuchungen waren negativ. So erhielten beispielsweise in einem Langzeitversuch von 333 Wochen 25 Kinder im Vorschulalter und 23 Kinder im Schulalter von denen die Eltern glaubten, Zucker würde ihr Verhalten beeinflussen, eine konstante Menge an Zucker, Aspartam bzw. als Plazebo Saccharin, ohne dass mit Hilfe spezieller Testverfahren Änderungen im Verhalten bzw. der zerebralen Leistungsfähigkeit gemessen werden konnten [63].

11.9 Chronisches Müdigkeitssyndrom (Chronic fatigue syndrome)

Klinik und Ätiologie

> Es handelt sich um eine über mindestens sechs Monate persistierende Müdigkeit ohne erkennbare Ursache, meist kombiniert mit Schwächegefühl, Unwohlsein, Depressionen, Konzentrationsstörungen etc.

Frauen erkranken häufiger als Männer.

Die **Ursache** dieser Störung ist unbekannt. Diskutiert werden in erster Linie chronische virale Infekte bzw. postinfektiöse Zustände. Wie häufig bei ätiologisch unklaren Erkrankungen, so werden auch hier Beziehungen zur Ernährung, besonders Lebensmittelallergien, Vitaminmangelzuständen etc. diskutiert.

Ernährungstherapie

Wie bei allen ätiologisch unklaren Erkrankungen und Symptomen so gibt es auch hier eine Vielzahl von Vorschlägen für Kostformen und Supplemente, die jeder exakten Basis entbehren und bei denen in Einzelfällen bzw. kleinen unkontrollierten Studien angeblich Erfolge erzielt wurden.

So konnten die Therapieeffekte mit **Folsäure** und **Vitamin B$_{12}$** in kontrollierten Studien nicht bestätigt werden.

Das Gleiche gilt für die Gabe von mehrfach ungesättigten Fettsäuren der ω-3- und ω-6-Reihe. Es wurde angenommen, sie könnten die der Erkrankung möglicherweise zugrunde liegenden, durch Virusinfekte ausgelösten Störungen des Fettstoffwechsels, korrigieren (Lit. bei [40, 50]).

Aus der Gruppe der Mineralstoffe und Spurenelemente werden am häufigsten **Zink, Magnesium, Selen und Kalzium** empfohlen.

Nach Ansicht mancher Untersucher verstärken bestimmte Lebensmittel bzw. Lebensmittelinhaltsstoffe die Symptomatik. Ihre Elimination soll die Beschwerden reduzieren.

Wie bei fast allen ungelösten medizinischen Problemen, so wird auch beim chronischen Müdigkeitssyndrom immer wieder eine Besiedlung des Darms mit **Candida albicans** als Ursache diskutiert und zur Beseitigung der Pilzbesiedlung eine spezielle Kostform, weitgehend frei von Zucker (vgl. Kap. 3.5.2), empfohlen.

Eine als „rotation diet" bezeichnete Kostform basiert auf der Vorstellung, durch Schonung bestimmter „Enzymsysteme" die Symptomatik positiv zu beeinflussen. Erreicht wird diese Schonung dadurch, dass Lebensmittel und Lebensmittelinhaltsstoffe, die an einem Tag verzehrt werden, an den drei Folgetagen nicht wieder aufgenommen werden dürfen. Erst am 5. Tag darf eine Wiederholung stattfinden.

Empfohlen wird auch, zur **„Schonung des Immunsystems"** Lebensmittelzusatzstoffe, Konservierungsmittel und Süßstoffe zu meiden [40].

11.10 Zerebrale Leistungsfähigkeit

Kontrovers wird seit langem die Frage diskutiert, ob die suboptimale Deckung des Bedarfs an **essentiellen Nährstoffen,** und hier insbesondere an **Vitaminen,** die zerebrale Leistungsfähigkeit und das seelisch-psychische Befinden negativ beeinflussen und ob ein Ausgleich dieses klinisch nicht fassbaren Defizits Leistungsfähigkeit und Befinden verbessern.

In unmittelbarem Zusammenhang hiermit steht die Frage, ob bei bereits ausreichender Bedarfsdeckung eine **zusätzliche Zufuhr** an essentiellen Nährstoffen – auch hier werden insbesondere Vitamine diskutiert – messbare Einflüsse auf Leistungsfähigkeit und Befinden hat.

Während bei ausgeprägten Vitaminmangelzuständen schwerste Störungen im Verhalten, in der Befindlichkeit und in kognitiven Funktionen typisch sind, ist es schwierig, bei **nur mäßig ausgeprägtem Mangel** an Vitaminen bzw. bei suboptimaler Versorgung kausale Beziehungen zu psychischen Veränderungen herzustellen.

An Gruppen, bei denen durch wiederholte Bestimmung von Vitaminkonzentrationen im Serum bzw. anderer von der Vitaminversorgung abhängiger Laborparameter eine unzureichende Versorgung mit Vitamin B_1, B_2, B_{12}, E, C und Folsäure belegt war, fanden sich abhängig vom Grad der Unterversorgung **ungünstige psychometrische Befunde.**

Unter Gabe von entsprechenden **Supplementen** konnten Verbesserungen der Befindlichkeit und von psychischen Leistungsparametern dokumentiert werden. Hingegen fand sich bei **Probanden mit ausreichender Vitaminversorgung** durch zusätzliche Gabe von Vitaminsupplementen keine weitere Verbesserung der Befindlichkeit bzw. von Leistungsparametern [26].

Mit pharmakologischen Dosen von bis zu 300 mg Vitamin B_1, 600 mg Vitamin B_6 und 600 µg Vitamin B_{12} pro Tag konnte andererseits bei Schützen im Vergleich zu Plazebo eine signifikante Steigerung der Treffsicherheit erzielt werden. Der Befund zeigt, dass auch bei Gesunden ohne Hinweise auf eine Mangelernährung, hohe, weit über dem Bedarf liegende Dosen an **B-Vitaminen** die zerebrale Leistungsfähigkeit verbessern können. Der diesem positiven Effekt zugrundeliegende Wirkmechanismus ist unbekannt [7].

Widersprüchlich sind die Ergebnisse von Studien über den Einfluss von **Multivitamin- und Mineralstoffsupplementen** auf die mit verschiedenen Tests bestimmte Leistungsfähigkeit gesunder Schulkinder mit einer weitgehend ausreichenden Deckung des Vitamin- und Mineralstoffbedarfs durch die Nahrung. Positive Ergebnisse [4] konnten von Nachuntersuchern nicht bestätigt werden [12].

In epidemiologischen Studien an **älteren Personen** zwischen 65 und 90 Jahren konnte gezeigt werden, dass eine bessere kognitive Funktion mit einer „optimalen Ernährung" korreliert, die
- relativ arm an gesättigten Fettsäuren und Cholesterin,
- reich an Kohlenhydraten, Ballaststoffen, Vitaminen (insbesondere Folsäure, Vitamin C, Vitamin E und Beta-Carotin) und an den Mineralstoffen Eisen und Zink ist.

Andere Autoren kamen zu ähnlichen Ergebnissen [42].

> Nicht geklärt ist die Frage, ob die günstige Nährstoffzufuhr Ursache der besseren kognitiven Funktion ist und ob ältere Personen mit noch guter zerebraler Leistungsfähigkeit eine bessere Ernährung wählen.

Dass **freie Radikale** den Alterungsprozess begünstigen, gilt als weitgehend gesichert (vgl. Kap. 2.3.1).

> Es kann folglich angenommen werden, dass Beeinträchtigungen der zerebralen Funktion als Folge altersbedingter Hirnveränderungen mit optimaler Antioxidanzienzufuhr vorgebeugt werden kann.

Gestützt wird diese Annahme durch eine Untersuchung an 442 Gesunden, im Alter von 65–94 Jahren, bei denen bereits 22 Jahre vor Eintritt in eine Langzeitstudie die Plasmakonzentration an antioxidativen Vitaminen bestimmt wurde. Die mit verschiedenen Testverfahren ermittelte zerebrale Leistungsfähigkeit zeigte eine signifikante Beziehung sowohl zur Höhe der Vitamin-C- als auch β-Carotinkonzentration im Plasma. Gute Testergebnisse korrelierten positiv mit hohen Konzentrationen der genannten Antioxidanzien [45].

Als gesichert gilt, dass ein **längerfristiger Eisenmangel**, besonders während der beiden ersten Lebensjahre, die zerebrale Leistungsfähigkeit irreversibel schädigen kann [33].

Eine seit Jahrzehnten kontrovers diskutierte Frage betrifft den **Einfluss von Zucker** auf das Verhalten und die kognitive Leistungsfähigkeit von Kindern.

Die Metaanalyse von 16 in der Literatur mitgeteilten exakten Studien zu dieser Fragestellung ergab, dass Zucker weder das Verhalten noch die kognitive Leistungsfähigkeit von Kindern beeinflusst.

Die Autoren weisen darauf hin, dass nicht ausgeschlossen werden kann, dass Zucker möglicherweise bei einer kleinen Subgruppe einen Einfluss hat [62].

11.11 Stimmung, Schlafstörungen, Appetit und Sättigung, Depressionen

Eine Vielzahl weiterer zentralnervöser Funktionen werden von der Art der Ernährung bzw. der Zufuhr bestimmter Nähr- und Inhaltsstoffe der Nahrung beeinflusst. Die Kenntnisse über solche Zusammenhänge sind meist lückenhaft, vieles ist nur **unzureichend durch wissenschaftliche Befunde abgesichert.**

Dass die zentrale Regulation der Stimmung auch von der Ernährung beeinflusst wird, ist aufgrund der Alltagserfahrung seit langem bekannt. So schreibt der Göttinger Physiker und Philosoph G.C. Lichenberg (1742–1799): „Die Speisen haben vermutlich einen sehr großen Einfluß auf den Zustand des Menschen, wo er jetzo ist. Der Wein äußert seinen Einfluß mehr sichtbar, die Speisen tun es langsamer, aber vielleicht ebenso gewiß."

So können beispielsweise zerebrale Funktionen durch die Aufnahme von Präkursoren von Neurotransmittern mit der Nahrung beeinflusst werden. Dies gilt besonders für das **Serotonin** (5-Hydroxytryptamin) und seine Präkursor-Aminosäure **Tryptophan.** Bei einer Reihe psychischer Störungen, so z. B. bei **Depressionen,** wurden niedrige Serotoninkonzentrationen im Serum gemessen. Über Besserungen der depressiven Stimmungslage und der häufig mit ihr kombinierten Schlafstörungen nach Gabe von Tryptophan wurde wiederholt berichtet [3].

Die sehr komplexe Schlafregulation ist unter anderem abhängig von dem Neurotransmitter Serotonin.

Ausgehend von der Annahme, dass Schlafstörungen auch durch einen Serotoninmangel bedingt sein können, wurde versucht, **Schlafstörungen** durch orale Gabe der Präkursor-Aminosäure Tryptophan zu beeinflussen. Hierbei zeigte sich, dass unter oraler Gabe von 2 g Tryptophan abends, Schlafstörungen in über 70 % der Fälle gut beeinflussbar sind [52].

Die **Biosynthese** von Serotonin ist abhängig von der Konzentration an Tryptophan im Extrazellulärraum des Zentralnervensystems. Diese wiederum wird bestimmt durch die Höhe der oralen Aufnahme der Aminosäure, aber auch zusätzlich durch den Protein- bzw. Kohlenhydratanteil der Nahrung.

Aufgrund tierexperimenteller Befunde steht fest, dass eine **kohlenhydratreiche, proteinarme Ernährung** die Tryptophan- und auch die Serotoninkonzentration im Gehirn erhöht.

Auch **Fett** begünstigt die Serotoninsynthese. Die postprandial im Plasma anflutenden Fettsäuren verdrängen Tryptophan aus seiner Albuminbindung, sodass im Gehirn vermehrt Tryptophan für die Serotoninsynthese zur Verfügung steht.

Auch die seit Jahrhunderten bekannten Einflüsse des Fastens auf die Psyche, Stimmung, Hungergefühl etc. sind wesentlich durch Einflüsse auf den Serotoninstoffwechsel bedingt (Lit. bei [27]).

Tryptophan passiert die Blut-Hirn-Schranke bei **gleichzeitigem Kohlenhydratverzehr** leichter, da langkettige, neutrale Aminosäuren und Tryptophan mit Hilfe des gleichen Carriers in das Zentralnervensystem transportiert werden. Unter der nach Kohlenhydratverzehr gesteigerten Insulinfreisetzung ist die Aufnahme neutraler Aminosäuren in die Muskulatur gesteigert. Hierdurch konkurrieren sie in geringerer Konzentration mit Tryptophan um die Passage durch die Blut-Hirn-Schranke.

Serotonin hat eine deutlich **appetitsuppressive Wirkung.** Aufgrund von Ergebnissen tierexperimenteller Studien kann angenommen werden, dass dieser Hemmeffekt von Serotonin wesentlich für die **Regulation der Nahrungsaufnahme** mitverantwortlich ist.

Die Gabe der Präkursor-Aminosäure Tryptophan zeigte bei Versuchspersonen dosisabhängig eine **Abnahme der Energiezufuhr.** Hierbei war eine Dosis von 2 g Tryptophan wirksam. Unter dieser Dosierung fand sich im Vergleich zu Plazebo bereits eine um 13 % reduzierte spontane Energieaufnahme. Die Befunde sprechen somit dafür, dass eine Stimulation des zentral nervösen serotoninergen Systems die Nahrungsaufnahme reduziert.

Es gibt darüber hinaus Hinweise darauf, dass die vermehrte Serotoninproduktion zu einem erhöhten Kohlenhydratkonsum führt, der sich dann selbst über eine konsekutive Erhöhung serotoninerger Aktivität terminiert [35].

Das bei manchen Adipösen ausgeprägte Verlangen nach kohlenhydratreichen, insbesondere süßen Lebensmitteln (**Kohlenhydrat-Hunger**), lässt sich mit den Wechselbeziehungen zwischen Kohlenhydratzufuhr und Serotoninproduktion erklären.

Bei den Adipösen, die etwa die Hälfte der Energie in Form von kohlenhydratreichen Zwischenmahlzeiten aufnehmen, schwindet das ausgeprägte Verlangen nach süßen, kohlenhydratreichen Lebensmitteln, wenn eine die Serotoninfreisetzung stimulierende Substanz, wie etwa **Fenfluramin** gegeben wird.

Die Tatsache, dass bei vielen Menschen Angst, Spannungsgefühl und eine depressive Stimmung dann schwinden, wenn sie Kohlenhydrate, überwiegend in Form von Zucker aufnehmen, wird als Folge der vermehrten Serotoninfreisetzung im Zentralnervensystem gedeutet [64]. Die Ergebnisse einer großen Zahl gezielter Untersuchungen konnten den positiven Effekt einer hohen Kohlenhydratzufuhr auf die Stimmung bzw. den antidepressiven Effekt nicht bzw. nur wenig überzeugend belegen (Lit. bei [34]).

Auch die meisten Medikamente mit antidepressiver Wirkung haben eine Steigerung der Serotoninkonzentration im Gehirn zur Folge.

Literatur

1 Abbott, R.A.: Diet, body size and micronutrient status in Parkinson's disease. Europ. J. clin. Nutr. 46 (1992) 879–884.
2 Arshad, S.H.: Effect of allergen avoidance on development of allergic disorders in infancy. Lancet 339 (1992) 1493–1497.
3 Askar, A.: Serotonin und Tryptamin. Herkunft, Stoffwechsel und Funktion im menschlichen Organismus. Akt. Ernährungsmed. 4 (1978) 125–131.
4 Benton, D., G. Roberts: Effect of vitamin und mineral supplementation on intelligence of a sample of schoolchildren. Lancet (1988) 140–143.
5 Biesalski, H.K., K.H. Bässler, J.F. Diel, H.F. Erbersdobler, P. Fürst, W. Hammes, O. Kempski, W. Müller, H. Steinhart: Na-Glutamat – Eine Standortbestimmung. Akt. Ernähr. Med. 22 (1997) 169–178.
6 Bird, N., E.E. MacGregor, M.I.P. Wilkinson: Ice cream headache – site, duration and relationship to migraine. Headache 32 (1992) 35–38.
7 Bonke, D., B. Nickel: Improvement of fine motoric movement control by elevated dosages of vitamin B1, B6 and B12 in target shooting. In: Walter, P., G. Brubacher, H. Stähelin (eds.): Elevated Dosage of Vitamins Benefits and Hazards. Huber, Toronto–Lewiston–New York–Bern–Stuttgart 1989.
8 Bronisch, F.W.: Multiple Sklerose. Enke, Stuttgart 1975.
9 Camargo, C.A.: Moderate alcohol consumption and stroke. Stroke 20 (1989) 1611–1626.
10 Carrter, C.M., J. Egger, J.F. Soothill: Dietary management of severe childhood migraine. Hum. Nutr.: Appl. Nutr. 39A (1985) 294–303.
11 Couturier, E.G.M., R. Hering, T.J. Steiner: Weekend attacks in migraine patients: Caused by caffeine withdrawal? Cephalalgie 12 (1992) 99–100.
12 Crombie, I.K., J. Todman, G. McNeill, C. du V. Florey, I. Menzies, R.A. Kennedy: Effect of vitamin and mineral supplementation on verbal and non-verbal reasoning of schoolchildren. Lancet 335 (1990) 744–747.
13 Diamond, S., F.G. Freitag, G.D. Solomon, E. Millstein: Migraine headache. Postgrad. Med. 81 (1987) 174–183.
14 Diamond, S., J. Prager, F. Freitag: Diet and headache, is there a link? Postgrad. Med. 79 (1986) 279–286.
15 Dickey, W.: Epilepsy, cerebral calcifications, and coeliac disease. Lancet 344 (1994) 1585–1586.
16 Dworkin, R.H., D. Bates, J.H.D. Millar, D.W. Paty: Linoleic acid and multiple sclerosis: a re-analysis of three double blind trials. Neurology 34 (1984) 1441–1445.
17 Egger, J., C.M. Carter, J.F. Soothill, J. Wilson: Oligoantigenic diet treatment of children with epilepsy and migraine. J. Pediatr. 114 (1989) 51–58.
18 Egger, J., C.M. Carter, P.J. Graham, G. Gumley, J.F. Soothill: Controlled trial of oligoantigenic treatment in the hyperkinetic syndrome. Lancet I (1985) 540.
19 Factor, S.A., W.J. Weiner: Retrospective evaluation of vitamin E therapy in Parkinson's disease. Ann. N.Y. Acad. Sci. 570 (1989) 441–442.
20 Fahn, S.A.: A pilot trial of high-dose alpha-tocopherol and ascorbate in early Parkinson's disease. Ann. Neurol. 32 (1992) 128–132.
21 Faßbender, K., O. Mielke, T. Bertsch, B. Nafe, S. Fröschen, M. Hennerici: Homocytsteine in cerebral macroangiography and microangiopathy. Lancet 353 (1999) 1586–1587.
22 Feingold, B.F.: Hyperkinesis and learning disabilities linked to artificial food flavours and colors. Amer. J. Nurs. 75 (1975) 797–803.
23 Hadjivasssiliou, M. A. Gibson, G.A.B. Daviers-Jones, A.J. Lobo, T.J. Stephenson, A. Milford-Ward: Does cryptic gluten sensitivity play a part in neurological illness? Lancet 347 (1996) 369–71.
24 Hafer, H.: Die heimliche Droge Nahrungsphosphat. Kriminalistik Verlag, Heidelberg 1984.
25 Hanington, E.: Migraine. In: Lessof, M.H.: Clinical reactions to food. Wiley & Sons 1983.
26 Heseker, H., W. Kübler, J. Westenhöfer, V. Pudel: Psychische Veränderungen als Frühzeichen einer suboptimalen Vitaminversorgung. Ernährungs-Umschau 37 (1990) 87–91.
27 Huether, G., S. Schmidt, E. Rüther: Essen, Serotonin und Psyche. Deutsches Ärzteblatt 95 (1998) C-377–C-379.
28 Iso, H., D.R. Jacobs, D. Wentworth, J.D. Neaton, J.D. Cohen: Serum cholesterol levels and six-year mortality

from stroke in 350,977 men screened for the multiple risk factor intervention trial. New Engl. J. Med. 320 (1989) 904–910.
29 Jama, J.W., L.J. Launer, J.C.M. Witteman, J.H. den Breeijen, M.M.B. Breteler, D.E. Grobbee, A. Hofman: Dietary antioxidants and cognitive function in a population-based sample of older persons. Amer. J. Epidemiol. 144 (1996) 275–280.
30 Jarisch, R., F. Wandtke: Wine and headache. Internat. Arch. Allergy. Immunol. 110 (1996) 7–12.
31 Kempser, P.A., M.L. Wahlqvist: Dietary factors in the management of Parkinson's disease. Nutr. Rev. 52 (1994) 51–58.
32 Klemm, U.: Zur Therapie schwer verhaltensgestörter Hyperkinetiker (nach Hertha Hafer). Zschr. f. Erfahrungsheilk. 9 (1985) 125.
33 Krieger Hurtado, E., A. Hartl Claussen, K.G. Scott: Early childhood anemia and mild or moderate mental retardation. Amer. J. clin. Nutr. 69 (1999) 115–119.
34 Kurzer, Mindy. S.: Women, food, and mood. Nutr. Rev. 55 (1997) 268–276.
35 Lehnert, H., J. Beyer, H.K. Biesalski, D.H. Hellhammer: Bedeutung des zentralnervösen Systems für die Pathogenese der Adipositas. Akt. Ernährungsmed. 16 (1991) 232–240.
36 Levi, S.: Increased energy expenditure in Parkinson's disease. Brit. Med. J. 301 (1990) 1256–1257.
37 Levy, S.L.: The anticonvulsant effects of vitamin E: a further evaluation. Canad. J. Neurol. Sci. 19 (1992) 201–203.
38 Mahan, L.K., C. Chase, C.T. Furukawa, S. Sulzbacher, G.G. Shapiro, W.E. Pierson, C.W. Biermann: Sugar „allergy" and childrens's behaviour. Ann. Allergy 61 (1988) 453.
39 McCarren, T., R. Hitzemann, R. Smith, R. Kloss, C. Allen, C.J. Glueck: Amelioration of severe migraine by fish oil (ω3) fatty acid. Amer. J. clin. Nutr. 41 (1985) 874.
40 Morris, D.H., J. Stare: Unproven diet therapies in the treatment of the chronic fatigue syndrome. Arch. Fam. Med. 2 (1993) 181–186.
41 O'Keli, S., M.G.L. Hertog, E.J.M. Feskens, D. Kromhout: Dietary Flavonoids, Antioxidant Vitamins and Incidence of Stroke: The Zutphen Study, Arch. Int. Med. 156 (1996) 637–642.
42 Ortega, R.M., A.M. Requejo, P. Andrés, López-Sobaler, A.M., M.E. Quintas, M.R. Redondo, B. Navia, T. Rivas: Dietary intake and cognitive function in a group of elderly people. Amer. J. clin. Nutr. 66 (1997) 803–9.
43 Parkinson Study Group. Impact of deprenyl and tocopherol treatment on Parkinson's disease in TATATOP subjects not requiring levodopa. Ann. Neurol. 39 (1996) 29–36.
44 Perkin, J.E., J. Hartje: Diet and migraine: A review of the literature. J. Amer. diet. Ass. 83 (1983) 459–463.
45 Perrig, W.J. Perrig, P., Stähelin, H.B.: The relation between antioxidants and memory performance in the old and very old. J. Amer. Geriatr. Soc. 45 (1997) 718–724.
46 Quirin, H.: Pain and vitamin B1, therapy. Bibliotheca Nutr. Dieta. 38 (1986) 110–111.
47 Renwick, A.G.: Acceptable daily intake and the regulation of intense sweeteners. Food Addit. Contamin. 7 (1990) 463.
48 Sano, M., C. Ernesto, R.G. Thomas, M. Klauber, K. Schafer, M. Grundmann, P. Woodbury, J. Growdon, C.W. Cotman, E. Pfeiffer, L.S. Schneider, L.J.A. Thal: Controlled trial of selegilin, alpha-tocopherol, or both as treatment for Alzheimer's disease. New Engl. J. Med. 336 (1997) 1216–1222.
49 Scheider, W.L., L.A. Hershey, J.E. Vena, T. Holmlund, J.R. Marshall, J.L. Freudenheim: Dietary antioxidants and other dietary factors in the etiology of Parkinson's disease. Movement Disorders 12 (1997) 190–196.
50 Schmitz, S., H. Tesch, H. Bohlen, A. Engert, V. Diehl: Das chronische Müdigkeitssyndrom („Chronic Fatigue Syndrome", CFS). Med. Klinik 89 (1994) 154–159.
51 Schneider-Helmert, D.: L-Tryptophan als physiologisches Schlafmittel. Akt. Ernährungsmed. 7 (1982) 47–48.
52 Schoenen, J., J. Jacquy, M. Lenaerts: Lie'ege, Belgium. Effectiveness of high-dose riboflavin in migraine prophylaxis. A randomzed controlled trial. Neurology 50 (1998) 466–470.
53 Scopp, A.L.: MSG and hydrolyzed vegetable protein induced headache: Review and case studies. Headache 31 (1991) 107–110.
54 Shoulson, J.: The Parkinson study group, effects of tocopherol and deprenyl on the progression of disability in early Parkinson's disease. New Engl. J. Med. 328 (1993) 176–183.
55 Sills, M.A., W.I. Forsythe, D. Haidukewych, A. MacDonald, M. Robinson: The medium chain triglyceride diet and intractable epilepsy. Arch. Dis. Childhood 61 (1986) 1168–1172.
56 Stähelin, H.B.: Senile dementia in relation to nutritional factors. In: Somogyi, J., D. Hötzel: Nutrition and Neurobiology. Bibliotheca Nutr. Dieta 38 (1986) 136–144.
57 Stamler, R.: Implications of the INTERSALT study. Hypertension Suppl. I 17 (1991) 16–20.
58 Swank, R.L., B.B. Dugan: Effect of low saturated fat diet on early and late cases of multiple sclerosis. Lancet 336 (1990) 37–39.
59 Walther, B., E. Dietrich, J. Spranger: Verändert Nahrungsphosphat neuropsychologische Funktionen und Verhaltensmerkmale hyperkinetischer und impulsiver Kinder? Monatsschr. Kinderheilkd. 128 (1980) 382.
60 Warlow, C.P. Epidemiology of stroke. Lancet 352 (suppl. III) (1998) 1–4.
61 Wolf, P.A. Prevention of stroke. Lancet 352 (1998) sm 15–sm 18.
62 Wolraich, M.L., D. Wilson, J.W. White: The effect of sugar on behavior or cognition in children. Jama 274 (1995) 1617–1621.
63 Wolraich, M.L., S.D. Lindgren, P.J. Stumbo, L.D. Stegink: Effects of diets high in sucrose or aspartame on the behaviour and cognitive performance of children. New Engl. J. Med. 330 (1994) 301–307.
64 Wurtman, R.J.: Behavioural effects of nutrients. Lancet I (1983) 1145–1147.
65 Zaman, Z., S. Roche, P. Fielden, P.G. Frost, D.C. Niriella, A.C.D. Cayley: Plasma concentrations of vitamins A and E and carotenoids in Alzheimer's disease. Age and Ageing 21 (1992) 91–94.

12 Erkrankungen der Haut

12.1 Maligne Hauttumoren

Aufgrund epidemiologischer und tierexperimenteller Untersuchungen fördern die unter **intensiver UV-Bestrahlung** der Haut vermehrt gebildeten **freien Radikale** sowohl die vorzeitige Alterung des Organs als auch die Entstehung von Malignomen.

Hieraus ergibt sich die Frage, inwieweit durch eine Optimierung der Zufuhr an **Antioxidanzien** den UV-induzierten Hautschäden vorgebeugt werden kann.

In Untersuchungen an gesunden Versuchspersonen konnte gezeigt werden, dass eine achttägige orale Supplementierung mit 2 g Vitamin C + 100 IU Vitamin E täglich die durch UV-Bestrahlung ausgelöste Reaktion der Haut im Vergleich zu Placebo signifikant verringert [8]. Auch eine Supplementierung mit 30 mg β-Carotin täglich während 10 Tagen zeigte einen entsprechenden Schutzeffekt.

Trotz dieser Belege für einen Schutzeffekt **fehlen eindeutige Beweise** dafür, dass unter Supplementierung mit nutritiven Antioxidanzien das Risiko der Entstehung UV-induzierter Malignome der Haut signifikant gesenkt wird.

In einer prospektiven placebokontrollierten Studie an über 1800 Patienten mit Zustand nach erfolgreich therapierten Malignomen (ohne Melanome) konnte während 5 Jahren bei täglicher Gabe von 50 mg β-Carotin im Vergleich zu Placebo **keine Schutzwirkung** belegt werden (Lit. bei [27]).

Auch an kleineren Fallzahlen konnte keine Beziehung zwischen der β-Carotinzufuhr mit der Nahrung bzw. der β-Carotinkonzentration im Serum und dem Hautkarzinomrisiko nachgewiesen werden (Lit. bei [27]).

In Arizona wurden über 2000 Patienten mit UV-induzierten Präkanzerosen bzw. therapierten Karzinomen der Haut während 5 Jahren mit 25 000 IU Vitamin A täglich bzw. Placebo behandelt. Es kam zu einer signifikanten Verringerung der **Spindelzellkarzinome**, während die Häufigkeit der **Basaliome** unbeeinflusst blieb [23].

Eine weitere Studie spricht dafür, dass die regelmäßige Einnahme von Multivitaminpräparaten, die überwiegend die Vitamine A, C und E enthalten, das Risiko an einem Basaliom zu erkranken, reduziert [31].

Auch das **Risiko der Melanomentwicklung** wird offenbar durch die Ernährung nicht beeinflusst.

Mitteilungen über erhöhte Konzentrationen an **mehrfach ungesättigten Fettsäuren** in den Triglyceriden des subkutanen Fettgewebes bei Melanomkranken und die daraus gefolgerte Annahme, hoher Verzehr polyensäurereicher Fette würde das Risiko der Melanomentwicklung steigern, konnten nicht bestätigt werden. Es war der Verzehr von Fetten mit einem hohen Gehalt an Polyensäuren bei Patienten und Kontrollen identisch.

Spekulationen um eine Bedeutung des **Alkoholkonsums**, der Zufuhr an **Vitamin E** und **Vitamin D** fanden ebenfalls keine Bestätigung (Lit. bei [27]). Auch für den diskutierten Schutzeffekt von **Selen** gibt es keine Beweise.

In einer Multicenterstudie wurden über 1300 Patienten mit einem Basaliom bzw. Spindelzellkarzinom in der Vorgeschichte bis zu 6 Jahre unter einer Supplementierung mit 200 µg Selen täglich bzw. Placebo beobachtet. Die Gabe von Selen hatte **keinen Einfluss** auf die Zahl neu auftretender Hauttumoren [4].

12.2 Neurodermitis (atopische Dermatitis, atopisches Ekzem, endogenes Ekzem)

Ätiologie und Klinik

> Als Atopie wird eine genetische Disposition zur Entwicklung von Überempfindlichkeitsreaktionen der Haut und Schleimhäute mit dem vermehrten Auftreten von Ekzemen, Asthma bronchiale und allergischer Rhinopathie bezeichnet.

Die Neurodermitis beginnt meist bereits im Säuglingsalter. Die Hauterscheinungen können sich mit zunehmendem Lebensalter zurückbilden, können jedoch auch während des gesamten Lebens bestehen bleiben.

Die **Prävalenz** des atopischen Ekzems wird in westlichen Industrieländern mit mindestens 10 % bei Kindern und 0,5–12 % bei Erwachsenen angegeben. Seit Jahren ist eine erhebliche Häufigkeitszunahme vorwiegend in **sozial höheren Schichten** der Bevölkerung zu beobachten.

Neben der **höheren Allergenexposition** (vgl. Kap. 3.4.10) werden sich weitere, seit Jahren abzeichnende **Änderungen im Ernährungsverhalten** zusammen mit **frühzeitigen Impfungen** gegen virusbedingte Infektionskrankheiten für die Häufigkeitszunahme diskutiert.

So fanden sich in einer schwedischen Studie allergische Erkrankungen bei Kindern, die nach anthroposophischen Vorstellungen ernährt und medizinisch versorgt wurden, nur in 13 % im Vergleich zu 25 % bei einem Kontrollkollektiv. Besonders hingewiesen wird auf den bei anthroposophischer Lebensweise mit 63 % häufigen Verzehr **fermentierter Gemüse**, die lebende Milchsäurebakterien enthalten, ein Lebensmittel, das in der Kontrollgruppe nur von 4,5 % der Kinder verzehrt wurde. Insbesondere der in fermentiertem Gemüse vorkommende **Lactobazillus plantarum** könnte für diese positive Wirkung mitverantwortlich sein [1].

Störungen des Immunsystems mit Erhöhung des IgE-Serumspiegels finden sich in der Mehrzahl der Fälle. Die befallenen Hautpartien sind rauh und trocken. Das im Vordergrund stehende Symptom ist der **Juckreiz**.

Das **Atopierisiko** wird durch Stillen reduziert.

In einer prospektiven Studie, in der Kinder von der Geburt bis zum 17. Lebensjahr kontrolliert wurden, war die Prävalenz der Atopie bei den nicht bzw. wenig gestillten signifikant erhöht. Dies betraf sowohl das atopische Ekzem, die Lebensmittelallergie als auch allergiebedingte allergische Reaktionen an den Atmungsorganen [28].

Auch konnte gezeigt werden, dass eine allergenarme Ernährung während des letzten Schwangerschaftsdrittels und während der Stillperiode das Risiko einer atopischen Dermatitis in den ersten 12 Lebensmonaten senkt [3a, 31a].

Die **Ätiologie** der Erkrankung ist nur unvollständig bekannt. Bei gegebener **genetischer Prädisposition** wird die Erkrankung durch verschiedene **exogene Provokationsfaktoren** manifest.

Ein Konzept zur Ätiopathogenese beruht auf der Vorstellung eines Mangels an dem Enzym δ-6-Desaturase. Dieses Enzym ist für die Umwandlung von Linolsäure in γ-Linolensäure erforderlich (vgl. Abb. 1-11). γ-Linolensäure ist die Vorstufe der Dihomo-γ-Linolensäure, der Ausgangssubstanz von Prostaglandin E_1.

Für eine Verringerung des Enzyms δ-6-Desaturase spricht die Tatsache, dass in den Plasmaphospholipiden von Atopikern erhöhte Linolsäurekonzentrationen und um etwa 50 % reduzierte γ-Linolensäurekonzentrationen gefunden werden.

Es gibt Hinweise darauf, dass **Prostaglandin E_1** wesentliche **immunregulatorische Wirkungen in der Haut** zukommen. Ein Mangel an diesem Prostaglandin ist – so wird angenommen – in der frühen Säuglingsphase für die Ausreifung des zellulären Immunsystems mitverantwortlich.

Der Mangel hat eine lebenslange Funktionsschwäche der T-Suppressor-Lymphozyten mit unzureichender Kontrolle der B-Lymphozyten und überschießender IgE-Synthese zur Folge.

Die **Therapie** der atopischen Dermatitis mit Ölen, reich an γ-Linolensäure, beruht auf dieser Annahme [20].

Auch die Gabe von ω-**3-Fettsäuren** und die hierdurch verminderte Freisetzung proinflammatorischer Mediatoren aus Arachidonsäure, insbesondere von Leukotrien B_4, kann (ähnlich wie bei rheumatischen Gelenkerkrankungen, vgl. Kap. 8.2) positiv auf die Symptomatik wirken.

Unter täglich 10 g Fischöl, entsprechend 3 g ω-3-Fettsäuren, kam es im Vergleich zu Olivenöl nach 12 Wochen zu einer signifikanten Besserung der klinischen Symptomatik [2a].

Da bei gegebener Veranlagung manche Lebensmittel als Trigger wirken, können bei einem Teil der Patienten die Hauterscheinungen durch **Elimination bestimmter Lebensmittel** positiv beeinflusst werden.

Als Trigger wird auch ein intestinaler Hefepilzbefall, insbesondere mit **Candida albicans** diskutiert (vgl. Kap. 3.5.2). Bei Patienten mit Neurodermitis, aber auch mit anderen allergischen Erkrankungen, wurden besonders hohe Hefepilzkonzentrationen in den Fäzes gefunden [15].

Ernährungstherapie

Um Lebensmittel mit möglichen Triggereigenschaften zu eliminieren, wurden verschiedene Kostformen vorgeschlagen, die insbesondere folgende Lebensmittel nicht enthalten:
- Milch,
- Milchprodukte,
- Eier,
- Schweinefleisch,
- Fisch,
- Geflügel,
- Nüsse,
- Lebensmittelfarbstoffe etc. [13, 26].

Es kann davon ausgegangen werden, dass etwa 60 % aller Fälle von Neurodermitis im Kindesalter durch eine **Überempfindlichkeit gegenüber bestimmten Lebensmitteln** ausgelöst und unterhalten werden. Langzeitbeobachtungen zeigen, dass diese Überempfindlichkeiten mit zunehmendem Lebensalter spontan schwinden können.

> Am längsten bleiben in aller Regel die Reaktionen auf Ei, Milch, Soja, Weizen und Erdnüsse bestehen [29].

Neben IgE-vermittelten Allergien beruhen die Überempfindlichkeiten auch auf **pseudoallergischen Reaktionen**. Als Auslöser pseudoallergischer Reaktionen wurden bisher eine Reihe von Lebensmittelfarbstoffen, Konservierungsstoffen, Antioxidanzien und natürlich in Lebensmittel vorkommende Substanzen identifiziert [9]. In klinischen Studien konnten mit pseudoallergenfreien Kostformen positive Effekte bei Kindern mit Neurodermitis erzielt werden.

In den seltenen Fällen, bei denen alle therapeutischen Bemühungen fehlschlagen, kann durch ausschließliche Ernährung mit einer **chemisch definierten Formeldiät** (vgl. Kap. 18) mit letzter Sicherheit eine Überempfindlichkeit gegenüber einem Lebensmittel bzw. einem Inhaltsstoff der Nahrung ausgeschlossen werden. Aufgrund vorliegender Erfahrung muss mit einer solchen Formeldiät etwa 3–4 Wochen ausschließlich ernährt werden.

Jede orale Aufnahme möglicher, die Erkrankung begünstigende Substanzen, die etwa in Zahnpasta, Medikamenten etc. enthalten sein könnten, müssen eliminiert werden.

Kinder unter fünf Jahren reagieren oft mit **osmotischer Diarrhö** auf chemisch definierte Formeldiäten. Nach entsprechender Verdünnung mit Wasser sistieren die Durchfälle.

Schwinden die Hauterscheinungen unter ausschließlicher Ernährung mit Formeldiät, so erfolgt ein **Kostaufbau**, bei dem im Abstand von etwa 4–6 Tagen jeweils ein Lebensmittel eingeführt wird. Durch entsprechende Kontrollen des Hautbefundes lassen sich so die Lebensmittel erkennen, die eine Überempfindlichkeitsreaktion auslösen [6, 7].

Weitere Ansätze zur Therapie ergeben sich aus den neuen Erkenntnissen über den **Einfluss von probiotischen Lactobazillen** auf die Funktion der Darmmukosa (vgl. Kap. 2).

Das Spektrum der Intestinalflora ist wesentlich mitverantwortlich für die Funktion der Mukosabarriere und folglich auch für den Übertritt allergenpotenter Nahrungsbestandteile. Wegen der in der frühen Lebensphase noch besonders **störanfälligen Mukosabarriere** ist die Möglichkeit des Allergenübertritts groß.

Ausgehend von der Annahme, dass einem **vermehrten Allergenübertritt** durch die Darmmukosa eine wesentliche Bedeutung bei der Neurodermitis und Lebensmittelallergie zukommt, wurde in gezielten Untersuchungen versucht, die Funktion der Mukosabarriere durch die orale Gabe probiotischer Lactobazillen zu verbessern.

In Untersuchungen an Kindern mit Neurodermitis konnte durch Zusatz von Lactobazillus GG, einem besonders gut untersuchten Keim, eine eindeutige Besserung der klinischen Symptomatik erzielt werden. Weiterhin sank im Stuhl signifikant die Konzentration an α_1-Antitrypsin und an TNF-α [19].

Diese Befunde stützten die bereits genannte Spekulationen um eine **Bedeutung lebender Milchsäurebakterien** in fermentiertem Gemüse.

Autoren, die dem intestinalen Hefepilzbefall eine ätiologische Bedeutung beimessen, empfehlen eine kohlenhydratarme, insbesondere zuckerfreie Ernährung („**Antipilzdiät**") in Kombination mit einem oralen Antimykotikum [21].

12.3 Psoriasis

 Ätiologie und Klinik

> Es handelt sich um eine chronisch entzündliche, proliferative Erkrankung der Haut mit charakteristischen scharf begrenzten, mattroten, schuppigen Plaques, überwiegend im Bereich der Streckseiten der Gelenke und der Kopfhaut.

Neben der häufigen Psoriasis vulgaris gibt es weitere Verlaufsformen. Die **Prävalenz** in West- und Mitteleuropa wird mit 1,5–3 % angegeben. Die **Ätiologie** ist unbekannt.

Bei **genetischer Prädisposition** werden eine Reihe **auslösender Faktoren** für die Manifestation der Erkrankung diskutiert:
- physischer und psychischer Stress,
- Infektionen,
- bestimmte Pharmaka,
- Nikotin- und Alkoholabusus,
- hormonelle Umstellungen in der Pubertät, Gravidität oder Menopause etc.

Ähnlich wie bei der Neurodermitis wird auch bei der Psoriasis ein intestinaler Hefepilzbefall, insbesondere mit **Candida albicans**, als mögliche auslösende Ursache diskutiert [21].

Die mehrfach ungesättigte Fettsäure **Arachidonsäure** ist in freier Form in der psoriatrischen Haut um das etwa 20fache erhöht. Damit steht das

Ausgangssubstrat für die **Synthese entzündungsfördernder Eicosanoide** (vgl. Abb. 1-11) in hoher Konzentration zur Verfügung.

Die Arachidonsäure wird bei gesteigerter Aktivität von Phospholipase A_2 aus dermalen Phospholipiden freigesetzt.

Die vermehrte Synthese von Entzündungsmediatoren aus Arachidonsäure ist die Basis für den therapeutischen Einsatz von **ω-3-Fettsäuren (Fischöl)**.

ET Ernährungstherapie

Wie bei vielen ätiologisch unklaren und folglich einer kausalen Therapie nicht zugänglichen Erkrankungen, so gibt es auch bei der Psoriasis bereits seit über 200 Jahren eine Vielzahl von Vorschlägen zur diätetischen Therapie, die überwiegend auf Spekulationen, Erfahrung und persönlicher Meinung beruhen, deren Wirkung aber nie im exakten Therapievergleich überprüft wurde.

Über z. T. spektakuläre Rückbildung der Effloreszenzen wird unter totalem Fasten, proteinarmen und proteinreichen Kostformen, vegetarischer Ernährung, glutenfreier Kost, fettarmen und fettreichen Diäten, kaliumarmen, kochsalzarmen, kaliumreichen, ansäuernden und alkalisierenden Kostformen etc. berichtet [11].

Unter all diesen völlig **unterschiedlich zusammengesetzten Kostformen** wurden z. T. spektakuläre Remissionen erzielt. Da dieser positive Effekt bei völlig heterogen zusammengesetzten Kostformen nicht auf einem einheitlichen pathobiochemischen Mechanismus beruhen kann, wird angenommen, dass die **plötzliche Änderung der Ernährung** beim Befolgen einer der Diätvorschriften als **unspezifischer Reiz** wirkt und im Sinne einer „Umstimmung" den Krankheitsvorgang positiv beeinflusst [30].

Diese Vorstellung entbehrt jedoch einer exakten wissenschaftlichen Basis. Bereits in den zwanziger Jahren berichtet v. Noorden über die positive Wirkung der als **„Zick-Zack-Kost"** beschriebenen Umstimmungsdiät [24].

Therapie mit Fetten, reich an ω-3-Fettsäuren

Aufgrund epidemiologischer Untersuchungen ist die Psoriasis bei **Eskimos,** die im Rahmen ihrer traditionellen Ernährung große Mengen an ω-3-Fettsäuren aufnehmen, sehr selten [16, 17], während sie unter westlichen Ernährungsgewohnheiten wesentlich häufiger an der Schuppenflechte erkranken [3].

Diese epidemiologischen Daten veranlassten, zusammen mit den bereits genannten Änderungen der Fettsäurekonzentration in der Haut, bei Patienten mit Schuppenflechte zu **Therapiestudien** mit dem an ω-3-Fettsäure reichen Fischöl. Es wurden Mitte der achtziger Jahre die ersten Therapieergebnisse mit Fischöl veröffentlicht.

Die Autoren berichteten über leichte bis mäßige Besserung der Hauterscheinungen (Rückgang der Schuppung, des Erythems und der Hautdicke) bei 8 von 13 Patienten. Fünf Kranke zeigten keinen Effekt. Die während acht Wochen gegebene Dosis an Fischöl, **5 g Eicosapentaensäure** entsprechend, lag weit über der Menge, die durch vermehrten Fischverzehr erreicht werden kann [32].

Sowohl in dieser als auch in Folgestudien, bei denen es mit wenigen Ausnahmen zu entsprechend positiven Ergebnissen kam, wurde die Gabe von Fischöl mit einer **fettarmen Kost** kombiniert, um die Zufuhr an ω-6-Fettsäuren, insbesondere an Arachidonsäure, gering zu halten.

Während die ersten Therapiestudien nur an relativ kleinen Fallzahlen durchgeführt wurden, bestätigte eine finnische Untersuchung an 80 Kranken den positiven Effekt von ω-3-Fettsäuren bei der Psoriasis. Bei Patienten mit nur geringen Hauterscheinungen war der Behandlungserfolg deutlich besser als bei schweren Verlaufsformen. Von 34 Patienten mit einer **Psoriasis arthropathica** kam es bei 16 zu einer signifikanten Besserung der meist ausgeprägten Gelenkschmerzen. Nur bei zwei Kranken zeigte sich keinerlei Einfluss auf die Gelenkbeschwerden [18].

Während alle bisher veröffentlichen Therapiestudien mit Fischöl nur bei einem Teil der Kranken einen überwiegend mäßigen Therapieerfolg zeigten, verlief eine **Kombinationsbehandlung von Fischöl mit UVB-Fototherapie** eindeutig positiv.

In der Doppelblindplazebo-kontrollierten Studie wurde Fischöl mit **Olivenöl** verglichen. Die Fischölgruppe zeigte in Kombination mit UVB-Bestrahlung im Vergleich zur Plazebogruppe einen signifikanten Abfall der TBSA (total body surface area), d. h. der von Psoriasis befallenen Körperoberfläche. Eine entsprechende vergleichende Studie, in der die Kombination mit einer topischen Corticoidtherapie verglichen wurde, verlief hingegen negativ [14].

Während alle bisher genannten Studien mit Fischöl bzw. Eicosapentaensäureestern durchgeführt wurden, verglichen englische Autoren das Verhalten der Hauterscheinungen unter dem Verzehr von fettarmem bzw. fettreichem Fisch. Der regelmäßige Verzehr von **fettem Fisch** (Makrelen, Lachs, Hering etc.), einer Gesamtmenge von 1–2 g Eicosapentaensäure entsprechend, hatte im

Vergleich zum Verzehr von fettarmem Fisch eine signifikante Besserung der Hauterscheinung zur Folge [5].

Fasten

Während längerer Hungerphasen, z. B. am Ende des Zweiten Weltkrieges und in Gefangenenlagern, wurden überwiegend Rückbildungen der Effloreszenzen beobachtet. Das Gleiche gilt für das gezielte Heilfasten etwa nach Buchinger und Schroth (Lit. bei [11]).

Alkohol

Eine große Zahl von Studien zeigt im Vergleich zu gesunden Kontrollen bei Psoriasiskranken einen vermehrten Alkoholkonsum. Aufgrund gezielter Befragungen muss davon ausgegangen werden, dass es in bis zu 20 % der Fälle unter vermehrtem Alkoholkonsum zu einer Exazerbation der Erkrankung kommt (Lit. bei [11]).

Zuckerfreie Diät

Ausgehend von der Überlegung, dass bei einem Teil der Patienten ein intestinaler Hefepilzbefall, insbesondere mit **Candida albicans**, für die Manifestation der Psoriasis verantwortlich ist, wird eine sog. „Antipilzdiät", d. h. eine kohlenhydratarme Kost, frei von Zucker, empfohlen. Eindeutige Beweise für einen Kausalzusammenhang zwischen der Hefepilzbesiedelung und der Entstehung der Psoriasis bzw. für den therapeutischen Effekt der genannten diätetischen Maßnahme liegen bisher nicht vor [21] (vgl. Kap. 3.5.2).

Hinweise gibt es auch auf eine mögliche Bedeutung der **Glutenüberempfindlichkeit**. Bei Psoriasiskranken mit primär nicht erkannter Sprue kam es unter glutenfreier Kost zu einer weitgehenden Rückbildung der Effloreszenzen. Bei der Psoriasis finden sich häufiger Gliadenantikörper, zum Teil auch diskrete morphologische Veränderungen der Duodenalschleimhaut und unter glutenfreier Kost kam es bei einem Teil der Patienten zu einer klinischen Besserung [22].

12.4 Dermatitis herpetiformis Duhring

Ätiologie und Klinik

Die meist zwischen dem 2. und 4. Lebensjahrzehnt auftretende Erkrankung geht mit **papulovesikulären, stark juckenden Hauteffloreszenzen** an den Streckseiten der Extremitäten, überwiegend im Bereich der Ellenbogen- und Kniegelenke, in der Gesäßregion und über dem Sakrum und den Schultern, einher.

Mit großer Wahrscheinlichkeit sind **autoimmunologische Mechanismen** mit einer Kreuzreaktion zwischen Glutenin, einer hochmolekularen Glutenkomponente, und Elastin (mit dem Kollagen verwandtes Strukturprotein, Hauptbestandteil der elastischen Fasern) der Haut für diese Erkrankung verantwortlich [2].

Etwa zwei Drittel der Patienten zeigen eine ausgeprägte **spruetypische Schleimhautveränderung** am Dünndarm mit subtotaler oder partieller Zottenatrophie (vgl. Kap. 3.4.4). In den übrigen Fällen sind die Veränderungen weniger deutlich, lassen sich aber durch hohe Glutengabe induzieren.

Genetische Faktoren sind an der Entstehung mitbeteiligt. Die Erkrankung findet sich in den verschiedenen Populationen unterschiedlich häufig. Asiaten und Afrikaner erkranken seltener als Europäer.

 Ernährungstherapie

Sowohl die Dünndarm- als auch die Hautveränderungen bilden sich unter **glutenfreier Ernährung** zurück. Kommt es unter der Diät zu keiner ausreichenden Rückbildung der Hauterscheinungen, so kann doch die **medikamentöse Therapie** mit Dapsone erheblich reduziert werden.

Es gibt Hinweise darauf, dass die Hauterscheinungen unter oraler Jodzufuhr exazerbieren, sodass möglicherweise auch dem **Meiden besonders jodreicher Lebensmittel** und von jodiertem Speisesalz eine gewisse Bedeutung zukommt.

Während der therapeutische Effekt einer glutenfreien Diät klinisch erst relativ spät in Erscheinung tritt, kommt es unter ausschließlicher Ernährung mit einer **chemisch definierten Formeldiät** sehr schnell zu einer Befundbesserung. Dieser zeitliche Unterschied veranlasste zu der Annahme, dass Gluten lediglich die Barrierefunktion der Darmschleimhaut schädigt und so den

Durchtritt für andere Proteine erhöht, die letztlich für die Hauterscheinungen verantwortlich sind.

> Eine ausschließliche Ernährung mit chemisch definierten Formeldiäten ist dann indiziert, wenn wegen Unverträglichkeitserscheinungen eine Dapsone-Therapie bei akuter Exazerbation nicht toleriert wird (Lit. bei [27]).

12.5 Acne vulgaris

  Ätiologie und Klinik

Die Akne ist eine der häufigsten Hauterkrankungen. Sie entwickelt sich in der Pubertät als Folge der **hormonellen Umstellung** und der hierdurch bedingten Änderung, sowohl der Talgdrüsenfunktion als auch der Zusammensetzung ihres Sekretes. Bei gegebener **genetischer Prädisposition** sind weitere Faktoren an der Manifestation beteiligt.

Ob auch bestimmte Lebensmittel und Inhaltsstoffe der Nahrung zu den **Manifestationsfaktoren** zu zählen sind, wird widersprüchlich beurteilt. In der Literatur finden sich eine Vielzahl von Hinweisen auf sog. **aknegene Lebensmittel,** die alle auf Befragungen und der allgemeinen Praxiserfahrung beruhen.

Schüler mit Akne gaben in 42 % an, dass aufgrund ihrer eigenen Erfahrung bestimmte Lebensmittel die Akne begünstigen. An erster Stelle wurden **Fett** und **Schokolade** genannt.

Aufgrund einer umfangreichen Literaturübersicht werden folgende Lebensmittel am häufigsten für die Entstehung und das Ausmaß der Hauterkrankung mitverantwortlich gemacht:

- Schweinefleisch,
- Wurst,
- Seefisch,
- Käse,
- Vollmilch,
- Schweineschmalz,
- Nüsse,
- Margarine und andere Speisefette,
- gebratene Nahrungsmittel,
- Schokolade, Süßigkeiten,
- süßes Gebäck,
- scharfe Gewürze,
- Kaffee und
- alkoholische Getränke [10].

Obwohl aufgrund der praktischen Erfahrung immer wieder Schokolade als wesentlicher auslösender bzw. aggravierender Faktor genannt wird, konnte in einer gezielten Untersuchung an 65 Patienten mit Akne durch exzessiven Verzehr von Schokolade weder eine Verschlimmerung der Akne noch eine Änderung in der Zusammensetzung des Hauttalges festgestellt werden (Lit. bei [27]).

  Ernährungstherapie

Es gibt weder eindeutige pathobiochemische noch klinische Befunde als Basis für eine allgemein gültige Kostform zur Behandlung der Akne. Aufgrund der Tatsache, dass ein Großteil der Patienten durch Eigenbeobachtung Lebensmittel erkennt, die negativ auf die Hauterkrankung wirken, muss davon ausgegangen werden, dass im Einzelfall die Elimination bestimmter Lebensmittel den Krankheitsverlauf günstig beeinflusst.

12.6 Urtikaria (Nesselsucht)

 Ätiologie und Klinik

> Die typische Hauterscheinung der Urtikaria ist die Quaddel. Diese umschriebene, kurzfristig auftretende Schwellung der Haut ist die Folge eines Flüssigkeitsaustritts aus Blutgefäßen ins Gewebe.

Das Bild entspricht der Hautreaktion nach Kontakt mit einer Brennnessel. Die **Quaddelbildung** geht meist mit Brennen und einem Juckreiz einher. Als chronische Urtikaria bezeichnet man Quaddelbildungen, die länger als zwei Wochen bestehen.

Nahrungsmittelallergien können sich, wie bereits bei der intestinalen Nahrungsmittelallergie (vgl. Kap. 3.4.10) beschrieben, an verschiedenen Organen manifestieren. Der **häufigste Manifestationsort** ist die Haut, wo die krankmachende Überempfindlichkeit unter dem Bild der Urtikaria, des Quincke-Ödems und von Hautjucken in Erscheinung tritt.

Neben den bereits genannten allergischen Reaktionen an der Schleimhaut des Gastrointestinaltrakts können folgende Körperbereiche reagieren:

- Bronchialschleimhaut mit Asthma (vgl. Kap. 10.3),
- die Augenbindehaut mit einer Konjunktivitis,

- die Nasenschleimhaut mit einer Rhinitis
- und das Innenohr, besonders im Kindesalter, mit einer serösen Otitis media, gefolgt von Beeinträchtigungen der Hörfunktion [25].

> Allergische Reaktionen finden sich überwiegend an der **Haut** und den **Schleimhäuten**, da diese als Grenzflächenorgane in besonderem Maße mit immunkompetenten Zellen ausgestattet sind.

Während sich allergische Reaktionen als Folge einer **Antigen-Antikörper-Reaktion** (meist Antikörper vom IgE- und IgG-Typ) mit Freisetzung von Mediatoren, wie etwa Histamin entwickeln, werden **Pseudoallergien** unmittelbar dosisabhängig durch bestimmte Substanzen ausgelöst (vgl. Kap. 3.4.10).

Die molekularen Mechanismen, die der pseudoallergischen Reaktion zugrunde liegen, sind noch weitgehend unbekannt. Synonym wird im deutschsprachigen Raum auch der Ausdruck „**Intoleranz**" gebraucht.

Das **klinische Bild** pseudoallergischer Reaktionen entspricht dem von allergischen Reaktionen. In Lebensmitteln häufig enthaltene Substanzen, die pseudoallergische Reaktionen auslösen, bzw. im Zusammenhang mit der Neurodermitis wurden bereits in Kapitel 3.4.10 besprochen.

Ernährungstherapie

Bei der Urtikaria gilt es, die für eine Allergie bzw. Pseudoallergie verantwortlichen Lebensmittel bzw. **Substanzen** zu **erkennen**, um sie anschließend, wie bei der intestinalen Allergie besprochen (vgl. Kap. 3.4.10), **aus der Kost** zu **eliminieren**.

Bei chronischer Urtikaria kommt es unter einer strengen **Kartoffel-Reis-Wasser-Diät** innerhalb weniger Tage zu Beschwerdefreiheit. Spricht ein Patient innerhalb von fünf Tagen nicht auf diese Maßnahme an, so scheiden Nahrungsbestandteile als auslösende Ursache für die Urtikaria weitgehend aus (Lit. bei [15]) (Nickeldermatitis vgl. Kap. 3.4.10).

12.7 Sklerodermie

Bei der **progressiv-systemischen Sklerodermie** kommt es in ca. 50 % der Fälle zu einer Mitbeteiligung der Gastrointestinalorgane. Die morphologischen und funktionellen Störungen betreffen zu 75 % den Ösophagus, 50 % den Dünndarm, 50–70 % das Anorektum und je etwa 70 % Magen und Kolon. Eine Neuropathie des gastrointestinalen Nervensystems hat **Störungen der Peristaltik** zur Folge, die sich in einer Gastroparese, Obstipation und als Folge der langen Verweildauer des Speisebreis im Dünndarm in einer bakteriellen Fehlbesiedelung mit Störung der Nährstoffausnutzung äußern.

Eine wirksame medikamentöse oder diätetische Therapie ist nicht bekannt. Im fortgeschrittenen Stadium muss zur Vermeidung einer Malnutrition parenteral ernährt werden.

12.8 Mangelernährung

Mangel an Vitaminen, Mineralstoffen und Spurenelementen gehen z. T. mit charakteristischen Hautveränderungen einher. Die wichtigsten sind:
- **Vitamin-A-Mangel:** Vitamin A ist von Bedeutung für die Funktion epithelialer Gewebe (alte Bezeichnung: Epithelschutzvitamin). Mangel hat trockene, pigmentierte, hyperkeratotische Haut und Störungen der Schweißdrüsenfunktion zur Folge.
- **Vitamin-C-Mangel:** Wegen der Bedeutung für die Kollagensynthese kommt es bei einem Mangel zu Wundheilungsstörungen, Follikelhyperkeratosen und Gingivitis.
- **Nikotinsäure (Niacin)-Mangel:** Im Organismus kann Niacin und Niacinamid aus der essentiellen Aminosäure Trytophan dann synthetisiert werden, wenn Vitamin B_6 zur Verfügung steht. Bei tryptophan- und niacinarmer Ernährung entwickelt sich die Pellagra. Insbesondere bei überwiegender Ernährung mit dem an tryptophanarmen Mais kann sich eine Pellagra entwickeln (vgl. Kap. 1.7.2).
- **Zinkmangel** (vgl. Kap. 1.8.3): Das sich bei chronischem Zinkmangel entwickelnde Krankheitsbild der Akrodermatitis enteropathica ist charakterisiert durch Hautveränderungen im Bereich der Körperöffnungen und der Akren. Darüber hinaus finden sich diffuser Haarausfall, Konjunktivitis, Glossitis.

Literatur
1 Alm, J. S., J. Swartz, G. Lilja, A. Scheynius, G., Pershagen: Atopy in children of families with an anthrophosophic lifestyle. Lancet 353 (1999) 1485–1488.
2 Bödvarsson, S., I. Jónsdóttir, J. Freysdóttir, J.N. Leonard, L. Fry, H. Valdimarsson: Dermatitis herpetiformis – an autoimmune disease due to cross-reaction between dietary glutenin and dermal elastin? Scand. J. Immunol. 38 (1993) 546–550.

2a Bjørneboe, A., E. Søyland, G-E A. Bjørneboe, G. Rajka, C. A. Drevon: Effekt of n-3 fatty acid supplement to patients with atopic dermatitis. J. Intern. Med. 225 (1989) 233–236.
3 Burton, J. L.: Dietary fatty acids and inflammatory skin disease. Lancet I (1989) 27–31.
3a Chandra, R. K., S. Puri, A. Hamed: Influence of maternal diet during lactation und use of formula feeds on development of atopic eczema in high risk infants. Brit. Med. J. 299 (1989) 228–230.
4 Clarc, L. C., G. F. Combs, B. W. Turnbull, E. H. Late, D. K. Chalker, J. Chow, L. S. Davis, R. A. Glover, G. F. Graham, E. G. Gross, A. Krongrad, J. L. Lesher, H. K. Park, B. B. Sanders, C. L. Smith, J. R. Taylor: Effects of Selenium Supplementation for Cancer Prevention in Patients With Carcinoma of the Skin. J. Amer. Med. Ass. 276 (1996) 1957–1963.
5 Collier, P. M., A. Ursell, K. Zaremba, C. M. Payne, R. C. Staughton, T. Sanders: Effect of regular consumption of oily fish compared with white fish on chronic plaque psoriasis. Europ. J. clin. Nutr. 47 (1993) 251–254.
6 David, T. J., E. R. Waddington, R. H. J. Stanton: Nutritional hazards of elimination diets in children with atopic eczema. Arch. Dis. Childh. 59 (1984) 323–325.
7 Devlin, J., T. David, R. H. Stanton: Elemental diet for refractory atopic eczema. Arch. Dis. Childh. 66 (1991) 93–99.
8 Eberlein-König, B., M. Placek, B. Przybilla: Protective effect against Sunburn of Comines Systemic Ascorbic Acid (Vitamin C) and d-α-Tocopherol (Vitamin E). J. Amer-Acad. Dermatol. 38 (1998) 45–48.
9 Ehlers, I., B. M. Henz, T. Zuberbier: Diagnose und Therapie pseudo-allergischer Reaktionen der Haut durch Nahrungsmittel. Allergologie 19 (1996) 270–276.
10 Fahrenberger, A., C. Leitzmann: Akne und Ernährung. Ernährungs-Umschau 29 (1982) 3–6.
11 Glas, C.: Psoriasis und Ernährung, Inaugural-Dissertation. Med. Fakultät der Universität Würzburg 1994.
12 Gollnick, H. P. M., W. Hopfenmüller, C. Hemmes, S. C. Chun, C. Schmid, K. Sundermeier, H. K. Biesalski: Systemic beta carotene plus topical UV-sunscreen are an optimal protection against harmful effects of natural UV-sunlight: results of the Berlin-Eilath study. Eur. J. Dermatol. 6 (1996) 200–205.
13 Graham, P., S. P. Hall-Smith, J. R. Harris, M. L. Price: A study of hypoallergenic diets and oral sodium cromoglycate in the management of atopic eczema. Brit. J. Dermat. 110 (1984) 457–467.
14 Gupta, A. K., C. N. Ellis, D. C. Tellner, T. F. Anderson, J. J. Voorhees: Double-blind, placebo-controlled study to evaluate the efficacy of fish oil and low-dose UVB in the treatment of psoriasis. Brit. J. Dermat. 120 (1989) 801–807.
15 Häberle, M.: Salicylate und biogene Amine – natürliche Inhaltsstoffe von Nahrungsmitteln als Auslöser von Pseudoallergien. Ernährungs-Umschau 34 (1987) 287–296.
16 Horrobin, D. F.: Low prevalences of coronary heart disease (CHD), psoriasis, asthma and rheumatoid arthritis in Eskimos: are they caused by high dietary intake of eicosapentaenoic acid (EPA), a genetic variation of essential fatty acid (EFA) metabolism or a combination of both? Medical Hypotheses 22 (1987) 421–428.
17 Kromann, N., A. Green: Epidemiological studies in the Upernavik district, Greenland. Act. Med. Scand. 208 (1980) 401–406.
18 Lassus, A., A. L. Dahlgren, M. Halpern, J. Santalahti, H. P. Happonen: Effects of dietary supplementation with polyunsaturated ethyl ester lipids (Angiosan) in patients with psoriasis and psoriasis arthritis. Internat. Res. J. Internat. Med. Res. 18 (1990) 68–73.
19 Majamaa, H., E. Isolauri: Probiotics: A Novel approach in the management of food allergy. J. Allergy clin. Immunol. 99 (1997) 179–85.
20 Melnik, B., G. Plewig: Ein neues Konzept zur Ätiopathogenese und Prävention der Atopie. Hautarzt 40 (1989) 685–692.
21 Menzel, J.: Hauterkrankungen und Störungen der Darmökologie. notabene medic 8 (1991) 332–336.
22 Michaëlsson, G., W. Kraaz, B. Gerdén, E. Hagforsen, G. Hjelmquvist, L. Lööf, O. Sjöberg, A. Scheynius: Increased lymphocyte infiltration in duodenal mucosa from patients with psoriasis and serum IgA antibodies to gliadin. Brit. J. Dermatol. 133 (1995) 896–904.
23 Moon, T. E., N. Levine, B. Cartmel: Effect of Retinol in Preventing Squamous Cell Skin Cancer in Moderate-Risk Subjects: A Randomized Double-Blind, Controlled Trial. Cancer Epidemiology, Biomarkers and Prevention 6 (1997) 949–956.
24 Noorden von, C., H. Salomon: Handbuch der Ernährungslehre Band 1. Springer, Berlin 1920.
25 Nsouli, T. M., S. M. Nsouli, R. E. Linde, F. O'Mara, R. T. Scanlon, J. A. Bellanti: Role of food allergy in serous otitis media. Ann. Allergy 73 (1994) 215–219.
26 Price, M. L.: The role of diet in the management of atopic eczema. Hum. Nutr. Appl. Nutr. 38A (1984) 409–415.
27 Racket, S. C., M. Rothe, M. Grant-Kels: Diet and dermatology. The role of dietary manipulation in the prevention and treatment of cutaneous disorders. J. Amer. Acad. Derm. 29 (1993) 447–461.
28 Saarinen, U. M., K. Kajosaari: Breastfeeding as prophylaxis against atopic disease: prospective follow-up study until 17 years old. Lancet 346 (1995) 1065–1069.
29 Sampson, H. A., S. M. Scanlon: Natural history of food hypersensitivity in children with atopic dermatitis. J. Pediat. 115 (1989) 23–27.
30 Urbach, E.: Skin Diseases, Nutrition and Metabolism. Grune and Stratton, New York 1946.
31 Wei, Q., G. M. Matanoski, E. R. Farmer, P. Strickland, L. Grossman: Vitamin supplementation and reduced risk of basal cell carzinoma. J. clin. Epidemiol. 47 (1994) 829–836.
31a Zeiger, R. S., S. Heller, M. H. Mellon, A. B. Forsythe, R. D. O'Connor, R. N. Hamburger, M. Schatz: Effect of combined maternal and infant food-allergen avoidance on development of atopy in early infancy: a randomized study. J. Allergy Clin. Immunol 84 (1989) 72–89.
32 Ziboh, V. A., K. A. Cohen, C. N. Ellis, C. Miller, T. A. Hamilton, K. Kragballe, C. R. Hydrick, J. J. Voorhees: Effects of dietary supplementation of fish oil on neutrophil and epidermal fatty acids. Modulation of clinical course of psoriatic subjects. Arch. Derm. 122 (1986) 1277–1282.

13 Erkrankungen des Auges

13.1 Katarakt (grauer Star)

Ätiologie und Klinik

Linsentrübungen können verschiedene **Ursachen** haben. Am häufigsten ist die Cataracta senilis, der Altersstar, der bei vielen Menschen im 6. Lebensjahrzehnt beginnt. Die Patienten klagen über Nebelsehen, erhöhte Blendempfindlichkeit und zunehmende Sehverschlechterung. Eine weitere häufige Ursache der Katarakt ist der Diabetes mellitus.

Obwohl der graue Star **chirurgisch optimal behandelt** werden kann, gibt es Hinweise darauf, dass weltweit etwa 17 Millionen Menschen als Folge einer Katarakt erblinden.

Der Möglichkeit, Linsentrübungen **zu verhindern** bzw. ihre **Entstehung zu verzögern,** kommt deshalb eine große praktische Bedeutung zu.

Die in der Linse unter physiologischen Bedingungen, aber insbesondere bei UV-Licht-Exposition entstehenden **freien Sauerstoffradikale** sind offenbar in erheblichem Maße am Mechanismus der Linsentrübung beteiligt.

Antioxidanzien wie Vitamin C, Vitamin E, Carotinoiden, Glutathion, Superoxyddismutase, Katalase und der selenabhängigen Glutathionperoxidase kommt eine wesentliche Schutzfunktion zu.

Die Tatsache, dass die **Vitamin-C-Konzentration** in der Linse höher liegt als im Plasma, spricht für die Bedeutung einer hohen Antioxidanzienkonzentration zur Aufrechterhaltung einer stabilen Struktur der Linsenproteine. Es erfolgt eine Konzentrationssteigerung entgegen einem Konzentrationsgefälle.

> Ergebnisse epidemiologischer Studien sprechen dafür, dass eine optimale Versorgung mit antioxidativen Nährstoffen das Risiko der Kataraktentwicklung verringert (Lit. bei [10]).

Für den vorbeugenden Effekt einer optimalen Vitamin-C-Versorgung spricht beispielsweise das Ergebnis der Nurses' Health Study.

Bei 301 Teilnehmerinnen wurde über Jahre die Vitamin-C-Zufuhr mit der Nahrung und in Form von Supplementen bestimmt. 165 Frauen entfielen auf die Gruppe mit hoher Vitamin-C-Zufuhr. Die Zeitspanne, in denen Vitamin-C-Supplemente eingenommen wurden, variierte und betrug maximal 10–12 Jahre. Die pro Tag zugeführte Menge lag zwischen weniger als 400 und mehr als 700 mg.

Der Vergleich des Ausmaßes einer eventuellen Linsentrübung mit Höhe und Dauer der Einnahme von Vitamin-C-Supplementen ergab eine eindeutig **reduzierte Zahl** an Linsentrübungen unter Vitamin-C-Supplementation. Die Verringerung betrug unter Berücksichtigung des Alters und weiterer Risikofaktoren 77 % bei der beginnenden und 83 % bei der moderaten Linsentrübung. Dieser positive Effekt war von der **Dauer der Supplementation** abhängig und ließ sich bei der beginnenden Linsentrübung dann nicht nachweisen, wenn die Dauer der Supplementation weniger als 10 Jahre betrug.

Aufgrund dieses Ergebnisses und bereits bekannter experimenteller Daten und von Ergebnissen weiterer epidemiologischer Studien, kommen die Autoren zu dem Ergebnis, dass eine **langfristig hohe Aufnahme von Vitamin C** die altersbedingte Linsentrübung signifikant verringert [3].

Auch die **optimale Vitamin-E- und β-Carotinkonzentrationen** im Plasma gehen, wie Langzeitbeobachtungen gezeigt haben, mit einem signifikant geringeren Risiko der Linsentrübung einher [4].

Wahrscheinlich begünstigt eine **suboptimale Versorgung mit Vitamin B_2** (Riboflavin) die Entstehung der senilen Katarakt (Lit bei [2]). Möglicherweise steigert auch ein **regelmäßiger Alkoholkonsum** das Risiko der Kataraktentwicklung [5].

Da aufgrund epidemiologischer Daten die Kataraktinzidenz in Populationen mit **hohem Milchkonsum** und **hoher Lactasepersistenz** im Erwachsenenalter (vgl. Kap. 3.4.6) besonders hoch ist, wird weiterhin diskutiert, dass die Resorption großer Mengen an Galaktose, insbesondere, wenn sich mit zunehmendem Lebensalter die Aktivität galaktosemetabolisierender Enzyme verringert, die Entwicklung der senilen Katarakt begünstigt [8].

Ernährungstherapie

Trotz der genannten epidemiologischen Hinweise auf eine protektive Wirkung antioxidativer Vitamine gibt es derzeit keine eindeutigen Belege dafür, dass eine höhere Vitaminzufuhr als zur Erreichung „präventiver" Plasmaspiegel erforderlich ist, wirksam wäre (Nutzen und Risiken hochdosierter oraler Vitaminzufuhr, vgl. Kap. 1.7).

13.2 Makuladegeneration

 Ätiologie und Klinik

Die senile Makuladegeneration ist in westlichen Industrieländern die **häufigste Erblindungsursache in höherem Lebensalter**.

Von Bedeutung für den degenerativen Prozess sind die unter Lichteinwirkung vermehrt entstehenden **freien Radikale**. Sie oxidieren die in der Makula in hoher Konzentration vorkommenden mehrfach ungesättigten Fettsäuren.

Eine hohe Aktivität an Glutathionperoxidase, Superoxiddismutase und Katalase schützt, zusammen mit antioxidativen Vitaminen, vor Gewebeschädigungen durch die **freien Radikale**.

Aufgrund von Ergebnissen epidemiologischer Studien schützt eine **optimale Zufuhr an Antioxidanzien** mit der Nahrung im Alter zwischen 45 und 75 Jahren vor der Entwicklung degenerativer Makulaveränderungen.

> Ein hoher Verzehr von Früchten und Gemüse, mit einem hohen Anteil an Carotin und Vitamin C wirkt offenbar protektiv (Lit. bei [10]).

In einer amerikanischen Multicenterstudie wurde die Zufuhr von antioxidativen Vitaminen und von Carotinoiden bei 356 Fällen von Makuladegeneration mit der von 520 gesunden Kontrollpersonen verglichen. Eine hohe Zufuhr der **Carotinoide Lutein und Zeaxanthin** (z. B. in Spinat enthalten), nicht hingegen von anderen Carotinoiden, insbesondere β-Carotin, ging mit einem vergleichsweise geringen Erkrankungsrisiko einher.

Die Quintile mit der höchsten Aufnahme dieser Carotinoide hatte ein um 43 % **geringeres Risiko**, an einer altersbedingten Makuladegeneration zu erkranken, als die Personen in der niedrigsten Quintile.

Keine statistisch signifikanten Einflüsse hatte die Zufuhr an Vitamin A, E und C mit der Nahrung [11].

Das **Fortschreiten** einer bereits bestehenden trockenen, altersbedingten Makuladegeneration konnte in einer Doppelblindstudie unter Gabe deutlich über dem Bedarf liegender Vitamindosen (200 IE Vitamin E, 20000 IE β-Carotin, 750 mg Vitamin C + 50 μg Selen) gehemmt werden [1].

Die Konzentration von **Zink** ist in der Makula und anderen Abschnitten des Auges hoch. Dem Spurenelement kommt als Bestandteil von Metalloenzymen, z. B. Retinol-Dehydrogenase und Katalase eine zentrale Bedeutung im Stoffwechsel der Retina zu.

Ausgehend von der Tatsache, dass die Makuladegeneration mit zunehmendem Lebensalter häufiger wird und die Zinkversorgung im höheren Alter häufig unzureichend ist, wurde der Einfluss einer **oralen Gabe von Zinksulfat** (100 mg/Tag) im Rahmen einer plazebokontrollierten Studie auf das Sehvermögen von 151 Personen mit beginnender Makuladegeneration untersucht.

Nach einer Beobachtungszeit von 12 bis 24 Monaten war der Visusverlust unter Gabe von Zink im Vergleich zur Plazebogruppe signifikant geringer [5].

Es gibt Hinweise darauf, dass weitere **ernährungsabhängige Faktoren** das Risiko der Makuladegeneration steigern. So z. B.
- hohe Serumcholesterinkonzentration,
- Übergewicht und
- hoher Fettkonsum (Lit. bei [7]).

Ausgehend von der Annahme, **Alkohol** steigere das Risiko, wurde in NHANES-1 (National Health and Nutrition Examination Survey) die Höhe des Alkoholkonsums mit der Häufigkeit der Makuladegeneration korreliert. Es fand sich, entgegen der Vermutung, ein **protektiver Effekt** ähnlich wie bei der koronaren Herzerkrankung (vgl. Kap. 4.5.1). Insbesondere regelmäßiger Alkoholkonsum in Form von Wein ging mit einem um mehr als 50 % geringeren Risiko einher [7].

 Ernährungstherapie

Vgl. Kap. 13.1.

Literatur

1 Age-Related Macular Degeneration Study Group: Multiventer Ophthalmic and Nutritional Age-Related Macular Degeneration Study – Antioxidant Intervention and Conclusions. J. Amer. Optom. Assoc. 67 (1996) 30–49.

2 Bunce, G. E.: Evaluation of the impact of nutrition intervention on cataract prevalence in China. Nutr. Rev. 52 (1994) 99–101

3 Jacques P. F., A. Taylor, S. E. Hankinson, W. C. Willett, B. Mahnken, Y. Lee, K. Vaid, M. Lahav: Long-term vitamin C supplement use and prevalence of early age-related lens opacities 1–4. Amer. J. clin. Nutr. 66 (1997) 911–916.

4 Knekt, P, M. Heliovaara, A. Rissanen, A. Aromaa, R.-K. Aaran: Serum Antioxidant Vitamins and Risk of Cataract. Br. Med. J., 305 (1992) 1392–1394.

5 Manson, J. E., W. G. Christen, J. M. Seddon, R. J. Glynn, C. H. Hennekens: A prospective study of alcohol consumption and risk of cataract. Amer. J. prev. Med. 10 (1994) 156–161.

6 Newsome, D. A., M. Swartz, N. C. Leone, R. C. Elston,

E. Millert: Oral zinc in macular degeneration. Arch. Ophthalmol. 106 (1988) 192–198.

7   Obisesan, T. O., R. Hirsch, O. Kosoko, L. Carlson, M. Parrott: Moderate Wine Consumption Is Associated with Decreased Odds of Developing Age-Related Macular Degeneration in NHANES-1. J. Amer. Geriatr. Soc. 46 (1998) 1–7.

8   Rinaldi, E., C. Costagliola, L. Albini, G. De Rosa, G. Auricchio: High frequency of lactose absorbers among adults with idiopathic senile and presenile cataract in an population with a high prevalence of primary adult lactose malabsorption. Lancet I (1984) 355–357.

9   Rouhiainen, P., H. Rouhiainen, J. T. Salonen: Association betwenn Low Plasma Vitamin E Concentration and Progression of Early Cortical Lens Opacities. Amer. J. Epdimiol. 144 (1996) 496–500.

10 Sarma, U., E. Brunner, J. Evans, R. Wormald: Nutrition and the epidemiology of cataract and age-related maculopathy. Europ. J. clin. Nutr. 48 (1994) 1–8.

11 Seddon, J. M., U. A. Ajani, R. D. Sperduto, R. Hiller, N. Blair, T. C. Burton, M. D. Farber, E. S Gragdudas, J. Haller, D. T. Miller, L. A. Yannuzzi, W. Willett: Dietary carotenoids, vitamins A, C and E, and advanced age-related macular degeneration. J. Amer. Med. Ass. 272 (1994) 1413–1420.

14 Zahngesundheit und Ernährung

Nährstoffmangel während der Zahnentwicklung kann hypoplastische Veränderungen am Dentin und am Schmelz zur Folge haben. Im Vergleich zum Skelett ist jedoch die Gefahr einer Schädigung durch Mangelernährung während der Entwicklungsphase gering.

14.1 Karies

Die Zahnkaries ist eine durch mehrere Ernährungsfaktoren (Abb. 14-1) mitbestimmte, mikrobielle Erkrankung. Es lassen sich **karieshemmende** und **kariesfördernde Ernährungseinflüsse** unterscheiden.

Derzeit nimmt die **Karieshäufigkeit** in westlichen Industrieländern ab. Nach einem WHO-Bericht reduzierte sich die Karieshäufigkeit am permanenten Gebiss von Kindern während einer Zeitspanne von 10–15 Jahren um 30–50 % [14]. Die Gründe für den Rückgang sind nicht eindeutig bekannt. Eine bessere **Versorgung mit Fluor,** in Kombination mit einer besseren **Mundhygiene,** werden als Ursache diskutiert.

Fluorid

Der wesentliche karieshemmende Faktor ist Fluorid. Von Bedeutung sind weiterhin Kalzium und Phosphat als Hauptbestandteile der Zahnhartsubstanz. Fluorid ist als **wesentlicher Bestandteil des Schmelzminerals** für die Stabilität des Zahnschmelzes und damit nur für die Resistenz gegenüber kariogenen Noxen verantwortlich.

> Der Schmelz kann nur bis zum Zahndurchbruch über Blut- und Gewebeflüssigkeit mit Fluorid versorgt werden. Nach dem Zahndurchbruch erfolgt die Versorgung über die Zahnoberfläche [10, 13].

Die **Bioverfügbarkeit** des mit der Nahrung aufgenommenen Fluorids ist sehr unterschiedlich. Während Fluorid aus Natriumfluoridlösung unter

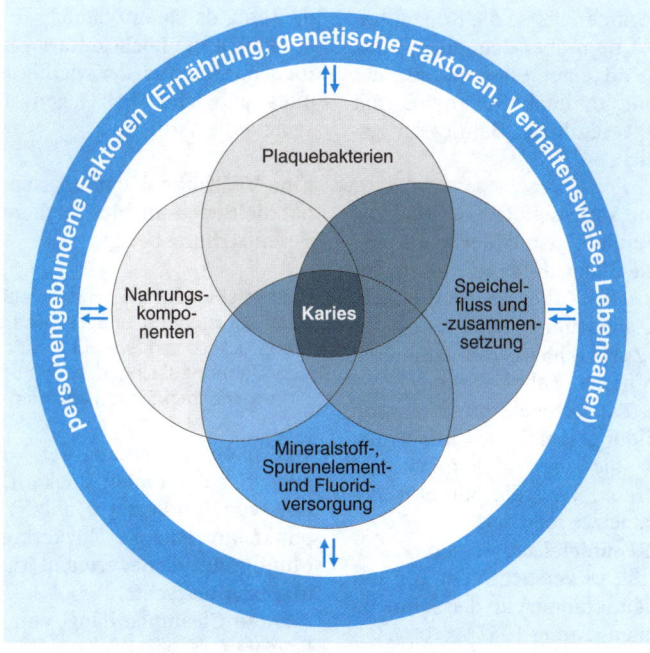

Abb. 14-1 Die Kariesentstehung beeinflussende Faktoren und ihre Interaktionen [7].

Versuchsbedingungen zu annähernd 100 % resorbiert wird, beträgt die Resorption beispielsweise aus Knochenmehltabletten nur 6 %.

Hierbei spielen die Fluoridbindungen und das gleichzeitige Vorhandensein **resorptionshemmender Nahrungsbestandteile** wie Aluminium, Magnesium und Kalzium, eine entscheidende Rolle. Man kann davon ausgehen, dass etwa 40–70 % des mit fester Nahrung aufgenommenen Fluorids resorbiert werden [12].

> Von der Deutschen Gesellschaft für Ernährung, der Deutschen Gesellschaft für Mund-, Zahn- und Kieferheilkunde und anderen Organisationen werden je nach Alter 0,25–1,0 mg Fluorid pro Tag empfohlen, wobei sich diese Empfehlung nicht auf Fluorid in fester Nahrung, sondern im Trinkwasser bzw. in Fluoridsupplementen bezieht.

Von den üblichen Getränken hat insbesondere **schwarzer Tee** einen hohen Fluoridgehalt. Teeaufguss kann bei Verwendung von ca. 1,0 g Tee pro 1 l Wasser bis zu 3 mg Fluorid enthalten.

Das in etwa 80 % der Gemeinden der Bundesrepublik Deutschland genutzte **Trinkwasser** hat eine Fluoridkonzentration von maximal 0,25 ppm und ist damit besonders fluoridarm. Diese Befunde zeigen, dass große Teile der Bevölkerung in der Bundesrepublik Deutschland mit Wasser versorgt werden, das keine kariesprophylaktische Wirkung besitzt.

Nur in wenigen Regionen liegen die Konzentrationen mit mehr als 1 ppm über dem als optimal erachteten Bereich. Mit einer **Fluoridierung des Trinkwassers** wäre eine optimale Versorgung mit Fluor und damit ein wesentlicher Beitrag zur Kariesprophylaxe möglich.

Fluorid entfaltet seine kariesschützende Wirkung in der Mundhöhle durch folgende **Mechanismen:**
- Es **beeinflusst die Plaquebildung,** das heißt, die Aggregation und Kohäsion von Mikroorganismen am Zahnschmelz wird gestört.
- Es **hemmt den Zuckerabbau** und damit die Säureproduktion in den Zahnbelägen.
- Es „härtet" den Zahnschmelz durch dessen chemische Umbildung. Durch die Einlagerung von Fluorionen, die gegen Hydroxylionen ausgetauscht werden, wird die Säurelöslichkeit des Zahnschmelzes reduziert.
- Es **fördert die Remineralisation** von Zahnschmelz, das heißt, es versucht zum Teil mit großem Erfolg, Säuretraumen an der Schmelzoberfläche zu heilen (König 1987).

Bei **unphysiologisch hoher Fluoridzufuhr,** etwa in Gegenden mit einer Fluoridkonzentration im Trinkwasser über 1 ppm kann es zu einer **Dentalfluorose** kommen. Hierbei handelt es sich um Störungen der Ultrastruktur des Schmelzes, die sich während der Schmelzbildungsphase entwickeln.

Je nach Höhe der Fluoridzufuhr gibt es unterschiedliche Schweregrade. Makroskopisch findet man auf der Zahnoberfläche unscharf begrenzte, meist weiße Flecke. Hochgradige Dentalfluorose geht mit einer **Beeinträchtigung der mechanischen Belastbarkeit** des Schmelzes einher.

Kohlenhydrate

Neben dem Fluor kommt den Kohlenhydraten in der Nahrung eine entscheidende Bedeutung bei der **Kariesentstehung** zu.

Auf der Zahnoberfläche findet sich auch nach Reinigung der Zähne ein überwiegend aus grampositiven Streptokokken bestehender **bakterieller Belag,** der sich dann, wenn vergärbare Kohlenhydrate angeboten werden, schnell zu einer sog. **Plaque** entwickelt.

Die Bakterien einer Plaque nutzen Zucker – neben Saccharose auch Glucose, Fructose, Lactose und Maltose – zur Energiegewinnung, wobei **organische Säuren** (Acetat, Lactat, Propionat etc.) entstehen.

Von den Zuckern hat **Saccharose** die größte Bedeutung, da sie am häufigsten verzehrt wird und zusätzlich die **höchste Kariogenität** besitzt. Streptococcus mutans, der wichtigste Keim in den Plaques, entwickelt bei Gegenwart von Saccharose seine volle Virulenz.

Eine Vielzahl epidemiologischer Untersuchungen hat die Bedeutung des Zuckerverzehrs für die Kariesentstehung belegt.

> Es besteht jedoch keine direkte Beziehung zwischen Kariesentstehung und Gesamtmenge des verzehrten Zuckers, sondern nur zu dessen Kontaktzeit mit der Zahnoberfläche, d.h. den Bakterien, die Zucker in organischen Säuren abbauen.

Wegen der Bedeutung der Verweildauer spricht man von der **oralen Zucker-Clearance,** d.h. der Zeit vom Ende der Mahlzeit bis zu dem Zeitpunkt, an dem die Zuckerkonzentration in der Mundhöhle wieder erreicht ist, die vor Beginn der Mahlzeit herrschte.

Diese Clearance hängt von einer Vielzahl von Faktoren ab, wie
- Gebissbeschaffenheit,

- Art der verzehrten Lebensmittel und Speisen, insbesondere ihrer Klebrigkeit, Speichelsekretion etc. (Lit. bei [13]).

Reicht die **neutralisierende Wirkung des alkalischen Speichels** nicht mehr aus, um auf der Zahnoberfläche einen pH-Wert von mehr als 5,7 zu gewährleisten, so kommt es zu einer **Demineralisation des Schmelzes** und damit zum Beginn der Karies.

Stärke kann von den Plaque-Bakterien nicht abgebaut werden. Erst die nach Hydrolyse durch Speichelamylase entstehende **Maltose** wirkt kariogen. Insgesamt spielen stärkehaltige Lebensmittel bei der Kariesentstehung eine geringe Rolle.

Gezielte Untersuchungen an Stärkeprodukten, die einer unterschiedlichen **Wärmebehandlung** unterzogen wurden, haben jedoch gezeigt, dass hierdurch die enzymatische Spaltbarkeit von Stärke zu Maltose, Maltotriose, Glucose und niedermolekularen Dextrinen erheblich gesteigert wird.

> Die Spaltprodukte dienen Mikroorganismen der Mundhöhle als Substrat, sodass letztlich die **Kariogenität von Getreideprodukten** durch Wärmebehandlung steigt.

Stärke hat in unverarbeitetem Getreide bzw. Mehl eine semikristalline Struktur, die unter Einfluss von Wärme und Wasser zunehmend in eine **gelatinierte Form** übergeht. In dieser Form ist das Stärkemolekül enzymatisch wesentlich besser spaltbar.

In Untersuchungen an gesunden Versuchspersonen führte Weißbrot oder Vollkornbrot im Vergleich zu einer Glucoselösung nur zu einem geringen Abfall des pH-Wertes im Zahnbereich. Wurden Getreideprodukte jedoch in Trockentrommeln, Trockenautoklaven oder im Extrusionsofen behandelt, so stieg das Säurebildungspotential nahe an das der Glucoselösung. Die Säurebildung von ungesüßten Cornflakes überstieg sogar die nach Gabe einer Saccharoselösung.

Wie groß die Bedeutung von lang andauerndem und häufigem Kontakt der Zahnoberfläche mit bakteriell abbaubaren Kohlenhydraten ist, zeigt die sog. „Zuckertee-Karies", die sich dann entwickelt, wenn Kleinkinder unkontrolliert mit Zucker gesüßten Tee mit der Saugerflasche aufnehmen.

Ein weiteres Beispiel ist die sog. „Bäckerkaries", eine bei Bäckern häufig beobachtete Gebissstörung als Folge des berufsbedingten häufigen Zuckerverzehrs.

Untersuchungen an keimfreien Tieren zeigen, dass nicht der Kontakt der Zahnoberfläche mit Kohlenhydraten, sondern nur die beim bakteriellen Abbau entstehenden **organischen Säuren** den Zahnschmelz zerstören. Ohne Bakterien in der Mundhöhle lässt sich auch bei regelmäßigem Verzehr von Zucker keine Karies auslösen.

Obwohl die Bedeutung von Zucker für die Kariesentstehung als ausreichend gesichert gilt, weisen neuere epidemiologische Untersuchungen darauf hin, dass die **Höhe des Zuckerverzehrs** die Karieshäufigkeit in einer Population nicht ausreichend erklärt. In den westlichen Industrieländern lässt sich, wie bereits erwähnt, seit Mitte der siebziger Jahre ein z.T. deutlicher Rückgang der Karieshäufigkeit beobachten, obwohl der Zuckerverzehr konstant und z.T. sogar steigend ist.

Diese Befunde sprechen dafür, dass der seit Jahren **besseren Versorgung mit Fluoriden** und der **besseren Mundhygiene** eine größere Bedeutung zukommt als dem Zuckerkonsum. Über fluoridhaltige Zahnpasten, Kaugummis, Gelees etc. werden heute hohe Fluoridkonzentrationen mit der Zahnoberfläche in Kontakt gebracht.

Hierdurch kommt es zu **kariesverhütenden Remineralisationen** bei beginnender Karies und zu **Schmelzhärtungen,** die in erheblichem Maße das Kariesrisiko verringern [15].

Organische Säuren

Auch die in **Früchten** und **Fruchtsäften** z.T. in relativ hoher Konzentration vorkommenden organischen Säuren besitzen ein **Demineralisationspotential.**

> Diese Fähigkeit, Mineralstoffe aus der Zahnsubstanz zu lösen, ist bei Zitronen- und Apfelsäure besonders hoch und übersteigt die Aggressivität der von Plaque-Bakterien produzierten Säuren [3].

Zu Säureerosionen kommt es auch beim wiederholten Kontakt der Zähne mit **Magensäure.** Dies ist von großer praktisch-klinischer Bedeutung bei häufigem Erbrechen, wie etwa der Bulimie (vgl. Kap. 4.3).

Durch **Remineralisation** schwinden die oberflächlichen Läsionen dann wieder, wenn ein Gleichgewicht zwischen der De- und Remineralisation besteht.

> Der Verzehr von Käse fördert die Remineralisation.

Neben dem hohen Gehalt an Kalzium und Phosphat werden hierfür auch der hohe Anteil an Fett und Casein verantwortlich gemacht (Lit. bei [4, 15]).

Besteht über längere Zeit Säurekontakt, so wird in gleicher Weise wie durch Säurebildung im Bereich von Plaques die Kariesentwicklung begünstigt [11].

14.2 Parodontalerkrankungen

Auch die entzündlichen Parodontalerkrankungen entstehen unter dem Einfluss der Mikroorganismen in Plaques und sind folglich von der Ernährung abhängig.

So eindeutige Beziehungen zum Zuckerkonsum wie bei der Karies lassen sich jedoch nicht nachweisen. Entzündungen des Zahnfleisches (**Gingivitis und Parodontitis**) werden offenbar durch einen Mangel bzw. eine suboptimale Versorgung mit **Vitamin C** begünstigt.

Niedrige Ascorbinsäurekonzentrationen im Gewebe gehen mit ungenügender Bildung von Kollagen und einer herabgesetzten chemotaktischen Aktivität der polymorphkernigen Leukozyten einher. Durch Optimierung der Vitamin-C-Konzentration kann die Abheilung solcher entzündlichen Zahnfleischerkrankungen begünstigt werden [1, 7, 8].

14.3 Halitose

Schlechter Mundgeruch (Halitose) entsteht in über 90 % der Fälle durch die **bakterielle Zersetzung organischer Substanzen** in der Mundhöhle. Die größte Rolle spielen dabei
- beim Proteinabbau anfallende flüchtige Schwefelverbindungen,
- kurzkettige Fettsäuren.

Die genannten geruchsaktiven Gase werden vermehrt bei mangelnder Mundhygiene und bei der Besiedelung von **Parodontaltaschen mit gram-negativen anaeroben Bakterien** gebildet.

An der Bildung unerwünschter Gase können auch Bakterienbeläge auf dem hinteren Drittel der Zunge beteiligt sein.

Dem Speichel kommt eine entscheidende Bedeutung bei der **Regulierung der bakteriellen Besiedelung** der Mundhöhle zu. Unzureichende Speichelproduktion (Xerostomie) im hohen Alter, als Medikamentennebenwirkung oder nach Röntgenbestrahlung der Speicheldrüsen, geht oft mit bakterieller Fehlbesiedelung und Geruchsbildung einher.

Dafür, dass Erkrankungen und Funktionsstörungen des Magens bei der Entstehung der Gase eine Bedeutung zukommt, gibt es keine Belege. Lediglich große, **mit Speiseresten gefüllte Divertikel** und zerfallende Tumoren können selten die Ursache einer Halitose sein.

Literatur

1. Aurer-Kozelj, J.: The effect of ascorbic acid supplementation on periodontal tissue ultrastructure in subjects with progressive periodontitis. Internat. J. Vit. Nutr. Res. 52 (1982) 333.
2. Burt, B., A. M. Szpunar: The Michigan Study: The relationship between sugars intake and dental caries over three years. Internat. Dental J. 44 (1994) 230–240.
3. Grenby, T. H., A. Phillips, T. Desai, M. Mistry: Laboraty studies of the dental properties of soft drinks. Brit. J. Nutr. 62 (1989) 451.
4. Hennyhey, S., H. F. Limeback: The Effect of Diet on Dental Health. Nat. Just. Nutr. 12 (1997) Review No. 26.
5. Honkala, E., H. Tala: Total sugar consumption and dental caries in Europe – an overview. Internat. Dental J. 37 (1987) 185.
6. König, K. G.: Karies und Parodontopathien. Ätiologie und Prophylaxe. Thieme, Stuttgart 1987.
7. Meyle, J.: Ascorbinsäurespiegel bei marginaler Parodontitis. Dtsch. Zahnärztl. Z. 41 (1986) 320.
8. Nakamoto, T.: The role of ascorbic acid deficiency in human gingivitis – a new hypothesis. J. Theor. Biol. 108 (1984) 163.
9. Navia, J. M.: Carbohydrates in human nutrition: The importance of food choice in a high carbohydrate diet. Amer. J. clin. Nutr. 59, suppl (1994) 719–727.
10. Naylor, M. N.: Nutrition and dental decay. Proc. Nutr. Soc. 43 (1984) 257.
11. Schmidt, H. F. M., J. Schwartz, J. Klimek: Dtsch. Zahnärztl. Z. 49 (1994) 519–521.
12. Schraitle, R., G. Siebert: Neue Bewertung der Fluoridzufuhr mit der Nahrung. Ernährungs-Umschau 33 (1986) 153.
13. Schraitle, R., G. Siebert: Zahngesundheit und Ernährung. Hanser, München–Wien 1987.
14. WHO: Changing patterns of oral health and implications for oral health manpower. Part 1. Int. Dent. J. 35 (1985) 235–251.
15. Wiedemann, W.: Kohlenhydrate, Karies und die Erkrankung des Zahnhalteapparates. In: R. Kluthe u. H. Kasper: Kohlenhydrate in der Ernährungsmedizin unter besonderer Berücksichtigung des Zuckers. Thieme, Stuttgart 1996.

15 Schwangerschaft und gynäkologische Erkrankungen

15.1 Prävention von Neuralrohrdefekten

Diese Missbildung gehört zu den häufigsten und schwerwiegendsten. Nachdem eine Vielzahl von Untersuchungen einen Kausalzusammenhang zwischen Folsäuremangel und dieser Missbildung wahrscheinlich gemacht hatte, wurde die **Bedeutung der Folsäure** für die Vermeidung von Neuralrohrdefekten in prospektiven kontrollierten Studien bewiesen.

So wurden beispielsweise aus 33 Zentren in 7 Ländern 1817 Frauen ausgewählt, bei denen wegen einer vorangegangenen Missbildung in einer erneuten Schwangerschaft ein erhöhtes Risiko für einen Neuralrohrdefekt bestand. Mittels Zufallsverteilung wurden vier Gruppen gebildet, die entweder 4 mg Folsäure pro Tag, eine Mischung der Vitamine A, D, B_1, B_2 oder ein Plazebo erhielten.

Bei 1195 erneuten Schwangerschaften wurden 27 Neuralrohrdefekte beobachtet, hiervon 6 in einer Folsäuregruppe und 21 in den beiden anderen Gruppen, die keine Folsäure erhielten. Das entspricht einem 72%igen protektiven Effekt der Folsäuresubstitution. Nachweisbare Schädigungen durch die hohe Folsäuregabe traten nicht auf.

Die Autoren kommen zu dem Schluss, dass Folsäuregaben, noch vor einer Schwangerschaft, dann indiziert sind, wenn es bei einer vorausgegangenen Schwangerschaft zu einer missgebildeten Frucht kam [19].

Inzwischen ist die Bedeutung von Folsäure zur Vermeidung von Neuralrohrdefekten allgemein anerkannt.

In Deutschland werden jährlich etwa 800 Kinder mit einem Neuralrohrdefekt geboren. Mindestens die Hälfte dieser Fehlbildungen könnte durch eine verbesserte Versorgung der Mütter mit dem B-Vitamin Folsäure verhindert werden.

Das Neuralohr schließt sich während der Embryonalentwicklung zwischen dem 22. und 28. Tag der Schwangerschaft und somit noch **bevor die Schwangerschaft bekannt ist.** Aus diesem Grunde muss schon vor einer möglichen Schwangerschaft auf eine adäquate Folsäureversorgung geachtet werden.

> Es wird deshalb empfohlen, dass Frauen mit Kinderwunsch zusätzlich zur normalen Nahrung pro Tag 0,4 mg Folsäure in Form einer Tablette einnehmen.

Ein Supplement wird deshalb empfohlen, weil eine entsprechende Folsäureaufnahme mit folsäurereichen Lebensmitteln nur schwer zu realisieren ist [11, 23].

Das Risiko, dass aufgrund von Unkenntnis und mangelnder Sorgfalt die empfohlene Folsäureprophylaxe nicht erfolgt, ist groß.

Die Food and Drug Administration der **USA** hat ausgehend von der Schwere der Missbildungen und der Tatsache, dass ein Folsäuredefizit zusätzlich auch das Risiko von Herz-Kreislauferkrankungen steigert (vgl. Kap. 4.5.1) die **Anreicherung von Mehl** für Back- und Teigwaren sowie Reis mit Folsäure angeordnet. Hiermit ist eine Optimierung der Folsäureversorgung in hohem Maße gewährleistet.

Das American College of Obstetricians and Gynecologists empfiehlt Frauen mit vorausgegangener Geburt eines Kindes mit Neuralrohrdefekt die tägliche Zufuhr von 4 mg Folsäure bereits einen Monat vor der geplanten nächsten Schwangerschaft. Die **Folsäurezufuhr** sollte **während der ersten drei Schwangerschaftsmonate** beibehalten werden.

> Gewarnt wird vor Multivitaminpräparaten, da die Nebenwirkungen der anderen Vitamine nicht abgeschätzt werden können [1].

Das UK-Department of Health empfiehlt Frauen mit dem genannten Risiko die Supplementierung mit 5 mg Folsäure täglich. Alle anderen Frauen, die eine Schwangerschaft planen, sollten täglich 0,4 mg Folsäure, möglichst mit entsprechenden Lebensmitteln aufnehmen [21].

Bestimmungen der Folsäuremetaboliten im Harn Schwangerer ergaben einen signifikanten Anstieg der Abbauprodukte im zweiten Trimester mit Rückkehr zur Norm nach der Entbindung. Aufgrund der vermehrten Ausscheidung errechnet sich ein **Mehrbedarf an Folsäure** von etwa 200–300 µg/Tag für schwangere Frauen [18].

15.2 Funktionen der Gastrointestinalorgane und des Stoffwechsels

Die **hormonelle Umstellung** während der Schwangerschaft geht mit Änderungen von Funktionen der Gastrointestinalorgane und des Stoffwechsels einher, die bei der Ernährung zu berücksichtigen sind.

Eine **Gingivahyperplasie** kann Zahnfleischblutungen und Gingivitis mit Beschwerden beim Kauen zur Folge haben.

Das Schwangerschaftschutzhormon Progesteron, das den Uterus ruhig stellt, **dämpft** auch **die Motilität** von Magen, Gallenblase, Dünn- und Dickdarm. Darüber hinaus wird der **Tonus des unteren Ösophagussphinkters herabgesetzt.** Eine Reihe gastrointestinaler Beschwerden, die z. T. im Zusammenhang mit der Nahrungsaufnahme stehen, werden hierdurch erklärt. So z. B. das im letzten Drittel der Schwangerschaft häufige **Sodbrennen** als Folge eines gastro-ösophagealen Refluxes (vgl. Kap. 3.2.1).

Die in der Schwangerschaft häufig auftretende **Übelkeit** und das **Völlegefühl** sind durch Motilitätsstörungen des Magens und Dünndarms mitbedingt.

Folge der vermehrten Progesteronsekretion ist darüber hinaus die in der Schwangerschaft häufige **atonische Obstipation.**

> Der Obstipation kann durch eine ballaststoffreiche Kost und reichlich Flüssigkeitszufuhr vorgebeugt werden.

Während es in der Frühschwangerschaft in etwa 70–80 % der Fälle zu Übelkeit und Erbrechen kommt, entwickelt sich eine **Hyperemesis gravidarum,** d. h. nicht beeinflussbares Erbrechen und Übelkeit mit Wasser und Elektrolytimbalance, Gewichtsabnahme und unzureichender Deckung des Nährstoffbedarfes in etwa 2 % aller Schwangerschaften.

Lässt sich das Erbrechen nicht medikamentös beeinflussen, so ist mit Hilfe der **künstlichen Ernährung** eine Korrektur der Wasser- und Elektrolytimbalance und eine Beseitigung der Ketose angezeigt [24].

Insbesondere im ersten Schwangerschaftsdrittel ist die **Insulinsekretion** gesteigert. Auf eine ausreichende Kohlenhydratzufuhr muss deshalb, zur Vermeidung hypoglykämischer Reaktionen, geachtet werden.

Die besonders in der zweiten Schwangerschaftshälfte einsetzende **Zunahme des Körpergewichts** ist sowohl durch eine Zunahme des Gesamtkörperwassers, als auch durch das Gewicht des Föten, des Fruchtwassers, der Plazenta und des vergrößerten Uterus bedingt.

Zusätzlich nehmen auch die **Fettdepots** um etwa 1,5 bis 3,5 kg zu. Diese Energiereserve wird durch den zusätzlichen Energiebedarf von etwa 2930 bis 4200 kJ/Tag (700–1000 kcal) während der Stillzeit wieder mobilisiert [22].

Der Anstieg des Körpergewichtes ist weiterhin durch eine Zunahme des Gesamtkörperwassers bedingt. Die hormonell induzierte Zunahme des Körperwassers ist verantwortlich für die physiologischen sog. **Schwangerschaftsödeme,** die von den akut entstehenden, mit Proteinurie und Hypertonie kombinierten Ödemen im Rahmen einer Gestose zu unterscheiden sind.

Auf eine **ausreichende Flüssigkeitszufuhr** in der Schwangerschaft ist zu achten.

> Auch bei Schwangerschaftsödemen ist eine Flüssigkeitsreduktion nicht indiziert, da es sich um eine physiologische Reaktion auf die gesteigerte Östrogenbildung handelt.

Im Einzelfall kann die Wasserretention durch gelegentliche Obst-Reis-Tage und eine Kochsalzrestriktion verringert werden. Gaben von Diuretika sind kontraindiziert.

Ein **normales Körpergewicht** verringert die Rate an Komplikationen während der Schwangerschaft, wie die Werte in Tabelle 15-1 demonstrieren. Zusätzlich liegt bei normalem Körpergewicht die Zahl der Komplikationen während der Geburt und im Wochenbett niedriger als bei Adipösen (Lit. bei [13, 15]).

Tabelle 15-1 Mittlerer prozentualer Anteil an Komplikationen während der Schwangerschaft bei normalgewichtigen (n) und fettsüchtigen (f) Frauen (nach [2]).

	n	f
Ödeme, Varizen	18,3	48,9
Hypertonus	7,8	32,5
Gestose	2,4	21,2
Diabetes, Glukosurie	5,2	10,3
Thrombose	5,5	10,1
Albuminurie	3,7	13,9
Blutungen in der Schwangerschaft	5,9	8,6

Energie- und Nährstoffbedarf, Alkohol und Koffein

Während der Schwangerschaft steigt der Bedarf an essentiellen Nährstoffen und in geringem Umfang auch der an Energie. Bei Zugrundelegen eines Körpergewichts von 60 kg und einer Körpergröße von 165 cm liegt bei leichter Berufsarbeit der **tägliche Kalorienbedarf** ab dem 4. Schwangerschaftsmonat zwischen 9600 und 10 500 kJ/Tag (2300–2500 kcal).

Der **Eiweißbedarf** steigt, da Proteine für das Wachstum der Frucht, der Plazenta etc. benötigt werden. Die wünschenswerte Eiweißmenge pro Tag, wobei biologisch hochwertiges Eiweiß bevorzugt werden soll, liegt ab dem 4. Monat bei 1,3 g/kg Körpergewicht [8].

Die **Kohlenhydratzufuhr** sollte während der Schwangerschaft relativ hoch sein, da der Fötus den Energiebedarf überwiegend durch Glucose deckt. Etwa 40 % der Blutglucose werden von der Plazenta aufgenommen. Bereits geringe Hungerzustände können folglich während der Schwangerschaft eine Hypoglykämie und Ketose auslösen.

Die **Fettzufuhr** sollte den üblichen Empfehlungen (vgl. Kap. 1.3) entsprechen. Auf die Bedeutung der ω-3-Fettsäuren wurde in Kapitel 1.3.3 hingewiesen.

Über den Einfluss von **trans-Fettsäuren** auf die Entwicklung des Föten und Neugeborenen ist nur wenig bekannt. Trans-Fettsäuren passieren die Plazenta. In Tierversuchen fand sich kein teratogener Effekt und keine negative Wirkung auf das Wachstum des Föten [9].

Von den Mineralstoffen sind Kalzium und Eisen von besonderer Bedeutung. Der tägliche **Kalziumbedarf** liegt während der Schwangerschaft bei 1,2 g/Tag. Da die durchschnittliche tägliche Kalziumaufnahme der deutschen Bevölkerung weniger als 1 g pro Kopf beträgt, empfiehlt es sich, während der Schwangerschaft Kalzium zusätzlich zur Nahrung aufzunehmen. Die Besonderheiten des Kalziumstoffwechsels während Schwangerschaft und Stillzeit wurden in Kapitel 8.1 besprochen.

Obwohl die mittlere **tägliche Eisenaufnahme** in Westdeutschland etwa 13 mg/Tag beträgt, die Eisenresorption im Darm bei Schwangeren gesteigert ist und der Eisenverlust mit dem Menstrualblut während der Schwangerschaft wegfällt, entwickelt sich bei einem Teil in der Spätschwangerschaft eine **Eisenmangelanämie**, die eine zusätzliche Eisenzufuhr in Form eines Medikaments erforderlich macht.

Während die ernährungsbedingte Anämie als Folge eines Mangels an Eisen, Vitamin B_{12} und Folsäure in den Entwicklungsländern sehr häufig ist und als wesentliche Ursache für die mütterliche Mortalität angesehen wird, gibt es **keine gesicherte Begründung** für die bei uns meist routinemäßig empfohlene **Eisensupplementation** ab dem 2. Trimenon (Lit. bei [3]).

Die Bundesrepublik Deutschland ist ein Jodmangelgebiet. Die für Schwangere und Stillende **empfohlene Jodzufuhr** von 230 bzw. 260 μg pro Tag wird häufig nicht erreicht.

> Der Arbeitskreis Jodmangel fordert deshalb, dass jede Frau nach Feststellung einer Schwangerschaft täglich 200 μg oder 1× wöchentlich 1,5 mg Jod in Form einer Tablette nimmt.

Jodmangel kann bereits bei dem Ungeborenen zu schweren körperlichen und geistigen Schäden bis hin zum Kretinismus führen.

Erhöht ist auch der **Bedarf an Vitaminen,** insbesondere an denen des B-Komplexes. Der häufige Mangel an **Folsäure** ist neben dem bereits genannten Eisenmangel Ursache der nicht seltenen Schwangerschaftsanämie [12].

Hohe Vitamin-A-Zufuhr während der Schwangerschaft muss wegen der Gefahr teratogener Schäden vermieden werden. Obwohl die geringste noch teratogen wirkende Dosis nicht sicher bekannt ist, wird davon ausgegangen, dass eine Zufuhr von 25 000–50 000 IU/Tag bereits mit Schäden einhergehen kann.

> Gewarnt werden muss auch vor der kritiklosen Einnahme von **Multivitaminpräparaten** [2].

Das Bundesgesundheitsamt rät allen Frauen, die schwanger sind oder dies nicht mit Sicherheit ausschließen können, auf den Genuss von **Leber** aller Tierarten zu verzichten, da mit sehr hohen Vitamin-A-Konzentrationen in den Lebern von Schlachttieren gerechnet werden muss.

Unterernährung

Unterernährung verzögert die Menarche und die Ovulation. Hochgradiger Gewichtsverlust wie etwa bei der Anorexia nervosa (vgl. Kap. 4.3), geht mit einer **Amenorrhö** und folglich Sterilität einher. Auch bereits weniger ausgeprägter Gewichtsverlust, etwa bei Einhalten einer Reduktionskost, kann eine Amenorrhö zur Folge haben.

In dem Maße, in dem der BMI sinkt, steigt das **Risiko der Infertilität**. Die Fruchtbarkeit ist bei einem BMI im oberen Normbereich am höchsten.

In Notzeiten mit hochgradiger Unterernährung sinkt die Fertilität in der Gesamtbevölkerung, die Geburtsgewichte sind niedrig und die Zahl an **Missbildungen** ist vergleichsweise hoch.

Alkohol

In der Frühschwangerschaft kann vermehrter Alkoholkonsum den Föten schädigen (**embryofetales Alkoholsyndrom,** vgl. Kap. 1.9). Während der gelegentliche mäßige Alkoholkonsum nach dem 3. Schwangerschaftsmonat als unproblematisch angesehen wird, ist es – da exakte Daten über bereits schädigende Alkoholdosen fehlen – empfehlenswert, vor der Konzeption und in der Frühschwangerschaft alkoholische Getränke **konsequent zu meiden.**

Alkohol steigert darüber hinaus die Rate an **Fehlgeburten.**

Während einige Studien bereits für eine Erhöhung der Abortrate unter moderatem Alkoholkonsum (etwa ein alkoholisches Getränk pro Tag) sprechen, konnte an großen Fallzahlen von mehr als 5000 Schwangerschaften erst ab drei alkoholischen Getränken pro Woche während des ersten Trimesters eine erhöhte Rate an Fehlgeburten festgestellt werden [25].

Koffein

Eine für die Praxis wichtige Frage betrifft den Einfluss des Kaffeekonsums auf die Schwangerschaft. Die US Food and Drug Administration empfahl 1980 schwangeren Frauen, den Kaffeekonsum zu reduzieren.

Es gibt Hinweise darauf, dass intensives Kaffeetrinken **niedrige Geburtsgewichte** zur Folge hat.

In einer großen Studie an über 1200 Schwangerschaften wurde dies bestätigt.

Unter Berücksichtigung aller anderen möglichen Einflussfaktoren ergab sich dann eine intrauterine **Wachstumsverzögerung,** wenn pro Tag mehr als 300 mg Koffein in Form von Kaffee aufgenommen wurden [10].

In einer weiteren Studie ergab sich eine signifikant höhere Rate von **Fehlgeburten** bei einer Koffeinzufuhr von mehr als 120 mg/Tag im Vergleich zu einer nur geringen Aufnahme von 48 mg/Tag.

Es gibt auch Hinweise auf eine mögliche Fehlbeurteilung des Koffeinkonsums bei der Interpretation epidemiologischer Studien. Bei Frauen mit Übelkeit in der Frühschwangerschaft ist die Rate an Fehlgeburten geringer. Andererseits wird der Kaffeekonsum von diesen Schwangeren wegen der Übelkeit eingestellt bzw. reduziert.

15.3 EPH-Gestose

Widersprüchlich waren bisher die Ernährungsempfehlungen zur Prophylaxe und Therapie der EPH-Gestose (die Bezeichnung ist abgeleitet von den drei Hauptsymptomen Ödeme, Proteinurie und Hypertonie) (vgl. Kap. 5.5).

Die **Ursache** dieser Erkrankung ist weitgehend unbekannt. Lange Zeit wurde die Ansicht vertreten, dass Kochsalz sowohl die Entstehung als auch den Verlauf negativ beeinflusse. In Ernährungsstudien konnte jedoch gezeigt werden, dass eine **kochsalzreiche Kost** die Zahl an Gestosefällen vermindert. Das Risiko einer Gestoseentstehung wird durch **Untergewicht** erhöht.

> Die Empfehlungen für die Ernährung Schwangerer und zur Vermeidung von Gestosen beinhalten derzeit in Übereinstimmung mit den Empfehlungen des Committee on Dietary Allowances of the American National Academy of Science (**1980**):
> - Ein Mehr an Energie von 1250 kJ (300 kcal) und
> - zusätzlich 30 g Protein pro Tag zur Deckung des erhöhten Energie- und Proteinbedarfs in der Schwangerschaft.

Eine strenge **Kochsalzrestriktion,** wie sie früher empfohlen wurde, gilt als ungerechtfertigt und wird als negativ für den Verlauf der Schwangerschaft abgelehnt.

Der **erhöhte Bedarf an Vitaminen und Mineralstoffen** ist zu berücksichtigen.

Möglicherweise kommt **ungesättigten Fettsäuren** als Vorstufen der Prostaglandinsynthese eine Bedeutung zu (Lit. bei [17]).

Eine **hohe Kalziumzufuhr** senkt den Blutdruck während der Schwangerschaft und verringert die Häufigkeit der Präeklampsie.

In prospektiven Studien kam es unter einer Supplementation mit 1,5–2,0 g Kalzium/Tag zu einer Abnahme der Inzidenz an Präklampsien um im Mittel 50 % [5].

15.4 Prämenstruelles Syndrom

Die dem Syndrom zugrunde liegenden **pathophysiologischen Mechanismen** sind nur unzureichend bekannt.

Im Vordergrund der **Beschwerden,** die sich in den letzten Tagen vor Beginn einer Menstruation einstellen, stehen

- Kopfschmerzen,
- Spannungsgefühl in den Brüsten,

- Neigung zu Unterschenkelödemen,
- eine depressive Verstimmung etc.

Eine Reihe von **Ernährungsfaktoren** werden mit der Entstehung des prämenstruellen Syndroms und seiner therapeutischen Beeinflussung in Verbindung gebracht.

Der positive Effekt von γ-**Linolensäure** in Form von Nachtkerzenöl, für den kleine unkontrollierte Studien sprachen, konnte in einer plazebokontrollierten Untersuchung an 27 Frauen nicht bestätigt werden [7]. Auch in weiteren kontrollierten Studien konnte kein therapeutischer Effekt von Nachtkerzenöl gesichert werden [16].

Nicht gesichert ist auch der Effekt von **Magnesiumsupplementen.** Jedenfalls fanden sich keine signifikanten Differenzen in der während des gesamten Zyklus mehrmals bestimmten Serum-Magnesium-Konzentration bei Frauen mit und ohne prämenstruellem Syndrom [6].

Widersprüchlich sind auch Ergebnisse von Studien mit **Vitamin B_6**. Die Meta-Analyse von neun prospektiven randomisierten placebokontrollierten Studien kam jedoch zu dem Resultat, dass hohe Dosen sowohl die Symptomatik als auch die oft begleitenden Depressionen positiv beeinflussen [26].

Prämenstruelle Schwellungen, Schmerzen und Spannungsgefühl in der Brust (zyklische Mastopathie) können durch **Reduktion der Fett- und Steigerung der Kohlenhydratzufuhr** positiv beeinflusst werden.

Bei 21 Frauen, die während fünf Jahren unter entsprechender Symptomatik litten und deren Beschwerden auf die übliche Therapie nicht ansprachen, reagierten auf eine Reduktion der Fettzufuhr auf 15 % der Gesamtenergie bei entsprechender Steigerung der Kohlenhydratzufuhr positiv. Der Wirkmechanismus ist unklar [4].

Mamma-, Endometrium-, Ovarial- und Zervixkarzinom siehe Kap. 16.

Literatur

1. ACOG Committee on Obstetrics: Maternal and fetal medicine, folic acid for the prevention of recurrent neural tube defects. Intern. J. Gynecol. Obstet. 42 (1993) 75–77.
2. ACOG Committee Opinion: Committee on Obstetrics: Maternal and fetal medicine, Vitamin A supplementation during pregnancy. Intern. J Gynecol. Obstet. 40 (1993) 175.
3. Bergmann, R. L., Huch, R., Bergmann, K. E., Dudenhausen, J. W.: Ernährungsprävention während der Schwangerschaft. Dtsch. Ärztebl. 94 (1997) 2–8.
4. Boyd, N. F., P. Shannon, V. Kriukov, E. Fish, G. Lockwood, V. McGuire, M. Cousins, L. Mahoney, L. Lickley, D. Tritchler: Effect of a low-fat high-carbohydrate diet on symptoms of cyclical mastopathy. Lancet II (1988) 128–132.
5. Carroli, G., L. Duley, M. Belizán, J. Villar: Calcium supplementation during pregnancy: a systematic review of randomised controlled trials. Brit. J. Obstet. Gynecol. 101 (1994) 753–758.
6. Chuong, C., B. Dawson: Magnesium levels in premenstrual syndrome. Nutr. Res. 14 (1994) 1623–1634.
7. Collins, A.: Essential fatty acids in the treatment of premenstrual syndrome. Obst. Gyn. 81 (1993) 93–98.
8. Deutsche Gesellschaft für Ernährung: Empfehlungen für die Nährstoffzufuhr. 5. erw. Überarbeitung. Umschau Verlag. Frankfurt 1991.
9. Dickson, J. H.: Trans Fatty acids: infant and fetal development. Report of an Expert OPanel on Trans Fatty Acids and Early Development. Amer. J. clin. Nutr. 66 (1997) 715–763.
10. Fensten, A., B. Erkenazi, B. Windham, G.C, Swann, S. H.: Caffeine consumption during pregnancy and fetal growth. Amer. J. Publ. Hlth 81 (1991) 458–461.
11. Gemeinsame Empfehlungen der Deutschen Gesellschaft für Ernährung, Gynäkologie und Geburtshilfe, Humangenetik, Kinderheilkunde und Jugendmedizin sowie Neuropädiatrie, vorbereitet von der Ernährungskommission der Deutschen Gesellschaft für Kinderheilkunde und Jugendmedizin durch Berthold Koletzko und Rüdiger von Kries. Prävention von Neuralrohrdefekten durch Folsäurezufuhr in der Frühschwangerschaft. Der Frauenarzt 35 (1994) 1007–1010.
12. Hages, M.: Bedeutung einer Folsäuresubstitution während der Schwangerschaft. Geburtsh. u. Frauenheilk. 49 (1989) 523.
13. Hüter, K. A.: Ernährung in der Schwangerschaft. Dtsch. med. J. 21 (1979) 1027.
14. Infante-Rivard, C., A. Fernández, R. Gauthier, M. D. Rivard: Fetal loss associated with caffeine intake before and during pregnancy. J. Amer. med. Assoc. 270 (1993) 2940–2943.
15. Johannigmann, J., B. J. Klose: Zur Betreuung adipöser Gravider. Med. Welt 23 (1972) 594.
16. Khoo, S. K., C. Munro, D. Battistutta: Evening primrose oil and treatment of premenstrual syndrome. Med. J. Aust. 153 (1990) 189–192.
17. Lippert, T. H.: Ernährung bei Schwangerschaftsgestose. Ernährungs-Umschau 32 (1985) 80.
18. McPartlin, J., A. Halligan, M. Scott, M. Darling, D. G. Weir: Accelerated folate breakdown in pregnancy. Lancet 341 (1993) 148–149.
19. Medical Research Council Vitamin Study: Prevention of neural tube defects. Lancet 338 (1991) 131–137.
20. Narod, S. A., S. De Sanjose, C. Victoria: Coffee during pregnancy: a reproductive hazard? Amer. J. Obstet. Gynecol. 164 (1988) 1109–1114.
21. o.V.: Folic acid and neural tube defects. Food and Chemical Toxicology 31 (1993) 605.
22. Quaas, L.: Ernährung in der Schwangerschaft. Akt. Ernährungsmed. 15 (1990) 87–90.
23. Rinke, U. B. Koletzko: Prävention von Neuralrohrdefekten durch Folsäurezufuhr in der Frühschwangerschaft. Dtsch. Ärztebl. 91 (1994) A30–A37.
24. Ven, van de, J. M.: Nasogastric enteral feeding in hyperemesis gravidarum. Lancet 349 (1997) 445.
25. Windham, C. C., J. von Behren, L. Fenster, C. Schaefer, S. H. Swan: Moderate Maternal Alcohol Consumption

and Risk of Spontaneous Abortion. Epidemiology 8 (1997) 509–514.
26 Wyatt, K., P.W. Dimmock, P.W. Jones, P.M.S. O'Brien: Efficacy of vitamin B_6 in the treatment of premenstrual syndrome: systemativ review. Brit. med. J. 318 (1999) 1375–1381.

16 Ernährung und Tumorentstehung

Die Entstehung bösartiger Tumoren ist von drei Faktoren abhängig
- Alter,
- Disposition und
- Exposition.

Je höher das **Lebensalter,** umso häufiger entwickeln sich maligne Tumoren.

Die **Disposition** ist in erster Linie **erblich bedingt.** Es gibt Familien mit einer über dem allgemeinen Durchschnitt liegenden Häufigkeit bestimmter Organtumoren. Die hierfür verantwortlichen spezifischen Strukturen im Genom (Onkogene, Tumorsuppressorgene etc.) sind z. T. bekannt. Zu malignen Tumoren disponieren aber auch **bestimmte Erkrankungen** wie etwa Gallensteine für das Gallenblasenkarzinom, Colitis ulcerosa für das Kolonkarzinom oder Fisteln für den Hautkrebs.

Die **Exposition** umfasst alle **Umweltfaktoren,** die Einfluss auf die Tumorentstehung nehmen.

> Ein wesentlicher Umweltfaktor ist die Ernährung.

Bereits Galen war davon überzeugt, dass die Ernährung für die Entstehung bösartiger Tumoren mitverantwortlich ist.

Erste systematische epidemiologische Untersuchungen zu dieser Frage stammen aus der Mitte des vorigen Jahrhunderts von dem englischen Arzt Alfred Haviland. Er fand vermehrt Krebserkrankungen in sumpfigen Flussniederungen und glaubte, dass dem Wasser eine Bedeutung bei der Tumorentstehung zukomme (Lit. bei [70]).

Auch in Deutschland wird schon Anfang dieses Jahrhunderts darauf hingewiesen, dass der **Wohlstand** und die hiermit verbundene Art sich zu ernähren, mitverantwortlich ist für die Krebshäufigkeit. Damalige Beobachtungen sprachen dafür, dass die reiche Klasse häufiger an Krebs stirbt und dass **hoher Fleischverzehr** die Tumorentstehung begünstigt. Die Erfahrung hatte bereits damals gezeigt, dass Mitglieder von Mönchsorden, die sich eine sehr „strenge Kost" und „große Kasteiungen" auferlegten, fast keine bösartigen Tumoren entwickeln [100].

In neuerer Zeit wurden eine Vielzahl epidemiologischer, klinischer und experimenteller Untersuchungen zur Frage Ernährung und Krebsentstehung durchgeführt.

> Beim derzeitigen Kenntnisstand geht man davon aus, dass der komplexe Vorgang der Tumorentstehung in mehreren zeitlich unterschiedlich langen Stufen abläuft.
> **Ernährungsfaktoren** können in den verschiedenen Phasen modulierend auf diesen Vorgang einwirken.

In Abbildung 16-1 wurde versucht, diesen vielschichten Ablauf vereinfacht darzustellen.

Primär muss die für die Erbinformation und eine geregelte Zellteilung verantwortliche DNA im Zellkern durch chemische, physikalische oder virale Einflüsse modifiziert werden. Diese als **Initiierung** bezeichneten molekularen Veränderungen der DNA können, wenn die genotoxische Schädigung eine ruhende Zelle trifft, durch **DNA-Repairmechanismen** wieder korrigiert werden.

Trifft die Noxe Zellen in der Teilungsphase, so kommt es nicht zu den genannten Reparaturvorgängen. Bei einer **Mitosesteigerung,** etwa bei chronischen Entzündungen, intensiver UV-Bestrahlung der Haut etc. ist die Gefahr einer Initiierung durch Karzinogene folglich besonders groß. Die für diese erste Phase der Tumorentstehung – die Initiierung – verantwortlichen Substanzen wirken **dosisunabhängig,** d. h. kleinste Mengen eines Karzinogens können bereits das Genom einer Zelle so verändern, dass sich hieraus eine Tumorzelle entwickeln kann.

Initiierte Zellen werden mit verschiedenen Kontrollmechanismen am Wachstum gehindert. Die **Wachstumskontrolle** erfolgt von den umliegenden, nicht initiierten Zellen über interzelluläre Verbindungen (gap junctions). Erst wenn diese, das unkontrollierte Zellwachstum hemmenden Kontrollmechanismen durch sog. Promotoren ausgeschaltet werden, beginnt das unkontrollierte Wachstum der initiierten Zelle.

Promotoren besitzen folglich selbst keine genotoxischen Eigenschaften, sind jedoch in der Lage, initiierte Zellen zum Wachstum und damit zur Tumorbildung zu stimulieren. Sie stellen einen selektiven Wachstumsstimulus für initiierte Zellen dar und ermöglichen ihre **klonale Expansion.** Am Ende der Promotionsphase steht die **präneoplastische Zelle.**

Der letzte Schritt in Richtung Tumorentstehung ist die **Progression.** Hierdurch wird die prämaligne Zelle in eine **invasiv wachsende Tumorzelle**

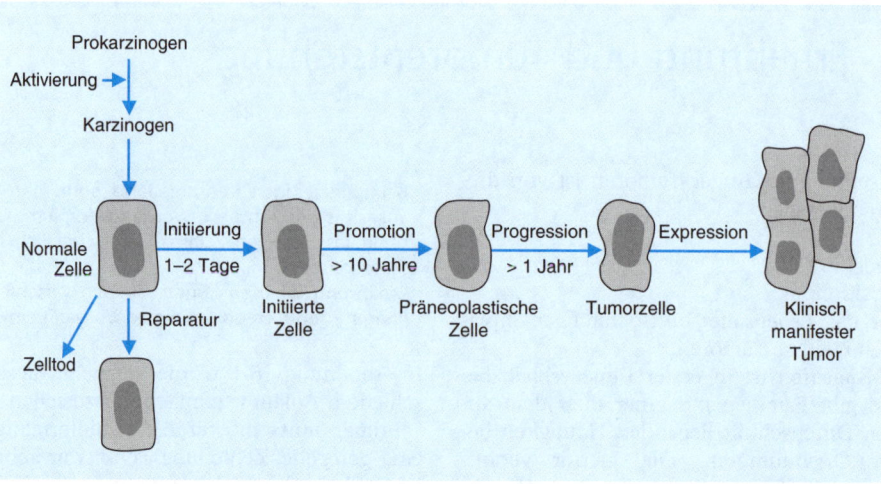

Abb. 16-1 Phasen der Tumorentwicklung.

umgewandelt. Die Zelle verliert hierdurch die Fähigkeit der Differenzierung, sodass letztlich Tumorzellen u. U. keinerlei Eigenschaft der Ausgangszelle mehr besitzen. Je entdifferenzierter eine Tumorzelle ist, umso schneller wächst sie.

Es besteht derzeit kein Zweifel mehr daran, dass der Ernährung bei dem multifaktoriellen, sehr komplexen, meist während vieler Jahre über verschiedene Vorstufen ablaufenden Prozess der Tumorentstehung eine zentrale Bedeutung zukommt.

> Hierbei muss berücksichtigt werden, dass **Komponenten** unserer extrem komplex zusammengesetzten Nahrung sowohl die Entstehung bestimmter Organtumoren **begünstigen**, als auch vor ihrer Entstehung **schützen** können.

Weiterhin ist zu bedenken, dass Einflüsse der Umwelt und die genetische Prädisposition bei den einzelnen Organtumoren unterschiedlich groß sind. Abbildung 16-2 demonstriert, dass manche Tumoren ausschließlich bzw. überwiegend aufgrund genetischer Prädispositionen, andere wiederum vorwiegend als Folge von Umwelteinflüssen entstehen.

Ergebnisse epidemiologischer Studien zeigen, dass die bei uns **häufigsten malignen Tumoren** überwiegend **umweltbedingt** sind. So nimmt die Häufigkeit des kolorektalen Karzinoms – dies gilt in gewissem Umfange auch für das Mammakarzinom, Prostatakarzinom und einige andere Tumoren – dann zu, wenn die traditionelle Ernährung (meist fettarm und reich an pflanzlichen Lebensmitteln) durch eine in westlichen Industrieländern übliche Kost ersetzt wird.

Beispiele hierfür sind in den **USA lebende Japaner und Afrikaner**, die nach der Einwanderung und Übernahme US-amerikanischer Lebens- und Ernährungsgewohnheiten bereits in der zweiten Generation das gleiche Tumorrisiko aufweisen wie US-Amerikaner.

Anfang der 80er-Jahre wurde bei sehr kritischer Bewertung wissenschaftlicher Befunde geschätzt, dass die **Ernährung** mit 35 % und das **Rauchen** mit 30 % für die Tumorentstehung in den USA verantwortlich sind (Abb. 16-3). Dieser Schätzwert, der auch heute noch als gültig angesehen wird, bezieht sich auf alle Tumoren. Die Befunde zeigen, dass den sog. „**Umweltgiften**", die heute in der Öffentlichkeit als wesentliche Risikofaktoren diskutiert werden, offenbar nur eine untergeordnete Bedeutung zukommt [18].

Eine Vielzahl neuer Befunde stützt die zentrale Bedeutung von Ernährung und Rauchen für die Tumorentstehung und zeigt damit, welche großen Möglichkeiten bestehen, das Tumorrisiko zu verringern.

Berücksichtigt man die enormen Kosten, die Tumordiagnostik und -therapie verursachen, so erscheint es unverständlich, dass die Bevölkerung über die Möglichkeiten der **Prophylaxe** nur wenig informiert wird und dass sich andererseits bei entsprechender Kenntnis nur eine geringe Bereitschaft dazu findet, durch Nichtrauchen und sinnvolle Ernährung vorzubeugen.

16.1 Substanzen und Substanzgruppen mit fördernden und hemmenden Einflüssen

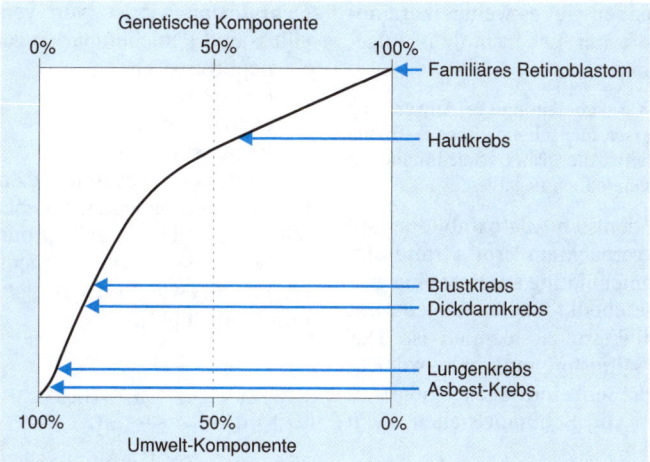

Abb. 16-2 Die unterschiedliche Bedeutung von Umwelt- und Erbfaktoren für die Entstehung maligner Tumoren beim Menschen (Harnden, modifiziert nach [39]).

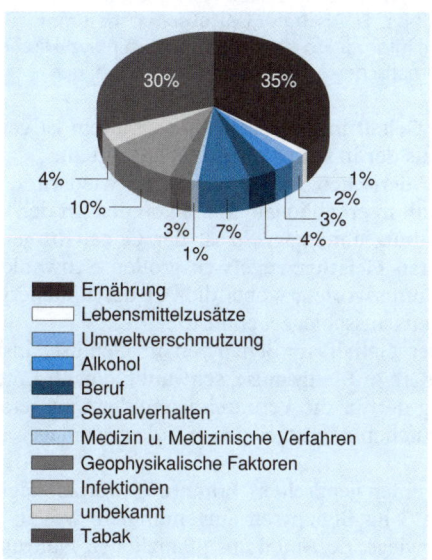

Abb. 16-3 Geschätzte Bedeutung von Risikofaktoren für die Krebsentstehung in den USA (nach [18]).

16.1 Substanzen und Substanzgruppen mit fördernden und hemmenden Einflüssen auf die Karzinogenese

Aus der Vielzahl von Substanzen, die in den verschiedensten Phasen der Tumorentstehung fördernd oder hemmend in den sehr komplexen Ablauf eingreifen, sollen einige für die Praxis wichtige kurz besprochen werden.

Mykotoxine

Eine große praktische Bedeutung kommt karzinogen wirkenden Pilztoxinen (Mykotoxinen), insbesondere den **Aflatoxinen** aus Aspergillus flavus zu. Der Pilz wächst auf pflanzlichen Lebensmitteln wie Erdnüssen, Getreide etc. bei Lagerung unter feuchtwarmen Bedingungen. Mit 10 µg/Tag lassen sich bei Ratten bereits Lebertumoren auslösen. Nach Angaben der WHO/FAO soll die **obere Toleranzgrenze** von 30 µg/kg bei Lebensmitteln nicht überschritten werden.

Jede auf unsachgemäß gelagerten Lebensmitteln erfolgende **Schimmelbildung** kann mit der Produktion von karzinogen wirkenden Giftstoffen einhergehen.

Neben den Aflatoxinen gibt es weitere karzinogene Mykotoxine, die mit Lebensmitteln aufgenommen werden können.

Ob auch die bei der Käsezubereitung zur Anwendung kommenden **Edelpilzrassen** menschenpathogene Toxine enthalten, wird diskutiert. Alle bisher vorgenommenen Untersuchungen verliefen jedoch negativ.

Besonders häufig finden sich Aflatoxinbildner auf geschnittenem und verpacktem **Brot**. Grundsätzlich sollte der Schimmelbildung auf Brot eine größere Beobachtung geschenkt werden, da jederzeit hier mit Aflatoxinbildnern zu rechnen ist. Das Toxin kann durch **Diffusion** innerhalb weniger Tage in tiefere Schichten eindringen, sodass es durch das Entfernen von Schimmelstellen allein nicht beseitigt wird.

Mykotoxine können auch über **kontaminierte Futtermittel** in die Milch gelangen (Tab. 16-1). Eine besondere Gefahr stellen sog. „**Schimmelmüsli**" dar.

Nach der seit 1977 für die Bundesrepublik gültigen **Aflatoxinverordnung** sind Lebensmittel mit einem bestimmten Gehalt an Aflatoxinen vom Verzehr auszuschließen und ihre Verwendung zur Herstellung von Lebensmitteln ist zu untersagen. **Höchstmengen** werden für Lebensmittel festgesetzt, die **besonders häufig** Aflatoxin enthalten; dies sind Erd-, Wal-, Hasel-, Paranüsse, Pistazien, Mandeln, Aprikosen- und Pfirsichkerne, Kokosraspel, Mohn, Sesam, Getreide sowie ausschließlich hieraus hergestellte Erzeugnisse [25, 27, 68].

Ochratoxine werden von verschiedenen Aspergillus- und Penicilliumarten gebildet. Sie wirken
- nephrotoxisch,
- teratogen,
- karzinogen und
- immunsuppressiv.

In Ländern der gemäßigten Zone wurden Ochratoxine in verschiedenen Lebens- und Futtermitteln (Getreide, Getreideprodukte, Kaffee, Bier, Schweinefleisch, Hülsenfrüchte, Gewürze, Wein etc.) nachgewiesen. Es erfolgt ein **Übertritt in die Muttermilch** [44].

Polyzyklische aromatische Kohlenwasserstoffe

Eine große Bedeutung kommt den karzinogenen polyzyklischen aromatischen Kohlenwasserstoffen (polycyclic aromatic hydrocarbons = PAH's) zu. Sie entstehen bei der **Be-** und **Verarbeitung von Lebensmitteln**.

> **Benzpyren** ist die bekannteste Substanz aus dieser Gruppe. Es wird als „**Leitsubstanz**" bestimmt, um eine Information über den Gehalt an polyzyklischen aromatischen Kohlenwasserstoffen zu haben.

Der **Gehalt** in tierischen Lebensmitteln ist geringer als der in pflanzlichen Lebensmitteln.

In **tierischen Lebensmitteln** ist wiederum der Gehalt in erheblichem Maße von der Art der Verarbeitung abhängig. So ist der Gehalt in **geräucherten Fleischerzeugnissen** großen Schwankungen unterworfen, wobei die Art des Räucherverfahrens ausschlaggebend ist.

Der Gehalt an Benzpyren in Gemüse, insbesondere in **Blattgemüse,** schwankt je nach Entfernung der für die Verunreinigung der Luft verantwortlichen nächstgelegenen Industrieanlage.

Bei einer **gemischten Ernährung** werden täglich etwa 3 µg Benzpyren aufgenommen, wovon der überwiegende Anteil aus pflanzlichen Nahrungsmitteln stammt. So konnten in Kopfsalat 12, in Spinat 20, in Weizen- und Roggenbrot 1–1,6 µg/kg der karzinogenen Substanz nachgewiesen werden.

Im Vergleich hierzu finden sich in geräuchertem Fleisch und Fisch folgende **Benzpyrenkonzentrationen:** Schinken 3,2, gebratenes oder gegrilltes Fleisch 0,2–0,6, geräucherter Lachs 2,1 und auf dem Holzkohlengrill zubereitetes Fleisch 50,4 µg/kg (Lit. bei [82]).

Tabelle 16-1 Natürliches Vorkommen karzinogener Mykotoxine in Lebensmitteln (nach [25]).

Toxin	Lebensmittel
Aflatoxine	Getreide (außer Roggen), Mais, Reis, Nüsse, Mandeln, Pistazien, Kürbiskerne, Brot, Fleischwaren; Futtermittel → Milch, Leber, Eier
Sterigmatocystin	Weizen, Reis, Pekannüsse, Brot, Käse; Futtermittel → Milch
Luteoskyrin	Reis, Gerste
Rugulosin	Reis, Gerste
Citrinin	Weizen, Roggen, Gerste, Hafer
Penicillinsäure	Weizen, Gerste, Mais, getrocknete Bohnenkerne, Futtermittel

16.1 Substanzen und Substanzgruppen mit fördernden und hemmenden Einflüssen

Pyrolyseprodukte

> Als Pyrolyseprodukte werden Mutagene und Karzinogene bezeichnet, die bei der **Hitzeeinwirkung auf eiweißreiche Lebensmittel**, insbesondere beim Braten und Grillen von Fleisch und Fisch entstehen.

Diese mutagenen und genotoxischen Substanzen gehören zur Stoffklasse der **heterozyklischen Amine**. Mit ihnen konnten bei verschiedenen Tierspezies Mamma-, Kolon-, Pankreas- und Harnblasenkarzinome induziert werden.

> Die Bildung dieser Substanzgruppe kann verhindert bzw. vermindert werden, wenn Fleischgerichte mit Hilfe der Mikrowelle zubereitet werden (Lit. bei [98]).

Welche Rolle Pyrolyseprodukte bei der Entstehung gastrointestinaler Karzinome beim Menschen spielen, ist nicht sicher bekannt (Lit. bei [81]).

In einer schwedischen Fallkontrollstudie, bei der die Zufuhr an heterocyclischen Aminen mit gebratenem Fleisch bestimmt wurde, fand sich kein Hinweis darauf, dass unter den hier üblichen Zubereitungs- und Ernährungsbedingungen die mit Fleischgerichten zugeführte Menge das Risiko an Kolon-, Rektum-, Harnblasen- und Nierenkarzinom erhöht.

Die Autoren gehen davon aus, dass die nur selten erreichte bzw. überschrittene Menge von maximal 1900 µg täglich das Tumorrisiko nicht erhöht [2].

N-Nitrosoverbindungen

Zu dieser Substanzgruppe gehören die N-Nitrosamine, die stärksten bisher bekannten Karzinogene. Da mit Vertretern dieser Substanzgruppe bei einer Vielzahl von Tieren Tumoren ausgelöst werden können, gilt es als sicher, dass **Nitrosamine** auch beim Menschen als Karzinogene wirken.

Abbildung 16-4 zeigt den **chemischen Aufbau** von Nitrosaminen. Sie werden überwiegend aus Nitrit und einer weiteren, stickstoffhaltigen Komponente, meist einem sekundären Amin, gebildet (Nitrosierungsreaktion) (vgl. Abb. 16-10).

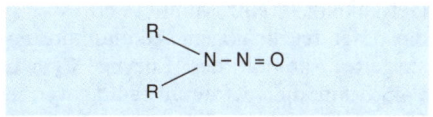

Abb. 16-4 Chemischer Aufbau von Nitrosaminen.

Amine finden sich weit verbreitet in Lebensmitteln. Hoch ist die Konzentration in fermentierten Produkten, so z. B. in Käse.

Nitrit kann durch Reduktion (meist bakteriell) von Nitrat gebildet werden. Nitrat wiederum wird mit der Nahrung aufgenommen. Hohe **Nitratgehalte** finden sich in verschiedenen Gemüsesorten, insbesondere in Spinat, Rote Bete, verschiedenen Kohlarten und vielerorts im **Trinkwasser** dann, wenn es aus geringer Bodentiefe stammt, sich Sickergruben in der Nähe der Brunnen befinden bzw. im Einzugsgebiet von Brunnen große Mengen von nitrathaltigem Dünger zur Anwendung kommen.

Epidemiologische Untersuchungen, insbesondere in Südamerika und England, haben gezeigt, dass eine **Korrelation zwischen der Zahl an Magenkarzinomen und der Höhe des Nitratgehaltes im Trinkwasser** besteht.

Ausgehend von der Tatsache, dass **Carotinoiden** eine wichtige Bedeutung bei der Tumorprophylaxe zukommt, wird zur Optimierung der Carotinzufuhr der **reichliche Verzehr von Gemüse** empfohlen.

Da hiermit eine **steigende Nitrataufnahme** einhergeht, muss durch **adäquate Anbaubedingungen** ein möglichst geringer Nitratgehalt gewährleistet werden.

Untersuchungen der **Gesamtaufnahme** einschließlich der Getränke ergaben für Deutschland im Mittel 104 mg/Tag. Bei niedrigem Gemüsekonsum (bis 150 g/Tag) waren es im Mittel 61, bei mittlerem Konsum 115 und bei hohem Konsum 152 mg Nitrat. Beim überwiegenden Verzehr stark nitratspeichernder Gemüse wie Blattsalat, Spinat, Radieschen, Rettich etc. kann die Nitrataufnahme erheblich über den genannten Mittelwerten liegen.

> Da die hohe Nitrataufnahme mit Gemüse gleichzeitig mit einer hohen Zufuhr der Nitrosierungsinhibitoren Vitamin C, Vitamin E, Polyphenolen etc. einhergeht, kommt es offenbar nicht zur vermehrten Bildung von N-Nitrosoverbindungen.

Hierfür sprechen auch epidemiologische Studien, nach denen ein hoher Gemüsekonsum eher mit einer geringen Tumorhäufigkeit korreliert. Ein FAO/WHO-Expertenkommitee hat festgestellt, dass es keine Hinweise für einen Zusammenhang zwischen Nitratexposition und Krebsrisiko gibt und folglich **Nitrat** als **nicht genotoxisch** eingestuft (Lit. bei [17]).

Eine teilweise Umwandlung von Nitrat in Nitrit findet nach dem Verzehr bakteriell kontaminierter Speisen im Magen statt (**endogene Nitrosaminbildung**).

Nitrit ist zusammen mit Kochsalz Bestandteil des **Nitritpökelsalzes.** Es hat einige erwünschte Einflüsse auf Fleischerzeugnisse. So erzeugt es die charakteristische rote, kochstabile Farbe und das typische Pökelaroma. Nitrit hemmt darüber hinaus das Wachstum von Clostridium botulinum und die Oxydation von Fetten.

Das Ausmaß der Nitrosaminbildung ist vom **pH-Wert** abhängig. Erst ab einem pH-Wert von 4 werden größere Mengen gebildet. Das Optimum der Nitrosaminbildung liegt etwa bei pH 3.

Darüber hinaus gibt es **Katalysatoren,** die die Nitrosierungsreaktion fördern – hierzu gehört möglicherweise der Äthylalkohol –, aber auch die bereits erwähnten Substanzen, die die Nitrosierungsreaktion hemmen oder gar verhindern.

Diese **Hemmwirkung** beruht meist darauf, dass die hemmenden Substanzen mit Nitrit reagieren und somit Substrat für die Nitrosaminbildung beseitigen. Zu den Inhibitoren gehören Ammoniumchlorid, Phenole, Ascorbinsäure, Tannine und andere Substanzen.

> Von praktischer Bedeutung ist die Hemmwirkung durch **Ascorbinsäure,** da diese als Nährstoff ohne Bedenken Lebensmitteln zugesetzt werden kann, in denen eine Nitrosaminbildung stattfindet.

Neben den genannten endogenen Nitrosaminen nimmt der Mensch **Nitrosamine mit der Nahrung** auf. Eine groß angelegte systematische Untersuchung von Lebensmitteln und Getränken in Westdeutschland ergab, dass bei einem gewissen Teil Konzentrationen oberhalb der Nachweisbargrenze von 0,5 ppb (ppb = parts per billion) liegen.

Die **höchsten Konzentrationen** wurden in gepökeltem Speck und Schinken und somit Fleischwaren, die mit Nitrit und/oder Nitrat behandelt waren, gefunden [21, 97].

Beim Zubereiten von Fisch und Fleisch entstehen unter der **Hitzeeinwirkung** verschiedene Nitrosamine, die jedoch zu 50–80 % unter der Hitzeeinwirkung flüchtig sind und somit letztlich nur noch in relativ niedriger Konzentration im Lebensmittel verbleiben.

Auch hier ist offenbar die Zubereitung mit Mikrowellengeräten günstiger.

> Gewarnt wird vor dem Verzehr von Zubereitungen, bei denen Käse mit einem hohen Gehalt an Aminen, zusammen mit nitrit-/nitratreichen Lebensmitteln wie Salami, Schinken oder Spinat erhitzt wird.

Gezielte Untersuchungen entsprechender Speisen bestätigen den vermuteten, relativ hohen Gehalt an N-Nitrosaminen jedoch nicht [99].

Über- und Unterernährung, Adipositas

In Tierversuchen wurde bereits 1930 gezeigt, dass hochkalorische **fettreiche Ernährung** die **Inzidenz** experimenteller Haut- und Mammatumoren steigert und dass durch Energierestriktion bei ausreichender Deckung des Bedarfes an essentiellen Nährstoffen die Tumorrate sinkt.

> **Energierestriktion** verringert die Insulinkonzentration und die Onkogenexpression, darüber hinaus steigert sie die Aktivität an antioxidativen Enzymen und fördert den DNA-repair [58].

Die Ergebnisse einer großen Zahl epidemiologischer Studien ergab überwiegend Hinweise darauf, dass auch beim Menschen das **Tumorrisiko** in Abhängigkeit vom Ausmaß des **Übergewichtes** steigt. Dies trifft zu für das Magen-, Kolon-, Pankreas-, Nieren- und Prostatakarzinom bei Männern und das Magen-, Kolon-, Nieren-, Mamma-, Ovarial-, Gallenblase- und Endometrieumkarzinom der Frau.

In der Mehrzahl der Studien konnte eine **direkte Beziehung** zwischen der Höhe des Körpergewichtes und dem Tumorrisiko gezeigt werden [15].

Alkohol

Obwohl der Äthylalkohol als Reinsubstanz offenbar keine karzinogene Wirkung besitzt, erkranken Alkoholiker überdurchschnittlich häufig an Karzinomen.

Da **Alkohol selbst nicht genotoxisch** wirkt, wird angenommen, dass folgende Faktoren für die statistisch positive Korrelation zwischen der Höhe des Konsums alkoholischer Getränke und der Häufigkeit verschiedener Organtumoren verantwortlich sind:

- die häufige Fehlernährung bei hohem Alkoholkonsum,
- die nicht seltene Kombination von Alkohol- und Tabakmissbrauch,
- der Karzinogengehalt mancher alkoholischer Getränke (z. B. Nitrosamine) und
- die unter regelmäßigem Alkoholkonsum gesteigerte Aktivität des Enzyms Cytochrom P-450 und die hierdurch bedingt vermehrte Umwandlung von Karzinogenvorstufen in aktive Karzinogene.

16.1 Substanzen und Substanzgruppen mit fördernden und hemmenden Einflüssen

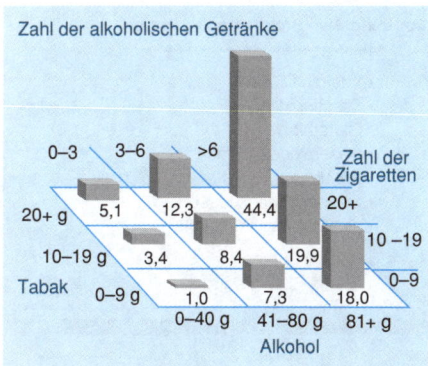

Abb. 16-5 Relatives Ösophaguskarzinomrisiko in Korrelation zum täglichen Alkohol- und Tabakkonsum. Das Risiko, ein Ösophaguskarzinom zu entwickeln, ist 44,4-mal größer, wenn mehr als 80 g reiner Alkohol und mehr als 20 Zigaretten täglich konsumiert werden, verglichen mit Abstinenzlern (nach Tyns u. Masse, zit. nach [92]).

Alkohol wirkt induzierend auf mikrosomale Enzyme, insbesondere ein spezifisches Cytochrom P-450. Da mehr als 90 % aller Karzinogene primär als inaktive Cokarzinogene vorliegen, die erst durch das genannte mikrosomale Enzymsystem in Karzinogene überführt werden müssen, kommt dem regelmäßigen Alkoholkonsum eine entscheidende **Bedeutung bei der Tumorinduktion** zu [61].

Dies gilt vor allem für **Karzinome der Mundhöhle**, des **Larynx** und **Ösophagus**, wobei ein potenzierender Effekt durch Tabakrauch belegt werden konnte (Abb. 16-5) (Lit. bei [92]).

Epidemiologische Untersuchungen weisen darüber hinaus auf einen Zusammenhang zwischen Alkoholkonsum und Auftreten von Tumoren des Rektums, des Pankreas und der Brustdrüse hin (vgl. Pankreas- u. Mamakarzinom). Regelmäßiger Genuss alkoholischer Getränke steigert die Inzidenz des Rektumkarzinoms um das Dreifache.

Nach einer großen amerikanischen prospektiven Studie betrug die Rate an **Rektumkarzinomen** bei Abstinenzlern $41{,}1/10^5$ Personen pro Jahr gegenüber $120{,}9/10^5$ Personen pro Jahr bei Personen mit einem regelmäßigen Alkoholkonsum von etwa 1 l Bier pro Tag.

Für das **Pankreaskarzinom** konnte in entsprechenden Studien ein ca. 5-fach höheres Risiko bei regelmäßigem Alkoholkonsum nachgewiesen werden [61].

Antioxidative Mikronährstoffe (vgl. Kap. 1.7 Gesicherte Effekte hochdosierter Vitaminzufuhr und Kap. 4.5 Antioxidanzien und Phytochemicals)

Am Zustandekommen von Erkrankungen wie malignen Tumoren, Arteriosklerose, Katarakt etc. sind Schäden an verschiedenen Zellbestandteilen wie Zellmembranen und DNA durch sog. **freie Radikale** beteiligt.

Als freie Radikale werden Atome, Moleküle oder Ionen mit einem oder mehreren unpaaren Elektronen bezeichnet. Sie **entstehen** unter physiologischen und pathophysiologischen Bedingungen wie Phagozytose, der Einwirkung von UV-Licht, Zigarettenrauch, verschiedenen Medikamenten etc. und schädigen Zellstrukturen und biochemische Strukturen durch Oxidation.

Pflanzliche und tierische Organismen verfügen über sehr komplexe **Schutzmechanismen** vor Schäden durch freie Sauerstoffradikale. Unter physiologischen Bedingungen besteht ein ausgewogenes Verhältnis zwischen prooxidativen Faktoren und diesem Schutzsystem aus Antioxidanzien (Abb. 16-6).

Von einem „**oxidativen Stress**" wird dann gesprochen, wenn diese Balance zuungunsten der Schutzmechanismen verschoben ist. Die Definition lautet:

> Oxidativer Stress ist die Dysbalance zwischen Oxidation und Reduktion zugunsten der Oxidation bzw. die Dysbalance zwischen Radikal-Belastung, durch Umweltnoxen und der rückläufigen Aufnahme an nutritiven Antioxidanzien [83].

Ziel muss eine **ausgeglichene Balance** zwischen prooxidativen und antioxidativen Faktoren sein (Abb. 16-6). Dies wird erreicht durch
- eine optimale Zufuhr an **antioxidativ wirkenden Substanzen** (Vitamin E, C, Carotinoide, Flavonoide, Polyphenole)
- wahrscheinlich weitere Nahrungskomponenten und
- die Funktion des **endogenen Schutzsystems** (Enzyme, spezielle Proteine und Thiole wie z. B. Glutathion).

Eine große Bedeutung kommt den **Carotinoiden** zu (vgl. Kap. 1.7.1). Bisher wurden etwa 500 Carotinoide identifiziert, von denen sich bei unseren Ernährungsbedingungen etwa 40 im Plasma nachweisen lassen. Am besten untersucht ist die

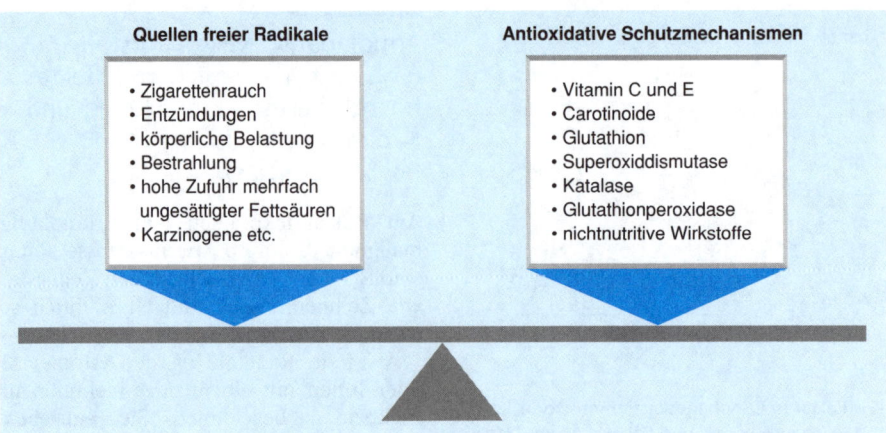

Abb. 16-6 Balance zwischen prooxidativen Faktoren und antioxidativen Substanzen und Enzymen.

antioxidative und antikarzinomatöse Wirkung von β-**Carotin**.
Anderen, weniger bekannten Substanzen dieser Stoffgruppe, deren Konzentration in den verschiedensten Lebensmitteln und deren Stoffwechsel nur wenig untersucht wurden, kommt jedoch mit Sicherheit ebenfalls eine Bedeutung zu. Dies gilt z. B. für

- **Lycopen,** das mit etwa 3 mg/100 g bei einer Konzentration von nur etwa 0,5 mg β-Carotin/100 g in Tomaten besonders reich vorkommt,
- **Lutein** mit etwa 10 mg/100 g bei nur 5 mg β-Carotin/100 g in Spinat,
- das in vielen Früchten vorkommende β-**Cryptoxantien** und
- α-**Carotin,** das sich mit 2–3 mg/100 g bei 4–5 mg/100 g β-Carotin in Karotten reichlich findet (vgl. Tab. 1-7).

So fand sich beispielsweise bei dem durch Zigarettenrauch induziertem Bronchialkarzinom eine inverse **Korrelation des Tumorrisikos** sowohl zur β-Carotin- als auch α-Carotin- und Luteinzufuhr [59].

Eine zunehmende Zahl an epidemiologischen und klinischen Beobachtungen spricht dafür, dass eine optimale Zufuhr an diesen antioxidativ wirkenden Mikronährstoffen die Wahrscheinlichkeit, an bestimmten Organtumoren zu erkranken, reduziert.

So finden sich z. B. **Zervixdysplasien** dann häufiger, wenn die Serumspiegel an β-Carotin und Vitamin C niedrig liegen.

Leukoplakien der Mundschleimhaut, die unter der Einwirkung bestimmter Noxen entstehen und gut einer routinemäßigen Kontrolle unterzogen werden können, bilden sich unter Gabe von 20–60 mg β-Carotin zurück, um dann wieder nachweisbar zu werden, wenn das Carotin abgesetzt wird.

> Die **optimale Zufuhr** an antioxidativ wirkenden Vitaminen liegt wahrscheinlich deutlich über der Dosis, die derzeit zur sicheren Verhütung von Mangelerscheinungen empfohlen wird [8, 28, 89].

Die tägliche Zufuhr an antioxidativen Vitaminen und Carotin, die nach derzeitigem Wissensstand ausreichend vor oxidativem Stress schützt, wurde in Kapitel 4.5 besprochen.

Der **protektive Effekt** von Carotinoiden beruht nicht nur auf der **antioxidativen Eigenschaft.** Sie fördern auch die bereits besprochene über die sog. gap junctions vermittelte **Wachstumskontrolle** intakter Zellen über initiierte Zellen und wirken so der Promotion entgegen.

In experimentellen Studien konnte gezeigt werden, dass der Informationsfluss über diese interzellulären Verbindungen unter Einfluss von Carotin steigt.

Carotine mit und ohne Provitamin-A-Eigenschaft wirken darüber hinaus **immunmodulatorisch** und fördern so die Fähigkeit des Immunsystems, Tumorzellen zu zerstören (Lit. bei [6, 74]).

Verschiedene Angriffspunkte haben auch die zur Gruppe der sekundären Pflanzenstoffe oder **nichtnutritiven Wirkstoffe** (Phytochemicals, plant chemicals, Non-nutrient compounds) zählenden Inhaltsstoffe **pflanzlicher Lebensmittel.**

16.1 Substanzen und Substanzgruppen mit fördernden und hemmenden Einflüssen

Die im Vordergrund stehende antioxidative Wirkung (diese Substanzen werden auch als „nichtnutritive Antioxidanzien" bezeichnet) wurde bereits im Zusammenhang mit der LDL-Oxidation besprochen (vgl. Kap. 4.5 Ernährungsprophylaxe und Ernährungstherapie).

Epidemiologische und experimentelle Studien sprechen dafür, dass vielen bisher unbeachteten Substanzgruppen in unseren pflanzlichen Lebensmitteln eine ganz wesentliche **antikarzinogene Bedeutung** zukommt. Einige dieser Gruppen sind:

- Flavonoide,
- Phytate,
- Cumarine,
- Terpene,
- Lignane,
- Isothiocyanate etc.

> Besonders **reich an** diesen **sekundären Pflanzenstoffen** sind Knoblauch, Kohlgewächse, Süßholzextrakte (Lakritze), Sojabohnen, Ingwer, Karotten, Sellerie, Zwiebeln, Zitrusfrüchte etc. (Lit. bei [13]).

Vielseitige protektive Effekte hat **Resveratrol,** eine Substanz, die reichlich in den Schalen von **Weintrauben** und mit 1,3–3 mg/l im **Rotwein** vorkommt.

Resveratrol hemmt Vorgänge in Zellen, die zur Initiierung, Promotion und Progression bei der Tumorentstehung von Bedeutung sind.

Es **hemmt** das Enzym **Cyclooxygenase** und reduziert so die Umwandlung von Arachidonsäure in proinflammatorische Prostaglandine, die das Tumorzellwachstum stimulieren und die Immunkontrolle unterdrücken.

Die **thrombozytenaggregationshemmende Wirkung** ist bei der Prävention der koronaren Herzerkrankung von Bedeutung [65] (siehe Abschn. 16.2 Ösophaguskarzinom).

Es wird in Zukunft möglich sein, durch **gezielte Züchtung** die Konzentration an diesen Substanzen in Pflanzen zu erhöhen und Lebensmittel bzw. Gerichte gezielt so zu konzipieren, dass ein **Optimum an protektiven Substanzen** enthalten ist und hiermit eine gezielte Prophylaxe betrieben werden kann **(„designer foods").**

Definierte Inhaltsstoffe von Lebensmitteln mit therapeutischen und prophylaktischen Eigenschaften (auch als **Nutraceuticals** bezeichnet) werden in Zukunft vermehrt von der pharmazeutischen Industrie hergestellt und als Einzelsubstanz bzw. als Kombination besonders zur **Prophylaxe** angeboten werden.

Die **Konzentration** an nichtnutritiven Wirkstoffen in Blättern bzw. Früchten verschiedener Sorten ein und derselben Art unterliegen **großen Schwankungen.** Dies trifft z. B. zu für das **Quercetin,** den Vertreter der Flavonoide, der in unseren Obst- und Gemüsearten am häufigsten vorkommt.

Zwiebeln haben mit Abstand den höchsten Quercetingehalt mit etwa 350 mg/kg Frischgewicht.

Die **Flavonoide** finden sich überwiegend in den **dem Licht ausgesetzten Teilen der Pflanze,** so z. B. den äußeren Blättern von Kopfsalat. Der in Gewächshäusern angebaute Salat hat im Vergleich zum Freilandanbau nur einen sehr niedrigen Gehalt an Quercetin.

Der protektive Effekt der auch als Phytochemicals bezeichneten sehr unterschiedlichen chemischen Substanzen **(Chemoprävention)** beruht auf sehr **verschiedenen Mechanismen.** Abgesehen von der antioxidativen Wirkung hat die große Zahl an chemisch z. T. sehr unterschiedlichen Inhaltsstoffen pflanzlicher Lebensmittel mit antikarzinogenen Eigenschaften sehr **unterschiedliche Angriffspunkte.**

> Die unter dem Begriff „blocking agents" zusammengefassten Stoffe verhindern, dass Karzinogene mit der DNA von Zellen reagieren bzw. sie erreichen, während die „suppressing agents" die Weiterentwicklung initiierter Zellen zu Tumorzellen blockieren.

Die erstgenannten sog. **„blocking agents"** verhindern die Umwandlung inaktiver Vorstufen von Karzinogenen in die aktiven Karzinogene oder sie aktivieren Enzymsysteme, die in der Lage sind, Karzinogene abzubauen.

Karzinogene, die erst einer **metabolischen Aktivierung** bedürfen, sind beispielsweise Aflatoxine, Nitrosamine, polyzyklische aromatische Kohlenwasserstoffe, heterozyklische Amine etc.

Zu den „blocking agents" gehören Terpene, Indole, Phenole, Flavone, Tannine, Cumarine etc.

Sog. **„suppressing agents"** finden sich beispielsweise in Kohlgemüse, Knoblauch und Zitrusfrüchten. Zu dieser Gruppe gehören Proteaseinhibitoren, Terpene, aromatische Isothiocyanate etc. (Lit. bei [96]).

Folsäure

Folsäure ist essentiell für die DNA- und RNA-Synthese. Viele Befunde sprechen dafür, dass diesem für Methylierungsreaktionen wichtigen wasserlöslichen Vitamin eine Bedeutung bei der **Regulation der Genexpression** zukommt.

Epidemiologische Befunde sprechen dafür, dass die Entstehung von Malignomen an Zervix, Kolon, Lunge, Ösophagus und Gehirn durch niedrige Folsäurekonzentration im Plasma bzw. in Geweben begünstigt wird.

Es wird auch diskutiert, dass der **protektive Effekt** eines hohen Obst- und Gemüseverzehrs nicht nur auf der hiermit verbundenen hohen Carotinoid- und Vitamin-C-Zufuhr, sondern auch auf der hohen Konzentration an Folsäure in vielen Obst- und Gemüsesorten beruht (Lit. bei [37]).

Kalzium

Experimentelle Studien sprechen für ein **niedriges Kolonkarzinomrisiko** bei hoher, über 1 g pro Tag liegender Kalziumzufuhr mit der Nahrung. Da Kalzium nur zu etwa 30 % resorbiert wird, gelangen relativ große Mengen ins Kolon.

Der **protektive Effekt** beruht wahrscheinlich auf dem Binden prokarzinogener Substanzen, z. B. sekundärer Gallensäuren an Kalzium (Lit. bei [94]).

An Patienten mit Kolonadenomen in der Anamnese, deren Kolonkarzinomrisiko erhöht und deren Proliferationsaktivität der Schleimhaut gesteigert ist, kam es unter einer **fettarmen, kalziumreichen (ca. 1200 mg/Tag) Ernährung** während eines Jahres zu einer signifikanten **Verringerung der Proliferationsaktivität** bestimmter Marker in der Kolonschleimhaut, zwei sicheren Indikatoren für eine gesteigerte Bereitschaft zur Karzinombildung [46].

In einer Metaanalyse aus dem Jahre 1996, in der 24 Untersuchungen vergleichend ausgewertet wurden, konnte ein Schutz durch hohe Kalziumzufuhr nicht gesichert werden [7]. Dagegen ergab eine 1999 veröffentlichte prospektive Studie, in der der Einfluss von 3 g Kalziumcarbonat täglich im Vergleich zu Placebo auf die Rekurrenz von Kolonadenomen bei über 900 Patienten untersucht wurde, ein positives Ergebnis [4].

Selen

Eine große Zahl epidemiologischer Studien zeigt eine inverse Korrelation zwischen der Höhe der **Selenzufuhr mit der Nahrung** bzw. der Serum-Selenkonzentration und dem Risiko, an einem Malignom zu erkranken.

In einer prospektiven Studie an über 1300 Patienten mit therapiertem Spindelzellkarzinom bzw. Basaliom der Haut, fand sich während sechs Jahren unter täglicher Supplementierung mit 200 µg Selen im Vergleich zu Placebo zwar kein Einfluss auf das erneute Auftreten von Hauttumoren (vgl. Kap. 12.1), es verringerte jedoch signifikant die Zahl an **Prostatakarzinomen** um 63 %, an **kolorektalen Karzinomen** um 58 % und an **Bronchialkarzinomen** um 46 % [16].

Selen ist **Cofaktor** des zum Schutz vor oxidativem Stress wichtigen Enzyms **Glutathionperoxidase** (Abb. 16-6).

Unter optimaler Selenversorgung verbessern sich darüber hinaus **immunologische Abwehrmechanismen.** Selen fördert wahrscheinlich den enzymatischen Abbau von Cokarzinogenen und wirkt als „suppressing agent" (Lit. bei [80, 88]).

Eisen

Es gibt Befunde, die dafür sprechen, dass eine Eisenüberladung des Organismus, etwa als Folge eines **hohen Fleischverzehrs,** über die vermehrte **Bildung freier Radikale** (vgl. Kap. 4.5) das Karzinomrisiko steigert.

Neben experimentellen Befunden spricht für einen solchen Kausalzusammenhang

- die hohe Rate an Leberkarzinomen bei Patienten mit Hämochromatose (vgl. Kap. 3.7.6),
- das vermehrte Auftreten von Lungen- und Intestinalkarzinomen bei Arbeitern im Eisenbergbau und
- die immer wieder nachzuweisende positive Korrelation zwischen Verzehr von Fleisch mit hohem Gehalt an Myoglobin und der Häufigkeit des Kolonkarzinoms (Lit. bei [56, 76]).

ω-3-Fettsäuren

Epidemiologische Studien an Populationen mit **hohem Fischverzehr** und folglich hoher Zufuhr an ω-3-Fettsäuren ergaben niedrige Inzidenzen an einer Reihe chronischer Erkrankungen wie Arteriosklerose, Psoriasis, multiple Sklerose, Hypertonie, chronische Polyarthritis und maligne Tumoren, sodass ein protektiver Effekt der ω-3-Fettsäuren diskutiert wird.

Tierexperimentell fand sich ein **Hemmeffekt** auf die Entstehung von Mamma-, Pankreas-, Kolon- und Prostatatumoren [14].

An der Kolonschleimhaut des Menschen lässt sich ein positiver Einfluss auf die als präneoplastischer Tumormarker geltende Zellproliferation nachweisen.

Diese **protektive Wirkung** des an ω-3-Fettsäuren reichen Fischöls kommt wahrscheinlich durch quantitative und qualitative Änderungen der Eicosanoidsynthese zustande [5].

Tierexperimentelle Studien geben Hinweise auf einen protektiven Effekt von Milchfett, wobei die antikarzinogene Wirkung überwiegend der konjugierten Linolsäure (vgl. Kap. 1.3.1), aber auch bestimmten Phospholipiden und dem Gehalt an Buttersäure zugesprochen wird. Ergebnisse von Humanstudien liegen nicht vor [71a].

Weitere Substanzgruppen wie Ballaststoffe, Fette etc. werden im Zusammenhang mit den Organtumoren diskutiert, für deren Entstehung sie wahrscheinlich von entscheidender Bedeutung sind.

16.2 Organtumoren

Die Basis derzeitiger Kenntnisse über den Einfluss der Ernährung auf die Tumorentstehung sind **epidemiologische Befunde.**

Ausgehend von der Tatsache, dass sich die Prävalenz vieler Organtumoren in unterschiedlichen Regionen bzw. Bevölkerungsgruppen (z. B. Religionsgemeinschaften), aber auch bei Änderung der Ernährungsgewohnheiten oft erheblich unterscheidet, gab erste Hinweise auf mögliche **Kausalzusammenhänge** und veranlasste dazu, mit tierexperimenteller, biochemischer und klinisch-experimenteller Methodik mögliche Kausalzusammenhänge wissenschaftlich zu belegen (vgl. Abb. 16-3).

Ziel dieser Bemühungen ist es, auf der Basis gesicherter Kausalzusammenhänge Ernährungsempfehlungen für die Prophylaxe zu formulieren.

16.2.1 Ösophagus, Oropharynx und Larynx

Es besteht kein Zweifel daran, dass **Alkohol** – insbesondere in Form konzentrierter alkoholischer Getränke – das Risiko, an einem Ösophaguskarzinom zu erkranken, erheblich steigert. Das Gleiche gilt für Karzinome von Oropharynx und Larynx.

Das Ergebnis einer Studie, die den genannten Kausalzusammenhang belegt und gleichzeitig sehr eindringlich demonstriert, wie die **Kombination Alkohol und Tabakrauch** wirkt, ist in Abbildung 16-5 dargestellt.

Alkoholiker decken einen erheblichen Teil des **Energiebedarfs durch Alkohol.** Dadurch ist der Verzehr von Gemüse und Früchten und folglich die Aufnahme von Vitamin C und Carotin meist gering. Da die Gefahr einer genotoxischen Schleimhautschädigung bei Rauchern besonders groß ist, kommt der Versorgung mit diesen Substanzen ein entscheidender Schutzeffekt zu (Lit. bei [55, 78]).

Die in Abbildung 16-7 dargestellte inverse Korrelation zwischen der Höhe des Verzehrs von **Obst und Gemüse** und der Häufigkeit des Ösophaguskarzinoms bei Rauchern wurde auch in anderen Studien belegt (Lit. bei [55]).

Ähnliche Risikoprofile wie beim Ösophaguskarzinom wurden bei Karzinomen der Mundhöhle, des Rachenraumes und Kehlkopfes nachgewiesen.

> Es zeigt sich immer wieder ein erhöhtes Risiko bei hohem und regelmäßigem Alkoholkonsum in Kombination mit Zigarettenrauchen bei gleichzeitig geringem Verzehr von Obst und Gemüse.

Epidemiologische Befunde sprechen dafür, dass der Schutzeffekt eines hohen Obst- und Gemüseverzehrs nicht nur auf den hohen Gehalt an Vitamin C und Carotinoiden zurückzuführen ist, sondern auch auf die hierin enthaltenen **sekundären Pflanzenstoffe.**

So fand sich in einer prospektiven dänischen Studie an über 15 000 Männern und 13 000 Frauen bei einer mittleren Beobachtungszeit von 13,5 Jahren dann eine signifikante Steigerung des Risikos an einen Oropharynxkarzinom oder einem Ösophaguskarzinom zu erkranken,

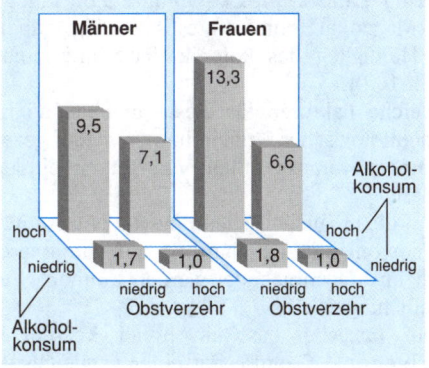

Abb. 16-7 Einfluss des regelmäßigen bzw. seltenen Verzehrs von Obst und Gemüse bei Rauchern mit hohem bzw. mäßigem Alkoholkonsum auf das relative Ösophaguskarzinomrisiko [93].

wenn regelmäßig Alkohol in Form von **Bier** oder **Schnaps** getrunken wurde.

Beim Konsum der gleichen Menge an Alkohol überwiegend in Form von **Wein,** lag das Karzinomrisiko signifikant niedriger. Als Erklärung für diesen Unterschied wird der hohe Gehalt an **Resveratrol** im Wein, einem sekundären Pflanzenstoff, mit nachgewiesener Hemmwirkung auf die Initiierung, Promotion und Progression von Tumorien diskutiert [38a].

Die gemachten Aussagen zum Ösophaguskarzinom beziehen sich ausschließlich auf das **Plattenepithel-** und nicht auf das Adenokarzinom, bei dem Alkohol- und Tabakkonsum ursächlich offenbar keine Rolle spielen.

In der Dritten Welt gibt es Regionen mit hoher Prävalenz des Ösophaguskarzinoms (in manchen Provinzen Zentralchinas erkranken bis zu 33 % der Männer und 20 % der Frauen an Ösophaguskarzinom!) bei niedrigem Alkohol- und Tabakkonsum.

Hier sind die entscheidenden **begünstigenden Faktoren** niedriger Verzehr von frischem Obst und Gemüse, Mangelversorgung mit Riboflavin, Vitamin A und Zink und **chemisch-physikalische Noxen** durch Verzehr extrem heißer Speisen und Getränke und dem Verzehr zerriebener, fester Samenschalen von Granatapfel, Hirse etc. (Lit. bei [55]).

16.2.2 Magenkarzinom

Die Häufigkeit von **Magen-** und **Kolonkarzinomen** in Populationen verhält sich in aller Regel **gegenläufig** (Abb. 16-8). In dem Maße, in dem sich der Lebensstil dem eines westlichen, hoch industrialisierten Landes anpasst, nimmt die Häufigkeit des Magenkarzinoms (intestinaler Typ) ab und die Häufigkeit des kolorektalen Karzinoms zu (Abb. 16-9).

Welche Faktoren für dieses in einer Vielzahl epidemiologischer Studien immer wieder gezeigte **Phänomen** verantwortlich sind, ist nicht eindeutig geklärt.

Auf die mögliche Bedeutung von **Nitrosaminen,** die sowohl mit der Nahrung aufgenommen als auch im Magen gebildet werden können, wurde bereits hingewiesen.

Die Tatsache, dass ein hoher Verzehr von Früchten und Gemüse mit einer vergleichsweise niedrigen Magenkarzinomhäufigkeit einhergeht, lässt sich mit dem hohen Anteil an **Vitamin C und E** erklären, die beide die Nitrosaminbildung im Magen hemmen (Abb. 16-10).

Die **Bedeutung von Vitamin C** für die Entstehung des Magenkarzinoms hat durch folgende Befunde weitere Bestätigung erlangt:

- Bei **intakter Magenschleimhaut** findet sich im Nüchternzustand eine höhere Vitamin-C-Konzentration im Magensaft als im Plasma, sodass ein aktiver Sekretionsmechanismus für Vitamin C angenommen werden muss.
- Bei Patienten mit einer **chronisch-atrophischen Gastritis** finden sich signifikant niedrige Vitamin-C-Konzentrationen, sodass der Hemmeffekt von Vitamin C auf die Nitrosaminbildung erheblich reduziert ist.
- **Helicobacter-pylori-Infektionen** der Magenschleimhaut gehen mit einer reduzierten Ascorbinsäuresekretion ins Magenlumen (und folglich vermehrter Nitrosaminbildung) einher. Nach Eradikation des Erregers normalisiert sich die Ascorbinsäurekonzentration im Magensaft (Lit. bei [52, 85]).

Abbildung 16-11 demonstriert die Beziehung zwischen Helicobacter-pylori-Besiedelung der Magenschleimhaut und der für die Hemmung der Ni-

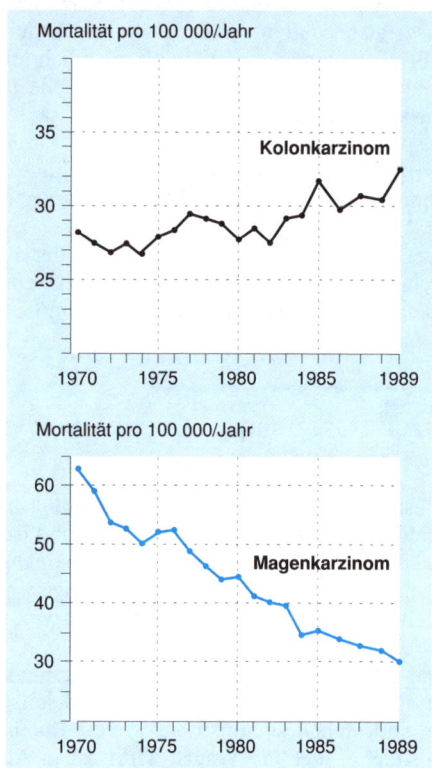

Abb. 16-8 Die Mortalität an Magen- und Kolonkarzinomen bei Männern in Nordrhein-Westfalen [73].

trosierungsreaktion wichtigen Vitamin-C-Konzentration im Magensaft [3].

Dass die aktive Sekretion von Vitamin C in das Magenlumen bei Helicobacter-pylori-Infektion gehemmt ist, konnte auch an Patienten mit **präkanzerösen Schleimhautläsionen** (chronische Gastritis, chronisch-atrophische Gastritis, intestinale Metaplasien etc.) demonstriert werden. Nach achttägiger Gabe von 750 mg Vitamin C täglich, kam es bei signifikantem Anstieg der Plasmakonzentration zu keiner Änderung der Vitamin-C-Konzentration im Magensaft [77].

Es gibt eine Vielzahl von Hinweisen darauf, dass neben Vitamin C auch **anderen Antioxidanzien** ein protektiver Effekt zukommt.

Im Rahmen der Iowa Women's Study konnte an etwa 34600 Frauen während einer Beobachtungszeit von sechs Jahren gezeigt, werden, dass die Höhe der mit einer semiquantitativen Methode bestimmten Zufuhr an Carotinoiden überwiegend α- und β-**Carotin** negativ mit dem Magenkarzinomrisiko korreliert [103].

Experimentelle Befunde stützen auch die Annahme, dass der Vorgang der Karzinogenese in der Magenschleimhaut durch eine optimale Versorgung mit Antioxidanzien gehemmt wird.

So konnte nach dreimonatiger Gabe von 20 mg β-Carotin bzw. sechsmonatiger Gabe von 55 mg **Vitamin E** täglich im Vergleich zu Placebo eine Abnahme der **Ornithin-Decaboxylase-Aktivität** in

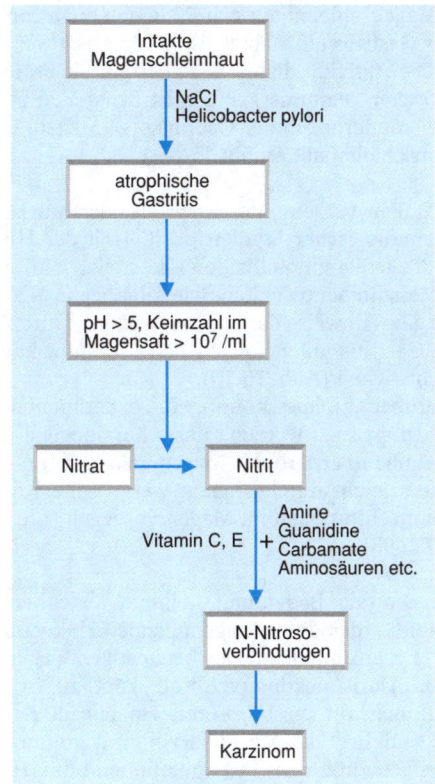

Abb. 16-10 Bildung von Nitrosoverbindungen im Magen. Mögliche begünstigende und hemmende Einflüsse von Kochsalz, Nitrat, Vitamin C und Vitamin E.

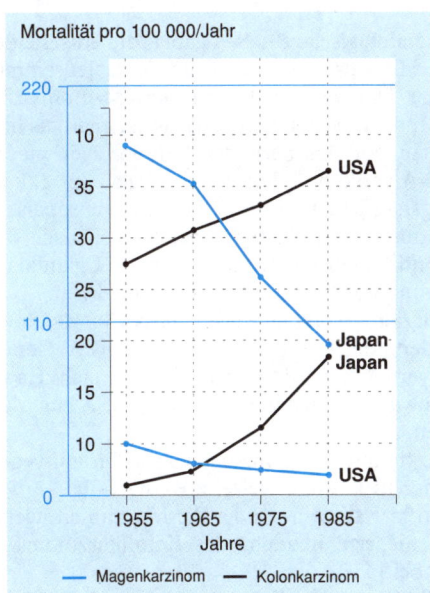

Abb. 16-9 Die Mortalität an Magen- und Kolonkarzinomen in den USA und Japan [101].

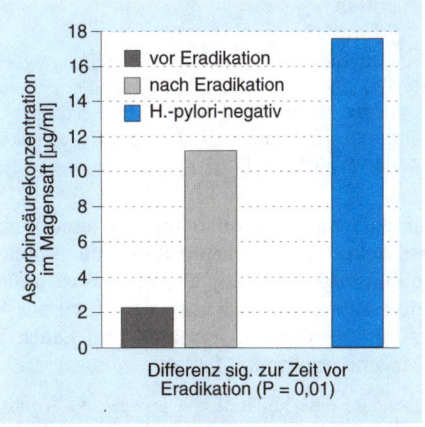

Abb. 16-11 Einfluss der Helicobacter-pylori-Eradikation auf die Ascorbinsäurekonzentration im Magensaft [3].

der Magenschleimhaut von Patienten mit atrophischer Gastritis um 50 bzw. 18 % gemessen werden [9]. Die Aktivität dieses Enzyms gilt als **präneoplastischer Tumormarker**. Sie ist bei präkanzerösen Veränderungen der Ösophagus-, Magen- und Kolonschleimhaut erhöht.

Ein hoher Verzehr von **Kochsalz,** der aufgrund epidemiologischer Studien positiv mit der Höhe der Magenkarzinominzidenz korreliert, könnte die Malignomentwicklung wie folgt begünstigen:
Es gibt Hinweise darauf, dass sich eine atrophische Gastritis unter hoher Kochsalzzufuhr häufiger entwickelt (Abb. 16-10).
Darüber hinaus konnte in experimentellen Studien gezeigt werden, dass Karzinogene die **Schleimhautbarriere der Magenmukosa** dann besonders leicht durchdringen, wenn hohe Kochsalzkonzentrationen im Magen vorliegen (Lit. bei [50, 82, 98]).

Eine zentrale Bedeutung kommt – wie bereits erwähnt – der durch ungenügende Trinkwasser- und Lebensmittelhygiene begünstigten **Helicobacter-pylori-Infektion** (vgl. Kap. 3.3.1) zu. In Populationen, die zu 100 % mit Helicobacter infiziert sind, liegt das Magenkarzinomrisiko um das Sechsfache höher als in Populationen ohne Helicobacter-pylori-Infektionen.

Sowohl die sehr hohe Rate an Magenkarzinomen in den meisten südamerikanischen, osteuropäischen und asiatischen Ländern als auch der dramatische Rückgang der Magenkarzinomhäufigkeit in westlichen Industrieländern, wird, abgesehen von den bereits erwähnten Ernährungsfaktoren, auch mit der **unterschiedlichen Durchseuchung** der Bevölkerung mit Helicobacter pylori erklärt.

> In der Mehrzal epidemiologischer Studien korrelierte eine niedrige Magenkarzinominzidenz sowohl mit einem hohen Obst- und Gemüseverzehr als auch mit hohen Vitamin-C- und Carotinplasmakonzentrationen (Lit. bei [55]).

Dafür, dass wahrscheinlich **auch weiteren Inhaltsstoffen pflanzlicher Lebensmittel** eine protektive Bedeutung zukommt, sprechen Hinweise auf eine negative Beziehung zwischen der Höhe des Verzehrs von **Knoblauch, Zwiebeln** und **Lauch** und der Magenkarzinomhäufigkeit.

Insbesondere eine holländische prospektive Kohortenstudie belegte eine streng inverse Beziehung zwischen dem Verzehr von Zwiebeln und der Magenkarzinominzidenz [18].

> Lauchgewächse enthalten eine Reihe sekundärer Pflanzenstoffe mit antibakterieller, antimutagener und antikarzinogener Eigenschaft, die für diese protektive Wirkung verantwortlich sein können.

Derzeit noch unklar ist die Ursache der Zunahme von Karzinomen im Bereich der **Cardia**. Für diesen sowohl in den USA und Japan als auch in den europäischen Ländern nachweisbaren Trend werden regelmäßiger Alkoholkonsum und Rauchen verantwortlich gemacht (Lit. bei [41]).

16.2.3 Kolonkarzinom

Das in den hoch industrialisierten westlichen Industrieländern häufigste Karzinom des Gastrointestinaltrakts ist das Kolonkarzinom (Abb. 16-8 und 16-9). Zusammenhänge zwischen Ernährung und der Entstehung dieses Karzinoms sind eingehendst untersucht. Es ist weitgehend bekannt, in welch komplexer Weise sowohl die **Ernährung** als auch die von ihr abhängige **Darmflora** die **Funktion der Kolonmukosa** beeinflussen.

Störungen von Zellteilungsvorgängen, die hieraus resultierende Entwicklung der **gutartigen Adenome (Polypen),** die sich zu Karzinomen weiterentwickeln können, sind in hohem Maße von den unter dem Einfluss der Darmflora im Kolonlumen ablaufenden Stoffwechselvorgängen abhängig.

Epidemiologische Studien gaben die entscheidenden Hinweise auf mögliche Kausalzusammenhänge. Die **Häufigkeit** des Kolonkarzinoms ist in den Industriestaaten Europas und Amerikas hoch und in den Ländern der Dritten Welt niedrig. Afro-Amerikaner haben eine gleiche Erkrankungshäufigkeit wie Amerikaner europäischer Herkunft. Die Inzidenz ist bei den genetisch weitgehend identischen Afrikanern in Uganda und Johannesburg um ein Vielfaches niedriger.

Migrationsstudien zeigen, dass die Karzinominzidenz des Gastlandes in der 2. bis 3. Generation erreicht wird; Beispiele sind nach Hawaii eingewanderte Japaner und in die USA emigrierte Polen.

Bestimmte **Religionsgemeinschaften** mit vegetarischer Ernährungsweise, z. B. die 7-Tage-Adventisten in Kalifornien oder die Mormonen, weisen eine niedrige Inzidenz des Kolonkarzinoms auf (Lit. bei [55]).

All dies sind Indizien dafür, dass **Umweltfaktoren** in erster Linie für die Kolonkarzinomhäufigkeit in einer Population verantwortlich sind.

Analysiert man die mit einem hohen bzw. niedrigen Kolonkarzinomrisiko einhergehenden **Ernährungsgewohnheiten,** so ergibt sich die in Abbildung 16-12 dargestellte Konstellation.

Kostformen, die im Wesentlichen der **traditionellen Ernährung** der meisten Länder entsprechen (Abb. 16-9) – hoher Anteil an komplexen Kohlenhydraten, Ballaststoffen und Antioxidanzien, bei vergleichsweise geringem Verzehr von Fett, raffinierten Kohlenhydraten und tierischem Protein – gehen offenbar nur mit **geringer Kolonkarzinomprävalenz** einher.

Aus experimentellen Untersuchungen ist bekannt, dass die in Abbildung 16-12 dargestellten, das Kolonkarzinomrisiko mit großer Wahrscheinlichkeit beeinflussenden, Ernährungsfaktoren unterschiedlich auf die Zellproliferation in den Kolonschleimhautkrypten wirken. Alle das Kolonkarzinomrisiko steigernden Faktoren stimulieren die Zellteilungsvorgänge.

Diese als präneoplastischer Tumormarker geltende **Proliferationssteigerung** hat zur Folge, dass sich polypoide Formationen, die sog. **Kolonadenome,** entwickeln. Diese meist als Polypen bezeichneten benignen Kolontumoren sind Vorstufen der Kolonkarzinome **(Adenom-Karzinom-Sequenz).**

Es gilt als gesichert, dass über 90 % aller Kolonkarzinome auf dem Boden einer solchen benignen Vorstufe entstehen (vgl. Kap. 3.5.8). Die **metabolischen Vorgänge** im Kolonlumen, die letztlich die Zellproliferation beeinflussen, sind zum Teil bekannt.

Fett

Die Häufigkeit des Kolonkarzinoms variiert weltweit in den verschiedenen Ländern etwa um den Faktor 10. Diese **Häufigkeitsunterschiede** korrelieren mit dem mittleren Pro-Kopf-Verbrauch an Fett (Abb. 16-13), sodass es nahe liegend war, den **hohen Fettkonsum** als **wesentlichen Risikofaktor** anzusehen.

Gestützt wird diese Hypothese durch die Tatsache, dass es bei hohem Fettverzehr infolge einer gesteigerten Gallesekretion zu einem vermehrten Übertritt von **Gallensalzen ins Kolon** kommt (Abb. 16-14). Die bei der Metabolisierung von Gallensäuren durch Darmbakterien entstehenden **Stoffwechselprodukte,** in erster Linie die sekundären Gallensäuren, Desoxycholsäure und Lithocholsäure, wirken als **Karzinogene** bzw. **Cokarzinogene.**

Möglicherweise ändert sich zusätzlich unter einer fettreichen Ernährung das **Spektrum der Dickdarmflora,** sodass sich Keimgruppen vermehren, die in der Lage sind, Gallensäuren abzubauen (Lit. bei [78, 81]).

Obwohl wie in Abb. 16-14 dargestellt, eine kausale Beziehung zwischen hohem Fettkonsum und Karzinogenese im Kolon wahrscheinlich ist, konnte eine zusammenfassende Bewertung einer Vielzahl epidemiolo-

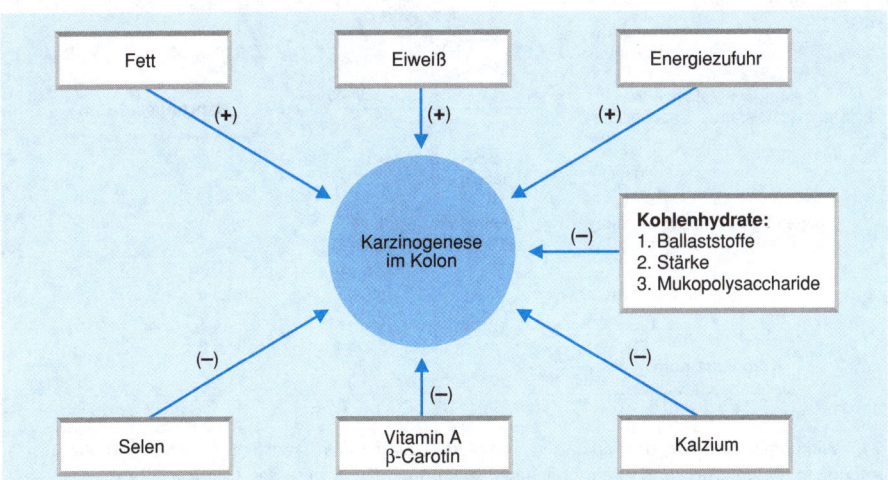

Abb. 16-12 Ernährungsfaktoren mit hemmenden (–) und fördernden (+) Einflüssen auf die Karzinogenese im Kolon des Menschen [79].

16 Ernährung und Tumorentstehung

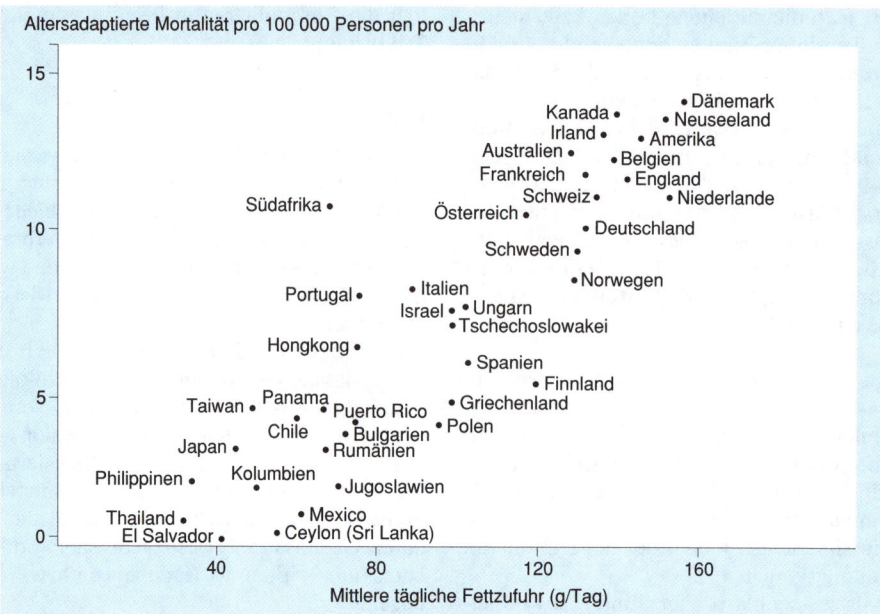

Abb. 16-13 Beziehung zwischen der Höhe des mittleren täglichen Fettverzehrs und der Inzidenz der Kolonkarzinomsterblichkeit ohne Rektumkarzinom (nach [102]).

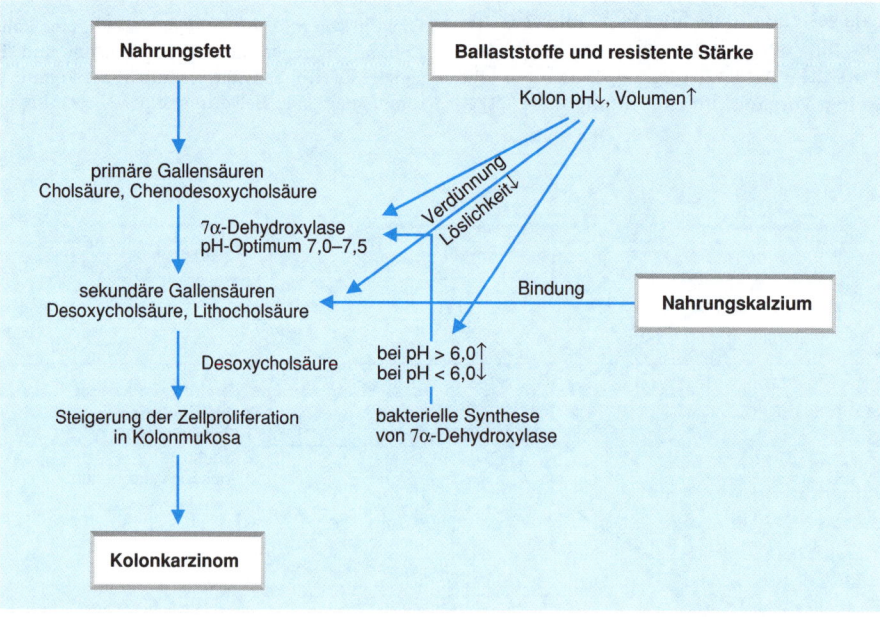

Abb. 16-14 Wirkungen und Wechselwirkungen von Fett, Ballaststoffen, resistenter Stärke und Kalzium auf Stoffwechselvorgänge im Kolonlumen und ihre möglichen Beziehungen zur Genese des Kolonkarzinoms.

gischer Studien, die primär angenommene Bedeutung der Gesamtfettzufuhr – hierbei wurde das Fettsäuremuster nicht berücksichtigt – nicht bestätigen (Lit. bei [33, 45]).

Die genannten epidemiologischen Daten zur Bedeutung von Fett als **Risikofaktor** für die Tumorentstehung im Dickdarm beziehen sich auf Fette **gesättigter Fettsäuren** und auf Fette, reich an **mehrfach ungesättigten ω-6-Fettsäuren**. Beim Verfüttern der letztgenannten Fette konnten zumindest tierexperimentell vermehrt Kolontumoren erzeugt werden.

> **Mehrfach ungesättigte ω-3-Fettsäuren,** die vorwiegend im Fischöl enthalten sind, wirken **protektiv.**

Ihr protektiver Effekt beruht mit großer Wahrscheinlichkeit auf der im Vergleich zu ω-6-Fettsäuren **unterschiedlichen Beeinflussung des Eicosanoidstoffwechsels** (vgl. Kap. 1.3.1) (Lit. bei [5]).

Ballaststoffe und resistente Stärke

In einer Reihe epidemiologischer Studien konnte gezeigt werden, dass ein geringer Verzehr von ballaststoffreichen Lebensmitteln mit einer hohen Inzidenz an Kolonkarzinomen einhergeht [4, 5].

Groß angelegte Studien an Bevölkerungsgruppen mit unterschiedlich hoher Zahl an Kolonkarzinomen in Skandinavien haben ergeben, dass die Kolonkarzinomhäufigkeit positiv mit der **Höhe des Fettverzehrs** und negativ mit dem **Ballaststoffanteil der Kost** korreliert.

> Eine hohe Fettzufuhr begünstigt und ein hoher Ballaststoffverzehr verringert die Entwicklung des Dickdarmkrebses.

Am höchsten war die Zahl an Kolonkarzinomen in einer Population mit hohem Fett- und geringem Ballaststoffverzehr und am geringsten bei niedrigem Fett- und hohem Ballaststoffverzehr. Der negative Effekt eines hohen Fettverzehrs wurde durch gleichzeitige hohe Ballaststoffaufnahme gemindert [53].

Diese **Interaktionen zwischen den einzelnen Ernährungsfaktoren** (Abb. 16-14), die eine Klärung kausaler Zusammenhänge sehr erschwert, wird später noch diskutiert.

Die in Kapitel 1.11 besprochene Bedeutung **resistenter Stärke** für die Funktion des Kolons wurde erst relativ spät erkannt. Man kann davon ausgehen, dass eine ballaststoffreiche Ernährung auch reich an resistenter Stärke ist.

Die ins Kolon übertretende Stärke wird bakteriell abgebaut, wobei **Butyrat** in höherer Konzentration entsteht als bei der Fermentation von Ballaststoffen.

Das unter einer Kost, reich an Ballaststoffen und resistenter Stärke, vergleichsweise **geringe Kolonkarzinomrisiko** wird wie folgt erklärt:
- Als Folge einer **kurzen Kolonpassagezeit** (vgl. Abb. 1-37), kurze Kontaktzeit von Karzinogenen mit der Kolonschleimhaut.
- **Verdünnung von Karzinogenen** als Folge des größeren Stuhlvolumens, u.U. Bindung von Karzinogenen an Ballaststoffe. Hierdurch geringerer Kontakt der Karzinogene mit der Kolonschleimhaut.
- **Geringere Produktion von Karzinogenen** als Folge einer Änderung der Intestinalflora bei hohem Angebot an fermentierbarem Substrat.
- Als Stickstoffquelle zur Proteinsynthese entnimmt die sich bei hohem Angebot an fermentierbaren Ballaststoffen und resistenter Stärke stark vermehrende Kolonflora Ammoniak aus dem Darmlumen. Ammoniak wirkt beschleunigend auf das Tumorzellwachstum.
- Bei der bakteriellen Degradation von Kohlenhydraten entstehen im Kolonlumen **kurzkettige Fettsäuren** (vgl. Kap. 1.11). Insbesondere Butyrat normalisiert eine gesteigerte Zellproliferation und wirkt so mit großer Wahrscheinlichkeit präneoplastischen Schleimhautveränderungen entgegen. In der Zellkultur hemmt Butyrat das Wachstum von Kolonkarzinomzellen und erhöht in physiologischen Konzentrationen den Differenzierungsgrad maligner Zellen.

Die geschilderten epidemiologischen Daten, die Befunde über die Fermentation von Ballaststoffen und resistenter Stärke und die Kenntnisse über den Einfluss der beim bakteriellen Abbau anfallenden kurzkettigen Fettsäuren auf den Gallensäurestoffwechsel und insbesondere von Butyrat auf die Kolonmukosa etc. ergeben ein **schlüssiges Konzept.**

Trotzdem konnte in einer Reihe epidemiologischer Studien die Beziehung zwischen Ballaststoffzufuhr und Kolonkarzinomrisiko nicht bzw. **nicht eindeutig bestätigt** werden [45].

So ergab sich beispielsweise in der Nurses' Health Study, in der über 88 000 Frauen während 16 Jahren beobachtet wurden, kein Unterschied in der Kolonkarzinomhäufigkeit zwischen der Gruppe mit der geringsten Ballaststoffzufuhr von im Mittel 9,8 g/Tag und der höchsten Zufuhr von im Mittel 24,9 g/Tag. Das Ergebnis dieser Studie ist nur ein **schwaches Argument** gegen die gängige Einschätzung von Ballaststoffen. Zum einen liegt die Gruppe mit der höchsten Zufuhr immer noch unterhalb der empfohlenen Zufuhr von mindestens 30 g/Tag.

Zum anderen wurde die Ballaststoffzufuhr mit nur wenig exakten Fragebögen ohne ausreichende Differenzierung zwischen wasserlöslichen und wasserunlöslichen Ballaststoffen ohne Berücksichtigung der resistenten Stärke erfasst [26].

Proteine

Die Ergebnisse epidemiologischer Studien zur Frage, ob ein hoher Proteinverzehr insbesondere in Form von **Fleisch** das Risiko kolorektaler Karzinome erhöht, sind nicht einheitlich.

In einer Reihe von Untersuchungen fand sich eine positive Korrelation zur Höhe des Fleischverzehrs, besonders des Verzehrs von Rindfleisch (Lit. bei [55]).

Epidemiologische Hinweise gibt es darauf, dass lediglich **rotes Fleisch,** nicht hingegen weißes Muskelfleisch, Fisch und pflanzliche Proteine das Risiko steigern (Lit. bei [45]).

Schließt man aus, dass diese positive Korrelation durch einen gleichzeitig hohen Fettkonsum bedingt ist, so bieten sich folgende drei Erklärungsmöglichkeiten für das **höhere Karzinomrisiko** an:
- Die beim Braten und Grillen anfallenden, bereits besprochenen **karzinogenen Pyrolyseprodukte** (Lit. bei [55, 98]).
- Die vermehrte **Bildung freier Radikale** im Darmlumen bei Gegenwart von Eisen-(II)-Komplexen als Folge eines hohen Verzehrs von rotem Muskelfleisch (Lit. bei [55, 79]).
- Bei hoher Proteinzufuhr treten vermehrt Proteine, Peptide und Harnstoff als **Ausgangssubstrat für eine bakterielle Ammoniaksynthese** ins Kolonlumen über. Ammoniumionen begünstigen aufgrund experimenteller Befunde die Karzinogenese (Lit. bei [79]).

Kalzium, Vitamin D, Folsäure, Pflanzensterine

Es gibt darüber hinaus Hinweise darauf, dass auch der Gehalt der Nahrung an Kalzium, Vitamin D und Pflanzensterinen die Kolonkarzinomentstehung beeinflusst.

Eine hohe Kalzium- und Vitamin-D-Zufuhr geht – hierfür sprechen eine Reihe epidemiologischer Studien – mit einem vergleichsweise **geringen Risiko** der kolorektalen Krebsentwicklung einher.

Eine hohe orale Kalziumzufuhr verringert die proliferierenden Zellen in Kolonschleimhautkrypten. Dieser Befund könnte den **protektiven Effekt eines hohen Kalziumverzehrs** erklären. Es wird angenommen, dass bei kalziumreicher Ernährung cokarzinogene Gallensäuren in höherem Maße an Kalzium gebunden werden. Weitere Befunde wurden bereits eingangs besprochen.

Auf die Bedeutung der **Folsäure** für die DNA- und RNA-Synthese wurde bereits hingewiesen. Eine optimale Folsäureversorgung fördert auch den **DNA-repair** (vgl. Abb. 16-1).

In einer Reihe epidemiologischer Studien fand sich ein geringes Kolonkarzinomrisiko bei hoher Folsäurezufuhr, meist in Form von **Supplementen** (Lit. bei [36]).

In der Nurses' Health Study lag die Zahl an Kolonkarzinomen dann signifikant niedriger, wenn während 15 Jahren die tägliche Folsäureaufnahme (Nahrung + Supplemente) über 400 µg im Vergleich zu weniger als 200 µg in der Gruppe mit dem höchsten Risiko lag [36].

Im Tierversuch vermindern auch Pflanzensterine die Rate an experimentellen Kolonkarzinomen. Es war deshalb nahe liegend anzunehmen, dass diese Substanzgruppe auch beim Menschen die Karzinomentstehung im Enddarm mitbeeinflusst.

Bei Vegetariern, Ovolaktovegetariern, Adventisten und Nichtvegetariern – Bevölkerungsgruppen, die unterschiedlich hohe Erkrankungsraten an Dickdarmkrebs aufweisen – finden sich die höchsten Ausscheidungen an **Pflanzensterinen** im Stuhl in den Gruppen mit dem geringsten Karzinomrisiko.

Insbesondere war das Verhältnis von Pflanzensterinen zu Cholesterin umso mehr zugunsten der Pflanzensterine verschoben, je geringer das Kolonkarzinomrisiko der untersuchten Gruppe war [69], (Lit. bei [55]).

Bei den Bemühungen, die Bedeutung von Nahrungsbestandteilen für die Entstehung des Kolonkarzinoms zu erklären, muss berücksichtigt werden, dass sie in sehr komplexe, sich gegenseitig hemmende bzw. fördernde Vorgänge involviert sind.

Es darf folglich nie einer der Faktoren isoliert betrachtet werden. So weit es Fette, Ballaststoffe und Kalzium betrifft, wurde versucht, die Vielschichtigkeit der ineinander greifenden Abläufe in Abbildung 16-14 zu veranschaulichen.

Hoher Fettverzehr steigert den Übertritt primärer Gallensäure ins Kolon. Die Umwandlung in **sekundäre Gallensäuren,** von denen wahrscheinlich nur Desoxycholsäure karzinogen bzw. cokarzinogen wirkt, erfolgt unter dem Einfluss des bakteriell synthetisierten Enzyms 7α-Dehydroxylase.

Die bakterielle Synthese des Enzyms ist pH-Wert-abhängig. Sie erfolgt bei pH-Werten von weniger als 6 nur noch in geringem Ausmaß. Die bakterielle Degradation von wasserlöslichen Ballaststoffen und Stärke im Kolon senkt den pH-Wert und reduziert folglich die Synthese von 7α-Dehydroxylase. Ein pH-Wert im sauren Bereich liegt zudem außerhalb des pH-Optimums dieses Enzyms.

Darüber hinaus ist die **Löslichkeit freier Gallensäuren** im sauren Milieu reduziert. Neben den positiven Effekten einer ballaststoff- und stärkereichen Ernährung durch Senkung des pH-Wertes im Kolonlumen kommt es zusätzlich durch Vermehrung des Stuhlvolumens und Passagebeschleunigung im Kolon zu einer **verminderten Kontaktzeit** der sekundären Gallensäuren mit der Mukosa.

Das ins Kolon gelangende **Kalzium bindet Gallensäuren,** sodass auch durch diesen Nahrungsbestandteil die Konzentration an Desoxycholsäure reduziert wird.

> Diese kurze, vereinfachte Darstellung zeigt, wie sehr der negative Effekt einer Substanz durch Wirkungen anderer modifiziert wird, und wie wichtig es ist, die Ernährung als Ganzes und nicht nur einzelne Nahrungskomponenten zu betrachten.

Kaffeekonsum

Obwohl der Kaffeekonsum in den Ländern mit **hoher Inzidenz** an Kolonkarzinomen besonders hoch liegt, gibt es keinen Hinweis darauf, dass Kaffee für die hohe Erkrankungshäufigkeit mitverantwortlich ist.

Die Metaanalyse der zu dieser Frage vorliegenden epidemiologischen Studien ergaben sogar bei Kaffeetrinkern im Vergleich zu Personen, die keinen bzw. nur selten Kaffee trinken, ein um 24 % **niedrigeres Risiko** an einem kolorektalen Karzinom zu erkranken. Eine eindeutige Erklärung für dieses **Phänomen** ist nicht bekannt [31].

16.2.4 Rektumkarzinom

Unterschiedliche Häufigkeiten von Kolon- und Rektumkarzinom in der geographischen und sozioökonomischen Verteilung, der Geschlechtsverteilung sowie dem zeitlichen Verlauf der Inzidenzen machen bei Tumorlokalisationen unterschiedliche Ursachen wahrscheinlich.

Die für den Dickdarmkrebs besprochenen Risikofaktoren, in erster Linie der hohe Fett- und geringe Ballaststoff- und Stärkekonsum, sind nach den meisten Studien nicht bzw. nur gering mit dem Rektumkarzinom assoziiert.

In einer großen Zahl sowohl retrospektiver als auch prospektiver Studien fand sich immer wieder eine positive Korrelation des Mastdarmkrebses zur **Höhe des Alkohol- insbesondere Bierkonsums**. Auch hier sind die Ergebnisse epidemiologischer Studien nicht einheitlich.

Zum Teil konnte bereits bei moderatem Trinken ein erhöhtes Risiko nachgewiesen werden. Nach Daten der Nurses' Health Study und der Health Professionals Study kommt es bereits ab einer Alkohlmenge von mehr als 30 g pro Tag sowohl bei Männern als auch Frauen zu einer Steigerung des Adenom- und Karzinomrisikos im linken Kolon und Rektum um etwa 70 %. Eine hohe **Folsäurezufuhr reduziert das alkoholinduzierte Risiko** [34, 35].

Zur möglichen tumorfördernden Wirkung von Bier und/oder Äthanol existieren verschiedene **Hypothesen** hinsichtlich der biologischen Wirkungsweise. Diskutiert wird sowohl ein Effekt flüchtiger **Nitrosamine** in manchen Biersorten als auch die erhöhte Konzentration von **Acetaldehyd in der Rektumschleimhaut** (nicht in der Kolonschleimhaut) nach Alkoholkonsum.

Das Äthanolabbauprodukt Acetaldehyd wirkt zellschädigend und hierdurch wahrscheinlich karzinogen (Lit. bei [55]).

16.2.5 Pankreaskarzinom

In Kapitel 3.6 wurde bereits darauf hingewiesen, dass die **Häufigkeit** des Pankreaskarzinoms im Laufe der letzten 60 Jahre in den westlichen Industrieländern kontinuierlich **zugenommen** hat. Epidemiologische Studien geben keine einheitlichen Hinweise auf mögliche, das Pankreaskarzinom begünstigende Ernährungsfaktoren.

In Japan kam es, ähnlich wie bei vielen anderen Erkrankungen (vgl. Abb. 2-1), nach Übernahme westlicher Ernährungsgewohnheiten zu einer signifikanten Häufigkeitszunahme. Ein Befund der dafür spricht, dass ein **vermehrter Fleisch- und Fettverzehr** bei gleichzeitigem **Rückgang des Gemüseverzehrs** negativ wirkt.

Auch in anderen Studien korrelierte ein hoher Fleisch- und Fettkonsum mit höherem Pankreaskarzinomrisiko. Eine groß angelegte 9–12 Jahre dauernde Fallkontrollstudie an 25 000 Personen kommt zu dem Schluss, dass Personen mit **niedri-**

ger **Lycopen- und Selenkonzentration** im Serum ein besonders hohes Pankreaskarzinomrisiko aufweisen.

Ein möglicher protektiver Effekt des hohen Obst- und Gemüseverzehrs ließ sich auch in anderen Studien nachweisen. Da aus der großen Zahl der Carotinoide meist nur das β-Carotin bestimmt wird, finden sich keine weiteren Hinweise auf eine mögliche besondere Bedeutung von Lycopen.

Mitteilungen über eine positive Beziehung zwischen der Höhe des **Kaffeekonsums** und dem Risiko an einem Pankreaskarzinom zu erkranken, wurden widerlegt.

Widersprüchlich sind die Mitteilungen in der Literatur über die Bedeutung des **Alkoholkonsums**. Aufgrund der derzeit vorliegenden Studien kann nicht davon ausgegangen werden, daß Alkohol einen eindeutigen Risikofaktor darstellt (Lit. bei [40, 55]).

16.2.6 Leberzellkarzinom

Das primäre Leberzellkarzinom ist in westlichen Industrieländern selten, in afrikanischen und ostasiatischen Ländern hingegen häufig. Abgesehen von den in diesen Regionen häufigeren Infektionen mit **Hepatitisviren** wird die hohe **Aflatoxinaufnahme** mit der Nahrung als wesentliche Ursache hierfür angesehen.

Da viele krebserzeugende Substanzen erst nach Aktivierung durch mikrosomale Cytochrom-P-450-abhängige Enzyme in aktive Karzinogene überführt werden, kommt der **Induktion mikrosomaler Enzymsysteme durch Alkohol** in der Leber wahrscheinlich eine Bedeutung sowohl für die Entstehung des primären Leberkarzinoms als auch andere Karzinome zu.

Berücksichtigt werden muss jedoch, daß Alkohol auch **Enzymsysteme** induziert, die in der Lage sind, **Karzinogene zu inaktivieren** (Lit. bei [55, 71]).

16.2.7 Mammakarzinom

Inzidenz- und Mortalitätsraten des Mammakarzinoms nehmen in allen westlichen Industrieländern zu. In Japan und anderen ostasiatischen Ländern ist dieser Tumor vergleichsweise selten.

Nach der Auswanderung in westliche Industrieländer steigt die Häufigkeit schnell auf das Niveau des Einwanderungslandes an. Ein Beweis für die **Bedeutung der Lebensweise** insbesondere der Ernährung.

In Neuseeland und der Bundesrepublik Deutschland liegt die **Sterblichkeitsrate** mit etwa 50/100 000/Jahr am höchsten, während sie in den genannten asiatischen Ländern nur etwa 11/100 000/Jahr beträgt.

Nahrungsfett

Die Höhe der Fettzufuhr, das Fettsäuremuster und die mit der Fettzufuhr ursächlich im Zusammenhang stehende Adipositas gelten als **begünstigende Faktoren**.

Bis auf wenige Ausnahmen fand sich weltweit in einer Vielzahl durchgeführter epidemiologischer Studien eine positive Korrelation zwischen der **Gesamtfettaufnahme** und der altersstandardisierten Mortalitätsrate für das Mammakarzinom.

Dieser immer wieder gefundene statistische Zusammenhang darf jedoch nicht als Beleg für einen Kausalzusammenhang gesehen werden. So haben beispielsweise Bevölkerungsgruppen mit hohem Fettkonsum überwiegend relativ geringe **Geburtenraten**. Berücksichtigt werden muss, dass hohe Geburtenraten sowie häufige und lange **Stillphasen,** wie es in den meisten Entwicklungsländern die Regel ist, das Mammakarzinomrisiko verringern.

Gegen einen Kausalzusammenhang werden auch methodische Mängel vieler epidemiologischer Untersuchungen angeführt.

Bei einer zusammenfassenden Auswertung von sieben prospektiven Studien (Gesamtteilnehmerzahl ca. 337 800 Frauen mit 4980 Erkrankungen an Mammakarzinom) ergab sich bei einer Aufteilung in Quintilen weder für die Zufuhr an Gesamtfett, an gesättigten, einfach ungesättigten und mehrfach ungesättigten Fettsäuren, noch für die Zufuhr an pflanzlichen oder tierischen Fetten ein Unterschied zwischen der ersten und fünften Quintile, d. h. der geringsten und der höchsten Fettzufuhr.

Die Ernährungsgewohnheiten der Teilnehmerinnen wurden vor Auftreten des Mammakarzinoms ermittelt [49].

In einer spanischen Studie fand sich ebenfalls keine Beziehung zur Gesamtfettzufuhr. Es ergab sich jedoch eine **inverse Korrelation zum Verzehr von Olivenöl**, einem Fett mit hohem Anteil an der einfach ungesättigten Ölsäure [64].

Auch in einer italienischen Fall-Kontrollstudie an über 2500 Frauen mit Mammakarzinom fand sich eine niedrige Erkrankungsrate bei hohem Verzehr von Fetten mehrfach ungesättigter Fettsäuren, während der Verzehr von gesättigten Fettsäuren keinen Einfluss hatte.

Die Autoren gehen davon aus, dass die mehrfach ungesättigten Fettsäuren überwiegend in Form von Öl zur Zubereitung von Salat und Gemüse verwandt werden und dass diese pflanzlichen Lebensmittel letztlich für den protektiven Effekt verantwortlich sind und dem Fett lediglich eine **Indikatorfunktion für ein bestimmtes Essverhalten** zukommt [24].

Für eine das Mammakarzinom begünstigende Wirkung von Fett sprechen hingegen experimentelle Studien über den **Einfluss von Fett auf die hormonelle Konstellation** bei Frauen.

An freiwilligen Versuchspersonen konnte gezeigt werden, dass das Hypophysenhormon Prolaktin unter fettreicher Ernährung vermehrt sezerniert wird [42]. Prolaktin wiederum begünstigt die Entstehung des Mammakarzinoms beim Versuchstier und möglicherweise auch beim Menschen.

Auch der von Gregorio u. Mitarb. [38] nachgewiesene negative Effekt eines hohen Fettverzehrs auf die Prognose des Mammakarzinoms wird mit den Einflüssen des Fettverzehrs auf endokrine Regulationsmechanismen, insbesondere den **Östrogenstoffwechsel**, erklärt.

Energiezufuhr und Körpergewicht

> Da sich das Mamma- und Endometriumkarzinom signifikant häufiger bei adipösen Frauen findet und die **Adipositas** mit höheren Östrogenkonzentrationen im Plasma einhergeht, muss auch diskutiert werden, dass weniger der hohe Fettverzehr als die insgesamt **hyperkalorische Ernährung** das Risiko erhöht, an diesen Tumoren zu erkranken [53].

Die **Nurses' Health Study**, in der 95 000 Frauen über 16 Jahre prospektiv beobachtet wurden, kommt zu folgendem Ergebnis:

Eine von sechs Erkrankungen an Mammakarzinom nach der Menopause könnte verhindert werden, wenn das Körpergewicht nicht **um mehr als 2 kg über das Gewicht im 18. Lebensjahr** ansteigen würde.

Frauen, die mehr als 20 kg an Gewicht zunahmen und nach der Menopause **keine Hormone substituierten**, hatten im Vergleich zu schlanken Kontrollen ein zweifach höheres Risiko an einem Mammakarzinom zu erkranken.

Wie komplex die Beziehungen zwischen Adipositas und dem Karzinomrisiko sind, zeigt die Tatsache, dass ein hoher BMI mit 18 Jahren mit einem vergleichsweise geringen Mammakarzinom sowohl vor als auch nach der Menopause assoziiert war und dass, wie bereits erwähnt, erst eine später einsetzende Gewichtszunahme das Risiko steigert [47].

Auch die Mehrzahl anderer Untersucher kommt aufgrund epidemiologischer Studien zu dem Ergebnis, dass eine **Adipositas bei jungen Frauen bis etwa 35 Jahre** das Mammakarzinomrisiko nicht steigert, sondern verringert.

> Erst ab dem 36. Lebensjahr erhöht sich das Risiko mit steigendem BMI [72].

Selbst das **Geburtsgewicht** zeigt bereits Beziehungen zum Mammakarzinomrisiko, ein Befund, der dafür spricht, dass hormonelle Einflüsse auf den Föten in untero in die sehr komplexen Beziehungen zwischen Ernährung, Körpergewicht und Karzinogenese involviert sind [67].

Vitamine

Der bereits angedeutete **protektive Effekt** eines hohen **Obst-** und **Gemüseverzehrs** wurde auch in einigen anderen Studien bestätigt [60], wobei eindeutige Befunde für einen Schutz durch die Vitamine C und E fehlen, während es für **Vitamin A**, einschließlich Carotin, positive Hinweise gibt [48].

Eine weitere Erklärung für das vergleichsweise geringe Mammakarzinomrisiko bei hohem Obst- und Gemüseverzehr ist der **Phytoöstrogengehalt** pflanzlicher Lebensmittel. Die Ausscheidung von Phytoöstrogenen mit dem Harn liegt bei Frauen mit Mammakarzinom niedriger als bei Kontrollen [51].

Alkohol

Alkohol – hierfür spricht die Mehrzahl epidemiologischer Daten – begünstigt das Mammakarzinom.

Nach Ergebnissen einer Meta-Analyse muss davon ausgegangen werden, dass eine eindeutige **Dosis-Wirkungsbeziehung** besteht, wobei sich das Mammakarzinomrisiko um ca. 40 % bei einer täglichen Aufnahme von 12 g Alkohol, um 70 % bei 24 g Alkohol und um etwa 100 % bei 35 g Alkohol/Tag erhöht [62].

Auch eine weitere Meta-Analyse von 50 prospektiven Studien kommt zu einem entsprechenden Ergebnis. Bis zu einer täglichen Alkoholaufnahme von 60 g bestand eine lineare Beziehung zwischen Alkoholzufuhr und dem Tumorrisiko, wobei eine Steigerung um im Mittel 10 g Alkohol pro Tag, das Risiko um 9 % erhöhte [84].

Die Tatsache, dass alle Daten an Frauen im höheren Lebensalter erhoben wurden, ist möglicherweise eine Erklärung für die z.T. sehr unterschiedlichen Ergebnisse epidemiologischer Studien.

Möglicherweise bestimmen Ernährungseinflüsse in einer früheren, mit den vorliegenden Studien nicht erfassten Lebensphase, das Risiko, an einem Mammakarzinom zu erkranken.

16.2.8 Endometriumkarzinom

Die Häufigkeit dieses Karzinoms korreliert weltweit, ähnlich wie das Mammakarzinom, mit der Höhe des **Fettverzehrs**.

In retrospektiven Studien fand sich bei Frauen mit Endometriumkarzinom in 73 % der Fälle ein Übergewicht und in 56 % eine Fettsucht (Lit. bei [53]).

16.2.9 Ovarialkarzinom

Auch hier zeigt die Mehrzahl der Studien eine positive Beziehung zur Höhe des Fett- und eine negative Beziehung zur Höhe des Obst- und Gemüseverzehrs (Lit. bei [55, 75]).

16.2.10 Zervixkarzinom

Die bei den bereits besprochenen gynäkologischen Karzinomen immer wieder nachweisbare positive Korrelation zur Höhe des Fettverzehrs findet sich beim Zervixkarzinom nicht. Da sich bei Patientinnen mit Zervixkarzinom im Vergleich zu Kontrollpersonen immer wieder vergleichsweise niedrige **Vitamin-C-, E- und β-Carotin-Plasmakonzentrationen** nachweisen lassen, kann auf den protektiven Effekt eines hohen Verzehrs von Obst und Gemüse und an Vitamin-E-reichen Lebensmitteln wie Vollgetreideprodukten, Nüssen, Pflanzenölen etc. geschlossen werden (Lit. bei [55]).

Eine optimale Versorgung mit **Folsäure** schützt vor den eine Zervixdysplasie begünstigenden Noxen. Dies gilt insbesondere für Papillomaviren [12].

16.2.11 Prostatakarzinom

Etwa 40 % aller Männer zwischen 60 und 70 Jahren beherbergen in ihrer Prostata maligne Zellen. Wegen des **relativ langsamen Wachstums** manifestiert sich ein klinisch relevanter Tumor in der Mehrzahl der Fälle nicht.

Vorliegende Befunde sprechen dafür, dass die Zahl der „**latenten Karzinome**" weltweit gleich ist und dass die **Ernährung als wesentlicher Umweltfaktor** für die regional unterschiedliche Häufigkeit des invasiven Wachstums von Prostatakarzinomen verantwortlich ist [30].

Dies erklärt die **steigende Inzidenz bei Auswanderern** aus Regionen mit traditioneller Ernährung in Länder mit westlicher Ernährung, wie beispielsweise aus Ostasien in die USA.

Epidemiologische Daten belegen, dass Fette gesättigter und mehrfach ungesättigter Fettsäuren der ω-6-Reihe nicht hingegen einfach ungesättigte Fettsäuren und mehrfach ungesättigte ω-3-Fettsäuren, das Risiko steigern. Eine Bewertung von über 50 retro- und prospektiven Studien kommt zu folgendem Ergebnis:

> Hoher Verzehr tierischer Lebensmittel wie rotes Fleisch, Eier, Milchprodukte und Fett begünstigen und der Verzehr von Früchten und Gemüse schützt vor invasiv wachsenden Prostatakarzinomen.

Protektiv wirkt insbesondere das in Tomaten reichlich enthaltene Carotinoid **Lycopen**. Weniger eindeutig sind die Befunde für Vitamin A und β-Carotin. Schützend wirken darüber hinaus eine **Supplementierung mit Vitamin E** und **Vitamin D**.

Adipositas als Ausdruck allgemeiner Überernährung steigert das Risiko [30].

Auch die prospektive Basel-Studie, in der während 17 Jahren fast 3000 Männer beobachtet und untersucht wurden, kommt zu dem Ergebnis, dass niedrige Carotin- und Vitamin-A-Konzentrationen sowie niedrige Vitamin-E-Konzentrationen bei Rauchern das Prostatakarzinomrisiko steigern [22].

Aufgrund epidemiologischer Daten und Ergebnissen prospektiver Studien reduziert auch eine **optimale Versorgung mit Selen** das Risiko eines invasiv wachsenden Prostatakarzinoms (Lit. bei [32]).

Bestimmt man die mittlere tägliche Selenzufuhr anhand der Konzentration in Zehennägeln, so findet sich ein signifikanter Häufigkeitsunterschied zwischen der niedrigsten Quintile mit 86 µg/Tag und der höchsten mit 159 µg/Tag.

Die Häufigkeit an invasiven Prostatakarzinomen konnte auch in einer prospektiven Doppelblindstudie unter Supplementierung mit 80–90 µg Selen/Tag gesenkt werden.

16.2.12 Harnblasenkarzinom

Harnblasenkarzinome sind bei Männern viermal häufiger als bei Frauen. Obwohl die Ursache weitgehend unbekannt ist, sprechen Befunde dafür, dass den **mit dem Harn ausgeschiedenen Karzinogenen** eine entscheidende Bedeutung zukommt. Folglich verringert ein hohes Harnvolumen aufgrund des Verdünnungseffektes das Risiko.

Ergebnisse bisher vorliegender Studien sowohl über den Einfluss der Trinkmenge als auch der Art der konsumierten Getränke, insbesondere Kaffee und alkoholische Getränke auf das Risiko sind nicht einheitlich (Lit. bei [66]).

In einer großen prospektiven Studie an rund 50 000 Personen konnte während 10 Jahren eine eindeutig inverse Beziehung zwischen Trinkmenge und Blasenkarzinomrisiko nachgewiesen werden.

Rechnerisch reduzierte sich das Tumorrisiko um 7 % bei jeder Erhöhung der täglichen Trinkmenge um 240 ml. Studienteilnehmer in der Quintile mit der höchsten mittleren Flüssigkeitsaufnahme hatten im Vergleich zur Quintile mit der geringsten Zufuhr ein um 49 % geringeres Risiko, wobei der Anteil an alkoholischen Getränken bzw. Kaffee keinen Effekt hatte [66].

16.2.13 Bronchialkarzinom

Der die Entstehung **freier Radikale** begünstigende Zigarettenrauch (vgl. Abb. 16-6) ist ein entscheidender Risikofaktor für die Karzinomentstehung (vgl. Abb. 16-3). Dies gilt insbesondere für das Bronchialkarzinom.

In einer großen Zahl epidemiologischer Studien wurde gezeigt, dass bei Zigarettenrauchern das Risiko, an einem Bronchialkarzinom zu erkranken, umso geringer ist, je mehr **Gemüse** und **Obst** verzehrt werden (Abb. 16-15).

In epidemiologischen Studien fand sich darüber hinaus eine inverse Korrelation zwischen dem Bronchialkarzinomrisiko und der **Carotinkonzentration** im Serum, sodass angenommen werden muss, dass der protektive Effekt der genannten

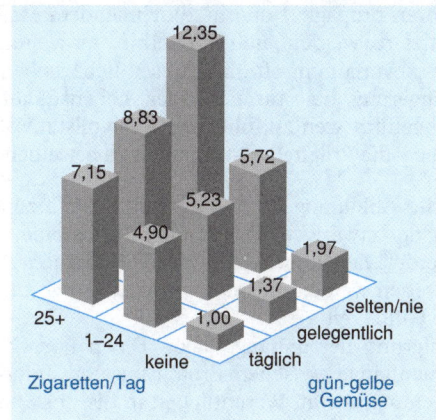

Abb. 16-15 Das relative Bronchialkarzinomrisiko in Abhängigkeit vom Gemüseverzehr und der Zahl pro Tag gerauchter Zigaretten [43].

Verzehrgewohnheiten auf der antioxidativen Wirkung des in den genannten Lebensmitteln enthaltenen Carotins beruht.

Die übrigen antioxidativ wirkenden Nährstoffe wurden bisher weniger untersucht. Ergebnisse epidemiologischer Studien zur Bedeutung von **Vitamin C** sind widersprüchlich, während die Mehrzahl der Studien eine inverse Beziehung zwischen der Höhe der **Serumselenkonzentration** und dem Krebsrisiko insgesamt und speziell dem Risiko, an einem Bronchialkarzinom zu erkranken, zeigen (Lit. bei [55]).

In der Basel-Studie, in der prospektiv während eines Zeitraums von 7 Jahren bei etwa 3000 Männern die Höhe der Plasmakonzentration an β-Carotin, Vitamin E und Vitamin C bestimmt und mit der Krebssterblichkeit in Beziehung gesetzt wurde, fand sich, unter Berücksichtigung von Alter und Rauchgewohnheiten, bei den an einem Karzinom Verstorbenen eine signifikant geringere Konzentration an den genannten Nährstoffen im Plasma.

Die an Bronchialkarzinom Verstorbenen hatten bei im Normbereich liegender Vitamin-C- und Vitamin-E-Plasmakonzentration signifikant niedrigere β-Carotin-Konzentrationen [86].

Ernährungsprophylaxe

Maligne Tumoren sind in westlichen Industrieländern nach Herzkreislauferkrankungen die häufigste Todesursache. Diagnostik und die in der überwiegenden Zahl der Fälle nicht mehr zur Heilung führende Therapie verursachen erhebliche Kosten.

Es erscheint unverständlich, dass zwar mit großem Aufwand Programme zur Früherkennung von

Tumoren propagiert und in zunehmendem Maße praktiziert werden und weiterhin aufwendige Therapieverfahren, oft ohne wesentliche Lebensverlängerung bei ausreichender Lebensqualität durchgeführt werden, ohne die sinnvollste Maßnahme – die **Prophylaxe** – ernsthaft zu betreiben.

Die in Abbildung 16-3 dargestellte Schätzung, nach der etwa zwei Drittel aller Karzinome als Folge des **Tabakrauchens** und der **Fehlernährung** angesehen werden müssen, hat nach wie vor ihre volle Gültigkeit.

Aufgrund der umfangreichen Daten über Zusammenhänge zwischen Ernährung und Tumorentstehung, die im Wesentlichen in diesem Kapitel kurz dargestellt wurden, reduzieren sich die **Ernährungsempfehlungen** auf wenige, beim derzeit umfangreichen Lebensmittelangebot **leicht zu realisierende** Forderungen.

Sie decken sich weitgehend mit den Empfehlungen zur Prophylaxe von Herzkreislauferkrankungen und mit den Empfehlungen der Deutschen Gesellschaft für Ernährung für die Ernährung des Gesunden.

Die hier aufgeführten Ernährungsempfehlungen basieren auf denen der European Organisation for Cooperation in Cancer Prevention Studies (ECP), der International Union of Nutritional Science (UNS) und denen verschiedener amerikanischer Institutionen.

1. **Übergewicht vermeiden.**
   In einer Vielzahl von Studien konnte gezeigt werden, dass die Krebsinzidenz und -mortalität mit dem Ausmaß des Übergewichts zunehmen (Lit. bei [57]).
2. **Fettverzehr reduzieren.**
   Weniger als 30 % der Gesamtenergie sollen in Form von Fett verzehrt werden.
   Ein niedriger Fettkonsum kann erreicht werden durch Verringerung des Verzehrs von Butter, Margarine, Öl und Dressings; durch die Wahl von mageren Fleisch- und Molkereiprodukten, Fisch und Geflügel.
   Geringer Fettverzehr ist die einfachste Möglichkeit, dem Übergewicht vorzubeugen. Möglicherweise kommt den in Fischöl reichlich enthaltenen ω-3-Fettsäuren eine protektive Bedeutung zu.
3. **Obst, Gemüse, stärke- und ballaststoffreiche Lebensmittel (Vollgetreideprodukte) bevorzugen.**
   Das Umsetzen dieser Empfehlung erleichtert sowohl die Normalisierung des Körpergewichts als auch die Reduktion der Fettzufuhr auf unter 30 % der Gesamtenergie.
   Die empfohlenen Lebensmittel sind reich sowohl an wasserlöslichen als auch an nichtwasserlöslichen Ballaststoffen. Hierdurch kommt es sowohl zu einer vermehrten bakteriellen Synthese kurzkettiger Fettsäuren im Dickdarmlumen als auch einer Erhöhung des Stuhlvolumens mit Verkürzung der intestinalen Transitzeit.
   Obst, Gemüse und Vollgetreideprodukte sind darüber hinaus reich an Antioxidanzien (Vitamin C, E und Carotinoide) und an sekundären Pflanzenstoffen (Phytochemicals).
   Um die für eine optimale Prophylaxe ausreichende Zufuhr an Antioxidanzien zu gewährleisten, empfiehlt das National Cancer Institute der USA, fünfmal täglich Obst und Gemüse (bevorzugt grün-gelbe Gemüsesorten mit hohem Carotingehalt und Vitamin-C-reiche Obstsorten) zu verzehren (5-a-day for better health) [90]. Die Carotin- und Vitaminzufuhr sollte, wann immer möglich, mit den genannten Lebensmitteln und nicht mit Supplementen erfolgen, da nur so eine optimale Zufuhr an Ballaststoffen und sekundären Pflanzenstoffen möglich ist.
4. **Kochsalzzufuhr** auf 5–6 g pro Tag reduzieren.
5. **Gepökelte, gesalzene** und nach herkömmlicher Art **geräucherte** Lebensmittel meiden.
6. **Schimmelige Lebensmittel** meiden.
7. **Alkoholische Getränke** mäßig trinken oder meiden.

Mediterrane Ernährung

Anfang der 70er-Jahre konnte in epidemiologischen Studien gezeigt werden, dass koronare Herzerkrankungen in Mittelmeerländern seltener vorkommen als in Mittel- und Nordeuropa bzw. Nordamerika. Da der **Fettkonsum in den Mittelmeerländern** gleich hoch oder noch höher lag als in Ländern mit hoher Prävalenz an Koronarerkrankungen, wurden aufgrund dieser epidemiologischen Befunde besondere **protektive Inhaltsstoffe** in den Lebensmitteln postuliert, die in der Mittelmeerregion häufig verzehrt werden.

Später wurde gezeigt, dass die mediterrane Bevölkerung auch seltener an den heute häufigen Karzinomen erkrankt. Dies gilt insbesondere für das Mamma- und Kolonkarzinom.

Die **Ursache** für den günstigen Effekt der mediterranen Ernährung (mediteranean diet) ist nicht sicher bekannt. Es wird angenommen, dass folgende Faktoren hierfür verantwortlich sind:
- der **hohe Anteil an Getreideprodukten** (je nach Land werden hierdurch 30–60 %, in den USA nur 19 % der Gesamtenergie zugeführt),

- mit Obst und Gemüse aufgenommene **Antioxidanzien, sekundäre Pflanzenstoffe bzw. Ballaststoffe** und
- möglicherweise positive Einflüsse der im **Olivenöl** in hoher Konzentration vorkommenden Ölsäure (Lit. bei [29]).

Von manchen Autoren wird deshalb sowohl zur Prophylaxe von Herzkreislauferkrankungen als auch zur Karzinomprophylaxe eine mediterrane Ernährung, d.h. eine Kost, reich an Getreideprodukten, Obst, Gemüse und Olivenöl, bei relativ geringem Anteil an Fleisch und tierischen Fetten empfohlen.

Für einen **karzinoprotektiven Effekt** der mediterranen Diät spricht die zur Sekundärprophylaxe nach Herzinfarkt bei 405 Patienten während vier Jahren durchgeführte Lyon Diet Heart Study. In dieser randomisierten prospektiven Studie wurde die Versuchsgruppe mit einer an die mediterrane Ernährung adaptierten Kost (Diät 1) und die Kontrolle mit einer Step-1-Diät der American Heart Association (Diät 2) ernährt.

Diät 1 war reich an Brot und Cerealien, Obst, Gemüse, Hülsenfrüchten und Fisch. Der Fleischkonsum war stark reduziert, Butter und Sahne wurden nicht verzehrt. Fett wurde als Olivenöl und in Form einer speziellen Margarine, reich an Ölsäure und α-Linolensäure, aufgenommen. Unter Diät 1 kam es im Vergleich zu Diät 2 sowohl zu einer signifikanten Senkung der Mortalität bzw. Morbidität an Gefäßerkrankungen, als auch an Karzinomen [63].

Es muss darauf hingewiesen werden, dass sich die Ernährung auch in den verschiedenen Ländern der Mittelmeerregion ganz erheblich unterscheiden kann und dass es folglich **keine einheitliche mediterrane Ernährung** gibt.

Darüber hinaus kommt es derzeit, bedingt durch Werbung und die Angebote des Handels, zu einer zunehmenden Änderung der Ernährungsgewohnheiten auch in dieser Region mit einem zunehmenden **Trend hin zur „western diet"**.

Literatur

1. Adler, M., F. Schaffner: Fatty liver hepatitis and cirrhosis in obese patients. Amer. J. Med. 67 (1979) 5.
2. Augustsson, K., K. Skog, M. Jägerstadt, P.W. Dickman, G. Steineck. Dietary heterocyclic amines and cancer of the colon, rectum, bladder, and kidney: a population-based study. Lancet 353 (1999) 303–307.
3. Banerjee, S., C. Hawksby, S. Miller, S. Dahill, A.D. Beattie, K.E.L. Mc Coll: Effect of Helicobacter pylori and its eradication on gastric juice ascorbic acid. Gut 35 (1994) 317–322.
4. Baron, J.A., M. Beach, J.S. Mandel, R.U. van Stolk, R.W. Hale, R.S. Sandler, R. Rothstein, R.W. Summers, D.C. Snover, G.J. Beck, J.H. Bond, E.R. Greenberg: For the calcium polyp prevention study group. New Engl. J. Med. 340 (1999) 101–107.
5. Bartram, H.-P., H. Kasper: Bedeutung mehrfach ungesättigter Fettsäuren bei der Kolonkarzinogenese. Akt. Ernährungsmed. 20 (1995) 31–35.
6. Bendich, A.: Carotenoids and the immune response. J. Nutr. 119 (1989) 112–115.
7. Bergsma-Kadijk, J.A., P. van't Veer, E. Kampman, J. Burema: Calcium does not protect against colectal neoplasia. Epidemiology 7 (1996) 590–597.
8. Biesalski, H.K., H. Böhlers, H. Esterbauer, P. Fürst, F. Gey, G. Hundsdörfer, H. Kasper, H. Sies, J. Weisburger: Antioxidant vitamins in prevention. Consensus statement. Clin. Nutr. 16 (1997) 151–155.
9. Bukin, Y.V., A. Draudin-Krylenko, E.N. Orlov, Y.P. Kuvshinov, B.K. Poddubny, O.V. Vorobyeva, M.A. Shabanov: Effect of prolonged beta-carotene or DL-alpha-Tocopheryl acetate supplementation on ornithine decarboxylase activity in human atrophic stomach mucosa. Cancer Epidemiol. Biomarkers Prev. 4 (1995) 865–870.
10. Burkitt, D.P., A.R.P. Walker, N.S. Painter: Effect of dietary fiber on stools and transit-times and its role in the causation of disease. Lancet II (1972) 1408.
11. Burkitt, D.P.: Colonic-rectal cancer: Fiber or other dietary factors. Amer. J. clin. Nutr. 31 (1978) 58.
12. Butterworth, C.E., K.D. Hatch, M. Macaluso, P. Cole, H.E. Sauberlich, S. Soong, M. Borst, V.V. Baker: Folate deficiency and cervical dysplasia. J. Amer. Med. Ass. 267 (1992) 528–533.
13. Caragay, A.B.: Cancer-preventive foods and ingredients. Food Technol. (1992) 65–68.
14. Carroll, K.K.: Biological effects of fish oils in relation to chronic diseases. Lipids 21 (1986) 731.
15. Caroll, K.K.: Obesity as a risk factor for certain types of cancer. Lipids, Vol. 33 (1998) 165–169.
16. Clarc, L., G. Coombs, B. Turnbull, E.H. Slate: Effects of selenium supplementation for cancer prevention in patients with carcinoma of the skin. J. Amer. Med. Ass. 276 (1996) 1957–1962.
17. Diehl, J.F.: Schadstoffe in Lebensmitteln – Exposition und Risikobewertung heute. Ernährungs-Umschau 45 (1998) 80–86.
18. Doll, R., R. Peto: The causes of cancer: Quantitative estimates of avoidable risk of cancer in the United States today. J. Natl. Cancer Inst. 66 (1981) 1191–1308.
19. Dorant, E. P. van den Brandt, R.A. Goldbohm, F. Sturmans: Consumption of onions and a reduced risk of stomach carcinoma. Gastroenterology 110 (1996) 12–20.
20. Editorial: Calcium and vitamin D intakes influences the risk of bowel cancer in men. Nutr. Rev. 43 (1985) 170.
21. Editorial: Nitrosamines and cancer. Nutr. Rev. 33 (1975) 19.
22. Eichholzer, M., H.B. Stähelin, K.F. Gey, E. Ludin, F. Bernasconi: Prediction of male cancer mortality by plasma levels of interacting vitamins: 17-year-follow-up of the prospective Basel study. Intern. J. Cancer 66 (1996) 145–150.
23. Franceschi, S.: Fat and prostate cancer. Epidemiology 5 (1994) 271–273.
24. Franceschi, S., A. Favero, A. Decarli: Intake of macro-

nutrients and risk of breast cancer. Lancet 347 (1996) 1351–1356.
25 Frank, H. K.: Mykotoxine. In: Schlierf, G.: Ernährung und Krebs. Wiss. Verlagsges., Stuttgart 1983.
26 Fuchs, C. S., E. Giuovannucci, G. A. Colditz, D. J. Hunter, M. J. Stampfer, B. Rosner, F. E. Speizer, W. C. Willett: Dietary fiber and the risk of colorectal cancer and adenoma in women. New Engl. J. Med. 340 (1999) 169–76.
27 Gedek, B.: Kanzerogene Schimmelpilze. Dtsch. med. Wschr. 97 (1972) 1768.
28 Gey, K. F.: Plasma levels of antioxidant vitamins in relation to ischemic heart disease and cancer. Amer. J. clin. Nutr. 45 (1987) 1368.
29 Giacosa, A., M. J. Hill: The mediterranean diet and cancer prevention. European Cancer Prevention, Andover Hants 1991.
30 Giles, G., Ireland: Diet, nutrition and prostate cancer. Int. J. Cancer 10 (Suppl.) (1997) 13–17.
31 Giovannucci E.: Meta-analysis of coffee, consumption and risk of colorectal cancer. Amer. J. Epidemiol. 147 (1998) 1043–1052.
32 Giovannucci E.: Selenium and risk of prostate cancer. Lancet 352 (1998) 755–756.
33 Giuovannucci E., B. Goldin: The role of fat, fatty acids, and total energy intake in the etiology of human colon cancer. Amer. J. clin. Nutr. 66 suppl. (1997) 1564S–71S.
34 Giovannucci E., E. Rimm, A. Ascherio: Alcohol, low-methionine-low-folate diets, and risk of colon cancer in men. J. Natl. Cancer Inst. 87 (1995) 265–73.
35 Giovannucci E., M. J. Stampfer, G. A. Colditz: Folate, medithionine and alcohol intake and risk of colorectal cancer. J. Natl. Cancer Inst. 85 (1993) 875–83.
36 Giuovannucci E., M. J. Stampfer, G. A. Colditz, D. J., Hunter, C. Fuchs, B. A. Rosner, F. E. Speizer, W. C. Willett: Multivitamin use, folate and colon cancer in women in the Nurses' Health Study. Ann. Intern. Med. 129 (1998) 517–524.
37 Glynn, S. A., D. Albanes: Folate and cancer: A review of the literature. Nutr. Cancer 22 (1994) 101–119.
38 Gregorio, K. I., L. J. M. Emrich, S. Graham, J. R. Marshall, T. Nemoto: Dietary fat consumption and survival among women with breast cancer. J. Natl. Cancer Inst. 75 (1985) 37.
38a Grønbæk, M., U. Becker, D. Johansen, H. Tønnesen, G. Jensen, T. Sørensen: Population based cohort study of the association between alcohol intake and cancer of the upper digestive tract. Brit. med. J. 317 (1998) 844–848.
39 Grundmann, E.: Primäre Krebsprävention. Dtsch. Ärztebl. 91 (1994) 1329–1331.
40 Haddock, G., D. C. Carter: Aetiology of pancreatic cancer. Brit. J. Surg. 77 (1990) 1159–1166.
41 Hansson, L.-E., P. Sparén and O. Nyrén: Increasing incidence of carcinoma of the gastric cardia in Sweden from 1970 to 1985. Brit. J. Surg. 80 (1993) 374–377.
42 Hill, P., E. L. Wynder: Diet and prolactin release. Lancet II (1976) 806.
43 Hirayama, T.: Japanese studies on diet and cancer. In: M. J. Hill, M. J., A. Giacosa C. P. J. Caygill: Epidemiology of Diet and Cancer, pp. 17–64. Horwood, New York–London–Toronto 1994.

44 Höhler, D.: Ochratoxin A in food and feed: occurence, legislation and mode of action. Z. Ernährungswiss. 37 (1998) 2–12.
45 Hohenheim Konsensuskonferenz 1996 im Druck
46 Holt. P. R., E. O. Atillasoy, J. Gilman, J. Guss, S. F. Moss, H. Newmark, K. Fan, K. Yang, M. Lipkin: Modulation of abnormal colonic ephithelial cell proliferation and differentation by low-fat dairy foods. J. Amer. Med. Ass. 280 (1998) 1074–1079.
47 Huang, Z., S. E. Hankinson, G. A. Golditz, M. J. Stampfer, D. J. Hunter, J. A. E. Manson, C. H. Hennekens, B. Rosner, F. E. Speizer, W. C. Willett: Dual effects of weight and weight gain on breast cancer risk. J. Amer. Med. Ass. 278 (1997) 1407–1411.
48 Hunter, D. J.: A prospective study of the intake of vitamins C, E and A and the risk of breast cancer. New Engl. J. Med. 329 (1993) 234–240.
49 Hunter, D. J., D. Spiegelman, H.-O. Adami: Cohort studies of a fat intake and the risk of breast cancer – a pooled analyses. New Engl. J. Med. 334 (1996) 356–361.
50 Hwang, H., J. Dwyer, R. M. Russel: Diet, Heliobacter pylori infection, food preservation and gastric cancer risk: Are there new roles for preventative factors? Nutr. Rev. 52 (1994) 75–83.
51 Ingram, D., K. Sanders, M. Kolybaba, D. Lopez: Case-control study of phyto-oestrogens and breast cancer. Lancet 350 (1997) 990–94.
52 International Agency for Research of Cancer, Intestinal Microecology Group: Dietary fiber, transit time, fetal bacteria, steroids and colon cancer in two scandinavian populations. Lancet II (1977) 207.
53 Jensen, H., J. L. Madsen: Diet and cancer. Acta Med. Scand. 223 (1988) 293–304.
54 Jensen, O. M., R. McLennan, J. Wahrendorf: Diet, bowel function, faecal bowel carcinogenesis. Nutr. Cancer 9 (1986) 67.
55 Kasper, H., H.-P. Bartram, W. Scheppach: Tumorentstehung – hemmende und fördernde Effekte von Ernährungsfaktoren. In: Ernährungsbericht der Deutschen Gesellschaft für Ernährung, 1992. Henrich, Frankfurt 1992.
56 Kieffer, F: Wie Eisen und andere Spurenelemente die menschliche Gesundheit beeinflussen: Eine Neubeurteilung alter Erfahrungen. Mitt. Gebiete Lebensm. Hyg. 84 (1993) 48–87.
57 Kritchevsky, D.: Dietary guidelines. The rationale for intervention. Cancer 72, Suppl. (1993) 1011–1014.
58 Kritchevsky, D.: The effect of over- and undernutrition on cancer. Europ. J. Cancer Prev. 4 (1995) 445–451.
59 Le Marchand, L.: Intake of specific carotenoids and lung cancer risk. Cancer Epidemiology, Biomarkers & Prevention 2 (1993) 183–187.
60 Levi, F.: Dietary factors and breast cancer risk in Vaud, Switzerland. Nutr. Cancer 19 (1993) 327–335.
61 Lieber, C. S., H. K. Seitz, A. J. Garro, T. M. Worner: Alcohol-related diseases and carcinogenesis. Cancer Res. 39 (1979) 2863–2886.
62 Longnecker M. P., J. A. Berlin, M. J. Orza, T. C. Chalmers: A meta-analysis of alcohol consumption in relation to risk of breast cancer. JAMA 260 (1988) 652–656.
63 Lorgeril, M. de, P. Salen, J.-L. Martin, I. Monjaud, P. Boucher, N. Mamelle: Mediterranean dietary pat-

tern in a randomized trial. Arch. Intern. Med. 158 (1998) 1181–1187.
64 Martin-Moreno, J.M., W.C. Willett, L. Gorgojo, J.R. Banegas, F. Rodriguez-Artalejo, J.C. Fernandez-Rodriguez, P. Maisonneuve, P. Boyle: Dietary fat, olive oil intake and breast cancer risk. Internat. J. Cancer 58 (1994) 774–780.
65 Meishiang, J., C. Lining, G.O. Udeani, K.V. Slowing, C.F. Thomas, C.W.W. Beecher, H.H.S. Fong, N.R. Farnsworth, A.D. Kinghorn, R.G. Mehta, R.C. Moon, J.M. Pezzuto: Cancer chemopreventive activity of resveratrol, a Natural Product, Derived from Grapes. Science 275 (1997) 218–220.
66 Michaud, D.S., D. Spiegelman, S.K. Clinton, E.B. Rimm, G.C. Curhan, W.C. Willett, E.L. Giovannucci: Fluid intake and the risk of bladder cancer in men. New Engl. J. Med. 340 (1999) 1390–1397.
67 Michels, K.B., D. Trichopoulos, J.M. Robins, B.A. Rosner, J.A.E. Manson, D.J. Hunter, G.A. Colditz, S.E. Hankinson, F.E. Speizer, W.C. Willett: Birthweight as a risk factor for breast cancer. Lancet 348 (1996) 1542–1546.
68 Mücke, W., H. Schulze: Zum Schutz der Gesundheit von Aflatoxinen in Lebensmitteln. – Festsetzung von Höchstmengen in der Aflatoxinverordnung. Akt. Ernährungsmed. 1 (1976) 23.
69 Nair, P.P., N. Turjman, G. Kessie, B. Calkins, G.T. Goodman, J. Davidovitz, G. Nimmagadda: Diet, nutrition intake and metabolism in populations at high and low risk of colon cancer. Dietary cholesterol, beta-sistosterol, and sigmasterol. Amer. J. clin. Nutr., Suppl. 40 (1984) 927.
70 Oeser, H., P. Koeppe: Epidemiologische Zusammenhänge – kritisch betrachtet. In: Schlierf, G.: Ernährung und Krebs. Wiss. Verlagsges., Stuttgart 1983.
71 Osswald, B., U.A. Simanowski, G. Egerer, M. Hörner, B. Kommerell, H.K. Seitz: Krebsrisiko durch Alkohol. Akt. Ernährungsmed. 16 (1991) 33–40.
71a Parodi, P.W.: Cows' milk fat components as potential anticarcinogenic agents. J. Nutr. 127 (1997) 1055–1060.
72 Peacock, S.L., E. White, J.R. Daling, L.F. Voigt, K.E. Malone: Relation between obesity and breast cancer in young women. Amer. J. Epidemiol. 149 (1999) 339–346.
73 Pesch, B., F. Pott: Entwicklungen der Krebssterblichkeit in Nordrhein-Westfalen zwischen 1970 und 1989. In: Umwelthygiene, Jahresbericht 1991/1992, Band 24, 178–225. Gesellschaft zur Förderung der Lufthygiene und Silikoseforschung e.V. Düsseldorf 1992.
74 Poppel, van, G.: Carotenoids and cancer: An update with emphasis on human intervention studies. Europ. J. Cancer 29A (1993) 1335–1344.
75 Risch, H.A., M. Jain, S.D. Marrett, G.R. Howe: Dietary fat intake and risk of epithelial ovarian cancer. J. nat. Cancer Inst. 86 (1994) 1409–1415.
76 Sahu, C.: Dietary iron and cancer. Environ. Carcino & Ecotox. Revs., C10(2), (1992) 205–237.
77 Sanjosé, S. de, N. Muñoz, G. Sobala, J. Vivas, S. Peraza, E. Cano, D. Castro, V. Sanchez, O. Andrade, D. Tompkins, C.J. Schorah, A.T.R. Axon, M. Benz, W. Oliver: Antioxidants, Helicobacter pylori and stomach cancer in Venezuela. Europ. J. Cancer Prevent. 5 (1996) 57–62.

78 Scheppach, W., H. Kasper: Die Bedeutung von Ernährungsfaktoren für die Entstehung gastrointestinaler Tumoren. Dtsch. med. Wschr. 113 (1988) 306.
79 Scheppach, W., H. Kasper: Carbohydrates, protein and large bowel cancer. In: Schlierf, G.: Recent Advances in Clinical Nutrition, 3. ed., pp. 107–115. Smith-Gordon, Great Britain 1993.
80 Schrauzer, G.N.: Selen-essentielles Spurenelement und Krebsschutzfaktor. Münch. med. Wschr. 127 (1985) 731.
81 Seitz, H.K., U.A. Simanowski, N.A. Wright: Colorectal Cancer. Springer, Berlin–Heidelberg–New York 1989.
82 Shamberger, R.J.: Nutrition and cancer. Plenum Press, New York-London 1984.
83 Sies, H.: Oxidative stress: From basic research to clinical application. Amer. J. Med. 91, Suppl 3C (1991) 31–38.
84 Smith-Warner, S.A., D. Spiegelman, S.-S. Yaun et al: Alcohol and Brast Cancer in Women: A pooled analysis of cohort studies, JAMA 279 (1998) 535–540.
85 Sobola, G.M., C.J. Schorah, M. Sanderson: Ascorbic acid in the human stomach. Gastroenterology 97 (1989) 357.
86 Stähelin, H.B., F. Rösel, E. Buess, G. Brubacher: Cancer, vitamins, and plasma lipids: prospective Basel-study. J. Natl. Cancer Inst. 73 (1984) 1463.
87 Stähelin, H.B., J. Thurneysen, E. Buess: Mortality and causes death in the 20-years follow-up of the Basel study. Schweiz. med. Wschr. 118 (1988) 1037–1047.
88 Steinmetz, K.A., D. Potter: Vegetables, fruit, and cancer. Cancer causes and control (1991) 427–442.
89 Stich, H.F.: Remission of oral leukoplakias and micronuclei in tabacco/betel quid chewers treated with beta-carotene and with beta-carotine plus vitamin A. Int. J. Cancer 42 (1988) 195.
90 Subar, A.J. Heimendinger, S. Kreb-Smith, B. Patterson, E. Pivonka: 5-a-day for better health: a baseline study of cans, fruit and vegetable consumption. Washington D.C. National Cancer Institute, 1992.
91 Toniolo, P., E. Riboli, R.E. Shore, S. Pasternack: Consumption of meat, animal products, protein, and fat and risk of breast cancer: a prospective cohort study in New York. Epidemiology 5 (1994) 391–397.
92 Tuyns, A.J., E. Riboli, G. Doornbos : Diet and esophageal cancer in Calvados. Nutr. Cancer 9 (1987) 81–92.
93 Tuyns, A.J.: Protective effect of citrus fruit on esophageal cancer. Nutr. Cancer 5 (1984) 195–200.
94 Vargas, P.A., D.S. Alberts: Clinical trials on colorectal cancer. In: Moon, T.E., M.S. Micozzi: Macronutrients Investigating their Role in Cancer. Dekker, New York–Basel 1989.
95 Wald, N.J.: Serum beta-carotene and subsequent risk of cancer: Results from the BUPA study. Brit. J. Cancer 57 (1988) 428.
96 Wattenberg, L.W.: Inhibition of carcinogenesis by minor dietary constituents. Cancer Res. 52 (1992) 2085–2091.
97 Weisburger, J.H.: Role of fat, fiber, nitrate, and food additives in carcinogenesis: a critical evaluation and recommendations. Nutr. Cancer 8 (1986) 47.
98 Weißburger, J.H.: Fleischkonsum, Karzinogenese und Herzkreislauferkrankungen. In: Kluthe, R., H. Kasper:

Fleisch in der Ernährung. Thieme, Stuttgart–New York 1994.
99 Wiegler, E., H. Kolb, C. Röhl: Untersuchungen zum Nitrosamingehalt von Pizzen und Toasts. Fleischwirtsch. 74 (1994) 1296–1298.
100 Wolff, J.: Die Lehre von der Krebskrankheit – von den ältesten Zeiten bis zur Gegenwart. Gustav Fischer, Jena 1913.
101 Wynder, E.L., Y. Fujita, R.E. Harris, T. Hirayama, T. Hiyama: Comparative epidemiology of cancer between the United States and Japan. Cancer 67 (1991) 746–763.
102 Wynder, E.L.: The epidemiology of large bowels cancer. Cancer Res. 35 (1975) 3388.
103 Zheng, W., T.A. Sellers, T.J. Doyle, L.H. Kushi, J.D. Potter, A.R. Folsom: Retinol antioxidant Vitamins and cancer of upper digestive tract in a prospective cohort study of postmenopausal women. Amer. J. Epidemiol. 142 (1996) 955–960.

17 Ernährung Tumorkranker

Im Rahmen des ungelösten Problems der Behandlung maligner Tumoren hat es nicht an Bemühungen gefehlt, mit diätetischen Maßnahmen das Geschwulstwachstum zu hemmen, maligne Tumoren zu heilen und nach operativer bzw. Strahlenbehandlung die Entwicklung von Rezidiven zu vermeiden.

Den sog. **„Krebsdiäten"**, über deren angeblich oft spektakuläre Erfolge in bestimmten Zeitabständen überwiegend in der Laienpresse berichtet wird, liegen keine oder falsch interpretierte exakte wissenschaftliche Befunde zugrunde (vgl. Kap. 21).

Eine **Heilung** und wahrscheinlich auch wesentliche **Beeinflussung** des Tumorwachstums durch diätetische Maßnahmen ist nicht möglich.

Dagegen kann bei der Mehrzahl der Kranken der **Tumorkachexie** entgegengewirkt werden.

> Eine Stabilisierung bzw. Steigerung des Körpergewichts geht in aller Regel mit einer Verbesserung der **Lebensqualität** und des psychischen Zustandes einher.

Die **Lebenserwartung** lässt sich – abgesehen von Einzelfällen – nach Ergebnissen vorliegender Studien durch eine Verbesserung des Ernährungszustandes nicht verlängern.

Die sehr **komplexe Ursache** der Kachexie ist der Grund für die Schwierigkeit, durch ein vermehrtes Angebot an essentiellen Nährstoffen und Energieträgern einer Tumorkachexie entgegenzuwirken.

Als Kachexie wird ein **Syndrom** mit hochgradiger Gewichtsabnahme bezeichnet. Es ist charakterisiert durch eine **negative Energie-** und **Stickstoffbilanz**.

Während die Abnahme des Körpergewichts beim Hunger überwiegend die Folge einer Mobilisierung von Depotfett ist und die fettfreie Körpermasse weitgehend stabil bleibt, ist dies bei der Kachexie nicht der Fall. Hier kommt es durch eine **Verringerung der metabolisch aktiven fettfreien Körpermasse** zu
- einer Abnahme der Leistungsfähigkeit,
- einer Beeinträchtigung der immunologischen Abwehrsituation und
- allgemeinen Verschlechterung des Befindens.

Während es beim Gesunden unter Hungerbedingungen zu einer gewissen Adaptation, etwa durch Drosselung des Energieverbrauchs, an den Mangel kommt, findet beim Tumorkranken **keine Adaptation** statt.

Die der Kachexie zugrunde liegenden **pathophysiologischen Mechanismen** sind nur partiell bekannt. Hormonelle Ursachen scheiden aus, da beim Tumorkranken lediglich die Somatotropinsekretion gesteigert ist, während die Konzentration aller übrigen Hormone wie Thyroxin, Cortisol, Katecholamine etc. normal ist.

Eine wesentliche Ursache der Kachexie ist offenbar, wie auch bei AIDS (vgl. Kap. 3.4.3), eine **vermehrte Freisetzung von Cytokinen**, wobei Interleukin-1 und -6 sowie dem Tumornekrosefaktor-α (Kachektin) die größte Bedeutung zukommt. Diese Zytokine werden sowohl bei Infekten, nach Traumen sowie als Reaktion auf das Tumorwachstum freigesetzt.

Der **Tumornekrosefaktor** ist ein Polypeptid. Nach Injektion beim Menschen und bei Versuchstieren erzeugt er ein der Tumorkachexie ähnliches Bild mit Anorexie, Hypermetabolismus, Lipolysesteigerung, Hemmung der Proteinsynthese, Steigerung der Proteolyse im Skelettmuskel, vermehrter Synthese von Akute-Phase-Proteinen, Hemmung der Albuminsynthese in der Leber etc.

Die Bedeutung der **Interleukine** für die Entstehung der Tumorkachexie ist weniger gut bekannt. Insbesondere Interleukin-1 wirkt anorexigen und steigert die Proteinsynthese in der Leber bei gleichzeitiger Hemmung der Albuminsynthese.

Bei etwa 50 % der Tumorkranken kommt es zu einem Gewichtsverlust, der bei 15 % der Fälle mehr als 10 % des Ausgangsgewichts beträgt. Je nach Lokalisation findet sich eine Kachexie bei den verschiedenen Organtumoren mit unterschiedlicher Häufigkeit (Tab. 17-1).

Zu einem **ausgeprägten Gewichtsverlust** kommt es häufig bei Tumoren des Pankreas, Magens, der Lunge und Ovarien.

Im Gegensatz dazu gehen Malignome der Haut, der Muskulatur, der Mamma etc. **vergleichsweise selten** mit einer Kachexie einher.

Tabelle 17-1 Häufigkeit des Gewichtsverlustes onkologischer Patienten bis zum Beginn einer zytostatischen Behandlung (nach [2]).	
Tumorart	Prozent der Patienten mit Gewichtsverlust
Akute myeloische Leukämie	40
Bronchialkarzinom	60
Magenkarzinom	80
Mammakarzinom	40
Pankreaskarzinom	80
Prostatakarzinom	60
Sarkome	40

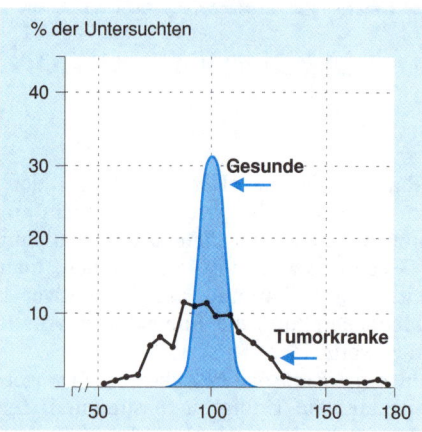

Abb. 17-1 Abweichung des gemessenen vom errechneten Ruheumsatz in Prozent (nach [9]).

> Es ist bekannt, dass sehr kleine Tumoren, etwa der Lunge, die weder Schmerzen verursachen noch mit Störungen im Bereich der Gastrointestinalorgane einhergehen, Ursache einer ausgeprägten Gewichtsabnahme sein können.

Sieht man von Tumoren des Verdauungstraktes ab, bei denen es durch unmittelbare Tumoreinwirkung wie Lumeneinengung etc. zur Behinderung der Nahrungsaufnahme kommen kann, so sind die Ursachen für die Verringerung des Körpergewichts von den genannten sehr komplexen, durch Cytokine bedingten Stoffwechselstörungen ausgelöst.

Bei einem Teil der Kranken findet sich, wie aus Abbildung 17-1 ersichtlich ist, eine **erhebliche Steigerung des Ruheumsatzes** [9].

Darüber hinaus lassen sich bei Tumorkranken **Steigerungen des Proteinumsatzes** nachweisen. Dabei ist die Syntheserate der Leber gesteigert, die in der Muskulatur verringert.

Die häufig zu beobachtende **Hypalbuminämie** ist weniger eine direkte Folge der Mangelernährung bzw. eines gesteigerten intestinalen Eiweißverlustes bei gastrointestinalen Tumoren als Ausdruck einer verringerten Synthese und eines gesteigerten Metabolismus.

Bei Tumorkranken lassen sich zusätzlich **Steigerungen des Kohlenhydrat- und Fettstoffwechsels** nachweisen, die ebenfalls in das komplexe Geschehen der Kachexieentstehung involviert sind (Lit. bei [5]).

Die Bemühungen um eine Steigerung der Energie- und Nährstoffzufuhr werden häufig durch Änderungen der **Geschmackswahrnehmungen** auf der Zunge mit einer Herabsetzung der Schwelle für bitter und einer Erhöhung der Geschmacksschwelle für süß erschwert (Lit. bei [8]).

Je größer die Tumormasse, umso ausgeprägter und häufiger finden sich Störungen der Geschmacksempfindung. Es gibt Hinweise darauf, dass sich das Ausmaß der Dysgeusie verringert, wenn es gelingt, die gesamte Energiezufuhr zu steigern.

Änderungen der vier Geschmacksempfindungen süß, sauer, bitter und salzig scheinen darüber hinaus mit Abneigungen bzw. Bevorzugungen bestimmter Lebensmittel einherzugehen. Kranke mit einer reduzierten Geschmackswahrnehmung für bitter bevorzugen beispielsweise aus der Gruppe der eiweißreichen Lebensmittel Eier und Käse, während sie Rind- und Schweinefleisch häufig ablehnen (Lit. bei [5]).

Neben den primär vom Tumor ausgehenden Effekten kommt der **anorexigenen und emetischen Wirkung der Chemotherapeutika** unter Umständen eine zusätzliche Bedeutung bei der Entstehung einer Tumorkachexie zu.

Entsprechende Erhebungen ergaben, dass sich zusätzlich zu den bereits aufgrund der Tumorerkrankung bestehenden Aversionen unter der Chemotherapie in 56 % und unter Strahlentherapie in 62 % **Abneigungen in erster Linie gegen Fleisch** entwickeln [10].

Der Ernährungszustand Tumorkranker kann bei intensiver Ernährungsbetreuung, d. h. Angebot einer Wunschkost, Kontrolle der Nährstoffaufnahme, diätetische Schulung und Motivation von Patienten und Angehörigen verbessert werden.

Unter einer solchen **„intensivierten oralen Ernährungstherapie"** waren 69 % der Patienten mit akuter Leukämie am Ende der zytostatischen Behandlung in einem normalen Ernährungszustand, während der Prozentsatz in einer Vergleichsgruppe ohne entsprechende Betreuung nur 31 % betrug [11].

Lässt sich unter oraler Ernährung, bei der Ärzte, Diätassistenten und Pflegepersonal zusammenarbeiten müssen, keine Gewichtszunahme oder mindestens Stabilisierung des Körpergewichtes erreichen, so muss im Einzelfall die Frage der **künstlichen Ernährung** entschieden werden. Hierbei hat immer die **enterale Ernährung** den Vorrang. Behindert der Tumor oder eine lokale Komplikation der Therapie im oberen Verdauungstrakt direkt die Nahrungsaufnahme, so ist in der überwiegenden Zahl der Fälle eine Ernährung über Nasogastrolsonde, perkutane endoskopische Gastrostomie (PEG) oder seltener Feinnadel-Katheter-Jejunostomie angezeigt.

> Für die häufig routinemäßig, insbesondere während der Chemotherapie durchgeführte parenterale Ernährung, gibt es keine Indikation.

Selbst bei mangelernährten Patienten ist nicht bewiesen, ob bei Berücksichtigung aller möglichen Komplikationen der parenteralen Ernährung diese Form der künstlichen Ernährung gerechtfertigt ist [1].

Es gibt Hinweise darauf, dass die **rezidivfreie** Phase durch parenterale Ernährung verkürzt wird [4, 7, 12].

Die **operationsbedingte Mortalität und Morbidität** reduziert sich bei Tumorpatienten nur dann, wenn sich das Körpergewicht um mehr als 15 % verringert und die Serumalbuminkonzentration weniger als 3,0 g/dl beträgt.

Wegen der **Gefahr der Translokation** (vgl. Kap. 3.5.10) unter zytostatischer Therapie sollte bei einer Indikation zur künstlichen Ernährung immer die enterale Form gewählt werden.

Diskutiert wird, ob **Anreicherungen** von Formeldiäten und auch von Infusionslösungen **mit speziellen Nährstoffen** den Verlauf der Tumorerkrankung positiv beeinflussen.

In tierexperimentellen Studien konnten unter Gabe von Arginin Verbesserungen der unspezifischen immunologischen Abwehr gegenüber Tumoren nachgewiesen werden [3].

Glutamin verbessert die Barrierefunktion der Darmmukosa unter Stressbedingungen und beugt so einer Translokation vor (vgl. Kap. 3.5.10).

Da handelsübliche Infusionslösungen wegen der unzureichenden Stabilität kein Glutamin enthalten, wurde der Einfluss einer Infusionslösung mit Zusatz des stabilen Dipeptids Alanin-Glutamin (vgl. Kap. 18) an hämatologischen Patienten unter zytostatischer Behandlung untersucht.

Die durch die Chemotherapeutika ausgelöste Stomatitis und die als Indikator für einen positiven Effekt auf die Darmschleimhaut gewählte Diarrhö wurden durch Gabe des Dipeptids nicht beeinflusst [13].

Der **Verlauf von Tumorerkrankungen** kann möglicherweise auch durch eine Erhöhung des Anteils an ω-3- bei Verringerung der ω-6-Fettsäuren beeinflusst werden. ω-6-Fettsäuren begünstigen im Tierexperiment das Tumorwachstum und die Metastasierung.

Über eine Hemmung der Synthese von **Interleukin-1** kann in gewissem Maße der Tumorkachexie entgegengewirkt werden [6].

Literatur

1. American College of Physicians: Parenteral nutrition in patients chemotherapy. Ann. Int. Med. 110 (1989) 734.
2. Balkwill, F., R. Osborne, F. Burke: Evidence for tumour necrosis factor/cachectin production in cancer. Lancet II (1987) 1229.
3. Barbul, A.: Arginine and immune function. Nutrition 6 (1990) 53–58.
4. Baron, P. L., W. Lawrence, W. M. Y. Chan: Effects of parenteral nutrition on cell cycle kinetics of head and neck cancer. Arch. Surg. 121 (1986) 1282.
5. Dickerson, J. W. T.: Nutrition in the cancer patient: A review. J. Roy. Soc. Med. 77 (1984) 309.
6. Endres, S., R. Ghorbani, V. E. Kelley, K. Georgilis, G. Lonnemann, J. W. M. van der Meer, J. G. Cannon, T. S. Rogers, M. S. Klempner, P. C. Weber, E. J. Schaefer, S. M. Wolff, C. A. Dinarello: The effect of dietary supplementation with n-3 polyunsaturated fatty acids on the synthesis of interleukin-1 and tumor necrosis factor by mononuclear cells. New Engl. J. Med. 320 (1989) 265–271.
7. Fischer, J. E.: Editorial: Adjuvant parenteral nutrition in the patient with cancer. Surgery 96 (1984) 578.
8. Kluthe, R., W. Löhr: Nutrition and Metabolism in Cancer. Thieme, Stuttgart 1981.
9. Knox, L. S., L. O. Crosby, J. D. Feurer: Energy expenditure in malnourished cancer patients. Ann. Surg. 197 (1983) 152.
10. Mattes, R. D., W. J. Curran, J. Alavi, W. Powlis, R. Whittington: Clinical implications of learned food aversions in patients with cancer treated with chemotherapy or radiation therapy. Cancer 70 (1992) 192–200.

11 Ollenschläger, G., K. Konkoll, F. Sander, H. Moll, K. Neumaier, B. Haydous, G. Kotthoff: Orale Ernährungstherapie des internistischen Tumorkranken – ein integraler Bestandteil der supportiven Behandlungsmaßnahmen. Akt. Ernährungsmed. 15 (1990) 66.

12 Shamberger, R. C., M. F. Brennan, J. T. Goodgame: A prospective randomized study of adjuvant parenteral nutrition in the treatment of sarcoma: Results of metabolic and survival studies. Surgery 96 (1984) 1.

13 Zaanen, van, H. C. T., H. van der Lelie, J. G. Timmer, P. Fürst, H. P. Sauerwein: Parenteral glutamine dipeptide supplementation does not ameliorate chemotherapy-induced toxicity. Cancer 74 (1994) 2879–2884.

18 Künstliche Ernährung

Ein Patient muss künstlich ernährt werden, wenn er nicht essen kann, will oder darf.
- Praktische Beispiele sind **Erkrankungen** der Mundhöhle, des Ösophagus, Zustände von Bewusstlosigkeit etc., bei denen eine Nahrungsaufnahme nicht oder nicht ausreichend möglich ist.
- Gründe für das **Verweigern der Nahrungsaufnahme** sind in erster Linie psychische Erkrankungen, beispielsweise die Anorexia nervosa.
- Ein Patient darf nicht essen nach den meisten **operativen Eingriffen** an den Verdauungsorganen, in der Frühphase einer akuten Pankreatitis etc.

> Die künstliche Ernährung kann parenteral mit speziellen Nährstofflösungen über einen Venenkatheter oder enteral über eine Sonde erfolgen, mit der flüssige Nahrung in den Magen, das Duodenum oder Jejunum appliziert wird.

Die Indikationen für die enterale und parenterale künstliche Ernährung sind in Abbildung 18-1 schematisch dargestellt.

Bei der **parenteralen Ernährung** werden die Nährstoffe unter Umgehung des Verdauungstraktes, d. h. von Verdauung und Resorption, direkt in die Blutbahn appliziert und so dem Stoffwechsel zugeführt.

Bei der **enteralen künstlichen Ernährung** wird je nach Indikation eine **nährstoff-definierte** bzw. chemisch-definierte Formeldiät gewählt.

Die erste Variante hat wie bei der üblichen oralen Ernährung eine intakte Funktion der Gastrointestinalorgane, d. h. Verdauung und Resorption zur Voraussetzung, während **chemisch-definierte Formeldiäten** bei gestörter Verdauung, aber intakter Resorptionsfunktion, eingesetzt werden (vgl. Abschn. 18.2).

18.1 Ermittlung des Ernährungszustandes

Eine wichtige **Voraussetzung** für die exakte Dosierung von Energieträgern und essentiellen Nährstoffen ist die Erfassung des Ernährungszustandes.

Häufig sind zu Beginn der künstlichen Ernährung **Defizite auszugleichen.** In etwa 30–50 % der Fälle muss bei hospitalisierten Kranken mit einer

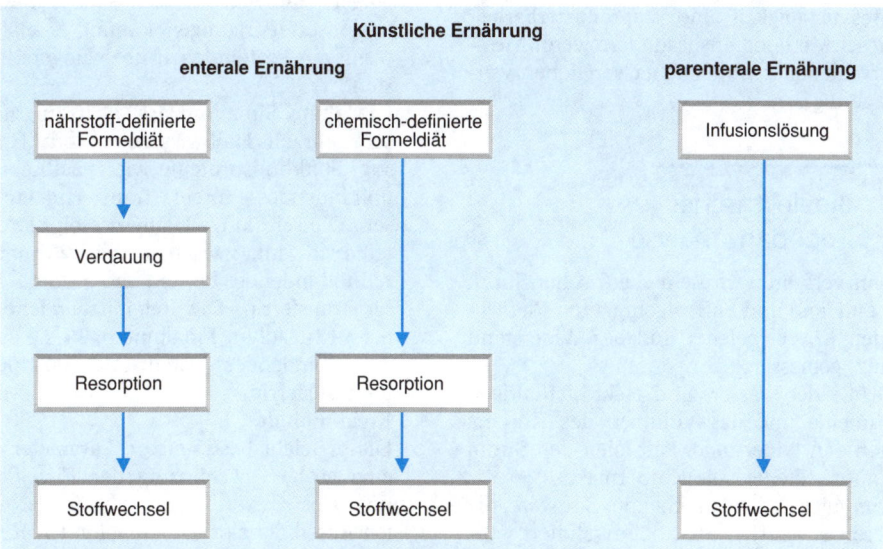

Abb. 18-1 Indikationen für die enterale und parenterale künstliche Ernährung.

mehr oder weniger ausgeprägten Mangelernährung gerechnet werden [9, 10].

Werden Defizite nicht ausgeglichen, so können **durch Mangelernährung bedingte Komplikationen** wie erhöhte Infektanfälligkeit, gestörte Wundheilung etc. den Krankheitsverlauf negativ beeinflussen.

Die **Erfassung** des von einer Vielzahl von Einzelparametern abhängigen Ernährungszustandes ist schwierig. Es gibt keine in der klinischen Routine leicht bestimmbaren Parameter, die dem Therapeuten ein Umsetzen in praktische Maßnahmen erlauben. Folgende Verfahren stehen zur Verfügung [9, 10, 14, 26, 28, 30, 41, 65]:

18.1.1 Anthropometrische Messungen

Der am leichtesten zugängige Parameter ist das **Körpergewicht**. Wasserretentionen müssen bei seiner Beurteilung ausgeschlossen werden (BMI und Broca-Index siehe Kap. 4.1).

Zur Beurteilung der Fettdepots und der Muskelmasse eignet sich die Messung der **Hautfaltendicke** mit einem Caliper über dem Musculus triceps in Oberarmmitte und am unteren Pol der Skapula. Da sich beim Menschen ungefähr die Hälfte des Fettes in der Subkutanschicht befindet, stellt die Hautfaltendicke einen für die klinische Praxis ausreichenden Parameter zur Beurteilung des Gesamtkörperfettes dar.

Die **Messgenauigkeit** und **Reproduzierbarkeit** ist bei dieser Methode, insbesondere wenn Messwerte verschiedener Untersucher verglichen werden, nur gering.

18.1.2 Bioelektrische Impedanzanalyse

Bei diesem Verfahren wird ein elektrischer Strom über die an Hand und Fuß angebrachten Elektroden in den Körper geleitet und der Widerstand (Impedanz) gemessen.

Die Größe der wasser- und elektrolythaltigen Kompartimente und das Volumen des Körpers bestimmen den **Widerstand**. Fett leitet den Strom weniger gut als die fettfreie Körpermasse.

Ein Computer mit entsprechender Software, die mit anderen bewährten Methoden validiert wurde, errechnet aufgrund des gemessenen Widerstandes folgende **Größen**:

- Gesamtkörperwasser,
- Fettmasse,
- fettfreie Körpermasse und
- Körperzellmasse [34, 39, 57].

Eine Expertenkonferenz zur Beurteilung der Methode kommt zu dem Schluss: BIA-Messwerte werden durch eine Vielzahl von **Variablen** beeinflusst. Dies sind die Körperhaltung, der Hydrationszustand, der Zeitabstand zur letzten Mahlzeit, Platzierung der Elektroden etc. Eine verlässliche BIA setzt eine **Standardisierung** und **Kontrolle** dieser Variablen voraus.

Bei exakter Anwendung kann die BIA eine nützliche Technik zur Erfassung der Körperzusammensetzung Gesunder und von Personen mit chronischen Erkrankungen sein. Bei stark adipösen Personen können nur begrenzt Aussagen zum Körperfettgehalt gemacht werden.

Die Methode ist **nicht geeignet,** um kurzfristige Änderungen der Körperzusammensetzung bei Einzelpersonen zu erfassen. Weitere Forschung zur Optimierung der Methode wird vorgeschlagen [50].

Höheres Lebensalter und Störungen des Wasser- und Elektrolythaushaltes können die **Messwerte beeinflussen** und müssen bei der **Interpretation** berücksichtigt werden [22].

18.1.3 Methoden zur Beurteilung der Proteinbedarfsdeckung

- **Funktionelle Plasmaproteine:** Gesamteiweiß- und Albuminkonzentration im Serum sind zur Beurteilung der Proteinbedarfsdeckung wenig geeignet. Sie reagieren aufgrund ihrer langen Halbwertszeit erst spät. Zu Konzentrationserniedrigungen kommt es erst dann, wenn ein Proteindefizit über längere Zeit besteht.
Die akute Situation lässt sich aufgrund der sehr kurzen Halbwertszeiten mit Hilfe der sog. Funktionsproteine wie Präalbumin, retinolbindendes Protein, Transferrin etc. erfassen. Die **sehr kurze Halbwertszeit** dieser Proteine schwankt zwischen etwa 12 Stunden für retinolbindendes Protein und maximal 10 Tage für Transferrin. Die Referenzbereiche liegen bei > 18 µg/dl für Präalbumin, 30–80 µg/dl für retinolbindendes Protein und 200–400 µg/dl für Transferrin.
- **Kreatininindex:**
Dieser leicht bestimmbare Parameter erlaubt eine grobe Abschätzung der Eiweißkataboline. Der Kreatininindex gibt den prozentualen Anteil der aktuellen renalen Kreatininausscheidung in Bezug zur optimalen Kreatininausscheidung wieder.

Die optimale Kreatininausscheidung (mg/24 Std.) errechnet man, indem man das optimale Körpergewicht bei Männern mit 22 und bei Frauen mit 17 multipliziert.

$$\text{K.-Index} = \frac{\text{gemess. K.-Ausscheid./24 Std.}}{\text{optim. K.-Ausscheid./24 Std.}} \times 100$$

- **3-Methylhistidinausscheidung:**
Die mit dem Urin ausgeschiedene Menge an 3-Methylhistidin korreliert mit der Umsatzrate des Muskelgewebes.
Folglich ist die Ausscheidung dieser Substanz in der Eiweißkatabolie, bedingt durch eine vermehrte Einschmelzung von Strukturprotein, erhöht.
- **Harnstoffproduktionsrate:**
Da in der Eiweißkatabolie die Harnstoffbildung vermehrt ist, kann man aus der pro 24 Stunden mit dem Harn ausgeschiedenen Harnstoffmenge auf das Ausmaß der Proteinverwertung im Organismus schließen.
- **Immunkompetenz:**
Die zelluläre Immunkompetenz wird durch das Ausmaß des Eiweißkatabolismus beeinflusst. Bei Unterernährung, aber auch nach schweren Traumen, bei konsumierenden Erkrankungen etc. ist daher die zelluläre Immunkompetenz verschlechtert.
Durch intrakutane Injektion von 0,1 ml Antigen kann durch Bestimmung des Ausmaßes der Induration nach 24, 48 und 72 Stunden die Immunkompetenz überprüft werden.
Geeignete immunreaktive Antigene sind: Tuberkulin, Candida, Trichophytin, Streptokinase, Streptodornase, Toxoplasmen und Mumps. Bei einer Ausdehnung der Hautreaktion von mehr als 5 mm nach einem von mindestens drei applizierten Antigenen gilt die zelluläre Immunaktivität als ungestört.

18.1.4 Indices zur Beurteilung des Ernährungszustandes

Mangel- und Fehlernährung geht meist mit sehr komplexen pathophysiologischen Veränderungen einher, die das Risiko etwa durch operative Eingriffe, eingreifende medikamentöse Behandlung oder für bestimmte Erkrankungen erheblich erhöhen.

Da einzelne Messgrößen nur wenig in der Lage sind, das **Ausmaß ernährungsbedingter Störungen zu erfassen,** wurden Indices eingeführt, die sich aus mehreren Parametern errechnen. Grundsätzlich gibt es jedoch keine allgemein gültige Standardmethode, um den Ernährungszustand zu bestimmen.

Die Indices dienen der **Abschätzung des ernährungsabhängigen Risikos.**
Beispiele solcher Indices sind:

1. **Prognostic Nutritional Index** (PNI):
PNI = 158 % − 16,6 (Alb) − 0,78 (THF) − 0,2 (TFN) − 5.8 (HAT)
Alb = Albumin (mg/dl)
THF = Tricepshautfalte (mm)
TFN = Transferrin (mg/dl)
HT = Durchmesser der immunologischen Hautreaktion auf Mumps oder Candida, der als ‚0‘ (nichtreaktiv), ‚1‘ (< 5 mm) und ‚2‘ (> 5 mm) unterteilt wird.

Normwert des PNI = 0 %, große Zahlenwerte bedeuten ein erhöhtes Risiko.

2. **Nutritional Risk Index** (NRI):
NRI in % = (15,9 × Albumin in g/dl) + (0,417 × Körpergewicht in kg)

Normalwerte des RNI:
> 97,5 % = normal, 83,5–97,5 % = grenzwertig, < 83,5 = hohes Risiko.

3. Der **Mini Nutritional Assessment** (MNA) ist ein praktisches, nicht invasives Verfahren zur raschen Beurteilung des potentiellen Risikos der Mangelernährung bei **älteren Personen** [30a].
Die Datenerhebung erfolgt durch Ankreuzen auf einem Anamnesebogen. Aus Angaben zu Appetit, Gewichtsverlust, Mobilität, BMI, Hautbeschaffenheit, Zahl der täglichen Mahlzeiten, Lebensmittelauswahl, Armumfang etc. errechnet sich der Gesamtindex, der Auskunft über das Risiko für Unterernährung bzw. einen schlechten Ernährungszustand gibt. Der **Fragebogen** kann in weniger als 10 Minuten ohne ernährungsmedizinische Fachkenntnis ausgewertet werden.

4. Richtlinien zur Beurteilung des Ernährungszustandes von Patienten vor Organtransplantationen siehe Kapitel 19.

18.2 Künstliche enterale Ernährung

Die künstliche enterale Ernährung erfolgt über Ernährungssonden, die folgendermaßen eingeführt werden:
- als Nasogastralsonde durch Nase, Rachen und Ösophagus in den Magen,
- Nasoduodenalsonde durch Nase, Rachen, Ösophagus und Magen in das obere Duodenum,
- durch die Bauchdecke als perkutane endoskopisch kontrollierte Gastrostomie (PEG) ebenfalls in das Magen- oder Duodenallumen,
- als Feinnadel-Katheter-Jejunostomie durch die Bauchdecke ins Lumen des oberen Jejunums (vgl. Abschn. 18.2).

Ernährt wird mit **bilanzierten Diäten (Formeldiäten, Formuladiäten)**. Dies sind Zubereitungen mit exakt definierter Zusammensetzung, die jederzeit ihrer Definition entsprechend hergestellt werden können.

Ihre Produktion erfolgt fast ausschließlich **industriell**. Sie kommen in pulvriger oder flüssiger, selten in fester Form (z. B. verzehrfertige Happen oder Granulat) in den Handel.

Bilanzierte Diäten – dies ist nach der Diätverordnung die rechtsverbindliche Bezeichnung für industriell hergestellte Diäten, die bisher (und dies wird für die klinische Praxis auch weiterhin so sein) als Formeldiäten bezeichnet wurden – eignen sich aus folgenden Gründen in hervorragender Weise für die Krankenernährung:
- gute Lagerfähigkeit bei langer **Haltbarkeit**;
- in flüssiger Form über Sonde **gut applizierbar**;
- Menge und Relation von Nährstoffen können an den durch eine Erkrankung vorgegebenen Bedarf **adaptiert** werden;
- bilanzierte Diäten mit Nährstoffen in chemisch unterschiedlicher Form, z. B. Fette als LCT oder MCT, Proteine in intakter Form, als L-Aminosäuren oder Peptide etc., ermöglichen eine **optimale Bedarfsdeckung** bei eingeschränkter Verdauungs- oder Resorptionsfunktion;
- ballaststofffreie, im oberen Jejunum voll resorbierbare bilanzierte Diäten (chemisch-definierte Diäten) ermöglichen eine **„Ruhigstellung" tieferer Darmabschnitte**, sie verringern die Sekretion von Magen- und Pankreassaft und reduzieren den Sekretfluss aus Fisteln.

> In der Diätküche sollten sondengängige Diäten nicht mehr hergestellt werden, da
> - hiermit eine optimale Nährstoffversorgung nicht gewährleistet ist,
> - die Gefahr einer bakteriellen Kontamination besteht und
> - eine Applikation über die heute üblichen dünnlumigen Nasogastralsonden meist nicht möglich ist.

Wie aus Abbildung 18-1 ersichtlich ist, unterscheidet man die nährstoff-definierten und chemisch-definierten Formeldiäten.

Nährstoff-definierte Formeldiäten werden dann eingesetzt, wenn sowohl die Verdauung als auch die Resorption ungestört sind. Sie enthalten Kohlenhydrate, Fette und Proteine neben Vitaminen, Mineralstoffen und Spurenelementen in der für Gesunde zu fordernden Menge und Relation.

Die **Nährstoffrelation** ist dann geändert, wenn neben der optimalen Deckung des Energie- und Nährstoffbedarfs zusätzlich **spezielle therapeutische Ziele** verfolgt werden.

Die Zusammensetzung der **chemisch-definierten Formeldiäten** (weitere Bezeichnungen sind Astronautenkost, Elementardiät, Peptiddiät) aus Nährstoffen in resorbierbarer Form wie L-Aminosäuren, Oligopeptiden, niedermolekularen Kohlenhydraten etc. ermöglicht eine enterale Ernährung **ohne vorherige Verdauung,** d. h. ohne enzymatische Aufspaltung großmolekularer Nährstoffe.

Im Laufe der Jahre zeigte die klinische Erfahrung, dass bei der Mehrzahl der ursprünglich mit chemisch definierten Formeldiäten behandelten Erkrankungen, wie chronisch entzündliche Darmerkrankungen, Kurzdarmsyndrom etc. der gleiche oder sogar ein besserer Effekt mit nährstoffdefinierten Formeldiäten erreicht wird. Derzeit gibt es folglich nur noch **wenige Indikationen** für chemisch definierte Formeldiäten.

Nach der Diätverordnung für diätetische Lebensmittel werden nährstoff- und chemisch-definierte Formeldiäten zusammenfassend als **bilanzierte Diäten** bezeichnet. In dieser Verordnung findet sich folgende Definition:

> Bilanzierte Diäten werden in Anpassung an spezielle Ernährungserfordernisse zur Ernährung im Rahmen eines Diätplanes eingesetzt oder werden unter ständiger ärztlicher Kontrolle verwendet. Es sind diätetische Lebensmittel im Sinne der Diätverordnung.

Sie dienen folgenden besonderen Ernährungszwecken [52]:
- Bilanzierte Diäten zur ausschließlichen Ernährung dienen der Aufrechterhaltung einer physiologischen oder zur Korrektur einer pathophysiologischen Stoffwechselsituation. Sie ersetzen oder ergänzen konventionelle Lebensmittel in Fällen, in denen mit diesen eine adäquate Ernährung schwierig oder unmöglich ist.
- Sie dienen durch definierte, standardisierte und kontrollierte Zusammensetzung einem besonderen Ernährungszweck.
- Sie sollen speziellen Ernährungserfordernissen angepasst sein.
- Es soll eine optimale Nähr- und Wirkstoffzufuhr auf wissenschaftlich hinreichend gesicherter Basis auch bei Langzeitanwendung gewährleistet sein.

Ergänzende bilanzierte Diäten, früher als Zusatzdiäten oder Supplemente bezeichnet, decken den Bedarf an essentiellen Nährstoffen nicht. Eine ausschließliche Ernährung ist folglich hiermit nicht möglich. Sie können **nur in Verbindung** mit einer weiteren, die Bedarfsdeckung garantierenden Diät zusätzlich eingesetzt werden.

Ergänzende bilanzierte Diäten enthalten z. B. ausschließlich Kohlenhydrate und dienen somit der **zusätzlichen Energiezufuhr** oder bestehen überwiegend aus Eiweiß und werden bei **erhöhtem Proteinbedarf** zusätzlich zur Normalkost gegeben.

18.2.1 Sondentechnik und Indikationen zur Sondenernährung

Die heute zur Verfügung stehenden dünnlumigen Sonden aus Polyurethan und Silikonkautschuk mit einem Außendurchmesser von 2,5–3 mm sind dauerhaft und behalten ihre Elastizität. Auch bei bewusstseinsklaren Patienten mit erhaltenem Schluckreflex ist das Legen dieser Sonden meist problemlos.

Zu **Fehllagen** mit einer Gefahr für den Patienten kann es nach einer prospektiven Studie in 12 % der Fälle kommen, sodass **röntgenologische Kontrollen der Sondenlage** angezeigt sind [53].

Ist das Legen einer nasogastralen bzw. nasoduodenalen Sonde aus technischen Gründen, etwa bei Stenosierungen im Ösophagus, nicht möglich, oder toleriert ein Patient die über die Nase eingeführte Sonde nicht, so bietet sich die enterale Sondenernährung über eine **perkutane, endoskopisch kontrollierte Gastrostomie (PEG)** an. Eine PEG ist weiterhin dann indiziert, wenn die künstliche enterale Ernährung länger als etwa 30 Tage indiziert ist.

Bei diesem Verfahren wird der Magen unter gastroskopischer Kontrolle perkutan punktiert und der Ernährungskatheter mittels eines Führungsfadens platziert. Dieses Verfahren hat sich mittlerweile für die **Langzeitsondenernährung** in der Praxis bewährt [34, 69].

Nach den meisten Statistiken kommt die perkutane endoskopische Gastrostomie am häufigsten bei Patienten mit Pharynxkarzinomen zur Anwendung. An zweiter Stelle stehen neurologische Erkrankungen.

Nach einer Zusammenstellung von 124 Patienten, die im Mittel während 127 Tagen über einen in den Magen implantierten Katheter ernährt wurden, kam es bei 72 % der Patienten zu einem Anstieg des Körpergewichts und bei 79 % zu einer Verbesserung biochemischer Ernährungsparameter wie Albumin, Präalbumin, Transferrin etc. [13].

Bei der von Delany [21] angegebenen **Feinnadelkatheter-Jejunostomie** wird bei offenem Abdomen ein dünner Katheter durch eine kleine Stichinzision in das Lumen des oberen Jejunums eingebracht. Der Katheter muss mindestens 10 cm intramural in der Darmwand laufen, bis er die Serosa verlässt und an einer geeigneten Stelle durch die Bauchwand nach außen geführt wird.

Diese Methode hat den **Vorteil,** den Patienten postoperativ, ohne besondere Belästigung, über die Sonde ernähren zu können. **Indiziert** ist die Applikation der Formeldiät ins Jejunum weiterhin dann, wenn es nach Applikation in den Magen zur Aspiration von Mageninhalt kommt oder wenn bei Schwerkranken die Gefahr einer Magenentleerungsstörung besteht. Die Entfernung des Katheters erfolgt durch einfaches Herausziehen.

Die **wichtigsten Indikationen** für eine künstliche enterale Ernährung sind in Tabelle 18-1 zusammengestellt.

Die **wesentlichen Unterschiede** zwischen den nährstoff- und chemisch-definierten Formeldiäten (Abb. 18-1) und ihre verschiedenen Einsatzmöglichkeiten wurden bereits besprochen.

Im Folgenden werden noch einige **Modifikationen** der genannten Formeldiäten und spezielle Indikationen ergänzt.

Tabelle 18-1 Indikationen zur künstlichen enteralen Ernährung.

1. *Bewußtseinsstörungen:*
Schädeltrauma, Intoxikationen, Apoplexie usw.
2. *Neurogene Schluckstörungen:*
Myasthenia gravis, Muskeldystrophien, Bulbärparalyse
3. *Mechanische Behinderung der Nahrungspassage:*
Operation, Trauma oder Tumor im Bereich von Mundhöhle, Pharynx oder Larynx, Ösophagustumoren oder -stenosen
4. *Gastroenterologische Erkrankungen:*
chronisch entzündliche Darmkrankheiten, Frühphase nach ausgedehnter Dünndarmresektion
5. *Respiratorische Insuffizienz:*
Pulmonale Infekte, chronische Bronchitis usw. mit Intubation oder Tracheotomie
6. *Psychiatrische Krankheiten:*
Anorexia nervosa, senile Demenz

18.2.2 Nährstoff-definierte Formeldiäten

Ihre **Bestandteile** sind Maltodextrin oder Stärke, Milch-, Soja- oder Eiereiweiß und Fette langkettiger Fettsäuren. Die **Nährstoffrelation** entspricht den Empfehlungen der Deutschen Gesellschaft für Ernährung für Gesunde.

Nährstoff-definierte Formeldiäten kommen sowohl ohne als auch mit Zusatz von **Ballaststoffen** zur Anwendung.

Ballaststoffe werden zugesetzt, um die Formeldiäten einer üblichen Normalkost so weit als möglich anzugleichen.

Die meisten im Handel befindlichen Präparate enthalten Ballaststoffe aus Soja, der sich aus etwa 20 % **Cellulose** und 80 % **Hemicellulose** zusammensetzt. Da dieser Ballaststoff zu etwa 70 % von der Intestinalflora fermentiert wird, kann davon ausgegangen werden, dass die für verschiedene physiologische Vorgänge im Kolon wichtigen **kurzkettigen Fettsäuren** (vgl. Kap. 1.11.4) in ausreichender Konzentration zur Verfügung stehen.

Trotz dieser günstigeren Voraussetzungen konnten bisher, gemessen an der Häufigkeit von Diarrhö bzw. Obstipation im Vergleich zu Formeldiäten ohne Ballaststoffzusatz, **keine günstigeren Effekte** auf die Kolonfunktion nachgewiesen werden (Lit. bei [57]).

18.2.3 Krankheitsadaptierte bzw. stoffwechseladaptierte Varianten

Die **Standardzusammensetzung** von nährstoff-definierten Formeldiäten (das Gleiche gilt für chemisch-definierte Formeldiäten) kann für den Einsatz bei bestimmten Erkrankungen **modifiziert** werden (krankheitsadaptierte oder stoffwechseladaptierte Formeldiäten).

Durch Änderung der Nährstoffrelation bzw. Wahl spezieller Kohlenhydrate oder Fette kann die Zusammensetzung von gebrauchsfertiger Flüssignahrung so variiert werden, dass sie bei bestimmten Erkrankungen und Funktionsstörungen **Vorteile** bietet.

Konzipiert wurden Formeldiäten
- mit speziellen, die postprandiale Glykämie weniger beeinflussenden Kohlenhydratkomponenten bzw. einem höheren Anteil an einfach ungesättigten Fettsäuren (vgl. Kap. 4.4) für **Diabetiker,**
- Formeldiäten, bei denen Fette langkettiger weitgehend gegen solche mittelkettiger Fettsäuren (MCT) ausgetauscht wurden, zur Ernährung bei **eingeschränkter Fettverdauung oder Fettresorption,**
- Präparate mit einer zugunsten des Fettes verschobenen Kohlenhydrat-Fett-Relation zur Ernährung bei **respiratorischer Insuffizienz** (vgl. Kap. 10) etc.

Es wird darüber hinaus versucht, mit speziellen Zusätzen und Modifikationen von bilanzierten Diäten die **immunologische Abwehr** während Phasen besonderer Belastung wie Sepsis, Verbrennungen, Polytrauma, nach operativen Eingriffen, bei Karzinompatienten etc. zu verbessern. Die Gabe spezieller Kostformen, meist Formeldiäten, zur Verbesserung der immunologischen Abwehr, wird als **Immunonutrition** bezeichnet.

Überwiegend tierexperimentelle Befunde sprechen dafür, dass sich die Immunkompetenz durch Zusätze von Arginin, Glutamin, Nukleotiden und ω-3-Fettsäuren verbessern lässt.

Arginin

Arginin ist die Ausgangssubstanz zur Bildung von Stickoxid (NO). Expermintelle Befunde sprechen dafür, dass NO **immunregulatorisch** wirkt und unspezifische immunologische Abwehrmechanismen steigert. Darüber hinaus begünstigt Arginin die **Kollagensynthese** und fördert so die Wundheilung.

Die im Erwachsenenalter nicht essentielle Aminosäure Arginin erhöht bei Meerschweinchen die Überlebensrate nach Verbrennung und verbessert eine Reihe immunologischer Parameter [52]. Bei Ratten verbessert Arginin nach Femurfrakturen eine Reihe immunologischer Laborparameter sowie die Stickstoffbilanz. Zusätzlich ist die durch das Trauma bedingte Abnahme des Körpergewichts geringer als bei Kontrolltieren [5].

Glutamin

Glutamin ist die Aminosäure mit der höchsten Konzentration im Plasma und in der Muskulatur.

Neben vielen anderen Funktionen stimuliert diese Aminosäure in vitro die Lymphozytenproliferation und die Differenzierung von B-Lymphozyten zu antikörpersynthetisierten Zellen. Ob diese experimentellen Befunde für den Menschen, insbesondere während Belastungsphasen, von Bedeutung sind, ist noch unklar.

Von praktisch-klinischer Bedeutung ist jedoch der Einfluss von Glutamin auf die **Barrierefunktion des Darms** und damit die Translokation (vgl. Kap. 3.5.9).

Während **Stressphasen** steigt der **Glutaminbedarf**. Die **endogene Bereitstellung**, überwiegend aus der Muskulatur, ist oft unzureichend, um den Mehrbedarf zu decken, sodass niedrige Plasma- und Gewebekonzentrationen resultieren.

Da Glutamin das wesentliche **energieliefernde Substrat der Dünndarmmukosa** darstellt, kommt es unter dem durch Stress ausgelösten Glutaminmangel zu einer Beeinträchtigung der Mukosaintegrität mit der Gefahr eines Durchtritts von Endotoxinen und Keimen in die Lymph- und Gefäßbahn mit nachfolgender Sepsis.

Nukleotide

Nukleotide wirken **immunstimulatorisch**. Sie regen die Proliferation und Differenzierung von Lymphozyten an.

Wegen des hohen Cell turn over der **Darmmukosa** ist der **Nukleotidbedarf** dieses Organs besonders hoch. Ein Mangel kann ebenfalls die Integrität der Mukosa verringern und die Permeabilität für Toxine und Bakterien steigern.

Bei Schwerkranken, insbesondere während ausschließlich parenteraler Ernährung und folglich fehlender oraler Nukleotidzufuhr, kann der gesteigerte Bedarf durch Eigensynthese nicht optimal gedeckt werden (Lit. bei [45]).

ω-3-Fettsäuren

Die für die parenterale Ernährung verwandten Fettemulsionen sind reich an den immunsuppressiv wirkenden **ω-6-Fettsäuren**.

Nach ihrer Infusion kommt es zu einer vermehrten Synthese des proaggregatorisch und vasokonstriktiv wirkenden Eicosanoids Thromboxan A_2. Zusätzlich wird vermehrt Prostaglandin E_2 und Thromboxan B_4 synthetisiert, **Eicosanoide**, die **immunsuppressiv** und **proinflammatorisch** wirken und die Komplementsynthese hemmen.

Wegen der Konkurrenz um Schlüsselenzyme (vgl. Abb. 1-11) wird unter **Gabe von ω-3-Fettsäuren** die Synthese der genannten proinflammatorischen und immunsuppressiven Eicosanoide der sog. 2er- und 4er-Serie reduziert.

Zusätzlich haben ω-3-Fettsäuren eine Reihe positiver Effekte auf das Immunsystem (Lit. bei [35, 45]).

Klinische Studien, basierend auf den genannten experimentellen Befunden, erbrachten keine einheitlichen Ergebnisse.

Unter zusätzlicher Gabe von täglich 25 g **Arginin** im Vergleich zu Glycin bei der Kontrollgruppe während 7 Tagen nach ausgedehnter Operation wegen Karzinoms ergaben sich nur geringe Effekte auf immunologische Parameter und die Stickstoffbilanz [18]. An polytraumatisierten Patienten (n = 60) fand sich beim Vergleich einer frühzeitigen enteralen isokalorischen Ernährung mit und ohne Zusatz von Glutamin ein signifikant günstigerer Krankheitsverlauf unter Gabe von Glutamin. Es kam zu einer Abnahme der Pneumonien von 45 auf 17 %, der Bakteriämien von 42 auf 7 % und der Septikämien von 26 auf 3 % [32].

Günstiger sind die klinischen Ergebnisse dann, wenn mehrere der das Immunsystem modulierenden **Substanzen kombiniert in Form einer Formeldiät** eingesetzt werden.

So konnte bei **Verbrennungen** die Zahl der Wundinfektionen und die Zeit der Hospitalisation unter Gabe einer Formeldiät mit reduziertem Anteil an ω-6-Fettsäuren bei hohem Anteil an **ω-3-Fettsäuren** mit einem Zusatz von **Arginin**, einigen weiteren Aminosäuren, Vitaminen und Spurenelementen verringert werden [29].

Weitere klinische prospektive Studien, in denen Formeldiäten ohne und mit Zusatz von **Arginin, Nukleotiden und ω-3-Fettsäuren** nach Operationen wegen eines **Malignoms am Gastrointestinaltrakt** verglichen wurden, kamen zu positiven Ergebnissen. Als Bewertungskriterien dienten postoperative Komplikationen, die Stickstoffbilanz und mehrere immunologische Parameter [19, 33, 58].

Die präoperative Ernährung von Patienten mit gastrointestinalen Tumoren ergab zwischen Formeldiäten mit Standardzusammensetzungen bzw. Zusätzen von Arginin, ω-3-Fettsäuren und Nucleotiden nach der Operation weder signifikante Änderungen von Immunparametern, noch einen Benefit beim klinischen Verlauf [44].

Bei Patienten einer Intensivstation, die während der ersten 7 Tage des stationären Aufenthaltes mit einer solchen modifizierten Formeldiät enteral ernährt wurden, konnte in der postoperativen Phase, nach Trauma und bei Sepsis nicht die Zahl der Komplikationen, sondern lediglich die Dauer des stationären Aufenthaltes reduziert werden [11] (vgl. Kap. 3.4.2 AIDS – Angaben über positive Effekte speziell zusammengesetzter Formeldiäten).

18.2.4 Chemisch-definierte Formeldiäten

Chemisch-definierte Formeldiäten (Elementardiät, Astronautenkost, Peptiddiät) sind aus L-Aminosäuren, Oligopeptiden, Maltodextrin, essentiellen Fettsäuren, Mineralstoffen und Spurenelementen ohne Fettanteil zusammengesetzt.

Sie werden dann eingesetzt, wenn bei **Funktionseinschränkungen der Verdauungs- oder Resorptionsorgane** eine aus hochmolekularen Nährstoffen bestehende Kost nicht ausreichend genutzt werden kann, oder wenn durch die „Entlastung" bzw. „Ruhigstellung" von Organen mit einem Heileffekt zu rechnen ist.

Die erste bilanzierte Diät dieser Zusammensetzung wurde von der Weltraumbehörde der USA entwickelt. Sie bestand aus L-Aminosäuren, Monosacchariden, Mineralstoffen, Spurenelementen, Vitaminen und essentiellen Fettsäuren. Sie wurde als Elementardiät und, da ursprünglich für Raumfahrer entwickelt, später als **Astronautenkost** bezeichnet.

In dieser ursprünglichen Zusammensetzung kommt sie nicht mehr zur Anwendung. Monosaccharide wurden durch höher molekulare Kohlenhydrate (Maltodextrine) ersetzt und Triglyceride zur Deckung des Bedarfs an essentiellen Fettsäuren in geringer Menge zugesetzt. Da L-Aminosäuren die Geschmacksqualität erheblich mindern, kommen nur noch Diäten, bei denen die Aminosäuren durch niedermolekulare Peptide ersetzt wurden, sog. **Peptiddiäten,** zur Anwendung.

Abgesehen vom Geschmack bietet die Zusammensetzung der derzeit ausschließlich eingesetzten chemisch-definierten Formeldiäten **weitere Vorteile.** Aufgrund der geringeren Osmolarität – als Folge des Ersatzes von Glucose durch Oligosaccharide und L-Aminosäuren durch Oligopeptide – ist die **intestinale Verträglichkeit** besser.

Darüber hinaus werden sowohl Oligosaccharide als auch Oligopeptide schneller resorbiert als Glucose und Aminosäuren.

Zwischen den Disaccharidasen im Bereich des Bürstensaumes der Enterozyten und den für den Monosaccharidtransport in der Mukosazelle verantwortlichen Carrier-Proteinen besteht sowohl eine morphologische als auch funktionelle Einheit.

Dies hat zur Folge, dass **Glucose in Form eines Oligosaccharides** schneller resorbiert wird als in Form des Monosaccharides.

Entsprechend ist die Situation bei der **Resorption von Aminosäuren bzw. Oligopeptiden.** Die von Aminopeptidasen im Bereich des Bürstensaumes der Dünndarmschleimhautzellen abhängige Resorption der Oligopeptide läuft schneller ab als die der isolierten Aminosäuren.

Der **Bedarf an Mineralstoffen, Spurenelementen und Vitaminen** wird bei ausschließlicher Ernährung mit einer solchen Formeldiät optimal gedeckt.

Indikationen für chemisch-definierte Formeldiäten und Angaben über ihren Wirkmechanismus befinden sich in den Kapiteln 3.4.3, 3.4.13, 3.5.5, 3.6.1 und 3.6.2.

Es wurde bereits an anderer Stelle darauf hingewiesen, dass sich die ursprünglich in chemisch-definierte Formeldiäten gesetzten **Erwartungen nicht erfüllt** haben. Dies gilt beispielsweise für den Morbus Crohn und das Kurzdarmsyndrom.

18.2.5 Komplikationen der künstlichen enteralen Ernährung

Wird die bilanzierte Diät intragastral verabreicht, so kann es bei Störungen der Magenentleerung zu einer **Regurgitation mit Aspiration** kommen. Deshalb sollte bei Bewusstlosen, bei Patienten mit respiratorischer Insuffizienz und bei schwer kranken, immobilen Patienten auf diese Art der Applikation verzichtet werden.

In szintigraphischen Untersuchungen an Patienten mit einer PEG konnte gezeigt werden, dass es dann vermehrt zu einer **Tonusminderung des unteren Ösophagussphinkters** mit anschließendem Reflux kommt, wenn die **Formeldiät als Bolus** verabreicht wird.

> Es sollte die Nahrung folglich um Aspirationen und Pneumonien zu vermeiden, kontinuierlich verabreicht werden [16].

Bei der intraduodenalen oder intrajejunalen Ernährung muss, um Intoleranzerscheinungen in Form eines **Dumping-Syndroms vorzubeugen**, eine kontinuierliche Zufuhr, am besten mit einer Pumpe, gewählt werden.

Da bei **intraduodenaler Ernährung** der physiologische Stimulus der Pankreassekretion erhalten bleibt, können aus intaktem Protein, Fett und Kohlenhydraten zusammengesetzte bilanzierte Diäten (nährstoffdefinierte Formeldiäten) verabreicht werden.

Bei der **intrajejunalen Applikation** sollten fettarme oder MCT-haltige bilanzierte Diäten mit Oligopeptiden als Proteinquelle (chemisch-definierte Formeldiäten) gewählt werden, da eine optimale Sekretion des exkretorischen Pankreas bei Instillation einer solchen Diät ins Jejunum nicht gewährleistet ist.

Es gibt jedoch Hinweise darauf, dass bei funktionstüchtigem Dünndarm auch hochmolekulare Diäten nach intrajejunaler Gabe ausreichend utilisiert werden.

> Die Applikation der Formeldiät ins Jejunum ist insbesondere in der postoperativen Phase angezeigt.

Entgegen früherer Auffassung findet sich **nach abdominellen Eingriffen** keine mehrere Tage andauernde Atonie des gesamten Gastrointestinaltrakts, sondern lediglich eine **Entleerungsstörung des Magens** während 1–2 Tagen sowie eine 2–4 Tage dauernde **Dickdarmatonie**.

Der Dünndarm ist voll funktionsfähig, sodass bereits am ersten postoperativen Tag über eine Jejunalsonde gefahrlos ernährt werden kann (Lit. bei [47]).

Komplikationen der Sonderernährung sind
- Beschwerden im Sinne des **Dumping-Syndroms**, die bei zu hoher Osmolarität der Nahrung bzw. bei Lage der Sondenspitze im Duodenum auftreten können,
- das sog. „**tube feeding syndrome**". Es tritt selten, insbesondere bei alten Menschen und bei zu geringer Wasserzufuhr auf. Gekennzeichnet ist dieses Syndrom durch Dehydratation mit einem Anstieg von Harnstoff, Kreatinin und Elektrolyten im Serum. Wird die am Hämatokrit und der Harnmenge bzw. dem spezifischen Gewicht des Harns erkennbare Dehydratation nicht erkannt und beseitigt, so kommt es zu Bewusstlosigkeit und letztlich Übergang ins Koma.

Die **häufigste Komplikation** der künstlichen enteralen Ernährung ist die **Diarrhö**. Je nach Statistik wird sie in bis zu 25 % der Fälle beobachtet (Lit. bei [12]). Eine Ursache lässt sich in vielen Fällen nicht eruieren.

Eine **bakterielle Kontamination** kommt bei exakter Handhabung der industriell hergestellten Diäten kaum noch in Frage.

Die derzeit im Handel erhältlichen Formeldiäten sind entweder lactosefrei bzw. enthalten bis auf wenige Ausnahmen nur noch sehr geringe Mengen an Milchzucker, sodass auch eine **Lactoseintoleranz** als Ursache für Diarrhöen ausscheidet.

Wegen der häufig zusätzlichen medikamentösen Behandlung, etwa mit Antibiotika, laxierend wirkenden Substanzen wie magnesiumhaltigen Antazida etc., muss immer eine **medikamentös induzierte Diarrhö** ausgeschlossen werden.

Die beim bakteriellen Abbau anfallenden **kurzkettigen Fettsäuren** stimulieren die Wasser- und Elektrolytresorption im Kolon. Deshalb wird immer wieder angenommen, eine unzureichende Konzentration dieser Fettsäuren im Kolonlumen sei die Ursache der bisher ätiologisch unklaren Diarrhö [12].

Da jedoch, wie bereits besprochen, auch Zusätze leicht fermentierbarer Ballaststoffe zu Formeldiäten die Häufigkeit der Diarrhö nicht eindeutig reduzieren, muss vorerst an diesem sehr einleuchtendem pathophysiologischen Konzept gezweifelt werden [57].

Auch die **Hypalbuminämie** wurde als Ursache der Diarrhö angeschuldigt und empfohlen, vor Beginn einer Ernährung über Sonde, die Albuminkonzentration durch Substitution auf Normalkonzentrationen anzuheben (Lit. bei [66]).

Da der Vitamin-K-Gehalt von Formeldiäten z. T. sehr hoch liegt (mehr als 6 mg/420 kJ), kann die Antikoagulanzienbehandlung mit Cumarinpräparaten erschwert werden. Es empfiehlt sich deshalb bei Patienten, die mit **Antikoagulanzien** behandelt werden, zu Beginn der Ernährung mit einer bilanzierten Diät die Gerinnungsparameter engmaschig zu kontrollieren (Lit. bei [23]).

18.2.6 Enterale versus parenterale künstliche Ernährung

Die parenterale Ernährung ist nach heutigem Kenntnisstand nur dann indiziert, wenn sich eine enterale Ernährung nicht realisieren lässt.

> Die entscheidende Kontraindikation für die enterale Ernährung ist die fehlende Funktionsfähigkeit des Gastrointestinaltrakts.

Das entscheidende Argument für eine enterale Ernährung, dies gilt auch für die frühe postoperative Phase (vgl. Kap. 19), ist die Bedeutung des luminalen Substratangebots für die **Aufrechterhaltung der Barrierefunktion der Darmmukosa**. Sie bestimmt das Ausmaß der bakteriellen Translokation von Keimen aus dem Darmlumen in die Gefäßbahn mit der Gefahr der Sepsis (vgl. Kap. 3.5.9) und des Übertritts von Endotoxinen in die Zirkulation (Abb. 18-2).

Die hierdurch induzierte vermehrte **Freisetzung von Entzündungsmediatoren**, insbesondere von Tumornekrosefaktor, hat eine Reihe negativer Wirkungen auf den Intermediärstoffwechsel zur Folge, wie
- Steigerung der Proteolyse zugunsten der Synthese von Akute-Phase-Proteinen und Glucose,
- Verringerung der Albuminsynthese,
- wahrscheinlich auch Freisetzung kontrainsulinärer Hormone etc. (Lit. bei [66]).

Unter parenteraler Ernährung kommt es im Vergleich zu enteraler künstlicher Ernährung auch zu einer signifikanten **Reduktion des darmassoziierten Gewebes** (gutassociated lymphoid tissue = GALT). Etwa 50 % des immunologisch aktiven Gewebes entfallen auf das GALT, 70–80 % aller im Körper synthetisierten Immunglobuline werden durch die Darmmukosa in das Darmlumen sezerniert, wo sie als Schutz vor Bakterien, Viren und anderen pathogenen Substanzen dienen.

In einer großen Zahl klinischer Studien sowohl an Tumorkranken unter zytostatischer bzw. Strahlentherapie als auch an Patienten in der postope-

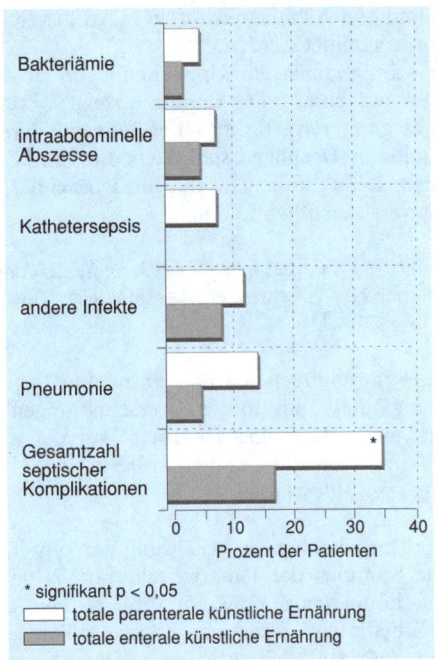

Abb. 18-2 Die Häufigkeit postoperativer septischer Komplikationen unter enteraler bzw. parenteraler künstlicher Ernährung (Metaanalyse der Ergebnisse von acht prospektiven Studien [48]).

rativen Phase konnte eindeutig belegt werden, dass die Zahl an **postoperativen Komplikationen** (vgl. Abb. 18-2) insbesondere an Infektionen (unabhängig von der bei parenteraler Ernährung nicht seltenen Kathetersepsis), dann signifikant niedriger liegt, wenn nicht parenteral, sondern enteral ernährt wird [48].

> Auch dann, wenn wegen eingeschränkter Funktion der Gastrointestinalorgane oder aus technischen Gründen eine enterale künstliche Ernährung nicht komplett möglich ist, sollte die parenterale Nährstoffzufuhr mit einer reduzierten enteralen Ernährung kombiniert werden, um den **positiven Effekt des luminalen Substratangebotes** zu nutzen.

18.3 Parenterale Ernährung

Nur dann, wenn sich eine künstliche enterale Ernährung nicht realisieren lässt, ist die parenterale Ernährung indiziert.

Da meist Schwerkranke, deren Energiebedarf den am Grundumsatz orientierten überschreitet (Abb. 18-3) parenteral ernährt werden, spricht

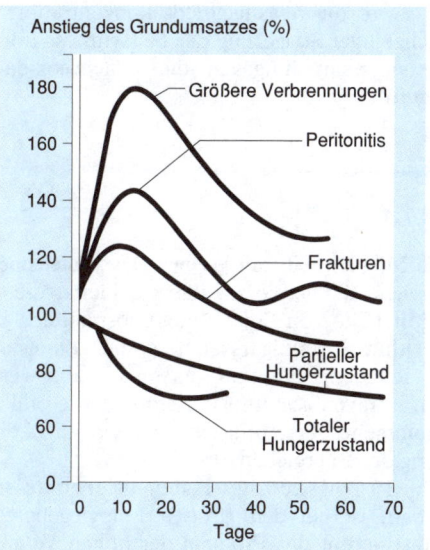

Abb. 18-3 Verhalten des Grundumsatzes bei Hunger und Stress (Lit. bei [40]).

Bis vor wenigen Jahren wurde der Energiebedarf Schwerkranker überschätzt und folglich die Energiezufuhr meist zu hoch angesetzt.

> Eine **kurzfristige hypokalorische** wird besser als eine hyperkalorische Ernährung von Schwerkranken toleriert.

Bei Traumen, Verbrennungen, nach Operationen und bei Sepsis liegt der Energiebedarf etwa bei 145–190 kJ/kg Körpergewicht (35–45 kcal) pro Tag.

> Die energetische Relation der Nährstoffe sollte der bei oraler Ernährung entsprechen (Eiweiß : Fett : Kohlenhydrate wie 20 : 30 : 50).

Abweichungen von dieser Relation können im Einzelfall erforderlich sein.

Zur Deckung des Energiebedarfs können grundsätzlich Glucose, Fructose, Äthylalkohol, die Zuckeralkohole Xylit und Sorbit sowie Fett eingesetzt werden.

man auch von **Hyperalimentation,** obwohl es sich um keine Überernährung im eigentlichen Sinne handelt.

Nährstoffe unter Umgehung des Verdauungstrakts direkt in die Blutbahn zu infundieren, ist **unphysiologisch** (vgl. Abb. 18-1). Nur nach **besonderen Kriterien** hergestellte, zusammengesetzte und verabreichte Lösungen werden ohne Nebenwirkungen toleriert und können den Nährstoff- und Energiebedarf decken.

Da die Möglichkeit einer **Regulation** der Zufuhr durch Appetit- und Sättigungsgefühl **fehlt,** muss die Höhe der Energie- und Nährstoffzufuhr immer der jeweiligen Stoffwechselsituation angepasst werden. Dies zu beachten ist besonders unter den Stoffwechselbedingungen des Stresses bei kritisch Kranken notwendig.

18.3.1 Energiebedarf

Der Energiebedarf ist individuell zu ermitteln. Am sichersten ist die Bestimmung aufgrund des aktuellen Sauerstoffverbrauchs.

Eine zu hohe, **über dem Bedarf liegende Zufuhr,** die meist in Form von Kohlenhydraten erfolgt, kann negative Folgen wie Fettleber, vermehrte Kohlendioxidproduktion, Hyperglykämie etc. zur Folge haben.

18.3.2 Kohlenhydrate

In der Praxis kommt überwiegend **Glucose** zur Anwendung.

Für **Fructose,** das Gleiche gilt für **Sorbit,** soll zur Vermeidung von Nebenwirkungen nach Empfehlungen der Arzneimittelkommission der Deutschen Ärzteschaft eine **maximale Tagesdosis** von 3 g/kg Körpergewicht bei einer Infusionsgeschwindigkeit von 0,25 g/kg Körpergewicht und Stunde nicht überschritten werden.

Da eine evtl. vorliegende **hereditäre Fructoseintoleranz** (vgl. Kap. 4.7.3) eines Patienten vor Therapiebeginn nicht bekannt ist, kann es nach parenteraler Gabe der beiden Kohlenhydrate durch Akkumulation von Fructose-1-Phosphat in Leber, Niere und Darm zu schweren lebensbedrohlichen Komplikationen kommen.

Die **Symptome** sind Hypoglykämie, Hypophosphatämie, Lactazidose, Schockzustände etc.

In Deutschland muss mit einer Erkrankung auf 20 000 lebend Geborene gerechnet werden.

> Die Arzneimittelkommission der Deutschen Ärzteschaft empfiehlt aufgrund einer insgesamten negativen Nutzen-Risiko-Bewertung Fructose und Sorbit zur parenteralen Ernährung nicht mehr einzusetzen.

Es wird darauf hingewiesen, dass dann, wenn Glucose, evtl. ergänzt durch Insulingaben, keine Alternative ist, weiterhin der Zuckeraustauschstoff **Xylit** zur Verfügung steht.

Dieser Zuckeraustauschstoff mündet in den Pentose-Phosphat-Zyklus. Xylit wird schnell und insulinunabhängig in die Zellen aufgenommen, wo eine langsame Verstoffwechselung zu Glucose einen verzögerten, **nur geringen Anstieg der Blutglucosekonzentration** zur Folge hat.

Alkohol wird als Energielieferant praktisch nicht mehr eingesetzt.

Für Sorbit und Xylit gelten **Höchstgrenzen der Zufuhr,** die sich auf 0,25 g/kg Körpergewicht/Std. für Sorbit und 0,125 g/kg Körpergewicht/Std. für Xylit belaufen. Dies entspricht etwa den Umsatzkapazitäten für diese beiden Zuckeraustauschstoffe. Für Fructose liegt die Umsatzkapazität etwa bei 0,25 g/kg Körpergewicht/Std.

Werden Zuckeraustauschstoffe in zu hoher Konzentration parenteral zugeführt, so können sich schwere **toxische Komplikationen** einstellen. Hierbei handelt es sich um dosisabhängige Schädigungen der Leber, des Pankreas, der Nieren und des Gehirns, die offenbar bereits eintreten, bevor hyperosmotische Effekte beobachtet werden.

Weitere negative Effekte sind durch eine Erhöhung der Serumosmolarität und die hierdurch ausgelöste **Diuresesteigerung** bedingt. Es kommt zu einem renalen Natriumverlust mit Hypovolämie, die über einen Abfall des Glomerulumfiltrates ein **Nierenversagen** auslösen kann (Lit. bei [27]).

Als Energiequelle sollten neben Kohlenhydraten immer **Fette** eingesetzt werden.

Dieses sog. **duale Energiesystem** bietet Vorteile wie z. B.
- eine verbesserte Proteinsynthese,
- geringere hepatische Fetteinlagerung etc.

Da die **oxidative Utilisationskapazität** für Glucose unter den Bedingungen des Postaggressionsstoffwechsels begrenzt ist (s. Abschn. 18.3.9), besteht bei der parenteralen Ernährung die **Gefahr eines Überangebotes.**

Nach Auffüllen des Glykogendepots kommt es bei hoher Glucosezufuhr zu einer **Steigerung der Triglyceridsynthese** in der Leber mit der Gefahr einer Fettinfiltration des Organs.

Die **Maximaldosierung für Glucose** beträgt im Postaggressionsstoffwechsel 5 mg/kg Körpergewicht/Minute oder maximal 6 g/kg Körpergewicht/Tag.

Mit exogenem Insulin lässt sich bei hoher Glucosezufuhr unter diesen Stoffwechselbedingungen zwar die Plasmaglucosekonzentration bei gleichzeitiger Steigerung der Fettsynthese normalisieren, nicht hingegen die Glucoseoxidation steigern.

18.3.3 Fette

Eine Möglichkeit, **mit geringer Flüssigkeitsmenge ausreichend Energie zuzuführen,** bieten die Fette. Mit Hilfe von Sojabohnenphosphatiden bzw. Eilecithin als Emulgatoren hergestelle **Emulsionen** mit Teilchengröße von maximal 1 µm werden nach intravenöser Infusion ähnlich wie oral aufgenommenes Fett utilisiert und dienen der Deckung des Energiebedarfs.

Da 10- bis 20%ige Fettemulsionen toleriert werden, ist bei dem großen Energiegehalt des Fettes hiermit das Problem der hohen **Volumenzufuhr** umgangen. Mit 1,8 l einer 10%igen Fettemulsion können 8400 kJ (2000 kcal) zugeführt werden.

Die **Verträglichkeit** aus Sojaöl hergestellter Fettemulsionen ist gut.

Über die **Höhe der parenteralen Fettzufuhr** und mögliche Kontraindikationen gibt es widersprüchliche Meinungen. Bedenken gegen eine parenterale Fettzufuhr bei bestimmten Erkrankungen haben sich jedoch im Laufe der Jahre weitgehend als unberechtigt erwiesen.

> Meist wird eine **1:1-Relation der Energie** in Form von Kohlenhydraten zu der in Form von Fett empfohlen.

Die Fettpartikel aus den mit Phospholipiden hergestellten Fettemulsionen werden von den Lipoproteinlipasen der Gefäßendothelien hydrolysiert. Freigesetzte Fettsäuren werden in der Leber reverestert und als VLDL-Partikel an die Blutbahn abgegeben.

Dieser **Klärmechanismus** der parenteral zugeführten Fettpartikel läuft zeitlich so ab wie der von Chylomikronen. MCT-haltige Fettpartikel werden sowohl schneller geklärt als auch oxidiert, die Tendenz zur Hypertriglyzeridämie ist folglich geringer.

Unter intravenöser Gabe von Fettemulsionen müssen **Hypertriglyzeridämien** vermieden werden. Die Triglyceridkonzentration sollte zwischen 200 und 250 mg/dl liegen und maximal 300 mg/dl nicht übersteigen.

Bei septischen Patienten mit **gestörter Fettclearance** kann deshalb MCT von Vorteil sein. Da Lipidpartikel den Gasaustausch in der Lunge hemmen, das RES blockieren und unter Umständen eine akute Pankreatitis induzieren können, ist es wichtig, auf eine **schnelle Elimination** zu achten.

Wie bereits angedeutet, bieten Emulsionen von Fetten mittelkettiger Fettsäuren **(MCT)** gewisse Vorteile. Ihre Elimination aus der Blutbahn und Bereitstellung für die Energiegewinnung erfolgt schneller als bei Fetten langkettiger Fettsäuren.

Eine geringgradige **Ketonämie** nach Infusion MCT-haltiger Fettemulsionen kann durch gleichzeitige Gabe von Glucose vermieden werden.

Mittelkettige Fettsäuren **passieren die Mitochondrienmembran** unmittelbar, während langkettige Fettsäuren zum Eintritt in die Mitochondrien an Carnitin (vgl. Kap. 1.3.2) gekoppelt werden müssen.

Mittelkettige Fettsäuren können, da sie diesen Kopplungsschritt nicht benötigen, auch dann noch oxidiert werden, wenn der **Carnitinspiegel** in der Zelle niedrig ist [42, 70].

Bei der parenteralen Gabe von Fettemulsionen ist weiterhin zu beachten, dass nach Freisetzung der Fettsäuren aus den Fettpartikeln die **Phospholipide im Plasma** verbleiben. Sie werden durch Makrophagen der Leber eliminiert.

Die Phospholipid-Remnants können Cholesterin binden, sodass es nach hochdosierter Gabe von Fettemulsionen zu einer **Steigerung der Serumcholesterinkonzentration** kommen kann.

Da mit 20%igen Fettemulsionen insgesamt weniger Phospholipide zugeführt werden als mit 10%igen Lösungen, sollten **20%ige Fettemulsionen** bei der parenteralen Ernährung bevorzugt eingesetzt werden.

Fettemulsionen werden aus Ölen, reich an **ω-6-Fettsäuren**, hergestellt – Ausgangssubstrat für die Synthese der proinflammatorischen Mediatoren Prostaglandin E_2, Thromboxan A_2 und Leukotrien B_4.

Diese Eicosanoide wirken vasokonstriktiv, chemotaktisch auf Granulozyten, Makrophagen und Monozyten und erhöhen die **Thrombozytenaggregation**.

Von einer Reduktion des Anteils an ω-6- und einer Erhöhung des Anteils an ω-3-Fettsäuren wäre somit ein günstiger Effekt auf den Gesamtstoffwechsel Schwerkranker zu erwarten (vgl. Abschn. 18.2).

> Wird Fett in der genannten Menge zur Energiebedarfsdeckung infundiert, so ist die Deckung des **Bedarfs an essentiellen Fettsäuren**, der mit etwa 10 g Linolsäure pro Tag angegeben wird, **gesichert**.

In vergleichenden Untersuchungen, in denen Schwerkranken zur Deckung des Energiebedarfs ausschließlich Glucose bzw. Glucose + Fett in einer Relation von 3:1 oder 1:3 infundiert wurde, konnte gezeigt werden, dass Art und Relation der energieliefernden Substrate keinen wesentlichen Einfluss auf den Stoffwechsel haben und dass insbesondere der Proteinbedarf hierdurch nicht beeinflusst wird [2].

Die **Relation** der beiden energieliefernden Substrate Kohlenhydrate bzw. Fette kann jedoch bei Kranken mit einer **respiratorischen Insuffizienz** von praktischer Bedeutung sein.

Werden **überwiegend Kohlenhydrate** als energielieferndes Substrat angeboten, liegt die Produktion von Kohlendioxid höher als bei einer entsprechenden Energiegewinnung aus Fett (der **respiratorische Quotient** – das molare Verhältnis des produzierten CO_2 zum verbrauchten O_2 – beträgt bei ausschließlicher Energiegewinnung aus Glucose 1,0 und aus Fett (Tripalmitin) 0,7).

Die Elimination unter hoher Kohlenhydratzufuhr steigert das **Atemminutenvolumen** und folglich die Atemarbeit. Hohe Kohlenhydratzufuhr drosselt die **Fettverbrennung**. Werden Kohlenhydrate bedarfsübersteigend zugeführt, erfolgt eine Umwandlung in Fett, bei der zusätzlich Kohlendioxid entsteht. Der **respiratorische Quotient** steigt auf über 1,0 an.

In klinischen Studien konnte gezeigt werden, dass die Zeichen einer Ateminsuffizienz bei Schwerkranken dann geringer ausgeprägt sind, wenn im Rahmen der parenteralen Ernährung als Energielieferanten Kohlenhydrate und Fett im Verhältnis 1:1 eingesetzt werden. Auch die Umstellung von künstlicher Beatmung auf Spontanatmung ist weniger schwierig, wenn die CO_2-Produktion durch ein höheres Fettangebot reduziert wird [3, 6, 17].

Die praktisch-klinische Bedeutung des vermehrten Fett- und verminderten Kohlenhydratangebotes wird jedoch, abgesehen von der Entwöhnungsphase vom Respirator bei beatmeten Patienten, unterschiedlich beurteilt.

18.3.4 Aminosäuren

Die Deckung des Eiweißbedarfs erfolgt bei der parenteralen Ernährung durch Aminosäuregemische, die neben den zehn essentiellen Aminosäuren auch nichtessentielle als zusätzliche Stickstoffquellen enthalten müssen.

Als optimale **tägliche Aminosäurezufuhr** werden 0,8–1,6 g/kg Körpergewicht angegeben.

Dabei muss berücksichtigt werden, dass die von Rose [54] angegebene strenge Trennung in essentielle und nichtessentielle Aminosäuren nur bedingt gültig ist.

Unter den Bedingungen der parenteralen Ernährung werden nur vier der nichtessentiellen Aminosäuren ausreichend synthetisiert: Asparaginsäure, Glutaminsäure, Serin und Glycin.

Die nach Rose zu den nichtessentiellen Aminosäuren zählenden Aminosäuren Arginin, Histidin, Prolin und Alanin müssen, um eine ausreichende Proteinsynthese sicherzustellen, parenteral zugeführt werden.

Der **Anteil essentieller Aminosäuren** an den Gesamtaminosäuren einer Infusionslösung sollte 45–50 % betragen.

Glycin als unspezifische Stickstoffquelle darf nicht zu hoch dosiert werden, da sich sonst trotz optimaler Zufuhr an essentiellen Aminosäuren eine negative Stickstoffbilanz einstellen kann.

Die strenge Trennung in essentielle und nichtessentielle Aminosäuren nach Angaben von Rose [54] kann nicht mehr aufrechterhalten werden. Dies gilt in besonderem Maße bei den **speziellen pathobiochemischen Voraussetzungen Schwerkranker**, die einer parenteralen Ernährung bedürfen.

Eine Reihe der als nicht essentiell eingestuften Aminosäuren gilt heute als **semi-essentiell** oder **bedingt essentiell**. Dies gilt für
- Histidin bei der Niereninsuffizienz,
- Tyrosin und Cystein in der frühen Säuglingsphase und bei Leberinsuffizienz,
- Arginin bei Sepsis, nach Operationen und Traumen (zur Optimierung immunologischer Abwehrmechanismen) und
- Glutamin als wichtigste nichtessentielle Stickstoffquelle ebenfalls in besonderen Belastungsphasen (Lit. bei [26]).

Nicht geeignet für die Proteinzufuhr sind **Blutplasma-** oder **Bluteiweißfraktionen**, da sie zum Teil eine lange Halbwertszeit haben und die bei ihrem Abbau frei werdenden Aminosäuren nicht sofort zur Synthese körpereigenen Eiweißes zur Verfügung stehen.

Ungeeignet als Aminosäurequelle sind **Eiweißhydrolysate**. Die in ihnen enthaltenen Peptide werden über die Nieren ausgeschieden. Weiterhin wird die Relation der Aminosäuren zueinander vom Ausgangsprotein bestimmt und entspricht folglich nie dem optimalen, für die parenterale Ernährung erforderlichen Muster.

> Wichtig ist eine ausreichende Deckung des Energiebedarfs durch Fett und Kohlenhydrate, damit die infundierten Aminosäuren der Proteinsynthese zugeführt werden.

Wird der Energiebedarf nicht gedeckt, so wird ein gewisser Teil der zugeführten **Aminosäuren zur Energiegewinnung** abgebaut. Es wird daher empfohlen, dass die Gesamtenergie der infundierten Nährstoffe zu ca. 20 % aus Aminosäuren und 80 % aus Kohlenhydraten und Fetten stammt.

Die **Menge** an zuzuführenden Aminosäuren, Energiespendern, Vitaminen, Mineralstoffen und Wasser richtet sich nach den üblichen Bedarfsnormen unter Berücksichtigung des eventuellen Mehrbedarfs, bedingt durch die jeweilige Grundkrankheit.

Vollständige Infusionslösungen, auch als **AIO-Lösungen (All-in-one-Lösungen)** bezeichnet, vereinfachen die parenterale Ernährung in der Praxis insbesondere in weniger spezialisierten Krankenhäusern. Diese Mischinfusionslösungen enthalten Aminosäuren und als Energielieferanten sowohl Fett als auch Glucose bzw. Sorbit und Xylit. In klinischen Untersuchungen wurde ihre gute Verträglichkeit bestätigt [36].

18.3.5 Durchführung

In seltenen Fällen, insbesondere nach ausgedehnter Dünndarmresektion (Kurzdarm-Syndrom, vgl. Kap. 3.4.14), ist eine **permanente parenterale Ernährung** erforderlich. Hierzu wird ein bleibender Zugang, meist im Bereich der Vena subclavia gelegt **(artificial gut)**, über den der Patient selbst die Infusionslösungen infundieren kann **(heimparenterale Ernährung)**.

Der in die Vena subclavia eingeführte Katheter wird über eine Strecke von 10–15 cm unter die Haut verlagert und dann zwischen Brustwarze und Brustbein aus der Haut herausgeführt [59].

Bewährt haben sich wegen der geringen Komplikationsrate und der einfachen Handhabung **subkutan implantierte Kathetersysteme,** die aus einer Infusionskammer (Port) und einem Silikonkatheter bestehen. Der mit einer Silikonmembran versehene Port wird subkutan implantiert und kann mit einer speziellen Injektionskanüle durch die Haut punktiert werden.

Über die in der Infusionskammer liegende Kanüle applizierte Infusionslösungen fließen über den in der Vena subclavia implantierten Katheter ab. Bei einer **Lebensdauer des Kathetersystems** von über fünf Jahren kann die selbstschließende Silikonmembran bis zu 2000-mal angestochen werden*.

18.3.6 Mangelzustände bei parenteraler Ernährung

Selten kommt es zu einer Mangelversorgung mit **Zink.** Klinische Zeichen des Zinkmangels sind therapieresistente Durchfälle, Inappetenz, Störungen der Geschmacksempfindung, depressive Verstimmung, Reizbarkeit, verschiedenste Veränderungen der Haut und der Schleimhäute etc. [60].

Bei langfristiger parenteraler Ernährung wurde darüber hinaus eine suboptimale Versorgung mit **Selen,** z.T. mit schwersten Kardiomyopathien beobachtet [4, 25]. Auch zu einem **Biotinmangel** kann es unter langfristiger parenteraler Ernährung in seltenen Fällen kommen.

18.3.7 Komplikationen der parenteralen Ernährung

Neben den genannten Mangelzuständen, die bei engmaschigen Kontrollen entsprechender Laborparameter frühzeitig erkannt werden, können sich bei langfristiger parenteraler Ernährung nicht mit einem Nährstoffdefizit zu erklärende **Erkrankungen** im Bereich der **Leber** und **extrahepatischen Gallenwege** einstellen.

Unter parenteraler Ernährung kommt es vermehrt zur Bildung von **Bilirubin-Cholesterin-Kristallen** in der Gallenflüssigkeit.

In prospektiven Studien fand sich in 50 % der ausschließlich parenteral Ernährten nach 4 bis 6 Wochen und in 100 % bei den noch länger parenteral Ernährten Sludge in der Gallenblase. Nach Umstellung auf orale Ernährung schwand der Sludge während etwa 4 Wochen. Bei etwa 40 % derer, die Sludge entwickelten, bildeten sich Gallensteine. Die Ursache von Sludge- und Gallensteinbildung sind nicht völlig geklärt [2, 46, 55].

Leberfunktionsstörungen, die sich laborchemisch durch Hyperbilirubinämie, Anstieg der Transaminasen und alkalischen Phosphatase belegen lassen, werden unter parenteraler Ernährung relativ häufig beobachtet.

Histologisch findet sich bei den primär Lebergesunden am häufigsten eine Fettleber, weiterhin Leberzellnekrosen, intra- und extrahepatische Cholestasen etc.

In prospektiven Studien konnte gezeigt werden, dass sich hepatische Komplikationen **bei Kindern häufiger** als bei Erwachsenen einstellen. Die biochemischen Parameter waren unter einer glucosereichen Ernährung häufiger von der Norm abweichend als unter einem relativ hohen Lipidanteil an der Gesamtenergiezufuhr. Histologisch wurden Fettlebern unter hoher Glucose- und niedriger Aminosäureinfusion am häufigsten beobachtet. In aller Regel sind die hepatischen Veränderungen **reversibel** [1, 15, 49, 51].

Eine eindeutige Erklärung für diese Funktionsstörungen hat sich bisher nicht finden lassen. Der Nachweis von **Lipofuszin** in Leberzellen wird als mögliche Folge einer Zellschädigung durch freie Radikale interpretiert, wobei zur Diskussion steht, ob diesem toxischen Effekt durch Behandlung mit **Antioxidanzien** vorgebeugt werden kann [7].

Immer dann, wenn eine katabole Phase als Folge einer Mangelernährung plötzlich durch ausreichende Nährstoffzufuhr – dies gilt sowohl für die enterale als auch die parenterale Ernährung – beendet wird, kann es zu schwerwiegenden, als **Refeeding-Syndrom** bezeichneten Stoffwechselstörungen mit multiplen klinischen Erscheinungen kommen.

Beschrieben wurde das Krankheitsbild bereits in den 40er-Jahren aufgrund experimenteller Befunde und Beobachtungen an Personen, die während des Zweiten Weltkrieges im Anschluss an extreme Hungerphasen wieder optimal ernährt wurden.

Als **Nebenwirkung einer hochkalorischen parenteralen Ernährung** bei mangelernährten Kranken hat das genannte Syndrom praktisch-klinische Bedeutung.

Folgende **pathophysiologische Mechanismen** sind Ursache des Refeeding-Syndroms:

---

* Weitere Informationen bei: Gesellschaft für künstliche Ernährung zu Hause e.V., Harfenstr. 4, 91054 Erlangen

- Während der durch Mangelernährung ausgelösten **Katabolie** wird die Energie überwiegend aus Fettsäuren gedeckt. Darüber hinaus kommt es zu einer Reduktion der Muskelmasse durch Proteinmobilisation, zu Wasser- und Elektrolytverlusten etc.
- Bei **wieder einsetzender Ernährung** dient überwiegend Glucose als Energiequelle. Die durch Glucosezufuhr stimulierte Insulinfreisetzung führt zu einem Glucose-, Phosphat-, Wasser- und Elektrolyteinstrom in Körperzellen.
- Dieser Einstrom von Phosphat aus dem extrazellulären in den intrazellulären Raum hat bei dem bereits durch die Katabolie erniedrigten Phosphatpool eine erhebliche **Hypophosphatämie** zur Folge.

Deutlich erniedrigte Serumphosphatkonzentrationen und ihre Folgen (z. B. Abnahme phosphorylierter Intermediärprodukte) sind das **wesentliche Charakteristikum** des Refeeding-Syndroms.

Die genannten pathophysiologischen Mechanismen führen **klinisch** zu

- reduzierter Myokardfunktion bis hin zur kardialen Insuffizienz,
- neuromuskulärer Dysfunktion,
- Störungen der Erythrozyten- und Leukozytenfunktion etc.

Neben einer Hypophosphatämie können sich eine Hypokaliämie und eine Hypomagnesiämie mit entsprechenden klinischen Symptomen entwickeln.

> Ein Refeeding-Syndrom kann verhindert werden, indem die Energiezufuhr nur langsam bis zum Erreichen des Bedarfs gesteigert und die Serumelektrolytkonzentration sorgfältig kontrolliert und durch Substitution normalisiert wird (Lit. bei [63]).

18.3.8 Parenterale Ernährung und Darmfunktion

Der Kontakt der Darmschleimhaut mit Speisebrei ist Grundvoraussetzung für eine normale Struktur der Mukosa und die Enzymaktivitäten in den Mukosazellen (vgl. Kurzdarmsyndrom).

Im Hungerzustand reduziert sich die Höhe der Dünndarmzotten und die Aktivität der Mukosaenzyme. Wird ausschließlich parenteral ernährt, kommt es zu entsprechenden Veränderungen, wobei insbesondere eine **Abnahme der Disaccharidaseaktivität** festgestellt wurde.

Zu ähnlichen Veränderungen kommt es im Tierversuch dann, wenn über längere Zeit ballaststofffreie Formeldiäten verfüttert werden [71].

Welche physikalischen, chemischen, humoralen oder nervalen Signale für die Aufrechterhaltung der optimalen Darmfunktion verantwortlich sind, ist nicht eindeutig bekannt.

Experimentelle Befunde sprechen für eine Mitwirkung von Wachstumsfaktoren, der Hormone Gastrin, Cholecystokinin und Glucagon, weiterhin kommt dem Glutamingehalt der Nahrung möglicherweise eine Bedeutung zu [39].

> Aufgrund dieser Befunde sollte eine ausschließlich parenterale Ernährung nur dann erfolgen, wenn sie streng indiziert ist und alle Möglichkeiten einer enteralen Ernährung ausgeschlossen wurden.

Auf die Bedeutung einer optimalen Glutaminzufuhr wurde bereits hingewiesen (vgl. Kap. 3.5.9). **Glutamin** dient den sich schnell teilenden Zellen und hier insbesondere den Enterozyten als wesentliches energielieferndes Substrat und als Stickstoffquelle.

Die Darmschleimhaut nimmt die nichtessentielle Aminosäure sowohl von der Lumenseite her aus der Nahrung als auch aus der Blutbahn auf.

Unter besonderen Belastungen wie Verbrennung, postoperative Situation, Polytrauma, Bestrahlung etc. übersteigt der Glutaminverbrauch die Syntheserate, sodass Glutamin in solchen Situationen zur semiessentiellen Aminosäure wird.

Als Folge des in Stressphasen **erhöhten Glutaminkatabolismus** sinkt die Plasmakonzentration ab, sodass der Glutaminbedarf der Enterozyten nicht mehr gedeckt werden kann. Dieses Defizit setzt die **Barrierefunktion der Darmschleimhaut** herab, sodass ein vermehrter Übertritt von Bakterien, Pilzen und Endotoxinen aus dem Darmlumen in die Blutbahn resultiert.

Dieser als **Translokation** bezeichnete Vorgang gilt als häufige Ursache einer Bakterien- bzw. Pilzsepsis bei Schwerstkranken (vgl. Kap. 3.5.9).

Im Tierversuch lässt sich das Ausmaß der Translokation unter glutaminfreier, oraler bzw. parenteraler Ernährung durch Zusatz von Glutamin sowohl zu Formeldiäten als auch zu parenteral zugeführten Nährstofflösungen signifikant senken.

> Da die zur parenteralen Ernährung zur Verfügung stehenden Aminosäurelösungen wegen unzureichender Stabilität kein Glutamin enthalten, ist die Gefahr eines Defizites an dieser Aminosäure unter ausschließlich parenteraler Ernährung besonders groß (Lit. bei [37]).

Seit einigen Jahren gibt es die Möglichkeit, Glutamin in Form eines in wässriger Lösung stabilen Dipeptides parenteral zu verabreichen.

Entsprechende Untersuchungen haben gezeigt, dass etwa **L-Alanin-L-Glutamin-Dipeptid** nach parenteraler Gabe im Organismus schnell hydrolysiert wird und dann beide Aminosäuren dem Stoffwechsel zur Verfügung stehen.

In der postoperativen Phase konnte durch parenterale Zufuhr dieses Dipeptids im Vergleich zur Kontrollgruppe sowohl die Stickstoffbilanz verbessert, als auch die Glutaminkonzentration im Muskel gesteigert werden [64].

In einer vergleichenden Studie an parenteral ernährten Patienten einer Intensivstation konnte gezeigt werden, dass die zusätzliche Gabe von Glutamindipeptid vor einer intestinalen Atrophie schützt und damit wahrscheinlich einer Steigerung der Translokation vorbeugt [68].

18.3.9 Postaggressionsstoffwechsel

Bei der Mehrzahl der Kranken, bei denen eine parenterale Ernährung indiziert ist, findet sich als **Stressfolge** (postoperativer Zustand, Trauma, Verbrennungen etc.) eine **herabgesetzte Glucosetoleranz**, sodass es unter parenteraler Glucosezufuhr zu Hyperglykämie und oft erheblichem Verlust von Glucose mit dem Harn kommt.

Ursache der gestörten Glucosetoleranz ist eine Hemmung der Insulinsekretion, bedingt durch die bei Stress freigesetzten Katecholamine und Glucocorticoide. Die Kenntnis dieser **Stoffwechselveränderungen nach Stresseinwirkung** (Postaggressionsstoffwechsel) dient als Basis für die Wahl von Menge und Art der bei der parenteralen Ernährung Schwerstkranker eingesetzten Substrate.

Nach Stresseinwirkung werden folgende, durch hormonelle Regulation gesteuerte Phasen durchlaufen.

- **Initiale katabole Reaktionsphase:** Nach Einwirkung unterschiedlichster Stressoren kommt es nach einer hypothalamisch-hypophysären Reaktion zu einer **Sympathikusstimulation** mit Freisetzung von Katecholaminen, Glucagon, Glucocorticoiden und Wachstumshormonen. Als Folge der Katecholaminfreisetzung wird die Insulinsekretion unterdrückt. Gleichzeitig steigen antiinsulinäre Hormone, insbesondere das Glucagon an.
- **Akutphase** des Postaggressionsstoffwechsels: Es kommt zu einem echten **Insulinmangel**. Bei deutlich gesteigerter Gluconeogenese, vornehmlich aus Aminosäuren, entwickelt sich eine ausgeprägte **Hyperglykämie.** Die Energiegewinnung erfolgt hauptsächlich durch Fettsäureoxidation. Die **Stickstoffausscheidung** im Harn ist als Folge der genannten Gluconeogenese aus Proteinbausteinen in dieser Phase erhöht. Es kommt zu einem Verlust an fettfreier Körpermasse (lean body mass).
- Wenige Tage nach Stresseinwirkung schließt sich die **Stabilisierungs- und Übergangsphase** an: Die Stickstoffausscheidung sinkt als Folge rückläufiger Katabolie, zusätzlich sinken die Blutglucosekonzentration und der gesteigerte Energieumsatz.
- Im Anschluss an diese wenige Tage dauernde Phase kommt die **Rekonstruktions- und Rehabilitationsphase,** die mehrere Wochen bis Monate dauern kann.

Als Folge der genannten hormonellen Konstellation in der Akutphase nach Stresseinwirkung kommt es infolge einer vermehrten Gluconeogenese und Glykogenolyse, aber auch bedingt durch Glucoseverwertungsstörungen in der Peripherie zu **erhöhten Blutzuckerspiegeln,** insbesondere dann, wenn zusätzlich parenteral Glucose angeboten wird.

Wesentliche Ursache für die Glucoseverwertungsstörung ist eine **Insulinresistenz** als Folge verminderter Sensitivität der Insulinrezeptoren in der Postaggressionsphase.

Die Bedeutung einer **Anpassung der parenteral zugeführten Glucosemenge** an die Möglichkeit der Glucoseoxidation und das Pro und Contra einer Verwendung der Nicht-Glucose-Kohlenhydrate Fructose, Xylit und Sorbit wurde bereits besprochen.

Die Substratzufuhr mit der meist indizierten parenteralen Ernährung muss an den während der einzelnen Phasen **unterschiedlichen Bedarf** angepasst werden.

Das **ernährungstherapeutische Ziel** beschränkt sich während der Frühphase darauf, die für das Überleben notwendigen Organfunktionen zu erhalten. Erst nach erfolgreicher Therapie der stressauslösenden Ursache mit weitgehender Normalisierung der neurohumoralen Regulationsmechanismen, wird der **Wiederaufbau der fettfreien Körpermasse** (Rekonstruktions- und Rehabilitationsphase) zusätzlich Ziel der Ernährungstherapie.

Das **Substratangebot** muss an die stressinduzierte Stoffwechselveränderung angepasst werden. Hierbei dienen Serum-Harnstoffkonzentration, Harnstoffausscheidung mit dem Urin, Triglyzerid- und Glucosekonzentration im Serum etc. als **Orientierungsgrößen**.

Eine, die Utilisationskapazität nicht beachtende Zufuhr an Substraten hat **metabolische Imbalanzen** und **Organdysfunktionen** zur Folge.

Es muss bei der Bemessung der Nährstoffzufuhr bedacht werden, dass im **Stressstoffwechsel**, im Gegensatz zum Hungerstoffwechsel die Katabolie durch **neuroendokrine Regulationsmechanismen** bestimmt ist. Im Gegensatz zum Hungerstoffwechsel ist es nicht möglich, die gesteigerte Mobilisierung körpereigener Energie- und Proteinreserven durch exogene Substratzufuhr wesentlich zu verringern.

Die **bedarfsadaptierte Ernährung in der Stressphase** muss die neurohumoral induzierte endogene Bereitstellung von Substraten berücksichtigen. Sie ist folglich gemessen an den Standardempfehlungen **hypoenergetisch**.

Wird dieser von der pathophysiologischen Stoffwechselsituation vorgegebene vergleichsweise geringere Bedarf nicht beachtet und eine **zu hohe Substratzufuhr** gewählt, so resultiert eine gesteigerte Morbidität und Mortalität. Es kommt zu
- einer Steigerung der Thermogenese mit erhöhtem Sauerstoffverbrauch und gesteigerter CO_2-Produktion,
- einem Mangel an energiereichen Phosphaten,
- einer Zunahme der Lipogenese mit Fettleberbildung sowie
- einer Beeinträchtigung der Immunfunktion [62].

Literatur

1. Abad-Lacruz, A., F. Gonzalez-Huix, M. Esteve, F. Fernandez-Banares, E. Cabre, J. Boix, D. Acero, P. Humbert, M.A. Gussull: Liver function test abnormalities in patients with inflammatory bowel disease on artificial nutrition: A prospective randomized study of total enteral nutrition versus parenteral nutrition. J. Parent. Ent. Nutr. 14 (1990) 618–621.
2. Baker, A.L., I.H. Rosenberg: Hepatic complications of total parenteral nutrition. Amer. J. Med. 82 (1987) 489–497.
3. Baker, J.P., A.S. Detsky, S. Stewart, J. Whitwell, E.B. Marliss, K.N. Jeejeebhoy: Randomized trial of total parenteral nutrition in critically ill patients: Metabolic effects of varying glucose-lipid ratios as the energy source. Gastroenterology 87 (1984) 53.
4. Baptista, R.J., B.R. Bistrian, G.L. Blackburn, D.G. Miller, C.D. Champagne, L. Buchanan: Suboptimal selenium status in home parenteral nutrition patients with small bowel resection. J. Parent. Ent. Nutr. 8 (1984) 542.
5. Barbul, A., H.L. Wasserkrug, N.N. Yoshimura: High arginine levels in intravenous hyperalimentation abrogate post-traumatic immune suppression. J. Surg. Res. 36 (1984) 620–624.
6. Bassili, H.R., M. Deitel: Effect of nutritional support on weaning patients off mechanical ventilators. J. Parent. Ent. Nutr. 5 (1982) 161.
7. Berger, H.M., A.L. den Ouden, J.J. Calame: Pathogenesis of liver damage during parenteral nutrition: is lipofuscine a clue? Arch. Dis. Childh. 60 (1985) 774.
8. Billiar, T., R.D. Curran: Kupffer cell and hepatocyte interactions: A brief overview. JPEN 14 (1990) 175–180.
9. Blackburn, G.L., B.R. Bistrian, B.S. Maini, H.T. Schlamm, M.F. Smith: Nutritional and metabolic assessment of the hospitalized patient. JPEN 1 (1977) 11.
10. Blackburn, G.L., P.N. Benotti, B.R. Bistrian, A. Bothe, B.S. Maini, H.T. Schlamm, M.F. Smith: Nutritional assessment and treatment of hospitalized malnutrition. Infusionstherapie 6 (1979) 238.
11. Bower, R.H., P.T. Lavin, J.J. LiCari, G.O. Jensen, D.R. Hoyt, C.T. VanBuren, F.B. Cerra, M.P. Rothkopf, E. Orange, J.M. Daly, B.R. Adelsberg: A modified enteral formula reduces hospital length of stay (LOS) in patients in intensive care units (ICU). Crit. Care Med. 21, Suppl. (1993) 275.
12. Bowling, T.E., A.H. Raimundo, G.K. Grimble, D.B.A. Silk: Reversal by short-chain fatty acids of colonic fliud secretion induced by enteral feeding. Lancet 342 (1993) 1266–1268.
13. Burghardt, W., W. Scheppach, K. Hoffmann, P. Weingartner, B. Kleine, M. Ptok, H. Kasper: Perkutane endoskopische Gastrostomie: Erfahrungen mit 124 Patienten. Akt. Ernährungsmed. 14 (1989) 179.
14. Chandra, R.K.: Immunocompetence in undernutrition. J. Pediat. 81 (1972) 1194.
15. Clarke, P.J., M.J. Ball, M.G.W. Kettlewell: Liver function tests in patients receiving parenteral nutrition. J. Parent. Ent. Nutr. 15 (1991) 54–59.
16. Coben, R.M., A. Weintraub, A.J. Dimarino Jr., S. Cohen: Gastroesophageal reflux during gastrostomy feeding. gastroenterology 106 (1994) 13–18.
17. Covelli, H.D., J.W. Black, M.S. Olsen, J.F. Beekmann: Respiratory failure precipitated by high carbohydrate loads. Ann. Intern Med. 95 (1981) 579.
18. Daly, J.M., J. Reynolds, A. Thom, L. Kinsley, M. Dietrick-Gallagher, J. Shou, B. Ruggieri: Immune and metabolic effects of arginine in the surgical patient. Ann. Surg. 208 (1988) 512–521.
19. Daly, J.M., M.D. Lieberman, J. Goldfine, J. Shou, F. Weintraub, E.F. Rosato, P. Lavin: Enteral nutrition with supplemental arginine, RNA, and omega-3 fatty acids in patients after operation: Immunologic, metabolic, and clinical outcome. Surgery 112 (1992) 56–67.
20. Deitch, E.A., J. Winterton, M. Li, R. Berg: The gut as a portal entry for bacteremia. Role of protein malnutrition. Ann. Surg. 205 (1987) 681–690.
21. Delany, H.M., N.J. Carnevale, J.W. Garvey: Jejunostomy by a needle catheter technique. Surgery 73 (1973) 786.
22. Deurenberg, P., K. van der Kooij, T. Hulshof: Assessment of body composition by bioelectrical impedance in a population aged. Amer. J. clin. Nutr. 51 (1990) 3.

23 Dukes, M. N. G.: Side Effects of Drugs. Annual 7, p. 349. Excerpta Medica, Amsterdam 1983.
24 Editorial: Further studies of acute folate deficiency developing during total parenteral nutrition. Nutr. Rev. 41 (1983) 51.
25 Fleming, C. R., J. T. McCall: Selenium deficiency and fatal cardiomyopathy in a patient on home parenteral nutrition. Gastroenterology 83 (1982) 689.
26 Fürst, P., P. Stehle: Aminosäuren. In: Hartig, W.: Moderne Infusionstherapie, Künstliche Ernährung, 7. Auflage. Zuckschwerdt, München 1994.
27 Galaske, R. G., M. Burdelski, J. Brodehl: Primär polyurisches Nierenversagen und akute gelbe Leberdystrophie nach Infusion von Zuckeraustauschstoffen im Kindesalter. Dtsch. med. Wschr. 111 (1986) 978.
28 Gofferje, H., W. Fekl: Diagnostik der Mangelernährung. Infusionstherapie 6 (1979) 95.
29 Gottschlich, M., M. Jenkins, G. Warden: Differential effects of three enteral dietary regimens on selected outcome variables in burn patients. JPEN 14 (1990) 225–236.
30 Grünert, A., F. W. Ahnefeld: Meßgrößen zur Definition des Ernährungszustandes als Voraussetzung einer Ernährungstherapie. In: Müller/Pichlmaier: Hochkalorische parenterale Ernährung. Springer, Berlin–Heidelberg–New York 1981.
30a Guigoz, Y., B. J. Vallas, P. J. Garry: Mini nutritional assessment: a practical assessment tool for grading the nutritional state of elderly patients. Facts Res. Gerontol. 4 (1994) 15–59.
31 Haw, M. P., S. J. Bell, G. L. Blackburn: Potential of parenteral and enteral nutrition in inflammation and immune dysfunction: A new challenge for dietitians. J. Amer. Diet. Assoc. 91 (1991) 701–706, 709.
32 Houdijk, A. P. J.: Randomised trial of glutamine-enriched enteral nutrition on infectious morbidity in patients with multiple trauma. Lancet 352 (1998) 772–776.
33 Kemen, M., M. Senkal, H.-H. Homann, A. K. Birkenbeil, H. Neumann, V. Zumtobel: Influence of arginine, RNA and v-3 fatty acid supplemented enteral nutrition on acute-phase reaction in cancer patients undergoing major upper gastrointestinal surgery. J. Parent. Ent. Nutr. 17 (1993) 32.
34 Keymling, M., M. Schroeder, W. Wörner: Erfahrungen mit der perkutanen Gastrostomie. Med. Welt 36 (1985) 1297.
35 Kinsella, I. E.: Dietary lipids, eicosanoids and the immune system. Crit. Care Med. 10 (1990) 94.
36 Kushner, R. F., D. A. Schoeller: Estimation of total body water by bioelectrical impedance analysis. Amer. J. clin. Nutr. 44 (1986) 417.
37 Lacey, J. M., D. W. Wilmore: Is glutamine a conditionally essential amino acid? Nutr. Rev. 48 (1990) 297.
38 Leutenegger, A., M. Buchmann, A. Frutiger: Vergleichende klinische Untersuchung einer neuen, industriell hergestellten Kombinationslösung (Fett, Kohlenhydrate, Aminosäure) zur vollständigen parenteralen Ernährung chirurgischer Intensivpflegepatienten. Schweiz. med. Wschr. 114 (1984) 742.
39 Lo, C. W., W. A. Walker: Changes in the gastrointestinal tract during enteral or parenteral feeding. Nutr. Rev. 47 (1989) 193.

40 Long, C. L., N. Schaffel, J. W. Geiger: Metabolic response to injury and illness: Estimation of energy and protein needs from indirect calorimetry and nitrogen balance. JPEN (1979) 452.
41 Lukaski, H. C.: Methods for the assessment of human body composition: traditional and new. Amer. J. clin. Nutr. 46 (1987) 537.
42 Mascioli, E. A., S. Lopes, S. Randall, K. A. Porter, G. Kater, Y. Hirschberg, V. K. Babayan, B. R. Bistrian, G. L. Blackburn: Serum fatty acid profiles after intravenous medium chain triglyceride administration. Lipids 24 (1989) 793.
43 Matsusue, S., S. Kashihara, H. Takeda, S. Koizumi: Biotin deficiency during total parenteral nutrition. J. Parent. Ent. Nutr. 9 (1985) 760.
44 McCarter, M. D., O. D. Gentilini, M. E. Gomez, J. M. Daly: Preoperative oral supplement with immunonutrients in cancer patients. J. Parent. and Ent. Nutr. 22 (1998) 206–211.
45 McClave, S. A., C. C. Lowen, H. L. Snider: Immunonutrition and enteral hyperalimentation of critically I11 patients. Digest. Dis. Sci. 37 (1992) 1153–1161.
46 Messing, B., C. Bories, F. Kunstlinger, J. J. Bernier: Does total parenteral nutrition induce gallbladder sludge formation and lithiasis? Gastroenterology 84 (1983) 1012.
47 Miller, B., G. Strohmeyer: Gastrale oder enterale Applikation? Z. Gastroenterologie 23, Suppl. (1985) 36.
48 Moore, F. A., D. V. Feliciano, R. J. Andrassy, A. H. McArdle, F. V. McL. Booth, T. B. Morgenstein-Wagner, J. M. Kellum, R. E. Welling, E. E. Moore: Early enteral feeding, compared with parenteral, reduces postoperative septic complications. The results of a meta-analysis. Ann. Surg. 216 (1992) 172–183.
49 Moukarzel, A. A., M. E. Ament: Home parenteral nutrition in infants and children. In: Rombeau, J. L., M. C. Caldwell: Clinical Nutrition Parenteral Nutrition, 2nd ed., pp. 791–813. Saunders, Philadelphia 1993.
50 National Institutes of Health Technology Assessment Conference Statement: Bioelectrical impedance analysis in body composition measurement. Amer. J. clin. Nutr. 64, suppl. 3 (1996) 524–532.
51 O'Keefe, S. J. D.: Parenteral nutrition and liver disease. In: Rombeau, J. L., M. C. Caldwell: Clinical Nutrition Parenteral Nutrition, 2nd ed., pp. 676–695. Saunders, Philadelphia 1993.
52 Pahlke, G.: Bilanzierte Diäten. Bundesgesundheitsblatt 26 (1983) 117.
53 Rabast, U.: Lokalisation von Ernährungssonden. Dtsch. med. Wschr. 110 (1985) 1074.
54 Rose, W.: Amino acid requirements of man. Fed. Proc. 8 (1949) 546.
55 Roslyn, J. J., H. A. Pitt, L. L. Mann: Gallbladder disease in patients on longterm parenteral nutrition. Gastroenterology 84 (1983) 148.
56 Saito, H., O. T. Rocki, S. L. Wang: Metabolic and immune effects of dietary arginine supplementation after burn. Arch. Surg. 122 (1987) 784–789.
57 Scheppach, W., H.-P. Bartram: Experimental evidence for and clinical implications of fiber and artificial enteral nutrition. Nutrition 9 (1993) 399–405.
58 Schilling, J., H. Joller, D. Gyurech, S. Geroulanos: Immunology and outcome of early postoperative enteral nutrition. Clin. Nutr. 12, Spec. Suppl. (1993).

59 Scribner, B. H., J. J. Cole, T. G. Christopher: Long-term total parenteral nutrition. The concept of an artificial gut. J. Amer. med. Ass. 212 (1970) 457.
60 Seeling, W., H. Heinrich: Zink in der parenteralen Ernährung. Akt. Ernährungsmed. 8 (1983) 172.
61 Segal, K. R., M van Loan, P. I. Fitzgerald, J. A. Hodgdon, T. B. van Itallie: Lean body mass estimation by bioelectrical impedance analysis: a four-site cross – validation study. Amer. J. clin. Nutr. 47 (1988) 7.
62 Senftleben, U., T. Felbinger, U. Suchner: Pathophysiologie der Substratverwertung im Streßstoffwechsel: Bedeutung einer vollständigen hypoenergetischen Ernährungstherapie. Akt. Ernähr.-Med. 23 (1998) 207–223.
63 Solomon, S. M., D. F. Kirby: The refeeding syndrome: A review. J. Parent. Ent. Nutr. 14 (1990) 90.
64 Stehle, P., J. Zander, N. Mertens, S. Albers, C. Puchstein, P. Lawin, P. Fürst: Effect of parenteral glutamine peptide supplements on muscle glutamine loss and nitrogen balance after major surgery. Lancet I (1989) 231.
65 Steinhardt, H. J.: Methoden und Probleme bei der Erfolgskontrolle der enteralen Ernährung mit Formuladiäten. Z. Gastroenterologie 23, Suppl. (1985) 48.
66 Suchner, U., U. Senftleben, J. Askanazi, K. Peter: Enterale Ernährung bei kritisch kranken Patienten. Infusionsther. Transfusionsmed. 20 (1993) 26–37.
67 Thonnart, N., B. Cuvelier, M. Bracamonte, P. Denis, M. Richelle, Y. A. Carpentier: Metabolic utilization of LCT vs. mixed MCT/LCT emulsion during intravenous infusion in man. 6th Congress of ESPEN, Milan 1984.
68 Tremel, H., B. Kienle, L. S. Weilemann, P. Stehle, P. Fürst: Glutamine dipeptide – supplemented parenteral nutrition maintains intestinal function in the critically III. Gastroenterology 107 (1994) 1595–1601.
69 Vestweber, K. H., H. Troidl, H. Sommer: Perkutane endoskopische Gastrostomie. Eine neue Technik zur enteralen Ernährung. Dtsch. med. Wschr. 109 (1984) 1203.
70 Wolfram, G.: Mittelkettige Triglyzeride – nützliche Energieträger in der parenteralen Ernährung. Wien klin. Wschr. 101 (1989) 300.
71 Young, E. A., L. A. Ciolett, W. B. Winborn: Comparative study of nutritional adaptation to defined diets in rats. Amer. J. clin. Nutr. 33 (1980) 2106.

19 Perioperative Ernährung, Ernährung und Transplantation

19.1 Perioperative Ernährung

Die perioperative Ernährung hat zum Ziel, präoperativ existierende Defizite auszugleichen und die Nährstoff- und Flüssigkeitszufuhr in der postoperativen Phase in optimaler Weise zu gewährleisten. Entsprechende Untersuchungen haben gezeigt, dass hierdurch die **postoperative Morbidität** und **Mortalität** erheblich verringert werden.

Dies betrifft insbesondere die Wundheilung, Wundinfektion, die Stabilität von Anastomosen und die Rate an postoperativen Infekten.

Der **präoperative Ernährungszustand** ist häufig als Folge der Grundkrankheit reduziert. Verantwortlich sind hierfür

- eine verminderte Nährstoffaufnahme wegen Inappetenz,
- Schmerzen oder Passagehindernisse im Intestinaltrakt,
- eine unzureichende Nährstoffausnutzung, etwa bei ausgedehntem Morbus Crohn oder einer chronischen Pankreatitis,
- ein vermehrter intestinaler Protein- und Elektrolytverlust, etwa bei der Colitis ulcerosa oder zerfallenen Karzinomen.

So fanden sich nur bei 30 % von 50 Kranken mit operablem Magen- und Kolonkarzinom noch im Normbereich liegende **Serumalbuminkonzentrationen,** leicht erniedrigt war die **Albuminkonzentration** bei 42 % und deutlich erniedrigt bei 28 %. Wesentlich schneller kommt es zu Erniedrigungen von Plasmaproteinen mit einer sehr kurzen Halbwertszeit, wie etwa dem **Transferrin** und bestimmten **Komplementfaktoren.**

Bei chronisch entzündlichen Darmerkrankungen (Morbus Crohn und Colitis ulcerosa) sind **Häufigkeit** und **Intensität des Defizits** von der Erkrankungsdauer, der Lokalisation (ob proximaler oder distaler Dünndarm), der Ausdehnung und dem Grad der entzündlichen Wandveränderungen abhängig.

In Tierversuchen konnte gezeigt werden, dass die **Reißfestigkeit von Bauchwunden** nach Laparotomie und von Darmanastomosen bei unzureichender Deckung des Proteinbedarfs erheblich abnehmen.

Auch beim Menschen ist die Rate an **postoperativen Komplikationen** wie Anastomoseninsuffizienz, verzögerte Wundheilung etc. umso höher, je ungenügender der Proteinbedarf, etwa gemessen an der präoperativen Serumalbuminkonzentration (besser eignen sich Eiweißfraktionen mit kurzer Halbwertszeit wie Transferrin und Komplementfaktoren), ist.

Ausgehend von diesen Tatsachen wurde häufig, unabhängig vom Grad der Mangelernährung, perioperativ ernährt.

In großen kontrollierten randomisierten prospektiven Studien konnte jedoch gezeigt werden, dass nur die Gruppe mit **hochgradiger Mangelernährung** (Tab. 19-1) von einer parenteralen Ernährung während einer Zeit von 7 bis 15 Tagen präoperativ profitiert.

Die Gesamtzahl der **Komplikationen** und die postoperative Mortalität waren in der Kontrollgruppe und der Gruppe mit nur mäßiger Mangelernährung identisch. Zu Infektionen kam es in der Gruppe mit parenteraler Ernährung sogar signifikant häufiger als in der Kontrollgruppe [14].

Wegen des durch experimentelle und klinische Studien belegten **höheren Infektionsrisikos** unter ausschließlicher parenteraler Ernährung (vgl. Kap. 18.2) sollte auch in der perioperativen Phase der **enteralen Ernährung,** wo immer möglich, der Vorzug gegeben werden.

So war in einer vergleichenden Studie an Patienten mit abdominellem Trauma die Zahl septischer Komplikationen (Pneumonien, intraabdominelle Abszesse, Empyeme, Wundinfektion) dann signifikant geringer, wenn enteral im Vergleich zu parenteral ernährt wurde [7].

Es wurde bereits darauf hingewiesen, dass bei der Dosierung von Nährstoffen nach Traumen und operativen Eingriffen immer die **Substrattoleranz des Patienten** beachtet werden muss und dass eine kurzfristige hypokalorische besser als eine hyperkalorische Ernährung toleriert wird (vgl. Kap. 18).

Tabelle 19-1 Richtlinien zur Beurteilung des Ernährungszustandes von Patienten vor Organtransplantation (nach [2]).

Gut ernährt	kein Abbau von Muskulatur kein oder nur minimaler Verlust von subkutanem Fettgewebe Nahrungsaufnahme ausreichend oder grenzwertig unzureichend während weniger als 2 Wochen Körpergewicht (ohne Ödeme und Aszites) nur weniger als 10% unter üblichem Körpergewicht
Gering mangelernährt	geringgradiger Muskelabbau geringgradiger Verlust von subkutanem Fettgewebe unzureichende Nahrungsaufnahme während 2–3 Wochen Körpergewicht (ohne Ödeme und Aszites) 10–20% unter üblichem Körpergewicht körperliche Leistungsfähigkeit suboptimal
Mäßig mangelernährt	mäßiger Muskelabbau deutlicher Verlust von subkutanem Fettgewebe unzureichende Nahrungsaufnahme während mehr als 3–5 Wochen Körpergewicht (ohne Ödeme und Aszites) 20–30% unter üblichem Körpergewicht reduzierte körperliche Leistungsfähigkeit erfordert Hilfe bei den Aktivitäten des täglichen Lebens
Hochgradig mangelernährt	hochgradiger Verlust an Muskulatur hochgradiger Verlust von subkutanem Fettgewebe unzureichende Nahrungsaufnahme während mehr als 5 Wochen Körpergewicht (ohne Ödeme und Aszites) mehr als 30% unter üblichem Körpergewicht körperliche Leistungsfähigkeit stark reduziert, meist bettlägerig

Auch die pathophysiologischen Mechanismen, die bei der Wahl der Substrate zu beachten sind, wurden dargestellt (vgl. Kap. 18.3). Letztlich muss bei optimaler Deckung des Aminosäurebedarfs und ausreichender Menge an Kohlenhydraten und Fett (**duales Energiesystem,** vgl. Kap. 18.3) der Energiebedarf Schwerverletzter und von Patienten nach großen operativen Eingriffen adäquat gedeckt werden, da nur so ein wesentlicher Abbau von Muskulatur verhindert werden kann.

Die Ausscheidung von 1 g Stickstoff im Urin entspricht dem Abbau von 6,25 g Protein, etwa 30 g Muskulatur entsprechend.

Muskelverlust führt zu einer Schwächung der Skelett-, Interkostal- und Zwerchfellmuskulatur und erschwert folglich sowohl die Mobilisierung als auch die Atemfunktion der Patienten.

19.2 Ernährung und Organtransplantation*

Die Transplantation von Niere, Leber, Herz und in geringem Umfang Pankreas und Lunge sind etablierte Verfahren. Sie kommen dann zur Anwendung, wenn Endstadien von Erkrankungen mit hochgradiger Beeinträchtigung der Organfunktion erreicht sind oder akute entzündliche bzw. maligne Erkrankungen auftreten, die mit konservativen Therapieverfahren nicht mehr beherrscht werden können.

Indikationen sind für

- die **Lebertransplantation:** Endstadien der Leberzirrhose, der primären biliären Zirrhose, der sklerosierenden Cholangitis, das akute Leberversagen und primäre Lebertumoren

---

* Selbsthilfegruppe Lebertransplantierter Deutschland e.V., Worringer Str. 43, 42119 Wuppertal
* Selbsthilfegruppe Lebertransplantierter Deutschland e.V., Karlsbader Ring 28, 68782 Brühl

- die **Nierentransplantation:** die chronische Niereninsuffizienz bei chronischer Glomerulonephritis oder diabetischer Nephropathie
- die **Herztransplantation:** Endstadien der Kardiomyopathie und ischämischer Herzerkrankungen
- die **Lungentransplantation:** hochgradiges Lungenemphysem, Bronchiektasen, Lungenfibrose etc.
- für die **Pankreastransplantation:** der schlecht kontrollierbare Typ-1-Diabetes mit schnell progredienten diabetischen Spätschäden.

Eine weitere Form der Organtransplantation ist die bei bestimmten Formen der Leukose indizierte **Knochenmarktransplantation.**

Bei allen diesen Endstadien chronischer Erkrankungen und auch bei den genannten Akuterkrankungen wie fulminanter Hepatitis oder Leukose bzw. Lebertumoren befinden sich die Patienten in einem schlechten Ernährungszustand als Folge der Grunderkrankung und der bis zur Transplantation erforderlichen Therapie
- wie Hämodialyse (vgl. Kap. 5.8),
- Proteinrestriktion bei der Leberzirrhose (vgl. Kap. 3.7.3),
- vermehrtem Energiebedarf bei pulmonaler Insuffizienz (vgl. Kap. 10.2) oder der zytostatischen und
- Strahlenbehandlung bei Leukosen (vgl. Kap. 3.5.9).

Neben dieser **Mangelernährung,** die das Operationsrisiko bereits steigert, müssen zusätzlich die **spezifischen Belastungen durch das Transplantat** und die unmittelbar nach Organübertragung einsetzende Behandlung mit **Immunsuppressiva** berücksichtigt werden.

Die für die Ermittlung des Ernährungszustandes in der klinischen Routine zur Verfügung stehenden Parameter wie Körpergewicht, anthropometrische Parameter (Trizepshautfaltenmessung, Oberarmmuskelumfang), Harnkreatininausscheidung, Bestimmung von Spurenproteinen etc. sind häufig nicht verwertbar. Gründe sind Aszites, Ödemeinlagerung, Störungen des Proteinstoffwechsels etc. Dies gilt insbesondere für das Endstadium chronischer Lebererkrankungen.

Die **Festlegung des Ernährungszustandes** hat folglich überwiegend aufgrund klinischer Daten zu erfolgen (Lit. bei [4]).

Zur **Abschätzung des Ernährungszustandes** (subjective global assessment) kann man sich der in Tabelle 19-1 wiedergegebenen Richtlinien bedienen [2], nach denen der Ernährungszustand in vier Stufen von normal ernährt bis hochgradig mangelernährt eingeteilt wird.

Ordnet man Patienten vor der Lebertransplantation ohne Maßnahmen zur Verringerung der Mangelernährung diesen Gruppen zu, so ergibt sich postoperativ mit zunehmendem Grad der Mangelernährung eine steigende Verweildauer auf der Intensivstation, am Beatmungsgerät, im Krankenhaus und eine von 0 auf 28 % steigende postoperative Mortalität (Tab. 19-2) [11].

In einer prospektiven Studie an chronisch Leberkranken im Endstadium wurde die Überlebensrate während im Mittel 46 Monate nach Transplantation ermittelt und mit den vor der Transplantation bestimmten klinischen und laborchemischen Messgrößen korreliert.

Hierbei ergab sich dann eine signifikant verringerte Lebenserwartung, wenn die Körperzellmasse weniger als 35 % des Körpergewichts betrug und der Ruheumsatz um mehr als 20 % erhöht war.

Tabelle 19-2 Morbidität und Mortalität nach Lebertransplantation in Abhängigkeit vom Ernährungszustand (nach [11]).

Ernährungszustand	n	Mittlere Verweildauer auf einer Intensivstation [Tage]	Mittlere Dauer der künstlichen Beatmung [Tage]	Mortalität [%]
gut	14	3	2	0
gering mangelernährt	13	9	8	8
mäßig mangelernährt	23	29	28	17
hochgradig mangelernährt	18	44	41	28

Mit dem so ermittelten **Risikoprofil** lassen sich präoperative Patienten mit hohem (Fünfjahresüberlebensrate 54 %) und niedrigem Risiko (Fünfjahresüberlebensrate 88 %) ermitteln und so Risikopatienten einer gezielten Therapie zuführen [13].

Der das Operationsrisiko unabhängig von der Grundkrankheit erhöhenden **Adipositas** kommt bei der Nierentransplantation eine zusätzliche Bedeutung zu. Übergewichtige haben im Vergleich zu normalgewichtigen Nierenempfängern sowohl eine **höhere perioperative Komplikationsrate** als auch eine höhere Mortalität in den Jahren nach der Transplantation.

Patienten mit einem Übergewicht von mehr als 20 % über Broca-Gewicht hatten aufgrund von Ergebnissen mehrerer Studien hochsignifikant verminderte **Vier-Jahres-Funktionsraten der transplantierten Nieren**.

Ein vermehrter **Transplantatverlust** fand sich bei Adipösen besonders in den ersten drei postoperativen Monaten. Die Ursachen dieses negativen Effektes der Adipositas sind nicht bekannt.

> Da Übergewicht als eigenständiger Risikofaktor für die Nierentransplantatfunktion angesehen werden muss, sollte die Wartezeit bis zur Operation immer zur Gewichtsnormalisierung genutzt werden (Lit. bei [10]).

Nach der Transplantation wird der für die Prognose wichtige Ernährungszustand wesentlich von der **immunsuppressiven Therapie** mitbestimmt.

Hohe **Corticoiddosen** in der unmittelbaren Periode nach Transplantation steigern den Proteinkatabolismus und hemmen die Proteinsynthese. Auch durch Ciclosporin, Azathioprin und OKT3 ausgelöste **Nebenwirkungen** wie Übelkeit, Erbrechen, Diarrhö, Störungen des Kalium- und Magnesiumstoffwechsels etc. können den Ernährungszustand negativ beeinflussen (Lit. bei [4]).

Die Gabe von **Fischöl** nach Nierentransplantation basiert auf tierexperimentellen Untersuchungen, in denen eine **Besserung des immunsuppressiven Effektes** von Cyclosporin gezeigt werden konnte.

In Langzeitbeobachtungen an Nierentransplantierten fand sich unter Gabe von 6 g Fischöl täglich im Vergleich zur entsprechenden Menge an Kokosnussöl bei gleichzeitiger Therapie mit Cyclosporin und Prednisolon eine signifikant höhere glomeruläre Filtration und ein höherer Plasmadurchfluss.

Zusätzlich war unter Gabe von Fischöl der **Blutdruck signifikant niedriger** und die **Zahl der Abstoßungsreaktionen geringer** [5].

Die Funktion des transplantierten Organs ist auch vom Ausmaß der sog. **postischämischen Schädigung** abhängig. Hierunter versteht man Schädigungen des Organs durch freie Radikale, die bei der Reperfusion entstehen.

Besonders empfindlich für Schädigungen durch Reperfusion ist die Niere. Mit der parenteralen Gabe von **antioxidativen Vitaminen** vor der Transplantation kann im Vergleich zu Kontrollen die Funktion des Transplantates deutlich verbessert werden [12].

Unter der Vorstellung einer noch unzureichenden Funktion der Gastrointestinalorgane erfolgt die Ernährung in der unmittelbaren **postoperativen Phase** parenteral. Diese Begründung ist jedoch nur nach **Knochenmarktransplantation** zutreffend, da die Vorbehandlung der Patienten zu messbaren Beeinträchtigungen der Nährstoffresorption führt.

Trotzdem kann in der Peritransplantationsperiode bei diesen Patienten auch mit verschiedenen Variationen der parenteralen Ernährung eine negative Stickstoffbilanz, ein Verlust an Körperzellmasse, ein Abfall der Serumalbuminkonzentration etc. nicht verhindert werden.

Möglicherweise bringt eine **kombinierte enterale-parenterale künstliche Ernährung** Vorteile in dieser Phase [6].

Bei den übrigen Organtransplantationen kann postoperativ ausschließlich enteral über eine **Jejunalsonde** ernährt werden.

In einer vergleichenden Untersuchung an Lebertransplantierten waren die enterale und parenterale Ernährung gleich effektiv. Der enteralen Nährstoffzufuhr sollte wegen der bekannten Vorteile im Vergleich zur intravenösen Zufuhr (vgl. Kap. 18.2) jedoch der Vorzug gegeben werden.

Die Mehrzahl der Transplantierten war ab dem 10. postoperativen Tag in der Lage, oral ausreichend Nahrung aufzunehmen [16].

Nach Herz-, Leber- und Nierentransplantation treten bei 60–80 % der Organempfänger **Lipidstoffwechselstörungen** auf.

Wesentliche Ursachen der Posttransplantationshyperlipoproteinämie sind die bei der Mehrzahl der Patienten einsetzende Zunahme des Körpergewichts sowie die **Corticosteroid-** und **Ciclosporin-Therapie**.

Die Hyperlipoproteinämie nach Transplantation begünstigt sowohl die rasche Entwicklung einer **Arteriosklerose** als auch die Entstehung einer **Transplantat-Vaskulopathie**.

> Über 50% aller Transplantierten sterben an kardiovaskulären Erkrankungen, für deren Entstehung im Wesentlichen eine Erhöhung des LDL-Cholesterins verantwortlich ist.

Weiterhin begünstigt wird die Entwicklung einer chronischen Transplantat-Vaskulopathie, die sich folgendermaßen manifestiert:
- bei Herztransplantierten in einer rasch fortschreitenden Koronararteriosklerose,
- bei Nierentransplantierten als chronische Abstoßungsreaktion und
- bei Lebertransplantierten als so genanntes „vanishing bile duct syndrome" (Lit. bei [8a]).

In verschiedenen Studien konnte unter einer energiereduzierten relativ fettarmen Kost eine **Normalisierung der Lipidkonzentration** erreicht werden (Lit. bei [3, 9]).

Mit transplantierten Organen kann eine beim Spender vorhandene **Lebensmittelallergie** auf den Empfänger übertragen werden.

Wahrscheinlich erfolgt dieser **Transfer einer Überempfindlichkeitsreaktion** mit allergenspezifischen Spenderlymphozyten.

Solche Übertragungen wurden sowohl nach Knochenmark- als auch nach Leber- und Nierentransplantationen beobachtet [8, 15].

Literatur

1. Baron, P., J. P. Waymack: A review of nutrition support for transplant patients. Nutr. Clin. Pract. 8 (1993) 12–18.
2. Detsky, A. S., J. R. McLaughlin, J. P. Baker: What is subjective global assessment of nutritional status? JPEN 11 (1987) 8–13.
3. Grady, K. L., S. Herold: Comparison of nutritional status in patients before and after heart transplantation. J. Heart Transplant. 7 (1988) 123–127.
4. Hasse, J. M.: Nutritional implications of liver transplantation. Henry Ford Hosp. J. 38 (1990) 235–240.
5. Homan van der Heide, J. J.: Effect of Dietary Fish Oil on Renal Function and Rejection in Cyclosporine-Treated Recipients of Renal Transplants. New England J Medicine 329 (1993) 769–773.
6. Karetzky, M. S.: Nutritional consideration for patients with organ transplants. New Jersey Med. 90 (1993) 321–324.
7. Kudsk, K. A., M. A. Croce, C. Fabian, G. Minard, A. Tolley, H. A. Poret, M. R. Kuhl, O. Brown: Enteral versus parenteral feeding. Effects on septic morbidity after blunt and penetrating abdominal trauma. Ann. Surg. 215 (1992) 503–513.
8. Legendre, C., S. Caillat-Zucman, D. Samuel, S. Morelon, H. Bismuth, J.-F. Bach, H. Kreis: Transfer of symptomatic Peanut Allergy to the Recipient of a combined Liver-and-Kidney Transplant. New Engl. Med. 337 (1997) 822–823.
8a. Olbricht, C. J.: Lipidstoffwechselstörungen nach Organtransplantation. Dt. Ärztebl. 96 (1999) C-300 bis C-301.
9. Perez, R.: Managing nutrition problems in transplant patients. Nutr. Clin. Pract. 8 (1993) 28–32.
10. Pfeiffer, T., K. Albrecht, K. Wagner, S. Herget, F. W. Eigler: Der Einfluß der Adipositas auf die Ergebnisse der Nierentransplantation. Med. Klinik 89 (1994) 635–639.
11. Pikul, J., M. D. Sharpe, R. Lownders, C. N. Ghent: Degree of preoperative malnutrition is predictive of postoperative morbidity and mortality in liver transplant recipients. Transplantation 57 (1994) 469–472.
12. Rabl, H., G. Khoschsorur, T. Colombo, P. Petritsch, M. Rauchenwald, P. Koltringer, G. Tatzber, H. Esterbauer: A multivitamin infusion prevents lipid peroxidation and improves transplantation performance. Kidney International 43 (1993) 912–917.
13. Selberg, O., J. Böttcher, G. Tusch, R. Pichlmayer, E. Henkel, M.-J. Müller: Identification of High- and Low-Risk Patients before Liver Transplantation: A Prospective Cohort Study of Nutritional and Metabolic Parameters in 150 Patients. Hepatology 25 (1997) 652–657.
14. The Veterans Affairs Total Parenteral Nutrition Cooperative Study Group: Perioperative total parenteral nutrition in surgical patients. New Engl. J. Med. 325 (1991) 525–532.
15. Tucker, J., R. S. C. Barnetson, O. B. Eden: Aotpy after bone marrow transplantation. Brit. Med. J. 290 (1995) 116–117.
16. Wicks, C., S. Somasundaram, I. Bjarnason, I. S. Menzies, D. Routley, D. Potter, K. C. Tan, R. Williams: Comparison of enteral feeding and total parenteral nutrition after liver transplantation. Lancet 344 (1994) 837–840.

20 Vegetarische Kostformen

Vegetarier verzehren aus weltanschaulichen, religiösen oder ernährungsmedizinischen Gründen keine Lebensmittel von toten Tieren, d.h. Fleisch und hieraus hergestellte Produkte, Fisch und tierische Fette, während Eier, Milch und Honig verzehrt werden.

Von dieser häufigsten, auch als **Ovolaktovegetarier** bezeichneten Gruppe unterscheiden sich die **Laktovegetarier**, die nur Milch und Milchprodukte zusätzlich zur Pflanzenkost verzehren, und die strengen Vegetarier, auch Vegans oder **Veganer** genannt, die jeglichen Verzehr von Lebensmitteln tierischen Ursprungs ablehnen, sich also ausschließlich von Pflanzenkost ernähren.

20.1 Nährstoffversorgung

Ovolaktovegetarier und Laktovegetarier decken, wenn ausreichende Mengen an Eiern und Milchprodukten verzehrt werden, den Nährstoffbedarf optimal.

20.1.1 Eisen

Die **Deckung des Eisenbedarfs** gestaltet sich als schwierig.

Die **wichtigsten Eisenlieferanten** in einer üblichen westeuropäischen Kost sind
- Kalbfleisch (3 mg/100 g),
- Schweinefleisch (2 mg/100 g),
- Rindfleisch (2,5 mg/100 g),
- Leber (8–20 mg/100 g).

Obwohl **pflanzliche Lebensmittel** zum Teil hohe Eisenkonzentrationen besitzen (Haferflocken 4,6 mg/100 g, Vollkornbrot 3,3 mg/100 g, Sojamehl 12 mg/100 g, Nüsse 3–4 mg/100 g) gelten sie, da Eisen hieraus nur unzureichend resorbiert wird (vgl. Kap. 1.8.2) als schlechte Eisenlieferanten (Abb. 20-1).

Das Problem einer **Hemmung der Eisenresorption** durch den in pflanzlicher Kost relativ hohen Anteil an Phytat und der positive Effekt von Vitamin C auf die Eisenresorption wurden im Kapitel „Ballaststoffe" (vgl. Kap. 1.11.6) ausführlich diskutiert.

Trotz der vergleichsweise niedrigen Zufuhr an Eisen mit einer **geringen Bioverfügbarkeit** findet sich ein klinisch relevanter Eisenmangel bei Ovolactovegetariern sehr selten. Die immer wieder beschriebenen, relativ niedrigen Eisenspeicher sind nicht negativ, sondern wahrscheinlich eher positiv (vgl. Kap. 4.5) zu bewerten.

In der Berliner Vegetarierstudie fand sich beim Vergleich der hämatologischen Messgrößen Hämoglobin, Erythrozytenzahl und HbE zwischen Vegetariern und Nichtvegetariern bei Männern kein Unterschied. Bei Frauen lag als Folge des höheren Eisenbedarfs die mittlere Hb-Konzentration mit 13,1 signifikant niedriger als bei Nichtvegetarierinnen mit 13,6 g/dl, während sich Erythrozytenzahl und HbE nicht unterschieden [28].

20.1.2 Vitamin B_{12}

Die Vitamin-B_{12}-reichsten Lebensmittel sind
- Leber mit 39 µg/100 g,
- Fisch 8–9 µg/100 g,
- Schweinefleisch 0,6–1 µg/100 g,
- Rindfleisch 1,0–2,7 µg/100 g.

Dagen fehlt das **Vitamin B_{12}** in pflanzlichen Produkten praktisch.

Strenge Vegetarier decken deshalb ihren Vitamin-B_{12}-Bedarf nicht mit der Nahrung.

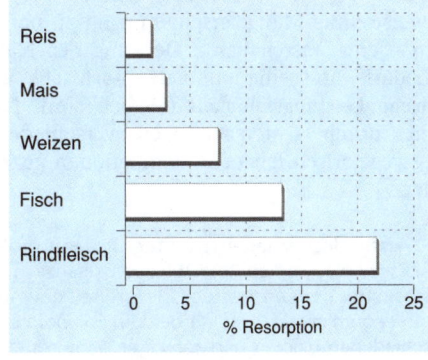

Abb. 20-1 Die mittlere Eisenresorption aus verschiedenen pflanzlichen und tierischen Lebensmitteln (nach [23]).

Ovolaktovegetarier nehmen das Vitamin mit Milch und Milchprodukten (Milch 0,4 µg/100 g, Quark 0,9 µg/100 g, Camembert und Schnittkäse 1,2–3,1 µg/100 g) und Eiern (0,5–2,0 µg/Stück) auf.

Mangelerscheinungen stellen sich bei strengen Vegetariern trotz niedriger Plasmakonzentrationen selten ein. Diskutiert wird als Erklärung eine Resorption von **enteral synthetisiertem Vitamin B_{12}** im terminalen Ileum.

Hierbei wird davon ausgegangen, dass die Flora des bakteriell besiedelten terminalen Ileums nennenswerte Mengen des Vitamins synthetisiert und dass ausreichende Konzentrationen an **Intrinsic factor** im Lumen des unteren Dünndarms zur Verfügung stehen, um hier für eine **Resorption des bakteriell synthetisierten Vitamin B_{12}** zu sorgen.

Wenn es auch entgegen der Erwartung relativ selten zu einem Vitamin-B_{12}-Mangel kommt, so wird er doch immer wieder bei Veganern beobachtet.

Dies gilt z. B. für vegetarisch lebende Hindus, die als Immigranten in England leben. Ausgeprägte allgemeine Abgeschlagenheit, Müdigkeit, Atemnot, Appetitlosigkeit und Gewichtsverlust waren der Anlass zu einer klinischen Untersuchung, bei der sich als Ursache der genannten Symptome eine megaloblastäre Anämie fand. Die Vitamin-B_{12}-Serumspiegel, z. T. auch die Folsäurekonzentration im Serum, waren erniedrigt. In allen Fällen normalisierten sich die Laborparameter unter einer Substitutionsbehandlung mit Vitamin B_{12} bzw. Folsäure [9].

> Bei **Veganern** besteht die Gefahr, dass neben einer unzureichenden Versorgung mit Vitamin B_{12} der Bedarf an Protein, Eisen, Kalzium und Vitamin D nicht optimal gedeckt wird.

Es sei jedoch darauf hingewiesen, dass bei einer optimalen Zusammensetzung der Kost – hier liegt die Schwierigkeit, eine streng vegetarische Lebensweise ohne Mangelerscheinungen zu praktizieren – eine ausreichende Deckung des Nährstoffbedarfs und eine **optimale psychische und physische Leistungsfähigkeit** möglich sind. Dies konnte durch Untersuchungen verschiedener streng vegetarisch lebender Populationen gezeigt werden.

> Die **Gefahr einer Mangelernährung** ist dann groß, wenn sich die Kost aus nur wenigen pflanzlichen Lebensmitteln zusammensetzt. Je größer der Anteil an Leguminosen, insbesondere an Sojabohnen, verschiedenen Nüssen und sonstigen Samenfrüchten ist, umso geringer ist die Gefahr der Mangelversorgung mit essentiellen Nährstoffen.

Die Untersuchungen von Kofranyi und Jekat [16] haben gezeigt (vgl. Abb. 5-3), dass ausgewählte Kombinationen pflanzlicher Proteine eine **hohe biologische Wertigkeit** haben. So ergibt beispielsweise die **Mischung von Mais- und Bohnenprotein** (56:44) eine derart optimale Ergänzung der in beiden pflanzlichen Lebensmitteln enthaltenen Aminosäuren, dass mit 0,52 g/kg Körpergewicht eine ausgeglichene Stickstoffbilanz als Zeichen einer Deckung des Proteinbedarfs erreicht wird. Von Vollei müssen 0,5 g/kg Körpergewicht zur Deckung des Proteinbedarfs verzehrt werden.

Als Ausdruck eines sekundären Hyperparathyreoidismus finden sich bei Veganern gelegentlich Erhöhungen der alkalischen Phosphatase im Serum. Erhöht ist in diesen Fällen zusätzlich die Parathormonkonzentration im Plasma, während die Konzentration an 25-Hydroxycholecalciferol als Ausdruck eines **Vitamin-D-Mangels** erniedrigt ist. Sobald wieder Vitamin-D-haltige Lebensmittel verzehrt werden, normalisieren sich die genannten Laborparameter [12].

20.2 Vegetarische Ernährung in der Kindheit

Die Gefahr einer unzureichenden Bedarfsdeckung besteht insbesondere während der **Kindheit,** einer Lebensphase **mit hohem Bedarf an essentiellen Nährstoffen.** Entsprechende Untersuchungen haben gezeigt, dass es bei Kindern zu Mangelsymptomen kommen kann, wenn aufgrund religiöser Vorstellungen bzw. mangelnder Sachkenntnis keine optimale Kombination von Lebensmitteln gewählt wird.

So finden sich bei Kindern von Anhängern der Sekte Black Hebrews in Israel, insbesondere zwischen dem 5. und 13. Lebensmonat, schwere Zeichen eines Protein-, Vitamin- und Mineralstoffmangels mit Mattigkeit, Anämie, Ödemen, Hypoproteinämie, Hypokalzämie, Osteoporose, Kardiomegalie etc.

In anderen Untersuchungen konnte gezeigt werden, dass das **Längenwachstum** und das **Körpergewicht** bei Kindern unter vegetarischer Ernährung während der ersten beiden Lebensjahre unter dem Durchschnitt liegen. Beide Parameter gleichen sich jedoch in der Zeit zwischen dem 10. und 15. Lebensjahr wieder aus.

Auch Zeichen einer **Rachitis** können sich bei Kindern und Jugendlichen unter streng vegetarischer Ernährung als Folge einer unzureichenden Vitamin-D-Zufuhr einstellen, insbesondere dann, wenn die Umwandlung von Vitamin-D-Vorstufen in der Haut durch mangelndes Sonnenlicht bzw. Pigmentierung der Haut beeinträchtigt wird (vgl. Kap. 1.7.1).

Eine in den USA durchgeführte Untersuchung an Kindern im Vorschulalter, die sich nach den verschiedensten Empfehlungen bis hin zu einer Ernährung nach den Regeln der Makrobiotik (vgl. Kap. 21) ernährten, ergab Folgendes: Bei makrobiotischer Lebensweise betrug die Vitamin-D-Zufuhr nur $1/8$ der Recommended Dietary Allowances. Auch die Vitamin-B_{12}-Aufnahme war bei dieser Gruppe am geringsten. Die Eisenzufuhr lag bei allen vegetarisch ernährten Kindern etwa im empfohlenen Bereich. Trotzdem fanden sich bei etwa einem Viertel der Kinder Zeichen einer geringgradigen Eisenmangelanämie, weil, wie bereits erwähnt, die Eisenresorption aus pflanzlicher Nahrung wesentlich geringer ist als aus tierischer.

Die Autoren kommen zu dem Schluss, dass man die gefundenen negativen Effekte einer vegetarischen Kost durch eine gezielte Auswahl der Lebensmittel vermeiden könnte, ohne auf die positiven Effekte der vegetarischen Lebensweise zu verzichten [11].

Von Droese und Kersting [10] wird darauf hingewiesen, dass dann, wenn aus weltanschaulichen Gründen oder im Rahmen einer alternativen Lebensweise **Säuglinge** mit **Pflanzenmilch** ernährt werden, die Gefahr einer Mangelversorgung mit essentiellen Aminosäuren, Kalzium, Eisen und fast allen Vitaminen besteht. Dies trifft insbesondere für die sog. Mandelmilch zu, während entsprechende Präparate aus Sojabohnen den Bedarf an essentiellen Nährstoffen weitgehend decken.

> Die Autoren warnen insgesamt davor, Kinder „alternativ" zu ernähren, und weisen darauf hin, „dass der Gesundheitszustand, die Widerstandskraft gegen Infektionen und die spätere Leistungsfähigkeit ausschließlich von einer zweckmäßigen Ernährung im Säuglings- und Kindesalter bestimmt wird".

20.3 Allergien

Da Vegetarier in aller Regel einen erheblichen Teil der Nahrung ohne vorherige Hitzebehandlung verzehren, muss auf die höhere Gefahr der **Lebensmittelallergie** hingewiesen werden (vgl. Kap. 3.4.10).

> Je naturbelassener ein Lebensmittel, umso größer ist seine allergene Potenz. Durch Hitzebehandlung (Kochen, Backen etc.) verlieren viele Lebensmittel ihre antigene Potenz und werden folglich reaktionslos vertragen.

Dies gilt insbesondere für zahlreiche Obstsorten – Stein- und Kernobst, Nüsse – aber auch für Gemüse wie etwa Karotten oder Sellerie und gelegentlich auch für Getreide.

Besonders gefährdet sind **Patienten mit einer Pollenallergie.** Besteht eine Allergie gegen Haselpollen, so findet sich nicht selten eine Allergie gegen Haselnüsse. Patienten mit Gras- und Getreidepollenallergie haben häufig gleichzeitig eine Allergie gegen Getreide, wobei sie insbesondere nach dem Verzehr von rohem Getreide, etwa in Form von Müsli, Symptome entwickeln.

Bei ca. 90 % aller Pollenallergiker findet sich gleichzeitig eine Lebensmittelallergie gegen Kräuter, Gemüse, Gewürze oder Früchte (sog. **orales Pollensyndrom**).

20.4 Ernährungsempfehlungen

Die **American Dietetic Association** [2] bewertet die vegetarische Ernährung wie folgt:
- Vegetarische Kostformen decken bei richtiger Planung den Nährstoffbedarf, auch den an Protein, Eisen, Kalzium und Zink.
- Die Deckung des Vitamin-B_{12}-Bedarfs ist dann, wenn Milch und Eier in die Ernährung einbezogen werden, unproblematisch.
- Bei rein vegetarischer Ernährung sollte eine sichere Vitamin-B_{12}-Quelle, z. B. ein Supplement oder ein mit Vitamin B_{12} angereichertes Lebensmittel, in die Kost einbezogen werden.
- Diese Bewertung gilt auch für Kinder, Jugendliche, Schwangere und stillende Frauen dann, wenn ausreichende Quellen für Vitamin B_{12} und Vitamin D in den Kostplan einbezogen werden.

> Grundsätzlich sollte bei **Kindern** und **Schwangeren** auf eine ausreichende Zufuhr von Kalzium, Eisen, Zink und besonders bei Schwangeren an Folsäure geachtet werden.

Bei Berücksichtigung dieser Regeln bieten vegetarische Kostformen eine Reihe **gesundheitlicher Vorteile,** wobei berücksichtigt werden muss, dass Vegetarier häufig **insgesamt gesundheitsbewusster** sind (weniger rauchen und weniger Alkohol trinken, mehr Wert auf körperliche Aktivität legen etc.).

So fanden sich bei der Deutschen Vegetarierstudie bei insgesamt 123 Vegetariern, im Vergleich zu einer übliche Mischkost verzehrenden Kontrollgruppe, günstigere Parameter für Blutdruck, Gesamtcholesterin, HDL-Cholesterin, Triglyceride und Harnsäure.

Männliche Nichtvegetarier tranken im Vergleich zu Vegetariern fast die dreifache Menge an alkoholischen Getränken [27, 28].

Auch eine niederländische Studie an Vegetariern in höherem Lebensalter (65–97 Jahre) kommt im Vergleich zu einer entsprechenden Gruppe von Omnivoren zu einem positiven Ergebnis. Es wird jedoch darauf hingewiesen, dass bei Lakto- bzw. Ovolaktovegetariern die Gefahr einer unzureichenden Deckung des Bedarfs an Zink, Eisen und Vitamin B_{12} besteht und dass durch entsprechende Beratung einem Defizit an diesen essentiellen Nährstoffen vorgebeugt werden soll [5, 22].

Auch eine schwedische Studie an Laktovegetariern ergab Hinweise auf eine nicht optimale Deckung des Bedarfs an einigen Spurenelementen. Erniedrigt waren im Vergleich zu Kontrollpersonen die Konzentrationen an Zink, Kupfer und Selen im Plasma, Urin und in den Haaren. Die Autoren vermuten, dass die hohe Zufuhr von Ballaststoffen und Phytat für die niedrigen Konzentrationen mitverantwortlich ist [30].

20.5 Vegetarische Kostformen

Es gibt eine Reihe von **Variationen der vegetarischen Ernährungsweise**, bei denen das Meiden von Fleisch und Fisch mehr oder weniger konsequent gefordert wird. Zum Teil liegt das Hauptgewicht der Ernährungsempfehlung darauf, Lebensmittel so **naturbelassen** wie möglich zu verzehren und den **Fleischkonsum** auf ein „vernünftiges" Maß zu beschränken.

20.5.1 Vollwert-Ernährung

V. Koerber, Männle und Leitzmann [15] fordern in ihrem Buch „Vollwert-Ernährung", Fleisch, Fisch und Eier, die für die Versorgung mit essentiellen Nährstoffen nicht unbedingt notwendig sind, auf das Maß zu reduzieren, wie es **vor ca. 100 Jahren** für die deutsche Durchschnittsbevölkerung **üblich** war, d. h. 1–2 Fleischmahlzeiten, 1 Fischmahlzeit und 1–2 Eier pro Woche. Die Verwendung von Milch und Milchprodukten wird hingegen empfohlen.

> Die sog. **Vollwert-Ernährung** wird wie folgt definiert: Es ist eine überwiegend laktovegetabile Ernährungsweise, bei der gering verarbeitete Lebensmittel bevorzugt werden.

Die **hauptsächlich verwendeten Lebensmittel** sind Vollkornprodukte, Gemüse und Obst, Kartoffeln, Hülsenfrüchte sowie Milch und Milchprodukte, daneben können auch geringe Mengen an Fleisch, Fisch und Eiern enthalten sein.

Etwa die Hälfte der Nahrungsmenge besteht aus unerhitzter Frischkost.

Die **Zubereitung** erfolgt schonend und mit wenig Fett aus frischen Lebensmitteln, Nahrungsmittel mit **Zusatzstoffen** werden vermieden.

Zusätzlich zur Gesundheitsverträglichkeit der Ernährung werden auch die **Umweltverträglichkeit** und die **Sozialverträglichkeit** des Ernährungssystems berücksichtigt.

Erzeugnisse aus ökologischer Landwirtschaft, aus regionaler Herkunft und entsprechender Jahreszeit sind zu bevorzugen. Unverpackte oder umweltschonend verpackte Lebensmittel sowie umweltverträgliche Produkte und Technologien werden verwendet.

Mit Vollwert-Ernährung sollen **hohe Lebensqualität** – besonders Gesundheit, Schonung der Umwelt und soziale Gerechtigkeit weltweit gefördert werden [20].

Die Wahrscheinlichkeit, dass eine Nahrung alle essentiellen Bestandteile enthält, ist umso größer, je naturbelassener, d. h. je weniger behandelt die einzelnen Lebensmittel sind.

Nach Ansicht der Autoren geht fast jede Art der Verarbeitung mit einer Verminderung des natürlichen Gehalts an essentiellen Bestandteilen einher.

In Abbildung 20-2 sind die **Bezugssysteme** und die **Ansprüche** der Vollwerternährung dargestellt [20].

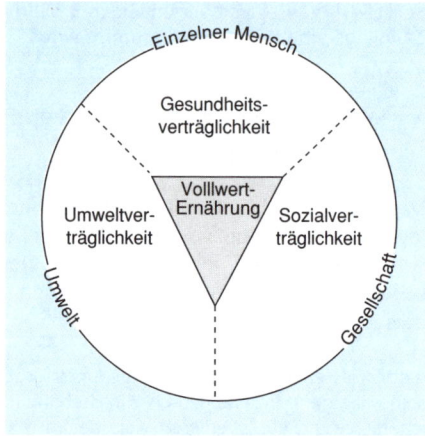

Abb. 20-2 Bezugssysteme und Ansprüche der Vollwert-Ernährung [21].

Die **Bedenken**, die von einigen Gesellschaften gegen mehrere Grundsätze der Vollwert-Ernährung geäußert wurden, sind im Ernährungsbericht der Deutschen Gesellschaft für Ernährung 1992 [21] wie folgt zusammengefasst:

Besonders die Zuordnung vieler Lebensmittel in der Werteskala – die z. B. **konservierte Lebensmittel** als „weniger empfehlenswert (nur selten verzehren)" kennzeichnet – wird den modernen technologischen Möglichkeiten der Erhaltung wertgebender Inhaltsstoffe nicht gerecht. Unter anderem verursachen solche Zuordnungen schwerwiegende Probleme bei Großverpflegungseinrichtungen.

Umstritten ist auch die **Ablehnung von Zusatzstoffen** und die Bevorzugung von Produkten aus „ökologischem" Landbau.

20.5.2 Naturbelassene Nahrung

Die der Vollwert-Ernährung zugrunde liegenden Vorstellungen haben engen Bezug zu den Forderungen von **Kollath** [17], dessen Empfehlung lautet: „Lasst unsere Nahrung so natürlich wie möglich."

Kollath teilt die Lebensmittel nach einer „natürlichen" Rangordnung in folgende sechs **Wertstufen** ein:
a) natürliche Lebensmittel (Nüsse, Getreide, Früchte, Eier, Milch)
b) mechanisch veränderte Nahrung (Vollkornmehl, Buttermilch, Butter, Molke)
c) fermentativ (enzymatisch) veränderte Nahrung (vergorene Fruchtsäfte, Sauerkraut, Sauermilch, Joghurt, Wein, Bier)
d) erhitzte Nahrung (Vollkornbrot, gekochte Gemüse, gekochte Milch)
e) konservierte Nahrung (chemisch sterilisierte oder gefrorene Früchte und Gemüse, geräuchertes, gesalzenes, gefrorenes Fleisch, Trockenmilch, Weißbrot und Feingebäck)
f) Präparate (Zucker, Stärkepulver, Vitaminmischungen, Fleischextrakt, Branntwein).

Kollath teilt diese sechs Wertstufen ein in **Lebensmittel**, hierzu gehören die Gruppen a, b und c, und in **Nahrungsmittel** mit den Gruppen d, e, f.

Die Nahrung der ersten vier Wertstufen a–d bezeichnet Kollath als **Kulturkost**. Mischungen hieraus, mit Ausnahme einer einseitigen Kost aus tierischen Produkten, gewährleisten nach seiner Ansicht eine vollwertige Ernährung.

Nahrungsmittel der Stufen e und f sind charakteristisch für eine sog. **Zivilisationskost**.

Gefordert wird, bei der Herstellung von Speisen nur das zu erhitzen, was erhitzt werden muss. Verluste von Inhaltsstoffen durch Erhitzen sollen durch entsprechende unerhitzte Frischkost ausgeglichen werden.

Kollath empfiehlt folgende Anteile **hitzebehandelter Nahrung** in der Gesamtkost:
Wertstufe a 10 %
Wertstufe b 20 %
Wertstufe c 30 %
Wertstufe d 40 %
Wertstufe e und f sollen gemieden werden.

Getreide und Getreideprodukte aus **Vollkorn** sollen bei der Kostzusammenstellung bevorzugt werden. Zucker und hieraus hergestellte Produkte sind völlig zu meiden.

Pflanzliche Lebensmittel sind **zu bevorzugen**, hiervon ein Teil als unerhitzte Frischkost. Fleisch, Fisch und Eier sollten nur gelegentlich Verwendung finden.

Empfohlen werden Roh- bzw. Vorzugsmilch, naturbelassene Fette und Öle (Butter, kaltgepresste Öle). **Genussmittel** sind zu meiden.

Folgende **allgemein gültige Ernährungsregeln** werden empfohlen:
- Von tierischen Lebensmitteln ist die Milch für uns unentbehrlich.
- Obst und Gemüse können ihre ihnen eigenen Werte anscheinend nur entfalten, wenn Getreide und Milch ausreichend vorhanden sind.
- Das Fleisch jeder Art ist diesen Produkten nachzuordnen, ist Zukost und nichts anderes, auf keinen Fall Hauptnahrungsmittel, ebenso wenig die tierischen Fette.
- Iss einfach und mäßig, nicht zu heiß und nicht zu kalt.
- Bevorzuge pflanzliche Kost, einen Teil davon roh.
- Verwende Fleisch nur als gelegentliche Zugabe.
- Vermeide Konserven und Präparate sowie alle bedenklichen und gefährlichen Genussmittel.
- Iss nur, wenn du Hunger hast!
- Kaue gründlich, nimm dir Zeit zum Essen!
- Iss maßvoll und einfach, jedoch vollwertig und abwechslungsreich!
- Es gibt kaum schwer verdauliche Speisen, es gibt aber falsche Zusammenstellungen, falsche Zubereitung und ein Übermaß!
- Zur vollen Nahrungsverwertung gehört ausreichende Bewegung.

20.5.3 Vegetabile Rohkost

Die **vegetabile Rohkost** nach Bircher-Benner [4] setzt sich ausschließlich aus Rohsäften, rohem Obst und Gemüse, Nüssen, Vollkornschrotbrei, rohen Salaten, kaltgepressten Ölen, Kräutern und etwas Honig zusammen.

> Nur bei optimaler Auswahl der Proteinlieferanten lässt sich mit einer solchen Kostform eine ausreichende Deckung des Bedarfs an essentiellen Aminosäuren und anderen essentiellen Nährstoffen erreichen.

In einem Vorwort der 1928 erschienenen praktischen Anleitung zu dem Buch „**Das Wendepunkt-Kochbuch**" schreibt der Autor:

„Das Fleisch des getöteten Tieres ist sehr arm an ernährender Energie und Vitaminen. Einige Vitamine werden als Vorräte in gewissen Organen aufgespeichert, z. B. in der Leber, doch wären diese Organe aus anderen Gründen eine ungeeignete Nahrung für den Menschen. Alle Fleischarten, auch Fische und Geflügel, sind schlechte Kraftquellen und führen langsam einen inneren Zerfall der lebenswichtigsten Gewebe des Organismus herbei. Fleisch gibt also nicht Kraft. Der Irrtum rührt von der Reizwirkung der toten Eiweißstoffe und anderer Zerfallsprodukte des Fleisches einher. Fleischnahrung vermag keine geschwächte Konstitution zu stärken, keine Krankheit zu heilen, aber es vermag jede Konstitution mit der Zeit zu untergraben und manche Krankheit herbeizuführen ... Wird ein Mensch nur mit geschlachtetem und gekochtem Tierfleisch ernährt, so stirbt er ebenso rasch wie ein völlig Hungernder. Welchen Sinn hat es da, einen großen Teil seines Einkommens für solche Scheinnahrung auszugeben? ... Je länger man die Nahrung kocht, umso schlechter wird ihre Wirkung. Ernährt man die Tiere nur mit lang gekochter Nahrung, so gehen sie zugrunde ... Das weiße Brot, die Semmel und alle Feinmehlgebäcke, das feine Weißmehl aus Weizen, Reis oder Mais, der polierte Reis, der Grieß – alle künstlichen Präparationen, die die Küche verwendet – sind schwer denaturierte Nahrungsmittel. Werden sie zum vorwiegenden Nahrungsmittel eines Menschen, so erkrankt er unfehlbar."

Der Autor kommt zu dem **Schluss**: Eine der Gesundheit förderliche Kostzusammensetzung muss zu einem großen Teil, zumindest **50 %, aus ungekochter Nahrung** bestehen.

Auch bei Berücksichtigung des Kenntnisstands der damaligen Zeit belegen diese Aussagen, dass hier mehr **Glaube** und **Fanatismus** als wissenschaftliche Erkenntnisse zur Basis einer Ernährungsempfehlung gemacht wurden.

In einer Zeit, in der viele Menschen aus **Verunsicherung**, aber auch auf der **Suche** nach einer Gesundheit, Leistungsfähigkeit und Wohlbefinden verbessernden und fördernden Ernährung sind, findet auch die Rohkost zunehmend Anhänger.

Die Arbeitsgruppe Rohkost (Gießen) hat über 800 Anhänger dieser alternativen Ernährungsform befragt und untersucht, um **Aussagen**
- zum sozioökonomischen Status,
- zur Zusammensetzung der Kost,
- zur Deckung des Nährstoffbedarfes und
- zum Gesundheitszustand der Rohköstler machen zu können.

Einbezogen wurden Personen mit **mindestens 70 % Rohkostanteil** an der Ernährung. Es ergab sich für Rohköstler ein deutlich über dem Durchschnitt liegendes Einkommens- und Bildungsniveau. Unter den verschiedenen Varianten wurde die **vegane Rohkost** am häufigsten praktiziert. Weiterhin gibt es die Rohkost mit Fleisch- bzw. Ei- und Milchverzehr, die Obst- Gemüserohkost, die Obstrohkost etc.

Wenn die **Gesamtnährstoffzufuhr mit Obst** und **Gemüse** erfolgt, kann die Deckung des Energiebedarfes schwierig sein. Es bestand ein signifikanter Zusammenhang zwischen dem Rohkostanteil und dem **Körpergewicht.** 70 % der Rohköstler lagen im Bereich des Normgewichtes, 30 % hatten mäßiges bis ausgeprägtes Untergewicht.

Bei Frauen traten mit steigendem Rohkostanteil **Störungen der Menstruation** auf. Bei etwa 30 % der Frauen unter 45 Jahren bestand eine Amenorrhö.

Laborparamter zur Beurteilung der **Eisenversorgung** waren mit zunehmendem Rohkostanteil und zunehmender Dauer der Rohkosternährung häufiger von der Norm abweichend [19], Dörries et al. (unveröffentlicht).

Das **Ergebnis** dieser Studie demonstriert die Schwierigkeit, mit ausschließlichem bzw. überwiegendem Verzehr von Rohkost den Energie- und Nährstoffbedarf optimal zu decken.

20.6 Ernährungsmedizinische Bewertung der vegetarischen Ernährung

Es besteht kein Zweifel daran, dass mit einer sinnvoll zusammengesetzten laktovegetarischen bzw. ovolaktovegetarischen Kost oder der sog. Vollwert-Kost **präventiv-medizinische Erkenntnisse** leichter zu realisieren sind als mit einer üblicherweise praktizierten Mischkost.

20.6 Ernährungsmedizinische Bewertung der vegetarischen Ernährung

Dies betrifft aufgrund des geringen Anteils an gesättigten Fettsäuren und des höheren Gehalts an Ballaststoffen, antioxidativen Vitaminen und sekundären Pflanzeninhaltsstoffen (Phytochemicals) besonders die **Prophylaxe von Herzkreislauferkrankungen** (vgl. Kap. 6 und 7) und **Karzinomen** (vgl. Kap. 16).

Die **Interpretation epidemiologischer Untersuchungen,** die unterschiedliche Morbiditäts- und Mortalitätsraten bei Vegetariern und Nichtvegetariern belegen, ist schwierig, da sich in diesen beiden Gruppen die **Lebensweise** in aller Regel nicht nur auf dem Gebiet der Ernährung, sondern auch anderweitig unterscheidet, und Vegetarier meist **grundsätzlich gesundheitsbewusster** sind.

Insbesondere **Religionsgemeinschaften,** wie etwa Sieben-Tage-Adventisten, Trappisten, Hindus etc., die wegen ihrer weitgehend vegetarischen Lebensweise oft untersucht wurden, konsumieren wenig oder keinen Alkohol und koffeinhaltige Getränke und rauchen seltener als die sich „normal" ernährende Durchschnittsbevölkerung.

20.6.1 Beeinflussung des Stoffwechsels

Bei Vegetariern liegt die **Gesamtcholesterin-,** die **LDL-** und die **Apo-Lipoprotein-B-Konzentration** niedriger als bei Vergleichskollektiven unter Mischkost. Darüber hinaus ist der proportionale Anteil des HDL-Cholesterins am Gesamtcholesterin bei Vegetariern höher.

Als **Ursache** hierfür muss eine Reihe von Faktoren diskutiert werden, insbesondere
- die meist geringere Gesamtenergieaufnahme,
- der geringere Verzehr von Cholesterin, von Fetten gesättigter Fettsäuren,
- der höhere Ballaststoffverzehr (Abb. 20-3) und
- der höhere Anteil der Kost an sekundären Pflanzeninhaltsstoffen.

Möglicherweise hat auch die **Aminosäurerelation in pflanzlichen Proteinen,** besonders bei primär hoher Cholesterinkonzentration im Serum, einen die Serumcholesterinkonzentration senkenden Effekt (vgl. Kap. 4.5).

Es konnte zusätzlich gezeigt werden, dass pflanzliche Lebensmittel, so z. B. Gerste, Hafer, Weizen, Knoblauch etc., aber auch die oft als „Wunderheilmittel" angebotene, in ostasiatischen Ländern viel benutzte Ginseng-Wurzel, **Substanzen enthalten, die das Enzym HMG-CoA-Reduktase hemmen** und so die **Cholesterinsynthese** verringern (vgl. Abb. 1-12) [25].

Niedriger liegen bei Vegetariern weiterhin die **Blutdruckwerte,** obwohl, wie einige Studien zeigten, die Natriumausscheidung im Harn als Maß für die Natriumzufuhr mit der Nahrung meist gleich hoch liegt wie bei Kontrollkollektiven.

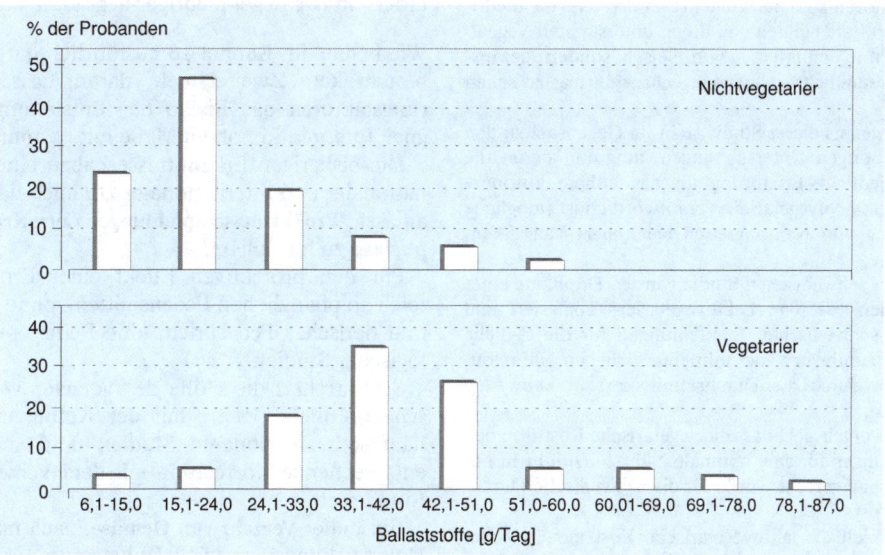

Abb. 20-3 Mittlerer täglicher Ballaststoffverzehr bei Vegetariern (n = 56) und Nichtvegetariern (n = 264) in England (Grearetol, zit. nach [3]).

Signifikant höher fand sich hingegen die Kaliumausscheidung. Der vergleichsweise **hohen Kaliumzufuhr** mit vegetarischer Kost kommt möglicherweise eine wesentliche Bedeutung für die häufiger im Normbereich liegenden Blutdruckwerte zu (vgl. Kap. 6).

> Die vegetarische Lebensweise ist für Patienten mit Hyperlipoproteinämie und Bluthochdruck eine der sinnvollsten therapeutischen Maßnahmen [29, 30].

Die Autoren fanden unter dieser Ernährungsform signifikant niedrigere Serumcholesterin-, LDL- und Triglyceridkonzentrationen. Das **mittlere Körpergewicht** und die Hautfaltendicke lag niedriger als bei einem entsprechenden Vergleichskollektiv unter üblicher nordamerikanischer Kost.

Bei 19- bis 30-jährigen Vegetariern war im Vergleich zu Nichtvegetariern die **Zahl Adipöser** geringer und die Konzentration an Gesamtcholesterin, LDL-Cholesterin und Triglyceriden im Serum niedriger. Darüber hinaus lagen bei Vegetariern die Plasmakonzentrationen an Vitamin C und E höher als bei Nichtvegetariern [18].

In einer englischen prospektiven Studie wurden über 6000 Vegetarier mit einer entsprechenden Zahl von Nichtvegetariern während 12 Jahren verglichen.

Vegetarier hatten signifikant **niedrigere Gesamtmortalitätsraten** und eine niedrigere Mortalität an ischämischen Herzerkrankungen und Karzinomen. Wurde beim Vergleich der Lebensstil (Rauchen, Körpergewicht, soziale Klasse) mit berücksichtigt, so fand sich für die Mortalität an koronaren Herzerkrankungen kein signifikanter Unterschied, während die Signifikanz für die Tumormortalität auch unter Einbeziehung dieser Faktoren bestehen blieb.

Die Autoren kommen zu dem Schluss, dass die niedrigere Infarktrate bei den von ihnen untersuchten Vegetariern nicht in dem Meiden von Fleisch, sondern der **insgesamt gesundheitsbewussteren Lebensführung** zu sehen ist [33].

Das Ergebnis dieser Studie steht im Gegensatz zu den meisten übrigen Untersuchungen, aufgrund deren die unterschiedliche Ernährung für das höhere koronare Risiko bei Nichtvegetariern verantwortlich ist (mögliche Bedeutung von **Nahrungseisen bei hohem Fleischkonsum**).

In einer schwedischen Studie wurden Duplikate einer 24-Stunden-Kost von Laktovegetariern analysiert und mit den schwedischen Empfehlungen für die tägliche Nährstoffzufuhr bzw. der mittleren täglichen Nährstoffaufnahme durch die Durchschnittskost in Schweden verglichen.

Hierbei ergab sich, dass die vegetarische Kostform den Empfehlungen für eine optimale Nährstoffzufuhr in höherem Maße gerecht wurde als die schwedische Durchschnittskost.

So enthielt die laktovegetarische Kost nur 35 % der Energie in Form von Fett mit einem hohen p/s-Quotienten, die Cholesterinzufuhr betrug die Hälfte der in schwedischer Durchschnittskost, die Proteinaufnahme lag gering über den Empfehlungen, die empfohlenen Mengen der Mineralstoffe Kalzium, Magnesium, Natrium, Kalium, Eisen, Zink, Kupfer und Selen waren enthalten und der Ballaststoffanteil lag dreimal höher als in der schwedischen Durchschnittskost.

Die bei Vegetariern und Veganern niedrigere Rate an **koronaren Herzerkrankungen** wird als Folge der ernährungsbedingten Minderung der Risikofaktoren Hyperlipoproteinämie, Bluthochdruck und Hyperurikämie gedeutet.

So fanden sich während einer 11-jährigen Beobachtungszeit bei 3000 vegetarisch lebenden Trappisten 3- bis 4-mal weniger koronare Herzerkrankungen als bei fleischessenden Benediktinern. Entsprechende Ergebnisse wurden bei Sieben-Tage-Adventisten erhoben [13].

Bei einer an rund 11000 Personen über 10 Jahre durchgeführten prospektiven Studie fand sich eine signifikant geringere Mortalität an koronaren Herzerkrankungen bei Vegetariern im Vergleich zu Nichtvegetariern. Dieser Unterschied war bei Männern besonders ausgeprägt [8].

20.6.2 Einflüsse auf den Gastrointestinaltrakt

Der vergleichsweise **hohe Ballaststoffanteil** der vegetarischen Kost (Tab. 20-1) hat eine Reihe weiterer positiver Effekte, insbesondere im Bereich des Gastrointestinaltrakts.

So konnte gezeigt werden, dass die Häufigkeit der **Kolondivertikulose** (vgl. Kap. 3.5.3) bei Vegetariern in der Regel niedriger liegt (Tab. 20-1).

Wie bereits im Kapitel 16 ausführlich dargestellt, besteht kein Zweifel mehr daran, dass Ernährungsfaktoren das Risiko der Entstehung maligner Tumoren in hohem Maße mit bestimmen.

Die bisherigen Erkenntnisse haben eine Reihe nationaler und internationaler Gremien dazu veranlasst, **Ernährungsempfehlungen zur Krebsprophylaxe** zu formulieren.

Für den protektiven Effekt einer Ernährung reich an pflanzlichen Lebensmitteln, ohne Fleisch und tierisches Fett spricht eine Reihe epidemiologischer Studien.

So korreliert die Höhe des **Verzehrs von tierischem Protein** positiv mit der Kolonkarzinomhäufigkeit. In anderen Studien fand sich eine entsprechende Korrelation mit dem Verzehr von Rindfleisch.

Ein **hoher Verzehr von Gemüse,** nach manchen Untersuchungen speziell Kohlgemüse, korreliert negativ mit der Häufigkeit kolorektaler Karzinome (vgl. Kap. 16).

Tabelle 20-1 Mittlerer täglicher Ballaststoffverzehr bei Vegetariern und Nichtvegetariern in Beziehung zur Häufigkeit der Kolondivertikulose (nach [7]).

Art des Ballaststoffes	Nichtvegetarier		Vegetarier	
	mit Divertikulose	ohne Divertikulose	mit Divertikulose	ohne Divertikulose
Gesamt	19,5 ± 6,6	22,7 ± 8,6	22,7 ± 9,5	42,7 ± 9,9
Getreide	6,5 ± 5,0	9,3 ± 7,1	10,9 ± 7,2	18,0 ± 6,3
Gemüse	9,7 ± 3,8	9,4 ± 5,3	7,8 ± 4,4	13,9 ± 4,7
Früchte	2,3 ± 1,7	2,6 ± 2,1	8,7 ± 2,8	8,7 ± 4,0

Ergebnisse epidemiologischer Studien sprechen auch dafür, dass eine hohe Zufuhr an **Carotinoiden** in Form von Früchten und Gemüsen mit einer niedrigen Tumorhäufigkeit – von besonderem Interesse ist die inverse Korrelation zwischen der Häufigkeit des Bronchialkarzinoms und der Carotinaufnahme – einhergeht. Auch für Vitamin C konnte ein solcher Schutzeffekt wahrscheinlich gemacht werden (vgl. Kap. 16).

Es gilt **trotz z. T. widersprüchlicher Befunde** als weitgehend gesichert, dass der vergleichsweise hohe Gehalt einer vegetarischen Kost an **Ballaststoffen** das Risiko der Kolonkarzinomentstehung senkt.

Sowohl epidemiologische als auch experimentelle Befunde sprechen dafür, dass nur im Kolon bakteriell abbaubare Ballaststoffe wie Pektin oder die im Dünndarm nicht hydrolysierte Stärke **(resistente Stärke)** diesen protektiven Effekt besitzen. Dies würde bedeuten, dass die bakteriell wenig abbaubaren Ballaststoffe aus Kleie keinen bzw. nur einen geringen Schutzeffekt besitzen, während Früchte, Gemüse und stärkereiche Lebensmittel günstig wirken.

Weitere Einzelheiten zum **Wirkmechanismus der Ballaststoffe** – das Gleiche gilt auch für Kalzium und Selen – sind in Kapitel 16 ausführlich besprochen.

Auch die in westlichen Industrieländern bei einem hohen Prozentsatz der Bevölkerung nachweisbaren **Cholesteringallensteine** (vgl. Kap. 3.7.8) finden sich bei Vegetariern seltener.

Hierfür dürfte ebenfalls der den lithogenen Index der Gallenflüssigkeit positiv beeinflussende, hohe Ballaststoffanteil der vegetarischen Kost (vgl. Kap. 1.11) und der vergleichsweise geringe Fettverzehr verantwortlich sein.

Gestützt wird die Vorstellung, dass ballaststoffreiche, relativ fettarme Kostformen vor der Steinentstehung schützen, durch Untersuchungen an Vegetarierinnen.

Von Pixley u. Mitarb. [24] wurden 632 Frauen im Alter zwischen 40 und 69 Jahren zum Ausschluss von Gallensteinen sonographiert. 130 der untersuchten Frauen waren Vegetarierinnen. Bei 25 % der Nichtvegetarierinnen und 12 % der Vegetarierinnen konnten Gallensteine nachgewiesen werden.

Nierensteine bildeten sich bei Vegetarierinnen vergleichsweise selten. Der Grund ist der neutrale bzw. leicht alkalische pH-Wert des Harns [6, 26].

Zusammenfassend lässt sich feststellen, dass vegetarische Kostformen, insbesondere in Form der ovolaktovegetabilen Kost, bei entsprechender Auswahl der Lebensmittel eine optimale Deckung des Nährstoffbedarfs gewährleisten.

Darüber hinaus geht eine solche Ernährungsweise mit einer Reihe positiver präventiver Effekte einher.

> Unwissenschaftliche Spekulationen und extreme Forderungen, die häufig von Anhängern bestimmter Varianten des Vegetarismus vertreten werden, sind nicht selten der Grund für pauschale Ablehnung und schaden der kritischen Diskussion und der Anerkennung des Positiven an dieser Kostform.

20.7 Umweltverträglichkeit

Abschließend sei noch darauf hingewiesen, dass der **hohe Verzehr von Fleisch,** aber auch von Milchprodukten und Eiern in den westlichen Industrieländern mit dazu beiträgt, den Hunger in der sog. Dritten Welt zu fördern.

Bei den Bemühungen um eine Lösung der **Welternährungsprobleme** muss die Tatsache mehr Beachtung finden, dass zur Erzeugung tierischer Nahrungsmittel ein hoher Einsatz an Futtermitteln erforderlich ist.

Hierdurch entstehen hohe sog. **Veredelungs-** oder **Transformationsverluste,** weil das Tier bis zu

90 % der aufgenommenen Pflanzennahrung zur Erhaltung seines eigenen Stoffwechsels benötigt und nur etwa einen Anteil von 10–15 % in Körpersubstanz umwandelt.

Zur Erzeugung von 4,18 kJ (1 kcal) tierischer Nahrungsmittel sind durchschnittlich 29 kJ (7 kcal) aus Futtermitteln erforderlich.

> Zur Erzeugung von 1 kg tierischem Protein müssen im Durchschnitt 7 kg pflanzliches Protein eingesetzt werden, von denen 5 kg direkt der menschlichen Ernährung zugute kommen könnten.

Einem Rind müssen 21 kg Eiweiß zugeführt werden, um 1 kg Eiweiß in Form von Fleisch zu erzeugen.

Entsprechende Berechnungen besagen, dass dann, wenn der Nutztierbestand der USA auf die Hälfte verringert würde, Getreide in einer Menge eingespart würde, um das Nahrungsdefizit der Entwicklungsländer vierfach zu decken.

Hoher Verzehr von tierischen Lebensmitteln erfordert mehr **Ackerfläche** als der Verzehr pflanzlicher Lebensmittel.

Bei der **modernen Nutztierhaltung** werden in zunehmendem Maße nicht mehr Pflanzen verfüttert, die für die menschliche Ernährung ungeeignet sind, sondern das für die menschliche Ernährung hochwertige und in den meisten Entwicklungsländern fehlende **Getreide** und auch **Soja**.

Dadurch steigen die **Weltmarktpreise** für Produkte, die Völkern in der Dritten Welt als Ernährungsbasis dienen, in einem Ausmaß, dass sie von den devisenschwachen Ländern nicht mehr in ausreichender Menge gekauft werden können.

Milchpulver aus der Überproduktion westlicher Industrieländer zur Minderung des Proteindefizits an Entwicklungsländer zu verschenken, ist sicher eine der ungeeignetsten Möglichkeiten, Ernährungsprobleme zu lösen (Lit. bei [31]).

Literatur

1 Abdulla, M., K.O. Aly, I. Andersson, N.G. Asp: Nutrient intake and health status of lactovegetarians: Chemical analyses of diets using the duplicate portion sampling technique. Clin. Nutr. 40 (1984) 325.
2 American Dietetic Association, Position of The American Dietetic Association: Vegetarian diets. J. Amer. Diet. Assoc. 93 (1993) 1317–1319.
3 Binghams, S., J.H. Cummings: Sources and intakes of dietary fiber in man. In: Spiller, G., R. McPherson Kay: Medical Aspects of Dietary Fiber. Plenum Books, New York–London 1980.
4 Bircher, R.: Ende der Lebensreform oder Aufstieg? In: Wendepunkt 1973. Bircher-Benner-Verlag, Erlenbach (Schweiz).
5 Brants, H.A.M., M.R.H. Löwik, S. Westenbrink, K.F.A.M. Hulshof, C. Kistemaker: Adequacy of a vegetarian diet at old age (Dutch nutrition surveillance system). J. Amer. Coll. Nutr. 9 (1990) 292–302.
6 Brockes, J.G., A.J. Levitt, S.M. Crutbers: The effect of vegetable and animal proteine diets on calcium urate and oxalate excretion. Brit. J. Urol. 54 (1982) 590.
7 Brodribb, A.J.M.: Dietary fiber in diverticular disease of the colon. In: Spiller, G.A.S., R. McPherson Kay: Medical Aspects of Dietary Fiber. Plenum Books, New York–London 1980.
8 Burr, M.L., B.K. Butland: Heart disease in British vegetarians. Amer. J. clin. Nutr. 48, Suppl. 90 (1988).
9 Chanarin, I., V. Malkowska, A.M. O'Hea, M.G. Rinsler, A.B. Price: Megaloblastic anaemia in a vegetarian Hindu community. Lancet II (1985) 1168.
10 Droese, W., M. Kersting: Probleme der Säuglings- und Kinderernährung heute. Ernährungs-Umschau 31 (1984) 3.
11 Dwyer, J.T., W.H. Dietz, E.M. Andrews, R.M. Suskind: Nutritional status of vegetarian children. Amer. J. clin. Nutr. 35 (1982) 204.
12 Gain, T.: Vitamin-D-Mangel bei vegetarischer Ernährung. Dtsch. med. Wschr. 114 (1989) 1177.
13 Goodloe, M.H.: The association of dietary factors and coronary heart disease in Trappist and Benedictine monks. Diss. 1969. Zit. nach Waldner, H.G.: Vegetarismus – Pro und Kontra. Hochschulverlag, Freiburg 1980.
14 Koebnick, C., S. Dornes, P. Furhmann, K. Kwanbunjan, C. Strassner, C. Leitzmann: Ernährungs- und Gesundheitsverhalten von Menschen mit überwiegender Rohkost-Ernährung. (Unveröffentlicht.)
15 Koerber, K.W. v., T. Männle, C. Leitzmann: Vollwert-Ernährung, 7. Aufl. Haug, Heidelberg 1993.
16 Kofranyi, E., F. Jekat: Bilanzversuche an Menschen zur Bestimmung der biologischen Wertigkeit von Nahrungsproteinen. Z. Physiol. Chem. 335 (1964) 166.
17 Kollath, W.: Die Ordnung unserer Nahrung, 12. Aufl. Haug, Heidelberg 1986.
18 Krajcovicova-Kudlackova, M., R. Simoncic, A. Bederova, R. Ondreicka, J. Klvanova: Selected parameters of lipid metabolism in young vegetarians. Nutr. Metabol. 38 (1994) 331–335.
19 Kwanbunjan, K., C. Strassner, S. Dörnes, C. Leitzmann: Eisenstatus von Rohköstlern. Ztschr. f. Ernährungswissensch. 35 (1996) 90.
20 Leitzmann, C., K.W. v. Koerber, T. Männle: Die Gießener Formel – Definition der Vollwert-Ernährung. UGB-Forum 10 (1993) 109.
21 Leitzmann, C., W. Kübler: Vollwert-Ernährung. In: Ernährungsbericht der Deutschen Gesellschaft für Ernährung 1992. Henrich, Frankfurt 1992.
22 Löwik, M.R.H., J. Schrijver, J. Odink, H. van den Berg, M. Wedel: Long-term effects of a vegetarian diet on the nutritional status of elderly people (Dutch nutrition surveillance system). J. Amer. Coll. Nutr. 9 (1990) 600–609.
23 Martinez-Torres, C., M. Layrisse: Nutritional factors in iron deficiency: Food iron absorption. In: Callender,

S. T. (ed.): Clinics in Haematology. Vol 2. Saunders, London–Philadelphia–Toronto 1973.
24 Pixley, W. S., D. Wilson, K. McPherson, J. Mann: Effect of vegetarianism on development of gall-stones in women. Brit. med. J. 291 (1985) 11.
25 Quereshi, A. A., W.C. Burger, D. M. Peterson, C. Elson: Suppression of cholesterol by plant constituents: Review of Wisconsin contributions to NC-167. Lipids 20 (1985) 817.
26 Robertson, W. G., M. Peacock, P. Heyburn, F. Hanes: Should recurrent calcium oxalate stone formers become vegetarians? Brit. J. Urol. 51 (1979) 427.
27 Rottka, H., E. Hermann-Kunz, B. Hahn, H.-P. Lang: Berliner Vegetarier-Studie – Erste Mitteilung. Lebensmittelverzehr, Nährstoff- und Energieaufnahme im Vergleich zu Nichtvegetariern. Akt. Ernährungsmed. 13 (1988) 161–170.
28 Rottka, H., W. Thefeld: Gesundheit und vegetarische Ernährungsweise. Akt. Ernährungsmed. 9 (1984) 209–215.
29 Sacks, F. M., B. Rosner, E. H. Kass: Blood pressure in vegetarians. Amer. J. Epidemiol. 100 (1974) 390.
30 Sacks, F. M., W. P. Castelli, A. Donner, E. H. Kass: Plasma lipids and lipoproteins in vegetarians and controls. New Engl. J. Med. 292 (1975) 1148.
31 Spitzmüller, E. M., K. Pflug-Schönfelder, C. Leitzmann: Ernährungsökologie, Essen zwischen Genuß und Verantwortung. Haug, Heidelberg 1993.
32 Srikumar, T. S.: Trace element status in healthy subjects switching from a mixed to a lactovegetarian diet for 12 mo. Amer. J. clin. Nutr. 55 (1992) 885–890.
33 Thorogood, M., J. Mann, P. Appleby, K. McPherson: Risk of death from cancer and ischaemic heart disease in meat and non-meat eaters. Brit. Med. J. 308 (1994) 1667–1670.

21 Alternative Kostformen und Außenseiterdiäten

Für die Energie- und Nährstoffzufuhr, aber auch für die Zufuhr von Ballaststoffen und sekundären Pflanzenstoffen gibt es optimale Bereiche innerhalb deren ein Höchstmaß an Gesundheit und Leistungsfähigkeit gegeben ist.

Diese **Optimalbereiche** werden von folgenden Faktoren beeinflusst:
- Lebensalter,
- Geschlecht,
- Rasse,
- körperlicher Aktivität,
- verschiedenen Umwelteinflüssen wie Klima, chemischen Noxen wie etwa Rauchen, seelisch-psychischen Belastungen usw.

Nationale und internationale wissenschaftliche Gesellschaften versuchen auf der Basis wissenschaftlicher Erkenntnisse diesen optimalen Bereich zu **definieren** und entsprechende **Empfehlungen** für eine wünschenswerte Zufuhr zu formulieren. Die Tatsache, dass solche Empfehlungen im Abstand weniger Jahre aufgrund neuer Erkenntnisse **modifiziert** wurden, zeigt die Schwierigkeit, eine Ernährung zu definieren, die ein Höchstmaß an Lebenserwartung und Gesundheit erwarten lässt.

Beispiele sind die derzeitigen Empfehlungen zur Zufuhr an Antioxidanzien (vgl. Kap. 1.7.1), Folsäure (vgl. Kap. 1.7.2) und Kalzium (vgl. Kap. 1.8.2) oder die neuen Erkenntnisse über die Bedeutung von ω-3-Fettsäuren bzw. die optimale Relation zwischen ω-3- und ω-6-Fettsäuren in der Ernährung (vgl. Kap. 1.3.6).

Dass Kostformen, die die derzeitigen wissenschaftlich gesicherten Ernährungsempfehlungen weitgehend realisieren, mit einer **geringeren Morbidität** einhergehen, konnte in einer Vielzahl epidemiologischer Studien belegt werden.

Beispiele sind die **mediterrane** und **ovolactovegetabile Ernährung** (vgl. Kap. 20.6) oder der mit einem vergleichsweise geringen Karzinomrisiko einhergehende hohe **Gemüse-** und **Obstverzehr** (vgl. Kap. 16).

Eine, dem derzeitigen Wissensstand entsprechende Energie- und Nährstoffzufuhr und optimale Aufnahme von Ballaststoffen und sekundären Pflanzenstoffen lässt sich sowohl mit einer „normalen" Mischkost, aber auch mit einer Reihe **alternativer Kostformen** realisieren.

Mögliche Alternativen sind beispielsweise die genannte ovolactovegetabile oder mediterrane Ernährung, aber auch weitere Kostformen, die im Folgenden kurz besprochen werden.

Es bestehen jedoch oft fließende Übergänge zu **Außenseiterdiäten,** Kostformen, die langfristig eine **Fehlernährung** zur Folge haben und denen falsche bzw. unbewiesen vorbeugende oder heilende Eigenschaften zugesprochen werden. (Die Begriffe alternative Ernährung und Außenseiterdiät werden oft gleichbedeutend benutzt.)

Trotz dieser gesicherten Möglichkeiten, sich „richtig" zu ernähren, steigt seit Jahren in allen westlichen Industrieländern die Zahl der Anhänger **wissenschaftlich nicht gesicherter Kostformen.** Den uninformierten, unkritischen und oft naiven, nach Wegen zur optimalen Ernährung Suchenden, wird wortreich und unter Verwendung geschickter Formulierungen eingeredet, sie könnten sich in besonderem Maße **vor Erkrankungen** schützen bzw. **therapeutische Effekte** erzielen durch:
- das Einhalten bestimmter Nährstoffrelationen
- das Meiden bzw. Bevorzugen bestimmter Gruppen von Lebensmitteln,
- das Einhalten bestimmter zeitlicher Intervalle zwischen dem Verzehr einzelner Gruppen von Lebensmitteln usw.

Gemeinsam ist diesen Kostformen (Außenseiterdiäten), dass sie auf Spekulationen bzw. falsch interpretierten, wissenschaftlichen Befunden beruhen. Sie stellen Beziehungen zwischen Ernährung und Organfunktionen bzw. der Entstehung von Erkrankungen dar, die jeder wissenschaftlichen Grundlage entbehren.

Manche Kostformen basieren ausschließlich auf **weltanschaulichen Vorstellungen** und verzichten bewusst auf den Versuch einer naturwissenschaftlichen Begründung. Hierzu zählt beispielsweise die **Makrobiotik,** eine mystisch geprägte Ernährungslehre, die auf dem Zen-Buddhismus beruht. Auch das **Ernährungskonzept der Anthroposophen** basiert auf Vorstellungen, die einer wissenschaftlichen Erklärung nicht zugängig sind.

21 Alternative Kostformen und Außenseiterdiäten

Anhänger und **Befürworter** solcher Kostformen ohne wissenschaftliches Konzept, **versprechen** z. T. weitgehende, vorbeugende und therapeutische Effekte, ohne hierfür Beweise vorzulegen. Sie verbergen sich oft zusammen mit anderen, außerhalb der wissenschaftlichen Medizin stehenden Verfahren, hinter den in der Öffentlichkeit **positiv besetzten Begriffen** wie „unkonventionelle medizinische Verfahren", „Alternativmedizin" oder „Komplementärmedizin" [32].

Sie zählen auch nicht zu den klassischen Naturheilverfahren, deren Vertreter bemüht sind, nur gesichertes Ernährungswissen in ihre Prophylaxe- und Therapiekonzepte zu integrieren [2]. „Die **echten Naturheilweisen** haben nichts zu tun mit den vielen **„alternativen"** oder **„unkonventionellen" Methoden,** die ärztlich-empirisch und wissenschaftlich nicht ausreichend belegt sind, dafür aber nicht selten in geradezu marktschreierischer Weise angepriesen werden" [25].

Eine Stellungnahme des Centers for Disease Control und Prevention and Food and Drug Administration der USA lautet:

> Alternative Methoden entbehren nicht nur eines wissenschaftlichen Beweises von Wirksamkeit und Sicherheit, sie entbehren auch oft einer plausiblen wissenschaftlichen Basis.

Bereits Anfang der 30er-Jahre werden „**Ernährungssekten** und ihre **Auswüchse**" beklagt [48] und in einem Aufsatz mit dem Titel „Kampf den Nährpfuschern" finden sich die Sätze:

„Es herrscht eine offene und latente feindliche Einstellung gegen alles wissenschaftliche, vor allem deshalb, weil zu seinem Verständnis ein gewisses Maß von Denken nötig ist; dieser Teil des Volkes ... glaubt und dieser kritiklose Glaube artet meist in Fanatismus aus. ... er glaubt an die Weisheit des Kurpfuschers und verachtet und verdächtigt Arzt und ärztliche Wissenschaft ... er glaubt nicht an die Richtigkeit unbedingt bewiesener wissenschaftlicher Forschungsergebnisse, nicht an die Lehren, die von Fachleuten gegeben werden; ungebildet, wie er ist, glaubt er lieber dem auch Ungebildeten, der auch sein Bedürfnis nach Mystischem stillt und hegt gegen den Fachmann, den Wissenschaftler das bekannte Misstrauen des Ignoranten [52]."

Ein **wesentlicher Vorwurf,** der Anhängern solcher Kostformen gemacht wird, betrifft die fehlenden Bemühungen um eine Beweisführung. Die **Verfechter** berufen sich in aller Regel auf langjährige positive Erfahrungen oder auf Schilderungen positiver Einzelbeobachtungen.

Ergebnisse exakter Untersuchungen zur prophylaktischen Wirkung und vergleichender Therapiestudien – und nur diese sind beweisend – werden jedoch **nicht vorgelegt.** Den Beweis für den Wert eines vorbeugenden oder therapeutischen Verfahrens muss immer wieder der liefern, der dies empfiehlt.

Anhänger von nicht anerkannten Ernährungsformen, sowohl für die Prophylaxe als auch Therapie, machen oft den Kritikern den Vorwurf, eine Idee abzulehnen, ohne sie überprüft zu haben. Hiermit versuchen sie, die ihnen zufallende **Beweispflicht ihren Kritikern** aufzubürden.

> Insbesondere Universitätskliniken sind nicht in der Lage, die Vielzahl ungesicherter Vorstellungen über therapeutische Diäten zu prüfen.
> Es ist zudem dann, wenn einer Diätempfehlung jegliche Basis fehlt, aus ethischen Gründen eine Erprobung unter klinischen Bedingungen nicht vertretbar.

Große Teile der Bevölkerung sind mit der medizinischen Versorgung unzufrieden und stehen modernen Diagnose- und Therapieverfahren kritisch oder abweisend gegenüber
- obwohl die medizinische Versorgung der Bevölkerung in den westlichen Industrieländern noch nie so optimal war wie zurzeit,
- die mittlere Lebenserwartung in den letzten Jahrzehnten kontinuierlich gestiegen ist,
- Empfehlungen für eine optimale Ernährung angeboten werden und
- Möglichkeiten von Vorsorgeuntersuchungen zur Verfügung stehen etc.

Eine **ängstliche Selbstbeobachtung** mit der Überbewertung von geringen Beschwerden, die meist mit Methoden der sog. „Schulmedizin" nicht zu beeinflussen sind, nimmt zu.

Während in den USA in den 70er-Jahren noch 61 % der Durchschnittsbevölkerung mit dem Gesundheits- und Kräftezustand zufrieden waren, betrug dieser Prozentsatz in den achtziger Jahren nur noch 55 % (Lit. bei [4]).

Diese Unzufriedenheit begünstigt die **Kommerzialisierung der Gesundheit,** die insbesondere in den USA weit fortgeschritten ist. Zunehmend werden Wege zu mehr Gesundheit und Leistungsfähigkeit gesucht.

In den USA waren vier von zehn Büchern mit der höchsten Auflage im Jahre 1984 solche, die sich mit besonderen Kostformen bzw. mit Fitness befassten.

Trotz aller Fortschritte in der Therapie bleiben **viele Krankheiten** nach wie vor **kaum beeinfluss-**

bar. Dies gilt beispielsweise für einen hohen Prozentsatz der Funktionsstörungen im Bereich der Gastrointestinalorgane, für maligne Tumoren, degenerative Gelenkerkrankungen, allergische Erkrankungen etc.

Das weitgehende Unvermögen, hier erfolgreich zu therapieren, veranlasst viele, nach **Alternativen** zu suchen, wobei zunehmend wissenschaftlich nicht gesicherte Methoden an Attraktivität gewinnen.

Selbst kritische Menschen mit guter Schulbildung sind oft bereit, sich Therapieverfahren zu unterziehen, die außerhalb der wissenschaftlichen Medizin liegen.

Auch die **Nachteile der modernen „Geräte-Medizin"**, die mit Methoden der Chemie und Physik diagnostiziert und therapiert und den persönlichen Kontakt zwischen Patienten und Arzt oft vernachlässigt, begünstigt den Trend zu nicht oder nur unzureichend gesicherten Therapieverfahren.

Bereits in den 20er-Jahren stellte der Psychiater E. Bleuler die Frage: „Warum geht das Publikum noch zum Pfuscher? Weil wir ihm nicht genügen. Und warum genügen wir ihm nicht? Unter anderem, weil er etwas Geheimnisvolles, etwas Besonderes will. Die Macht der Götter, Dämonen und der Zauberer ist nun einmal mit dem Begriff der Krankenheilung verknüpft, seit die Menschheit existiert, und wir können nicht verlangen, dass der Laie sich von solchen **autistischen Gedankenverbindungen** völlig gelöst habe, solange wir selbst mit aller unserer akademischen Bildung noch nicht fähig waren, ganz aus dem **medizinischen Autismus** herauszukommen" [9].

Unkonventionelle Heilmethoden werden besonders häufig bei **Tumorpatienten** angewandt.

In einer anonymen Erhebung bei 161 Tumorkranken gaben 71 an, paramedizinische Heilmittel zu gebrauchen, wobei diätetische und anthroposophische Präparate im Vordergrund standen.

Die Einleitung und Durchführung der Behandlung erfolgte in 60 % der Fälle durch den Hausarzt oder einen Heilpraktiker. Eine spezielle Diät kam mit 34 % am häufigsten zur Anwendung, gefolgt von einer Vitamintherapie in 18 % und Maßnahmen zur Entgiftung und Entschlackung in 17 % der Fälle [7].

Die **Basis sog. Außenseiterdiäten** ist, wie bereits ausgeführt, in vielen Fällen falsch, überholt oder spekulativ.

Nicht selten erkennen die Anhänger Fehler und Gefahren in der modernen Ernährung westlicher Industrieländer, die zunehmend von Interessengruppen und deren Werbung bestimmt wird.

Die zur Lösung der sich hieraus ergebenden Probleme angebotenen Alternativen sind meist **für den Laien ansprechend** und verständlich, sodass der über die zunehmende Fehlernährung in der modernen Massengesellschaft nur lückenhaft und z. T. tendenziös informierte Laie die **emotional vorgetragenen Argumente** akzeptiert.

Er hat aufgrund des durchschnittlichen Ernährungswissens keine Möglichkeit, die ihm bei der Suche nach einer „besseren und gesünderen" Ernährung angebotenen Alternativen ausreichend zu beurteilen.

Viele werden deshalb durch **reißerisch aufgemachte,** viel versprechende, nicht selten auch auf weltanschaulichen oder religiösen Ideen beruhenden Empfehlungen leichter überzeugt als durch klare und nüchterne, auf dem neuesten Kenntnisstand beruhende Informationen, wie sie beispielsweise seit vielen Jahren durch die **Deutsche Gesellschaft für Ernährung*** weitergegeben werden.

Der nach einer „besseren" Ernährung Suchende wird oft von der persönlichen Überzeugung und dem **Fanatismus** der Anhänger beeindruckt.

Die als Alternative angebotene Ernährungsform wird als frei von Mängeln dargestellt und hilft nach Aussage der Verfechter, ohne Einschränkung alle Ernährungsprobleme zu lösen.

Vokabeln wie „natürlich", „naturbelassen", „biologisch", „Ganzheit", „Vitalstoffe", „Vollwert" werden oft, ohne nach ihrem Inhalt und ihrer Aussage zu fragen, als **positive Eigenschaften** ebenso akzeptiert wie „Fäulnis", „Verschlackung", „Vitaminräuber", „Übersäuerung der Gewebe" etc. als **angeblich negative Eigenschaften** und Folgen der üblichen Mischkost.

In Tabelle 21-1 sind einige von den Anhängern alternativer Kostformen häufig benutzte Begriffe einschließlich der von ihnen gegebenen Erklärungen und Inhalte zusammengestellt.

> Es muss jedoch betont werden, dass vieles in der sog. alternativen Ernährung sinnvoll ist und eine echte, ernährungsmedizinisch begründbare Alternative zu den Schwächen und Fehlern in der Ernährung westlicher Industrieländer darstellt.

Wissen um diese Form der Ernährung wird sowohl durch Beratung als auch Literatur zunehmend in sog. **Bioläden** vermittelt, wo auch entsprechende Lebensmittel – Getreide, Getreideprodukte, Hülsenfrüchte, Nüsse, Müslis, Tees etc. – angeboten werden.

---

* Geschäftsstelle der Deutschen Gesellschaft für Ernährung (DGE): Im Vogelsgesang 40, 60488 Frankfurt

21 Alternative Kostformen und Außenseiterdiäten

Tabelle 21-1 Vokabular alternativer und/oder vegetarischer Kostformen (nach [34]).

Begriff	Bedeutung
Vollwert: (Ganzheit)	Lebensmittel, die möglichst wenig ver- und bearbeitet sind und somit den vollen ursprünglichen Wert der Nahrung enthalten
Vitalstoffe:	alle Stoffe, die zum Leben notwendig sind: d.h. alle Nährstoffe sowie Wasser und noch nicht identifizierte, möglicherweise essentielle Nahrungsinhaltsstoffe
Naturbelassen: (natürlich, lebendig)	nicht oder wenig bearbeitete Lebensmittel, auch Rohkost
Rohkost: (Frischkost)	pflanzliche (und tierische) Lebensmittel, die unerhitzt verzehrt werden
Kontrollierter Anbau:	pflanzliche Lebensmittelproduktion ohne oder mit möglichst geringer Anwendung von Mineraldüngern (besonders Stickstoff) sowie Pestiziden tierische Lebensmittelproduktion ohne oder mit möglichst geringer Anwendung von Futterzusatzstoffen und Tierarzneimitteln
– Organisch-biologisch:	Erhaltung der Bodenfruchtbarkeit
– Ökologisch:	Umweltschutz im weitesten Sinne
– Biologisch-dynamisch:	kosmische Einflüsse

Ein ähnliches Lebensmittelangebot findet sich in **Reformhäusern,** die Anfang des vorigen Jahrhunderts aufkamen und sich aus der sog. Lebensreformbewegung, aus der Naturheil- und vegetarischen Bewegung entwickelten.

Kunden von Reformhäusern und Bioläden gaben als Grund für ihre Ernährungsweise in über 70 % an, sie sei gesünder. Weitere Argumente waren: geringere Umweltbelastung, besserer Geschmack, Beitrag zur Beseitigung der ungleichen Verteilung von Nahrung in der Welt und andere ethische Beweggründe [45].

Die Bemühungen um **„naturbelassene Lebensmittel"** basieren nicht immer auf ausreichender Sachkenntnis, wie das Beispiel der kaltgepressten, unraffinierten Pflanzenöle zeigt, die als „wertvoller und gesünder" angesehen werden als raffinierte Speiseöle.

Kaltgepresste Öle werden ohne Wärmezufuhr aus den Ölfrüchten gepresst und anschließend nicht raffiniert, während die üblichen Speiseöle durch Warmpressung und/oder Extraktion aus den Ölfrüchten gewonnen und anschließend einer Reinigung (Raffination) unterzogen werden.

Vergleichende Untersuchungen haben gezeigt, dass die beiden meist als wertbestimmend angesehenen Inhaltsstoffe, **ungesättigte Fettsäuren** und **Tocopherole** nur unwesentlich durch die übliche technische Bearbeitung in ihrer Konzentration reduziert werden. Die Unterschiede liegen häufig im **Bereich der natürlichen Schwankung.**

Im Gegensatz dazu werden **unerwünschte Substanzen anthropogener Herkunft** durch den Vorgang der Raffination praktisch vollständig entfernt, während sie in den kaltgepressten Ölen entsprechend ihrer Konzentration in den Ölsaaten enthalten sind.

So wurden beispielsweise in kaltgepresstem Olivenöl 5,8–6,0 µg 3,4-Benzypren pro kg gefunden, während raffinierte Olivenöle nur Werte zwischen 0,32 und 1,19 µg/kg aufwiesen. Entfernt werden bei der Raffination darüber hinaus Rückstände von Insektiziden, polyzyklische aromatische Kohlenwasserstoffe etc. (Lit. bei [20]).

Unsachlich und irreführend ist oft auch die **Beurteilung von Zucker** (Saccharose), der als „Industriezucker", „Vitamin- und Mineralstoffräuber" bezeichnet und als gesundheitsschädigend dargestellt wird.

Die oberste amerikanische Gesundheitsbehörde, Food and Drug Administration (FDA), hat einen umfassenden Bericht („Evaluation of Health Aspects of Sugars Contained in Carbohydrate Sweeteners") veröffentlicht, in dem aufgrund der vorliegenden wissenschaftlichen Erkenntnisse Zucker bewertet wird.

Die ausführliche Studie ergab, dass der Zuckerverzehr, abgesehen von der Karies (vgl. Kap. 14), **keine nachteiligen gesundheitlichen Folgen** hat.

Dies führte dazu, dass die amerikanische Gesundheitsbehörde 1988 Zucker den **GRAS-Status** zuerkannte („Generally Recognized As Safe").

Diese Stellungnahme darf jedoch nicht dazu benutzt werden, den Verzehr von Zucker zu empfehlen.

Der Verzehr von raffinierten Kohlenhydraten muss so weit als möglich eingeschränkt werden, da hierdurch zwangsläufig die Aufnahme von Ballaststoffen und einer Reihe essentieller Nährstoffe verringert wird.

> Eine optimale Aufnahme von Ballaststoffen lässt sich nur dann realisieren, wenn Kohlenhydrate überwiegend in Form ballaststoffreicher Lebensmittel verzehrt werden.

Für die Praxis ist es in erster Linie wichtig, Kostformen nach ihrer **potentiellen Gefahr** für eine **optimale Deckung des Nährstoffbedarfes** zu beurteilen. Darüber hinaus gilt es, die oft völlig realitätsfernen Aussagen zur Prophylaxe und insbesondere zur Therapie zu kennen, um **Patienten aufklären** zu können.

Im Folgenden wird das Für und Wider einiger solcher Kostformen dargestellt.

21.1 Makrobiotik

> Bei der Makrobiotik handelt es sich um eine weltanschaulich begründete, überwiegend vegetarische Ernährungsweise, die auf dem aus China stammenden **Zen-Buddhismus** beruht.

Der Begründer der derzeit insbesondere in westlichen Industrieländern viele Anhänger zählenden makrobiotischen Lebensweise ist der japanische Philosoph Ohsawa, der von 1893 bis 1966 lebte. Er verkündete eine Lebenskunst, die zu einem reichen und sinnvollen Leben führen soll.

Wesentlicher Bestandteil dieser Weltanschauung ist die Vorstellung, dass der Mensch Gesundheit, Lebenskraft und geistige und körperliche Aktivität verbessern kann, indem er sich weitgehend von **Pflanzenkost** ernährt.

Vom Tier stammende Lebensmittel werden nicht grundsätzlich abgelehnt. So wird beispielsweise die Tatsache akzeptiert, dass der Mensch aufgrund seines Gebisses von Natur aus dazu imstande ist, tierische Nahrung aufzunehmen.

Aus **Form und Funktion der Zähne** wird Folgendes geschlossen: Von den insgesamt 32 Zähnen sind 8, das sind ¼, zum Zerkleinern von Gemüse bestimmt, 4, das entspricht ⅛, sind Eckzähne zum Zerreißen von Fleisch, und 20, das sind ⅝, sind als Backenzähne vorwiegend zum Zermahlen von Getreidekörnern bestimmt.

> **Getreide** und **Gemüse** sind die wichtigsten Bestandteile der Nahrung.

Der makrobiotischen Ernährungs- und Lebensweise liegt die Vorstellung zugrunde, dass die beiden Elemente Yin und Yang, um ein Gleichgewicht und einen positiven Zustand zu erreichen, immer in einem ausgewogenen Verhältnis vorhanden sein müssen.

Yin und **Yang** stehen für die Gegensätze weiblich und männlich, Winter und Sommer, Passivität und Aktivität.

Jedes Lebensmittel hat ein bestimmtes Verhältnis von Yin und Yang. Das Verhältnis von Yin und Yang ist in **braunem Reis** mit 5:1 für den Menschen besonders günstig. Ein Mensch könnte sich, bei richtiger Zubereitung, folglich ausschließlich von diesem Getreide ernähren.

Alle anderen Lebensmittel sind entweder mehr Yin- oder mehr Yang-betont, sodass bei der Zubereitung der Speisen ein entsprechender Ausgleich geschaffen werden muss.

Neben Naturreis haben auch andere Getreidesorten wie Buchweizen, Weizen, Roggen, Hafer, Mais, Hirse etc. ein **günstiges Yin-Yang-Verhältnis,** sodass nach den Empfehlungen von Ohsawa (Tab. 21-2) die beste Ernährung im ausschließlichen Verzehr von **Vollkorngetreideprodukten** besteht.

Diese vollkommenste Form der Ernährung, die Stufe 7, kann abgewandelt werden durch Zusatz von Gemüse etc. bis hin zur niedrigsten Stufe, die 20 % tierisches Eiweiß enthält (Tab. 21-3).

Tabelle 21-2 Yang- und Yin-Tabelle. Das Verhältnis Yang:Yin sollte immer 1:5 betragen.

Yang	Yin
Eier++	Rindfleisch++
Hering++	Schweinefleisch++
Kopfsalat+	Spinat+++
Möhren++	Kartoffel+++
Kürbis++	Erbsen++
Zwiebel+	Roggen+
Äpfel++	Hafer+
Kirschen+	Milch++
Weizen+	Honig+++
Reis+	Wein+++

+ = Intensität

21 Alternative Kostformen und Außenseiterdiäten

Tabelle 21-3 Die verschiedenen makrobiotischen Ernährungsformen

Stufe	Cerealien	Gemüse	Suppe	tierisches Eiweiß	Salate Früchte	Nachtische	Getränke* Flüssigkeiten
7	100%	–	–	–	–	–	
6	90%	10%	–	–	–	–	
5	80%	20%	–	–	–	–	
4	70%	20%	10%	–	–	–	
3	60%	30%	10%	–	–	–	
2	50%	30%	10%	10%	–	–	
1	40%	30%	10%	20%	–	–	
–1	30%	30%	10%	20%	10%	–	
–2	20%	30%	10%	25%	10%	5%	
–3	10%	30%	10%	30%	15%	5%	

* So wenig wie möglich

Bei Einhalten der Stufe 7 werden Gesundheit, Glück, Freiheit und soziale Gerechtigkeit am ehesten erreicht.

> Eine günstige Verteilung von Yin und Yang in der Nahrung ist Voraussetzung für einen gesunden Körper und Geist.

Nach dieser Lehre sind alle Erkrankungen durch entsprechende Ernährungsumstellung heilbar. Medikamente und chirurgische Eingriffe werden überflüssig.

Nach Ansicht von Ohsawa ist der Mensch zur sog. **stofflichen Transformation** chemischer Elemente fähig und kann beispielsweise aus Natrium Sauerstoff und Kalium, aus Silicium Kalzium etc. bilden.

Die Anhänger der makrobiotischen Ernährungslehre lehnen jegliche Schädlingsbekämpfungsmittel, Kunstdünger etc. ab.

> Ernährung nach den Regeln der Makrobiotik birgt erhebliche Gefahren der Mangelversorgung mit essentiellen Nährstoffen.

Entsprechende, in Holland durchgeführte Untersuchungen ergaben, dass die Ernährung überwiegend aus Getreide, Hülsenfrüchten und Gemüse besteht, mit Zulagen kleiner Mengen an Meeresalgen, fermentierten Produkten, Nüssen und Samen. Fleisch, Milchprodukte und Obst werden gemieden.

Bei **Kindern** fanden sich erhebliche **Verzögerungen im Längenwachstum**. Die Aufnahme von Energie, Eiweiß, Kalzium und den Vitaminen B_2, B_{12} und D lag deutlich unter der einer Kontrollgruppe. **Klinische Zeichen einer Rachitis** konnten während des Sommers bei 28 % und im Winter bei 55 % der Kinder nachgewiesen werden.

Dem klinischen Bild entsprechend waren die Serumkonzentrationen an Vitamin D, Kalzium und Phosphat von der Norm abweichend.

> Aufgrund der Ergebnisse dieser Studie wird zur Vermeidung von Mangelsituationen bei Kindern empfohlen, der Kost Fett, Fisch und Milchprodukte zuzusetzen [14].

Kushi-Diät

Die sog. Kushi-Diät, eine **ernährungsphysiologisch sinnvolle Variante** der Makrobiotik hat in den USA weite Verbreitung gefunden. Sie wird u. a. zur Krebsprophylaxe empfohlen.

Die Nahrung soll sich wie folgt **zusammensetzen:**
- 50–60 % Vollgetreide,
- 25–30 % Frischgemüse,
- 10 % Hülsenfrüchte, Sojafleisch oder Sojakäse und
- 5 % Algengemüse.

Zusätzlich wird 1- bis 2-mal pro Woche weißfleischiger Fisch empfohlen.

Nicht erlaubt sind:
- Fleisch der üblichen Schlachttiere,
- Geflügel,
- Wild,
- Eier,
- Butter,
- Milch und Milchprodukte einschließlich Käse,
- sämtliche Konserven,
- Tiefkühlprodukte und industriell bearbeitete Lebensmittel sowie
- Vitamin- und Mineralstoffpräparate.

> Die Kushi-Diät erfüllt weitgehend die Anforderungen an eine optimale Ernährung und auch die nach derzeitigem Kenntnisstand sinnvollen Vorschläge zur Krebsprophylaxe wie geringer Anteil an Fett und hoher Anteil an Ballaststoffen, Gemüse etc. (vgl. Kap. 16).

21.2 Schnitzer-Kost

Eine weitere vegetarische Kostform ist die Schnitzer-Kost. Der Zahnmediziner J.G. Schnitzer [49, 50] geht davon aus, dass sich der menschliche Organismus mit seinen Verdauungs- und Stoffwechselfunktionen während der Evolution **an eine Urnahrung** angepasst hat.

Aufgrund von vergleichenden Studien über die **Gebissanatomie** glaubt er, dass im Gegensatz zur allgemeinen Auffassung der Mensch kein Allesfresser (Omnivore), sondern ein **Fruchtesser** (Frugivore) ist.

Hierbei steht der Begriff Frucht nicht für die dem Menschen erst während relativ kurzer Zeit zur Verfügung stehenden Obstfrüchte, sondern für **Samen, Wurzelknollen** und **Blattschösslinge**.

Schnitzer empfiehlt eine Kost überwiegend aus Vollgetreide, Wurzelgemüse und Blattsalat. **Fleisch** ist nicht grundsätzlich verboten, soll aber **möglichst gemieden** werden.

Unterschieden wird die **Intensiv-Kost** mit 6300 kJ täglich (1500 kcal), die ausschließlich aus Rohkost besteht. Alle hitzebehandelten Lebensmittel und solche tierischer Herkunft sollen gemieden werden. **Ergänzt** wird diese Variante mit Pulvin, einem **Gesteinsmehl**.

Als **Langzeiternährung** dient die sog. **Normal-Kost** mit 9200 kJ (2200 kcal) täglich. Hierbei wird die Intensiv-Kost ergänzt durch Vollkornbrot, Vollkorngebäck, Milch, Eier, Kartoffeln etc. Diese Variante ist als **ovolactovegetabile Kost** für die Langzeiternährung geeignet.

Als **Vorteile dieser Kostform** werden genannt:
- eine Optimierung der Vitalität,
- Ausdauer und Leistungsfähigkeit beim Gesunden und
- therapeutische Effekte bei den verschiedensten Erkrankungen.

So berichtet Schnitzer beispielsweise über positive Effekte beim Diabetes mellitus bis hin zur Besserungen von diabetischen Spätschäden.

Auf die **Gefahren, den Diabetes mellitus mit der „Schnitzer-Kost" zu therapieren,** und auf die falschen Vorstellungen, insbesondere zur Bedeutung tierischer Proteine für die Eiweißbedarfsdeckung, wurde bereits 1980 von Vertretern der Deutschen Diabetesgesellschaft hingewiesen [40].

> Exakte Untersuchungen mit dieser Kostform liegen bei den verschiedensten als Indikationen genannten Erkrankungen nicht vor.

21.3 Hay'sche Trennkost

> Die Hay'sche Trennkost fordert nach dem Grundsatz „der Mensch soll nicht mischen, was die Natur zu mischen unterließ ...", Eiweiß und Kohlenhydrate innerhalb einer Mahlzeit zu trennen.

Gemieden werden sollen so genannte **unnatürliche Lebensmittel**, wie Zucker, Weißmehl, polierter Reis, konservierte Früchte, sterilisierte Lebensmittel etc.

Der Verzehr von **Fleisch** soll 100 g und der von Fett 30–60 g/Tag nicht überschreiten.

> Unverständlich und aufgrund des physiologischen Ablaufs der Verdauungsvorgänge falsch und ohne Sinn ist die Forderung, eiweiß- und kohlenhydratreiche Lebensmittel getrennt aufzunehmen.

In gewisser Weise entschuldbar waren die Vorstellungen des amerikanischen Arztes Howard Hay, der 1933, zu einer Zeit, als die **Kenntnisse über die Verdauungsphysiologie noch unvollständig** waren, sein Ernährungskonzept veröffentlichte. Die Versuche beim jetzigen Kenntnisstand das Trennprinzip wissenschaftlich begründen zu wollen, sind jedoch, wie folgende Auszüge aus dem Buch „Original Hay'sche Trennkost" [55] zeigen, unverständlich. Auch der für Laien bestimmte Text zeigt, welch **wirre Vorstellungen** über den Ablauf der Verdauungsvorgänge bestehen:

„Die Verdauung der vorwiegend konzentriert eiweißhaltigen Nahrungsmittel hängt in erster Linie von der Wirkung des Pepsins im Magen ab. Da Pepsin nur bei vorhandener Säure arbeitet, handeln wir falsch, wenn wir zu einer Eiweißmahlzeit reichlich Kohlenhydrate essen, denn die Stärkemehle verlangen Basen und die Eiweißstoffe verlangen Säuren. Der Magen kann nicht ... zur gleichen Zeit basisch und sauer sein ...".

Argumente gegen eine zu hohe Eiweißzufuhr bzw. den Verzehr raffinierter und sog. denaturierter Nahrungsmittel wie Weißmehl, Zucker etc. sind folgende:

„Eiweißabbauprodukte bleiben halbverbrannt im Körper zurück, sammeln sich hauptsächlich als Harnsalze an und verwandeln sich in Harnsäure, Xanthin, Hypoxanthin, Kreatinin u.a., alles belastende Rückstände für unsere leiblichen und seelischen Funktionen. Das Übermaß an Eiweiß wirkt an erster Stelle als Ursache für Früherkrankungen."

Als Erklärung für den **schädigenden Effekt raffinierter Kohlenhydrate** findet sich folgende Aussage:

„Das sind Säurebildner im höchsten Grade, denn ihre Verbrennung hinterlässt Kohlensäure im Blut … Ihre Hauptgefahr liegt darin, dass sie nicht genug basische Elemente im Körper zurücklassen und so den Säurebestand vorbereiten …"

Diese wenigen Sätze demonstrieren, wie versucht wird, ohne Beachtung der elementarsten Regeln der Physiologie, angeblich positive Effekte einer Außenseiterdiät zu erklären.

Ebenso wenig wissenschaftlich begründet ist die Einteilung in **„Basennahrung"** und **„Säurenahrung"**. Zur Basennahrung gehören Gemüse, Obst und Milch.

> Trotz aller unlogischen und unwissenschaftlichen Argumente für das Trennprinzip, werden mit dieser fettarmen Kostform, reich an pflanzlichen Lebensmitteln, alle Nährstoffe in ausreichender Menge aufgenommen.

21.4 Eiweißarme Ernährung nach Wendt

Nach den Vorstellungen von Wendt [57] kommt dem **hohen Fleischverzehr** im Rahmen einer hyperkalorischen Ernährung, wie sie bei einem Großteil der Bevölkerung westlicher Industrieländer die Regel ist, eine große Bedeutung bei der Entstehung von Diabetes mellitus, Bluthochdruck, Hypercholesterinämie, Arteriosklerose etc. zu.

Eine Abscheidung überschüssigen Eiweißes soll die Basalmembran der Kapillaren verdicken und hierdurch die Permeabilität herabsetzen.

Die genannten Risikofaktoren bzw. Erkrankungen werden als Folge dieser Permeabilitätsstörung angesehen.

Als kausale Therapie der **„Eiweißspeicherkrankheiten"** werden eine Verminderung der Eiweißzufuhr, vegetarische Diät und künstliche Eiweißverluste durch wiederholte Aderlässe empfohlen.

21.5 Kohlenhydratarme Kostformen

Solche Kostformen wurden bereits im vorigen Jahrhundert zur Behandlung der **Adipositas** empfohlen.

So schreibt der Franzose Savarin (1755–1826): „Die hauptsächlichste Ursache der Fettleibigkeit sind Mehl und Stärke, auf denen die tägliche Nahrung des Menschen beruht. Wie wir schon gesagt haben, werden alle Tiere fett, die von mehlhaltigen Stoffen leben, ob sie wollen oder nicht, und auch der Mensch unterliegt diesem allgemein gültigen Gesetz."

Weitere Empfehlungen stammen von dem Engländer Harvey und von dem deutschen Kliniker Epstein.

Während sich die meisten Autoren insbesondere auf die Adipositas beziehen, vertritt der Österreicher Lutz [37] in seinem Buch „Leben ohne Brot" die Ansicht, dass eine **Vielzahl von Erkrankungen** Folge des zu hohen Kohlenhydratverzehrs sind, und Kohlenhydratrestriktionen bei nicht limitierter Protein- und Fettzufuhr zur Therapie zahlreicher Erkrankungen geeignet sei.

Die **Vorstellung** wird wie folgt begründet: Der Mensch hat sich samt seines Stoffwechsels im Laufe vieler Jahrtausende entwickelt. Während dieser Zeit standen ihm als Jäger und Sammler, abgesehen von Früchten, Wurzeln und Blättern, für seine Ernährung in erster Linie Fleisch und Fett zur Verfügung, während die Kohlenhydrataufnahme zwangsläufig immer sehr gering war (widerspricht den Angaben in Abb. 2-2).

„Die menschliche Erbmasse ist nicht so plastisch, dass sie sich innerhalb weniger Jahrhunderte oder Jahrtausende von etwas wegpassen und später ebenso rasch wieder an etwas Neues anpassen könnte, denn dies würde die strukturelle Änderung einer Unzahl von Enzymen voraussetzen."

Lutz geht somit davon aus, dass der derzeitige **Verzehr von Kohlenhydraten,** der im Durchschnitt mehr als 300 g/Tag beim Erwachsenen beträgt, in hohem Maße unphysiologisch sei.

Viele hieraus resultierende Erkrankungen lassen sich nach seiner Ansicht durch eine entsprechende Korrektur der Nahrungszusammensetzung beseitigen. Abgesehen von der Adipositas werden **positive Erfahrungsberichte** bei einer Vielzahl von Erkrankungen, insbesondere Colitis ulcerosa [36], degenerativen Gelenkerkrankungen, Diabetes mellitus, Gicht, Magen- und Duodenalulzera etc., vorgelegt.

Die von Lutz besonders bei **Colitis ulcerosa** beobachteten Befundbesserungen sind in Zusammenhang mit den Untersuchungen zur Verlaufsbeeinflussung des Morbus Crohn mit Diäten arm an raffinierten Kohlenhydraten und reich an Ballaststoffen von Interesse (vgl. Kap. 3.4.3).

> Die empfohlene Kohlenhydratmenge beträgt 60–70 g/Tag bei freier Wahl von Protein und Fett.

Die immer wieder aufgestellte Behauptung, kohlenhydratarme Ernährung hätte negative gesundheitliche Folgen, wurde **nie bewiesen**.

Ermittelt man die **mittlere tägliche Nährstoffzufuhr** mit einer solchen Kost (8 Männer, 6 Frauen) so findet man mit 9400 ± 3400 kJ (2247 ± 814 kcal) eine relativ niedrige Gesamtenergieaufnahme (mittlere tägliche Ernergiezufuhr in der Bundesrepublik 9870 kJ (2359 kcal) bei Frauen und 12330 kJ (2947 kcal) bei Männern) bei einem mittleren täglichen Verzehr von 102 g Protein, 156 g Fett und 75 g Kohlenhydraten [30].

21.6 Diäten zur Therapie maligner Tumoren („Krebsdiäten", „Tumordiäten")

Diätetische Maßnahmen zählen zu den **ältesten der vielseitigen Bemühungen,** maligne Tumoren zu heilen bzw. ihr Wachstum zu hemmen.

Bereits im frühen 16. Jahrhundert glaubte man, bösartige Tumoren durch das Meiden von gebratenem Fleisch und den vermehrten Verzehr von gesüßten Speisen, gedünstetem Fleisch, Ziegenmilch, großen Mengen frischer Eier, insbesondere von Eidotter etc. heilen zu können.

Auch in neuerer Zeit wurde immer wieder versucht, das Tumorwachstum mit Hilfe der verschiedensten Kostformen zu hemmen.

In bestimmten Zeitabständen wird in der **Laienpresse** von Diäten berichtet, die in der Lage sein sollen, Tumorkranke zu heilen. Es liegen bisher **keine Beweise** dafür vor, dass solche Effekte zu erreichen sind.

21.6.1 Unbegründete Empfehlungen

Basis vieler Vorschläge ist die **Theorie Warburgs** über die Entstehung maligner Tumoren. Hiernach ist eine irreversible Schädigung der Zellatmung, gefolgt von einer Energiegewinnung aus der Gärung, der Grund für eine Umwandlung hochdifferenzierter Zellen in undifferenzierte, regellos wachsende Krebszellen.

Es wird ignoriert, dass diese Warburgsche Vorstellung **seit langer Zeit widerlegt** ist, und die Gewebshypoxie nicht Ursache, sondern Folge des malignen Zellwachstums ist.

Der **Milchsäure*** und der **Zellatmung** kommen folglich bei den Spekulationen und dem Wirkmechanismus von „Krebsdiäten" eine große Bedeutung zu.

---

* Milchsäure
Man unterscheidet die das polarisierte Licht nach rechts drehende **L(+)-Milchsäure** oder Rechtsmilchsäure und die das polarisierte Licht nach links drehende **D(−)-Milchsäure** oder auch Linksmilchsäure.

In Pflanzen, Bakterien etc. findet sich die Milchsäure meist in Form des Razemats, d.h. einer Mischung der rechts- und linksdrehenden Form. Die für den Säugetierorganismus physiologische Form ist die L(+)-Milchsäure oder Rechtsmilchsäure (auch Fleischmilchsäure genannt).

In milchsauren Gemüsen (Bohnen, Gurken, Sauerkraut) sowie in Sauermilchprodukten liegt Milchsäure als Razemat vor, wobei in der Regel die L(+)-Milchsäure überwiegt.

Milchsäurebakterien bilden die in Lebensmitteln enthaltene Milchsäure aus Traubenzucker und Milchzucker. Während im Säugetierorganismus die physiologische L(+)-Milchsäure als normales Stoffwechselzwischenprodukt in den Stoffwechsel eingeschleust wird (vgl. Abb. 1-2), erfolgt die Elimination und Umsetzung der D(−)-Milchsäure nur sehr langsam, sodass es zu einer Anreicherung im Blut kommen kann.

Werden Rinder mit kohlenhydratreichem Futter überfüttert, so kann es infolge gesteigerter Milchsäuregärung im Pansen zu schweren Erkrankungen durch Anhäufung dieser unphysiologischen Milchsäure im Organismus kommen. Bei der Herstellung von Sauermilchprodukten kann durch Beimpfen mit entsprechenden Keimen eine **gezielte L(+)-Milchsäuregärung** in Gang gesetzt werden.

Von manchen Autoren wird angenommen, Rechtsmilchsäure bewirke über eine Aktivierung der Zellatmung und ein Unschädlichmachen der Linksmilchsäure durch Razematbildung eine Prophylaxe oder gar Therapie maligner Tumoren. *Fortsetzung nächste Seite*

So soll etwa durch den im Rote-Bete-Saft enthaltenen **Farbstoff β-Cyan** die Zellatmung gesteigert und hierdurch die Oxidation von Giftstoffen gefördert werden.

Andere Autoren glauben, das Tumorwachstum hemmen zu können, indem sie „die Zufuhr des Rohstoffs für die Milchsäurebildung im Körper drosseln".

Dies geschieht nach ihrer Vorstellung durch einen **Verzicht auf sog. entwertete Kohlenhydrate,** wie Zucker und Weißmehl, aber zum Teil auch durch Meiden kohlenhydratreicher Früchte, wie Birnen, Äpfel und Kartoffeln.

Zusätzlich soll durch den Verzehr kleiner Mengen Milchsäure, in Form von Sauerkrautsaft, Sauermilch etc. „krankhaft gespeicherte Milchsäure ausgeleitet" werden **(Prinzip der isopathischen Therapie).**

Andere Autoren, wie etwa Gerson [18] glauben, das Tumorwachstum durch **hohe Kalium-** und **geringe Natriumzufuhr** mit der Diät beeinflussen zu können.

Dies wird erreicht durch den Verzehr großer Mengen von **Obst-** und **Gemüsesäften,** die frisch hergestellt sein müssen und die bei der Herstellung nicht mit bestimmten Metallen in Kontakt kommen sollen, damit keine Inaktivierung von ebenfalls das Tumorwachstum hemmenden Wirkstoffen erfolgt.

---

* Milchsäure (Fortsetzung)

Bei Patienten mit ausgedehnter Dünndarmresektion kann es periodisch zu Erhöhungen der D(–)-Milchsäure im Serum kommen (vgl. Kap. 3.4.14). Es wird angenommen, dass es sich um die Folge einer pathologischen Keimbesiedlung des Dickdarms bei gleichzeitig vermehrtem Übertritt von Kohlenhydraten in diesem Darmabschnitt handelt.

Neurologische Symptome, Bewusstseinstrübungen und Veränderungen der Verhaltensweise sind möglicherweise Folgen einer **D(–)-Milchsäure-Intoxikation.**

Auch bei Säuglingen wurde nach dem Verzehr von Sauermilch über metabolische Azidosen mit verminderter Gewichtszunahme berichtet, die möglicherweise durch die Aufnahme der unphysiologischen Milchsäure bedingt waren (Lit. bei [4]).

Da es bei Erwachsenen, abgesehen von der geschilderten pathophysiologischen Situation nach Dünndarmresektion, offenbar zu keinen Gesundheitsschäden durch den Verzehr von D(–)-Milchsäure kommt, wurde eine von der WHO ursprünglich festgesetzte Grenze der zulässigen Zufuhr an dieser Milchsäure wieder aufgehoben. In der **Säuglingsnahrung** sollte jedoch D(–)-Milchsäure nicht enthalten sein.

Gemüse und Früchte – diese Forderung wird auch von anderen Autoren aufgestellt – sollen nur auf **„gesundem Boden",** d. h. nicht unter Verwendung von Kunstdünger, produziert sein.

Während in der sog. Gerson-Diät, die insbesondere in den USA eine große Zahl an Anhängern gefunden hat, jegliches Fett verboten ist, glaubt etwa **Budwig,** dass man das Krebsproblem durch **Wahl des richtigen Nahrungsfetts** lösen kann. Zu meiden sind „Pseudofette", worunter von der Autorin hocherhitzte und chemisch veränderte Fette verstanden werden. Empfohlen werden kaltgeschlagene Pflanzenöle, Butter und bestimmte, im Reformhaus erhältliche Margarinesorten.

21.6.2 Wissenschaftliche Betrachtung einiger Aspekte von „Krebsdiäten"

> Wie spekulativ und ohne wissenschaftliche Basis die verschiedenen sog. Krebsdiäten sind, ergibt sich aus den z. T. **widersprüchlichen Diätprinzipien.**

Folgende Lebensmittel werden in den verschiedenen Diätempfehlungen **entweder abgelehnt oder als besonders wertvoll** empfohlen: Tomaten, Kartoffeln, Sojabohnen, Milch, Käse etc. und das totale Fasten. Über positive Erfolge berichten alle Autoren.

Die insbesondere in den USA immer wieder empfohlene Ernährung nach den Grundsätzen der **Makrobiotik,** wobei besonders die Modifikation nach **Kushi** [33] propagiert wird, hat die American Cancer Society bereits 1984 zu einer Stellungnahme veranlasst. Hierin heißt es:

> Nach sorgfältiger Prüfung der Literatur und anderer Quellen findet sich kein Hinweis darauf, dass eine Behandlung mit einer makrobiotischen Diät positive Behandlungseffekte bei Tumorerkrankungen hat.

Die Gesellschaft bittet deshalb Tumorkranke **dringend,** von einer Behandlung mit einer makrobiotischen Diät **Abstand zu nehmen.**

Es muss zusätzlich darauf hingewiesen werden, dass diese Kostform aufgrund ihrer unzureichenden Zusammensetzung **möglicherweise schwerwiegende Risiken** für die Gesundheit mit sich bringt [1].

21.6 Diäten zur Therapie maligner Tumoren („Krebsdiäten", „Tumordiäten")

Ohne wissenschaftliches Konzept sind auch unterstützende diätetische Maßnahmen, wie sie etwa von der bayerischen Krebsgesellschaft in Form einer sog. **stoffwechselaktiven Kost** empfohlen werden. Diese Kost soll „den ganzen Organismus unter bestmögliche Ernährungsbedingungen setzen".

Die Autoren betonen ausdrücklich: „Freilich vermag die stoffwechselaktive **Kost allein Krebs nicht zu heilen.**"

An positiven Effekten wird in Aussicht gestellt: „Aktivierung der sich in den Zellen abspielenden energieliefernden Oxidationsprozesse – Beeinflussung des Darms, der Sekretion der Verdauungssäfte, der Aufschließung der Nährstoffe, der Resorptionsleistung, der Darmbakterien und des Darmmilieus, Beeinflussung der Leber und ihrer dem Stoffwechsel dienenden Funktionen – Erleichterung der Ausscheidung von Endprodukten des Stoffwechsels und von Toxinen, die aus zerfallenden Tumorgeweben stammen, etc."

Auch dies sind **reine Spekulationen,** ohne dass einer der viel versprechenden Effekte jemals belegt worden wäre.

> Alle Befürworter der auf den verschiedensten Vorstellungen beruhenden „Krebsdiäten" stellen Behauptungen über Wirkmechanismen auf und berichten von z.T. spektakulären Heilerfolgen, ohne auch nur Ansätze von Bemühungen um eine exakte Beweisführung zu zeigen.
> Sämtliche Mitteilungen über Heilerfolge beruhen derzeit auf Spekulationen, unzureichend dokumentierten Fallberichten und falsch interpretierten biochemischen bzw. tierexperimentellen Befunden.

Eine **kausale Therapie maligner Erkrankungen** steht trotz weltweiter Bemühungen nicht zur Verfügung. Daher ist es verständlich, dass Patienten und z.T. auch Ärzte, die sich nicht um ausreichende Informationen bemühen, die oft wortreich und mit einem pseudowissenschaftlichen Rahmen versehen Diäten annehmen. Die Angst und das Bewusstsein, mit bisher bekannten Methoden **nur in begrenztem Maße helfen zu können,** verleitet sie dazu, in Aussicht gestellten Heilerfolgen nicht immer mit ausreichender Kritik zu begegnen.

Verwiesen sei hier auf Sätze aus dem Buch „Das Krebsproblem" von K.H. Bauer [6], die nach wie vor volle Gültigkeit haben: Wunschträume sind als Arbeitshypothesen frisiert ... Manches ist reine Scharlatanerie ... Die Diät bei „Krebskranken" ist keine „Krebsdiät".

In der Einleitung zu Kapitel 16 wurde bereits darauf hingewiesen, dass trotz der großen Fortschritte in der Medizin in westlichen Industrieländern **zunehmend paramedizinische Diagnose-** und **Behandlungsverfahren** Anhänger finden und dass nach einer in der Schweiz durchgeführten Befragung [7] mehr als 44 % der Tumorpatienten solche Methoden anwenden.

Obwohl sich, wie bereits erwähnt, die Zusammensetzung der verschiedenen sog. **Krebsdiäten** oft erheblich unterscheidet, haben viele folgende **Forderungen gemeinsam:**

- Meiden von Zucker und Weißmehl,
- Verzehr von Vollkornprodukten, rohem Obst und Gemüse,
- Trinken von Obst- und Gemüsesäften.
- Fleisch, Fisch und tierische Fette, in der Regel auch Milchprodukte, werden entweder verboten oder stark eingeschränkt. Insgesamt wird meist nur ein geringer Fettverzehr – das betrifft auch „reine Pflanzenfette" – empfohlen.
- Verboten sind in der Regel Margarine, Kochsalz, Alkohol, Koffein.

Wenn der Energiebedarf eines Kranken mit einer solchen Kost gedeckt wird, so ergeben sich im Vergleich zur **üblichen Krankenhausernährung** erhebliche **Unterschiede in der Nährstoffzufuhr,** wie sie in Tabelle 21-4 dargestellt sind.

Es erhebt sich die Frage, ob es trotz fehlender Beweise für den Wirkmechanismus der nach diesem Prinzip zusammengesetzten Diäten nach derzeitigem Wissensstand Ansätze für gezielte Therapiestudien bzw. experimentelle Untersuchungen gibt.

Manche Autoren [38] spekulieren, dass der niedrigen Natrium- und der sehr hohen Kaliumzufuhr bzw. der hieraus resultierenden vermehrten Aldosteronfreisetzung, wie sie insbesondere bei der Gerson-Diät [18] resultiert, eine Bedeutung zukommt. Tierexperimentelle Befunde zeigen z.T. einen Hemmeffekt von Mineralocorticoiden auf das Wachstum maligner Tumoren, und die Toxintoleranz kann durch diese Hormone beim Tier gesteigert werden.

Auch der in aller Regel **sehr geringe Fettgehalt** in Krebsdiäten könnte u.U. eine Rolle spielen.

Sowohl in Tierexperimenten als auch beim Menschen konnten Einflüsse von Art und Menge des Nahrungsfetts auf das Verhalten von Immunreaktionen gezeigt werden, denen möglicherweise eine Bedeutung bei der Tumorentstehung und -therapie zukommt [28].

Die **Höhe der Fettzufuhr** beeinflusst die Prolaktinfreisetzung und den Stoffwechsel der Steroidhormone, insbesondere der Östrogene. Ob dieser Befund möglicherweise nur bei der **Tumorentstehung** (insbesondere des Mammakarzinoms) rele-

Tabelle 21-4 Mittlere tägliche Nährstoff-, Energie- und Ballaststoffaufnahme mit:
1. Vollkost und leichter Vollkost, nach den Empfehlungen für die Nährstoffzufuhr im Krankenhaus [47], und Krebsdiät nach 2. Moermann, 3. Schultz-Friese (Bestkost), 4. Dr. Kuhl, 5. Gerson-Diät [18, 34].

	Protein tierisch [g]	Protein pflanzlich [g]	Fett [g]	p/S-Wert	KH gesamt [g]	Mono- und Disaccharide [g]	Energie [MJ]	Energie [kcal]
1.	37	37	78	1,0	250	80	8,4	2000
2.	42	43	51	0,4	286	102	8,3	1987
3.	47	39	66	1,0	234	72	8,0	1905
4.	31	38	60	1,1	264	105	3,9	1919
5.	27*)	60	32	1,1	473	301	10,6	2540

	Na [g/mmol]	K [g/mmol]	Vit. C [mg]	Retinoläquivalent [mg]	Vit. B_6 [mg]	Zn [mg]	Ballaststoffe [g]
1.	2,0/87	4,0/102	110	1,2	2,2	15,0	30
2.	0,8/35	4,5/115	499	3,2	3,8	5,2	43
3.	1,0/44	3,2/ 82	286	1,4	2,0	11,9	34
4.	0,7/30	4,0/102	340	1,5	2,9	6,3	34
5.	0,9/38	11,4/292	1118	3,5	5,3	11,5	60

*) Zu Behandlungsbeginn kein tierisches Eiweiß. Nach Monaten magere Milchprodukte.

vant ist oder ob hierdurch das Wachstum bereits existierender Tumoren beeinflusst werden kann, lässt sich z. Z. nicht beantworten.

Diese Annahme wird durch Ergebnisse einer prospektiven Studie von Gregorio u. Mitarb. [22] an Frauen mit metastasierendem **Mammakarzinom** bestätigt. Ein Vergleich von Höhe des Fettverzehrs und Überlebensdauer ergab, dass die **Überlebensdauer umso geringer war, je höher der Fettverzehr** lag. Jedes Kilogramm an pro Monat verzehrtem Fett steigerte die Mortalität um das 1,4-fache.

Nach Ansicht mancher Autoren gibt es auch Hinweise darauf, dass eine **vegetarische Kost** Tumorzellen folgendermaßen beeinflusst: Durch den hohen Anteil an mehrfach ungesättigten und geringem Gehalt an gesättigten, langkettigen Fettsäuren ändert sich bei dem Mangel an spezifischen Desaturasen in Tumorzellen die Zellmembranzusammensetzung. Desaturasen hemmen das Tumorwachstum und machen die Tumorzellen möglicherweise vulnerabler sowohl gegenüber körpereigenen Abwehrmechanismen als auch der Strahlen- oder Chemotherapie [51].

Art und Menge des Nahrungsfetts haben im Experiment auch einen Einfluss auf die **Metastasierung.**

Da das Schicksal eines Patienten mit malignem Tumor vom Ausmaß und Verlauf der Metastasierung abhängig ist, kommt diesen Befunden möglicherweise eine praktische Bedeutung zu.

So ist beispielsweise bei der Maus unter Gabe einer Diät mit 20 % trans-Fettsäuren nach Injektion von Tumorzellen nur eine geringe Implantation nachweisbar, während diese unter Gabe eines Futters mit 20 % cis-Fettsäuren wesentlich höher liegt.

Auch Linolsäure begünstigt die Metastasierung bei der Maus. Steigender Anteil dieser Fettsäure in der Diät geht mit steigenden Implantationsraten einher. Als Erklärung werden **Einflüsse auf das Immunsystem und den Eicosanoidstoffwechsel** diskutiert.

In Tumormodellen korrelierten hohe Prostaglandinkonzentrationen im Gewebe mit einer hohen Metastasierungstendenz.

Substanzen, die die **Prostaglandinsynthese hemmen,** wie etwa Indometacin, reduzieren auch die Neigung von Tumoren zur Metastasierung (Lit. bei [15]).

Neben diesen tierexperimentellen Befunden gibt es Studien an Zellkulturen, die darauf hinweisen, dass γ-**Linolensäure** das Wachstum von Tumorzellen hemmt.

Eine auf diesen Befunden basierende plazebokontrollierte Studie an Patienten mit einem kolorektalen Karzinom, die täglich 6 Kapseln eines Präparates mit je 500 mg γ-Linolensäure und 10 mg Vitamin E aufnahmen, verlief negativ. Die Überlebensrate war unter Gabe der genannten Fettsäuren und Plazebo identisch [39].

21.6 Diäten zur Therapie maligner Tumoren („Krebsdiäten", „Tumordiäten")

Zur diätetischen Beeinflussung des Tumorwachstums mit Ölen reich an γ-**Linolensäure**, extremer Reduktion der Nährstoffzufuhr (z. B. „Krebskur total" nach Breuss) etc. wird auf zusammenfassende Darstellungen verwiesen [8, 31, 44].

In den USA wurde über Erfolge mit **Amygdalin** (als Laetrile im Handel) in Kombination mit **Polyvitaminpräparaten**, **Pankreasenzympräparaten** und einer speziellen Diät berichtet.

Die **Diät** sieht eine Reduktion von Eiern, Milchprodukten, Fleisch, Weißmehl, raffiniertem Zucker, Salz, Kaffee, Tee, Colagetränken und alkoholischen Getränken vor und empfiehlt den Verzehr frischer und getrockneter Früchte, insbesondere von Nüssen, Rosinen, Datteln und Feigen, frischem Gemüse und Vollkornprodukten.

Unterstützt von der Food and Drug Administration, wurde diese Diät, die zusammen mit dem „Krebstherapeutikum" Laetrile propagiert wurde, vom National Cancer Institute an insgesamt 178 Karzinomkranken unter kontrollierten Bedingungen überprüft.

Die Therapie wurde so lange fortgesetzt, bis definitiv Hinweise auf ein Fortschreiten des Tumorleidens nachweisbar waren, oder bis eine hochgradige klinische Verschlechterung eine Weiterbehandlung nicht mehr rechtfertigte.

Ein **therapeutischer Effekt** konnte **nicht nachgewiesen** werden. Bei dieser Studie ist auch das diätetische Prinzip der meisten Krebsdiäten mit überprüft worden [41].

Mit wissenschaftlich exakter Methodik wurde auch der therapeutische Effekt der sog. „**Bristol diet**" überprüft. Diese aus rohem und gekochtem Gemüse und Soja bzw. Hülsenfrüchten als Proteinquelle zusammengesetzte Kost wurde in einer englischen Klinik (Bristol Cancer Help Centre) **in Kombination mit anderen alternativen Therapieverfahren** wie Meditation, Yoga, Akupunktur, Gaben von Mistelextrakt, etc. zur Tumortherapie eingesetzt.

Die Therapieerfolge dieser Klinik wurden in der **Laienpresse** zunehmend als positiv beschrieben. Personen des öffentlichen Lebens bekundeten ihr Vertrauen in dieses Behandlungsverfahren.

Da führende Onkologen dieses **wissenschaftlich nicht begründete** Behandlungskonzept ablehnten, einigten sich Anhänger des alternativen Verfahrens und kritische Kliniker auf eine gemeinsame vergleichende prospektive Therapiestudie an Frauen mit Mammakarzinom.

334 Patientinnen der genannten Klinik und 461 Kontrollen unter herkömmlicher Therapie wurden während 2 Jahren vergleichend untersucht und kontrolliert. Bezogen auf die Gesamtüberlebenszeit und die Zeit frei von Metastasen fand sich **kein signifikanter Unterschied** zwischen beiden Gruppen [3].

Vitamine

Nicht bewiesen und folglich sehr umstritten ist die Therapie mit hohen Dosen **Ascorbinsäure** (bis zu 10 g/Tag), die besonders von den Autoren Cameron und Pauling propagiert wurde [11, 12, 46].

Da Vitamin C in solcher Menge auch mit sehr extremen Kostformen nicht zugeführt werden kann (Tab. 21-4), handelt es sich **nicht mehr um eine diätetische Therapie**.

Die Befürworter der hochdosierten Ascorbinsäurebehandlung glauben ausreichende Beweise dafür zu haben, dass unter der extrem hohen oralen Aufnahme des Vitamins sowohl die Überlebenszeit verlängert als auch die Lebensqualität verbessert wird [46].

Das Ergebnis einer prospektiven kontrollierten Studie an Kranken mit metastasierenden malignen Tumoren, die einen positiven Effekt von Ascorbinsäure nicht bestätigen konnte, wird von den Befürwortern der Therapie wegen methodischer Mängel nicht anerkannt [46].

Über positive Effekte einer hochdosierten Ascorbinsäuregabe bei malignen Tumoren wird auch von japanischen Autoren berichtet [42]. Abgesehen von positiven Effekten auf die Überlebenszeit wird auch von anderen Untersuchern über eine Reihe positiver Effekte auf Abwehrmechanismen und eine bessere Toleranz gegenüber der Chemo- und Strahlentherapie unter hochdosierter Vitamin-C-Gabe berichtet (Lit. bei [23]).

Etwa 80 % aller Mammakarzinome besitzen **Rezeptoren für 1,25-Dihydroxy-Vitamin D,** die aktive Form von Vitamin D. Die Proliferation von **rezeptorpositiven Mammakarzinomzellen** lässt sich durch 1,25-Dihydroxy-Vitamin D hemmen. Die Überlebenszeit der Patientinnen mit rezeptornegativen Tumoren ist signifikant geringer als die mit rezeptorpositiven.

In den von diesen Befunden ausgehenden tierexperimentellen Studien konnte durch orale Gabe von **Vitamin D** das Wachstum der Mammakarzinome signifikant gehemmt werden. Ob sich das Tumorwachstum auch beim Menschen durch erhöhte Aufnahme von diesem Vitamin hemmen lässt, muss noch durch entsprechende Therapiestudien untersucht werden [13].

Auch **Vitamin K$_3$** hemmt das Wachstum verschiedener Tumorzelltypen in der Zellkultur. Hierbei zeigte sich ein **synergistischer Effekt von Vitamin C und Vitamin K$_3$**. Ob diese Befunde Bedeutung für die Behandlung Tumorkranker haben, bedarf ebenfalls noch gezielter klinischer Studien [42].

Ausgehend von Ergebnissen tierexperimenteller Untersuchungen wurde immer wieder versucht, mit hohen Dosen Vitamin A das Wachstum maligner Tumoren zu hemmen. Überzeugende Behandlungsergebnisse konnten dann, wenn exakte Prüfbedingungen eingehalten wurden, nicht erzielt werden [21].

Neuere Untersuchungen zeigen, dass **zumindest Vorstadien von Karzinomen** sowohl durch orale Gaben von Vitamin A als auch β-Carotin positiv beeinflusst werden können.

In manchen Regionen Indiens, wo als Folge des Kauens von Tabak-Betelnuss-Mischungen bis zu 25 % aller Krebsfälle auf die Mundhöhle entfallen, wurde das Verhalten von Leukoplakien und Mikronuklei in Zellen der Mundschleimhaut als Vorstufen des Karzinoms unter Verabreichung von Vitamin A bzw. Carotin beobachtet.

Die Gabe von 200 000 IE Vitamin A wöchentlich führte innerhalb von 6 Monaten zu einer Reduktion der Leukoplakien um 57 % und der Mikronuklei um 96 %. Die Gabe von 180 mg β-Carotin pro Woche reduzierte die genannten Veränderungen um 14,8 bzw. 98 %. Nach Absetzen von Vitamin A bzw. β-Carotin entwickelten sich die genannten Karzinomvorstufen wieder [53].

Erwähnt werden müssen noch **gut kontrollierte Einzelbeobachtungen mit Alanin- und Tyrosinfreier Diät** bei Spindelzellsarkomen und bei Melanomen. Unter einer extremen Kostform, wobei die beiden genannten Aminosäuren weitgehend in der Kost fehlten, konnten bei entsprechend therapierten Einzelfällen offenbar eindeutige Rückbildungen bzw. Stillstände des Tumorwachstums beobachtet werden [29, 56].

Der Vollständigkeit halber sei hier auch auf das Hyperkinetische Syndrom (vgl. Kap. 11.8), die Rheumadiät (vgl. Kap. 8.2) und die Evers-Diät (vgl. Kap. 11.2) verwiesen. Ausführliche Informationen enthalten die entsprechenden Kapitel.

21.7 Heilfasten

> Fasten bedeutet im Gegensatz zu Hungern einen freiwilligen Verzicht auf Nahrung über einen begrenzten, meist selbstbestimmten Zeitraum.

Das Fasten war bereits vor Jahrtausenden sowohl **Bestandteil vieler Religionen** als auch der Medizin. Die fließenden Übergänge zwischen dem religiösen und dem heilenden Fasten ergaben sich aus der Einheit des Amtes von Priester und Arzt.

Priester fasteten in vielen Religionen vor hohen Festen. Von Religionsgründern wie Moses, Jesus, Buddha und anderen ist bekannt, dass sie fasteten und ihren Anhängern Fastenperioden empfahlen.

Über die **heilende Wirkung des Fastens** wird bereits im Altertum und später von bekannten europäischen Klinikern bis ins 18. Jahrhundert berichtet.

Im letzten Drittel des 19. Jahrhunderts wurde unter dem Einfluss der Zellularpathologie und als Folge des Einzugs des rein naturwissenschaftlich orientierten Denkens in die Medizin zunehmend auf Fastenkuren verzichtet.

Trotzdem hat sich dieses Verfahren in verschiedenen Varianten als eine Komponente der Naturheilverfahren zur Behandlung, insbesondere von Funktionsstörungen, Übergewicht, aber auch chronischen Erkrankungen wie beispielsweise dem Rheumatismus (vgl. Kap. 8.2), erhalten und bewährt (Lit. bei [24]).

Saft-Fasten nach Buchinger-Lützner

Die Diät besteht ausschließlich in der Gabe von Kräutertee mit Honig, Gemüsebrühe und Obstsäften. Hiermit werden pro Tag etwa 50 g Kohlenhydrate aufgenommen. **Indikationen:** Adipositas und hiermit im Zusammenhang stehende Erkrankungen wie rheumatische Erkrankungen, Bluthochdruck, funktionelle Störungen etc. [10].

Molke-Trinkkur (Molke-Fasten)

Pro Tag werden 1–1,5 l Molke und zusätzlich Kräutertee, Pflanzensäfte und Mineralwasser getrunken. Die Gesamtenergiezufuhr, insbesondere in Form von Molkeprotein und Milchzucker, beträgt 1255–1464 kJ/Tag (300–350 kcal). Dem **Milchsäuregehalt** der Molke wird ein besonderer therapeutischer Effekt zugesprochen. Die Indikationen sind sehr vielfältig.

Milch-Semmel-Diät nach Franz Xaver Mayr (Mayr-Kur)

Von dem böhmischen Badearzt Mayr angegebene Diät zur Behandlung insbesondere der **Obstipation** von **funktionellen abdominellen Beschwerden** etc.

Altbackene Semmeln, die nach Vorschrift gekaut werden, und Milch sind die wesentlichen Bestandteile der Kost. Unterstützt wird die Behandlung durch **Massage des Abdomens**.

Weniger bekannt ist das reine Heilfasten nach Mayr, bei dem ausschließlich Tee und täglich Karlsbader Salz verabreicht wird. Auch das Fasten wird mit einer Darmmassage kombiniert (Lit. bei [16]).

Schroth-Kur

Trockentag-Trinktag-Wechseldiät, benannt nach dem schlesischen Fuhrmann Johann Schroth, der in der ersten Hälfte des 19. Jahrhunderts lebte.

Drei Trockentage, zwei kleine Trinktage und zwei große Trinktage wechseln ab. An Trockentagen werden verzehrt: Getreideschrotbrei, Haferflockenbrei, Schrotsemmeln, Vollkornbrot, Knäckebrot, Trockenobst, Nüsse etc. Am kleinen Trinktag: 1 l Flüssigkeit und am großen Trinktag: 2 l Flüssigkeit.

Nach der Originalvorschrift wird die Flüssigkeit in Form eines **weißen Landweins** aufgenommen, heute häufig gegen Frucht- und Gemüsesäfte ausgetauscht.

Die Schroth-Diät ist **niedrig im Energiegehalt** (1673–3347 kJ/Tag = 400–800 kcal).

Als **Indikationen** werden genannt: Stoffwechselerkrankungen, rheumatische Erkrankungen etc. (Lit. bei [26]).

Der periodischen Enthaltung von allen Flüssigkeiten wird ein besonderer positiver Effekt beigemessen. Schroth ging davon aus, dass Wein, mäßig genossen, „auf manche Krankheiten eine aufregende Kraft ausübt" und geeignet ist, zusammen mit den übrigen empfohlenen Kurmitteln, insbesondere den **periodischen Dursttagen**, „die Krankheitsstoffe aus ihrem Schlafe zu wecken und dann aus dem Körper zu entfernen".

21.8 Weitere Außenseiterdiäten

Aus der Fülle der Kostformen, die z. T. auf völlig abstrusen Vorstellungen, weitab von jeder wissenschaftlichen Basis oder eingehenden klinischen Erfahrung gründen, und die z. T. die Anhänger **in hohem Maße gefährden,** werden einige kurz beschrieben.

In relativ kurzen Zeitabständen werden insbesondere in den USA neue **„Wunderdiäten"** erdacht, die „durch Stärkung des Immunsystems" vor Erkrankungen schützen und die meist auch in der Lage sein sollen, das vorrangige Ernährungsproblem der Industrieländer, die Adipositas zu lösen.

21.8.1 Vitalstoffreiche Vollwertkost nach Bruker

Unterschieden wird zwischen **„Lebensmitteln"** (unerhitzte Gemüse, rohes Obst, Getreide, Butter etc.) und **„Nahrungsmitteln"** (hitzebehandelte pflanzliche und tierische Lebensmittel, konservierte Produkte, Küchenzucker (Fabrikzucker!, Auszugsmehl etc.).

Die Ernährung hat einen umso höheren vorbeugenden und heilenden Effekt, je höher der Anteil an „Lebensmitteln" ist.

Folgende Aussagen demonstrieren die wirren, weitab jeder wissenschaftlichen Erkenntnis liegenden Argumente der Anhänger dieser Kostform:
- „H-Milch ist eine tote Milch ohne sonderlichen Nährwert",
- „der Cholesteringehalt der Nahrungsmittel ist belanglos" etc.

Während die Realisierung dieser überwiegend irreführenden Aussagen keine negativen gesundheitlichen Folgen hat, zeugen andere Behauptungen von einer geradezu grotesken Unkenntnis bzw. **Verkennung eindeutiger Gefahren.**

> So wird behauptet, die Zöliakie sei eine zivilisationsbedingte Krankheit, die durch getreidehaltige Vollwertkost zu behandeln sei.

Die Deutsche Zöliakiegesellschaft sah sich gezwungen, **zum Schutz** ihrer Mitglieder öffentlich dieser Auffassung entgegenzutreten und auf die Gefahren hinzuweisen.

In dem Buch „Biologischer Ratgeber für Mutter und Kind" wird der **vorbeugende Effekt von Impfungen negiert.** Zu lesen ist hier folgender Satz:

> Bei Vermeidung von raffinierten Kohlenhydraten, d. h. Fabrikzucker und Auszugsmehlen, ist eine Ansteckung mit Kinderlähmungsvirus nicht möglich …

Alle diese Impfungen (Keuchhusten, Masern, Röteln, Wundstarrkrampf) sind bei einem Kind, das die beschriebene vitalstoffreiche Vollwertkost zu sich nimmt, absolut unnötig. Führende Pädiater sahen sich veranlasst, zu diesen und ähnlich **falschen und gefährlichen Aussagen** Stellung zu nehmen [19].

21.8.2 Fit for Life

Die unter dieser Bezeichnung von dem amerikanischen Ehepaar Diamond erdachte **Variante der Hay'schen Trennkost** gehört zu den Außenseiterdiäten mit den meisten unsinnigen Aussagen und Versprechungen.

Bei der **Begründung des Ernährungskonzeptes** werden wissenschaftliche Erkenntnisse in hohem Maße außer Acht gelassen.

Behauptet wird, dass durch die übliche falsche Ernährung das Gleichgewicht zwischen auf- und abbauendem Stoffwechsel gestört wird. Hieraus sollen Stoffwechselstörungen mit der Bildung von Schlacken resultieren, die sich im Körper ablagern bzw. nur unter hohem Aufwand an Energie ausgeschieden werden.

Beim **Verzehr der richtigen Lebensmittel zur richtigen Zeit** würde die zur Ausscheidung von Schlacken erforderliche Energie zum Abbau von Übergewicht dienen.

Ausgehend von einem Wassergehalt des Körpers von etwa 70 % sollen überwiegend auch Lebensmittel mit hohem Wassergehalt verzehrt werden.

Wichtig ist die richtige Lebensmittelkombination. Werden zwei an Protein und Kohlenhydraten reiche Lebensmittel gleichzeitig verzehrt, so kommt es durch Fäulnis des Proteins und Gärung der Kohlenhydrate zur Bildung giftiger Säuren etc. **Obst** und rohes **Gemüse** sind wegen des hohen Wassergehaltes die wichtigsten Lebensmittel. Alle drei Stunden sollen zwei Portionen Obst gegessen werden. Es führt nicht zur Verschlackung und Übersäuerung.

Von dem Verzehr von **Milch** und **Milchprodukten** wird abgeraten. Milch ist nur für Kälber geeignet! Sie hemmt durch Verschleimung die Nährstoffresorption.

Destilliertes Wasser gilt als ideales Getränk. Anorganische Bestandteile in Mineralwasser begünstigen durch eine Verbindung mit Cholesterin die Plaquebildung in Arterien usw. usw.

In Aussicht gestellt wird die Belohnung mit einem jugendlich schlanken Körper, Schönheit, Vitalität, psychisch-seelischer und geistiger Gesundheit usw.

21.8.3 Extreme Varianten der Rohkost

Unter der Vorstellung, Verdauung und Stoffwechsel seien von Natur aus auf den Verzehr von Rohkost eingestellt, empfehlen manche Außenseiter eine **hundertprozentige Rohkost** („Leben ohne Kochtopf"). Sie gehen davon aus, dass nur rohe Nahrung optimal verdaut wird.

Um ein optimales Säure-Basen-Gleichgewicht zu garantieren, sollen 70 % der Kost aus **Basenbildnern**, überwiegend Früchten, bestehen. Als **Säurebildner** werden Milch, Käse und Fleisch abgelehnt.

Andere empfehlen, mit dem Geruchs- und Geschmackssinn die richtigen Lebensmittel auszuwählen. Da Geruch und Geschmack durch Kochen und Backen der Lebensmittel verändert werden, kann die **durch den Instinkt gesteuerte Ernährung,** zu der auch rohes Fleisch und Eier gehören („Instinktotherapie"), wie beim Urmenschen nur aus rohen Lebensmitteln bestehen.

Literatur

1 American Cancer Society: Unproven methods of cancer management. Macrobiotic diets. CA-A Cancer J. Clinicians 34 (1984) 60.
2 Anemueller, H.: Naturheilverfahren Ernährungstherapie. 5. Auflage 1998, Hippokrates Verlag, Stuttgart.
3 Bagenal, F. S., D. F. Easton, E. Harris, C. E. D. Chilvers, T. J. McElwain: Survival of patients with breast cancer attending Bristol Cancer Help Centre. Lancet 336 (1990) 606–610.
4 Barsky, A. J.: The paradox of health. New Engl. J. Med. 318 (1988) 414.
5 Barth, C. A., M. De Vrese: D-Laktat im Stoffwechsel des Menschen – Fremdstoff oder physiologischer Metabolit? Kieler milchwirtschaftliche Forschungsberichte 36 (1984) 155.
6 Bauer, K. H.: Das Krebsproblem. Springer, Berlin 1963.
7 Berger, D. P., R. Obrist, J. P. Obrecht: Tumorpatient und Paramedizin. Versuch einer Charakterisierung von Anwendern unkonventioneller Therapieverfahren in der Onkologie. Dtsch. med. Wschr. 114 (1989) 323.
8 Birkhan, B.: Über unkonventionelle Konzepte in der Diätetik, eine kritische Literaturstudie. Inaugural-Dissertation, Univ.-Verlag Ulm 1991.
9 Bleuler, E.: Das autistisch undisziplinierte Denken in der Medizin und seine Überwindung. Springer, Berlin 1921.
10 Buchinger, O.: Das Heilfasten und seine Hilfsmethoden als biologischer Weg. Hippokrates, Stuttgart 1992.
11 Cameron, E., A. Campbell: The orthomolecular treatment of cancer. II. Clinical trial of high-dose ascorbic acid supplements in advanced human cancer. Chem.-biol. Interact. 9 (1974) 285.
12 Cameron, E., L. Pauling: Cancer and vitamin C. Linus Pauling Institute of Science and Medicine, Menlo Park, CA 1979.
13 Colston, K. W., U. Berger, R. C. Coombes: Possible role for vitamin D in controlling breast cancer cell proliferation. Lancet I (1989) 188.
14 Dagnelie, P. C.: Nutritional status and growth of children on macrobiotic diets: A population-based study. Dissertation, Universität Wageningen/Niederlande 1988.

15 Erickson, K. L., N. E. Hubbard: Dietary fat and tumor metastasis. Nutr. Rev. 48 (1990) 6.
16 Felbermayer, L.: Der Stellenwert der Mayr-Kur in der Fastentherapie. Ärzteschr. f. Naturheilverf. 30 (1989) 839.
17 Galvano, F., V. Galofaro, G. Galvano: Occurrence and Stability of Aflatoxin M_1 in Milk and Milk Products: A Worldwide Review. Journal of Food Protection 59 (1996) 1079–1090.
18 Gerson, M.: The cure of advanced cancer by diet therapy: A summary of 30 years of clinical experimentation. Physiol. Chem. Phys. 10 (1978) 449.
19 Gladtke, E.: Eine Ungeheuerlichkeit. Dt. Ärztebl. 87 (1990) B 2857–2858.
20 Gombos, J., H. Woidich: Einfluß von Gewinnung und Verarbeitung auf die Inhalts- und Begleitstoffe der Pflanzenöle. Ernährung/Nutrition 11 (1987) 459 und 539.
21 Goodman, G.: Phase II trial of retinol in patients with advanced cancers. Cancer Treat. Rep. 70 (1986) 1023.
22 Gregorio, K. I., L. J. M. Emrich, S. Graham, J. R. Marshall, T. Nemoto: Dietary fat consumption and survival among women with breast cancer. J. Natl. Cancer Inst. 75 (1985) 37.
23 Hanck, A.: Vitamin C and cancer. Int. J. Vit. Nutr. Res. (Suppl.) 24 (1983) 87.
24 Hentschel, H.-D.: Naturheilverfahren in der ärztlichen Praxis. Deutscher Ärzteverlag, Köln 1991.
25 Hentschel, H.-D. Zur Entwicklung des Begriffs „Naturheilverfahren". Versicherungsmed. 49 (1997) 151.
26 Hesseln, E.: Die Schrothkur und ihre klinische Bedeutung. Phys. Med. Reh. 18 (1977) 359.
27 Höhler, D.: Ochratoxin A in food and feed: occurrence, legislation and mode of action. Z Ernährungswiss 37 (1998) 2–12.
28 Hofman-Goetz, L., G. L. Blackburn: Relationship of nutrition to immunology and cancer. In: Newell, E. R., N. H. Ellison: Nutrition and Cancer: Etiology and Treatment. Raven Press, New York 1981.
29 Jensen, O. A.: Effect of dietetic factors on the growth of malignant melanomas. Trans. ophthal. Soc. U.K. 97 (1977) 402.
30 Kasper, H., W. Lutz, M. Wild: Die Höhe der Nährstoff-, Cholesterin- und Ballaststoffzufuhr unter kohlenhydratarmer Diät bei freier Wahl der Fett- und Proteinzufuhr. Akt. Ernährungsmed. 4 (1979) 155.
31 Kasper, H.: Tumordiät – Fakt oder Phantasie? In: Schauder, P.: Ernährung und Tumorerkrankungen, S. 440–453. Karger, Basel 1991.
32 Köbberling, J.: Der Wissenschaft verpflichtet. Medizinische Klinik 92 (1997) 181–189.
33 Kushi, M.: Die Kushi-Diät, Makrobiotik als Vorsorge. Droemer-Knaur, München 1984.
34 Lechner, P.: Die Gerson-Therapie. Dorrong, Graz 1983.
35 Leitzmann, C., R. Schönhofer: Vegetarische Ernährung und Außenseiterdiäten. Ernährungsumschau 30 (1983) 477.
36 Lutz, W.: Die Behandlung der Colitis ulcerosa durch Entzug von Kohlenhydraten. Wien. med. Wschr. 165 (1965) 516.
37 Lutz, W.: Leben ohne Brot. Selecta, Planegg 1977.
38 McCarty, M. F.: Aldosterone and the Gerson-diet – a speculation. Med. Hypotheses 7 (1981) 591.
39 McIllmurray, M. B., W. Turkie: Controlled trial of g-linolenic acid in Duke's C colorectal cancer. Brit. med. J. 294 (1987) 1260.
40 Mehnert, H.: „Schnitzer-Diät" bei Diabetes? Dtsch. med. Wschr. 105 (1980) 548.
41 Moertel, C. G., T. R. Fleming, J. Rubin, L. K. Kvols, G. Sarna, R. Koch, V. E. Curriee, C. W. Young, S. E. Jones, P. Davignon: A clinical trial of Amygdalin (Laetrile) in the treatment of human cancer. New. Engl. J. Med. 306 (1982) 201.
42 Murata A., F. Morishige, H. Yamaguchi: Extending life span of patients with terminal cancer using high doses of vitamin C. International meeting on nutrition 1981. Cradley, Cardley Hearth, West.
43 Noto, V., H. S. Taber, J. Yi-Hua, J. Janssens, J. Bonte, W. de Loecker: Effect of sodium ascorbate (vitamin C) and 2-methyl-1,4-naphtoquinone (vitamin K3) treatment on human tumor cell growth in vitro. Cancer 63 (1989) 901.
44 Oepen, I.: Unkonventionelle medizinische Verfahren. Fischer, Stuttgart–Jena–New York 1993.
45 Oltersdorf, U.: Der Markt für „gesunde Nahrungsmittel" in der Bundesrepublik Deutschland. AID-Verbraucherdienst 28 (1983) 223.
46 Pauling, L.: A proposition: Megadoses of vitamin C are valuable in the treatment of cancer. Nutr. Rev. 44 (1986) 28.
47 Peinelt, V., H. Rottka: Empfehlungen für die Nährstoffzufuhr im Krankenhaus – Vollkost und leichte Vollkost. Akt. Ernährungsmed. 14 (1989) 65–70.
48 Raunert, M.: Ernährungssekten und ihre Auswüchse. Zeitschrift für Volksernährung und Diätkost. 8 (1933) 149–150.
49 Schnitzer, J. G.: Der alternative Weg zur Gesundheit. Mosaik, München 1982.
50 Schnitzer, J. G.: Schnitzer-Kost als Basistherapie bei Diabetes. Dtsch. med. Wschr. 105 (1980) 1227.
51 Siguel, E. N.: Cancerostatic effect of vegetarian diets. Nutrition and cancer 4 (1983) 285.
52 Steinitzer, F.: Kampf den Nährpfuschern! Zeitschrift für Volksernährung und Diätkost 8 (1933) 202–203.
53 Stich, H. F., B. Mathew, R. Sankaranarayanan and M. K. Nair: Remission of precancerous lesions in the oral cavityof tobacco chewers and maintenance of the protective effect of beta-carotine or vitamin A. Am. J. Clin Nutr. 53 (1991) 298–304.
54 Walb, H. L.: Erfolgreiche diätetische Behandlung der Cholesterinämie mit Trennkost. Ernährungs-Umschau 24 (1977) 369.
55 Walb, L., I. Walb, T. Heintze, M. Heintze: Original Hay'sche Trennkost. 43. überarbeitete Auflage, K. F. Haug Verlag, Heidelberg 1994.
56 Watson, P. G.: A patient with malignant melanoma treated with a phenylalanine/tyrosine free diet. Trans. ophthal. Soc. U.K. 97 (1977) 406.
57 Wendt, L.: Ist eine vorwiegende Eiweißkost gesundheitsschädlich? Med. Welt 28 (1977) 552.

22 Schadstoffe in Lebensmitteln

Der wissenschaftlich-technische Fortschritt hat zur Folge, dass unsere Umwelt – Luft, Wasser, Boden – zunehmend mit Substanzen belastet wird, die in der Natur nicht oder nur in sehr geringen Konzentrationen vorkommen.
Dies betrifft Substanzen, die
- **nicht gezielt eingebracht** werden, sondern bei Herstellungsprozessen, der Verbrennung von fossilen Brennstoffen und Müll etc. entstehen und in die Umwelt entweichen, wie z. B. Dioxine, Cadmium oder Quecksilber, und
- **für spezielle Zwecke hergestellt** und gezielt in die Umwelt gebracht werden, wie beispielsweise die Pestizide.

Mit pflanzlichen und tierischen Lebensmitteln oder Trinkwasser gelangen all diese Substanzen in den menschlichen Organismus und verursachen hier ab einer bestimmten Konzentration und Einwirkungsdauer **Gesundheitsschäden.**

Welche **Mengen** an Umweltgiften in den verschiedenen Regionen der Welt aufgenommen werden und welche Stoffe bei welcher **Konzentration** und **Einwirkungsdauer** negative Wirkungen entfalten, ist zum Teil noch unzureichend untersucht und in der Diskussion.

Teile der Bevölkerung sind jedoch durch bekannt gewordene **Vergiftungen,** aber auch durch überspitzte Darstellungen der Gesamtproblematik und häufig in der Laienpresse zu lesende Formulierungen wie „Gift in der Nahrung" oder „Chemie im Kochtopf" beunruhigt.

Die weitgehend gesicherte **Bedeutung von Umweltgiften** beim sog. Waldsterben, der Rückgang an tierischen und pflanzlichen Lebewesen in unseren Gewässern demonstrieren, in welchem Ausmaß schädliche Substanzen in die Umwelt gelangen, sodass zu befürchten ist, dass auch in zunehmendem Maße der Mensch mit einbezogen wird.

Obwohl die **Gesundheitsgefährdung durch Fehlernährung** („Der Bürger isst zu viel, zu fett, zu süß, zu salzig"), **Zigarettenrauchen** und **mangelnde körperliche Aktivität** wissenschaftlich gesichert und jedem Bürger bekannt ist und von jedem für sich selbst völlig ausgeschaltet werden kann, wird diese Chance zur Gesunderhaltung nur von wenigen genutzt.

Der Bürger verlangt jedoch, obwohl ihm der entsprechende Sachverstand und Überblick fehlt und viele Fragen bezüglich eines negativen Einflusses auf die menschliche Gesundheit noch offen sind, vom Staat bestmöglichen Schutz vor „Fremdstoffen" und „Schadstoffen".

> Unter der Bezeichnung „**Fremdstoffe**" oder „**Schadstoffe**" werden heute alle diejenigen Substanzen verstanden, die in der Nahrung vorkommen können und die – unter bestimmten Voraussetzungen – geeignet sind, den Organismus zu schädigen.

Dieser weitläufig definierte **Sammelbegriff** ist somit Etikett für alle suspekten Nahrungsbestandteile und **Pauschalqualifikation** zugleich; er umfasst nicht nur eine beschreibende, sondern auch eine wertende Komponente.

Das Wort „Schadstoff" bedeutet daher aus der Sicht der Allgemeinheit mehr als eine rein informierende Sachbezeichnung; es signalisiert auch gleich eine mögliche Gefahr: **Intellekt** und **Affekt** werden gleichzeitig angesprochen.

Vom Misstrauen, das gefühlsmäßig allen Schadstoffen gegenüber empfunden wird, bis zur Verunsicherung ist es daher nur ein kleiner, gewissermaßen vorprogrammierter Gedankensprung (zit. nach [1]).

Bei differenzierter Beurteilung müssen diese Sammelbegriffe in Zusatzstoffe, Rückstände und Verunreinigungen **unterteilt** werden. Eine Erklärung dieser Begriffe gibt Tabelle 22-1.

Die Substanzen, die zu den Umweltgiften zählen, finden sich in den Lebensmitteln meist in **extrem niedrigen Konzentrationen** (Tab. 22-2) und können nur mit neuesten Analysemethoden nachgewiesen werden.

Zusatzstoffe

Nach dem Lebensmittel- und Bedarfsgegenständegesetz (§ 2) sind Zusatzstoffe wie folgt definiert:

> Stoffe, die dazu bestimmt sind, Lebensmitteln zur Beeinflussung ihrer Beschaffenheit und zur Erzielung bestimmter Eigenschaften oder Wirkungen zugesetzt zu werden.

22 Schadstoffe in Lebensmitteln

Tabelle 22-1 Erklärungen der Begriffe Zusatzstoffe, Rückstände, Verunreinigungen.

	Zusatzstoffe	Rückstände	Verunreinigungen
	Verwendung aufgrund behördlicher Bewilligung	Unbeabsichtigte Kontamination durch Hilfsstoffe	Mitläufer bei Produktion und Verarbeitung
Gründe für das Vorkommen in der Nahrung	Verbesserung von Aussehen, Haltbarkeit oder Nährwert	Einsatz zur Ertragssteigerung und Sicherung	Indikatoren des Umweltzustandes
Beispiele	Farbstoffe, Konservierungsmittel	Pestizide, Antibiotika	Blei, Cadmium, Quecksilber, Detergenzien

Tabelle 22-2 Konzentrationsangaben für Schadstoffe in Lebensmitteln (LM).

alt	neu	Verdünnung	
1 ppm (part per million)	1 mg/kg LM	1/1 000 000	10^{-6}
1 ppb (part per billion)	1 µg/kg LM	1/1 000 000 000	10^{-9}
1 ppt (part per trillion)	1 ng/kg LM	1/1 000 000 000 000	10^{-12}

Sie müssen nach der **Lebensmittelkennzeichnungsverordnung** bei allen fertig verpackten Lebensmitteln auf der Packung angegeben werden.

Beispiele sind: Farbstoffe, Konservierungsstoffe, Emulgatoren, Geliermittel, Backtriebmittel, Geschmacksverstärker, Süßstoffe etc.

Rückstände

Es handelt sich um Stoffe, die bei der landwirtschaftlichen **Produktion** oder bei der **Lagerung** zur Anwendung kommen und nur hier einem bestimmten Zweck dienen, letztlich aber doch noch im verzehrfertigen Lebensmittel nachweisbar sind.

Beispiele sind: Pflanzenschutzmittel, Wachstumsregler, Vorratsschutz- und Schädlingsbekämpfungsmittel, Mittel zur Bodenbehandlung oder Düngung etc.

In Rechtsverordnungen sind **Höchstmengen** dieser Rückstände vorgeschrieben.

Verunreinigungen

Sie sind ungewollt, **unbeabsichtigt** und ohne Verschulden des Herstellers in oder auf Lebensmittel gelangt. **Beispiele** sind aus Verpackungsmaterial übertretende Substanzen, Arsen, die Schwermetalle Blei, Cadmium oder Quecksilber und eine Reihe langlebiger Kohlenwasserstoffe.

Für alle toxischen Substanzen gibt es einen **Bereich**, in dem noch **keine negativen Effekte** nachgewiesen werden können, bzw. Wirkungen aufgrund des derzeitigen Wissensstands nicht zu erwarten sind (dies gilt **nicht für Karzinogene**).

Diese Tatsache hat bereits Paracelsus in den viel zitierten Satz gefasst: Alle Dinge sind Gift und nichts ist ohne Gift, allein die Dosis macht, dass ein Ding kein Gift sei.

> Die duldbare tägliche Aufnahme (DTA) oder **acceptable daily intake (ADI)** wurde von der Weltgesundheitsorganisation als die Menge einer chemischen Substanz, ausgedrückt in mg/kg Körpergewicht, definiert, die der Verbraucher unter Berücksichtigung aller vorhandenen Kenntnisse ohne erkennbares Risiko verzehren kann.

Diese ADI-Werte dienen als **Maßstab für die vertretbare Konzentration** eines möglichen Schadstoffs in einem Lebensmittel. Ermittelt werden ADI-Werte im Tierversuch.

Tabelle 22-3 Zusammenstellung der wichtigsten Schadstoffe, ihr Vorkommen und Toxizität.

Schadstoffe		Verwendung, Vorkommen	in Nahrungsmitteln	Toxizität
Hg	Quecksilber	als $CH_3\text{-}Hg^+$ in Industrieabwässern	Fische, Meerestiere	Organschäden, neurotoxisch
Cd	Kadmium	Zn-Begleiter, Verhüttung, Farben (Plastik), Cd-Überzüge bei Eisengeräten	pflanzliche Lebensmittel, Leber, Nieren, Innereien, Würste, Pilze	Organschäden, Erbschäden, kanzerogen, Skelettschäden, Mißbildungen des Fetus
Pb	Blei	Abgase von Verbrennungsmotoren, Farben, Verhüttung	pflanzliche Lebensmittel, Leber, Nieren, Innereien, Würste, Pilze	Organschäden, Skelettschäden, neurotoxisch, Mißbildungen des Fetus
NO_3^- NO_2^-	Nitrate, Nitrite	Überdüngung mit Nitraten, nitrose Abgase	Gemüse	Bildung von kanzerogenen Nitrosaminen im Stoffwechsel
HCH	Hexachlorcyclohexan	Insektizide	pflanzliche und tierische Fette, Milchprodukte, Cerealien	Erbschäden, Stoffwechselschäden, kanzerogen
DDT	Dichlordiphenyltrichlorethan	Insektizide	pflanzliche und tierische Fette, Milchprodukte, Cerealien	kanzerogen
PCB	polychlorierte Biphenyle	Kühlflüssigkeit, Hydrauliköl, Schmiermittel, Plastikweichmacher, Müllverbrennung	Fette und Milchprodukte	Organschäden, hepatogen, kanzerogen, neurotoxisch, Erbschäden, Mißbildung des Fetus

Wegen der Problematik, solche Befunde auf den Menschen übertragen zu können, hat man **Sicherheitsfaktoren** eingeführt, die das aus der Übertragung resultierende Risiko ausgleichen sollen.

Die Unsicherheiten, mit denen solche Werte behaftet sind, beruhen jedoch nicht nur auf der Tatsache, dass Reaktionen von Versuchstieren nur mit Vorbehalt auf den Menschen zu übertragen sind, sondern auch darauf, dass der Mensch in der Regel einer Vielzahl von potentiell schädlichen Substanzen gleichzeitig ausgesetzt ist (Tab. 22-3), wobei die **Effekte eines Zusammenwirkens** meist unbekannt sind.

Darüber hinaus kann nicht, wie dies bei Versuchstieren in hohem Maße der Fall ist, vorausgesetzt werden, dass alle Menschen gleich reagieren. Der zur Berechnung des ADI herangezogene Faktor hat also auch die Aufgabe, die **empfindlichsten Teile eines Bevölkerungskollektivs** zu berücksichtigen.

Eine weitere Größe, die bei der Ermittlung von Schadstoffwirkungen von Bedeutung ist, wird als **NOEL** bezeichnet. Hierunter versteht man die „höchste Dosis ohne zu beobachtende Wirkung" **(No Observable Effect Level).**

Zur Ermittlung dieses Wertes wird während drei bis sechs Monaten die zu testende Substanz an Versuchstiere verabreicht. Die höchste Dosis, bei der keine beobachtbaren Schadwirkungen auftreten und die damit unterhalb der angenommenen Wirkungsschwelle liegt, ist der NOEL [5].

22.1 Biogene Inhaltsstoffe

Neben diesen bereits in Tabelle 22-1 kurz zusammengefassten Stoffgruppen gibt es biogene Inhaltsstoffe mit **potentiell toxischen Eigenschaften** in Lebensmitteln (Lit. bei [10]).

Solanin

Am bekanntesten ist das Alkaloid Solanin in grünen Tomaten und auch in dem durch Lichteinwirkung grünen Anteil von **Kartoffelknollen**.

Der Gehalt in den üblicherweise verzehrten Kartoffelknollen ist sehr gering, unterliegt jedoch in Abhängigkeit von der Sorte großen Schwankungen. Die meisten Sorten enthalten zwischen 1,8 und 9,4 mg Solanin pro 100 g. Einzelne Sorten erreichen Konzentrationen bis zu 13 mg/100 g (Lit. bei [11]).

Als Symptome einer **Solanin-Vergiftung** werden ein brennendes und kratzendes Gefühl im Hals, Kopfschmerzen, Mattigkeit, Erbrechen, Diarrhö und abdominelle Beschwerden angegeben. In schweren Fällen kommt es als Folge eines Hirnödems zu Krämpfen, Koma und letztlich Exitus. Gefährdet sind kleine Kinder, während bei Erwachsenen schwerwiegende Vergiftungserscheinungen selten sind.

Blausäurehaltige Glykoside

Blausäurehaltige Glykoside finden sich in bitteren Mandeln, den Kernen von Steinobst, Leinsamen und in den tropischen und subtropischen Yamswurzeln, in Süßkartoffeln, Cassava, Bambus etc.

Die in den genannten pflanzlichen Lebensmitteln enthaltenen intakten Glykoside sind nicht giftig. Während des **enzymatischen Abbaus im Gastrointestinaltrakt** wird jedoch Blausäure freigesetzt, die bereits in niedrigen Konzentrationen Vergiftungserscheinungen beim Menschen auslösen kann.

Auf die mögliche Freisetzung toxischer Mengen an Blausäure aus **Leinsamen,** der häufig zur Therapie der Obstipation eingesetzt wird, wurde bereits im Kapitel 3.5.1 eingegangen.

Von einer gewissen praktischen Bedeutung sind **bittere Mandeln.** Bereits 60 bittere Mandeln können beim Erwachsenen, und bei Kindern bereits wesentlich geringere Mengen, tödliche Vergiftungen zur Folge haben. Wesentlich gefährlicher ist noch das Bittermandelöl. Bereits 10 Tropfen können bei Kindern tödlich sein [11].

Biogene Amine

Biogene Amine sind Substanzen, die durch **Decarboxylierung aus Aminosäuren** entstehen. Sie finden sich in pflanzlichen und tierischen Lebensmitteln.

Zum Teil entstehen sie als **Folge mikrobieller Abbauprozesse** bei der Gärung, Reifung von Käse etc.

Reich an biogenen Aminen sind
- manche Käsesorten,
- Sauerkraut und
- bestimmte Rotweine.

Makrelen und **Thunfisch** können insbesondere nach längerer Lagerung gelegentlich so hohe Konzentrationen an biogenen Aminen enthalten, dass es zu **Vergiftungserscheinungen** mit Kopfschmerzen, Übelkeit, Erbrechen, Durchfällen etc. kommt [1, 10, 11].

Werden zusätzlich zum Verzehr der genannten Lebensmittel **Monoaminooxidasehemmer** (Anwendung als Psychopharmaka) eingesetzt, so können die toxischen Erscheinungen besonders ausgeprägt sein.

Auf den nach dem Verzehr von **Saubohnen** (Vicia faba) bei der Bevölkerung der Mittelmeerländer gelegentlich auftretenden **Favismus** wurde bereits hingewiesen (vgl. Kap. 4.7.7).

22.2 Mykotoxine

Mykotoxine sind Gifte, die von Mikromyceten gebildet werden. Die Pilzgifte sind von sehr **unterschiedlicher chemischer Struktur.** Die überwiegend niedermolekularen Substanzen sind **meist hitzestabil** und werden folglich bei der Zubereitung nicht zerstört.

Bei Zufuhr hoher Dosen kann es zu **akuten** und bei länger dauernder Aufnahme geringer Mengen zu **chronisch toxischen Wirkungen** (Mykotoxikosen) an verschiedenen Organen kommen.

Mykotoxine gelangen auf zwei Wegen in Lebensmittel:
- direkt durch Befall mit Schimmelpilzen oder
- indirekt in tierische Lebensmittel, wenn mit Mykotoxinen kontaminiertes Futter verfüttert wird.

Folgende Mykotoxikosen bzw. Mykotoxine sind für die Praxis von Bedeutung:

Ergotismus

Hierbei handelt es sich um die am längsten bekannte, durch Mykotoxine ausgelöste Erkrankung des Menschen. Mykotoxinträger ist das **Mutterkorn** (Secale cornutum). Es findet sich in feuchten Sommermonaten besonders auf **Roggenähren**. Durch den Einsatz von **Fungiziden** kann der Befall des Getreides heute weitgehend verhindert werden. Wird aus weltanschaulichen Gründen auf den Einsatz dieser chemischen Substanzen verzichtet, so kommt es wieder zu einem vermehrten Mutterkornbesatz mit der Gefahr von Intoxikationen.

Die **wesentlichen Wirksubstanzen** im Mutterkorn sind eine Reihe verschiedener Alkaloide, die sich in zwei Gruppen unterteilen:
- die Lysergsäurealkaloide und die
- Clavinalkaloide.

Am bekanntesten ist die Ergotamingruppe.

Das **klinische Bild** einer Vergiftung mit Mutterkornalkaloiden, dem sog. Ergotismus (Brandseuche, St.-Antonius-Feuer) besteht in schmerzhaften Muskel- und Gefäßkontraktionen, Pelzigkeitsgefühl und Kribbeln der Haut, Zirkulationsstörungen, letztlich mit der Entwicklung einer Gangrän etc.

Aflatoxine

Die **hepatotoxische** (vgl. Kap. 3.7.3) und **karzinogene Wirkung** (vgl. Kap. 16) dieser und einiger weiterer Mykotoxine wurde bereits in früheren Kapiteln besprochen.

Die **wichtigsten Aflatoxinbildner** sind Aspergillus flavus und parasitus. Sie bilden die Derivate Aflatoxin B_1, B_2, G_1, und G_2, die sich durch eine unterschiedliche Toxizität unterscheiden.

In Tierversuchen wirkt **Aflatoxin B_1** am stärksten karzinogen und hepatotoxisch, Aflatoxin B_1 wird nach Metabolisierung in der Leber in einer modifizierten Form als sog. **Aflatoxin M_1 („milk toxin")** von der Brustdrüse der Säugetiere in die Milch ausgeschieden. Da Milch das einzige Lebensmittel der ersten, noch besonderen vulnerablen Lebensphase ist, gilt der Aflatoxin-M_1-Gehalt der Muttermilch nach Ansicht mancher Autoren als das größte Problem der Lebensmitteltoxikologie.

Die **gesetzlichen Vorschriften** zur Reduktion des Gehaltes an Aflatoxin in Futtermitteln und von Aflatoxin M_1 in Milch, sind in den verschiedenen Ländern unterschiedlich. So sind beispielsweise in der Schweiz Erdnüsse wegen ihres oft hohen Aflatoxingehaltes als Futtermittel gänzlich verboten. Der Gehalt an Aflatoxin M_1 in **Muttermilch** ist in subtropischen und tropischen Regionen mit einer meist starken Aflatoxinkontamination der Lebensmittel besonders hoch.

Die Aflatoxin-M_1-Konzentration wird durch **Kühlen** der Milch auf Werte um 6 °C oder tiefer um 10–20 % reduziert. **Pasteurisieren** hat offenbar keinen Einfluss. Da Aflatoxin M_1 überwiegend an Casein gebunden ist, sind die Konzentrationen in Sahne nur gering. Die **Konzentration** im Käse schwankt je nach Kontamination der zur Herstellung benutzten Milch und der Herstellungsverfahren (Lit. bei [7a]).

Ochratoxine

Die Ochratoxine A, B, C und D werden von Aspergillus ochraceus, aber auch von einigen anderen **Aspergillen** und **Penicilliumarten,** die auf pflanzlichen Lebensmitteln, insbesondere auf ungünstig gelagerten Getreide vorkommen, gebildet. Die ochratoxinbildenden Schimmelpilzspezies gehören zur sog. **Lagerflora.** Sie entwickeln sich bei unzureichender Trocknung von Getreide erst während der Lagerung.

Über **kontaminiertes Futter** gelangt auch Ochratoxin in Fleischwaren, insbesondere vom Schwein. Auch in Kaffee, Bier, Wein, Trockenobst, Gewürzen und Hülsenfrüchten finden sich bei ungünstiger Herstellungs- und Lagerungsbedingungen Ochratoxine. Auch in **Muttermilch** konnte Ochratoxin nachgewiesen werden.

Die **mittlere Ochratoxinaufnahme** der Bevölkerung in den Staaten der Europäischen Union wird auf 1–2 µg/kg Körpergewicht und Tag geschätzt. Der Wert liegt weit unter der von der WHO empfohlenen maximal **tolerierbaren Aufnahme** in Höhe von 16 µg/kg Körpergewicht und Tag. Gesetzliche Regelungen für Höchstgehalte an Ochratoxin in Lebens- und Futtermitteln gibt es derzeit wegen fehlender exakter Daten zur Toxizität beim Menschen noch nicht.

Als gesichert gilt eine **neprotoxische Wirkung**. Im Tierversuch konnte auch eine **Karzinogenität** belegt werden (Lit. bei [9a]).

Zearalenon

Dieses Mykotoxin wird von Fusarien gebildet, die in gemäßigten Zonen **auf sämtlichen Getreidearten** wachsen können und die bei ungünstiger Lagerung nach der Ernte weiterwachsen.

Die negativen Effekte von Zearalenon beruhen auf seiner **östrogenen Eigenschaft.** In Tierversuchen kam es zu Fruchtbarkeitsstörungen, Vergrößerungen des Uterus, Absterben von Föten und bei männlichen Tieren zu Hodenatrophie.

Möglicherweise besteht auch eine **karzinogene Wirkung**. Exakte Daten zur Toxizität beim Menschen fehlen.

Patulin

Es wird von einer Reihe von Schimmelpilzen wie Penicillium- und Aspergillusarten gebildet. Patulin findet sich häufig in **faulen Äpfeln** und **Birnen**. Bei längerer Lagerung werden bis zu 1 g/kg gefunden.

Da das Mykotoxin durch Pasteurisieren nicht zerstört wird, findet es sich z. T. in hoher Konzentration in Fruchtsäften, insbesondere in **Apfelsaft**.

Bei der **Gärung** wird Patulin zerstört, sodass es sich in Apfelwein nicht findet. In Apfelsaft erfolgt bei der Lagerung ein **spontaner Abbau**. Nach einem halben Jahr sind 50 %, nach einem Jahr bis zu 100 % zerstört. Auch beim **Kochen** wird Patulin weitgehend abgebaut.

Karzinogene, terratogene und mutagene Eigenschaften sind bekannt.

22.3 Pestizide

Mit diesem Oberbegriff werden Pflanzen- und Vorratsschutzmittel gegen
- Insekten = **Insektizide**,
- Unkräuter = **Herbizide**,
- Milben = **Akarizide** und
- Pilze = **Fungizide** zusammengefasst.

Die z. T. hochwirksamen, in den letzten Jahrzehnten entwickelten und weltweit bis vor wenigen Jahren sehr großzügig eingesetzten Substanzen, die chemisch sehr unterschiedlich sind, haben den **Verlust von Nahrungsmitteln durch Schadinsekten** drastisch vermindert, bei der **Seuchenbekämpfung**, wie etwa der Malaria, große Erfolge gebracht, etc.

Unerwünschte Nebenwirkungen der Pestizide stellten sich insbesondere bei **kritikloser, unsachgemäßer Anwendung** bald ein. Dies trifft insbesondere zu für die insektiziden Kontakt-, Fraß- und Atemgifte aus der Gruppe der chlorierten Kohlenwasserstoffe.

Zu den wichtigsten Stoffen dieser Gruppe zählen
- Dichloriddiphenyltrichlorethan (DDT),
- Aldrin, Dialdrin,
- Heptachlor und
- γ-Hexachlorcyclohexan (Lindan).

Chlorierte Kohlenwasserstoffe sind chemisch sehr stabile Substanzen, die sich dem biologischen Abbau in der Natur jahrelang widersetzen. Diese chlororganischen Insektizide sind gut fettlöslich und werden sowohl über die Haut als auch den Darm schnell resorbiert.

Aufgrund ihrer **guten Fettlöslichkeit** reichern sie sich im Körperfett an. Die am **Ende der Nahrungskette** stehenden Lebewesen, zu denen auch der Mensch gehört, nehmen durch den Verzehr des Körperfetts von Beutetieren relativ viele dieser Substanzen auf und sind somit besonders hohen Dosen ausgesetzt.

Aufgrund dieser Gefahr wurden die Organochlor-Insektizide in der Bundesrepublik verboten. Wegen der z. T. noch erlaubten Anwendung im Ausland können sie jedoch mit **importiertem Obst** und **Gemüse** nach wie vor aufgenommen werden.

> Wegen des nur sehr langsamen Abbaus der Organochlor-Insektiziden finden sich aus der Zeit vor ihrem Verbot noch **Reste im Ackerboden**, die über pflanzliche Lebensmittel direkt oder nach Anreicherung im Fett von Nutztieren vom Menschen aufgenommen werden.

Nach Angaben der Ernährungsberichte der Deutschen Gesellschaft für Ernährung [6] geht die **Konzentration** an Rückständen dieser Insektizide seit ihrem Verbot in den in der Bundesrepublik produzierten pflanzlichen Lebensmitteln jedoch **kontinuierlich zurück**.

Rund zwei Drittel aller Pflanzenschutzmittel entfallen heute auf die Gruppe der **Herbizide** und Wachstumsregler. Es sind chemisch unterschiedliche Substanzen.

Wachstumsregler sind Substanzen, die auf verschiedene Weise den Ertrag von Nutzpflanzen steigern, die Qualität verbessern und zur Arbeitserleichterung beitragen. Sie dienen
- der Vermehrung des Fruchtansatzes,
- der Vermeidung des vorzeitigen Fruchtabfalls,
- der Halmverkürzung beim Getreide,
- verhindern das Keimen von Kartoffeln bei der Lagerung etc.

Nach Angaben des Ernährungsberichts 1984 werden **Rückstände** von Herbiziden und Wachstumsreglern bei entsprechenden Kontrolluntersuchungen unter den zulässigen Höchstmengen gefunden, sodass ein Gesundheitsrisiko nicht zu befürchten ist.

> Nach dem derzeitigen Wissensstand kommt es als Folge der Pestizidrückstände in der menschlichen Nahrung zu keinen nachweisbaren Gesundheitsschäden. Damit ist jedoch nicht absolut bewiesen, dass von diesen Substanzen keine negativen Effekte ausgehen.

Die Bemühungen, eine Kontamination unserer Lebensmittel weiter zu verringern, müssen trotz fehlender Beweise für Schäden durch die derzeitigen Rückstandskonzentrationen fortgesetzt werden [6, 7, 8].

22.4 Polychlorierte Biphenyle (PCB)

Die Toxizität dieser Substanzen wurde erkannt, nachdem es im Jahre 1968 in Japan zu Vergiftungen durch PCB-verseuchtes Speiseöl gekommen war.

Die als **Yusho-Krankheit** bezeichnete Vergiftung ging bei Kleinkindern mit Störungen der Hautpigmentierung, mit Leber- und Nierenschäden einher.

In Japan wurden daraufhin diese Substanzen verboten. In der Bundesrepublik Deutschland ist die Herstellung mittlerweile ebenfalls verboten. PCB findet sich jedoch nach wie vor in geschlossenen technischen Anlagen, z. B. als **Transformatorenöl**.

Bei dem früher weltweit umfangreichen Einsatz der schwer entflammbaren Substanz mit hohem Siedepunkt als Isolier- und Kühlmittel sowie als Hydraulikflüssigkeit gelangten große Mengen in die Umwelt.

> Da diese Substanz nur sehr langsam abgebaut wird, gelangt auch heute noch PCB in die **Nahrungskette**.

In welchem Umfang diese **kanzerogenen** und **hepatotoxischen** Substanzen auch in die menschliche Nahrung gelangen, zeigt die Tatsache, dass **Milch stillender Mütter** in Deutschland eine mittlere Konzentration von 0,86 mg PCB/kg Milchfett enthält [15].

22.5 Dioxine und Furane

Dioxine sind seit dem Chemieunfall in Seveso jedem Laien bekannt und gelten als Prototyp der „Umweltgifte".

Dioxine und Furane gehören zur Gruppe der polychlorierten Dibenzodioxine (PCDD) bzw. der polychlorierten Dibenzofurane (PCDF), die sich aus etwa 210 Einzelsubstanzen zusammensetzt.

Diese Vielzahl an Stoffen entsteht bei **Verbrennungsprozessen** in dem Temperaturbereich zwischen 300 und 600 °C, wenn neben Kohlenstoff, Sauerstoff und Wasserstoff auch Chlor zugegen ist. PCDD und PCDF bilden sich folglich bei sehr vielen Verbrennungsprozessen, die alltäglich in unserer unmittelbaren Umgebung ablaufen.
Dies gilt für
- die in der Öffentlichkeit viel diskutierten Müllverbrennungsanlagen,
- das Zigarettenrauchen,
- die Verbrennung von Heizmaterial in Heizanlagen und
- Wald- und Buschbrände.

Die PCDD-PCDF-Emissionen sind je nach Verbrennungsgrad und Verbrennungsgut sehr unterschiedlich. So liegt die **Hausbrandemission** beim Verbrennen von Braunkohle um den Faktor 100 und beim Verbrennen von Holz und Verpackungsmüll um den Faktor 1000 höher als bei der Verbrennung von Gas, Heizöl oder Anthrazitkohle.

Die praktisch wasserunlöslichen PCDD/PCDF sind **gut fettlöslich.** Diese Eigenschaft ist verantwortlich für den Übertritt in die Nahrungskette und letztlich für das Ausmaß der Zufuhr mit unseren Lebensmitteln.

Wegen der **fehlenden Wasserlöslichkeit** ist der Boden-Pflanzen-Transfer äußerst gering. Die Kontamination pflanzlicher Lebensmittel und Futtermittel erfolgt durch **direkten Kontakt** der Dioxine und Furane mit **oberirdischen Pflanzenteilen.**

> Mit **küchentechnischen Maßnahmen** wie waschen, schaben, schälen etc. von pflanzlichen Lebensmitteln werden die auf der Oberfläche haftenden Substanzen weitgehend entfernt, sodass **pflanzliche Lebensmittel** nur in geringem Umfang als Quelle für Dioxine und Furane in Frage kommen.

Da Tiere auf der Oberfläche haftende Verunreinigungen mit den Futterpflanzen aufnehmen, werden etwa **90 %** aller PCDD und PCDF **mit tierischen Lebensmitteln aufgenommen.**

> Wegen der Lipidlöslichkeit kommt insbesondere dem **Milchfett** eine zentrale Bedeutung zu.

Nach Angaben in der Literatur kann davon ausgegangen werden, dass die tägliche Aufnahme von Dioxinen und Furanen in Deutschland zu etwa
- 42 % aus Milch und Milchprodukten,
- 39 % aus Fleisch und Eiern und

- nur etwa 12 % aus pflanzlichen Lebensmitteln, einschließlich Brot und Backwaren stammt [2].

Die **Toxizität** der verschiedenen Dioxine und Furane ist unterschiedlich. Bei einem großen Teil der Substanzen liegen über Auswirkungen einer akuten bzw. chronischen Einwirkung beim Menschen noch keine Befunde vor.

Aufgrund tierexperimenteller Daten und einzelner Beobachtungen am Menschen kommt es zu Schäden an der **Haut** und an der **Leber**. Bei manchen Substanzen gibt es Hinweise auf eine **karzinogene Wirkung**.

Das sog. „**Seveso-Dioxin**" (Tetrachloriddibenzoparadioxin) besitzt nach derzeitigem Kenntnisstand die höchste akute und chronische Toxizität, wobei Leber und Haut die wesentlichen Zielorgane sind.

Wegen der stark unterschiedlichen Toxizität der Einzelkomponenten von PCDD/PCDF-Gemischen hat man nach einer **Maßeinheit** gesucht, die unter Berücksichtigung der Wirkungsintensität der einzelnen Substanzen für die Praxis die toxische Wirkung des Gemisches mit einem Zahlenwert erfasst.

Trotz erheblicher Schwierigkeiten, die sich bei der Berechnung eines solchen Wertes ergeben, hat man sich auf einen internationalen **Toxizitätsäquivalenzfaktor (TEF)** geeinigt.

Der Mensch gehört zu den Säugetieren, die die lipidlöslichen Dioxine und Furane besonders stark, insbesondere in den Lipiden der Leber, akkumulieren. Dieses Problem der Anreicherung muss besonders bei der Bewertung von Vor- und Nachteilen des **Stillens** diskutiert werden. Muttermilch enthält 10- bis 15-fach höhere Konzentrationen als Kuhmilch.

Dies führt dazu, dass ein während sechs Monaten voll gestillter Säugling bereits 4 % der Menge an PCDD und PCDF aufnimmt, die während des gesamten Lebens rein rechnerisch zu erwarten sind (Lit. bei [15]).

22.6 Schwermetalle

Aus der Gruppe der Schwermetalle haben **Blei**, **Cadmium** und **Quecksilber** als Kontaminanten von Lebensmitteln Bedeutung.

Grundsätzlich kommen diese Schwermetalle in Spuren im Boden, Wasser und folglich auch in Pflanzen vor und werden somit von Menschen und Tieren verzehrt.

Steigt die Konzentration in Lebensmitteln, so besteht die Gefahr, dass toxisch wirkende Mengen aufgenommen werden.

Toxische Schwermetalle können mit verschiedenen Radikalgruppen organischer Substanzen **Verbindungen** eingehen und hierdurch in vielfältiger Weise, etwa durch Inaktivierung von Enzymen, Schäden verursachen.

Richtwerte für die duldbaren Höchstmengen an toxischen Schwermetallen in Gemüse und Obst betragen für **Blei**
- 1,2 mg/kg bei Blatt- und Sprossgemüse,
- 0,5 mg/kg bei Wurzelgemüse und Obst.

Die **Richtwerte für Cadmium** betragen
- 0,1 mg/kg bei Blatt- und Sprossgemüse und
- 0,05 mg/kg bei Wurzelgemüse und Obst.

Für Quecksilber wurden keine Richtwerte angegeben, weil die Gehalte in der Nähe der geräteabhängigen Nachweisgrenze liegen.

Bestimmungen der Schwermetallgehalte von Obst und Gemüse aus dem Handel ergaben, dass diese Richtwerte **nur selten überschritten** werden. Darüber hinaus muss berücksichtigt werden, dass sich durch **Reinigung** und **küchentechnische Zubereitung** die in der Rohware bestimmten Konzentrationen noch einmal bei Blei um 47±21 % bei Gemüse, um 50±20 % bei Obst; für Cadmium um 95±12 % bei Gemüse, um 90±12 % bei Obst und bei Quecksilber um 54±18 % bei Gemüse und 50±20 % bei Obst verringern.

Die **intestinale Resorption** ist gering, sodass von den aufgenommenen Mengen an Blei nur durchschnittlich 5–10 %, an Cadmium 0,5–7 % und an Quecksilber weniger als 7 % letztlich in den Organismus aufgenommen werden.

Bei der Beurteilung der Gesamtbelastung der Bevölkerung muss jedoch berücksichtigt werden, dass diese Umweltgifte auch durch Staub, Abgase, aber auch durch Tabakrauch, über die Lunge aufgenommen werden können. Die **pulmonale Resorptionsrate** beträgt beispielsweise bei Blei 80–100 %.

Speisepilzen kommt eine besondere Bedeutung zu, da diese saprophytisch wachsenden Pflanzen sowohl Quecksilber als auch Cadmium in besonders hohem Maße speichern.

So konnte beispielsweise in mehreren Untersuchungen gezeigt werden, dass der Cadmiumgehalt in Champignons, die im Freien wachsen, besonders hoch ist, während Kulturchampignons in der Regel vergleichsweise geringe Cadmiumkonzentrationen aufweisen. Die **Resorption** der Schwermetalle aus dem Pilzgewebe scheint im Intestinaltrakt jedoch sehr gering zu sein, sodass der **Schwermetallakkumulation** in Pilzen keine wesentliche praktische Bedeutung zukommen dürfte.

Der **Verzicht auf verbleites Benzin** und der Rückgang an Bleiemissionen von Großfeueranlagen etc., hat seit Jahren zu einem **Rückgang der nahrungsbedingten Bleizufuhr** geführt. Sie beträgt heute weniger als 20 % der von der FAO/WHO angegebenen duldbaren Werte.

Auch die **Cadmiumzufuhr** liegt derzeit bei entsprechend niedrigen Werten. Eine erhebliche Cadmiumexposition erfolgt durch **Zigarettenrauch**. Die Cadmiumkonzentration im Blut korreliert mit der pro Tag gerauchten Zahl an Zigaretten. Bei Rauchern liegt der Cadmiumgehalt zwei- bis viermal so hoch wie bei Nichtrauchern.

Rückläufig ist seit Jahren ebenfalls die **Quecksilberzufuhr**. In einer Studie an Kindern lag sie unterhalb von 2 % des von der FAO/WHO angegebenen duldbaren Wertes. Nur bei **Fischkonsum** steigt dieser Wert im Mittel auf 17 % an (Lit. bei [4]).

22.7 Nitrat

Das mit der Nahrung und dem Trinkwasser aufgenommene Nitrat kann bakteriell zu **Nitrit** reduziert werden.

Nitrit entfaltet auf zwei Wegen **negative Effekte** im Organismus:
- die Bildung der hochgradig karzinogenen **Nitrosamine** im Magen (vgl. Kap. 16) und
- die Reaktion mit Hämoglobin, bei der das nicht mehr zum Sauerstofftransport fähige **Methämoglobin** entsteht.

Oral aufgenommenes Nitrat wird intestinal resorbiert und zu etwa 80 % über die Niere eliminiert.

Ein Teil des resorbierten Nitrats wird jedoch mit dem Speichel in die Mundhöhle ausgeschieden und über diesen Nebenschluss dem Körper wieder zugeführt. Die **Nitratkonzentration im Speichel** kann bis zum 40-fachen der Nitratkonzentration im Blutplasma betragen.

So können mit dem Speichel innerhalb von 4–6 Stunden nach Nitratzufuhr bis zu 15 % des aufgenommenen Nitrats ausgeschieden werden.

Unter dem Einfluss **nitratreduzierender Keime** entsteht hieraus sowohl in der Mundhöhle als auch im Magen Nitrit. Diese Umwandlung kann **in der Mundhöhle** permanent – je nach Intensität der bakteriellen Besiedlung – in unterschiedlichem Ausmaß (15–25 % des Nitrats werden in Nitrit umgewandelt) ablaufen.

Im Magen müssen für die entsprechende Bakterienflora optimale pH-Wert-Verhältnisse gegeben sein. Bis zu einem pH-Wert von 3,5–4,0 findet keine und bei einem pH-Wert von 6–7 eine optimale Nitritbildung statt.

Solche optimalen Voraussetzungen für eine bakterielle Umwandlung bieten
- der **Säuglingsmagen** mit einer noch sehr geringen Säurebildung,
- der Magen bei **chronisch atrophischer Gastritis** mit der hieraus resultierenden An- bzw. Subazidität (vgl. Kap. 3.3.1),
- der Restmagen nach **Teilresektion** oder Magen nach **Vagotomie**.

Auch im Magen des Gesunden liegt der pH-Wert je nach Art und Menge der aufgenommenen Nahrung zeitweise in einem Bereich über 4,0 (vgl. Kap. 3.3). (Zur Bedeutung der Nitrosaminbildung aus Nitrit vgl. Kap. 16.)

Wie bereits angedeutet, reagiert Nitrit mit dem Blutfarbstoff Hämoglobin. Hierbei wird das dunkel gefärbte, nicht mehr zum Sauerstofftransport fähige **Methämoglobin** gebildet.

> Während der Erwachsene durch körpereigene Enzyme Methämoglobin wieder reduzieren kann, läuft diese Reaktion beim **Säugling** sehr langsam ab, sodass sich diese Substanz im Blut anreichern kann. Es entwickelt sich die sog. **Blausucht**, die vor allem bei jungen Säuglingen mit einer lebensgefährlichen Beeinträchtigung des Sauerstofftransports einhergeht.

In Abhängigkeit von Umwelt- und Anbaubedingungen enthalten **Obst** und **Gemüse** wechselnde, z. T. sehr hohe Nitratkonzentrationen (Tab. 22-4). Manche Pflanzen, wie beispielsweise Rote Rüben, sind besonders **nitrophil**, d. h. sie speichern viel Nitrat, insbesondere dann, wenn das Angebot im Boden hoch ist.

Nitrat wird darüber hinaus mit dem **Trinkwasser** aufgenommen. Nitratkonzentrationen von 50–90 mg/l im Trinkwasser finden sich hauptsächlich in Gebieten mit intensiver landwirtschaftlicher bzw. weinbaulicher Nutzung bei hohem Einsatz **stickstoffreicher Dünger**. Nach

Tabelle 22-4 Nitratgehalt in verschiedenen Gemüsearten (zit. nach [14]).

Gemüseart	Proben- anzahl	Nitrat mg/kg Frischsubstanz			Faktor
		Mittelwert	Minimum	Maximum	
Blattgemüse					
Grünkohl	52	1060	10	3640	364
Weißkohl	58	1070	10	3230	323
Spinat	85	840	20	2720	136
Chinakohl	35	1120	20	2610	131
Endivie	31	1060	70	2590	37
Feldsalat	27	1170	180	2980	17
Kopfsalat	162	1560	230	3290	14
*Wurzelgemüse**					
Sellerie	35	980	70	3640	52
Radieschen	106	1530	80	3383	42
Rote Bete	115	1950	180	5360	30
Rettich	54	1680	300	3770	13
Möhren	39	500	90	1100	12
Kohlrabi	109	1330	360	2950	8

* Einschließlich Sproß- und Knollengemüse

$$\text{Faktor} = \frac{\text{Maximum}}{\text{Minimum}}$$

EG-Richtlinien (europäische Trinkwasserverordnung) darf ein Nitratgehalt von **50 mg/l** im Trinkwasser nicht überschritten werden.

Nitrat bzw. Nitrit wird zusätzlich in Form von **Pökelsalz** mit Fleisch und Fleischwaren aufgenommen. Das dem Fleisch bzw. der Wurst zugesetzte Nitrat wird z. T. zu dem eigentlich wirksamen Agens Nitrit reduziert. Es wird deshalb auch Nitrit in Form von Nitritpökelsalz (Kochsalz mit einem Anteil von 0,4–0,5 % Nitrit) direkt eingesetzt.

Mit Nitrat werden vor allem Rohschinken und länger reifende Rohwürste wie Salami und Zervelatwurst hergestellt. Nitritpökelsalz wird Mettwurst, Bierschinken, Blutwurst etc. zugesetzt.

Nitrosamine bilden sich vorwiegend mit den in fermentierten Lebensmitteln während der Reifung entstehenden sekundären Aminen.

> Da die Nitrosaminbildung durch hohe Temperaturen begünstigt wird, sollten mit Nitritpökelsalz hergestellte Fleischerzeugnisse nicht gegrillt oder gebraten werden.

Gewarnt wird auch vor der **Erhitzung von Käse** (reich an sekundären Aminen) zusammen mit **Salami oder Schinken** etwa bei der Herstellung von Pizza, Schinken-Käse-Toast und anderen Gerichten mit überbackenem Käse. Neuere Untersuchungen haben jedoch gezeigt, dass die Gefahr der Nitrosaminbildung offenbar überbewertet wurde [16].

Beim Erhitzen von Speck und Frankfurter Würstchen in **Mikrowellengeräten** fanden sich nur sehr geringe Nitrosaminkonzentrationen. Die beim küchenmäßigen Erhitzen von Fisch und Fleisch sich bildenden Nitrosamine entweichen offenbar zu 50–80 % aufgrund ihrer **Wasserdampfflüchtigkeit** mit den Kochdünsten. Auch in Pizza, hergestellt mit Käse und Nitrit bzw. nitratreichen Lebensmitteln wie Salami, Schinken und Spinat, wurden praktisch keine Nitrosaminkontaminationen festgestellt [16].

Der Zusatz sowohl von Nitrat als auch von Nitrit ist in der Bundesrepublik Deutschland durch die **Nitritverordnung** aus dem Jahre 1980 geregelt.

22.8 Östrogenaktive Substanzen

Mit Hilfe neuer Testverfahren konnte gezeigt werden, dass in zunehmendem Maße chemische Substanzen mit einer Östrogenaktivität synthetisiert und in die Umwelt eingebracht werden.

Die chemische Struktur dieser Substanzen ist sehr unterschiedlich. Östrogenaktive Abbauprodukte entstehen beispielsweise bei der Degradation von **oberflächenaktiven Substanzen,** die Pestiziden und Hygieneartikeln zugesetzt werden und mit dem Abwasser in Flüsse und Seen gelangen.

Sie werden für die seit Jahren zu beobachtenden **Feminisierungserscheinungen** bei im und am Wasser lebenden Wildtieren verantwortlich gemacht.

Da zeitlich parallel zu diesen bei Wildtieren beobachteten Veränderungen bei Menschen die Häufigkeit von **Hodenkarzinomen, Mammakarzinomen,** Veränderungen der **Spermienzahl** etc. einhergehen, ist es nahe liegend anzunehmen, dass die östrogenaktiven Substanzen auch für negative Einflüsse bei Menschen verantwortlich sind [9].

22.9 Radioaktive Substanzen

Nach Reaktorunfällen mit Austritt radioaktiver Substanzen in die Umwelt und damit auch in Trinkwasser, Pflanzen und Tiere, kommt auch der Radioaktivität in Lebensmitteln eine Bedeutung zu.

Als **Maßeinheit** für die Strahlenbelastung des Menschen dient das **rem** (roentgen-equivalent-man)*. Es kennzeichnet das langfristige Risiko infolge Strahlenbelastung durch Multiplikation der Energiedosis (pro kg Gewebe absorbierte Strahlungsenergie) mit einem durch Konvention festgesetzten Bewertungsfaktor (für Betastrahlung = 1) und für die Radioaktivitätsmenge das Becquerel (Bq)**.

Es muss berücksichtigt werden, dass bei einem Reaktorunfall, ähnlich wie bei einer Atombombenexplosion, eine **Vielzahl verschiedener radioaktiver Isotope** in unterschiedlicher Menge freigesetzt wird, wobei die biologische Wirkung sehr unterschiedlich ist.

So wurden nach dem Unfall in der Sowjetunion 1986 im Wesentlichen die Isotope Jod-131 (Halbwertszeit 8 Tage), Cäsium-137 (Halbwertszeit 30 Jahre), Cäsium-134 (Halbwertszeit 2 Jahre) und Strontium-90 (Halbwertszeit 29 Jahre) nachgewiesen.

---

*   Rem (0,001 rem = 1 Millirem)
** Das nach dem Entdecker der Radioaktivität benannte Becquerel bedeutet den Zerfall eines radioaktiven Atoms pro Sekunde. Angaben in Bq geben unmittelbar keine Auskunft über die Dosis, die Strahlenbelastung oder eine mögliche Strahlenwirkung.

Neben der **Halbwertszeit** ist das **Verhalten eines radioaktiven Isotops im Organismus** für die Beurteilung einer eventuellen Schädigung wichtig.

Wird ein Isotop gespeichert und hat somit eine lange **Verweildauer im Körper,** so bedeutet es eine besonders große Gefahr. Wird ein Isotop jedoch nicht im Organismus gespeichert oder in körpereigene Substanzen eingebaut, dann ist die Gefahr einer Schädigung sehr gering, da eine Ausscheidung bereits kurze Zeit nach der Aufnahme erfolgt.

So verhält sich das **Cäsium** genau wie Kalium, d. h. es verteilt sich nach der Aufnahme schnell im Körper, kann also während dieser Zeit wegen seiner guten Verteilung in allen Organen schädigend wirken.

Die Verweildauer im Organismus ist aber beim Cäsium ähnlich wie beim Kalium insgesamt kurz **(biologische Halbwertszeit),** d.h. Cäsium wird ebenso wie Kalium sehr schnell wieder, insbesondere mit dem Harn ausgeschieden. Folglich ist die Gefahr einer Schädigung durch Cäsium-Isotope insgesamt gering, da nur eine **kurzfristige Strahlenbelastung** erfolgt.

Jod reichert sich hingegen in der Schilddrüse an, wo seine Konzentration ein Vielfaches der Konzentration im übrigen Organismus erreicht. Nach Aufnahme von Jod-131 ist deshalb mit einer erheblichen **Strahlenbelastung der Schilddrüse** zu rechnen.

Eine besonders lange Verweildauer im Organismus hat **Strontium.** Es ist chemisch dem Kalzium verwandt und reichert sich folglich besonders bei Heranwachsenden im Skelettsystem an. Strontium-90 mit einer Halbwertszeit von 29 Jahren kann folglich über viele Jahre auf den Organismus einwirken und insbesondere das **Blut bildende Knochenmark** schädigen.

Nach einem Reaktorunfall mit Austritt radioaktiver Substanzen in die Atmosphäre werden während einer relativ kurzen Zeit Pflanzen durch den Gehalt radioaktiver Isotope mit Regen und Staub kontaminiert, sodass vor allem **Blattgemüse** hohe Konzentrationen erreicht. Das Gleiche gilt für **Milch** dann, wenn Kühe mit frischem Gras gefüttert werden. Ist diese Phase der direkten Kontamination abgeschlossen, so können Pflanzen nur noch radioaktive Substanzen aus dem Boden aufnehmen.

Das Verhältnis zwischen der Isotopenkonzentration in der Pflanze und im Boden wird als

Transferfaktor Pflanze/Boden bezeichnet. Dieser Faktor ist von einer Vielzahl schwer vorausberechenbarer Umstände wie Art der Pflanze, Bodenbeschaffenheit, Wachstumsgeschwindigkeit, Düngung etc. abhängig, sodass eine Vorausberechnung des zu erwartenden Übertritts radioaktiver Substanzen aus dem Boden in Nutzpflanzen äußerst schwierig ist [6, 7, 13].

22.10 Lebensmittelbestrahlung

Die Lebensmittelbestrahlung, eine Haltbarmachung von Lebensmitteln durch Bestrahlung mit γ-**Strahlen,** stößt bei der Bevölkerung wegen allgemeiner „Strahlenangst" und Unkenntnis zum Teil auf Ablehnung.

Dieses Verfahren wird in einer Reihe von Ländern bereits seit Jahren in großem Stil eingesetzt. Da die Lebensmittel **lediglich den Strahlen ausgesetzt** werden, kommt es zu keiner Kontamination mit radioaktiven Substanzen.

Das Verfahren hat eine Reihe von **Vorteilen.** So kann z. B. die Bestrahlung bei bereits verpackten Lebensmitteln **ohne Temperaturerhöhung** zur Abtötung von Mikroorganismen und Parasiten eingesetzt werden. Bewährt hat sich die Bestrahlung beispielsweise bei der Beseitigung von **Salmonellen in Geflügel.** Es gibt derzeit keine Möglichkeit, Hähnchen ohne Kontamination mit diesen Keimen zu produzieren, sodass von rohem Geflügel eine große Gefahr der Salmonelleninfektion ausgeht.

Mischgewürze, die einer Behandlung zur Beseitigung von Mikroorganismen und Parasiten nur schwer zugänglich sind, können durch Bestrahlung problemlos keimfrei gemacht werden etc.

Ein weiterer Vorteil der Lebensmittelbestrahlung besteht in der Tatsache, dass Zusätze von **Konservierungsmitteln** überflüssig werden bzw. nur noch in relativ geringer Dosierung zur Anwendung kommen müssen.

Folgende **Risiken** der Bestrahlung mit γ-Strahlen sind zu beachten: Bei sehr hoher Strahlenenergie von über 14 Mega-Elektronenvolt kann es in den bestrahlten Materialien zu **Kernumwandlungsprozessen** und damit zur Bildung radioaktiver Isotope kommen.

Es muss daher die **Bestrahlungsintensität** auf einem geringen Level gehalten werden. Hierdurch besteht wiederum die Gefahr der Ausbildung strahlenresistenter Mikroorganismen und Viren.

Ein Expertenkomitee der FAO-WHO hat deshalb einen Grenzwert von 5 Mega-Volt empfohlen.

Zu beachten ist zusätzlich die Tatsache, dass die **Sensitivität von Mikroorganismen** gegenüber ionisierender Strahlung sehr **unterschiedlich** ist. Dies hat zur Folge, dass die zur vollständigen Sterilisation von Lebensmitteln notwendige Bestrahlungsdosis u. U. über der empfohlenen Höchstmenge liegt.

Eine Bestahlung mit γ-Strahlen garantiert somit nicht in jedem Fall eine ausreichende Sterilisation von Lebensmitteln.

Darüber hinaus muss beachtet werden, dass durch ionisierende Strahlen eine **Radikalbildung** in den Lebensmitteln induziert werden kann. Radikale wiederum können chemische Prozesse induzieren, deren Bedeutung für eine **eventuelle Bildung toxischer Substanzen** schwer abzuschätzen ist.

22.11 Multiple Chemikaliensensibilität (multiple chemical sensitivity-syndrome, Snydrom der chemischen Vielfachunverträglichkeit)

Unter diesem, auch als **Umweltkrankheit** bezeichneten Beschwerdekomplex wird eine Überempfindlichkeit gegen sog. Umweltchemikalien bzw. Umweltgifte diskutiert.

Geringe Dosen verschiedener Substanzen sollen bei manchen Personen bereits in üblicherweise toxikologisch unbedenklichen Konzentrationen, eine Vielzahl verschiedener, meist unspezifischer Beschwerden auslösen können.

Solche **Substanzen** sind beispielsweise:
- Pestizide,
- bei der Verbrennung anfallende Substanzen,
- Konservierungs- und Farbstoffe,
- Bestandteile von Reinigungs- und Spülmittel etc.

Die **Beschwerden** können unterschiedlich sein:
- Müdigkeit,
- Kopfschmerzen,
- Gedächtnis- und Konzentrationsstörungen,
- Schlaflosigkeit,

- Reizerscheinungen an Schleimhäuten der Augen und des Respirationstraktes sowie
- abdominelle Beschwerden.

Beweise für den diskutierten Kausalzusammenhang fehlen.

Die Wahrscheinlichkeit, dass auch hier ähnlich wie bei den sog. Candida-albicans-assoziierten Beschwerden (vgl. Kap. 3.5.2) versucht wird, eine **Erklärung für überwiegend psychopathologisch bedingte Störungen** zu finden, ist groß (Lit. bei [3]).

Das Beschwerdebild und seine wahrscheinliche Ursache hat Beziehungen zu der sog. „**mass sociogenic illness**", ein bei Gruppen, die meist unter einer physischen oder mentalen Belastung stehen, ausgelöstes Beschwerdebild. Dabei werden Symptome angegeben, die typisch für organische Erkrankungen sind, ohne dass pathologische Befunde nachweisbar sind.

Diese psychogenen, von Angst geprägten Gruppenreaktionen, können beispielsweise durch Berichte der Sensationspresse über Vergiftungen von Lebensmitteln mit Chemikalien oder übertriebene Darstellungen anderer Gefahren ausgelöst oder begünstigt werden (Lit. bei [12]).

Literatur

1 Askar, A.: Biogene Amine in Lebensmitteln und ihre Bedeutung. Ernährungs-Umschau 29 (1982) 143.
2 Blüthgen, A., H. Heechen: Polychloride Dibenzodiosine und -furane (PCDD/F) im Ernährungsbereich. AID-Verbraucherdienst 38 (1993) 91–100.
3 Bock, K.W., N. Birbaumer: Multiple Chemical Sensitivity. Detusches Ärzteblatt 95 (1998) C-75–C-78.
4 Diehl, J. F.: Schadstoffe in Lebensmitteln – Exposition und Risikobewertung heute. Ernährungs-Umschau 45 (1998) 40–43.
5 Editorial: Male reproductive health and environmental oestrogens. Lancet 345 (1995) 933–935.
6 Ernährungsbericht der Deutschen Gesellschaft für Ernährung. Henrich, Frankfurt 1972, 1976, 1992.
7 Fülgraff, G.: Lebensmittel-Toxikologie. Ulmer, Stuttgart 1989.
7a Galvano, F., V. Galofaro, G. Galvano: Occurrence and stability of Aflatoxin M_1 in milk and milk products: a worldwide review. J. Food Protect. 59 (1996) 1079–1090.
8 Georgii, S., E. Muskat, J. Kleinstein, C. Schubring, H. Brunn: PCB-Einzelkomponenten und chlororganische Pestizide in Frauenmilch in Abhängigkeit von der Stilldauer. Ernährungs-Umschau 35 (1988) 352.
9 Ginsburg, J.: Environment oestrogens. Lancet 343 (1994) 284–285.
9a Höhler, D.: Ochratoxin A in food and feed: occurrence, legislation and mode of action. Z. Ernährungswiss. 37 (1998) 2–12.
10 Hötzel, D., H. Zucker: Biogene Inhaltsstoffe von Lebensmitteln mit potentiell toxischer Bedeutung. In: Fülgraff, G.: Lebensmittel-Toxikologie. Ulmer, Stuttgart 1989.
11 Lindner, E.: Toxikologie der Nahrungsmittel. Thieme, Stuttgart 1986.
12 Nemery, B., B. Fischler, M. Boogaerts, D. Lison: Dioxins, Coca-Cola, and mass sociogenic illness in Belgium. Lancet 357 (1999) 77.
13 Ocker, H. B., J. Brüggemann: Schwermetall- und Radioaktivitätsbelastung von Vollkornmehl-Broten. Ernährungs-Umschau 35 (1988) 160.
14 Rauter, W., W. Wolkerstorfer: Nitrat im Gemüse. Z. f. Lebensmitteluntersuchung und -forschung (1982) 122.
15 Schäfer, W., H. P. Zahradnik, M. Breckwoldt: Umweltschadstoffe in der Muttermilch. Dtsch. med. Wschr. 119 (1994) 560–565.
16 Wiegler, E., H. Kolb, C. Rühl: Untersuchungen zum Nitrosamingehalt von Pizzen und Toasts. Fleischwirtsch. 74 (1994) 1296–1298.

Praxis der Ernährungstherapie und -prophylaxe

Während langer Zeit wurden **unbewiesene** und letztlich **unnütze Kostformen** angewandt. Die großen Fortschritte der Pharmakotherapie waren mit ein Grund dafür, dass die Ernährungstherapie lange Zeit wenig wissenschaftliche Beachtung fand und folglich sehr unkritisch gehandhabt wurde. Nur wenige Kliniker untersuchten mit wissenschaftlicher Methodik, Fragen der Ernährungstherapie.

Einheitliche Richtlinien für den Einsatz spezieller Kostformen zur Therapie und Prophylaxe gab es bis Mitte der 70er-Jahre nicht. 1975 wurde von den Gründern der Deutschen Ärztegemeinschaft für Klinische Ernährung und Diätetik, heute Deutsche Gesellschaft für Ernährungsmedizin, das wissenschaftlich gesicherte und klinisch relevante Ernährungswissen gesichtet.

Unter dem Begriff „Rationelle Diätetik" wurden 1978 Richtlinien für seine Anwendung in der Praxis (1. Rationalierungsschema) aufgestellt [2, 3].

> Das so genannte „**Rationalierungsschema**" aus dem Jahre 1978 wurde 1994 letzmals überarbeitet und veröffentlicht [1]. Es gibt für die Klinik und Praxis gültige kurz gefasste Anleitungen zur **Anwendung wissenschaftlich gesicherter Kostformen** und dient der klaren Abgrenzung gegenüber pseudowissenschaftlichen Vorstellungen.

Das Schema gliedert sich in folgende vier Gruppen:

Vollkost und leichte Vollkost

Die Vollkost basiert auf den Empfehlungen der Deutschen Gesellschaft für Ernährung für eine **vollwertige Ernährung**. Sie
- deckt den Bedarf an essentiellen Nährstoffen,
- berücksichtigt den Energiegehalt und Energiebedarf,
- berücksichtigt Erkenntnisse der Ernährungsmedizin zur Prävention und
- sie ist an die üblichen Ernährungsgewohnheiten angepasst, so weit die ersten drei Punkte nicht tangiert werden.

Die in Kapitel 23 dargestellte leichte Vollkost berücksichtigt die gleichen Forderungen.

Energiedefinierte Diäten

Bei der Mehrzahl der in Kapitel 25 besprochenen Stoffwechselerkrankungen sind energiedefinierte Diäten entsprechend den in Tabelle A genannten Abstufungen indiziert.

Eiweiß- und elektrolytedefinierte Diäten

Kostformen mit definiertem Anteil an Eiweiß, Natrium und Kalium sind entsprechend den Angaben in Tabelle B sowohl bei Erkrankungen der Niere (Kapitel 26), bei Bluthochdruck (Kapitel 27) und bei fortgeschrittenen Stadien der Leberzirrhose (Kapitel 24.5) indiziert.

Gastroenterologische Diäten sowie Sonderdiäten

Während die Mehrzahl der einer diätetischen Behandlung zugängigen Erkrankungen mit den unter 1–3 genannten im Rationalisierungsschema definierten Kostformen versorgt werden können, sind in Tabelle C die vergleichsweise seltenen Erkrankungen zusammengefasst, die weiterer speziell zusammengesetzter Diäten bedürfen.

Literatur

1 Kasper, H., M. Wild, I. Husemeyer, H. Rottka, R. Kluthe, H. Quirin, G. Schlierf, H. Schrezenmeir, G. Wolfram: Rationalierungsschema 1994 der Deutschen Gesellschaft für Ernährungsmedizin (DGEM). Akt. Ernähr.-Med. 19 (1994) 227–232.
2 Kluthe, R., G. Schaeffer: Rationelle Diätetik, G. Thieme Verlag Stuttgart 1976.
3 Rationalisierungsschema der Arbeitsgemeinschaft für Klinische Diätetik e.V. für die Ernährung und Diätetik im Krankenhaus. Akt. Ernähr.-Med. 3 (1978) 144–148.

Tabelle A Rationalisierungsschema für energiedefinierte Diäten.

	Reduktionskost	lipidsenkende Kost	purinreduzierte Kost
Indikation	Adipositas/ Diabetes mellitus Typ 2b	primäre u. sekundäre Hyperlipidämie	Hyperurikämie, Gicht
Energie/Tag kcal kJ	600*/1000/1500 2510/4184/6276	2000 8368	2000 8368
Protein Energie %	35/25/15–20	15	15
Fett Energie %	30/30/30–35	25–30	25–30
Kohlenhydrate Energie %	35/45/45–55	55–60	55–60
Harnsäure mg/Tag			unter 500 (3000 mg/Wo)
Bemerkungen	Verteilt auf 4–5 Mahlzeiten bei Typ-2b-Diabetes Verteilung der Kohlenhydrate auf 5–6 Mahlzeiten, ballaststoffreich, möglichst wenig lösliche Kohlenhydrate (Zucker), fettmodifiziert, cholesterinreduziert * Nur in Ausnahmefällen Bedarf an essentiellen Nährstoffen nicht gedeckt	bei Übergewicht Reduktionskost. Fettzufuhr 30% der Energie mit je 1/3 ungesättigte, einfach ungesättigte, mehrfach ungesättigte Fettsäuren unter Berücksichtigung v. ω-3- u. ω-6-Fettsäuren. Nahrungscholesterin unter 300 mg/Tag. Ballaststoffreich, mindestens 30 g/Tag. Bei Hypertriglyzeridämie: keine löslichen Zucker. Vorsicht mit Alkohol!	bei Übergewicht Reduktionskost. Bei Bedarf streng harnsäurearme Kost mit 300 mg Harnsäure/ Tag (2000 mg/Woche) Vorsicht mit Alkohol!

Tabelle B Rationalisierungsschema für eiweiß- und elektrolytdefinierte Diäten.

	eiweißdefinierte Kost	natriumdefinierte Kost
Indikation	Niereninsuffizienz, Leberinsuffizienz	primäre u. sekundäre Hypertonie, kardiale und renale Ödeme
Energie/Tag: kcal	2000	2000
kJ	8368	8368
Protein/Tag: g	25/40/60/80	
Energie %		15
Fett/Tag: Energie %	40–45 bei einer Proteinzufuhr von 25–40 g und 30–35 bei einer Proteinzufuhr von 60–80 g/Tag	25–30
Kohlenhydrate/Tag: Energie %	45–55	55–60
Natrium/Tag: g	1,2/2,4	1,2/2,4
Kalium/Tag: g	2/4	2/4
Bemerkungen	Bei den eiweißreduzierten Kostformen ist der Bedarf an einigen essentiellen Nährstoffen nicht gedeckt, insbesondere Kalzium, Eisen und wasserlösliche Vitamine müssen substituiert werden. Auch bei der eiweißreichen, kalium- und natriumarmen Dialysediät ist eine Substitution wasserlöslicher Vitamine notwendig. – Die streng proteinarme Diät kommt nur noch selten zur Anwendung.	

Tabelle C Sonderdiäten (gastroenterologische Diäten, seltene Diätformen und diagnostische Diäten).

Definition	Indikation
A. Gastroenterologische Diäten	

1. Diät bei Malassimilation
  a) leicht aufschließbar
     ballaststoffarm
     Fettmenge der Ausnutzung angepasst
	exokrine Pankreasinsuffizienz
	Kurzdarmsyndrom
	chologene Diarrhö
	gluteninduzierte Enteropathie (Initialstadium)
	Morbus Whipple etc.

b) Zusatzmaßnahmen
    1. Austausch von LCT durch MCT
    2. Erhöhung der Energiedichte (z.B. durch Zusatz von Oligosacchariden) oder des Gehaltes an essentiellen Nährstoffen
    3. glutenfrei
    4. laktosefrei bzw. -reduziert
    5. oxalsäurereduziert	

2. Kostaufbau bei gastroenterologischen Erkrankungen	akute Pankreatitis postoperative Zustände akute Gastroenteritis nach parenteraler Ernährung
3. glutenfrei	gluteninduzierte Enteropathie (Dauerbehandlung), Dermatitis herpetiforme Duhring
4. ballaststoffreich, unter Bevorzugung von Getreideballaststoffen	Obstipation, irritables Colon
5. ballaststoffreduziert	Stenosen im Intestinaltrakt
6. zuckerreduziert, mehrere kleine Mahlzeiten	postalimentäres Syndrom (Dumping-Syndrom)
7. laktosefrei bzw. reduziert	Milchzuckerunverträglichkeit
8. weitgehender Ersatz von LCT durch MCT	intestinales Eiweißverlustsyndrom, A-beta-Lipoproteinämie, Hyperchylomikronämie
9. chemisch definierte Formeldiäten (Astronautenkost, Elementardiät, Peptiddiät)	chronisch entzündliche Darmerkrankungen, intestinale Fisteln etc.
B. Seltene Diätformen	
1. kohlenhydratreich, fettreduziert	Porphyrie
2. definierter Gehalt an Aminosäuren	angeborene Störungen des Aminosäurenstoffwechsels (Phenylketonurie, Ahornsirupkrankheit, Homocystinurie, Histidinämie u.a.)
3. stärkereich, viele kleine Mahlzeiten	Glykogenosen
4. galaktosefrei	Galaktosämie Galaktokinasemangel
5. fruktosereduziert	Fruktoseintoleranz
6. allergenfrei bzw. -reduziert	Lebensmittelallergie
C. Diagnostische Diäten	
1. Allergensuchdiät	
2. Diäten mit definiertem Fettgehalt	
3. hämoglobinfreie Diät	
4. serotoninarme Diät	

23 Leichte Vollkost

Prinzip

Die leichte Vollkost, gelegentlich auch als gastroenterologische Basisdiät bezeichnet, ist eine Kostform, mit der **kein therapeutischer Effekt** erzielt werden kann.

Sie dient lediglich dazu, **unspezifische Intoleranzen** im Bereich des Verdauungstraktes, d. h. Beschwerden (Druck, Völlegefühl, Schmerzen, Übelkeit, Blähungen, Neigung zu Durchfällen etc.) zu vermeiden, die nach der Nahrungsaufnahme beim Gesunden, aber insbesondere bei den verschiedensten Erkrankungen der Gastrointestinalorgane auftreten können.

Die Definition der leichten Vollkost lautet wie folgt:

> „Die leichte Vollkost unterscheidet sich von der Vollkost durch Nichtverwendung von Lebensmitteln oder Speisen, die erfahrungsgemäß häufig Unverträglichkeiten auslösen."

Die Häufigkeit von Intoleranzerscheinungen nach dem Verzehr bestimmter Lebensmittel und Speisen zeigt Tabelle 3-1. Krankenhäuser sollten sich bei der Herstellung an dieser, auf Befragungen beruhenden, Tabelle orientieren.

Bei der **individuellen Beratung** wird dem Kranken empfohlen, unter Wahrung der Regeln für eine Vollkost das zu meiden, was nach seiner persönlichen Erfahrung Beschwerden verursacht.

Listen mit erlaubten und verbotenen Lebensmitteln und Speisen, wie sie immer wieder zusammengestellt und Patienten ausgehändigt werden, sind nutzlos und tragen lediglich zur Verunsicherung bei.

Praktisches Vorgehen

Grundlage der Empfehlungen für die Ernährung im Krankenhaus (Vollkost und leichte Vollkost), sind die **„Empfehlungen für die Nährstoffzufuhr"** der Deutschen Gesellschaft für Ernährung (DGE), die in unregelmäßigen Abständen herausgegeben werden. Die letzte Auflage erschien 1991.

Bei den Empfehlungen für die Zufuhr von Mikro- und Makronährstoffen werden **Alter** und **Geschlecht** mit berücksichtigt.

Die Richtwerte für die Energiezufuhr basieren auf Referenzmaßen von Körpergröße und Körpergewicht.

Eine direkte Anwendung dieser Empfehlungen für die Krankenhausernährung ist nicht möglich. Für die Energiezufuhr gilt das **Durchschnittsprinzip**.

> Die Hauptnährstoffe werden über die **wünschenswerte Nährstoffrelation** (15 Energieprozent Eiweiß, 30 Energieprozent Fett, 55 Energieprozent Kohlenhydrate) ermittelt.
> Bei den **Mikronährstoffen** gilt grundsätzlich der höchste Wert eines Nährstoffs (meist aus der Gruppe der Jugendlichen) als Sollwert (Tab. 23-1 und 23-2).

Tabelle 23-1 Verteilung der Nährstoffe und der Energie auf die einzelnen Mahlzeiten.

Mahlzeit	Energie [%]	[kJ]	[kcal]	Eiweiß [%]	[g]	Fett [%]	[g]	Kohlenhydrate [%]	[g]
Frühstück	25	2100	500	15	19	30	17	55	69
1. Zwischenmahlzeit	10	840	200		3		6		25
Mittagessen	30	2520	600	20	30	30	20	50	75
2. Zwischenmahlzeit	10	840	200		4		5		32
Abendessen	25	2100	500	15	19	30	17	55	69
	100	8400	2000		75		65		270

Tabelle 23-2 Empfehlungen der DGE zur Nährstoffzufuhr im Krankenhaus.

	1989		1991 Anpassung an neue Empfehlungen der DGE		1993	
	Tageskost	Mittagessen	Tageskost	Mittagessen	Tageskost	Mittagessen
Nährstoffrelation*	15:35:50	15:35:50 1/3	15:35:50	15:35:50 1/3	15:30:55	20:30:50 1/3
Brennwert [kJ]	8400	2800	8400	2800	7560[3]	2520
Brennwert [kcal]	2000	670	2000	670	1800[3]	600
Protein [g]	≥ 75	≥ 25	≥ 75	≥ 25	≤ 68	≤ 30
Fett [g]	≤ 78	≤ 26	≤ 78	≤ 26	≤ 60	≤ 20
Cholesterin [mg]	300	100	300	100	≤ 300	≤ 100
Kohlenhydrate [g]	≥ 250	≥ 83	≥ 250	≥ 83	≥ 248	≥ 75
Ballaststoffe [g]	30[1]	10	30[1]	10	≥ 30[1]	≥ 10
Magnesium [mg]	–	–	–	–	400	133
Kalzium [mg]	800	267	900	300	1200	400
Zink [mg]	–	–	–	–	15	5
Eisen [mg]	18	6	15	5	15	7,5
Jod [µg]	–	–	–	–	200	67
Vitamin-A-Äquivalent [µg]	–	–	–	–	1375	688
Vitamin B_1 [mg]	1.9	0.6	1.9	0.6	2.29	0.76
Vitamin B_2 [mg]	2.1	0.7	2.1	0.7	2.25	0.75
Vitamin B_6 [mg]	–	–	–	–	2.63	1.31
Folsäure-Äquivalent [µg]	–	–	–	–	231	115
Vitamin C [mg]	110	37	107	36	107	54
Linolsäure [g]	10	3.3	7.5[2]	2.5	–	–

* Protein:Fett:Kohlenhydrate = Anteil an der Energie in Prozent
[1] Leichte Vollkost 25 g
[2] 3,5 Energieprozent essentielle Fettsäuren
[3] 10% Luxuskonsum wurden berücksichtigt
Zubereitungsverluste sind bereits berücksichtigt

23.1 Energie

> Die Empfehlungen für die Energiezufuhr orientieren sich am Bedarf eines „leicht Erkrankten", der gegenüber dem „Leichtarbeiter" einen um ca. 10% niedrigeren Energiebedarf aufweist.

Die Angaben stützen sich auf Messungen an Krankenhauspatienten. Die Energiezufuhr pro Tag würde somit ca. 8400 kJ (2000 kcal) betragen.

Unrealistisch und für die Praxis ohne Bedeutung sind Vorschläge wegen der von Patienten im Krankenhaus meist zusätzlich verzehrten Lebensmittel (Süßigkeiten, Gebäck, alkoholische Getränke etc.), die Energiezufuhr auf 7560 kJ/Tag (1800 kcal) zu reduzieren [8].

Bei einer Verteilung auf fünf Mahlzeiten sollte auf die **Hauptmahlzeit** (Mittagessen) etwa ein Drittel der Tagesempfehlung (2800 kJ/670 kcal) entfallen. Energie- und nährstoffbilanzierte Hauptmahlzeiten können innerhalb eines Wochenplans problemlos ausgetauscht und bei erhöhtem Bedarf leicht abgewandelt werden.

Ein **erhöhter Energiebedarf** (bis 20%) sollte durch Beilagen oder Zwischenmahlzeiten ausgeglichen werden. Prinzipiell sollte dies durch **pflanzliche Produkte**, vorzugsweise **auf Vollkornbasis** (Verträglichkeit beachten) erfolgen. Dies erleichtert u. a. das Einhalten der wünschenswerten Kohlenhydratmengen, die bei der Berechnung mit neuen Tabellen zwangsläufig niedriger liegen.

23.2 Nährstoffzufuhr

Eiweiß

Die Eiweißzufuhr liegt wegen des meist **höheren Proteinbedarfs Kranker** (Infektabwehr, Gewebeneubildung etc.) mit 15 Energieprozent an der Obergrenze der Empfehlungen für Gesunde.

Beim Einsatz **tierischer Lebensmittel** mit hohem Anteil an biologisch hochwertigem Protein wie Fleisch, Wurst, Käse etc. muss der **Gehalt an Fett, Cholesterin, Purinen** und eventuell auch Kochsalz berücksichtigt werden.

Fleischportionen sollten daher knapper bemessen werden (weniger als 120 g Rohgewicht) und **hochwertige pflanzliche Eiweißträger** mehr als bisher zum Einsatz kommen.

Fett

Die allgemeinen Empfehlungen für die Fettzufuhr liegen bei 25–30 Energieprozent.

Die Empfehlung von 35 Energieprozent für die Krankenhausernährung galt bisher als Zugeständnis in Bezug auf Praktikabilität. Langfristig anzustreben ist jedoch ein Anteil von **30 % an der Gesamtenergie**.

Generell sollten Pflanzenöle und Pflanzenfette mit einem hohen Anteil an **mehrfach bzw. einfach ungesättigten Fettsäuren** bevorzugt werden. Bei der Wahl der Fette muss auch auf das **wünschenswerte Verhältnis** zwischen ω-3- und ω-6-Fettsäure geachtet werden (vgl. Kap. 1.3.3 und 1.3.6).

Kohlenhydrate

Mit den verbleibenden 55 Energieprozent für Kohlenhydrate ist die Grenze des praktisch Möglichen erreicht.

Im Speiseplan sollten stärkehaltige Lebensmittel bevorzugt und der **Zuckeranteil** gering gehalten werden. In der Vollkost sollten **Vollkornprodukte** bevorzugt eingesetzt werden. Sie sind neben Kartoffeln und Hülsenfrüchten wertvolle Ballaststofflieferanten.

Eine ausreichende **Ballaststoffaufnahme** (mindestens 30 g/Tag) wirkt der bei körperlicher Inaktivität des Krankenhauspatienten häufigen Obstipation entgegen und erübrigt bzw. reduziert den Bedarf an Laxanzien.

Bei einer leichten Vollkost sollte die Ballaststoffmenge niedriger liegen (maximal 25 g/Tag), da ballaststoffreiche Lebensmittel eher zu Unverträglichkeiten führen.

23.3 Mineralstoffe

Kochsalz

Die Verwendung von Kochsalz sollte **reduziert** werden. Eine Menge von 5–6 g/Tag wäre erstrebenswert, lässt sich in der Praxis jedoch schwer realisieren. Von mehr als 10 g Kochsalz ist jedoch abzuraten.

Anstelle von Kochsalz sollten **Gewürze** und **frische Kräuter** häufiger zum Einsatz kommen. Es wird generell dazu geraten, **jodiertes Speisesalz** zu verwenden. Zur Deckung des Jodbedarfs empfiehlt es sich darüber hinaus, ausschließlich mit Jodsalz hergestelltes Brot, Käse und Wurst einzusetzen sowie mindestens einmal pro Woche Seefisch anzubieten.

Kalium

Wertvolle Kaliumlieferanten sind vor allem frisches Obst, Gemüse und Kartoffeln. **Kaliumverluste durch die Zubereitung** sollten auf ein Minimum reduziert werden. Die Wahl entsprechender Geräte und Garmethoden sowie eine Überprüfung der Arbeitsabläufe im Küchenbetrieb sind hier entscheidend.

Kalzium

Zur Deckung des Kalziumbedarfs ist der regelmäßige Einsatz von **fettarmer Milch** und **Milchprodukten** erforderlich. Die Einhaltung der Empfehlung von inzwischen 1200 mg Kalzium pro Tag ist kaum zu realisieren.

23.4 Vitamine

Während der Bedarf an **fettlöslichen Vitaminen** durch den Einsatz von Butter, Margarine, Öl, Eiern und Milchprodukten gedeckt wird, sollten mageres Schweinefleisch, Vollkornprodukte und Hülsenfrüchte zur Sicherstellung des Bedarfs an **Vitaminen des B-Komplexes** regelmäßig berücksichtigt werden.

Reich an **Folsäure** und **Vitamin C** sind vor allem Obst, Gemüse (Salate) und Kartoffeln.

Zur Erhaltung der Vitamine ist auf eine **schonende Zubereitung**, zeitlich abgestimmte Mahlzeitenverteilung bei möglichst kurzen Warmhaltezeiten zu achten (ausführliche Darstellung der Thematik bei [7, 8]). Die Tagesrichtwerte für die leichte Vollkost sind aus Tabelle 23-2 ersichtlich.

Insbesondere die Berücksichtigung des so genannten **Luxuskonsums** erschwert die praktische Umsetzung.

Im Vergleich zu den Empfehlungen aus den Jahren 89/91 erfolgte für den Bereich der Mikronährstoffe eine Erhöhung der Sollwerte, bei gleichzeitiger Energiereduktion von 10 %. Dies bedeutet eine **Erhöhung der Nährstoffdichte** (Verhältnis von Nährstoffen zur Energie), z. B. für Kalzium, von mehr als 30 %. In den folgenden Ausführungen wird daher ein Energiegehalt von 8400 kJ/2000 kcal zugrunde gelegt (Tab. 23-1).

> Grundsätzlich wird empfohlen, die wünschenswerte Nährstoffrelation (15 Energieprozent Eiweiß, 30 Energieprozent Fett, 55 Energieprozent Kohlenhydrate) auch innerhalb einer Mahlzeit einzuhalten.

Eine Umsetzung dieser Empfehlung beim Mittagessen lässt konventionelle Mahlzeiten jedoch kaum zu. In den Empfehlungen 1993 wurde dies berücksichtigt.

Tabelle 23-1 zeigt die **Verteilung der Nährstoffe und Energie** auf die einzelnen Mahlzeiten. Beim Frühstück und Abendessen wurde die Nährstoffrelation 15/30/55 berücksichtigt. Beim Mittagessen erfolgte eine **Anpassung zugunsten des Proteins**. Der **Ausgleich** wird über die Zwischenmahlzeit erzielt.

23.5 Indikation

Bei folgenden Erkrankungen ist eine leichte Vollkost indiziert:

- Magen- und Zwölffingerdarmgeschwüre
- Chronisch entzündliche Darmerkrankungen (Colitis ulcerosa und Morbus Crohn), soweit keine Formeldiät bzw. parenterale Ernährung indiziert ist
- Chronische Pankreatitis, bevor eine Störung der Fettverdauung durch höhergradige exkretorische Insuffizienz des Pankreas eine Verminderung des Fettanteils in der Kost erforderlich macht
- Leberzirrhose und chronische Hepatitis, bevor eine fortgeschrittene Insuffizienz der Leberfunktion eine quantitative und qualitative Einschränkung der Eiweißzufuhr bzw. ein Aszites eine Reduktion der Natriumzufuhr erforderlich macht.

Praxisbezogene Literatur als Grundlage für die Diätberatung und Informationsmaterial für Patienten

1. AID (Hrsg.): Gemeinschaftsverpflegung – Grundlagen zur Speisenplanung. AID 3258 (1994). AID, Konstantinstraße 124, 53179 Bonn.
2. Deutsche Gesellschaft für Ernährung: Empfehlungen für die Nährstoffzufuhr, 5. Überarbeitung. Umschau, Frankfurt 1991.
3. Deutsche Gesellschaft für Ernährung: Leichte Vollkost bei Krankheiten der Verdauungsorgane. Im Vogelsgesang 40, 60488 Frankfurt.
4. Ernährungsberatung Nestlé: Gesunde Ernährung – leichte Vollkost. Hrsg. Ernährungsberatung, Nestlé Deutschland AG, Frankfurt.
5. Kasper, H., M. Wild, I. Husemeyer, H. Rottka, R. Kluthe, H. Quirin, G. Schlierg, J. Schrezenmeir, G. Wolfram: Rationalisierungsschema 1994 der Deutschen Gesellschaft für Ernährungsmedizin. Akt. Ernähr.-Med. 19 (1994) 227–232.
6. Maizena (Hrsg.): Leichte Vollkost. Maizena Gesellschaft mbH, Bestellung über CPC Deutschland, Broschüren-Service ZVAD, Postfach 2650, 74016 Heilbronn.
7. Peinelt, V., H. Rottka: Empfehlungen für die Nährstoffzufuhr im Krankenhaus – Vollkost und leichte Vollkost. Akt. Ernähr.-Med. 14 (1989) 65.
8. Peinelt, V.: Empfehlungen für die Nährstoffzufuhr im Krankenhaus – Ziele und Umsetzung. Ernährungs-Umschau 40 (1993) Sonderheft 115.

24 Erkrankungen der Gastrointestinalorgane

24.1 Refluxösophagitis

Prinzip der diätetischen Therapie

Weniger diätetische Maßnahmen als der Verzicht auf alkohol- und koffeinhaltige Getränke sowie eine **Normalisierung des Körpergewichts** unterstützen die meist erforderliche medikamentöse Therapie.

Bei **Adipösen** kommt es, bedingt durch den Fettansatz im Bereich der Bauchdecken, vor allem während des Liegens zu einer **Drucksteigerung in der Bauchhöhle,** wodurch die Gefahr des Rückflusses von Mageninhalt in die Speiseröhre begünstigt wird.

Da der zur Vermeidung eines Refluxes von Mageninhalt erforderliche Tonus des unteren Ösophagus von **Art und Menge der verzehrten Nahrung** abhängig ist, kann dem Rückfluss durch Beachtung einiger diätetischer Prinzipien entgegengewirkt werden.

Praktisches Vorgehen

- Über den Tag verteilte **kleine Mahlzeiten** bei knapper Abendmahlzeit
- **magere eiweißreiche Lebensmittel** (mageres Fleisch, magerer Käse etc.) bevorzugen
- Meiden von fetten, süßen, scharf gewürzten und sauren Speisen
- Meiden sehr heißer und kalter Speisen und Getränke
- je nach individueller Verträglichkeit keine bzw. weniger alkoholische und koffeinhaltige Getränke.

24.2 Magen- und Zwölffingerdarmgeschwüre, Zustand nach Magenoperation

Prinzip der diätetischen Therapie

Das Abheilen von Magen- und Zwölffingerdarmgeschwüren kann mit speziellen diätetischen Maßnahmen nicht beschleunigt werden. Angezeigt ist bei Geschwürkranken eine **leichte Vollkost.**

Durch die Einnahme mehrerer Mahlzeiten über den Tag verteilt, kann ein **Puffereffekt** erzielt werden, d.h. der Magen-pH-Wert wird angehoben.

Beachtet werden sollte die Tatsache, dass der Effekt von **H_2-Rezeptor-Antagonisten** durch Nahrungsaufnahme beeinflusst werden kann.

Die derzeit übliche Therapie besteht in der Gabe einer Dosis am Abend zur Anhebung des pH-Werts im Magen während der Nacht. Die **Abenddosis** (etwa 300 mg Ranitidin) sollte unmittelbar nach der letzten Mahlzeit eingenommen werden, ohne weitere Spätmahlzeit.

Eine erneute Nahrungsaufnahme, etwa 2–3 Stunden nach Einnahme der Abenddosis, verringert den hemmenden Effekt auf die Säure- und Pepsinsekretion signifikant.

Milch regt die Säuresekretion des Magens an. Sie sollte deshalb bei floriden Geschwüren, insbesondere Zwölffingerdarmgeschwüren, gemieden bzw. reduziert werden.

Röststoffe im **Kaffee** (Chlorogensäure), **Gewürze** (insbesondere Knoblauch, Pfeffer, Meerrettich, scharfer Senf) und **Alkohol** bewirken ebenfalls eine vermehrte Säuresekretion.

Beschwerden, die nach Teilresektion bzw. totaler Gastrektomie in Form eines **Dumping-Syndroms** auftreten können, sind hingegen diätetischen Maßnahmen zugänglich.

Hierbei muss in erster Linie verhindert werden, dass es durch einen schnellen Übertritt leicht resorbierbarer Kohlenhydrate, insbesondere von Zucker, zu einem **hohen osmotischen Druck** im oberen Dünndarm und zu **plötzlichem Ansteigen der Blutglucose-Konzentration** mit nachfolgender reaktiver Hypoglykämie kommt.

Selten stellt sich nach Magenteilresektionen, häufiger nach totaler Gastrektomie, eine **Malabsorption,** insbesondere von Fett ein. Die Folgen sind Untergewicht und u.U. Defizite an essentiellen Nährstoffen. Die Mangelernährung wird bei totaler Gastrektomie oft durch verminderte Nahrungsaufnahme infolge von Inappetenz verstärkt.

24 Erkrankungen der Gastrointestinalorgane

Praktische Hinweise

Dumping-Syndrom

- Kleine, über den Tag verteilte Mahlzeiten,
- Meiden von schnell resorbierbaren Kohlenhydraten, insbesondere von Zucker (auch Maltodextrin),
- Bevorzugung komplexer Kohlenhydrate, möglichst in Form von ballaststoffreichen Vollgetreideerzeugnissen,
- Flüssigkeit nicht zu den Mahlzeiten (vor oder zwischen den Mahlzeiten),
- größere Mengen Milch und Milchprodukte meiden (evtl. Lactasemangel, kann sich in zeitlichem Abstand zur Operation bessern),
- normal würzen, nicht zu salzig (erhöht Osmolarität),
- eventuell Zusatz viskositätssteigernder Ballaststoffe zur Mahlzeit, insbesondere von Guar, z. B. Guar-Minitabletten 5 g pro Mahlzeit (Glucotard®),
- in seltenen Fällen Nahrungsaufnahme im Liegen, wodurch der schnelle Übertritt des Speisebreis aus dem Restmagen in den Darm verzögert wird.

(Tagesspeiseplan s. Tabelle 24-1)

Tabelle 24-1 Beispiel für einen Tagesspeiseplan bei Dumping-Syndrom.

Nährstoffgehalt: 80 g Eiweiß, 82 g Fett, 265 g Kohlenhydrate, 43 g Ballaststoffe
Nährstoffrelation: 15% Eiweiß, 35% Fett, 50% Kohlenhydrate
Gesamtenergie: 9100 kJ (2185 kcal)

Frühstück
Tee oder Kaffee, Grahambrötchen, Speisequark, Diätmargarine, Konfitüre mit Süßstoff

       Tee oder Kaffee ohne Zucker
       (1/2 Stunde vorher)
45 g Grahambrötchen
40 g Speisequark, 20% Fett i. Tr.
 5 g Diätmargarine[1]
25 g Konfitüre mit Süßstoff

1. Zwischenmahlzeit
Müsli

100 ml Vollmilch
100 g Apfel, gerieben
 30 g Haferflocken
  5 g Zitronensaft
  5 g Sonnenblumenkerne
     evtl. Süßstoff

2. Zwischenmahlzeit
Tee, Roggenvollkornbrot mit Butterkäse und Tomate, Diätmargarine

       Tee ohne Zucker (1/2 Stunde vorher)
50 g Roggenvollkornbrot
50 g Tomate
20 g Butterkäse, 50% Fett i. Tr.
 5 g Diätmargarine[1]

Mittagessen
Schweinemedaillon mit Mais und Folienkartoffel, frische Erdbeeren

 80 g Schweinefilet
150 g Kartoffel
125 g Zuckermais, frisch oder tiefgefroren
100 g Erdbeeren, frisch oder tiefgefroren

3. Zwischenmahlzeit
Gespritzter Apfelsinensaft, Pumpernickel mit Butter und Radieschen

125 ml Apfelsinensaft, gespritzt
       (1/2 Stunde vorher)
50 g Pumpernickel
10 g Butter
50 g Radieschen

4. Zwischenmahlzeit
Schoko-Bananen-Pudding

125 ml Vollmilch
100 g Banane
 10 g Schoko-Puddingpulver
     Süßstoff

Abendessen
Tee, Roggenbrot mit Bierschinken, Rote-Bete-Salat

       Tee ohne Zucker
       (1/2 Stunde vorher)
 60 g Roggenbrot
 40 g Bierschinken
125 g Rote Bete

Spätmahlzeit
Gemüsesaft, Grahambrot mit Rahmfrischkäse

125 ml Gemüsesaft
 50 g Grahambrot
 20 g Rahmfrischkäse

Zutaten

15 g Sonnenblumenöl
10 g Zwiebel
 5 g frische Kräuter
 5 g Weizenmehl Type 405

[1] Bei Ersatz durch Butter Reduzierung der mehrfach ungesättigten Fettsäuren

24.2 Magen- und Zwölffingerdarmgeschwüre, Zustand nach Magenoperation

Mangelernährung

Ursachen einer Mangelernährung sind postoperative Komplikationen (Dumping-, Malassimilationssyndrom) sowie eine unzureichende Nahrungsaufnahme aufgrund von Appetitlosigkeit.

Ein **Ausgleich des Energie- und Nährstoffdefizits** durch diätetische Maßnahmen wird wegen des erforderlichen Verzichts auf Zucker, Maltodextrin etc. (Dumping-Syndrom) und u.U. auch von Milch, Sahne, Butter (Lactose-, Fettmalabsorption) erschwert.

Bei **Steatorrhö** ist neben dem Therapieversuch mit Pankreasfermentpräparaten der teilweise Ersatz des Nahrungsfettes durch Fette mittelkettiger Trigylceride **(MCT)** angezeigt.

Ist eine optimale Bedarfsdeckung durch die übliche Kost nicht gewährleistet, ist eine **Ergänzung** durch industriell hergestellte bilanzierte Diäten (Formeldiäten) sinnvoll.

Bilanzierte Diäten (B.D.) werden zur vollständigen oder ergänzenden Ernährung angeboten (vgl. Kap. 17). Sie haben eine günstige Osmolarität, sind meist lactosefrei und werden auch in fettmodifizierter Form (mit Fetten mittelkettiger Trigylceride) angeboten.

Bei Spätdumping sollte eine stoffwechseladaptierte B. D. für Diabetiker oder eine ballaststoffreiche Standardnahrung bevorzugt werden.

Ergänzungsnahrung kann prinzipiell auch, z. B. in Form von Mixgetränken, in der Diätküche hergestellt werden. Vorteile ergeben sich unter Berücksichtigung ernährungsphysiologischer, hygienischer und ökonomischer Gesichtspunkte nicht.

Eine **hohe Energiedichte** sowie geschmackliche Veränderungen lassen sich zwar problemlos durch den Einsatz von Zucker, Butter, Sahne, Gewürzen etc. erzielen, jedoch zu Lasten der Osmolarität **(Verträglichkeit)**.

Die Verwendung von rohen Eiern scheidet wegen des Kontaminationsrisikos aus.

Nährstoffbilanzierungen sind auf Eiweiß, Fett und Kohlenhydrate begrenzt.

Eine **Anpassung** bei Maldigestion und Malabsorption ist bedingt möglich (z.B. Einsatz von Fetten mittelkettiger Trigylceride, Eiweißkonzentrat), jedoch mit erheblichen **geschmacklichen Einbußen** verbunden. Tabelle 24-2 zeigt Beispiele für selbst hergestellte, bilanzierte Mixgetränke.

Praktische Hinweise zum Gebrauch von Fetten mittelkettiger Fettsäuren (MCT)

MCT sind als Öl und Margarine im Handel (Tab. 24-3) (**Hersteller:** Union Deutsche Lebensmittelwerke GmbH, Dammtorwall 15, 20355 Hamburg: *ceres-MCT-Diätmargarine und -Diätöl*, Direktvertrieb [Mindestbestellmenge 4 Becher Margarine à 250 g] (vgl. Tab. 24-2); Basis GmbH, Postfach 380107, 80614 München: *met-basis-plus Diätmargarine, MCT-basis-plus Diät Speiseöl und süße/pikante Brotaufstriche mit MCT-Fetten*. In Reformhäusern erhältlich).

Der **geringere Energiegehalt** von MCT im Vergleich zu LCT (Fette langkettiger Fettsäuren, entspricht dem üblichen Nahrungsfett) muss beim Einsatz berücksichtigt werden (1 g LCT = 38,9 kJ/9,3 kcal, 1 g MCT = 34,9 kJ/8,3 kcal).

Der **Austausch** von LCT durch MCT muss langsam erfolgen, da beim plötzlichen Verzehr großer Mengen von MCT Nebenwirkungen wie abdominelle Schmerzen, Erbrechen, Übelkeit und Kopfschmerzen auftreten können.

Dosierung

- Beginn mit 10–20 g/Tag, langsam steigern.
- Empfohlene Tagesmenge nach Angabe des Herstellers 50–70 g MCT-Margarine und 20–30 g MCT-Öl.
- Tagesmengen von 100–150 g MCT werden im Bedarfsfall gut toleriert, wenn eine gleichmäßige Verteilung über den Tag erfolgt.
- LCT so weit als möglich reduzieren, d. h. Lebensmittel mit hohem Anteil an verstecktem Fett meiden (fettes Fleisch, Wurst, fette Käsesorten, Sahne, fettreiche Fertiggerichte, Süßspeisen etc.).
- Streich- und Kochfette durch MCT ersetzen.
- Bei langfristigem Einsatz von MCT muss der Bedarf an essentiellen Fettsäuren durch zusätzliche Gabe eines linolsäurereichen Fettes gedeckt werden, da der Anteil von 3 % Linolsäure in MCT-Margarine unzureichend ist.
- Fettlösliche Vitamine werden bei Gabe von MCT ausreichend resorbiert.

Tabelle 24-2 Rezepte für Mixgetränke.

Süße Mixgetränke
Bananen-Mixgetränk

Zutaten
100 g Banane   10 g Zucker
175 ml Vollmilch   50 g Magerquark
10 g Maiskeimöl   1 Teel. Zitronensaft
30 g Maltodextrin[2]

Zubereitung
Sämtliche Zutaten im Mixer oder mit dem Pürierstab pürieren.
Die Rezeptur ergibt 350 ml.
Nährstoffgehalt: 14 g Eiweiß, 17 g Fett (4 g Linolsäure), 72 g Kohlenhydrate
Nährstoffrelation:
11% Eiweiß, 31% Fett, 58% Kohlenhydrate
Gesamtenergie: 2117 kJ (506 kcal)
Energiedichte: 6,3 kJ (1,5 kcal)/ml

Orangen-Mixgetränk

Zutaten
150 ml Orangensaft,   10 g Maiskeimöl
ungesüßt   20 g süße Sahne
100 g Magerquark   geriebene Orangen-
40 g Maltodextrin[2] schale
10 g Zucker

Zubereitung
Quark mit Zucker, Öl, Maltodextrin und Sahne anrühren, Orangensaft dazugeben, mit geriebener Orangenschale garnieren.
Die Rezeptur ergibt 310 ml.
Nährstoffgehalt: 15 g Eiweiß, 17 g Fett (4 g Linolsäure), 69 g Kohlenhydrate
Nährstoffrelation: 11% Eiweiß, 27% Fett, 52% Kohlenhydrate
Gesamtenergie: 2097 kJ (501 kcal)
Energiedichte: 6,7 kJ (1,6 kcal)/ml

Mokka-Mixgetränk

Zutaten
250 ml Vollmilch   10 g Eiweißkonzentrat
15 g Zucker   oder
40 g Maltodextrin[2] 50 g Magerquark
20 g süße Sahne   3 Teel. löslicher Kaffee

Zubereitung
Kaffee in etwas heißer Milch auflösen, restliche Milch und weitere Zutaten unter Rühren zugeben, mit geschlagener Sahne garnieren.
Die Rezeptur ergibt 325 ml.
Nährstoffgehalt: 18 g Eiweiß, 16 g Fett, 65 g Kohlenhydrate
Nährstoffrelation: 15% Eiweiß, 30% Fett, 55% Kohlenhydrate
Gesamtenergie: 2027 kJ (485 kcal)
Energiedichte: 6,3 kJ (1,5 kcal)/ml

Pikante Mixgetränke
Tomaten-Mixgetränk[3]

Zutaten
200 ml Tomatensaft   10 g Maiskeimöl
10 g süße Sahne   15 g Eiweißkon-
45 g Maltodextrin[2] zentrat

Zubereitung
Maltodextrin und Eiweißkonzentrat mit wenig Tomatensaft glattrühren, restliche Zutaten unterrühren, nach Belieben mit Tabasco, Salz, Pfeffer oder frischen Kräutern abschmecken, mit geschlagener Sahne garnieren.
Die Rezeptur ergibt 250 ml.
Nährstoffgehalt: 15 g Eiweiß, 13 g Fett (4 g Linolsäure), 51 g Kohlenhydrate
Nährstoffrelation:
15% Eiweiß, 31% Fett, 54% Kohlenhydrate
Gesamtenergie: 1655 kJ (396 kcal)
Energiedichte: 6,7 kJ (1,6 kcal)/ml

Kräuter-Mixgetränk

Zutaten
200 ml Buttermilch   10 g Maiskeimöl[1]
50 g Quark, 20%   10 g gehackte
Fett i. Tr.   Kräuter
45 g Maltodextrin[2]

Zubereitung
Maltodextrin mit Öl und Quark glattrühren, Buttermilch und Kräuter zugeben, mit Salz und Pfeffer abschmecken.
Die Rezeptur ergibt 320 ml.
Nährstoffgehalt: 13 g Eiweiß, 14 g Fett (4 g Linolsäure), 53 g Kohlenhydrate
Nährstoffrelation: 14% Eiweiß, 32% Fett, 54% Kohlenhydrate
Gesamtenergie: 1688 kJ (404 kcal)
Energiedichte: 5,4 kJ (1,3 kcal)/ml

[1] bei Fettausnutzungsstörung durch 12 g MCT-Speiseöl ersetzen
[2] Malto-dextrin-19®, SHS-Gesellschaft für klinische Ernährung mbH

Tabelle 24-3 Beispiel für die Zusammensetzung von 100 g einer im Handel erhältlichen Diätmargarine bzw. -speiseöl.

	ceres mct Diät-Margarine®	ceres mct Diät-Speiseöl®
Fettgehalt	80 g davon 92% MCT 3% Linolsäure 5% sonstige Fettsäuren	100 g davon 95% MCT 5% sonstige Fettsäuren
Brennwert	2735 kJ (645 kcal)	3175 kJ (750 kcal)

Küchentechnische Hinweise

MCT-Margarine* als Streichfett bzw. nach dem Garen den noch warmen Speisen zusetzen, zum Braten, Dünsten, Schmoren, Grillen usw. ungeeignet.

MCT-Speiseöl kann **nicht so hoch erhitzt** werden wie übliche Pflanzenöle. Bei Temperaturen über 120–130°C Qualmentwicklung. Evtl. Anbraten in einer trocken erhitzten, kunststoffbeschichteten Pfanne, dann MCT-Öl zusetzen. Langes **Warmhalten** oder **Wiederaufwärmen** der mit MCT zubereiteten Speisen sollte vermieden werden, da ein **bitterer Nachgeschmack** entstehen kann.

24.3 Erkrankungen von Dünn- und Dickdarm

24.3.1 Akute Enteritis (Gastroenteritis)

Prinzip der diätetischen Therapie

Eine akute Enteritis bzw. Gastroenteritis kann durch die verschiedensten Noxen, die häufigsten sind Diätfehler und intestinale Infekte, ausgelöst werden.

Die **Diarrhö** als häufigstes und wichtigstes Symptom schwindet in aller Regel spontan nach wenigen Tagen. Bestehen ausgeprägte Durchfälle länger als 1–2 Tage, so können die hierdurch bedingten **Flüssigkeits-** und **Elektrolytverluste** besonders bei Kindern und älteren Menschen zu Komplikationen führen.

Diätetische Maßnahmen dienen
- der Flüssigkeits- und Elektrolytsubstitution,
- Steigerung der Wasser- und Elektrolytresorption,
- der Verlangsamung der Darmpassage und
- der Schaffung eines Milieus im Darmlumen, das das Wachstum pathogener Keime hemmt.

Unverdauliche Kohlenhydrate (Pektin, Bestandteile des Johannisbrotkernmehls etc.) binden Wasser. Darüber hinaus werden diese Substanzen im Dickdarm bakteriell zu organischen Säuren abgebaut. Die hierdurch bedingte pH-Verschiebung hemmt das Wachstum pathogener Keime.

Diätetische Maßnahmen zur Steigerung der Wasser- und Elektrolytresorption haben folgende **physiologische und pathophysiologische Basis:** Im Gegensatz zu Durchfällen als Folge einer gestörten Nährstoffausnutzung (malassimilatorische Durchfälle) ist bei infektiös bedingten (ausgelöst durch Bakterien, Viren, Parasiten) sog. sekretorischen Duchfällen die Wasser-, Elektrolyt- und Nährstoffresorption intakt.

Ursache der Durchfälle ist eine krankhaft gesteigerte Sekretion von Wasser und Elektrolyten durch die erkrankte Darmwand in das Darmlumen.

Will man diesen oft erheblichen Wasser- und Elektrolytverlust und die sich hieraus ergebenden Folgen mindern bzw. ausgleichen, so kann man mit diätetischen Maßnahmen versuchen, die Wasser- und Elektrolytresorption bis zum Bilanzausgleich zu steigern.

Dieses Vorgehen basiert auf der Tatsache, dass spezielle Transportmechanismen der Darmwand

---

* Der Vertrieb von ceres-Margarine oder ceres-Speiseöl erfolgt ausschließlich über den Postversand. Bestellungen sind schriftlich oder per Telefax zu richten an: Union Deutsche Lebensmittelwerke GmbH, Zweigniederlassung Kleve, Postfach 2060, 47518 Kleve. Telefax-Nr. 02821-710249. Es können nur jeweils 4 Einheiten oder ein Vielfaches bestellt werden, z. B. 3 Becher Margarine und 1 Dose Öl. Merkblätter mit praktischen Hinweisen für Patienten sind erhältlich über: Union Deutsche Lebensmittelwerke GmbH, Dammtorwall 15, 20355 Hamburg, Tel. 040/34931185.

Natrium und **Glucose** im gleichen Verhältnis zusammen aktiv aus dem Darmlumen **in die Darmzelle** transportieren, wobei Wasser passiv folgt.

> Man kann folglich durch orale Gabe von Lösungen mit einem Glucose-Natrium-Verhältnis von 1:1 die Resorption der beiden gelösten Substanzen und damit auch die Resorption von Wasser in erheblichem Maße steigern.

Gelingt es durch diese therapeutische Maßnahme, so viel Wasser und Natrium zusätzlich in die Darmschleimhaut einzuschleusen, wie aufgrund der Darmerkrankung durch gesteigerte Sekretion verloren geht, so können die negativen Effekte auf den Gesamtorganismus (z. B. **Dehydratation, Hyponatriämie) verhindert** werden.

Praktisches Vorgehen

Teefasten

Während 1–2 Tagen ausschließlich Aufnahme von 2–3 l Tee/Tag. Bewährt haben sich schwarzer oder grüner Tee mit einem durch langes Ziehen (bis zu 20 Minuten) besonders hohen Gerbsäuregehalt. Ersatzweise andere Teesorten wie Mate, Pfefferminz, Kamille etc. Dem Tee wird kein Zucker zugesetzt, u.U. süßen mit Süßstoff (ersatzweise Wasserkakao).

Rohapfeldiät (nach Moro u. Heisler)

250–300 g rohe, mit der Schale geriebene Äpfel zu jeder Mahlzeit (bei 5–6 Einzelmahlzeiten pro Tag) verzehren. Ersatzweise Gabe von Apfelpulver (Aplona®), 25–40 g entsprechen 1–1,5 kg Äpfeln.
Dosierung: Kleinkinder 20–35 g und Erwachsene 25–40 g täglich in Flüssigkeit angerührt.

Karottensuppe (nach Moro)

1/2 kg in Würfel geschnittene Karotten in Wasser kochen, mit dem Kochwasser pürieren, auf 1 l mit Wasser auffüllen und mit 3 g Kochsalz abschmecken. Ersatzweise Karottenpulver (Daucaron®), bei Kleinkindern etwa 40 g auf 1 l Wasser als Karottensuppe pro Tag verabreichen.

Johannisbrotkernmehl

Der positive Effekt des in Äpfeln und Karotten enthaltenen Pektins wird auch mit Johannisbrotkernmehl erreicht. Mit einem Zusatz von Kakaopulver und Stärke als diätetisches Lebensmittel (Arobon®) im Handel.
Dosierung: 20–40 g/Tag in Wasser oder Tee angerührt.

Glucose-Elektrolytlösungen

Bei längerdauernder Diarrhö kann durch orale Gaben spezieller Glucose-Elektrolytlösungen die Wasser- und Natriumresorption in einem Maße gesteigert werden, dass auf eine parenterale Wasser- und Elektrolytsubstitution verzichtet werden kann.

Hierbei wird die Tatsache genutzt, dass Glucose und Natrium im Verhältnis 1:1 zusammen mit Wasser resorbiert werden.

Ein Zusatz von **Kaliumchlorid** bzw. **Natriumcitrat** dient der Kaliumsubstitution bzw. dem Ausgleich einer Azidose.

Nach diesem Prinzip industriell hergestellte Präparate sind z. B. Elotrans® neu, und für Kinder Milupa GES 60®, Arobon®, Oralpädon®.

24.3.2 Gluteninduzierte Enteropathie (einheimische Sprue, Zöliakie)

Prinzip der diätetischen Therapie

Ursache der Erkrankung ist eine Schädigung der Dünndarmschleimhaut als Folge einer Überempfindlichkeit gegen Eiweiß der Getreidearten Weizen, Roggen, Hafer und Gerste.

Die Folge ist eine Beeinträchtigung der Nährstoffresorption (Malabsorption).

Der Schweregrad der Schleimhautschädigung und damit auch der Malabsorption ist unterschiedlich. Betroffen ist insbesondere die **Ausnutzung des Nahrungsfettes.** Die Menge des pro 24 Stunden mit dem Stuhl ausgeschiedenen Fettes ist ein guter Gradmesser für den Schweregrad der Darmschädigung und somit auch ein Parameter zur Bewertung des Behandlungserfolgs.

Da auch die Aktivität der in der Darmschleimhaut vorhandenen Enzyme reduziert ist, kommt es bei schweren Verlaufsformen zu einer Milchzuckerunverträglichkeit (**sekundärer Lactasemangel**).

Die **diätetische Behandlung** besteht
- im konsequenten Meiden der genannten **Getreidearten**

- in einer Anpassung der Diät an die verminderte Resorptionsfunktion des Dünndarms, d. h. **Anpassen der Fettzufuhr** an die verbliebene Fettausnutzung. Eventuell muss, um eine ausreichende Energieversorgung zu gewährleisten, das übliche Nahrungsfett teilweise durch Fette mittelkettiger Fettsäuren (MCT) ersetzt werden. **Milchzucker** sollte bei Behandlungsbeginn gemieden werden (siehe Kap. 24.3.5, Milchzuckerunverträglichkeit).
- Mit zunehmender Besserung der Resorptionsfunktion können Fette und Milchzucker wieder in normaler Menge verzehrt werden. Eine glutenfreie Kost (Meiden von Weizen, Roggen, Gerste, Hafer) muss jedoch beibehalten werden.

Praktisches Vorgehen

Die genannten Getreidesorten und alle aus ihnen hergestellten Produkte müssen konsequent gemieden werden.

> Auch kleine Mengen an Getreideeiweiß können schädigend wirken.

Da Getreide in einer Vielzahl von Lebensmitteln enthalten sein kann, in denen es der Laie nicht vermutet, müssen Patienten **ausführlichst beraten werden.**

Von der Deutschen Zöliakiegesellschaft kann eine Aufstellung **industriell hergestellter Lebensmittel** angefordert werden, die laut Herstellerangaben **garantiert glutenfrei** sind. Diese Aufstellung wird jährlich aktualisiert. Außerdem gibt es praktische Informationen (s. Literatur).

Eine Reduktion der Fettzufuhr bzw. ein Ersatz des üblichen Nahrungsfettes durch **MCT** ist **nur in der Frühphase** der Behandlung zur Normalisierung der Resorptionsfunktion erforderlich. Das Ausmaß der Fettbeschränkung wird vom Grad der Steatorrhö bestimmt.

Ungeeignete Lebensmittel

- die Getreidearten Roggen, Weizen, Gerste, Hafer, Dinkel und die daraus hergestellten Produkte wie Mehl, Graupen, Grieß, Flocken, Grütze, Keime, Kleie, Schrot und Grünkern;
- alle handelsüblichen Brotsorten, Torten, Gebäck, Zwieback, Paniermehl und Teigwaren. Soja- und Leinsamenbrote sind nicht glutenfrei (abgesehen von speziellen glutenfreien Produkten), Hirse- und Buchweizenteigwaren enthalten meist Gluten;
- Kaffee-Ersatz, Bier (Gerstenmalz);

Vorsicht bei

- Wurstwaren (können in Ausnahmefällen Getreidezusätze enthalten sowie glutenhaltige Gewürzmischungen);
- Fischerzeugnissen/Fischkonserven, Fischzubereitungen wie Surimi; Soßen können Gluten enthalten. Bratheringe und Bratrollmöpse sind glutenhaltig;
- Milcherzeugnissen (Joghurt-, Käse-, Schmelzkäse- und Frischkäsezubereitungen können Gluten als Bindemittel enthalten);
- Light-Produkten (Fett und/oder Zucker können durch glutenhaltige Ersatzstoffe ersetzt sein);
- Roquefort-Käse (Schimmelpilz wird auf Brot gezüchtet) und Käseimitaten;
- Fertiggerichten und anderen industriell hergestellten Lebensmitteln, wie Kartoffelprodukten (Klöße, Kroketten etc.), Suppen, Soßen, Desserts, Süßigkeiten, Tiefkühlgerichten, Konserven usw.

> Im Zweifelsfall sind diese Lebensmittel immer zu meiden.

Bedeutung der Zutatenliste

Nach der Lebensmittelkennzeichnungsverordnung (LMKV) ist für alle verpackten Lebensmittel eine Zutatenliste vorgeschrieben. Sämtliche Zutaten eines Lebensmittels sind **in absteigender Reihenfolge nach ihrem Gewichtsanteil** aufzuführen.

> Zur Auswahl sicher glutenfreier Produkte kann die Zutatenliste jedoch nicht herangezogen werden, da die Kennzeichnungsvorschriften verschiedene Ausnahmen von der Verpflichtung zur Zutatenkennzeichnung vorsehen.

Bei **zusammengesetzten Zutaten** müssen die einzelnen Komponenten nur dann kenntlich gemacht werden, wenn der Anteil der einzelnen Zutaten (z. B. Weizenmehl) mehr als 25 % des Enderzeugnisses beträgt.

Darüber hinaus kann **Gluten als Trägerstoff** (z. B. in Aromen oder Gewürzmischungen) zugesetzt sein. Trägerstoffe gelten nicht als Zutaten und müssen somit **nicht kenntlich** gemacht werden.

Wird „**Stärke**" in der Zutatenliste angegeben, so kann es sich um glutenfreie Reis-, Mais- oder

Kartoffelstärke – oder um Sekunda-Weizenstärke handeln, die bei der glutenfreien Ernährung auszuschließen ist.

Auch **Gluten** selbst wird zunehmend aus technologischen Gründen Lebensmitteln **zugesetzt** (z. B. Fertiggerichte, Wurstwaren).

Im Zutatenverzeichnis genügt eine Deklaration unter dem Klassennamen **„Pflanzeneiweißerzeugnis"**, da Gluten als Eiweißsubstanz nicht den Vorschriften der Zusatzstoff-Zulassungsverordnung unterliegt.

> Vorsicht ist geboten bei Lebensmitteln aus anderen EU-Staaten. Es ist nicht auszuschließen, dass sie auch dann Gluten enthalten, wenn nach deutscher Verkehrsauffassung ein Glutengehalt nicht üblich ist.

Geeignete Lebensmittel

- alle Nahrungsmittel, die von Natur aus frei von Gluten sind, wie Fleisch, Fisch, Eier, Milch und Milchprodukte, Obst, Gemüse, Kartoffeln, Mais, Reis, Hirse, Buchweizen, Sojabohnen, Esskastanien, Säfte, Honig, Marmelade;
- industriell hergestellte Fertigprodukte mit dem Herstellerhinweis „glutenfrei";
- speziell für eine glutenfreie Ernährung hergestellte Produkte (Tab. 24-4). **Glutenfreie diätetische Lebensmittel** sind mit einer **durchkreuzten Ähre** gekennzeichnet.

In Tabelle 24-4 sind glutenfreie, diätetische Lebensmittel (Backzutaten, Brot- und Backwaren, Teigwaren) sowie Bezugsquellen aufgeführt.

Bei der Herstellung von Brot und Gebäck aus Stärkemehlen ist der Zusatz von Kleberersatz (Bindemittel) erforderlich. **Glutenfreie Bindemittel,** die auch zum Andicken von Suppen und Soßen verwendet werden können, finden sich in Tab. 24-5, ein Tagesspeiseplan in Tab. 24-6.

Praxisbezogene Literatur und Rezeptbroschüren sind erhältlich bei Herstellern glutenfreier Erzeugnisse (s. Tabelle 24-4).

Tabelle 24-4 Speziell für die glutenfreie Ernährung hergestellte Lebensmittel.

Hersteller/Vertrieb	Mehle, Mehlmischungen	Bezugsquellen
Delfs Bäckerei	Mehl, Paniermehl	Direktversand, -verkauf Tel.: 0511/690293 Bezug von Riesal-Produkten möglich
Drei Pauly	Brot- und Kuchenmehlmischung	Reformhaus
Gutena Diätwaren	Brot- und Kuchenmehlmischung	Direktversand Tel.: 03644/2088/2089
Hammermühle	Mehl-Mix hell/plus für Brot und Kuchen, Mehl-Mix rustikal, Mais-, Reis-, Kastanienmehl, Paniermehl, Nudelmehl, Mais-Feingrieß, Polenta	Direktversand, -verkauf Tel.: 06321/95890
Inde-Brot-Diät	Brotmehl „Baguette", -„rustikal", Kuchenmehl, Paniermehl	Direktversand Tel.: 02403/1619 Versand von Glutano®
Minderleinsmühle	Brot- und Kuchenmehlmischung Getreide	Direktversand Tel.: 09126/8003
Poensgen	Mehle, Mehlmischungen, Paniermehl	Direktversand, -verkauf Tel.: 02403/20015-16 Versand von Glutano®
Riesal	Mehle, Paniermehl	Direktversand Tel.: CH-42/722472 oder über Delfs
SHS-Gesellschaft für klinische Ernährung	damin®-Backmischung	Direktversand Tel.: 0130/857771 (gebührenfrei) Apotheken, Reformhäuser

24.3 Erkrankungen von Dünn- und Dickdarm

Tabelle 24-4 (Fortsetzung)

Hersteller/Vertrieb	Mehle, Mehlmischungen	Bezugsquellen
Sibylle-Diät	Mehlmischung hell/dunkel, Spezialmehlmischung für Brot/Kuchen	Reformhaus
Toseno	Brotfertigmehl hell, -„Detmolder Art"	Direktversand Tel.: 040/76 61 63 10
Wiechert	Fertigmehle mit und ohne Ballaststoffe	Direktversand Tel.: 040/33 50 87

Hersteller/Vertrieb	Brot- und Backwaren	Bezugsquellen
Delfs	Delfs Brot hell/dunkel, Buchweizen-, Kümmel-, Sonnenblumenkern-, Leinsamen-, Sesam-, Soja-, Zwiebelbrot, Brötchen hell/dunkel. Zwieback, Spritzgebäck, Makronen, Butterstollen, Mandelhörnchen	Direktversand, -verkauf Tel.: 0511/69 02 93 Bezug von Riesal-Produkten möglich
Drei Pauly	Waffelbrot, Vollkornschnittbrot, Kräcker, Mais-, Müslikekse, Nuß-, Schokogebäck, Waffeln	Reformhaus
	Glutano®-Produkte: Waffelbrot, Vollkornschnittbrot, Vollkornbrot zum Fertigbacken. Mais-Keks, Mais Schoko Gebäck, Mais Schoko Keks, Waffeln	Direktversand über Poensgen und Inde-Brot-Diät
drepharm	Brot, Brötchen, mit/ohne Leinsamen. Biskuitrolle, Wienerboden, Sandgebäck	Direktversand Tel.: 03 84 59/61 11
Gutena	Diätschnitten	Direktversand Tel.: 0 36 44/20 88/20 89
Hammermühle	Waffelbrot, Toastbrot, Pfälzer Weißbrot, Vollkornbrot, Kastanienbrot mit Hefe, - mit Sauerteig und Hefe, Körner-, Hirse-, Nuß-, Rosinenbrot, Baguette, Käsebaguette, Pizzaböden, Knusperbrot, Brötchen, Wasa-Spezialknäcke, Bi-Aglut-Knusperbrot. Zwieback, Gewürz-, Sandkuchen, Biskuitrolle, div. Waffeln, Mais-, Mais-Schokoplätzchen, Löffelbiskuits, Gewürz-, Sandgebäck mit und ohne Schokolade, div. Kekse, Cookies, Mürbekeks, Anisringe, Schoko-Nuß-Riegel	Direktversand, -verkauf Tel.: 06321/9 58 90
Inde-Brot-Diät	Weiß-, Toast-, Sojabrot, Helles Landbrot, Alpenländer-Soja-Schnittbrot, Kümmel-, Körner-, Gewürz-, Kürbiskernbrot, Schwarzwälder-Brot, div. Brötchen. Stuten, Rosinenbrot, -brötchen, Wickelhörnchen, Roll-, Marmorkuchen, Apfel-Rührkuchen, div. Kleingebäck	Direktversand Tel.: 02403/16 19 Versand von Glutano®
Minderleinsmühle	Frischbrot, Brötchen, Dosenbrot, Dosenkuchen, Waffeln, div. Gebäck, Riegel	Direktversand Tel.: 091 26/80 03
Poensgen	Weißbrot, Toastbrot, Baguette, Kosaken-, Sauerteig-, Dunkles Brot, Mischsaat-, Schrotbrot, Eifeler-Doppelback, Vital-Pfünder, Sonnenlaib, Mischbrot, helles Saatenbrot, Leinsamen-, Zwiebel-, Buchweizen-, Krusten-	Direktversand, -verkauf Tel.: 02403/2 00 15-16

Tabelle 24-4 (Fortsetzung)

Hersteller/Vertrieb	Brot- und Backwaren	Bezugsquellen
Poensgen	Sesam-, Sojabrot. Zwieback, div. Brötchen, Laugenbrezel, Frühstücksgebäck, Schnittbrot, Brötchen und Baguett zum Aufbacken, Pizzaböden. Berliner, Apfelstrudel, Kirschstreußel, Plunderteilchen, Amerikaner, Sandkuchen, Biskuitboden, Tortelettes, Mandelhörnchen, div. Kleingebäck	
Riesal	Brot hell, Brot dunkel mit Haselnüssen, Dosenbrot hell und dunkel, Zwieback, Toast, div. Brötchen. Früchtecake, Orangen-, Schoko-, Mandelkuchen, Tortenboden, div. Kleingebäck (Frischwaren nicht ins Ausland)	Direktversand Tel.: CH-42/72 24 72 oder über Delfs
Sibylle-Diät	Kastanienbrot mit Sauerteig, Vollkornbrot, Weißbrot, Baguette, Sonnenblumenbrot, Knusperbrot, Maiswaffel, Waffelbrot, Pizzaböden, Mürbekekse, Maisplätzchen mit Schokolade, Joghurt-Riegel	Reformhaus

Hersteller/Vertrieb	Teigwaren, Sonstiges	Bezugsquellen
Delfs	Spaghetti, Hörnchen, Pizzateig	Direktversand, -verkauf Tel.: 05 11/69 02 93 Bezug von Riesal-Produkten möglich
Drei Pauly	Spaghetti, Spiralnudeln, Müsli	Reformhaus
	Glutano®-Produkte: Spiralnudeln, Spaghetti, Tagliatelle, Früchtemüsli	Direktversand über Poensgen und Inde-Brot-Diät
Hammermühle	Spaghetti, Makkaroni, Hütle, Muscheln, Hörnchen, Spinat-, Spiral-, Suppen-, Wellenbandnudeln, Aproten-Teigwaren, Trocken-Sauerteig, Rüben-Ballaststoff, Backoblaten, Müsli	Direktversand, -verkauf Tel.: 0 63 21/9 58 90
Inde-Brot-Diät	Bandnudeln, Nudelhörnchen, Brotsirup	Direktversand Tel.: 0 24 03/16 19 Versand von Glutano®
Minderleinsmühle	Div. Teigwaren, Müsli, Backzutaten, Brotaufstrich, Cornflakes	Direktversand Tel.: 0 91 26/80 03
Poensgen	Spaghetti, Gabelmakkaroni, Eiermuscheln, Band-, Spiral-, Suppennudeln	Direktversand, -verkauf Tel.: 0 24 03/2 00 15-16 Versand von Glutano®
Riesal	Spaghetti, Hörnchen, Nudeln	Direktversand Tel.: CH-42/72 24 72 oder über Delfs
Sibylle-Diät	Spaghetti, Makkaroni, Spiral-, Bandnudeln, Amaranth Knusper-Müsli, Ballaststoff-Flocken	Reformhaus
Toseno	Backhilfe, Maiskleie, Bindemittel	Direktversand Tel.: 040/76 61 63 10
Wiechert	Müsli	Direktversand Tel.: 040/33 50 87

Tabelle 24-5 Glutenfreie Bindemittel.

Herstellung/Vertrieb	Produkt	Bezugsquelle
ETO	di-eto-Diät (Guarkernmehl)	Abgabe an Großverbraucher
Nestlé	Nestargel (Johannisbrotkernmehl)	Apotheke (Kliniken über Tino Lebensmittel-GmbH)
Nestlé	Alevita binde-fix (Guarkern- u. Johannisbrotkernmehl)	Lebensmitteleinzelhandel Drogerien
Tartex	Tartex Biobin (Johannisbrotkernmehl)	Reformhaus
Toseno	Johannisbrot- und Guarkernmehl	Direktversand

[1] damin®, SHS Gesellschaft für klinische Ernährung (weitere Fertigmehle siehe Tabelle 24-5)

24.3.3 Kurzdarmsyndrom, chologene Diarrhö

Prinzip der diätetischen Therapie

Die Ausnutzung (Verdauung und Resorption) der Nahrung ist je nach Ausmaß der Dünndarmresektion vermindert.

Quantitative Stuhlfettbestimmungen, das Gewicht des pro 24 Stunden abgesetzten Stuhls, die Stuhlfrequenz und das Verhalten des Körpergewichts sind **Parameter,** um die **Leistungsfähigkeit des verbliebenen Darms** zu beurteilen.

Für die Beratung des Kranken und für die langfristige Planung diätetischer Maßnahmen ist es wichtig zu beachten, dass sich der nach Resektion **verbliebene Darmanteil** an die **neue Situation** anpaßt.

In der Regel verbessert sich die Nährstoffausnutzung im Darm mit zunehmendem **zeitlichen Abstand** von der Operation. Die unmittelbar nach der Operation zur Deckung des Energie- und Nährstoffbedarfs erforderlichen **diätetischen Maßnahmen** können folglich im Laufe einiger Monate **gelockert** werden.

Besonderer Beachtung bedarf meist die **Resektion des terminalen Ileums** (Ort der Gallensäurerückresorption). Eine Steatorrhö infolge geringer Gallensalzkonzentration in der Gallenflüssigkeit kann weitgehend durch Ersatz des üblichen Nahrungsfetts durch mittelkettige Triglyceride (MCT) therapiert werden.

Als Folge der bei chologener Diarrhö gesteigerten Oxalsäureresorption und folglich **Oxalsäureausscheidung** mit dem Harn besteht erhöhte Gefahr der Oxalatsteinbildung in den ableitenden Harnwegen. Die Oxalsäureausscheidung wird reduziert durch Meiden oxalsäurereicher Lebensmittel und eine Reduktion des Nahrungsfetts. Wichtig zur **Steinprophylaxe** ist darüber hinaus eine ausreichende Flüssigkeitszufuhr (vgl. Kap. 3.4.14).

Praktisches Vorgehen

Das praktische Vorgehen richtet sich nach dem Ausmaß der Dünndarmresektion, d.h. der verbliebenen Fähigkeit des Darms zur Nährstoffausnutzung.

Bei ausgedehnter Resektion

Nach ausschließlich parenteraler Ernährung in der frühen postoperativen Phase **schrittweiser Übergang zu oraler Ernährung.**

Um den Vorgang der **Adaptation des Restdarms** zu stimulieren, soll bereits während der parenteralen Ernährung überlappend mit einer leicht aufschließbaren ballaststoff- und fettarmen Kost ernährt werden.

Chemisch definierte Formeldiäten haben sich nicht bewährt (vgl. Kap. 3.4.14). Je nach Verträglichkeit (Stuhlfrequenz, Stuhlgewicht, abdominelle Missempfindungen usw.) müssen die **Kostpläne** gestaltet werden.

Dabei sind folgende **Richtlinien** zu beachten:
- häufige kleine Mahlzeiten;
- Reduktion des Fettanteils, je nach Ausmaß

Tabelle 24-6 Beispiel für einen Tagesspeiseplan bei Zöliakie (symptomfreie Phase).

Nährstoffgehalt: 79 g Eiweiß, 83 g Fett, 237 g Kohlenhydrate, 12 g Ballaststoffe (ohne Berücksichtigung von Brot)
Nährstoffrelation: 15% Eiweiß, 35% Fett, 50% Kohlenhydrate
Gesamtenergie: 9300 kJ (2204 kcal)

Frühstück
Kaffee mit Kondensmilch, Zucker, Kastanienbrot, Butter, Lyoner Wurst, Aprikosenkonfitüre
- Kaffee
- 5 g Zucker
- 10 g Kondensmilch, 7,5% Fett
- 90 g glutenfreies Kastanienbrot[1]
- 10 g Butter
- 30 g Lyoner Wurst
- 25 g Aprikosenkonfitüre

Zwischenmahlzeit
Kastanienbrot mit Kressequark, Tomatensaft
- 125 ml Tomatensaft
- 50 g glutenfreies Kastanienbrot[1]
- 100 g Speisequark, 20% Fett i. Tr.
- 5 g Gartenkresse

Mittagessen
Eingemachtes Kalbfleisch mit Reis und Blattspinat, Möhrenrohkost, Vanille-Flammeri mit Johannisbeeren
- 100 g Kalbfleisch (Bug)
- 50 g Naturreis (Rohgewicht)
- 200 g Blattspinat, pochiert

Rohkost
- 100 g Möhren
- 30 g Apfel
- 15 g saure Sahne

Vanille Flammeri (s. Rezeptur)
- 50 g Johannisbeeren

Zwischenmahlzeit
Kaffee mit Kondensmilch, Zucker, Pflaumenkuchen
- Kaffee
- 5 g Zucker
- 10 g Kondensmilch, 7,5% Fett
- 1 Stck. Pflaumenkuchen (s. Rezeptur)

Abendessen
Tee, Zucker, Toast Hawaii, Eisbergsalat
- Tee
- 5 g Zucker
- 70 g glutenfreies Toastbrot[1]
- 5 g Diätmargarine
- 70 g Ananas (Dose)
- 40 g Schweineschinken, gekocht
- 40 g Gouda-Käse, 45% Fett i. Tr.
- 50 g Eisbergsalat

Zutaten
Zitronensaft (Soße, Rohkost)
- 5 g Sahne, 30% Fett
- 5 g Maisstärke
- 10 g Sonnenblumenöl
- 5 g Diätmargarine
- 5 g frische Kräuter

Rezept für Vanille-Flammeri (4 Portionen)
Zutaten
500 ml Vollmilch
- 40 g Maisstärke
- 40 g Zucker
- 20 g Eigelb (pasteurisiert)
Vanillemark

Zubereitung
Maisstärke, Zucker und Eigelb mit etwas Milch anrühren, restliche Milch und Vanillemark erhitzen, Zutaten in die kochende Milch einrühren.
Eine Portion enthält 5 g Eiweiß, 5 g Fett, 23 g Kohlenhydrate und 676 kJ (162 kcal).

Rezept für Pflaumenkuchen (8 Stück)
Zutaten
150 ml Vollmilch
- 10 g frische Hefe
- 20 g Zucker, 1 Prise Salz
- 200 g glutenfreies Fertigmehl[1]
- 10 g Margarine zum Ausfetten der Form
- 400 g Pflaumen, entkernt
- 40 g Zucker
- etwas Zimt

Zubereitung
Hefe in lauwarmer Milch auflösen, Fertigmehl, Salz und Zucker in eine Schüssel geben, Hefe-Milch mit elektrischem Handrührgerät langsam unterrühren. Eine Springform mit 26 cm Ø ausfetten, Teig gleichmäßig verteilen, mit einer Gabel einstechen und 20–30 Minuten gehen lassen. Pflaumen auf der Teigfläche verteilen, im vorgeheizten Backofen bei 200 °C ca. 30 Minuten backen. Nach dem Backen mit Zimtzucker bestreuen.
Ein Stück Pflaumenkuchen enthält 2 g Eiweiß, 3 g Fett, 34 g Kohlenhydrate und 733 kJ (170 kcal).

[1] Bezugsquellen siehe unter Tabelle 24-5

der Steatorrhö, u.U. Einsatz von Fetten mittelkettiger Fettsäuren (s. Abschn. Praktische Hinweise zum Gebrauch von MCT);
- Lebensmittel, reich an Milchzucker, meiden bzw. wegen Gefahr der Intoleranz nur versuchsweise verzehren;
- leicht aufschließbare, kohlenhydratreiche Lebensmittel mit geringem Ballaststoffanteil bevorzugen.

24.3.4 Enterales Eiweißverlustsyndrom (exsudative Enteropathie)

Prinzip der diätetischen Therapie

Bei dieser sehr seltenen Erkrankung des Verdauungstrakts kann der Verlust von Eiweiß ins Darmlumen durch weitgehendes **Meiden von üblichem Nahrungsfett** deutlich reduziert werden. Darüber hinaus muss, wegen des oft erheblichen Eiweißverlustes, der Verzehr von **biologisch hochwertigem Eiweiß** hoch liegen.

Da Fette mittelkettiger Fettsäuren **(MCT)** den Eiweißverlust nicht steigern, können diese Fette eingesetzt werden.

Praktisches Vorgehen

Eiweißreiche, sehr fettarme Diäten lassen sich wegen des meist erheblichen Fettgehalts von Nahrungsmitteln mit hohem Gehalt an biologisch hochwertigem Eiweiß nur sehr schwer herstellen. Eine Auswahl relativ **eiweißreicher, fettarmer Nahrungsmittel** ist in Tabelle 24-7 zusammengestellt.

Wenn es nicht gelingt, die erforderliche Menge an Eiweiß mit der Kost aufzunehmen, so können industriell hergestellte Eiweißkonzentrate oder eiweißreiche Ergänzungsnahrungen eingesetzt werden. Fette mittelkettiger Fettsäuren (MCT) stellt die Lebensmittelindustrie als Margarine und Öl zur Verfügung (s. Abschn. Praktische Hinweise zum Gebrauch von MCT).

Tagesspeiseplan s. Tabelle 24-10.

24.3.5 Milchzuckerunverträglichkeit (Lactose-Intoleranz)

Prinzip der diätetischen Therapie

Die Milchzuckerunverträglichkeit ist auf eine verminderte oder **fehlende Lactaseaktivität** (milchzuckerspaltendes Enzym) zurückzuführen. Bei Mangel an Lactase kann der Milchzucker (Lactose) nicht aufgespalten und resorbiert werden.

Der Milchzucker gelangt in tiefere Darmabschnitte, wird bakteriell abgebaut, die Folge sind **Diarrhöen**. Die Therapie besteht folglich in einer lactosearmen (8–10 g Lactose) bzw. lactosefreien Diät (max. 1 g Lactose).

Praktisches Vorgehen*

Meiden von Milch und Milchprodukten sowie von Lebensmitteln, denen bei der Herstellung **Milchzucker** zugesetzt wird (Instant-Erzeugnisse, fettreduzierte Wurstwaren, Backwaren etc.).

Die **Lactosetoleranz** ist von Patient zu Patient verschieden und daher individuell zu ermitteln. Manche Betroffene reagieren bereits bei sehr geringen Lactosemengen (< 3 g) mit abdominellen Beschwerden, der überwiegende Teil der Patienten ist jedoch unter einer lactosearmen Kost (8–10 g Lactose) symptomfrei.

Nicht geeignete Lebensmittel

- **Milch, Milchprodukte**
  Milch, Trockenmilch und alle daraus hergestellten Produkte wie Mixgetränke, Kakao, Pudding, Süßspeisen, Kondensmilch, Kaffeeweißer, Sahne, Kaffeesahne, Sauerrahm, Crème Fraiche, Molke, Molkenpulver, Eiweißkonzentrate, Sauermilchprodukte mit und ohne Frucht (Buttermilch, Dickmilch, Kefir, Joghurt), Kochkäse, Speisequark, Hüttenkäse-, Schmelzkäse- und Käsezubereitungen (Tab. 24-8).

---

* Information für die Diätberatung: Deutsche Gesellschaft für Ernährung. Im Vogelsgesang 40, 60488 Frankfurt. Maizena Gesellschaft mbH, Ernährungswissensch. Abt., Postfach 2650, 74016 Heilbronn.
Verein zur Förderung der gesunden Ernährung und Diätetik (VFED) e.V., Postfach 1928, 52021 Aachen.
Selbsthilfegruppe Lactose-Intoleranz, Herrn W. Grienitz, Oeserstr. 33, 65934 Frankfurt a. M., Tel.: 069/387894.

Tabelle 24-7 Fettarme Lebensmittel.

	Protein g/100 g	Fett g/100 g
Milch, Milchprodukte		
Trinkmilch, entrahmt	3,4	0,1
Schokotrunk aus entrahmter Milch	3,2	0,3
Vanillemilch aus entrahmter Milch	3,2	0,1
Trinkjoghurt aus Magermilch	3,2	1,0
Buttermilch	3,2	0,5
Joghurt aus Magermilch	4,4	0,1
Joghurt, Kefir, Dickmilch 1,5% Fett	3,4	1,5
Kurmolke (eiweißangereichert)	3,0	–
Magermilchpulver	33,5	0,9
Milcheiweißkonzentrat (70% Eiweiß)	70,0	3,0
Käse		
Hüttenkäse 20% Fett i. Tr.	12,6	4,3
Schichtkäse 10% Fett i. Tr.	11,6	2,0
Schichtkäse 20% Fett i. Tr.	10,8	4,4
Speisequark, mager	12,3	0,2
Speisequark 10% Fett i. Tr.	11,6	2,0
Sauermilchkäse (Harzer, Mainzer, Handkäse)	30,0	0,7
Kochkäse (Magerkäse)	15,2	0,5
Kochkäse 10% Fett i. Tr.	14,7	3,0
Kochkäse 20% Fett i. Tr.	13,8	5,9
Schnittkäse mit Oberflächenreifung 10% Fett i. Tr.	31,0	3,5
Tilsiter 15% Fett i. Tr.	30,7	7,3
Alpkäse 15% Fett i. Tr.	37,0	9,0
Esrom 15% Fett i. Tr.	35,4	7,0
Frischkäsezubereitungen 20% Fett i. Tr.	12,5	7,0
Magerkäse vom Tilsitertyp	32,1	1,0
Odenwälder Frühstückskäse 10% Fett i. Tr.	26,7	4,6
Tofu (Sojabohnenquark)	8,0	4,0
Fleisch und Geflügel		
Hühnerbrust	22,8	0,9
Hühnerkeule	20,6	3,1
Truthahnbrust	24,1	1,0
Truthahnkeule	20,5	3,6
Kalbfleisch (alles außer Brust, Zunge, Herz, Hirn)	17,5–21,9	1,5–4
Rindfleisch (Oberschale, Filet, Bug, Kamm)	19,2–20,8	1,7–6,2
Schweinefleisch (Schnitzel, Filet)	21,6	2,5
Hasenfleisch (Wild)	21,6	3,0
Rehkeule	21,4	1,3
Rehrücken	22,4	3,6
Hirschfleisch	20,6	3,3
Fleisch und Wurstwaren		
Geflügelwurst, mager	16,2	4,8
Corned beef, deutsch	21,7	6,0
Schinken ohne Fettrand	29,7	2,9
Fisch		
alle Seefische, frisch, tiefgefroren oder geräuchert (außer Hering, Makrele, Sardine)	15,3–20,1	0,7–3,6
alle Süßwasserfische, frisch, tiefgefroren oder geräuchert (außer Karpfen, Lachs, Brassen, Flußaal)	17,7–19,2	0,7–3,2

Nährwertangaben entnommen aus: Elmadfa, J., W. Aign, E. Muskat, D. Fritzsche, H.-D. Cremer: Die große GU-Nährwert-Tabelle. Gräfe & Unzer, 1994/1995. Renner, E., A. Renz-Schauen: Nährwerttabellen für Milch und Milchprodukte. B. Renner, Gießen 1994. Fettreduzierte Produkte werden von folgenden Herstellern angeboten (Auflistung erhebt keinen Anspruch auf Vollständigkeit): Dibona Markenvertrieb, Multikost, Provital, Riethmüller, Tino, Union Dtsch. Lebensmittelwerke.

24.3 Erkrankungen von Dünn- und Dickdarm

Tabelle 24-8 Lactosegehalt von Milch und Milcherzeugnissen.

	g Lactose/100 g
Konsummilch (Frischmilch, H-Milch)	4,8– 5,0
Milchmixgetränke	4,4– 5,4
(Schoko, Mokka, Vanille, Erdbeer, Banane, Himbeer, Nuß)	
Dickmilch	3,7– 5,3
Frucht-Dickmilch	3,2– 4,4
Joghurt	3,7– 5,6
Joghurtzubereitungen (Schoko, Nuß, Müsli, Mokka, Vanille)	3,5– 6,0
Kefir	3,5– 6,0
Buttermilch	3,5– 4,0
Sahne, Rahm (süß, sauer)	2,8– 3,6
Creme fraîche	2,0– 3,6
Creme double	2,6– 4,5
Kaffeesahne 10–15% Fett	3,8– 4,0
Kondensmilch 4–10% Fett	9,3–12,5
Butter	0,6– 0,7
Butterschmalz	–
Milchpulver	38,0–51,5
Molke, Molkegetränke	2,0– 5,2
Desserts (Fertigprodukte: Cremes, Pudding, Milchreis, Grießbrei)	3,3– 6,3
Eiscreme (Milch-, Frucht-, Joghurteis)	5,1– 6,9
Sahneeis	1,9
Magerquark	4,1
Rahm-, Doppelrahmfrischkäse	3,4– 4,0
Speisequark 10–70% Fett i. Tr.	2,0– 3,8
Schichtkäse 10–50% Fett i. Tr.	2,9– 3,8
Hüttenkäse 20% Fett i. Tr.	2,6
Frischkäsezubereitungen 10–70% Fett i. Tr.	2,0– 3,8
Schmelzkäse 10–70% Fett i. Tr.	2,8– 6,3
Käsefondue (Fertigprodukt)	1,8
Käsepastete 60–70% Fett i. Tr.	1,9
Kochkäse 0–45% Fett i. Tr.	3,2– 3,9
Hart-, Schnitt-, Weichkäse: Emmentaler, Bergkäse, Berghofkäse, Reibkäse, Parmesan, Alpkäse, Edamer, Gouda, Tilsiter, Stauferkäse, Steppenkäse, Trappistenkäse, Appenzeller, Backsteiner, Brie, Camembert, Weichkäse, Weinkäse, Weißlacker, Chester, Edelpilzkäse, Schafskäse, Havarti, Jerome, Limburger, Romadur, Mozzarella, Münsterkäse, Raclette, Räucherkäse, Sandwich-Käsepastete, Bad Aiblinger Rahmkäse, Butterkäse, Esrom, Sauermilchkäse (Harzer, Mainzer, Handkäse)	lactosefrei

Quelle: Renner, E., A. Renz-Schauen: Nährwerttabellen für Milch- und Milchprodukte. B. Renner, Gießen 1994

Hart-, Schnitt-, Weich- und Sauermilchkäse sind praktisch lactosefrei und können somit eingesetzt werden.

Bei den **Sauermilchprodukten** wird Naturjogurt (nicht wärmebehandelt), trotz des relativ hohen Milchzuckergehalts häufig gut toleriert, da die zur Herstellung benutzten Bakterienstämme den Magen passieren und im Darm noch erhebliche Mengen an Milchzucker abbauen können.

- **Süßwaren**
Milchschokolade, Sahne-, Karamelbonbons, Nougat, Nuss-Nougat-Creme, Pralinen, diverse Riegel, Eiscreme.
- **Brot, Backwaren**
Milch, Milchpulver, Molkenpulver oder Milchzucker können zugesetzt sein (Knäckebrot, Kräcker, Kekse, Milchbrötchen, Kuchen etc.) Brot- und Kuchenbackmischungen.
- **Instant-Erzeugnisse**
Kartoffelpüreepulver, Instant-Suppen, -Soßen, -Cremes.
- **Fertiggerichte, Fertigteilgerichte**
Konserven oder tiefgefrorene Fleisch- und

Gemüsezubereitungen können Milchzucker enthalten.
- **Fleisch- und Wurstwaren, Fette**
Brühwürste, Leberwurst (beim Fleischer nachfragen), Wurstkonserven, insbesondere fettreduzierte Wurstwaren, können Milchzucker enthalten. Butter und Margarine enthalten geringe Mengen Milchzucker (nur bei streng lactosefreier Kost relevant), lactosefreie Margarinesorten s. „Grüne Liste".
- **Weitere Produkte mit versteckten Milchzuckergehalt**
Süßstofftabletten (Lactose als Trägerstoff, muss nicht kenntlich gemacht werden), Kleietabletten, Müslimischungen.

Alle hier nicht aufgeführten Produkte, bei denen ein Zusatz nicht sicher auszuschließen ist, sollten von **sehr empfindlichen Personen** gemieden werden. Bei industriell hergestellten Lebensmitteln kann die Zutatenliste Hinweise geben. Es gibt jedoch einige Ausnahmen, die eine **Kennzeichnung nicht zwingend** vorschreiben (Zusatz als Trägersubstanz, zusammengesetzte Zutat).

Substitution mit Pilzlactase

Unter Substitution mit pilzlactasehaltigen Präparaten werden Milch und **milchzuckerhaltige Lebensmittel** toleriert. Die Einnahme des in Apotheken erhältlichen Präparates erfolgt zu den Mahlzeiten.

Die **Dosis** ist abhängig vom Ausmaß des Lactasedefizites und der Menge an verzehrter Lactose.

Eine weitere Möglichkeit besteht darin, Milch einige Stunden vor dem Verzehr mit einem Lactasepräparat zu inkubieren. In manchen Ländern ist **lactosearme Milch** im Handel erhältlich.

Milchersatz

Sojamilch, -zubereitungen, Kokosmilch, lactosefreie bilanzierte Diäten (z.B. Humana SL), Instant-Coffee-mate.

Mit einer **streng lactosefreien Diät** (Weglassen jeglicher Milchprodukte) wird der **Kalziumbedarf** nicht gedeckt. Zum Ausgleich können kalziumreiche Mineral-/Heilwässer oder mit Kalzium angereicherte Fruchtsaftgetränke eingesetzt werden. Lässt sich der Bedarf nicht decken, muss medikamentös ausgeglichen werden.

Bei **lactosearmer Kost** (Einsatz von Schnitt-, Hart- und Weichkäse) ist die Kalziumversorgung gewährleistet.

24.3.6 Enteritis regionalis (Morbus Crohn)

Prinzip der diätetischen Therapie

Mit ausschließlich **parenteraler Ernährung** bzw. Ernährung mit einer chemisch-definierten, als auch nährstoff-definierten **Formeldiät** kann in bis zu 70 % der Fälle eine der medikamentösen Therapie vergleichbare Besserung erreicht werden. Kommt keine dieser beiden Behandlungsmöglichkeiten zum Einsatz, so wird nach dem Prinzip der **leichten Vollkost** ernährt.

Die Ergebnisse kleinerer Studien, wonach eine Kost, die weitgehend frei ist von Zucker und Weißmehlprodukten, den Verlauf des Morbus Crohn positiv beeinflusst, konnten durch eine groß angelegte Studie nicht bestätigt werden. Trotzdem zeigt die klinische Erfahrung, dass eine solche relativ **ballaststoffreiche Kost** – entgegen der üblichen Ansicht – von den Patienten meist gut toleriert wird und sich viele unter einer solchen Kostform **subjektiv wohler** fühlen.

Praktisches Vorgehen

Ausschließliche **parenterale Ernährung** oder Ernährung mit einer Formeldiät erfolgt nach den allgemeinen Regeln, bei **Anpassung** der Energiezufuhr an den Bedarf und **Ausgleich** nicht selten bestehender Defizite an essentiellen Nährstoffen.

Dauer der Behandlung normalerweise 2–4 Wochen, gelegentlich bis zu 6 Wochen, wobei die Zeitspanne vom Krankheitsverlauf bestimmt wird.

Die **Vollkost ohne Zucker und Weißmehlprodukte** kann, da sie relativ ballaststoffreich ist, in der Anfangsphase mit vermehrten Blähungen und abdominellen Missempfindungen einhergehen.

Der Patient muss über die Möglichkeit dieser, meist nur wenige Tage andauernden, den Krankheitsverlauf nicht negativ beeinflussenden Nebenwirkungen informiert werden.

> Eine ballaststoffreiche Kost ist dann, wenn röntgenologisch bereits ausgedehntere Stenosierungen am Darm nachweisbar sind, kontraindiziert.

Bei **hochgradigen Lumeneinengungen** sind sehr grobe und faserige Lebensmittel, die durch Kauen nicht ausreichend mechanisch zerkleinert werden können, zu meiden. Dies gilt beispielsweise für rohes Sauerkraut, Pilze, faserige Apfelsinen etc. Abgesehen von abdominellen Beschwerden kann hierdurch in seltenen Fällen ein **Darmverschluss** (Apfelsinenileus) ausgelöst werden.

24.3.7 Colitis ulcerosa*

Bis auf die Angaben zur Ernährung ohne Zucker und Weißmehlprodukte entspricht die diätetische Behandlung der bei Enteritis regionalis (Morbus Crohn).

24.3.8 Obstipation, Reizdarm (Colon irritabile), Kolondivertikulose

Prinzipien der diätetischen Therapie

Diese Funktionsstörungen bzw. Wandveränderungen des Dickdarms können mit **ballaststoffreichen Kostformen** behandelt bzw. weitgehend vermieden werden. Ist eine Kostumstellung nicht möglich, so sind ballaststoffreiche Lebensmittel wie Speisekleie, Leinsamen usw. oder industriell hergestellte ballaststoffreiche Präparate zusätzlich zur üblichen Kost zu verzehren.

Da der therapeutische Effekt der Ballaststoffe wesentlich auf einer **Vermehrung des Stuhlvolumens** basiert, sind **Getreideballaststoffe** zu bevorzugen, da diese einen besonders hohen Quelleffekt besitzen und somit steigernd auf das Stuhlvolumen wirken.

Praktisches Vorgehen

Mit diätetischen Maßnahmen sind in aller Regel **keine Soforteffekte** zu erzielen. Es ist deshalb wichtig, bei Obstipierten, die bis zum Beginn der Diätbehandlung **Abführmittel** benutzt haben, diese nicht abrupt abzusetzen, sondern etwa eine Woche **überlappend mit der Diät** einzunehmen und dann erst langsam zu reduzieren.

---

* Information und Beratung für Betroffene: Deutsche Morbus Crohn/Colitis ulcerosa Vereinigung – DCCV – e.V., Paracelsusstr. 15, 51375 Leverkusen.

Eine ballaststoffreiche Ernährung, insbesondere aber die Einnahme von Speisekleie sollte immer mit einer **hohen Flüssigkeitszufuhr** kombiniert werden.

Die **Umstellung** auf eine ballaststoffreiche Kost sollte **schrittweise** erfolgen, z. B. durch Austausch einzelner Nahrungskomponenten (Mischbrot gegen Vollkornbrot, Süßspeisen gegen Frischobst etc.).

Vor Behandlungsbeginn sollte der Patient darüber informiert werden, dass bei Therapiebeginn **abdominelle Missempfindungen** und **Blähungen** auftreten können, die jedoch nach einer **Eingewöhnungszeit** von maximal einer Woche in aller Regel schwinden.

Eine ballaststoffreiche Kost zur Therapie von Obstipation, irritablem Kolon und Kolondivertikulose sollte 20–30 g Ballaststoffe (4200 kJ/ 1000 kcal) pro Tag, überwiegend in Form von Vollgetreideprodukten, enthalten. **Lebensmittel mit hohem Ballaststoffanteil,** die in eine solche Kost eingebaut werden können, sind:

- **Brot:** im Handel erhältliche Brotsorten mit hohem Ballaststoffanteil (Roggenvollkorn-, Roggenschrotbrot, Weizenvollkorn-, Weizenschrotbrot, Sojabrot, mit Kleie angereicherte Brote)
- **Gemüse:** Grüne Bohnen, Erbsen, Broccoli, Fenchel, Lauch, Möhren, Sellerie, Rot-, Weiß-, Grünkohl, Wirsing, Rote Bete, Zuckermais, getrocknete Hülsenfrüchte, Kartoffeln
- **Obst:** Beeren, Trockenobst
- **Nüsse/Samen:** alle Nüsse, Mandeln, Sesam-, Mohn-, Leinsamen, Sonnenblumenkerne (Fett!)
- **Backwaren:** Vollkornkuchen, -gebäck, mit Nüssen und Trockenobst (Energie!)
- **Getreideprodukte:** Vollkornmehl, -schrot, -graupen, -flocken, Getreidekeime, Vollkornteigwaren, Naturreis, Speisekleie, Müslimischungen
- **Müslimischungen:** Der Einsatz von Müsli sollte **nicht kritiklos** erfolgen, vor allem dann, wenn es sich um Fertigmischungen handelt, die hohe Zuckeranteile und nicht deklarierte Ballaststoffanteile enthalten. Sinnvoll ist es, Müslimischungen selbst herzustellen.

Ballaststoffreiche Lebensmittel

Es werden Lebensmittel des üblichen Verzehrs mit Hinweisen auf einen hohen bzw. erhöhten Ballaststoffanteil angeboten.

Nach der neuen Nährwertkennzeichnungsverordnung vom 3. Dezember 1994 müssen bei nähr-

wertbezogenen Angaben über Ballaststoffe außer dem Ballaststoffgehalt weitere Nährstoffe sowie der Brennwert angegeben werden.
Vorgeschrieben ist die **Deklaration** der sog. „**big eight**" in folgender Reihenfolge:
- Brennwert,
- Eiweiß,
- Kohlenhydrate,
- Zucker,
- Fett,
- gesättigte Fettsäuren,
- Ballaststoffe,
- Natrium.

Nicht definiert wird der Begriff „Ballaststoff" sowie die Aussage „ballaststoffreich".

Die Fachgruppe „Lebensmittelchemie und gerichtliche Chemie" der Gesellschaft Deutscher Chemiker hat Kriterien erarbeitet, nach denen ballaststoffhaltige Lebensmittel beurteilt werden können (Lebensmittelchem. gerichtl. Chem. 43 (1989) 113). Danach sollten bei entsprechender Deklaration folgende Anforderungen erfüllt sein: Wenn Hinweise auf den Ballaststoffgehalt erfolgen, ist die **Menge der Ballaststoffe in g pro 100 g** Lebensmittel anzugeben. Eine Angabe über die Tagesverzehrmenge mit den jeweiligen Lebensmitteln und deren Anteil an der empfohlenen täglichen Zufuhr an Ballaststoffen (nach Empfehlungen der DGE 30 g/Tag) wäre wünschenswert.

Angaben über das Vorhandensein von Ballaststoffen (z. B. „**mit Ballaststoffen**") sind nur gerechtfertigt, wenn in dem Lebensmittel ernährungsphysiologisch relevante Mengen enthalten sind, **d. h. mindestens 10 % des DGE-Richtwerts in einer Tagesportion.**

Als **ballaststoffreich** deklarierte Mahlzeiten sollten ein Drittel der von der DGE als optimale Tageszufuhr empfohlenen Menge von 30 g, also **10 g Ballaststoffe** enthalten.

Bei Brot und Backwaren dient Vollkornbrot als Bezugsgröße. Brot und Backwaren gelten als ballaststoffreich, wenn der Ballaststoffgehalt von Vollkornbrot erreicht wird, d. h. **ab 6 g/100 g**.

Unterstützende Maßnahmen

Gelingt eine Umstellung auf ballaststoffreiche Lebensmittel nicht, so kann zusätzlich **Speisekleie** (Weizen-, Hafer-, Gerste-, Sojaklie) eingesetzt werden.

Auch hier empfiehlt sich schrittweise vorzugehen. Zu Beginn 1 Esslöffel pro Tag (5 g), eine **allmähliche Steigerung** auf mindestens 3 Esslöffel wäre sinnvoll (ca. 7,5 g Ballaststoffe entspricht dem Ballaststoffgehalt von 2 Scheiben Vollkornbrot).

> Kleie darf nur mit **reichlich Flüssigkeit** verzehrt werden, etwa 150 ml pro Esslöffel.

Weitere Hilfsmittel sind:
- Soja-,
- Erbsenschalen,
- Zuckerrüben-Ballaststoff oder
- Leinsamen.

Unterstützend wirken außerdem **Genusssäuren**, die in folgenden Lebensmitteln enthalten sind:
- **Milchsäure:** Sauermilchprodukte, milchsaures Gemüse, - Gemüsesäfte;
- **Weinsäure:** Traubensaft, -most, Wein;
- **Apfelsäure:** Apfelsaft, -most, Traubensaft, Wein, Kern- und Steinobst, Trockenobst;
- **Zitronensäure:** Zitrusfrüchte, Zitrusfruchtsaft;
- **Kohlensäure:** Mineral-, Heilwasser, Erfrischungsgetränke (Zucker!);
- **Chlorogensäure:** Bohnenkaffee.

Beispiel für einen ballaststoffreichen Tagesspeiseplan s. Tabelle 24-9.

24.4 Erkrankungen der Bauchspeicheldrüse

24.4.1 Akute Pankreatitis

Prinzip der diätetischen Therapie

Ausgehend von der Vorstellung, dass eine **sekretorische „Ruhigstellung"** des Organs ein Fortschreiten des Selbstverdauungsprozesses hemmt und die Abheilung begünstigt, wird mit einer die Sekretion nur wenig stimulierenden Kost ernährt.

Je nach Schweregrad der Erkrankung wird mit **oraler Flüssigkeits-** und **Nahrungskarenz** bei ausreichender parenteraler Flüssigkeits- und Elektrolytzufuhr begonnen und dann, je nach klinischer Symptomatik und Verhalten der Serumamylase- und -lipaseaktivität, die Kost aufgebaut.

Praktisches Vorgehen

Kostaufbau bei akuter Pankreatitis:
Stufe 1: keine orale Nahrungs- und Flüssigkeitsaufnahme. Je nach Dauer dieser Phase nur parenterale Wasser- und Elektrolytzufuhr oder parenterale Ernährung.
Stufe 2: orale Flüssigkeitsaufnahme in Form von ungesüßtem Tee, parenterale Ernährung.

24.4 Erkrankungen der Bauchspeicheldrüse

Tabelle 24-9 Beispiel für einen Tagesspeiseplan bei Obstipation, irritablem Kolon oder Kolondivertikulose.

Nährstoffgehalt: 74 g Eiweiß, 74 g Fett, 244 g Kohlenhydrate, 55 g Ballaststoffe
Nährstoffrelation: 15% Eiweiß, 35% Fett, 50% Kohlenhydrate
Gesamtenergie: 8300 kJ (1994 kcal)

Frühstück

Kaffee oder Tee, Müsli

40 g	Haferflocken
10 g	Haselnüsse
20 g	getr. Aprikosen
100 g	Himbeeren, frisch oder gefroren
5 g	Zitronensaft
125 ml	Vollmilch

Zwischenmahlzeit

Grahambrötchen mit Pflanzenpastete, Apfelsine

150 g	Apfelsine
50 g	Grahambrötchen
25 g	Pflanzenpastete

Mittagessen

Gemüseeintopf mit Grünkern, Johannisbeergrütze

80 g	Rindfleisch (Bug)
50 g	Grünkern (ganzes Korn)
50 g	Möhren
50 g	Sellerie
50 g	Poree
10 g	Petersilienwurzel

Johannisbeergrütze

100 ml	Johannisbeersaft
100 g	Johannisbeeren rot und schwarz
10 g	Maisstärke
10 g	Sahne, 30% Fett

Zubereitung des Mittagessens
Rindfleischwürfel mit Grünkern, kleingeschnittenem Gemüse und Gewürzen lagenweise in einen gut schließenden Topf geben, mit Brühe übergießen, 90 Minuten leise kochen.

Zwischenmahlzeit

Kaffee oder Tee, vegetarisches Brot

50 g	Pumpernickel
10 g	Butter
50 g	Radieschen

Abendessen

Roggenvollkornbrot mit Bierschinken, Doppelrahmfrischkäse, Diätmargarine, Krautsalat, Tomatensaft, Birne

150 ml	Tomatensaft
100 g	Roggenvollkornbrot
50 g	Bierschinken
20 g	Doppelrahmfrischkäse
10 g	Diätmargarine[1]

Krautsalat

200 g	Weißkohl
5 g	Zwiebeln
5 g	Sonnenblumenöl
150 g	Birne

Über den Tag verteilt mindestens 2 l Trinkflüssigkeit

[1] bei Austausch durch Butter Reduzierung des Gehalts an mehrfach ungesättigten Fettsäuren.

Stufe 3: Tee mit Zusatz von Küchenzucker, Traubenzucker oder Maltodextrin, parenterale Ernährung.

Stufe 4: Ernährung mit überwiegend aus Kohlenhydraten bestehenden Lebensmitteln (z. B. aus Wasser, Stärke, Zucker und Aromazusätzen hergestellter Brei, Hafer- oder Reisschleim süß oder pikant mit Gemüsefond und -säften, Nudeln, Weißbrot, Zwieback, Honig und Marmelade, parenterale Teilernährung.

Stufe 5: Kohlenhydrat-Eiweiß-Kost, weitgehend fettfrei (Beispiel für einen Tagesspeiseplan, s. Tabelle 24-10).

Stufe 6: Kohlenhydrat-Eiweiß-Kost mit steigender Fettzufuhr, wobei etwa mit 40–50 g Fett pro Tag begonnen wird. Die Erhöhung der täglichen Menge an Nahrungsfett und auch an Eiweiß muss abhängig gemacht werden vom klinischen Bild und dem Verhalten der Amylase- und Lipaseaktivität im Serum (Beispiel für einen Tagesspeiseplan, s. Tabelle 24-11).

In Kapitel 3 wurden bereits Ergebnisse neuerer Studien zur Ernährung bei akuter Pankreatitis besprochen. Beim praktischen Vorgehen ist zu beachten:

Tabelle 24-10 Beispiel für einen Tagesspeiseplan bei akuter Pankreatitis (Übergang zu Stufe 5).

Nährstoffgehalt: 63 g Eiweiß, 16 g Fett[1], 348 g Kohlenhydrate, 17 g Ballaststoffe
Nährstoffrelation: 14% Eiweiß, 8% Fett, 78% Kohlenhydrate
Gesamtenergie: 7500 kJ (1800 kcal)

Frühstück
Malzkaffee mit Kondensmilch, Zucker, Toast, Schichtkäse, Honig
    Malzkaffee
  1 Portion Kondensmilch, 4% Fett (12 g)
  10 g Zucker
  60 g Toastbrot
  50 g Schichtkäse, 10% Fett i. Tr.
  25 g Honig

Zwischenmahlzeit
Vanillepudding mit Fruchtsoße
200 ml Magermilch
  15 g Puddingpulver
  10 g Zucker
125 ml Johannisbeersaft, rot
   5 g Stärke zum Binden

Mittagessen
Hähnchenpfanne mit Reis, Birnenkompott
  50 g Hähnchenfleisch
100 g Möhren
100 g Zucchini
  50 g Reis (Rohgewicht)
   5 g Weizenmehl Type 405
125 g Birnen (Dose)

Zwischenmahlzeit
Schwarzer Tee mit Zucker, Biskuitrolle
    Schwarzer Tee
  10 g Zucker
  1 Stck. Biskuitrolle (s. Rezeptur)

[1] Bedarf an essentiellen Fettsäuren nicht gedeckt

Abendessen
Kräutertee mit Zucker, Eistich mit Tomatensoße, Kartoffeln, pochierter Spinat, Erdbeerkompott
    Kräutertee
  10 g Zucker
  50 g Vollei (pasteurisiert)
125 ml Tomatensaft erhitzen, mit
   3 g Mehl abbinden, abschmecken
150 g Kartoffelstücke ohne Fettzugabe
150 g Spinat, pochiert
150 g Erdbeeren (Dose)

Spätmahlzeit
Apfelschalentee mit Zucker, Joghurt mit Apfelmus, Zwieback
    Apfelschalentee
  10 g Zucker
  30 g Zwieback
100 g Magerjoghurt
  50 g Apfelmus

Rezept für Biskuitrolle (16 Stücke)

Zutaten
   4 Eier, getrennt
200 g Zucker (davon 8 g Vanillezucker)
100 g Weizenmehl Type 405
100 g Maisstärke
   3 g Backpulver
  50 g Puderzucker
250 g Johannisbeerkonfitüre

Nach dem Erkalten mit Puderzucker bestreuen oder mit Zuckerglasur überziehen. Ein Stück enthält 2,5 g Eiweiß, 2 g Fett, 36 g Kohlenhydrate und 710 kJ (170 kcal).

- Ausgeprägte CT-morphologische Schweregrade gehen vermehrt mit **Schmerzrezidiven während des Kostaufbaues** einher. Ist beim Beginn des Kostaufbaus die Lipaseaktivität im Serum noch um mindestens das Dreifache der Norm erhöht, so ist die Gefahr von Schmerzrezidiven besonders groß.
- Bei milden Verlaufsformen ist eine künstliche Ernährung nicht erforderlich.
- Bei schweren Verlaufsformen soll wegen des **hohen Energie- und Proteinbedarfes** mit der künstlichen Ernährung so früh wie möglich begonnen werden. Zu Beginn bei dem meist bestehenden Subileus parenterale Ernährung mit Glucose, Aminosäuren und Fettemulsionen.
- Mit der **enteralen Ernährung** wird erst nach Stabilisierung der Hämodynamik begonnen. Fett ist zu Beginn der enteralen künstlichen Ernährung möglichst zu meiden. Die möglichst früh einsetzende enterale Ernährung geht im Vergleich zur parenteralen Ernährung mit einem geringeren Risiko septischer Komplikationen einher.
- Nach Abklingen der akuten Pankreatitis kommt es zu einer **Normalisierung der exkre-**

Tabelle 24-11 Beispiel für einen Tagesspeiseplan bei akuter Pankreatitis (Übergang zu Stufe 6).

Nährstoffgehalt: 75 g Eiweiß, 45 g Fett, 325 g Kohlenhydrate, 25 g Ballaststoffe
Nährstoffrelation: 15% Eiweiß, 20% Fett, 65% Kohlenhydrate
Gesamtenergie: 8500 kJ (2028 kcal)

Frühstück
Kaffee mit Kondensmilch, Zucker, Grahambrötchen, Halbfettmargarine, Erdbeerkonfitüre, Schmelzkäse
- Kaffee
- 10 g Zucker
- 1 Portion Kondensmilch, 4% Fett (12 g)
- 90 g Grahambrötchen
- 10 g Halbfettmargarine
- 25 g Erdbeerkonfitüre
- 20 g Schmelzkäse, 30% Fett i. Tr.

Zwischenmahlzeit
Früchtetee mit Zucker, Müsli
- Früchtetee
- 10 g Zucker
- 10 g Mais-Frühstücksflocken
- 30 g Haferflocken
- 10 g Rosinen
- 50 g Banane
- 5 g Weizenkeime
- 10 g Honig
- 10 g Zitronensaft
- 125 ml Milch, 1,5% Fett

Mittagessen
Geschmorte Kalbsbrust mit grünen Nudeln, Grilltomate, Bleichselleriesalat, Rhabarbergrütze mit Löffelbiskuit
- 100 g Kalbfleisch (Brust)
- 5 g Weizenmehl Type 405
- 50 g grüne Nudeln (Rohgewicht)
- 150 g Tomate, gegrillt

Bleichselleriesalat
- 100 g Bleichsellerie, gekocht
- 10 g Safloröl
- 5 g Kräuter

Rharbargrütze
- 125 g Rhabarber
- 5 g Maisstärke
- 10 g Zucker
- 10 g Löffelbiskuit

Zwischenmahlzeit
Kaffee mit Kondensmilch, Zucker, Hefezopf
- Kaffee
- 10 g Zucker
- 1 Portion Kondensmilch, 4% (12 g)
- 1 Stck. Hefezopf vom Vortag

Abendessen
Früchtetee mit Zucker, Roggenmischbrot, Truthahnbierschinken, Senfgurke, Aprikosenkompott
- Früchtetee
- 10 g Zucker
- 90 g Roggenmischbrot
- 50 g Truthahnbierschinken
- 100 g Senfgurke
- 150 g Aprikosen (Dose)

---

torischen Funktion, sodass weitere diätetische Maßnahmen nicht erforderlich sind.
- Da Alkohol oft auslösender Faktor einer akuten Pankreatitis ist, und häufig eine akute Pankreatitis nicht von dem akuten Schub einer chronischen Pankreatitis unterschieden werden kann, sollte **Alkohol** möglichst gemieden werden.

24.4.2 Exkretorische Pankreasinsuffizienz

Prinzip der diätetischen Therapie
Nach Nahrungsaufnahme sezerniert die intakte Bauchspeicheldrüse im Überschuss Verdauungsenzyme in das Darmlumen.

24 Erkrankungen der Gastrointestinalorgane

Wird die Funktion des Organs bei chronischer Pankreatitis zunehmend eingeschränkt, so kommt es ab einem bestimmten Stadium der Funktionseinbuße zu einer **für die Verdauung unzureichenden Enzymaktivität** im oberen Dünndarm und folglich einer unzureichenden Nährstoffausnutzung.

> Während sich dieser Prozess bei der **chronischen Pankreatitis** langsam entwickelt und kontinuierlich fortsetzt, ist der Mangel bzw. das völlige Fehlen von Verdauungsenzymen bei **Pankreasteilresektionen** bzw. totaler **Pankreatektomie** ein unmittelbar postoperatives therapeutisches Problem.

Für die praktische diätetische Therapie ist in erster Linie die durch Lipasemangel bedingte **unzureichende Fettverdauung** von Bedeutung. Die diätetische Behandlung besteht deshalb vor allem in einer Anpassung der Fettzufuhr an das Stadium der exkretorischen Insuffizienz.

In der Praxis wird meist die **Reduktion der Fettzufuhr** mit einer **Pankreasenzymsubstitution** kombiniert, sodass extreme Einschränkungen der Fettzufuhr nur selten erforderlich sind.

Der sicherste Parameter zur Beurteilung der Effektivität dieser kombinierten Behandlung ist die **Bestimmung von Fett im 24-Stunden-Stuhl**. Steht die Methode nicht zur Verfügung, so kann man sich am Stuhlgewicht, der Konsistenz des Stuhls, dem Ausmaß intestinaler Beschwerden und am Verhalten des Körpergewichts orientieren.

Bei **Ausfall des endokrinen Pankreas** kommt es zu einem insulinabhängigen Diabetes mellitus, der nach den Kriterien des **Typ-1-Diabetes** zu therapieren ist.

Bei pankreatektomierten Patienten kommt es zu erheblichen **Blutzuckerschwankungen**. Gründe hierfür sind die eingeschränkte Verdauungsfunktion, u.U. ein Dumping-Syndrom, insbesondere aber die mangelnde Glucagonproduktion, die gefährliche Hypoglykämien zur Folge hat. **Engmaschige Blutzuckerkontrollen** sind unumgänglich.

Bis zum Auftreten einer exkretorischen und/oder inkretorischen Insuffizienz besteht keine Indikation für eine spezielle Diät. Ernährt wird in dieser Phase mit einer leichten Vollkost.

24.4.3 Chronische Pankreatitis

Ziel der Ernährungstherapie bei chronischer Pankreatitis ist die ausreichende Versorgung mit essentiellen Nährstoffen und Energie unter Berücksichtigung der Leistungsfähigkeit des Organs.

Die Nahrungsauswahl bei stationärem Aufenthalt kann nach den Kriterien einer **leichten Vollkost** erfolgen, für die Ernährung im häuslichen Bereich gilt der Grundsatz: „erlaubt ist, was bekommt", mit Ausnahme des Alkohols.

Bei Auftreten einer **exkretorischen Insuffizienz** (> 90 % des Organgewebes sind zerstört), muss die **Fettzufuhr** so weit wie möglich reduziert und möglichst gleichmäßig über den Tag verteilt werden.

Lässt sich der Energiebedarf nicht decken, so kann ein Ausgleich durch **MCT-Fette** erfolgen. Eine weitere Möglichkeit zur Verbesserung des Ernährungszustands ist der zusätzliche Einsatz **nährstoffmodifizierter bilanzierter Diäten**. Kommt es unter einer fettmodifizierten Kost weiterhin zu Steatorrhöen, müssen **Pankreasenzyme** substituiert werden.

Zustand nach partieller und totaler Pankreatektomie*

Die therapeutischen Maßnahmen bestehen in einem **Ausgleich der endokrinen und/oder exokrinen Insuffizienz**. In Tabelle 24-12 sind Operationsmethoden, ernährungsrelevante Folgen und die daraus resultierende Diättherapie aufgeführt. Weitere notwendige Maßnahmen sind
- die regelmäßige Pankreasenzymsubstitution und/oder Insulininjektion,
- monatliche Injektion fettlöslicher Vitamine und Vitamin B_{12},
- Gabe von Kalzium, Magnesium und Eisen nach Bedarf.

---

* Wertvolle Hilfe für Betroffene und Interessierte bietet der Arbeitskreis der Pankreatektomierten e.V. (AdP). Ansprechpartner ist die Zentrale Beratungsstelle in 41539 Dormagen, Krefelder Straße 52, Tel.: 02133/42329.

Tabelle 24-12 Ernährungstherapie nach partieller und totaler Pankreasresektion.

Operationsmethode	OP-bedingte Folgen	Diättherapie
partielle Resektion – Pankreasschwanz-Resektion (Linksresektion)	endokrine Insuffizienz (Insulin/Glucagon)	Diabetes-Diät
– Pankreaskopf-Resektion = Whipple-OP (Entfernung der Gallenblase, Zwölffingerdarm und zwei Drittel des Magens)	exokrine Insuffizienz (Malassimilationssyndrom, Dumping-Syndrom, Malnutrition)	fettmodifizierte Kost, energiereich, nach Kriterien einer Dumping-Kost (soweit möglich)
Totale Pankreatektomie (Entfernung der Gallenblase, Zwölffingerdarm und zwei Drittel des Magens und der Milz)	endokrine und exokrine Insuffizienz	wie oben + Diabetes-Kost

24.5 Erkrankungen der Leber (Hepatitis, Fettleber, Leberzirrhose)

Prinzip der diätetischen Therapie

Ernährt wird bei der akuten und chronischen Hepatitis, der Fettleber und der Leberzirrhose mit einer **leichten Vollkost.** Besondere Unverträglichkeiten der Frühphase der akuten Hepatitis sind zu berücksichtigen.

Für eine **Fettleber,** die mit einer allgemeinen Adipositas einhergeht, gibt es keine spezifischen diätetisch-therapeutischen Möglichkeiten. Hier gelten ohne Einschränkung die beschriebenen Richtlinien zur diätetischen Behandlung des **Übergewichts.** Die einzige therapeutische Maßnahme bei alkoholinduzierter Fettleber ist die **Alkoholkarenz.**

Bei der **Leberzirrhose** sind diätetische Maßnahmen erst dann indiziert, wenn sich Zeichen einer **portosystemischen Enzephalopathie (PSE)** einstellen (die Bezeichnung PSE deutet an, dass Ursache der Enzephalopathie eine Kurzschlussverbindung zwischen portaler und systemischer Zirkulation ist).

Ursachen für diese Störung des zentralen Nervensystems sind eine Plasmaaminosäureimbalance und eine mangelnde Entgiftung bestimmter aus dem Proteinstoffwechsel stammender Substanzen. Das Gleiche gilt für Patienten nach einer portokavalen Shunt-Operation.

Die manifeste PSE wird nach dem Schweregrad in **4 Stadien** eingeteilt (s. Tab. 24-13).

Weitaus häufiger (60 %) tritt die so genannte **latente PSE** auf. Patienten mit latenter PSE sind klinisch symptomfrei. Mit Hilfe empfindlicher psychometrischer Methoden können jedoch zerebrale Funktionsstörungen nachgewiesen werden.

Ziel der diätetischen Therapie ist die Reduktion der genannten toxischen Stoffwechselprodukte durch Verminderung der Eiweißzufuhr, ohne die Proteinbedarfsdeckung zu beeinträchtigen.

Ein weiteres Ziel ist der Ausgleich der Aminosäureimbalance, d. h. eine Vermehrung der verzweigtkettigen und eine Verminderung der aromatischen Aminosäuren im Plasma.

Vergleiche verschiedener Proteinquellen, wie Milch, Eier, Fleisch, Fisch und pflanzliche proteinreiche Lebensmittel, haben ergeben, dass von Fleisch und Fisch die höchste, von **pflanzlichen Lebensmitteln** die **geringste gehirntoxische Wirkung** ausgeht.

Da eine beschleunigte Darmpassage und ein bakterieller Abbau unverdaulicher Kohlenhydrate im Kolon zusätzlich der Enzephalopathie entgegenwirken, ist eine **hohe Ballaststoffaufnahme** mit pflanzlichen Proteinträgern erwünscht. Limitierende Faktoren sind individuelle Unverträglichkeiten sowie die Begleitmedikation, insbesondere die Gabe von Lactulose.

Von praktischer Bedeutung bei der Aszites- und Ödembehandlung ist die **Natrium- und Wasserrestriktion.** Anzustreben ist eine Verringerung

Tabelle 24-13 Eiweißzufuhr bei portosystemischer Enzephalopathie (PSE).

PSE-Stadien	Ernährungsprinzip	Protein Quantität	Protein Qualität
Latente PSE			
0	–	–	–
Manifeste PSE			
I	proteinangepaßt	60 g/Tag	nicht selektiv
II	proteinarm	40–50 g/Tag	vegetarisch, Milch, Ei
III	streng proteinarm	25–30 g/Tag	vegetarisch bzw. Proteingemische
IV	parenteral	–	leberadaptierte AS-Lösungen

der Natriumzufuhr auf 51 mmol/Tag (1 g NaCl = 17 mmol Na), das entspricht 3 g Kochsalz.

Die Flüssigkeitsaufnahme wird nur dann auf 750–1000 ml/Tag eingeschränkt, wenn eine Hyponatriämie mit einer Serumkonzentration von weniger als 132 mmol/l vorliegt.

Bei der parenteralen Ernährung ist **Glucose als Hauptenergieträger** zu bevorzugen. Die parenterale Aminosäurezufuhr sollte maximal 1,5 g/kg Körpergewicht täglich betragen.

Aminosäurelösungen sollen die Aminosäureimbalance berücksichtigen. Fettinfusionen sind entgegen früherer Meinung bei vorsichtiger Dosierung nicht kontraindiziert.

Wegen häufiger **Vitaminmangelsituation** bei chronisch Leberkranken ist auf eine ausreichende Zufuhr, insbesondere der Vitamine B_1, B_2, B_6, B_{12} und Folsäure zu achten.

Praktisches Vorgehen

Die Eiweißzufuhr bei Leberzirrhose ist unter qualitativen und quantitativen Gesichtspunkten zu sehen. Die **Eiweißquantität** orientiert sich am Grad der Enzephalopathie.

Die in Tabelle 24-13 vorgenommene Einteilung der Eiweißzufuhr kann nur als Hinweis gelten, die **individuelle Eiweißtoleranz** muss ausgetestet werden.

Komatöse Patienten werden parenteral ernährt. Bei Besserung der klinischen Symptomatik (Stadium III), wenn der Patient in der Lage ist, zu essen, erfolgt eine Eiweißzufuhr, die zunächst auf 25–30 g begrenzt ist und dann etwa alle 3 Tage um 10 g gesteigert wird.

Anhand der neuropsychiatrischen Symptomatik wird die **individuelle Eiweißverträglichkeit** ermittelt, die die weitere Diätterapie bestimmt.

Bei einer Proteinzufuhr von 25 bis 30 g können Nahrungsgemische mit einer hohen biologischen Wertigkeit (z. B. in Form der Kartoffel-Ei-Diät) oder eine rein vegetarische Kost zum Einsatz kommen.

Ausgehend von der **rein vegetarischen Form,** orientiert sich im Folgenden die Eiweißqualität an der -quantität. Bei einer Proteinmenge von 40 g Gesamt-Eiweiß sind ca. 10 g tierisches Protein in Form von Milch oder Ei angezeigt, bei einer Menge von 50 g Gesamt-Eiweiß entfallen ca. 20 g auf Milch- und/oder Ei-Protein. Werden 60 g Protein/Tag toleriert (Normalzufuhr laut DGE, 0,8 g/kg Körpergewicht) können Fisch und Fleisch im Speiseplan berücksichtigt werden.

Bei latenter PSE ist keine Eiweißeinschränkung erforderlich, die früher praktizierte „Eiweißmast" ist jedoch **absolut kontraindiziert.**

Bei der Festlegung der Eiweißzufuhr/Tag bleibt der **Ernährungszustand der Patienten** häufig unberücksichtigt. Mit 50 g Protein/Tag lässt sich zwar noch eine ausgeglichene Stickstoffbilanz erzielen, zum Ausgleich von Mangelzuständen, wie sie in der Regel bei Leberzirrhotikern vorliegen, reicht sie jedoch nicht aus.

Bei einer **Eiweißbeschränkung** auf 40 g/Tag oder weniger besteht generell die **Gefahr eines endogenen Proteinabbaus.** Anstatt von der Eiweißbeschränkung zu profitieren, verschlechtert sich der mentale Zustand des Patienten. Durch eine energiereiche Kost (≥ 170 kJ bzw. 40 kcal/kg Körpergewicht) und den Einsatz von **verzweigtkettigen**

Aminosäuren (Valin, Leucin, Isoleucin) lässt sich eine positive Stickstoffbilanz ohne dieses Risiko erreichen.

Der positive Einfluss auf den Verlauf der hepatischen Enzephalopathie hat sich nicht in allen Studien bestätigt. Die genannten Aminosäuren wirken jedoch **dem Proteinabbau entgegen,** verbessern die muskuläre Proteinsynthese und die Stickstoffbilanz. Ernährungszustand und subjektives Wohlbefinden der Patienten bessern sich.

Die Einnahme verzweigtkettiger Aminosäuren in Form von Arzneimitteln (Bramin-hepa®, Pfrimmer-Kabi; Falkamin® Pellets, Falk; Lactostrict® spezial, Fresenius) wird aus geschmacklichen Gründen vom Patienten häufig abgelehnt. Durch gezielte Hinweise zur Einnahme und entsprechende Motivation des Patienten kann die Akzeptanz verbessert werden.

Die **Energieanreicherung** kann bei einer proteinarmen Kost zwangsläufig nur über eine Fett- und Kohlenhydraterhöhung erfolgen, wobei Letztere durch die Proteinmenge limitiert wird. Insbesondere bei streng eiweißarmen Kostformen, ist der Einsatz eiweißarmer diätetischer Lebensmittel (s. Tab. 26-1) erforderlich.

Der **Fettanteil der Kost** kann bei Bedarf auf bis zu 45 Energieprozent erhöht werden. Zur Energieanreicherung können Maltodextrin oder Maltodextrin-Fett-Gemische eingesetzt werden. Zum Ausgleich von Mangelzuständen sind insbesondere stoffwechseladaptierte bilanzierte Diäten geeignet (Falkamin®, Falk, Nutricomp® Hepa, Braun; Fresubin®hepa, Fresenius).

Bei **Aszites** erfolgt unter stationären Bedingungen eine **Natriumrestriktion** auf 1170 mg = 51 mmol Natrium (3 g Kochsalz) pro Tag. Zusätzlich können Reis-Obst-Tage für zwei bis drei Tage zur Beschleunigung der Wasserausscheidung eingeschaltet werden.

Bei proteinarmer Kost ist die anfallende Kochsalzmenge durch tierische Nahrungsmittel begrenzt. Von einem generellen Einsatz normal gesalzener Produkte ist jedoch abzusehen **(praktische Hinweise zur natriumarmen Kost** s. Kapitel 27).

Sinnvoll erscheint, den Einsatz von Kochsalz auf die Proteinmenge zu beziehen, z. B. 10 g tierisches Eiweiß in Form von üblichem Weich-, Schnittkäse etc. mit mäßigem Natriumgehalt, die restliche tierische Eiweißmenge in Form von natriumarmen diätetischen Lebensmitteln oder Produkten mit natürlichem Natriumgehalt (z. B. Speisequark, Ei).

Das Angebot **natriumarmer und natriumreduzierter Brot- und Backwaren** ist im Handel nach wie vor begrenzt, der Geschmack wird häufig nicht akzeptiert. Eine Alternative wäre die Selbstherstellung ohne bzw. mit geringem Kochsalzzusatz, unter Verwendung entsprechender Zutaten zur Verbesserung des Geschmacks (s. Kapitel 27).

Proteinarmes, natriumarmes Brot wird von Patienten selten toleriert. Ein Kompromiss wäre der begrenzte Einsatz von natriumarmem oder proteinarmem Brot.

Anstelle von Brot können **eiweißarme süße Backwaren** (selbsthergestellt, ohne Salz), z.B. Hefezopf, Stuten oder häufiger eine warme Mahlzeit eingesetzt werden.

Unter **häuslichen Bedingungen** ist die Realisierung einer Kochsalzrestriktion auf 3 g pro Tag schwierig, sodass hier in aller Regel eine Diät mit 5 g Kochsalz pro Tag empfohlen wird.

Die **Flüssigkeitszufuhr** sollte nur unter Beachtung der Serumnatrium-Konzentration reduziert werden. Der Erfolg der diätetischen Maßnahmen wird durch regelmäßige Kontrollen des Körpergewichts, der Harnausscheidung und des Bauchumfangs überprüft.

Patientenbroschüren erhältlich über:

Deutsche Leberhilfe e.V., Postfach 242, 49303 Melle, Tel. 05422/44499.

DVL-Vereinigung zur Förderung und Unterstützung chronisch Leberkranker e.V., Bertha-von-Suttner-Straße 30, 40595 Düsseldorf, Tel. 0211/706426.

Fresenius AG, 61343 Bad Homburg, Tel. 06171/60-0.

Merz & Co., Eckenheimer Landstraße 100–104, 60318 Frankfurt, Tel. 069/1503-1.

Sanol GmbH, Alfred-Nobel-Straße 10, 40789 Monheim, Tel. 02173/48-0.

Zyma GmbH, Zielstattstraße 40, 81379 München, Tel. 089/7877-0.

Praxisbezogene Literatur als Grundlage für die Diätberatung und Informationsmaterial für Patienten

1 Betz, A.: Zöliakie – na und? Trias-Thieme, Stuttgart 1991.
2 Burghardt, W.: Diättherapie bei portal dekompensierter Leberzirrhose. – Aus der Sicht des Arztes. Ernährungsumschau 38, Sonderheft (1991) 544.

3 Deutsche Zöliakiegesellschaft: Zöliakiehandbuch und Aufstellung glutenfreier Lebensmittel. Deutsche Zöliakiegesellschaft, Filderhauptstr. 61, 70599 Stuttgart (Abgabe nur an Mitglieder der Gesellschaft, Ärzte und Diätassistentinnen).
4 Drews, H.: Diätetische und lebensmittelrechtliche Fragen der Ernährung bei Zöliakie, DZG Akutell 1 (1992).
5 Harms, H. K., G. Pott: Zöliakie – Kommunikation zwischen Partnern. Schriftenreihe der Bundesgemeinschaft „Hilfe für Behinderte", Kirchfeldstr. 149, 40215 Düsseldorf.
6 Kasper, H.: Ballaststoffreiche Kost bei Funktionsstörungen des Darmes. Diät heute, Bd. 12. Falken-Verlag, Niedernhausen 1987.
7 Kasper, H.: Diät bei Krankheiten der Gallenblase, Leber und Bauchspeicheldrüse. Diät heute, Bd. 7, Falken-Verlag, Niedernhausen 1989.
8 Kasper, H.: Ernährung und Magen-Darmkrankungen. Schlütersche Verlagsgesellschaft Hannover 1999.
9 Kretschmar, E., N. Gretz: Ernährungsratgeber. – Was der Leber gut tut. Gräfe und Unzer, München 1992.
10 Normalisierung der Darmfunktion ohne Abführmittel. Dr. Falk Pharma GmbH, Leinenweberstr. 5, 79041 Freiburg.
11 Pflugbeil, K. J., I. Niestroj: Das innere Dreieck – Leber, Galle, Bauchspeicheldrüse. Verlag BLV GmbH, München 1994.
12 Poll, M.: Erfahrungen in der internistischen Betreuung von Pankreasoperierten. Ernährungs-Umschau 38, Sonderheft (1991) 600.
13 Rabast, U., M. L. Götz: Diätetik in der Gastroenterologie. Akt. Berliner Fortbildungsreihe, Heft 4, Verlag Hygieneplan GmbH, Bad Homburg 1982.
14 Wild, M.: Diättherapie bei portal dekompensierter Leberzirrhose. – Aus der Sicht der Diätassistentin. Ernährungsumschau 38, Sonderheft (1991) 547.
15 Willig, F., H. Sommer, W. Heyden: Diabetestherapie nach Pankreatektomie. Akt. Berliner Fortbildungsreihe 12 (1994) 205–221.
16 Willig, F.: Ernährungsmedizin und Diätetik für Pankreasoperierte. Kali-Chemie-Pharma GmbH, Hans-Böckler-Allee 20, 30173 Hannover.

Patientenbroschüren

Ballaststoffe in der Ernährung. Ballaststoffe – kein überflüssiger Ballast in Lebensmitteln. Auswertungs- und Informationsdienst für Ernährung, Landwirtschaft und Forsten (AID) e.V., Konstantinstr. 124, 53179 Bonn.

Ballaststoffe in unseren Lebensmitteln. Ballaststoff-Ratgeber. Vereinigung Getreide-, Markt- und Ernährungsforschung e.V. (GMF), Kronprinzenstraße 51, 53173 Bonn.

Ballaststoffreiche Kost und Ernährung bei chronischer Verstopfung (Faltblatt). Deutsche Gesellschaft für Ernährung, Im Vogelsgesang 40, 60488 Frankfurt.

Begleiterkrankungen bei Morbus Crohn. Falk Foundation e. V., Leinenweberstr. 5, 79041 Freiburg.

Colitis ulcerosa und Morbus Crohn – Diät- und Ernährungsratschläge für Patienten. Henning Berlin GmbH, Komturstr. 58–62, 12099 Berlin.

Colitis ulcerosa, Morbus Crohn. Fragen – Antworten für Patienten und ihre Angehörigen. Falk Foundation e. V., Leinenweberstr. 5, 79041 Freiburg.

Kommunikation zwischen Partnern – Morbus Crohn/Colitis ulcerosa. Schriftenreihe der Bundesarbeitsgemeinschaft Hilfe für Behinderte e.V., Kirchfeldstraße 149, 40215 Düsseldorf.

Medizinisches Stichwortverzeichnis für Patienten mit chronisch entzündlichen Darmerkrankungen und Normalisierung der Darmfunktion ohne Abführmittel. Dr. Falk Pharma GmbH, Leinenweberstr. 5, 79041 Freiburg.

Patientenfragen zu entzündlichen Darmerkrankungen: Krankheitsbild, Ernährung, Psychotherapie, Staatl. Hilfen/Verbände. Falk Foundation e. V., Leinenweberstr. 5, 79041 Freiburg.

Rezeptbroschüren: Für eiweißarmes Brot und Gebäck mit damin® Backmischungen. SHS-Gesellschaft für klinische Ernährung mbH, Postfach 3061, 74020 Heilbronn.

Sammelmappe mit Rezepten für eiweißarme Diät. Hammermühle Diät GmbH, 67489 Kirrweiler.

25 Erkrankungen des Stoffwechsels

25.1 Adipositas

Prinzip der diätetischen Therapie

Zu einem Übergewicht als Folge vermehrter Depotfettbildung kommt es nur dann, wenn dem Organismus mehr Energie zugeführt wird, als er verbraucht, d. h., die **Energiebilanz positiv** ist. Das Umgekehrte gilt für die Gewichtsreduktion.

Diätetische Maßnahmen können nur wirksam sein, wenn es gelingt, weniger Energie aufzunehmen, als der Organismus verbraucht (**negative Energiebilanz**). Alle propagierten Kostformen zur Verminderung des Körpergewichtes basieren auf diesem Prinzip

Bei längerfristiger Anwendung energiereduzierter Kostformen kann die Deckung des **Bedarfs an essentiellen Nährstoffen** (Vitamine, Mineralstoffe, Spurenelemente, essentielle Fettsäuren) unzureichend sein. Wird die Energiezufuhr auf weniger als 800 kcal/Tag reduziert, ist die Bedarfsdeckung nicht mehr gewährleistet. **Regelmäßige Laborkontrollen** sind angezeigt.

Aufgrund häufiger Komplikationen wird die **reine Null-Diät** nicht mehr angewandt.

Sinnvoller und effektiver ist der Einsatz **extrem energiereduzierter** (1250–3350 kJ/300–800 kcal) oder -bilanzierter Diäten (Formuladiäten).

Bei der Zusammenstellung von drastisch energiereduzierten Diäten ist darauf zu achten, dass der **Eiweiß-Grundbedarf** von ca. 50 g/Tag gedeckt ist.

- Ein Minimum an **essentiellen Fettsäuren** (100 mg/kg Sollgewicht Linolsäure) wäre sinnvoll, ist jedoch nur schwer zu realisieren.
- Die **Kohlenhydratmenge** kann variiert werden. Kohlenhydrate reduzieren das Auftreten von Ketosen, in komplexer Form erhöhen sie das Volumen einer Mahlzeit (Sättigungseffekt).
- Die tägliche **Flüssigkeitszufuhr** sollte mindestens 2 l betragen, bei langfristiger Anwendung müssen Vitamine substituiert werden.

Bilanzierte Diäten zur Gewichtsreduktion sind industriell hergestellte Trinknahrungen oder Granulate. Der Nährstoff- und Energiegehalt dieser Diäten unterliegt den Vorschriften der Diätverordnung (§ 14a), der Grundbedarf ist dadurch gesichert.

Reines Fasten sowie alle drastisch energiereduzierten Diätformen sollten kombiniert mit einem **Programm zur Verhaltensmodifikation** durchgeführt werden. Nur so ist eine langfristige Kontrolle und Änderung des Essverhaltens gewährleistet.

Bewährt hat sich die bereits in Kapitel 4 besprochene, **ganzheitliche interdisziplinäre Langzeittherapie**, bei der Ärzte, Diätassistenten, Psychologen und Physiotherapeuten gemeinsam versuchen, das Körpergewicht zu reduzieren und einen Langzeiteffekt zu garantieren.

Extreme Kostformen (Außenseiterdiäten) wie z. B. die Atkins-Diät, Fit-for-Life etc. sind in der Regel ernährungsphysiologisch nicht ausgewogen und bei längerer Anwendung **gesundheitlich bedenklich**.

Die **Höhe der täglichen Energiezufuhr** mit der Reduktionskost richtet sich nach dem Energiebedarf und der angestrebten mittleren täglichen Gewichtsreduktion. Unter **ambulanten Bedingungen** sollte mit einer 1550- bzw. 1000-Kalorien-Diät (6300 bzw. 4200 kJ) begonnen werden.

Berücksichtigt werden muss die Tatsache, dass sich der Organismus in individuell unterschiedlichem Maße an eine reduzierte Energiezufuhr **adaptiert**, d. h., dass trotz zum Teil erheblicher Verminderung der Energiezufuhr die Gewichtsabnahme stagnieren kann. In solchen Fällen muss die Energieaufnahme unter Umständen extrem bis auf 300–500 kcal/Tag reduziert werden.

Praktisches Vorgehen

Die Vielzahl propagierter Reduktionsdiäten zeigt, dass es eine optimale Kostform nicht gibt.

Bei der Auswahl oder Zusammenstellung einer Reduktionskost sollten folgende Forderungen berücksichtigt werden:
- Deckung des Bedarfs an essentiellen Nährstoffen
- ausreichender Sättigungseffekt und ausreichende Gewichtsreduktion zur Gewährleistung eines guten Durchhaltevermögens
- gute Praktikabilität (kein wesentlicher Mehraufwand an Zeit bei der Zubereitung, keine

komplizierten Rezepte. Kostform sollte in den Speiseplan der Familie integrierbar sein)
- kein finanzieller Mehraufwand im Vergleich zur Normalkost
- Einhalten der Diät sollte mit einem Lerneffekt verbunden sein, der langfristig eine Umstellung der Ernährungsgewohnheiten und damit auf Dauer eine Normalisierung des Körpergewichts gewährleistet.

Diese Forderungen lassen sich am ehesten durch eine **kalorienreduzierte Mischkost** mit 4200 bis 6300 kJ (1000–1500 kcal) realisieren.

Die **Nährstoffrelation** sollte 15–20 Energieprozent Eiweiß, 30–35 Energieprozent Fett und zwischen 45–55 Energieprozent Kohlenhydrate betragen.

Vegetabil orientierte und damit relativ kohlenhydratreiche Reduktionskostformen können aufgrund ihres größeren Volumens von Vorteil sein, vorausgesetzt, die Eiweißzufuhr ist sichergestellt.

Die Einhaltung von **4–5 Mahlzeiten** kann auch bei Nichtdiabetikern die mahlzeitenbezogenen Schwankungen des Blutzucker- und Insulinspiegels vermindern und so die **Kontrolle des Hungergefühls** unterstützen.

Eine **qualifizierte Diätberatung** trägt entscheidend zum Erfolg bei und sollte dem Patienten stationär und langfristig ambulant angeboten werden.

Möglichkeiten, die Ernährungstherapie medikamentös zu unterstützen, wurden in Kapitel 4 besprochen.

Praxisbezogene Literatur als Grundlage für die Diätberatung und Informationsmaterial für Patienten

Adipositas als Gesundheitsrisiko. Ernährungsumschau 36, Sonderheft (1989) 537–553.
Adipositastherapie in der ärztlichen Praxis. Hrsg. Vereinigung Getreide-, Markt- und Ernährungsforschung e.V., Kronprinzenstr. 51, 53173 Bonn.
Biesalski, H. K., H. Liebermeister, H. Remke, H. Lehnert: Langzeittherapie des Übergewichts – Effiziente therapeutische Ansätze und Prognose. Akt. Ernähr.-Med. 17 (1992) 1–6.
Ditschuneit, H. H., J. G. Wechsler, H. Ditschuneit: Welche Reduktionsdiät? Dtsch. Ärztebl. 90 (1993), 1393–1399.
Liebermeister, H., A. Burgard: Taugliche und untaugliche Diäten bei Adipositas. Ernährungs-Umschau 36, Sonderheft (1989) 550–553.
Mader, P.: Gestörtes Eßverhalten, Neuland Verlagsgesellschaft mbH, Hamburg 1992.
Pudel, V.: Zur Psychogenese und Therapie der Adipositas. Untersuchungen zum menschlichen Appetitverhalten. Springer, Stuttgart 1982.

Storlie, v., J., H. A. Jordan: Ernährungsumstellung und Bewegungstherapie bei Adipositas. Dtsch. Ärzte-Verlag 1992.
Wienken, E., M.-L. Kohnhorst: Was macht Ernährungsberatung bei Adipositas so schwierig? Ernährungs-Umschau 40 (1993) 476–479.

Verhaltenstherapeutisch orientierte Programme zur Gewichtsabnahme

Abnehmen – aber mit Vernunft. Bundeszentrale für gesundheitliche Aufklärung (BzgA), Ostmerheimerstr. 200, 51109 Köln.
Das Optifast Programm. Wander GmbH, Postfach 1306, 29203 Celle.
Hänsch, G.: Bewegtes Abnehmen – ein Gruppenprogramm zur Gewichtsreduktion mit spielerischen Körperübungen. G. Röttger, 3. Aufl., München 1995.
Hautzinger, M., S. Kaul: Verhaltenstraining bei Übergewicht. Ein verhaltenstherapeutisches Selbstkontrollprogramm zur Beratung und Behandlung Übergewichtiger. Otto Müller, Salzburg 1978.
Ich nehme ab – Rezepte für den ganzen Tag. Deutsche Gesellschaft für Ernährung e.V. [1991].
Vier-Jahreszeiten-Kur, Gemeinschaftsprogramm der Ernährungspsychologischen Forschungsstelle der Universität Göttingen und der AOK. AOK-Vier-Jahreszeiten-Kur, Postfach 1904, 37009 Göttingen.
Wochinger, J. M., D. Neef: Schlanksein kann man lernen – ein Gruppenprogramm zur Gewichtsreduktion. G. Röttger, 9. Aufl., München 1994.
Gesund essen und gemeinsam abnehmen: Forschungsinstitut für Kinderernährung 1994.
Eß-Geschichten. 5. Auflage 1995, zu beziehen von Deutsche Gesellschaft für Ernährung. Im Vogelgesang 40, 60488 Frankfurt.

Reduktionsdiäten, Kochbücher

Haseltine, H., M. Klosterfelde-Wentzel: Die neue Brigitte-Diät. Mosaik Verlag, München 1992.
Köster, H., V. Pudel: Der Pudel-Plan zum Wunschgewicht. Falken Verlag, Niedernhausen 1992.
Menden, E., W. Aign: Die gesunde Schlankheitskur. Falken Verlag, Niedernhausen 1994/1995.
Weight Watchers Kochbuch: Gesund und schlank durchs ganze Jahr. Heyne Verlag, München 1994.

Broschüren und Merkblätter

Abnehmen mit Genuß (Rezepte). – Wer abnehmen will, muß essen (Tips, Themen und Rezepte für eine gesunde Ernährung. CPC Maizena GmbH, Knorrstr. 1, 74074 Heilbronn.
Diäten unter der Lupe – durch dick und dünn. – Abnehmen mit Genuß. Eine Nummer kleiner. Maß-halten: ABC für eine ausgewogene Ernährung. Geschäftsstellen der AOK.
Gemeinsam abnehmen macht Spaß – Diätvorschläge für überernährte Kinder, Jugendliche und Eltern. Idis, Westerfeldstraße 15/17, 33611 Bielefeld.
Gewicht im Griff. – Ein Ernährungsprogramm für Ihre Ge-

sundheit. Verbraucher-Zentrale Nordrhein-Westfalen e.V., Mintropstraße 27, 40215 Düsseldorf.

Übergewicht – ein Problem unserer Zeit. Das übergewichtige Kind – ein Ratgeber für Eltern. Ernährung bei Übergewicht und erhöhten Blutfetten. Walter Rau Lebensmittelwerke, 49171 Hilter.

Wander „Ernährungstraining" – Ein Programm zur erfolgreichen Gewichtsabnahme. Wander GmbH, Postfach 1306, 29203 Celle.

Wer richtig ißt, hat mehr vom Leben. Ihr Problem: Übergewicht. Hrsg. Arbeitskreis Ernährung und Kommunikation, Mainzer Str. 312, 55411 Bingen.

Wieviel Energie braucht der Mensch. Kalorien einsparen beim Einkaufen und Zubereiten. Auswertungs- und Informationsdienst für Ernährung, Landwirtschaft und Forsten e.V. (AID), Konstantinstr. 124, 53179 Bonn.

25.2 Diabetes mellitus

Prinzip der diätetischen Therapie

Beim Stoffwechselgesunden kommt es nach Nahrungsaufnahme zu einer Insulinabgabe in das Blut, die so bemessen ist, dass die Blutglucosekonzentration nicht über den Normbereich ansteigt.

Bei **Typ-1-Diabetikern** fehlt diese adäquate Insulinausschüttung (absoluter Insulinmangel).

Beim **Typ-2-Diabetiker** ist die Insulinsekretion oder -wirksamkeit vermindert (relativer Insulinmangel).

Die **Höhe der Blutzuckerkonzentration** wird durch eine Vielzahl von Faktoren, insbesondere aber durch den **Kohlenhydratgehalt der Nahrung** bestimmt. Kohlenhydratart und -menge sowie der Gehalt und die Qualität der Ballaststoffe spielen eine entscheidende Rolle.

Weitere Faktoren sind die **Zusammensetzung** (Eiweiß-, Fettgehalt) und die **Konsistenz einer Mahlzeit**. Die unterschiedliche glykämische Wirkung gleicher Kohlenhydratmengen veranlasste Otto, später Jenkins, den sog. **„glykämischen Index"** als Grundlage für die Kohlenhydratkalkulation vorzuschlagen.

Zur Veranschaulichung sind in Tabelle 25-1 einige sog. glykämische Indizes zusammengestellt. Im ersten Fall wurde der Blutzuckeranstieg nach Gabe von Glucose mit dem Blutzuckeranstieg nach dem Verzehr gleicher Kohlenhydratmengen in Form verschiedener Lebensmittel in Beziehung gesetzt (Glucose = 100 %).

Im zweiten Fall wurde das Blutzuckerverhalten nach dem Verzehr von Weißbrot zum Vergleich gewählt (Weißbrot = 100 %).

Der **praktische Nutzen** des „glykämischen Index" ist begrenzt, da er an Gesunden und nicht an Diabetikern erhoben wurde. Darüber hinaus muss berücksichtigt werden, dass die verschiedenen Lebensmittel als **Bestandteile** von Mahlzeiten verzehrt werden, wobei die **übrigen Komponenten** wesentlich die Glucoseresorption im Darm und folglich die postprandiale Glucosekonzentration mitbestimmen können.

Als Grundlage für die Menüplanung sollte daher weiterhin der Kohlenhydratgehalt gelten.

25.2.1 Allgemeine Richtlinien

Energie

Die **Ermittlung des Energiebedarfs** erfolgt individuell unter Berücksichtigung des Ernährungszustands und der körperlichen Tätigkeit.

Bei **Übergewicht** sollte eine Energiereduktion erfolgen. Als Indikation gilt eine Überschreitung des Normalgewichts nach Broca von > 10 % bzw. Body Mass Index > 25 kg/m^2.

Ziel der Gewichtsreduktion ist
- eine Senkung der Blutglucosewerte,
- eine Minderung der Insulinresistenz sowie
- eine Verbesserung der B-Zellen-Sekretion.

Weiterhin zeigen die bei Diabetikern häufig erhöhten Serumlipidwerte unter Gewichtsreduktion meist eine Tendenz zur Normalisierung.

Nährstoffrelation

Protein:
10–20 Energieprozent (10 Energieprozent bei Nephropathie, 20 Energieprozent bei Reduktionskost).

Fett:
< 10 Energieprozent gesättigte und trans-ungesättigte Fettsäuren, < 10 Energieprozent mehrfach ungesättigte Fettsäuren, 10–15 Energieprozent einfach ungesättigte Fettsäuren.

Kohlenhydrate:
45–55 Energieprozent (in überwiegend komplexer Form, im Austausch gegen einfach ungesättigte Fettsäuren).

Die Kohlenhydrate sollten überwiegend durch **ballaststoffreiche Nahrungsmittel** (Vollkornprodukte, Gemüse, Hülsenfrüchte etc.) abgedeckt werden.

Die **Wirkung von Ballaststoffen** in Getreideprodukten ist weitgehend von der Erhaltung der Struktur der Getreidekörner abhängig, d. h. eine

Tabelle 25-1 Glykämische Indizes[1]

	Glucose = 100	Weißbrot = 100
Zucker		
Glucose	100	138
Maltose	105	152
Saccharose	59	86
Fructose	20	30
Honig	87	126
Obst		
Äpfel	39	53
Bananen	62	79
Orangen	40	66
Orangensaft	46	67
Rosinen	64	93
Milchprodukte		
Magermilch	32	46
Vollmilch	34	49
Joghurt	36	52
Eiscreme	36	52
Getreideprodukte		
Weißbrot[2]	69	100
Buchweizen	51	74
Weizenschrot	67	97
Hirse	71	103
Cornflakes	80	119
Reis, poliert	72	83
Naturreis	66	96 (58–104)
Spaghetti	50	66
Vollkornspaghetti	42	61
Gemüse		
Frühkartoffel	70	81
Rote Bete	64	k. Angaben
Karotten	92	k. Angaben
Zuckermais	59	87
Hülsenfrüchte		
weiße Bohnenkerne	31	45
braune Bohnenkerne (kidney beans)	29	54
gebackene Bohnenkerne (Dose)	40	60
Sojabohnen	15	22
Sojabohnen (Dose)	14	20
Linsen	29	43
Erbsen (getrocknet)	33	56
Kichererbsen	36	49

[1] Nach Jenkins et al.: The glycemic response to carbohydrate foods. Lancet II (1984) 388. Jenkins et al.: Glycemic index of foods: a physiological basis for carbohydrate exchange. Am. J. Clin. Nutr. 34 (1981) 362.
[2] Indizes für handelsübliches Vollkornbrot (hergestellt aus ganzen bzw. wenig zerkleinerten Getreidekörnern) liegen nicht vor. Der Index des in der englischen Literatur angegebenen sog. whole meal bread entspricht weitgehend dem von Weißbrot.

Erhöhung des Kohlenhydratanteils auf > 50 Energieprozent ohne Berücksichtigung ballaststoffreicher Kohlenhydratträger wirkt sich eher nachteilig auf den Kohlenhydrat- und Fettstoffwechsel des Diabetikers aus.

Eine **Verschiebung der Nährstoffrelation zu Gunsten von Fett** sollte nur über die einfach ungesättigten Fettsäuren erfolgen (15 Energieprozent).

Das traditionelle „**Zuckerverbot**" innerhalb der Diabetesdiät kann nicht länger aufrechterhalten werden.

Vergleichende Untersuchungen mit Glucose, Fructose und Stärke haben gezeigt, dass Fructose den geringsten – und Glucose den höchsten – Blutzuckeranstieg bewirkt. Die glykämische Wirkung von Saccharose und Stärke ist identisch.

Der **Einsatz von Zucker** kann jedoch nicht generell propagiert werden. Folgende Voraussetzungen sollten erfüllt werden, um negative Stoffwechselfolgen zu vermeiden:
- Normalgewicht
- gute Stoffwechseleinstellung
- regelmäßige Selbstkontrolle
- nur kleine Mengen Zucker bzw. Honig (5–15 g) innerhalb einer Mahlzeit
- maximal 10 Energieprozent pro Tag (bei 8400 kJ/2000 kcal = 50 g)
- nicht in Form von Getränken (z. B. Erfrischungsgetränke, zum Süßen von Kaffee, Tee).

Berechnung von Kohlenhydraten

Kohlenhydrate können in Gramm oder mit Hilfe von **Kohlenhydrat-Austauscheinheiten** kalkuliert werden.

Im deutschsprachigen Raum haben sich die **Broteinheit (BE)** à 12 g Kohlenhydrate (DiätVO § 20 Abs. 2) und die **Kohlenhydrateinheit (KHE)** à 10 g Kohlenhydrate durchgesetzt.

Der Ausschuss Ernährung der Deutschen Diabetesgesellschaft schlägt vor, diese traditionellen Austauscheinheiten zu verlassen und statt dessen einen „**10–12 g KH-Schätzwert**", auf der Basis von Lebensmittelportionen, einzuführen. Als Begründung wird u. a. die biologische Schwankungsbreite der Kohlenhydratträger angeführt, die eine starre Festlegung auf 10 bzw. 12 g KH nicht mehr rechtfertigen. Es bleibt abzuwarten, ob sich diese Art der Kalkulation in der Praxis durchsetzen wird.

Fett

Diabetiker haben ein erhöhtes kardiovaskuläres Risiko, daher kommt der Fettreduzierung und -modifizierung eine besondere Bedeutung zu.

Insbesondere der **Anteil gesättigter Fettsäuren** (Fleisch, Fleischwaren, Butter, gehärtete Pflanzenfette, Gebäck, Süßwaren) sollte auf weniger als 10 Energieprozent (ca. 20 g bei 8400 kJ/2000 kcal) reduziert werden.

Durch diese Maßnahme wird gleichzeitig die **Cholesterinaufnahme** begrenzt.

Besonders günstige Effekte auf den Kohlenhydrat- und Fettstoffwechsel gehen von **einfach ungesättigten Fettsäuren** aus. Eine praktische Umsetzung kann nur über den Einsatz von **Olivenöl** mit ca. 77 % und Rapsöl mit 58 % Ölsäure erzielt werden. Eine Erhöhung des Fettanteils der Kost auf insgesamt 35 Energieprozent sollte immer zugunsten der einfach ungesättigten Fettsäuren erfolgen.

Eiweiß

> Der Proteinanteil der Kost sollte 10–20 Energieprozent nicht überschreiten.

Hohe Eiweißmengen begünstigen die Entwicklung der **diabetischen Nephropathie** (Steigerung der glomerulären Filtrationsrate) und erhöhen den Insulinbedarf (**Glucagonstimulierung**). Durch übermäßigen Verzehr tierischen Proteins wird weiterhin die **Zufuhr gesättigter Fettsäuren** gesteigert.

Alkohol

Der Alkoholkonsum sollte 30 g pro Tag nicht überschreiten. Diese Menge ist z. B. enthalten in 3/4 l Bier oder 0,3 l Wein.

Alkohol wirkt nachteilig auf die Blutglucoseregulation, fördert das Auftreten von Hypoglykämien und Hypertriglyzeridämien. Durch seinen **hohen Brennwert** wird die Entstehung von Übergewicht gefördert.

> Alkohol sollte von Diabetikern immer während oder nach einer kohlenhydratreichen Mahlzeit getrunken werden.

Bei Übergewicht, Neigung zu Hypoglykämien und Hypertriglyzeridämien, sollte Alkohol gemieden werden.

Kochsalz

Bluthochdruck fördert die Entwicklung der **Arteriosklerose** und der **diabetischen Mikroangiopathie**.

Da hohe Kochsalzzufuhr die **Hypertonie** begünstigt, ist mäßiger Kochsalzverzehr bei Diabetikern angezeigt. Die Deutsche Diabetesgesellschaft empfiehlt daher eine **Begrenzung auf 7 g Kochsalz pro Tag (120 mmol Natrium)**.

> Um im Normbereich liegende Blutzuckerkonzentrationen zu gewährleisten, muss nun, umgekehrt wie beim Gesunden, die Nahrungszufuhr zeitlich und quantitativ der Wirkung blutzuckersenkender Substanzen angepasst werden.

25.2.2 Diabeteseinstellung

Einstellen mit Diät

Der **Typ-2-Diabetes** kann in aller Regel bei Krankheitsbeginn diätetisch, das heißt ohne zusätzliche Gabe von oralen Antidiabetika oder Fremdinsulin eingestellt werden.

Die wichtigste therapeutische Maßnahme bei Krankheitsbeginn ist, falls eine Adipositas besteht, die **Normalisierung des Körpergewichts**. Hierdurch wird die Empfindlichkeit der Gewebe für Insulin gesteigert und folglich der Insulinbedarf gesenkt.

Darüber hinaus erreicht man durch eine **gezielte Auswahl der kohlenhydrathaltigen Lebensmittel** (niedriger glykämischer Index) und durch eine Verteilung der Kohlenhydrate auf **mehrere kleine Mahlzeiten** eine optimale Nutzung der verbliebenen Insulinsekretion.

Das **Ziel der diätetischen Maßnahmen**, ein möglichst kontinuierlicher Einstrom von Glucose aus dem Verdauungstrakt in die Blutbahn, kann durch Gaben von **Glucosidase-Inhibitoren** (Acarbose: Glucobay®) oder **Guar** (Glucotard®) zu den Mahlzeiten unterstützt werden.

Glucosidase-Inhibitoren verzögern den Stärkeabbau zu Glucose, und Guar verzögert die Glucoseresorption.

Einstellen mit Diät und oralen Antidiabetika oder Insulin

Ist eine ausschließlich diätetische Einstellung nicht möglich, so wird bei Typ-2-Diabetikern mit oralen Antidiabetika die Insulinsekretion stimuliert oder, dies gilt insbesondere für den **Typ-1-Diabetes**, der Mangel an Insulin durch Injektion von Fremdinsulin ausgeglichen.

Während beim Gesunden die verzehrte Nahrung die freigesetzte Insulinmenge und damit die Höhe der Seruminsulinkonzentration bestimmt, wird die Insulinkonzentration im Blut bei Gabe von **oralen Antidiabetika** und **Fremdinsulin** (konventionelle Insulintherapie) **unabhängig von der Nahrungsaufnahme** vorgegeben.

Intensivierte Einstellung

Es kommen unterschiedliche Formen zur Anwendung:
- die Intensivierte konventionelle Insulintherapie (ICT)
- das Basis-Bolus-Prinzip bzw. nahe-normoglykämische Insulinsubstitution (NIS)
- die kontinuierliche subkutane Insulininfusionstherapie (CSII = Pumpentherapie).

Grundprinzip ist die getrennte Abdeckung des basalen – (Nüchternbedarf) und prandialen Insulinbedarfs (mahlzeitenbezogener Bedarf).

Die **basale Insulinsubstitution** erfolgt in der Regel morgens und abends mit einem Verzögerungsinsulin.

Der **prandiale Insulinbedarf** wird auf der Basis des aktuellen Blutzuckerwerts und der geschätzten KH/BE-Menge der Mahlzeit berechnet und durch Alt-Insulin (Normal-Insulin) abgedeckt.

Zeit und Umfang der Mahlzeiten sind grundsätzlich wählbar, zu berücksichtigen ist jedoch, dass der Umfang der vorausgegangenen Mahlzeit den Insulinbedarf mitbestimmt.

Diättherapie bei konventioneller Einstellung (Diät, konventionelle Insulintherapie, orale Antidiabetika)

Grundlage für die Einstellung einer Diätverordnung ist die Ermittlung des Energiebedarfs unter Berücksichtigung des Ernährungszustands. Liegt das Körpergewicht im Normalgewichtsbereich, so kann für die Berechnung das Ist-Gewicht zugrunde gelegt werden. Bei Abweichungen ist vom Normalgewicht auszugehen.

Bei **übergewichtigen Diabetikern** (Typ 2b) sollte, um eine adäquate Gewichtsabnahme zu erzielen, die so errechnete Energiemenge um 2100 bis 4200 kJ/Tag (500–1000 kcal) reduziert werden (Reduktion um 420 kJ/100 kcal pro Tag = ca. 100 g Gewichtsverlust pro Woche).

Die **Berechnung der Nährstoffmengen** erfolgt auf der Basis der Nährstoffrelation (s. Abschn. 25.2.1).

Aus der errechneten Kohlenhydratmenge werden die BE/KHE ermittelt. Dabei kann nicht die **gesamte Kohlenhydratmenge in BE/KHE umgerechnet** werden.

Für sog. „nicht anzurechnende Kohlenhydrate" (Gemüse, Salat, Kondensmilch, Speisequark etc.), die bei einer exakten Berechnung dennoch anfallen, sind ca. 15–20 g Kohlenhydrate zu berücksichtigen (s. Tab. 25-3).

Bei der **Erstellung eines Tagesspeiseplans** sollten mindestens 6 Mahlzeiten kalkuliert werden. Die Bedürfnisse des Diabetikers sollten mit einbezogen werden. BE/KHE pro Tag werden zu möglichst gleichen Teilen auf die Tagesabschnitte (morgens, mittags, abends) verteilt.

Es sollten 2 Frühstücke mit etwa gleichem Kohlenhydratanteil geplant werden. Das Mittagessen kann etwas größer ausfallen als die Nachmittagsmahlzeit.

> Besonders wichtig ist die Spätmahlzeit, sie trägt der Wirkung der abendlichen Insulininjektion und der hohen Insulinsensitivität zu diesem Zeitpunkt Rechnung.

Voraussetzung für den Erfolg der Diättherapie ist eine **qualifizierte Diätberatung**.

Fallbeispiel

Männlicher Diabetiker (Typ 1)
Alter: 45 Jahre
Beruf: Lehrer
Körperlänge (KL): 1,73 m
Körpergewicht (KG): 68,5 kg

1. Ermittlung des Ernährungszustands nach BROCA: − 6 % (Normalgewicht = KL (cm) − 100) nach BMI: 22,9 (KG [kg]: KL [m]^2), Normalgewicht nach Gray/Garrow = 20–25
2. Ermittlung des Energiebedarfs (vereinfachte Berechnung)

Grundumsatz (GU) + Leistungsumsatz (LU) = Energiebedarf

GU = 4,2 kJ (1 kcal) pro kg KG/h
LU = 1/3 – 3/3 des GU (nach körperlicher Aktivität, Tab. 25-2)
Berechnung:
GU = 6905 kJ (1644 kcal)
LU = 2302 kJ (548 kcal) (1/3 GU)
9207 kJ (2192 kcal) = Energiebedarf

3. Ermittlung der Nährstoffmengen – BE-Verteilung (Tab. 25-3 und 25-4).
4. Praktische Umsetzung

Erstellung eines individuellen Tagesspeiseplans (Tab. 25-5).

Änderung der Diätverordnung

Einmalig bei
- gelegentlicher Steigerung der körperlichen Aktivität (z. B. Sport, Gartenarbeit etc.) zur Vermeidung einer Hypoglykämie. Dazu muss die Kohlenhydratzufuhr erhöht (Zusatz-BE) oder die Insulindosis reduziert werden.

Als **Faustregel** gilt: Pro Stunde und Schweregrad 1 Zusatz-BE (Schweregrad 1 = leichte körperliche Belastung z. B. wandern, ca. 6 km/h, geringe Höhenunterschiede) oder ca. 3 IE Altinsulin weniger spritzen (Basalrate bleibt unverändert).

Berücksichtigt werden müssen Dauer und Intensität der körperlichen Aktivität, Blutzuckerhöhe (Selbstkontrolle) und individuelles Verhalten.

Langfristig bei
- Änderung der körperlichen Aktivität (z. B. neue Arbeitsstelle), Diätplan neu erstellen, Insulindosis überprüfen.

Tabelle 25-2 Berechnung des Leistungsumsatzes (LU) nach der körperlichen Tätigkeit. GU = Grundumsatz

LU bei Bettruhe	GU + 1/10 GU
LU bei leichter körperlicher Tätigkeit: (z. B. Schneiderin, Laborant, Fließbandarbeiter, Büroangestellte, Lehrer, Taxifahrer)	GU + 1/3 GU
LU bei mittelschwerer körperlicher Tätigkeit: (z. B. hauswirtschaftliche Tätigkeit, Briefträger, Verkäufer, Anstreicher, Autoschlosser)	GU + 2/3 GU
LU bei schwerer körperlicher Tätigkeit: (z. B. Hochofenarbeiter, Leistungssportler, Maurer, Masseure, Dachdecker, versch. landwirtschaftliche Tätigkeiten)	GU + 3/3 GU

25 Erkrankungen des Stoffwechsels

Tabelle 25-3 BE- und Nährstoffverteilung auf der Basis der Energiezufuhr.

Energie [kJ]	[kcal]	Kohlenhydrate* [BE]	[g]	Energieprozent	Ballastst. [g]	Protein [g]	Energieprozent	Fett [g]	Energieprozent
5000	1200	11	145	49	ca. 25	60	20	40	31
6300	1500	13	175	48	ca. 30	65	18	55	34
7600	1800	17	220	50	ca. 35	70	16	65	34
8400	2000	19	245	50	ca. 38	75	15	75	35
9200	2200	21	270	51	ca. 40	80	15	80	34
10000	2400	24	300	52	ca. 45	90	15	85	33

* die Kohlenhydratmenge beinhaltet auch Kohlenhydrate, die nicht auf die BE-Menge anzurechnen sind (Gemüse, Salat, Kondensmilch, Speisequark, etc.)

Tabelle 25-4 BE-Verteilung bei 6 Mahlzeiten.

BE insgesamt	11	13	17	19	21	24
1. Frühstück	2	3 (2)	3	3½ (3)	3½ (4)	4½ (4)
2. Frühstück	2	2 (3)	3	3 (3½)	4 (3½)	4 (4½)
Mittagessen	2	3	3½	3½	4	5
Nachmittagsmahlzeit	1½	1½	2	2½	3	3
Abendessen	2	2	3½	3½	3½	4½
Spätmahlzeit	1½	1½	2	3	3	3

- Gewichtszunahme und -abnahme.
- wiederholten Hypo- oder Hyperglykämien.
- Tendenz zur Verschlechterung von Blut- und Urinzuckerselbstkontrollwerten und HbA$_1$-Werten.
- erhöhten Blutfetten (Cholesterin, Triglyceride).
- Infektionserkrankungen, Schwangerschaften, Operationen etc.

Intensivierte Insulintherapie (Basis-Bolus-Injektion, Pumpentherapie)

Im Gegensatz zur konventionellen Therapie können Zeitpunkt, Umfang und Anzahl der Mahlzeiten variiert werden. Wesentlich mehr als **6 BE/Mahlzeit** sind jedoch nicht sinnvoll, da der Insulinbedarf/Mahlzeit vom Umfang der vorausgegangenen Mahlzeit mitbestimmt wird.

Die zu injizierende Insulinmenge/Mahlzeit ist abhängig vom aktuellen Blutzuckerwert und der geschätzten BE-Menge. Für die Kalkulation der Insulinmenge/BE gilt (aufgrund des von der Tageszeit abhängigen basalen Insulinbedarfs):
- morgens ca. 1,5 IE/BE
- mittags ca. 1 IE/BE
- abends ca. 1,2 IE/BE.

Beispiel zur Ermittlung der Insulindosis pro Mahlzeit

1. Messung des Blutzuckers
   Zielblutzucker = 110 mg/dl (individuell festlegen)
   gemessener Blutzucker = 150 mg/dl
2. Ermittlung der Korrekturinsulinmenge
   Bei Abweichungen vom Zielblutzucker unter Berücksichtigung des sog. Insulin-Glucose-Verhältnisses: 1 IE Insulin = 30 mg/dl Blutglucoseabfall (bei 40 IE Tagesinsulinbedarf).

25.2 Diabetes mellitus

Tabelle 25-5 Tagesspeiseplan bei Diabetes mellitus (entsprechend Nährstoffverteilung Tab. 25-3).

Gesamtenergie: 9200 kJ (2200 kcal)
Kohlenhydrate: 270 g (21 BE)
Eiweiß: 80 g, davon >50% vegetarisch
Fett: 80 g, davon 25 g Olivenöl zum Zubereiten

Mahlzeiten	BE		Gramm
Frühstück	3	Roggenvollkornbrot	90
3½ BE		Diätmargarine	10
		Pflanzenpastete	25
	½	Konfitüre m. Süßstoff	25
Zwischenmahlzeit		*Müsli*	
4 BE	2½	Haferflocken	50
	1	Apfel (mit Schale)	110
	½	Milch oder Joghurt, fettarm	125
Mittagessen		*Schweineschnitzel mit Ratatouille und Naturreis*	
4 BE		Schweineschnitzel	80
		Auberginen	50
		Zucchini	50
		Paprikaschoten	100
		Tomaten (Dose)	100
		Zwiebeln	30
	3	Reis, ungeschält	45
		Eisbergsalat	30
	1	Kiwi-Orangen-Salat	60/65
Zwischenmahlzeit	1	Gemüsesaft	200
3 BE	2	Grahambrötchen	60
		Frischkäse, 20% Fett i. Tr.	20
		Halbfettmargarine	10
		Radieschen	50
Abendessen	3	Roggenvollkornbrot	90
3½ BE		Diätmargarine	10
		Camembert, 30% Fett i. Tr.	30
		Sülze „Berliner Art"	30
	½	Tomaten-Mais-Salat	150/35
		Zwiebeln	5
Spätmahlzeit	2	Vollkornkekse	50
3 BE	1	Birne (mit Schale)	130

Über den Tag verteilt mindestens 1,5 l energiefreie Flüssigkeit (z.B. Kaffee, Tee, Mineralwasser, Erfrischungsgetränke mit Süßstoff)

$$\frac{\text{Ist-Blutzucker (150)} - \text{Zielblutzucker (110)}}{\text{Insulin-Glucose-Verhältnis (30)}} = (1.3) \text{ IE Normalinsulin}$$

3. Ermittlung der Insulindosis pro Mahlzeit
Mittagessen, geschätzte BE-Menge = 3

Insulin-Kohlenhydrat-Verhältnis =
13 BE = 3 IE + 1,3 IE Korrekturinsulin =
4,3 IE Normalinsulin

Voraussetzung für die Durchführung der intensivierten Insulintherapie ist ein **qualifiziertes Diabetiker-Schulungsteam.** Trotz „Liberalisierung des Ernährungsregimes" ist die Ernährungsberatung ein unverzichtbarer Bestandteil der Schulung.

25.2.3 Industriell hergestellte Lebensmittel

Das Angebot industriell hergestellter Lebensmittel setzt sich im Wesentlichen aus drei Produktgruppen zusammen:
- Lebensmittel des üblichen Verzehrs (herkömmliche Lebensmittel),
- diätetische Lebensmittel
- Brennwert- oder nährstoffverminderte Lebensmittel.

Letztere können sowohl diätetische als auch Lebensmittel des üblichen Verzehrs sein. Grundsätzlich kann der Diabetiker aus allen Produktgruppen wählen.

„Diätetische Lebensmittel sind Lebensmittel, die für eine besondere Ernährung bestimmt sind" (DiätVO § 1 Abs. 1).

Dies trifft zu, wenn sie den besonderen Ernährungserfordernissen bestimmter Verbrauchergruppen entsprechen (z. B. Diabetiker) und für den angegebenen Ernährungszweck (z. B. **„zur besonderen Ernährung bei ..."**) geeignet sind. Darüber hinaus müssen sie sich in ihrer Zusammensetzung oder im Herstellungsverfahren maßgeblich von üblichen Lebensmitteln unterscheiden (DiätVO § 1 Abs. 2).

Diätetische Lebensmittel für Diabetiker

Die Einführung sog. Diabetiker-Lebensmittel erfolgte zu einer Zeit, in der man annahm, dass zum Ausgleich der diabetischen Stoffwechsellage eine drastische Einschränkung der Kohlenhydratzufuhr – und ein Meiden niedermolekularer Kohlenhydrate, insbesondere Zucker, nötig sei.

Diesem Kenntnisstand entsprechen noch heute die Anforderungen an diese Produktgruppe nach der DiätVO (§§ 12, 20, 20a, 21). Dies spiegelt sich im Produktangebot wider.

Es handelt sich größtenteils um Produkte, die anstelle von Zucker **Zuckeraustauschstoffe** oder Süßstoffe enthalten, mit zum Teil **hohem Fettgehalt**.

Inzwischen sehen nationale und europäische Expertengremien **keine Notwendigkeit** mehr für „Diabetiker-Produkte". Gesetzliche Regelungen wären damit hinfällig.

Brennwert- und nährstoffverminderte Lebensmittel

Brennwert- oder nährstoffverminderte Lebensmittel werden als diätetische Lebensmittel oder als **Lebensmittel des üblichen Verzehrs** angeboten.

Die Auslobung eines verminderten Nährstoff- oder Energiegehalts unterliegt den Vorschriften der Nährwertkennzeichnungsverordnung (NKV). Der § 6 der neuen NKV (bisher § 7) beinhaltet das Verbot der so genannten **„Schlankheitswerbung"** sowie die Voraussetzungen für brennwert- und nährwertbezogene Werbeaussagen.

Auf einen **geringen Brennwert** (kalorienarm) darf nur dann hingewiesen werden, wenn der Energiegehalt pro 100 g Lebensmittel maximal 210 kJ (50 kcal), bei Getränken, Suppen und Brühen maximal 84 kJ (20 kcal) pro 100 ml beträgt (NKV § 6 (2)).

Auf einen **verminderten Brennwert** oder Nährstoffgehalt darf nur hingewiesen werden, wenn der Nährstoff bzw. Energiegehalt um mindestens 40 % niedriger liegt als der vergleichbarer herkömmlicher Lebensmittel (z. B. 40 % weniger Zucker als übliche Konfitüre).

Abweichend davon darf bei **Brot, Back-** und **Teigwaren** sowie Mischungen zur Herstellung dieser Erzeugnisse bereits bei einer Reduzierung des Kohlenhydratgehalts um 30 % auf einen verminderten Kohlenhydratgehalt hingewiesen werden.

Zusätzlich sind für verschiedene Produktgruppen Höchstwerte bezüglich des Brennwerts vorgegeben (Anlage 2 zu § 6 [2]).

Für **„Light-Produkte"** gelten die gleichen Anforderungen, wenn sich die Bezeichnung „light" eindeutig auf den Energie- bzw. Nährstoffgehalt bezieht.

Lebensmittelersatz: Süßungsmittel

Diabetiker haben die Möglichkeit, anstelle von Zucker sog. Zuckeraustauschstoffe oder Süßstoffe einzusetzen.

Lebensmittelrechtlich gesehen handelt es sich bei diesen Süßungsmitteln um **Zusatzstoffe (Ausnahme Fructose)**.

Bisher galten bei uns für den Einsatz von Süßstoffen und Zuckeraustauschstoffen in diätetischen und üblichen Lebensmitteln unterschiedliche Zulassungsbestimmungen. Die Regelungen der einzelnen EU-Staaten wichen z. T. erheblich voneinander ab. Durch die Verabschiedung der EU-Süßungsmittelrichtlinie (Juni 1994) wurde eine EU-weite Harmonisierung erzielt.

Änderungen durch die EU-Richtlinie

- Die Zulassung von Zuckeraustauschstoffen und Süßstoffen gilt für diätetische – und nichtdiätetische Lebensmittel.
- Die zugelassenen Süßungsmittel (s. Tab. 25-6) dürfen in Tafelsüßen und bestimmten Lebensmitteln allein oder in Mischungen eingesetzt werden.
- Für den Einsatz von Zuckeraustauschstoffen in Lebensmitteln werden **keine Mengenbegrenzungen** festgelegt (Kennzeichnung wie bisher, wenn die Zuckeralkoholmenge mehr als 10 % des verzehrfertigen Erzeugnisses beträgt: „kann bei übermäßigem Verzehr abführend wirken"). Der Einsatz für Getränke ist nicht erlaubt (laxierende Wirkung).
- Der Einsatz von Süßstoffen in Tafelsüßen ist mengenmäßig nicht begrenzt, für die Verwendung in Lebensmitteln (auch Getränken) sind Produktgruppen und Höchstmengen festgelegt (bereits umgesetzt).

25.2.4 Zuckeraustauschstoffe

Zuckeraustauschstoffe kommen in der Natur in Früchten, Gemüsen, Pilzen, Algen etc. vor. Eine Unterteilung in „natürliche Zuckeraustauschstoffe" und „künstliche Süßstoffe" ist jedoch strenggenommen nicht zu rechtfertigen, da Zuckeraustauschstoffe in der Regel erst durch chemische oder enzymatische Verfahren aus natürlichen Rohstoffen gewonnen werden.

Dies trifft auch auf einige Süßstoffe zu (z. B. Thaumatin, Aspartam).

> Zuckeraustauschstoffe gehören in die Kategorie der **kalorienhaltigen Süßungsmittel.**

Die Vorteile für Diabetiker sind
- ein verringerter blutzuckersteigernder Effekt (außer Maltit) und
- ein geringerer Insulinbedarf.

Mit Ausnahme der Fructose können Zuckeraustauschstoffe als nicht bzw. **weniger kariogen** eingestuft werden.

Aus **toxikologischer Sicht** gelten sie als **unbedenklich,** einen ADI-Wert (Acceptable Daily Intake) gibt es daher nicht.

Zu berücksichtigen ist, dass alle Zuckeraustauschstoffe zu osmotisch bedingten Durchfällen und Blähungen führen können. **Unverträglichkeiten** sind dosisabhängig und nehmen mit steigender Gewöhnung ab. Bei adaptierten Personen kann die Einzeldosis bis zu 30 g und die Tagesdosis 50 g betragen (Fructose-Sorbit-Malabsorption, siehe Kap. 3).

Zuckeraustauschstoffe können aufgrund ihrer technologischen und sensorischen Eigenschaften **wie Zucker eingesetzt** werden. Die z. T. geringere Süße wird in der Regel mit Süßstoff aufgesüßt (Tab. 25-7).

Im Zuge der **EU-Harmonisierungsmaßnahmen** wurden die **Energiewerte** für mehrwertige Zuckeralkohole auf einen einheitlichen Brennwert von 10 kJ bzw. 2,4 kcal/g festgelegt (Nährwert-KennzeichnungsVO § 2, Abs. 3).

Der **tatsächliche Brennwert** liegt für Monosaccharidalkohole (Sorbit, Xylit, Mannit) höher, für Disaccharidalkohole (Maltit, Lactit, Isomalt) eher niedriger.

Tabelle 25-6 Zugelassene Zuckeraustauschstoffe und Süßstoffe nach der EG-Richtlinie.

Zuckeraustauschstoffe	Süßstoffe
Isomalt	Acesulfam K
Lactit (neu)	Aspartam
Maltit	Cyclamat
Mannit	Neohesperidin (neu)
Sorbit	Saccharin
Xylit	Thaumatin (neu)

(Der Zuckeraustauschstoff Fructose ist kein Zusatzstoff, eine Zulassung ist nicht nötig)

Tabelle 25-7 Zuckeraustauschstoffe.

Zuckeraustauschstoff	Herstellung Ausgangssubstanz	Süßkraft Saccharose = 1	Brennwert nach NWKVO* § 2 (3)	Angebot
Fructose	Saccharose	1,2–1,7	16 kJ/g (4 kcal/g)	Streusüße, Lebensmittelzusatz
Monosaccharidalkohole				
Sorbit	Maisstärke	0,5	10 kJ/g (2,4 kcal/g)	Streusüße, Flüssigsüße, Lebensmittelzusatz
Xylit	Xylose (Birkenholz)	1	10 kJ/g (2,4 kcal/g)	Lebensmittelzusatz
Mannit	Invertzucker Glucose	0,4	10 kJ/g (2,4 kcal/g)	Lebensmittelzusatz
Disaccharidalkohole				
Maltit	Maltose	0,9	10 kJ/g (2,4 kcal/g)	Lebensmittelzusatz
Isomalt	Saccharose	0,5–0,6	10 kJ/g (2,4 kcal/g)	Streusüße, Lebensmittelzusatz
Lactit	Lactose	0,4	10 kJ/g (2,4 kcal/g)	Lebensmittelzusatz

* Nährwertkennzeichnungsverordnung

Fructose wird nach wie vor mit Zucker gleichgesetzt.

Der **Blutzuckeranstieg nach Verzehr von Zuckeralkoholen,** insbesondere Isomalt, fällt so gering aus, dass eine Anrechnung auf BE/KHE nicht sinnvoll ist. Nach der DiätVO § 20 (2) sind jedoch für Xylit und Sorbit pro BE 12 Gramm zu veranschlagen.

Der Ausschuss Ernährung der Deutschen Diabetes-Gesellschaft äußert sich zu der Problematik wie folgt: „Die Expertengremien halten das traditionelle **komplette Verbot von Saccharose in der Diabeteskost** nach heutigem Kenntnisstand **nicht mehr für gerechtfertigt.** Deshalb kann Diabetikern die Verwendung von Isomalt nicht angeraten werden ... Die gemachten Ausführungen gelten in ähnlicher Weise für die Zuckeralkohole Sorbit, Xylit und Mannit."

25.2.5 Süßstoffe

Süßstoffe haben eine **wesentlich höhere Süßkraft als Zucker** (s. Tab. 25-8), aber keinen oder fast keinen Brennwert. Zusätzlich sind sie **nicht kariogen.** Übergewichtige Diabetiker sollten ausschließlich Süßstoff als Süßungsmittel verwenden. Durch **Mischen** verschiedener Süßstoffe kann die Süßkraft noch verstärkt werden, d. h. die Süßkraft der Mischung ist größer als die Summe der Einzelsubstanzen. Diese **synergistische Wirkung** der Süßstoffe erlaubt es, bei Verwendung von Süßstoffmischungen mit einer geringeren Menge auszukommen, als dies mit einem einzelnen Süßstoff der Fall wäre. Zusätzlich ergeben sich geschmackliche Vorteile.

Aufgrund der fehlenden Masse können sie nicht **wie Zucker verarbeitet** werden. Süßstoffe werden als Tafelsüßen in Form von Tabletten, Flüssig- und Streusüße angeboten. Bestimmten Lebensmitteln und Getränken können sie einzeln oder in Mischungen zugesetzt werden.

Verwertung im Körper

Die Süßstoffe Saccharin, Cyclamat und Acesulfam-K werden **nicht verstoffwechselt,** sondern unverändert über die Nieren wieder ausgeschieden.

Neohesperidin-DHC wird durch Hydrierung von Neohesperidin, einem Flavonoid aus Citrus-

25.2 Diabetes mellitus

Tabelle 25-8 Süßstoffe.

Süßstoff	Süßkraft Saccharose = 1	Verwertung im Körper	Eigenschaften	ADI-Wert [mg/kg KG]	ADI-Wert [mg] Erw., 70 kg	Zuckeräquivalent [g]
Saccharin	450–550	–	gut lagerfähig, hitze-, gefrierbeständig, in wässrigen und säurehaltigen Produkten stabil, leichter Nachgeschmack	2,5	175	96
Cyclamat	35	–	gut lagerfähig, hitze-, gefrierbeständig, in wässrigen und säurehaltigen Produkten stabil	11	770	27
Acesulfam-K	200	–	gut lagerfähig, hitze-, gefrierbeständig, in wässrigen und säurehaltigen Produkten stabil, leichter Nachgeschmack	9	630	126
Aspartam	200	Verstoffwechslung wie Protein	durch starkes Erhitzen und lange Lagerung Verlust der Süßkraft, gefrierbeständig, guter Geschmack, aromaverstärkend	40	2800	560
Thaumatin	2000–3000	Verstoffwechslung wie Protein	stabil in Wasser und gefriergetrocknet, hitzeinstabil (Süße), aromaverstärkend, lakritzartiger Beigeschmack	akzeptabel	–	–
Neohesperidin-DHC	bis 1500 (400–600)	begrenzte Aufnahme, Abbau im Magen-Darmtrakt wie natürliche Analoge	hitzebeständig, in wässrigen und säurehaltigen Produkten stabil, aromaverstärkend, in höheren Konzentrationen lakritz- bzw. mentholartiger Beigeschmack	5	350	210

früchten, hergestellt. Der Süßstoff wird in geringen Mengen vom Körper aufgenommen und **im Magen-Darm-Trakt** wie seine natürlich vorkommenden Analoge **abgebaut**.

Aspartam ist ein Dipeptidmethylester und besteht aus den Aminosäuren L-Phenylalanin und L-Asparaginsäure, verknüpft mit Methanol. Aspartam wird **verstoffwechselt wie jedes Nahrungsprotein.** Bei vollständiger Metabolisierung liefert 1 g Aspartam 17 kJ (4 kcal). Aufgrund der hohen Süßkraft und geringen Einsatzmengen ist der Energiegehalt zu vernachlässigen. Aspartamhaltige Produkte müssen einen **Warnhinweis zum Schutz für Personen mit Phenylketonurie** tragen.

Thaumatin ist ein „Proteinsüßstoff", der aus der westafrikanischen Katemfefrucht (Thaumatococcus daniellii) gewonnen wird. Thaumatin wird ebenfalls wie **Protein verstoffwechselt.** Der Brennwert ist durch die hohe Süßkraft minimal.

Gesundheitliche Aspekte

Süßstoffe zählen zu den **Lebensmittelzusatzstoffen**, die am intensivsten auf ihre gesundheitliche Unbedenklichkeit geprüft worden sind.

Unter Berücksichtigung der Ergebnisse zahlreicher toxikologischer Untersuchungen werden von internationalen und nationalen Expertengremien **ADI-Werte** („Acceptable Daily Intake") festgelegt. Der ADI-Wert gibt die Menge eines Lebensmittelzusatzstoffes an, die ein Mensch täglich lebenslang aufnehmen kann, ohne ein Gesundheitsrisiko einzugehen (ADI-Werte s. Tab. 25-8).

Dennoch sind **Vorurteile** gegenüber Süßstoffen **weit verbreitet**. Sensationsmeldungen wie: „Süßstoffe verursachen Krebs", „Süßstoffe machen dick", verunsichern den Verbraucher.

Dass Süßstoffe **nicht kanzerogen** sind, wurde bereits in den 70-er Jahren durch zahlreiche Untersuchungen belegt. Das Gleiche trifft auf die Aussagen des Briten **Blundell** und des Amerikaners **Garfinkel** zur **„Appetitsteigerung** durch Süßstoff" zu.

Alkoholfreie Getränke

- ohne Anrechnung des Kohlenhydrat- und Energiegehalts: Kaffee, Tee, Mineralwasser, Erfrischungsgetränke mit Süßstoff
- unter Anrechnung des Kohlenhydrat- und Energiegehalts: Milch, Gemüsesäfte, Fruchtsaft (100 % Fruchtanteil oder Konzentrat, in unverdünnter Form nicht sinnvoll), Nektar und Fruchtsaftgetränke mit Süßstoff (Fruchtanteil 10–50 %, Restanteil Wasser und Süßstoff).

Nicht geeignet: alle mit Zucker gesüßten Brausen, Erfrischungsgetränke, Limonaden, Nektare und Fruchtsaftgetränke, Milchmixgetränke, Malzbier, alkoholfreies Bier.

25.2.6 Alkoholische Getränke

Unter Berücksichtigung des Energiegehalts (s. allg. Richtlinien, Kap. 1.1):
- sog. Diabetiker-Bier, -Sekt, -Wein (Deutsches Weinsiegel trocken, „gelb" mit Analyse, max. 4 g Restzucker/l),
- trockene deutsche Weine (Deutsches Weinsiegel trocken, „gelb", max. 9 g Restzucker,
- trockene ausländische Weine („secco", „seco", „sec"),
- herber Apfelwein (Cidre, Most),
- trockener Sekt („extra herb", „extra brut"),
- „light-Bier",
- Branntweine aus Wein, Getreide, Reis, Obst, Kartoffeln oder Zuckerrohr (z.B. Armagnac, Korn, Whisky, Kirschwasser, Arrak, Wodka).

Nicht geeignet: Weine ohne Kennzeichnung „trocken", Süß- oder Dessertweine (Sherry, Portwein, Marsala, Wermut), Obst- und Fruchtweine, Schaum-, Perlweine, Sekt, Liköre, diverse Cocktails, übliches Bier.

Praxisbezogene Literatur als Grundlage für die Diätberatung und Informationsmaterial für Patienten

Allgemeine Information

Ausschuß Ernährung der Deutschen Diabetes-Gesellschaft: Einordnung von Isomalt in der Ernährungstherapie von Diabetikern. Akt. Ernähr.-Med. 19 (1994) 191.

Berger, M., V. Jörgens: Praxis der Insulintherapie. 5. Aufl., Springer, Berlin 1994.

Chantelau, E.: Das Diabetes-Dilemma. 1. Aufl., Kirchheim, Mainz 1993.

Howorka, K.: Insulinabhängig? – Funktioneller Insulingebrauch: Der Weg zur Freiheit mit nahezu normalem Blutzucker (Patientenlehrbuch). 4. Aufl., Kirchheim, Mainz 1993.

Jörgens, V., M. Berger: Mein Buch über den Diabetes mellitus. 8. Aufl., Kirchheim, Mainz 1994.

Jörgens, V., P. Kronsbein, M. Berger: Wie behandle ich meinen Diabetes – Für Diabetiker, die nicht Insulin spritzen, 7. Aufl., Kirchheim, Mainz 1994.

Klinik und Therapie bei Diabetes mellitus. Aktuelle Berliner Fortbildungsreihe, Heft 12/1994, Hrsg. M.-L. Götz, Th. Schirop, U. Rabast (Bezugsquelle: Lehranstalt für Diätassistenten, Univ.-Klinikum Rudolf-Virchow, Spandauer Damm 130, 14050 Berlin).

Mehnert, H., E. Standl: Das Handbuch für Diabetiker. 5. Aufl., Trias-Thieme, Stuttgart 1991.

Petzoldt, R.: Fragen und Antworten zum Diabetes. Kirchheim, Mainz 1994.

Ratzmann, K. P.: Diabetologische Praxis. – Leitfaden für den niedergelassenen Arzt. Kirchheim, Mainz 1993.

Schrezenmeir, J., J. Beyer: Diätetische Therapie des Diabetes mellitus – diabetesgerechte Ernährung. Med. Welt 42 (1991) 914–918.

Toeller, M., A. Klischan, P. Hürter: Jugendliche Diabetiker voll Drauf! Für alle, die mehr über junge Diabetiker wissen möchten. Kirchheim, Mainz 1993.

Koch- und Backbücher

Birk, D., E. Pospisil: Das Kochbuch für Diabetiker. Mit 170 ballaststoffreichen Rezepten. Ehrenwirth, München 1992.

Koerber, K.v., B. Hammann, G. Willms: Für Diabetiker: Vollwert-Ernährung. Gräfe & Unzer, München 1992.

Leitzmann, C., H. Laube, H. Milion: Vollwertküche für Diabetiker. Falken, Niedernhausen 1990.

Lübke, D., G. Willms: Kochbuch für Diabetiker – auch mit vollwertigen Rezepten für die vegetarische Küche. Trias-Thieme, Stuttgart 1990.

Nassauer, L., A. Fröhlich-Krauel, R. Petzold: Das GU Kochbuch für Diabetiker. Gräfe & Unzer, München 1994.

Moser, S.: Kochen macht uns Kindern Spaß – Kochbuch für Kinder mit und ohne Diabetes. Kirchheim, Mainz 1991.

Toeller, M., W. Schumacher, A. Ch. Groote: Kochen für Diabetiker. Falken, Niedernhausen 1991.

Weiteres Informationsmaterial für Patienten (Merkblätter, Broschüren) kann bei folgenden Institutionen und Firmen angefordert werden:

Bayer AG
Pharma Deutschland
51368 Leverkusen

Bayer Diagnostik
Weißenseestraße 101
81539 München

Becton Dickinson GmbH
Postfach 10 16 29
69006 Heidelberg

Berlin Chemie AG
Glienicker Weg 125
12489 Berlin

Boehringer Mannheim GmbH
Centrum München
Westendstraße 195
80686 München

Bundesverband der Insulinpumpenträger e.V.
Reinekestraße 31
51145 Köln

Deutscher Diabetiker-Bund e.V.
Danziger Weg 1
58511 Lüdenscheid

Deutsche Gesellschaft für Ernährung e.V.
Im Vogelsgesang 40
60488 Frankfurt

Drugofa GmbH
Postfach 90 02 80
51112 Köln

Hoechst AG
Kennedyallee 76
65926 Frankfurt

Lilly Deutschland GmbH
Saalburgstraße 153
61350 Bad Homburg

Maizena Gesellschaft mbH
Ernährungswiss. Abteilung
Postfach 26 50
74016 Heilbronn

Nestlé Deutschland AG
Ernährungsberatung
Lyoner Straße 23
60523 Frankfurt

Novo Nordisk Pharma GmbH
Brucknerstraße 1
55127 Mainz

25.3 Hyperlipoproteinämie, Arterioskleroseprophylaxe

Prinzip der diätetischen Therapie

Die Konzentration von Cholesterin und Triglyceriden bzw. Lipoproteinen im Plasma ist von einer Vielzahl verschiedener Faktoren, unter anderem in hohem Maße abhängig von
- der Ernährung und
- dem Ausmaß des Übergewichts.

Diätetische Maßnahmen stehen am Beginn einer jeden Behandlung. Kommt es dabei zu keiner ausreichenden Normalisierung der Lipid- bzw. Lipoproteinkonzentration, so muss in aller Regel **zusätzlich eine medikamentöse Behandlung** erfolgen.

Je nachdem, ob es sich bei der Hyperlipoproteinämie um den einzigen Risikofaktor handelt oder ob **zusätzlich weitere Risikofaktoren** vorhanden sind, sollten die in Tabelle 25-9 aufgeführten Werte als Therapieziel angestrebt werden.

25.3.1 Hypercholesterinämie

Bestehendes Übergewicht sollte durch eine energiereduzierte lipidsenkende Kost abgebaut werden.

Die Europäische Arteriosklerose-Gesellschaft (EAS) hält ein Körpergewicht für wünschenswert, das einem Body-Mass-Index (BMI) von < 25 entspricht. Es wird jedoch eingeräumt, dass dieses Ziel nicht immer erreicht werden kann.

Eine **Gewichtsabnahme** von 0,5–1 kg pro Woche sollte angestrebt werden. Im Übrigen beruhen die Diätempfehlungen auf
- einer fortschreitenden Reduktion der Fett- und Cholesterinzufuhr sowie
- einem erhöhten Verzehr von einfach- und mehrfach ungesättigten Fettsäuren.

Tabelle 25-9 Zielwerte für Plasmacholesterin und LDL-Cholesterin.

Gesamtrisiko	Zielwerte Plasmacholesterin [mg/dl] ([mmol/l])	LDL-Cholesterin [mg/dl] ([mmol/l])
Leicht erhöhtes Risiko: z.B. Cholesterin vor Behandlung 200–300 mg/dl (5,2–7,8 mmol/l) **keine weiteren Risikofaktoren** Plasmacholesterin/ HDL-Cholesterin-Verhältnis 4,5–5,0	195–230 (5–6)	155–175 (4–4,5)
Mäßig erhöhtes Risiko: z.B. Cholesterin vor Behandlung 200–300 mg/dl (5,2–7,8 mmol/l) **und ein weiterer Risikofaktor oder gleichzeitig** HDL-Cholesterin-Verhältnis <39 mg/dl (<1 mmol/l)	195 (5)	135–155 (3,5–4)
Hohes Risiko: z.B. koronare oder periphere vaskuläre Erkrankung oder Plasmacholesterin > 300 mg/dl (>7,8 mmol/l) oder familiäre Hypercholesterinämie oder Plasmacholesterin 200–300 mg/dl (5,2–7,8 mmol/l) **und zwei weitere Risikofaktoren**	175–195 (4,5–5)	115–135 (3–3,5)

Anmerkung: Zielwerte für Triglyceride wurden bisher nicht festgelegt; Richtwert: 200 mg/dl (2,3 mmol/l)
Quelle: Ernährungs-Umschau 41, S. 45 (1994).

Lipidsenkende Kost

Ernährungsempfehlungen nach den Grundsätzen der EAS:
- < 30 % der Gesamtenergie in Form von Fett, gesättigte Fettsäuren und trans-Fettsäuren 7–10 Energieprozent, einfach ungesättigte Fettsäuren 10–15 Energieprozent
- Steigerung der Zufuhr komplexer Kohlenhydrate und Ballaststoffe (Bevorzugung pflanzlicher Lebensmittel), Kohlenhydrate ca. 55 Energieprozent, Ballaststoffe ca. 35 g
- Beim Verzehr eiweißreicher tierischer Lebensmittel, Berücksichtigung des Gehaltes an gesättigten Fettsäuren, Eiweiß ca. 15 Energieprozent, mind. 50 % vegetarisch
- < 300 mg Nahrungscholesterin/Tag.

Einige weitere diätetische Maßnahmen beeinflussen die Serumlipidkonzentration bzw. das Arterioskleroserisiko.

Ballaststoffe

Aus der Gruppe der Ballaststoffe hat insbesondere das **Pektin** eine cholesterinspiegelsenkende Wirkung. Es ist deshalb sinnvoll, Lebensmittel mit hohem Pektinanteil, dies sind insbesondere **Gemüse** und **Früchte,** so oft als möglich in den Kostplan aufzunehmen.

Auch die **wasserlöslichen Ballaststoffe** aus Hafer und Bohnen wirken senkend auf die Serumcholesterinkonzentration.

Alkohol

Alkohol in einer Menge von etwa 20–30 g/Tag, das entspricht ca. 250 ml Wein oder 500 ml Bier, steigert die Konzentration an HDL-Cholesterin im Serum und senkt die Fibrinokonzentration. Diese und mögliche weitere Effekte eines **moderaten Alkoholkonsums** senken das Risiko arteriosklerotischer Gefäßprozesse.

Trans-Fettsäuren

Trans-Fettsäuren sind im Hinblick auf den Lipidstoffwechsel wie gesättigte Fettsäuren zu bewerten. Die Aufnahme erfolgt durch tierische und pflanzliche Lebensmittel.

Trans-Fettsäuren entstehen im Pansen von Wiederkäuern durch bakteriellen Abbau und bei der Hydrierung von ungesättigten Fettsäuren. Demzufolge kommen sie in Margarinen, Koch-, Back- und Frittierfetten vor.

> Es ist prinzipiell möglich, diese Fette so herzustellen, dass praktisch keine trans-Fettsäuren entstehen. Diät-Margarinen sind in der Regel frei von trans-Fettsäuren.

Sekundäre Pflanzenstoffe

Unter diesen Begriff fallen eine Vielzahl von Substanzen, die in Obst, Gemüse, Hülsenfrüchten, Kartoffeln, Vollkornprodukten und fermentierten Lebensmitteln vorkommen.
Sie sollen u. a.
- vor Herz-Kreislauferkrankungen schützen und
- den Blutfettspiegel günstig beeinflussen.

Nach ihrer chemischen Struktur werden sie in 9 Gruppen eingeteilt (Carotinoide, Saponine, Glucosinolate, Polyphenole, Protease-Inhibitoren, Terpene, Phytosterine, Phytoöstrogene, Sulfide), weitere lassen sich nicht zuordnen.

Aufgrund ihrer Vielzahl und der unterschiedlichen Wirkungen sekundärer Pflanzenstoffe ist es sinnvoll, verschiedene **Früchte** und **Gemüse** regelmäßig in ausreichender Menge (täglich 4–5 Portionen) roh oder schonend gegart zu essen.

Einige dieser Stoffe kommen vor allem in den Randschichten von Obst und Gemüse vor, schälen verringert den Gehalt.

Antioxidative Vitamine

Die antioxidativen Vitamine A, C, E und Carotinoide gelten als „**Schutzfaktor**" bei der Entwicklung der Arteriosklerose.

Für gesunde Erwachsene werden zur **Prävention** folgende Empfehlungen gegeben (Dt. Ärztebl. 1995; 92: A–1316–1321, Heft 18): Vitamin C 75 bis 150 mg, Vitamin E 15 bis 30 mg, β-Carotin 2 bis 4 mg.

Bei regelmäßigem Verzehr von rohem Obst und Gemüse sowie Vitamin-E-reichen Pflanzenölen können diese Empfehlungen realisiert werden.

Fischöl

Die im Fischöl, insbesondere von Makrelen, Lachs und Hering vorkommenden **ω-3-Fettsäuren** wirken aufgrund verschiedener Effekte (Senkung der Serumtriglyceridkonzentration, Verminderung der Thrombozytenaggregation usw.) verzögernd auf die Arterioskleroseentwicklung.

Der regelmäßige Verzehr von Fisch, insbesondere der genannten Fischsorten, z. B. **zwei- bis dreimal pro Woche ein Fischgericht,** ist deshalb zu empfehlen.

Für die Praxis kann davon ausgegangen werden, dass eine geringe Erhöhung der Triglyceridkonzentration im Serum bei normaler Cholesterinkonzentration das kardiovaskuläre Risiko nicht erhöht. Erst dann, wenn die Triglyceridspiegel über 250–300 mg/dl liegen, ist eine Therapie angezeigt.

25.3.2 Sekundäre Hypertriglyzeridämie

Bei dieser Form der Hypertriglyzeridämie (**häufigste Ursachen** sind Fettsucht, Diabetes mellitus, Niereninsuffizienz, Alkoholmissbrauch, Einnahme von Diuretika, Kontrazeptiva und Betablockern) müssen Grundkrankheit bzw. auslösende Ursachen therapiert bzw. eliminiert werden.

Liegt keine primäre Hypertriglyzeridämie vor, so kann die Erhöhung der Plasmatriglyceridkonzentration allein durch Fehlernährung (zu hoher Verzehr von Fetten gesättigter Fettsäuren und niedermolekularen Kohlenhydraten, Alkoholabusus, insgesamt hyperkalorische Ernährung) bedingt sein. Hierbei werden selten Triglyceridkonzentrationen von mehr als 400 mg/dl erreicht.

25.3.3 Primäre Hypertriglyzeridämie

Bei der Hyperlipoproteinämie vom **Typ III, Typ IV** und bei **milden Formen des Typs V** gelten folgende Empfehlungen:
- Gewichtsreduktion bis zum Normalgewicht mit Hilfe einer Reduktionskost
- Meiden alkoholischer Getränke
- Reduktion des Gesamtfetts, der gesättigten Fettsäuren und des Cholesterins, wie bei der Behandlung der Hypercholesterinämie.

Bei Hyperlipoproteinämien, die **mit einer Chylomikronämie** einhergehen (**Typ I** und **schwere Verlaufsformen des Typs V,** bei denen die diätetische und medikamentöse Behandlung der Hyperchylomikronämie auch wegen der Gefahr einer

Pankreatitis angezeigt ist), sind folgende diätetische Maßnahmen indiziert:
- Reduktion der Fettzufuhr auf 10 bis 20 % der Gesamtenergie, unter Umständen weitgehender Ersatz des üblichen Nahrungsfetts durch Fette mittelkettiger Fettsäuren (vgl. Kap 3.4)
- bei Adipösen Verminderung der Energiezufuhr bis zum Erreichen des Normalgewichts
- völliges Meiden von alkoholischen Getränken.

Praktisches Vorgehen

Die lipidsenkende Kost nach den Empfehlungen der EAS stimmt im Wesentlichen mit den Empfehlungen der DGE für eine vollwertige Ernährung überein.

Das **Ernährungsverhalten der Allgemeinbevölkerung** weicht jedoch z.T. erheblich von diesen Empfehlungen ab. Dieser Aspekt sollte bei der Diätberatung angesprochen und berücksichtigt werden.

Unterteilt man die Lebensmittel in drei Gruppen, Fette bzw. fettreiche Lebensmittel, kohlenhydratreiche und eiweißreiche Lebensmittel, so besteht in der Praxis die Gefahr, vor allem bei der Auswahl von Lebensmitteln aus der letztgenannten Gruppe Fehler zu begehen, da **eiweißreiche Lebensmittel häufig reich an Fetten gesättigter Fettsäuren** und an Cholesterin sind (Tab. 25-10 bis 25-13).

Die begrenzte Menge an Koch- und Streichfett sollte reich an einfach und mehrfach gesättigten Fettsäuren sein (Oliven-, Sonnenblumen-, Maiskeim-, Weizenkeim-, Raps-, Soja-, Distel- und Nussöle Halbfett-, Diätmargarine).

Der vergleichsweise hohe Kohlenhydratanteil von 300–360 g bei einer Gesamtenergiezufuhr von 5000 kJ/Tag (2200 kcal) soll so weit als möglich in Form von **Vollgetreideprodukten,** Gemüse und Früchten gegeben werden. Hierdurch wird gleichzeitig ein hoher Ballaststoffverzehr gewährleistet. Zucker soll weitgehend gemieden werden.

Praxisbezogene Literatur als Grundlage für die Diätberatung und Informationsmaterial für Patienten

Die Ernährung bei hohen Cholesterinwerten. – Ein Ratgeber zur Senkung des Blutfettspiegels. Hrsg. Schweizerische Herzstiftung. Verlag H. Huber, Bern–Göttingen 1993.

Pfalzgraf, A., H. Steinhart: Trans-Fettsäuregehalte in Margarinen. Dt. Lebensmittel-Rundschau 91 (1995) 113–114.

Wahrburg, U.: Prävention der koronaren Herzkrankheit. Ernährungs-Umschau 41 (1994) 44.

Wolfram, G., O. Adam: Diät bei Störungen des Fettstoffwechsels und zur Vorbeugung der Arteriosklerose. Diät heute, Bd. 8 Falken-Verlag, Niedernhausen 1989.

Tabelle 25-10 Lebensmittel mit niedrigem bis mittlerem Fett- und Cholesteringehalt und günstiger Fettsäurenzusammensetzung.

	Fett [g/100 g]	Cholesterin [mg/100 g]	Eiweiß [g/100 g]
Brathuhn	5,6	75	20,6
Hühnerbrust	0,9	75	22,8
Hühnerschlegel	3,1	75	20,6
Truthahn	6,8	75	22,4
Truthahnbrust	1,0	60	24,1
Truthahnkeule	3,6	75	20,5
Forelle	2,7	55	19,5
Heilbutt	2,3	50	20,1
Kabeljau	0,4	50	17,7
Seelachs (Köhler)	0,8	33	18,3
Rotbarsch	3,6	38	18,2
Hering (Ostsee)	9,2[1]	44	18,1
Makrele	11,9[1]	70	18,7
Lachs	13,6[1]	35	19,9

[1] Reich an ω-3-Fettsäuren

25.3 Hyperlipoproteinämie, Arterioskleroseprophylaxe

Tabelle 25-11 Lebensmittel mit niedrigem bis mittlerem Fett- und Cholesteringehalt, jedoch ungünstiger Fettsäurenzusammensetzung.

	Fett [g/100 g]	Cholesterin [mg/100 g]	Eiweiß [g/100 g]
Milch, Joghurt, Dickmilch 1,5% Fett	1,6	5	3,4
Buttermilch	0,5	4	3,5
Magerquark	0,3	4	13,5
Hüttenkäse, 20% Fett i. Tr.	4,5	13	14,0
Edamer Käse, 30% Fett i. Tr.	16,2	54	26,4
Kalbfleisch (Keule)	1,6	90	20,7
Rindfleisch (Bug)	6,2	70	20,8
Schweineschnitzel	8,1	70	20,8
Kaninchenfleisch	7,6	70	20,8
Corned beef, deutsch	6,0	70	21,7

Tabelle 25-12 Lebensmittel mit niedrigem Fett- und hohem Cholesteringehalt.

	Fett [g/100 g]	Cholesterin [mg/100 g]	Eiweiß [g/100 g]
Leber (Kalb)	4,1	250	19,2
Niere (Schwein)	5,2	350	16,5
Herz (Rind)	6,0	140	16,5
Hirn (Kalb)	7,6	3150	10,1
Zunge (Kalb)	6,2	140	17,1
Rehkeule	1,3	110	21,4
Hasenfleisch	3,0	110	21,6
Hirschfleisch	3,3	110	20,6
Krusten- und Schalentiere	1,3–1,9	110–185	10–19

Tabelle 25-13 Ungeeignete Lebensmittel mit hohem Fett- und Cholesteringehalt bei ungünstiger Fettsäurenzusammensetzung (Auswahl).

	Fett [g/100 g]	Cholesterin [mg/100 g]	Eiweiß [g/100 g]
Ei (1 Ei ca. 60 g)	5,5	280	6,0
Schweinefleisch (Kamm)	25,0	70	16,0
Hammelfleisch (Kotelett)	32,0	70	15,0
Gänsefleisch	31,0	75	16,0
Kalbsbratwurst	31,4	100	10,3
Bockwurst	25,3	100	12,3
Cervelatwurst	43,2	85	16,9
Käse > 40% Fett i. Tr.	23–34	71–112	14–27

Broschüren

Bewußte Ernährung – gesundes Leben, Empfehlungen für die vollwertige Ernährung. 2. Auflage, 1989. Nestlé Deutschland AG, Ernährungsberatung, Lyoner Straße 23, 60523 Frankfurt.

Der Mensch ist, was er ißt! Ernährungswegweiser und Ratgeber bei häufigen ernährungsabhängigen Gesundheitsstörungen. Deutsche Gesellschaft für Ernährung. Im Vogelsgesang 40, 60488 Frankfurt.

Fettmodifizierte Kost. Maizena Gesellschaft mbH, Ernährungswiss. Abteilung, Postfach 2650, 74016 Heilbronn.

Fit durch aktives Leben. – Ein Ratgeber für Patienten mit Fettstoffwechselstörungen. Boehringer Mannheim GmbH, Sandhofer Straße 116, 68298 Mannheim.

Nährwertbroschüre (Nährwerttabelle mit Cholesterin- und Fettsäurengehalt). Union Deutsche Lebensmittelwerke GmbH, Dammtorwall 15, 20355 Hamburg.

Koletzko, B., K. Dokoupil, U. von Schenck: Hast du auch hohes Cholesterin? Ein Ernährungsratgeber für Kinder und Eltern, Dietrich Steinkopff Verlag GmbH Darmstadt, 1996.

Weitere Broschüren sind erhältlich über die Geschäftsstellen der Krankenkassen.

25.4 Hyperurikämie und Gicht

Prinzip der diätetischen Therapie

Bei vorhandener Erbanlage wird die Entstehung einer krankhaft erhöhten Harnsäurekonzentration im Serum (Hyperurikämie) durch eine **hyperkalorische Ernährung** mit Übergewicht, eine **hohe Purinzufuhr** mit der Nahrung und durch **Alkoholkonsum** gefördert.

Bei einer Harnsäurekonzentration im Serum von 8–9 mg/dl muss bei jedem Vierten und ab einer Harnsäurenkonzentration von 9 mg/dl fast bei jedem mit einem Gichtanfall gerechnet werden.

Das Risiko der **Nierensteinbildung** steigt mit zunehmender Harnsäurekonzentration im Serum.

Endprodukt des Purinabbaus im Stoffwechsel ist die Harnsäure. Der Puringehalt eines Lebensmittels kann jedoch nur in begrenztem Maße die Harnsäurebelastung des Stoffwechsels wiedergeben.

Nahrungspurine unterscheiden sich in der Resorptions- und Wiederverwertungsrate, zusätzlich kommt es zu Veränderungen durch Lagerung und Verarbeitung.

Aufgrund neuer enzymatischer oder chromatographischer Analyseverfahren ist es möglich, die **maximale Harnsäurebelastung** des Stoffwechsels aus den Purinen eines Lebensmittels zu bestimmen. Die Angabe erfolgt in „mg Harnsäure".

Mit diesen Verfahren bestimmte Harnsäurewerte weichen z. T. erheblich von Angaben in älteren Lebensmitteltabellen ab. Die Richtwerte für purinarme Kostformen wurden entsprechend angepasst.

Praktisches Vorgehen

Verringerung der Purinzufuhr mit der Nahrung:
- **Streng purinarme Kost** maximal 300 mg Harnsäure/Tag (2000 mg/Woche), nur unter stationären Bedingungen bei sehr hohen Harnsäurewerten und zur Überprüfung des Effektes der Diät auf den Serumharnsäurespiegel; überwiegend lakto-vegetabile Kost, mindestens 2 Liter Flüssigkeit/Tag.
- **Purinarme Kost** maximal 500 mg Harnsäure/Tag (3000 mg/Woche). Dauerkost bei Hyperurikämie und Gicht.

Strenge Diätregeln werden bei den heute üblichen Ernährungsgewohnheiten nicht befolgt. Ein **Kompromiss** besteht in einer **Fleischmahlzeit** (100 bis 150 g) pro Tag, wenn möglich **seltener**, unter Umständen nur einmal pro Woche.

> Hierbei sind Innereien, Meeresfrüchte, Sardellen, Sprotten, Ölsardinen, sowie Haut von Geflügel und Fisch zu meiden.

Milch, Milchprodukte und Ei sind als tierische Eiweißquelle zu bevorzugen.

Zu berücksichtigen ist darüber hinaus der **oft erhebliche Puringehalt pflanzlicher Lebensmittel**. Getrocknete Hülsenfrüchte, frische Erbsen, Hefepasten und diverse Sojaprodukte sollten nur anstelle einer Fleischmahlzeit eingesetzt werden. Das Gleiche trifft auf größere Portionen (> 200 g) harnsäurereicher Gemüse und Pilze zu (≥ 50 mg Harnsäure enthalten: Austern-, Steinpilze, Champignons, Maronen, Artischocken, Broccoli, Gemüsemais, Rosenkohl, Sauerampfer, Schwarzwurzeln, Spinat).

> Eine Mahlzeit auf ovo-lakto-vegetabiler Basis kann bei kritikloser Auswahl ebenso viel Purine wie eine Fleischmahlzeit enthalten (Tab. 25-14).

Der Verzehr von **purinfreiem Eiweiß** muss im Rahmen der empfohlenen Eiweißzufuhr (0,8 g/kg Körpergewicht/Tag) nicht eingeschränkt werden.

Tabelle 25-14 Beispiele für den Puringehalt von Mahlzeiten.

Fleischmahlzeit		ovo-lakto-vegetabile Mahlzeit	
Schweinekotelett mit Kartoffeln, Möhrengemüse, Kopfsalat mit Radieschen		Broccoliauflauf mit Tomatensoße, Kartoffeln, Sellerierohkost	
Zutaten:	Harnsäure:	Zutaten:	Harnsäure:
100 g Schweinekotelett	150 mg	250 g Broccoli	125 mg
200 g Kartoffeln	30 mg	50 g Ei (1 Stück)	3 mg
150 g Möhren	23 mg	200 g Kartoffeln	30 mg
30 g Kopfsalat	3 mg	150 g Tomate für Soße	15 mg
30 g Radieschen	3 mg	125 g Sellerie	38 mg
Öl/Margarine	–	10 g Haselnüsse	4 mg
		Öl/Margarine/Sahne	–
	209 mg		215 mg

- Gewichtsreduktion bei Übergewicht
  Die Reduktion des Körpergewichts führt zu einer Erniedrigung der Serumharnsäurekonzentration. Abgesehen von totalem Fasten – hierbei kommt es zu einem Anstieg der Serumharnsäurekonzentration – ist jede Reduktionsdiät erlaubt, wenn die Begrenzung der Purinzufuhr berücksichtigt wird.
- Alkoholkonsum einschränken
  Da Alkohol in großer Menge die Harnsäurebildung erhöht, die renale Harnsäureausscheidung jedoch reduziert, muss der Alkoholkonsum so gering wie möglich gehalten werden (Berücksichtigung der Alkoholkalorien!). Beim Genuss von Bier ist darüber hinaus der Harnsäuregehalt zu beachten, der je nach Sorte 10–15 mg Harnsäure beträgt. Ein Gichtpatient sollte nicht mehr als 1 Portion eines alkoholischen Getränks zu einer Mahlzeit am Tag trinken.
- Ausreichende Flüssigkeitszufuhr
  Die Flüssigkeitszufuhr sollte mindestens 1,5–2 Liter pro Tag (möglichst kalorienfreie Getränke) betragen. Auch Tee und Kaffee können entgegen früherer Ansicht eingesetzt werden. Die beiden Getränke enthalten Methylpurine, die nicht zu Harnsäure abgebaut werden.
- Energetisch knappe Kost bei normaler Nährstoffrelation (15 Energieprozent Eiweiß, 30 Energieprozent Fett, 55 Energieprozent Kohlenhydrate).
  Da häufig eine Hyperlipoproteinämie vom Typ IV oder ein Diabetes mellitus vorliegt, sollten leicht resorbierbare Kohlenhydrate eingeschränkt werden.

Praxisbezogene Literatur als Grundlage für die Diätberatung und Informationsmaterial für Patienten

Wolfram, G., I. Husemeyer: Ernährung bei Gicht. TRIAS-Thieme Hippokrates Enke, Stuttgart 1991.

Wolfram, G.: Das moderne Konzept der Ernährung bei Gicht. Akt. Ernähr.-Med. 17 (1992) 24–32.

Broschüren, Nährwerttabellen

Elmadfa, I., W. Aign, E. Muskat, D. Fritzsche, H.-D. Cremer: Die große GU Nährwerttabelle, Gräfe und Unzer, 1994/95.

Essen und Trinken für Gichtkranke, Faltblatt (Schutzgebühr DM 0,50). Essen und Trinken bei Gicht (Schutzgebühr DM 5,–). Deutsche Gesellschaft für Ernährung (DGE), Im Vogelsgesang 40, 60488 Frankfurt.

Erhöhte Harnsäurewerte/Gicht. Werte senken – aber wie? Geschäftsstellen der AOK.

Gicht, Hyperurikämie, Harnsäuresteine. (Schutzgebühr DM 2,–) Maizena Gesellschaft mbH, Ernährungswissenschaftliche Abteilung, Postfach 2650, 74016 Heilbronn.

Hyperurikämie, Harnsäuresteine und Gicht. Hrsg. Ernährungsberatung, Nestlé Deutschland AG, Lyoner Straße 23, 60523 Frankfurt (Schutzgebühr DM 2,50). Automatische Bestellung über Einzahlung per Zahlkarte auf Postgirokonto Nr. 47976-600, Postgiroamt Frankfurt.

Kalorien mundgerecht. Nestlé Deutschland AG, 9. erweiterte Aufl., Umschau Verlag, 1993.

25.5 Seltene, einer diätetischen Behandlung zugängige Stoffwechselerkrankungen

Wegen der relativen Seltenheit dieser Erkrankungen, die in aller Regel eine primäre Behandlung und eine exakte Diätberatung in einer Fachabteilung erforderlich machen, verweisen wir auf die Darstellungen in den Kapiteln 3, 4, 5 und 6. Die nachfolgend aufgeführte Literatur enthält ausreichend praktische Anleitungen.

Praxisbezogene Literatur als Grundlage für die Diätberatung und Informationsmaterial für Patienten

Böhles, H.: Ernährungsstörungen im Kindesalter. Wissensch. Verlagsges., Stuttgart 1991.
Endres, W.: Die hereditäre Fruktoseintoleranz. – Übersicht und kritische Auseinandersetzungen mit persistierenden Problemen. Akt. Endokr. Stoffw. 9 (1988) 140–145.
Hilgarth, R., J. Bremer: Angeborene Stoffwechselstörungen. Nahrungsmittel und Diätanweisungen. pädiat. prax. 15 (1975) 311–347.
Koletzko, B.: Ernährung chronisch kranker Kinder und Jugendlicher. Springer-Verlag, Berlin–Heidelberg–New York 1993.
Schaub, J.: Sonstige Störungen des Kohlenhydratstoffwechsels. – Galaktosämie. In: Therapie der Krankheiten des Kindesalters, Hrsg. R. Reinhard, 5. Aufl., Springer, Berlin–Heidelberg–New York 1994.
Schweitzer, S., D. Mellentin, G. Schleising: Galactosämie. Deutsche Krankenpflege-Zeitschrift 2 (1993) 96–98.
Stehr, K., J. Böhles: Stoffwechselerkrankungen im Kindesalter. Kinderheilkunde und Jugendmedizin Bd. 3, perimed, Erlangen 1987.
Ullrich, K., U. Wendel: Mit PKU gut leben. 2. Aufl. SHS-Gesellschaft für klinische Ernährung, Heilbronn 1994.
Wachtel, U., R. Hilgarth: Ernährung und Diätetik in Pädiatrie und Jugendmedizin. Bd. I Ernährung, Bd. II Diätetik. Thieme, Stuttgart–New York 1994/1995.
Weglage, J.: Phenylketonurie – Psychosoziale Aspekte einer chronischen Erkrankung. Hogrefe Verlag für Psychologie, Göttingen 1993.

Informationsmaterial

über: Milupa AG, Wiss. Information Deutschland/Stoffwechselprodukte, Bahnstraße 14–30, 61379 Friedrichsdorf
DIE PKU-Diät in den ersten Lebensmonaten leicht gemacht.
Die phenylalaninarme Diät mit PKU 1, PKU 2 und PKU 3. Ein Ratgeber mit Informationen für Angehörige der Heilberufe, des Heilgewerbes oder der Heilhilfsberufe.
Eiweißarme Küche. – Rezepte für die phenylalaninarme Ernährung.
Fortschritte in der diätetischen Behandlung von PKU-Säuglingen.
Nährwerttabelle für die Ernährung bei angeborenen Störungen des Aminostoffwechsels.
Milupa Spezialprodukte zur diätetischen Behandlung erblicher Aminosäuren-Stoffwechselstörungen.
Phenylalaninfreie Spezialprodukte zur Behandlung von Phenylketonurie und Hyperphenylalaninämie.
Tipps zur Ernährung bei Galactosämie.
über: SHS-Gesellschaft für klinische Ernährung mbH, Postfach 3061, 74020 Heilbronn
Mit PKU gut leben. Ein Buch für Jugendliche mit Phenylketonurie. Hrsg. Ullrich, K., U. Wendel.
Phenylketonurie – eine angeborene Stoffwechselstörung. Schriftenreihe der DIG PKU.
Rezepte mit DAMIN eiweißarm „Brot" u. -„Kuchen".
Unser Kind hat Phenylketonurie. Informationen und Ratschläge für Eltern.
über: Hammermühle Diät GmbH, 67489 Kirrweiler
Sammelmappe mit Rezepten für Phenylalaninarme Diät.
Medizinischer Infomationsdienst: Phenylketonurie. (Informationsblatt zum Krankheitsbild und Therapie).
über: Bundesarbeitsgemeinschaft „Hilfe für Behinderte" e.V., Kirchfeldstraße 149, 40215 Düsseldorf
Phenylketonurie, Band 223.
Galaktosämie, Band 228.

Weitere Informationen erhältlich bei:

Deutsche Interessengemeinschaft Phenylketonurie und verwandte angeborene Stoffwechselstörungen e.V., Adlerstraße 6, 91077 Kleinsendelbach.
Gemeinnützige Elterninitiative Galactosämie e.V., Guido Müller, Waldstraße 23, 67471 Elmstein.

26 Erkrankungen der Niere (Niereninsuffizienz)

Prinzip der diätetischen Therapie

Ziel der diätetischen Therapie **in der Prädialysephase** ist es, anfallende harnpflichtige Substanzen so gering zu halten, dass ihre Ausscheidung über die Niere trotz eingeschränkter Funktion des Organs noch gewährleistet ist.

Dies betrifft insbesondere den Harnstoff als Endprodukt des Eiweißstoffwechsels, z. T. auch Elektrolyte, in erster Linie das Kalium.

Die Einschränkung des **Eiweißanteils** der Kost, mit der dieses Ziel auch bei fortgeschrittener Niereninsuffizienz noch erreicht werden kann, muss so bemessen und die **Eiweißauswahl** so getroffen sein, dass **keine Mangelversorgung** mit Energie und essentiellen Nährstoffen, v.a. auch an essentiellen Aminosäuren eintritt.

Eiweißarme diätetische Lebensmittel sind in Tabelle 26-1 aufgeführt.

Eine diätetische **Eiweißrestriktion** führt zu einer **Verlängerung der konservativen Behandlungszeit**. Der Dialysebeginn kann unter Umständen um mehr als ein Jahr hinausgezögert werden.

Praktisches Vorgehen

Eiweißreduzierte Mischkost

- Mischkost mit 0,5–0,6 g **biologisch hochwertigem Eiweiß** pro kg Körpergewicht bei einer ausreichenden Energiezufuhr (etwa 150 kJ/ 35 kcal pro kg KG)
- bei Hypertonie und Ödemen **Reduktion der Kochsalzzufuhr** auf weniger als 6 g/Tag
- bei Neigung zu Hyperkaliämie muss die tägliche **Kaliumaufnahme** unter 2 g liegen
- zur Vermeidung einer renalen Osteopathie sollte die **Phosphatzufuhr** möglichst gering gehalten werden (phosphatreiche Lebensmittel sind Milch, Milchprodukte, Kakao, Nüsse usw.)

Ist eine weitere Reduktion der Eiweißzufuhr erforderlich, so wird bei freier Wahl der Eiweißträger der Bedarf an Protein nicht mehr optimal gedeckt. Eine ausreichende Bedarfsdeckung ist jedoch mit einer **Kartoffel-Ei-** oder einer **Schwedendiät** noch möglich.

Kartoffel-Ei-Diät (proteinselektiv)

Bei dieser streng proteinarmen Diät wird die **hohe biologische Wertigkeit** eines Gemisches aus Kartoffel- und Eiereiweiß genutzt. Sie erlaubt die Eiweißzufuhr auf 0,3–0,4 g/kg Körpergewicht zu reduzieren, das entspricht etwa 20–30 g Gesamteiweiß pro Tag.

Schwedendiät (nicht proteinselektiv)

Während bei der Kartoffel-Ei-Diät der Bedarf an essentiellen Aminosäuren mit dem genannten Proteingemisch gedeckt wird, enthält die Schwedendiät mit nur 20–30 g Gesamteiweiß eine den Bedarf an essentiellen Aminosäuren nicht deckende Proteinmenge.

Die Eiweißquelle kann frei gewählt werden, sodass eine **gewisse Variationsmöglichkeit** besteht. Zusätzlich werden **synthetische Aminosäuren** in Tabletten- bzw. Granulatform in einer Menge gegeben, die eine ausreichende Deckung des Aminosäurenbedarfs gewährleistet (Präparate und Informationen über Fa. Fresenius und Pfrimmer-Kabi).

Dialysediät

Ist eine regelmäßige Dialyse erforderlich, so muss die Ernährung grundlegend geändert werden. Erstens entfällt die strenge Eiweißbeschränkung und Eiweißauswahl, da anfallende harnpflichtige Substanzen mit Hilfe der „künstlichen Niere" eliminiert werden.

Darüber hinaus verliert der Organismus während der Dialyse Aminosäuren und wasserlösliche Vitamine, die durch eine **adäquate Eiweißzufuhr** mit der Nahrung sowie durch Vitamingaben ersetzt werden müssen.

Bei zweimaliger Hämodialyse pro Woche sollte die **tägliche Eiweißzufuhr** bei 1,0 bis 1,2 g/kg Körpergewicht liegen, wobei biologisch hochwertiges Eiweiß zu bevorzugen ist.

26 Erkrankungen der Niere (Niereninsuffizienz)

Tabelle 26-1 Eiweißarme Lebensmittel.

Herstellung/Vertrieb*	Produkte	Bezugsquelle
Brot und Backwaren, Mehlmischungen		
Delfs	Delfs-Brot, hell und dunkel	Direktverkauf, Direktversand
Liga Nahrungsmittel GmbH	Amin-ex eiweißarme Kekse	Apotheke, Drogerie, Reformhaus
Hammermühle Diät GmbH	Waffelbrot, Toastbrot (auch ohne Salz), Kastanienbrot, Pfälzer Weißbrot, Rosinenbrot, diverses Kleingebäck, Brot- und Kuchenmehlmischung	Apotheke, Reformhaus, Direktversand
SHS-Gesellschaft mbH	Backmischung damin® eiweißarm für Brot u. Gebäck	Apotheke, Reformhaus, Direktversand
Poensgen	Poensgen-Mehl, 12 versch. Brotsorten, Brötchen, Aufbackbrötchen, Süße Hörnchen, Rosinenstuten, -brötchen, Feinbackwaren (Apfeltaschen, Kirsch-, Sandkuchen etc), diverses Kleingebäck	Direktversand
Sibylle-Diät	Waffelbrot, Kastanienbrot, Pizzaböden	Reformhaus
Fritz Weber	eiweißarmes Weberbrot	Direktversand
Welfare Foods	Rite Dosen-Brot, Vanilla-Cream-Waffeln, Schokowaffeln, Biskuits mit Schokolade	Versand über Hammermühle
Wiechert	eiweißfreies Fertigmehl	Direktversand
Teigwaren		
Hammermühle Diät GmbH	Band-, Hörnchen-, Spiral-, Fadennudeln, Spaghetti/Makkaroni, Spinatnudeln	Apotheke, Reformhaus, Direktversand
Sibylle-Diät	Spiralnudeln, Spaghetti	Reformhaus
Poensgen	Hörnchen, Bandnudeln, Gabel-Makkaroni	Direktversand
Zutaten		
Hammermühle Diät GmbH	Ei-Ersatz, Spezialgrieß, Paniermehl, Sauerteig flüssig	Apotheke, Reformhaus, Direktversand
Poensgen	Paniermehl	Direktversand
Sibylle-Diät	Ei-Ersatz	Reformhaus
Eiweißarme Ergänzungsnahrung		
Fresenius	Survimed®renal	Apotheke, Klinikversand
Clintec Salvia	salvipeptid®nephro Duobar® eiweißarmes Konfekt Duocal® eiweißfreies fett- und kohlenhydratreiches Energetikum	Apotheke, Klinikversand
SHS-Gesellschaft mbH	SNO-PRO®Drink eiweißarmes Getränk, Malto-dextrin19 (geschmacksneutrales Glucose-Saccharid-Gemisch)	Apotheke, Direktversand / Apotheke, Reformhaus, Drogerie, Klinikversand
Milupa	Milupa lpd – eiweißarmes Getränk	Apotheke
Nephromed	Sonana Renamil – eiweißreduzierte, phosphatfreie Spezialnahrung	Apotheke, Direktversand
Vegetabiler Brotaufstrich		
De van GE Gesundkostwerk	Granovita-Pasten	Reformhaus
Tartex	Tartex veget. Pasten (auch natriumarm)	Reformhaus, Kliniken über Tino
Eiweißarme Bindemittel		
Speisestärke (Weizen-, Mais-, Kartoffelstärke etc.), weitere Bindemittel (energiefrei) s. Tabelle 24-6.		

* Anschrift s. Kap. 28 Herstellerverzeichnis.

Die Höhe der **Wasser- und Elektrolytzufuhr** muss individuell festgesetzt werden. Die wichtigsten Richtwerte für die Ernährungstherapie bei Hämodialyse und CAPD (kontinuierliche ambulante Peritonealdialyse) sind aus Tabelle 26-2 ersichtlich.

Praxisbezogene Literatur als Grundlage für die Diätberatung und Informationsmaterial für Patienten

Abwechslungsreiche Ernährung für Dialysepatienten. Anleitung für den Patienten von I. Landthaler. Fresenius AG, 61343 Bad Homburg.

Chronisches Nierenversagen. Schriftenreihe der Bundesgemeinschaft Hilfe für Behinderte e.V., Kirchfeldstraße 149, 40215 Düsseldorf.

Diätscheibe (Kalium- und Phosphatgehalt von Lebensmitteln). – Lexikon für den Patienten mit Nierenversagen. – Spezialitätenliste für Hämodialysepatienten. Dialysepatienten Deutschlands e.V., Weberstraße 2, 55130 Mainz.

Die Peritoneal-Dialyse. Ein Ernährungsleitfaden für PD-Patienten und ihre Partner. Baxter Deutschland GmbH, Bereich Nephrologische Therapie, Hertzstraße 30, 76275 Ettlingen.

Eiweißarme Rezepte für die Ernährung bei chronischer Niereninsuffizienz. CPC Maizena GmbH, Ernährungswiss. Abt., Knorrstraße 1, 74074 Heilbronn.

Ernährungsfibel für Dialysepatienten – Hinweise und Tabellen für den allgemeinen Gebrauch. GRY Pharma, Kandelstraße 10, 79199 Kirchzarten.

Franz, H.-E.: Dialysebehandlung. Ein Ratgeber für Patienten und Pflegepersonal. Thieme, Stuttgart–New York 1984.

Kluthe, R., H. Quirin: Diätbuch für Nierenkranke. Thieme, Stuttgart 1993.

Prinz, A., E. Weitz, N. Gretz: Für Nierenkranke. Eiweiß- und phosphatarme Ernährung. Gräfe und Unzer, München 1991.

Reiß, Ch., M. Ahlberg: Schwedendiät – Diätanleitung für chronisch Nierenkranke. Demeter, Gräfelfing.

Rezepte für eiweißarmes Brot und Gebäck mit DAMIN eiweißarm. SHS-Gesellschaft für klinische Ernährung mbH, Postfach 3061, 74020 Heilbronn.

Richtig Essen und Trinken für Dialysepatienten. – Lebensmittelgraphiken für Dialysepatienten. (Hrsg. VFED), Nephromed Bartz GmbH, 35625 Hüttenberg.

Sammelmappe mit Rezepten für eiweißarme Diät. Hammermühle Diät GmbH, 67489 Maikammer/Kirrweiler.

Tabelle 26-2 Ernährungstherapie bei kontinuierlicher Dialysebehandlung (in Anlehnung an Heidland, Würzburg, Kluthe, Freiburg und Schmicker, Rostock).

	Hämodialyse	CAPD
Flüssigkeitszufuhr	500 ml + Restausscheidung/Tag*	meist keine Einschränkung
Eiweißzufuhr	1–1,2 g/kg KG pro Tag	1,2**–1,5 g/kg KG pro Tag
Energiezufuhr	125–150 kJ/kg KG pro Tag (30–35 kcal)	170–190 kJ/kg KG pro Tag (40–45 kcal)
Natriumzufuhr	1,5–2 g Natrium (4–5 g NaCl)	meist keine Einschränkung
Kaliumzufuhr	1,6–2 g/Tag	max. 3–4 g/Tag
Phosphatzufuhr	0,8–1,2 g/Tag	0,8–1,2 g/Tag
Kalziumzufuhr	1,5–2 g/Tag Supplementierung von 0,8–1,2 g	1,5–2 g/Tag Supplementierung von 0,8–1,2 g
Eisen	Supplementierung nach Bedarf	Supplementierung nach Bedarf
Vitaminzufuhr (wasserlöslich)	Supplementierung Vit. C 100 mg Vit. B_6 10 mg Vit. B_1 4–8 mg? Vit. B_2 4–8 mg? Folsäure 1 mg	Supplementierung Vit. C 100 mg Vit. B_6 10 mg Vit. B_1 4–8 mg? Vit. B_2 4–8 mg? Folsäure 1 mg

* = Trinkflüssigkeit (Getränke, Suppen, Soßen, Sauermilchprodukte)
** = bei intermittierender Peritonealdialyse

27 Bluthochdruck (Hypertonie)

Prinzipien der diätetischen Therapie

Bei der essentiellen Hypertonie wird das Ausmaß der Blutdrucksteigerung durch eine Reihe von Ernährungsfaktoren wesentlich mitbestimmt.

Dies sind in erster Linie die Höhe der **Natrium-** und der **Energiezufuhr**. Die Höhe der fast ausschließlich in Form von Kochsalz erfolgenden Natriumaufnahme mit der Nahrung und die sich bei hyperkalorischer Ernährung entwickelnde Adipositas begünstigen in individuell unterschiedlichem Maße den Blutdruckanstieg.

> Obwohl der drucksenkende Effekt von Kalium wesentlich weniger intensiv ist als der drucksteigernde Effekt von Natrium, sollte auf eine hohe Kaliumzufuhr mit der Nahrung geachtet werden.

Die Bedeutung des Verzehrs **mehrfach ungesättigter Fettsäuren** ist noch nicht so abgesichert, um spezielle Empfehlungen zur Fettmenge und Fettart geben zu können.

Praktisches Vorgehen

Normalisierung des Körpergewichts bei Adipositas. Eine energiereduzierte Ernährung geht bei entsprechender Auswahl der Lebensmittel gleichzeitig mit einer Natriumrestriktion einher.

Reduktion der Natriumzufuhr (es bieten sich verschiedene Möglichkeiten an):

- **streng natriumarme Kost** mit 0,4 g Natrium/Tag (= 17 mmol Natrium bzw. 1 g Kochsalz), nur unter stationären Bedingungen während kurzer Zeit realisierbar. Indikationen für eine streng natriumarme Kost sind selten
- **natriumarme Kost** (Basiskost) mit 1,2 g Natrium/Tag (= 51 mmol Natrium bzw. 3 g Kochsalz); im häuslichen Bereich nur realisierbar nach ausführlicher Diätberatung und entsprechender Motivation des Patienten
- **mäßig natriumarme Kost** mit maximal 2 g Natrium/Tag (= 87 mmol Natrium bzw. 5 g Kochsalz), hierbei handelt es sich um die von der Deutschen Gesellschaft für Ernährung auch für den gesunden Erwachsenen empfohlene Kochsalzmenge.

Eine Realisierung dieser Empfehlungen in der Praxis ist schwierig (s. Tabelle 27-1 Natriumgehalt von Lebensmitteln). Sie wird unter Zuhilfenahme von **natriumreduzierten Lebensmitteln** des üblichen Verzehrs, die nach der Nährwertkennzeichnungsverordnung (NKV) entsprechend deklariert werden dürfen, erleichtert.

Der Natriumgehalt dieser Lebensmittel liegt im Bereich von 250–500 mg Natrium/100 g Lebensmittel. Die **zulässigen Höchstmengen** an Natrium für diese Lebensmittel sind in Tabelle 27-2 aufgeführt.

Natriumreduzierte Lebensmittel sind über den Lebensmitteleinzelhandel erhältlich, das Angebot ist jedoch nach wie vor unzureichend.

Regelungen für **diätetische Lebensmittel, die für eine natriumarme Ernährung bestimmt sind,** finden sich in § 13 der Diätverordnung. Sie sind als „diätetische Lebensmittel für Natriumempfindliche" deklariert (s. Tab. 27-3).

Streng natriumarmen (bis 40 mg Natrium/100 g) und natriumarmen diätetischen Lebensmitteln (bis 120 mg Natrium/100 g) darf kein Kochsalz zugesetzt werden. Hierdurch unterscheiden sie sich grundsätzlich von natriumreduzierten Lebensmitteln des üblichen Verzehrs.

Werden Getränke als natriumarm bezeichnet, dürfen sie maximal 20 mg Natrium pro Liter enthalten.

Küchentechnische Maßnahmen zur Verbesserung des Geschmacks natriumarmer Diäten

- großzügiger Einsatz von **Gewürzen** und **Kräutern** (frisch, getrocknet oder gefroren)
- Fleisch **marinieren** in Knoblauch- oder Kräuteröl, Essig-, Rot- oder Weißweinmarinaden
- Herstellung von Pasten im Mörser oder Mixer aus Knoblauch, Zwiebeln, Peperoni, Tomaten, Kräutern und Gewürzen
- für Salatsoßen **kräftig schmeckende Öle** einsetzen, z. B. selbstangesetztes Kräuter- oder Knoblauchöl, Haselnuss-, Walnuss- oder Olivenöl; frisch geriebener Meerrettich, salzarmer Senf oder salzarmes Tomatenmark, reichlich frische Kräuter, Zwiebeln etc.
- Einsatz von **Vollkornprodukten** (schmecken von sich aus kräftig)
- Anwendung von Garmethoden, die den **Eigengeschmack der Nahrungsmittel** fördern, z. B. Grillen, Braten, Gratinieren

Tabelle 27-1 Natriumgehalt von Lebensmitteln.

Lebensmittel mit überwiegend natürlichem Natriumgehalt	Lebensmittel mit überwiegend bei der Be- und Verarbeitung zugesetztem Kochsalz
bis 40 mg Natrium/100 g	*bis 400 mg Natrium/100 g*
Frischobst, Obstkonserven	Frischkäse
Obstsäfte, Nüsse (ungesalzen)	Krusten- und Schalentiere[1]
Marmelade, Honig, Zucker	geräucherter Bückling
Schokolade, Kakao	geräucherte Makrele
Mehl, Reis, Getreideflocken	Zwieback, Gebäck, Kuchen
Frischgemüse (überwiegender Teil)	instant Kartoffelpürree und -klöße
Kartoffeln, Kräuter	(zubereitet ohne Salzzusatz)
ungesalzene Fette	Gemüsekonserven
Sahne, Quark, Schichtkäse	Gemüsesäfte
Erfrischungsgetränke	Mineral- und Heilwässer
Tee, Kaffee, Bier, Wein	(s. Tab. 27-4)
Mineral- und Heilwässer (s. Tab. 27-4)	
„streng natriumarme" diätetische Lebensmittel (s. Tab. 27-3)	*mehr als 400 mg Natrium/100 g*
	Käse (außer Frischkäse)
	Wurstwaren
bis 120 mg Natrium/100 g	vegetarische Pasten
Milch und Milchprodukte	Fischkonserven
Eier	geräucherter Fisch
Teigwaren	Brötchen, Brot, Cornflakes
Fleisch, Geflügel	Semmelknödel (Fertigprodukt)
Wild, Fisch (Frischware)	diverse Kartoffel-Fertigprodukte
einige Frischgemüse und -säfte wie:	(Kroketten, Bratkartoffeln, Pommes
Sellerie, Spinat, -saft	Dauphines usw.)
Mangold, Möhren, -saft	eingelegtes Essiggemüse
Rote Bete, Artischocken	Tomatenmark
Mineral- und Heilwässer (s. Tab. 27-4)	diverse Grill- und Cocktailsaucen
„natriumarme" diätetische Lebensmittel (s. Tab. 27-3)	Fertigsaucen und -suppen
	Fertiggerichte
	(Dosen und Tiefkühlware)
	Mineral- und Heilwässer
	(s. Tab. 27-4)
	mehr als 1200 mg Natrium/100 g (3 g NaCl)
	Dauerwurstwaren, roher Schinken
	Salzheringe, Lachsersatz in Öl
	Schafskäse, Limburgerkäse
	Edelpilzkäse, Schmelz- und Sauermilchkäse
	Salzgebäck
	Oliven, Kapern, Ketchup, Senf
	Gewürzmischungen
[1] natürlicher Natriumgehalt	Mineral- und Heilwässer (s. Tab. 27-4)

- zur Geschmacksverbesserung von selbst gebackenem natriumarmem Brot gerösteten Sesam, Weizenkeime, Sonnenblumenkerne, Nüsse, Zwiebeln, Kräuter, Knoblauch und Gewürze wie Kardamom, Koriander, Majoran, Kümmel, Anis usw. zufügen
- süße und saure Sahne, Eigelb, Butter (so weit es der Diätplan erlaubt) verwenden.

Praxisbezogene Literatur als Grundlage für die Diätberatung und Informationsmaterial für Patienten

Arteriosklerose – ein unabwendbares Schicksal? Ernährungs-Umschau 39, Sonderheft (1992) 85–99.

Bock, K. D.: abc für Hochdruckkranke. Thieme, Stuttgart 1983.

Meyer, K., J. Jordan, M. Hamm, C. Behr-Völtzer: Bewegung, Betreuung, Ernährung – Ratgeber für Koronarpatienten. perimed, Erlangen 1991.

27 Bluthochdruck (Hypertonie)

Tabelle 27-2 Höchstmengen an Natrium in natriumreduzierten Lebensmitteln*.

Lebensmittel	Natriumgehalt des verzehrfertigen Lebensmittels [mg/100 g]
Brot, Kleingebäck und sonstige Backwaren	250
Fertiggerichte und fertige Teilgerichte	250
Suppen, Brühen und Soßen	250
Erzeugnisse aus Fischen, Krusten-, Schalen- und Weichtieren	250
Kartoffeltrockenerzeugnisse	300
Kochwürste	400
Käse und Erzeugnisse aus Käse	450
Brühwürste und Kochpökelwaren	500

* Anlage 3 zu § 6 Abs. 2 Nr. 3 der NKV

Tabelle 27-3 Industriell hergestellte natriumarme Lebensmittel. Quelle: Grüne Liste 1995, Herstellerangaben.

Herstellung/Vertrieb	Produkte	Bezugsquelle
Dibona	Fleischerzeugnisse, Fischkonserven, klarer Bratensaft, helle Soße, Würzmittel	Abgabe nur an Großverbraucher
Drei Pauly	Knisterbrot, Zwieback	Reformhaus
Eden-Waren	Sauerkraut, Gewürzgurken	Apotheke, Reformhaus, Kliniken über Tino
J. & K. Grundmann	Farm Schonkaas, Schnittkäse 40% Fett i. Tr.	Direktversand
Neuköllner Reformwaren	Cenovis klare Gemüsebrühe, Würzmittel, Suppen, Soßen	Reformhaus
Harry	Vollkornbrot (salzreduziert)	Lebensmitteleinzelhandel
Heirler	verschiedene Käsesorten	Reformhaus
Hipp	Hipp Diät-Fertiggerichte	Apotheke, Drogerie
Lieken/Batscheider	Knäckebrot, Vollkornbrot	Reformhaus
Natura Diät Werke	Natura Reform-Suppen und -Soßen, Kräutersenf, Würzmittel	Reformhaus
Riethmüller	Fleischerzeugnisse	Direktversand
U. Sabarth	Dang Diätpasten	Reformhaus
Studt	Vollkornbrot, Vollkorn-Matzen	Reformhaus
Tartex	vegetarische Pasten	Reformhaus, Kliniken über Tino
Tino	Fleischerzeugnisse[2], Fischkonserven[2], Käse (verschiedene Sorten), vegetarische Pasten	Abgabe nur an Großverbraucher
Vitam	Vitam-R Würzmittel, Senf, Tomatenmark, Paprikamark, Suppen, Soßen, Gemüse-Hefebrühe, Kochsalzersatzmittel	Reformhaus
Westland	Litedammer® Käse[1]	Lebensmitteleinzelhandel

[1] salzreduziert, 440 mg Natrium/100 mg
[2] Direktversand

Tabelle 27-4 Natriumgehalt von Mineral- und Heilwässern (Auswahl).

	[mg/l]
natriumarm, weniger als 20 mg/l	
Adelholzener Primus Quelle	3,4
Apollo Quelle	17,0
Assianda Quelle	19,6
Bad Brückenauer Mineralwasser	3,6
Bad Brückenauer Wernarzer Brunnen (still)	2,4
Bad Driburger stilles Mineralwasser	14,2
Biberacher stilles Mineralwasser	19,3
Contrex (still)	6,2
Dürrheimer Johannisquelle (still)	4,1
Kloster Quelle	9,2
Marco Heilwasser	10,1
Mathildenquelle	3,8
Meinberger Neubrunnen	6,1
Perrier	14,0
Rietenauer Heiligenthalquelle	10,0
Rietenauer Kneipp-Quelle	9,9
Sodenthaler Andreasquelle (auch still)	15,1
St. Linus Quelle (Frankenbrunnen)	11,7
Staatl. Bad Meinberger	14,2
Stiftsquelle	13,7
Volvic	9,4
Wildunger Reinhardsquelle	13,4
mittlerer Natriumgehalt, 20–200 mg/l	
Alexanderquelle	178,1
Altmühltaler Heilquelle[1]	186,4
Bad Driburger Bitterwasser	151,1
Bad Windsheimer Residenzquelle	179,9
Driburger Caspar Heinrich Quelle	32,2
Driburger Grafenquelle	137,7
Fontanis	36,5
Frankenbrunnen Mineralwasser	64,2
Fränk. St. Florian Quell	167,2
Gerolsteiner Stern	28,2
mittlerer Natriumgehalt (Fortsetzung)	
Göppinger Sauerbrunn	26,9
Leopolds-Quelle[1]	154,1
Mineralbrunnen Irisquelle	47,9
Remstal Quelle	150,0
Rheinfels Quelle	155,9
Rossbacher Mineralwasser	39,9
Saldinger Schloßquelle	65,7
Sinzinger Mineralwasser	77,0
Sodenthaler Mineralbrunnen (still)	164,0
S. Pellegrino	49,8
St. Anna Quelle, Bad Windsheim	159,0
St. Martin	188,0
Wildunger Georg-Viktor-Quelle	41,7
hoher Natriumgehalt, mehr als 500 mg/l	
Aachener Kaiserbrunnen	1278,0
Apollinaris	747,0
Artus Hubertus Sprudel	803,8
Bad Kissinger Luitpoldsprudel	857,5
Bad Kissinger Pandur	2520,0
Bad Kissinger Rakoczy	2529,0
Bad Mergentheimer Karlsquelle	3886,0
Bad Mergentheimer Wilhelmsquelle	546,0
Biskirchner Karlssprudel	834,0
Dürkheimer Maxquelle	4593,0
Emser Kränchen, Bad Ems	955,3
Kaiser Friedrich Quelle	1419,0
Marialuisen-Quelle	710,0
Marienbrunnen	840,0
Romina Friedrichsquelle	2666,0
Staatl. Fachinger	602,5
Staatl. Selters	1031,0
Überkinger Adelheid Quelle	973,0
Viktoria Brunnen	930,0
Wildunger Helenenquelle	710,0

[1] natürliches fluoridhaltiges Heilwasser
Quellen: Herstelleranalysen, Deutscher Bäderkatalog, Grüne Liste 1995.
Informationen über Mineral- und Heilwässer: Verband deutscher Mineralbrunnen/Heilbrunnen e.V., Kennedyallee 28, 53175 Bonn.

Metz, G.: Praxis der Diätetik beim Hypertoniker. Akt. Ernähr. 10 (1985) 212.
Richtige Ernährung bei Herz-Kreislauf-Erkrankungen und Bluthochdruck. Deutsche Gesellschaft für Ernährung, Im Vogelsgesang 40, 60488 Frankfurt.
Rottka, H.: Diät bei Herzkrankheiten und Bluthochdruck. Diät heute. Bd. 2, Falken-Verlag, Niedernhausen 1987.

Broschüren

Hoher Blutdruck – Werte senken, besser leben. AOK Geschäftsstellen.
Hoher Blutdruck – Antworten auf 10 Fragen. Weitere Broschüren auf Anfrage. Deutsche Liga zur Bekämpfung des hohen Blutdrucks e.V., Berliner Str. 46, 69120 Heidelberg.
Salz in unserer Ernährung. Würzig, aber nicht salzig. AID, Konstantinstr. 124, 53179 Bonn.

28 Erkrankungen der Haut

Neben der vergleichsweise seltenen **Dermatits herpetiformis Duhring**, bei der eine glutenfreie Ernährung (vgl. Kap. 24.3.2) indiziert ist und der durch eine Lebensmittelallergie oder Pseudoallergie ausgelösten Urtikaria (vgl. Kap. 12.6), bei der auslösende Bestandteile der Nahrung erkannt und eliminiert werden müssen, kommt der Ernährung bei der Therapie der **Neurodermitis (atopisches Ekzem)**, einer meist im Säuglingsalter beginnenden Überempfindlichkeitsreaktion der Haut, die einer Therapie oft schwer zugänglich ist, eine entscheidende Bedeutung zu. Ansätze für eine diätetische Behandlung der ätiologisch nur unvollständig aufgeklärten Erkrankung sind:

- Ausreichend **langes Stillen** bei bekannter genetischer Prädisposition.
- Die **Elimination von Lebensmitteln,** die aufgrund einer Austestung bzw. der allgemeinen Erfahrung den Krankheitsverlauf negativ beeinflussen.
- Die Zufuhr von γ-Linolensäure (vgl. 12.2), einer Fettsäure, die immunregulatorische Vorgänge in der Haut Neurodermitiskranker positiv beeinflusst und
- Vermehrte Zufuhr von **Fetten, reich an ω-3-Fettsäuren,** wodurch die Synthese an proinflammatorischen Mediatoren verringert wird.

Weitere, in ihrer Wirkung noch **unzureichend untersuchte Ansätze** für eine diätetische Therapie sind die Beeinflussung der Darmflora und der Mukosabarriere durch die orale Zufuhr von Probiotika und Prebiotika (vgl. Kap. 12.2).

In der Praxis ist das Erkennen des bzw. der die Hautsymptome auslösenden bzw. verstärkenden Lebensmittel schwierig. Die genaue **Anamnese** und das Führen eines Tagebuches über die **Zufuhr aller Lebensmittel** einschließlich der Getränke und den Zeitpunkt des Auftretens bzw. der Exazerbation des atopischen Ekzems gibt oft Hinweise auf Lebensmittel, die eliminiert werden müssen. Der nächste Schritt ist eine **Suchdiät,** bei der im Anschluss an eine 2 bis 3 Tage dauernde ausschließliche Ernährung mit einer allergenfreien Kartoffel-Reis-Wasser-Diät Lebensmittel bzw. Lebensmittelgruppen im Abstand von 2–3 Tagen ergänzt werden, bis sich ein Einfluss auf die ekzematösen Hautveränderungen nachweisen lässt.

Die so als Allergene ermittelten Lebensmittel sollen dann nochmals in einem **Provokationstest** bestätigt werden.

Das Testverfahren ist **bei Kindern** oft schwierig zu realisieren.

Schwierig ist weiterhin das anschließende **praktische Umsetzen** des Testergebnisses. Je nach Zahl und Art der zu meidenden Lebensmittel besteht die **Gefahr einer Fehl- oder Mangelernährung.**

Ausgehend von den genannten Schwierigkeiten wurden sowohl ein **Ernährungskonzept** als auch **spezielle Lebensmittel** für Nahrungsmittelallergiker und Neurodermitiskranke konzipiert.

Diese im Handel erhältlichen diätetischen Lebensmittel (NEUROKID-Produkte*) bestehen aus **Rohstoffen, die erfahrungsgemäß keine Allergien auslösen.**

Sie können so kombiniert werden, dass eine **optimale Deckung des Bedarfes** an Energie und essentiellen Nährstoffen gewährleistet ist. Die Produkte sind darüber hinaus angereichert mit den besonders bei Nahrungsmittelallergie und Neurodermitis wichtigen Fettsäuren γ-**Linolen-** und ω-3-**Fettsäuren** sowie mit **speziellen Ballaststoffen** zur Optimierung der Darmflora.

Broschüre:

Bock, U., I. Ehlers, M. Worm: Fühl dich wohl in deiner Haut! Ein Lese- und Bilderbuch für Kinder mit Neurodermitis und ihre Eltern. Dietrich Steinkopff Verlag GmbH Darmstadt, 1999.

Weitere Informationen bei:

Allergiker- und Asthmatikerbund e.V.
Hindenburgstr. 110
41061 Mönchengladbach
Tel. 0 21 61 / 18 30 24 (Bundesgeschäftsstelle)

---

* NEUROKID-Produkte werden vertrieben von Colimex mbH, Ringstr. 46, 50996 Köln. Weitere Informationen zu den Produkten können hier angefordert werden.

Bundesverband Neurodermitiskranker
in Deutschland e.V.
Oberstr. 171
56136 Boppard
Tel. 0 67 42 / 25 98

Herstellerverzeichnis der im Text bzw. den Tabellen genannten Produkte

Aponti Kindernährmittel GmbH
Siegburger Straße 189
50679 Köln

Batscheider
Knäckebrotfabrik
Gebrüder-Batscheider-Straße 4
82041 Deisenhofen

Clintec Salvia GmbH
Hertzstraße 10
69469 Weinheim

H. Ch. Delfs Bäckerei – Konditorei
Constantinstraße 11
30177 Hannover

De-van-GE
Gesundkostwerk
Postfach 16 60
21306 Lüneburg

Dibona Markenvertrieb
Mörscher Straße 17–25
76275 Ettlingen

Drei Pauly
Reform und Diät GmbH
35085 Ebsdorfergrund

drepharm GmbH Laage
Bahnhofstraße 13
18293 Laage

Drugofa GmbH
Welserstraße 5–7
51149 Köln

Eden-Waren GmbH
Königsteiner Straße 107
Postfach 12 29
65812 Bad Soden

ETO Nahrungsmittelfabriken
Richard Graebner
Mörscher Straße 17–25
76275 Ettlingen

Fresenius AG
61343 Bad Homburg

Gerblé
Wilhelm Strahl
Augustenstraße 11
70794 Filderstadt

Gutena Diätwaren
Grünstraße 1–3
99510 Apolda

J. & K. Grundmann
Samoastr. 26
42277 Wuppertal

Hammermühle Diät GmbH
Postfach 11 64
67485 Maikammer-Kirrweiler

Harry-Brot GmbH
Harryweg 1
30453 Hannover

Hefe Reformwert GmbH
78315 Radolfzell

Heinrich Leupoldt GmbH & Co. KG
Goethestraße 23
95163 Weißenstadt

Heirler
Grubmühlerfeldstraße 52
82131 Gauting

Hipp-KG
Münchener Straße 58
85276 Pfaffenhofen

Inde-Diät-Brot
Dreiersgarten 28
52249 Eschweiler

Milupa AG
Bahnstraße 14–30
61381 Friedrichsdorf

Minderleinsmühle
Spezialbäckerei
Hubmann
91077 Neunkirchen

Nephromed Bartz GmbH
35625 Hüttenberg

Herstellerverzeichnis der im Text bzw. den Tabellen genannten Produkte

Nestlé Alete GmbH
Prinzregentenstraße 155
81662 München

Poensgen
Diätbäckerei
Dreiersgarten 28
52249 Eschweiler

Riesal AG
Kreuzmühle
CH – 6314 Unterägerli

Riethmüller
Marktstraße 25
73230 Kirchheim/Teck

U. Sabarth KG
Postfach 1240
26524 Hage/Ostfriesl.

Schneekoppe GmbH
Boettgerstraße 5
41066 Mönchengladbach

SHS-Gesellschaft für klinische
Ernährung mbH
Postfach 3061
74020 Heilbronn

Sibylle-Diät GmbH
Hauptstraße 181
67489 Kirrweiler

Studt Vertriebs-GmbH & Co. KG
Alzeyer Straße 131/133
55649 Bad Kreuznach

Süßstoffvertriebsgesellschaft mbH
Klingelpütz 12–14
Postfach 500461
50670 Köln

Tartex GmbH
Prinzregentenstraße 155
81677 München

Tino Lebensmittel GmbH
Nestlé Haus
Lyoner Straße 23
60528 Frankfurt

Toseno
Am Neuländer Baggerteich
21079 Hamburg

Wander GmbH
Postfach 1306
29203 Celle

Fritz Weber
Hauptstraße 74
79104 Freiburg

W. Weber GmbH
64319 Pfungstadt

Westland Kaasexport B.V.
Postbus 13
Kabelweg 1
NL – 1271 Huizen

Wiechert Gesundkost
Rathausstraße 12
20095 Hamburg

Sachverzeichnis

A
autobrewery syndrome 192
Abdominalbeschwerden,
  Fehlbeurteilungen 127
Abmagerung, trockene 265
Acarbose
- Diabetes mellitus 289
- Spät-Dumping 144
ACE-Getränke 52
Acesulfam 285–286, 575
Acetaldehyd 67
- Rektumkarzinom 443
Acetaldehyddehydrogenase 67
Acetat 85
Aceton 16
Acetyl-CoA 6, 15
- Koma, diabetisches 273
Achalasie 130
Acne vulgaris 408
- Ernährungstherapie 408
acquired immunodeficiency
  syndrome s. AIDS
Acrodermatitis enteropathica,
  Zinkmangel 159
ACTH, Glykogenolyse 8
Addison-Syndrom 12
Adenom-Karzinom-Sequenz,
  Kolonkarzinom 439
ADH (antidiuretisches Hormon)
  s. Adiuretin
Adipositas 102, 241–263
- androide Form 247–248
- Appetit- und Sättigungsstörung
  245
- Atemmuskulatur 384
- Außenseiterdiäten 260
- Ballaststoffe 258–260
- Begleitkrankheiten 246–247
- Birnentyp 248
- Body Mass Index (BMI)
  241–242
- Bornhard-Formel 242
- Bypassoperation, intestinale 261
- Diabetes mellitus 250
- Diät 252
- Energiebilanz 243
- Energiezufuhr, Reduktion 252
- Ernährungstherapie 250–253,
  563–564
- Familienuntersuchungen 244
- Fasten, modifiziertes 255–256
- - proteinsparendes 255–256
- - totales 253–255
- Fettverteilung 247–248
- Fettverteilungsmuster 244
- Folgen, negative 246
- Formeldiäten 253, 260
- Gallensteine 228
- Gastroplastik 261
- Gewichtsreduktion 247
- Gicht 323
- gynoide Form 248
- Häufigkeit 242
- Herz-Kreislauf-Erkrankungen
  102, 249
- Hyperlipoproteinämie 249
- hyperphage Reaktion 245
- Hypertonie 249–250, 353–354
- kardiovaskuläre Erkrankungen
  248
- Kost, fettarme, kohlenhydrat-
  reiche 257–258
- - fettreiche, kohlenhydratarme
  257
- - vegetarische 490
- latente 246
- Lebensmittel, energiereduzierte
  258–260
- Leptin 245
- Lipaseinhibitoren 263
- Magenballon/-band 261
- Mammakarzinom 445
- Mastfettleber 225
- metabolisches Syndrom 246, 263
- Mischkost, energiereduzierte 253
- Nahrungsaufnahme, Regulation
  245
- Nervensystem, sympathisches
  244
- Nulldiät 253
- Pankreatitis, akute 209
- periphere 248
- Reduktionskost, relativ fettreiche,
  kohlenhydratarme 256
- Refluxösophagitis 131
- Risikofaktoren 247–249
- Sibutramin 262
- Taillen-/Hüftumfang 249
- Therapie, chirurgische 260–262
- - Indikationen 251
- - medikamentöse 262–263
- Thermogenese 244
- Tumorentstehung 430
- Typ-2-Diabetes 278
- Ursachen 243–246
- very low caloric diets 253
Adipositasprophylaxe 17
Adipozyten 15
Adiuretin 49, 335
- Leberzirrhose 217
ADI-Wert
- Lebensmittel 514
- Süßstoffe 576
- Zuckeraustauschstoffe 573
Adrenalin
- Energieumsatz 244
- Glykogenolyse 8
- Lipolyse 15, 244
advanced glycosylation products,
  Diabetes mellitus 275
Äthanol 66
Äthanoloxidasesystem 3
Äthylalkohol s. Alkohol
Aflatoxine
- Lebensmittel 517
- Leberzirrhose 216
- Tumorentstehung 427
Agromedical Food 107
Ahornsirupkrankheit 325
AIDS 154–156
- Diarrhö 155
- Enteropathie 155
- Ernährungstherapie 155–156
- Überlebenszeit, mediane 154
AIO-Lösungen, Ernährung,
  parenterale 470
Akanthozytosis 178
Akarbose s. Acarbose
Akarizide, Lebensmittel 518
L-Alanin-L-Glutamin-Dipeptid,
  Ernährung, parenterale 473
Albuminurie, Glomerulonephritis,
  chronische 337
alcoholism-vulnerability genes 69
Aldosteron
- Mineralstoffausscheidung 335
- Ödeme 364
Aldrin 518
A-β-Lipoproteinämie 12–13, 178
Alkalose 336
Alkohol(abhängigkeit) 66–74, 226
- Abbau in der Leber 67
- Abbauprodukte, lebertoxische
  67
- Acetaldehyd 67
- Blutkonzentration 68
- CAGE-Test 69
- CDT 70
- Diabetes mellitus 288, 567, 576
- Elimination 66
- Energiebedarf 70
- Energieträger, leere 70
- Entzugssyndrom 69
- Ernährung, parenterale 468
- Fettleber 225
- First-pass-Stoffwechsel 68
- Folsäuremangel 40, 70
- Früherkennung 69
- Gallensteine 230
- Gehalt in Getränken 66
- Gene 69

Sachverzeichnis

- Genese, multifaktorielle 69
- Gesamtmortalität 73
- γ-GT 70
- Harnsäureausscheidung 323
- Hauttumoren, maligne 403
- Helicobacter-pylori-Infektion 76
- Hepatopathien 71
- Herzmuskelschädigung 73–74
- Hypercholesterinämie 578
- Hyperlaktazidämie 323
- Hyperlipidämie, postprandiale 314
- Hypertonie 356, 359
- Kardiomyopathie 73–74, 364
- Karzinomrisiko 72
- Katarakt 411
- koronare Herzkrankheit 72–73, 314–315
- Larynxkarzinom 435
- Leberschädigung 71
- Leberzirrhose 216
- Magen-Darm-Geschwüre 537
- Magensäuresekretion 134
- Magenschädigung 72
- Magnesiummangel 53, 71
- Mammakarzinom 445–446
- MCV 70
- Migräne 391
- Nervenschädigung 74
- Ösophagitis 131
- Ösophaguskarzinom 435
- Ösophagusschädigung 72
- Oropharynxkarzinom 435
- Osteoporose 371
- oxidierendes System, mikrosomales 67
- Pankreaskarzinom 444
- Pankreatitis 71, 201, 203–204, 209
- physische 68
- Pro-Kopf-Verbrauch, jährlicher 70
- Psoriasis 407
- psychische 68
- Purinzufuhr 582
- Reflux, gastroösophagealer 130
- Regulationsmechanismen, neurophysiologische 69
- Rektumkarzinom 443
- Resorption 66
- Schwangerschaft 421–422
- Stoffwechselerkrankungen 72
- Suchtgefahr 73
- Tumorentstehung 430–431, 448
- Typen 69
- Ulkushäufigkeit 136
- Ulkuskrankheit 137, 140
- Unbedenklichkeitsgrenze 225
- Vitamin-B_6-Mangel 70
- HO-Klassifikation 69
- Zinkmangel 71
- Zufuhr, mäßige 3

Alkoholabusus s. Alkohol-(abhängigkeit)
Alkoholdehydrogenase 67, 225
- atypische 67
- Magenmukosa 68
Alkoholismus s. Alkohol(abhängigkeit)
Alkoholmissbrauch s. Alkohol-(abhängigkeit)
Alkoholsyndrom, embryofetales 74, 422
Allergene, Lebensmittelallergie 175
Allergensuchdiät 531
Allergien
- intestinale 173–178
- – Organmanifestationen 174
- Pollen von Frühjahrsblühern 175
- Sofort-Typ 173
- Spät-Typ 173
- vegetarische Kost 485
Allergiesyndrom
- Eicosanoide 21
- orales 175
Alter(ungsprozess)
- Abnützungstheorie 115
- Arachidonsäure 117
- Ernährung 118–120
- Homocysteinkonzentration 119
- Immunfunktion, T-Zell-vermittelte 117
- Infarktrisiko 120
- Kollagentheorie 116
- Mangelernährung 118–120
- Membranfluidität 117
- Mutationstheorie 116
- Radikale, freie 116
- Vitamin-D-Mangel 34, 119
- Vitaminmangel 119
- Zink 117
Altersschwäche, Tod, biologischer 114–115
Aluminium 65–66
- Alzheimer-Demenz 394
Aluminiumresorption, Silicium 66
Alzheimer-Demenz 117, 393–394
- Aluminium 65
- Ernährungstherapie/-prophylaxe 394
Amenorrhö
- Anorexia nervosa 421
- Bulimie 268
American Paradox 258
Amine, biogene 516
- Tumorentstehung 429
Aminosäuren
- Abbau 26
- aromatische, Leberzirrhose 217, 224
- basische, Enzephalopathie, hepatische 218
- Desaminierung 213
- Ernährung, parenterale 470
- essentielle 25
- – Bedarf 27

- – Ernährung, parenterale 470
- Formeldiäten, chemisch-definierte 464
- glucoplastische 7
- Lebererkrankungen 560
- nicht essentielle 25
- Niereninsuffizienz, chronische 342, 345
- Proteine 27
- schwefelhaltige, Colitis ulcerosa 196
- – Osteoporose 371
- verzweigtkettige, Leberzirrhose 224
Ammoniak 86, 213
- Glutamin 25
- Helicobacter-pylori-Infektion 75
Amygdalin 45–46
- Krebsdiäten 507
α-Amylase 6
- Pankreas, exokrines 200
- Speichel 133
Amylopektine 5
Amylose 5
Anämie
- hyperchrome, Folsäuremangel 40
- hypochrome, Vitamin-A-Mangel 33
- perniziöse, Magenoperation 135
- – Vitamin-B_{12}-Mangel 39
- – Vitamin-E-Überdosierung 43
Anaerobier, Dickdarm 77
Analfissur 195
Anastomose
- portokavale, Leberzirrhose 219
- pouch-anale 197–198
Anazidität
- Magen 75
- Restmagen 142
Angiopathie, Diabetes mellitus 274
Angiotensin II 49
Angiotensinogen, Fettzellen 245
Anisakiasis 145
Anorexia/Anorexie 265–268
- athletica 268
- Leberzirrhose 219, 221
- Mukoviszidose 386
- nervosa 266–267
- – Amenorrhö 421
- senile, idiopathische 118
- zerebrale 265
Anstrengungsasthma 386
anthropometrische Messungen 458
Anthroposophen, Ernährungskonzept 495
Antibiotika, Vitamin-K-Mangel 36
Antidiabetika, orale, Diabetes mellitus 277–278, 288–290, 568
antidiuretisches Hormon s. ADH
Antikoagulanzien
- vom Cumarintyp 372
- Mangel 306
- Vitamin E 36

Sachverzeichnis

Antioxidanzien 310–312
– Arteriosklerose 310–312, 317
– Arthritis 375–376
– Carotinoide 32, 44
– Glutathionperoxidase 44
– Hypercholesterinämie 579
– Katalase 44
– Katarakt 411
– Magenkarzinom 437
– Makuladegeneration 412
– Mukoviszidose 209, 386
– non-nutrient compounds 312–313
– Phyto-/Plantchemicals 312–313
– Radikale, freie 43, 310
– Respirationstrakt 383
– Rotwein 314
– Selen 64
– Superoxiddismutase 44
– Tagesdosen, relativ hohe 312
– Tumorentstehung 431–433
– Vitamin C 41, 44
– Vitamin E 35, 44, 109
– Wirkstoffe, nichtnutritive 312–313
– Zufuhr, optimale 312
Antipilzdiät 193
– Neurodermitis 405
– Psoriasis 407
Anus praeter naturalis, Nahrungsmittelintoleranz 125
Apfel-Kontakturtikaria-Syndrom 175
Apigenin 312
Apolipoprotein B
– Adipositas 249
– Kaffee, koffeinfreier 315
– vegetarische Kost 489
Apolipoprotein E2/E4 317
Apolipoproteine 292
apoplektischer Insult 394–395
Appendizitis, akute 198
Appetit 400–401
Appetitzügler 262
Arachidonsäure 21, 303
– Alter 117
– Arthritis 374
– Crohn-Krankheit 162
– Psoriasis 405–406
Arginin 25
– Arthrose 376
– Ernährung, enterale 463
Arrhythmien, Hypomagnesiämie 53
Arteriosklerose 41, 102, 291–321
– Antioxidanzien 310–312, 317
– Ballaststoffe 309
– Diät 319
– Eicosanoide 21
– Ernährungsprophylaxe 299–321
– Fettsäuren, gesättigte 300
– ω-3-Fettsäuren 302
– Frühläsion 297
– Herzinfarkt 296–299

– Hyperlipoproteinämie 99
– Knoblauch 314
– Kost, mediterrane 309
– LDL-Cholesterin 300
– Leukotriene 303
– Magnesiummangel 54
– metabolisches Syndrom 263
– Organtransplantation 481
– Oxysterole 25
– Prophylaxe 577–584
– Prostaglandine 303
– Radikale, freie 58
– Schaumzellen 310
– Serumcholesterin 300
– Thrombozytenaggregation 303
– trans-Fettsäuren 305
– Trinkwasser, Mineralstoffgehalt 310
– Vitamin E 311
Arthritis
– Antioxidanzien 375–376
– Arachidonsäure 374
– Eicosanoidstoffwechsel 374
– ω-3-Fettsäuren 374–375
– Fischöl 375
– Linolsäure 375
– Olivenöl 375
– rheumatische, Ernährung, vegetarische 373
– – Ernährungstherapie 373–376
– – Fasten 375
– – Lebensmittelintoleranz 373
– Selen 375
– urica 321–323
– Vitamin E 376
– Zink 375
Arthrosen 376
– Ernährungstherapie 376–377
– Gelatine 376–377
– Körpergewicht 376
– Lebensmittel, verschlimmernde 374
Ascorbinsäure s. Vitamin C
Aspartam 285–286, 575
– Kopfschmerzen 391
Asthma bronchiale 385–386
– exogen-allergisches 386
– Suchtest, Doppel-blind-Placebokontrollierter 385
Astronautenkost 464, 531
Aszites
– Lebererkrankungen 559
– Leberzirrhose 217, 224
– Natriumrestriktion 561
– Shunt, peritoneovenöser 224
Atemminutenvolumen
– Ernährung, hyperkalorische 385
– – parenterale 469
Atemmuskulatur
– Adipositas 384
– Reduktion, Schwerkranke 383
Atemwegserkrankungen, entzündliche 383
Atherogenese 317

Atkins-Diät 257
Atopiker 173
– Neurodermitis 404
atriales natriuretisches Peptid 49
Augenerkrankungen 411–412
Ausatmungsluft
– Methan 182
– Wasserstoff 125, 182
Ausschlussdiät, Crohn-Krankheit 164–165
Außenseiterdiäten 495–510
– Adipositas 260
– Basis 497
– Fehlernährung 495
Autoimmunerkrankungen, Ballaststoffverzehr 82
Autoimmungastritis 135
Avenin 165
Avidin 39
– Antivitamineffekt 39
Axerophthol s. Vitamin A
Azidose 336

B
Bäckerkaries 417
Bakterien, Kolon 184
Bakteriozine, Probiotika 110
Ballaststoffe 5, 78–91
– Abbau, bakterieller 84–86
– Adipositas 258–260
– Analfissur 195
– Appendizitis 198
– Arteriosklerose 309
– Cholesterinstoffwechsel 24, 86–88, 309–310
– Crohn-Krankheit 157, 164
– Darmerkrankungen 82
– Definition 78
– Deklaration 554
– Diabetes mellitus 565, 567
– Divertikulose 194
– Eisenresorption 89
– Energiezufuhr 85
– Fermentation 84–85
– Fettsäuren, kurzkettige 85, 88
– Fiber-Hypothese 86
– Formeldiäten, nährstoffdefinierte 462
– Gallensäurestoffwechsel 86–88, 309–310
– Gallensteine 230–231
– Glucoseresorption 88
– Gruppeneinteilung 79
– Hypercholesterinämie 578–579
– Hypertonie 359
– Intestinalflora 85–86
– Kalziumbindung 90
– Kolon, irritables 190
– Kolonkarzinom 441–442
– Kolonmotilität 84, 182
– Kost, vegetarische 491
– Lebensmittelverarbeitung 80
– Leberzirrhose 223
– leicht fermentierbare 309

Sachverzeichnis

- Lipid-/Lipoproteinkonzentration 309
- Mediterranean diet 301
- Nährstoffe, Ausnutzung 88–91
- Nahrung 259
- Nahrungskalzium, Ausnutzung 55
- Nebenwirkungen 88–91
- Obstipation 186, 553
- Proteinverdauung 89
- Pufferkapazität 141
- Rektumulkus 195
- Stoffwechselfunktionen 86–91
- Stuhlenzyme, bakterielle 85
- Stuhlgewicht 83
- Stuhlvolumen 186
- Transitzeit, intestinale 82–83
- Typ-2-Diabetes 278
- Ulkuskrankheit 141
- vegetarische Kost 490–491
- Vollkorngetreideprodukte 83
- wasserlösliche 79
- – Hyperlipoproteinämie 309
- – Ulkuskrankheit 137
- wasserunlösliche 79
- Weißmehlprodukte 80
- Zinkmangel 90
- Zufuhrempfehlungen 80–82
Bananen-Mixgetränk 540
Barbecue-Syndrom 131
basal metabolic rate (MBR) 3
Basis-Bolus-Injektion, Diabetes mellitus 570–571
Bauchspeicheldrüsenerkrankungen s. Pankreaserkrankungen
BE (Broteinheit), Diabetes mellitus 284–285, 567
Bechterew-Syndrom, Lebensmittel, verschlimmernde 374
Begleitkrankheiten
- Adipositas 246–247
- Körpergewicht, relatives 246–247
Beifußpollenallergiker 175
Benzin, verbleites 521
Benzpyren, Tumorentstehung 428
Beriberi, Vitamin-B$_1$-Mangel 37
Bestrahlung, Lebensmittel 524
Beta-Carotin s. β-Carotin
Bicarbonat 200
- Pankreasinsuffizienz 204
Bier
- Rektumkarzinom 443
- Ulkuskrankheit 137
Bifidobakterien 77
- Dickdarm 76
- Essig-/Milchsäure 111
- Probiotika 110
Biguanide, Diabetes mellitus 289–290
Bilirubin, Gallenflüssigkeit 214
Bilirubin-Cholesterin-Kristalle, Ernährung, parenterale 471
Billroth-I/II-Operation 142

- Dumpingsyndrom 143
binge eating disorder 268
Bioflavonoide 46
biogene Inhaltsstoffe, Lebensmittel 515–516
Bioläden 497
Biotin 39
Biotinmangel 39
- Ernährung, parenterale 39, 471
Biphenyle, polychlorierte (PCB) 519
- Fleisch 107
Bircher-Benner-Rohkost 488
Blattgemüse 523
Blausäure, Leinsamen 188
Blei
- Lebensmittel 520
- Richtwerte 520
- Wasser, hartes 310
- – weiches 310
Blind-loop-Syndrom 125, 158, 178
- Ernährungstherapie 178
blocking agents, Tumorentstehung 433
Blutalkoholkonzentration 68
Blutdruck(senkung)
- Kost, vegetarische 489
- Magnesiummangel 54
- Makrelendiät 303
Blutglucose(konzentration)
- Diabetes mellitus 273
- Lactasemangel 169
- Pankreatitis, akute 202
- Sorbit bzw. Xylit 284
Bluthochdruck s. Hypertonie
Blutplasma, Osmolalität 50
Blutselenwerte 64
Blutzuckerselbstkontrolle, Diabeteseinstellung 291
Boden, Jodgehalt 61
Body Mass Index (BMI) 241
- Adipositas 241–242
Bohnen, Ballaststoffe 87
Bornhard-Formel, Adipositas 242
Brennwert 3
Broca-Gewicht/-Index 241
Bronchialkarzinom 447
Bronchitis, Mukoviszidose 210
Brot, glutenfreies 167
Broteinheit s. BE
Bruker-Vollwertkost 509
BSE (bovine spongiforme Enzephalopathie) 107, 151
Bulimia nervosa 267–268
bulimic dental disease 268
Butanol 71
Butter, Vitamin E 311
Butyrat 85
- Colitis ulcerosa 195
- Kolonschleimhaut 199
Bypassoperation, intestinale, Adipositas 261

C

Cadmium
- Lebensmittel 520
- Richtwerte 520
CAGE-Test, Alkoholabhängigkeit 69
Calcium s. Kalzium
Candida-albicans-Infektion
- Beschwerden, assoziierte 192–194
- Ernährungstherapie 193–194
- Gastrointestinaltrakt 8
- Hypersensitivity Syndrome 192–194
- Müdigkeitssyndrom, chronisches 398
- Nachweis im Stuhl 193
- Neurodermitis 404
- Psoriasis 405, 407
Candidatoxine 192
Candidiasis-related Complex 192–194
Caprenin 17
Capsaicin, Ulkuskrankheit 137
γ-Carboxyl-Glutaminsäure, Vitamin K 371
Carnitin 21–22
- Hämodialyse 22
- Lipoproteinstoffwechsel 22
- Mangel, ernährungsbedingter 22
- Synthesestörungen, angeborene 22
α-Carotin 46
β-Carotin 31, 446
- Antioxidanzien 44
- Asthma bronchiale 386
- Bronchialkarzinom 447
- Fettgewebe 311
- Gemüse 312
- Hauttumoren, maligne 403
- Karzinogenese 33
- LDL 310
- Leistungsfähigkeit, zerebrale 399
- Mediterranean diet 301
- Mukoviszidose 209–210
- Nahrung 311
- oxidativer Stress 102
- Plasma 311
- Plasmaspiegel, präventiver 312
- Prostatakarzinom 446
- Radikalfänger 201
- Reinfarkt 311
- Tumorentstehung 432, 508
Carotinoide 46–48, 311
- Alzheimer-Demenz 394
- Antioxidanzien 32
- Chylomikronen 47
- Eigenschaften, chemopräventive 102
- Gehalt in Nahrungsmittel 47
- karzinoprotektiver Effekt 46
- Katarakt 411
- Magenkarzinom 437
- Makuladegeneration 412

Sachverzeichnis

- Mizellen 47
- Resorption 47
- Tumorentstehung 431–432
- Tumorprophylaxe 429
Carrageen, Crohn-Krankheit 158
Cashing-Beck-Krankheit, Selenmangel 64
β-Casomorphine 27
Castlesches Ferment 39
Catechin 48
CCK-PZ (Cholezystokinin-Pankreozymin) 199
CDT (kohlenhydratdefizientes Transferrin), Alkoholabhängigkeit 70
Cellulose, Formeldiäten, nährstoffdefinierte 462
Chemikaliensensibilität, multiple 524–525
Chenodesoxycholsäure, Gallensteine 230
Cholangitis 231
Cholecalciferol s. Vitamin D_3
Cholelithiasis 228–232
- chronische Pankreatitis 204
Cholestase, Hyperlipoproteinämie 294
Cholesterin 22–25, 214, 228
- Aufnahme, tägliche 22
- Auskristallisation 230
- Ballaststoffe 24, 86–88, 309–310
- Biosynthese 23
- endogenes 22
- enterohepatischer Kreislauf 22
- exogenes 22
- Fischöl 228
- Gallenflüssigkeit 215
- Gerstenkleie 309
- Gewichtsreduktion 251
- Guar 87
- Haferkleie 309
- intestinale 24
- koronare Herzkrankheit 292
- LDL-Partikel 294
- Lebensmittel 580–581
- – tierische 305–306
- Leguminosen 231
- Nahrung 305–306
- Normalwert 291
- Oxidation 24
- Oxidationsprodukte 306
- Resorptionshemmung 581
- Serum(konzentration) 292, 305
- Stoffwechselweg 295
- Transport, zentripetaler, HDL 294
- vegetarische Kost 489
- Verzehr 23
- Weizenkleie 87
- Zufuhr, hohe 294
Cholesterin(gallen)steine 228
- Leguminosen 231
- vegetarische Kost 491
Cholestyramin 88

Cholezystektomie, Ernährungstherapie 231
Cholezystitis 231
Cholezystokinin-Pankreozymin (CCK-PZ) 199
Chrom 62–63
- Diabetes mellitus 288
- Glucosestoffwechsel 288
- Mangel 63
chronic fatigue syndrome 398–399
Chylomikronämie 579
Chylomikronen 12, 293
- Carotinoide 47
- Elimination 13
- Proteingehalt 12
Chymosin 135
Chymotrypsin, Stuhl 185
Chymus, Verweildauer im Magen 133
Citrullin 213
Clearance, ösophageale 130
Cluster-Kopfschmerz 391
Coenzym Q_{10} 45
Coenzyme, Vitamine, wasserlösliche 29
Coffein s. Koffein
Colagetränke, Gastroenteritis 153
Colitis mucosa 188
Colitis ulcerosa 195–197, 553
- s. a. Darmerkrankungen, chronisch entzündliche
- s. a. Kolitis
- Aminosäuren, schwefelhaltige 196
- Crohn-Krankheit 163
- Diät 159
- Dickdarmflora 77
- Ernährung, künstliche 160–163
- Ernährungstherapie 196
- ω-3-Fettsäuren 162
- Kost, kohlenhydratarme 503
- Lactasemangel 197
- γ-Linolensäure 197
- Methanproduktion 183
- Sulfatreduktion 183
- Sulfid 183
- Vollkost, leichte 536
Colon irritabile 553–554
Coma s. Koma
conditionally essential aminoacids 25
Connexine 46
Corticoide, Organtransplantation 480
Cortison 7
Crash-Diät 251
Crohn-Krankheit 156–165, 552
- s. a. Darmerkrankungen, chronisch entzündliche
- Ausschlußdiät 164–165
- Colitis ulcerosa 163
- Elementardiät 160
- Ernährungstherapie 159–160
- ω-3-Fettsäuren 162

- Folsäuremangel 40
- Formeldiäten 162
- – nährstoffdefinierte 161
- IgA-/IgG-Antikörper 165
- Lebensmittelunverträglichkeit 165
- Lipide 162
- Mangelernährung 159
- Mykoplasmen 158
- Nahrungsantigene 162
- Olestra 163
- Pathogenese 157
- Salazosulfapyridin 161
- Vitamin-D-Mangel 34
- Vollkost, leichte 536
- Wachstumsstörungen 160
Cronkhite-Canada-Syndrom 178
Crush-Syndrom 339
β-Cryptoxanthin 46
Cumarine, Tumorentstehung 433
Cyclamat 285–286, 575
Cyclooxygenase 19–21
- Tumorentstehung 433
Cystathionin 40
Cystathionin-β-Synthetase 40
Cystathioninurie 43
Cystein 25
- Leberzirrhose 217
L-Cystin, Arthrose 376
Cytokine
- HIV-Infektion 155
- Lungenerkrankungen 384
- Mukoviszidose 386
- Tumorkranke 453
Cytotoxine, Helicobacter-pylori-Infektion 75

D

Darmdialyse, saure, Leberzirrhose 223
Darmerkrankungen
- Ballaststoffe 82
- chronisch-entzündliche s.a. Colitis ulcerosa bzw. Crohn-Krankheit
- – ω-3-Fettsäuren 163
- – Fischöl 163
- – γ-Linolensäure 163
- – Mangelernährung 158
- – Vollkost, leichte 536
- – Zinkmangel 159
- Pilzfehlbesiedelung 192
Darmflora 5
- Ballaststoffe 85–86
- Dickdarm 76–77
- Dünndarm 76, 125
- Karzinogenese 77
- Magen-Darm-Trakt 75–76
- Nahrungsmittelintoleranz 125
- Sensibilisierung, Colitis ulcerosa 196
- Verdauungstrakt, oberer 75
Darmgase, Bestimmung, quantitative 125

601

Sachverzeichnis

Darmschonkost 159
Darmverlängerung, Kurzdarmsyndrom 181–182
Decarboxylasen, bakterielle, Migräne 390
Defäkationsreiz, Auslösung 186
Demenz
– präsenile, Aluminium 66
– vaskuläre 395–396
Dentalfluorose 416
Depotfett 15, 245
– Mobilisierung 15
Depression 400–401
– Serotonin/Tryptophan 400
– Serumcholesterin 320
Dermatitis
– atopische 175–176
– herpetiformis Duhring 167, 407–408
Desaminierung, Aminosäuren 213
Designer Food 107
– Tumorentstehung 433
Designerlipide 17
Desoxycholsäure, Gallensteine 230
Desoxyribonuklease, Pankreas, exokrines 200
Desoxyribonukleinsäure (DNS) s. DNA
Deutsche
– Gesellschaft zur Bekämpfung der Mukoviszidose e.V. 210
– Morbus Crohn/Colitis ulcerosa-Vereinigung 159
– Zöliakie-Gesellschaft 166
Diabetes insipidus 335
Diabetes mellitus 268–291, 565–576
– α-Glucosidasehemmer 289
– Acarbose 289
– Adipositas 250, 278
– – Ernährung 278
– – Vitamin E 288
– advanced glycosylation products 275
– Alkohol 72, 288, 567, 576
– alkoholfreie Getränke 576
– Angiopathie 274
– Antidiabetika, orale 277–278, 288–290, 568
– Ballaststoffe 565, 567
– Basis-Bolus-Injektion 570–571
– BE (Broteinheit) 284–285
– – Verteilung 570
– Biguanide 289–290
– Blutglucosekonzentration 273
– Chrom 288
– Demenz 395
– Diät 279, 568
– Diätverordnung, Änderung 569
– Eiweiß 567
– endokrine Erkrankungen 271
– Energiebedarf 565, 569
– Energiezufuhr 570
– Ernährungstherapie 276

– Fett(zufuhr) 279, 285–287
– Formeldiäten 462
– Fremdinsulin 288–290
– Gangrän 274
– Gastroparese 275
– genetische Faktoren 274
– Glucosetoleranz, pathologische 272
– glykämischer Index, Lebensmittel 280
– Glykohämoglobinkonzentration 290
– Grundumsatz 569
– Guarmehl 289
– Harn-Zucker-Ausscheidung 290
– HbA1 279, 290
– Herzinfarkt 300
– Hyperlipoproteinämie 294
– Hypolipoproteinämie 277
– Insulin 568
– insulinabhängiger, Ernährungstherapie 276–277
– Insulindosis pro Mahlzeit, Ermittlung 571–572
– Insulin-Kohlenhydrat-Verhältnis 571
– Insulinsensitivität 278
– Insulintherapie, intensivierte 570–571
– insulinunabhängiger, Ernährungstherapie 277
– Klassifikation 272
– Kochsalz 567
– Kohlenhydrate 281, 565, 567
– Kohlenhydrat-Fett-Relation 287
– Kohlenhydratstoffwechsel 279
– Komplikationen 273–276
– koronare Herzkrankheit 274
– Kuhmilchproteine 270
– Lactatazidose 273–274
– Lastabstimmung 282
– Lebenserwartung, mittlere 272
– Lebensmittel, brennwert- und nährstoffverminderte 572
– – diätetische 572
– – industriell hergestellte 572
– – kohlenhydratreiche 281
– Leguminosen 280
– Leistungsumsatz 569
– Light-Produkte 572
– Makroangiopathie 274
– Mastfettleber 225
– medikamentös induzierter 271
– Mikroangiopathie 274
– Nährstoffrelation 565–567
– Nephropathie 274–275
– Nüchtern-Plasma-Glucose-Konzentration 272
– Pankreaserkrankungen 271
– pankreopriver 205
– Polydipsie 273
– Polyurie 273
– Proteine 287–288, 565
– Pumpentherapie 570–571

– Repaglinide 289
– Saccharose 283
– Schwangerschaft 290
– Spätschäden 274
– Süßstoffe 285, 574–576
– Sulfonylharnstoffe 279, 289
– Tagesspeiseplan 571
– Typ 1 269–270, 565–576
– – Ernährung 276–277
– – Ernährungstherapie 276–277
– Typ 2 270–271, 565–576
– – Ernährung(stherapie) 99, 277
– – metabolisches Syndrom 263–264
– Vitamin E 288
– WHO-Klassifikation 269, 272
– Zuckeraustauschstoffe 283–284, 573–574
Diabeteseinstellung 568–572
– Blutzuckerselbstkontrolle 291
– Fructosamine 291
– Harnzuckerselbstkontrolle 291
– intensivierte 568
– konventionelle 568–570
– laborchemische Kontrolle 290–291
– Plasmaproteine, glykosylierte 291
diabetischer Fuß 276
Diät
– alaninfreie 508
– Arteriosklerose 319
– bilanzierte 460
– – Adipositas 563
– – ergänzende 461
– – Mangelernährung 539
– chemisch-definierte 129
– Diabetes mellitus 279, 568
– eiweißdefinierte 528
– – Rationalisierungsschema 530
– elektrolytdefinierte 530, 538
– energiedefinierte 528–529
– nach Ewald und nach Lenhartz, Ulkuskrankheit 139
– Fehler 251
– gastroenterologische 528
– Gastrointestinalerkrankungen 129, 531
– Gicht 322
– glutenfreie 129
– – Epilepsie 396
– hämoglobinfreie 531
– hochkalorische, Kachexie, kardiale 365
– Hyperurikämie 322
– nach Kalk und Bergmann, Ulkuskrankheit 139
– ketogene, Epilepsie 396
– Kohlenhydrat-Fett-Relation 256
– Malassimilation 129
– MCT-haltige, Ernährung, enterale 465
– milcheiweißfreie, Colitis ulcerosa 196

Sachverzeichnis

- Nährstoffrelationen, extreme 256
- natriumarme, Aszites 224
- – Ödeme 224
- nickelarme 177
- oligoantigene, Epilepsie 396
- – hyperkinetisches Syndrom 397
- polyensäurereiche, multiple Sklerose 392–393
- proteinarme, nephrotisches Syndrom 338
- – Niereninsuffizienz, chronische 343
- serotoninarme 531 531
- Stoffwechselerkrankungen 129
- Tumoren, maligne 503–508
- tyrosinfreie, Tumorentstehung 508
- zuckerfreie, Psoriasis 407
Dialdrin, Lebensmittel 518
Dialyse
- Carnitin 22
- Ernährung 346–347
- kontinuierliche, Ernährung 587
- Niereninsuffizienz 346
- Phosphor-Eiweiß-Quotient 347
Dialysediät, Niereninsuffizienz 585
Diarrhö 148, 541–542
- s. a. Reisediarrhö
- AIDS 155
- Antibiotika-assoziierte 153
- β-Casomorphine 27
- chologene 171–172, 547–549
- – Anastomose, pouch-anale 172
- – Ernährungstherapie 172
- – Gallensalzübertritt 180
- – Kurzdarmsyndrom 179
- – MCT 172
- – Oxalsäuresteine 172
- Kleinkindalter 189
- Kolon, irritables 189
- Lactasemangel 183
- MCT 211
- medikamentös induzierte 465
- osmotische, Formeldiäten 405
- Sprue, einheimische 166
Dichloriddiphenyltrichlorethan (DDT), Lebensmittel 518
Dickdarm s. Kolon
Dihomo-γ-Linolensäure 303
- Arthritis 375
Dihydrochalcon (DC) 285
1,25-Dihydroxycholecalciferol 336
1,25-Dihydroxy-Vitamin-D-Rezeptoren, Mammakarzinom 507
Dioxine, Lebensmittel 519–520
Disaccharidalkohole, Zuckeraustauschstoff 574
Disaccharidasen 6, 147, 150
- Dünndarm 147
Disaccharide 6
Divertikel, Perforation 194
Divertikulitis 194
Divertikulose 194–195
- Ballaststoffe 194

- Ernährungstherapie 194–195
- Kolon, Druckwerte, intraluminäre 194
- Weizenkleie 195
DNA (Desoxyribonukleinsäure) 28
DNA-Schäden
- Mutationen 117
- Repair-Mechanismen 117
Docosahexaensäure/-pentaensäure 16
Dopaminmangel, Parkinson-Syndrom 393
Down-Regulation, Insulin 270
Druck
- hydrostatischer 363
- intrakolischer, Kolontransitzeit 186
- kolloidosmotischer 363
- osmotischer, Kolon 187
- – Natrium 53
Dünndarm 145–182
- Biopsie 151
- Disaccharidase 147
- Enzyme 148
- Erkrankungen 148, 541–554
- Keimbesiedelung, physiologische 125
- Makro-/Mikroskopie 146
- Mikroflora 76
- Nährstoffresorption 149
- Wachstumsfaktoren 146
- Zotten 146
Dünndarmresektion, Zustand, postoperativer 178–182
Duhring-Dermatitis s. Dermatitis herpetiformis Duhring
Dumping-Syndrom 537–538
- Billroth-II-Operation 143
- Ernährung, enterale 465
- Ernährungstherapie 144
- Sondenernährung 465
- Tagesspeiseplan 538
Duodenalinhalt, Reflux, Pankreatitis 201
DVL (Vereinigung zur Förderung und Unterstützung chronisch Leberkranker e.V.) 219
Dysbiose, Darmtrakt 77
Dyschezie 185
Dysphagie 132
- Ösophaguskarzinom 133
Dyspnoe, Herzinsuffizienz 364

E
EHEC (enterohämorrhagische Escherichia coli) 151–152
Eicosanoide 19–21
- Arthritis 374
- Biosynthese 20
- inflammatorische, Crohn-Krankheit 162
- Psoriasis 406
- Synthese 303
- Thrombozytenaggregation 469

- Vorstufen 20
Eicosapentaensäure 16, 19, 163, 303
- Arteriosklerose 302
- Herzinfarkt 301
- Kaltwasserfische 302
- Leukotriene 303
- Prostaglandine 303
- Psoriasis 406
Eidotter 17
Eiklar, Lebensmittelallergie 174
Eisen 8, 57–59
- dreiwertiges 58
- Intoxikation 58
- Rindfleisch 106
- Schwangerschaft 421
- Stress, oxidativer 307
- Tumorentstehung 434
- vegetarische Kost 483–484
- Vitamin C 59
Eisenmangel 57
- Ernährung, pflanzliche 59
- Stufen 58
Eisenmangelanämie 58
- Ferrieisen 58–59
- Phytin 89
- Schwangerschaft 421
Eisen-Protoporphyrin 58
Eisenresorption 58
- Ballaststoffe 89
- gestörte 58
- Kalzium 55
- Vitamin C 90
Eisenstoffwechselstörung 227–228, 326
- Zink 62
Eisenüberladung 58
Eisenverlust
- Blutung, menstruelle 57
- gesteigerter 58
Eiweißdiarrhö 171
Eiweiße s. Proteine
EKG-Veränderungen, Fasten 256
Ekzem, atopisches/endogenes 403–405
Elektrolytresorption, Kolon 182
Elementardiät 531
- Crohn-Krankheit 160
Emulgatoren 10
endokrine Erkrankungen
- Ballaststoffverzehr 82
- Diabetes mellitus 271
endokrine Funktion, Niere 336
Endometriumkarzinom 446
Endopeptidasen 201
Endourtikaria 175
Energiebedarf 3–5, 102
- Abhängigkeit vom Lebensalter 244
- Adipositas 243
- Alkoholmissbrauch 70
- Bedeutung, biologische 100
- Diabetes mellitus 565, 569
- Ernährung 100

603

Sachverzeichnis

– – parenterale 467
– Leberzirrhose 220
– Mukoviszidose 210
– Niereninsuffizienz, chronische 345
– Schwangerschaft 421–422
– täglicher 251
Energiebilanz
– Adipositas 243
– Untersuchungen 3
Energiedefizit 252
Energiedichte, Lebensmittel/ Nahrung 101–102, 259
Energiegehalt
– Eiweiß, Fett bzw. Glykogen 251
– Triglyceride, strukturierte 18
Energieimbalance 3
Energiequellen 3
Energiespeicherung, Fett 213
Energieumsatz, Adrenalin 244
Energiezufuhr 3–5
– Diabetes mellitus 570
– Magersucht 265
– Mammakarzinom 445
– Richtwerte 4
– Vollkost, leicht 534
Energy Drinks 51–52
– Coffeingehalt 52
– Taurin 52
Enteritis
– akute 151–154, 541–542
– allergica 173–178
– chronische 151–154
– Ernährungstherapie 153–154
– infectiosa 151
– regionalis s. Crohn-Krankheit
– virale 153
Enterobacteriaceae, Dickdarm 76
enterohepatischer Kreislauf 214
– Cholesterin 22
– Unterbrechung 214
Enteropathie
– eiweißverlierende 171
– exsudative 171, 549
– gluteninduzierte 12, 123, 165–168, 542–547
– – Lebensmittel, geeignete 544–547
– – ungeeignete 543–544
– – Lebensmittelkennzeichen 543–544
– – Tagesspeiseplan 548
– tropische 168
entzündliche Erkrankungen, chronische, Eicosanoide 21
Enzephalopathie
– aluminiuminduzierte 66
– bovine, spongiforme (BSE) 107, 151
– hepatische, Pathophysiologie 218
– – Prophylaxe 222–224
– – Quantifizierung 218
– – Therapie 222–224
– – trial making test 218

– hepatoportale 217, 219
– – Ernährungstherapie 219–221
– portosystemische 559
– – Eiweißzufuhr 560
– vaskuläre, subkortikale 395
Enzyme, bakteriell synthetisierte, Prokarzinogene 113
EPH-Gestose 422
epidermal growth factor 147
– Kurzdarmsyndrom 179
Epilepsie 396
Erblindung, Vitamin-A-Mangel 33
Erbrechen, postoperatives nach Gastroplastik/Magenband 262
Ergocalciferol s. Vitamin D2
Ergotismus 516–517
Ernährung 99–120
– und Alter(n) 114–120
– ballaststoffarme 5
– Dialyse 346–347
– – kontinuierliche 587
– Eisen 484
– eiweißarme, diabetische Nephropathie 290
– – nach Wendt 502
– eiweißreiche, Crohn-Krankheit 159
– Energiebedarf 100
– enterale 460–466
– – Arginin 463
– – ω-6-Fettsäuren 463–464
– – Formeldiäten, nährstoffdefinierte 462
– – Glutamin 463
– – Indikationen 462
– – Komplikationen 464–466
– – Nukleotide 463
– – Pankreatitis, akute 202–203, 556
– Eskimos 301–302
– fettarme, kohlenhydratreiche, Adipositas 257
– – Kolonkarzinom 434
– – Psoriasis 406
– fettreiche, Ketonkörper 323
– Formen, alternative 495–510
– galaktosefreie 325
– Gastrointestinalerkrankungen 129
– gesunde 99
– glutenfreie, Lebensmittel 544–547
– – Stomatitis aphthosa 167
– heimparenterale 470
– – Kurzdarmsyndrom 180
– – Strahlenenteritis 153
– hyperkalorische 6
– – Atemminutenvolumen 385
– – Mastfettleber 224
– – Pankreatitis, akute 208
– Industrieländer 99
– intraduodenale 465
– kochsalzarme, Hypertonie 358, 589–591

– kohlenhydratarme 502–503
– künstliche 457–476
– – Colitis ulcerosa 160–163
– – Crohn-Krankheit 160
– laktovegetabile, Niereninsuffizienz 341
– lipidsenkende, Hypercholesterinämie 578
– mediterrane 301, 304, 448–449
– – Arteriosklerose 309
– – Herzinfarkt 308
– – Hypertonie 356–357
– milchfreie 325
– natriumarme, Hypertonie 358
– oligoantigene, Migräne 390
– Organtransplantation 478–481
– Osteoporose 367
– ovolaktovegetabile, Gicht 323
– Pankreatitis 203
– parenterale 466–474
– – AIO-Lösungen 470
– – L-Alanin-L-Glutamin-Dipeptid 473
– – Aminosäuren 470
– – Biotinmangel 39
– – Colitis ulcerosa 197
– – Darmfunktion 472–473
– – Durchführung 470–471
– – Energiebedarf 467
– – Fette 468–469
– – Folsäuremangel 40
– – Glucose 468
– – Hyperalimentation 467
– – Kohlenhydrate 467
– – Komplikationen 471–472
– – Leberzirrhose 221
– – Mangelzustände 471
– – Pankreatitis, akute 202–203
– – permanente 470
– – Postaggressionsstoffwechsel 473–474
– perioperative 477–478
– pflanzliche, Eisenmangel 59
– purinarme, Gicht 582
– purinreiche 28
– Tumorentstehung 425–427, 429–447, 449, 528
– Tumorkranke 453, 455–456
– Typ-2-Diabetes 278
– vegetarische 483–492
– – Allergien 485
– – Arthritis, rheumatische 373
– – Bewertung, ernährungsmedizinische 488–491
– – Cholesteringallensteine 491
– – Eisen 483
– – Empfehlungen 485–486
– – Gastrointestinaltrakt 490–491
– – Hypertonie 356, 359
– – Kindesalter 484
– – Lebensmittelallergie 485
– – Mangelerscheinungen 484
– – Nährstoffversorgung 483–484
– – Stoffwechsel 489–490

– – Umweltverträglichkeit 491–492
– – Vitamin B$_{12}$ 483–484
– Zahngesundheit 415
Ernährungformen, fettarme, kohlenhydratreiche, Adipositas 258
ernährungsabhängige Erkrankungen 117
Ernährungsprophylaxe/-therapie
– Acne vulgaris 408
– Adipositas 250–253
– AIDS 155–156
– Alzheimer-Demenz 394
– Anorexia nervosa 267
– Arteriosklerose 299–321
– Arthritis, rheumatische 373–376
– Arthrosen 376–377
– Blind-loop-Syndrom 178
– Candida-albicans-Besiedelung 193–194
– Cholezystektomie 231
– Colitis ulcerosa 196
– Crohn-Krankheit 159–160
– Diabetes mellitus 276
– Diarrhö, chologene 172
– Divertikulose 194–195
– Dumpingsyndrom 144
– Eiweißverlustsyndrom, enterales 171
– Enteritis 153–154
– Enzephalopathie, hepatoportale 219–221
– Fettleber 226
– Gallenwegserkrankungen 231
– Gastroenteritis 153–154
– Gicht 322
– Glomerulonephritis 336–337
– – chronische 337
– Hämochromatose 228
– Hepatitis, akute 215
– – alkoholische 227
– – chronische 216
– Herzrhythmusstörungen 365–366
– HIV-Infektion 155–156
– hyperkinetisches Syndrom 397
– Hyperlipoproteinämie 299–321
– Hypertonie 357–361
– Jodmangel 379–381
– Kachexie, kardiale 366
– Katarakt 411
– Kolon, irritables 190
– Kopfschmerzen 389–391
– Kurzdarmsyndrom 180–181
– Lactasemangel 170
– Lebensmittelallergie 176–178
– Leberzirrhose 219–221
– Magenoperation 144
– Migräne 389–391
– Müdigkeitssyndrom 398
– Mukoviszidose 210
– multiple Sklerose 392
– Nephropathie, diabetische 290
– nephrotisches Syndrom 338
– Neurodermitis 404–405

– Niereninsuffizienz 341–347
– Nierenversagen, akutes 339
– Noxe 136
– Obstipation 186–188
– Ösophagusvarizen 221–222
– Osteoporose 369–373
– Pankreatitis, akute 202
– – chronische 205
– Parkinson-Syndrom 393
– Peritonealdialyse 347
– Pseudoallergie 176–178
– Psoriasis 406
– Refluxösophagitis 131–132
– respiratorische Insuffizienz 385
– Sprue, einheimische 166–168
– Tumorentstehung 447–449
– Ulkuskrankheit 138–141
– Urtikaria 409
– Wilson-Syndrom 228
– Zöliakie 166–168
Ernährungssekten 496
Ernährungsstatus s. Ernährungszustand
Ernährungszustand
– Abschätzung 479
– Alter 118
– Ermittlung 457–459
– Festlegung 479
– Lebertransplantation 479
– Organtransplantation, Beurteilung 478
– präoperativer 477
Erwachsenen-Zöliakie 165–168
Erythrobinsäure 41
Escherichia coli, enterohämorrhagische (EHEC) 151–152
Eskimos, Kost 301–302
Essgelüste, abnorme 268
Essstörungen, psychogene 265–268
Essverhalten, Störungen 268
Essverhalten, Störungen 266–267
Eubiose, Darmtrakt 77
EU-Süßungsmittel-Richtlinie 283
Evers-Diät, multiple Sklerose 392
exclusion diet s. Ausschlussdiät
exercise-induced asthma 386
Exopeptidasen 201
Extrazellulärflüssigkeit, pH-Wert 50
Extrinsic Factor 135
Extrinsic-Intrinsic-Factor-Komplex 39

F
FABP (fatty acid binding protein) 12
Fäzes s. Stuhl
Fasten
– Arthritis, rheumatische 373
– Eiweißabbau 253
– EKG-Veränderungen, hypokalorische 256
– modifiziertes, Adipositas 255–256

– proteinsparendes, Adipositas 255–256
– Psoriasis 407
– totales, Adipositas 253–255
– – Gichtanfall 254
– – Harnsäurekonzentration 254
– – Ketonkörper 254
– – Varianten 256
Favismus 326
Fehlbesiedelung, bakterielle, Kolon 192–194
Fehlernährung 99
– Außenseiterdiäten 495
– Industrieländer, westliche 101
Fehlgeburt, Koffein 422
Feinnadel-Katheter-Jejunostomie 455, 461
Fermentation
– Ballaststoffe 84–85
– Kohlenhydrate 85
Fermentationsgleichung 5
Ferrihydroxidkomplexe 58
Fettausscheidung
– Stuhl 185
– Weizenkleie 88
Fettbilanz 149
Fettclearance, gestörte, MCT 469
Fette 9–22
– Acne vulgaris 408
– Diabetes mellitus 279, 285–287
– Endometriumkarzinom 446
– Energiegehalt 251
– Energiespeicherung 213
– Ernährung, parenterale 468–469
– Fleisch- und Wurstwaren 106
– Kolonkarzinom 439–440
– Krebsdiäten 505
– Lebensmittel 580–581
– Mammakarzinom 444, 505
– multiple Sklerose 391
– Pankreaskarzinom 443
– pflanzliche 302
– prämenstruelles Syndrom 423
– Resorption 10–16
– Resorptionsstörungen, Formeldiät 462
– Schwangerschaft 104, 421
– sekundäre Gallensteine 442
– tierische, Fettsäuren, mehrfach ungesättigte 302
– Verdauung 10–16
– Verzehr, Zunahme 9
– Vitamin E 311
– Vollkost, leichte 535
– Zufuhr, Reduktion 104
Fettemulsionen, Hypertriglyzeridämie 468
Fettersatzstoffe 18–21, 259
– GRAS-Liste 18
Fettgewebszellen 15
Fettleber 224–227, 559–561
– Alkoholintoleranz 226
– alkoholische 71, 225
– diabetische 225

Sachverzeichnis

- Ernährungstherapie 226
- Hepatitis 227
- Fettsäure-CoA-Thioester 213
- Fettsäuren
  - De-novo-Synthese 6
  - Doppelbindungen 9
  - einfach ungesättigte, Diabetes mellitus 285
  - – Serumcholesterin 301
  - essentielle 16–17, 46
  - – Adipositas 563
  - – Bedarf 211
  - gesättigte 104
  - – Arteriosklerose 300
  - – Herzinfarkt 317
  - – Hypercholesterinämie 317
  - – Hyperlipoproteinämie 300
  - – p/s-Wert 301
  - kurzkettige 462
  - – Ballaststoffe 85, 88
  - – Dickdarm 77
  - – Kurzdarmsyndrom 179
  - – Leberzirrhose 223
  - langkettige 10, 12, 211
  - – Reveresterung 12
  - mehrfach ungesättigte 9, 278
  - – Fette, pflanzliche 302
  - – tierische 302
  - – Ulkushäufigkeit 136
  - mittelkettige s. MCT
  - Oxidation 15
  - Spaltprodukte 11
  - Stoffwechselwege 14
  - Süß- und Backwaren 106
  - transungesättigte s. trans-Fettsäuren
  - Typ-2-Diabetes 278
  - Umesterungen 17
  - ungesättigte 9, 301
  - – Herzinfarkt 317
  - – Hypertonie 359
  - – Öle, kaltgepresste 498
  - – Serumcholesterin 104
  - ω-3-Fettsäuren 103
  - Arteriosklerose 302
  - Arthritis 374–375
  - Colitis ulcerosa 197
  - Crohn-Krankheit 162
  - Darmerkrankungen, chronisch-entzündliche 163
  - Diabetes mellitus 287
  - Ernährung, enterale 463
  - Hypercholesterinämie 579
  - Hyperlipoproteinämie 339
  - Migräne 391
  - Neurodermitis 404
  - Psoriasis 406
  - PTCA, Restenosierungen 304
  - Tumorentstehung 434–435
  - Venenbypass, koronarer 304
  - ω-6-Fettsäuren 16, 19
  - Ernährung, enterale 464
  - – parenterale 469
  - Kolonkarzinom 441
- Nebenwirkungen 320–321
- Fettsäuresynthese
  - bakterielle, Kolon 5
  - Kohlenhydrate 6
- Fettspareffekt, Zucker 106
- Fettstoffwechsel(störungen) 15
  - Eicosanoide 21
  - Formeldiät 462
  - Leber 213
  - Leberzirrhose 221
  - Tumormarker 454
- Fettverbrennung, Ernährung, parenterale 469
- Fettzellen, Angiotensinogen 245
- Fiber-Hypothese, Ballaststoffe 82, 86
- Fische
  - Nematoden 145
  - Quecksilber 521
- Fischer-Index 217
- Fischöl
  - Arthritis 375
  - Cholesterin 228
  - Darmerkrankungen, chronisch-entzündliche 163
  - Diabetes mellitus 287
  - Hypercholesterinämie 579
  - Präparate 21
  - Psoriasis 406
  - Serumtriglycerid 304
- Fit for Life 510
- flapping tremor 218
- Flatulenz 126, 147, 190–191
  - Lactasemangel 191
- Flavonoide 48, 312
  - Rotwein 313
  - Tumorentstehung 431–433
  - Zufuhr, mittlere 313
- Fleisch(verzehr) 106
  - Eisenüberladung des Organismus 307
  - mageres 107
  - Produkte, fermentierte 113
  - Stress, oxidativer 107
  - Tumorentstehung 425
- Flüssigkeitstransport, Gleichgewicht 363
- Flüssigkeitszufuhr
  - Adipositas 563
  - Niereninsuffizienz, chronische 345–346
  - Nierensteine 348
- Fluor(id) 59–60
  - Karies 415
  - Osteoporose 372
  - Tee, schwarzer 416
  - Trinkwasser 59
- Fluor(id)ierung
  - Intoxikationen 60
  - Trinkwasser 416
- Fluorose 60
- Folsäure 28, 40–41, 449
  - Hyperhomocystinämie 316
  - Kolonkarzinom 442–443
- Leistungsfähigkeit, zerebrale 399
- Müdigkeitssyndrom, chronisches 398
- Neuralrohrdefekte 419
- Tumorentstehung 433
- Vollkost, leichte 535
- Folsäuremangel 108
- AIDS 155–156
- Alkoholmissbrauch 70
- Dialyse 347
- Formeldiäten 460
- Adipositas 253, 260
- AIDS 156
- chemisch-definierte 460, 464, 531
- – Dermatitis herpetiformis Duhring 407
- Colitis ulcerosa 197
- Crohn-Krankheit 162
- Diabetes mellitus 462
- Diarrhö, osmotische 405
- industriell hergestellte 255
- Kurzdarmsyndrom 181
- modifizierte 462
- nährstoffdefinierte 129, 460
- – Crohn-Krankheit 161
- – Ernährung, enterale 462
- natriumarme, Kachexie, kardiale 366
- Pankreatitis, chronische 206
- Strahlenenteritis 153
- Ulkuskrankheit 138
- Frakturen, Osteoporose 368
- Framingham-Studie 297
- Frederickson-Einteilung, Hyperlipoproteinämie 295
- Fremdinsulin, Diabetes mellitus 288–290
- French Paradox 48, 313–315, 317
- Fruchtsäfte, kalziumangereicherte, Osteoporose 370
- Fructooligosaccharide 114
- pflanzliche Lebensmittel 114
- Fructosamine, Diabeteseinstellung 291
- Fructose 8, 213
- Ernährungstherapie 190
- Malabsorption 172–173
- Reizdarmsyndrom 189
- Zuckeraustauschstoff 574
- Fructose-1-Phosphat 325
- Fructoseintoleranz 284
- hereditäre 172, 325, 467
- Fructose-Sorbit-Malabsorption
- Reizdarmsyndrom 189
- Zuckeraustauschstoffe 573
- Früchte, Zuckergehalt 283
- Früh-Dumping
- Magenoperation 143
- Serotonin 143
- Füll- und Quellstoffe, kalorienfreie 259
- Functional Drinks 51
- Functional Food 107, 109–114

Sachverzeichnis

Fundusvarizen 217
Fungizide, Lebensmittel 518
Furane, Lebensmittel 519–520

G

Galaktooligosaccharide 114
Galaktosämie 325
Galaktose 150, 213
Galaktose-1-Phosphat 325
Galaktoseintoleranz 325
β-Galaktosidase 111, 147
– Lactasemangel 170
Gallenblasen-Sludge 231
Gallenflüssigkeit 214–215
– lithogene 230
– Reflux, Pankreatitis 201
Gallensäuremizellen 12
Gallensäuren 215
– Blind-loop-Syndrom 178
– primäre/sekundäre 214
– Ulkushäufigkeit 136
Gallensäurestoffwechsel, Ballaststoffe 86–88, 309–310
Gallensalze 12
– Diarrhö, chologene 180
– Gallenflüssigkeit 215
– Kolon 180
Gallenschonkost 231–232
Gallensteine 228–232
– Adipositas 228
– Alkohol 230
– Ballaststoffe 230–231
– Cholesterin 228
– Fette 442
– ω-6-Fettsäuren 321
– Gallenflüssigkeit 215
– Gewichtsreduktion 251
– Häufigkeit 228
– Pankreatitis 201
– Verschlussikterus 231
Gallenwegserkrankungen 228–232
– Ernährungstherapie 231
Gallesekretion 214–215
GALT (gut associated lymphoid tissue) 26, 146, 466
Gangrän, Diabetes mellitus 274
Gap junctions 46
Gasproduktion, intestinale 182
Gastrektomie, totale 144
Gastritis 135–136
– akute 135
– atrophische, Magenkarzinom 438
– chemisch-toxische 136
– chronisch-atrophische 436
– chronische 135
– hämorrhagisch-erosive, Alkoholmissbrauch 72
– Helicobacter-pylori-Infektion 75, 136
– Typen 135–136
Gastroenteritis 541–542
– Ernährungstherapie 153–154
– Glucose-Elektrolytlösungen 542

– Johannisbrotkernmehl 542
– Karottensuppe nach Moro 542
– Rohapfeldiät nach Moro und Heisler 542
– Teefasten 542
gastroenterologische Erkrankungen s. Gastrointestinalerkrankungen
Gastrointestinalerkrankungen 123–232, 537–561
– allergische 173–178
– Diät 129, 531
– Kostaufbau 129
– MCT 211
– Schonkost 127
– Triglyceride 211
– Vollkost, leichte 127
Gastrointestinalorgane, Schwangerschaft 420
Gastrointestinaltrakt
– Candida albicans 8
– vegetarische Kost 490–491
Gastroparesis diabeticorum 275
Gastroplastik, Adipositas 261
Gastrostomie, perkutane endoskopische s. PEG
Geburtsgewicht
– Alkoholsyndrom, embryofetales 74
– niedriges, Koffein 422
Gefäßerkrankungen
– Ballaststoffverzehr 82
– Ernährung 99
Gelatine, Arthrosen 376–377
Gelenkerkrankungen 367–377
– rheumatische 373–376
Gemüse
– β-Carotin 312
– fermentiertes, Neurodermitis 404
– Nitrate 521
Gemüsesäfte, Krebsdiäten 504
Geräte-Medizin, moderne, Nachteile 497
Gerinnungsfaktoren, Leber 213
Gerinnungsstörungen, Vitamin-K-Mangel 36
Gerstenkleie, Cholesterin 309
Gesamtenergie 8
Gestations-Diabetes 271
Getränke
– harnalkalische/-neutrale, Nierensteine 348
– nährstoffangereicherte 52
– Typen, neue 51
– Ulkuskrankheit 140
Getreide
– Phytin 89
– Schwermetalle 90
Getreideeiweiß, Dünndarmschädigung 165
Gewichtsreduktion
– Cholesterin 251
– Diabetes mellitus 565
– Gallensteine 251
Gewichtsverhalten, Verständnis 251

Gewichtsverlust, Tumorkranke 453
Gewürze
– Magen-Darm-Geschwüre 537
– Ulkuskrankheit 137, 140
Giardiasis 152–153
Gicht 321–323, 582–583
– Adipositas 323
– Alkoholmissbrauch 72
– chronische 322
– Diät 322
– Erkrankungshäufigkeit 322
– Ernährungsprophylaxe/-therapie 322
– Faktoren, exogene 321
– Fasten, totales 254
– Harnsäurekonzentration 321
– Kost, purinarme 322, 582
– Urikosurika 322
– Xanthinoxidasehemmer 322
von Gierke-Krankheit 325
Gießener Vollwerternährung, lactovegetabile 107
Gingivahyperplasie, Schwangerschaft 420
Gingivitis, Parodontalerkrankungen 418
Gliadin 165
– Nachweis 167
Glomerulonephritis
– akute, diffuse 336–337
– chronische 337
– Ernährungstherapie 336–337
Glomerulosklerose 27
– Diabetes mellitus 274
– Stadien 275
Glucagon
– Glykogenolyse 8
– Lipolyse 15
Glucokinase 7
Gluconeogenese 6, 213
– Ausgangsstoffe 7
– diabetisches Koma 273
Glucose 6, 150, 213
– Abbau 6
– Enzephalopathie, hepatische 218
– Ernährung, parenterale 468
– Formeldiäten, chemisch-definierte 464
– Ileostoma 198
– Karies 417
– Konzentration, postprandiale 280
– Lebererkrankungen 560
– Zufuhr, hohe 385
Glucose-6-Phosphat-Dehydrogenase-Mangel 326
Glucose-Elektrolytlösungen, Gastroenteritis 542
Glucose-Galaktose-Malabsorption 172–173
Glucosestoffwechsel
– Ballaststoffe 88
– Chrom 63, 288
– Insulin 7

607

Sachverzeichnis

Glucosetoleranz, pathologische, Diabetes mellitus 272
Glucosetoleranzfaktor 63
Glucosetoleranzstörungen, WHO-Klassifikation 269
α-Glucosidase 147
α-Glucosidasehemmer
– Diabetes mellitus 289
– Spät-Dumping 144
Glucosinolate, Karzinogenese 49
Glucuronsäure 6
Glutamin 25, 153
– Ernährung, enterale 463
– Funktionen 25–26
– Kolonschleimhaut 199
– Stressphasen 199
Glutaminsäure 25
– Leberzirrhose 217
γ-Glutamyl-Transferase (γ-GT), Alkoholabhängigkeit 70
Glutathion, Katarakt 411
Glutathionperoxidase
– Antioxidanzien 44
– Selen 63
glutenfreie Kost s. Ernährung, glutenfreie
Gluten(überempfindlichkeit)
– Psoriasis 407
– Sensibilisierung, Säuglingsphase 165
– Toleranz 166
Glycerin 15
Glycerinphosphat 6
α-Glycerophosphat 12
Glycin
– Ernährung, parenterale 470
– Kurzdarmsyndrom 179
glykämischer Index
– HDL-Konzentration 309
– Lebensmittel 280
– – Diabetes mellitus 280
– – kohlenhydratreiche 259
– Lipidkonzentration 309
– Nahrungsmittel 566
Glykogen 213
– Energiegehalt 251
– Leber 213
Glykogenosen 325
Glykogensynthetase 7
Glykohämoglobinkonzentration s. HbA1
Glykolyse 6–7, 15
Glykoside, blausäurehaltige 516
GRAS-Liste, Fettersatzstoffe 18
GRAS-Status 498
– Zucker 8
grauer Star 411–412
– Ernährungstherapie 411
– Radikale, freie 58
– Vitamin-A-Mangel 33
growth factors s. Wachstumsfaktoren
Grundumsatz (GU) 3–4
– Diabetes mellitus 569

Guaran 80
Guar(mehl) 80
– Cholesterin 309
– Diabetes mellitus 289
– Magenoperation 144
– Spät-Dumping 145
Gummi arabicum 80
gynäkologische Erkrankungen 419–423

H

Häm 58
Hämochromatose 227–228, 326
– Eisenüberladung 59
– Ernährungstherapie 228
– idiopathische 227
– Leberkarzinome 434
– nutritive 227
Hämodialyse s. Dialyse
Hämoglobin
– Abbau, Bilirubin 214
– glykosyliertes s. HbA1
hämolytisch-urämisches Syndrom, EHEC-Infektion 152
Hafer(kleie)
– Ballaststoffe 87
– Cholesterin 309
– Sprue, einheimische 167
Halitose 418
Harnbereitung 335
Harnblasenkarzinom 447
Harnmenge, täglich ausgeschiedene 335
Harn-pH-Wert, Nierensteine 350
Harnsäure 28, 336
– Alkohol 323
– Belastung, maximale 582
– Fasten, totales 254
– Gicht 321
– Lebensmittel 323
– Sekretion 28
– Stoffwechselstörung 321
Harnsäureausscheidung
– Eiweiß 323
– Ketonkörper 323
– tägliche 321
Harnstoff(konzentration) 336
– Glomerulonephritis, chronische 337
– Niereninsuffizienz, chronische 343
– Produktionsrate 459
Harnstoffstickstoff, Niereninsuffizienz, chronische 342
Harnstoffzyklus 213
Harn-Zucker-Ausscheidung, Diabetes mellitus 290
Harnzuckerselbstkontrolle, Diabeteseinstellung 291
Haselnussöl, Vitamin E 311
H₂-Atemtest, Lactasemangel 169
Hauterkrankungen 403–409, 593
– Niacinmangel 38
– Silicium 63

Hautfaltendicke 458
Hauttumoren, maligne 403
Haysche Trennkost 501–502
– Variante 510
HbA1, Diabetes mellitus 279, 290
HDL (high density lipoproteins)
– Adipositas 249
– glykämischer Index 309
– Haferkleie 87
HDL-Cholesterin 292
– Gesamtenergiezufuhr, Fettanteil 104
– Koronarrisiko 297–298
– Olivenöl 304
– trans-Fettsäuren 305
– Transport, zentripetaler 294
HDL-LDL-Relation 297, 301
Heilfasten 508–509
Heilwasser, Natriumgehalt 592
Helicobacter-pylori-Infektion 75–76
– Eradikation 139
– Gastritis 136
– Magenkarzinom 142, 436, 438
– Ulkushäufigkeit 136
– Urease 75
Hemizellulose 79–80
– Formeldiäten, nährstoffdefinierte 462
Hepatitis 215, 559–561
– akute 215
– – Ernährungstherapie 215
– alkoholische 71
– – akute 227
– – Ernährungstherapie 227
– chronische 216
– infectiosa 215
– Leberzirrhose 216
– Vollkost, leichte 536
Heptachlor, Lebensmittel 518
Herbizide, Lebensmittel 518
Heringsdiät 303
Herzfehler, kongenitale 365
Herzinfarkt
– Arteriosklerose 296–299
– Diät 317–319
– Eicosapentaensäure 301
– Fettsäuren, (un)gesättigte 317
– genetische Faktoren 308
– Häufigkeit 298
– Hyperlipoproteinämie 296
– Koffein 315–316
– Kost, mediterrane 308
– LDL-Cholesterin 300
– Mortalität 308
– Nord-Süd-Gefälle 308
– Serumcholesterin 318
– Seven-Country-Study 308
– Vegetarier 307
– Vitamin E 311
Herzinsuffizienz 364–365
– Ödeme 364
Herz-Kreislauf-Erkrankungen
– Adipositas 249

Sachverzeichnis

- Übergewicht 102
- vegetarische Kost 489
- Herzrhythmusstörungen 365–366
- Ernährungsprophylaxe 365–366
- Ernährungsstörungen 365–366
- Herztransplantation, Ernährung 479
- γ-Hexachlorcyclohexan, Lebensmittel 518
- high density lipoproteins s. HDL-Cholesterin
- Hirnzellen, Schwellung, Hyponatriämie 50
- Histamin
  - Kopfschmerzen 390
  - Pseudoallergie 176
  - Rotwein 390
- Histidin 25
- Histidinmangel, Niereninsuffizienz 341
- HIV-Infektion 154–156
  - Ernährungstherapie 155–156
  - Sauerstoffradikale, freie 155
- HLA-Antigene, Pankreatitisrisiko 203
- HLA-B8
  - Sprue, einheimische 166
  - Zöliakie 166
- HLAS-DR3
  - Sprue, einheimische 166
  - Zöliakie 166
- HMG-CoA-Reduktase 23, 294
  - Gallensteine 230
  - vegetarische Kost 489
- HMG-CoA-Reduktaseinhibitoren, Hypercholesterinämie 45
- Hohlvene 212
- Holiday-heart-Syndrom, Alkoholmissbrauch 74
- Homocyst(e)in 40, 316
  - Alter 119
  - Hypertonie 316
- Homocyst(e)inurie 40, 43, 326
- Hordein 165
- Hornhauttrübung s. grauer Star
- Horror autotoxicus 186
- H₂-Rezeptor-Antagonisten, Ulkuskrankheit 141
- Hunger(gefühl) 100
  - Alter 119
  - Ballaststoffe 260
  - reduziertes 265
- Hungerödeme 265
- Hydrokolloide, pflanzliche 79
- Hydrolyse 6
- β-Hydroxybuttersäure 16
  - diabetisches Koma 273
- 25-Hydroxycholecalciferol 34
- Hydroxylysin/-prolin, Arthrose 376
- Hypalbuminämie
  - Sondenernährung 465
  - Tumormarker 454
- Hyperaldosteronismus, sekundärer, nephrotisches Syndrom 338

- Hyperalgesie, intestinale 127
- Hyperalimentation, Ernährung, parenterale 467
- Hyperazidität, Ulkuskrankheit 138
- Hypercholesterinämie 296, 577–579
  - Adipositas 249
  - Alkohol 578
  - Antioxidanzien 579
  - Ballaststoffe 578–579
  - Cholesterinaufnahme, tägliche 305
  - Fettsäuren, gesättigte 317
  - Fischöl 579
  - Haferkleie 87
  - Herzinfarkt 300
  - HMG-CoA-Reduktaseinhibitoren 45
  - Kost, lipidsenkende 578
  - Pflanzenstoffe, sekundäre 579
  - trans-Fettsäuren 578
- Hyperchylomikronämie 298
- Hyperemesis gravidarum 420
- Hyperglykämie, diabetisches Koma 273
- Hyperhomocysteinämie 38, 41, 316
- Hyperinsulinämie
  - Adipositas 249
  - metabolisches Syndrom 263–264
  - Typ-2-Diabetes 270
- Hyperkaliämie, Niereninsuffizienz 346–347
- hyperkinetisches Syndrom 397–398
  - Ernährungsprophylaxe 397
  - Ernährungstherapie 397
- Hyperlaktazidämie, Alkohol 323
- Hyperlipidämie
  - familiäre 294
  - – Typ III 296
  - kohlenhydratinduzierte 294
  - kombinierte 296
  - metabolisches Syndrom 264
  - postprandiale, Alkohol 314
- Hyperlipoproteinämie 291–321, 338, 577–584
  - Adipositas 249
  - Alkoholmissbrauch 72
  - Arteriosklerose 99
  - Ballaststoffe, wasserlösliche 309
  - Diabetes mellitus 277
  - Ernährungsprophylaxe 299–321
  - Fettsäuren, gesättigte 300
  - Frederickson-Einteilung 295
  - Herzinfarkt 296
  - metabolisches Syndrom 263
  - nephrotisches Syndrom 337–339
  - Nierentransplantationen 339
  - Nierenversagen, chronisches 339
  - step 1 diet 300, 318
  - Therapie, medikamentöse 300
  - Triglyceridkonzentration 308
  - Typ V 296
  - Typen 294, 296
  - Xanthome 319

- Hyperosmolarität, Koma, diabetisches 273
- Hyperparathyreoidismus, sekundärer, Niereninsuffizienz 346
- Hyperphosphatämie, Niereninsuffizienz 346–347
- Hyperthyreose 379
- Hypertonie 353–361, 589–592
  - Adipositas 249–250, 353–354
  - Alkohol 356, 359
  - Ballaststoffe 359
  - Demenz 395
  - Eicosanoide 21
  - Ernährung 99
  - – – vegetarische 359
  - Ernährungsprophylaxe/-therapie 357–361
  - essentielle 353
  - Fettsäuren, ungesättigte 359
  - Gesamtcholesterin 297
  - Gewichtsreduktion 359
  - Glomerulonephritis, chronische 337
  - Homocystin 316
  - Kaffee 360
  - Kalium/Kalzium 356
  - Klassifikation 353
  - Kochsalz(restriktion) 354–356
  - Körpergewicht 589
  - Kost, kochsalzarme 589–592
  - – – natriumarme 358
  - Magnesium 356
  - metabolisches Syndrom 263–264
  - Nahrungsfett 359
  - Natrium(retention) 53, 355
  - Nephropathia gravidarum 338
  - Schlaganfall 394
  - Tee, schwarzer 360
- Hypertriglyzeridämie
  - Adipositas 249
  - alkoholinduzierte 201
  - Fettemulsionen 468
  - Herzinfarkt 300
  - Kohlenhydrate 308–309
  - Pankreatitis 308
  - primäre 579, 581
  - Risikofaktoren 309
  - sekundäre 579
- Hyperurikämie 582–583
  - Diät 322
  - genetisch bedingte 322
  - Herzinfarkt 300
  - sekundäre 322
  - symptomatische 322
- Hypervolämie 336
- Hypoglykämie
  - Diabetes mellitus 288
  - Koma, diabetisches 274
  - Migräne 390
  - postprandiale 274
  - reaktive 274
  - Schwangerschaft 290
  - Spät-Dumping 143

Sachverzeichnis

Hypoinsulinämie, Typ-2-Diabetes 270
Hypokaliämie, Ursachen 53
Hypokalzämie, Niereninsuffizienz 346
Hypomagnesiämie 53
Hyponatriämie 50
Hypophosphatämie 56
– Ernährung, parenterale 472
Hypoproteinämie, idiopathische 171
Hypothyreose
– Hyperlipoproteinämie 294
– Vitamin-E-Überdosierung 43
Hypoventilationssyndrom, Adipositas 384
Hypovolämie, Aldosteron 335

I

IDL (intermediate density lipoproteins) 293
IgA
– Crohn-Krankheit 165
– sekretorische, GALT 146
IgG, Crohn-Krankheit 165
Ileostoma 197–198
– Lactasemangel 198
Ileozökalklappe 178
– Verlust 180
Ileumresektion
– terminale 547
– Vitamin B_{12}-Mangel 148
Immundefektsyndrom, erworbenes 154–156
Immunfunktion, T-Zell-vermittelte, Alter 117
Immunkompetenz 459
Immunonutrition 462
Impedanzanalyse, bioelektrische 458
Industriezucker 8
– Faktor, pathogenetischer 105
Infarktrisiko, Alter 120
Infektanfälligkeit
– Mangelernährung 383
– Vitamin-A-Mangel 33
– Zinkmangel 62
Insektizide, Lebensmittel 518
Insulin
– Bedarf 290
– Diabetes mellitus 568
– Down-Regulation 270
– Glucosestoffwechsel 7
– Schwangerschaft 420
– Spät-Dumping 143
Insulin-Kohlenhydrat-Verhältnis, Diabetes mellitus 571
Insulin-like growth factor-I (IGF-I) 147
– Osteoporose 290
Insulinmangel, Diabetes mellitus 276
Insulinresistenz
– Diabetes mellitus 276

– metabolisches Syndrom 263–264
Insulinrezeptoren 270
Insulinsensitivität, Diabetes mellitus 278
Insulintherapie
– Basis-Bolus-Konzept 289
– intensivierte 570–571
Interleukine
– Kachexie, kardiale 365
– – tumorbedingte 455
– Tumorkranke 453
intestinale Hyperalgesie 127
Intestinalflora s. Darmflora
Intestinalobstruktion, Mukoviszidose 209
Intrinsic factor
– Magen 135
– Vitamin-B_{12}-Mangel 39
Inulin, Obstipation 188
irritable bowel 189
Isoascorbinsäure 41
Isodynamiegesetz 4
Isoflavonoide 48
Isoleucin 25
Isomalt(ose) 6
– Zuckeraustauschstoff 574
Isothiozyanate 49
– Tumorentstehung 433

J

Jejunum, Resektion 180
Jod 60–61
– Defizit, tägliches 60
– Zufuhr, empfohlene 61
– – optimale 60
Jodgehalt, Boden 61
Jodmangel 379
– Ernährungsprophylaxe 379–381
– Kindesalter 380
– Risiken 380
– Schilddrüsenvergrößerung 60
– Seefische 379
Jodsalz 60
Johannisbrotkernmehl, Gastroenteritis 542

K

Kachexie
– s. a. Tumorkachexie
– HIV-Infektion 155
– kardiale 365
– – Ernährungstherapie 366
– pankreatogene, chronische Pankreatitis 204
Kaempherol 48, 312
Käse
– Karies 418
– Migräne, nahrungsinduzierte 389
– Nitrosaminbildung 522
Kaffee
– Helicobacter-pylori-Infektion 76
– Hypertonie 360
– koffeinfreier, Apolipoprotein B/LDL 315

– Kolonkarzinom 443
– Kolonmotilität, Stimulation 188
– Magen-Darm-Geschwüre 537
– Osteoporose 371
– Pankreaskarzinom 444
– Reflux, gastroösophagealer 130
– Refluxösophagitis 132
– Typ-1-Diabetes 269
– Ulkuskrankheit 137, 140
Kakaobutter 17
Kakaokonsum, Nierensteine 349
Kalium 52–53
– Ausscheidung 53
– Hypertonie 356
– Vollkost, leichte 535
1000-Kalorien-Mischkost 253
Kaltwasserfische, Eicosapentaensäure 302
Kalzitonin 54
Kalzium 54–56
– Ausscheidung 55
– Eisenresorption 55
– EPH-Gestose 422
– Härtegrad des Wassers 310
– Hypertonie 356
– Kolonkarzinom 434, 442–443
– Lactose 55
– Müdigkeitssyndrom, chronisches 398
– Nierensteine 349
– Osteoporose 369–371
– Osteoporoseprophylaxe 119, 170
– Parathormon 54
– Phosphatstoffwechsel 55–56
– Regulationsmechanismen 54
– Schwangerschaft 55, 421
– Stillen 55
– Vollkost, leichte 535
Kalziumbedarf
– Magenresektion 144
– Schwangerschaft/Stillzeit 373
Kalziumbilanz 55
Kalziumbindung, Ballaststoffe 90
Kalziumgehalt, Trinkwasser, Nierensteine 349
Kalziumoxalat(kristalle) 55, 349
– Nierensteine 349
Kalziumresorption 55
– Lactasemangel 169
– Vollgetreideprodukte 370
Kalziumrückresorption, Osteoporose 371
Kalziumstoffwechsel, Vitamin D 34
Kalziumzufuhr, Nierensteine 348
Kardiakarzinom 438
Kardiomyopathie
– Alkohol 364
– Selenmangel 64
kardiovaskuläre Erkrankungen
– Adipositas 248
– Serumcholesterin 319
Karell-Diät 366
Karies 8, 415–418
– Fluorid 415–416

Sachverzeichnis

- Kohlenhydrate 416
- Säuren, organische 417–418
- Zuckertee 417
- Zucker(verzehr) 106, 498
Kariesprophylaxe, Fluorzufuhr, tägliche 59
Karottensuppe nach Moro, Gastroenteritis 542
Kartoffel-Ei-Diät
- Niereninsuffizienz 585
- – chronische 344–345
Kartoffel-Reis-Wasser-Diät, Urtikaria 409
Kartoffelstärke, Extruderverfahren 281
Karzinogenese s. Tumorentstehung
Katabolie
- Ernährung, parenterale 472
- Mukoviszidose 386
Katalase
- Antioxidanzien 44
- Katarakt 411
Katarakt s. grauer Star
Katecholamine, Alkoholmissbrauch 74
Keime
- Kolon 184
- methanproduzierende, Kolon 183
Kempner-Reistage 366
Kerckring-Falten 146
Keshan-Disease, Selenmangel 64
Ketonämie, MCT 469
Ketonkörper 16
- Enzephalopathie, hepatische 218
- Fasten, totales 254
- fettreiche Ernährung 323
- Harnsäureausscheidung 323
α-Ketosäuren 26, 213
Kilojoule/-kalorie (kJ/kcal) 3
Kimmelstiel-Wilson-Erkrankung, Diabetes mellitus 274
Kindesalter
- Jodmangel 380
- Magnesiummangel 53
- vegetarische Kost 484
Kleie, Proteinase-Inhibitoren 89
Kleister 5
Knoblauch
- Arteriosklerose 314
- Gesamtcholesterin 314
- koronare Herzkrankheit 314
- Thrombozytenaggregation 314
- Triglyceride 314
Knochendichte
- Kalziumausscheidung 55
- Osteoporose 368
Knochenmarktransplantation, Ernährung 479–480
Knochenwachstumsstörungen, Vitamin-A-Mangel 33
Knoten, kalter 379
Kochsalz

- Diabetes mellitus 567
- EPH-Gestose 422
- Hypertonie 354–356
- Jodierung 381
- Osteoporose 372
- Tumorentstehung 448
- Ulkushäufigkeit 136
Körpergewicht 458
- Arthrosen 376
- Hypertonie 589
- Mammakarzinom 445
- Nomogramm 241
- relatives, Begleitkrankheiten 246–247
- – Lebenserwartung 246
- Varianz, interindividuelle 244
Koffein/koffeinhaltige Getränke
- Energy Drinks 52
- Herzinfarkt 315–316
- Migräne 390
- Schwangerschaft 421–422
- Serumlipide 315–316
Kohlendioxid 50
- Adipositas 384
Kohlenhydrate 5–9, 503
- Abbau, bakterieller, Kolon 150, 184
- Adipositas 563
- Diabetes mellitus 281, 565, 567
- Ernährung, parenterale 467
- Fermentation 85
- Fettsäuresynthese 6
- Hypertriglyzeridämien 308–309
- Karies 416
- Krebsdiäten 504
- Lebensmittel 284
- prämenstruelles Syndrom 423
- raffinierte 8
- – Crohn-Krankheit 164
- – Zufuhr, tägliche 90
- Reflux, gastroösophagealer 130
- Schwangerschaft 421
- Typ-2-Diabetes 278
- unverdauliche 5
- – Gastroenteritis 541
- Verdauung 6
- Vollkost, leichte 535
Kohlenhydrateinheit (KHE), Diabetes mellitus 567
Kohlenhydrat-Eiweiß-Fett-Relation, Refluxösophagitis 132
Kohlenhydrat-Fett-Relation 285
- Diabetes mellitus 287
- Diät 256
Kohlenhydrat-Hunger 401
Kohlenhydratstoffwechsel
- Diabetes mellitus 279
- Leberzirrhose 221
- Störungen 325
- Tumormarker 454
Kohlenwasserstoffe
- chlorierte, Lebensmittel 518
- polyzyklische aromatische, Tumorentstehung 428

Kohlkopf 49
Kolektomie 180
- totale 197–198
Kolitis
- s.a. Colitis ulcerosa
- fulminante 196
- muköse 188
Kolitisdiät 196
Kollateralkreisläufe, Leberzirrhose 217
Kolon 182–199
- Bakterien 184, 191
- Ballaststoffe 182
- Barrierefunktion 199
- chronisch-spastisches 188
- Druck, intraluminärer, Divertikulose 194
- – osmotischer 187
- Eiweißabbau 184
- Fehlbesiedelung, bakterielle 192–194
- Fettsäuresynthese, bakterielle 5
- Funktionsstörungen 185–192
- – Bulimie 268
- – irritables 188
- – Ballaststoffe 190
- – Ernährungstherapie 190
- – Lactasemangel 169
- – Tagesspeiseplan 555
- Keime, anaerobe 184
- – methanproduzierende 183
- Zahl 184
- Kohlenhydratabbau 184
- – bakterieller 150
- Mikroflora 76–77
- myoelektrische Aktivität 189
- Pilze 184
- Pilzfehlbesiedelung 192
- Säuren, niedermolekulare 183
- Translokation 199
- Vitaminsynthese, enterale 182
Kolonatonie, Ernährung, enterale 465
Kolondilatation, toxische 196
Kolondivertikulose 194, 553–554
- Tagesspeiseplan 555
- vegetarische Kost 490
Kolonerkrankungen 541–554
Kolonkarzinom 438–443
- Adenom-Karzinom-Sequenz 439
- Ballaststoffe 441–442
- Fette 439–440
- ω-6-Fettsäuren 320
- Folsäure 442–443
- Kaffeekonsum 442
- Kalzium 434, 442–443
- Pflanzensterine 442–443
- Proteine 442
- Stärke 441
- Vitamin D 442–443
Kolonmotilität, Stimulation, Kaffee 188
Kolonneurose 188
Kolontransitzeit 185

611

Sachverzeichnis

- Druck, intrakolischer 186
kolorektale Adenome/Karzinome 198–199
Koma
- diabetisches 273
-- Hypoglykämie 274
-- ketoazidotisches 274
- hepatisches 217–218, 560
Konservierungsmittel, Pseudoallergie 176
Kontaktallergien 175
Kopfschmerzen
- Ernährungsprophylaxe 389–391
- Ernährungstherapie 389–391
- vasomotorische 389
Korkenzieherösophagus 131
koronare Herzkrankheit
- Alkohol 72–73, 314–315
- Cholesterin 292
- Diabetes mellitus 274
- Fischverzehr, regelmäßiger 304
- genetische Faktoren 299
- HDL-Cholesterin 297–298
- Knoblauch 314
- Körpergewicht 251
- LDL-Cholesterin 297–298
- Pflanzenfette, hydrierte 305
- Rückgang 299
- Serumcholesterin 318
- vegetarische Kost 490
- Vitamin E 109
Korsakow-Syndrom 74
Kost s. Ernährung
Kräuter-Mixgetränk 540
Kreatininindex 458
Kreatininkonzentration, Glomerulonephritis, chronische 337
Krebsdiäten 503–508
- Amygdalin 507
- Betrachtung, wissenschaftliche 504–508
- Fettgehalt 505
- Forderungen 505
- Gemüsesäfte 504
- isopathische Therapie 504
- Kohlenhydrate 504
- Obstsäfte 504
- Pankreasenzympräparate 507
- Polyvitaminpräparate 507
- Vitamine 507–508
Krebsprophylaxe
- Carotinoide 44
- vegetarische Kost 490
- Vitamin C/E 44
Kropf(bildung)
- Isothiozyanate/Thiozyanate 49
- Jodprophylaxe 61
Kuhmilch s. Milch
Kuhmilchallergie s. Milch(eiweiß)allergie
Kupfer(stoffwechsel) 63
- Störungen 228, 326
- Zink 62
Kupffersche Sternzellen 212

Kurzdarmsyndrom 178–182, 547–549
- Adaptation 179
- Darmverlängerung 181–182
- Ernährungstherapie 180–181
- Hypersekretion 179
- Maßnahmen, chirurgische 181–182
- neurologische Symptomatik 180
- Stabilisation 179
Kushi-Diät 500–501

L

Labferment 135
Lactase
- Abbau, bakterieller 147
- Milchsäurebakterien 111
Lactasemangel 123, 147, 168–171, 284
- Blutglucose 169
- Colitis ulcerosa 197
- Diarrhö 183
- Ernährungstherapie 170
- Flatulenz 191
- β-Galaktosidase 170
- Häufigkeit 147
- H_2-Atemtest 169
- Ileostoma 198
- Kalziumresorption 169
- Kolon, irritables 169
- Magenresektion 143
- Milchprodukte, fermentierte 111–112, 170
- Osteoporose 169, 370
- primärer 168
- Probiotika 111
Lactasepersistenz 147
- Katarakt 411
Lactatazidose, Diabetes mellitus 273–274
Lactit, Zuckeraustauschstoff 574
Lactobazillen 77, 110, 112
- Neurodermitis 404
- Probiotika 110
- probiotische 192
-- Neurodermitis 405
Lactose 147
- Kalzium 55
- Milch(produkte) 170, 551
Lactoseintoleranz 123, 549–552
- Flatulenz 191
- Lebensmittel, nicht geeignete 549
- Milchersatz 552
- Pilzlactase 552
- Sondenernährung 465
- nach Vagotomie 144
Lactosemalabsorption s. Lactasemangel
Lactosemangel, Wasserstoff-Exhalations-Test 150
Lactose-Resorptionstest 150–151
Lactulose
- Leberzirrhose 223

- Obstipation 188
Laktobazillen, Lactase 111
Laktovegetarier 483
Lambliasis 152–153
Langerhans-Inseln, Insuffizienz 204
Langzeit-pH-Metrie, Refluxösophagitis 131
Langzeitsondenernährung 461
Larynxkarzinom 435–436
- Alkohol 431
Laxanzien, Obstipation 186
LCT (long chain triglycerides) 10–11
LDL-Cholesterin 292, 294
- β-Carotin 310
- Arteriosklerose 300
- Haferkleie 87
- Herzinfarkt 300
- Kaffee, koffeinfreier 315
- Koronarrisiko 297–298
- Monozyten bzw. Monophagen, Immobilität 297
- Olivenöl 301
- Oxidation 297
- oxidativ modifiziertes 310
- Risikofaktor, wichtigster 292
- Sauerstoffradikale, freie 297
- Serumkonzentration 292
- trans-Fettsäuren 305
- vegetarische Kost 489
- Vitamin E 310
- Zielwerte 578
LDL-HDL-Relation, Alkoholmissbrauch 72
LDL-Rezeptor, trans-Fettsäuren 305
Lebenserwartung 114
- Körpergewicht, relatives 246
- maximale 117
- mittlere 114
Lebensmittel 103, 581
- s.a. Nahrung
- ADI-Werte 514
- Aflatoxine 517
- allergene Potenz 109
- biogene Inhaltsstoffe 516
- Blei 520
- brennwert- und nährstoffverminderte, Diabetes mellitus 572
- Cadmium 520
- Carotinoid-Gehalt 47
- Cholesteringehalt 23, 305–306, 580–581
- Dermatitis, atopische 175
- diätetische, Diabetes mellitus 572
- Dioxine 519–520
- Energiedichte, hohe 102
- energiereduzierte, Adipositas 258–260
- Ernährung, glutenfreie 544–547
- fettarme 550
- Fettgehalt, mittlerer 580–581
-- Reflux, gastroösophagealer 130

Sachverzeichnis

- fettreduzierte 18
- funktionelle 109–114
- Furane 519–520
- glykämischer Index 280, 566
- Harnsäuregehalt 323
- industriell hergestellte, Diabetes mellitus 572
- Inhaltsstoffe, biogene 515
- jodreiche, Dermatitis herpetiformis Duhring 407
- Kohlenhydratgehalt 284
- kohlenhydratreiche, Diabetes mellitus 281
- – glykämischer Index 259
- konservierte 487
- Mykotoxine 516–518
- Nährstoffanreicherung 108
- Nährwert-Kennzeichnungsverordnung 358
- natriumarme/-reduzierte 591
- Natriumgehalt 590
- naturbelassene 498
- Nitrate 521–522
- Nitrosamine 522
- NOEL (No Observable Effect Level) 515
- Ochratoxine 517
- östrogenaktive Substanzen 522–523
- Oxalsäure 349
- oxalsäurereiche, Osteoporose 370
- Patulin 518
- Pestizide 518–519
- pflanzliche, Fruktooligosaccharide 114
- Prophylaxemöglichkeiten 107
- proteinarme 586
- proteinreiche, Serumlipidkonzentration 306
- Puringehalt 28, 322, 582–583
- Quecksilber 520
- radioaktive Substanzen 523
- Rückstände 514–515
- Schadstoffe 513–525
- Schwermetalle 520–521
- Selengehalt 64
- tierische, Cholesterin 305–306
- Verunreinigungen 514–515
- Zearalenon 517
- Zusatzstoffe 513–514

Lebensmittelallergie/-intoleranz 26, 123–128, 173–178
- Allergene, versteckte 175
- Arthritis, rheumatische 173
- Crohn-Krankheit 165
- Darmflora 125
- Ernährungstherapie 176–178
- Hitzedenaturierung 178
- hyperkinetisches Syndrom 397
- IgE-vermittelte 173
- Migräne 177, 390
- Nahrungsmittel 174
- – biologisch verwandte 175
- Organerkrankungen 124

- Organmanifestationen 174
- Organtransplantation 481
- Sensibilisierung, polyvalente 175
- Sofort-Typ 174
- vegetarische Kost 485

Lebensmittelbestrahlung 524
Lebensmittelersatz, Diabetes mellitus 572–573
Lebensmittelverarbeitung, Ballaststoffe 80
Lebensmittelvergiftung 151
Leber 211–228
- Abwehrfunktion 212
- exokrine Funktion 212
- Fettstoffwechsel 213
- Gerinnungsfaktoren 213
- Glykogen 213
- Lipide, Synthese 214
- Proteinstoffwechsel 213
- Vitamin-B12-Depot 214
- Vitamine, fettlösliche 214

Lebererkrankungen 559–561
- Aszites 559
- Ernährung, parenterale 471
- Ödeme 559
- Vitaminmangel 560
- Vollkost, leichte 559

Leberkarzinom, Hämochromatose 434
Leberkoma s. Koma, hepatisches
leberschädigende Noxen, Leberzirrhose 216
Lebertransplantation, Ernährung 478–479
Leberzellkarzinom 444
Leberzirrhose 27, 216–221, 559–561
- alkoholische 71, 225
- Anastomose, portokavale 219
- Anorexie 221
- Aszites 224
- Darmdialyse, saure 223
- Energiebedarf 220
- Ernährungstherapie 219–221
- Fettstoffwechsel 221
- Kohlenhydratstoffwechsel 221
- Lactulose 223
- Mangelernährung 220
- Nährstoffbedarf 220
- Ödeme 224, 364
- Proteinbedarf 221
- Stuhlfettausscheidung 222
- Vollkost, leichte 536

Lecithin, Serumlipide 316
Leguminosen
- Cholesterin 231
- Diabetes mellitus 280

Leinsamen 48
- Blausäure 188
- Obstipation 188

Leistungsfähigkeit, zerebrale 399–400
Leistungsumsatz, Diabetes mellitus 569

Leistungszuwachs 4
Lektine 165
Leptin, Adipositas 245
Leucin 25, 38
Leukoplakien, orale, β-Carotin 432
Leukotriene 19–21
- Arteriosklerose 303
- Eicosapentaensäure 303
- Halbwertszeit 21

Lifestyle Heart Study 319
Light-Produkte, Diabetes mellitus 572
Lignane 48
- Tumorentstehung 433

Lignin 78, 80
Linamarin, Obstipation 188
Lindan, Lebensmittel 518
α-Linolensäure 17, 19, 303–304
γ-Linolensäure 163
- Colitis ulcerosa 197
- Darmerkrankungen, chronisch-entzündliche 163
- prämenstruelles Syndrom 423
- Tumorentstehung 506–507

Linolsäure 9, 16, 303
- Arthritis 375
- Crohn-Krankheit 162
- Isomeren, konjugierte 9–10
- konjugierte 10
- – Wirkung, antikarzinogene/-sklerotische 10
- multiple Sklerose 392

Linolsäure-Hypothese, Ulkushäufigkeit 136
Lipacidogenese 6, 105, 257
Lipase
- Dünndarm 148
- hormonsensitive 15
- Magensaft 134
- Mangel 200
- Pankreas, exokrines 200

Lipaseinhibitoren, Adipositas 263
Lipide
- Crohn-Krankheit 162
- glykämischer Index 309
- Synthese, Leber 214

Lipid-Mizelle 11
Lipidstoffwechsel(störungen) 326
- Nikotinsäure 45
- Organtransplantation 480

Lipofuszin, Ernährung, parenterale 471
Lipogenese 15
Lipolyse 15
- Adrenalin 244
- diabetisches Koma 273
- Kohlenhydrat- bzw. Zuckerzufuhr 105
- metabolisches Syndrom 263

β-Lipoproteinämie 178
β-Lipoproteine 12
Lipoproteine 292, 294
- Dichte 292
- koronare Herzkrankheit 298

613

– triglyceridreiche 298
– Zusammensetzung 292–293
Lipoproteinstoffwechsel, Carnitin 22
Lipoxygenase 20
Lösungen, hyperosmolare, Ösophagitis 131
low density lipoproteins s. LDL-Cholesterin
Lungenemphysem 383
Lungenerkrankungen 383–387
– chronisch-obstruktive 383–385
– Mangelernährung 383
– Ruheumsatz 384
Lungenfunktion, Magnesium 383
Lungenfunktionsparameter 383
Lungentransplantation, Ernährung 479
Lutein 46–47
– Makuladegeneration 412
– Tumorentstehung 432
Luteolin 48, 312
Lycopin 46–47, 311
– Pankreaskarzinom 444
– Prostatakarzinom 446
– Tumorentstehung 432
Lysin 25
Lysin-Arginin-Relation, Protein, tierisches 306

M

Magen 133–145
– Intrinsic-factor-Produktion 135
Magenballon/-band, Adipositas 261
Magen-Darm-Trakt, Mikroflora 75–76
Magenentleerung, Regulation, hormonelle 206
Magengas 191
Magengeschwür s. Ulkuskrankheit
Magenkarzinom 141–142, 436–438
– Helicobacter-pylori-Infektion 75, 142, 436
– Natrium 53
– N-Nitrosoverbindungen 75
Magenmukosa, Alkoholdehydrogenase 68
Magenoperation/-resektion 537
– agastrische Dystrophie 143
– Anämie, perniziöse 135
– Ernährungstherapie 144
– Komplikationen 143
– Nährstoffausnutzung 144
– partielle 142
– Zustand, postoperativer 142
Magensäure/-saft(sekretion) 135
– Alkohol 72, 134
– Lipase/Pepsin 134
– pH-Schwankungen, zirkadiane 141
Magersucht s. Anorexia/Anorexie
Magnesium 53–54
– Hypertonie 356

– Lungenfunktion 383
– Müdigkeitssyndrom, chronisches 398
– prämenstruelles Syndrom 423
Magnesiummangel 53
– Alkoholmissbrauch 71
Maiskeimöl, Vitamin E 311
Maisstärke, Extruderverfahren 281
Makrelen
– Diät 303
– Vergiftungserscheinungen 516
Makroangiopathie, diabetische 274
Makrobiotik 495, 499–501
– Yin-Yang-Verhältnis 499
Makuladegeneration 412
Makulopathie, diabetische 276
Malabsorption 149–150, 539
– AIDS-Enteropathie 155
– Sprue, einheimische 166
– Vitamin-E-Mangel 35
Malassimilation 148
– Diät 129
– Magersucht 265
– Resorptionsinsuffizienz 150
– Verdauungsinsuffizienz 150
Maldigestion 149–150, 539
– Vitamin-E-Mangel 35
maligne Tumoren, Diäten s. Krebsdiäten
Malonyl-CoA 6
Maltit, Zuckeraustauschstoff 574
MALT-Lymphom, Helicobacter-pylori-Infektion 75
Maltose 6, 147, 417
– Karies 417
Maltotriose, Karies 417
Mammakarzinom 445–446, 454
– Adipositas 445
– Alkohol 445–446
– 1,25-Dihydroxy-Vitamin-D, Rezeptoren 507
– Energiezufuhr 445
– ω-6-Fettsäuren 320
– Fettzufuhr 444, 505
– Körpergewicht 445
– Vitamin D 507
– Vitamine 445
Mangelernährung 100, 309, 539
– AIDS 154
– Alter 118–120
– Crohn-Krankheit 159
– Darmerkrankungen, chronisch-entzündliche 158
– Gastrektomie, totale 143
– Infektanfälligkeit 383
– Leberzirrhose 220
– Lungenerkrankungen 383
Mangelerscheinungen
– Ovolaktovegetarier 484
– vegetarische Kost 484
Mangelfettleber 225–226
Mannit, Zuckeraustauschstoff 574
Markumardiät 37
mass sociogenic illness 525

Mastfettleber 224–225
– Energiezufuhr, Reduktion 226
maturity-onset diabetes of the young (MODY) 271
Mayr-Kur 508
MCT 10–12
– Darmpassage 15
– Diätbehandlung 14
– Diarrhö 211
– – chologene 172
– Dosierung 539
– Eiweißverlustsyndrom, enterales 171
– Energiegehalt 539
– Epilepsie 396
– Fettclearance, gestörte 469
– gastroenterologische Erkrankungen 211
– Gebrauch, praktische Hinweise 539
– Indikationen 11
– Ketonämie 469
– küchentechnische Hinweise 541
– Kurzdarmsyndrom 181
– Magenresektion 144
– Pankreatitis, chronische 206
– Pfortader 15
– Postvagotomiesyndrom 145
– Resorption 11
– Schmelzpunkt 15
– Sprue, einheimische 168
– Steatorrhö 539
Medical Food 110
mediterrane Kost s. Ernährung, mediterrane
Megavitamindosen 41–43
Mekoniumileus, Mukoviszidose 209
Melatonin, Nahrungsaufnahme, reduzierte 116
Menachinon s. Vitamin K2
Menadion s. Vitamin K3
MEOS (microsomal ethanol oxidizing system) 67
metabolisches Syndrom 102, 263–265
– Adipositas 246
– Arteriosklerose 263
– Nierenversagen 339
Metalloenzyme, Zink 62
Methämoglobin, Nitrit 521
Methan, Ausatmungsluft 182
– Bestimmung, gaschromatographische 126
Methanol 71
Methionin 25
– Leberzirrhose 217
Methionin-Homocystein-Stoffwechsel 38
3-Methylhistidinausscheidung 459
Methylxanthin, Reflux, gastroösophagealer 130
Mevalonat 23
Mevalonsäure 126

Sachverzeichnis

middle chain triglycerides s. MCT
Migräne 389
- Ernährungsprophylaxe/-therapie 389–391
- Lebensmittelallergie 177, 390
Mikroangiopathie, diabetische 274
Mikroflora s. Darmflora
Mikronährstoffe 8
Milch(eiweiß)allergie 174, 177
- Osteoporose 370
- Regression 173
Milchersatz, Lactose-Intoleranz 552
Milchfaktor, Serumlipide 316
Milch(produkte)
- Asthma bronchiale 386
- Crohn-Krankheit 158
- Diabetes mellitus 270
- fermentierte 112
- - s.a. Probiotika
- - Lactasemangel(syndrom) 111–112, 170
- - Obstipation 113
- - Serum-Cholesterin 113
- Katarakt 411
- Lactosegehalt 551
- lactosereduzierte 171
- Ulkuskrankheit 141
- Vitamin-D-Gehalt 34
Milchsäure, Krebsdiäten 503–504
Milchsäurebakterien s. Laktobazillen
Milch-Sahne-Alkali-Diät, Ulkuskrankheit 139
Milch-Semmel-Diät nach Franz Xaver Mayr 508
Milchzucker s. Lactose
Milchzuckerunverträglichkeit s. Lactoseintoleranz
Mineralstoffausscheidung, Aldosteron 335
Mineralstoffe 52–56
- Trinkwasser, Arteriosklerose 310
- Vollkost, leichte 535
Mineralwässer
- kalziumreiche 54
- - Osteoporose 370
- Natriumgehalt 592
- natürliche 51
- phosphatreiche 54
Mini Nutritional Assessment (MNA) 459
Minimalenzephalopathie, hepatische 218–219
Mischkost
- eiweißreduzierte, Niereninsuffizienz 585
- energiereduzierte, Adipositas 253
- kalorienreduzierte, Adipositas 564
Mitochondrien, Radikale, freie 116
Mixgetränke, Rezepte 540
mizellare Konzentration, kritische 12

Mizellen 11
- Carotinoide 47
- gemischte 12
MJ (Megajoule) 3
MLSP (maximum life span potential) 117
MNA (Mini Nutritional Assessment) 459
MODY (maturity-onset diabetes of the young) 271
Mokka-Mixgetränk 540
Molke-Fasten/-Trinkkur 508
Molybdänzufuhr, hohe 63
Monoaminooxidase, Migräne 390
Monoaminooxidasehemmer
- Makrelen 516
- Thunfisch 516
Monoensäuren, Typ-2-Diabetes 278
Monoglyceride 12
Monosaccharidalkohole, Zuckeraustauschstoff 574
Monosaccharide 6
Monozyten bzw. Monophagen, Immobilität, LDL 297
Müdigkeitssyndrom
- chronisches 398–399
- Ernährungsprophylaxe/-therapie 398
Mukoviszidose 209–211, 386–387
- Antioxidanzien 209
- Ernährungstherapie 210
- Pankreasinsuffizienz 206
- Vitamine, fettlösliche 209
Multiinfarkt-Demenz 395–396
multiple chemical sensitivity syndrome 524–525
multiple Sklerose 391–393
- Diät, polyensäurereiche 392–393
- Ernährungstherapie 392
- Evers-Diät 392
- Rohkostdiät 392
Mundgeruch 418
Muttermilch, Alkohol 74
Mykobakterien, Crohn-Krankheit 162
Mykoplasmen, Crohn-Krankheit 158, 162
Mykotoxine
- Lebensmittel 516–518
- Tumorentstehung 427
Myokarderkrankungen 363–365
Myokardinfarkt s. Herzinfarkt
Myokardinsuffizienz s. Herzinsuffizienz
Myricetin 48, 312
Myristinsäure, Serumcholesterin 301

N
Nachtblindheit, Vitamin-A-Mangel 33
Nährstoffanreicherung, Lebensmittel 108

Nährstoffbedarf
- Leberzirrhose 220
- Schwangerschaft 421–422
Nährstoffdefizite nach Gastroplastik/Magenband 262
Nährstoffe 103
- Prophylaxemöglichkeiten 107
Nährstoffrelation
- Adipositas 5664
- Diabetes mellitus 565
- Diäten 256
Nährstoffresorption, Dünndarm 149
Nährstoffversorgung, vegetarische Kost 483–484
Nährstoffzufuhr
- Empfehlungen 101
- Vollkost, leichte 535
Nährwert-Kennzeichnungsverordnung, Lebensmittel 358
Nahrung
- s.a. Lebensmittel
- Ballaststoffe 259
- Carotin 311
- Energiedichte 259
- - hohe 101
- Fettsäurerelation 103–104
- naturbelassene 487
- Zinkgehalt 62
Nahrungsallergene/-antigene 177
- Crohn-Krankheit 162
Nahrungsaufnahme
- exzessive 267–268
- reduzierte, Melatonin 116
Nahrungsergänzungsmittel 108–109
Nahrungsfette 103–104
- Hypertonie 359
- Pankreatitis, chronische 205
Nahrungskarenz, Ulkuskrankheit 139
Nahrungsmittel s. Lebensmittel
Nahrungsmittelintoleranz s. Lebensmittelallergie/-intoleranz
Nahrungstemperatur, Ösophagusmotilität 130
Nahrungszufuhr, reduzierte, Radikale, freie 116
Nasogastralsonden, AIDS 156
Natrium(bedarf) 53
- Erwachsene 354
Natriummonoglutamat, Migräne 390–391
Natriumnitrit, Migräne 391
Natriumpumpe 52
Natriumrestriktion
- Aszites 561
- Hypertonie 589–592
Natriumretention
- Hypertonie 355
- Niere 354
Nematoden 145
Neohesperidin 285, 575

615

Sachverzeichnis

- Eigenschaften 286
Nephrolithiasis s. Nierensteine
Nephropathia gravidarum 338
Nephropathie, diabetische 274, 338–339
- Eiweißzufuhr 287
- Ernährungstherapie 290
- Stadien 275
nephrotisches Syndrom 337–338
- Ernährungstherapie 338
- Hyperlipoproteinämie 339
Nervenschädigung, Alkoholmissbrauch 74
Nesselsucht 408–409
Neugeborene, Vitamin-K-Mangel, physiologischer 36
Neuralrohrdefekte 41
- Folsäuremangel 40
- Prävention 419
Neurodermitis 403–405
- Ernährungstherapie 404–405
neurologische Erkrankungen 389–401
- Vitamin B_6 44
- Wasserintoxikation 50
Neuropathie, diabetische 276
Neurotensin 147
Neurotoxine, Enzephalopathie, hepatische 222
Niacin(mangel) 38
Nichtdrogen-Dopingmittel, Carnitin 22
Nicht-Stärke-Polysaccharide 78
Nickeldermatitis 177
Niere
- Dialyse 340
- endokrine Funktionen 336
- Natriumrückresorption 354
Nierenerkrankungen 335–350, 585–587
Nierenfunktion 336
Niereninsuffizienz 27, 585–587
- chronische 340–347
- – Aminosäurenzusammensetzung 345
- – Energiebedarf 345
- – Flüssigkeits- und Elektrolytzufuhr 345–346
- – Harnstoffkonzentration 343
- – Harnstoffstickstoffkonzentration 342
- – Kartoffel-Ei-Diät 344
- – Stickstoffbilanz 344
- Dialyse 346
- Dialysediät 585
- Eiweißzufuhr 341
- Ernährungstherapie 341–347
- Glomerulonephritis 336–337
- Histidinmangel 341
- Hyperlipoproteinämie 339
- Kartoffel-Ei-Diät 585
- Kompensation 340
- Mischkost, eiweißreduzierte 585
- Nierentransplantation 340

- Proteine, vegetarische 341
- Schwedendiät 585
- Urämie 340
Nierensteine 348–349
- Flüssigkeitszufuhr 348
- Harn-pH-Wert 350
- Kalziumzufuhr 348–349
- Oxalsäurezufuhr 349–350
- Phosphatzufuhr 350
- Purinzufuhr 350
Nierentransplantation
- Ernährung 479
- Hyperlipoproteinämie 339
- Niereninsuffizienz 340
- Vier-Jahres-Funktionsraten 480
Nierenversagen, akutes 69, 339–340
Nikotinabusus s. Rauchen
Nikotinsäure (Niacin), Lipidstoffwechsel 45
Nikotinsäureamid 38
Nikotinsäure(Niacin)-Mangel 38, 309
Nitrate
- Lebensmittel 521–522
- Pökelsalz 522
Nitrit, Methämoglobin 521
Nitritpökelsalz, Tumorentstehung 430
Nitrosamine
- Bildung, endogene 429
- Hitzeeinwirkung 430
- Lebensmittel 522
- Magenkarzinom 75, 436
- Rektumkarzinom 443
- Tumorentstehung 429
NOEL (No Observable Effect Level), Lebensmittel 515
Nomogramm, Körpergewicht 241
non-nutrient compounds, Antioxidanzien 312–313
non-ulcer dyspepsia 138
Noradrenalin, Lipolyse 15
Normalinsulin 290
Normoinsulinämie, Typ-2-Diabetes 270
Novel Food 107
- Verordnung 107
Noxen, inhalierte 383
NRI (Nutritional Risk Index) 459
Nüchtern-Plasmaglucose-Konzentration
- Adipositas 249
- Diabetes mellitus 272
Nukleinsäuren 28
- Vitamin B12 39
Nukleotide, Ernährung, enterale 463
Nulldiät, Adipositas 253, 563
Nussknackerösophagus 131
Nutraceuticals 107
- Tumorentstehung 433
Nutritional Risk Index (NRI) 459

O
Obst
- Nitrate 521
- rohes, Vitamin C 312
Obstipation 185–188, 553–554
- atonische, Schwangerschaft 420
- Ballaststoffe 186
- Ernährungstherapie 186–188
- habituelle 187
- Inulin 188
- Lactulose 188
- Laxanzien 186
- Leinsamen 188
- Linamarin 188
- Pflaumen 188
- Probiotika 113
- rektale 185
- Säuglings- und Kleinkindalter 187
- spastische 185, 187
- Stuhlfrequenz 185
- Tagesspeiseplan 555
- Weizenkleie 187
Obstsäfte, Krebsdiäten 504
Ochratoxine 428
- Lebensmittel 517
Ochsenhunger 267–268
Ödeme 363–364
- Herzinsuffizienz 364
- Lebererkrankungen 559
- Leberzirrhose 224
- Nephropathia gravidarum 338
- Schwangerschaft 420
Öle, kaltgepresste 498
Ölsäure, Serumcholesterin 301
Ösophagitis
- Alkoholmissbrauch 72
- Bulimie 268
Ösophagus 128–133
- Motilität 130
Ösophagusdivertikel 133
Ösophaguskarzinom 133, 435–436
- Alkohol 72, 431
Ösophagusruptur, Bulimie 268
Ösophagusspasmus, akuter 131
Ösophagussphinkter, unterer, Tonus, Schwangerschaft 420
Ösophagusstörungen, funktionelle 130–132
Ösophagusvarizen(blutung) 217, 219
- Ernährungstherapie 221–222
- Sklerosierungstherapie, Ernährung 221
Ösophagusvarizenblutung, TIPS 219
östrogenaktive Substanzen, Lebensmittel 522–523
Östrogene, Osteoporose 369
Olestra® 18–19
- Crohn-Krankheit 163
Oligofructose 79
Oligopeptide, Formeldiäten, chemisch-definierte 464

Sachverzeichnis

Oligosaccharide 79
- Formeldiäten, chemisch-definierte 464

Olivenöl
- Arthritis 375
- HDL-/LDL-Cholesterin 301
- Mammakarzinom 444
- Tumorentstehung 449

Orangen-Mixgetränk 540
Organochlorverbindungen, Fleisch 107
Organtransplantation
- Corticoide/Ciclosporin 480
- Ernährung 478–481
- Ernährungszustand, Beurteilung 478
- Lipidstoffwechselstörungen 480

Organtumoren 435–449
Ornish-Diät 319
Ornithin 213
Ornithin-Decarboxylase-Aktivität, Magenkarzinom 437
Oropharynxkarzinom 435–436
Orotsäure 45
Orthophosphorsäure 28
Osmolalität, Blutplasma 50
Osmolarität 50
Osteoarthropathie, Selenmangel 64
Osteocalcin 37
- Vitamin K 371

Osteoid 54
Osteomalazie, Dialyse 347
Osteoporose 27, 102, 367–373
- Alkohol 371
- Bulimie 268
- Ernährungsprophylaxe/-therapie 367, 369–373
- Fluorid 372
- Frakturen 368
- genetische Faktoren 367
- IGF-I 370
- Kaffee 371
- Kalzium 54, 119, 170, 369–371
- Knochendichte 368
- Kochsalz 372
- körperliche Belastung 367
- Lactasemangel 169
- Östrogene 369
- peak bone mass 368
- Phosphat 371
- Proteine 370–371
- Vitamin D 119, 372
- Vitamin K 371–372

Ovarialkarzinom 446
Ovolaktovegetarier 483
- Mangelerscheinungen 484

Oxalobacter formigenes 349
Oxalose Typ I 43
Oxalsäure
- Nahrungsmittel 349
- Nierensteine 349–350

Oxalsäuresteine, Diarrhö, chologene 172
Oxalurie 547

- Diarrhö, chologene 547
- Kurzdarmsyndrom 179

Oxidation
- Cholesterin 24
- Fettsäuren 15

Oxidationswasser 50
Oxycarotinoide 46
Oxycholesterin 306
Oxysterole 24
- Arteriosklerose 25

P

Palmitinsäure 17
- Serumcholesterin 301

Pangamsäure 45
Pankreas
- exokrines 199–211
- Parallelsekretion 200

Pankreasamylase 200
Pankreascholesterinesterase 22
Pankreasenzympräparate 205, 207
- Krebsdiäten 507
- Mukoviszidose 210

Pankreaserkrankungen 554–558
- Diabetes mellitus 271
- Entstehung 208–209
- Ernährungsfaktoren 208–209

Pankreasfibrose, zystische s. Mukoviszidose
Pankreasfisteln 208
Pankreasinsuffizienz
- Bicarbonatsekretion 204
- exkretorische 557–558
- exokrine 203–207
- Mukoviszidose 206
- Vitamin-A-Mangel 30
- Vitamin-B$_{12}$-Resorption 207

Pankreaskarzinom 209, 443–444
- Alkohol 431

Pankreaslipase 200
Pankreasresektion s. Pankreatektomie
Pankreastransplantation, Ernährung 479
Pankreatektomie 558
- Ernährungstherapie 559
- partielle 207
- totale 207–208, 558

Pankreatitis
- akute 201–203, 554
- – Adipositas 209
- – Blutglucose 202
- – Ernährung 202
- – enterale 202–203
- – hyperkalorische 208
- – parenterale 202–203
- – Kostaufbau 554–555
- – Tagesspeiseplan 556–557
- chronische 203–207, 558
- – Alkoholabstinenz 206
- – Alkoholmissbrauch 71, 201, 203–204
- – Cholelithiasis 204
- – Ernährungstherapie 205

- – Formeldiät 206
- – MCT 206
- – Nahrungsfette 205
- – tropische 203
- – Vitamine, fettlösliche 207
- – Vollkost, leichte 536
- Gallensteine 201
- hämorrhagisch-nekrotisierende 201
- HLA-Antigene 203
- Hypertriglyzeridämie 308
- ödematöse 201
- Risiko 203

Pantothensäure 39
Parathormon 55
- Kalzium 54

Paratyphus 152
Parkinson-Syndrom 117, 393
- Ernährungstherapie 393

Parodontalerkrankungen 418
Parodontitis 418
Patulin, Lebensmittel 518
PCB (polychlorierte Biphenyle) 519
PCDD (polychlorierte Dibenzodioxine) 519
PCDF (polychlorierte Dibenzofurane) 519
peak bone mass, Osteoporose 368
PEG (perkutane endoskopische Gastrostomie) 455, 461
- AIDS 156
- Ösophaguskarzinom 133

Pektin 79–80, 86
- Cholesterin 309
- Magenoperation 144
- Mediterranean diet 301
- Veresterungsgrad 87

Pellagra, Niacinmangel 38
Pepsin, Magensaft 134
Peptidasen 28
- Dünndarm 148

Peptiddiät 26, 464, 531
Peptidhormone, gastrointestinale, Kurzdarmsyndrom 179
Peptidresorption 26
Performance-Drinks 52
Peritonealdialyse, Ernährungstherapie 347
Pestizide, Lebensmittel 518–519
Pflanzenfette, hydrierte, koronare Herzkrankheit 305
Pflanzengifte, Leberzirrhose 216
Pflanzeninhaltsstoffe, sekundäre, Antioxidanzien 312
Pflanzenöle
- hydrierte 304
- Vitamin E 312

Pflanzensterine, Kolonkarzinom 442–443
Pflanzenstoffe, sekundäre 46
- Eigenschaften, chemopräventive 102
- Hypercholesterinämie 579

617

Sachverzeichnis

– Tumorentstehung 433
Pflaumen, Obstipation 188
Pfortaderblut 212
– Fettsäuren, mittelkettige 15
PGE1, Arthritis 375
PGE2, Ernährungstherapie 190
Phenylalanin 25
– Embryofetopathie 324
– Leberzirrhose 217
Phenylbrenztraubensäure, Phenylketonurie 324
Phenylethylamin 389
– Kopfschmerzen 389
– Migräne 389
Phenylketonurie 324–325
– Süßstoffe 575
24-Stunden-pH-Metrie, Refluxösophagitis 131
Phosphat(stoffwechsel) 56
– Dialyse 347
– Kalzium 55–56
– Nierensteine 350
– Osteoporose 371
– Resorption 56
– Überschuss 56
Phosphat-Theorie, hyperkinetisches Syndrom 397
Phospholipase, Pankreas, exokrines 200
Phospholipide 214
– Gallenflüssigkeit 215
– Plasma 469
Phosphor-Eiweiß-Quotient, Dialyse 347
Phosphorzufuhr, tägliche 56
photooxidative Schäden, Carotinoide 46
pH-Wert
– Extrazellulärflüssigkeit 50
– Ösophagusmotilität 130
– Plasma 50
Phyllochinon s. Vitamin K$_1$
physiologically functional food 110
Phytate 90
– Tumorentstehung 433
– Vitamin C 90
Phytin 55, 89
– Eisenmangelanämien 89
– Getreide 89
– Intoleranz 89
– Zinkmangel 62
Phytochemicals 46
– Antioxidanzien 312–313
– Tumorentstehung 431–433
Phytoöstrogene 48–49
Phytosterine 24–25, 49
– Serumcholesterin 313
Pica-Syndrom 268
Pickwick-Syndrom, Adipositas 384
Pikazismus 268
Pilze, Kolon 184
Pilzfehlbesiedelung, Darm 192
Pilzlactase, Lactose-Intoleranz 552

Pilzunverträglichkeit, Trehalasemangel 126
Plantchemicals 46
– Antioxidanzien 312–313
Plasma
– Phospholipide 469
– pH-Wert 50
Plasmacholesterin 17
– Zielwerte 578
Plasmaproteine
– funktionelle 458
– glykosylierte, Diabeteseinstellung 291
– Synthese 213
Pneumatosis cystoides intestinalis 192
Pneumonie, Mukoviszidose 210
PNI (Prognostic Nutritional Index) 459
Pökelsalz, Nitrate 522
Pollenallergie
– Ernährung 485
– Frühjahrsblüher 175
Polyarthritis, chronische
– Lebensmittel, verschlimmernde 374
– Vitamin E 376
Polydipsie, Diabetes mellitus 273
Polygalaktomannan 80
Polynukleotide 28
Polypeptide 26
Polyphenole 48
– Rotwein 48, 72, 314
– Tumorentstehung 431–432
– Weißwein 48
Polyurie, Diabetes mellitus 273
Polyvitaminpräparate 47
– Krebsdiäten 507
Porphyrie, hepatische, akute, intermittierende 325
portale Hypertension, Leberzirrhose 217
portokavale Anastomose 219
Postaggressionsstoffwechsel, Ernährung, parenterale 473–474
Postvagotomiesyndrom 142, 145
pouch-anale Anastomose 197–198
Pouchitis 197–198
Praecoma hepaticum 218
prämenstruelles Syndrom 422–423
Probiotika 77, 110–114
– s.a. Milchprodukte, fermentierte
– Bifidobakterien 110
– Gastrointestinaltraktpassage 110–111
– Infektprophylaxe 112
– Lactasemangelsyndrom 111
– Laktobazillen 110
– Obstipation 113
– Serum-Cholesterin 113
– Wirkung, immunmodulatorische 112
probiotische Keime 77

Prognostic Nutritional Index (PNI) 459
Prokarzinogene, Enzyme, bakteriell synthetisierte 113
Prolin 165
Propanol 71
Propionat 85
Prostaglandine 19–21, 163
– Arteriosklerose 303
– Eicosapentaensäure 303
– Funktionen, physiologische 21
– Halbwertszeit 21
– Tumoren, Metastasierung 506
Prostatakarzinom 446–447
Prostazykline 19–21
– Funktionen, physiologische 21
– Halbwertszeit 21
Proteasen 89
Proteinabbau
– Fasten 253
– Kolon 184
Proteinase-Inhibitoren, Kleie 89
Proteine 25–27
– AIDS 156
– Aminosäuren, limitierende 27
– Ballaststoffe 89
– Bedarf, Methoden zur Beurteilung 458–459
– biologische Wertigkeit 343
– Diabetes mellitus 287–288, 565, 567
– Energiegehalt 251
– Enzephalopathie, hepatische 222
– – portosystemische 560
– Harnsäureausscheidung 323
– Kolonkarzinom 442
– Leberstoffwechsel 213
– Leberzirrhose 221
– mikropartikuläre 18
– Minimalbedarf 26
– Niereninsuffizienz 341, 343
– Osteoporose 370–371
– Parkinson-Syndrom 393
– Pepsin 134
– pflanzliche, Leberzirrhose 223
– – Niereninsuffizienz 341
– – chronische 342, 345
– Reflux, gastroösophagealer 130
– Schwangerschaft 421
– Serumlipidkonzentration 306
– Tagesbedarf 26
– tierische, Lysin-Arginin-Relation 306
– Typ-2-Diabetes 278
– Verdauung 26
– Vollkost, leichte 535
– Wertigkeit, biologische 27, 343
– Zufuhr, optimale 26
Proteinhydrolysate, Ernährung, parenterale 470
Proteinmangel
– Fettleber 225–226
– Hepatitis, alkoholische 227

- Leberzirrhose 216
- Niereninsuffizienz, chronische 342
- Osteoporose 370
- Pankreatitis, chronische 203
Proteinmast, Enzephalopathie, portosystemische 560
Proteinspeicherkrankheiten 502
Proteintoleranz, verminderte 27
Proteinumsatz, Tumormarker 454
Proteinurie, Nephropathia gravidarum 338
Proteinverlustsyndrom
- enterales 171, 549
- MCT 171
Proteinverlustsysndrom, Crohn-Krankheit 158
Provitamin A 47
Pseudoallergie 176
- Ernährungstherapie 176–178
- Histamin 176
- Urtikaria 409
Psoriasis 405–407
- Ernährungstherapie 406
p/s-Wert, Fettsäuren, gesättigte 301
psychiatrische Erkrankungen 525
- Vitamin B_6 44
PTCA, Restenosierungen, ω-3-Fettsäuren 304
Punkte-Diät 257
Purinbasen 28
Purine
- Alkohol 582
- Gesamtzufuhr, Gicht 322
- Lebens-/Nahrungsmittel 28, 322, 583
- Nierensteine 350
- Synthese 28
Puromycin 12
Pyridoxin 37–38
pyridoxine dependency 43
Pyrimidinbasen 28
Pyrolyseprodukte, karzinogene 113
- Fleisch 107
- Tumorentstehung 429

Q
Quecksilber
- Fisch 521
- Lebensmittel 520
Quellwässer 51
Quercetin 48, 312
- Tumorentstehung 433

R
Radikale, freie
- Alterungsprozess 116
- Alzheimer-Demenz 394
- Antioxidanzien 43, 310
- Arteriosklerose 58
- Bronchialkarzinom 447
- grauer Star 58, 411
- Hauttumoren, maligne 403
- HIV-Infektion 155

- LDL 297
- Leistungsfähigkeit, zerebrale 399
- Makuladegeneration 412
- Mitochondrien 116
- Nahrungszufuhr, reduzierte 116
- Pankreatitis 201
- Parkinson-Syndrom 393
- Rauchen 383
- Tumorentstehung 58, 431–433
radioaktive Substanzen, Lebensmittel 523–524
Rauchen
- Larynxkarzinom 435
- Ösophaguskarzinom 435
- Oropharynxkarzinom 435
- Radikale, freie 383
- Tumorentstehung 426
- Unterbrechen, Körpergewicht, Zunahme 245
- Vitamin C 312, 384
Reduktionsdiät/-kost
- Adipositas 563
- relativ fettreiche, kohlenhydratarme, Adipositas 256–257
Refeeding-Syndrom
- Ernährung, parenterale 471–472
- Hypophosphatämie 56
Reflex, gastrokolischer 184
Reflux
- gastroösophagealer 130
- – Nahrung, Fettgehalt 130
- physiologischer 130
Refluxgastritis, postoperative, alkalische 143–144
Refluxösophagitis 131, 537
- Ernährungstherapie 131–132
- Gastrektomie, totale 143
- Kohlenhydrat-Eiweiß-Fett-Relation 132
- Übergewicht 131
Reformhäuser 498
Reisediarrhö 153
- s.a. Diarrhö
Reisstärke, Extruderverfahren 281
Reizdarm(syndrom) 188–190, 553–554
- Ballaststoffe 190
- Rom-Kriterien 189
Rektumkarzinom 443
- Alkohol 431
Rektumulkus, solitäres 195
Remnants 293
Renin-Angiotensin-Mechanismus 49
Repaglinide, Diabetes mellitus 289
Resorption, Fette 10–16
Respirationstrakt, Antioxidanzien 383
respiratorische Insuffizienz
- Ernährung, parenterale 469
- Ernährungstherapie 385
- Formeldiät 463
respiratorischer Quotient, Ernährung, parenterale 469

Restmagen, Anazidität 142
Resveratrol, Tumorentstehung 433
Retinol s. Vitamin A
Retinoläquivalent 31
retinolbindendes Protein (RBP) 31
Retinopathie, diabetische 274, 276
H_2-Rezeptor-Antagonisten 537
- Vitamin-B_{12}-Mangel 40
Rheumakranke, Lebensmittel, verschlimmernde 374
rheumatische Erkrankungen 373–376
- Osteoporose 369
Riboflavin 37
Ribonuklease, Pankreas, exokrines 200
Ribonukleinsäuren (RNS) 28
Ribose 6
Rindfleisch, Eisen 106
Roggenunverträglichkeit, Flatulenz 191
Rohapfeldiät nach Moro und Heisler, Gastroenteritis 542
Rohfaser 80
Rohgemüse 175
Rohkost(diät)
- multiple Sklerose 392
- Varianten, extreme 510
- vegetabile 488
Rohmilch, EHEC-Infektion 152
Rohr- und Rübenzucker s. Saccharose
Rom-Kriterien, Reizdarmsyndrom 189
rotation diet, Müdigkeitssyndrom, chronisches 399
Rotaviren, Fehlbesiedelung, bakterielle, Darm 192
Rotwein
- Antioxidanzien 314
- Flavonoide 313
- Polyphenole 48, 72, 314
- Tumorentstehung 433
Rückenmuskulatur, Fehlbelastungen, Osteoporose 369
Rückstände, Lebensmittel 514–515
Ruhe-Nüchtern-Umsatz 4
Ruheumsatz
- Lungenerkrankungen 384
- Tumormarker 454

S
Saccharin 285, 575
- Eigenschaften 286
Saccharose s. Zucker
Saccharose-Isomaltose-Malabsorption 325
Saccharosepolyester 18–19
Sättigung(sgefühl) 400–401
- Alter 119
Säure-Basen-Haushalt 50
Säuren
- niedermolekulare, Kolon 183
- organische, Karies 417–418

619

Sachverzeichnis

Safloröl, Vitamin E 311
Saft-Fasten nach Buchinger-Lützner 508
Salami, Nitrosaminbildung 522
Salatrim (short- and long chain acyl triglyceride molecules) 17
Salazosulfapyridin, Crohn-Krankheit 161
Salmonellen/Salmonellose
– Gastroenteritis 152
– Geflügel 524
Sauerstoffradikale, freie s. Radikale, freie
Sauerstoffverbrauch, Adipositas 384
Scavenger-Rezeptor 294
Schadstoffe, Lebensmittel 513–525
Schaumzellen, Arteriosklerose 310
Schilddrüsenerkrankungen 379–381
Schilddrüsenhormone 379
– Selen 64
Schilddrüsenvolumen, Jodmangel/-versorgung 60, 380
Schilling-Test, Ileostoma 198
Schimmelpilze 216
– Leberzirrhose 216
– Tumorentstehung 427
Schinken, Nitrosaminbildung 522
Schlafmangel, chronischer, Adipositas 384
Schlafstörungen 400–401
Schlaganfall 394–395
Schleimstoffe 80
Schleimstühle, Kolon, irritables 189
Schluckstörungen, neurogene 132
Schnitzer-Kost 501
Schock, hypoglykämischer 274
Schokolade
– Acne vulgaris 408
– Migräne 389
– Ösophagitis 131
– Reflux, gastroösophagealer 130
– Refluxösophagitis 132
Schonkost
– Colitis ulcerosa 196
– Gastrointestinalerkrankungen 127
Schroth-Kost/-Kur 509
– Ulkuskrankheit 140
Schrumpfnieren, Glomerulonephritis, chronische 337
Schwangerschaft 419–423
– Alkohol 421–422
– Diabetes mellitus 271, 290
– Energiebedarf 421–422
– Fettreduktion 104
– Folsäuremangel 40
– Gastrointestinalorgane 420
– Kalzium(bedarf) 55, 373
– Koffein 421–422
– Nährstoffbedarf 421–422
– Ödeme 420

– Stoffwechsel 420
Schwedendiät, Niereninsuffizienz 585
Schweinefleisch 106
– Selen 106
Schwermetalle
– Fleisch 107
– Getreide 90
– Lebensmittel 520–521
Scombroid-Vergiftung 176
Seefische, Jodmangel 379
Sehvorgang, Vitamin A 32
Selen(mangel) 44, 63–65
– AIDS 155
– Arthritis 375
– Ernährung, parenterale 471
– Hauttumoren, maligne 403
– Müdigkeitssyndrom, chronisches 398
– Pankreaskarzinom 444
– Radikalfänger 201
– Risiko 65
– Schweinefleisch 106
– Sprue, einheimische 166
– Tumorentstehung 64, 434
Sellerieallergie 175
Sellerie-Beifuß-Gewürz-Syndrom 175
Serotonin
– Appetit 400
– Depressionen 400
– Früh-Dumping 143
Serumcholesterin 23–24, 305
– Arteriosklerose 30
– depressives Syndrom 320
– Fettsäuren, ungesättigte 104
– Herzinfarkt 318
– kardiovaskuläre Mortalität 319
– koronare Herzkrankheit 318
– niedriges, Risiko 319–320
– Phytosterine 313
– Probiotika 113
– Tumoren, maligne 319
Serumlipide
– Ascorbinsäure 316
– Koffein 315–316
– Lebensmittel, proteinreiche 306
– Lecithin 316
– Milchfaktor 316
– Proteine 306
Serumtriglyceride, Fischöl 304
Seven-Country-Study, Herzinfarkt 308
Seveso-Dioxin 520
Sexualhormone, weibliche, Vitamin A 32
Shunt, peritoneovenöser, Aszites 224
Sibutramin, Adipositas 262
Siderophilie 227–228
Silicium 63
– Aluminiumresorption 66
Simplesse® 18
Sippy-Diät, Ulkuskrankheit 139

β-Sitosterin 24
Skeletterkrankungen 367–377
Sklerodermie 409
Sodbrennen, Ösophagitis 131
Sojabohne 48
Sojaöl 468
– Vitamin E 311
Sojaoligosaccharide 114
Solanin 516
Sondenernährung
– Indikationen 461–462
– Lactoseintoleranz 465
– Technik 461–462
Sonderdiäten/-ernährung 528
– gastroenterologische 531
– Komplikationen 465
Sonnenblumenöl, Vitamin E 311
Sorbit 8, 126
– Blutglucosekonzentration 284
– Ernährungstherapie 190
– Malabsorption 172–173
– Reizdarmsyndrom 189
– Zuckeraustauschstoff 574
Spät-Dumping
– Blutzuckerkonzentration, Abfall 143
– Hypoglykämie 143
– Insulin 143
Speichel, α-Amylase 133
Speichereisenmangel 58
Speicherpolysaccharide 80
Speisepilze, Schwermetalle 520
Speisesalz, jodiertes 60, 379
Sportgetränke 51
Sprue
– einheimische 165–168, 542–547
– – Diarrhö 166
– – Ernährungstherapie 166–168
– – Malabsorption 166
– – Vitamin-A-Mangel 30
– tropische 168
Spurenelemente 56–66
– Mangel 57
Stärke 5, 80
– Kolonkarzinom 441
– Malabsorption, physiologische 78, 191
– resistente 79
Stauungsleber, Herzinsuffizienz 364
Steakhouse-Syndrom 131
Stearinsäure 17
– Serumcholesterin 301
Steatorrhö 12
– Blind-loop-Syndrom 178
– chronische Pankreatitis 204
– idiopathische 165–168
– Kurzdarmsyndrom 179
– Lipaseinhibitoren 263
– MCT 539
– Postvagotomiesyndrom 145
– Sprue, einheimische 167
step 1 diet, Hyperlipoproteinämie 300, 318

Sterkobilin 184
STH (somatotropes Hormon)
– Glykogenolyse 8
– Lipolyse 15
Stickstoffausscheidung 26
– Stuhl 185
Stickstoffbilanz, Niereninsuffizienz, chronische 344
Stickstoffzufuhr 26
Stillzeit, Kalzium(bedarf) 55, 373
Stimmung 400–401
Stoffwechsel
– Schwangerschaft 420
– vegetarische Kost 489–490
Stoffwechselerkrankungen 241–333, 563–576
– Alkoholmissbrauch 72
– Ballaststoffverzehr 82
– Diäten 129
– Ernährung 99
Stoffwechselfunktionen, Ballaststoffe 86–91
Stomatitis aphthosa, glutenfreie Kost 167
Strahlenbelastung, Maßeinheit 523
Strahlenenteritis 153
Strahlenkolitis 153
Streptococcus thermophilus 110
Stress, oxidativer
– Carotin 102
– Carotinoide 46
– Colitis ulcerosa 197
– Eisen 307
– Fleischverzehr 107
– Glutamin 199
– Magnesiummangel 53
– metabolischer 25
– Mukoviszidose 386
– Pankreatitis 201
– Tumorentstehung 431
– Vitamin C/E 102
Stressulkus 138
Strontium 523
Struma 379
– WHO-Definition 379
Stuhl
– acholischer 184
– Candida albicans, Nachweis 193
– Chymotrypsin 185
– Farbe 184
– Stickstoffausscheidung 185
– Trypsin 185
Stuhlenzyme, bakterielle, Ballaststoffe 85
Stuhlfettausscheidung 149, 185
– Leberzirrhose 222
Stuhlfrequenz, Obstipation 185
Stuhlvolumen 184
– Ballaststoffe 186
Subazidität, Magen 75
Süßhunger 105
Süßstoffe 575
– ADI-Werte 576
– Diabetes mellitus 285, 574–576

– Eigenschaften 286
– gesundheitliche Aspekte 576
– Phenylketonurie 575
– Süßkraft 285
– Verwertung im Körper 574
– zugelassene 573
Sulfationen 50
Sulfonylharnstoffe, Diabetes mellitus 279, 289
Superoxiddismutase
– Antioxidanzien 44
– Katarakt 411
Supplemente 108–109
Syndrom der chemischen Vielfachunverträglichkeit 524–525

T
Tabakmissbrauch s. Rauchen
Tafelwässer 51
Taillen-/Hüftumfang, Adipositas 249
Taurin, Energy Drinks 52
Tee, schwarzer
– Fluorid 416
– Hypertonie 360
Teefasten, Gastroenteritis 542
Terpene 49
– Tumorentstehung 433
Tetrachloriddibenzoparadioxin 520
Tetrajodthyronin 379
Thaumatin 285, 575
– Brennwert 575
– Eigenschaften 286
Thermogenese 245
– Adipositas 244
– nahrungsinduzierte 251
– Nervensystem, sympathisches 245
Thiamin s. Vitamin B_1
Thiozyanate 49
Threonin 25
Thromboxane 19–21
– Funktionen, physiologische 21
– Halbwertszeit 21
Thrombozytenaggregation
– Arteriosklerose 303
– Eicosanoide 469
– Knoblauch 314
Thrombozytenfunktionsstörungen, Eicosanoide 21
Thunfisch, Vergiftungserscheinungen 516
Thyreokalzitonin 54
Thyroxin 379
– Glykogenolyse 8
TIPS, Ösophagusvarizenblutung 219
Tocopherol s. Vitamin E
Tod, biologischer, Altersschwäche 114–115
toddler's diarrhoea, Reizdarmsyndrom 189
Tolerable Upper Intake Levels (UL) 109
Tomaten-Mixgetränk 540

Toxizitätsäquivalenzfaktor (TEF) 520
Transaminierung 213
Transferrin 58
trans-Fettsäuren 9–10, 104, 304
– Arterioskleroserisiko 305
– Crohn-Krankheit 158
– HDL-Cholesterin 305
– Hypercholesterinämie 578
– LDL-Cholesterin 305
– LDL-Rezeptor 305
Transformatorenöl, PCB 519
transforming growth factor α, Kurzdarmsyndrom 179
transjuguläre intrahepatische portosystemische Stent-Shunts s. TIPS
Translokation, Kolon 199
Transplantat-Vaskulopathie, Organtransplantation 481
Transporteisenmangel 58
Trehalasemangel, Pilzunverträglichkeit 126
trial making test, Enzephalopathie, hepatische 218
Triglyceride 11
– gastroenterologische Erkrankungen 211
– Hydrolyse 200
– Normalwert 291
– pflanzliche 17
– strukturierte 17–18
Trijodthyronin 379
β-OH-γ-Trimethylaminobuttersäure s. Carnitin
Trinkwasser 50–51
– Enthärtung, künstliche 310
– Fluorgehalt 59
– Fluoridierung 60, 416
– Härtegrad 310
– Nitrate 521
Triosen 8
Trypsin, Stuhl 185
Tryptophan 25, 38
– Appetit 400
– Depressionen 400
tube feeding syndrome 465
Tumordiäten s. Krebsdiäten
Tumoren, maligne
– Ernährung 99, 426, 447–449, 453, 455–456
– Metastasierung, Prostaglandine 506
– Radikale, freie 58
– Therapie, kausale 505
Tumorentstehung 425–449, 528
– Adipositas 430
– Alkohol 72, 430–431
– Amine 429
– Antioxidanzien 431–433
– Benzpyren 428
– β-Carotin 33, 508
– Carotinoide 429
– Diät, alaninfreie 508
– – tyrosinfreie 508

Sachverzeichnis

- Eisen 434
- ω-3-Fettsäuren 434–435
- ω-6-Fettsäuren 320
- Fleischverzehr, hoher 425
- Folsäure 433
- Glucosinolate 49
- Karzinogene 433
- Kohlenwasserstoffe, polyzyklische aromatische 428
- Kost, vegetarische 489
- γ-Linolensäure 506–507
- Mykotoxine 427
- Nitritpökelsalz 430
- N-Nitrosoverbindungen 429
- Phytochemicals 431–433
- Promotoren 425
- Pyrolyseprodukte 429
- Rauchen 426
- Selen 434
- Serumcholesterin 319
- Silicium 63
- Sprue, einheimische 166–167
- Überernährung 430
- Umweltgifte 426
- Unterernährung 430
- Vitamin A 33, 508
- Vitamin C 507
- Vitamin K_3 507

Tumorkachexie
- s.a. Kachexie
- Interleukin-1 455

Tumornekrosefaktor
- Kachexie, kardiale 365
- Tumorkranke 453

Typ-1/2-Diabetes s. Diabetes mellitus Typ 1 bzw. Typ 2
Typhus abdominalis 152
Tyramin, Kopfschmerzen/Migräne 389
Tyrosin 25
- Leberzirrhose 217
- Phenylketonurie 324

U

Ubichinon 10 45
Übelkeit, Schwangerschaft 420
Überempfindlichkeitsreaktion, Organtransplantation 481
Überernährung, Tumorentstehung 430
Übergewicht s. Adipositas
Ulcus duodeni/ventriculi s. Ulkuskrankheit
Ulkuskrankheit 136–141, 537
- Ätiologie 136–138
- Blutungen 138
- Diäten 139
- Ernährungstherapie 138–141
- Helicobacter-pylori-Infektion 75
- H_2-Rezeptor-Antagonisten 141
- Hyperazidität 138
- peptische 136
- Perforation/Penetration 138
- Vollkost, leichte 536

Ultra-Spurenelemente 57
Umgehungskreisläufe, portokavale 217
Umweltgifte, Tumorentstehung 426
Umweltverträglichkeit, vegetarische Kost 491–492
unclassified sprue 167
Unterernährung
- Menarche 421
- Tumorentstehung 430
Urämie, Niereninsuffizienz 340
Urease, Helicobacter-pylori-Infektion 75
Urikosurika, Gicht 322
Urin s. Harn
Uronsäure, Hemizellulose 80
Urtikaria 408–409
- Ernährungstherapie 409
UVB-Fototherapie, Psoriasis 406

V

Vagotomie, proximale, selektive 142
Valin 25
Vasopressin s. Adiuretin
Vegetarier, Herzinfarkt 307
vegetarische Kost s. Ernährung, vegetarische
Venenbypass, koronarer, ω-3-Fettsäuren 304
Verdauung, Fette 10–16
Verdauungstrakt, oberer, Mikroflora 75
Verschlussikterus, Gallensteine 231
Verunreinigungen, Lebensmittel 514–515
very low caloric diets, Adipositas 253
very short bowel syndrome 179
Verzögerungsinsulin 290
Virushepatitis s. Hepatitis
Vitamin A 30
- Bedarf 31
- Hypervitaminose 42
- Intoxikation 42
- Karzinogenese 33
- Prostatakarzinom 446
- Provitamin 31
- Radikalfänger 201
- Sehvorgang 32
- Sexualhormone, weibliche 32
- Toxizität 33
- Tumorentstehung 508
- Überdosierung 42–43
Vitamin-A-Alkohol 30–31
Vitamin-A-Ester 31
Vitamin-A-Mangel 33, 309
Vitamin-A-Resorptionstest 30
Vitamin-A-Stoffwechsel, Dialyse 347
Vitamin B
- Wirkung, analgetische 44
Vitamin B_1 37
- Bedarf 37

Vitamin-B_1-Mangel 29
- Beriberi 37
Vitamin B_2 37
- Migräne 391
Vitamin B_6 38
- Co-Faktor 40
- Hyperhomocystinämie 316
- neurologische Erkrankungen 44
- psychiatrische Erkrankungen 44
- Überdosierung 43
Vitamin-B_6-Mangel
- AIDS 156
- Alkoholmissbrauch 70
Vitamin B_{12} 39–40, 135
- Blind-loop-Syndrom 178
- Leber 214
- Müdigkeitssyndrom, chronisches 398
- Pankreasinsuffizienz 207
- Resorption 39
- vegetarische Kost 483–484
Vitamin-B_{12}-Mangel 108
- AIDS 155–156
- H_2-Rezeptor-Antagonisten 40
- Ileostoma 198
- Ileumresektion 148
- Intrinsic-factor-Mangel 39
Vitamin B_{13} 45
Vitamin B_{17} 46
Vitamin C 41, 507
- Antioxidanzien 41, 44
- Asthma bronchiale 386
- Bioverfügbarkeit 41
- Bronchialkarzinom 447
- Eisen(resorption) 59, 90
- Katarakt 411
- Leistungsfähigkeit, zerebrale 399
- Magenkarzinom 436
- Mediterranean diet 301
- Mukoviszidose 210
- Obst, rohes 312
- oxidativer Stress 102
- Parodontalerkrankungen 418
- Phytat 90
- Plasmakonzentration 312
- Plasmaspiegel, präventiver 312
- Radikale, freie 310
- Radikalfänger 201
- Rauchen 312, 384
- Serumlipide 316
- Tumorentstehung 431–432, 507
- Vollkost, leichte 535
Vitamin-C-Mangel 41, 309
Vitamin D 8, 33–35, 94
- Hauttumoren, maligne 403
- Kalziumstoffwechsel 34
- Kolonkarzinom 442–443
- Mammakarzinom 507
- Milch 34
- Osteoporose(prophylaxe) 119, 372
- Prostatakarzinom 446
- Toxizität 34
Vitamin-D-Bedarf, Magenresektion 144

Vitamin-D-Intoxikation 42
Vitamin-D-Mangel 34
– Alter 34, 119
– Crohn-Krankheit 34
Vitamin-D-Stoffwechsel, Dialyse 347
Vitamin E 35–36, 446
– Alzheimer-Demenz 394
– Antikoagulanzien 36
– Antioxidanzien 35, 44, 109
– Arteriosklerose 311
– Arthritis 376
– Asthma bronchiale 386
– Diabetes mellitus 288
– Epilepsie 396
– Fette 311
– Hauttumoren, maligne 403
– Herzinfarkt 311
– Katarakt 411
– LDL 310
– Leistungsfähigkeit, zerebrale 399
– Magenkarzinom 436–437
– Mukoviszidose 209–210
– Öle, kaltgepresste 498
– Pflanzenöl 312
– Plasmakonzentration 312
– Plasmaspiegel, präventiver 312
– Polyarthritis, chronische 376
– Prostatakarzinom 446
– Radikalfänger 201
– Stress, oxidativer 102
– synthetisches 35
– Tumorentstehung 431–432
– Typ-2-Diabetes 288
– Überdosierung 42–43
– Wirkung, antithrombotische 36
Vitamin-E-Mangel 35
Vitamin F 46
Vitamin K 36–37, 372
– γ-Carboxyl-Glutaminsäure 371
– Osteocalcin 371
– Osteoporose 371–372
Vitamin K$_3$, Tumorentstehung 507
Vitamin-K-Mangel 36
– Antibiotika 36
– Gerinnungsstörungen 36
– physiologischer, Neugeborene 36
Vitamin-K-Prophylaxe, orale, Kinderheilkunde 36
Vitamin P 46
Vitamin Q10 45
Vitamine 29–49
– antioxidative 109
– – s.a. Antioxidanzien
– fettlösliche 30–37, 104
– – Blind-loop-Syndrom 178
– – Leber 214
– – Mukoviszidose 209
– – Pankreatitis, chronische 207
– – Überdosierung
– – Krebsdiäten 507–508
– – Mammakarzinom 445
– – Tumorentstehung 431–432
– – Vollkost, leichte 535–536

– wasserlösliche 37–41
– – Coenzyme 29
– – Zufuhr, hochdosierte 41–45
– – tägliche 31
Vitaminmangel 29–30
– Alter 119
– Lebererkrankungen 560
Vitaminsynthese, enterale, Kolon 182
VLDL (very low density lipoproteins) 292–293
Völlegefühl, Schwangerschaft 420
Vollkorngetreideprodukte
– Ballaststoffe 83
– Kalziumresorption 370
Vollkost 528
– Definition 128
– leichte 356, 528, 533–535
– – Energiezufuhr 534
– – Gastrointestinalerkrankungen 127
– – Indikation 536
– – Lebererkrankungen 559
– – Mineralstoffe 535
– – Nährstoffzufuhr 535
– – Rationalisierung 127–128
– – Vitamine 535–536
– vitalstoffreiche nach Bruker 509
Vollwert-Ernährung 486–487
Vollwertkost s. Vollkost

W
Wachstumsfaktoren, Dünndarm 146
Wachstumsstörungen
– Crohn-Krankheit 160
– Koffein 422
waist-to-hip-ratio, Adipositas 249
Wasser 49–52
– Bedarf 49
– Gicht 323
Wasserintoxikation, akute 50
Wasserresorption, Kolon 182
Wasserretention, passagere 251
Wasserstoff, Ausatmungsluft 182
– Bestimmung, gaschromatographische 126
Wasserstoffausscheidung, mittlere 126
Wasserstoffexhalationstest 111
– Lactosemangel 150
Wasserverlust 49
Weichteilrheumatismus, Lebensmittel, verschlimmernde 374
Wein
– s.a. Rot- bzw. Weißwein
– Ulkuskrankheit 137
Weingeist 66
Weintrauben, Tumorentstehung 433
Weißbroteinheit (WBE) 284
Weißwein, Polyphenole 48
Weizenkeimöl, Vitamin E 311
Weizenkleie 186

– Cholesterinspiegel 87
– Divertikulose 195
– Ernährungstherapie 190
– Fettausscheidung, tägliche 88
– Gallensteine 230
– Obstipation 187
– Stuhlgewicht 83
– Zinkresorption 90
Weizenunverträglichkeit, Flatulenz 191
Wellness Drinks 52
Wendt-Diät 502
Western diet 103, 449
WHO-Definition, Struma 379
WHO-Klassifikation
– Diabetes mellitus 269, 272
– Glucosetoleranzstörungen 269
Wilson-Syndrom 228, 326
– Ernährungstherapie 228
Wirbeldeformierungen, Osteoporose 368
Wirkstoffe, nichtnutritive 46
– Antioxidanzien 312
Witwenbuckel 369
Wohlfühlgewicht 247
Wunderdiäten 509

X
Xanthin 28
Xanthinoxidase 28
– Molybdän 63
Xanthinoxidasehemmer, Gicht 322
Xanthome, Hyperlipoproteinämie 319
Xanthophyll 46
Xylit 8
– Blutglucosekonzentration 284
– Ernährung, parenterale 468
– Zuckeraustauschstoff 574
D-Xylose-Test 149–150

Y
Yin-Yang-Verhältnis, Makrobiotik 499
yo-yo dieting 251
Yusho-Krankheit 519

Z
Zahnentwicklungsstörungen, Vitamin-A-Mangel 33
Zahngesundheit und Ernährung 415
Zahnkaries s. Karies
Zearalenon, Lebensmittel 517
Zeaxanthin 46
– Makuladegeneration 412
Zellatmung, Krebsdiäten 503–504
Zellstoffwechsel, Kalium 52
Zellulose 79
Zellwandbestandteile 80
Zentralnervensystem, Schäden, altersbedingte 117
zerebrale Dysfunktion, minimale 397–398

Sachverzeichnis

Zervixdysplasien/-karzinom 446
- β-Carotin 432
- Vitamin C 432
Zick-Zack-Kost, Psoriasis 406
Zigarettenraucher s. Rauchen
Zink 8, 61–62
- Alterungsprozess 117
- Arthritis 375
- Makuladegeneration 412
- Müdigkeitssyndrom, chronisches 398
- Nahrung 62
- Resorption 62
- Wirkungen, toxische 62
Zinkmangel 62, 309
- Acrodermatitis enteropathica 159
- AIDS 155
- Alkoholmissbrauch 71
- Ballaststoffe 90
- Darmerkrankungen, chronisch-entzündliche 159
- Ernährung, parenterale 471
Zitronensäure 126
Zitronensäurezyklus 15
Zöliakie 165–168, 542–547
- Ernährungstherapie 166–168
- stille 166
Zucker 5–6, 8, 104–106, 147
- Clearance, orale 416
- Crohn-Krankheit 157
- Diabetes mellitus 283, 567
- Einsatz, Diabetes mellitus 567
- Fettspareffekt 106
- Gehalt in Früchten 283
- Gesundheit 498
- GRAS-Status 8, 105
- Kalorien, leere 105
- Karies 106, 417, 498
- Konsum, steigender 9
- Kostformen, alternative 106
- Nierensteine 349
- Pro-Kopf-Verbrauch in Europa 105
- Vehikelfunktion 9
Zuckeraustauschstoffe 8, 106, 574
- ADI-Wert 573
- Blutglucosekonzentration 284
- Brennwert 573
- Diabetes mellitus 283–284, 573–574
- EU-Richtlinie, Änderung 573
- Fructose-Sorbit-Malabsorption 573
- zugelassene 573
Zuckerharnruhr s. Diabetes mellitus
Zuckertee-Karies 417
Zusatzstoffe, Lebensmittel 513–514
Zwergwuchs, Selenmangel 64
Zwiebeln, Tumorentstehung 433
Zwölffingerdarmgeschwür s. Ulkuskrankheit
Zyanose, Herzinsuffizienz 364
Zymogene, Pankreas, exokrines 200